TRAITÉ

THÉORIQUE ET PRATIQUE

DE L'ART

DES ACCOUCHEMENTS

PARIS. — IMP. E. MARTINET, RUE MIGNON, 2.

TRAITÉ THÉORIQUE ET PRATIQUE

DE L'ART DES

ACCOUCHEMENTS

PAR

P. CAZEAUX

Membre de l'Académie impériale de médecine,
Professeur agrégé à la Faculté de médecine de Paris,
Membre de la Société de chirurgie, de la Société de biologie,
Chevalier de la Légion d'honneur, etc., etc.

OUVRAGE

adopté par le Conseil supérieur de l'Instruction publique
ET PLACÉ, PAR DÉCISION MINISTÉRIELLE
Au rang des livres classiques destinés aux élèves sages-femmes de la Maternité de Paris

---

HUITIÈME ÉDITION
REVUE ET ANNOTÉE

PAR

S. TARNIER

Professeur agrégé à la Faculté de médecine de Paris, Chirurgien des hôpitaux,
Ancien chef de clinique d'accouchements,
Membre de la Société de chirurgie, de la Société anatomique.

PARIS

LIBRAIRIE CHAMEROT ET LAUWEREYNS
RUE DU JARDINET, 13.

1870

Ministère de l'Instruction publique.

UNIVERSITÉ DE FRANCE

Paris, le 6 juillet 1841.

MONSIEUR,

J'ai examiné en séance du Conseil royal de l'Instruction publique, le 2 avril courant, un ouvrage intitulé : *Traité théorique et pratique de l'art des accouchements*, que vous avez présenté à l'adoption universitaire.

D'après la délibération du Conseil royal, j'ai décidé que l'usage de ce Traité est autorisé dans les Facultés et les Écoles préparatoires de médecine et de pharmacie. Cette décision sera notifiée incessamment à MM. les recteurs des diverses Académies.

Recevez, Monsieur, l'assurance de ma parfaite considération,

LE PAIR DE FRANCE,

Ministre de l'Instruction publique,

VILLEMAIN.

A Monsieur CAZEAUX, D. M. à Paris.

PRÉFACE

DE LA SEPTIÈME ÉDITION

La sixième édition de ce livre était presque épuisée, quand son auteur, dans toute la force de l'âge et du talent, fut tout à coup frappé par la maladie et bientôt après par la mort. Cazeaux laissait en mourant un nom aimé des médecins et des élèves, respecté de tous. Le succès de son *Traité d'accouchements* avait puissamment contribué à augmenter sa réputation et son autorité scientifique; arrêter la publication de ce traité, c'était priver le public médical d'un ouvrage qui depuis long-temps déjà occupait, à juste titre, le premier rang parmi les livres classiques; la famille de Cazeaux et son éditeur pensèrent donc d'un commun accord qu'il fallait en publier une nouvelle édition.

De notre temps un livre classique vieillit vite; il était impossible de faire paraître cette nouvelle édition sans y apporter des modifications rendues nécessaires par les progrès de la science; je fus chargé de la préparer. J'acceptai cet honneur sans me dissimuler les difficultés de la tâche. Je n'avais pas été l'élève de Cazeaux, mais c'était dans son livre que j'avais, pour la première fois, étudié les accouchements; je l'avais vu entre les mains de tous mes condisciples et plus tard de mes élèves. Indépendamment de mes remarques personnelles, j'avais donc pu savoir par d'autres quelles en étaient les qualités; à côté d'éloges mérités, j'avais quelquefois aussi entendu des critiques de détail. J'ai mis tout à profit.

Je fus laissé libre de remanier le livre à mon gré, d'y introduire les changements qui me paraîtraient utiles, de supprimer certains passages, d'en ajouter de nouveaux. Par respect pour la mémoire de Cazeaux, il fut décidé que l'impression se ferait en deux caractères différents:

le plus grand pour le texte ancien, le plus petit pour ce que j'aurais écrit moi-même.

Le lecteur, par un simple coup d'œil, distinguera donc facilement ce qui est dû à la plume de Cazeaux de ce qui m'appartient; mais le tout est fondu et relié en un corps homogène, sans annotations contradictoires. Il était impossible d'obtenir ce dernier résultat sans faire subir quelques retouches au texte ancien; les idées premières y ont quelquefois reçu une direction et une signification nouvelles. Quand on voudra remonter d'une manière certaine à l'opinion de Cazeaux, on devra donc consulter une édition ancienne.

Avant tout, je me suis imposé le devoir de ne pas dénaturer l'esprit dans lequel cet ouvrage avait été conçu; je puis donc dire avec Cazeaux :

« Après plusieurs éditions un livre pourrait se passer de préface, car
» son but est suffisamment connu. Celui-ci est spécialement destiné
» aux élèves en médecine et aux élèves sages-femmes. Les praticiens
» trouveront peut-être aussi quelque chose à gagner à sa lecture, car
» j'ai cherché à résumer les principes établis par les maîtres de l'art,
» et j'ai mis à contribution tous les travaux publiés jusqu'à ce jour. Par
» ma position, j'ai pu vérifier la plupart des assertions émises par les
» auteurs qui m'ont précédé. J'ai admis comme vraies toutes celles
» qu'a confirmées mon expérience journalière; j'ai rejeté sans hésita-
» tion, et quelle que soit leur origine, toutes celles qui ont été démen-
» ties par les faits nombreux soumis à mon observation; je me suis
» borné à citer, sans les juger, celles dont je n'ai pu constater la valeur.

» Si ce livre ressemble par la forme à ceux qui ont été publiés en
» France sur le même sujet, il en diffère essentiellement par le fond,
» car j'ai admis presque complétement les idées des professeurs Naegelé,
» P. Dubois, Stoltz, qu'on ne retrouve clairement exposées dans aucun
» de nos livres classiques. J'ai également emprunté au savant traité de
» M. le professeur Velpeau, dont la vaste érudition a beaucoup facilité
» mes recherches bibliographiques; aux leçons de M. le professeur
» Moreau, qui fut mon premier maître; aux excellents articles de
» Desormeaux, de Dugès, de M. Guillemot; aux ouvrages classiques, en
» Angleterre et en Amérique, de Burns, Campbell, Merriman, Ramsbo-

» tham, Dewees, Meigs, Rigby ; aux traités de Peu, Delamotte, Levret,
» Smellie, Baudelocque, Gardien, Capuron. J'ai également consulté
» avec fruit le Manuel récemment publié par mon ami le docteur Jac-
» quemier et les mémoires de MM. Simpson, Tyler Smith, Devilliers ;
» qu'il me soit aussi permis de remercier publiquement M. Coste de
» l'extrême obligeance avec laquelle il m'a permis d'étudier ses belles
» collections du Collége de France, et d'emprunter plusieurs figures
» au magnifique ouvrage qu'il publie en ce moment. Enfin, on s'aper-
» cevra facilement combien j'apprécie les mémoires si éminemment
» pratiques de madame Lachapelle : en un mot, j'ai pris partout et
» tout ce qui m'a paru vrai. Dans les sciences d'observation, un ou-
» vrage nouveau s'enrichit nécessairement de tous les travaux anté-
» rieurs ; son plus grand mérite consiste à recueillir tous les matériaux
» épars et à en former un corps de doctrine, qu'il expose le plus
» clairement et le plus simplement possible : tel est aussi le but que
» j'ai cherché à atteindre ; le public et surtout les élèves jugeront si
» j'ai réussi.

» Je n'ai fait que peu de citations : j'aurais pu en grossir beaucoup
» le nombre, mais j'ai voulu éviter le reproche que la plupart des
» élèves font à un de nos meilleurs ouvrages classiques. Cependant je
» me suis fait un devoir de citer les auteurs vivants toutes les fois que
» je rappelais une théorie ou un procédé qui leur était propre. Le
» professorat étant un mode de publicité, j'ai respecté la propriété des
» idées nouvelles que j'ai entendu émettre à M. le professeur Dubois,
» et son nom se trouve religieusement placé à côté de toutes les opi-
» nions qui lui appartiennent.

» Malgré une contrefaçon belge, malgré plusieurs traductions publiées
» à l'étranger, les précédentes éditions de cet ouvrage, tirées à un très-
» grand nombre d'exemplaires, se sont écoulées avec rapidité. Un
» accueil aussi favorable m'obligeait à ne rien négliger pour rendre
» cette édition digne du sort de ses aînées. J'en ai donc revu et corrigé
» toutes les parties avec un soin minutieux. »

Le plan de cette édition a été tellement modifié qu'on peut le regarder comme nouveau ; j'ai suivi ici l'ordre que j'avais adopté depuis

longtemps dans mes cours, celui qui me paraît le plus naturel et le meilleur. Les chapitres ont été groupés en huit parties principales. La première partie sera consacrée à la description des organes générateurs de la femme. Nous étudierons d'abord le bassin; après avoir décrit séparément chacune des parties qui le constituent, nous le considérerons dans son ensemble, indiquant avec soin les particularités que sa forme, sa direction et ses dimensions peuvent offrir; puis nous passerons immédiatement à la description anatomique des organes externes et internes de la génération. On verra que pour cela j'ai mis à profit les nouvelles recherches de M. Sappey sur la structure de l'ovaire, et celles du docteur Hélie (de Nantes) sur la structure de l'utérus. La physiologie des organes génitaux est aujourd'hui si intimement liée à leur disposition anatomique, qu'il est impossible d'en faire la description complète sans parler en même temps de leurs fonctions. Les phénomènes qu'ils présentent à certaines époques sont d'ailleurs considérés, avec raison, comme les préludes de la génération, et leur étude préliminaire est indispensable à tous ceux qui veulent comprendre les modifications que ces organes subissent pendant l'état puerpéral.

L'appareil génital de la femme étant étudié dans l'état de vacuité, nous examinerons, dans la seconde partie, les modifications si nombreuses et si importantes qu'il subit pendant l'état de gestation, et nous aurons souvent l'occasion d'y citer les nombreux travaux de M. Robin sur la muqueuse utérine, la caduque et le placenta. Nous étudierons ensuite la cause première de toutes ces modifications, à savoir, le fœtus et ses annexes que nous considérerons aux diverses périodes de leur développement. De cet examen, nous déduirons les signes de la grossesse.

Ces connaissances préliminaires étant acquises, nous serons en mesure de décrire l'accouchement, qui fera l'objet de la troisième partie. Nous distinguerons dans le travail de l'enfantement deux ordres de phénomènes : les uns, purement physiologiques, sont l'expression de l'action vitale qui est mise en jeu pour expulser le fœtus ; les autres, entièrement mécaniques, constituent le mécanisme suivant lequel cette expulsion à lieu. Nous avons donné une grande étendue à la description, et surtout à l'explication du mécanisme de l'accouchement naturel, et nous croyons être parvenu à expliquer certains faits que jusqu'à présent on s'était contenté d'indiquer ; des vues nouvelles nous ont encore conduit à décrire six temps principaux dans le mécanisme de toutes les présentations. Après l'accouchement proprement dit, vient l'étude de la délivrance et des suites de couches ; cette partie comprend ensuite l'exposé des soins à donner à la femme et à l'enfant pendant et après le travail, ainsi qu'un article consacré à la mort apparente des nouveau-nés.

J'ai surtout donné un grand développement à la pathologie de la grossesse qui occupe toute la quatrième partie. On y trouvera des chapitres nouveaux sur les maladies de la femme enceinte, sur les altérations du placenta et la mort de l'enfant pendant la vie intra-utérine ; j'espère avoir rempli ainsi une lacune regrettable.

Dans la cinquième partie, où nous traiterons de l'accouchement laborieux, nous exposerons avec détail les vices de conformation du bassin et toutes les autres causes de dystocie, le mode d'action de chacune d'elles, leur siége chez la mère, l'enfant ou ses annexes, les signes à l'aide desquels on peut reconnaître leur existence, les indications qu'elles présentent et les moyens d'y remédier. Dans l'étude des accidents qui peuvent compliquer le travail, j'ai mis à profit tous les travaux publiés dans ces dernières années, et l'on trouvera dans la description de l'hémorrhagie, des convulsions puerpérales et des indications qui s'y rattachent, un certain nombre de considérations nouvelles. Pour remplir convenablement le cadre que nous nous étions tracé, nous avons dû traiter avec soin de la délivrance artificielle et de ses accidents.

J'ai créé une sixième partie pour la thérapeutique obstétricale, qui contient deux chapitres seulement : le premier consacré au seigle ergoté, le second à l'influence du régime débilitant et de certains médicaments sur le développement de l'enfant pendant la vie intra-utérine.

La septième partie comprend une appréciation de l'emploi des anesthésiques dans l'art des accouchements ; la description du tamponnement et de toutes les opérations obstétricales auxquelles nous avons donné un développement proportionné à l'intérêt qui s'y attache.

Une huitième et dernière partie est entièrement consacrée à l'hygiène de l'enfant depuis la naissance jusqu'à l'époque du sevrage.

Il m'est impossible de signaler toutes les additions qui sont disséminées dans l'ouvrage, mais elles sont nombreuses; partout j'ai réservé aux idées émises par les professeurs Depaul et Pajot, ainsi qu'à celles de tous les auteurs contemporains, la place qu'elles méritaient. J'espère donc que ce livre, pour ainsi dire nouveau, réunira toutes les connaissances importantes qui sont relatives à l'art des accouchements.

Trois ans après la publication de cette préface, la septième édition de ce livre était épuisée. Je fais paraître aujourd'hui une nouvelle et huitième édition dans laquelle, en restant fidèle au premier plan que j'avais adopté, j'ai ajouté quelques chapitres nouveaux, parmi lesquels je peux citer ceux qui sont relatifs au *retroceps*, à la céphalotripsie par *trépanation de la base du crâne*, à la *transforation*. Ailleurs j'ai modifié, corrigé ou augmenté le texte. J'ai fait, en un mot, tous mes efforts pour que cette nouvelle édition reçût un aussi bon accueil que la précédente.

TARNIER.

25 août 1869.

TRAITÉ

DE L'ART

DES ACCOUCHEMENTS

PREMIÈRE PARTIE

DES ORGANES DE LA FEMME QUI CONCOURENT A LA GÉNÉRATION.

Les organes de la femme qui servent à la génération sont : les *ovaires*, dont la principale fonction est de sécréter l'ovule ou germe femelle ; les *trompes*, destinées à recevoir l'ovule aussitôt qu'il a quitté l'ovaire et à le diriger dans la cavité de la matrice ; la *matrice*, espèce de réservoir qui doit contenir le germe fécondé pendant tout le temps nécessaire à son développement et l'expulser aussitôt après ; enfin le *vagin*, canal membraneux qui, du col de la matrice, s'étend aux parties génitales externes. La plupart de ces organes sont renfermés dans une vaste cavité dont les parois sont formées par des os et des parties molles : c'est la cavité du *bassin* ou *cavité pelvienne*. L'importance du bassin comme organe de protection et comme organe de transmission nous détermine à commencer par lui l'étude des organes de la génération.

CHAPITRE PREMIER.

DU BASSIN.

Le *bassin*, en latin *pelvis*, est une grande cavité osseuse, irrégulière, une espèce de canal courbe qui termine inférieurement le tronc qu'il supporte par sa partie postérieure. Il est situé au-dessus des membres inférieurs, qui lui servent de point d'appui, et auxquels il transmet dans la station le poids des parties supérieures du corps. Chez l'adulte de taille ordinaire, il est en général placé à la partie moyenne du corps ; chez l'enfant nouveau-né, et, à plus forte raison, pendant la vie intra-utérine, il est bien au-dessous de la partie moyenne, et même à une certaine époque de la vie embryonnaire, lorsque les extrémités inférieures ne sont encore que des mamelons, il occupe la partie inférieure du corps. L'accoucheur doit surtout étudier le bassin dans son ensemble et dans ses rapports avec la grande fonction à laquelle il doit concourir. Mais comme le meilleur moyen de bien connaître un tout, c'est d'en décomposer et d'en étudier séparément les parties constituantes, nous allons d'abord considérer isolément les os qui entrent dans la composition du bassin.

ARTICLE PREMIER

DES OS DU BASSIN.

Les os dont l'ensemble constitue le bassin sont : le *sacrum*, le *coccyx*, placés tous deux en arrière et sur la ligne médiane, et les *os iliaques* ou *coxaux*; ceux-ci sont pairs, placés sur les côtés, et s'articulent en avant l'un avec l'autre.

§ 1. — Du sacrum.

Cet os est symétrique, pyramidal, triangulaire, recourbé inférieurement, placé à la partie postérieure du bassin, entre les os iliaques, où il semble engagé comme un coin, immédiatement au-dessous de la colonne vertébrale et au-dessus du coccyx : il est creusé dans toute sa longueur par le canal sacré, qui est la suite du canal vertébral. Le sacrum est dirigé, relativement à l'axe du corps, de haut en bas et d'avant en arrière : d'où il résulte que la colonne qu'il représente forme avec la colonne lombaire un angle obtus, saillant en avant, rentrant en arrière. Cet angle est nommé *promontoire* ou *angle sacro-vertébral*. Indépendamment de cette direction, le sacrum est recourbé sur lui-même d'arrière en avant, de manière à offrir une concavité antérieure. Cette courbure est, en général, beaucoup plus prononcée chez la femme que chez l'homme. Les anatomistes distinguent dans cet os deux faces, deux bords, une base et un sommet.

1° La *face spinale* ou postérieure est convexe, très-inégale et rugueuse; elle offre sur la ligne médiane trois, quatre ou cinq éminences, dont les plus supérieures sont les plus longues, et qui continuent la crête formée par la série des apophyses épineuses des vertèbres; au-dessous finit le canal sacré sous l'apparence d'une gouttière triangulaire, bornée latéralement par deux tubercules qu'on appelle *cornes du sacrum*.

Sur les côtés, existent deux gouttières larges, au fond desquelles se voient les quatre trous sacrés postérieurs qui communiquent avec le canal vertébral, et par où s'échappent les nerfs du même nom. En dehors de ces trous on observe une série d'éminences qui semblent analogues aux apophyses transverses des vertèbres, et au-dessus d'eux, deux enfoncements où s'implantent les ligaments sacro-iliaques postérieurs.

2° La *face pelvienne* ou antérieure est lisse, concave, traversée par quatre lignes saillantes, indice de la soudure des diverses pièces dont l'os est composé dans l'enfance, et que séparent des gouttières superficielles, transversales, quadrilatères. Quelquefois la première de ces lignes saillantes est tellement prononcée, qu'elle a pu être prise pendant le toucher pour l'angle sacro-vertébral. Latéralement sont les trous sacrés antérieurs, au nombre de quatre, qui communiquent avec le canal sacré, et par où s'échappent les branches antérieures des nerfs du même nom. En dehors de ces trous est une surface inégale qui donne attache au muscle pyramidal.

3° Les *bords du sacrum* peuvent être divisés en deux portions : l'une, supérieure, très-épaisse, offre dans sa moitié antérieure une facette articulaire en demi-lune qui l'unit avec l'os coxal, et, dans sa moitié postérieure, une excavation et des saillies rugueuses pour l'attache des ligaments sacro-iliaques ; l'autre, inférieure, est très-mince, presque tranchante, et sert à l'insertion des ligaments sacro-sciatiques.

4° La *base*, tournée en haut et un peu en avant, offre sa plus grande étendue transversalement. Elle est surmontée au milieu d'une facette ovalaire plus ou moins inclinée en arrière et qui s'articule avec la dernière vertèbre lombaire. Sur les côtés, on aperçoit une surface lisse, concave transversalement et convexe d'avant en arrière, inclinée en avant, recouverte par les ligaments sacro-iliaques antérieurs, et continue avec la fosse iliaque. Cette surface est séparée de la face antérieure du sacrum par un bord mousse que nous verrons constituer la partie postérieure du détroit supérieur. C'est l'*aileron du sacrum*. En arrière, l'orifice du canal sacré, et les deux apophyses articulaires de la première pièce du sacrum.

5° Le *sommet* du sacrum est dirigé en bas et un peu en arrière ; il présente une facette ovalaire qui le joint au coccyx.

6° Le *canal sacré* creusé dans l'épaisseur du sacrum est la terminaison du canal vertébral : triangulaire et large supérieurement, il est étroit et aplati à sa partie inférieure où il dégénère en une gouttière convertie en canal par des ligaments. Ce canal loge les nerfs sacrés et communique à la fois avec les trous sacrés antérieurs et postérieurs.

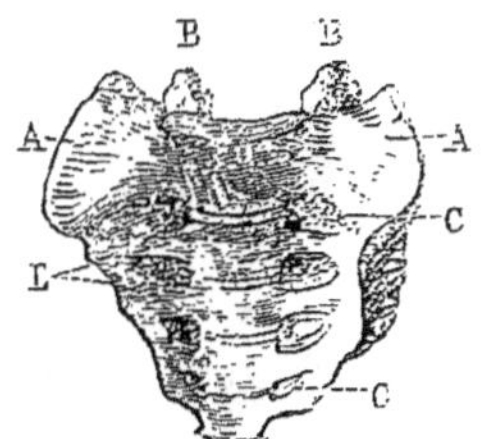

Fig. 1. — Sacrum vu par sa face antérieure.

A. Aileron du sacrum.
B. Apophyses articulaires.
C. Trous sacrés antérieurs.
E. Quelques points d'attache du muscle pyramidal droit.

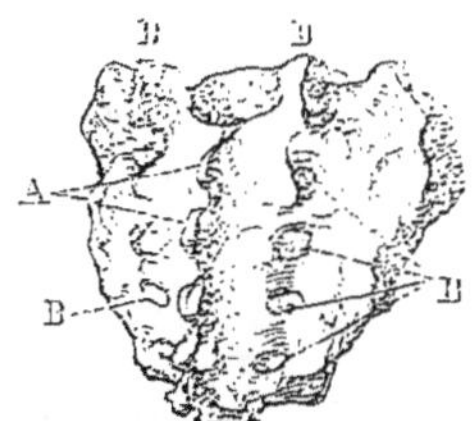

Fig. 2. — Sacrum vu par sa face postérieure.

A. Crête formée par les apophyses épineuses.
B. Trous sacrés postérieurs.
D. Apophyses articulaires.

Le sacrum, quoique fort épais, est un os léger et presque tout spongieux ; il est d'ailleurs percé par un grand nombre de trous et creusé par une cavité qui doivent encore en diminuer le poids.

Cet os est formé par cinq pièces principales (fausses vertèbres sacrées); quelquefois on en compte six, dans un cas on en a vu sept (Pauw). Le cabinet de Sœmmering possède trois sacrums qui n'en ont que quatre.

Son *développement* est analogue à ceux des vertèbres, et il a lieu par trente-quatre ou trente-cinq points d'ossification disposés ainsi qu'il suit : 1° cinq placés les uns au-dessus des autres occupent la partie moyenne et antérieure; 2° dans chacun des intervalles qui séparent ceux-ci, à une époque déjà assez éloignée de la naissance, on voit se développer deux petites lames osseuses qui semblent former leurs surfaces articulaires; 3° dix sont situés en avant et de chaque côté de ceux-ci; 4° derrière eux, il s'en développe six autres entre lesquels il en paraît encore trois ou quatre qui correspondent aux apophyses épineuses ou à leurs lames; enfin, il y en a un de chaque côté, en haut de la fosse iliaque pour la facette articulaire.

<h3 style="text-align:center">§ 2. — Du coccyx.</h3>

On nomme ainsi un assemblage de trois ou quatre, rarement cinq petits os, unis entre eux suivant la ligne moyenne du corps, et qui semblent suspendus à la pointe du sacrum, dont ils ne paraissent être qu'un appendice mobile, et dont ils continuent la courbure en avant. M. Cruveilhier dit l'avoir vu, dans quelques cas, former un angle droit et même un angle aigu avec le sacrum. Ainsi formé, le coccyx constitue un os symétrique triangulaire.

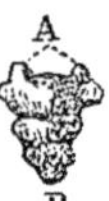

Fig. 3. — Coccyx vu par sa face postérieure.

A. Cornes du coccyx.
B. Sommet.

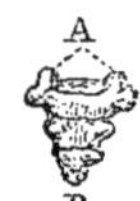

Fig. 4. — Coccyx vu par sa face antérieure.

A. Cornes du coccyx.
B. Sommet.

1° Sa *face spinale* ou *postérieure*, convexe, inégale, n'est séparée de la peau que par le ligament sacro-coccygien postérieur.

2° Sa *face pelvienne* ou *antérieure*, légèrement concave, lisse, est en contact avec la fin du rectum qui repose sur elle. Comme celle du sacrum, elle est coupée par des rainures transversales : celles-ci correspondent aux intervalles qui ont longtemps séparé les diverses pièces de cet os.

3° Ses *deux bords latéraux*, inégaux, servent à l'attache des ligaments sacro-sciatiques antérieurs et des muscles ischio-coccygiens.

4° Sa *base*, un peu concave, présente une surface ovale qui s'articule avec le sommet du sacrum, et en arrière deux petites éminences tuberculeuses nommées *cornes du coccyx*.

5° Le *sommet*, tuberculeux, irrégulier, quelquefois bifurqué, donne attache au muscle releveur de l'anus.

Le coccyx se développe par quatre ou cinq points d'ossification, un pour chacune de ses portions.

§ 3. — De l'os coxal, os innominé, os de la hanche.

Cet os, qui est pair, non symétrique, quadrilatère, recourbé sur lui-même dans deux sens différents, comme s'il était tordu, rétréci dans son milieu et d'une figure très-irrégulière, occupe les parties latérales et antérieures du bassin. On lui distingue une face interne et une face externe, et quatre bords.

1° *Face extérieure ou fémorale.* — Elle est tournée supérieurement en dehors, en arrière et en bas; inférieurement, elle est tournée en avant. On voit, à la partie supérieure et postérieure, une surface convexe, inégale, étroite, où se fixe le muscle grand fessier, et terminée en bas par une crête circulaire, peu saillante, qu'on nomme la *ligne courbe supérieure;* au-dessous, une autre surface plus large, concave en arrière, rétrécie en devant, où s'insère le muscle moyen fessier, et bornée par une ligne que l'on appelle *ligne courbe inférieure;* un peu au-dessous est une troisième surface très-étendue et convexe qui sert à l'implantation du petit fessier... Toute cette portion de la face fémorale que nous venons de décrire forme une espèce de large fosse alternativement concave et convexe, sous le nom de *fosse iliaque externe.*

En bas et en avant, la face externe offre à sa partie supérieure la cavité cotyloïde; un peu au-devant et au-dessous, le trou *sous-pubien* ou *obturateur.* Ce trou est triangulaire, à angles arrondis; son grand diamètre est incliné en bas et en dehors; sa circonférence, mince et inégale, présente en haut une gouttière, oblique d'arrière en avant et de dehors en dedans, par laquelle passent les nerfs et les vaisseaux obturateurs, et donne attache à une membrane fibreuse qui bouche le trou, excepté à l'endroit de la gouttière. Au côté interne du trou sous-pubien est une surface concave presque plane où viennent s'insérer plusieurs muscles.

A. Fosse iliaque externe.
B. Crête iliaque.
C. Épine iliaque antérieure et supérieure.
D. Épine iliaque antérieure et inférieure.
E. Branche horizontale du pubis.
F. Épine iliaque postérieure et supérieure.
G. Épine iliaque postérieure et inférieure.
H. Cavité cotyloïde.
I. Ischion.
K. Trou sous-pubien.
M. Branche ischio-pubienne.
O. Branche descendante du pubis.

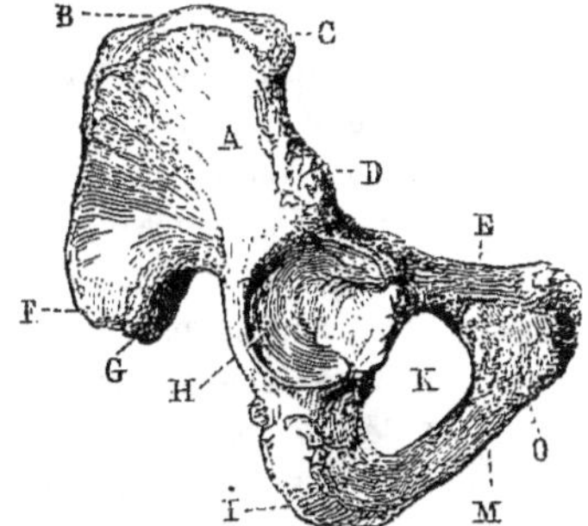

FIG. 5. — Os coxal droit vu par sa
face externe.

2° *Face abdominale ou interne.* — Elle est tournée en avant dans la partie supérieure, et en arrière dans la partie inférieure. Elle peut être divisée en deux portions. La supérieure est constituée par une large excavation nommée *fosse iliaque interne;* en arrière, par une surface articulaire en demi-lune, appelée *facette auriculaire;* puis en arrière encore par des rugosités analogues à celles que l'on remarque sur les facèttes articulaires du sacrum. Cette portion supérieure est limitée en bas par une ligne concave, large et arrondie, qui la sépare de l'autre moitié. Celle-ci présente en arrière une surface plane, presque triangulaire, qui correspond à la cavité cotyloïde et au corps de l'ischion; au milieu, le trou sous-pubien; en avant, la face interne du pubis et de la branche ischio-pubienne.

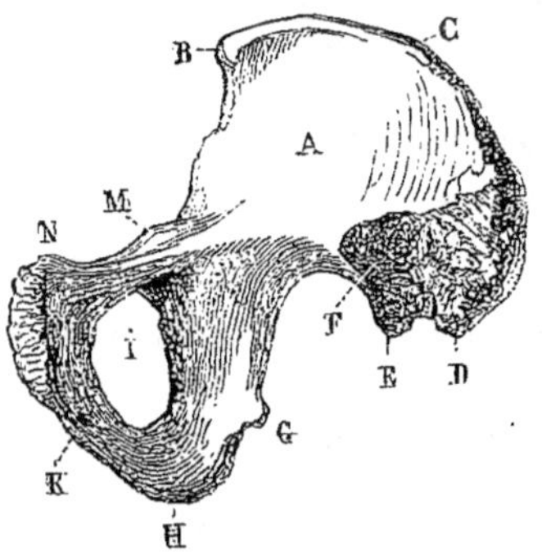

Fig. 6. — Os coxal droit vu par sa face interne.

3° *Bords.* — Les bords sont au nombre de quatre. Le *bord postérieur* a une forme très-irrégulière; il est oblique de haut en bas et de dehors en dedans; en rencontrant le bord supérieur, il forme l'*épine iliaque postérieure et supérieure*, éminence forte et saillante qui est séparée par des échancrures d'une autre éminence moins volumineuse qu'on nomme l'*épine iliaque postérieure et inférieure.* Au-dessous de cette apophyse, on voit une échancrure très-profonde qui concourt à former le grand trou sciatique, et qui est terminée en bas par une éminence pointue triangulaire nommée *épine sciatique.* Cette épine, plus ou moins saillante, suivant les individus, se dirige quelquefois en dedans; au-dessous d'elle se voit une échancrure, dans laquelle se réfléchit le tendon du muscle obturateur interne : c'est la petite échancrure sciatique; et enfin la tubérosité sciatique.

Le *bord antérieur* est concave : oblique en haut, il est presque horizontal en avant. En se réunissant avec le bord supérieur, il forme l'*épine iliaque antérieure et supérieure.* Au-dessous de cette saillie existe une échancrure assez considérable qui la sépare d'une autre apophyse nommée l'*épine iliaque antérieure et inférieure;* puis une coulisse dans laquelle glisse le tendon des muscles psoas et iliaque réunis, et qui est bornée en dedans et en bas par l'éminence *ilio-pectinée.* Enfin, ce bord se termine par une surface horizontale triangulaire, tournée en bas et en avant, plus large en dehors qu'en dedans, puis par l'*épine pubienne* et l'*angle du pubis.*

Le *bord supérieur* ou *crête iliaque* est épais, convexe, incliné en dehors, excepté en arrière, où il se porte un peu en dedans; contourné sur lui-même comme une *S* italique, il a été divisé par les anatomistes en lèvre externe, lèvre interne et interstice. Il est limité en avant par l'épine iliaque antérieure et supérieure, en arrière par l'épine iliaque postérieure et supérieure.

Le *bord inférieur* enfin est plus court que les autres; il présente trois parties : en haut une surface ovalaire pour l'articulation avec l'os du côté opposé, inférieurement la tubérosité de l'ischion, et au milieu une crête mince, constituée dans sa partie supérieure par la branche descendante du pubis, et, dans sa partie inférieure, par la portion ascendante de l'ischion. C'est la branche *ischio-pubienne*.

L'os coxal se développe par trois points d'ossification principaux, qui se montrent à la fois dans la fosse iliaque, la tubérosité sciatique et le pubis. C'est à cause de ce mode de développement que l'on a divisé l'os iliaque en trois portions : l'une supérieure, nommée *ilium*, forme spécialement le contour et la saillie de la hanche; l'autre, antérieure ou *pubis*, soutient les organes génitaux; et enfin une inférieure, nommée *ischion*, supporte le corps quand on est assis. Plusieurs années après la naissance, on voit une plaque osseuse couchée sur le bord supérieur de l'os, se développer pour former la crête iliaque; tandis qu'une plaque analogue embrasse la tubérosité sciatique, et s'étend sur la branche de l'ischion; un troisième point d'ossification occupe en même temps le tubercule antérieur et inférieur de l'ilium; un quatrième se forme dans l'angle du pubis.

ARTICLE II.

ARTICULATIONS DU BASSIN.

Les quatre os que nous venons de décrire sont réunis par quatre articulations propres au bassin; une pour les deux pubis en avant, deux pour les os des iles et le sacrum en arrière, et celle du coccyx avec le sacrum. Toutes ces articulations sont habituellement désignées sous le nom de symphyses : ainsi on a donné le nom de symphyse pubienne à l'articulation des deux os pubis, le nom de symphyses sacro-iliaques aux articulations qui réunissent les os iliaques au sacrum, et celui de symphyse sacro-coccygienne au moyen d'union du sacrum et du coccyx.

Il faut cependant remarquer que les symphyses ou amphiarthroses sont caractérisées par des surfaces articulaires planes, réunies par une couche de tissu fibreux qui permet aux os de basculer sans glisser les uns sur les autres, tandis que ce glissement existe dans les articulations du bassin de la femme. C'est donc à tort qu'on les a rangées au nombre des amphiarthroses, et c'est par un abus de langage qu'on continue à les désigner sous le nom de symphyses. Il résulte en effet des recherches de Lenoir que c'est avec plus de raison que quelques anatomistes les ont considérées comme des arthrodies. Sur vingt-deux sujets de femmes de l'âge de dix-huit à trente-cinq ans, cet anatomiste a constaté que les quatre articulations propres au bassin sont formées par la rencontre de surfaces en grande partie encroûtées de cartilage, et revêtues de membranes synoviales; elles présentent donc tous les caractères des arthrodies et jouissent d'une mobilité qui consiste dans un simple glissement.

Aux quatre articulations propres aux bassins, il convient d'ajouter, dans cette étude, l'articulation du sacrum avec le rachis. Cette dernière appartient réellement à la classe des amphiarthroses ou symphyses.

La description de la membrane sous-pubienne complète l'histoire des liens ligamenteux du bassin.

§ 1. — Articulation des pubis.

Cette articulation est formée par le rapprochement des surfaces ovales qui occupent la partie supérieure du bord inférieur des os coxaux. Ces surfaces sont légèrement convexes et inégales, et recouvertes d'une lame cartilagineuse qui en fait disparaître les inégalités. Cette forme convexe et la direction de ces surfaces font qu'elles ne peuvent se toucher que dans une étendue peu considérable vers leur partie interne ou postérieure, et qu'en haut, en devant et en bas elles laissent un écartement d'autant plus considérable, qu'on s'éloigne davantage du centre de l'articulation. La surface par laquelle les deux cartilages se touchent est une petite facette de 14 à 16 millimètres de haut en bas, et de 4 à 6 millimètres d'avant en arrière ; cette facette est lisse, entourée d'une membrane synoviale d'autant plus lubrifiée par de la synovie, qu'on l'examine chez les femmes à une époque plus rapprochée de l'accouchement. L'intervalle qui existe entre les autres points de surfaces articulaires du pubis est comblé par une épaisseur plus considérable du ligament interpubien.

Ce *ligament interpubien* forme une espèce de coin de substance fibreuse très-serrée, dont la base regarde en avant, dont le sommet s'enfonce entre les os, et dont les côtés s'insèrent aux inégalités de la portion rugueuse, placée au devant de cette articulation. On peut y distinguer deux plans de fibres. Les unes, plus profondes, vont d'un os iliaque à l'autre : d'autant plus courtes qu'elles sont plus profondes, elles sont disposées sur plusieurs plans et croisées en sautoir. Elles constituent le *ligament interpubien* proprement dit. Les autres, plus superficielles, parallèles et obliques de dedans en dehors et de haut en bas, naissent au niveau de la partie supérieure de l'articulation, descendent en s'écartant les unes des autres, et se divisent en deux faisceaux qui se perdent sur le devant des branches de l'arcade pubienne, en se confondant avec le périoste de cet os et les tendons des muscles qui s'insèrent dans le voisinage. Elles constituent le *ligament pubien antérieur*.

La portion la plus élevée du ligament pubien antérieur semble plus spécialement prendre naissance du cordon fibreux qui s'insère à l'épine du pubis, et qui matelasse en quelque sorte le bord supérieur de cet os pour en effacer les inégalités. Il constitue le *ligament pubien supérieur*.

Enfin, par sa partie la plus inférieure, le ligament pubien antérieur forme un faisceau épais triangulaire, qui occupe le sommet de l'arcade pubienne, fixé par ses bords latéraux à la partie supérieure et interne des deux branches de cette arcade. Ce ligament, appelé *triangulaire* ou *sous-pubien*, offre une base arrondie qui complète l'arcade pubienne et lui donne une courbure régulière propre à faciliter la sortie du fœtus.

En résumé, les trois ligaments pubien antérieur, pubien supérieur et sous-pubien, ne sont qu'un épanouissement du ligament interosseux. En arrière de la symphyse, cette substance fibro-cartilagineuse forme une espèce de bourrelet saillant qui n'en occupe que la partie moyenne et disparaît en haut et en bas.

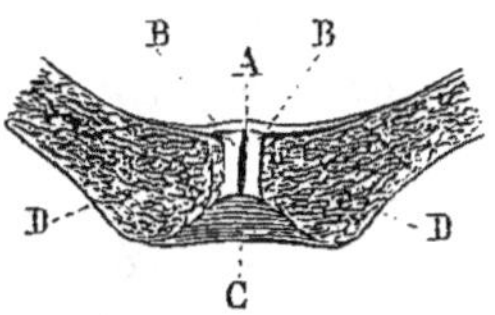

Fig. 7. — Coupe horizontale faite au niveau de l'articulation du pubis.

A. Synoviale articulaire.
B. Cartilages articulaires.
C. Ligament interpubien.
D. Section de l'os.

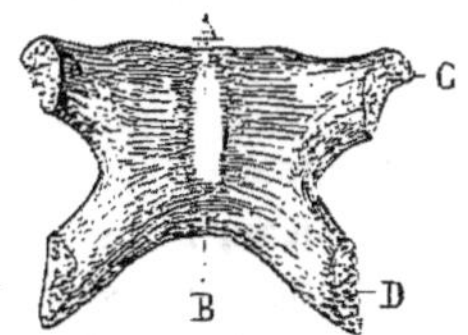

Fig. 8. — Articulation du pubis vue par sa face postérieure.

A. Bourrelet saillant en arrière.
B. Ligament sous-pubien.
C. Section de la branche horizontale du pubis.
D. Section de la branche ischio-pubienne.

Pour compléter l'appareil ligamenteux de cette articulation, signalons le *ligament pubien postérieur*, composé de fibres s'étendant transversalement d'un pubis à l'autre, et passant par-dessus la saillie que nous venons d'indiquer. Ce ligament très-mince, peu résistant, double en arrière la membrane synoviale.

§ 2. — Articulations sacro-iliaques.

Cette articulation est formée par la réunion des facettes semi-lunaires que nous avons indiquées en décrivant le bord du sacrum et la face interne de l'os des iles.

Ces facettes sont encroûtées l'une et l'autre d'un cartilage diarthrodial qui se moule exactement sur les inégalités qu'elles présentent; seulement celui qui appartient au sacrum est toujours plus épais que celui de l'os des iles : ce dernier est si mince, qu'on a nié son existence. Ces cartilages sont recouverts par une membrane synoviale, lubrifiée elle-même par une synovie assez abondante, visqueuse et transparente. Mais chez la femme qui a passé l'âge de retour, ce liquide est souvent devenu concret, et disposé par flocons isolés sur les surfaces articulaires; ce qui en a fait méconnaître la véritable nature.

Cette articulation permet des mouvements de glissement très-bornés. Les os sont maintenus en rapport par les ligaments suivants :

1° Le *ligament sacro-sciatique postérieur* est placé à la partie postérieure et inférieure du bassin. On le nomme aussi *grand ligament sacro-sciatique*. Triangulaire, mince, aplati, plus étroit au milieu qu'à ses extrémités, il naît par une base large de l'épine iliaque postérieure inférieure, du ligament sacro-épineux, des derniers tubercules postérieurs du sacrum, de la partie inférieure du bord de cet os et du bord du coccyx, et se dirigeant en dehors, en bas, et un peu en devant, il va s'implanter à la tubérosité sciatique. Ses fibres sont disposées de manière qu'à la moitié de leur longueur les internes croisent les externes.

2° Le *petit ligament sacro-sciatique* est plus petit et presque de même forme
que le précédent, au devant duquel il est situé. En dedans il est large, confondu
en partie avec lui, mais fixé un peu plus antérieurement sur les côtés du sacrum
et du coccyx. De là il se porte en devant et en dehors à l'épine sciatique, à
laquelle il s'attache.

Les deux ligaments sacro-sciatiques convertissent en trous les deux échancrures sciatiques ; non-seulement ils servent à unir le sacrum à l'os iliaque, mais
ils concourent aussi à la formation des parois du bassin.

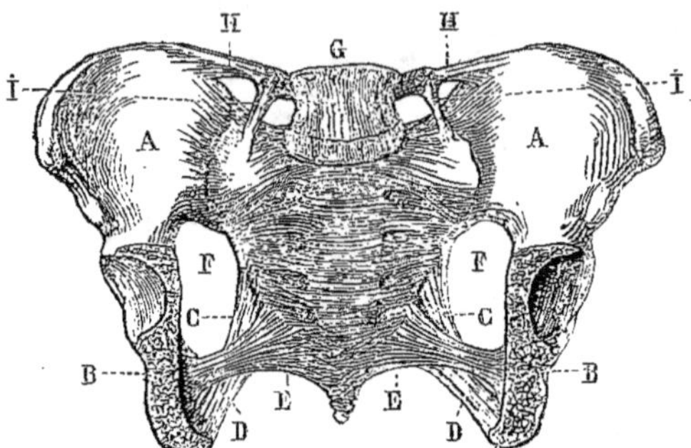

A. Fosse iliaque interne.
B. Section de l'os.
C. Origine du grand ligament sacro-
   sciatique.
D. Grand ligament sacro-sciatique.
E. Petit ligament sacro-sciatique.
F. Grand trou sciatique.
G. Dernière vertèbre lombaire.
H. Ligament ilio-lombaire.
I. Ligament sacro-vertébral.

Fig. 9. — Bassin avec ses ligaments ; la partie antérieure
a été enlevée par une coupe.

3° Le *ligament sacro-iliaque postérieur* est un amas de trousseaux fibreux,
jaunes, élastiques, mêlés de pelotons graisseux, qui remplissent l'excavation
rugueuse qu'on voit en arrière des surfaces cartilagineuses ; très-courts, très-
nombreux, entrecroisés dans tous les sens, ils s'unissent d'une manière presque
intime avec le sacrum et les os coxaux : d'une force considérable, ils consolident
beaucoup cette articulation.

4° Le *ligament sacro-iliaque antérieur* est une simple lame fibreuse étendue

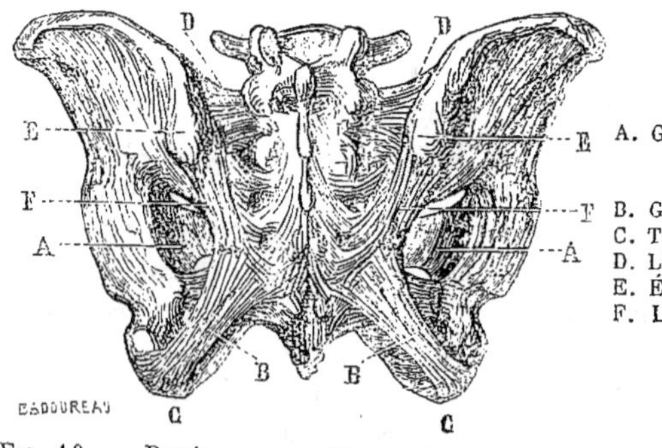

A. Grand trou sciatique au travers duquel
   on voit la branche horizontale du
   pubis.
B. Grand ligament sacro-sciatique.
C. Tubérosité sciatique.
D. Ligament sacro-iliaque postérieur.
E. Épine iliaque postérieure et supérieure.
F. Ligament sacro-iliaque inférieur.

Fig. 10. — Bassin avec ses ligaments vu par la face
postérieure.

transversalement du sacrum à l'os coxal. C'est plutôt une expansion du périoste
pelvien qu'un véritable ligament.

5°.Le *ligament sacro-iliaque supérieur* est un faisceau très-épais, étendu transversalement de la base du sacrum à l'os coxal.

6° Le *ligament sacro-iliaque inférieur* (sacro-iliaque vertical de M. Cruveilhier) naît de l'épine postérieure et supérieure de l'os coxal, et va s'implanter au-dessous du troisième trou sacré au tubercule de l'extrémité du bord du sacrum, et en arrière au grand ligament sacro-sciatique.

§ 3. — Articulation sacro-coccygienne.

Cette articulation, longtemps rapprochée des articulations vertébrales, en diffère cependant beaucoup et est une véritable arthrodie. Elle est formée par le sommet du sacrum qui offre une surface ovalaire, plus élevée au milieu que sur ses côtés, et par la base du coccyx, qui offre une surface également ovalaire déprimée à son centre, et dont le grand diamètre est transversal. Ces deux surfaces sont revêtues d'un cartilage un peu plus mince à son centre qu'à sa circonférence. Elles sont revêtues, chez les femmes adultes, d'une synoviale qui, suivant l'opinion de M. Lenoir, ne se développe que sous l'influence des mouvements qu'exécute le coccyx sur le sacrum, car il ne l'a pas rencontrée avant l'âge de dix-huit ans.

1° Le *ligament sacro-coccygien antérieur* consiste en un petit nombre de fibres parallèles qui, de la partie antérieure du sacrum, descendent sur la face correspondante du coccyx.

2° Le *ligament sacro-coccygien postérieur* est triangulaire, aplati, plus large en haut qu'en bas et d'une teinte noire. Né en haut du contour de l'orifice inférieur du canal sacré, il descend sur toute la face postérieure du coccyx où il s'implante. Ce ligament sert aussi à compléter en arrière le canal sacré.

En recherchant sur le cadavre à quelle disposition anatomique étaient dus les mouvements du coccyx sur le sacrum, M. Lenoir constata qu'ils se passent presque aussi souvent dans l'articulation sacro-coccygienne que dans l'articulation de la seconde avec la troisième pièce du coccyx, quelquefois dans les deux ensemble, et dans quelques cas seulement ils ont lieu dans l'articulation soit de la deuxième avec la troisième, soit de la troisième avec la quatrième.

Ces articulations intercoccygiennes se ressemblent toutes par leur structure. Dans tous les cas, en effet, où le siége des mouvements du coccyx était déplacé, M. Lenoir a constaté une soudure plus ou moins complète de l'articulation sacro-coccygienne et des autres articulations intercoccygiennes placées au-dessus et au-dessous de celle qui conservait sa mobilité. Alors aussi, quel que soit son siége, cette articulation mobile a offert la disposition suivante : 1° des surfaces articulaires de forme irrégulière, mais se correspondant exactement, encroûtées de cartilages diarthrodiaux et revêtues d'une synoviale; 2° des ligaments périphériques assez lâches, et formés aux dépens des plans fibreux qui revêtent les pièces du coccyx; 3° enfin des mouvements possibles dans tous les sens.

Il est à remarquer que l'articulation sacro-coccygienne s'ossifie plus fréquemment et plus vite que celle de la première pièce du coccyx avec la seconde. La troisième et la quatrième se soudent de très-bonne heure. On conçoit que la grande mobilité de l'articulation sacro-coccygienne en rende, au moment du travail, la luxation possible, et que, lorsqu'elle est ankylosée, il puisse y avoir fracture ou séparation brusque des deux os réunis.

Pendant la grossesse, les ligaments qui consolident les articulations pelviennes s'abreuvent de sucs, se gonflent et se ramollissent, de sorte qu'alors la mobilité des surfaces articulaires est très-évidente; dans certains cas même, ce ramollissement est très-considérable, et peut rendre la marche ou même la station impossible. (Voy. *Maladies de la grossesse.*)

§ 4. — Symphyse sacro-vertébrale.

Cette articulation est due à la jonction du sacrum et de la cinquième vertèbre lombaire. C'est une véritable amphiarthrose, comme toutes les articulations vertébrales. Elle a lieu par trois points différents, savoir : la facette ovale qu'on remarque au milieu de la base du sacrum, et qui s'unit à la face inférieure du corps de la dernière vertèbre, et les deux facettes articulaires qu'on voit à l'entrée du canal sacré. Les moyens d'union sont : un fibro-cartilage beaucoup plus épais en avant qu'en arrière; la fin des deux ligaments vertébraux antérieur et postérieur; les ligaments interépineux et sus-épineux; puis enfin le *ligament sacro-vertébral*, faisceau fibreux très-court, très-fort, qui, de la partie antérieure et inférieure de l'apophyse transverse de la dernière vertèbre, descend obliquement en dehors vers la base du sacrum, où il se fixe. On observe encore une membrane synoviale dans l'articulation des apophyses articulaires du sacrum avec celles de la vertèbre. Ajoutons enfin le ligament ilio-lombaire, qui, du sommet de l'apophyse transverse de la cinquième vertèbre lombaire, se porte à la partie la plus épaisse de la crête iliaque, et le ligament ilio-vertébral, formé de deux bandelettes fibreuses dont la supérieure naît de la partie latérale et moyenne du corps de la dernière vertèbre lombaire, et l'inférieure de l'espace inter-sacro-vertébral. Toutes deux viennent s'épanouir sur l'os coxal.

§ 5. — Membrane sous-pubienne.

Pour compléter l'histoire de l'appareil ligamenteux du bassin, il nous reste à donner la description de la membrane sous-pubienne, tout en faisant remarquer, avec M. Cruveilhier, qu'ainsi que les ligaments sacro-sciatiques dont nous avons déjà parlé, c'est moins un véritable ligament qu'une aponévrose servant à compléter les parois du bassin. Ces membranes résistantes ont probablement pour usage, dans le travail de l'accouchement, de rendre moins forte la pression des parties molles de la mère comprises entre la tête de l'enfant et les parois osseuses du bassin; et aussi de favoriser, par leur élasticité, le passage de cette tête à travers l'excavation pelvienne.

La *membrane sous-pubienne* ferme le trou sous-pubien, excepté dans sa partie supérieure, où se voit une échancrure qui convertit en canal la gouttière dans laquelle passent les vaisseaux et nerfs sous-pubiens. Fixé dans sa demi-circonférence externe au pourtour même du trou sous-pubien, cette membrane s'attache dans sa demi-circonférence interne à la face postérieure de la branche ascendante de l'ischion ; ses deux faces donnent attache aux deux muscles obturateurs. La membrane sous-pubienne se compose de faisceaux aponévrotiques nacrés qui s'entrecroisent dans toutes sortes de directions (Cruveilhier).

ARTICLE III.

DU BASSIN CONSIDÉRÉ EN GÉNÉRAL.

Considéré d'une manière générale, le bassin a la forme d'un cône légèrement aplati d'avant en arrière, dont la base, située en haut, est en même temps tournée en haut et en avant, et dont le sommet est dirigé en bas et un peu en arrière.

§ 1. — Surface extérieure du bassin.

Les anatomistes ont divisé cette surface en quatre régions. L'antérieure offre sur la ligne médiane le devant de la symphyse des pubis, dont la direction est oblique de haut en bas et d'avant en arrière, de manière à former avec la verticale un angle d'à peu près 15 à 20 ψ; puis de dedans en dehors, la face externe des branches ischio-pubiennes, surface lisse sur laquelle viennent s'insérer quelques muscles de la cuisse et la fosse obturatrice externe remplie dans l'état frais par le muscle obturateur externe, puis la moitié antérieure du rebord cotyloïdien.

La postérieure, limitée par la partie la plus reculée de la crête iliaque, présente, sur la ligne médiane, la saillie des apophyses épineuses du sacrum, l'orifice inférieur du canal rachidien, l'union du sacrum avec le coccyx et la face postérieure de cet os. Sur les côtés sont deux enfoncements profonds dans lesquels on voit les dix trous sacrés postérieurs, par où s'échappent les nerfs du même nom; ces rainures prolongent les goutières vertébrales et sont remplies, dans l'état frais, par la pointe du muscle sacro-spinal.

Les deux dernières régions latérales peuvent être divisées en deux parties : une, supérieure, est la fosse iliaque externe; l'autre, inférieure, offre en arrière la face postérieure des ligaments sacro-sciatiques et le plan des échancrures ou trous du même nom; en avant, la cavité cotyloïde et la face externe de la tubérosité de l'ischion.

§ 2. — Surface intérieure.

La surface intérieure ou cavité du bassin a été comparée, avec assez de raison, au plat des anciens barbiers (Vesale). Comme ces vases, elle offre, en effet, une partie supérieure largement évasée, qui a reçu le nom de *grand bassin, bassin supérieur* ou *abdominal ;* une autre, inférieure, plus rétrécie, qu'on appelle *petit bassin, excavation pelvienne.*

1° *Grand bassin.* — Le grand bassin a une figure très-irrégulière, et forme une espèce de pavillon à l'entrée du bassin. Ses parois sont au nombre de trois, la paroi antérieure manquant sur le squelette : celle-ci est remplacée dans l'état frais par les muscles de la paroi abdominale antérieure. Sa paroi postérieure présente au milieu une échancrure remplie ordinairement par la saillie des dernières vertèbres lombaires qu'on a l'habitude de laisser unies au bassin, bien qu'elles n'en fassent pas partie : sur les côtés de cette saillie, deux gouttières, au devant desquelles sont placés les muscles psoas ; plus en dehors, la partie antérieure des symphyses sacro-iliaques qui établissent la limite entre la région postérieure et les régions latérales. Celles-ci, enfin, sont formées par les fosses iliaques internes couvertes par les muscles iliaques.

2° *Petit bassin.* — Le petit bassin forme un canal plus large au milieu qu'à ses extrémités, et légèrement recourbé en avant. Si, à l'exemple de Chaussier, on enlève d'un trait de scie tout ce que nous avons décrit comme appartenant au grand bassin, il reste une espèce d'anneau dont la circonférence, étroite en devant et beaucoup plus large en arrière, donne une juste idée de la forme du petit bassin.

On distingue également à cette cavité quatre régions :

L'*antérieure*, concave transversalement, est tournée en haut. Elle offre dans son milieu la partie postérieure de l'articulation pubienne, ordinairement saillante, en forme de bourrelet longitudinal ; cette saillie peut, dans quelques cas, s'élever de 4 à 5 millimètres. Sur le côté, une surface plane, puis la fosse obturatrice ou sous-pubienne interne, à la partie supérieure et externe de laquelle on remarque l'orifice interne du canal sous-pubien, par où sortent du bassin les vaisseaux et les nerfs obturateurs externes. Il n'est pas rare d'entendre les femmes, pendant le travail, se plaindre de crampes très-vives dans les muscles de la partie interne et supérieure d'une des cuisses ; ces douleurs sont dues à la compression exercée sur ces nerfs par la tête du fœtus, au moment où elle glisse sur ce point de l'excavation.

La *région postérieure*, concave de haut en bas, et regardant en bas, est formée par la face antérieure du sacrum et du coccyx. Elle offre par conséquent les particularités que nous avons indiquées en décrivant ces deux os.

Les *régions latérales* présentent deux portions bien distinctes. L'une, antérieure, toute osseuse, répond à la partie postérieure de la cavité cotyloïde et de la tubérosité de l'ischion ; elle est dirigée de haut en bas, d'arrière en avant et de dehors en dedans. L'autre, postérieure, est formée par la face interne des grands et des petits ligaments sacro-sciatiques, et le plan interne des grandes et petites échancrures sciatiques qu'ils convertissent en trous ; elle a une direction opposée. De ces deux trous, l'un, de forme ovalaire, est plus grand et situé plus haut ; l'autre, triangulaire, est plus petit et plus inférieur. Par le grand trou sciatique s'échappent du bassin le muscle pyramidal, le nerf grand sciatique, l'artère fessière et les nerfs et les vaisseaux honteux internes ; le petit trou ischiatique est bouché par le muscle obturateur interne, et les nerfs et les vaisseaux honteux internes qui rentrent dans le bassin pour aller se distribuer au périnée.

Si, à l'aide de deux sections verticales, dont l'une s'étend de la ligne médiane du sacrum au pubis et partage le bassin en deux moitiés latérales, et dont l'autre, perpendiculaire à la première, divise le bassin en deux moitiés antérieure et postérieure, on sépare le bassin en quatre parties égales, on obtiendra ainsi quatre quarts-du bassin, que les accoucheurs ont désignés sous le nom de plans *inclinés antérieurs* et *postérieurs*. Desormeaux ne faisait entrer dans la *composition* des plans inclinés que les régions latérales de l'excavation qu'il divisait en deux parties égales. Pour lui, les plans inclinés antérieurs se continuent avec la région antérieure; les postérieurs avec la face antérieure du sacrum : l'épine de l'ischion se trouve sur la ligne de rencontre de ces plans.

Quelle que soit la manière dont on forme ces plans inclinés, leur direction est toujours la même : ainsi les plans inclinés antérieurs sont dirigés de dehors en dedans, de haut en bas et d'arrière en avant; les postérieurs de dehors en dedans, de haut en bas et d'avant en arrière : de manière, en un mot, à simuler assez bien les quatre côtés d'un losange légèrement courbé sur sa longueur.

La plupart des auteurs font jouer un très-grand rôle à ces plans inclinés dans le mécanisme de l'accouchement. Suivant eux, leur direction a une influence immédiate sur les mouvements que la tête du fœtus exécute dans l'excavation. En attendant que la description du mécanisme de l'accouchement vienne démentir cette assertion, nous dirons simplement que les mouvements de rotation que la tête exécute ont lieu le plus souvent lorsque celle-ci, faisant fortement bomber le périnée, est assez au-dessous de ces plans inclinés pour ne ressentir que très-peu l'influence de leur direction; et qu'enfin ces mouvements s'exécutent souvent en sens inverse de cette direction.

Le grand et le petit bassin sont séparés par une espèce de cercle connu des accoucheurs sous le nom de *détroit supérieur, détroit abdominal, isthme* ou *marge du bassin ;* enfin, le sommet du bassin offre une ouverture circonscrite par un cercle en partie osseux, en partie ligamenteux, auquel on donne le nom de *détroit inférieur.* Ces deux détroits sont, en un mot, les limites extrêmes de l'excavation pelvienne.

§ 3. — Du détroit supérieur.

Le *détroit supérieur* est formé en arrière par l'angle sacro-vertébral et le bord antérieur des ailerons du sacrum; en dehors par le rebord mousse qui termine inférieurement la fosse iliaque interne, et en avant par l'éminence ilio-pectinée, la branche horizontale des pubis, et se termine à la symphyse de ces os.

Le détroit abdominal a successivement été comparé à une ellipse, à un ovale, à un cœur de carte à jouer; et toutes ces comparaisons sont justes dans quelques cas particuliers, mais en général on peut dire, avec Chaussier, que sa figure est celle d'un trigone curviligne dont les angles auraient été arrondis et dont la base serait en arrière et le sommet en avant.

Il constitue l'entrée du petit bassin, et par conséquent la première partie du canal étroit que le fœtus doit franchir : on conçoit tout le soin que les accoucheurs ont dû mettre à étudier cette ouverture osseuse. Aussi, bien préciser le degré d'inclinaison de son plan et de son axe, pour connaître la direction que doit suivre le fœtus en s'engageant dans la filière pelvienne; bien étudier ses dimensions pour savoir si elles s'accordent avec les dimensions du corps qui doit le franchir ; tel est le double but que, depuis Deventer, tous les auteurs modernes ont cherché à atteindre.

Le plan du détroit supérieur est dirigé obliquement de haut en bas et d'arrière en avant. Mais les auteurs sont loin d'être d'accord sur le degré d'inclinaison de ce plan, c'est-à-dire sur l'évaluation de l'angle que forme la ligne sacro-pubienne en se rencontrant avec une ligne horizontale tirée de la partie supérieure de la symphyse des pubis vers un des points de la face antérieure du sacrum. Fixé d'abord par J. J. Müller à 45 ψ (1745), cet angle a été sucessivement évalué à 35 ψ (Levret), 75 ψ (Camper), 55 ψ (Saxtorph). Enfin, dans ces derniers temps, le professeur Nægelé a cru, après un très-grand nombre de recherches, pouvoir le considérer comme un angle de 60 ψ (1819). On admet généralement aujourd'hui que le degré d'inclinaison du plan du détroit supérieur est de 55 à 60 ψ pendant la station de la femme.

La direction du plan une fois bien connue, il est facile de connaître celle de son axe. Celui-ci étant une ligne qui tombe perpendiculairement sur le centre de ce plan, il est évident qu'il forme avec la verticale le même angle que le plan avec l'horizontale, et qu'il a par conséquent le même degré d'inclinaison. Ainsi compris, l'axe du détroit est une ligne *ab* (fig. 11) qui, partant à peu près de

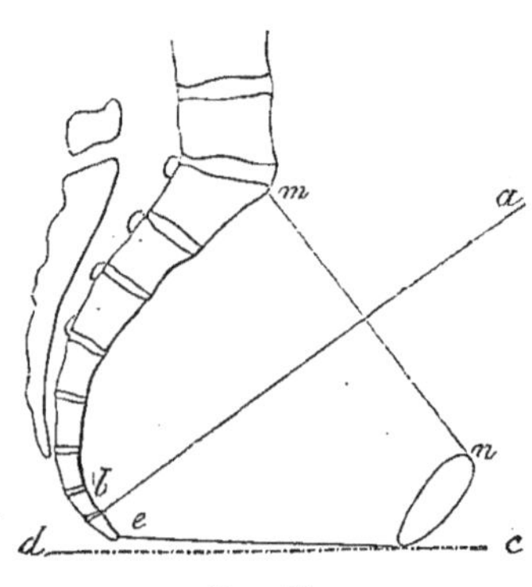

Fig. 11.

l'ombilic de la femme, passerait par le centre du détroit supérieur et viendrait tomber sur la réunion des deux tiers supérieurs avec le tiers inférieur du coccyx. Elle serait donc dirigée de haut en bas et d'avant en arrière.

Du reste, l'inclinaison de ce plan varie suivant la position de la femme. Ainsi, elle est à peu près nulle quand la femme est couchée, et parfois même dans cette dernière position le plan du détroit abdominal, au lieu d'être dirigé en avant et en haut, regarde en haut et en arrière (Dubois) ; quand le tronc est courbé fortement en avant, l'inclinaison du plan diminue et se rapproche de la ligne horizontale ; à la fin de la gestation, au contraire, l'inclinaison augmente, surtout quand la femme, pour rétablir l'équilibre, porte le haut du corps en arrière.

La figure que représente le pourtour du détroit supérieur n'étant pas un cercle parfait, les dimensions prises en des points différents sont inégales ; aussi les auteurs ont-ils admis plusieurs diamètres à ce détroit. On en compte trois principaux (fig. 12) : 1° un diamètre antéro-postérieur ou sacro-pubien *ab* qui s'étend de l'angle sacro-vertébral à la partie supérieure de la symphyse du pubis : il a de 11 centimètres à 11 centimètres et demi ; 2° un diamètre transverse *ef* qui s'étend du milieu du rebord mousse qui termine la fosse iliaque d'un côté, au milieu du rebord mousse qui termine celle du côté opposé : il a 13 centimètres et demi ; 3° un diamètre oblique *cg* qui s'étend de la partie antérieure de la symphyse sacro-iliaque à l'éminence ilio-pectinée du côté opposé : celui-ci a 12 centimètres, et existe pour chaque côté. Enfin, M. Velpeau admet un quatrième diamètre, qu'il appelle sacro-cotyloïdien, et que Burns avait déjà indiqué sous le nom plus exact d'intervalle sacro-cotyloïdien *ac*, et qui s'étend du promontoire à la partie postérieure de la cavité cotyloïde. D'après les recherches du chirurgien français, cet intervalle aurait 10 centimètres à 10 centimètres et demi ; mais, d'après les résultats de MM. Naegelé et Stolz, il serait beaucoup moins considérable et n'aurait guère que 9 centimètres (moyenne obtenue sur quatre-vingt-dix bassins.)

La circonférence de ce détroit a de 35 à 43 centimètres de dé-

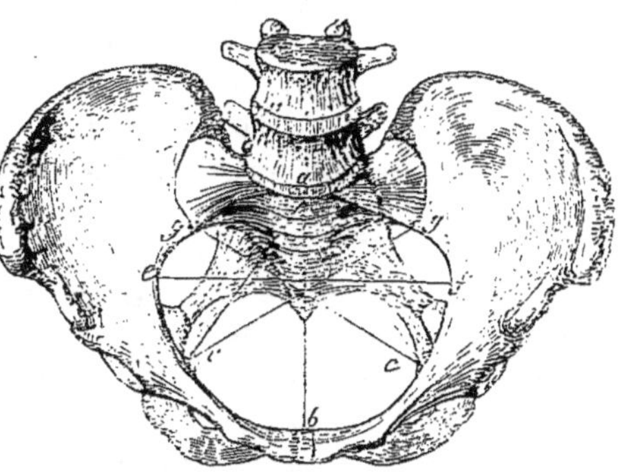

Fig. 12.

veloppement. Levret avait pensé qu'elle formait le quart de la hauteur de la femme : pour que ce rapprochement pût être admis, il faudrait que le développement du bassin fût toujours en rapport avec la taille de l'individu, et cela n'est pas exact.

§ 4. — Du détroit inférieur.

Le *détroit inférieur*, *détroit périnéal* ou *sommet du bassin*, a une figure beaucoup plus irrégulière que celle du détroit supérieur. Sa circonférence offre, en effet, trois tubérosités ou saillies osseuses séparées par trois grandes échancrures. Si cependant, comme le conseille Chaussier, on applique sur cette ouverture une feuille de papier sur laquelle on en trace le contour avec un crayon, on distingue sa figure, qui est celle d'un ovale dont la petite extrémité est en avant : la grosse, tournée en arrière, est interrompue par la saillie du coccyx. Cette saillie, disparaissant au moment du passage de la tête, ne doit être comptée pour rien dans l'accouchement, et le détroit peut être considéré comme assez régulièrement ovale.

Le contour du sommet du bassin est formé par la partie inférieure de la symphyse du pubis, la branche descendante de cet os, la branche ascendante de l'ischion et sa tubérosité, le bord inférieur du grand ligament sacro-sciatique, le bord et la pointe du coccyx. Il présente trois saillies triangulaires, les deux ischions sur les côtés, le coccyx en arrière. Les deux premières sont fixes ; la dernière, au contraire, est, comme nous venons de le dire, effacée au moment de l'accouchement. La mobilité de l'articulation sacro-coccygienne permet, en effet, au coccyx d'être repoussé en bas et en arrière par la tête du fœtus au moment où celle-ci franchit le détroit inférieur.

Les deux saillies latérales formées par les tubérosités ischiatiques sont situées sur un plan un peu inférieur à celui qu'occupe la pointe du coccyx ; aussi dans la position assise le poids du corps repose tout entier sur ces tubérosités et nullement sur l'extrémité coccygienne. Cette circonstance explique pourquoi les rétrécissements transversaux sont au détroit inférieur plus fréquents que les rétrécissements antéro-postérieurs.

On y remarque encore trois échancrures : 1° deux postéro-latérales sont très-profondes, mais sont rendues très-superficielles quand les ligaments sciatiques ont été conservés ; 2° une troisième, antérieure, dont le sommet correspond à la partie inférieure de la symphyse du pubis et la base à la ligne qui unit la partie antérieure des deux tubérosités de l'ischion. Les côtés sont formés par la branche ischio-pubienne. Elle a reçu le nom d'*arcade du pubis*. Les côtés de cette arcade sont déjetés en dehors, comme si, les os étant mous, un corps arrondi avait été expulsé avec force du bassin, en les poussant au-devant de lui. Cette disposition, plus marquée chez la femme que chez l'homme, favorise la sortie de la tête. Cette arcade est large de 9 centimètres à 9 centimètres et demi à sa base ; elle n'offre que 3 centimètres et demi à 4 centimètres à son sommet ; elle a environ de 5 à 6 centimètres et demi de hauteur.

Si l'on veut tenir compte des irrégularités qu'offre le détroit inférieur, l'aire de ce détroit ne serait pas un plan uniforme, car toutes les parties de son contour ne seraient pas sur le même niveau. Pour sortir de la difficulté où l'on se trouve alors pour fixer la direction du plan, il faut, à l'exemple de Dugès, reconnaître au détroit inférieur deux parties à peu près égales, l'une antérieure et l'autre postérieure, réunies sur les tubérosités sciatiques, et offrant chacune un plan et un axe distincts. Mais cette manière de faire, compliquant la question sans utilité, nous préférons considérer le plan terminal du bassin comme représenté par la ligne coccy-pubienne, faisant ainsi abstraction des saillies latérales.

La question étant réduite à ces termes : Quelle est la direction de la ligne qui s'étend de la pointe du coccyx à la partie inférieure de la symphyse du pubis ? les auteurs y répondront différemment.

Suivant la plupart des accoucheurs français, le plan du détroit inférieur est légèrement oblique de bas en haut et d'arrière en avant, de manière à se réunir avec celui du détroit supérieur, au-devant de la symphyse du pubis.

M. Naegelé conclut de ses nombreuses recherches que l'inclinaison du diamètre antéro-postérieur du détroit inférieur est de 10 à 11 ψ ; que la pointe du coccyx se trouve placée, terme moyen, de 1 centimètre et demi à 2 centimètres plus haut que le sommet de l'arcade du pubis, et que, par conséquent, la ligne coccy-pubienne est légèrement oblique de haut en bas et d'arrière en avant. L'axe de ce plan du détroit inférieur couperait à angle droit par son extrémité inférieure le diamètre coccy-pubien et viendrait aboutir supérieurement à l'angle sacro-vertébral. Voici, du reste, le résultat de son travail. Sur cinq cents personnes bien conformées et de taille différente, il a trouvé chez quatre cent cinquante-quatre la pointe du coccyx plus élevée que la partie inférieure de la symphyse ; chez vingt-six, elle était plus basse, et sur vingt, ces deux points étaient à la même hauteur.

M. Velpeau fait remarquer avec raison, suivant nous, qu'au moment de l'accouchement, seul instant, après tout, où il importe de se faire une idée de la direction de ce plan, la pointe du coccyx, repoussée en bas et en arrière par le

passage de la tête, se trouve au moins au niveau, si ce n'est plus bas que la partie inférieure de la symphyse. L'assertion de M. Nægelé, vraie quand on l'applique à la femme hors du moment de l'accouchement, ne l'est plus pendant la parturition, et il faut donc admettre alors que le plan du détroit inférieur est oblique de bas en haut et d'arrière en avant.

L'axe du détroit inférieur est représenté par une ligne *ab* (fig. 13) qui, dirigée de haut en bas et d'arrière en avant, partirait de la première pièce du sacrum et viendrait couper à angle droit le milieu

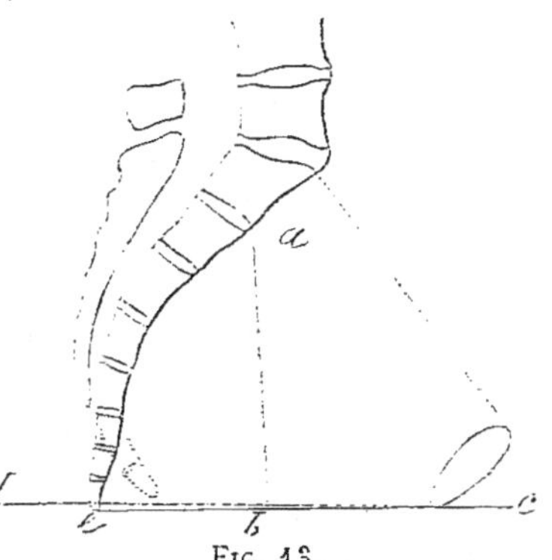

Fig. 13.

de l'espace bi-ischiatique. Les réflexions que nous avons faites sur les variantes dans la direction du plan s'appliquent évidemment à celle de l'axe. Ce dernier croise dans l'excavation l'axe du détroit supérieur, et forme avec lui un angle obtus dont le sinus est en avant.

Le détroit périnéal a des dimensions qu'il est très-important de connaître.

On a distingué trois diamètres : 1° Un antéro-postérieur ou coccy-pubien *ab* (fig. 14) se porte de la pointe du coccyx au sommet de l'arcade pubienne : il a

11 centimètres; mais, par la rétrocession du coccyx, il peut acquérir, au moment du travail, 12 centimètres. 2° Le diamètre transversal ou bi-ischiatique *cd* va d'une des tubérosités de l'ischion à l'autre, et a 11 centimètres. 3° Le diamètre oblique *ef* se porte du point de réunion de la branche ascendante de l'ischion avec la branche descendante du pubis, au milieu du grand ligament sacrosciatique, et a 11 centimètres; mais

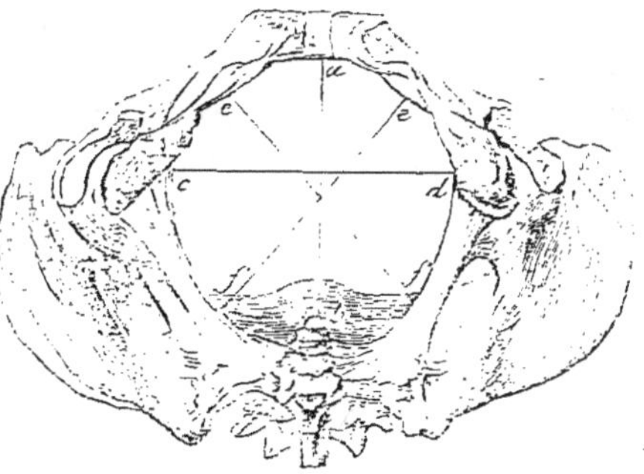

Fig. 14.

à cause de l'élasticité des ligaments, il peut acquérir, au moment du travail 1 centimètre de plus.

Tous les diamètres du détroit inférieur ont donc 11 centimètres sur le bassin sec; mais au moment de l'accouchement, leurs dimensions peuvent varier beaucoup.

§ 5. — De l'excavation.

L'excavation est cet espace compris entre le détroit supérieur et l'inférieur. C'est dans cette cavité que la tête du fœtus exécute les principaux mouvements ; c'est donc à tort que, jusqu'à ces derniers temps, on en parlait à peine dans la plupart des livres classiques. Il est très-important d'étudier ses dimensions, ainsi que la direction de son plan et de son axe.

Ses dimensions comprennent sa hauteur et sa largeur. Sa hauteur est de 4 centimètres en avant, 9 centimètres et demi sur les côtés, 11 centimètres en arrière, en tirant une ligne droite de l'angle sacro-vertébral au sommet du coccyx, et 13 centimètres et demi en suivant la courbure du sacrum.

Pour apprécier sa largeur dans les différents sens, on a, comme pour les détroits, indiqué trois diamètres. Ils sont tous pris au centre de l'excavation. Ce sont : un diamètre antéro-postérieur qui a 12 à 13 centimètres ; un diamètre transversal qui a 12 centimètres ; un diamètre oblique qui a également 12 centimètres. Ainsi tous les diamètres de l'excavation ont à peu près 12 centimètres.

Si le canal qui constitue l'excavation était un cylindre, il suffirait, pour représenter l'ouverture de cette cavité, de la couper par un plan perpendiculaire à ses parois. Mais deux raisons s'opposent à ce qu'une simple coupe ainsi faite puisse donner une idée juste de cette excavation. D'abord le canal n'est pas cylindrique, parce que ses parois ne sont pas parallèles, et la face intérieure du sacrum offre une courbure très-prononcée, la paroi pubienne étant à peu près droite, et les latérales très-obliques de dehors en dedans et de haut en bas. Pour se faire une idée exacte de la disposition générale de l'excavation pelvienne, il nous paraît convenable de couper (fig. 15) ce canal par une série de plans passant tous par le point *c* (intersection des plans des détroits supérieur et inférieur) et par un point quelconque (*p*, *q*, *r*, *s*, *t*) de la face antérieure du sacrum. Chacun de ces plans déterminera l'ouverture de la cavité du bassin à la hauteur où il se trouve. Et pour déterminer avec précision la direction de l'axe général de cette excavation, il suffira d'élever une perpendiculaire au centre géométrique de chacune de ces sections, et de faire passer par leur pied une ligne *gk*. Cette ligne *gk*, qui ne peut pas être droite, est ce que nous appelons l'axe général du bassin. Il est facile de voir que cette ligne

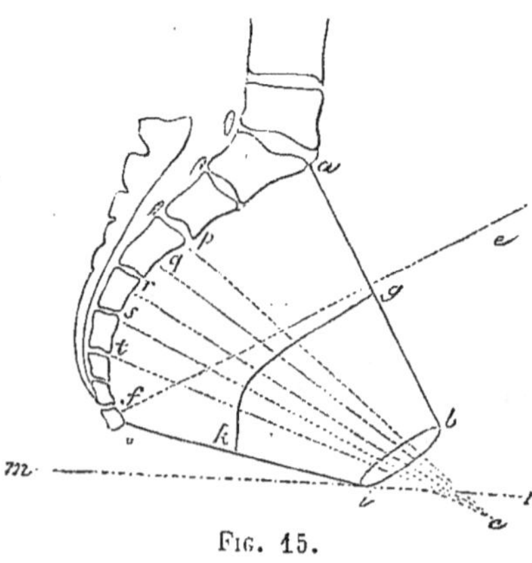

Fig. 15.

est à peu près parallèle à la face antérieure du sacrum, et que ses extrémités se confondent avec les axes des détroits supérieur et inférieur. Cette courbe représente très-exactement l'axe total du bassin, c'est-à-dire la ligne que le fœtus doit parcourir pour franchir l'excavation pelvienne.

Ce serait un tort de considérer comme régulièrement courbe la ligne qui représente l'axe total du petit bassin. Elle ne saurait, en effet, comme l'a très-bien observé M. Nægelé, se composer de deux lignes droites, comme on l'a admis souvent, ni être un arc de cercle. En effet, la face antérieure du corps des deux premières vertèbres du sacrum constitue une ligne droite, et la courbe sacrée ne comprend que les trois dernières ; de sorte que la ligne centrale, qui lui est évidemment parallèle, sera composée d'une ligne droite et d'une courbe : droite pour la partie de l'excavation correspondant aux deux vertèbrès supérieures ; courbe dans l'espace formé en arrière par les trois dernières vertèbres sacrées, et en devant par la paroi pelvienne antérieure.

§ 6. — Base du bassin.

La base du cône représenté par le bassin offre une circonférence tournée en haut et en avant. On y voit : 1° en arrière, une échancrure, au fond de laquelle se trouve la base du sacrum, et qui est comblée par les dernières vertèbres lombaires qu'on laisse ordinairement en place pour compléter la paroi postérieure du grand bassin, par les ligaments ilio-lombaires et le muscle carré des lombes ; 2° en dehors, les deux tiers antérieurs de la crête iliaque qui fournissent des insertions aux muscles grand et petit oblique et transverse de l'abdomen ; 3° en avant, les épines iliaques antérieures, supérieures et inférieures, la coulisse où passe la masse des muscles psoas et iliaque réunis, l'éminence ilio-pectinée, le bord supérieur de la branche horizontale du pubis, l'épine de cet os, et enfin le bord supérieur de la symphyse.

§ 7. — Différences du bassin.

1° *Suivant les sexes.* — Le bassin de l'homme, considéré dans son ensemble, est moins large, mais plus haut que celui de la femme. Les os sont plus épais, les empreintes musculaires plus marquées. Le détroit supérieur, plus rétréci, a la figure d'un cœur de carte à jouer. L'excavation est moins large, mais plus haute, surtout en avant ; ce qui tient à ce que la symphyse pubienne a plus de longueur. L'arcade des pubis est droite, non évasée en avant, et presque triangulaire ; le coccyx se soude de bonne heure avec le sacrum, et les articulations du bassin s'ankylosent beaucoup plus tôt que chez la femme. Nous devons ajouter que chez celle-ci les fosses iliaques sont plus larges, plus déjetées en dehors, d'où la saillie des hanches, la crête iliaque moins contournée en S iliaque, l'intervalle qui sépare l'angle du pubis de la cavité cotyloïde plus considérable, d'où en partie la saillie des grands trochanters et un écartement plus considérable des fémurs ; le détroit supérieur plus ample, plus rapproché de l'ellipse ; la courbure du sacrum plus profonde et plus régulière ; les tubérosités de l'ischion plus écartées, la symphyse pubienne moins longue, le trou sous-pubien plus triangulaire ; l'arcade des pubis plus arrondie, plus large, plus arquée, et les bords latéraux formés par la branche ischio-pubienne plus déjetés en dehors.

2° *Suivant les âges.* — A la naissance, le bassin est extrêmement étroit et allongé ; et ses dimensions sont si peu considérables, que sa cavité ne saurait contenir plusieurs des organes qui doivent y séjourner dans la suite, d'où en grande partie la saillie du ventre chez le fœtus et les nouveau-nés ; l'excavation a la forme d'un cône, le détroit abdominal est fortement incliné en bas. Le sacrum est presque plat et tellement élevé, qu'une ligne horizontale, tirée de la partie supérieure des pubis, passerait au-dessous du coccyx ; les os coxaux sont étroits, allongés, presque droits dans leur partie supérieure ; les crêtes iliaques, cartilagineuses, ne sont pas contournées. Il résulte de cette disposition que le plus grand diamètre du bassin s'étend du pubis au sacrum. A mesure que la petite fille avance en âge, dit Burns, cette forme change par degrés. A neuf ans, le diamètre antéro-postérieur a 2 pouces sept huitièmes, le transversal 2 pouces six huitièmes ; à dix ans, le premier a 3 pouces un quart, le second 3 pouces 5 lignes ; à treize ans, le premier n'a pas changé, mais le second a 3 pouces trois quarts ; à quatorze ans, le diamètre sacro-pubien a 3 pouces trois quarts, et le transverse 4 pouces ; enfin, à dix-huit ans, le premier a trois pouces sept huitièmes, le second 4 pouces et demi. En tenant compte de la différence qui existe entre les mesures anglaises et les anciennes mesures françaises, et convertissant celles de Burns en mesures métriques, nous aurions : A neuf ans, pour le diamètre antéro-postérieur, 7 centimètres, le transversal 7 centimètres ; à dix ans, le premier a 8 centimètres, le second 8 centimètres et demi ; à treize ans, le premier n'a pas changé, mais le second a 9 centimètres et demi ; à quatorze ans, le diamètre sacro-pubien a 9 centimètres et demi, et le transverse 10 centimètres ; enfin, à dix-huit ans, le premier a 9 centimètres trois quarts, et le second 11 centimètres et demi.

3° *Suivant les races.* — Cette question, étudiée par Vrolick, puis par M. P. Dubois, a été reprise dernièrement par M. Joulin, qui a publié sur ce sujet un mémoire important, dans lequel il démontre que les différences qui s'observent sur le pelvis des trois races aryenne, nègre et mongole, n'ont rien de caractéristique, et qu'en particulier il y a dans la conformation du bassin des races mongole et nègre une identité qui ne permet pas de les distinguer. D'après le même auteur, dans toutes les races humaines, contrairement à ce qu'on avait dit, le diamètre transversal du détroit supérieur est plus grand que l'antéro-postérieur ; mais dans le bassin de la négresse et de la mongole le diamètre oblique du détroit supérieur ne diffère du transverse que de quelques millimètres, tandis que chez l'aryenne la différence est d'un centimètre et demi. Les bassins des races nègre et mongole ont en outre une capacité moindre que ceux de la race blanche ; ils sont moins profonds et l'arcade pubienne est plus large de quelques degrés.

§ 8. — Usages du bassin.

Le bassin est la base du tronc. Il forme, dit Désormeaux, un anneau complet que l'on peut décomposer en deux cintres, dont le postérieur et supérieur reçoit tout le poids du corps, et l'antérieur et inférieur lui sert d'arc-boutant. Sur les parties latérales de ce cercle viennent s'attacher les deux membres inférieurs,

qui, dans la station, supportent tout le poids de la partie supérieure du tronc.
Cet usage du bassin explique à l'accoucheur les formes vicieuses que prend cette
cavité, lorsque l'ossification se fait trop lentement, ou lorsqu'une maladie altère
et ramollit les os. Le bassin a encore pour usage de renfermer et de protéger la
vessie, le rectum et les vésicules séminales chez l'homme ; l'utérus, les trompes
utérines et les ovaires chez la femme. Dans la grossesse, il soutient l'utérus et
lui donne une direction convenable ; dans l'accouchement, il donne passage à
l'enfant.

ARTICLE IV.

BASSIN REVÊTU DES PARTIES MOLLES.

Il ne suffit pas de considérer le bassin tel qu'il se trouve sur le squelette.
Les changements que la disposition des parties molles apporte dans sa forme et
ses dimensions, chez la femme vivante, méritent aussi l'attention.

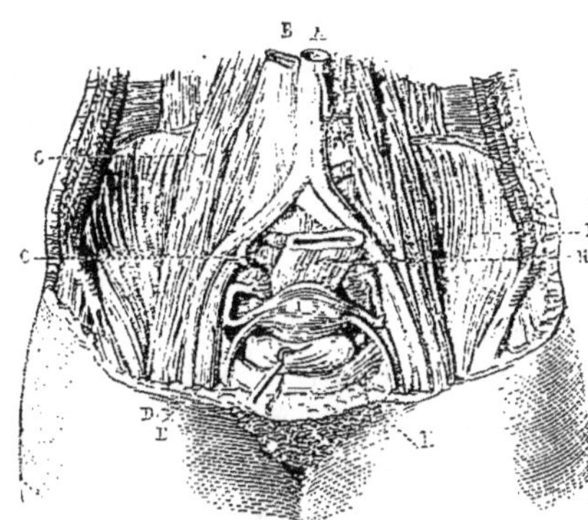

A. Fin de l'aorte.
B. Veine cave inférieure.
C. Artère iliaque interne naissant avec.
D. L'iliaque externe, de l'iliaque primitive.
E. Veine iliaque externe.
F. Muscle iliaque.
G. Muscle psoas.
H. Rectum.
I. Utérus avec ses dépendances.
K. Vessie dont le fond est baissé pour laisser voir
la matrice.

Fig. 16. — Bassin avec ses parties molles vu
de haut en bas et d'avant en arrière.

Continu en haut avec l'abdomen, le grand bassin renferme la plupart des intestins, dont il soutient la masse, et donne insertion par ses parois à deux ordres
de muscles. Les uns, destinés à former l'enceinte du ventre, remplissent la large
échancrure qu'il offre en avant, et constituent ainsi la paroi antérieure de l'abdomen, paroi dont la mollesse, comparée à la résistance offerte par le plan postérieur, fait assez comprendre la tendance de l'utérus à se porter en avant, à une
époque avancée de la gestation.

Les autres sont au nombre de deux et se trouvent situés sur les fosses iliaques.
Ce sont les muscles iliaque et psoas, qui, placés sur les parties latérales du détroit
abdominal, en changent la forme et les dimensions.

Le premier, à fibres rayonnées, recouvre la fosse iliaque ; le second descend des
côtés de la colonne lombaire, pour se rendre au petit trochanter après s'être réuni
au précédent. Ces deux muscles, embrassés et comme bridés par une aponévrose

(*fascia iliaca*), peuvent être regardés comme une espèce de coussin qui forme un point d'appui convenable à l'utérus développé, et destiné à le protéger, par l'élasticité des parties molles, contre les chocs et les secousses que la locomotion produit à chaque instant. La forme du détroit est bien encore celle d'un trigone curviligne, mais la base du triangle est en avant au lieu d'être en arrière, comme sur le bassin sec. La présence de ces muscles diminue d'un centimètre et demi le diamètre transverse ; enfin, l'épaisseur du psoas, plus considérable en arrière qu'en avant, rend un peu plus oblique le plan du détroit supérieur. Le diamètre antéro-postérieur est peut-être un peu raccourci par l'épaisseur des parois de la vessie, de l'utérus et des parties molles qui tapissent la face postérieure de la symphyse et la face antérieure du sacrum. Les diamètres obliques seuls ne changent pas ; cependant la présence du rectum à gauche rétrécit un peu le diamètre oblique correspondant.

Toutefois la modification apportée au diamètre transverse par le psoas est beaucoup moindre lorsque, les cuisses étant fléchies, ils sont dans le relâchement. Enfin, comme l'a fait remarquer Baudelocque, l'étendue du diamètre bisiliaque est d'autant plus diminuée, que la grosseur de ces muscles est plus considérable, et que, le diamètre antéro-postérieur étant plus rétréci, le détroit est d'une forme plus elliptique et plus arrondie.

Sur chaque côté de l'excavation sont deux muscles, placés sur les trous sous-pubiens et ischiatiques. Ce sont les obturateurs internes et les pyramidaux. C'est à l'action de ces muscles que Flamant attribue les mouvements de rotation que la tête exécute dans l'excavation. Les mêmes raisons qui nous ont fait rejeter l'influence des plans inclinés, nous portent à ne pas admettre l'opinion du professeur de Strasbourg. Les dimensions de l'excavation sont encore diminuées par le rectum, la vessie, le tissu cellulaire, surtout quand celui-ci est très-chargé de graisse. Aussi, chez les femmes très-grasses, la tête de l'enfant descend-elle plus difficilement.

Le détroit périnéal, ouvert sur le squelette, se présente ici occupé par une espèce de cloison concave, contractile, qui soutient les viscères des cavités pelvienne et abdominale. Cette espèce de plancher est composée de deux plans musculaires : l'un, intérieur, est formé par les muscles releveur de l'anus et ischio-coccygien, il est concave en haut ; l'autre, à concavité inférieure, est constitué par les muscles sphincter de l'anus, transverse du périnée, ischio-caverneux et constricteur de l'orifice vulvaire du vagin. Les vaisseaux et les nerfs honteux, beaucoup de tissu cellulaire, la peau, l'aponévrose pelvienne et une aponévrose intermusculaire complètent ce plancher, qui, au moment de l'accouchement, doit se laisser amincir, distendre, mais qui, assez souvent, oppose à la sortie spontanée du fœtus un obstacle qui nécessite l'intervention de l'art.

Dans l'état ordinaire, l'étendue du périnée est de 8 centimètres ; de la pointe du coccyx à l'anus il y a 4 centimètres et demi, et de l'anus à la vulve 3 centimètres et demi ; mais au moment où la tête franchit la vulve, il est tellement distendu, que l'intervalle qui sépare sa commissure antérieure du coccyx est de 12 à 15 centimètres.

Il est évident dès lors que sur le bassin revêtu des parties molles, le point terminal du canal pelvien n'est pas à la pointe du coccyx, mais bien à la commissure antérieure du périnée. Celui-ci est si fortement distendu dans les derniers instants de l'accouchement, qu'il dépasse par son bord antérieur la partie inférieure de la symphyse des pubis : il prolonge donc de beaucoup la paroi postérieure de l'excavation pelvienne, et par conséquent le canal que doit parcourir le fœtus. La direction suivant laquelle se dégage en définitive la tête ne peut donc plus être représentée par l'axe du détroit inférieur, mais doit l'être par l'axe d'un plan qui, de la partie inférieure de la symphyse, irait à la commissure antérieure du périnée distendu. En un mot, pour se faire une idée exacte de la ligne que doit parcourir le fœtus depuis son entrée dans le détroit supérieur jusqu'à sa sortie à travers la vulve, il faut continuer, sur la courbe représentée par la face antérieure du périnée fortement distendu, l'opération que nous avons déjà faite sur la face antérieure du sacrum (voy. page 20); c'est-à-dire mener des plans qui passent par

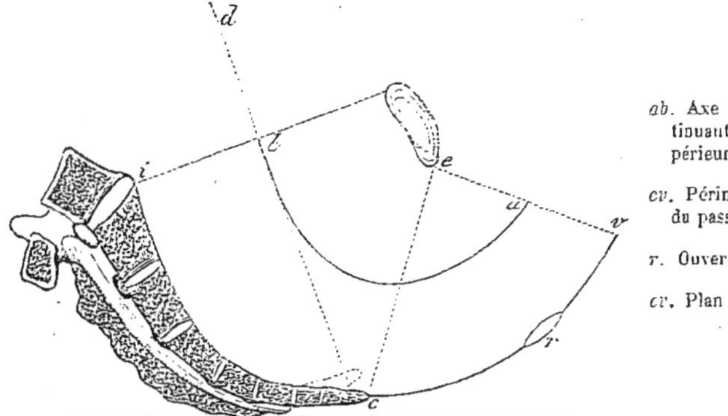

Fig. 17. — Situation du bassin et direction de son axe dans l'attitude prise par la femme au moment de l'accouchement.

les divers points de la courbure périnéale, et sur le centre de chacun d'eux élever une perpendiculaire ; et l'on verra alors que tous ces axes se confondent de manière à former par leur réunion un axe total, dont l'extrémité supérieure est l'axe du détroit supérieur, dont la partie moyenne est une ligne très-courbe à concavité antérieure et à convexité parallèle à la face antérieure du sacrum, du coccyx et du périnée, et dont l'extrémité inférieure enfin est dirigée d'arrière en avant, et un peu de bas en haut.

N'oublions pas, pourtant, que la direction sus-indiquée appartient à la station verticale, et qu'elle est singulièrement modifiée dans les diverses attitudes prises par la femme : ainsi, quand elle est couchée sur le dos, comme elle l'est habituellement en France pendant l'accouchement, le plan du détroit supérieur, au lieu d'être dirigé en haut et en avant, sera tourné en haut et en arrière, et son axe sera dirigé de haut en bas et d'arrière en avant. En même temps, le plan du détroit inférieur, qui regardait en arrière et en bas, sera tourné presque directement en avant, son axe se portant aussi directement d'avant en arrière. Enfin l'ouverture terminale formée par le contour vulvaire offre un plan qui, au moment de l'accouchement, est, dans cette même position horizontale, dirigée en haut et en avant. En un mot, la ligne centrale que doit suivre le fœtus pendant son expulsion est une courbe très-prononcée, dont la concavité est tournée presque directement en haut (fig. 17).

CHAPITRE II.

DES PARTIES EXTERNES DE LA GÉNÉRATION.

L'appareil génital de la femme, beaucoup plus compliqué que celui de l'homme, se compose d'organes placés à l'intérieur du bassin et de parties placées à l'extérieur. Les premiers sont les ovaires, les trompes, l'utérus et le vagin ; les secondes comprennent le mont de Vénus, la vulve et le périnée. Nous commencerons leur étude par la description des organes génitaux externes.

ARTICLE PREMIER.

MONT DE VÉNUS.

Le *mont de Vénus*, ou *pénil*, est une éminence arrondie formant un relief plus ou moins saillant, suivant l'embonpoint des divers individus, qui est située au devant des pubis et surmonte la vulve. Cette saillie est en partie due à celle des os et en partie au tissu adipeux sous-cutané. La peau qui la recouvre, très-épaisse, élastique, peu extensible, ne me paraît pas devoir prêter, comme le dit M. Moreau, à l'ampliation de la vulve au moment de l'accouchement : cette peau est garnie de poils chez la femme adulte et contient un grand nombre de follicules sébacés.

ARTICLE II.

VULVE.

La *vulve* est une fente ou scissure longitudinale située au bas du tronc et sur la ligne médiane, bornée en avant par le pénil, en arrière par le périnée, et latéralement par les grandes lèvres. Nous ferons rentrer dans sa description, comme lui appartenant, toutes les parties comprises entre les grandes lèvres.

1° *Les grandes lèvres.* — Ce sont deux replis cutanés, aplatis transversalement, plus épais en avant qu'en arrière, qui limitent latéralement l'ouverture de la vulve. Parties du mont de Vénus, elles s'écartent l'une de l'autre jusqu'au milieu de leur longueur, puis se rapprochent pour se réunir à leur extrémité postérieure, et constituent une espèce de bride ou commissure appelée *fourchette*, laquelle se déchire presque toujours pendant l'accouchement.

Les grandes lèvres offrent : une surface externe ou cutanée qui se couvre de poils à la puberté ; une surface interne humide, lisse, de couleur rosée, formée par une muqueuse qui est pourvue d'une assez grande quantité de glandes sébacées et de papilles.

Chez les jeunes filles, l'épaisseur des grandes lèvres est plus grande en haut qu'en bas : elles sont plus rapprochées l'une de l'autre ; c'est le contraire chez les femmes qui ont eu des enfants, où elles s'écartent et perdent leur régularité.

Elles sont formées par un feuillet cutané et un feuillet muqueux doublé par une cloison fibreuse qui continue l'aponévrose superficielle du périnée. Entre la face superficielle de cette aponévrose et la face profonde de la peau, on trouve une couche cellulo-adipeuse très-épaisse qui remplit une poche particulière, poche inconnue jusqu'à présent des anatomistes, et que M. Broca a découverte.

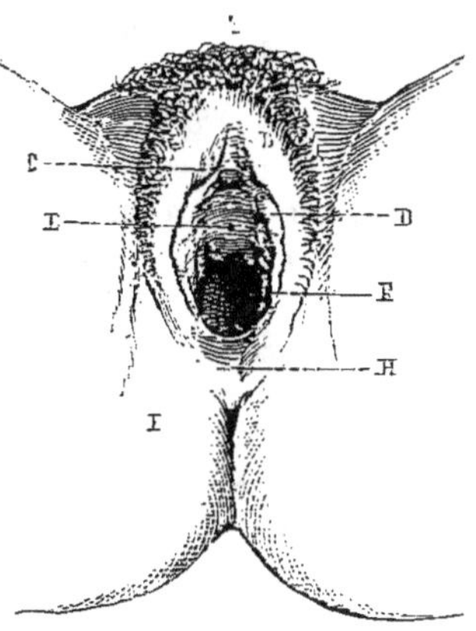

Fig. 18. — Parties génitales externes.

A. Mont de Vénus.
B. Grande lèvre.
C. Clitoris.
D. Petite lèvre.
E. Méat urinaire.
F. Ouverture du vagin.
H. Commissure postérieure de la vulve.
I. Périnée.

Cette poche forme une bourse membraneuse placée entre la peau et l'aponévrose superficielle ; son fond est tourné vers la fourchette et se confond avec le fascia superficialis des parties latérales de l'anus ; son goulot, long et étroit, dirigé vers l'anneau inguinal externe, reçoit par son ouverture une partie des fibres du ligament rond ; sa cavité est remplie de tissu cellulo-adipeux dont l'abondance varie avec l'embonpoint des sujets ; il forme à lui seul la plus grande partie de l'épaisseur des grandes lèvres.

Les fibres qui constituent cette bourse proviennent en grande partie du fascia superficialis de la cuisse et de l'abdomen, pendant que d'autres naissent directement de l'épine des pubis ; les plus externes s'attachent aux branches ischio-pubiennes et les plus internes s'unissent pour se confondre avec le *ligament suspenseur* du clitoris.

D'après M. Broca, ce sac est l'analogue du sac dartoïque de l'homme ; M. Sappey pense, au contraire, qu'il est comparable seulement au ligament suspenseur des bourses et de la verge. Le microscope a démontré qu'il est composé de fibres élastiques entrecroisées.

Les artères des grandes lèvres viennent de l'artère périnéale, qui naît elle-même de la honteuse interne et des artères honteuses externes et épigastrique.

Les veines accompagnent, pour la plupart, les artères, pendant que d'autres se dirigent en arrière pour former un plexus qui communique avec le bulbe et les veines du vagin. Ces veines sont très-nombreuses et souvent dilatées pendant la grossesse.

Les nerfs proviennent de la branche génito-crurale du plexus lombaire et de la branche périnéale du nerf honteux interne.

Les vaisseaux lymphatiques se rendent tous aux ganglions de l'aine.

2° Les *petites lèvres* ou *nymphes* se montrent, quand on écarte les grandes lèvres, sous la forme de deux feuillets muqueux ; elles ressemblent à la crête d'un jeune coq. Étroites en arrière, où elles naissent sur la face interne des grandes lèvres, elles s'élargissent en avant, en convergeant l'une vers l'autre. Elles ne descendent guère que jusque vers le milieu de la longueur des grandes lèvres ; mais en avant et en haut elles montent jusqu'au clitoris, au niveau duquel elles se bifurquent. La branche inférieure de cette bifurcation va s'attacher au clitoris ; l'autre le contourne, s'unit à celle du côté opposé, et forme ainsi au-dessus de lui un repli en forme de capuchon qu'on nomme *prépuce du clitoris.*

A la naissance, les nymphes dépassent le niveau des grandes lèvres ; à la puberté, elles sont cachées par celles-ci ; chez les femmes qui ont eu des enfants, elles deviennent de nouveau visibles, mais plutôt par l'entre-bâillement des grandes lèvres que parce qu'elles sont devenues beaucoup plus saillantes qu'elles. Leurs diverses dimensions sont très-variables, suivant les individus et suivant les climats. Ainsi, dans certaines contrées de l'Afrique, elles offrent une très-grande longueur et constituent le fameux *tablier* des Hottentotes. Du reste, comme le fait remarquer M. Velpeau, ce sont des parties extensibles qui peuvent s'allonger beaucoup sous l'influence de tractions continuelles. J'ai vu, pour ma part, une jeune femme qui, au début de sa grossesse, fut prise de démangeaisons excessivement vives à la vulve : pour les calmer, elle se frottait très-souvent, et dans son impatience, tiraillait la petite lèvre droite : en moins de quinze jours celle-ci avait au moins le double de longueur que celle du côté opposé.

Les petites lèvres sont recouvertes d'épithélium pavimenteux au-dessous duquel on trouve des papilles dont la sensibilité est surtout mise en jeu pendant la copulation : aussi les papilles de la face interne sont plus développées que celles de la face externe ; elles augmentent de volume à mesure qu'on les examine plus près de l'entrée du vagin.

Leurs vaisseaux sanguins sont fournis par les vaisseaux des grandes lèvres ; une partie de leurs veines vont s'unir par de larges anastomoses aux veines du bulbe et du vagin.

Les nerfs viennent de la branche périnéale ; les lymphatiques se rendent aux ganglions des plis de l'aine.

3° *Le clitoris.* — On désigne sous ce nom un petit tubercule érectile qui, au volume près, ressemble au corps caverneux de l'homme. Son extrémité libre se montre à la partie antérieure de la vulve, à 1 centimètre et demi en arrière de la commissure antérieure des grandes lèvres, et son corps s'attache par deux racines aux branches ischio-pubiennes. Ces deux racines montent en convergeant et en se renflant jusqu'au niveau de la symphyse. Là elles se réunissent, constituent un corps caverneux unique, aplati d'un côté à l'autre, qui, après un trajet de 4 à 5 millimètres au devant de la symphyse, s'en détache ; puis il se recourbe de manière à offrir sa convexité en avant et en haut, et devient de plus en plus grêle jusqu'à son extrémité libre, connue sous le nom de *gland du clitoris.*

Pendant les premiers mois de la vie intra-utérine, le clitoris est aussi long que le pénis, ce qui rend alors difficile la distinction des sexes. Pendant les premières années de la vie il offre des dimensions assez considérables, mais, après cette époque il ne croît plus ; chez quelque femmes même, il semble diminuer. Enfin, dans quelques cas rares, il acquiert une longueur assez grande. M. Cruveilhier dit en avoir observé un dont la partie libre avait 5 centimètres et demi. On en a cité de 11 à 13 centimètres. C'est même à ces anomalies qu'il faut rattacher la plupart des prétendus hermaphrodites.

M. J. Henle a fait dessiner une anomalie remarquable et assez rare pour mériter d'être signalée. C'est un cas de division congénitale du clitoris. Chez une jeune fille de dix-sept ans, le corps du clitoris était complétement divisé par le milieu en deux mamelons entourés chacun d'un prépuce. Chaque moitié du prépuce ainsi divisé se prolonge vers la petite lèvre correspondante, dont elle est séparée par une échancrure, et se perd, vers le haut, dans le frein du clitoris.

Le clitoris a un ligament suspenseur et un muscle ischio-caverneux semblable à celui de l'homme. Enfin, l'urèthre de la femme passe, comme celui de l'homme, entre les deux branches du corps caverneux.

La structure du clitoris est, en petit, exactement la même que celle des corps caverneux de l'homme. On y retrouve une enveloppe fibreuse, des trabécules musculaires, des artères hélicines ; tout ce qui caractérise le tissu érectile. Pendant le coït, le sang s'y accumule, le gonfle et en cause l'érection.

Les artères du clitoris viennent de l'artère périnéale ; elles présentent la même distribution que chez l'homme : on doit donc y distinguer l'artère caverneuse, qui de chaque côté se rend au corps caverneux correspondant, et l'artère dorsale, qui se ramifie à la muqueuse connue sous le nom de prépuce du clitoris.

Les veines forment un plexus qui offre deux plans : le plan superficiel donne naissance à la veine dorsale ; le plan profond communique avec les veines du bulbe du vagin et de la vessie.

Les nerfs proviennent de la branche périnéale du honteux interne ; ils envoient dans leur trajet des filets aux corps caverneux, et viennent se terminer dans le prépuce, qui est le principal siége de la volupté chez la femme.

4° Le *vestibule* est un petit espace triangulaire situé à la partie supérieure de la vulve, limité en haut par le clitoris, en bas par l'urèthre, sur les côtés par les petites lèvres.

5° *L'urèthre.* — Au-dessous du vestibule, et à 2 centimètres et demi à peu près du clitoris, se trouve le méat urinaire, placé immédiatement au-dessus du bourrelet saillant de la partie antérieure du vagin. Cet orifice est ordinairement un peu plus étroit que le canal qu'il termine. L'espèce de tubercule ou de bourrelet que nous venons d'indiquer permet de sonder les femmes sans les découvrir, car il suffit de le sentir avec le doigt pour diriger la sonde. Voici la méthode qui m'a paru la plus simple pour pratiquer le cathétérisme chez la femme, sans la découvrir. J'introduis le doigt dans l'orifice du vagin, et j'appuie la face palmaire sur la paroi antérieure. Je fais glisser la sonde sur la face palmaire, jusqu'à ce qu'elle soit arrêtée par le bourrelet dont j'ai parlé. Alors j'abaisse le pavillon de manière à faire relever de 2 à 4 millimètres le bec de la sonde, et dans la plupart des cas je pénètre ainsi facilement dans le canal.

Quand on échoue dans cette première tentative, on peut encore pratiquer le cathétérisme d'une autre façon. Le doigt indicateur va à la recherche du clitoris et glisse de haut en bas sur la partie médiane du vestibule ; la première inégalité qu'il rencontre indique l'ouverture de l'urèthre, et il n'y a plus qu'à y faire pénétrer la sonde. J'ai réussi ainsi nombre de fois après avoir inutilement essayé de la méthode ordinaire.

Chez quelques femmes, surtout chez celles qui ont eu des enfants, les parties qui avoisinent le méat urinaire sont parfois tellement déformées, qu'il faut de toute nécessité découvrir la femme pour pratiquer le cathétérisme, encore cette opération n'est pas facile, et j'y ai vu échouer les plus habiles. On est sûr de réussir quand, après avoir écarté avec soin les grandes et petites lèvres, on fait glisser le bec de la sonde du haut en bas sur la ligne médiane du vestibule au-dessous du clitoris, qui devient le point de repère principal ; dans ce mouvement, la sonde tombe pour ainsi dire d'elle-même dans le méat urinaire, tandis qu'elle s'égare si on la promène à droite ou à gauche. Nous verrons plus tard (article *Grossesse*) à quoi tiennent les difficultés que l'on rencontre pour sonder les femmes enceintes.

L'urèthre, qui continue le méat urinaire que nous venons d'indiquer, a, chez la femme, 2 centimètres et demi à 3 centimètres et demi de longueur. Il est large, conique, à peine recourbé. Sa partie inférieure est confondue ou au moins intimement unie à la paroi vaginale antérieure. Sa paroi antérieure, séparée du pubis par du tissu cellulaire en avant, est placée, au niveau de la symphyse, sous la réunion des deux racines du clitoris.

La structure de l'urèthre est musculeuse et érectile. Elle offre une couche épaisse de fibres musculaires qui semblent faire suite aux fibres musculaires de la vessie ; une couche épaisse, formée par un plexus veineux, est sous-jacente à la muqueuse.

Quelquefois l'urèthre est excessivement dilaté. Flamand en a rencontré un qui permettait l'introduction du doigt ; Meyer, un autre qui avait fini par permettre le coït.

6° *L'hymen.* — Au-dessous du méat urinaire, on trouve l'ouverture du vagin. Cette ouverture irrégulière, de dimensions variables chez les femmes qui ont usé du coït ou qui ont eu des enfants, est, chez les vierges, pourvue d'une membrane qui la rétrécit : c'est l'*hymen*, espèce de diaphragme interposé entre les parties génitales internes et les parties génitales externes, et les voies urinaires. Cette membrane se présente sous la forme d'un croissant, d'une demi-lune à concavité antérieure qui obture la partie postérieure et latérale du vagin (fig. 19). Ses deux extrémités se prolongent quelquefois jusqu'à se réunir, et alors elle forme un cercle complet perforé à sa partie moyenne (fig. 20). Son bord libre est concave et tranchant ; son bord convexe se continue avec la muqueuse du vagin ou de la vulve. Sa largeur, qui est plus ou moins considérable, établit des différences notables dans les dimensions de l'orifice du vagin. Quelquefois même l'hymen forme une membrane complète et imperforée. Assez souvent mince, transparente, très-fragile, cette membrane est parfois épaisse et résistante.

Les deux formes que nous venons d'indiquer ne sont pas les seules que l'hymen puisse présenter. Il offre encore plusieurs autres variétés que M. Velpeau a cru pouvoir rattacher aux suivantes : 1° A l'état de demi-cercle, l'hymen peut former un repli assez étroit et assez solide pour permettre la copulation sans se rompre. 2° Son aspect de demi-lune (fig. 19) fait qu'il se rapproche plus ou moins de l'urèthre par son bord concave, de manière à rétrécir beaucoup le vagin en arrière :

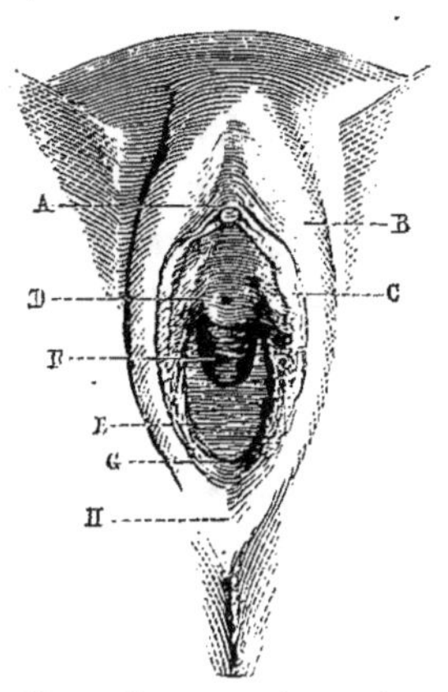

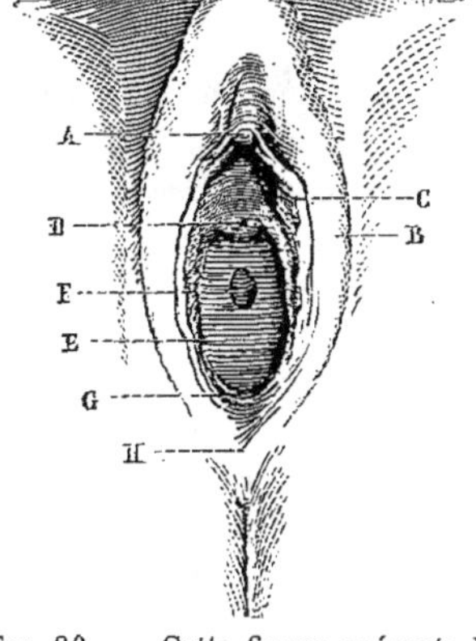

Fig. 19. — Hymen en forme de croissant.

A. Clitoris.
B. Grande lèvre.
C. Petite lèvre.
D. Méat urinaire.
E. Hymen.
F. Ouverture du vagin.
G. Commissure postérieure de la vulve.
H. Fourchette.

Fig. 20. — Cette figure présente la forme en cercle de l'hymen E avec l'ouverture centrale F un peu allongée. (Les lettres sont les mêmes que dans la figure 19.)

alors le coït en produit presque toujours la rupture. 3° C'est un cercle dont le bord libre, beaucoup plus mince que l'autre (fig. 20), et souvent comme frangé, laisse une ouverture tantôt ronde, tantôt un peu allongée, mais en général plus rapprochée de la paroi antérieure que de la paroi postérieure du vagin. 4° Souvent aussi c'est un disque ou un diaphragme complet, ordinairement percé d'un certain nombre de petits trous à la manière d'un arrosoir, et quelquefois sans le moindre pertuis. 5° Au lieu d'une valvule ou d'un cercle, on voit une espèce de bride, de petit cordon fixé sur l'urèthre ou sous le bord concave de l'hymen. 6° Enfin, il existe parfois un second hymen au-dessus du premier.

On trouvera des détails complets sur l'anatomie de cette membrane dans la thèse de M. Ledru, soutenue à la Faculté de médecine de Paris en 1855.

L'hymen est constitué par un repli de la muqueuse vaginale, entre les feuillets duquel on trouve des fibres de tissu cellulaire, quelques fibres musculaires, des vaisseaux et des filets nerveux.

Cette membrane est regardée comme le signe de la virginité. Une foule de causes autres que le coït peuvent la détruire. Nous venons de voir qu'elle persistait quelquefois après la fécondation.

L'hymen se rompt le plus souvent aux premières approches sexuelles, et les débris qu'il laisse constituent deux ou plusieurs tubercules connus sous le nom de *caroncules myrtiformes*.

7° *Caroncules myrtiformes*. — Ce sont de petits tubercules, au nombre de deux à cinq, que l'on rencontre chez les femmes, et qui semblent être les débris de la membrane hymen rupturée ; suivant quelques physiologistes, deux d'entre elles, plus antérieures, appartiendraient aux colonnes médianes du vagin.

Ces caroncules peuvent, à la suite de frottements trop souvent répétés, s'enflammer, dégénérer même, et devenir la source d'un écoulement purulent assez abondant. On a pu, dans certaines circonstances, les prendre pour des végétations syphilitiques, et prescrire un traitement antivénérien, qui était au moins inutile. De simples soins de propreté, quelques lotions végéto-minérales, ont ordinairement suffi pour faire disparaître cette incommodité. Dans certains cas pourtant, M. Velpeau s'est cru obligé d'en venir à l'excision.

8° La *fosse naviculaire* est un petit enfoncement qui a tout au plus un centimètre et demi d'étendue, qui est borné en avant par la *fourchette*, en arrière par le bord convexe de l'hymen. Il disparaît ordinairement après l'accouchement, ainsi que la fourchette, formée, comme nous l'avons déjà dit, par la réunion de l'extrémité inférieure des grandes lèvres.

ARTICLE III.

DES APPAREILS SÉCRÉTEURS DES ORGANES GÉNITAUX EXTERNES.

L'appareil sécréteur des organes génitaux chez la femme avait déjà suscité de nombreuses recherches, quand, dans ces derniers temps, une nouvelle impulsion donnée à cette étude fit naître les travaux de Robert, Huguier, Sappey, Martin et Léger, que nous mettons à contribution pour la rédaction de cet article.

Indépendamment des bulbes pilifères, on peut diviser les organes glanduleux qui appartiennent à la vulve en trois classes : 1° glandes sudoripares ; 2° glandes sébacées ; 3° glandes et follicules mucipares.

Première classe. — Les *glandes sudoripares* se rencontrent sur le pénil et sur la face externe des grandes lèvres ; elles sont mélangées aux glandes sébacées et entourent la base des bulbes pileux. Elles se font remarquer par leur nombre, tout en présentant la même disposition que dans les autres parties du corps.

Deuxième classe. — Les *glandes sébacées* sont extrêmement nombreuses à la vulve. Celles du mont de Vénus et de la face externe des grandes lèvres se font remarquer par leur volume, qu'on peut évaluer en moyenne à un millimètre de diamètre. Elles se composent en général de quatre à six lobules, et chaque lobule comprend huit ou dix culs-de-sac. Toutes ces glandes s'ouvrent constamment dans un bulbe pileux.

La face interne des grandes lèvres présente aussi des glandes sébacées, au nombre de quarante environ par centimètre carré. Ces glandes sont plus nombreuses encore sur les deux faces des petites lèvres, surtout à la face interne, où l'on peut en compter jusqu'à cent cinquante par centimètre carré. MM. Martin et Léger font remarquer que ces glandes, très-apparentes chez la femme adulte, s'atrophient après la ménopause, et qu'il leur a été impossible de les trouver chez le fœtus.

Les mêmes glandes sébacées se retrouvent à la fourchette et au prépuce du clitoris, mais on n'en trouve aucune trace, ni sur le vestibule, ni au pourtour du méat urinaire.

Toutes ces glandes ont pour fonction de produire une matière onctueuse qui entretient la souplesse des organes génitaux qu'elle lubrifie ; elle les empêche de contracter entre eux des adhérences anormales et les préserve de l'action irritante de l'urine.

Troisième classe. — Les *organes mucipares* présentent deux variétés décrites par M. Huguier : dans la première, ils sont isolés ou simplement agminés, *follicules isolés* ou *agminés ;* dans la seconde, ils sont embrassés dans une seule enveloppe et aboutissent à un canal excréteur unique, *glande vulvo-vaginale.*

A. *Follicules mucipares isolés ou agminés.* — On les rencontrerait, d'après M. Huguier, sur plusieurs points du pourtour de l'ouverture vaginale ; ils manquent souvent et sont toujours difficiles à trouver. Leur existence a été niée par quelques anatomistes (Sappey, Martin, Léger). M. Huguier en a décrit quatre groupes :

1° Les uns, au nombre de huit ou dix, siégeraient sur le vestibule, au-dessous du clitoris, où ils s'ouvriraient par des orifices séparés, très-petits, recouverts en partie par une espèce de valvule qu'on peut soulever avec un stylet (*follicules vestibulaires* de M. Huguier) (fig. 21, A). Ces follicules ne sont que des enfoncements en cul-de-sac de la muqueuse, sans aucun diverticulum. Cette simplicité de structure a même déterminé MM. Martin et Léger à leur refuser le nom de *follicules mucipares.*

2° D'autres, nommés, à cause de leur situation, *follicules uréthraux*, sont, dit M. Hugier, un peu moins faciles à découvrir que les précédents, et c'est pour cela que M. Robert les a crus moins nombreux. Ils sont assez volumineux et placés à 10 ou 12 millimètres de profondeur dans le tissu cellulo-vasculaire de l'urèthre (fig. 21, C). Dirigés parallèlement à ce canal, et placés sous la muqueuse, ils viennent s'ouvrir très-près du méat urinaire, à la surface du tubercule médian qui limite inférieurement cette ouverture, de manière à former autour de lui un demi-cercle et même quelquefois un cercle complet. Ils sont plus rapprochés les uns des autres que ceux que nous venons de décrire, et plusieurs d'entre eux viennent parfois s'ouvrir dans une seule et même cavité excrétoire, de manière à offrir la disposition rameuse déjà décrite et figurée par de Graaf.

3° A quelque distance du méat urinaire et sur les côtés, il en est plusieurs petits et peu profonds, dont les orifices sont réunis au fond d'une dépression conique assez remarquable. M. Huguier, suivant lequel ils manqueraient souvent, propose de les nommer *uréthro-latéraux* (fig. 21, B).

4° On trouve encore, chez quelques femmes, de gros follicules au nombre de deux, trois ou quatre, situés sur les parties latérales de l'entrée du vagin, immédiatement au-dessous de l'hymen ou des caroncules myrtiformes supérieures (fig. 21, D) :

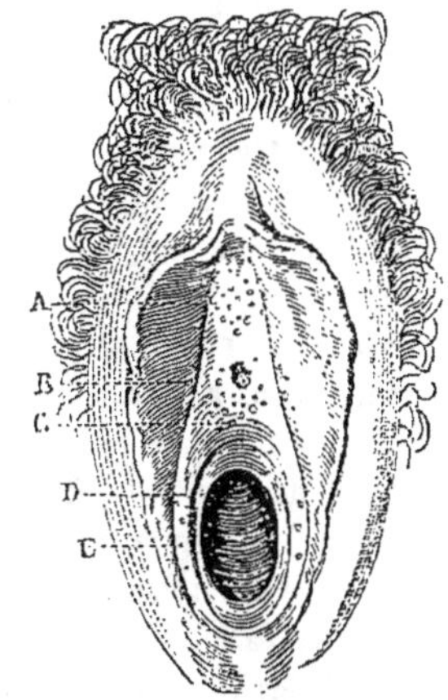

Fig. 21.

ce sont les *follicules latéraux de l'entrée du vagin.* Leurs pertuis ne correspondent ordinairement ni par le nombre, ni par le siége, ni par la disposition, à ceux du côté opposé. Quelques-uns sont légèrement saillants, d'autres ne le sont pas du tout ; il en est de très-apparents , d'autres sont cachés sous les caroncules placées au devant d'eux.

B. *Glande vulvo-vaginale.* — C'est M. Huguier qui, le premier, a, de nos jours, fixé l'attention sur cette glande complétement inconnue aux anatomistes modernes, bien qu'elle ait été décrite par Gaspar Bartholin. Cette glande appartient à la classe des glandes conglomérées ; elle existe à droite et à gauche , et constitue de chaque côté un corps particulier dont la situation est importante à préciser. Cette glande est située sur les limites de la vulve et du vagin , sur les parties latérales et postérieures de ce dernier , à 1 centimètre environ au-dessus de la face supérieure de l'hymen ou des caroncules myrtiformes, dans cet espace triangulaire formé de chaque côté par l'adossement du rectum et du vagin , sur lequel elle repose. On la trouve à un centimètre ou un centimètre et demi de la face interne de la branche ascendante de l'ischion , et à 2 ou 3 centimètres de la grande lèvre.

La glande vulvo-vaginale a la forme d'une amande d'abricot, et ressemble, sous ce rapport, à la glande lacrymale ; comme celle-ci, aplatie sur ses deux faces, elle est légèrement lobuleuse et mamelonnée. Suivant M. Huguier, elle est beaucoup plus aplatie chez les femmes qui ont fait des enfants, ce qu'il attribue à l'espèce d'isolement qu'ont dû subir ses éléments granuleux, lors de l'énorme distension de la vulve pendant l'accouchement. Celle du côté droit n'est pas toujours semblable à celle du côté gauche, et il n'est pas rare de voir l'une beaucoup plus développée que l'autre.

Son volume varie beaucoup, suivant les âges, les habitudes, et, ajoute M. Huguier, suivant le développement des ovaires, qui semble avoir sur elle une influence prononcée ; car il a toujours trouvé que la glande la plus grosse appartenait au même côté que l'ovaire le plus volumineux. Elle paraît aussi plus développée chez les femmes qui abusent des plaisirs de l'amour. C'est, en général, de seize à trente-cinq ans qu'elle offre son plus grand volume. Elle a, terme moyen, à cette époque de la vie, de 15 à 16 millimètres de diamètre. Très-petite à l'âge de la puberté, elle s'atrophie dans la vieillesse.

Canal excréteur. — Chacune des granulations dont la glande se compose donne naissance à un petit conduit qui, se réunissant aux conduits nés des granulations voisines, constitue trois canaux principaux. Ceux-ci se confondent bientôt pour ne plus former qu'un seul canal qui, sortant de la face interne et de l'extrémité vulvaire de la glande (fig. 22, D), vient s'ouvrir , chez les vierges ou chez les femmes dont l'hymen n'a été que dilaté, dans l'angle rentrant que forme la grande circonférence de cette membrane par son union avec le cercle de l'ouverture vulvaire, et quand l'hymen est déchiré, à la base des caroncules myrtiformes latérales et postérieures (fig. 22, E). Cet orifice, qui est plus étroit que le canal qu'il termine , est entouré, chez presque toutes les femmes, d'un cercle vasculaire qui, par sa couleur d'un rouge vif, sert à le distinguer des parties environnantes. Il suffit d'ailleurs, pour le rendre évident, de renverser en dedans la caroncule ; il est bon de le distinguer de deux ou trois petits trous qui se trouvent dans le même sillon, et qui appartiennent aux follicules latéraux de l'entrée du vagin.

Cet orifice s'ouvre perpendiculairement ; mais son ouverture, oblique, est dirigée en haut et en dedans. Sa demi-circonférence externe est garnie d'un petit repli falciforme et comme valvulaire, formé par la muqueuse et qui le rend encore plus difficile à trouver. Dans l'état normal, il n'offre guère qu'un demi ou un tiers de millimètre de diamètre.

La largeur du canal est à peu près de 1 à 3 millimètres, et sa longueur, qui est d'autant moins grande, du reste, que la glande est plus volumineuse et se rapproche davantage des caroncules myrtiformes, est en général de 15 à 18 millimètres.

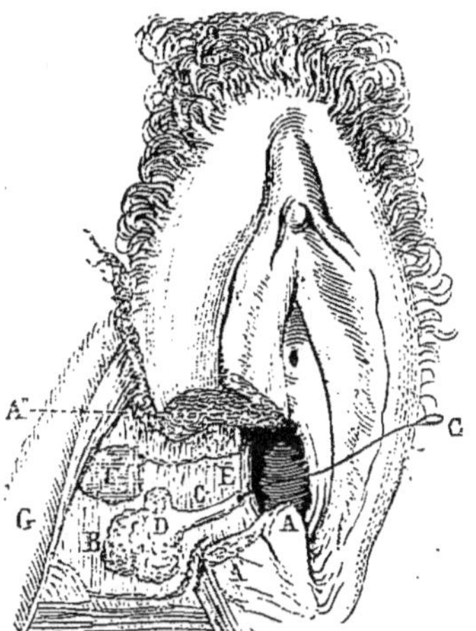

AA. Section faite à la grande lèvre et aux nymphes pour montrer le canal excréteur et son orifice.

B. La glande.

C. Conduit excréteur.

C'. Stylet engagé dans l'orifice du conduit excréteur.

D. Son extrémité glanduleuse.

E. Son extrémité vulvaire et son orifice.

F. Bulbe du vagin.

G. Branche ascendante de l'ischion.

La pièce est vue de trois quarts, pour montrer la glande dans son entier.

FIG. 22. — Glande vulvo-vaginale.

Organisation. — Le tissu propre ou glanduleux est d'un blanc jaunâtre : examiné à la loupe ou à l'œil nu, il paraît composé de lobules formés eux-mêmes de granulations qui paraissent arrondies et creuses. La masse totale est entourée d'une enveloppe cellulo-fibreuse, d'une épaisseur et d'une transparence variables, suivant les individus. Par sa face interne, cette membrane fournit un grand nombre de prolongements fibreux qui forment comme la gangue qui réunit et sépare les granulations de l'organe.

Ces glandes possèdent des artères, des veines, des vaisseaux lymphatiques et des nerfs. Ces artères, au nombre de deux, viennent de la branche clitoridienne, de la honteuse interne ; l'une d'elles naît quelquefois directement du tronc de cette dernière. Les veines, arrivées à la surface de l'organe, semblent se renfler pour former un plexus, et vont se rendre, les unes dans les veines honteuses, les autres dans les plexus veineux du vagin et dans le bulbe.

Les vaisseaux lymphatiques vont se rendre dans les ganglions lymphatiques qu'on trouve dans le triangle celluleux placé entre les parties latérales du vagin et du rectum, et non dans les ganglions inguinaux.

Les nerfs viennent du rameau profond de la branche périnéo-vulvaire du nerf honteux interne.

Lorsqu'on fend ces glandes, on voit qu'elles renferment un liquide filant, épais onctueux, le plus souvent incolore, transparent ou légèrement louche. Dans quelques cas, ce liquide est brunâtre ou marron foncé ; cette teinte est due à des globules de sang altéré.

Usages et fonctions. — Comme tout l'appareil générateur dont elle fait partie, ce n'est qu'à l'époque de la puberté que la glande vulvo-vaginale acquiert son entier développement. Cette concordance ferait déjà supposer que le liquide qu'elle sécrète concourt pour sa part à l'accomplissement de l'acte générateur, alors même que l'observation n'eût pas permis de le constater.

Le liquide sécrété par elle, en effet, ne l'est pas toujours en même quantité. Celle-ci augmente surtout pendant les rapprochements sexuels, les attouchements illicites, et sous l'influence des pensées, des désirs et des rêves lascifs. Lorsque pendant le coït les muscles du périnée et de la vulve sont agités de contractions involontaires et comme convulsives, il est expulsé par saccades ou par jets, comme le sperme dans l'éjaculation de l'homme. Suivant M. Huguier, cette sécrétion abondante aurait pour but, en lubrifiant les parties extérieures, de rendre les premières approches moins douloureuses, de maintenir ces organes humides pendant la durée de l'acte, et de conserver ainsi leur extrême sensibilité.

ARTICLE IV.

PÉRINÉE.

Le *périnée* est une espèce de pont dont la peau constitue le plan inférieur, qui n'a guère que 2 centimètres et demi à 4 centimètres de longueur et qui sépare la vulve de l'anus (voyez l'art. *Bassin*). Je renvoie aux traités d'anatomie pour la description des parties qui le composent. (Voyez aussi la première livraison du *Traité d'accouchements* de M. P. Dubois, et l'*Atlas complémentaire de tous les traités d'accouchements*, de Lenoir.)

CHAPITRE III.

DES PARTIES INTERNES DE LA GÉNÉRATION.

Les parties internes de la génération sont : le *vagin*, l'*utérus* et ses annexes, les *trompes* et les *ovaires*.

ARTICLE PREMIER.

DU VAGIN.

Le *vagin*, ou conduit vulvo-utérin, est un canal membraneux qui s'étend de la vulve à l'utérus. Il est situé dans l'excavation pelvienne, entre la vessie et le rectum. S'étendant de la vulve au détroit supérieur, il a à peu près la même direction que l'axe total du bassin, c'est-à-dire qu'il forme un coude à concavité antérieure. Toutefois son extrémité antérieure et inférieure étant placée sur un plan plus antérieur que l'axe du détroit périnéal, ainsi que le fait remarquer M. Dubois, la courbure qu'il présente est plus prononcée que celle de l'axe du bassin. Il a la forme d'un cylindre dont les parois, molles et flasques, sont aplaties d'avant en arrière, et à surfaces contiguës. Sa longueur est de 11 à 13 centimètres et demi. Suivant le professeur Velpeau (*Leçons orales*), la longueur du vagin serait beaucoup moindre qu'on ne l'a généralement dit et qu'il l'a lui-même indiqué dans ses ouvrages. Il n'aurait guère que 6 à 7 centimètres. Certainement, si l'on mesure cette longueur sur un cadavre, alors que toutes les parois molles et flasques du vagin peuvent facilement s'affaisser sous leur propre poids et sous celui de l'utérus, la cavité vaginale n'a guère qu'une étendue verticale de 8 à 9 centimètres. Mais l'élasticité de ces parois permet d'introduire un spéculum, par exemple, de 12 à 15 centimètres, et lorsque l'utérus est élevé complétement au-dessus du détroit supérieur, il est certain que l'évaluation du professeur de la Charité est au-dessous de la vérité. La longueur du vagin varie suivant les femmes. Les négresses ont, en général, le vagin plus long et plus spacieux que les Européennes. M. le professeur Chomel m'a dit avoir plusieurs fois fait cette remarque, et j'ai eu occasion d'en vérifier la justesse. Sa largeur, que, du reste, la souplesse, et l'élasticité de ses parois rendent très-variable, n'est pas la même dans tous les points de son étendue. Son orifice inférieur est plus étroit; son extrémité supérieure est la plus large, et sa partie moyenne, surtout chez les femmes qui ont eu beaucoup d'enfants, offre quelquefois un évasement considérable. Chez les vieilles femmes, les parois du vagin semblent se rétracter et diminuent beaucoup l'ampleur de sa cavité, de sorte qu'elle revient aux mêmes dimensions qu'elle offre chez la jeune fille.

Le vagin est quelquefois très-court et réduit à 4 ou 5 centimètres de profondeur. Cette brièveté congénitale doit être distinguée de la brièveté apparente due à l'abaissement de l'utérus.

Tous les jours, dans la pratique, dit M. Cruveilhier, ces deux choses sont confondues; rien cependant n'est plus facile à distinguer : car, dans le cas de brièveté, l'utérus ne peut être soulevé; dans le cas d'abaissement, il cède sans résistance au doigt qui le refoule, et reprend sa position naturelle. Cette brièveté congénitale est souvent une cause de stérilité, souvent aussi la cause de douleurs très-vives dans la copulation, et la source d'engorgements inflammatoires aigus ou chroniques de l'utérus. J'ai vu un cas de raccourcissement considérable du vagin, dans lequel l'orifice du museau de tanche avait été dilaté par le membre viril au point d'admettre largement le doigt indicateur. Souvent alors le coït répété a pour conséquence une sorte de vagin artificiel qui se fait en arrière du museau de tanche aux dépens de la paroi postérieure du vagin, et le doigt, porté derrière ce museau de tanche, est reçu dans un vagin dont la paroi antérieure est adossée à la paroi postérieure de l'utérus. Ce vagin artificiel, formé par le refoulement du cul-de-sac postérieur, est quelquefois plus long que le vagin naturel.

La face externe du vagin est en rapport : en avant, avec le bas-fond de la vessie, auquel il est uni par un tissu filamenteux très-serré, et le canal de l'urèthre, qui paraît comme creusé dans son épaisseur; en arrière, avec le rectum, dont il est séparé supérieurement par un double feuillet du péritoine, et auquel il est uni infé rieurement par un tissu beaucoup moins serré que celui qui l'unit en avant avec le bas-fond de la vessie; ce qui explique pourquoi le rectum est si rarement en traîné dans les déplacements de l'utérus, tandis que la vessie participe toujours plus ou moins à ces déplacements. Les bords latéraux donnent attache en haut au ligament large, et répondent en bas au tissu cellulaire pelvien et à des plexus veineux.

La face interne du vagin est tapissée par une membrane muqueuse qui se continue avec celle de la cavité utérine; seulement l'épithélium dont elle est pourvue ne se prolonge pas jusque dans l'orifice utérin, mais il se termine par une espèce de bord dentelé, à la manière de l'épiderme de l'œsophage par rapport à l'estomac. Cette surface interne présente surtout, près de l'orifice vulvaire, des rides ou plutôt des saillies transversales : ces rugosités partent toutes d'une ligne médiane ou crête saillante qui se prolonge, sous la forme d'un raphé médian, tout le long de la paroi antérieure du vagin ; un raphé semblable existe encore, mais il est beaucoup moins marqué, sur la paroi postérieure. Ils sont tous les deux nommés *colonnes du vagin*. Ces rides transversales sont beaucoup plus prononcées chez les jeunes vierges et chez les très-vieilles femmes; pendant la grossesse, au contraire, ou peu de temps après l'accouchement, elles sont presque complétement effacées. Plusieurs physiologistes ont considéré ces rides comme des organes de sensation spéciale et destinés à multiplier les frottements par les nombreuses inégalités qu'elles présentent.

L'extrémité supérieure du vagin embrasse le col de l'utérus, sur lequel elle s'insère à l'union du tiers inférieur avec les deux tiers supérieurs. Le col se trouve divisé par cette insertion en deux portions : une portion sus-vaginale et une portion vaginale. Au niveau de cette insertion, il y a véritablement continuité de tissu entre le vagin et l'utérus ; car si, d'une part, la muqueuse vaginale se réfléchit simplement pour former la muqueuse du museau de tanche, on voit, d'autre part, les fibres musculaires du vagin se continuer sans ligne de démarcation avec les fibres musculaires de l'utérus.

En se repliant pour embrasser le col, la muqueuse du vagin forme une rainure ou cul-de-sac circulaire, désigné sous le nom de *cul-de-sac antérieur* et *postérieur*. Le cul-de-sac postérieur est en général plus profond que l'antérieur; cela tient probablement à ce que le vagin s'insère en arrière sur un point plus élevé du col.

L'extrémité inférieure, ou orifice vulvaire, présente en avant une saillie transversale rugueuse qui semble rétrécir son entrée.

Structure du vagin. — L'épaisseur des parois du vagin peut être évaluée en moyenne à 3 ou 4 millimètres. Il présente trois tuniques superposées : la tunique externe ou cellulo-fibreuse ; la tunique moyenne, de nature musculaire ; et la tunique interne ou muqueuse.

La tunique externe se compose de fibres de tissu conjonctif et de fibres élastiques; elle se confond en dehors avec les organes qui entourent le vagin, et en dedans avec la tunique moyenne.

La tunique moyenne est composée de fibres musculaires qui s'insèrent en avant sur les branches ischio-pubiennes, et se portent en haut pour se continuer avec les fibres de la couche moyenne de l'utérus; quelques-unes vont se perdre dans les ligaments utéro-sacrés. D'autres fibres s'entrecroisent dans tous les sens, en laissant entre elles des espaces occupés par des renflements veineux.

La tunique interne ou muqueuse, d'un rouge pâle, devient violacée pendant la menstruation et surtout pendant la grossesse. Sa face externe se confond avec la couche précédente; sa face interne est recouverte d'épithélium pavimenteux, et hérissée de replis analogues à des papilles. Pendant longtemps on a cru que cette muqueuse était riche en follicules mucipares, mais les anatomistes de notre temps s'accordent à penser que le vagin ne présente aucune glande mucipare.

Les parois du vagin sont constituées en grande partie par un tissu qui a tous les caractères du tissu spongieux érectile; c'est là un point qui a été mis hors de doute par les recherches de M. Kobelt et Ch. Rouget.

Suivant Kobelt, le tissu érectile du vagin est composé d'un lacis veineux, superposé en plusieurs couches. Ces réseaux ont leur point de départ dans le bulbe, et leurs expansions les plus ténues pénètrent jusque dans la muqueuse elle-même. Ce véritable corps spongieux s'étend sans interruption dans toute l'étendue du vestibule et du vagin, et paraît se continuer jusque dans les veines parenchymateuses de l'utérus. La richesse vasculaire des parois vaginales explique jusqu'à un certain point le danger qu'offre leur déchirure. Autour de l'extrémité inférieure du vagin existent quelques fibres musculaires qui constituent ce qu'on appelle à tort (voyez plus bas) le muscle constricteur du vagin, muscle très-développé et très-fort chez certaines femmes.

Enfin on décrit, sous le nom de *bulbe du vagin*, une espèce de renflement ou corps caverneux qui sépare l'entrée du vagin des racines du clitoris : peu épais à sa partie moyenne, où il est placé entre le méat urinaire et la réunion des racines du clitoris, il se renfle progressivement à partir de cette portion, et se termine en bas sur les côtés du vagin, par une extrémité renflée; la paroi postérieure du vagin en est seule dépourvue. La longueur du bulbe injecté est en moyenne de 36 millimètres, la plus grande largeur de 14 à 20, et son épaisseur environ de 9 à 14 millimètres (Kobelt). Ce bulbe du vagin, qui est constitué par un tissu érectile analogue à celui du bulbe de l'urèthre chez l'homme, communique largement par plusieurs veines considérables avec le tissu caverneux du clitoris, ainsi que l'a démontré M. Deville.

Le bulbe du vagin est comme entouré par une couche musculaire (*constrictor cunni*), sur la disposition de laquelle les auteurs ont beaucoup varié. Suivant Kobelt, ce constricteur est un muscle pair. Il naît par une base large et aplatie de l'aponévrose périnéale, à peu près sur le milieu de l'espace qui sépare l'anus de la tubérosité ischiatique. De là le muscle s'élève, en devenant de plus en plus étroit, vers le clitoris, et recouvre ou plutôt embrasse, comme un demi-cylindre, le bulbe du vagin dans toute sa longueur et toute sa largeur.

Un examen plus exact montre, dit Kobelt, que ce muscle se compose de deux couches aplaties, dont la profonde se glisse entre le bord supérieur du bulbe et la racine du clitoris, et vient au-dessus de l'urèthre se continuer avec celui du côté opposé; par contre-coup, la couche supérieure, tout aussi plate, monte sur le dos du clitoris et se confond avec sa congénère en un tendon aplati et étroit.

Ce muscle, assez éloigné de l'entrée du vagin, a été considéré à tort comme un constricteur du vagin. Il ne peut en rétrécir l'orifice inférieur que médiatement et seulement en comprimant le bulbe fortement gonflé au moment du coït. Son rôle est d'être, en effet, compresseur du bulbe ; par son extrémité supérieure, il tend encore à abaisser le gland du clitoris vers le vestibule.

Vaisseaux. — Les artères vaginales viennent de l'hypogastrique ; les veines, très-nombreuses et plexiformes, vont se rendre aux veines hypogastriques. Les lymphatiques se portent aux ganglions lymphatiques du bassin ; les nerfs viennent du plexus hypogastrique.

Le vagin est tout à la fois l'organe de copulation chez la femme, et en même temps le canal destiné au passage du sang menstruel et du produit de la conception.

ARTICLE II.

DE L'UTÉRUS.

L'*utérus* est l'organe de la gestation. C'est lui qui est destiné à renfermer le produit de la conception, depuis le moment où, débouchant par la trompe, il arrive dans sa cavité, jusqu'au moment de son expulsion.

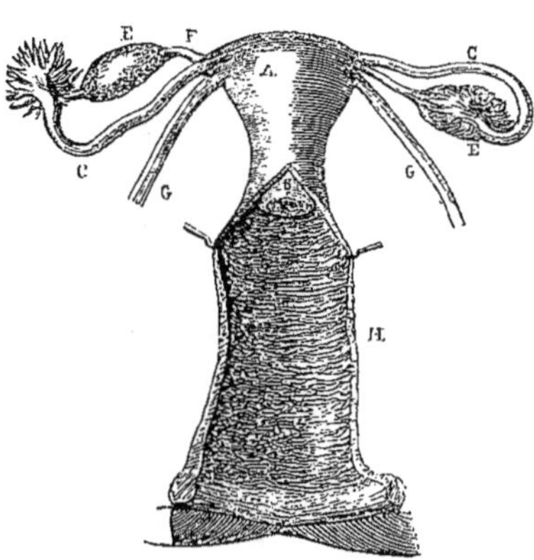

Fig. 23. — Organes génitaux internes.

A. Utérus vu par sa face antérieure.
B. Col de l'utérus dans sa portion vaginale.
CC. La trompe.
D. Pavillon de la trompe.
E. Ovaire.
F. Ligaments de l'ovaire.
GG. Ligament rond.
H. Canal du vagin.

Il a la forme d'une petite gourde ou d'une poire aplatie d'avant en arrière. Sa base est tournée en haut et sa pointe en bas. Il est divisé en deux parties : l'une, supérieure, qui constitue un peu plus de la moitié de la longueur totale, est la plus volumineuse, c'est le corps ; l'autre, inférieure, plus rétrécie, est le col ; un léger resserrement circulaire indique à l'extérieur le point de jonction du corps avec le col. Son axe est dirigé de haut en bas et d'avant en arrière, de manière à se confondre à peu près avec celui du détroit supérieur du bassin. Il est situé dans l'excavation du bassin, ordinairement placé sur la ligne médiane entre la vessie et le rectum, maintenu dans sa position de chaque côté par les ligaments larges, et inférieurement par le vagin, au-dessus duquel il est situé.

La situation de l'utérus varie d'ailleurs suivant l'état de vacuité ou de réplétion de la vessie. Quand la vessie est vide, le corps de l'utérus se rapproche du pubis et le col se porte en arrière ; quand la vessie est pleine, le corps de la matrice est repoussé en arrière, et l'axe de l'utérus se rapproche de celui du vagin.

Ainsi que nous l'avons dit plus haut, le col de l'utérus est embrassé par la muqueuse vaginale, vers le milieu de sa longueur, et se trouve ainsi partagé en deux portions : l'une, supérieure à l'insertion du vagin, est nommée sus-vaginale ; l'autre, qui fait saillie à la partie supérieure de ce canal, est la portion sous-vaginale.

Les moyens d'union de l'utérus sont très-lâches et très-extensibles ; aussi l'utérus jouit-il d'une grande mobilité. On peut très-facilement le faire mouvoir en tous les sens.

Le volume de l'utérus varie suivant l'âge. Très-peu considérable avant la quinzième année, son volume augmente beaucoup à cette époque. Chez les femmes qui ont eu des enfants, il ne reprend jamais complétement son volume primitif ; dans la vieillesse, il semble souvent s'atrophier et revenir au volume qu'il avait dans les quinze premières années de la vie. Voici quelles sont ses dimensions moyennes. Son diamètre vertical a 6 à 7 centimètres ; son diamètre transverse a, dans le fond de l'organe, 3 centimètres et demi à 4 centimètres et demi. Le volume de l'utérus augmente beaucoup suivant certaines conditions physiologiques. Ainsi, j'ai souvent remarqué qu'aux approches des règles, il était quelquefois au moins deux fois aussi volumineux qu'à l'ordinaire. Chez quelques femmes, cette augmentation de volume est alors tellement marquée, que j'ai pu croire à un commencement de grossesse. (Voy. *Diagnostic de la grossesse.*)

La situation de l'utérus varie aux différents âges. Chez le fœtus, il déborde de beaucoup le détroit supérieur, et plonge dans la cavité abdominale, si bien que les trompes et les ovaires occupent les fosses iliaques, et que le fond de l'utérus répond à la cinquième vertèbre lombaire ; après la naissance, et par suite du développement du bassin, l'utérus paraît s'enfoncer peu à peu dans l'excavation. A l'âge de dix ans, le fond de l'organe répond au niveau du détroit supérieur, plus tard il est au-dessous. Chez les vieilles femmes, on le trouve ordinairement incliné à droite ou à gauche, ou renversé en arrière sur le rectum.

Chez beaucoup de femmes, surtout chez celles dont le vagin est très-court, l'axe de l'utérus se rapproche de la direction de l'axe du détroit inférieur. Du reste, la direction que nous avons indiquée comme normale est loin d'être constante chez toutes les femmes. C'est ainsi que dans quelques cas le fond de l'organe se porte tout à fait en avant, de manière à rendre la paroi antérieure complétement inférieure, et à constituer ce que les pathologistes ont décrit sous le nom d'*antéversion*. Souvent le bord supérieur se renverse vers la partie la plus inférieure du sacrum, et le col se porte derrière la face postérieure du pubis : il y a alors *rétroversion*. Quelquefois il est rejeté sur un des côtés de l'excavation, le col étant dirigé vers le côté opposé : c'est la *latéroversion*.

Nous devons signaler enfin une anomalie fort singulière dans la direction relative de l'axe du col et de l'axe du corps de l'utérus. Dans l'état habituel, l'axe de ces deux parties se continue sur une même ligne droite. Eh bien, chez quelques sujets, on voit que le corps de l'utérus forme avec le col un angle plus ou moins droit, comme si l'une de ces parties avait été fortement infléchie sur l'autre, à la manière du ventre d'une cornue sur son bec. Tantôt cette inflexion a lieu en avant ou en arrière, tantôt sur les côtés, et elle reçoit alors, suivant le cas, le nom d'*antéflexion*, de *rétroflexion* et de *latéro-flexion*.

Cette altération dans les rapports du corps et du col de la matrice peut se produire accidentellement, et nous l'avons vue plusieurs fois succéder à l'antéversion ou à la rétroversion ; mais bien certainement elle est souvent congénitale, et si alors elle persiste encore après la puberté, elle peut devenir, pour peu qu'elle soit exagérée, une cause de stérilité.

Il n'est pas très-rare de trouver des utérus qui décrivent une courbe à concavité antérieure, prononcée surtout au niveau de l'union du corps et du col. Cette inflexion, qui constitue cependant une exception chez les adultes, est au contraire l'état normal du fœtus à terme, d'après les recherches de MM. Boulard, Verneuil, Follin, qui ont appelé l'attention des anatomistes sur ce fait qu'on peut vérifier chaque jour. Mais cette inflexion appartient-elle en propre à l'utérus, ou dépend-elle de la forme des organes voisins? Cette question, qui avait déjà soulevé de nombreuses controverses, a été reprise par M. Sappey, qui pense que cette courbure varie suivant l'état de réplétion ou de vacuité de la vessie, sur laquelle l'utérus ne fait que se mouler en quelque sorte. Quand la vessie est vide, les viscères abdominaux appuient sur le fond de la matrice, et celle-ci se courbe en avant. Si la mort survient dans cet état, la rigidité cadavérique surprend, pour ainsi dire, l'utérus dans sa déviation, et à l'autopsie l'inflexion paraît permanente et inhérente à la disposition même de l'organe; mais elle disparaît si l'on fait une injection dans la vessie, après avoir pris toutefois le soin de plonger pendant quelque temps le cadavre dans l'eau chaude pour rendre aux tissus leur souplesse.

Le poids de l'utérus est de 24 à 40 grammes chez les filles pubères; de 48 à 64 grammes chez les femmes qui ont fait des enfants; de 4 à 8 grammes quelquefois chez les vieilles femmes.

On distingue à l'utérus une surface externe et une surface interne.

§ 1. — Surface externe.

La surface externe doit être étudiée au corps et au col.

Du corps de l'utérus.

La surface externe présente à étudier deux faces, deux bords, une base et un sommet.

La face antérieure du corps de l'utérus, légèrement convexe, est recouverte par le péritoine dans les trois quarts supérieurs; elle est en rapport médiat avec la face postérieure de la vessie, dont elle est souvent séparée par quelques anses de l'intestin grêle ; et dans le quart inférieur, elle est en rapport immédiat avec le bas-fond de la vessie, auquel elle est unie par du tissu cellulaire assez lâche. Ce dernier rapport explique pourquoi la vessie participe si souvent aux déplacements de l'utérus, pour peu qu'ils soient considérables, et comment, dans certains cas, peuvent se produire, après un travail pénible, les fistules vésico-utérines.

La face postérieure est beaucoup plus convexe que la précédente : recouverte par e péritoine dans toute son étendue, elle est en rapport médiat avec la face antérieure du rectum, dont la séparent souvent des circonvolutions intestinales ; elle peut être facilement explorée à travers le rectum.

Les deux bords latéraux, légèrement concaves, donnent attache aux ligaments larges et au ligament rond.

Il faut remarquer, avec M. Cruveilhier, que ces ligaments s'attachent à la lèvre antérieure des bords de l'utérus, si bien que toute l'épaisseur de ces bords se voit derrière les ligaments larges, et que, par conséquent, ceux-ci sont sur le même plan que la face antérieure de la matrice.

La base, le fond ou le bord supérieur de l'utérus sont convexes? il regarde en haut et en avant ; il est recouvert par les circonvolutions de l'intestin grêle ; il atteint rarement, dans l'état de vacuité, le niveau du détroit supérieur du bassin : aussi n'est-il pas possible de le sentir à travers la paroi abdominale inférieure, à moins d'exercer sur elle une forte pression.

La base du corps, en se réunissant aux bords latéraux, forme deux angles d'où partent la trompe et le ligament de l'ovaire.

Le sommet ou angle inférieur se continue avec le col, que nous allons étudier.

Du col de l'utérus.

Le col de l'utérus offre des différences très-remarquables chez la femme qui a eu des enfants et chez celle qui n'a jamais été mère. Nous devons donc le considérer successivement chez l'une et chez l'autre, car on ne peut apprécier les modifications qu'il subit pendant la grossesse que lorsqu'on l'a étudié avec soin dans l'état de vacuité.

1° *Col de l'utérus chez une femme qui n'a pas eu d'enfant.* — Le col de l'utérus est séparé du corps par une partie rétrécie qu'il est assez facile de distinguer, même à l'extérieur de l'organe. Il présente à peu près 2 centimètres et demi à 3 centimètres et demi de longueur. Dans sa partie moyenne, où il est un peu renflé, ce qui lui donne la forme d'un fuseau, il a 2 centimètres dans son diamètre transversal, et 1 centimètre et demi dans son diamètre antéro-postérieur. A peu près au point de réunion de ses deux tiers inférieurs avec le tiers supérieur, il est embrassé par l'extrémité supérieure du vagin, qui descend un peu plus bas sur sa face antérieure que sur sa face postérieure, de telle sorte que la portion sous-vaginale du col est plus longue en arrière qu'en avant, ce qui est le contraire pour la portion sus-vaginale. Le col se termine par une extrémité moins volumineuse que les autres points de son étendue, de sorte qu'il présente au doigt une forme assez régulièrement conique. Cette extrémité porte le nom de *museau de tanche.* Ce museau de tanche présente deux lèvres séparées par une petite fente transversale, un peu renflée à sa partie moyenne, qui est l'orifice externe du col. Cet orifice est quelquefois difficile à sentir chez la jeune fille nubile ; mais lorsque le doigt le rencontre, on le distingue en comparant, comme l'a fait Dubois, la sensation que l'on éprouve à celle qui résulte de l'application de la pulpe du doigt sur l'extrémité du lobule du nez. Des deux lèvres qui circonscrivent le museau de tanche, l'antérieure est un peu plus épaisse que la postérieure; elle est, à très-peu de chose près, de la même longueur; cependant elle descend peut-être un peu plus bas que la lèvre postérieure. La plupart des auteurs disent que la lèvre inférieure du col descend plus bas que la lèvre postérieure. Cependant, en détachant l'utérus sur le cadavre, on ne voit pas qu'il y ait sous ce rapport une grande différence. Quand on touche les femmes, la différence est au contraire beaucoup plus marquée. Cela tient uniquement, je crois, à ce que le col est un peu dirigé en arrière, de sorte que l'extrémité du museau de tanche n'étant plus horizontale, mais inclinée en arrière, la lèvre antérieure est nécessairement un peu plus basse que la lèvre postérieure. De plus, le doigt, arrivant de bas en haut et d'avant en arrière, doit d'abord rencontrer la lèvre antérieure et être obligé d'aller plus haut et plus en arrière pour atteindre la lèvre postérieure. Ces lèvres sont dans toute leur étendue lisses et polies, ne présentent aucune inégalité ni aucune échancrure. Toute la surface externe du col est également partout lisse et sans bosselures. Le col de l'utérus est, nous l'avons dit, légèrement dirigé en arrière, de sorte que, prolongé, il viendrait aboutir à peu près au coccyx, ou à la partie la plus inférieure du sacrum. Il est situé au-dessus de la moitié inférieure de l'excavation, mais le doigt peut encore facilement l'atteindre et parcourir toute sa surface extérieure.

2° *Chez la femme qui a fait déjà plusieurs enfants*, le col n'a pas le même aspect. La longueur de la portion sous-vaginale est tellement variable, qu'il n'est plus possible de l'annoncer à l'avance. Ce qu'on peut dire de plus général, c'est que le col est d'autant plus court, que la femme a déjà eu un plus grand nombre d'enfants. Il semble, pour ainsi dire, que chaque accouchement en ait détruit une portion. Ainsi j'ai vu deux femmes, dont l'une avait eu dix-sept, l'autre dix-neuf enfants. Chez toutes les deux la portion sous-vaginale existait à peine; on ne trouvait plus aucune saillie à la partie supérieure du vagin; seulement le doigt rencontrait deux petits tubercules gros comme une lentille, que séparait un orifice assez évasé, et qui seul pouvait faire reconnaître le col.

Cette diminution dans la longueur de la portion sous-vaginale du col chez les femmes qui ont fait un très-grand nombre d'enfants tient surtout à ce que, dans les grossesses antérieures, l'extrémité supérieure du vagin a été fortement tiraillée pendant l'élévation de l'utérus : grâce à ce tiraillement et à la laxité de ses adhérences avec la partie moyenne du col, le vagin s'est détaché en ce point et adhère seulement au col, au niveau de son extrémité inférieure. On comprend dès lors que la portion saillante dans le vagin soit beaucoup moins considérable qu'auparavant.

Lorsqu'il conserve encore une certaine longueur, il n'a plus la forme régulière qu'il avait précédemment; ce n'est plus ce corps fusiforme dont la surface extérieure était partout lisse et polie, mais une espèce de mamelon informe dont la surface extérieure présente des bosselures plus ou moins nombreuses. Quelquefois il est beaucoup plus renflé à sa partie inférieure qu'à sa partie supérieure, qui semble creusée dans tout son pourtour par une excavation profonde. L'orifice du museau de tanche est assez ouvert pour que l'extrémité du doigt, quelquefois même la moitié de sa portion unguéale puisse s'y introduire : les lèvres sont inégales, présentent des échancrures plus ou moins nombreuses. Ces échancrures, que l'on trouve assez rarement sur la partie moyenne des lèvres, se rencontrent habituellement au niveau des commissures, et beaucoup plus souvent à gauche qu'à droite. Elles sont le résultat des déchirures qui ont eu lieu au moment où, dans les accouchements antécédents, la tête a franchi le col. L'écoulement des lochies a empêché les lèvres de ces petites plaies de se réunir, elles se sont cicatrisées isolément. Ces échancrures sont quelquefois si nombreuses, qu'elles divisent les lèvres en six ou huit petits tubercules séparés par des sillons plus ou moins profonds. Lorsque la femme n'a pas eu d'enfants depuis un grand nombre d'années, et surtout quand elle n'en a eu qu'un ou deux, ces caractères sont beaucoup moins tranchés : l'orifice s'est presque oblitéré complétement, le col a à peu près repris sa forme première; mais la fente de l'orifice est cependant toujours assez marquée, ainsi que les inégalités qu'offrent les lèvres, pour reconnaître les parturitions antécédentes. Ces caractères peuvent peu à peu s'affaiblir, mais ne disparaissent jamais complétement.

Il me semble assez facile d'expliquer pourquoi ces échancrures sont plus fréquentes à gauche qu'à droite. Au moment où la tête franchit le col, il est évident qu'il doit y avoir une déchirure, elle sera sur le point qui supporte le plus grand effort. Or, les positions occipito-iliaques gauches sont de beaucoup les plus fréquentes; par conséquent l'occiput, qui constitue la plus grosse extrémité de la tête, répond à la commissure gauche du col. De plus, l'utérus est habituellement incliné à droite, de sorte que l'axe de ses contractions est dirigé de droite à gauche; il doit donc agir plus énergiquement sur le côté gauche du col. C'est donc là qu'est l'effort le plus violent.

§ 2. — Surface interne.

L'utérus présente une surface interne qui circonscrit sa cavité. Celle-ci présente dans sa totalité une hauteur de 52 millimètres chez les nullipares et de 57 millimètres chez les multipares, en moyenne. Elle peut être divisée en cavité du corps et cavité du col. Chez les nullipares, la longueur de la cavité du corps est un peu moins grande que celle du col; chez les multipares, les deux longueurs sont à peu près égales, ou même la cavité du corps est un peu plus haute que celle du col.

A. *Cavité du corps.* — Elle a la forme d'un triangle; elle présente deux faces, trois bords et trois angles. Les deux faces sont planes, à peine séparées par une couche mince de mucus; on peut dire qu'elles se touchent.

Des trois bords, le supérieur s'étend de l'orifice d'une trompe à l'autre; il limite en dedans le fond de la matrice. Les deux bords latéraux vont de l'orifice de chacune des trompes à l'orifice supérieur ou interne du col. Chez les femmes nullipares, ces trois bords sont curvilignes, à convexité dirigée en dedans; chez les femmes multipares, ils sont rectilignes ou décrivent une légère courbe à concavité interne.

Les trois angles se distinguent en supérieurs ou latéraux et inférieurs; ils correspondent chacun à une ouverture. Les deux angles supérieurs sont placés aux deux extrémités du bord supérieur, à sa rencontre avec les bords latéraux; ils présentent l'orifice des trompes utérines, qui est fort petit. L'angle inférieur est formé par la convergence des deux bords latéraux; il présente une ouverture, l'orifice interne du col qui fait communiquer la cavité du corps avec celle du col.

Dans l'état de vacuité, il n'existe pas de cavité à proprement parler, car les parties utérines sont en contact dans toute leur étendue; cette cavité n'existe réellement, comme la cavité des plèvres, par exemple, que lorsque l'accumulation d'un liquide vient en écarter les parois. La figure 25 donne une idée des dimensions que présente la cavité de l'utérus dans l'état de vacuité.

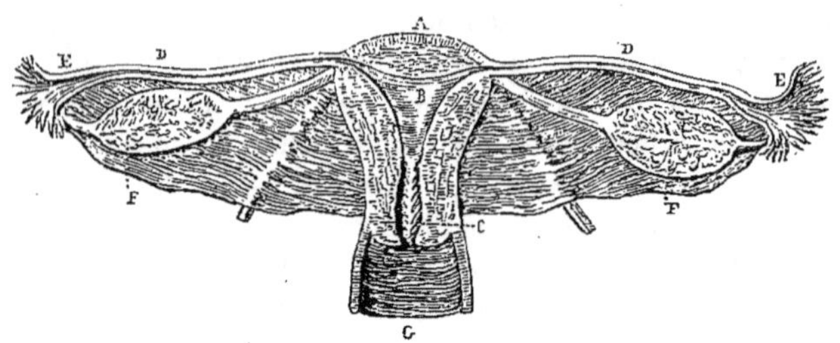

Fig. 24. — Cavité de l'utérus et des trompes.

A. Bord supérieur au fond de la matrice. — B. Cavité de la matrice. — C. Cavité du col de la matrice. — DD. Canal de la trompe. — EE. Pavillon de la trompe ouvert aussi par sa paroi antérieure. — FF. Ovaire dont on a enlevé la moitié antérieure et dans lequel on voit plusieurs des vésicules de de Graaf. — G. Cavité du vagin.

L'absence congénitale de la cavité du corps est très-rare; il n'en existait pas de trace dans un utérus donné par M. Rostan à M. Cruveilhier, bien que la cavité du col persistât. Mais chez les vieilles femmes il n'est pas très-rare de voir cette cavité en partie effacée par des adhérences plus ou moins étendues.

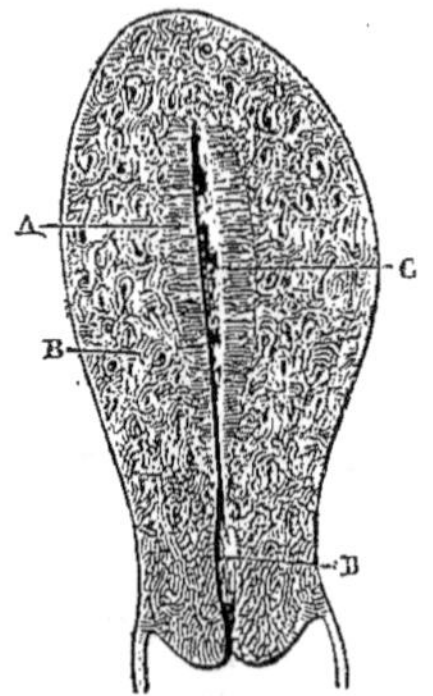

Cette figure, vue de profil, donne une idée exacte des dimensions de la cavité du corps et de la cavité du col, dans l'état de vacuité.

A. Membrane muqueuse.
B. Tissu propre.
C. Cavité du corps.
D. Cavité du col.

Fig. 25.

B. La *cavité du col* est fusiforme (voy. fig. 24 et 25), aplatie d'avant en arrière, et présente, sur les parois antérieure et postérieure, des rugosités qui forment un ensemble assez régulier, et constituent, pour chacune de ces parois, une colonne verticale occupant toute la longueur du col, et de laquelle partent sous des angles plus ou moins aigus un certain nombre de colonnes plus petites, qui représentent, par leur relief, une feuille de fougère. Ce sont ces rugosités qui ont reçu le nom d'*arbre de vie*. Elles disparaissent souvent, mais quelquefois persistent après l'accouchement.

Suivant la remarque fort juste de M. Guyon, la colonne verticale placée sur chacune des parois n'occupe pas exactement la ligne médiane : sur la paroi postérieure la colonne de l'arbre de vie se porte un peu à gauche, tandis que la colonne de la paroi antérieure se dévie un peu à droite. Il résulte de cette disposition un veritable emboîtement réciproque dans l'adossement des deux parois, qui est surtout très-marqué au niveau de l'orifice interne. Les deux colonnes disparaissent à l'ouverture supérieure de la cavité du col.

L'orifice interne qui termine le col en haut n'a pas la forme d'un anneau rétréci ; il présente, au contraire, une certaine étendue, un demi-centimètre environ, et mériterait tout aussi bien le nom de *portion intermédiaire* que celui d'orifice. Il constitue une sorte de détroit intermédiaire aux cavités du corps et du col. M. Guyon, qui a bien fait connaître cette disposition, a observé, en outre, qu'après la ménopause, l'orifice interne se rétrécit assez souvent. Une oblitération absolue se produit même quelquefois.

La cavité du col de l'utérus offre encore des vésicules transparentes en nombre variable, qui ont été prises pour des ovules par Naboth ; aussi les appelle-t-on *œufs de Naboth*. Ces vésicules ne sont autre chose que des follicules mucipares. Elles abondent surtout dans le voisinage de l'orifice. Elles sécrètent un mucus gélatineux qui, s'accumulant dans l'intérieur de la cavité du col, constitue une espèce de bouchon qui peut, par son volume, obstruer la cavité du col et rendre la fécondation impossible.

La surface interne de l'utérus est beaucoup plus vasculaire dans le corps que dans le col. Cette différence est surtout marquée chez les individus qui ont succombé dans la période menstruelle.

La surface interne de l'utérus offre une teinte rosée dans la cavité du corps, et d'un gris perlé dans la cavité du col, ce qui est dû au peu de vascularité de cette partie, comparativement à celle de la membrane qui tapisse le corps.

§ 3. — Structure de l'utérus.

Dans l'état de vacuité, cette structure est assez difficile à bien saisir ; elle devient, au contraire, beaucoup plus évidente que l'état de grossesse.

Une couche moyenne ou tissu propre, une membrane externe péritonéale, une membrane interne muqueuse, des vaisseaux et des nerfs, telles sont les parties constituantes de cet organe.

A. *Tissu propre*. — Ce tissu est grisâtre, très-dense et criant sous le scalpel à la manière d'un cartilage. La consistance du col paraît, en général, un peu moindre que celle du corps ; mais cela tient, dit M. Cruveilhier, à ce que le premier est plus fréquemment que l'autre le siége d'une fluxion sanguine. Dans quelques cas particuliers, tels qu'à la suite d'une suppression menstruelle, à une époque récemment passée ou prochaine des règles, l'utérus est d'un rouge plus vif, son tissu est plus souple. (Voyez plus loin *Menstruation*.)

Le tissu propre de l'utérus est composé de [fibres disposées linéairement. La nature de ces fibres a été l'objet de nombreuses discussions. Le microscope a démontré aujourd'hui qu'elles sont de nature musculaire ; d'ailleurs, puisque cette nature musculaire devient évidente à la fin de la grossesse (voy. *Grossesse*), on doit admettre que, malgré l'aspect du tissu fibreux que présente l'utérus dans l'état de vacuité, les fibres qui le composent ne sont pas moins de nature musculaire. Cette organisation est voilée par l'état de condensation, d'atrophie, entretenu par l'inertie ou le défaut d'action, mais devient bien évidente par suite de la fluxion si considérable dont l'utérus devient le siége par la distension et le développement de ses fibres, pendant la grossesse.

Suivant la plupart des anatomistes, la direction de ses fibres pendant l'état de vacuité n'offre rien de bien régulier, et leur entrecroisement est à peu près inextricable. On doit avouer, dit M. Cruveilhier, que, dans l'état de vacuité, il en doit être ainsi. D'ailleurs la structure de l'utérus, hors du temps de la grossesse, n'étant, pratiquement parlant, d'aucune utilité pour l'accoucheur, nous renvoyons à l'article *Grossesse* pour l'étude de cette structure.

B. *Membrane externe ou péritonéale.* — Le péritoine, qui a revêtu la face postérieure de la vessie, se réfléchit sur la face antérieure de l'utérus, dont il recouvre les trois quarts supérieurs seulement. Arrivé sur le fond de l'utérus, il gagne la paroi postérieure qu'il revêt en entier, se prolonge un peu sur le vagin, et se réfléchit sur le rectum. C'est le prolongement transversal de cette membrane qui constitue les ligaments larges. Les replis falciformes qu'elle présente dans l'intervalle qui sépare la vessie de l'utérus sont nommés *ligaments antérieurs* ou *vésico-utérins*; ceux qu'elle forme entre le rectum et la vessie sont nommés *ligaments postérieurs* ou *recto-utérins*. Sur les bords de l'utérus, l'adhérence du péritoine est très-lâche ; elle devient plus intime vers la ligne médiane.

C. *Membrane interne ou muqueuse.* — L'existence de cette membrane a été longtemps contestée. Nul doute que si l'on cherche dans l'utérus une membrane ressemblant à la plupart de celles qui tapissent toutes les cavités muqueuses, on ne trouve rien de semblable. Les fonctions de l'organe rendaient pourtant son existence probable ; car, ainsi que l'a fait remarquer M. Cruveilhier : « 1° Toute cavité organique communiquant avec l'extérieur est tapissée par une membrane muqueuse. 2° L'anatomie démontre que la muqueuse vaginale se continue dans la cavité du col, puis dans celle du corps de l'utérus. 3° Vue à la loupe, la surface interne de l'utérus offre une disposition papillaire, mais à papilles très-peu développées. 4° Cette surface interne est parsemée de follicules ou cryptes, dont on peut exprimer le mucus, et qui forment de petites vésicules quand ils sont distendus par le liquide que retient leur orifice obstrué et oblitéré. 5° Elle est continuellement lubrifiée par les mucosités. 6° Enfin, la surface interne de l'utérus est sujette, comme toutes les autres muqueuses, aux hémorrhagies spontanées, aux sécrétions catarrhales et aux végétations nommées *polypes muqueux, fibreux, vésiculeux*. Or, on admet généralement que là où il y a identité d'action, il y a aussi identité de nature.

Ces probabilités physiologiques sont aujourd'hui pleinement confirmées par l'étude anatomique ; et les nombreuses pièces que possède M. Coste ne laissent aucun doute sur l'existence de cette muqueuse ; je vais emprunter à cet habile physiologiste les faits principaux qu se rattachent à sa description.

L'épaisseur de la muqueuse utérine n'est pas la même dans toute son étendue. Elle forme, vers le milieu du corps, le quart de l'épaisseur des parois utérines ; à ce niveau, elle a ordinairement de 3 à 5 millimètres d'épaisseur, ce qui est à peu près le quart de l'épaisseur totale. Elle diminue assez brusquement au niveau de la jonction du corps avec le col, ainsi qu'à l'entrée des trompes. Dans le col, elle est très-mince et a au plus 1 millimètre.

Cette épaisseur est assez facile à constater à l'aide d'une coupe perpendiculaire de l'utérus. En effet, la muqueuse est très-injectée, offre une couleur d'un rouge foncé ou d'un rose vif, d'un gris rose ou perlé demi-transparent : le tissu musculaire, au contraire, est presque constamment d'un gris rose et rendu très-distinct, tant par son aspect que par les nombreux orifices vasculaires qui sont béants à la surface de la section, et dont on fait suinter du sang par la pression. Il existe toujours un liséré blanc, une espèce de ligne de démarcation entre les deux tissus, ligne d'autant plus nette que l'injection de la muqueuse est plus considérable.

Sa consistance est moins grande que celle du tissu propre. Elle est friable et ses fragments sont très-faciles à écraser.

Elle adhère très-fortement au tissu de l'utérus, et ne peut que très-difficilement en être séparée. On ne peut la faire glisser sur les points qu'elle tapisse, parce qu'il n'y a pas de tisu cellulaire sous-muqueux.

Sa face interne est criblée d'une foule de petits trous, à peine perceptibles à l'œil nu, mais très-apparents à la loupe, assez régulièrement disposés. On en trouve environ une quinzaine sur un millimètre carré. Ce sont autant d'orifices glandulaires.

On doit à M. Robin une très-bonne description des éléments qui entrent dans la composition de la muqueuse. Elle se compose :

1° De noyaux embryo-plastiques ;
2° d'éléments du tissu lamineux ; 3° de cellules spéciales en très-petite quantité hors l'état de grossesse ; 4° de

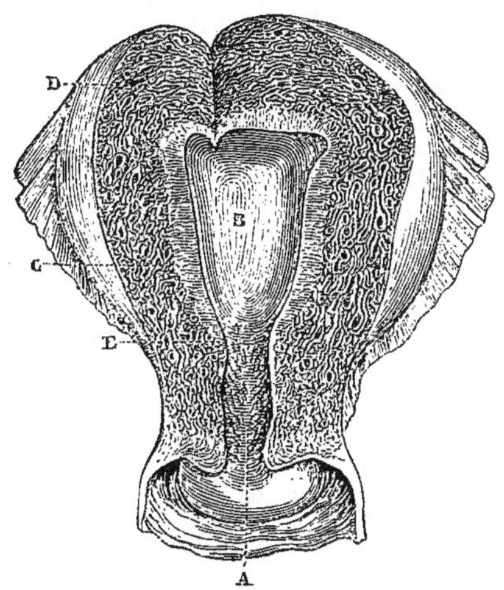

Fig. 26. — Cette figure représente la disposition de la muqueuse et du tissu propre, ainsi que leurs dimensions relatives.

A. Cavité du col et arbre de vie.
B. Cavité du corps.
C. Membrane muqueuse.
D. Membrane moyenne.
E. Amincissement notable de la muqueuse au niveau du col.

matière amorphe unissante ; 5° des glandes ; 6° des vaisseaux capillaires ; 7° d'épithélium prismatique, mais devenant pavimenteux pendant la grossesse.

Nous dirons seulement quelques mots des glandes utérines.

Il y a deux espèces de glandes dans cette muqueuse : les unes sont propres à la muqueuse du corps, les autres à celle du col.

1° Suivant M. Coste, qui les a décrites le premier, ces glandules du corps se voient surtout chez les femmes mortes pendant la menstruation, sous forme de petits conduits d'un dixième de millimètre environ de diamètre, rangés verticalement l'un à côté de l'autre ; elles sont tellement serrées, que la muqueuse, vue à la loupe, semble en être presque complétement formée. Leur extrémité adhérente est terminée en cul-de-sac, et s'appuie sur la couche musculeuse. Leur corps est légèrement flexueux, parce que la muqueuse est en quelque sorte trop mince dans l'état de vacuité pour la longueur des tubes. Dans l'intérieur de leur cavité, on aperçoit un liquide visqueux, blanchâtre, que l'on peut faire suinter par la pression surtout au moment de la menstruation.

2° Les glandes du col (glandes ou œufs de Naboth) existent dans la muqueuse, depuis la limite qui sépare la cavité du col de celle du corps jusqu'au voisinage des bords de l'orifice du museau de tanche. Leurs orifices se voient très-bien sur les plis, et surtout entre les plis de l'arbre de vie.

La forme de ces glandes est celle d'un petit tube cylindrique, terminé en cul-de-sac arrondi, enflé en forme de lentille ou de fiole, enclavé dans le tissu de la muqueuse, et s'enfonçant même un peu entre les faisceaux de la couche musculeuse.

L'orifice excréteur est toujours plus étroit que le tube glandulaire. Par la pression, on peut en faire suinter un liquide transparent, visqueux, tenace et complétement homogène.

Nous reviendrons plus loin sur les modifications que ces glandes subissent pendant la gestation.

L'épithélium de la muqueuse utérine est cylindrique, garni à sa surface de cils vibratiles qui se meuvent de dehors en dedans ; il est donc impossible que ces cils puissent faire cheminer le sperme vers les orifices des trompes, comme on l'a prétendu à tort. L'épithélium vibratile recouvre toute la cavité du corps et se prolonge en bas jusque auprès de l'orifice externe du col. Au-dessous de ce point la muqueuse du col est tapissée par un épithélium pavimenteux.

D. *Vaisseaux.* — Les artères de l'utérus viennent des artères hypogastriques et des ovariques. Les unes et les autres décrivent dans le tissu de l'organe de nombreuses flexuosités ; elles se font remarquer par leur forme en tire-bouchon qui rappelle la disposition des artères hélicines. Le col est moins vasculaire que le corps.

Les veines présentent un grand développement ; elles forment des canaux fréquemment anastomosés ensemble et creusés dans le tissu musculaire. On leur a donné le nom de *sinus utérins.* Les sinus communiquent largement avec les plexus veineux qui sont situés dans l'épaisseur des ligaments larges. C'est de ces plexus que partent les veines utérines et les veines ovariques qui se rendent dans les troncs correspondants.

Il résulte de la disposition des artères et des veines utérines, entourées partout de cloisons musculaires, que l'utérus est un véritable organe érectile ; ce fait est très-clairement mis hors de doute dans un excellent mémoire publié par le professeur Rouget. Cet habile anatomiste a démontré qu'en injectant les veines de l'utérus on met cet organe dans un véritable état d'érection, qu'il se redresse et se gonfle en remontant vers l'abdomen. Son volume est alors moitié plus considérable qu'à l'état de vacuité et les parois de la cavité utérine s'écartent l'une de l'autre. Ces phénomènes se produisent sans aucun doute pendant le coït ; ils doivent par conséquent favoriser l'ascension du liquide spermatique.

Les *vaisseaux lymphatiques*, très-nombreux, vont se jeter dans les ganglions pelviens et lombaires.

E. *Nerfs*. — Les nerfs de l'utérus proviennent du grand sympathique, les uns des plexus rénaux, les autres du plexus hypogastrique : à ces derniers viendraient s'accoler quelques filets émanés du plexus sacré. Une remarque importante au point de vue pratique a été faite par M. Jobert. C'est que la partie sous-vaginale du col ne reçoit aucun filet nerveux, tandis que la portion qui se trouve au-dessus de l'insertion du vagin est sillonnée par un grand nombre de branches nerveuses qui forment comme des espèces de plexus, lesquels fournissent des branches ascendantes ou utérines, et descendantes ou vaginales. Celles-ci sont extrêmement nombreuses et se ramifient à l'infini dans l'épaisseur du vagin. Cette distribution, qui pourrait expliquer un certain nombre de faits physiologiques et pathologiques, a besoin d'être confirmée par de nouvelles recherches. car des préparations plus récentes, déposées par M. Boulard au musée de l'École, lui donnent un démenti formel.

Développement. — Suivant quelques auteurs, l'utérus, chez l'embryon, serait bifide ou bicorne jusqu'à la fin du troisième mois. M. Cruveilhier dit n'avoir jamais observé cette bifidité. Pendant la vie fœtale, le volume du col prédomine beaucoup sur celui du corps. A cette époque, la partie la plus large correspond à son extrémité vaginale. Après la naissance, il est, à peu de chose près, stationnaire jusqu'à la puberté ; alors il acquiert en peu de temps les dimensions qu'il devra conserver par la suite, et s'atrophie souvent pendant la vieillesse.

§ 4. — Ligaments de l'utérus.

Nous avons déjà parlé des ligaments antérieurs et postérieurs ; il nous reste quelque chose à dire des ligaments larges et des ligaments ronds.

Ligaments larges. — Nous avons déjà dit que le double feuillet du péritoine qui recouvre la face antérieure et postérieure de l'utérus se prolongeait transversalement en s'adossant l'un contre l'autre. Ces deux lames du péritoine ainsi réunies forment une cloison transversale de chaque côté de l'utérus, qui partage toute la cavité du bassin en deux cavités : une antérieure, qui loge la vessie ; une autre, postérieure, où l'on voit le rectum. En dehors et en bas, ces ligaments se continuent avec le péritoine qui tapisse l'excavation, leur bord supérieur est libre et étendu des angles de l'utérus aux fosses iliaques : il offre trois replis appelés *ailerons*. L'aileron antérieur n'est pas admis par tous les anatomistes ; il est peu prononcé et occupé par le ligament rond ou sus-pubien. Le moyen renferme la trompe ; le postérieur contient l'ovaire et son ligament.

Entre les deux feuillets séreux dont l'adossement constitue le ligament large se trouvent deux feuillets musculaires qui ont été découverts et décrits par M. Rouget :

ils sont constitués par des fibres musculaires qui s'entrecroisent et forment un réseau à la direction transversale. Le plan musculaire antérieur se continue avec les fibres musculaires superficielles de la face antérieure de l'utérus et se porte en dehors pour former une partie du ligament rond. — Le plan musculaire postérieur se continue avec les fibres superficielles de la face postérieure de l'utérus et se dirige en dehors pour venir s'attacher en grande partie à la symphyse sacro-iliaque.

Les deux feuillets qui constituent le ligament large sont, en outre, séparés par un tissu cellulaire lamelleux très-lâche et très-extensible, qui se continue avec le *fascia propria* du bassin. Ces ligaments larges disparaissent en partie pendant la grossesse, et leurs deux feuillets concourent à recouvrir les faces antérieure et postérieure de l'utérus développé.

Corps de Rosenmuller. — Sur des pièces préparées par M. Follin, nous avons pu constater qu'il existe entre les deux feuillets du ligament large un organe que les anatomistes français n'ont pas même indiqué et que certains anatomistes allemands désignent sous le nom d'*organe de Rosenmuller*, qui l'a signalé le pre-

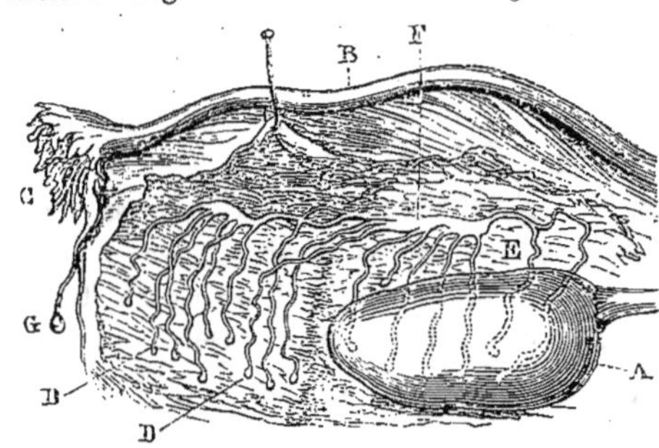

Fig. 27. — Corps de Rosenmuller.

mier (fig. 27). Sa disposition générale est encore mal connue, son développement est couvert d'obscurité et les détails de son histologie n'avaient point été décrits. Des recherches entreprises sur ce sujet ont appris à M. Follin que cet organe était composé de sept ou huit à dix tubes plissés sur eux-mêmes, terminés en cul-de-sac et convergeant tous vers le tube qui sert de point d'entrée aux vaisseaux de l'ovaire. Ces tubes sont ordinairement situés très-près les uns des autres, de telle sorte que souvent leurs inflexions se correspondent. Cet ensemble de canaux se voit distinctement en regardant par transparence le ligament large au voisinage du pavillon de la trompe; dans certains cas, ces tubes ne sont pas très-apparents et leur nombre est beaucoup moindre, mais on en trouve toujours quelques-uns. Ces tubes existent à tous les âges de la vie ; toutefois on les distingue bien mieux dans les ligaments larges des fœtus ou des enfants, parce qu'alors les vaisseaux sanguins, peu développés, ne les masquent point ; et la graisse, qui chez l'adulte infiltre les deux lames du ligament large, ne les cache point à l'œil de l'observateur.

Le volume de ces tubes est variable ; ils offrent souvent sur leur trajet des renflements et parfois de véritables kystes remplis d'un liquide citrin. Il n'a pas été possible à M. Follin de trouver à ces tubes d'orifice excréteur *sur les utérus de jeunes filles ou de femmes adultes.*

Leur structure est celle des tubes glandulaires de beaucoup de glandes simples. Ils sont pourvus d'une cavité centrale qui offre des dilatations que l'on constate souvent sur ces tubes. A l'extérieur, ce tube est formé par une membrane de tissu cellulaire à fibres longitudinales. La surface interne de ce tube est recouverte d'un épithélium pavimenteux.

Quelques observations portent à penser que cet ensemble de tubes a primitivement quelques rapports avec le corps de Wolff.

Sur le bord libre des ligaments larges, on rencontre assez souvent de petits kystes au nombre de cinq ou six, et même davantage. Ces petits kystes sont appendus, pour la plupart, à l'extrémité d'un pédicule très-grêle dont l'extrémité opposée vient se perdre dans l'épaisseur du ligament. Ce pédicule, dont la lon-

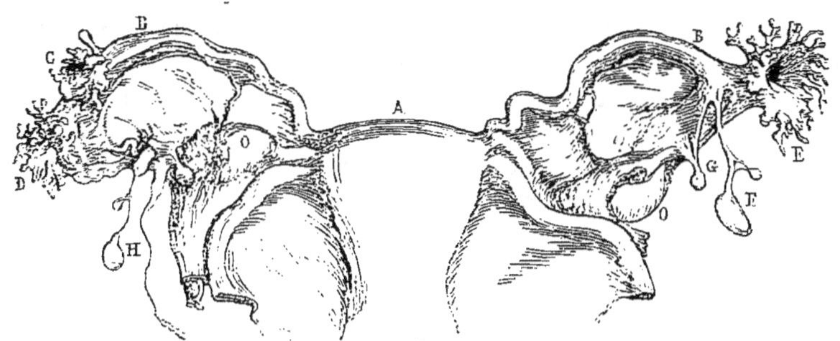

FIG. 28. — Cette figure a pour but de montrer les petits kystes appendus au bord libre des ligaments larges. Une des trompes offre en outre le double pavillon décrit par G. Richard.

A. Utérus. — B. Trompes. — C. Pavillon accessoire. — D, E. Pavillons normaux. — F, G, H. Kystes décrits ci-dessous.

gueur varie beaucoup, est quelquefois si court, que le kyste paraît sessile, et semble immédiatement collé au ligament (voyez fig. 28).

Il est difficile de savoir quel est le mode de développement de ces petits kystes. Peut-être ont-ils quelques rapports avec les tubes qui constituent le corps de Rosenmuller, et dont nous venons de donner la description. En tous cas, il nous a paru utile de les indiquer, puisque, au dire de M. Broca, ils se rencontreraient dans l'immense majorité des cas.

Les *ligaments ronds*, ou cordons sous-pubiens, sont des ligaments qui se continuent évidemment avec le tissu de l'utérus, auquel leur propre tissu est parfaitement semblable. Nés du bord latéral de l'utérus, au-dessous et un peu en avant de la trompe, ils se portent en haut et en dehors ; ils viennent gagner l'orifice interne du canal inguinal, dans lequel ils se plongent, et où ils sont accompagnés par un prolongement péritonéal désigné sous le nom de *canal de Nuck*. Ils se divisent ensuite en une foule de petits faisceaux fibreux qui viennent se perdre dans le tissu cellulaire du mont de Vénus et celui qui remplit le sac dartoïde que nous avons décrit dans la grande lèvre. Le ligament rond du côté droit est, suivant madame Boivin, un peu plus court et un peu plus gros que celui du côté gauche ; ils contiennent un grand nombre de veines qui peuvent devenir variqueuses.

Ils ont pour usage de fixer l'utérus dans le petit bassin et d'en prévenir les déplacements. C'est à eux qu'il faut probablement attribuer les douleurs que les femmes éprouvent dans les aines pendant les affections chroniques et les déplacements de la matrice.

Ils sont en grande partie composés de tissu cellulaire et de quelques vaisseaux, mais contiennent aussi quelques faisceaux musculaires dont les plus supérieurs sont un prolongement de la fibre utérine, et les inférieurs proviennent du muscle transverse. Ces fibres musculaires supérieures sont beaucoup plus apparentes pendant la grossesse.

Enfin, les *ligaments vésico-utérins* et *utéro-sacrés*, que nous avons dit plus haut formés par les replis du péritoine, qui, après avoir recouvert l'utérus, se porte sur la face postérieure de la vessie et antérieure du rectum, sont pour ainsi dire renforcés par des faisceaux fibreux qui semblent être le prolongement du tissu propre à la matrice, et vont se fixer en avant à la face postérieure de la vessie, et en arrière à la face antérieure du rectum.

ARTICLE III.

DES TROMPES.

Les *trompes utérines* ou *de Fallope* sont deux conduits placés dans l'épaisseur du bord supérieur du ligament large, et longs de 11 à 14 centimètres. Ils sont étendus transversalement des angles latéraux de la matrice jusque auprès des fosses iliaques. Par l'insufflation, on peut apprécier leur volume (G. Richard). On constate alors que, en dehors des parois de l'utérus, le diamètre de la trompe est de 4 à 6 millimètres ; vers le milieu de son trajet, il est de 5 à 6, et enfin, un peu avant l'*ostium abdominale*, de 7 à 9 millimètres. Son calibre, examiné dans divers points du canal, est très-variable. Du reste, l'élasticité de ses parois est telle, qu'elle peut acquérir parfois un volume énorme, comme le prouvent les kystes qu'on y rencontre assez souvent.

L'orifice interne de la trompe (*ostium uterinum*) présente, suivant M. Richard, 2 millimètres de diamètre, et à partir de là le calibre du canal va à peu près s'élargissant jusqu'à son orifice externe. Vers cette extrémité, le canal s'évase et ses parois se découpent en parois irrégulières ; cette extrémité constitue le *pavillon de la trompe* ou *morceau frangé*. On dit généralement qu'une de ces franges, plus longue que les autres, va se fixer à l'extrémité de l'ovaire. M. Cruveilhier croit, au contraire, que cette adhérence se fait au moyen d'une gouttière dont la concavité regarde en arrière et en bas, et rendrait plus facile la communication entre l'ovaire et la cavité de la trompe. Toutes ces franges plissées viennent aboutir à un petit cercle plus rétréci que la portion de la trompe à laquelle il fait suite.

Ce petit cercle porte le nom d'*orifice externe de la trompe*. On donne le nom d'*orifice utérin, interne, de la trompe* à celui par lequel elle s'ouvre dans la cavité utérine.

Les trompes utérines se composent de trois couches superposées : d'une tunique externe ou séreuse, d'une tunique moyenne ou musculaire, d'une tunique interne ou muqueuse.

La tunique externe est formée par le péritoine, qui tapisse toute la longueur de l'oviducte et se prolonge jusqu'au bord libre du pavillon où il se termine brusquement.

La tunique moyenne est composée de fibres musculaires qui constituent deux couches : la couche la plus externe est formée par des fibres longitudinales, la couche interne par des fibres circulaires. On a souvent regardé la trompe comme un prolongement de l'utérus; elle en serait, au contraire, parfaitement distincte suivant M. Robin. Une petite couche cellulaire interposée entre les deux tissus permettrait de les isoler le scalpel à la main.

La tunique muqueuse se continue en dedans avec la muqueuse utérine et se termine en dehors sur le bord libre du pavillon où elle se relie à la tunique péritonéale, offrant ainsi le seul exemple d'une membrane muqueuse se continuant avec une séreuse. La muqueuse de l'oviducte est dépourvue de papilles et de glandes, mais elle présente des plis longitudinalement divisés qui s'emboîtent les uns dans les autres et transforment le canal de la trompe en un grand nombre de petits conduits capillaires qni doivent porter facilement le sperme jusque sur l'ovaire. La muqueuse de la trompe est recouverte d'un épithélium vibratile, dont les cils, qui se meuvent de l'ovaire vers l'utérus, ont sans doute pour mission de faire cheminer l'œuf vers l'orifice utérin de l'oviducte.

Une artère spéciale provenant des ramifications si nombreuses de l'utérus, et deux veines allant rejoindre les ovariques, constituent l'appareil vasculaire de la trompe. Ses nerfs viennent du plexus spermatique et hypogastrique.

La trompe sert de conduite de transmission, d'une part, au principe fécondant du mâle, d'une autre part, au germe fourni par la femme, qui, de l'ovaire, se porte dans l'utérus. Le pavillon de la trompe a pour usage d'embrasser l'ovaire au moment de la fécondation, et probablement aussi à chaque époque menstruelle, et de s'appliquer sur le point d'où se détache le germe. A cette époque, les vaisseaux des trompes sont engorgés, leur muqueuse prend une couleur rouge très-prononcée, leurs parois sont épaissies, leur canal s'élargit. En même temps les trompes sont agitées de contractions péristaltiques qui ont probablement pour but de pousser l'œuf jusque dans la cavité utérine.

M. Gustave Richard a décrit dans la trompe une anomalie qu'il est important de noter. Je veux parler de la multiplicité des pavillons sur une même trompe. Sur vingt femmes prises au hasard, il l'a observée cinq fois. Voici en quoi elle consiste. A une distance qui varie de quelques millimètres à 2 ou 3 centimètres, en arrière du pavillon normal, on distingue, sur le trajet de la trompe, un ou plusieurs pavillons accessoires, formés, comme celui qui termine l'oviducte, par la membrane muqueuse découpée sous la forme de franges. Quand on fait flotter sous l'eau les franges de ces pavillons, on les voit percées d'une ouverture qui conduit dans le canal tubaire, et, en introduisant un stylet par cet orifice, on peut le faire sortir par l'orifice externe ou interne de la trompe.

Suivant le docteur Hamilton (d'Édimbourg), la trompe subirait pendant la gestation une modification à laquelle il attache une grande valeur comme signe caractéristique de la grossesse. Ce changement consiste dans la formation d'une petite poche ou petit sac qui se développerait à un pouce à peu près de l'extrémité frangée. Cette dilatation partielle du canal tubaire, que Rœderer avait déjà désignée sous le nom d'*antrum tubæ*, est certainement un fait exceptionnel. Je ne l'ai jamais observé, et, sur quatorze utérus en état de gestation, M. Montgomery ne l'a rencontré qu'une fois. Il ne peut, donc avoir toute l'importance que certains auteurs ont voulu lui donner.

ARTICLE IV.

DES OVAIRES.

Les *ovaires* (*testes muliebres*) sont, chez la femme, les analogues des testicules chez l'homme, c'est-à-dire que les uns et les autres sécrètent un produit indispensable à la reproduction. Ils sont au nombre de deux, situés de chaque côté de l'utérus, dans cette portion du ligament large qu'on appelle aileron postérieur, et en arrière de la trompe. Ils sont maintenus en position par les ligaments larges et par un ligament particulier qu'on appelle *ligament de l'ovaire*.

La situation des ovaires varie suivant les âges et suivant l'état de l'utérus. Dans le fœtus, ils sont placés dans la région lombaire, comme le fond de la matrice ; pendant la grossesse, ils s'élèvent dans l'abdomen avec le corps de l'utérus, sur les côtés duquel ils sont appliqués. Immédiatement après l'accouchement, ils occupent les fosses iliaques internes, où ils restent quelquefois toute la vie. Rien n'est plus fréquent que de les trouver renversés en arrière et adhérents à la face postérieure de la matrice.

Le volume des ovaires varie suivant l'âge, l'état de plénitude ou de vacuité de l'utérus, l'état de santé ou de maladie. Plus volumineux proportionnellement chez le fœtus que chez l'adulte, les ovaires diminuent après la naissance, augmentent de volume à l'époque de la puberté, surtout à l'époque des règles, et s'atrophient dans la vieillesse. Pendant la grossesse et après l'accouchement, ils acquièrent un volume considérable.

Chez les jeunes filles avant l'âge de la puberté, la surface extérieure de l'ovaire est légèrement rosée, lisse et sans inégalités. Chez les femmes réglées depuis plusieurs années, cette surface est rugueuse, comme fendillée et couverte de cicatricules noirâtres, quelquefois de taches ecchymotiques. Quelques-unes de ces cicatrices sont linéaires, d'autres triangulaires ou rayonnées ; rouges quand elles sont récentes, leur couleur brunit après quelques mois. Quelquefois leurs bords ne se réunissent pas complétement ; il reste alors une petite ouverture qui communique dans la locule déchirée. Chez les femmes, après la cessation de la menstruation, cette surface extérieure est plissée, offre des rugosités nombreuses qui ne sont pas, ainsi qu'on l'avait cru, le résultat d'anciennes cicatrices, mais tiennent tout simplement à l'atrophie des ovaires et au plissement de leur enveloppe extérieure qui en est la conséquence.

Les ovaires ont la forme d'un ovoïde un peu aplati d'avant en arrière. Leur couleur est blanchâtre.

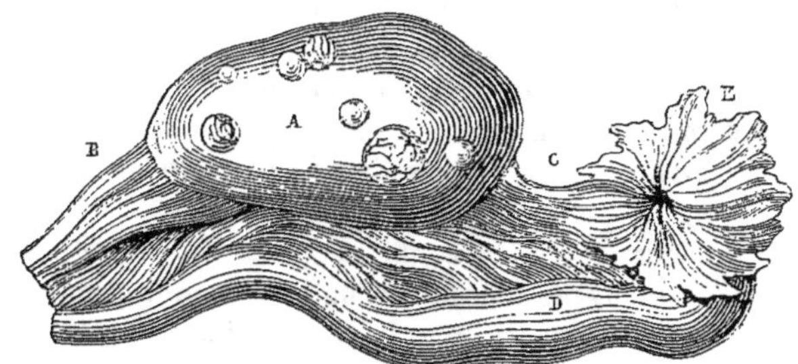

FIG. 29. — Ovaire de jeune femme pubère.

A. Corps de l'ovaire. — B. Ligament utéro-ovarien. — C. Ligament tubo-ovarien. —
D. Trompe. — E. Pavillon de la trompe.

L'extrémité externe de l'ovaire est, ainsi que nous l'avons dit, adhérente à une des franges du pavillon de la trompe; l'interne est fixée à l'utérus par le ligament de l'ovaire, qui vient s'attacher à l'angle correspondant de cet organe.

Le ligament de l'ovaire, dont nous avons déjà parlé, a été considéré longtemps comme un canal destiné, ainsi que la trompe, à porter l'ovule fécondé dans l'utérus. L'anatomie moderne a démontré que ce ligament est plein.

D'après les recherches de Gaertner de Copenhague et de M. de Blainville, on trouve presque constamment chez quelques quadrupèdes, et surtout sur la truie, un canal qui, ayant son orifice extérieur de chaque côté du méat urinaire, se continue dans l'épaisseur des fibres musculaires du vagin, se rétrécit au niveau du col, mais ne se continue pas moins dans l'épaisseur des fibres de la matrice. Ce canal suit le corps de l'utérus, l'abandonne ensuite, et se porte parallèlement à la corne correspondante dans l'épaisseur du ligament large.

Des injections faites sur des utérus de truie ont montré à M. Follin, qu'en injectant le conduit de Gaertner, on parvenait aussi à injecter un long tube tortueux, situé dans l'épaisseur du ligament, au lieu qu'occupe chez la femme l'ensemble des tubes glandulaires que j'ai décrits. Quant à ce conduit, j'ai pu constater que chez la truie il ne s'ouvrait pas par un large orifice à la partie inférieure du vagin, comme on l'a figuré, mais bien par un orifice très-étroit. Il ne se termine pas à son entrée dans le ligament large, comme de Blainville l'a indiqué, par quelques divisions en pinceau, mais il se continue avec un tube très-fin, tortueux, et s'étend jusqu'à l'extrémité externe de ce ligament. Le conduit de Gaertner est pourvu à son intérieur d'un épithélium pavimenteux; il communique dans tout son trajet avec beaucoup de tubes glandulaires plus fins (Follin).

Nous avons vainement recherché chez la femme ce canal de Gaertner, et nous n'avons rien trouvé qui pût se rapporter à la description par lui donnée ; toutefois nous ne pouvons nous empêcher de faire remarquer que, bien avant ces recherches, N. C. Baudelocque a vu, chez la femme, un canal qui semblait être le résultat d'une bifurcation de la trompe, et qui, parcourant toutes les parois utérines, venait s'ouvrir tout près du col, à la partie supérieure du vagin ; que madame Boivin et quelques autres ont rencontré un canal semblable ; qu'enfin Mauriceau, Dulaurens, regardaient son existence comme assez fréquente.

Les artères des ovaires sont les spermatiques, qui viennent directement de l'aorte.

Les nombreux ramuscules veineux qui rampent dans l'ovaire viennent se réunir au-dessous de cet organe pour former un plexus qui donne lui-même naissance aux veines ovariques qui vont se jeter dans la veine cave inférieure et dans la veine rénale.

Des vaisseaux lymphatiques nombreux en partent aussi ; ils vont contribuer à former le plexus spermatique, qui lui-même aboutit au plexus lombaire et de là passe dans le canal thoracique.

Les nerfs viennent du grand sympathique.

<h3 align="center">§ 1. — Structure des ovaires.</h3>

L'ovaire est constitué par un parenchyme particulier entouré de deux enveloppes, l'une séreuse, l'autre fibreuse.

La tunique séreuse est formée par le péritoine qui s'unit intimement à la tunique sous-jacente. Cette séreuse recouvre toute la glande, excepté sur son bord inférieur où les deux feuillets du péritoine s'écartent pour laisser passer les vaisseaux et les nerfs qui se rendent dans l'ovaire.

La tunique fibreuse répond au péritoine par sa face externe ; elle se confond avec le parenchyme glandulaire par sa face profonde. Cette membrane a été comparée à la tunique albuginée du testicule, mais elle est beaucoup plus mince : M. Sappey nie même complétement son existence, de sorte que, suivant cet anatomiste, le tissu glandulaire ne serait recouvert que par le péritoine, mais cette manière de voir n'est pas encore adoptée par le plus grand nombre des anatomistes.

Au-dessous des enveloppes précédentes se trouve un tissu particulier qui a reçu le nom de *stroma*, d'un gris blanchâtre, il est formé en grande partie par l'entrecroisement des fibres musculaires, dont les unes sont propres à l'ovaire, tandis que d'autres ne sont que le prolongement des fibres de même nature qui composent le ligament de l'ovaire. Quelques-unes naissent aussi de la trompe. L'existence de toutes ces fibres musculaires a été décrite en 1858 par M. Rouget. Des fibres de tissu conjonctif sont entremêlées aux fibres musculaires.

Les artères rampent entre les fibres musculaires. Ces vaisseaux sont flexueux, enroulés en spirale. Les veines, également contournées, forment un réseau très-riche qui vient aboutir à un plexus veineux placé immédiatement au-dessous de l'ovaire. Les artères et les veines entourées de fibres musculaires constituent un véritable organe érectile ; c'est ainsi que l'ovaire a été considéré par M. Rouget.

Au milieu des fibres du stroma se trouvent de petites cavités, ce sont les *ovisacs* ou *follicules de de Graaf ;* leur grosseur est communément celle d'un grain de millet ou d'un grain de chènevis ; quelques-unes plus développées proéminent à la surface de l'ovaire, où elles acquièrent, comme nous le verrons plus tard, un volume relativement considérable. Le nombre de ces vésicules, bien apparentes chez une femme adulte, varie de quinze à vingt ; mais à l'aide du microscope on en aperçoit un bien plus grand nombre qui sont destinées à se développer quand les premières auront disparu.

Les ovisacs avaient été jusqu'ici décrits comme disséminés dans toute la masse de l'ovaire à différentes profondeurs; ils se rapprochaient de sa surface, disait-on, à mesure qu'ils se développaient. Kölliker avait cependant déjà remarqué que les follicules de de Graaf occupent principalement la partie périphérique de la glande ; mais c'est à M. Sappey que revient le mérite d'avoir nettement établi la position véritable de ces follicules. Cet habile anatomiste a bien voulu me montrer ses préparations relatives à la structure de l'ovaire, et leur examen n'a laissé aucun doute dans mon esprit. J'ai pu ainsi vérifier l'exactitude de la description que je donnerai.

Suivant M. Sappey, lorsqu'on divise un ovaire perpendiculairement à sa surface et dans toute son épaisseur, on trouve que le stroma se compose de deux parties bien distinctes :

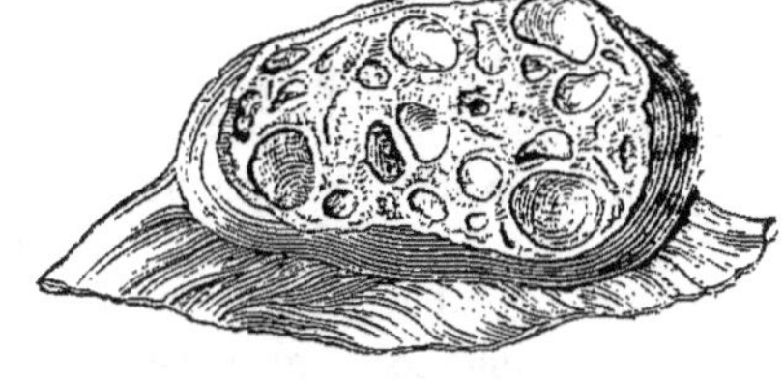

FIG. 30. — Cette figure représente un ovaire coupé suivant la longueur, pour montrer la disposition et les différents degrés du développement des vésicules de de Graaf.

1° D'une partie centrale, de couleur rougeâtre, de consistance spongieuse, manifestement formée par le stroma tel que nous l'avons décrit : cette partie est très-volumineuse, elle forme presque la totalité de la masse de l'ovaire; elle ne contient aucune vésicule de de Graaf;

2° D'une partie superficielle, de couleur blanche, de consistance ferme et d'apparence homogène étalée sur la partie centrale. Cette couche périphérique est le siége exclusif des ovisacs et des ovules, on peut l'appeler couche ovigène. Elle a un millimètre d'épaisseur seulement. Cette couche est composée par quelques fibres du stroma au milieu desquelles se trouvent les vésicules de de Graaf qui y sont accumulées en nombre considérable. M. Sappey a constaté, d'après ses recherches micrographiques, que chez une femme de dix-huit à vingt ans, lorsque l'ovaire est exempt de toute altération, le nombre des ovisacs et des ovules s'élève à plus de 300 000 pour chaque glande, à près de 700 000 pour chaque femme. Cet anatomiste a donc pu dire : si tous les œufs que porte une jeune fille à la surface de ses ovaires étaient fécondés, et si ces œufs fécondés parcouraient ensuite toutes les phases de leur développement, une seule femme suffirait pour peupler quatre villes comme Lyon, Marseille, Bordeaux et Rouen, et deux pour peupler une capitale de 1 600 000 âmes comme Paris.

Chez le fœtus le nombre des ovisacs est déjà aussi considérable qu'il le sera à l'époque de la puberté; mais comme la glande est alors très-petite les follicules se tassent les uns sur les autres, tandis qu'ils s'écartent à mesure que l'ovaire se développe. Après la puberté le nombre des ovisacs diminue; ils disparaissent même complétement chez les vieilles femmes.

§ 2. — Des vésicules ovariennes.

Depuis le moment de la naissance jusqu'à la puberté, les vésicules de de Graaf ne subissent aucune modification. Leur forme est arrondie, leur volume est de $0^{mm},02$. A l'époque de la puberté quelques-unes de ces vésicules se développent et 10, 12 ou 15 d'entre elles atteignent, comme nous l'avons déjà dit, le volume d'un grain de millet, de chènevis et même d'un pois.

Chaque vésicule adhère d'une manière intime à la substance du stroma dans lequel elle est logée et qui forme une sorte de tégument rétractile. La structure propre de chaque ovisac présente à étudier : 1° une capsule d'enveloppe; 2° un contenu ou noyau.

1° La capsule d'enveloppe est constituée par une membrane de nature spéciale, transparente, extrêmement mince quoique résistante, non rétractile. Cette membrane est vasculaire. Cette vésicule contient le noyau.

2° *Le noyau.* — Les parties qui entrent dans la composition du noyau sont : 1° une membrane granuleuse qui renferme l'humeur de la vésicule de de Graaf; 2° un liquide formé par la réunion de trois humeurs d'un aspect différent: à savoir, une mucosité limpide, claire, bien qu'un peu huileuse; de très-petites granulations arrondies, transparentes dans leur cavité centrale et un peu opaques à leur périphérie, et quelques globules huileux; 3° enfin, l'ovule au milieu de ce liquide.

Membrane granuleuse (voyez fig. 31). — A la face interne de la vésicule de de Graaf, se trouve appliquée une membrane délicate formée de grains ou mieux de cellules, qu'on nomme *membrane granuleuse.* Sa ténuité est telle, qu'elle se déchire avec une grande facilité; de là vient que beaucoup d'auteurs ont nié son existence. Sur un point de cette membrane, celui qui correspond au côté libre de la vésicule, les granulations ou cellules qui la constituent sont plus nombreuses ou plus serrées ; et au centre de cette masse plus compacte, qui a reçu le nom de *disque proligère*, se trouve l'ovule. Les granulations qui constituent ce disque proligère (voyez fig. 23) sont plus étroitement unies tant ensemble qu'avec ce dernier, de sorte qu'en ouvrant la vésicule de de Graaf, même alors qu'on détruit la membrane granuleuse, cette portion demeure adhérente à l'ovule, autour duquel elle forme comme une couche granuleuse.

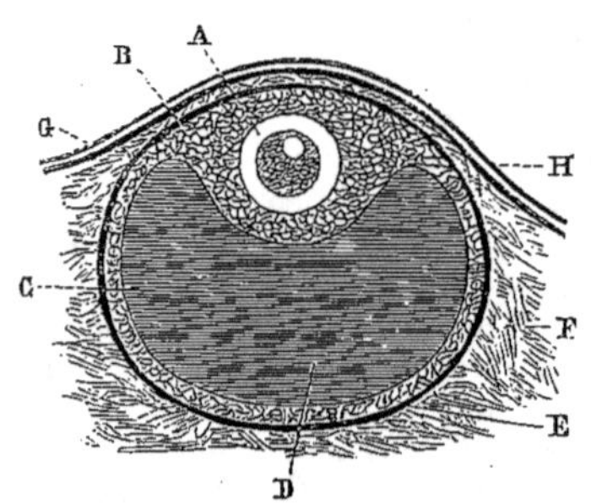

Fig. 31. — Œuf dans la vésicule de de Graaf.

A. Œuf.
B. Cumulus granuleux.
C. Membrane granuleuse.
D. Cavité de la vésicule de de Graaf.
E. Membrane propre de l'ovisac.
F. Stroma de l'ovaire.
G. Couche fibreuse de l'ovaire.
H. Couche péritonéale de l'ovaire.

Cette membrane est complétement privée de vaisseaux. Il est infiniment probable, dit M. Coste, que M. Pouchet s'est laissé tromper par une apparence, et qu'il a pu regarder comme appartenant à la membrane granuleuse les vaisseaux qui rampent sur le feuillet même de la vésicule de de Graaf.

§ 3. — Ovule, ou œuf humain.

Depuis les travaux de de Graaf, la plupart des auteurs considéraient avec lui l'œuf comme constitué par la vésicule que nous venons de décrire; l'honneur d'avoir le premier découvert l'œuf, comme organe distinct dans cette vésicule, appartient à Charles-Ernest Baer. L'ovule est tout formé dans l'ovaire dès les premières années de la vie. Il est logé, ainsi que nous venons de le dire, au milieu d'une masse de granulations plus compactes que celles qui remplissent le reste de la vésicule.

Il occupe donc une position fixe dans la vésicule, et on le rencontre presque constamment dans le point opposé à celui où sont situés les gros troncs vasculaires qui viennent s'irradier sur la capsule ovarienne, c'est-à-dire dans le point qui fait saillie à la surface de l'ovaire.

Examiné à la loupe, l'ovule apparaît sous la forme d'un corps arrondi, opaque, plus opaque au moins que le liquide renfermé dans la même vésicule. Sa petitesse est extrême, quoique le diamètre de la petite sphère qu'il représente soit sujet à varier. Les plus gros œufs humains que j'aie vus et maniés, dit Bischoff, ne dépassaient pas un dixième de ligne, de manière qu'ils n'étaient que très-difficilement perceptibles à la vue simple. Examiné au microscope, on voit qu'il est formé : d'une enveloppe extérieure qui a reçu le nom de *membrane vitelline* (Coste), *zone transparente*, *membrane corticale* ou *chorion* (Baër), d'une matière qu'on a comparée avec raison au jaune des oiseaux, et qu'on a désignée sous le nom de *vitellus*, et d'une autre vésicule appelée *vésicule germinative*.

A. *Membrane vitelline.* — Lorsque l'on contemple l'œuf avec un verre grossissant de force suffisante, on y découvre une sphère plus obscure, entourée d'un assez large anneau clair, dont il est difficile d'apprécier la nature. C'est à cet anneau que M. Coste a donné le nom de *membrane vitelline*. C'est évidemment une membrane épaisse, dont les contours externe ou interne se voient sous l'apparence de deux lignes circulaires entourant l'anneau transparent. Quelques personnes n'ont voulu voir là qu'une couche d'albumine entourant le jaune; mais il est facile de se convaincre que c'est bien une membrane résistante, en fendant l'œuf ou en le comprimant au moyen de l'instrument appelé *compresseur*. En procédant de cette manière, dit Bischoff, il n'a pu rester aucun doute que la zone transparente est une membrane épaisse, hyaline, transparente, élastique et sans texture déterminée.

Elle est entièrement privée de cellules et de vaisseaux, et pourtant c'est une enveloppe vivante,

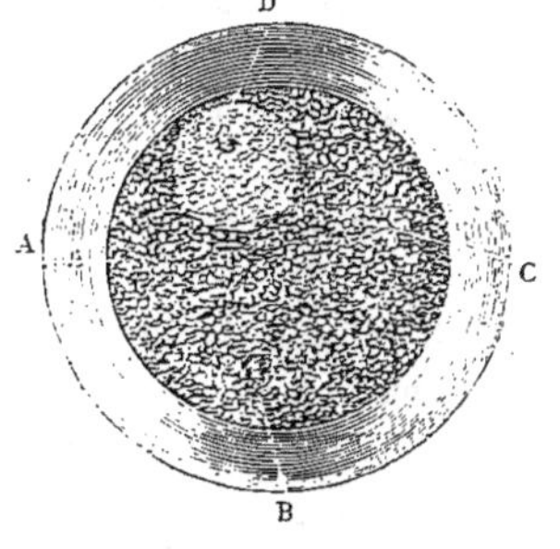

Fig. 32. — Œuf humain non fécondé.

A. Membrane vitelline, ou zone transparente.
B. Vitellus.
C. Vésicule de Purkinje, ou vésicule germinative.
D. Tache germinative.

puisque, lorsque l'œuf chez les mammifères est arrivé dans la cavité utérine, elle devient le siége d'une active végétation et produit des villosités plus ou moins ramifiées. Celles-ci, en se développant, s'enfoncent dans le tissu de la muqueuse utérine, et attachent ainsi l'œuf à la place qu'il doit occuper désormais.

B. *Jaune ou vitellus.* — La cavité de la membrane vitelline est en grande partie occupée par un liquide granuleux qui n'adhère nullement à l'enveloppe extérieure, et qui s'en échappe facilement quand celle-ci est rompue. Suivant Bischoff, le jaune de l'œuf humain est formé d'une masse cohérente, indistinctement granulée, transparente, visqueuse, qui ne s'étale pas quand on fend ou écrase l'œuf, chaque lambeau de la zone conservant un segment de jaune, ou celui-ci s'échappant tout entier. Dans certains cas, dit-il, les granulations vitellines ne sont pas réunies en une seule masse. J'ai vu le jaune divisé en deux et même une fois en cinq parties de volume différent. Ordinairement le jaune remplit complétement l'espace intérieur de la zone et affecte la même forme, mais quelquefois la sphère vitelline est plus petite que la sphère destinée à la loger. Aussi quelques auteurs ont cru qu'il existe une membrane très-mince qui l'enferme et l'unit en une seule masse ; mais MM. Coste et Bischoff s'accordent pour en repousser l'existence et soutiennent que les granulations du vitellus sont juxtaposées à la zone transparente qui est la seule et unique enveloppe.

C. *Vésicule germinative.* — Au milieu même du vitellus chez les très-jeunes filles, ou sur un des points voisins de la membrane vitelline dans les œufs arrivés à maturité, on aperçoit une petite vésicule complétement transparente et incolore, sous forme d'une tache claire qui perce à travers la masse plus foncée du jaune. Purkinje l'avait décrite dans l'œuf des oiseaux et lui avait donné son nom ; mais c'est à M. Coste qu'appartient l'honneur d'avoir le premier démontré son existence dans l'œuf des mammifères, et d'avoir ainsi établi l'identité parfaite entre ce dernier et l'œuf des oiseaux. C'est la vésicule de Purkinje, ou vésicule germinative. Elle est légèrement ovale ; elle consiste dans une membrane très-mine, très-transparente, très-incolore, et renfermant un liquide qui, le plus souvent limpide et transparent, comme elle, contient parfois quelques granules. Malgré son extrême ténuité, cette vésicule offre encore une certaine consistance, puisqu'elle a pu être examinée intacte après sa sortie de l'ovule, et complétement séparée du liquide granuleux au milieu duquel elle est : toujours très-petite, elle mesure à peine un soixantième de ligne de diamètre.

D. *Tache germinative.* — En observant attentivement, on aperçoit sur un des points de la paroi de la vésicule germinative une tache obscure arrondie, que Wagner a découverte le premier et à laquelle il a donné le nom de *tache germinative.* Elle semble formée par l'agrégation de petits grains fins ou petits globules dont la teinte plus obscure se détache sur le contenu clair de la vésicule. Wagner dit avoir quelquefois rencontré chez les mammifères deux et même plusieurs taches germinatives.

Avant la fécondation, l'ovule se compose donc : 1° d'une enveloppe extérieure, membrane vitelline ou zone transparente ; 2° d'un vitellus ou jaune contenu dans cette vésicule ; 3° d'une petite vésicule renfermée dans la première, et nageant au milieu du liquide vitellin : c'est la vésicule germinative ; 4° enfin, de la tache germinative.

COUPE ANTÉRO-POSTÉRIEURE DU BASSIN CHEZ LA FEMME.

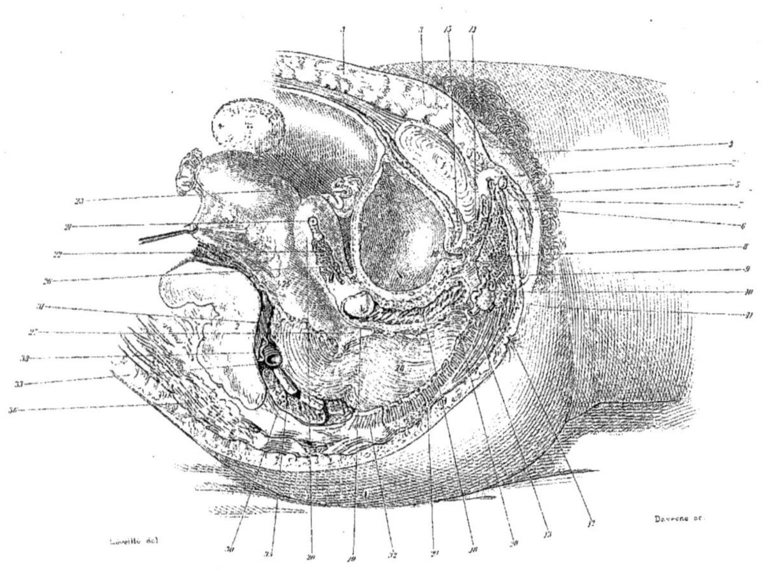

PLANCHE I.

COUPE ANTÉRO-POSTÉRIEURE DU BASSIN, DES ORGANES GÉNITAUX DE LA FEMME,
ET DE L'APPAREIL DE LA DÉFÉCATION.

Cette planche est empruntée au *Traité d'anatomie chirurgicale* de M. Richet.

Les parties molles du petit bassin et les organes qu'il renferme ont été préalablement fixés par deux tiges métalliques très-aiguës enfoncées l'une au-dessus, l'autre au-dessous de la symphyse pubienne, et fixées dans les vertèbres. La coupe est un peu oblique, de la ligne médiane en avant, sur le côté droit en arrière, ainsi qu'on peut s'en rendre compte en examinant la figure. Effectivement j'ai fait en sorte que l'instrument, après avoir divisé la symphyse pubienne en avant, se porte en dehors de la symphyse sacro-iliaque droite.

1. La symphyse pubienne.
2. La surface articulaire sacro-iliaque du sa-crum.
3, 3. Coupe de la peau et de la couche cellulo-graisseuse sous-cutanée.
4. La grande lèvre gauche.
5. La petite lèvre du même côté.
6. Orifice vulvaire.
7, 7'. Racine du clitoris. — Clitoris.
8. Le bulbe du vagin injecté par les veines.
9. Coupe du muscle constricteur du vagin.
10. Coupe du muscle transverse.
11. Glande vulvo-vaginale.
12. L'ouverture anale.
13. Le sphincter de l'anus.
14. Orifices des veines du plexus prévésical.
15. Tissu cellulaire prévésical.
16. Embouchure vésicale de l'urèthre.
17. La cavité vésicale. On voit l'orifice de l'uretère gauche.
18. Le vagin ou conduit vulvo-vaginal.
19. Le col de l'utérus.
20. Le corps de l'utérus.
21. Coupe de la trompe droite.
22. Coupe du ligament large. Plexus veineux contenu dans l'épaisseur de ce repli.
23. La trompe et le ligament large du côté gauche.
24. Le rectum et son cul-de-sac ovoïde. Les fibres longitudinales de cet intestin ont été mises à découvert.
25. Le même, recouvert dans sa partie supérieure par le péritoine.
26. Cul-de-sac vésico-utérin du péritoine.
27. Cul-de-sac recto-vaginal du péritoine.
28. Coupe du muscle releveur de l'anus.
29. Pointe du coccyx.
30. Muscle pyramidal.
31. Tissu cellulaire rétro-rectal contenu dans l'espace pelvi-rectal supérieur.
32. Coupe du grand ligament sacro-sciatique.
33. Artère hypogastrique.
34. Veine hypogastrique.
35. Plexus sacré.
36. Masse sacro-lombaire.

CHAPITRE IV.

OVULATION ET MENSTRUATION.

L'évolution des vésicules de de Graaf, ou ovulation, provoque et tient sous sa dépendance un autre phénomène physiologique, la menstruation. L'ovulation et la menstruation sont donc intimement liées et doivent être étudiées l'une après l'autre.

ARTICLE PREMIER

MODIFICATIONS QUE SUBISSENT LES VÉSICULES OVARIENNES.

Jusqu'à l'âge de la puberté, les vésicules de de Graaf sont peu volumineuses; mais, à cette époque, quelques-unes, au nombre de 15 à 20, semblent plus avancées que les autres, augmentent de volume et proéminent sur la surface extérieure de l'ovaire. Parmi ces dernières, il en est une sur qui, au moment où la jeune fille devient nubile, semble se concentrer un surcroît de vitalité. On la voit, en effet, s'hypertrophier notablement et venir former une saillie à la surface de l'ovaire, celle-ci se prononcer de plus en plus, de telle sorte qu'après quelques jours elle constitue une tumeur du volume d'une cerise et même d'une petite noix surajoutée à la surface ovarienne.

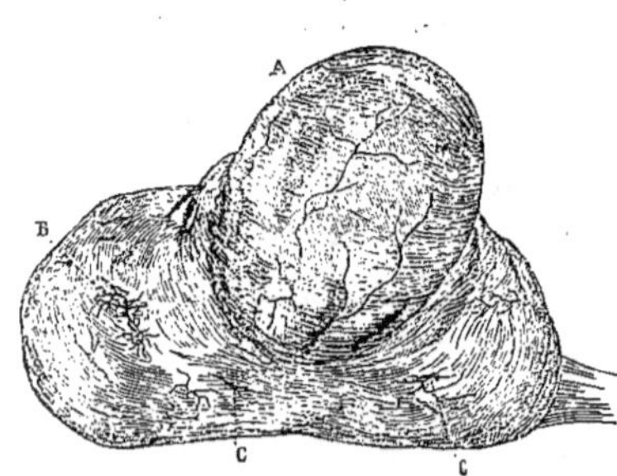

Fig. 33. — Ovaire présentant une vésicule de de Graaf à son plus grand développement, et peu de temps avant sa rupture (¹).

A. Vésicule hypertrophiée (dessinée d'après nature et avec son volume réel).
B, C, C. Cicatrices rayonnées provenant d'anciennes cicatrices rompues.

Cette augmentation considérable de volume est due à ce que le liquide que contient la vésicule, surabondamment sécrété, en distend de plus en plus les parois. A mesure que ce développement fait des progrès, les parois de la vésicule s'amincissent; les vaisseaux qui les parcourent, comprimés par l'effet de la dilatation, perdent de leur volume, s'oblitèrent et s'atrophient, surtout dans le point culminant, où la résistance est moins puissante. Enfin, parvenue au terme de son accroissement, la capsule ovarienne semble demeurer stationnaire, jusqu'au moment où une surexcitation, provoquée, soit par la maturité de l'œuf, soit par le rapprochement des sexes, vient

en déterminer la rupture (Coste). Alors les parois de la vésicule, quoique de plus

(¹) Cette figure, empruntée à M. Raciborski, est la copie exacte d'une pièce qu'il a eu la bonté de me montrer. Mais depuis cette époque (1843), je n'ai jamais eu l'occasion de rencontrer une vésicule aussi énormement développée, et je suis disposé à croire que cet énorme développement est un fait pathologique.

en plus distendues, commencent à devenir un peu moins diaphanes à cause de l'hémorrhagie qui a lieu. Celle-ci se borne quelquefois à produire de petites extravasations sanguines sur les parois de la vésicule intacte, et plus souvent un véritable épanchement dans l'intérieur de la cavité. Le sang qui s'épanche, le liquide surabondamment sécrété, affluent dans sa cavité et augmentent encore la distension des parois. Cette distension est portée si loin, qu'une déchirure est imminente, et l'on commence à distinguer, à l'endroit le plus saillant de la tumeur, le point où elle va avoir lieu. Ce point est marqué ordinairement par une petite tache rougeâtre de quelques millimètres d'étendue, produite par une forte injection, ou même par un petit épanchement de sang dans l'épaisseur de la tunique de la vésicule (Raciborski). Ces parois amincies cèdent enfin et se déchirent peu à peu. La membrane propre à la vésicule cède la première, et après elle le feuillet péritonéal. A la suite de cette rupture, l'œuf est expulsé; entraînant avec lui une partie du liquide granuleux renfermé dans la vésicule, il s'engage dans la trompe, dont le pavillon est venu le saisir, et parcourt tout le canal pour arriver plus tard dans la cavité utérine.

Les parois du follicule s'affaissent sur elles-mêmes, après cette déchirure, et sa cavité est remplie d'une petite quantité de sang liquide ou coagulé suivant l'époque à laquelle on en fait l'examen.

Peu à peu les parois de la vésicule déchirée se contractent; le caillot, qui parfois offrait d'abord le volume d'une petite cerise, est petit à petit résorbé; la cavité, d'abord très-spacieuse, diminue; les bords de la déchirure se rapprochent, quelquefois même se cicatrisent, et tout rentre dans l'ordre.

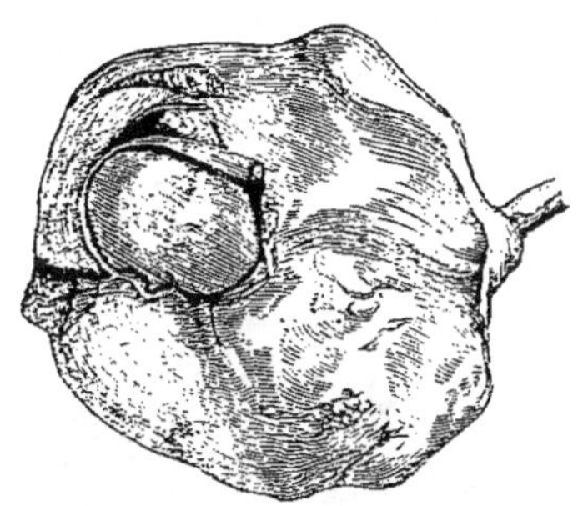

Fig. 34. — Ovaire avec la vésicule rompue et le caillot volumineux qui remplit sa cavité. (Dessiné d'après nature.)

L'évolution que nous venons de décrire, et qui se termine par la crevasse d'une vésicule et l'expulsion spontanée de l'ovule, n'est point un fait isolé, mais réveille au contraire dans le reste de l'appareil génital et dans tout l'organisme de la femme de nombreuses sympathies. Examinons d'abord les organes génitaux et les modifications qu'ils subissent avant, pendant et après cette évolution.

L'*ovaire*, auquel appartient la vésicule hypertrophiée, est notablement augmenté de volume. Il offre une coloration rouge très-prononcée, et son appareil vasculaire est singulièrement congestionné.

La *trompe* elle-même participe à cette congestion; elle est souvent d'un rouge violet, surtout au pavillon, qui conserve un reflet velouté, et douée à cette époque d'un éréthisme tout particulier, elle vient appliquer son extrémité flottante sur l'ovaire pour saisir l'ovule et le diriger dans son pavillon.

Quant à la *matrice*, elle offre des modifications si importantes, qu'avant la découverte de la ponte spontanée, on l'a considérée à tort comme jouant le principal rôle dans les phénomènes que nous allons étudier. Les beaux travaux de M. Coste auxquels j'ai tant emprunté pour la rédaction de ce chapitre, me fourniront encore les principaux traits de la description qui va suivre.

Pendant que la vésicule ovarienne devient ainsi le siége de cette rapide évolution, l'appareil vasculaire de la matrice se développe et s'injecte d'une manière inusitée ; celui de la muqueuse, en particulier, forme à la surface de cette membrane, sous la fine lame d'épithélium qui le recouvre, un élégant réseau à mailles irrégulièrement losangiques, dont chacune encadre l'orifice de l'un des nombreux tubes glandulaires qui la constituent presque tout entière. Ce réseau est si riche, qu'il donne à la surface interne de la matrice une teinte violacée plus ou moins intense. Ces réseaux sont formés par des ramuscules veineux très-déliés. Les glandules utriculaires grandissent visiblement, et la portion musculaire de l'utérus, par suite de la congestion dont elle est le siége, prend plus d'extension, se colore plus vivement en rouge, devient plus spongieuse et plus souple. Le volume total de l'organe est augmenté, le col est tuméfié, l'orifice plus étroit; les lèvres du museau de tanche ont plus de chaleur, leur couleur est plus foncée.

La muqueuse utérine, grâce à ce développement considérable de ses vaisseaux, et surtout des glandules qui lui appartiennent, prend elle-même une épaisseur telle que, trop à l'étroit dans la cavité utérine, elle forme sur un très-grand nombre de sujets des plis ou des circonvolutions saillantes, molles, pressées, adossées les unes aux autres, de manière à ne laisser aucun vide dans la cavité utérine. M. Coste possède plusieurs matrices dont la muqueuse a, dans certains points, jusqu'à 8 et 10 millimètres d'épaisseur : mais quelle que soit son hypertrophie, elle n'offre jamais les villosités flottantes que Baer et Weber ont cru y remarquer : en dehors de quelques cas pathologiques, elle ne présente jamais l'exsudation pseudo-membraneuse admise par presque tous les physiologistes (voyez *Membrane caduque*).

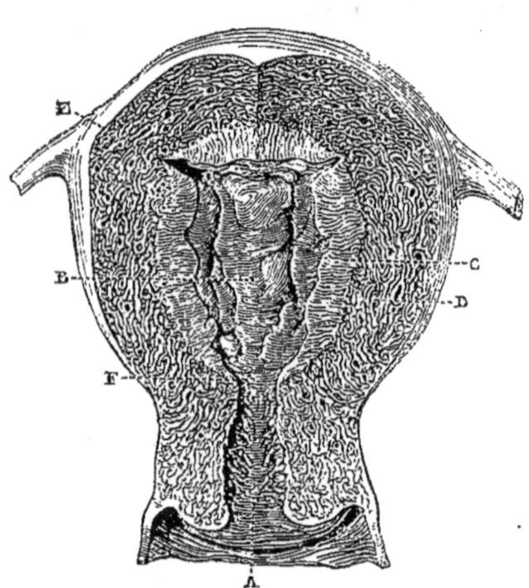

Fig. 35. — Utérus ouvert pour monter l'hypertrophie de la muqueuse à l'époque des règles.

A. Muqueuse du col.
B. Muqueuse du corps très-boursouflée.
C. Épaisseur de la coupe de la muqueuse.
D. Tissu propre.
E, F. Muqueuse diminuant d'épaisseur au niveau du col et au niveau de l'orifice des trompes.

Cette riche vascularisation de la muqueuse et la forte congestion sanguine dont tout l'organe est le siége s'accompagnent tout d'abord de l'exsudation de quelques gouttes de sang, qui, se mélangeant plus bas au mucus vaginal, devenu lui-même plus abondant et plus fluide, lui communique une coloration d'abord rosée, puis légèrement rougeâtre. Après deux ou trois jours, un flot de sang, qui a sa principale source dans le réseau superficiel de la muqueuse, sort par le col et vient se mêler au produit de la sécrétion vaginale. L'écoulement se présente alors avec tous les caractères d'une hémorrhagie.

C'est très-certainement dans le réseau vasculaire superficiel de la muqueuse utérine que cette hémorrhagie a sa source principale, et sur des femmes mortes à cette époque on peut voir le sang transsuder à travers de petites gerçures microscopiques.

Cet écoulement continue avec les mêmes caractères pendant deux ou trois jours, quelquefois plus, quelquefois moins; puis la quantité de sang qui s'y trouve diminuant, il reprend peu à peu les caractères muqueux et séreux propres à la sécrétion vaginale.

Il est impossible, dans l'état actuel de la science, de préciser d'une manière rigoureuse quel est, pendant la durée de l'écoulement sanguin, le moment auquel a lieu la rupture de la vésicule de de Graaf. Des autopsies, aujourd'hui assez nombreuses, permettent même de penser que ce moment n'est pas toujours le même, et les expériences si curieuses de M. Coste ne laissent aucun doute sur l'influence que peuvent exercer les excitations vénériennes : cette influence est telle, qu'elle peut déterminer la rupture d'une vésicule hypertrophiée, qui, sans rapprochement sexuel, fût restée intacte encore plusieurs jours. Toutefois on peut admettre qu'en général la crevasse de la vésicule s'opère dans les derniers jours de l'écoulement.

Cette crevasse ne termine pas la série des phénomènes dont l'ovaire est le siége, et nous avons à dire quelques mots de ce que deviennent les parois de la vésicule après l'expulsion de l'ovule.

Des corps jaunes.

Aussitôt après la crevasse de la vésicule de de Graaf et l'expulsion de l'ovule qui en est la conséquence, il se fait dans la cavité laissée vide un épanchement de sang suivant les uns, de lymphe plastique suivant les autres ; de plus, les parois jusqu'alors très-fortement distendues, se rétractent fortement sur la matière épanchée, et constituent avec cette dernière une masse plus ou moins compacte, qui présente, après un certain temps, une coloration jaune orangé. Cette dernière circonstance a fait donner à la tumeur dont il s'agit le nom de *corps jaune*, ou *corpus luteum*.

Considéré longtemps par presque tous les auteurs comme preuve irrécusable d'une conception antérieure, il est bien prouvé aujourd'hui qu'il peut se rencontrer chez une fille vierge, pourvu qu'elle ait déjà été réglée.

Des opinions très-diverses ont été émises sur le mode de formation du corps jaune, ainsi que sur l'époque précise à laquelle il commence à se développer. Suivant Robert Lee, la masse du corps jaune se forme extérieurement autour de la cavité vidée de la vésicule, et a par conséquent des connexions intimes avec le stroma de l'ovaire. Cette opinion n'est pas admissible. Au dire de Baer et de Valentin, le corps jaune serait le résultat de l'hypertrophie, d'une sorte de boursouflement de la membrane de la vésicule, laquelle pousse des espèces de villosités vasculaires qui remplissent toute la cavité du follicule, à l'exception du point occupé par l'ovule. Dans cette dernière opinion, le développement du corps jaune contribuerait à la crevasse de la vésicule par la distension qu'il lui fait subir, et dès lors déterminerait la sortie de l'ovule en le refoulant petit à petit vers le point le plus aminci. Elle suppose que le *corpus luteum* est complétement développé quand s'opèrent la rupture vésiculaire et l'expulsion de l'ovule, ce qui me paraît inadmissible. Sur les pièces qu'a eu la bonté de me montrer M. Raciborski, j'ai pu en effet me convaincre du contraire. Chez une femme morte pendant l'écoulement des règles, j'ai pu constater la déchirure récente de la vésicule notablement hypertrophiée, et sa cavité ne renfermait cependant aucun corps jaune. Sa formation ne précède donc pas la rupture de la vésicule. M. Raciborski à son tour a cherché à donner l'explication des phénomènes consécutifs à cette rupture dans l'intéressant ouvrage qu'il a publié (*De la ponte périodique chez la femme et les mammifères*, 1844). Je crois faire chose utile que de consigner ses idées dans cet ouvrage.

Lorsqu'on examine les ovaires huit, dix ou douze jours après la cessation du flux menstruel, on trouve toujours sur une des surfaces de l'un de ces organes une légère tuméfaction arrondie, surmontée d'une tache rouge en forme d'ecchymose, offrant au centre une légère fente linéaire. Le bords de cette fente sont déjà presque toujours agglutinés, mais il est encore assez facile de les désunir à l'aide de tractions latérales. Si à cette époque on fend l'ovaire au niveau de l'endroit ecchymosé, on rencontre à l'intérieur une poche déjà plus petite que n'était la cavité de la vésicule avant la rupture, mais entièrement remplie d'un caillot de sang qui, mis dans l'alcool, prend la consistance d'un corps solide de nature spongieuse. Le volume du caillot égale ordinairement celui d'une moyenne cerise (voyez fig. 34). Ce caillot se laisse facilement enlever de la cavité. Les parois de la vésicule offrent, à cette période, une coloration jaune orangé qui disparaît dans l'esprit-de-vin. La surface de cette membrane est en même temps légèrement plissée

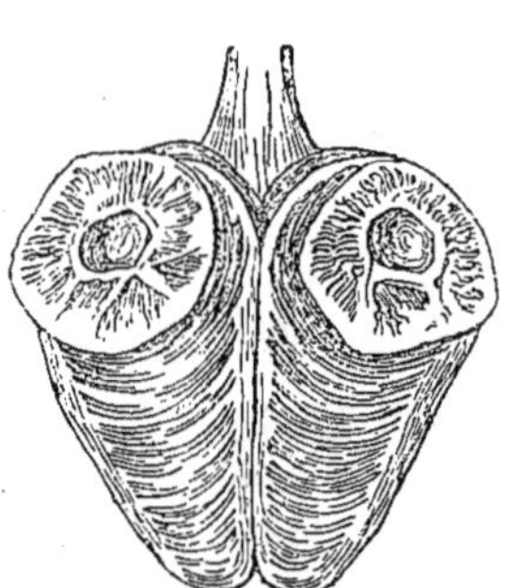

Fig. 36. — Ovaire fendu longitudinalement et montrant le corps jaune à un certain degré de son développement.

et comme tomenteuse. Cependant les molécules les plus solubles du caillot sont résorbées ; alors a lieu une nouvelle rétraction de la tunique. Sans cesse obligée de suivre le retrait du caillot et de se mouler sur lui, elle forme de nouveau un certain nombre de plis qui finissent par adhérer les uns aux autres, et par diminuer ainsi la surface de la membrane ; puis une nouvelle résorption des parties solubles, nouveau retrait de la tunique, nouvelle diminution de la cavité, et ainsi de suite ; de telle sorte qu'au bout d'un mois il ne reste plus de la poche qui pouvait contenir une petite cerise, qu'une petite locule pouvant à peine renfermer le noyau de ce fruit (voyez fig. 36). La tunique de la vésicule s'hypertrophie tout en subissant le plissement forcé causé par la rétraction incessante des fibres périphériques, et constitue ainsi une masse rayonnée qui, par suite de l'imbibition des principes colorants du sang, prend une coloration jaune orangé très-caractérisée. Cette coloration n'appartiendrait donc pas, comme l'avaient pensé M. Montgoméry et plusieurs autres, à une substance de nouvelle formation qui serait déposée soit en dehors, soit en dedans de la vésicule, mais serait tout simplement le résultat de l'imbibition. Enfin, la résorption du caillot étant complète, il arrive un moment où les deux parois opposées de la poche finissent par se mettre en contact et ne forment plus qu'une seule strie jaunâtre ou d'un gris ardoisé. L'espace de quatre à six mois suffit pour amener les cavités vésiculaires à ce degré de réduction.

Comme M. Raciborski, M. Coste admet le plissement de la membrane de la vésicule ; mais sa théorie diffère assez de celle du premier, pour que nous croyions devoir l'exposer brièvement.

Immédiatement après sa rupture, le follicule ovarien se remplit d'une matière gélatiniforme souvent colorée *en rouge* par le sang qui s'écoule de quelques vaisseaux ouverts : cette matière prend ensuite une consistance de plus en plus prononcée. Les parois revenant sur elles-mêmes, ainsi que nous l'avons dit plus haut, se rident très-promptement, et les rides qui résultent de cette rétraction sont si nombreuses, si saillantes et si pressées, qu'elles offrent quelque ressemblance avec les circonvolutions du cerveau (voyez fig. 37). En même temps qu'elle subit ce plissement sur elle-même, cette paroi s'hypertrophie, se phlogose, devient rougeâtre, et s'avance de plus en plus vers le centre de la cavité qu'elle tend à combler, comme si elle donnait naissance à des bourgeons charnus. Bientôt, enfin, la matière plastique qui d'abord remplissait le follicule, étant progressivement résorbée, les circonvolutions adossées, par le côté saillant, contractent des adhérences, se greffent ensemble, et le follicule comblé forme à la surface de l'ovaire une énorme tumeur.

Longtemps avant que les plis ou les circonvolutions qui tendent à combler la cavité du follicule rompu soient assez tuméfiées pour être en contact, leur tissu perd la rougeur inflammatoire qu'elles avaient d'abord. Mais, quant à la coloration jaune que présente la masse que nous venons de décrire, M. Coste, n'ayant pas admis la formation d'un caillot sanguin dans la cavité vésiculaire, ne peut pas admettre avec M. Raciborski que l'imbibition de la matière colorante en soit la cause. Pour lui cette coloration jaune tient uniquement à la nature des granulations moléculaires qui entrent dans la structure de la tunique interne. « Ces granules, dit-il, ne sont pas seulement remarquables par leur nombre, mais encore par la teinte jaune qui les colore légèrement. Or, comme, après le plissement de la tunique interne, ils sont très-abondants et très-pressés les uns contre les autres, la teinte jaune, qui, pour chacun d'eux pris isolément, n'est pas très-prononcée, le devient sensiblement pour la masse totale. »

Comme on le voit, ces deux opinions peuvent se résumer ainsi : 1º épanchement d'un liquide coagulable, du sang pour M. Raciborski, de la lymphe plastique pour M. Coste ; 2º plissement et hypertrophie toujours progressifs de la paroi de la vésicule ; 3º coloration jaune de cette dernière, soit par la matière colorante du sang (Raciborski), soit par la condensation des granules moléculaires (Coste). Ces deux théories, qui résument à peu près toutes les autres, diffèrent surtout par un fait important. Pour MM. Raciborski, Pouchet, Dalton, etc., du sang d'abord liquide s'épancherait et formerait bientôt un caillot plus ou moins dense ; pour M. Coste, au contraire, cet épanchement sanguin ne serait qu'un fait pathologique ou tout au moins très-exceptionnel.

Aujourd'hui la plupart des physiologistes pensent qu'après la déchirure du follicule de de Graaf, sa cavité se remplit de sécrétion plastique, quelquefois teinte de sang. Ce ne serait qu'exceptionnellement qu'il s'y formerait un véritable caillot. Pendant que cette sécrétion se produit, les fibres musculaires du stroma reviennent sur elles-mêmes et compriment la poche de l'ovisac. Celle-ci n'étant pas rétractile se plisse comme nous l'avons dit. Quelques-unes des cellules de la membrane granuleuse restées adhérentes à la surface interne de l'ovaire s'hypertrophient ; des granulations graisseuses se produisent et donnent à la tumeur une coloration jaunâtre. Les plis deviennent de plus en plus saillants et finissent par adhérer ensemble. Après être resté stationnaire un certain temps, ce corps jaune s'atrophie et laisse à sa place une cicatrice déprimée. En un mot, la théorie de M. Coste paraît exacte, tandis que les phénomènes décrits par M. Raciborski, quoique réels, ne se présentent qu'à titre d'exception pathologique.

Quel que soit, du reste, le sort de l'ovule après son expulsion, qu'il reçoive ou non l'influence vivifiante du liquide séminal, les débris de la capsule déchirée subissent toujours les premières modifications décrites plus haut.

La formation des corps jaunes succédant toujours à la rupture d'une vésicule de de Graaf, et celle-ci étant le plus souvent spontanée, il est évident que les médecins légistes ont eu tort de considérer leur existence dans l'ovaire comme l'indice *certain* d'une fécondation antérieure : mais quelques physiologistes modernes ont eu tort aussi de croire que l'étude de ces corps jaunes ne pouvait présenter aucune importance médico-légale ; car si la survenance d'une grossesse ne modifie en rien les corps jaunes au début de leur formation, elle exerce une influence incontestable sur leur développement ultérieur. M. Coste, qui a suivi pas à pas leur évolution dans les deux cas, a trouvé dans cette étude attentive des notions suffisantes pour pouvoir distinguer le corps jaune succédant à une grossesse, du corps jaune appartenant à une femme qui n'a pas conçu.

Il ne faut pas moins, dit-il, d'un mois tout entier pour que chez la *femme enceinte*, la cavité du follicule soit comblée, et les plis sur le point d'adhérer ensemble. Ce n'est guère que vers le quarantième jour qu'ils ont contracté d'étroites adhérences. Leur assemblage forme alors une tumeur compacte, résistante, et offrant 24 millimètres dans son plus grand diamètre et 16 dans son plus petit. Ainsi arrivée à son apogée, elle reste stationnaire pendant quelque temps encore, puis, vers la fin du troisième mois, commence sa période de décroissance. La tumeur, progressivement résorbée, perd de son volume, semble rentrer dans l'organe à la surface duquel elle s'était élevée ; elle devient en même temps plus compacte, plus dense et plus rénitente. Dans le courant du quatrième mois, elle diminue de près d'un tiers, et de moitié vers la fin du cinquième. Du sixième au neuvième, elle a perdu au moins les deux tiers de son volume ; elle forme pour-.

tant encore après l'accouchement un tubercule qui n'a pas moins de 7 à 8 millimètres de diamètre. Celui-ci diminue ensuite assez rapidement, mais il faut près d'un mois pour qu'il soit réduit à un petit noyau dur qui persiste ensuite plus ou moins longtemps. Toutefois il n'y a rien d'absolu dans la marche décroissante de ce phénomène. Et de même qu'on trouve chez les femmes mortes au sixième et au huitième mois de la grossesse des corps jaunes aussi volumineux que d'autres au quatrième, on peut voir quelquefois, plusieurs mois après l'accouchement, des traces évidentes du corps jaune.

Lorsque le corps jaune se forme en dehors des conditions que l'imprégnation détermine, ajoute M. Coste, son développement est beaucoup moins considérable et sa décroissance plus rapide. Pendant, en effet, que chez les femmes en état de gesta-

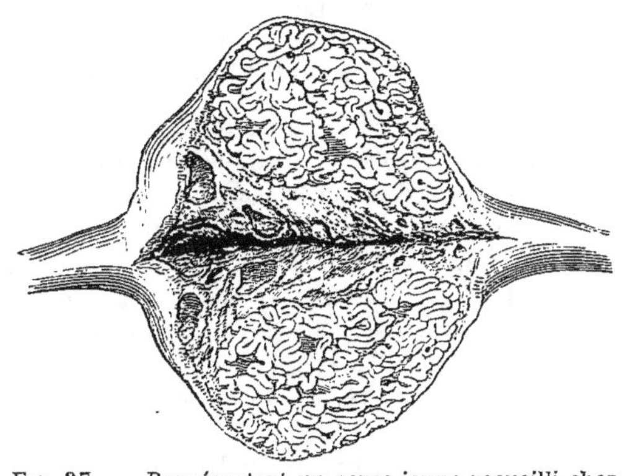

FIG. 37. — Représentant un corps jaune recueilli chez une femme morte à six mois de la grossesse.

tion ces tumeurs mettent cinq à six mois à opérer leurs principales modifications, il ne faut pas plus de vingt-cinq à trente jours pour que, chez celles qui n'ont pas été fécondées, ces capsules soient presque complétement effacées. Elles deviennent bien, dès le début, le siége de phénomènes identiques, mais elles mollissent tout à coup, et souvent sont complétement résorbées, sans que les circonvolutions de leur feuillet interne soient parvenues à se toucher ou à contracter des adhérences. Jamais les ovaires d'une femme frappée de mort violente à l'état de vacuité n'ont présenté à M. Coste des corps jaunes semblables à ceux qu'on rencontre au second et au troisième mois de la grossesse ; ils n'ont ni le volume ni la densité de ces derniers (fig. 37). En un mot, ajoute le savant embryologiste, un corps jaune aussi volumineux que l'ovaire lui-même, formant une tumeur résistante, solide, sur la coupe de laquelle on peut constater que les circonvolutions intérieures comblent la cavité de la capsule rompue, et sont étroitement adhérentes ensemble, appartient à une femme enceinte. Si les circonvolutions ne sont que faiblement unies, et laissent voir entre elles une couche de matière plastique qui sert à les agglutiner, le corps jaune correspond au commencement du second mois ; si, au contraire, ces circonvolutions sont confondues en une masse compacte, ayant toujours le même volume que dans le cas précédent, le corps jaune provient d'une femme morte à la fin du troisième mois de la gestation. A dater de cette époque, en effet, la masse devient de plus en plus compacte, reste stationnaire pendant quelque temps, et tend à diminuer jusqu'au terme de la grossesse.

Nous avons réuni dans une seule et même planche quelques corps jaunes, résultat de menstruation, et plusieurs autres observés à une époque plus ou moins avancée de la grossesse. En comparant les différences physiques qu'ils présentent dans les deux cas, on pourra facilement apprécier la justesse des observations que nous venons de présenter. Les figures 3, 4, 5 et 6 sont dues à l'obligeance de notre savant maître M. Rayer.

EXPLICATION DE LA PLANCHE II.

Fig. 1. — *aa*. Corps jaune quatre semaines après la menstruation.

Fig. 2. — Corps jaune trente jours après la menstruation.

Fig. 3. — Ovaire provenant d'une jeune femme qui, après avoir passé la nuit avec son amant, s'est suicidée en se jetant d'un troisième étage; morte au bout de vingt-quatre heures. — *a*. Petite déchirure provenant de la rupture de la vésicule.

Fig. 4. — Le même ovaire fendu suivant sa longueur pour montrer l'intérieur de la vésicule.

Fig. 5. — Ovaire provenant d'une femme non primipare, morte, au cinquième mois de la gestation, d'une pneumonie compliquée d'avortement.

Fig. 6. — Ovaire d'une femme de vingt ans, morte au neuvième mois de sa grossesse.

En résumant les faits dont nous venons de faire l'histoire, on voit que, vers l'âge de la puberté, l'ovaire devient le siége d'une congestion très-active, et pour ainsi dire d'une vie nouvelle : une des vésicules de de Graaf sur laquelle semble se concentrer toute la vitalité de l'organe, prend tout à coup un développement considérable; elle soulève l'enveloppe ovarienne, constitue une tumeur surajoutée à l'organe, et ses parois, affaiblies de plus en plus par l'énorme distension qu'elles ont subie, se déchirent : à la suite de cette déchirure, l'ovule est expulsé, entraînant avec lui une partie du liquide granuleux qui l'environnait. Cette expulsion constitue le phénomène décrit dans ces derniers temps sous le nom de *ponte spontanée*. Le vide laissé dans la vésicule est bientôt rempli par du sang et par une matière gélatineuse sécrétée par les parois du follicule : celles-ci se plissent, s'hypertrophient, et constituent bientôt le corps jaune.

Comme faits accessoires, on peut constater que l'utérus et ses annexes participent plus ou moins au travail ovarien, et nous avons sommairement indiqué les particularités qu'ils présentent pendant que ce travail s'accomplit : nous aurons l'occasion d'y revenir plus loin. Mais auparavant nous devons faire remarquer combien cette succession d'actes physiologiques ressemble à la série de faits que l'anatomie et la physiologie comparés ont constatées chez les mammifères à l'époque du rut. Chez eux aussi l'approche du mâle n'est pas nécessaire à la sortie de l'œuf, et la ponte spontanée s'accompagne à peu près des mêmes modifications dans les organes génitaux, tout en manifestant son influence sur tout l'organisme par le même ensemble de phénomènes. Chez la femme, comme chez les mammifères, comme chez les oiseaux, cette ponte spontanée, accompagnée du même cortége de symptômes, se reproduit à des intervalles plus ou moins réguliers. Chez le lapin, c'est la tuméfaction et l'injection pour ainsi dire variqueuses des vaisseaux de la vulve. A cette coloration et à cette tuméfaction s'ajoute, chez la chienne, une sécrétion odorante qui attire les mâles et les met sur les traces des femelles. Chez les singes, enfin, il se fait une hémorrhagie

Fig. 1.

Fig. 2.

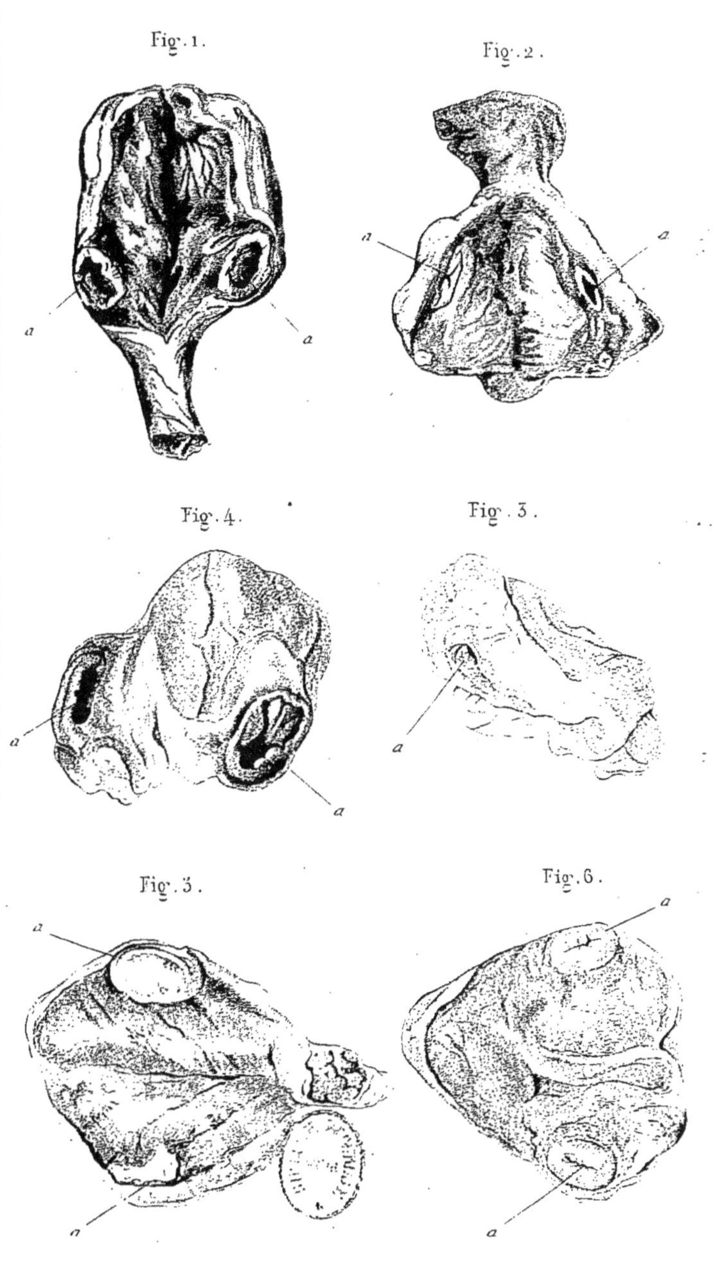

Fig. 4.

Fig. 3.

Fig. 5.

Fig. 6.

plus ou moins abondante, qui coïncide, chez les macaques et les cynocéphales, avec un boursouflement si monstrueux de la vulve, que, dans certains cas, toutes les parties environnantes en sont infiltrées comme si des piqûres d'abeilles en avaient produit l'inflammation. Nous étudierons plus bas ce que ces retours offrent de spécial dans l'espèce humaine.

L'évolution vésiculaire, avec le cortége des phénomènes que nous venons de décrire, se reproduit à des intervalles variables chez les différents animaux et se renouvelle chez la femme à des époques bien plus rapprochées. Tous les mois, en effet, dans l'état normal, on voit une nouvelle vésicule de de Graaf croître, se gonfler outre mesure, crever enfin pour laisser échapper l'ovule, et devenir le siége de transformations successives offertes par le corps jaune. Tous les mois donc se renouvelle ce fait si curieux de la ponte spontanée; et les cicatricules noirâtres, de formes si diverses, qu'on observe à la surface des ovaires chez les femmes nubiles, feraient déjà soupçonner, en dehors de toute observation directe, que le fait dont elles sont la conséquence dernière a dû se renouveler un grand nombre de fois.

Parmi les phénomènes que nous venons de décrire, l'écoulement sanguin est celui qui, jusqu'à ces dernières années, avait le plus particulièrement fixé l'attention. Cet écoulement, ainsi que l'évolution vésiculaire dont il est la conséquence, survient pour la première fois vers l'âge de douze à quinze ans, et se renouvelle ensuite périodiquement tous les mois jusqu'à l'âge où la femme perd l'aptitude à la fécondation, c'est-à-dire en général jusqu'à quarante-cinq à cinquante ans. Connu sous le nom de *menstrues, règles, mois ordinaires*, cette excrétion périodique constitue la *menstruation* : phénomène important sans doute, il est loin pourtant d'être le fait capital parmi ceux que nous avons étudiés, car il peut manquer sans que son absence modifie notablement l'accomplissement du travail vésiculaire, tandis qu'il ne se montre jamais sans être précédé et accompagné du développement d'une vésicule de de Graaf. C'est donc un phénomène secondaire intimement lié à ceux qui s'accomplissent dans l'ovaire ; c'est dire assez que les détails dans lesquels nous allons entrer sur la menstruation compléteront l'histoire des follicules ovariens.

ARTICLE II.

DE LA MENSTRUATION.

La menstruation est, nous venons de le dire, un écoulement périodique de sang qui a lieu par les parties génitales et sa source dans les parois de la matrice. Sa première apparition, toujours déterminée par l'évolution ovarienne dont elle est un des épiphénomènes, décèle chez la femme l'aptitude à la fécondation et constitue un des premiers signes de la puberté ou de la nubilité. Je dis un des premiers signes, car il est fort rare qu'elle s'établisse brusquement, et sans avoir été précédée de quelques phénomènes précurseurs.

Ces phénomènes sont locaux ou généraux. Les premiers, purement physiques, se produisent plus spécialement dans les organes générateurs. Ainsi la région pubienne se couvre de poils; le bassin, qui jusqu'alors différait peu de celui de l'homme, augmente de dimension dans tous les sens, et prend peu à peu la forme que nous avons indiquée comme propre à la femme bien conformée; les mamelles prennent un développement rapide; le mamelon se dessine davantage, est plus turgescent, plus sensible, et la peau qui l'environne prend une coloration plus marquée qu'auparavant. Les formes du corps s'arrondissent, grâce à la distribution plus abondante et plus harmonique du tissu cellulo-graisseux.

Ces modifications physiques s'observent rarement sans un changement dans l'état moral de la jeune fille. La voix prend un timbre plus doux, ses regards sont plus timides, souvent embarrassés auprès des personnes avec lesquelles peu de mois auparavant elle jouait comme un enfant. Elle éprouve certains désirs, expressions vagues du développement des sens qu'elle ne peut comprendre. Une triste mélancolie, le goût des lieux solitaires et propres à la rêverie, remplace celui des plaisirs bruyants de l'enfance.

La congestion qui précède l'hémorrhagie signale son existence par de nouveaux symptômes. La jeune fille accuse de la lassitude, une sensation de gonflement et de tension dans le bas ventre, des douleurs lombaires et sacrées, de la pesanteur aux lombes, de la chaleur à l'hypogastre, au péritoine, un léger prurit et une légère tuméfaction aux parties sexuelles, un gonflement douloureux aux mamelles. Dans beaucoup de cas, l'excitation des organes génitaux va jusqu'à produire une réaction générale très-prononcée, et suivant Boerhaave, la première éruption des règles s'accompagne de fièvre. Assez souvent on voit survenir des troubles nerveux très-bizarres, et j'ai pu observer de véritables accès d'hystérie. Ces symptômes peuvent se prolonger de un à huit jours, et sont suivis enfin d'un écoulement muqueux plus ou moins abondant : après quelques jours, ce dernier se mélange de quelques gouttes de sang, et devient bientôt du sang presque pur. Cette hémorrhagie continue pendant plusieurs jours, puis la quantité de sang mélangée aux mucosités vaginales diminuant de plus en plus, l'écoulement est moins coloré, et après avoir repris les caractères des sécrétions vaginales, cesse complétement.

Assez souvent la première menstruation s'effectue sans avoir été précédée d'aucun de ces malaises. C'est parfois en jouant, en dansant, parfois pendant le sommeil qu'apparaît l'éruption sanguine.

Chez la plupart des jeunes filles, la menstruation revient au bout d'un mois, et suit ensuite régulièrement sa marche périodique, mais souvent ce n'est qu'après trois ou quatre époques, quelquefois plus tard, que les règles se régularisent. D'autres fois un assez long intervalle s'écoule entre les deux premières menstruations : ainsi M. Raciborski, ayant noté chez quatre-vingt-sept femmes la distance écoulée entre les deux premières époques menstruelles, n'en a trouvé que cinquante-huit chez lesquelles ces deux époques n'offraient pas plus d'un mois d'intervalle. Chez deux femmes, la seconde menstruation revint six semaines après la première; chez quatre, deux mois; chez cinq, trois mois; chez quatre, quatre mois; chez une, cinq mois; chez une, huit mois; chez trois, un an; enfin, chez une, deux ans.

Ces irrégularités dans le retour de la seconde époque peuvent tenir sans doute à un état morbide qu'il faut combattre, mais elles peuvent dépendre aussi d'une certaine atonie des organes génitaux qui ne permet pas au développement physiologique des follicules de de Graaf de continuer. Cette atonie momentanée est sans influence sur la santé générale de la femme ou l'avenir de la fonction ; elle disparaît souvent par l'excitation qui résulte d'un changement de vie, ou des premières approches conjugales (Raciborski).

Chez quelques jeunes filles, les troubles fonctionnels et les douleurs abdominales, que nous avons considérés comme autant de phénomènes précurseurs de la première éruption menstruelle, peuvent ne pas être suivis de l'écoulement sanguin, et après avoir duré plusieurs jours, ils diminuent et cessent complétement : ils se reproduisent aussi chaque mois, pendant un certain temps, sans autre résultat qu'une altération momentanée dans la santé générale, et ce n'est pour ainsi dire qu'après plusieurs tentatives infructueuses que les règles s'établissent enfin d'une manière complète et régulière.

Les symptômes qui ont préludé au premier écoulement menstruel ne se reproduisent pas en général aux époques ultérieures, ou du moins vont en s'affaiblissant à mesure qu'on s'éloigne du début de la menstruation. Chez quelques femmes pourtant ils se montrent chaque fois avec la même intensité ; et chez ces dernières j'ai souvent remarqué que les douleurs, les coliques, parfois très-vives, qui préludent à l'écoulement sanguin, disparaissaient ou même cessaient complément aussitôt après les premières approches conjugales, et surtout après un premier accouchement. Chez un plus grand nombre, l'approche du retour mensuel est, toute la vie, signalée par quelques légères douleurs, un peu de malaise, ou seulement par un trouble plus ou moins prononcé dans l'état général : l'humeur est moins égale, la femme devient plus impressionnable, plus irascible, moins facile à vivre en un mot.

L'époque de la première éruption est excessivement variable suivant les climats, le genre de vie, la constitution. Le tableau suivant, emprunté à l'ouvrage de Müller, annoté par Jourdan, donne une idée de ces variations dans différents pays (voyez ce tableau, page 76).

D'après ce tableau, l'âge de quatorze à quinze ans est celui auquel on compte le plus de premières menstruations à Paris, mais on peut remarquer que les variations les plus communes oscillent depuis onze ou douze ans jusqu'à dix-sept ou dix-huit ans.

Les climats chauds, l'habitation des villes et les habitudes qu'on y contracte, les constitutions robustes, paraissent favoriser le développement précoce de la puberté ; les températures froides, l'habitation à la campagne, un tempérament faible et délicat, paraissent, au contraire, retarder la première apparition des règles.

En dehors de ces moyens, les auteurs ont cité d'assez nombreux exemples de menstruation tardive et prématurée. On voit par ce tableau que cinq femmes n'ont été réglées qu'à vingt-trois ans, six à vingt-quatre, deux à vingt-cinq. Dans quelques cas très-rares, la première éruption s'est fait attendre beaucoup plus longtemps : ainsi M. Kleeman parle d'une femme qui, mariée à vingt-sept ans, ne vit ses règles que deux mois après son huitième accouchement, et continua d'être menstruée régulièrement jusqu'à cinquante-quatre ans. Pecklin donne l'observation d'une femme mariée, forte et bien portante, qui, âgée de quarante ans, n'avait jamais été réglée : dès les premières nuits de son second mariage, les règles apparurent et se continuèrent régulièrement pendant deux ans, au bout desquels elle devint grosse.

AGE.	1285. Paris. BRIERRE.	342 Lyon. BOUCHACOURT.	68. Marseille. MARC D'ESPINE.	450. Manchester. ROBERTON.	137. Goettingue. OSIANDER.	200. Paris. RACIBORSKI.	487. Paris. RACIBORSKI.	100. Norvége. FAYE.	100. Varsovie. LEBRUN.
Ans.									
5	1	»	»	»	»	»	»	»	»
7	1	»	»	»	»	»	»	»	»
8	2	»	»	»	»	»	»	»	»
9	11	»	»	»	»	»	1	»	»
10	29	5	»	»	»	»	7	»	»
11	96	14	6	10	»	4	18	»	»
12	129	26	10	19	3	10	34	4	»
13	138	47	13	53	8	20	40	4	»
14	212	50	9	85	21	29	55	13	1
15	204	76	16	97	32	38	77	14	15
16	140	79	8	76	24	41	81	20	27
17	133	58	4	57	11	20	72	13	35
18	95	38	2	26	18	20	35	13	13
19	43	21	»	23	10	12	26	6	6
20	33	9	»	4	8	»	24	8	2
21	8	5	»	»	1	4	14	3	1
22	8	1	»	»	»	»	2	»	»
23	4	»	»	»	1	»	»	»	»
24	»	5	»	»	»	2	»	1	»
25	»	»	»	»	»	»	1	1	»

Si nous rapprochons de ces menstruations tardives les cas assez nombreux de femmes devenues mères sans avoir jamais été réglées, ou de nourrices chez lesquelles la suppression des menstrues n'a pas été un obstacle à la conception, nous y trouverons une confirmation entière de ce que nous disions dans le chapitre précédent du rôle secondaire de l'écoulement menstruel. Considéré comme un phénomène des modifications ovariennes, il peut manquer, bien que la vésicule de de Graaf parcoure toutes les phases de son évolution ; et son absence ne peut être aujourd'hui regardée comme un obstacle absolu à la fécondation.

Les observations de menstruation très-précoce ne peuvent être toutes admises ; mais, en mettant de côté les cas assez nombreux où la nature de l'écoulement n'a pas été établie d'une manière suffisante pour les accepter sans conteste, il en est quelques-uns dont la valeur ne peut être mise en doute, car l'apparition des règles a été accompagnée de tous les attributs de la puberté. Ainsi le docteur Susewind a connu une fille de dix-sept mois qui était réglée depuis l'âge d'un an : l'hémorrhagie revenait régulièrement tous les mois, et était accompagnée chaque fois de symptômes de molimen hémorrhagique; les seins et le mont de Vénus étaient ceux d'une fille de quatorze à quinze ans. La fille observée par de Lenhossek fut réglée à neuf mois, à deux ans elle possédait tous les attributs extérieurs de la puberté. La fille dont parle d'Outrepont, qui à l'âge de deux semaines avait quatre dents, fut régulièrement menstruée dès neuf mois; elle avait alors de longs cheveux noirs et les seins proéminents. Une femme observée par Carus fut réglée à deux ans, devint enceinte à huit, et n'a succombé que dans un âge très-avancé.

On trouvera dans un mémoire de M. Dezeimeris bien d'autres faits semblables, empruntés à Schœfer, Louis Robert, le Beau, Descuret, Comarmond, Clarke, Lobstein, etc., etc.

Ces règles prématurées sont dues certainement à la même cause qui les détermine chez la plupart des femmes vers l'âge de quinze ans. Toujours accompagnées du développement des seins et des autres attributs de la puberté, elles attestent que sous l'influence d'une vitalité anomale des ovaires, les follicules de de Graaf ont subi un développement très-prématuré.

Une fois bien établies, les règles prennent la périodicité régulière, qu'elles conservent en général jusqu'à l'époque où elles doivent cesser, sans autre interruption que celle qui a lieu chez les nourrices et les femmes enceintes. Leur retour a lieu à peu près tous les mois, comme leur nom nous l'indique, mais l'intervalle qui les sépare est loin d'être le même chez tous les individus. En moyenne, suivant Roser et Wunderlich, la période cataméniale est de vingt-huit jours; chez un grand nombre, d'après Brierre de Boismont, elle est de trente jours; chez quelques-unes, enfin, la période intermenstruelle est de plus de trente jours et va jusqu'à cinq ou six semaines, quelquefois même deux mois. Il est quelques femmes chez lesquelles les retours coïncident tous les mois avec les mêmes quantièmes du mois; chez un beaucoup plus grand nombre, ces retours anticipent de deux, trois, quatre et cinq jours, sur le terme du mois solaire. La période est beaucoup plus courte cette fois, et quelques individus voient leurs règles revenir après un intervalle de vingt-quatre, vingt-deux et même quinze jours.

Ces variations si fréquentes dans la durée et le retour de la période cataméniale réfutent par avance les auteurs qui pensent que toutes les femmes sont généralement réglées aux mêmes époques, et qu'il est des époques du mois où aucune ne l'est; il est évident que les retards ou les avances dont nous venons de parler font nécessairement qu'il n'est pas un seul jour du mois où l'on ne puisse observer la réapparition des menstrues. Celle-ci du reste survient à peu près indifféremment le jour ou la nuit.

Cette périodicité des menstrues se continue, en général, jusqu'à l'âge de quarante à cinquante ans, époque à laquelle la plupart des femmes cessent en général d'être réglées. Nous nous occuperons plus bas des particularités qui signalent souvent la cessation des règles.

La *durée de l'écoulement* varie de un à huit jours : et suivant Brierre, la durée des règles la plus commune est de huit jours; vient ensuite trois jours, puis dans l'ordre suivant pour la fréquence, quatre, deux, cinq, un, six, dix, sept jours. Beaucoup d'observateurs ont noté les chiffres de trois ou quatre jours comme exprimant la durée la plus commune. Du reste, dans quelques cas très-exceptionnels, l'écoulement ne dure que quelques heures; dans d'autres tout aussi rares, en dehors des circonstances pathologiques, il se prolonge douze et quinze jours.

La *quantité de sang* est aussi variable chez la même femme, et très-variable surtout quand on l'étudie chez des individus différents; ajoutons qu'elle est très-difficilement appréciable d'une manière exacte. L'estimation d'Hippocrate, si du moins Galien a traduit fidèlement ses *deux cotyles* en dix-huit onces (550 grammes), est évidemment exagérée, au moins pour notre temps et notre climat. En appréciant la quantité de sang perdue par la quantité de linge tachée, je crois devoir accepter comme la plus généralement vraie l'évaluation de de Haen, qui estimait qu'en moyenne la quantité de sang était de 90 à 150 grammes.

Le régime, le genre de vie, les climats paraissent du reste influer beaucoup sur l'abondance de l'écoulement; il est plus considérable chez les femmes riches, oisives, qui ont une nourriture succulente, que chez celles qui sont placées dans les conditions contraires. Au dire de la plupart des auteurs, les climats très-chauds ont une influence très-marquée sur l'abondance de la menstruation, et pour ma part je connais plusieurs dames menstruées beaucoup plus fortement en été qu'en hiver.

On a dit que les filles de la campagne qui viennent se mettre en service à Paris voient bientôt leurs règles diminuer, et même se supprimer complétement. Cela est vrai pour beaucoup d'entre elles, mais cela tient surtout à l'influence qu'exerce sur leur constitution le manque d'aération, d'insolation et d'exercices auxquels elles étaient habituées dès l'enfance, plus qu'au changement de régime alimentaire; car, en général, la nourriture qu'elles trouvent chez leurs maîtres est bien meilleure que celle qu'elles prennent dans leur propre famille.

La quantité de sang n'est pas la même pendant toute la durée de l'époque menstruelle, l'écoulement est, en général, peu abondant le premier et le second jour, augmente le troisième et le quatrième, et diminue ensuite graduellement. Du reste, l'écoulement n'est pas toujours continu; il diminue et même il s'arrête parfois complétement pendant quelques heures, quelquefois pendant un ou deux jours pour reparaître ensuite, soit spontanément, soit sous l'influence d'un exercice à pied ou en voiture : les émotions morales, parfois le travail de la digestion, l'action du froid surtout, peuvent en déterminer la diminution et la suppression momentanée ou définitive.

Le *siége* de l'*hémorrhagie*, la *nature* et les *qualités* du sang menstruel ont suscité des opinions très-diverses. Ce que nous avons dit plus haut, en décrivant les modifications offertes par la muqueuse utérine pendant l'évolution ovarienne, ne laisse aucun doute sur la source du sang menstruel. Il suinte manifestement à travers les petites gerçures microscopiques que présente la muqueuse utérine à sa face interne. Ce fait, mis hors de doute par de nombreuses autopsies de femmes mortes à l'époque des règles, était déjà prouvé du reste par l'accumulation du sang dans la cavité de la matrice quand le col est imperforé, et par le spéculum, qui a permis de voir le sang couler de l'orifice de l'utérus.

On a cité un certain nombre de faits destinés à prouver que dans quelques cas le sang des règles vient du vagin. Je crois que, pour la plupart, ces observations ont été mal faites ou mal interprétées. Je ne nie pas la possibilité d'exhalations sanguines sur les parois vaginales, mais si elles affectaient la périodicité des règles, elles ne peuvent être admises qu'à titre de déviation des règles. Le fait raconté dans la note ci-dessous me paraît offrir sous ce rapport un très-grand intérêt (¹).

Ainsi que nous l'avons dit, le sang des règles, d'abord peu abondant, se mêle aux mucosités abondamment sécrétées par le vagin dans les jours qui précèdent l'apparition des menstrues. Bientôt la quantité de sang augmente et l'écoulement est presque exclusivement sanguin.

Il est assez difficile de dire si le sang est fourni par les artères ou les veines, ou par ces deux ordres de vaisseaux simultanément. Selon toutes probabilités, c'est du réseau vasculaire du plan le plus interne de la muqueuse utérine que vient le sang menstruel : les parois des capillaires sont crevassées, déchirées, et c'est à travers cette ouverture que suinte le sang. Ce n'est donc pas une véritable exhalation. Or, quand la gestation a déjà fait quelques progrès ces ramuscules vasculaires se développent tellement, que beaucoup parmi eux acquièrent

(¹) Tout récemment (en novembre 1849) j'ai observé, avec mon excellent confrère le docteur Thirial, une jeune fille âgée de vingt et un ans, qui n'a été réglée que deux fois pendant trois jours, et chez laquelle l'hémorrhagie devait nécessairement avoir son siége sur la muqueuse vaginale.

Cette jeune fille, éprise depuis longtemps d'un officier, finit par céder à ses instances et se livra complétement à lui. Après plusieurs tentatives renouvelées avec ardeur, mais toujours infructueuses, le jeune homme reconnut enfin et lui déclara qu'elle n'était pas faite comme les autres femmes, et qu'il fallait consulter un médecin. Elle s'adressa d'abord à M. Thirial, qui voulut bien me demander mon avis : voilà ce qu'un examen très-attentif me permit de constater.

Le visage, la taille, le développement des membres, les seins, ne diffèrent en rien de ce qu'ils sont chez les jeunes filles de cet âge. La santé générale a toujours été bonne. Au mois de mai dernier, ses règles sont venues pour la première fois, bien qu'elle eût éprouvé depuis plusieurs années des symptômes de congestion utérine, et ont duré trois jours : elles ont reparu seulement en juillet et ne se sont pas reproduites. Après les tentatives faites par son amant, elle a eu deux fois un écoulement sanguin assez considérable et qui a duré deux jours, mais elle l'attribue bien plutôt aux violences amoureuses dont elle a été victime qu'à un retour périodique des règles.

Le mont de Vénus est complétement dépourvu des poils dont il est ordinairement recouvert. Sur les parties latérales et inférieures, immédiatement au-dessus de l'orifice externe du canal inguinal, on aperçoit de chaque côté une tumeur qui soulève les téguments. Cette tumeur a le volume, la forme, la consistance d'un ovaire ou d'un testicule; elle est très-peu douloureuse ; dès qu'on exerce sur elle une très-légère pression, elle fuit dans le canal inguinal et disparaît dans le ventre ; mais aussitôt que l'on cesse de comprimer l'orifice inférieur du canal, elle sort tantôt spontanément, tantôt au moindre mouvement, au moindre effort de toux et de respiration fait par la femme. Dans aucun cas cette tumeur ne m'a permis de constater les signes qui accompagnent ordinairement la réduction d'une hernie intestinale ou épiploïque.

L'ouverture de la vulve est limitée par les grandes et les petites lèvres, mais les unes et les

le calibre d'un tuyau de plume. Alors on peut juger définitivement quelle est leur véritable nature, et se convaincre que la plupart appartiennent au système veineux ; en sorte que l'hémorrhagie menstruelle qu'ils alimentent prend évidemment sa source, au moins en grande partie, dans le réservoir à sang noir.

Les qualités physiques du sang menstruel varient suivant l'époque à laquelle on l'examine, puisqu'il est mélangé, au commencement, au milieu et à la fin de l'écoulement, d'une quantité variable de mucosité vaginale.

Celui qui s'écoule pendant la seconde période a une complète ressemblance avec celui qu'on extrait d'une veine ou d'une artère, ressemblance confirmée d'ailleurs par l'analyse chimique. Son peu d'aptitude à la coagulation l'avait fait considérer comme ne contenant pas de fibrine ; mais s'il est vrai qu'il se coagule rarement, il est certain que dans plusieurs circonstances on a trouvé des caillots dans le vagin et même jusque dans la cavité utérine (¹). Quant à la fibrine, elle a été chimiquement constatée, et si la coagulation du sang menstruel est un fait rare, cela tient certainement à ce qu'il est toujours mélangé à une notable quantité de mucus vaginal.

L'invasion des règles se révèle ordinairement par une émanation particulière qu'exhalent alors les sécrétions de la vulve. Cette odeur augmente pendant l'écoulement, et offre quelque chose de spécial qui a été comparé par quelques personnes à l'odeur du souci. Est-ce à cette odeur, très-prononcée surtout chez les individus malpropres, qu'il faut attribuer les singulières craintes, que, dans certains pays, inspirent les femmes au moment de leurs règles ? Cela est probable ; mais quoi qu'il en soit, je crois puéril de chercher à apprécier, par la citation

autres offrent un développement beaucoup moins considérable qu'à l'ordinaire. Le doigt, à peine introduit dans l'ouverture vulvaire, est arrêté à 2 centimètres de profondeur, de manière que ce n'est qu'en refoulant le fond du vagin qu'on peut faire pénétrer dans ce canal la première phalange.

Après avoir introduit l'extrémité d'un spéculum, il ne m'a pas été possible de voir aucune ouverture, aucune partie par laquelle se puisse glisser la pointe d'un stylet. J'ai pu en même temps constater sur la membrane qui refoulait l'extrémité du spéculum toutes les rides et les caractères de la muqueuse du vagin.

Le toucher rectal me permit de constater : 1° Que l'ampoule rectale était beaucoup plus large que dans l'état normal ; 2° qu'au-dessus du fond du vagin, repoussé en même temps par mon pouce, l'index, introduit par l'anus et porté aussi haut que possible, ne sentait ni cordons fibreux, ni tumeur, rien enfin qui pût faire croire à l'existence de la partie supérieure du vagin et de l'utérus ; 3° enfin, après avoir introduit une sonde dans la vessie, mon doigt rectal constata très-facilement qu'il n'existait entre sa face palmaire et la sonde vésicale que l'épaisseur normale des deux parois du rectum et de la vessie. La sensation était identique avec celle que l'on perçoit lorsque, pour diriger une sonde dans l'urèthre, on introduit préalablement l'index dans le vagin.

De cet examen je crois pouvoir conclure : 1° que les deux tumeurs existant dans chaque aine étaient les deux ovaires ; 2° que le vagin n'existait que dans son extrémité la plus inférieure ; 3° que les quatre cinquièmes supérieurs de ce canal manquaient complétement ; 4° qu'il n'y avait pas bien probablement d'utérus ; 5° que les douleurs hypogastriques lombaires éprouvées assez régulièrement, et presque de mois en mois, étaient l'expression du travail ovarien périodique ; 6° que le sang des règles survenu deux fois chez cette jeune fille avait eu sa source dans la muqueuse vaginale.

(¹) Il est cependant bon de noter que la présence des caillots dans l'écoulement menstruel se rattache souvent à une altération de l'organe ou au moins à un trouble fonctionnel.

de faits plus incroyables les uns que les autres, les étranges préjugés répandus parmi le peuple sur les propriétés nuisibles des émanations du fluide menstruel.

Certaines femmes rendent à l'époque des règles, par la vulve, une espèce de sac membraneux, dont la forme semble moulée sur la cavité utérine, et qui ressemble beaucoup à la poche membraneuse (*membrane caduque*) qui, dans certains cas d'avortement, est expulsée avec l'œuf. Cette poche membraneuse est en effet de même nature que cette dernière et est formée d'un tissu celluleux, vasculaire et glanduleux : elle présente une face interne toujours lisse, pourvue d'un épithélium, et souvent criblée de pertuis glandulaires, et une face externe tomenteuse et déchirée, par laquelle elle adhérait à l'organe dont elle se sépare. C'est évidemment une portion exfoliée de la muqueuse.

Cette exfoliation n'a lieu, en général, que chez les femmes dont les règles sont difficiles, accompagnées de coliques violentes (*dysménorrhée membraneuse*), ou très-abondantes; chez celles encore qui ont éprouvé un retard. Suivant M. Coste, ce phénomène résulterait d'une congestion sanguine trop grande, d'une sorte d'apoplexie de la muqueuse; car on trouve presque toujours, dit-il, des caillots infiltrés dans le tissu de la membrane expulsée. J'ajouterai que bien probablement, dans quelques cas au moins, cette congestion exagérée aura été la conséquence d'une fécondation avortée, ou peut-être d'excitations vénériennes solitaires.

C'est à tort que quelques physiologistes ont admis qu'à toutes les époques menstruelles, une exhalation abondante se produisait à la surface interne de la cavité, et donnait lieu à la formation d'une pseudo-membrane. Rien de semblable n'a jamais pu être anatomiquement démontré; quel que soit le moment de l'écoulement menstruel auquel on l'examine, la couche la plus interne de l'utérus offre toujours tous les caractères propres à la muqueuse et reste toujours lisse et recouverte d'épithélium. Dans quelques cas pourtant, celui-ci s'exfolie, entraînant avec lui une partie de l'épaisseur de la muqueuse, et alors sa chute découvre des tubes glandulaires déchirés, qui, devenus libres et flottants, forment comme une forêt de filaments blancs qui donnent accidentellement à la face interne de l'utérus l'aspect villeux et tomenteux que quelques auteurs ont considéré à tort comme normal. Mais c'est toujours là un fait très-exceptionnel, et qui résulte de l'exfoliation membraneuse dont nous venons de parler.

Cause de la menstruation. — Il est peu de questions qui aient soulevé des discussions plus vives que la cause de la menstruation; je crois inutile de rappeler ici les hypothèses nombreuses et plus ou moins bizarres qui se sont succédé. En effet, après avoir lu tout ce qui a été écrit sur ce sujet, l'esprit est vraiment satisfait de pouvoir rattacher ce singulier phénomène à un fait toujours le même, facile à constater, l'*évolution successive des vésicules de de Graaf.* Cette satisfaction, hâtons-nous de le dire, nous la devons aux beaux travaux de Négrier, Coste, Pouchet, Raciborski, Robert Lee, Bischoff, et la gloire d'une si belle découverte appartient presque tout entière à la France.

L'écoulement menstruel a sa cause dans l'évolution d'une vésicule de de Graaf. — Cette proposition sera incontestable si l'on parvient à prouver : 1° Que chez les femmes mortes pendant ou peu après l'époque des règles, l'autopsie a toujours permis de constater dans l'ovaire les modifications décrites plus haut ; 2° que l'absence d'ovaire entraîne nécessairement l'absence de menstruations ; 3° qu'enfin il existe une analogie complète entre les phénomènes anatomiques et physiologiques du rut chez les animaux et les phénomènes anatomiques et physiologiques qui accompagnent la menstruation chez la femme.

1° Depuis que l'attention a été dirigée sur ce point, personne n'a pu citer une seule femme morte à l'époque des règles, dont l'ovaire ne présentât pas une vésicule à un degré plus ou moins avancé de son développement, ou déjà rompue. Les faits cités par Coste, Négrier, Pouchet, Raciborski et autres, sont aujourd'hui si nombreux, qu'ils ne peuvent être reproduits dans un ouvrage de la nature de celui-ci. Je pourrais moi-même ajouter, s'il en était besoin, un assez grand nombre de cas à tous les autres. Cette coïncidence constante est déjà une probabilité très-grande en faveur de la relation de causalité que nous cherchons à établir ; mais elle deviendra une certitude complète s'il est possible d'établir que l'absence d'ovaire entraîne inévitablement l'absence des règles.

2° Chez les animaux, où l'expérience peut se répéter à volonté, elle ne laisse aucun doute dans l'esprit, et, quel que soit l'âge auquel on la pratique, l'extirpation des ovaires fait disparaître à tout jamais tout symptôme du rut. L'analogie ferait déjà penser, en l'absence de faits positifs, que la menstruation devrait aussi cesser après la castration. Mais, quoique les faits bien observés de cette dernière opération pratiquée chez les femmes soient heureusement fort rares, il en est un auquel le nom de l'auteur donne une grande valeur dans la question qui nous occupe. En voici l'abrégé : « Une femme, dit Percival Pott, portait aux aines deux petites tumeurs si douloureuses, qu'elles la mettaient dans l'impossibilité de travailler. L'extirpation fut décidée. Après avoir incisé la peau et les tissus sous-cutanés, on découvrit un sac membraneux où se trouvait un corps ressemblant à l'ovaire : on en fit la ligature et on le coupa. La même opération fut faite du côté opposé. Cette femme guérit ; *mais ses règles, qui avaient coulé jusqu'alors avec une grande régularité, n'ont plus reparu ;* les seins, fort volumineux auparavant, se sont affaissés ; elle est devenue plus maigre et a pris une apparence plus masculine. »

A en croire M. Roberts, on rencontre dans l'Asie centrale des vestiges de la cruauté des anciens rois de Lydie, qui châtraient les femmes, soit pour les préposer à la garde du sérail, soit pour satisfaire leurs passions effrénées. Après son arrivée à Seraï, il obtint de trois de ces individus, connus sous le nom de *Padjeras,* un rendez-vous nocturne. Elles n'avaient ni gorge ni mamelon ; l'ouverture du vagin entièrement oblitérée, ne présentait aucune trace de cicatrice ; leurs hanches étaient étroites, le pubis complétement privé de poils, les fesses aplaties, etc. ; point de flux hémorrhoïdal, point d'épistaxis, point d'écoulement menstruel, point de désirs vénériens. Ces femmes, fortement musclées, avaient quelque chose de viril dans l'habitude extérieure et dans la voix.

M. Roberts n'a pu savoir quelle était précisément l'opération qu'elles avaient subie dans leur enfance, car elles n'en avaient conservé aucun souvenir ; mais si l'on en juge par les résultats, tout à fait semblables à ceux que produit la castration chez les animaux, il est plus que probable que les mêmes modifications sont dues à la même cause.

3° En admettant enfin l'analogie incontestable des symptômes du rut et de la menstruation, il suffira, pour en déduire un argument favorable, de prouver que celui-ci est toujours lié, chez les animaux, à l'évolution ovarienne. Or, des centaines d'expériences ne permettent plus l'hésitation. Elles ont prouvé, en effet (Coste), que les femelles n'entrent jamais en chaleur que lorsque existent dans leurs ovaires les préparatifs de la ponte spontanée, que l'éréthisme vénérien persiste pendant toute la durée du travail d'évolution, et qu'il cesse quand la déchirure de la capsule est accomplie. Enfin, tout le monde sait que la castration détruit chez les femelles la faculté d'entrer en chaleur, tandis que celles qu'on prive de leur matrice en leur laissant leurs ovaires ne perdent rien de leur ardeur à se rapprocher du mâle.

La menstruation est donc intimement liée à l'évolution des vésicules ovariennes et ne peut exister sans elle : et toutes les fois qu'elle apparaît, on peut sûrement conclure à l'existence du développement folliculaire. Mais, phénomène accessoire, l'hémorrhagie utérine peut manquer sans entraver en rien la marche régulière du travail ovarien. En un mot, la ponte spontanée, qui provoque ordinairement une exhalation sanguine sur la surface interne de la matrice, peut concentrer son action sur l'ovaire seul; et se fonder, pour nier l'aptitude à la fécondation, sur la non-apparition des règles, serait s'exposer à de nombreuses déceptions. C'est ainsi que l'on trouve dans la science de nombreux exemples de jeunes filles devenues enceintes avant d'avoir eu leurs règles, et de femmes qui ont conçu malgré une suppression qui durait déjà depuis plusieurs mois.

D'un autre côté, la régularité de l'écoulement menstruel n'implique pas inévitablement l'accomplissement entier de l'évolution vésiculaire. On voit, dans certains cas, ce dernier travail rester incomplet, et la vésicule, parvenue à un certain degré d'hypertrophie, s'arrêter tout à coup dans son développement, rester quelque temps stationnaire, puis avorter sans se rompre. « Il m'est arrivé, dit M. Coste, de rencontrer des cas où toute la durée des règles s'était passée sans que le follicule de l'ovaire, dont l'évolution avait commencé, et même avait été poussée jusqu'à sa dernière période, fût parvenu à se rompre et eût abouti au résultat auquel il tendait. »

La cause de la menstruation étant donnée, quelle est la raison de sa périodicité mensuelle ? C'est demander pourquoi la ponte, dans l'espèce humaine, se reproduit à peu près tous les mois. La science est impuissante à répondre. C'est probablement là un de ces mystères impénétrables de la nature. Pourquoi d'ailleurs s'étonner de notre ignorance sur ce point ? Savons-nous pourquoi certains arbres produisent chaque mois des fleurs nouvelles, pourquoi tel animal est apte à la fécondation tous les deux ou trois mois, tandis que tel autre n'entre en rut qu'une fois par an ? Les modifications que nous venons d'étudier sont intimement liées à la fécondation, et en sont, pour ainsi dire, les préludes; pourquoi, quand le livre entier est pour nous inintelligible, voudrions-nous comprendre la préface ?

Cessation des règles. — Ainsi que nous l'avons dit plus haut, les menstrues persistent, chez la plupart des femmes, jusque vers l'âge de 45 ans. D'après un tableau de Brierre de Boismont, l'âge de 40 ans est celui où le plus grand nombre de femmes ont perdu. Sur 60 femmes observées par M. Pétrequin, il est de 35 à 40 ans chez 1/8, de 40 à 45 chez 1/4, de 45 à 50 chez 1/2, de 50 à 55 chez 1/8. Chez 110 femmes citées par M. Raciborski, l'âge moyen est 46 ans. Ce dernier auteur a emprunté aux docteurs Lebrun (de Varsovie) et Faye (de Skeen), des résultats qui prouvent qu'en Pologne le terme moyen est de 47 ans, et aux environs de Christiania 48 ; ce qui tend à démontrer que, dans les climats froids, la ménopause arrive tard. En moyenne, on peut donc admettre que la durée de la menstruation est de 25 à 30 ans.

Mais l'époque de la cessation des règles offre, comme celle de leur début, de très-nombreuses variations. Desormeaux cite une dame qui cessa d'être réglée à 23 ans, et il n'est pas rare de voir les règles se supprimer de 35 à 40. D'un autre côté, elles se prolongent souvent bien au delà de l'époque ordinaire, et avec elles, les femmes conservent la faculté de concevoir jusqu'à 60, 65 et même 70 ans, au dire de quelques auteurs. Je laisse aux amis du merveilleux les cas dans lesquels la menstruation s'est prolongée jusqu'à 80, 90 et même 106 ans. Il est, en effet, infiniment probable que, dans les faits de ce genre, on a attribué à de prétendus retours menstruels des pertes dues, suivant la remarque de Haller, à des maladies de l'utérus. J'ajouterai qu'il faut ranger dans la même catégorie les exemples de femmes qui, ayant cessé d'être réglées vers 45 ou 50 ans, ont vu, plusieurs années après, les règles apparaître de nouveau et se continuer avec régularité.

Suivant la plupart des auteurs, les femmes qui ont été réglées de très-bonne heure cessent aussi de voir plus tôt que les autres. Cette remarque me paraît inexacte, ainsi qu'à M. Raciborski, quand on ne l'applique pas à des individus vivant sous des climats différents. Avec ce dernier auteur, nous pensons que la menstruation précoce tient à un excès de puissance vitale de l'individu, et qu'à moins de circonstances exceptionnelles, cette activité vitale fait plus tard encore sentir son influence et prolonge chez la femme l'aptitude à la procréation. De sorte qu'en général elle cesse d'autant plus tard qu'elle a débuté à un âge moins avancé.

La cessation des règles et de l'évolution vésiculaire, dont elles sont un épiphénomène, produit dans l'appareil générateur et dans tout l'organisme de la femme des effets opposés à ceux que leur apparition première avait déterminés.

Les *ovaires* s'atrophient, leurs diamètres diminuent dans tous les sens : leur enveloppe extérieure est plissée, ridée, et offre un aspect particulier que nous ne pourrions mieux comparer, dit Raciborski, qu'à la surface du noyau de pêche.

Les *vésicules* de de Graaf se présentent sous l'aspect de bourses grisâtres ou d'un blanc opaque, à parois foncées ; le liquide qu'elles renferment est résorbé ; quelquefois leurs cavités sont effacées, leurs parois épaissies sont en contact, et forment en apparence une espèce de tubercule au centre duquel on voit à peine la trace de l'ancienne cavité. Parfois on ne retrouve aucune partie des vésicules, et l'ovaire, transformé en substance cellulo-fibreuse, est tellement aplati, qu'on le distingue à peine à l'extrémité de son ligament. Nous avons déjà indiqué les plis et les rides profondes de sa membrane extérieure.

La matrice et les mamelles, enfin, dont la vitalité était tout à coup devenue si active vers l'âge de la puberté, semblent frappées du même coup qui a détruit l'organisme ovarien; on les voit peu à peu s'atrophier et devenir pour ainsi dire étrangères à la vie générale.

Cette cessation des fonctions ovariennes a rarement lieu brusquement d'un mois à l'autre, et presque toujours elle est annoncée plusieurs années à l'avance par des irrégularités ou des intermittences plus ou moins remarquables. Souvent il y a des retards dans le retour des menstrues, retards qui peuvent durer plusieurs semaines, plusieurs mois et se renouveler en se prolongeant davantage encore. Quelquefois certaines époques sont très-peu abondantes, durent très-peu de temps, et parfois au contraire la quantité de sang est tellement considérable qu'elle peut devenir inquiétante. Chez certaines femmes, les règles se prolongent outre mesure, et les époques menstruelles sont seulement marquées par l'augmentation de l'écoulement; un flux muqueux, blanc jaunâtre, assez abondant, continu ou périodique, remplace le flux sanguin pendant l'intervalle des époques, et se continue quelquefois longtemps après qu'elles ont cessé. Enfin, un malaise général et mal caractérisé, des douleurs lombaires et pelviennes, des coliques, du prurit aux parties sexuelles, des bouffées de chaleur au visage, des alternatives subites et spontanées de frissons et de sueurs très-abondantes viennent s'ajouter aux phénomènes locaux indiqués plus haut.

Dans le plus grand nombre de cas, tous ces troubles sont assez légers et disparaissent promptement; mais chez quelques individus on voit se manifester des maladies jusque-là restées latentes. Et ce sont ces faits, beaucoup plus rares qu'on ne le pense communément, qui ont fait donner à cet âge de la vie le nom d'*âge* ou *époque critique*. On en a du reste singulièrement exagéré les dangers, et, contrairement à l'opinion des médecins qui nous ont précédés, les recherches modernes ont établi que les affections organiques des mamelles, de l'utérus et des ovaires, débutent bien plus souvent avant qu'après la ménopause. La statistique, enfin, a prouvé qu'entre 40 et 50 ans, le chiffre de la mortalité des femmes n'est pas plus considérable qu'à une autre époque de la vie.

CHAPITRE V.

DES MAMELLES.

Les mamelles, au nombre de deux, sont des glandes volumineuses qui sont annexées aux organes de la génération. Placées symétriquement à la partie supérieure et antérieure du thorax, de chaque côté du sternum, elles occupent habituellement l'espace compris entre la troisième et la septième côte. Rudimentaires chez l'homme et chez la petite fille, elles se développent chez celle-ci à l'époque de la puberté. Leur volume présente de nombreuses variétés individuelles, mais les femmes de certaines populations ont en général des mamelles très-développées ; c'est ainsi que chez quelques peuplades de l'Afrique ces glandes ont une longueur excessive.

La mamelle gauche est souvent plus développée que la mamelle droite. Les mamelles présentent parfois aussi des anomalies curieuses. On a cité des femmes qui avaient quatre mamelles, et j'ai eu précisément l'occasion de voir un fait de ce genre chez une femme qui mourut à la Maternité : deux mamelles, de volume ordinaire, occupaient leur place normale ; deux autres, tout aussi développées que les premières, étaient placées à la partie supérieure et latérale de l'abdomen, sur la même ligne verticale que les mamelles thoraciques. A l'autopsie, je pus constater que de la substance glandulaire existait en abondance dans ces quatre mamelles et que toutes elles contenaient du lait.

L'existence d'un mamelon supplémentaire, placé à quelques centimètres du mamelon principal, constitue une autre anomalie moins rare ; j'en ai déjà trouvé plusieurs exemples. J'ai fait mouler l'un deux, et son spécimen en cire se trouve aujourd'hui dans la collection de l'hôpital des Cliniques. Dans les cas que j'ai vus, le mamelon supplémentaire était régulièrement conformé, mais plus petit que le mamelon normal. Il laissait couler du lait quand on pressait sur la glande. Une femme nous assura que cette disposition était héréditaire dans sa famille.

La forme naturelle de la mamelle est celle d'une demi-sphère ou plutôt d'un cône aplati dont la base serait appliquée sur la poitrine. La peau qui la recouvre présente en son milieu une saillie qui porte le nom de mamelon. Autour du mamelon se voit un cercle coloré de 3 ou 4 centimètres de diamètre qu'on appelle l'aréole. L'aréole se distingue facilement de la peau voisine par sa coloration différente. Nous devons revenir en quelques mots sur l'étude de toutes ces parties.

La peau de la mamelle est fine et souple ; elle présente des follicules pileux auxquels sont annexées des glandes sébacées volumineuses. Les poils y sont extrêmement fins et ne se voient bien qu'à la loupe. Au-dessous de la peau, entre elle et la glande proprement dite, on trouve une couche de tissu cellulo-adipeux d'autant plus épaisse qu'on s'avance davantage vers la périphérie de l'organe. C'est à cette couche graisseuse que la mamelle doit sa forme régulièrement arrondie, sa souplesse et souvent la plus grande partie de son volume.

L'aréole est de couleur rosée chez les jeunes filles et brunâtre chez les femmes qui ont eu des enfants. La peau de l'aréole est rugueuse ; elle contient un très-grand nombre de glandes sébacées ; elle est soulevée çà et là par des tubercules de volume variable. Ces tubercules, au nombre de douze à vingt, sont irrégulièrement disposés en cercle. Ils sont constitués par un amas de glandes ; le produit qu'ils sécrètent est fluide et d'un blanc jaunâtre ; il présente tous les caractères du lait tant à l'œil nu qu'au microscope. Il est difficile de concilier un fait aussi net avec l'opinion des anatomistes qui décrivent ces tubercules comme un amas de glandes sébacées. L'aréole ne repose pas sur un coussinet graisseux comme le reste de la peau de

la mamelle ; elle est, au contraire, en rapport direct avec la glande. On y trouve, en
revanche, une couche de fibres musculaires lisses qui doublent sa face profonde.
Ces fibres forment des cercles concentriques très-serrés autour du mamelon, devenant de plus en plus espacés à mesure qu'ils se rapprochent des bords de l'aréole
où ils disparaissent. Tous ces faisceaux constituent un véritable muscle peaucier qui,
en se contractant, comprime le mamelon. C'est encore sous l'influence de ce muscle
que la peau de l'aréole se rétracte et se plisse quand on excite le mamelon par la
titillation.

Le mamelon occupe le centre de l'aréole ; la saillie qu'il y forme est légèrement
conique, sa longueur est en moyenne de 10 à 15 millimètres, sa largeur de 8 à 10 millimètres à sa base. Mais ces dimensions sont fort variables ainsi que sa forme. Chez
quelques femmes, le mamelon est très-peu développé et fait à peine saillie ; chez
d'autres, il est comme enfoncé dans l'aréole, disposition qui rappelle celle de l'ombilic. Ailleurs il est extrêmement volumineux ou disposé en forme de massue. La peau
du mamelon présente de nombreuses papilles séparées par des plis au fond desquels
s'ouvrent de très-nombreuses glandes sébacées. Au-dessous de la peau, on trouve du
tissu conjonctif, des fibres élastiques et des faisceaux musculaires. Cette structure
explique comment les attouchements le rendent momentanément plus dur et plus
saillant par suite de la contraction des fibres qui le composent. Mais il ne faut pas
l'assimiler aux organes véritablement érectiles, car ses artères sont grêles et nullement contournées, et ses veines sont peu volumineuses. Le mamelon est traversé de
la base au sommet par les conduits lactifères au nombre de quinze ou vingt, qui
viennent s'ouvrir par autant d'orifices très-petits qui sont situés près de l'extrémité
libre de cet organe au fond des plis que les papilles laissent entre elles.

La glande mammaire proprement dite est placée au-dessous des parties que nous
venons de décrire, dans un dédoublement du
fascia superficialis. Elle forme une masse dure,
aplatie, plus épaisse au centre qu'à la circonférence. Le tissu glandulaire est divisé en quinze
ou vingt lobes qui sont séparés les uns des autres
par une enveloppe fibreuse entourée de tissu
adipeux. Chaque lobe est formé par l'agglomération d'un certain nombre de lobules qui se composent eux-mêmes de culs-de-sac glandulaires ou
acini renflés en vésicules terminales. De chaque
vésicule part un canalicule qui se réunit aux canalicules des acini voisins. Les conduits des lobules
se réunissent à leur tour pour former dans chaque
lobe un canal principal qui a reçu le nom de
conduit lactifère ou galactophore. Chaque lobe a
son canal principal ; le nombre des canaux galactophores est donc égal à celui des lobes, et l'on peut
en compter de quinze à vingt. Les conduits lactifères se dirigent tous vers le mamelon ; arrivés
sous l'aréole, ils présentent une dilatation qui a
reçu le nom de sinus. Puis ils s'enfoncent dans le
mamelon où ils diminuent de volume et viennent
s'ouvrir séparément par des orifices très-étroits.

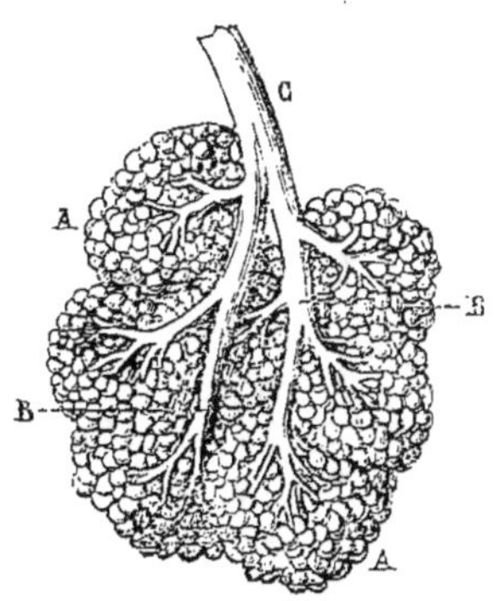

FIG. 38. — Quelques lobules d'un
lobe mammaire.

A. Acini.
B. Canalicules.
C. Canal formé par plusieurs ca-
nalicules.

Les canaux galactophores sont indépendants les uns des autres dans toute leur
longueur ; telle est du moins l'opinion la plus probable. Le professeur P. Dubois
avait cependant soutenu qu'ils présentent souvent entre eux des anastomoses, mais
cette question a été reprise par M. Sappey qui n'a jamais observé d'anastomoses.
Les parois des conduits galactophores renferment quelques fibres musculaires

qui nous expliquent comment le lait peut jaillir quand elles se contractent.

Les artères de la mamelle sont fournies par la mammaire externe, la mammaire interne et les intercostales. Les veines suivent le même trajet et vont se rendre les

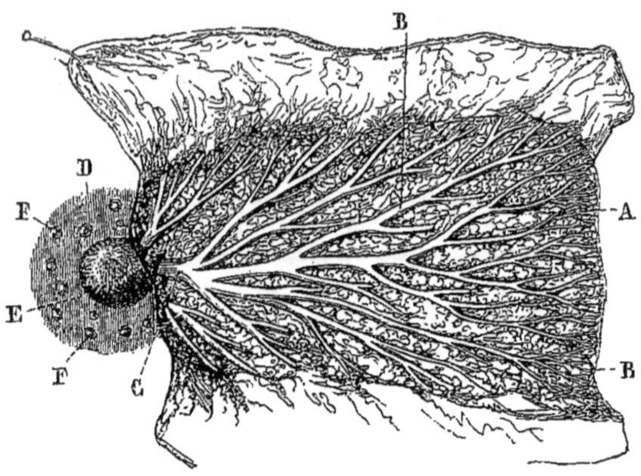

FIG. 39. — Un des lobes de la glande mammaire.

A. Lobules de la mamelle. — B. Canalicules partant des lobules. — C. Un des canaux galactophores. — D. Aréole. — E. Mamelon. — F. Tubercules sébacés de l'aréole.

unes dans la veine mammaire interne et les autres dans la veine axillaire. Les vaisseaux lymphatiques, extrêmement nombreux, vont se jeter dans les ganglions de l'aisselle. Les nerfs viennent des branches intercostales et des branches thoraciques du plexus brachial.

DEUXIÈME PARTIE

DE LA GROSSESSE.

Dans l'espèce humaine, la génération se fait à l'aide de deux sexes constitués par des organes différents. Ces sexes sont séparés et portés par un individu distinct, l'homme et la femme. Il est évident dès lors que, pour qu'il y ait génération, il doit y avoir d'abord rapprochement des sexes. Ce premier acte constitue la *copulation*. Ce rapprochement a pour résultat l'application du principe fécondant de l'homme au germe fourni par la femme, et pendant ce contact s'accomplit la *conception* ou *fécondation*. L'œuf, une fois fécondé, séjourne et se développe dans les organes de la mère pendant toute la durée de la *gestation* ; enfin, au bout d'un temps à peu près fixe, le nouvel être est expulsé pour vivre de sa propre vie, et ce dernier acte a reçu le nom d'*accouchement*.

La grossesse est donc l'état de la femme qui a conçu et porte dans son sein le produit de la conception. Cet état commence dès le moment de la fécondation et finit par l'expulsion du corps qui en est le résultat. Il dure deux cent soixante-dix jours, ou neuf mois solaires. Cependant ce terme n'est pas invariable. Il n'est pas rare de voir la grossesse se terminer plus tôt; il est beaucoup moins fréquent de la voir se continuer plus tard. Quelques personnes ont même nié ce dernier fait, et tout le monde se rappelle les discussions si vives soulevées, dans le milieu du siècle dernier, en France, et plus récemment en Angleterre, sur la question des naissances tardives.

Nous avons dit aussi que l'ovule fécondé parcourait la trompe pour se porter dans l'utérus, où il se développpait pendant toute la grossesse. Quand les choses se passent ainsi, la grossesse est dite *bonne, naturelle, utérine.* Quand, au contraire, arrêté dans un des points de son trajet, l'œuf se développe ailleurs que dans la matrice, la grossesse est dite *mauvaise, extraordinaire* ou *extra-utérine.*

La première, ou grossesse utérine, a été divisée : 1° en grossesse *simple*, quand il n'y a qu'un seul fœtus ; 2° *composée* ou double, triple, etc., quand il y a deux, trois fœtus, etc. ; 3° enfin, on a donné le nom de grossesse *compliquée* à celle dans laquelle l'existence réelle d'un fœtus coïncide avec une tumeur pathologique dans le ventre. C'est à tort qu'on a appelé *fausse grossesse* des maladies qui peuvent simuler et faire croire à une grossesse qui n'existe pas.

Nous décrirons d'abord la grossesse utérine simple, puis la grossesse gémellaire qui fera l'objet d'un chapitre spécial. Quant à la grossesse extra-utérine elle sera étudiée avec les autres maladies de la femme enceinte.

La grossesse offre deux ordres de phénomènes : ceux que présente la femme et ceux qui appartiennent au produit de la conception. Nous aurons à les étudier successivement.

Nous avons déjà décrit les organes génitaux de la femme ; quant à ceux de l'homme, nous n'avons pas à nous en occuper ici ; nous passerons également sous silence tout ce qui se rattache au rapprochement des sexes : nous dirons seulement quelques mots de la conception, et nous traiterons au contraire avec beaucoup de détail de la gestation.

CHAPITRE PREMIER

DE LA CONCEPTION.

La conception s'opère pendant le rapprochement des sexes ; mais, pour l'approfondir, il faut d'abord rechercher quelles sont les matières fournies par l'un et par l'autre individu, comment et où ces matières sont mises en contact, et comment enfin, ce qui est et sera probablement toujours impossible à expliquer, comment de ce contact résulte un individu nouveau.

1° Le sperme, liquide gluant, épais et blanchâtre, sécrété par le testicule, est le principe fécondant fourni par l'homme. Ce liquide est plus pesant que l'eau, et forme avec cette dernière une émulsion quand on les agite ensemble. Il a une odeur particulière qui a été justement comparée à celle que répand la limaille d'os ou la fleur de marronnier ; mais cette odeur, suivant Wagner, provient plutôt des sucs sécrétoires qui y sont mêlés, car le sperme à l'état de pureté ne semble posséder aucune odeur particulière. L'analyse chimique y démontre de l'albumine, des sels d'acide phosphorique et d'acide hydrochlorique et une substance animale propre, appelée *spermatine*.

Examiné au microscope avec un grossissement de trois ou quatre cents fois, le sperme présente : 1° Une grande quantité de petits corps encore très-rapprochés, et qui se meuvent d'une manière plus ou moins vive, si la semence a été prise sur un animal récemment tué. Ces petits corps ont été désignés sous le nom d'*animalcules spermatiques* ou *spermatozoaires*, de *spermatozoïdes* ; 2° quelques cellules épithéliales et de petites granulations de nature graisseuse ; 3° ces deux éléments du sperme nagent dans une faible quantité d'un liquide clair, transparent et complétement homogène : c'est le *liquide spermatique*. Lors de l'éjaculation, ce liquide est mélangé avec une quantité très-variable d'un fluide sécrété par la prostate et les glandes de Cowper. Ce dernier ne sert évidemment qu'à lubrifier les parties, à rendre le sperme plus liquide, et par conséquent à faciliter son expulsion.

Les animalcules spermatiques fixent plus particulièrement l'attention par leur forme variée, leurs propriétés vitales et leur développement. On les rencontre chez tous les animaux capables de se reproduire. Chez l'homme, ils sont très-petits, ne surpassent guère un vingtième et un vingt-cinquième de millimètre. Leur corps, qui est petit, ovale, un peu aplati en forme d'amande et transparent, a de un trois-centième à un quatre-centième de millimètre ; leur queue, filiforme, est plus épaisse à son origine et assez grosse pour que l'on puisse voir clairement son double contour ; vers son extrémité elle devient si fine, qu'on ne peut plus la suivre, même au moyen des grossissements les plus forts. Il résulte de là qu'il serait possible que l'extrémité très-fine de cette queue s'étendît encore plus loin, et que les spermatozoaires fussent beaucoup plus longs qu'ils ne paraissent.

Il est impossible, dit Wagner, aux beaux travaux duquel j'emprunte ce paragraphe, de décider si les animalcules spermatiques ont une organisation animale, sont de véritables animaux à vie indépendante ; et tout ce que l'on sait ou suppose à cet égard se réduit à quelques indices obscurs qui ne suffisent pas pour établir une opinion certaine. Les mouvements dont ils sont agités ne prouvent rien dans la question, car il est fort difficile de savoir s'ils sont volontaires. La durée de ces mouvements varie du reste suivant les différentes classes d'animaux : chez les mammifères on a pu les constater encore vingt-quatre heures après la mort.

Les spermatozoaires n'apparaissent dans l'espèce humaine qu'au moment de la puberté. A cette époque, les testicules reçoivent une plus grande quantité de sang, ils se gonflent ; les parois des conduits séminifères deviennent plus épaisses, leur capacité augmente, et ils se remplissent de granules ; puis des cellules pourvues de globules se forment, et enfin dans ces cellules apparaissent des spermatozoaires. Chez les hommes de soixante à soixante-dix ans, on en trouve toujours dans le testicule ; souvent à cet âge on n'en trouve plus dans le canal déférent, mais en général les vésicules séminales semblent en contenir.

Le germe fourni par la femme est évidemment tout formé dans l'ovaire à l'époque de la nubilité, et ce germe est l'ovule (voyez pour sa description, page 60).

2° Il est inutile aujourd'hui de prouver que le concours matériel de la semence de l'homme et de l'œuf de la femme est indispensable à la fécondation. Des expériences nombreuses sur les animaux vivants, des faits nombreux observés dans l'espèce humaine, ont suffisamment démontré que toutes les fois qu'un obstacle s'est opposé au rapprochement de ces deux éléments, la conception n'a pu s'opérer. Mais quel est le point où se fait le contact ? Déjà la préexistence de l'œuf dans l'ovaire, les grossesses ovariennes et abdominales, les expériences de Nuck et de Haighton qui avaient rendu la fécondation impossible en liant les trompes, portaient à conclure que celle-ci s'opérait dans l'ovaire : mais le fait n'était pas matériellement démontré, et il fallait, comme preuve définitive, trouver les spermatozoaires sur l'ovaire lui-même. Aujourd'hui il ne peut plus rester aucun doute, car Bischoff a été assez heureux pour les y voir. « J'avais souvent vu, dit-il, des spermatozoaires vivants et en mouvement dans le vagin, la matrice et les trompes des chiennes, lorsque, le 22 juin 1838, j'eus le bonheur d'en apercevoir sur l'ovaire même d'une jeune chienne en chaleur pour la première fois. Cette chienne fut couverte le 21, à sept heures du soir, et de nouveau le lendemain à deux heures après midi. Au bout d'une demi-heure, c'est-à-dire vingt heures après le premier accouplement, je la tuai et je trouvai des spermatozoaires vivants, doués de mouvements très-vifs, non-seulement dans le vagin, la matrice entière et les trompes, mais encore entre les franges de celle-ci, dans la poche péritonéale qui entoure l'ovaire et sur ce dernier lui-même. » Depuis cette époque, Wagnér et Barry ont fait les mêmes observations.

De pareils résultats prouvent évidemment que la fécondation s'opère quelquefois sur l'ovaire ; mais peut-on en conclure qu'elle n'est possible que sur l'ovaire ? Si la ponte spontanée est aujourd'hui un fait incontestable, n'est-on pas en droit de supposer que l'ovule déjà sorti de l'ovaire peut rencontrer le sperme, et être fécondé soit dans la trompe, soit même dans la cavité utérine ?

Les observations de M. Coste semblent cependant démontrer que la fécondation se fait presque toujours sur l'ovaire ou dans la partie de la trompe la plus rapprochée du pavillon, car, suivant cet embryologiste, l'œuf s'altère très-rapidement quand il s'engage dans la trompe sans avoir été fécondé.

Mais comment le liquide lancé par l'homme parvient-il jusqu'à l'ovaire ? Il est évident qu'arrivé d'abord dans l'utérus, sur le col duquel il est lancé par le membre viril, le sperme chemine par la trompe jusqu'à l'ovaire. Son mouvement de progression est certainement dû : 1° aux mouvements propres de la matrice et des trompes, car on observe dans celles-ci un rétrécissement rapide qui suit la direction du vagin vers l'ovaire, et qui est très-propre à faire cheminer le sperme; 2° aux mouvements propres des spermatozoaires, qui facilitent ainsi eux-mêmes leur progression.

3° Ce premier fait bien établi, on s'est tout naturellement demandé quelle était, pendant ce contact, l'influence que le sperme exerce sur l'ovule de la femme. Des expériences nombreuses prouvent que c'est aux animalcules spermatiques que le sperme doit sa faculté fécondante, et que toutes les fois qu'on est parvenu à l'en dépouiller, il est devenu impropre à féconder. Malheureusement il est plus difficile de dire quel rôle jouent les spermatozoaires, et sous ce rapport trois hypothèses méritent d'être mentionnées.

Suivant quelques auteurs, la faculté fécondante appartient non aux spermatozoaires, mais au liquide séminal interposé entre eux. Dans cette hypothèse, les animalcules sont les porteurs du liquide séminal, et leurs mouvements ont pour but de le conduire sur l'œuf.

D'après Bory de Saint-Vincent, Valentin, Bischoff, les spermatozoaires sont uniquement destinés à maintenir par leur mouvement la composition chimique du sperme. Suivant eux, le sperme est une substance douée d'une sensibilité chimique telle qu'à l'instar du sang il ne peut conserver toutes ses propriétés qu'autant qu'il demeure en mouvement; de là vient qu'il renferme ces éléments mobiles dont la présence est indispensable, éléments dont les mouvements n'ont jamais plus de vivacité qu'au moment où la semence vient de quitter le lieu où elle a été sécrétée, et qui paraissent exercer une influence des plus favorables au maintien de sa composition.

L'opinion la plus ancienne est que pendant la fécondation les spermatozoïdes pénètrent directement dans l'œuf pour donner naissance à l'être nouveau. Barry avait même avancé que l'œuf des lapines présente une ouverture qui livre passage aux spermatozoïdes; il aurait, de plus, été assez heureux pour voir une fois un spermatozoaire pénétrer dans cette fente. Cette opinion avait été vivement attaquée pendant quelque temps, mais on y revient aujourd'hui. En 1854, Meisser vit en effet dans les ovules d'une lapine des spermatozoïdes placés en dedans de la zone transparente et en contact immédiat avec le jaune. Ce fait fut vérifié par Wagner, Heale et plusieurs autres. M. Coste, en examinant des œufs de saumon et de truite, a vu la membrane vitelline percée d'un trou microscopique nettement dessiné, muni en dedans d'une soupape. Sur d'autres œufs, M. Ch. Robin a vu des spermatozoïdes enfoncés sous la membrane vitelline, sans qu'il lui ait été possible de trouver l'orifice qui leur avait livré passage. Aujourd'hui que des observations semblables se sont multipliées, il est donc démontré que les spermatozoïdes entrent dans l'intérieur même de l'ovule en nombre variable. Une fois entrés dans l'œuf ils éprouvent une métamorphose régressive, se résolvent en granulations qui vont se mélanger aux éléments du vitellus.

Telles sont, en résumé, les opinions les plus récentes; cependant l'esprit en est difficilement satisfait. C'est qu'il faut bien l'avouer, il y a là un mystère que toutes les hypothèses les plus ingénieuses n'ont pu éclaircir, et qui probablement échappera à toutes nos recherches.

Lorsque la fécondation s'opère, la trompe qui participe à l'état de turgescence de tous les organes génitaux, tient l'ovaire assez étroitement embrassé par son pavillon, et au moment où l'ovule est expulsé de la vésicule, il s'engage dans le canal tubaire. L'ovule, poussé par les contractions péristaltiques de la trompe, chemine petit à petit à travers son canal, et arrive enfin dans la cavité utérine, où il continue à se développer jusqu'au terme régulier de la grossesse (voyez plus oin le chapitre consacré à l'*Ovologie*).

Les choses se passent à peu près de la même manière, lorsque ce n'est qu'après son arrivée dans la trompe que l'œuf subit le contact du liquide fécondant.

Il est excessivement difficile, pour ne pas dire impossible, de préciser l'époque à laquelle l'œuf fécondé parvient dans la cavité utérine. Chez les animaux, on peut sans difficulté noter exactement le moment de la fécondation ; mais cela est le plus souvent impossible dans l'espèce humaine, et cette difficulté rend incertaines presque toutes les observations : d'ailleurs, des recherches nombreuses ont démontré que, chez les mammifères, l'œuf n'arrivait pas toujours au même moment dans la matrice, et il est infiniment probable que les mêmes variétés se rencontrent chez la femme. Dans l'état actuel de la science, aucun fait concluant ne prouve que l'œuf ait été vu dans la matrice de la femme avant le dixième ou le douzième jour après la conception.

Baer a examiné une femme qui s'était suicidée huit jours après la conception ; la caduque commençait à se former, mais il ne put apercevoir aucune trace d'œuf dans l'utérus (*British and foreing new Review*, janvier 1836, p. 328). Il en est de même dans le fait cité par Weber (*Disquisitio anatomica uteri et ovariorum puellæ septimo a conceptione die defunctæ instituta*). Le docteur Pokels parle bien, il est vrai, d'un œuf de huit jours trouvé dans la matrice, et dans lequel on put *facilement distinguer le fœtus ;* mais la description qu'il en donne appartient évidemment à un produit plus âgé (Allen Thompson, dans *The Edinburgh medic. and. surg. Journal*, vol. LII, p. 122). Le plus jeune des œufs observés par M. Velpeau avait onze jours.

Après la sortie de l'ovule, la vésicule de de Graaf revient peu après sur ellemême, et concourt ainsi à la formation du corps jaune dont nous avons déjà parlé (page 67); quant aux modifications que subit l'ovule pendant qu'il parcourt la trompe et après son arrivée dans la matrice, nous nous en occuperons plus loin.

La conception est un acte qui s'accomplit sourdement, et est tout à fait involontaire. Cependant quelques femmes, surtout parmi celles qui ont déjà eu des enfants, prétendent distinguer le coït fécondant des autres. Elles disent ressentir alors une sensation voluptueuse beaucoup plus vive, un spasme beaucoup plus prononcé. J'ai rencontré déjà trop de femmes qui m'ont avoué avoir fait cette remarque, pour ne pas croire qu'il y a quelque chose de vrai dans cette assertion.

La même ignorance où l'on est sur les causes de la fécondation existe sur les causes qui s'opposent à son accomplissement. Car si les vices de conformation ou de position de l'utérus, les oblitérations du col ou des trompes, font comprendre la stérilité de quelques individus, il est tout à fait impossible d'expliquer pourquoi certaines femmes sont stériles lorsqu'elles sont bien conformées; pourquoi quelques autres, mariées plusieurs fois, n'ont pu avoir des enfants pendant leur premier mariage, lorsqu'elles sont devenues enceintes plus tard; quand, surtout, comme cela a été observé, le premier mari avait eu des enfants d'un premier lit.

L'époque qui paraît la plus propre à la fécondation est celle qui suit de près l'écoulement des règles. Sur quinze femmes qui ont pu préciser rigoureusement la date du rapprochement sexuel, M. Raciborski a constaté que la conception s'était opérée un peu avant ou un peu après l'apparition des règles. Il est évident, en effet, qu'à cette époque tout semble admirablement préparé pour la reproduction de l'espèce; mais je suis pourtant loin de conclure, comme le fait M. Raciborski, que, dans l'espèce humaine, l'aptitude à la fécondation est limitée aux jours qui précèdent ou suivent les époques menstruelles. L'expérience m'a convaincu que le rapprochement sexuel peut être fécond, même alors qu'il a lieu au milieu de l'intervalle qui sépare les deux époques menstruelles. Dans ces cas il est probable que l'excitation produite par le coït se communique aux vésicules ovariennes, et détermine en elles des modifications entièrement semblables à celles qu'elles subissent dans l'évolution menstruelle, le fait me paraît aujourd'hui incontestable ([1]).

Je ne m'arrêterai pas à réfuter l'opinion de ceux qui pensent qu'on peut créer des sexes à volonté. Cependant je ne crois pas que la constitution physique du mari ou de la femme n'ait aucune influence sur le sexe de l'enfant. Les belles observations de M. Girou me semblent avoir prouvé que, pour les animaux au moins, plus le mâle est fort et vigoureux comparativement à la femelle, plus on a de chances d'avoir un mâle, et *vice versâ*. Depuis que j'ai lu les résultats statistiques de M. Girou, les observations que j'ai pu faire dans l'espèce humaine les ont le plus souvent confirmés.

([1]) M. Coste, qui admet aussi la possibilité de la conception, quelle que soit l'époque du coït, est en mesure de démontrer, dit-il, par des preuves irrécusables, que l'œuf détaché de l'ovaire pendant ou à la fin de la menstruation a perdu toute aptitude à la fécondation très-peu de jours après sa chute. La conception n'est donc possible, en dehors des époques menstruelles, qu'autant que d'autres circonstances peuvent déterminer dans les ovaires un travail semblable à celui qui se manifeste à l'époque du rut. Or cela est-il possible? La physiologie comparée démontre cette possibilité chez certains animaux et la rend ainsi très-probable au moins dans l'espèce humaine.

Lorsque, dit le savant professeur du Collége de France, les animaux vivent à l'état sauvage, les fonctions des ovaires ne s'accomplissent qu'à de rares intervalles, mais à l'état domestique, la maturation des œufs peut devenir assez fréquente pour que, chez certaines espèces, la ponte soit presque quotidienne. Ainsi le pigeon sauvage, qui ne dépose ses œufs qu'une ou deux fois par an, niche sept ou huit fois quand il fixe sa demeure dans nos colombiers. Sous l'influence d'une nourriture appropriée, nos poules domestiques pondent presque tous les jours et durant huit mois de l'année. Le lapin des champs n'a pas plus d'une ou deux portées par an tant qu'il vit en liberté; mais à l'état domestique il se reproduit jusqu'à sept fois, si l'on a le soin de sevrer ses petits en temps opportun.

Il y a donc des conditions d'abri, de température et d'alimentation, qui, en agissant sur l'organisme des animaux, peuvent déterminer leurs ovaires à exercer un plus grand nombre de fois leurs fonctions dans un espace de temps donné. Ajoutons encore que pour les mammifères, la cohabitation des mâles est une des causes les plus activement accélératrices de la déhiscence. Ainsi, par exemple, une lapine isolée dans une cage où elle est complétement à l'abri des tentatives du mâle, entre ordinairement en rut tous les deux

Je termine là ce que je me propose de dire sur la fécondation. Je me suis borné, comme on le voit, à exposer très-brièvement les idées les plus généralement admises sur ce point de physiologie. La forme et surtout le but de ce livre me paraissent devoir exclure de plus amples développements.

CHAPITRE II

MODIFICATIONS DE L'ORGANISME MATERNEL PENDANT LA GROSSESSE.

La grossesse modifie profondément l'organisme maternel et y produit des changements anatomiques et fonctionnels importants. Ce sont ces modifications que nous avons à étudier dans l'utérus, dans les mamelles et dans quelques autres organes complétement étrangers à l'appareil de la génération.

ARTICLE PREMIER

CHANGEMENTS ANATOMIQUES DE L'UTÉRUS.

L'utérus éprouve des changements remarquables; c'est par eux que nous commencerons. Ces modifications sont relatives au volume, à la forme, à la situation, à la direction, aux rapports de la matrice, et, vu leur importance, nous croyons devoir les étudier successivement dans le corps et dans le col; puis nous indiquerons ensuite celles de la structure de l'organe.

mois environ, et quand l'époque de cette surexcitation périodique est passée, elle refuse obstinément de se livrer au coït : mais si, au lieu d'éloigner le mâle qu'elle repousse alors avec violence, on le laisse séjourner avec elle pendant quelques jours seulement, on peut tenir pour certain qu'elle ne tardera pas longtemps à céder, parce que les sollicitations auxquelles elle sera incessamment soumise provoqueront le retour d'un état qui, en l'absence de cette excitation, aurait été beaucoup plus lent à venir.

Il existe donc pour la maturation et la chute des œufs des époques naturelles complétement spontanées, comme il y en a aussi d'autres qu'on pourrait appeler artificielles, parce qu'il est possible de les provoquer à l'aide d'agents extérieurs.

Est-il maintenant possible de supposer que la femme, qui dispose à son gré de toutes ces conditions, demeure, par une inexplicable exception, invariablement renfermée dans les limites infranchissables de ces périodes menstruelles ? Et si, malgré ses résistances d'abord très-vives aux tentatives du mâle, la lapine finit par subir l'influence du voisinage de ce dernier, pourquoi chez la femme, qui, de plus que les femelles des mammifères, a le privilége d'une aptitude permanente au coït, les rapprochements sexuels ne pourraient-ils avoir les mêmes résultats ?

Cette évolution accidentelle d'une vésicule n'est pas suivie de l'écoulement menstruel qui ordinairement l'accompagne ; et cela se comprend, car il ne faut pas oublier que la même cause qui provoque la chute de l'œuf est aussi celle qui le féconde, et qu'en le fécondant elle fait avorter l'hémorrhagie avant même qu'elle ait le temps de se manifester (Coste, *Histoire générale et particulière du développement des corps organisés*). La même particularité se présente, du reste, quand la fécondation s'opère quelques jours ou quelques heures seulement avant l'apparition des menstrues.

§ 1. — Changements survenus dans le corps de l'utérus.

A. *Volume.* — Nous avons déjà vu que sous l'influence du molimen hémorrhagique dont l'utérus est le siége à chaque époque menstruelle, le volume total de l'organe était augmenté. Si la conception s'opère dans les jours qui précèdent ou qui suivent l'écoulement du sang, l'excitation produite par le coït fécondant entretient et augmente bientôt l'hypertrophie des parois. Ainsi que nous le verrons plus loin (voy. *Membrane caduque*), l'épaisseur de la muqueuse surtout est presque doublée. Aussi, lorsque l'œuf fécondé arrive dans la cavité de la matrice, il la trouve occupée en entier par cette muqueuse, tellement gonflée et boursoufflée, que trop à l'étroit dans l'espace qui lui est offert, elle se plisse sur elle-même (voy. page 66).

Il en est absolument de même dans les cas exceptionnels où la fécondation a lieu à un certain intervalle de l'époque menstruelle. L'hypertrophie commence encore sous l'influence de l'évolution d'une vésicule de de Graaf; seulement cette évolution, au lieu d'être spontanée, est le résultat des excitations vénériennes plus ou moins prolongées.

Dès que l'œuf arrive dans la matrice, celle-ci se développe, et son volume va toujours croissant jusqu'à la fin de la grossesse. Cette progression n'est pas uniforme, et, suivant l'observation de Desormeaux, elle est beaucoup plus lente dans les premiers mois, plus rapide dans les derniers. On pourra s'en faire une idée par le tableau suivant, qui représente les dimensions habituelles de l'utérus aux principales époques de la grossesse.

	DIAMÈTRE VERTICAL.	DIAMÈTRE TRANSVERSAL.	DIAMÈTRE ANTÉRO-POSTÉRIEUR.
Troisième mois.	7 centimètres.	7 centimètres	7 centimètres.
Quatrième mois.	9 centimètres 1/2.	9 centimètres 1/2.	9 centimètres 1/2.
Sixième mois.	22 centimètres.	16 centimètres.	16 centimètres.
Neuvième mois.	32 à 37 centimètres.	24 centimètres.	22 à 23 centim. 1/2.

La cause du développement des parois utérines n'est pas, comme on l'a pensé, purement mécanique, et leur distension n'est pas le résultat du développement de l'œuf qui, pressant sur les différents points de la surface interne, tendrait à les écarter de plus en plus. Pour peu qu'on réfléchisse au petit volume de l'ovule dans les premières semaines, et à l'épaisseur des parois utérines à la même époque, on sera convaincu que la force expansive de l'œuf serait impuissante à vaincre leur résistance. Le développement de l'œuf et celui de l'utérus sont simultanés, mais chacun d'eux se développe par une force qui lui est propre.

En un mot, l'accroissement de l'œuf est la cause physiologique, mais non l'agent
mécanique du développement des parois utérines.

B. *Forme.* — La forme de l'utérus change en même temps que son volume.
D'abord aplatie sur les deux faces, la matrice s'arrondit, devient bientôt piriforme, puis sphéroïde, et, tout à fait à la fin de la grossesse, elle a la forme d'un
ovoïde légèrement aplati d'avant en arrière. Sa face antérieure est cependant
beaucoup plus bombée que sa face postérieure, qui est déprimée pour s'accommoder à la saillie lombaire.

L'extrémité supérieure de l'ovoïde utérin est, au terme de la grossesse, assez
régulièrement arrondie; toutefois le côté du fond, dans lequel est logée une des
extrémités de l'ovoïde fœtal, côté qui présente plus de consistance, est souvent
plus élevé que l'autre, qui est rempli seulement par du liquide. Or, dans les
présentations les plus ordinaires, le tronc du fœtus étant le plus souvent incliné
à droite, c'est en général la partie droite du fond de l'utérus qui est la plus élevée
(Hergott). Quelquefois les deux côtés le sont également, et il existe une dépression sur la partie moyenne et supérieure de l'organe.

Telle est la forme de l'utérus dans les cas les plus ordinaires; mais la situation
et le nombre des fœtus, l'organisation et la forme primitive de l'organe, peuvent
imprimer à la forme qu'il offre pendant la gestation des modifications importantes
dont nous aurons à parler plus loin.

C. *Situation.* — Il est évident que l'utérus ne peut ainsi changer de volume
et de forme sans que sa position change en même temps. Pendant les trois premiers mois de la grossesse, l'utérus reste plongé dans l'excavation; mais comme
son volume s'accroît dans tous les sens, le fond de l'organe s'élève vers le détroit
supérieur, et la partie inférieure et le col s'abaissent vers le plancher du bassin.
Cet abaissement de l'organe tient encore à ce que, devenu lui-même plus lourd,
il obéit aux lois de la pesanteur, et à ce que la masse intestinale, trouvant dans
son fond évasé une plus large surface, pèse davantage sur lui. Ainsi, et son augmentation de volume, et son poids augmenté d'une partie de la masse intestinale,
qui trouve sur son fond un point d'appui plus étendu, contribuent à opérer ce
premier changement dans sa position.

En même temps, l'utérus, trouvant plus d'espace dans la concavité sacrée,
s'y loge; son fond se renverse un peu en arrière et force son col à se porter un
peu en avant; le plus souvent aussi la présence du rectum à gauche oblige l'organe à dévier à droite, et le col est un peu dirigé du côté gauche. Le col est
donc, dans ces trois premiers mois, dirigé en bas, en avant et un peu à gauche.

A partir de trois mois et demi à quatre mois, la matrice, ne trouvant plus
assez d'espace dans l'excavation pour continuer à s'y développer, s'élève au-dessus
du détroit supérieur, puis au niveau de l'ombilic, et, à la fin de la grossesse,
atteint la région épigastrique. En cherchant à constater quelle est l'élévation
graduelle du fond de l'organe, on voit qu'à quatre mois il s'élève à peu près à
deux ou trois travers de doigt au-dessus du pubis; à cinq mois, il est à un travers de doigt de l'ombilic; du cinquième au sixième mois, il gagne et dépasse
la dépression ombilicale, de sorte qu'à six mois il est à un demi-pouce au-dessus

de cet anneau ; à sept mois, à trois travers de doigt ; à huit mois, à quatre ou cinq ; il continue encore de s'élever dans le commencement du neuvième ; mais dans la dernière quinzaine de la grossesse, la matrice semble s'abaisser, et son extrémité supérieure est en effet un peu moins élevée qu'auparavant. Ce dernier fait est assez remarquable. On a dit, pour l'expliquer, que dans cette dernière période l'utérus, comme accablé sous le poids de l'œuf, s'affaisse en quelque sorte sur lui-même, ce qui l'oblige à s'agrandir davantage en travers et dans le sens antéro-postérieur. Cela peut être vrai pour quelques femmes qui ont déjà eu des enfants, car beaucoup nous disent qu'à ce moment *tout s'est porté dans les côtés ;* mais je crois qu'on peut donner de ce fait une explication plus générale. Si l'on touche les femmes à la fin de la grossesse, on s'aperçoit facilement, dans la plupart des cas, que l'excavation est occupée par une tumeur volumineuse, coiffée par la partie inférieure et surtout antérieure du corps utérin : c'est la tête du fœtus qui a déprimé, poussé devant elle la paroi utérine, et s'est engagée dans l'excavation, quelquefois jusque sur le plancher du bassin. Cette circonstance, qui peut être remarquée toutes les fois que le sommet se présente régulièrement et qu'il n'y a pas de vice de conformation du bassin, ne rend-elle pas un compte suffisant de l'abaissement total de l'utérus ? Conçoit-on, en effet, que sa partie supérieure ne suive pas la descente de la partie inférieure ?

D. *Direction.* — En se portant dans la cavité abdominale, l'utérus est obligé de suivre la direction de l'axe du détroit supérieur. De plus, repoussé par la colonne lombaire, et trouvant beaucoup moins de résistance dans la paroi abdominale antérieure, il se porte en avant ; mais à cause de la saillie lombaire, il lui est impossible de rester sur la ligne médiane, de sorte qu'il se porte vers un des côtés de l'abdomen, et, chose remarquable, huit fois au moins sur dix du côté droit.

La plupart des auteurs, depuis Levret, ont cherché à expliquer cette plus grande fréquence de l'obliquité latérale droite.

Levret professait que la matrice s'inclinait toujours du côté où est inséré le placenta. Ce point, disait-il, étant le plus épais, le plus vasculaire de l'organe, est aussi le plus pesant. Ce poids, augmenté de celui du placenta, doit nécessairement entraîner l'organe de ce côté. L'expérience a démontré que le placenta est loin d'être toujours inséré sur le côté vers lequel l'utérus est incliné.

La présence de la portion iliaque du côlon, ordinairement remplie par des matières fécales, empêche, dit Desormeaux, l'utérus de se porter à gauche, quand il commence à s'élever, et le rejette dans la fosse iliaque droite. La masse des intestins grêles est refoulée, par l'ascension de l'utérus, vers le côté gauche, où la direction du mésentère la *ramène naturellement,* et elle contribue à maintenir et à augmenter la tendance qui porte l'utérus à droite. Mais, comme le fait remarquer M. Paul Dubois, l'influence que pourrait avoir le côlon placé à gauche est compensée par la présence du cæcum à droite, et, suivant l'observation de M. Velpeau, le mésentère est dirigé de gauche à droite, et non pas de droite à gauche, comme le veut Desormeaux, sans doute par erreur.

L'habitude de se servir du bras droit, ou de se coucher sur le côté droit, a été invoquée pour expliquer cette obliquité latérale droite. L'observation n'a pas vérifié cette assertion. Ainsi, sur soixante-seize femmes, qui toutes avaient l'utérus incliné à droite, trente-huit se couchaient sur le côté droit, vingt sur le côté gauche, quatorze alternativement sur l'un ou sur l'autre côté, quatre enfin sur le dos. Et jusqu'à présent on n'a pas remarqué que chez les femmes qui se servent habituellement du bras gauche, l'utérus fût plus souvent que chez les autres couché sur le côté gauche du ventre.

Mme Boivin a donné du fait une tout autre explication. Suivant elle, le ligament rond du côté droit est plus court, plus fort et plus riche en fibres musculaires que celui du côté gauche. C'est à l'action plus puissante de ce ligament qu'elle attribue l'inclinaison droite de l'organe. M. le professeur Cruveilhier pense que cette brièveté du ligament rond du côté droit est l'effet et non la cause de l'obliquité utérine. J'ai eu souvent, dit-il, occasion de voir que cette brièveté, qui a lieu à gauche dans l'obliquité latérale gauche, s'accompagnait constamment d'une augmentation notable de volume. J'avoue ne pas comprendre sur quoi M. Cruveilhier fonde cette opinion.

M. Pajot, pour contrôler l'explication donnée par Mme Boivin, entreprit avec le docteur Rambaud, ancien prosecteur des hôpitaux, de nouvelles mensurations sur la longueur de deux ligaments ronds. Il résulte de leurs recherches que, même chez les femmes déjà accouchées, la plus grande longueur du ligament rond du côté gauche n'est pas aussi fréquente qu'on le dit, et qu'elle est surtout bien moins commune que ne l'est l'inclinaison latérale droite de la matrice pendant la grossesse. Comme on le voit, toutes les explications sont peu satisfaisantes; aussi, M. Pajot en conclut que l'inclinaison de l'utérus tient probablement à l'évolution même de la matrice pendant la grossesse.

Indépendamment de cette inclinaison latérale, l'utérus subit un mouvement général de torsion sur son axe, qui porte sa face antérieure un peu à droite, pendant que la face postérieure regarde à gauche et en arrière; ainsi, quand dans une autopsie on enlève la paroi abdominale sans toucher à la matrice, on voit en avant les annexes de l'utérus et l'ovaire du côté gauche, tandis que les annexes du côté droit sont cachées en arrière près de la symphyse sacro-iliaque droite.

E. *Rapport.* — Au terme de la grossesse, l'utérus est en rapport : 1° en avant avec le vagin, la face postérieure du col et du corps de la vessie, et supérieurement avec la paroi abdominale antérieure : ce dernier rapport n'est pas toujours immédiat, il arrive quelquefois qu'une portion de la masse intestinale se glisse entre l'utérus et la paroi du ventre; cela existait chez la femme sur laquelle M. Dubois a pratiqué, en 1839, l'opération césarienne; et, comme le fait remarquer ce professeur, la possibilité de rencontrer de ces anomalies doit rendre l'opérateur très-prudent dans les incisions; 2° en arrière, avec le rectum, l'angle sacro-vertébral et la colonne vertébrale en bas; avec le mésentère et le paquet des intestins en haut; 3° à droite, avec le côté droit du bassin, les vaisseaux iliaques, le muscle psoas, le cæcum, la paroi abdominale droite; 4° à gauche, avec le côté gauche du bassin, les vaisseaux iliaques et l'aorte, le psoas, l'S iliaque du côlon, et tout le paquet intestinal qui le sépare de l'abdomen.

F. *Épaisseur des parois.* — Les premiers auteurs qui ont traité cette question ont émis des opinions très-différentes. Les uns, jugeant de l'épaisseur du corps par celle que le col présente pendant le travail, avaient conclu que la matrice ne peut se laisser distendre sans que l'épaisseur de ses parois soit très-diminuée. Les autres, ayant eu occasion d'examiner l'utérus de femmes mortes peu après l'accouchement, avaient noté l'épaisseur considérable que présentent alors les parois utérines, et avaient admis l'opinion que celles-ci s'épaississaient beaucoup pendant la grossesse. Il y avait erreur dans les deux camps. Depuis, de nombreuses autopsies de femmes mortes dans la grossesse ont permis de constater la vérité des propositions suivantes : 1° Dans les premiers trois mois, l'épaisseur des parois augmente un peu, sans doute par suite du développement de l'appareil vasculaire et musculaire ; 2° vers le cinquième mois, elle est la même qu'à l'état normal ; 3° à terme, les parois de la matrice sont plus épaisses qu'à l'état normal au point qui correspond à l'insertion du placenta, plus mince vers le col, et, dans le reste de leur étendue, elles présentent très-peu de différence.

Du reste, nous aurions à noter ici quelques exceptions : M. Moreau ayant mesuré l'épaisseur des parois sur une femme morte à la fin de sa grossesse, trouva : au fond, 4 millimètres et demi d'épaisseur ; à l'insertion des placentas, 7 millimètres ; et au col, 9 millimètres. Cette anomalie peut s'expliquer, dit M. Moreau : 1° pour l'amincissement du fond, par la distension énorme qu'avait subie l'utérus (la grossesse étant double) ; 2° pour la plus grande épaisseur du col, parce qu'après l'écoulement du fluide amniotique, le col avait subi, avant la mort, une contraction considérable. Dans un cas, Saviard a trouvé 9 millimètres à l'insertion du placenta, 2 millimètres seulement aux autres endroits. Mon ami le docteur Ripault, pratiquant une opération césarienne, constata que la paroi utérine avait à peine 2 à 5 millimètres.

Dans une autopsie faite à la fin de la grossesse, j'ai constaté moi-même que les parois du corps de l'utérus présentaient dans la plus grande partie de leur étendue une minceur considérable qui fut remarquée par M. le professeur Nélaton qui assitait à cette autopsie. Leur épaisseur variait entre 2 et 5 millimètres. Cet amincissement n'est donc pas très-rare ; je suis même porté à croire qu'il constitue la règle ordinaire. Chez un grand nombre de femmes enceintes, on sent en effet les parties fœtales avec une grande facilité, et dans quelques cas il semble que la main soit à peine séparée de ces parties par une couche de quelques millimètres d'épaisseur. Quoi qu'il en soit, il n'en reste pas moins vrai que la masse totale des parois utérines augmente considérablement pendant la grossesse par suite de l'accroissement en surface. Il suffit, pour s'en assurer, de peser l'utérus d'une femme morte à la fin de la grossesse ; le poids de cet organe, après qu'il a été séparé des parties voisines et son contenu vidé, varie entre 1200 et 1500 grammes. Il était de 1700 grammes dans le fait de M. Moreau que nous avons cité plus haut. La matrice devient donc au moins vingt fois plus pesante que pendant l'état de vacuité. Cette différence de poids est la meilleure preuve qu'on puisse donner de l'hypertrophie de la matrice pendant la grossesse.

L'amincissement peut être partiel. Ainsi Hunter cite une matrice dont la paroi postérieure était, dit-il, d'un amincissement remarquable.

G. *Densité des parois.* — Dans l'état de vacuité, les parois utérines sont très-dures, très-résistantes, et ont à peu près la consistance du tissu fibreux. Pendant la grossesse, cette densité diminue, et les parois sont flasques et mollasses.

Ce ramollissement des parois utérines commence à se faire sentir dès le premier mois, et il constitue dès lors un des signes les plus propres à faire constater une grossesse commençante (voyez plus loin l'article *Diagnostic*). Loin d'offrir la dureté fibreuse de l'utérus en état de vacuité, les parois ont, à cette époque, une mollesse pâteuse qui ressemble assez bien à celle du caoutchouc ramolli par l'ébullition, ou à celle d'un membre fortement œdématié.

Cette diminution dans la consistance des parois utérines va toujours en augmentant, si bien qu'à une époque plus avancée, une pression légère exercée sur la paroi antérieure du ventre peut facilement les déprimer, les déformer. Aussi l'on sent très-facilement les membres et autres inégalités de l'enfant, et ses mouvements mêmes peuvent faire saillir telle ou telle partie. L'enfant n'est donc pas dans une cavité à parois fixes. Les diamètres de cette cavité peuvent varier suivant la position que prend le fœtus, qui peut, dans certains cas, en changer jusqu'à la fin de la grossesse, la flexibilité des parois lui permettant de faire passer son grand diamètre à travers les petits diamètres de l'utérus. On comprend combien cette flexibilité, cette souplesse des fibres de la matrice est propre à présenter les conséquences fâcheuses que pourraient avoir pour l'enfant les coups violents portés sur le ventre ou les secousses que la femme peut éprouver.

§ 2. — Modifications survenues dans le col utérin.

Les modifications que subit le col pendant la grossesse portent sur: 1° la consistance de son tissu ; 2° son volume; 3° sa forme ; 4° sa situation et sa direction.

1° Le ramollissement du tissu du col utérin nous paraît le fait capital ; c'est à cause de son importance que nous le plaçons en première ligne. Tout le monde sait que pendant l'état de vacuité, le tissu de la matrice a la consistance du tissu fibreux. Immédiatement après la conception, et par le seul fait de la congestion active dont les organes génitaux sont le siége, cette consistance diminue ; mais ce léger ramollissement, coïncidant avec l'hypertrophie des parois utérines, est peu sensible dès les premiers jours, quel que soit le point de l'étendue du col qu'on examine. Vers la fin du premier mois on peut déjà constater qu'indépendamment de cette première modification générale, la partie la plus inférieure et, pour mieux dire, la plus superficielle des lèvres du museau de tanche se ramollit. Cela paraît être plutôt un boursouflement de la muqueuse qu'un véritable ramollissement du tissu propre de ces lèvres, de telle sorte qu'en pressant un peu sur cette muqueuse épaisse et ramollie, le doigt constate sa mollesse fongueuse, mais arrive bientôt sur le tissu propre du col qui a encore sa consistance normale. La sensation qu'on perçoit alors ressemble beaucoup à celle qu'on obtient lorsqu'on presse avec le doigt sur une table recouverte d'un tapis de drap épais et mou ou mieux d'une lame de caoutchouc. Ce n'est guère que vers la fin du troisième mois ou le commencement du quatrième que toute l'épaisseur des lèvres du museau de tanche est ramollie dans l'étendue de 2 ou 3 millimètres. A partir du cinquième mois le ramollissement gagne de bas en haut, et, au sixième, atteint la moitié de la portion sous-vaginale. Pendant les trois derniers mois, il envahit petit à petit la partie supérieure et enfin l'anneau de l'orifice interne, tellement qu'à la fin de la grossesse, le col est si mou, chez certaines femmes, que j'ai souvent vu les élèves le distinguer avec peine des parois du vagin.

Cette modification du col dont les auteurs ont à peine parlé en est cependant une des plus importantes ; c'est un des meilleurs signes pour constater, quand on a un peu d'habitude, les diverses époques de la grossesse. Elle est constante et s'observe chez toutes les femmes, à moins que le tissu du col ne soit le siége d'une altération pathologique. Il est bon de noter que le ramollissement est quelquefois moins prononcé et plus lent dans ses progrès chez les primipares que chez les femmes qui ont déjà fait des enfants ; mais chez toutes il procède de bas en haut.

Nous avons déjà dit que, progressant de la partie inférieure à la partie supérieure du col, on pouvait, par l'étendue du ramollissement, juger à peu près l'époque probable de la grossesse. Il est, sur ce point, une remarque importante à faire : lorsque les femmes ont eu déjà un très-grand nombre d'enfants, la portion sous-vaginale du col a perdu une grande partie de sa longueur : l'extrémité qui fait alors saillie dans le vagin, et que le doigt peut explorer, est beaucoup plus courte. Or, comme le ramollissement de la portion sus-vaginale est beaucoup plus difficile à constater, on peut croire celui-ci beaucoup moins étendu qu'il ne l'est en réalité. Il en résulte qu'en comparant le col de deux femmes arrivées au sixième mois, mais dont l'une serait enceinte pour la seconde fois et l'autre aurait eu déjà dix enfants, on trouverait une grande différence dans l'étendue de la partie ramollie. Il faut donc, dans cette appréciation, tenir compte du nombre des grossesses antérieures, et de la longueur réelle de la portion sous-vaginale du col.

2° *Volume.* — La plupart des auteurs ont émis sur ce sujet de singulières assertions. Voici ce qui me paraît à peu près constant. Dès les premiers mois, le col participe sans doute à l'hypertrophie dont les parois du corps de la matrice sont le siége. Mais son développement est beaucoup moins considérable. Le col s'épaissit, devient plus volumineux, surtout à sa partie supérieure, mais ne m'a pas paru s'allonger au point d'offrir 5 centimètres, comme paraît le croire madame Boivin, et 7 à 8 centimètres, comme l'a récemment avancé M. Filugelli. Ces opinions me paraissent être, je l'ai dit ailleurs, le résultat d'une erreur : le col étant, dès le début, beaucoup plus bas et dirigé plus en avant que dans l'état de vacuité, le doigt peut plus facilement en explorer une plus grande étendue, et faire croire ainsi à une augmentation dans sa longueur qui n'existe pas réellement. L'examen cadavérique de femmes mortes pendant les premiers mois de la grossesse m'a permis, plusieurs fois, de constater que si la grosseur du col est augmentée, sa longueur n'a pas subi d'augmentation appréciable.

A partir du cinquième mois, le col, au dire de la plupart des auteurs, commence à diminuer. Dès le sixième mois, suivant eux, il commence à s'évaser

dans sa partie supérieure pour concourir à l'ampliation du corps de la matrice ;
à mesure qu'on se rapproche du terme de la gestation, cet évasement de la partie
supérieure continue, et, par conséquent, la longueur du col diminue de haut en
bas au point de ne plus offrir, à la fin du neuvième mois, qu'un bourrelet plus
ou moins épais. C'est même sur ce raccourcissement graduel qu'était basé le
diagnostic des différentes époques ; et, suivant la plupart des accoucheurs français qui ont adopté les opinions de Desormeaux, le col a perdu environ le tiers
de sa longueur dès le cinquième mois, la moitié dans le sixième, les deux tiers
ou les trois quarts dans le septième, les trois quarts ou les quatre cinquièmes
dans le huitième, et le reste s'efface dans le neuvième. C'est là, je ne crains pas
de le dire, une erreur complète, signalée, du reste, depuis 1826 par M. Stoltz,
et sur laquelle je n'ai cessé moi-même d'appeler l'attention depuis 1839. Non,
le col ne se raccourcit pas, ainsi qu'on l'a si longtemps soutenu ; il conserve toute
sa longueur jusqu'à la dernière quinzaine de la grossesse, et il est facile, surtou
chez les femmes qui déjà ont eu des enfants, de le constater comme nous l'indiquerons plus bas. Mais, dans les dernières semaines, sa longueur, jusqu'alors
intacte, diminue très-rapidement, finit même par s'effacer complétement : et
nous dirons tout à l'heure quel est, quelques jours avant l'accouchement, le mécanisme bien simple de cette disparition du col.

Chez les primipares, j'ai souvent pu constater toute la vérité des assertions
de M. Stoltz. Chez ces femmes, la longueur du col diminue un peu dans les trois
derniers mois, mais par un mécanisme tout autre que celui qu'avait indiqué
Desormeaux. Vers le septième mois, le ramollissement a envahi toute l'étendue
de la portion sous-vaginale ; les parois du col, ayant perdu toute leur consistance, se
laissent facilement écarter par les liquides sécrétés à leur face interne, et la partie
supérieure de cette portion sous-vaginale s'évase, s'élargit de manière à donner à
la totalité du col la forme d'un fuseau dont l'extrémité supérieure est formée par
l'orifice interne encore fermé, et l'extrémité inférieure constituée par l'orifice
externe qui, nous le dirons plus bas, est jusqu'à la fin de la grossesse à peine
entr'ouvert chez les primipares. Or il est facile de comprendre que cet évasement de la partie moyenne du col ne peut avoir lieu qu'autant que ses deux
extrémités se rapprochent l'une de l'autre, ce qui diminue d'autant sa longueur
totale. Je ne crois pas pourtant que ce rapprochement des deux orifices soit assez
prononcé, comme le pense M. Stoltz, pour qu'ils ne soient presque plus éloignés
l'un de l'autre ; mais certainement il existe. Il y a donc chez les primipares un
raccourcissement léger, mais réel, de la longueur du col ; cependant, comme on
le voit, son mécanisme n'est pas du tout celui qu'avaient indiqué la plupart des
auteurs. Ce n'est pas par évasement de sa partie supérieure, et pour concourir à
l'ampliation de la cavité du corps, mais par une espèce d'affaissement du col sur
lui-même, affaissement qui, rapprochant les deux orifices, élargit en même temps
sa cavité centrale et augmente ses dimensions transversales aux dépens de son
diamètre vertical. Ce que nous avons dit de l'effacement rapide du col pendant
les derniers jours se présente aussi bien chez les primipares que chez les multipares, et a lieu par le même mécanisme.

· 3° *Forme.* — Nous avons déjà fait pressentir quelles étaient les modifications principales que subissait la forme du col ; mais nous avons besoin cependant de les étudier d'une manière plus spéciale chez les primipares et chez les femmes déjà mères.

A. Chez les primipares, dès le début, le col paraît plus pointu, plus acuminé, ce qui tient peut-être à l'augmentation du volume de sa partie supérieure. L'orifice du museau de tanche, qui avant la conception offrait une simple fente linéaire et transversale, prend une forme circulaire, et constitue comme une petite fossette lenticulaire. Un peu plus tard, comme nous l'avons dit plus haut, la partie moyenne de la cavité du col s'évase de manière à donner à la totalité du col la forme d'un fuseau allongé plutôt que celle d'un cône qu'il avait auparavant. Il reste lisse, poli à sa surface extérieure ; le pourtour de son orifice est arrondi, sans inégalités, sans déchirures, et présente tantôt une circonférence mousse, tantôt, ce qui n'arrive guère qu'à une époque très-avancée, un bord tranchant et aminci. Il est facile alors de se convaincre des modifications subies par le col. Bien qu'en effet l'orifice externe soit presque toujours très-étroit, il est ramolli, et permet quelquefois au doigt de le traverser à l'aide d'un léger effort, et de pénétrer dans la cavité du col. On sent alors que la base de la dernière phalange est assez étroitement serrée par le cercle de l'anneau externe, pendant que l'extrémité du doigt est largement à son aise dans la cavité fusiforme du col. On peut aussi facilement constater que les deux orifices sont encore très-distants l'un de l'autre, car toute la première phalange, et quelquefois plus, peut se loger dans la cavité qu'ils limitent.

B. Chez les femmes qui ont fait des enfants, la forme du col est tout autre : les inégalités, les bosselures qu'offre sa partie inférieure ne permettent guère de constater s'il devient plus aigu ; il est aussi difficile de s'assurer si l'ouverture extérieure est devenue plus arrondie, car, déjà assez largement ouvert avant la grossesse, cet orifice, à cause des cicatrices plus ou moins nombreuses qu'il présente, offre une ouverture dont la forme est très-irrégulière. Ce qu'il est seulement possible de constater dès le début, c'est que l'orifice, déjà entr'ouvert, s'ouvre davantage, et que l'extrémité du doigt y pénètre plus facilement. Cet évasement du museau de tanche et de la partie inférieure du col va toujours croissant de bas en haut, à mesure que la grossesse fait des progrès, gagne vers le septième mois la partie moyenne, et tout près de l'orifice interne vers le neuvième. Cet évasement de la cavité du col marche de front avec le ramollissement de ses parois ; et l'on peut constater facilement que chaque mois le doigt peut pénétrer plus avant dans l'intérieur de cette cavité, dont la forme, chez certaines femmes, est celle d'un dé à coudre, chez d'autres, celle d'un entonnoir dont la base est inférieure et le sommet en haut : différence qui tient uniquement à la profondeur et au nombre des déchirures qu'avant la grossesse présentait l'orifice externe. Le sommet du cône est formé par la portion du col qui ne s'est pas encore ramollie et dilatée, c'est-à-dire successivement par toutes les portions de la longueur du col ; de telle sorte que, vers le neuvième mois, le doigt peut faire pénétrer dans la cavité du col toute la première et souvent même la moitié de la seconde

phalange, son extrémité étant arrêtée par l'orifice interne, qui est fermé et
froncé comme un nœud de bourse. L'anneau de cet orifice finit enfin par se
ramollir, se laisser dilater, et permet au doigt d'arriver jusque sur les membranes
à nu, à travers un canal qui a 3 ou 4 centimètres de longueur. Si à cette
époque on compare la longueur de la surface extérieure du col avec celle du
canal dans lequel le doigt s'introduit, on trouve que le col est beaucoup plus
long en dedans qu'en dehors, ce qui se conçoit facilement, puisque le doigt est
arrêté en dehors par l'insertion vaginale, tandis qu'en dedans il parcourt tout
l'espace qui sépare les deux orifices.

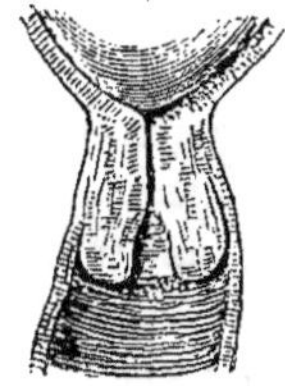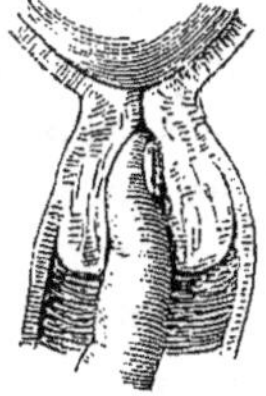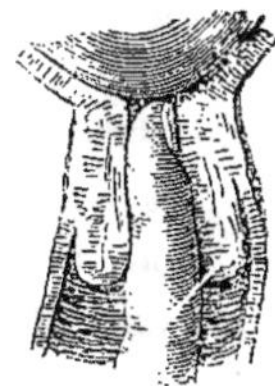

FIG. 40.   FIG. 41.   FIG. 42.

Ces trois figures donnent une idée de la dilatation graduelle qu'éprouve
la cavité du col aux diverses époques de la grossesse.

L'orifice interne s'ouvre quelquefois beaucoup plus tôt : Desormeaux dit avoir
pu toucher les membranes dans une étendue de 3 centimètres et demi, dès la fin
du septième mois. J'ai aussi constaté le même fait ; on l'observe très-fréquemment
chez des femmes qui ont eu des pertes, ou bien chez celles qui servent au toucher
dans nos cours publics : or, chez ces dernières, l'introduction souvent répétée
et sans ménagement d'un grand nombre de doigts m'a paru accélérer beaucoup
le ramollissement et la dilatation du col.

En résumé, chez les primipares, le col est fusiforme ; l'orifice externe est
arrondi et trop peu dilaté pour permettre sans efforts l'introduction du doigt ;
chez les femmes qui ont fait des enfants, l'orifice externe est largement ouvert,
et la cavité du col représente un entonnoir dont la base est inférieure, et qui va
en s'agrandissant jusqu'à ce que son sommet soit au niveau de l'orifice interne.
Celui-ci, dans l'immense majorité des cas, reste fermé chez toutes jusqu'au
commencement du dernier mois au moins de la grossesse.

Ces différences dans la forme du col des primipares et des multipares s'explique
assez facilement quand on réfléchit à l'état de l'anneau de l'orifice externe
avant la grossesse chez les unes et chez les autres. Chez les femmes qui ont déjà
fait des enfants, le pourtour du museau de tanche offre des déchirures plus ou
moins nombreuses qui en interrompent la continuité ; aussitôt que le ramollissement a envahi une petite portion du col, chacune des portions de cet anneau,
n'étant plus adhérente que par sa partie supérieure, se renverse en dehors de
manière à donner à l'orifice la forme d'un pavillon de trompette. Chez la primipare, au contraire, l'intégrité de l'anneau étant complète, le museau de tanche peut
se ramollir, sans permettre pour cela un agrandissement aussi notable de l'orifice.

Nous avons dit que, dans les derniers jours, toute la longueur du col disparaissait pour se confondre avec la cavité du corps. Le mécanisme de cette fusion est fort simple : l'anneau de l'orifice interne, ayant enfin perdu par le ramollissement toute sa résistance, s'ouvre de manière à laisser facilement passer l'extrémité du doigt (voy. fig. 42). Sous l'influence des faibles contractions par lesquelles, pendant la dernière quinzaine surtout, l'utérus semble préluder au travail de l'enfantement, cette dilatation augmente petit à petit, et dès qu'elle est assez prononcée pour permettre à la partie inférieure de l'œuf de venir s'engager dans la cavité du col, on comprend que celle-ci est promptement envahie. Aussi, au terme de la grossesse, ne sent-on plus au sommet du vagin aucune saillie, si ce n'est chez les multipares, un bourrelet plus ou moins épais et mollasse circonscrivant une ouverture assez large pour laisser librement arriver le doigt jusque sur les membranes ; chez les primipares, on ne trouve qu'un anneau tranchant et aminci au milieu duquel est une ouverture beaucoup plus rétrécie.

4° Nous avons peu de chose à dire de la situation et de la direction du col utérin pendant la grossesse. Nous n'avons rien à changer à ce qu'en ont dit la plupart des auteurs: nous rappellerons seulement en quelques mots que, pendant les trois premiers mois, le col est plus bas, dirigé en avant et un peu à gauche, et que cette position est la conséquence nécessaire du mouvement en sens inverse qu'exécute le corps de l'organe dont le fond se renverse en arrière dans la concavité sacrée, et se trouve repoussé à droite par la tumeur que forme, en arrière et à gauche de l'excavation, le rectum habituellement distendu par des matières fécales. Dans les six derniers mois, le col, suivant forcément l'ascension du corps, est plus élevé et dirigé le plus souvent en même temps en arrière et à gauche, tandis que le fond se porte presque toujours en avant et à droite. Je dois cependant faire remarquer une disposition du col qui se rencontre assez souvent à la fin de la grossesse, et qui embarrasse quelquefois les personnes peu familiarisées avec ce genre d'exploration.

Dans le dernier mois, la tête, si c'est elle qui se présente, s'engage souvent dans l'excavation en poussant au-devant d'elle la partie antérieure et inférieure du corps de l'utérus. Chez les femmes qui ont le bassin large, elle descend même jusque sur le plancher inférieur ; il en résulte nécessairement que le col se trouve porté tout à fait en arrière de la tumeur qui remplit alors tout le petit bassin. Le plan de son orifice est dirigé vers la face antérieure du sacrum, et le doigt, pour pénétrer dans sa cavité, est obligé de se courber en crochet et de s'y introduire directement d'arrière en avant; cette obliquité postérieure du col, qui, comme on le voit, diffère essentiellement de celle qui résulte d'une antéversion de la matrice, le rend quelquefois très-difficile à atteindre, même lorsque le travail est depuis longtemps commencé. Ce qui augmente encore la difficulté, c'est que, dans certains cas, le col, ramolli dans toute son étendue, est comme aplati et couché sur cette tumeur, sur un des points postérieurs de laquelle il forme une espèce de pli.

En résumé, il résulte de ce que nous venons de dire, que :

1.° Le tissu du col se ramollit dès le début de la grossesse; ce ramollissement, peu sensible dans les premiers mois, durant lesquels il est borné à la partie la plus inférieure, s'élève petit à petit de manière à envahir successivement de bas en haut toute l'étendue du col ; ce ramollissement est quelquefois moins prononcé et moins rapide dans sa marche chez les primipares que chez les autres femmes.

2° La cavité du col se dilate en même temps que les parois se ramollissent. Cet évasement donne au col des primipares la forme d'un fuseau ; à celui des femmes déjà mères la forme d'un dé à coudre, d'un doigt de gant ou d'un entonnoir à base inférieure.

3° L'orifice externe, chez les primipares, reste fermé, ou du moins très-étroit, jusqu'à la fin de la grossesse ; il est largement ouvert et constitue la base de l'entonnoir chez les autres.

4° Dans la dernière quinzaine, toute la longueur du col disparaît pour se confondre avec la cavité du corps. Cet effacement commence par l'orifice interne et envahit progressivement le col de haut en bas jusqu'à l'orifice externe.

5° Contrairement à l'opinion généralement adoptée avant M. Stoltz, le col conserve toute sa longueur jusqu'à la dernière quinzaine. Il ne se raccourcit pas pendant les quatre derniers mois. Mais la fusion du col avec le corps s'opère seulement dans les dernières semaines.

§ 3. — Modifications survenues dans la texture de la matrice.

Parmi les changements que la grossesse fait subir à l'utérus, ceux qu'elle produit dans sa texture sont des plus curieux. Examinons-les successivement dans les divers éléments qui le constituent.

1° *Tunique séreuse.* — Le péritoine, qui forme la membrane externe de l'utérus, s'étend en tous sens. Les replis qu'il forme au voisinage de l'utérus, espèces de mésentères, suivant l'expression de M. Dubois, tels que les ligaments larges, les ligaments antérieurs et postérieurs, se dédoublent. Suivant quelques anatomistes, ce dédoublement suffirait même à l'ampliation de l'utérus. Mais il suffit, pour réfuter cette opinion, d'examiner la portion du péritoine qui recouvre le fond de l'organe et est comprise entre l'insertion des deux trompes. On sera alors convaincu qu'elle ne peut être fournie par l'accession des parties voisines du péritoine ; car, comme le fait remarquer Desormeaux, l'insertion de la trompe et du ligament de l'ovaire forme de chaque côté un obstacle qui empêche le glissement de la membrane adjacente. Le tissu du péritoine subit donc une extension considérable, et il faut bien qu'une nutrition plus active prévienne son amincissement, puisque celui qui recouvre l'utérus, pendant la grossesse, est aussi épais que la membrane séreuse pendant l'état de vacuité. Cette extensibilité du péritoine sans amincissement n'est pas d'ailleurs un fait nouveau en pathologie. On le voit, en effet, se reproduire dans toutes les hernies un peu volumineuses.

La densité du tissu qui unit cette membrane à la substance musculaire paraît avoir diminué. Car, suivant M. Dubois, la tunique péritonéale est comme glissante sur la tunique charnue, et cette circonstance a été pour lui une difficulté de plus à vaincre à chaque fois qu'il a pratiqué l'opération césarienne.

2° *Tunique muqueuse.* — L'existence de cette membrane, méconnue autrefois dans la vacuité, devient très-apparente pendant la grossesse. Elle devient plus rouge, plus vasculaire ; les plis qu'elle forme disparaissent ; mais, quoi qu'on en ait dit, ce déplissement ne saurait suffire à l'extension qu'elle subit, et il faut que, comme le péritoine, elle jouisse d'une nutrition plus active.

Tous les éléments que nous avons dit (page 49) entrer dans sa composition prennent en effet un développement très-considérable. La nature de cet ouvrage ne nous permet pas d'entrer dans tous les détails que ce sujet comporte, et nous préférons renvoyer le lecteur à l'excellent travail que M. Robin a publié dans les *Archives*, année 1848, dans le tome XXV des *Mémoires de l'Académie de médecine*, et dans le *Bulletin de l'Académie de médecine*, année 1861. Les glandes du corps de la matrice participent à cette hypertrophie générale. Nous aurons nécessairement l'occasion de revenir sur ce sujet quand nous ferons l'histoire de la membrane caduque, qui n'est autre chose, il faut bien enfin l'admettre, que la muqueuse utérine modifiée par les progrès de la grossesse (voy. *Caduque*).

On peut facilement s'assurer après l'accouchement que la muqueuse du col est elle-même hypertrophiée, quoique à un degré beaucoup moins considérable que la muqueuse du corps. Ses glandes ont subi une augmentation de volume ; leur sécrétion est aussi notablement accrue, et c'est elle qui fournit le bouchon gélatineux, c'est-à-dire cette masse muqueuse élastique, dense, demi-transparente, très-difficile à délayer dans l'eau, qui ferme et remplit la cavité du col pendant la grossesse. On peut s'en assurer sur les femmes mortes pendant la grossesse, en la détachant et constatant l'existence de prolongements ou tractus qui, de cette masse, s'enfoncent dans les orifices glandulaires du col (Robin).

3°. *Tunique moyenne.* — La tunique moyenne de l'utérus est formée de fibres musculaires de la vie organique, comme nous l'avons dit en étudiant l'anatomie normale de cet organe. Mais ces fibres, atrophiées pendant l'état de vacuité au point d'être méconnaissables, deviennent évidentes pendant la grossesse. Des recherches micrographiques nombreuses ont d'ailleurs élucidé cette question et révélé les modifications intimes subies par le tissu musculaire de l'utérus. Suivant M. Ch. Robin, dont l'opinion a été rapportée par M. Pajot, les fibres musculaires ou fibres-cellules de l'utérus sont, pendant l'état de vacuité, remarquables par leurs petites dimensions et leur coloration grisâtre ; aussi il est difficile de les distinguer à l'œil nu de la trame cellulaire qui les environne. Pendant la grossesse elles augmentent dans toutes leurs dimensions, surtout en longueur, et de nouvelles fibres se forment de toutes pièces à côté des fibres anciennes, surtout dans les couches les plus internes de la tunique moyenne.

Nous citerons tout au long le texte où Kölliker a étudié cette question : La tunique musculaire subit une augmentation du volume d'où dépend principalement l'accroissement de l'utérus. Deux phénomènes concourent à produire cette augmentation : *l'accroissement de volume des éléments musculeux déjà existants et la formation d'éléments musculeux nouveaux.* Le premier est si considérable, que les fibres-cellules contractiles, au lieu de $0^m,05$ à $0^m,07$ de longueur et $0^m,005$ de largeur qu'elles présentent habituellement, mesurent au cinquième mois $0^m,14$ à $0^m,27$ dans le sens de la longueur et $0^m,0055$ à $0^m,014$ et même $0^m,02$ dans le sens de la largeur ; dans la seconde moitié du sixième mois $0^m,2$ à $0^m,52$ en longueur, $0^m,009$ à $0^m,044$ en largeur et $0^m,005$ à $0^m,006$ en épaisseur; de sorte qu'elles demeurent environ sept à onze fois plus longues et deux à sept fois plus larges. La *production de nouvelles fibres musculaires* s'observe surtout pendant la première moitié de la grossesse et dans la couche interne de la tunique musculeuse; on trouve là une multitude de jeunes cellules de $0^m,02$ à $0^m,04$ de diamètre, présentant toutes les formes transitoires aux fibres-cellules de $0^m,05$ à $0^m,07$ de longueur; rien de semblable ne se remarque dans les couches extérieures. Cette génération de fibres musculaires paraît s'arrêter au sixième mois; du moins n'ai-je trouvé dans l'utérus pendant la vingt-sixième semaine de la grossesse, que des fibres-cellules énormes sans aucune trace des formes antécédentes. A cet accroissement de fibres musculaires correspond celui du *tissu conjonctif* qui les réunit entre elles; vers la fin de la grossesse ce dernier présente par places des fibrilles parfaitement distinctes. » (*Histologie humaine.*)

En résumé, l'accroissement en volume des éléments musculaires déjà existants, la formation de fibres nouvelles, concourent donc en même temps à l'hypertrophie de l'utérus. Il nous reste maintenant à faire connaître la disposition et la direction des faisceaux musculaires; nous exposerons successivement le résultat des dissections de madame Boivin, de MM. Deville et Hélie.

A. Suivant madame Boivin, il existe deux plans de fibres, l'un extérieur et l'autre intérieur, dans le corps de l'utérus : le plan le plus externe est formé par des fibres qui partent de la ligne médiane et se dirigent toutes en bas et en dehors jusqu'au tiers inférieur de l'utérus : c'est là que se trouvent situés les cordons sus-pubiens sur lesquels elles se terminent et qu'elles concourent à former. Quelques-unes se distribuent à la trompe et au ligament de l'ovaire, ce sont les plus supérieures. Que l'on se figure une tête humaine garnie de longs cheveux, séparés dans toute l'étendue de la ligne médiane du crâne, rangés lisses de chaque côté du front, liés très-près au-devant de chaque oreille, et l'on aura une idée exacte de la disposition rayonnée des plans fibreux externes des régions supérieures et latérales de l'utérus.

A l'intérieur existe un autre plan musculaire dont la disposition est toute différente : ces fibres

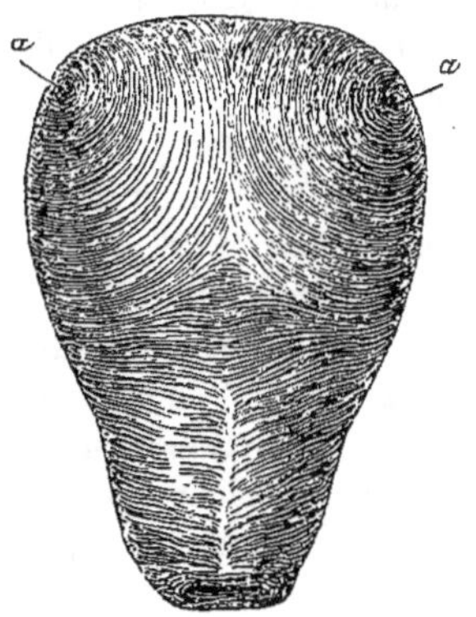

Fig. 43.

sont circulaires et sont placées aux angles supérieurs de l'utérus ; elles entourent l'orifice interne des trompes *aa* (fig. 43), décrivent des cercles concentriques d'abord très-petits, très-rapprochés, mais qui s'écartent graduellement à mesure qu'ils s'éloignent des angles, de sorte que les derniers, qui sont les plus grands, viennent aboutir à la ligne médiane et s'étendent dans toute sa longueur.

Entre ces deux plans, l'un externe, composé de fibres longitudinales, l'autre interne, de fibres horizontales, existent encore quelques fibres musculaires, mais il est impossible d'en suivre la direction.

A la partie inférieure il n'existe qu'un seul ordre de fibres. Elles ont une direction semi-circulaire : elles partent de la région inférieure de la ligne médiane, vont se réunir sur les côtés aux cordons sus-pubiens.

Je ne terminerai pas ce court exposé de la structure de l'utérus sans faire remarquer combien elle se rapproche de celle de tous les organes creux. Ainsi, à l'extérieur, fibres longitudinales : à l'intérieur, fibres horizontales et circulaires. C'est le fond de l'organe qui devait particulièrement agir pour produire l'expulsion du fœtus ; c'est là aussi que l'appareil est plus développé, et la disposition est telle que, pendant la contraction, tous les points de la surface de l'organe tendent à se rapprocher du centre. Enfin, à la partie inférieure où la résistance devait être moindre, il ne reste plus que des fibres horizontales qui constituent là une espèce de sphincter : celui-ci peut être comparé, sous plus d'un rapport, au sphincter du rectum ou à celui de la vessie.

B. Tout récemment M. Deville, prosecteur des hôpitaux, après avoir étudié sur un grand nombre d'utérus appartenant à des femmes mortes quelques jours après l'accouchement, la disposition musculaire de l'organe, est arrivé à des résultats qui diffèrent beaucoup de ceux qui avaient été acceptés avant lui. C'est une question qui, je crois, nécessite un nouvel examen ; mais en attendant que je puisse disséquer moi-même, les pièces que M. Deville a eu la bonté de mettre sous mes yeux m'ont paru assez importantes pour que j'aie cru devoir en faire un dessin, et reproduire ici la description que cet habile anatomiste a bien voulu me communiquer.

Vu par sa surface externe, dès qu'on a enlevé le péritoine et la couche très-résistante et serrée qui sépare la séreuse des fibres musculaires, l'utérus paraît formé de deux ordres de fibres essentiellement musculaires, les unes transverses, les autres longitudinales.

Les fibres transverses *naissent* (en n'attachant à ce mot qu'une valeur purement descriptive) de trois sources : le ligament rond, la trompe de Fallope et le ligament de l'ovaire, ainsi que des ailerons du ligament large correspondant, il suffit d'enlever l'enveloppe très-mince que forme le péritoine à ces organes, pour mettre à découvert ces fibres transversales, et se convaincre de leur nature musculaire. A elles seules, les fibres transversales, unies à quelques vaisseaux et à des nerfs, constituent la structure intime du ligament rond et du ligament de l'ovaire, ainsi que la couche moyenne de la trompe de Fallope, qui est par conséquent essentiellement musculaire, de même que la membrane interne, improprement appelée dartoïque, de tous les canaux excréteurs.

Un fait important à noter dans l'origine des fibres transversales utérines, c'est leur présence en grand nombre dans l'épaisseur des dédoublements du ligament large jusqu'à la base de celui-ci. Où se terminent-elles ? Il ne m'a pas encore été donné de l'établir d'une manière précise.

Quoi qu'il en soit, les fibres transversales, nées de ces diverses origines, se portent en rayonnant sur toute la surface extérieure de l'utérus : les antérieures et les postérieures transversalement ou un peu obliquement en bas, les supérieures un peu obliquement en haut, de manière à recouvrir complétement l'organe.

Près de la ligne médiane, ces fibres sont coupées perpendiculairement dans leur direction par un faisceau longitudinal plus ou moins sinueux, décrivant des courbes plus ou moins marquées, large de 1 à 2 centimètres, qui naît en avant, près de l'union du corps avec le col de l'utérus, se porte de bas en haut sur le fond de cet organe, et redescend de haut en bas pour se terminer au bas de la face postérieure, comme il avait commencé en avant, c'est-à-dire près de l'union du corps avec le col, un peu plus bas qu'en avant.

Lorsqu'on examine avec un peu de soin la ligne de contact entre les fibres transversales de chaque côté et le faisceau longitudinal médian, on ne tarde pas à apercevoir entre eux une continuité incontestable. Les fibres transversales, arrivées près de la ligne médiane, se recourbent les unes en bas, les autres en haut, pour devenir longitudinales et constituer ainsi le faisceau longitudinal médian. Cela se voit surtout à l'origine en avant et en arrière du faisceau longitudinal; là ce faisceau se divise en effet et en totalité en deux portions, dont l'une se recourbe à droite, l'autre à gauche, afin de se continuer avec les fibres transversales les plus inférieures du corps de l'utérus.

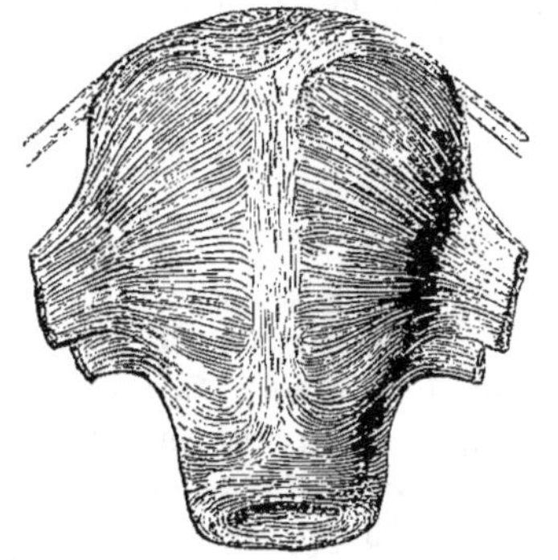

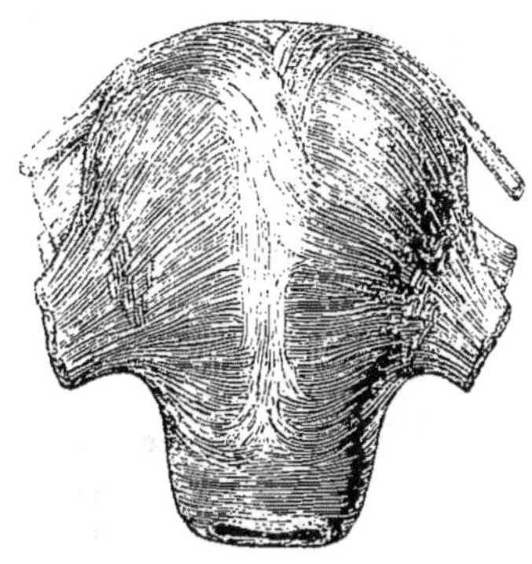

Fig. 44. — Disposition des fibres musculaires de la face antérieure de l'utérus.

Fig. 45. — Disposition des fibres musculaires de la face postérieure de l'utérus.

Cet échange continuel entre les fibres transversales et les fibres longitudinales utérines se fait avec une grande régularité, si bien que le faisceau longitudinal a partout à peu près la même épaisseur.

En cherchant avec un peu de patience, on finit par trouver que le faisceau longitudinal n'est composé que par des fibres longitudinales très-courtes, formant la partie centrale d'un *x*, que décrivent de la manière suivante les fibres utérines, ainsi que je le démontre sur plusieurs de mes pièces. Prenons un faisceau de fibres transversales à la partie antérieure et inférieure *droite* du corps de l'utérus (voyez fig. 44): ce faisceau, arrivé près de la ligne médiane, se recourbe en haut et se confond avec le faisceau longitudinal; puis après un trajet vertical variable de 1 à 4 et 5 centimètres, il se recourbe de nouveau à *gauche* pour redevenir transversal, et former ainsi un *z* ou une branche d'*x*, comparaison plus exacte.

C'est de la réunion de ces branches centrales et verticales d'*x*, décrites par les fibres utérines, que résulte le faisceau longitudinal médian.

Il arrive parfois que des fibres transversales passent directement de droite à gauche, sans former de branche verticale, et il importe d'en être prévenu, parce que cette disposition existant à la superficie pourrait faire croire à l'absence du faisceau longitudinal médian. Pour retrouver celui-ci partout où il manque dans ce cas, il suffit d'enlever avec soin cette légère couche de fibres transversales médianes.

A sa face interne l'utérus présente la même disposition de fibres musculaires qu'à la face extérieure, et il est facile de s'expliquer par là l'erreur commise par madame Boivin, qui y a décrit des fibres circulaires.

Des différences notables existent cependant entre les fibres des deux faces de l'utérus. La plus remarquable, quant à l'aspect extérieur, consiste dans la largeur extrême du faisceau longitudinal. Celui-ci, dans le fond de l'utérus qu'il forme à lui seul, s'étend depuis l'orifice d'une des trompes utérines jusqu'à l'autre. Arrivé sur les faces antérieure et postérieure, le faisceau longitudinal est coupé perpendiculairement par des fibres transverses occupant les faces latérales au-dessous de l'orifice des trompes, et se comportant là comme à la face extérieure de l'utérus, c'est-à-dire qu'elles se renversent les unes en haut, les autres en bas, pour se confondre avec le faisceau longitudinal.

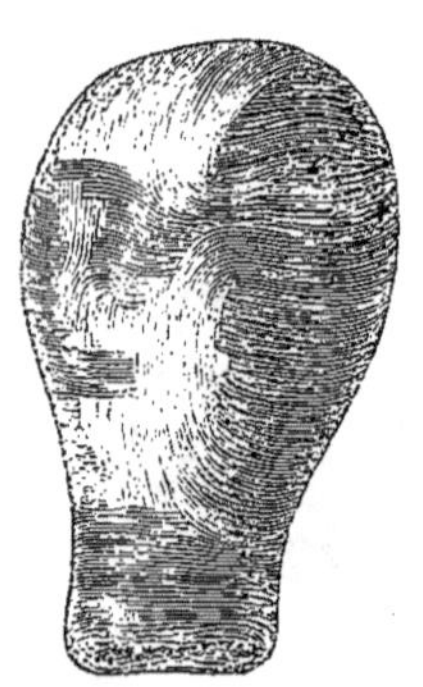

FIG. 46.

Plus bas, près de l'union du corps avec le col, le faisceau longitudinal est très-irrégulier : tantôt il existe; tantôt, mais plus rarement, il n'existe pas. Dans ce point, en effet, la continuation, l'entrecroisement des fibres transversales d'un côté à l'autre se fait d'une manière irrégulière, soit par la formation de branches d'*x* verticales, soit dans une direction plus ou moins oblique, soit encore tout directement, les fibres conservant leur direction transverse.

Entre les deux couches que je viens de décrire en existe une troisième; mais la disposition de ces fibres ne m'est pas assez complétement connue pour que j'en puisse donner une description exacte.

Tous ces détails particuliers n'en entrent pas moins dans la loi générale de l'*entrecroisement* ou passage des fibres de l'utérus d'un côté à l'autre, et, sous ce rapport, l'utérus se range complétement dans la classe de tous les autres organes musculaires creux, dont la structure est régie aussi par cette grande loi de l'*entrecroisement musculaire*.

Il me serait aisé maintenant de démontrer que la structure de l'utérus humain, telle que je viens de la décrire, se rapproche tout autant et peut-être mieux de la structure de l'utérus des autres mammifères que de la structure telle que l'avait indiquée madame Boivin. Mais cette discussion serait déplacée ici.

Pour terminer, je me contenterai de dire que les mêmes dispositions se retrouvent dans la structure musculaire du col de l'utérus et de la partie inférieure du corps. Là aussi se voient des entrecroisements entre les fibres musculaires qui passent directement d'un côté à l'autre, ou bien deviennent plus ou moins obliques au moment de l'entrecroisement; ou bien, et plus souvent, forment des branches d'x avec les parties médianes verticales. C'est à cette dernière disposition qu'est due la formation de ce qu'on appelle improprement *arbre de vie*.

C. — Enfin M. Hélie, professeur à l'école de médecine de Nantes, après de longues et habiles dissections, vient d'aborder à son tour la question de la texture musculaire de l'utérus dans un remarquable mémoire. Le travail de M. Hélie nous paraît exact; il montre mieux et plus complétement qu'on ne l'avait fait jusqu'ici quel est l'arrangement des fibres musculaires de l'utérus. Nous suivrons donc cet auteur dans sa description, en indiquant les principaux résultats auxquels il est arrivé.

Les fibres de l'utérus, comme celles du cœur, sont disposées en couches qui se recouvrent et s'enveloppent successivement. Des fibres passent fréquemment d'une couche à l'autre; leur intrication est compliquée, aussi leur dissection est fort difficile. Trois couches superposées constituent le tissu musculaire de l'utérus. Nous décrirons successivement la couche externe, la couche interne, puis enfin la couche moyenne.

Couche externe. — Elle se compose de plusieurs plans de fibres longitudinales et transversales qui alternent les uns avec les autres. Le plan le plus superficiel est longitudinal; il est formé par un faisceau médian dont la partie moyenne est courbée en anse sur le fond de l'utérus, tandis que ses deux extrémités descendent l'une sur la face postérieure et l'autre sur la face antérieure de la matrice. Ce faisceau ansiforme (fig. 44 et 45) se prolonge toujours plus bas en arrière qu'en avant. En arrière, il commence à l'union du corps et du col; il est formé par des fibres, qui de transversales qu'elles étaient, deviennent verticales en changeant brusquement de direction pour se recourber en haut, ainsi que l'a très-bien indiqué M. Deville. En s'élevant, ce faisceau reçoit successivement de nouvelles fibres qui s'infléchissent de la même manière pour le renforcer. Lorsqu'il approche du fond de l'utérus, ses fibres latérales se recourbent en dehors et se dirigent sur les trompes et les ligaments larges sur lesquels elles se perdent.

Les fibres moyennes du faisceau ansiforme contournent donc seules le fond de l'utérus et descendent sur sa face antérieure où elles se recourbent successivement en dehors pour gagner les ligaments larges et les ligaments ronds.

Une partie des fibres qui émergent ainsi du faisceau ansiforme ne se portent sur les parties latérales qu'après avoir traversé la ligne médiane de l'utérus et passé d'un côté à l'autre; du bord droit de la matrice elles se rendent sur son angle gauche ou sur le côté gauche de sa face antérieure; celles qui, à leur origine, appartiennent au côté gauche, se portent à l'angle droit de l'utérus ou au bord droit de sa face antérieure. Ces fibres entrecroisées suivent donc exactement la direction en Z indiquée par M. Deville. Mais, suivant M. Hélie, cet entrecroisement est loin d'être constant; il est d'ailleurs borné à un petit nombre de fibres. La plus grande partie des fibres ansiformes naissent et se terminent sur le même côté sans avoir croisé la ligne médiane.

Le faisceau ansiforme n'est presque jamais borné à un seul plan. Constamment ce faisceau est épais sur la face postérieure de l'utérus; tantôt, mais rarement, il forme un seul plan; tantôt, et c'est la disposition qu'il offre le plus ordinairement, ses fibres sont divisées en deux plans que sépare une couche de fibres transversales; le plan superficiel est mince, le plan profond beaucoup plus épais.

Étudions maintenant les fibres transversales qui, avec le faisceau précédent forment la surface du corps de l'utérus. Ces fibres transversales constituent la plus grande partie de la couche musculaire externe. Elles concourent à former le faisceau ansiforme, comme nous l'avons dit; mais la plupart restent étrangères à sa formation et se continuent sur la ligne médiane en passant au-dessous de lui et entre ses deux plans, quelquefois même sur son plan superficiel postérieur, elles vont d'un côté à l'autre; elles se prolongent en dehors, dans les ligaments larges, et surtout dans le ligament de l'ovaire, dans le ligament rond et sur la trompe. En les suivant en sens inverse, on peut dire qu'elles naissent de tous ces points, et qu'arrivées aux bords de l'utérus elles se dédoublent en deux feuillets pour passer les unes sur la face antérieure, les autres sur la face postérieure de cet organe ; les plus élevées couvrent le fond et se recourbent en arcs sur ses angles.

Quelques-unes de ces fibres quittent la couche externe pour plonger dans la couche musculaire moyenne.

Il est à remarquer que les anatomistes qui ont étudié le tissu musculaire de l'utérus n'ont pas indiqué la texture des bords de l'organe et qu'ils se sont bornés à mentionner les fibres qui se prolongent sur les annexes. M. Hélie a comblé cette lacune. Lorsqu'on écarte les deux lames du ligament large et les fibres musculaires qui s'y rendent, on voit sur toute la hauteur des bords de l'utérus des fibres musculaires transversales qui vont d'une face à l'autre. Arrivées aux bords de la matrice ces fibres se recourbent en arcs et se rendent à la face opposée à celle qu'elles occupaient à leur point de départ ; c'est là leur disposition générale, mais leur trajet est très-compliqué. Elles s'écartent pour donner passage aux vaisseaux ; elles ne restent pas, dans tout leur trajet, dans le plan où elles étaient primitivement. Superficielles, par exemple, en avant, elles deviennent plus profondes en arrière, et réciproquement.

Au-dessus des trompes et à leur niveau, la disposition des fibres sur les bords de l'utérus est différente. Les fibres transversales qui décrivent de grands arcs sur le fond de l'utérus, d'un angle à l'autre, descendent et se recourbent sur les bords. Une partie de ces fibres se rend à la trompe, au ligament rond et au ligament ovarique, mais la plupart descendent sur les

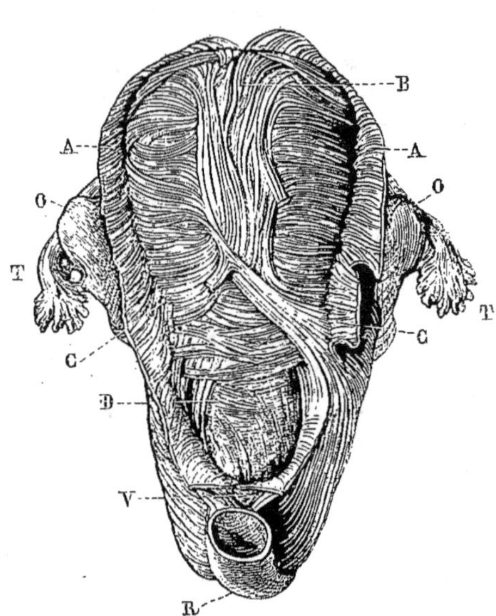

Fig. 47. — Second plan de la couche musculaire externe.

A. Couche superficielle incisée et renversée sur les bords de l'utérus.
B. Couche profonde du faisceau ansiforme.
C. Fibres transversales émergeant du faisceau ansiforme.
D. Fibres du col.
O. Ovaire.
R. Rectum.
T. Trompe.
V. Vessie.

bords de l'utérus. Dans leur trajet descendant elles rencontrent les vaisseaux, qui dérangent leur régularité, puis elles plongent plus profondément et se recourbent en avant ou en arrière pour devenir transversales sur l'une ou l'autre des faces de l'utérus.

Au col la disposition des fibres musculaires est plus simple : nulle trace du faisceau ansiforme. Les fibres se portent presque toutes un peu obliquement en bas des bords de l'utérus vers la ligne médiane, où elles s'entrecroisent avec les fibres semblables du côté opposé. Sur les bords du col, elles passent et se contournent d'une face à l'autre, comme nous l'avons indiqué pour le corps. Les plus superficielles de ces fibres se continuent en dehors avec les replis vésico-utérins, recto-utérins, et avec quelques fibres de la vessie, en bas avec les fibres musculaires du vagin. Nous verrons plus tard que la portion sous-vaginale du col appartient, par la disposition de ses fibres, à la couche musculaire interne.

Couche interne. — Lorsqu'on ouvre l'utérus d'une femme morte au moment de l'accouchement, les fibres musculaires du corps sont dépouillées de la membrane muqueuse qui les recouvrait et qui s'est transformée en caduque. Au col, la muqueuse n'ayant pas subi de transformation analogue, continue à couvrir les fibres musculaires et leur est intimement unie.

Quand on incise l'utérus on voit constamment au milieu de la paroi postérieure un faisceau triangulaire légèrement saillant, dont la base s'étend d'une trompe à l'autre, et dont le sommet descend jusqu'à l'orifice interne du col. Ce faisceau triangulaire est formé comme le faisceau ansiforme par des fibres horizontales qui se recourbent brusquement en haut, et, chose singulière, les fibres nouvelles ou de renforcement s'ajoutent toujours à son bord gauche, tandis que de son bord droit émergent successivement des fibres qui deviennent transversales en se portant vers le bord droit de la matrice. Ces fibres ont donc exactement la forme d'un *Z*.

En approchant des trompes, le faisceau triangulaire se divise en deux minces fascicules qui vont, chacun de son côté, plonger sur une pointe aiguë dans la trompe correspondante où ils se terminent brusquement. Enfin, des fibres transversales, étendues directement d'un orifice tubaire à l'autre, terminent le faisceau triangulaire et forment sa base (D, fig. 48).

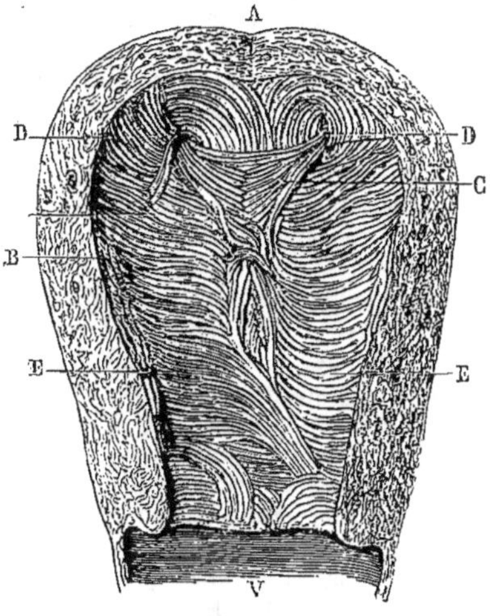

Un faisceau triangulaire exactement semblable existe sur la paroi antérieure; seulement les fibres transversales, en se recourbant pour devenir verticales, pénètrent à son bord droit, tandis que de son bord gauche émergent des fibres qui prennent une direction horizontale pour se jeter sur le bord gauche de la matrice.

Sur les côtés de ces faisceaux triangulaires et dans toute la hauteur du corps de l'utérus, les fibres musculaires de la couche interne ont une direction transversale et passent d'une face à l'autre. En approchant du milieu des parois antérieure et postérieure, les unes subissent une inflexion pour constituer le faisceau triangulaire, tandis que les autres, bien plus nombreuses, continuent leur trajet transversal en passant sous ce faisceau. A l'orifice interne du col les fibres transversales forment un faisceau saillant qui limite nettement la cavité du corps et la cavité du col.

Au fond de l'utérus, c'est-à-dire au-dessus des orifices des trompes, les fibres musculaires forment des arceaux dirigés d'avant en arrière qui constituent la voûte de la cavité. En descendant ainsi sur les faces antérieure et postérieure, elles passent sous la bande transversale du faisceau triangulaire qui les recouvre, puis elles s'infléchissent pour se confondre avec les fibres horizontales.

Fig. 48. — Couche musculaire interne. (Paroi antérieure.)

A. Coupe des parois utérines.
B. Faisceaux triangulaires.
C. Fibres se rendant aux trompes.
D. Orifice des trompes.
E. Fibres transversales.
V. Vagin.

A l'orifice des trompes, les fibres de la couche interne sont disposées en anneaux concentriques; les plus petits touchent l'orifice tubaire, les plus grands, souvent incomplets, se continuent avec les arceaux de la voûte et s'adossent avec ceux du côté opposé, comme l'avait indiqué madame Boivin.

Au col, il faut enlever la muqueuse pour bien voir les fibres musculaires. On reconnaît alors que la saillie de l'arbre de vie est formée par des faisceaux musculaires dont les fibres s'écartent de chaque côté pour former des arcades superposées. Près de l'orifice externe, les fibres du col sont presque toutes annulaires et entrelacées entre elles.

Couche moyenne. — Lorsque, par la dissection, on a enlevé successivement sur le corps de l'utérus le faisceau ansiforme et les différents plans de fibres transversales qui composent la couche externe, on arrive sur la couche moyenne, dont la disposition est différente. Mais entre ces deux couches il n'y a pas de limite précise; les fibres profondes de la couche externe prennent peu à peu et par gradation la disposition propre à la couche moyenne. Ce n'est donc qu'après l'enlèvement de ces lamelles intermédiaires qu'on découvre nettement la couche moyenne avec tous ses caractères. Il en est de même lorsqu'on découvre la couche moyenne en enlevant toute l'épaisseur de la couche profonde.

Cette couche moyenne se fait remarquer d'abord par le nombre des vaisseaux qu'elle contient; elle prend toujours plus d'épaisseur dans la région qui correspond à l'insertion du placenta. Elle se compose de bandes de largeur variable qui se croisent dans toutes les directions; les unes sont transversales, d'autres obliques, quelques-unes longitudinales; de larges trous, que traversent les veines ou sinus, écartent ces bandes les unes des autres ou séparent les fibres d'une même bande. Les faisceaux musculaires se recourbent en anses autour des veines utérines, et chaque anse, croisée par une autre, forme avec elle un anneau complet qui entoure une veine. Une succession de ces anneaux forme un canal à la veine. De grands anneaux ainsi constitués enferment plusieurs veines, et chacune d'elles a dans l'anneau principal ses anneaux spéciaux. Le plus souvent, le faisceau courbé en anse ne forme que la moitié, les deux tiers du cercle; un autre faisceau vient le compléter en se croisant avec les extrémités du premier, auquel il s'unit intimement.

Chaque vaisseau veineux est donc entouré de fibres contractiles annulaires et chemine dans un véritable canal contractile pendant tout son trajet dans la couche moyenne. Les artères sont, comme les veines, entourées d'anneaux musculaires, mais avec cette différence que les artères sont libres dans les anneaux, tandis que es veines, réduites à leur membrane interne, adhèrent aux fibres musculaires.

Suivant M. Hélie, la couche moyenne ne se trouve qu'au corps de l'utérus et manque au col. Celui-ci serait donc constitué uniquement par la superposition de la couche externe et de la couche interne, sans couche intermédiaire.

4° *Appareil vasculaire.* — A la fin de la grossesse, on est étonné du développement du système vasculaire sanguin de l'utérus. Depuis une quinzaine d'années, mon ami le docteur Jacquemier a dirigé ses recherches sur ce point; les résultats qu'il a consignés dans son travail sont importants; j'ai dû y faire de nombreux emprunts.

En cherchant à apprécier le développement du système vasculaire dans toute son étendue, on voit, dit-il, que pour les artères, leur augmentation ne devient considérable que lorsqu'elles approchent de l'utérus. Avant de fournir leurs premières divisions, elles se renflent, se dilatent, se contournent en forme de tire-bouchon, en s'avançant entre le péritoine et la face externe de l'organe; puis elles donnent des branches qui se portent sur les parties antérieure et latérales, et se ramifient à l'infini. Elles ne sont pas situées immédiatement sous le péritoine, mais n'en sont séparées que par une couche mince de tissu musculaire. Toutes ces ramifications pénètrent plus profondément en s'anastomosant à l'infini et arrivent jusqu'à la face interne. Là elles se terminent pour la plupart ; mais un assez grand nombre de celles qui correspondent à l'insertion du placenta, traversent la muqueuse et vont se plonger dans le placenta. Les ramifications artérielles se continuent avec les capillaires qui, à leur tour, donnent naissance aux veines. Les vaisseaux capillaires s'élargissent pendant la grossesse. Virchow a constaté leur volume, et M. Jacquemier les a trouvés plus perméables aux injections que les capillaires ne le sont d'ordinaire. Cette disposition rend compte de l'activité de la circulation utérine, et nous fait comprendre comment le sang peut passer rapidement et en grande abondance des artères dans les sinus.

Si l'on examine les veines dans leurs troncs, depuis leur sortie de l'utérus jusqu'à leur embouchure dans l'hypogastrique et la veine cave inférieure, on voit que leur capacité a beaucoup augmenté. Les ovariques sont presque aussi volumineuses que les veines iliaques externes, les utérines un peu moins considérables. Étudié dans les parois utérines, le système veineux s'offre sous l'aspect de canaux situés au centre du tissu musculaire, à égale distance à peu près de la face interne et de la face externe. En ce point, l'utérus est parcouru en tous sens par un nombre considérable de canaux s'anastomosant et formant de larges confluents à leur réunion : leur ensemble constitue un large plexus dont plusieurs divisions peuvent recevoir l'extrémité du petit doigt.

Ces canaux sont beaucoup plus larges au point qui correspond à l'insertion du placenta ; ils diminuent en s'éloignant de ce point. Il est une portion, déterminée par l'insertion du placenta, dans laquelle les canaux veineux utérins traversent la muqueuse pour se porter dans le tissu même du placenta (voyez *Caduque* et *Placenta*). Dans l'épaisseur même de la caduque inter-utéro-placentaire, ces vaisseaux forment, par d'énormes dilatations de toutes leurs branches, les vastes sinus qu'on trouve à la face adhérente du placenta. Ces sinus communiquent à l'infini entre eux, de manière à représenter, pour ainsi dire, un véritable lac de sang cloisonné. D'espace en espace on trouve des orifices peu nombreux proportionnellement, qui font communiquer ce lac sanguin avec les sinus des parois musculaires. Après la séparation du délivre, on voit toute cette surface placentaire de l'utérus criblée de trous comme faits par un emporte-pièce. Ces trous, taillés obliquement en bec de plume, s'affaissent et se ferment d'euxmêmes par l'abaissement d'une des lèvres membraneuses de l'orifice contre l'autre (voyez *Placenta*).

Nous dirons plus loin, en faisant l'histoire de la caduque, que l'appareil vasculaire de la muqueuse, qui n'est pas en rapport direct avec le placenta, présente des aspects très-différents aux diverses époques de la grossesse, et que, très-développés et très-riches dans les premiers mois, les réseaux vasculaires qui rampent à sa surface interne commencent à s'atrophier dès la fin du second mois, pour n'être plus formés, à la fin de la gestation, que par des vaisseaux d'un très-petit calibre.

Les artères utérines sont enveloppées d'une gaîne cellulaire très-ténue et très-distincte. Les veines, au contraire, sont réduites à leur tunique interne, qui adhère d'une manière très-intime au tissu musculaire. On ne trouve dans leur intérieur aucune valvule.

Une semblable ampliation des artères et des veines ne peut être le résultat d'un simple déplissement, puisqu'elles conservent leurs flexuosités, qui augmentent plutôt que de diminuer. Il y a donc pour ces vaisseaux une transformation analogue à celle du tissu charnu.

Il résulte de tout ce que nous venons de dire que le sang afflue à l'utérus en très-grande quantité, que par conséquent la nutrition est augmentée; car évidemment cette quantité de sang fournit à l'accroissement des parois. La circulation est-elle beaucoup plus active, comme le prétendent la plupart des auteurs? Il résulterait des dernières recherches de M. Jacquemier que la circulation veineuse en particulier doit se faire avec beaucoup de lenteur; mais j'avoue que la lecture de cette dernière partie du mémoire de M. Jacquemier ne m'a pas convaincu (voyez *Hémorrhagie*).

Les vaisseaux lymphatiques acquièrent aussi un calibre très-considérable. Ils forment divers plans dans l'épaisseur de l'utérus; les plus superficiels sont les plus développés. Ils se divisent en deux groupes : ceux du col, qui vont se rendre dans les ganglions pelviens; ceux du corps, qui vont se rendre dans les ganglions lombaires. Suivant Cruiskhanks, qui les a décrits et dessinés, les troncs des absorbants hypogastriques sont aussi volumineux qu'une plume d'oie, et les vaisseaux sont eux-mêmes si nombreux, qu'après les avoir injectés de mercure, on dirait que la matrice n'est qu'un amas de ces vaisseaux. On peut, du reste, par une dissection grossière, se convaincre du volume et du nombre de ces vaisseaux peu de jours après l'accouchement.

5° Les *nerfs* de l'utérus ont été, dans ces derniers temps, l'objet de recherches assez nombreuses. Les docteurs Robert Lee, Jobert, Rendu et Boulard, les ont étudiés d'une manière spéciale. Suivant ces derniers anatomistes, dont les résultats concordent, sous quelques rapports, avec ceux auxquels est arrivé l'accoucheur anglais, les nerfs proviennent de trois sources : 1° du plexus ovarique : ils sont en petit nombre et destinés aux cornes et au fond de l'utérus; 2° du plexus hypogastrique : ceux-ci sont spécialement destinés au col; 3° des filets du grand sympathique : ces derniers accompagnent les artères utérines et paraissent se distribuer au col et aux parties latérales de l'utérus.

Parmi les filets qui constituent le plexus ovarique, il en est quelques-uns en petit nombre qui suivent le trajet des vaisseaux sanguins, passent près de l'ovaire, et se rendent à l'utérus vers les parties supérieures des bords de cet organe. Ces filets pénètrent avec les vaisseaux dans l'épaisseur des parois ; ils paraissent spécialement destinés à la tunique musculaire.

Les nerfs fournis par le plexus hypogastrique s'en détachent au moment où l'uretère croise sa partie antérieure. Ces nerfs en petit nombre remontent le long des parties latérales du col, ne suivent en rien la disposition des vaisseaux, et envoient çà et là quelques branches qui vont se rendre dans l'épaisseur des parois de l'organe. M. Rendu n'a pu les suivre au delà du col. Ces nerfs diffèrent essentiellement des précédents par leur origine et leur mode de distribution ; ils proviennent, en effet, d'un plexus dont la distribution n'est pas en rapport avec celle des vaisseaux, et qui a de fréquentes anastomoses avec les nerfs sacrés (*nerfs de la vie animale*).

Tout le corps de l'utérus reçoit donc exclusivement des nerfs de la vie organique ; l'appareil nerveux du col a seul quelques communications avec les nerfs spinaux.

Suivant quelques auteurs, ces nerfs subissent pendant la grossesse un développement considérable, ainsi que les vaisseaux sanguins et lymphatiques. A l'appui de cette opinion, Robert Lee a soumis plusieurs pièces anatomiques à l'observation de la Société royale de Londres ; dans les deux figures qu'il en a données, on peut voir de larges bandes nerveuses au-dessous de la tunique séreuse : ces bandes sont si volumineuses, que plusieurs anatomistes ont nié leur véritable structure, et les ont considérées comme fournies par une membrane gélatineuse ou cellulaire placée entre le péritoine et la couche musculaire. Dans cette opinion, les nerfs de l'utérus ne resteraient donc pas, ainsi qu'on l'a cru longtemps, étrangers à l'hypertrophie de toutes les parties qui entrent dans la structure de l'organe ; comme elles, ils se développent en tous sens et reviennent après l'accouchement à leurs dimensions normales (voyez, pour plus de détails, le mémoire de Robert Lee, *On the ganglia and the other nervous structures of the uterus*). Mais il est généralement admis que cette hypertrophie porte principalement sur le névrilème.

Les pièces déposées par M. Boulard au musée de la Faculté, les travaux de Robert Lee, Ludovic Hirschfeld et Richet, nous ont convaincu que des filets excessivement ténus se prolongeaient jusque sur la partie la plus inférieure du museau de tanche, et que par conséquent aucune portion de l'organe n'en était complétement dépourvue.

ARTICLE II.

MODIFICATIONS DES PROPRIÉTÉS DE L'UTÉRUS.

Sensibilité de l'utérus. — La sensibilité de l'utérus est peu développée. Chacun sait qu'on peut toucher le col pendant l'état de vacuité sans que la femme en ait pour ainsi dire conscience, on peut même le cautériser sans provoquer une douleur bien nette. Il en est à peu près de même pendant la grossesse, et c'est à tort qu'on a admis que la sensibilité devenait beaucoup plus vive pendant la gestation. Cette sensibilité varie d'ailleurs avec l'agent qui la met en jeu ; il nous a semblé qu'une distension forcée s'accompagne d'une douleur assez vive. Pour ne rien exagérer, il faut dire que la sensibilité du col existe, mais qu'elle est obscure pendant la grossesse comme pendant l'état de vacuité.

Quant au corps de l'utérus, il paraît encore moins sensible que le col. Je sais bien que la plupart des femmes sentent les mouvements de l'enfant ; mais ces mouvements sont-ils perçus par la paroi abdominale ou par la paroi utérine ? On est tenté d'admettre la première hypothèse quand on se rappelle que, chez les femmes ascitiques, les mouvements actifs sont beaucoup plus obscurs que chez les autres femmes. J'ai eu d'ailleurs occasion d'observer plusieurs fois des individus qui, pendant tout le cours de la grossesse, n'avaient pas senti ces mouvements. J'ai vu à la Charité, au mois d'août 1839, une malade qui, enceinte de sept mois, doutait cependant de sa grossesse, parce qu'elle n'avait pas senti son enfant remuer. J'ai plusieurs fois revu cette femme jusqu'à la fin d'octobre, époque à laquelle elle est accouchée, et quoique le fœtus fût très-fort et bien portant, elle n'avait pas encore senti remuer.

Il ne faut cependant pas refuser toute sensibilité au corps de la matrice, car les contractions de l'accouchement, l'introduction de la main y provoquent une assez vive douleur. Nous reviendrons sur ce point en étudiant la douleur de l'enfantement (voy. *Phénomènes du travail*).

Irritabilité. — Après avoir étudié la sensibilité, nous devons dire quelques mots de l'irritabilité ou sensibilité organique. Nous désignons ainsi l'activité vitale propre au système nerveux de l'utérus et aux parties qui en reçoivent les ramifications.

L'irritabilité se développe très-notablement pendant la gestation : c'est à elle qu'est due l'espèce de relation sympathique qui s'établit entre les fibres du col et celles du corps de l'utérus, et par suite de laquelle toutes les excitations un peu vives et un peu longtemps prolongées, portées sur le col de l'organe, réagissent sur les fibres du fond. L'expulsion prématurée du fœtus est même souvent une conséquence des contractions que déterminent ces excitations pratiquées sur le col. C'est ainsi que, suivant Delamotte, le coït trop répété a plusieurs fois produit l'avortement, et que nous voyons si souvent accoucher avant terme les femmes qui, dans nos amphithéâtres, servent à l'exercice du toucher.

. L'art même a mis à profit, dans quelques cas, cette irritabilité du col et son influence sur l'action contractile du corps. On sait, en effet, qu'un des moyens les plus sûrs et le plus généralement employés pour provoquer l'accouchement prématuré, consiste à introduire et à laisser à demeure un corps étranger dans l'intérieur de la cavité du col.

Contractilité. — On désigne sous ce nom la faculté dont jouissent les fibres de la matrice de se resserrer sur les corps qu'elle renferme et pour les expulser de sa cavité. C'est une véritable contraction entièrement semblable à la contraction musculaire des organes creux (vessie, rectum, estomac).

La contractilité utérine existe déjà pendant l'état de vacuité, surtout au moment des règles. A cette époque, les contractions utérines s'accompagnent exceptionnellement de vives douleurs chez les femmes atteintes de dysménorrhée. Pendant la grossesse, la contractilité utérine devient plus manifeste, mais les contractions sont encore faibles et indolores. C'est pendant le travail de l'accouchement qu'elles atteignent toute leur énergie ; elles provoquent presque toujours alors de vives douleurs.

La douleur qui, au moment de l'accouchement, accompagne les contractions utérines, presque toujours très-forte dans l'espèce humaine, n'existe pas chez les animaux sauvages, et ne s'observe qu'à un très-faible degré chez nos animaux domestiques. En général, la contraction utérine n'est douloureuse chez les différentes espèces animales que lorsqu'un accident ou une maladie nécessite de la part de l'organe une plus grande énergie d'action, et les douleurs que les femelles éprouvent alors sont tout à fait semblables à celles des femmes. Si donc chez les animaux la contraction n'est douloureuse qu'accidentellement, et par suite d'un disposition particulière et morbide de la fibre utérine, il est permis de rapporter à la même cause la douleur qu'elle détermine dans l'espèce humaine. Cette prédisposition serait-elle le résultat des raffinements de notre civilisation ? C'est ce qu'il n'est guère possible de prouver, mais ce qu'il est au moins permis de penser, en réfléchissant que nos animaux domestiques qui, jusqu'à un certain point, sont comme nous détournés de leur vie primitive et anormale, souffrent beaucoup plus souvent pendant le part que les animaux sauvages.

Cette contractilité réside dans toutes les fibres musculaires de la matrice, au corps et au col, mais le développement des plans musculaires du corps fait que c'est surtout en ce dernier point que la contraction est énergique. Son intensité est très-variable suivant les femmes. Très-forte chez quelques-unes, elle existe à peine chez quelques autres. Son énergie n'est pas en rapport avec celle du système musculaire extérieur : il y a des femmes, en effet, très-fortement musclées, et qui, pendant l'accouchement, n'ont que des contractions excessivement faibles. Le contraire s'observe aussi souvent.

L'exercice de cette propriété est indépendant de la volonté, au moins dans l'immense majorité des cas, et la nature et l'origine des nerfs qui viennent se distribuer au corps de l'utérus font assez comprendre qu'il en doit être ainsi ; nous avons vu, en effet, que le fond de l'organe ne reçoit que des filets du grand sympathique. Je sais bien qu'on cite, dans tous les livres, des femmes qui avaient le pouvoir de suspendre à volonté la contraction ; mais si ces faits ont été bien observés, ils n'ont peut-être pas reçu l'interprétation la plus rationnelle. Dans les cas, en effet, rapportés par Baudelocque et M. Velpeau, qui ont vu le travail s'arrêter lorsqu'on appelait les élèves pour y assister, et reprendre aussitôt qu'on faisait éloigner ces nombreux témoins, la volonté avait probablement moins de part que l'imagination et la pudeur à ces alternatives de ralentissement et d'accélération ; car si l'influence de la volonté peut être contestée avec raison, on ne peut nier celle que les émotions morales paraissent exercer sur la contractilité utérine ; une impression violente a souvent suffi pour qu'elle se développât bien avant le terme ordinaire de la grossesse ; et il n'est pas très-rare de la voir diminuer, disparaître pendant plusieurs heures, et même plusieurs jours, sous l'influence de ces mêmes causes. Dewees a vu les douleurs se suspendre ainsi pendant deux semaines chez une femme que son arrivée subite et inattendue avait trop vivement impressionnée. Betschler cite un cas dans lequel un violent orage suspendit tout à coup les douleurs, en sorte que le col, largement ouvert déjà se referma, et que le travail de l'accouchement ne recommença qu'au bout de dix-neuf jours. Tous les jours, d'ailleurs, nous voyons les douleurs se suspendre pendant une demi-heure, quelquefois même plusieurs heures, en arrivant auprès des femmes dont la pudeur est un peu blessée de notre présence.

L'exercice de cette faculté n'est pas en général de longue durée : au bout de quelques secondes, rarement au bout d'une ou deux minutes, l'organe, qui s'était fortement resserré et durci, reprend peu à peu son état primitif, et reste dans le repos jusqu'à ce que, sous l'influence du même stimulus, il entre encore en action. La contractilité utérine, comme toute contraction musculaire, s'épuise par un trop long exercice: c'est ce qui explique pourquoi si souvent, après un travail trop longtemps prolongé, les contractions deviennent tout à coup plus lentes, plus faibles, et cessent même complétement. Enfin, les opiacés ont sur elle une influence marquée. On peut presque à volonté, par leur emploi, suspendre la contraction utérine pendant quelques heures au moins, durant le travail à terme, et indéfiniment dans le cas de travail prématuré ou abortif.

Cette contractilité peut être provoquée par des excitants naturels, accidentels ou artificiels. Les premiers sont toutes les causes de l'accouchement ; les seconds, celles de l'avortement ou de l'accouchement prématuré ; les derniers, enfin, sont toutes les irritations portées sur le col et le corps de l'utérus, l'électricité, le seigle ergoté, tous les moyens, en un mot, que l'on emploie quand on veut provoquer la déplétion de l'organe. Elle peut être, au contraire, affaiblie par une distension trop considérable de la matrice, une contraction trop longtemps prolongée, les impressions morales vives.

Une observation de M. Brachet porterait à penser que les lésions de la moelle épinière affaiblissent et même détruisent complétement la contractilité de l'utérus. Les expériences faites sur les animaux ont d'ailleurs démontré que la destruction complète de l'axe cérébro-spinal abolit les fonctions sensitivo-motrices du nerf grand sympathique. Dans une expérience de ce genre l'utérus se trouverait donc paralysé. Mais des faits assez nombreux, observés chez des paraplégiques, et les expériences sur les animaux, prouvent que l'accouchement n'est nullement enrayé par une altération limitée de la moelle, que l'utérus continue à se contracter, et que le défaut d'action des muscles volontaires est alors largement compensé par la paralysie des muscles du périnée dont le peu de résistance facilite au contraire et rend plus prompte la dernière partie de l'expulsion du fœtus. L'absence complète dans le corps de l'utérus des nerfs de la vie animale devait déjà, du reste, faire pressentir ce résultat.

La contractilité de l'utérus, comme celle des viscères de la vie organique, persiste encore quelque temps après la mort, et c'est ce qui explique l'expulsion de certains fœtus plusieurs heures après la mort de la mère, et la rétraction posthume de l'utérus, dans les opérations césariennes pratiquées lorsque la mère avait rendu le dernier soupir.

Rétractilité. — Le nom de rétractilité nous paraît, comme à M. Pajot, préférable à celui de *contractilité de tissu* par lequel on l'a souvent désignée. La rétractilité est une propriété en vertu de laquelle la matrice, vidée d'une partie ou de la totalité de son contenu, revient sur elle-même. C'est une sorte d'élasticité. Elle diffère de la contractilité en ce que celle-ci est intermittente, passagère, tandis que la rétractilité est permanente et maintient les parois de la matrice étroitement appliquées sur l'œuf. C'est encore elle qui, après l'accouchement, a pour but principal de fermer les orifices béants des vaisseaux utéro-placentaires, qui, sans cette heureuse action, auraient produit des hémorrhagies mortelles.

La rétractilité existe surtout dans les fibres du corps : suivant Dewees, elle aurait surtout son siége dans les fibres circulaires qui constituent le plan interne de la couche musculaire de l'utérus; elle est à peine sensible dans les parties inférieures et dans le col, et c'est une sage prévoyance de la nature de l'avoir placée là où l'insertion habituelle du placenta détermine le développement plus considérable de l'appareil vasculaire. Cela est tellement vrai, qu'après l'accouchement il est facile de sentir dans la région sous-ombilicale le fond de la matrice rétracté sous la forme d'une tumeur dure et bosselée, tandis que le toucher vaginal fait reconnaître que le col est mou, souple et nullement rétracté : aussi, quand le placenta est inséré sur le col, l'hémorrhagie n'est pas à craindre seulement pendant le travail, mais on doit la redouter encore pendant et peu après la délivrance.

Chez presque toutes les femmes, la rétractilité est la compagne de la contractilité, et ces deux propriétés s'exercent successivement lors du travail pendant la déplétion graduelle de l'utérus. Si, en effet, après la contraction qui a produit l'expulsion d'une certaine partie des corps renfermés dans la cavité de l'organe, les parois de celui-ci ne se rétractaient pas promptement pour remplir le vide, il y aurait inertie de la matrice.

La rétractilité a une action lente et continue qui se prolonge pendant toute la durée des suites de couches. Lorsqu'elle s'exerce régulièrement, elle n'est pas accompagnée de douleurs, et nous voyons chez beaucoup de femmes primipares cette rétraction s'opérer sans qu'elles en aient la conscience.

Elle ne suffit pas toujours, il est vrai, au moins pendant les premiers jours. Cette insuffisance peut être due à ce que, sous l'influence d'une distension trop considérable, d'un accouchement trop prompt ou trop lent, la fibre utérine a perdu, comme disait Leroux, sa propriété de ressort, ou bien à ce que la présence d'un corps étranger solide ou liquide nécessite l'intervention d'une force plus énergique. C'est alors qu'intervient la contractilité, et le resserrement de l'utérus est le résultat d'une véritable contraction intermittente et douloureuse.

Mais cet affaiblissement de la rétractilité n'est pas, en général, de longue durée : au bout de quatre à six jours au plus, la contractilité n'est plus nécessaire, à moins que, par exception, il ne se forme un nouveau caillot dans l'utérus. L'élasticité des fibres utérines, aidée du reste par le travail de résorption qui s'opère incessamment et par l'écoulement lochial, suffit désormais pour faire rentrer l'organe dans ses conditions normales.

La rétractilité est loin d'être également énergique chez toutes les femmes, et les raisons de ces différences ne sont pas toujours faciles à donner. Elle est, par exemple, beaucoup moins marquée chez les multipares qu'après un premier accouchement. Aussi chez les premières on observe bien plus souvent que chez les autres les tranchées utérines, conséquences de l'exercice de la contractilité, et l'utérus rentre plus lentement dans son volume habituel. Une distension excessive de la matrice, une terminaison trop brusque, ou une prolongation excessive de la période d'expulsion, semblent encore affaiblir son action.

S'il est incontestablement des circonstances qui paraissent diminuer l'élasticité des fibres utérines, il est aussi bien démontré que nous possédons certains agents propres à en réveiller l'action. Ainsi les irritations externes ou internes portées sur le col et le corps de l'utérus (frictions, réfrigérants), l'administration du seigle ergoté, ont souvent cet heureux résultat.

ARTICLE III.

CHANGEMENTS SURVENUS DANS LES PARTIES VOISINES DE L'UTÉRUS.

Les modifications que nous venons d'étudier dans l'utérus n'arrivent pas, on le pense bien, sans que les parties voisines en soient influencées. Ce sont ces influences que nous allons étudier.

1° En s'élevant graduellement dans l'abdomen, l'utérus entraîne après lui le péritoine qui le couvre. Alors disparaissent ces replis que l'on nomme *ligaments larges*. Les trompes, les ovaires, se trouvent ainsi rapprochés du corps de l'utérus et dans une direction presque verticale. Le fond de la matrice s'arrondissant, ses angles s'abaissent, puis disparaissent, et les trompes qui, dans l'état de vacuité, s'implantaient sur le sommet de ces angles, et se trouvaient sur une même ligne horizontale avec le fond, ne s'insèrent plus sur la partie la plus élevée, mais correspondent au quart et même à la moitié de la hauteur totale de l'utérus. Les cordons sus-pubiens sont alors composés de fibres linéaires, parmi lesquelles on peut distinguer grand nombre de fibres musculaires, prolongement de celles de l'utérus, et contractiles comme elles. M. Velpeau dit même avoir pu, sur trois femmes, reconnaître et faire apprécier leur contraction pendant que la matrice se contractait pour expulser le délivre. Grâce au mode de développement de l'utérus, dont la paroi postérieure se développe beaucoup plus que l'antérieure, l'insertion des ligaments ronds ne se fait plus sur le point qui répondrait aux bords latéraux de l'état de vacuité, mais beaucoup plus en avant ; de telle sorte que cette insertion répond à peu près à l'union des quatre cinquièmes postérieurs et du cinquième antérieur du diamètre antéro-postérieur de l'organe.

2° L'utérus, entraînant avec lui la partie supérieure du vagin, le raccourcit en l'élargissant dans les premiers temps de la grossesse, tandis qu'il le force à s'allonger quand il s'élève lui-même au-dessus du détroit supérieur.

La circulation est aussi beaucoup plus active dans les parois vaginales dont le système veineux prend surtout un développement considérable. Cette dilatation des veines est sans doute la conséquence de la vitalité plus grande dont jouissent les organes génitaux ; mais elle est due aussi en partie à la stase du sang, gêné dans sa marche par le développement de l'utérus. C'est probablement à la même cause qu'il faut attribuer cet état variqueux, ces nodosités que le doigt rencontre assez souvent à la fin de la grossesse, et qui prédisposent certainement les femmes à ces accidents hémorrhagiques que Decreux a décrits sous le nom de *thrombus* de la vulve et du vagin. Cette congestion se fait encore sentir jusque dans les capillaires ; car il me serait difficile d'expliquer sans elle ces taches livides, cette coloration lie de vin que présente la muqueuse du vagin et du col, et sur lesquelles on vient, dans ces derniers temps, d'appeler de nouveau l'attention, en les donnant comme un signe de grossesse [1]. Malheureusement ce signe ne pourra tout au

---

[1] Cette coloration est évidemment le résultat de l'activité plus grande de la circulation dans les organes génitaux, et par conséquent doit se rencontrer dans tous les cas qui prédisposent à la congestion vasculaire de l'appareil génito-urinaire. M. Montgomery dit

plus servir que dans un cas de médecine légale ; car, dans la pratique civile, bien peu de femmes permettront ce genre d'exploration.

En pratiquant le toucher, on sent assez souvent à la partie supérieure du vagin des artères battre sous le doigt. Les mêmes battements sont encore plus souvent perçus sur un des points de la portion sus-vaginale de l'utérus. Ces pulsations sont évidemment dues à l'hypertrophie considérable des artères utérines et vaginales, et ont été indiquées sous le nom de *pouls vaginal* par le docteur Osiander (de Gœttingen), qui y attache une très-grande importance comme signe diagnostique (¹).

A dater du septième ou huitième mois, il n'est pas rare de sentir la muqueuse du vagin tapissée dans toute son étendue d'une myriade de petits boutons gros comme la tête d'une petite épingle. Ces petites granulations, que j'ai très-souvent rencontrées, coïncident toujours avec une augmentation considérable de la sécrétion vaginale. Cet état a été décrit sous le nom de vaginite granuleuse des femmes enceintes.

Les mucosités vaginales s'écoulent presque toujours en assez grande abondance pendant la grossesse; mais l'époque à laquelle elles se montrent varie beaucoup. Elles sont en général plus abondantes dans les derniers temps ; les femmes disent alors qu'elles perdent du lait : inutile de dire ce qu'il faut penser de cette opinion. Chez quelques-unes cet écoulement paraît dès les premiers mois, et se prolonge plus ou moins longtemps ; quelquefois il cesse pour reparaître à plusieurs reprises ; dans d'autres cas, au contraire, il ne se montre plus ou se montre seulement à une époque très voisine de l'accouchement.

3° La vessie est peu à peu refoulée au-dessus du détroit supérieur. Le méat urinaire est tiraillé, allongé ; son orifice, tiré en haut, s'enfonce derrière le bord de la symphyse des pubis, et peut rendre le cathétérisme difficile. L'urèthre présente une courbure plus considérable qu'à l'ordinaire, et telle, dans certains cas, qu'il vaut mieux se servir d'une sonde d'homme pour pratiquer le cathétérisme. Cette courbure à concavité antérieure est due à la situation du corps de la vessie, qui, fortement repoussé en avant et au-dessus du pubis par l'utérus développé, tire en haut l'urèthre, en l'appliquant contre la face postérieure de la symphyse pubienne. Enfin, la compression que l'utérus développé exerce sur la partie supérieure de ce canal gêne la circulation de ces parties inférieures, et ses parois sont alors fortement tuméfiées. Or il se trouve, comme on sait, placé derrière la saillie osseuse formée par la partie postérieure des surfaces articulaires du pubis, et ces deux saillies superposées forment, à l'intérieur du bassin, une tumeur assez considérable. J'ai vu souvent les élèves à qui je faisais pratiquer le toucher ne pas pouvoir s'expliquer la tuméfaction notable que leur doigt rencontrait derrière la symphyse.

La pression exercée sur le col et le corps de la vessie produit très-souvent un

l'avoir constatée sur une femme à l'époque des règles; et l'on sait que pour s'assurer si un animal est en chaleur, les éleveurs ont l'habitude d'examiner l'orifice et la surface interne du vagin, qui, dans ces circonstances, est presque aussi noire que de l'encre.

(¹) Cette hypertrophie considérable des vaisseaux du vagin et de la vulve rend quelquefois très-dangereuses les blessures de ces parties. On a vu en effet une abondante hémorrhagie en être le résultat.

ténesme vésical très-incommode. Les femmes sont alors tourmentées par des envies fréquentes et illusoires d'uriner. Ces besoins, toujours très-impérieux, sont satisfaits par l'émission de quelques gouttes d'urine, mais se reproduisent avec la même intensité quelques instants après. C'est là ce qui a fait croire à quelques personnes que la sécrétion urinaire était augmentée. Dans certains cas, le boursouflement des parois du canal, et peut-être aussi la compression qu'il subit, déterminent son oblitération complète, et nécessitent le cathétérisme. M. Velpeau, dit avoir souvent constaté, dans la dernière quinzaine de la grossesse, que la vessie, plus comprimée en dessus qu'en dessous de son fond, venait faire saillie dans le haut du vagin. Il se produit alors une véritable cystocèle vaginale. Je crois le fait assez rare pendant la grossesse, puisque je ne l'ai observé que deux fois.

4° La compression que l'utérus exerce sur les troncs vasculaires qui viennent des extrémités inférieures des parties génitales et de l'extrémité inférieure du rectum, gêne la circulation veineuse et le cours de la lymphe ; d'où résultent souvent des œdèmes considérables de ces membres et des parties sexuelles, ainsi que le développement de tumeurs hémorrhoïdales.

5° Les femmes sont habituellement constipées : le rectum, distendu par des matières fécales, forme, à la partie latérale et postérieure de l'excavation, une tumeur très-volumineuse. La masse intestinale tout entière est comprimée par la tumeur utérine ; il en résulte souvent des coliques et des troubles dans la digestion.

6° La base de la poitrine est élargie et portée en avant ; le diaphragme est refoulé par l'utérus et la masse intestinale ; sa concavité est augmentée ; et ce refoulement est assez considérable pour produire une gêne dans la respiration et la circulation du cœur et des gros vaisseaux.

7° La peau du ventre est très-distendue ; elle présente, surtout vers sa partie inférieure, des éraillures connues sous le nom de vergettures ; de couleur brune ou bleuâtre, elles forment des lignes courbes parallèles, dont la convexité regarde les aines et le pénil. Ces vergettures, très-abondantes chez certaines femmes, existent à peine chez d'autres. Elles pâlissent, mais ne disparaissent pas après l'accouchement ; elles se propagent quelquefois jusque sur la partie supérieure et interne des cuisses. Il n'est pas rare de les voir envahir la peau de la région lombaire et des fesses.

Les muscles et les aponévroses des parois de l'abdomen s'amincissent ; les muscles droits sont éloignés l'un de l'autre, et l'espace aponévrotique qui les sépare présente alors, au lieu d'une bandelette assez étroite, une surface qui, au niveau de l'ombilic, a au moins 11 centimètres de largeur. La dépression ombilicale, qui, dans les deux premiers mois, semble plus profonde, disparaît peu à peu, à mesure que la grossesse fait des progrès ; l'anneau se laisse aussi distendre, et le plus souvent, à son niveau, la peau présente une saillie au lieu d'un enfoncement. Cette saillie est surtout marquée quand la femme fait quelque effort, ce qui dépend de l'engagement d'une petite portion d'épiploon qui fait hernie.

Assez souvent, après l'accouchement, il reste sur la ligne médiane, et par suite de l'écartement si considérable des fibres aponévrotiques, une tumeur oblongue, une espèce d'éventration, surtout marquée pendant les efforts. A chaque nouvelle grossesse cette éventration devient de plus en plus considérable et finit parfois par constituer une véritable infirmité qui oblige la femme à porter un bandage.

8° Le relâchement des symphyses du bassin est un phénomène assez fréquent : quand il est très-prononcé, il constitue une maladie dont nous parlerons avec détail quand nous ferons l'histoire de la pathologie de la grossesse.

ARTICLE IV.

MODIFICATIONS DES MAMELLES.

Les mamelles, qui sont aussi une dépendance des organes générateurs, subissent, pendant la gestation, des modifications qui les préparent à la fonction qu'elles sont destinées à accomplir après l'accouchement.

Dès le début, la plupart des femmes sentent les seins se tendre, se gonfler. C'est un signe tellement constant pour quelques-unes, que dès qu'il existe, elles n'hésitent pas à se croire enceintes. Ce gonflement s'accompagne assez souvent de picotements, de véritables douleurs, quelquefois même de l'engorgement des ganglions axillaires. Il n'est pas rare, vers le quatrième ou le cinquième mois, de voir ce gonflement diminuer ; mais il reparaît à la fin de la grossesse, plus considérable encore qu'il n'était auparavant. Enfin, il peut être porté au point de produire un engorgement inflammatoire du sein, puis un abcès. Plus rarement, les seins, après s'être légèrement gonflés au début de la grossesse, s'affaissent pour rester flasques et mous jusque après l'accouchement ; c'est une circonstance, en général, fâcheuse. Il résulte des observations de mon ami le docteur Donné, que ces femmes seront de très-mauvaises nourrices, tant à cause de la mauvaise qualité de leur lait que de son peu d'abondance.

Quand le gonflement des seins est très-marqué, il produit une distension de la peau des mamelles assez considérable pour qu'il s'y fasse des éraillures et des vergettures tout à fait analogues à celles que nous avons décrites sur la peau de l'abdomen.

Vers la fin du second mois, selon M. Montgomery, souvent un peu plus tard, à mon avis, le mamelon se gonfle, devient plus érectile, plus sensible, et forme une saillie beaucoup plus prononcée : sa couleur est aussi beaucoup plus foncée. La peau qui l'environne devient le siége d'un afflux plus considérable de liquide, de manière à présenter un aspect presque œdémateux. Cette peau se colore aussi, et d'abord prend une teinte légèrement jaunâtre ; dans les deux mois qui suivent, la coloration de l'aréole se complète, et la peau de la mamelle présente alors les caractères suivants : autour du mamelon, un cercle dont la couleur est plus ou moins foncée, suivant les individus ; elle l'est en général davantage chez les personnes qui ont la peau brune, les yeux et les cheveux noirs ; que chez les femmes blondes, faibles et délicates. L'étendue de ce cercle est de 2 à 3 centimètres et demi, mais augmente, ainsi que l'intensité de sa coloration brune, à mesure que la grossesse fait des progrès. Chez les négresses, l'aréole devient aussi plus foncée.

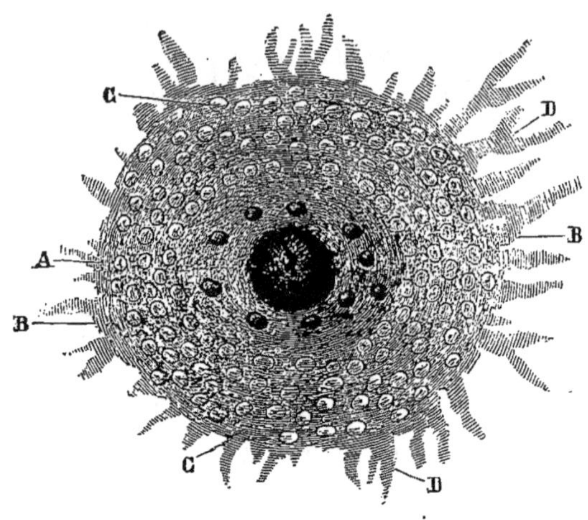

FIG. 49.

A. Mamelon. — B. Tubercules sébacés disséminés à la surface de l'aréole vraie. — C. Taches de l'aréole mouchetée. — D. Vergettures.

Çà et là, à la surface de l'aréole, on voit de petites élevures qui font sur la peau une saillie de 2 à 4 millimètres. Ces élevures sont formées par l'hypertrophie des glandes sébacées que nous y avons décrites, au nombre de douze à vingt. Ces glandes, quand on les presse, laissent suinter un liquide sébacé, d'une couleur blanchâtre, qui a été confondu avec du lait.

Vers le cinquième mois, autour de l'aréole vraie se forme une seconde aréole qu'on a désignée sous le nom d'aréole *secondaire*, *tachetée*, *mouchetée* ou *pommelée*. Celle-ci est beaucoup moins limitée que la première : elle envahit assez souvent une grande partie de la peau qui recouvre les mamelles. Quand on examine attentivement l'aréole mouchetée, voici ce qu'on observe : la coloration pigmentaire de la peau ne s'arrête pas brusquement à la circonférence de l'aréole vraie ; à partir des bords de cette dernière aréole, le pigment se dépose dans la peau voisine pour y former une couche décroissante qui s'étend plus ou moins loin suivant les femmes. Cette aréole secondaire est parsemée par un nombre considérable de petites taches blanches qui lui donnent un aspect particulier. Ces taches, de forme arrondie, sont autant de points où le pigment ne s'est pas déposé. Chaque tache blanche présente à son centre un petit point noir qui est l'orifice d'une glande sébacée ; on y trouve en outre un petit poil quand on examine à la loupe.

Ces modifications persistent ordinairement pendant l'allaitement. Quand les femmes ne nourrissent pas, elles diminuent après l'accouchement, mais ne disparaissent pas complétement. Elles sont, par conséquent, beaucoup plus concluantes chez les primipares que chez les autres. Enfin, il n'est pas vrai de dire qu'elles existent constamment pendant la grossesse ; mais lorsqu'elles existent toutes, elles constituent un signe presque certain. (Voy. *Diagnostic de la grossesse.*)

ARTICLE V.

MODIFICATIONS ANATOMIQUES ET FONCTIONNELLES DE QUELQUES APPAREILS ÉTRANGERS A LA GÉNÉRATION.

L'organisme tout entier est profondément modifié par la grossesse. Parmi les changements qui s'y manifestent, les uns sont purement physiologiques, compatibles avec une santé excellente, tandis que d'autres font partie du domaine de la pathologie. Les indispositions, les maladies, sont fréquentes chez les femmes enceintes, mais il est inexact de dire que la grossesse est une maladie de neuf mois. Quelques femmes ne se portent jamais mieux que pendant leur grossesse ; c'est là un état physiologique par excellence. Entre ces deux ordres de phénomènes, la limite est quelquefois difficile à trouver; nous avons néanmoins essayé de la poser aussi nettement que possible : nous n'étudierons ici que les modifications anatomiques et fonctionnelles qu'on rencontre chez les femmes enceintes bien portantes, en renvoyant à une autre partie de cet ouvrage tout ce qui est pathologique.

§ 1. — Digestion. Nutrition.

L'appareil digestif est presque toujours influencé par la grossesse. Aux modifications fonctionnelles connues de tout le monde, nous ajouterons la description de quelques changements anatomiques décrits depuis peu.

Modifications de la digestion. — Quelquefois immédiatement après la fécondation, la digestion subit des modifications qui montrent en signes non équivoques l'influence exercée sur elle par la grossesse. On peut, avec le professeur Pajot, diviser assez naturellement ces modifications en trois classes : *excitation, diminution, troubles et perversion.*

L'excitation des fonctions digestives, dit cet auteur, est de ces trois classes la moins commune. On l'observe quelquefois néanmoins. L'appétit devient plus vif, la digestion plus facile, la circulation s'accroît manifestement, un embonpoint général survient, la face est plus vermeille, les muqueuses plus rouges. Mais ces cas sont les plus rares. La diminution est plus fréquente; elle entraîne un certain amaigrissement, la pâleur, l'altération des traits. A la suite de ces modifications surviennent très-souvent les troubles et la perversion de la digestion, et avant tout il faut y noter les vomissements. Ces derniers phénomènes sont si ordinaires dans la grossesse, qu'ils mettent quelquefois sur la voie de son diagnostic. Ils n'en doivent pas moins être considérés comme des maladies et nous ne les étudierons qu'avec la pathologie de la grossesse.

État graisseux du foie. — Chez presque toutes les femmes qui meurent au moment de l'accouchement ou peu après, on trouve le foie augmenté de volume. Ce fut là le fait qui attira tout d'abord mon attention vers cet organe et m'y fit découvrir l'état graisseux que j'ai décrit dans ma thèse inaugurale, et que je rappellerai ici en quelques mots seulement : le tissu hépatique ne présente pas une couleur uniforme ; sa substance est parsemée de petites taches jaunes extrêmement nombreuses qui lui donnent un aspect granité. Ces petites taches jaunes semblent former autant de points saillants d'un volume variant depuis celui d'une petite tête d'épingle à celui d'un grain de millet. Ces taches sont quelquefois disséminées, d'autres fois réunies ; elles forment dans ce dernier cas des espèces de petits îlots; enfin dans quelques points l'agglomération est telle, qu'il en résulte une large plaque jaunâtre de plusieurs centimètres de diamètre. Ce n'est pas seulement à la superficie que le foie présente cet aspect : on le retrouve à la surface de toutes les tranches qu'on coupe dans l'épaisseur de l'organe.

J'ai examiné, avec le docteur Vulpian, ce tissu au microscope ; nous y avons trouvé des cellules hépatiques bien conservées, au milieu desquelles on aperçoit de très-nombreuses gouttelettes de graisse. L'état graisseux du foie des femmes enceintes est donc aujourd'hui bien constaté, mais il est encore mal connu dans ses causes et sa signification.

§ 2. — Circulation.

Pendant la grossesse, surtout pendant sa seconde moitié, la circulation générale devient plus active. Des recherches modernes nous ont appris que cette activité est liée à une modification profonde dans la composition du sang et à l'hypertrophie du cœur.

Modification du sang. — On a cru, tour à tour, à la pléthore et à l'hydrohémie des femmes enceintes ; c'est une question que nous étudierons avec les maladies de la grossesse, mais nous pouvons dire dès à présent que ces deux opinions, peut-être exceptionnellement vraies, sont également fausses dans la majorité des cas. Si le sang se modifie pendant la grossesse, il n'y faut voir, selon nous, qu'un phénomène physiologique.

C'est à MM. Andral et Gavarret que revient l'honneur d'avoir fait connaître les changements qui surviennent dans le sang de la femme enceinte. Ils ont été suivis dans cette voie par MM. Becquerel et Rodier, Regnauld. Les expériences de tous ces observateurs concordent ; nous n'avons donc qu'à exposer les résultats auxquels ils sont arrivés.

Que l'on admette, avec MM. Andral et Gavarret, que le chiffre normal des globules soit 127 en moyenne, avec MM. Becquerel et Rodier, 141 chez l'homme et 125 chez la femme, on verra que toutes les analyses faites jusqu'à présent ont donné, chez une femme arrivée à une époque avancée de la grossesse, une moyenne bien inférieure. En effet, sur les 34 saignées examinées par MM. Andral et Gavarret, il n'y en a qu'une seule, à la fin du deuxième mois, dont les globules se soient élevés au-dessus de la moyenne physiologique, savoir, au chiffre 145 ; chez une seule, enceinte seulement d'un à deux mois, le sang présenta juste en globules sa moyenne physiologique, 128 ; mais, dans les 32 autres cas, les globules restèrent au-dessous de cette moyenne, variant, dans 6 cas, de 125 à 120, et dans les 26 autres, de 120 à 95.

Pour la fibrine, dont la moyenne physiologique est 3, les 34 saignées ont donné des résultats différents, suivant l'époque de la grossesse à laquelle elles ont été pratiquées. Ainsi, du premier à la fin du sixième mois, le sang a offert une quantité de fibrine constamment inférieure : la moyenne n'a été, en effet, que de 2,5 ; son minimum, 1,9 ; et son maximum, 2,9 seulement. Au contraire, pendant les trois derniers mois, la moyenne de la fibrine devient supérieure à la moyenne physiologique ; elle touche 4, et offre un maximum qui va jusqu'à 4,8. Vers la fin du dernier mois, la moyenne est de 4,3.

MM. Becquerel et Rodier ont analysé le sang de neuf femmes enceintes ; deux étaient âgées de 20 ans, deux de 22, une de 25, une de 27, une de 29, une de 34, une de 41.

Cinq d'entre elles avaient une constitution forte et robuste ; deux une constitution ordinaire, deux une constitution faible et d'apparence lymphatique.

Six avaient une excellente santé, deux étaient un peu plus souffrantes, une enfin était à l'hôpital pour des douleurs vagues dans l'abdomen et une toux un peu ancienne, mais sans gravité.

Elles étaient arrivées : une à 4, quatre à 5, une à 5 1/2, une à 6, deux à 7 mois de grossesse.

Voici quelle fut la composition moyenne du sang, au moins en ce qui concerne les éléments principaux :

	Moyenne.	Maximum.	Minimum.
Globules..........	111,8	127,1	87,7
Fibrine...........	3,5	4	2,5
Albumine..........	66,1	68,8	62,4

(La moyenne chez la femme non enceinte est de 70,5.)

Eau..............	804,6

(La moyenne chez la femme non enceinte est de 791,1.)

Mon collègue et ami M. Regnauld a donné dans sa thèse le tableau suivant, qui nous paraît trop important pour ne pas être reproduit en totalité :

TABLEAU INDIQUANT LA COMPOSITION DE 1000 PARTIES DE SANG CHEZ 25 FEMMES A DIVERSES ÉPOQUES DE LA GESTATION.

	ÉPOQUES DE LA GROSSESSE.	AGE.	FIBRINE.	ALBUMINE.	GLOBULES.	PRINCIPES fixes du sérum moins l'albumine	EAU et principes volatils.
1	2ᵉ mois...............	20	2,60	70,50	125,35	11,75	789,80
2	Fin du 2ᵉ mois.........	21	2,80	70,18	126,40	9,30	791,32
3	3 mois...............	32	2,70	67,30	122,60	10,20	797,20
4	3 mois...............	27	1,98	70,25	126,22	8,65	792,60
5	3 mois 1/2...........	18	2,90	68,09	116,91	11,40	800,70
6	4 mois...............	39	2,40	69,35	127,18	10,50	790,57
7	5 mois...............	34	2,43	69,40	123,90	8,75	795,52
8	6 mois 1/2...........	29	2,80	68,85	99,76	10,50	818,09
9	7 mois...............	27	3,25	69,20	120,40	7,90	799,25
10	7 mois...............	35	2,79	68,30	107,92	9,75	811,24
11	7 mois...............	22	3,20	68,66	118,40	10,20	799,54
12	7 mois 1/2...........	23	4,16	69,18	99,41	8,43	818,82
13	Fin du 7ᵉ mois.........	19	3,30	69,07	112,50	9,65	805,48
14	Fin du 7ᵉ mois.........	25	2,78	65,43	100,77	10,20	820,82
15	Commencement du 8ᵉ mois.	29	3,34	66,18	115,44	9,43	805,62
16	Commencement du 8ᵉ mois.	38	3,74	64,92	99,36	11,20	820,78
17	Commencement du 8ᵉ mois.	20	4,16	67,20	103,40	9,50	815,74
18	8 mois 1/2...........	22	4,47	66,82	95,60	10,95	822,16
19	9 mois...............	25	3,70	68,25	108,90	9,85	809,30
20	9 mois...............	24	4,89	65,47	94,40	10,75	827,49
21	9 mois...............	33	4,42	66,38	115,25	9,24	804,71
22	9 mois...............	27	3,69	64,45	90,20	10,40	831,26
23	9 mois...............	25	4,39	65,80	94,90	11,65	823,36
24	9 mois...............	28	3,86	68,92	102,80	9,96	814,46
25	9 mois...............	26	4,28	66,27	99,75	9,80	819,90

Il résulte évidemment de ce tableau que, conformément aux résultats cités plus haut, les éléments principaux du sang (globules, fibrine, albumine, eau) présentent des modifications que nous pouvons résumer ainsi :

1° *Globules.* — Le chiffre des globules diminue sensiblement dès le début de la grossesse, mais cet abaissement, peu marqué dans les cinq ou six premiers mois, puisqu'il donne pour moyenne 121,04, est quelquefois considérable dans la seconde moitié, et surtout à la fin de la gestation, époque à laquelle la moyenne est représentée par le chiffre de 104,49.

2° *Fibrine.* — La fibrine n'est pas en proportion plus considérable dans le sang des femmes enceintes jusqu'au sixième mois environ, mais, à partir de cette époque, elle augmente à mesure qu'on se rapproche davantage du moment de l'accouchement.

3° *Albumine.* — Comme MM. Becquerel et Rodier, M. Regnauld a constaté une diminution de l'albumine, puisque de 70,5, moyenne physiologique de l'état de vacuité, elle s'abaisse à 68,6 dans les sept premiers mois, et à 66,4 dans les deux derniers.

4° *Eau.* — Enfin, la proportion d'eau contenue dans le sang va en augmentant d'une manière sensible à mesure qu'on approche de la fin du neuvième mois : en effet, la moyenne des quatorze premières analyses correspondant aux sept premiers mois est exprimée par 816,04, et celle des onze saignées faites pendant les deux derniers par 817,70.

Ajoutons encore, avec M. Regnauld, que non-seulement le sérum se trouve en plus grande abondance relativement à la fibrine et aux globules, mais qu'il devient lui-même moins riche en parties solides, ce qui nécessairement contribue à augmenter la masse totale d'eau que contient le sang.

Quand on examine par les moyens ordinaires le sang d'une saignée faite chez une femme enceinte, on trouve quelquefois un caillot rétracté et couenneux, ce qui s'explique facilement par l'augmentation de la fibrine. Cependant cet aspect est moins fréquent qu'on ne l'a dit et qu'on serait tenté de le croire. M. Jacquemier, sur près de deux cents saignées pratiquées à une époque avancée de la grossesse, n'a constaté la présence de la couenne qu'une fois sur six, et elle était presque toujours peu épaisse. Cet auteur fait en outre remarquer que la plupart des femmes dont le sang était couenneux avaient de la fièvre, quelques-unes seulement étaient exemptes de toute maladie apparente.

L'augmentation de la fibrine chez les femmes enceintes persiste un certain temps après l'accouchement. Il ne faut pas oublier ces faits quand on étudie les maladies puerpérales, sans quoi on est exposé à expliquer cet excès de fibrine par la nature inflammatoire de la maladie, tandis qu'il n'est que l'expression d'un état physiologique transitoire.

La raison et le but de toutes les modifications que nous venons d'étudier dans le sang nous échappent. Cependant il ne nous paraît pas déraisonnable d'admettre que l'augmentation de fibrine, en rendant le sang plus coagulable, concourt avantageusement à modérer l'hémorrhagie qui accompagne toujours la délivrance. Nous aurons plus loin l'occasion de revenir sur ce sujet.

Hypertrophie du cœur. — M. Larcher a depuis longtemps signalé (1828) l'hypertrophie des parois du cœur comme un résultat de la grossesse, et tout récemment, dans un mémoire lu à l'Académie des sciences, il produisait de nouvelles observations à l'appui de son opinion. Suivant lui, l'épaisseur des parois du ventricule aortique est augmentée d'un quart au moins, d'un tiers au plus, pendant les derniers mois de la grossesse ou peu après l'accouchement : le ventricule droit et les oreillettes conservent leur épaisseur normale. Ce serait pour lui la cause du bruit de souffle précordial si fréquent pendant la gestation, et la conséquence de l'obstacle apporté au cours du sang vers les membres inférieurs par le développement de la matrice.

M. H. Blot a fait des recherches assez nombreuses pour contrôler les propositions formulées par M. Larcher ; elles confirment les faits anatomiques énoncés plus haut. M. H. Blot en a vérifié l'exactitude non-seulement par la mensuration, qui est toujours très-difficile, mais surtout par des pesées faites avec le plus grand soin, et il a bien voulu m'en communiquer le résultat : sur 20 femmes mortes en couches, la moyenne du poids total du cœur était de 294 grammes 85 centigrammes, tandis que dans l'état ordinaire, chez une jeune femme, le cœur ne pèse que de 220 à 230 grammes. Il y a donc, pendant la grossesse, une augmentation de plus du cinquième du poids total. Cette hypertrophie porte presque exclusivement sur le ventricule gauche et offre cela de remarquable qu'elle est temporaire comme l'hypertrophie utérine. (H. Blot.)

§ 3. — Modications offertes par les urines.

Les qualités de l'urine sont profondément modifiées pendant la grossesse. Indépendamment de la glycosurie que nous aurons à étudier avec les phénomènes qui appartiennent aux suites de couches, et de l'albuminurie, qui doit être placée au rang des maladies de la femme enceinte, nous avons à décrire ici la kyestéine, dont l'apparition dans l'urine paraît produite par la grossesse.

Kyestéine. — Depuis plusieurs années l'attention de quelques médecins a été fixée sur les modifications particulières offertes par l'urine des femmes enceintes. En France, M. Nauche, puis après lui MM. Éguisier et Tanchou ; en Angleterre, M. le docteur Letheby (*London med. Gazette*, December 1841), et M. Stark (*The Edinburgh med. and surg. Journal*, January 1842) ; en Amérique, M. Kane (Elisha) (*American Journal of the medical sciences*, July 1842), ont déjà publié le résultat de leurs observations, et sont arrivés à conclure que l'inspection des urines pouvait, à elle seule, faire reconnaître une grossesse. La question n'est pourtant pas aussi nouvelle que quelques personnes ont paru le croire ; plusieurs auteurs anciens, et Avicenne en particulier, avaient déjà parlé des caractères que présente l'urine des femmes enceintes, et l'on voit souvent par leurs écrits qu'ils s'en étaient occupés d'une manière toute spéciale.

Mais il faut ajouter cependant qu'ils avaient été beaucoup moins précis, et que tout ce qu'ils avaient dit sur ce sujet était complétement oublié, lorsque M. Nauche a entrepris ses recherches. Nous allons faire connaître les principaux résultat nouvellement obtenus.

Si, après avoir reçu l'urine d'une femme dans un verre à champagne, on laisse celui-ci en repos dans un endroit bien éclairé et bien aéré, on peut alors constater les particularités suivantes :

Au moment de son excrétion, l'urine est acide, un peu louche, blanchâtre, d'une odeur fade; le plus souvent de petits corpuscules blancs, qu'on distingue très-bien à la loupe, y sont tenus en suspension : après quelques instants de repos, ils se déposent sous forme de flocons nuageux, soit au fond, soit sur les parois du vase, et l'urine reprend alors une limpidité et une transparence plus grandes. Suivant M. Kane, ce premier dépôt n'a pas toujours lieu, et lorsqu'il s'observe, il n'est certainement pas propre aux femmes enceintes; car il est impossible de le distinguer des dépôts de mucus qu'on observe si souvent dans les urines ordinaires.

Pendant ce temps la surface du liquide n'offre aucun changement, mais dans beaucoup de cas on aperçoit à la surface, après dix-huit ou vingt-quatre heures, une foule de petits grains brillants, cristallins, irrégulièrement isolés; dans quelques cas, ces granulations se réunissent et constituent une couche transparente, mince, irisée, visible seulement dans certaines positions.

L'urine reste dans cet état pendant quelques jours, mais bientôt commencent à se manifester les signes propres à la grossesse. Dès le second jour ou dans le courant du troisième, suivant M. Éguisier, quelquefois plus tôt, rarement plus tard, elle commence à perdre de sa transparence; l'aspect louche qu'elle avait primitivement revient plus prononcé, son odeur est plus forte; on distingue à sa surface quelques traces d'une pellicule qui, semblable d'abord à une traînée nébuleuse, acquiert bientôt des dimensions plus considérables. Du troisième au quatrième jour, chacun de ces caractères acquiert plus d'intensité; de petits débris, qui tendent à gagner le fond du vase, se détachent de la pellicule.

Du quatrième au cinquième jour, la pellicule est presque entièrement détruite; les débris se précipitent sur le sédiment, où ils forment une croûte blanche; mais elle est successivement remplacée par une nouvelle pellicule moins blanche et parsemée de petits points brillants, d'un éclat cristallin. L'aspect laiteux commence à s'effacer sous une teinte verdâtre.

Les jours suivants, l'urine se trouble et s'évapore de plus en plus, devient très-verdâtre; la putréfaction commence, et la seconde pellicule se détruit à son tour pour faire place à une troisième qui est plus ou moins analogue à celle que la putréfaction engendre sur l'urine ordinaire.

M. Kane, qui a suivi pas à pas, heure par heure, ces changements, en donne la description suivante : « L'époque à laquelle se montre la pellicule est très-variable; je l'ai vue paraître au bout de trente-six heures, quelquefois seulement au huitième jour. D'abord elle est à peine perceptible, puis on voit au centre ou sur les parois du verre un léger nuage laiteux ou d'un blanc bleuâtre; quelquefois elle est, dès le principe, uniformément déposée à la surface, où elle constitue une couche transparente qui devient de plus en plus distincte. Dans quelques cas, elle est d'abord moins bien caractérisée, et l'on n'aperçoit que quelques lignes striées, irrégulières, circulaires, ressemblant par leur réunion à une toile d'araignée; ces stries se rapprochent, se condensent de plus en plus, et donnent vers le cinquième jour naissance à une véritable pellicule. Alors elle présente une couche crémeuse, opaline, d'une teinte légèrement jaunâtre, qui devient de plus en plus épaisse ; sa surface extérieure est rendue inégale et comme raboteuse par la présence de petites granulations d'un blanc plus clair et comme cristallines. La pellicule ressemble alors à la couche de graisse qui surnage le bouillon refroidi ; elle conserve ces caractères pendant quelque temps. Les jours suivants on aperçoit sur les parois du verre de petites stries blanchâtres de 5 à 6 millimètres de longueur, et qui attestent la descente de la pellicule pendant le progrès de l'évaporation. »

Suivant le docteur Bird, cette pellicule, surtout quand elle est épaisse, exhale une odeur de fromage très-prononcée, et faciliterait ainsi le diagnostic. Mais M. Kane n'a observé ce fait que sept fois sur quatre-vingt-cinq observations, et il n'a remarqué aucun rapport entre l'épaisseur de la pellicule et l'intensité de l'odeur.

Au bout de quelques jours, la pellicule semble se briser d'abord dans sa partie centrale, et des fissures s'étendent un peu plus tard jusqu'à la circonférence. Petit à petit les débris se séparent par parcelles et tombent au fond du vase ; la pellicule diminue ainsi d'épaisseur, mais rarement elle disparaît complétement avant la putréfaction du liquide. Le dépôt qui existait dès les premiers jours au fond du vase s'augmente ainsi de toutes les portions de la pellicule qui se détachent.

La matière qui concourt à former cette pellicule a reçu de M. Nauche le nom de *kyestéine* (de κύησις, εως, grossesse). D'abord tenus en suspension au moment où l'urine est expulsée, les globules se réunissent petit à petit, montent à la surface et constituent la pellicule que nous avons décrite.

Suivant M. Kane, cette pellicule manque rarement de se manifester dans l'urine des femmes enceintes : sur quatre-vingt-cinq cas examinés par lui, soixante-huit ont donné la pellicule avec tous ces caractères ; dans onze elle n'était pas bien caractérisée, et dans six seulement elle manquait. Sur les six femmes d'où provenaient ces urines, une avait un abcès de la mamelle, et était convalescente d'une fièvre typhoïde ; une autre était très-affaiblie par plusieurs hémorrhagies antérieures, mais les quatre autres peuvent être regardées comme de véritables exceptions.

Sans rejeter l'existence de la modification que nous étudions, je ne saurais accepter, sur sa fréquence, l'opinion de l'accoucheur américain. J'ai examiné, sous ce rapport, l'urine d'un très-grand nombre de femmes enceintes, et je puis affirmer que si, dans un certain nombre de cas, elle m'a offert les caractères indiqués, très-souvent, surtout dans les derniers mois, je n'ai pu constater rien de semblable. J'avoue même que, s'il fallait m'en rapporter à mes dernières recherches, je serais porté à considérer l'existence de cette pellicule comme très-exceptionnelle dans les six dernières semaines ; car j'ai examiné (septembre et octobre 1849) l'urine de quinze femmes sans la rencontrer. Ce dernier résultat ne peut me faire oublier que j'ai souvent, dans les années précédentes, constaté l'exactitude des observations de mes prédécesseurs : et je ne peux expliquer cette différence dans le résultat d'expériences faites absolument de la même manière. Cela tenait-il, comme le croit M. Regnauld, à ce que, au lieu de devenir alcaline au bout de deux, trois ou quatre jours, elle conservait son acidité beaucoup plus longtemps qu'à l'ordinaire ? J'avoue n'avoir pas porté mon attention sur ce point.

L'urine des femmes bien portantes, mais qui ne sont pas enceintes, ne présente rien de semblable ; et si quelquefois elle fournit une pellicule, celle-ci n'a pas les caractères distinctifs de la kyestéine. Il y a quelques années, en effet, j'avais toujours pour habitude d'examiner comparativement de l'urine de femme en vacuité, urine que je plaçais dans les mêmes conditions de vase, de température et d'aération ; et chaque fois que j'ai rencontré la kyestéine dans l'urine de la grossesse, celle de l'autre femme ne m'offrait rien de semblable.

Mais dans certaines conditions pathologiques, l'urine se recouvre quelquefois d'une pellicule qui pourrait certainement en imposer. Quelques auteurs se sont efforcés de la distinguer de la pellicule due à une grossesse. Ainsi ce n'est guère qu'au bout de cinq à six jours, c'est-à-dire à peu près au moment où la putréfaction commence, que surviennent les pellicules qui se montrent parfois dans l'urine des phthisiques et des malades affectés d'une maladie articulaire, d'un cacarrhe vésical ou d'abcès métastatiques ; une fois qu'elle a commencé, elle arrive en quelques heures à son complet développement, tandis que la véritable kyestéine se montre dès le second jour, ne se développe que lentement, et paraît tout à fait indépendante de la putréfaction. Enfin cette dernière a, en général, une plus grande densité que celles qui sont dues à un état pathologique.

En exposant plus bas l'opinion de M. Regnauld, nous verrons que, due à la même cause, la pellicule pathologique doit présenter les mêmes caractères, et qu'on s'est abusé sur la valeur des signes différentiels que je viens de rappeler.

La kyestéine a, suivant M. Éguisier, des caractères chimiques qui ne permettent pas de la confondre avec toutes les matières muqueuses ou albumineuses qui peuvent se trouver dans l'urine ; ses propriétés chimiques sont presque toutes négatives. Elle est neutre, insoluble dans l'eau, dans l'alcool, dans l'éther, dans l'ammoniaque ; elle n'est pas soluble dans les solutions alcalines comme l'albumine, ni dans un mélange de savon et d'ammoniaque comme le mucus, ni dans l'éther et l'alcool bouillants comme la graisse. L'urine qui la contient ne se coagule pas par l'ébullition comme les urines albumineuses ; mais elle laisse déposer une poudre blanche abondante par le refroidissement ; elle ne se coagule pas non plus à l'acide azotique. La kyestéine a pourtant plusieurs des propriétés des corps que je viens de citer ; comme elle est évidemment de nature organique, elle est précipitée par le deutochlorure de mercure, par la plupart des acides forts et par les solutions astringentes. En résumé, dans l'état actuel de nos connaissances, il faut la considérer comme un corps nouveau, que MM. Bonastre et Nauche considèrent comme gélatino-albumineux (Éguisier). Nous verrons plus bas que les recherches de M. Regnauld tendent à établir le contraire.

Les auteurs, à peu près d'accord sur les propriétés physiques et chimiques de la kyestéine, ne le sont plus autant sur les résultats obtenus par l'examen microscopique. Ainsi MM. Éguisier, Golding, Bird, Kane, Donné, diffèrent d'opinion sur la forme, le volume, le nombre des globules. M. Simon a soumis un grand nombre de fois cette pellicule à l'examen microscopique, et voici le résultat de ses recherches. On y trouve les éléments suivants : 1° une matière amorphe formée par des petits points opaques ; 2° de nombreux vibrions agités de mouvements ; 3° de cristaux de phosphate ammoniaco-magnésien ; 4° et si l'examen a lieu à une époque plus avancée, la pellicule contient une grande quantité de monades.

La question la plus difficile à déterminer dans le sujet qui nous occupe est certainement celle-ci : A quoi est due la présence de la kyestéine dans l'urine des femmes enceintes? Après avoir cherché à démontrer que la kyestéine ne peut être le résultat : 1° d'un travail particulier du rein, 2° des troubles fonctionnels de l'appareil respiratoire, 3° d'une modification quelconque de l'action digestive, 4° ou des fonctions nouvelles des glandes mammaires, M. Éguisier conclut qu'elle est due au passage de l'eau de l'amnios ou d'une partie de ses éléments dans l'urine. Cette conclusion lui paraît suffisamment prouvée par les deux propositions suivantes qu'il développe longuement dans son mémoire. — *A*. Il se fait à la face externe de l'amnios un travail continuel d'exhalation et d'absorption, absorption dont les produits sont chassés de l'organisme par la voie des urines.— *B*. Le mélange d'une certaine quantité de liquide amniotique avec l'urine d'une personne bien portante, mais non enceinte, donne à celle-ci plusieurs des propriétés des urines kyestéiques. La vérité de sa proposition admise, il explique facilement, dit-il, pourquoi : 1° l'urine commence à marquer seulement à l'époque où le liquide amniotique est assez abondant pour qu'il soit permis de supposer que son passage dans l'urine devienne appréciable; 2° les caractères kyestéiques sont moins prononcés à la fin de la grossesse, époque à laquelle l'eau de l'amnios est moins abondante ou moins chargée de matières animales ; 3° ils disparaissent subitement lors de l'évacuation des eaux de l'amnios, etc., etc.

Cette explication, en apparence assez probable, n'est pas admise par M. Kane, qui croit la kyestéine intimement liée à la sécrétion laiteuse, et semble l'attribuer au mélange du lait avec l'urine. « En effet, dit-il, contrairement à la proposition si formelle de M. Éguisier, j'ai plusieurs fois constaté dans l'urine la présence de la kyestéine, à diverses époques de l'allaitement. Sur quatre-vingt-quatorze nourrices, quarante-quatre fois la kyestéine s'est montrée avec tous les caractères qu'elle offre pendant la gestation. Or, c'était presque toujours dans des circonstances où l'écoulement du lait est ou moindre, ou rendu difficile par une cause particulière, et où par conséquent les seins sont plus ou moins engorgés, que la kyestéine se montrait dans les urines; elle existait beaucoup plus rarement lorsque la mère nourrissait son enfant et que les seins étaient suffisamment dégorgés. En un mot, dit M. Kane, l'existence de la kyestéine pendant la grossesse, et même après la délivrance, jusqu'au moment où l'écoulement du lait est librement établi ; sa rareté pendant l'allaitement ; sa réapparition quand celui-ci est suspendu ou empêché, au moment du sevrage, par exemple, établissent une relation intime entre les fonctions des mamelles et l'urine kyestéique. » Golding Bird, Simon et Lehman professent une opinion à peu près semblable.

Mon collègue et ami M. Regnauld a été conduit, par une étude attentive des faits dont nous nous occupons, à l'opinion suivante :

L'urine normale contient en dissolution une certaine proportion de matière azotée, due, suivant toutes les probabilités, à une combustion incomplète des substances de nature albumineuse, qui, dans le sang, se transforment en acide urique ou en urée par une oxygénation plus avancée.

Or, il est facile de se convaincre que, pendant la grossesse, il y a hypersécrétion par le rein d'une matière analogue, sinon identique. C'est à l'action de l'oxygène de l'air sur cette matière azotée en proportion anormale que me paraît due la manifestation des divers phénomènes qui ont été décrits plus haut.

Le premier trouble de la liqueur est dû à la séparation du carbonate de chaux formé par la réaction réciproque du carbonate d'ammoniaque, provenant de la décomposition de l'urée et du phosphate calcique préexistant dans l'urine. A mesure que la transformation ammoniacale fait des progrès, le liquide perd de plus en plus son acidité ; dès lors commencent à se montrer à sa surface les cristaux brillants de phosphate ammoniaco-magnésien, si faciles à reconnaître par l'examen microscopique.

Mais il est un fait singulier, c'est qu'en même temps que ces réactions se passent, il se développe dans l'urine une quantité tellement innombrable d'animalcules microscopiques (vibrions), que la couche blanchâtre, examinée avec un grossissement convenable, paraît ne consister que dans la réunion de ces petits êtres associés aux cristaux de phosphate ammoniaco-magnésien.

Pour montrer que c'est bien à l'influence de l'oxygène de l'air sur un des éléments de l'urine qu'est due la pellicule dont nous parlons, il suffit d'observer ce qui se passe dans deux quantités égales de la même urine, l'une exposée au contact de l'air, l'autre soustraite à son influence, et conservée dans une atmosphère d'hydrogène, d'oxyde de carbone, etc. On voit que la première seule offre les propriétés déjà décrites, l'autre ne présentant rien de semblable.

Les propriétés de l'urine, loin d'appartenir à la présence d'une matière spéciale, résultent donc, pour M. Regnauld, de la proportion exagérée d'un élément qu'on retrouve dans toutes les urines ; il est donc permis de croire que cet excès de matière azotée peut se rencontrer dans d'autres circonstances, et donner lieu aux mêmes phénomènes.

Au dire des auteurs, l'époque à laquelle se montre la kyestéine dans l'urine des femmes en couches est excessivement variable. C'est habituellement, dit M. Éguisier, dans le cours du second mois que les caractères que nous avons décrits commencent à se montrer, et c'est du troisième au sixième mois qu'ils acquièrent le plus haut développement ; à partir du septième, ils semblent perdre habituellement de leur intensité jusqu'à la terminaison de la grossesse ; de sorte que dans le courant du neuvième, et même parfois du huitième, ils ne sont guère plus marqués que dans le second. M. Tanchou les a observés chez des femmes dont les règles n'avaient manqué qu'une fois. M. Kane les a vus une fois avant la quatrième, une fois avant la cinquième semaine, souvent avant la fin du troisième mois (M. Elisha Kane, *American Journal of the medical sciences*, July 1842).

Je crois pouvoir tirer des faits que j'ai observés, et des détails dans lesquels je viens d'entrer, les conclusions suivantes :

1° La pellicule décrite par Nauche n'est pas constituée par une matière de nouvelle formation.

2° Elle est due à l'hypersécrétion de la matière azotée qui existe en petite quantité dans l'urine normale, et à l'action de l'oxygène de l'air sur cette matière.

3° Son existence est loin d'être constante à aucune époque de la grossesse, et elle est très-rare dans le dernier mois.

4° Elle peut se produire dans certains cas pathologiques, et ne différer en rien de celle de la grossesse.

§ 4. — Des ostéophytes crâniens.

Il se développe pendant la grossesse, et l'on retrouve après l'accouchement, entre la table interne des os du crâne et la face externe de la dure-mère, une production nouvelle, d'abord fluide, qui s'épaissit peu à peu, s'ossifie et donne plus d'épaisseur aux parois crâniennes, en formant des plaques composées, à l'état frais, d'un tissu spongieux, enfermé entre deux lames de tissu compacte. Dans un degré plus avancé, il n'existe plus de plaques isolées; leur réunion forme une véritable calotte osseuse surnuméraire qui recouvre toute la dure-mère et s'étend jusqu'au trou occipital en s'amincissant progressivement.

Voici la description qui en a été donnée par M. Ducrest : Sur 231 femmes mortes en couches, dont j'ai examiné la surface du crâne, 90 m'ont présenté l'ostéophyte, c'est-à-dire plus d'un tiers. Les recherches de M. Alexis Moreau, interne à la Maternité, lui ont donné une proportion encore plus forte. Sur 40 crânes, il en a trouvé 27 qui avaient cet ostéophyte à différents degrés d'étendue. D'un autre côté, 71 crânes, dont 35 appartiennent à des hommes et 36 à des femmes mortes hors des couches, ont été examinés par M. Cossy, interne des hôpitaux, ou par moi : nous n'avons trouvé l'ostéophyte sur aucun de ces 71 crânes.

A laquelle de ces trois conditions (grossesse, état de couches, maladie puerpérale) peut-on rapporter le développement de l'ostéophyte? Seize des femmes qui avaient cette exostose moururent entre trois et soixante-douze heures après l'accouchement : chez plusieurs d'entre elles, les plaques s'étendaient à tout le crâne et résistaient au tranchant du scalpel presque autant que l'os primitif. Il répugne d'admettre que d'aussi larges plaques ont pu se former et acquérir en deux ou trois jours une dureté presque égale à celle des os.

Cette objection s'adressant à la fois à l'état de couches et aux maladies qui emportèrent ces femmes, des trois conditions qui s'étaient d'abord présentées, la grossesse est la seule à laquelle on puisse attribuer le développement de cet ostéophyte. (Ducrest, *Thèses de Paris*, 1844, n° 12.)

Cette modification anatomique, qui naît sous l'influence de la grossesse, qui disparaît ensuite, nous semble des plus curieuses : elle nous échappe, il est vrai, dans l'appréciation de ses causes et de son importance, mais son existence n'en reste pas moins confirmée. Cette production osseuse avait déjà été notée par le professeur Rokitanski (de Vienne), qui la regardait aussi comme dépendant de l'état de gestation et non d'un état pathologique.

§ 5. — Dépôts pigmentaires.

Nous avons déjà dit que les mamelles présentent, pendant la grossesse, une coloration brune exagérée. D'autres régions deviennent aussi le siége d'un dépôt de matière colorante. Ainsi, chez un grand nombre de femmes, on trouve sur la ligne médiane de l'abdomen une raie brune comme l'aréole, de quelques millimètres de largeur, allant du mont de Vénus à l'ombilic et se continuant quelquefois jusqu'à l'appendice xiphoïde. Cette ligne, tracée comme avec un pinceau, selon l'expression de M. Pajot, est surtout bien apparente chez les femmes brunes. Chez ces dernières, il n'est pas rare de trouver toute la peau du ventre et du haut des cuisses foncée en couleur, bistrée et parsemée de petites taches blanches qui rappellent exactement l'aréole mouchetée.

Enfin le périnée et les grandes lèvres présentent presque toujours pendant la grossesse une coloration brune exagérée.

A côté de ces colorations normales on pourrait décrire d'autres taches qui se développent surtout au visage, où elles sont connues sous le nom de masque des femmes enceintes, mais il nous a paru que ces taches appartenaient plutôt à la pathologie et nous les décrirons plus loin.

CHAPITRE III.

DE LA MEMBRANE CADUQUE.

La membrane caduque nous servira de transition naturelle pour passer de l'étude des changements imprimés aux organes maternels à celle du développement de l'œuf. Il est en effet démontré aujourd'hui que la caduque est formée par la muqueuse utérine qui se transforme et se détache de la matrice pour contracter des adhérences intimes à la surface de l'œuf, avec lequel elle se confond si bien, qu'elle est expulsée avec lui au moment de la délivrance. Organe maternel au début, la caduque finit donc par n'être qu'une dépendance de l'œuf. Mais avant de décrire la caduque telle que nous la connaissons aujourd'hui, il est nécessaire d'exposer la théorie qui avait été généralement acceptée jusqu'à ces derniers temps et de chercher à comprendre quelle a été la cause de l'erreur dans laquelle étaient tombés presque tous les hommes qui s'étaient occupés de ce sujet.

Théorie ancienne. — Lorsqu'à la suite d'un avortement survenu dans les deux premiers mois on a l'occasion d'examiner un œuf sorti intact des organes génitaux, on voit que cet œuf est entouré par une espèce de poche avec laquelle il se trouve en contact dans les quatre cinquièmes à peu près de sa surface extérieure, tandis que dans l'autre cinquième il est à nu et montre des villosités libres et flottantes développées sur la vitelline, ou villosités choriales. Cette poche, piriforme comme la cavité utérine sur laquelle elle semble moulée, n'offre, en général, qu'une ouverture au sommet du cône qu'elle représente et qui correspond évidemment à l'ouverture du col utérin : quelquefois pourtant je l'ai trouvée perforée, au moins d'un côté, au niveau du point qui correspond à l'ouverture des trompes.

Les parois de cette poche sont formées par une membrane qui est connue des embryologistes sous le nom de *membrane caduque*. Elle offre une surface externe et une surface interne. La surface interne est lisse, recouverte par un épithélium, et offre à la loupe de petites éminences mamelonnées assez semblables aux circonvolutions cérébrales ; sur chacune de ces saillies se voient plusieurs orifices de forme ovale. Cette surface interne circonscrit une cavité dans laquelle on a bien pu trouver un liquide mucoso-albumineux, et, dans certains cas pathologiques, du sang liquide ou coagulé ; mais habituellement elle n'en renferme pas.

La surface extérieure de la caduque peut être divisée en deux portions : l'une, plus petite, est en contact avec l'œuf, qu'elle environne dans une grande partie de sa surface extérieure ; l'autre, beaucoup plus étendue, est parfaitement libre, et devait, quand l'œuf était encore dans l'utérus, être en rapport avec la face interne de la matrice. Cette surface extérieure est très-irrégulière et souvent hérissée de petits filaments fins et déliés.

La portion de cette membrane qui était en contact avec l'œuf fut nommée *caduque ovulaire*, et plus tard, pour rappeler le mécanisme supposé de sa formation, *caduque réfléchie;* l'autre fut appelée *caduque utérine* ou *pariétale*, pour rappeler ses rapports avec les parois de l'utérus.

Quelle est la nature de cette membrane ? Quel est son mode de formation ? A quelle époque se développe-t-elle ? Pour répondre à toutes ces questions, on imagina la théorie suivante, qui, en apparence, résout assez bien les difficultés qu'elles soulèvent.

Après le coït fécondant, la matrice devient, ainsi que tous les organes génitaux, le siége d'une vitalité plus active ; le sang y afflue en plus grande quantité, et cette congestion détermine un état de turgescence des tissus, très-voisin de l'inflammation. Cette excitation anormale s'accompagne toujours d'une sécrétion abondante de lymphe coagulable, d'un liquide séro-albumineux qui remplit bientôt toute la cavité utérine. Après quelques jours, celui-ci s'épaissit, et ses couches les plus extérieures, prenant plus de consistance, forment une membrane molle et pulpeuse, qui tapisse toute la surface interne de la matrice : elle constitue alors une véritable poche, en contact par sa surface extérieure avec la muqueuse utérine, et remplie par la portion du liquide qui ne s'est pas coagulé. Cette poche a évidemment la forme de la cavité de la matrice, sur laquelle elle semble moulée (fig. 50).

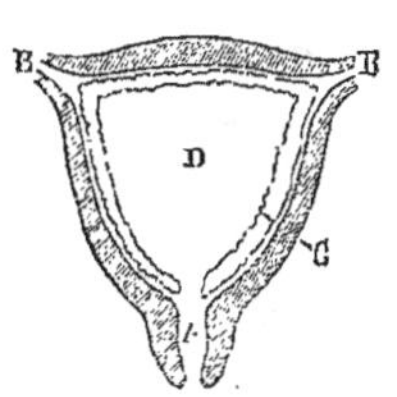

Fig. 50. — Caduque avant l'arrivée de l'œuf. (Théorie ancienne.)

A. Cavité du col.
B, B. Orifices des trompes.
C. Caduque.
D. Cavité de la caduque.

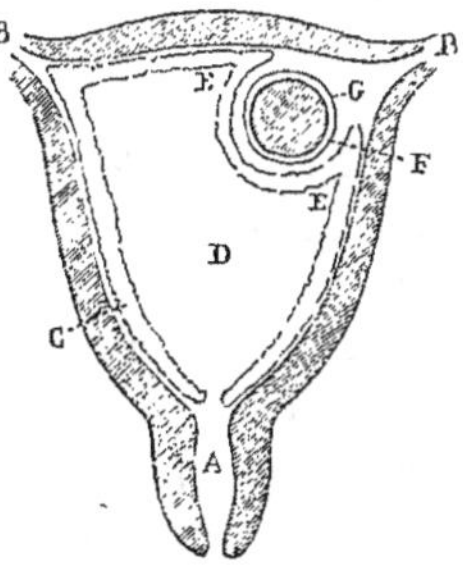

Fig. 51. — Caduque après l'arrivée de l'œuf. (Théorie ancienne.)

C. Membrane caduque pariétale.
D. Cavité de la caduque.
E, E. Caduque réfléchie.
F. Chorion.
G. Amnios.

L'œuf fécondé n'arrive dans l'intérieur de la matrice que huit, dix, et même douze jours après la fécondation, et le développement de la membrane, dont nous venons de parler, commence bien avant. Aussi lorsque celui-ci, après avoir parcouru la trompe, arrive au niveau de son orifice interne bouché par la caduque, il ne peut évidemment se glisser entre elle et l'utérus qu'en la repoussant au devant de lui. Dès lors cette membrane présente deux feuillets distincts. L'un, le plus étendu, est en contact avec la surface interne de l'utérus, à l'exception du point où se trouve l'œuf : c'est la *caduque externe utérine ;* l'autre, moins étendu, est refoulé par l'ovule vers le centre de la cavité : c'est la *caduque interne* ou *réfléchie, caduque ovulaire, épichorion de Chaussier.*

Ces deux feuillets sont d'abord très-éloignés l'un de l'autre ; mais l'œuf, en se développant, augmente nécessairement l'étendue de la caduque réfléchie, rétrécit graduellement la cavité, de façon que, vers le quatrième mois, celle-ci est complétement effacée, et les deux feuillets pariétal et ovulaire se trouvent en contact.

L'œuf n'est immédiatement en contact avec la matrice que par une petite partie de sa surface, tous les autres points de cette surface extérieure en étant séparés par le feuillet réfléchi, la cavité et le feuillet pariétal de la membrane caduque. Toutes les villosités de l'œuf recouvertes par la caduque s'atrophient et disparaissent après un certain temps, mais celles qui sont immédiatement en contact avec la matrice prennent un grand développement, contractent des connexions plus ou moins intimes avec le plan le plus interne de l'utérus, et c'est là que plus tard se développera le placenta.

Jusqu'ici, on le voit, cette hypothèse concorde d'une manière très-ingénieuse avec l'état dans lequel se présentent les œufs expulsés intacts dans l'avortement. On comprend très-bien, en effet, comment, malgré l'intégrité de la caduque, l'œuf n'est recouvert par elle que dans une partie de son étendue.

Mais, plus tard, on eut l'occasion, en ouvrant des femmes mortes au troisième ou au quatrième mois de la grossesse, de se convaincre qu'à la face externe du placenta existait une membrane entièrement semblable à la caduque pariétale, et se continuant avec elle sans qu'il soit possible d'établir entre elle et cette membrane inter-utéro-placentaire aucune ligne de démarcation, de sorte que cette caduque utérine, qui, sur les œufs avortés, n'était en rapport avec l'œuf que dans une partie de son étendue, l'environnait en entier, comme la coquille entoure l'œuf de l'oiseau, alors qu'on pouvait l'examiner en place dans l'utérus (¹). Cette contradiction apparente avec la théorie disparut devant l'hypothèse suivante :

L'arrivée de l'ovule dans la matrice ne peut suspendre tout à coup le travail de sécrétion dont les parois utérines étaient le siége : il continue surtout dans le point qui est directement en rapport avec l'œuf, grâce à la vitalité plus active que celui-ci y entretient, et la matière sécrétée, parfaitement semblable à celle qui a formé la caduque primitive, s'épaissit à son tour, et constitue ainsi entre l'œuf et

(¹) En 1851, j'ai présenté à l'Académie de médecine, et j'ai depuis donné à M. Coste, qui l'a fait dessiner dans son grand atlas, un œuf reçu à la suite d'un avortement, et qui offrait une caduque parfaitement intacte et environnant l'œuf, comme la coquille environne l'œuf de l'oiseau. — L'examen de cet œuf nous permit de constater une disposition tout à fait semblable à celle que nous décrirons plus loin d'après des pièces observées dans l'utérus. C'est, je crois, le premier œuf abortif qu'on ait pu étudier dans un état d'intégrité complète.

l'utérus une matière plastique tout à fait semblable à la première, baigne les villosités choriales, et finissant enfin par se coaguler, contribue à former la masse placentaire, dont la surface extérieure est ainsi recouverte d'un feuillet albumineux. Ce feuillet a été désigné sous le nom de *caduque inter-utéro-placentaire (decidua secrotina)* : borné d'abord à la surface externe du placenta, il s'unit bientôt assez intimement avec le feuillet utérin de la caduque primitive, pour qu'à une époque avancée de la gestation il soit très-difficile de les isoler.

Identiques dans leur texture et leur origine, la caduque primitive et la caduque sérotine ne diffèrent donc que par l'époque de leur formation.

Ajoutons enfin que cette membrane caduque, dépourvue de vaisseaux pour les uns (membrane anhiste de M. Velpeau), était pour les autres criblée et parcourue par un nombre considérable d'artères et de veines, et nous aurons succinctement résumé les opinions les plus généralement accréditées.

Sauf quelques divergences portant sur des détails peu importants, tous les auteurs étaient d'accord sur ce fait capital : que la membrane caduque était une membrane de nouvelle formation, surajoutée à la muqueuse utérine dont elle était parfaitement distincte. Ce fait paraissait tellement évident que, malgré les assertions déjà anciennes de Sabatier, Mayer, Seiler et Weber, personne ne voulait se décider à admettre que la caduque n'était autre chose qu'un développement de la membrane interne de l'utérus. Malgré les pièces nombreuses produites par M. Coste (1842), qui, le premier en France, soutint la vérité de cette proposition, beaucoup de bons esprits s'en tenaient encore à la théorie de Hunter, que moi-même j'ai si longtemps soutenue.

Dans la seconde édition de cet ouvrage, après avoir exposé les opinions successivement émises sur l'origine, la nature, le mode de développement de la membrane caduque, je disais : « J'ai vu, avec M. Coste, plusieurs des pièces sur lesquelles il s'appuie pour soutenir que la caduque n'est autre chose que la muqueuse utérine elle-même, hypertrophiée par le progrès de la grossesse ; malheureusement, dans toutes, l'œuf était arrivé au moins au troisième mois de son développement, et la question ne me paraît pouvoir être tranchée que lorsqu'on pourra examiner dans la matrice un œuf de cinq à six semaines. Ma conviction est loin d'être complète ; je dois avouer pourtant que la dernière matrice que nous avons examinée ensemble a singulièrement ébranlé mes croyances sur ce point d'ovologie, et que, rapprochant ce que j'ai vu des descriptions données par Weber et Sharpey, je n'oserais plus me prononcer avec la même confiance. Je pense donc que c'est une question qui nécessite un nouvel examen. » (Page 175 ; 2ᵉ édition.)

Mes souhaits exprimés en 1844 se sont réalisés ; et, grâce à l'obligeance de M. Coste, j'ai pu examiner une admirable collection de pièces de tout âge, qui, je me hâte de le dire, n'ont plus laissé la moindre incertitude dans mon esprit, au moins sur le fait principal. C'est avec une conviction profonde que, rejetant les hypothèses plus ou moins ingénieuses émises jusqu'à présent, hypothèses, du reste, rendues très-vraisemblables par l'examen d'un grand nombre d'œufs expulsés par l'avortement, je considère la membrane caduque comme n'étant autre chose que la muqueuse hypertrophiée.

Il faut enfin se rendre à l'évidence des démonstrations anatomiques, et je ne doute pas que tous ceux qui, ainsi que moi, auront étudié les belles préparations du Collége de France, ne soient convaincus de l'erreur dans laquelle ils ont vécu.

Pour ceux qui n'auront pas le bonheur de voir ces préparations, je crois utile d'en donner plus loin la description et la figure empruntées au magnifique atlas que publie le savant professeur du Collége de France.

Théorie actuelle de la caduque. — Faire aujourd'hui l'histoire de la caduque, c'est continuer l'exposé des modifications subies par la muqueuse utérine, modifications dont nous avons commencé l'étude en parlant de la menstruation (voyez page 66). Elles sont, en effet, liées les unes aux autres si intimement, que, pour bien comprendre ce qui nous reste à dire à ce sujet, il est nécessaire de rappeler l'état de la membrane utérine à l'époque des règles.

Pendant que dans l'ovaire la vésicule ovarienne opère son évolution, la muqueuse utérine, avons-nous dit (page 66), présente une vascularisation plus abondante et plus riche, et ses vaisseaux fortement congestionnés se dessinent au-dessous de l'épithélium. Les glandules utriculaires grandissent visiblement aussi. Grâce à ce développement considérable de ses éléments principaux, la muqueuse prend elle-même une épaisseur telle, que trop à l'étroit dans la cavité utérine, elle se plisse, et l'on voit se dessiner des circonvolutions plus ou moins profondes, marquées surtout au niveau des angles, et émettant sur les côtés des ramifications secondaires dont l'ensemble affecte une sorte de régularité. Cet état de turgescence, et la coloration violacée qui souvent l'accompagne, se maintiennent à un degré plus ou moins prononcé jusqu'à la chute de l'ovule, diminuent pendant les derniers jours de l'écoulement menstruel, puis s'effacent à peu près complétement quelque temps après la cessation du flux cataménial.

Mais si, en quittant la vésicule ovarienne, ou pendant le trajet qu'il parcourt pour arriver dans la matrice, l'œuf reçoit l'influence vivifiante du sperme, la fécondation entretient et augmente dans les organes génitaux la surexcitation anormale déterminée par la simple évolution de la vésicule de de Graaf. On voit alors que, loin de s'affaisser, la muqueuse utérine devient de plus en plus turgescente, plus violacée ; elle se plisse et se ride davantage, de manière que la cavité de l'organe est plus que remplie. Les vaisseaux de cette membrane sont tellement gorgés et distendus qu'ils deviennent la source de petits épanchements sanguins, et qu'on aperçoit, au-dessous de l'épithélium, des taches ecchymotiques qui donnent à la face interne de l'utérus une teinte marbrée très-prononcée.

Malgré cette turgescence considérable, la face interne de la muqueuse est lisse, polie, et n'offre jamais ces saillies villeuses indiquées par Baër ; il n'existe non plus aucun liquide sécrété, ni aucune trace de fausse membrane de nouvelle formation. On y aperçoit seulement les orifices des tubes glandulaires, orifices beaucoup plus visibles qu'à l'état de vacuité.

L'œuf, peu après son arrivée dans la cavité de la matrice, y est libre de toute adhérence, et ce n'est qu'un peu plus tard qu'il est irrévocablement fixé sur le point où d'abord il était venu se placer. Avant de chercher à comprendre par quel mécanisme il se trouve plus tard adhérent à un point circonscrit des parois utérines, interrogeons les faits et voyons ce qu'on peut constater sur les œufs les plus jeunes que jusqu'à présent il nous a été possible d'observer.

M. Coste, dans son bel atlas, figure et décrit l'utérus d'une femme primipare qui s'est suicidée vers le vingtième ou vingt et unième jour de sa grossesse, et dont le cadavre a été ouvert à la Morgue de Paris. L'organe a le double à peu près de son volume normal. Après l'avoir incisé longitudinalement par sa paroi postérieure, on l'ouvrit et on l'étala de manière à montrer toute l'étendue de la cavité. Celle-ci était libre comme dans l'état de vacuité, et ne contenait aucun liquide. Seulement la muqueuse, beaucoup plus épaisse, comme boursouflée, formait des plis nombreux, irréguliers, et était parcourue dans toute son étendue par un réseau vasculaire très-riche. Malgré cette hypertrophie générale de la muqueuse, on pouvait voir à la face antérieure de l'utérus, dans le point compris entre les deux trompes, une sorte de tumeur molle, comme si en ce point la muqueuse eût été plus épaisse que partout ailleurs (voyez pl. III, fig. 1). Après avoir incisé cette portion soulevée on reconnut un œuf à ses villosités choriales. Les orifices internes des trompes et du col étaient, du reste, entièrement libres et perméables comme à l'ordinaire.

Une femme, ouverte à la Morgue, s'était suicidée vers le quarantième jour de sa grossesse. L'utérus, beaucoup plus volumineux que le précédent, fut incisé longitudinalement par sa face antérieure, et disposé comme ce dernier, de manière à mettre à découvert la plus grande étendue possible de la face interne.

Comme dans la pièce précédente, la muqueuse, partout très-vasculaire et très-hypertrophiée, était, dans quelques points, plus boursouflée et comme sillonnée par des plis et des rides.

Les deux tiers supérieurs de la cavité étaient occupés par une tumeur molle, fluctuante, qui était située à la face postérieure, dans l'espace compris entre les deux trompes. Cette tumeur avait à l'extérieur toute l'apparence et l'organisation de la muqueuse qui tapissait le reste de la matrice. Le tiers inférieur de la cavité était libre, en sorte qu'on pouvait pénétrer dans la cavité du col sans rencontrer d'obstacle. L'orifice des trompes était aussi perméable. Après avoir incisé sur le point le plus saillant de la tumeur, on arriva dans une cavité qui renfermait un œuf.

L'examen le plus superficiel de ces deux pièces nous a permis de constater : 1° que la face interne de la matrice est tapissée par une membrane épaisse, mollasse, offrant en plusieurs points des rides et des plis nombreux ; 2° que l'œuf est situé à la partie supérieure de la matrice, et comme logé dans une cavité parfaitement distincte du reste de la cavité de l'organe.

Or, pour l'intelligence du problème que nous cherchons à résoudre, il est nécessaire d'examiner quelle est la nature de cette membrane qui tapisse les parois utérines, et quelle est la nature des membranes qui constituent les parois de la loge dans laquelle l'œuf est renfermé.

La caduque dans ses trois portions (pariétale, ovulaire, intermédiaire) n'est autre que la muqueuse considérablement hypertrophiée. 1° Quand on rapproche de l'utérus d'une femme enceinte celui que nous avons décrit (page 66) pour donner une idée des modifications de l'organe à l'époque des règles, il est facile de se convaincre que, sauf un degré plus prononcé de tuméfaction, de plissement et de vascularisation, les couches les plus internes de l'utérus offrent dans chacune d'elles les mêmes qualités physiques. On y aperçoit aussi, surtout à la suite dé 'immersion de l'utérus dans l'eau alcoolisée, les nombreuses petites ouvertures, qui ne sont autre chose que les pertuis glandulaires exagérés, et que nous avons déjà remarqués sur la muqueuse utérine à l'état de vacuité (page 50). Enfin, la démonstration est complète quand on s'assure, comme l'a fait M. Robin, que cette membrane est formée exclusivement, comme la muqueuse de l'utérus vide, des mêmes éléments anatomiques, c'est-à-dire :

1° De noyaux embryo-plastiques ; 2° de fibres lamineuses, tant à l'état embryonnaire ou de corps fibro-plastiques, qu'à l'état de filaments complétement développés ; 3° de cellules spéciales ; 4° de substance amorphe ; 5° de glandes ; 6° de vaisseaux ; 7° d'épithélium cylindrique, mais devenant pavimenteux pendant la grossesse. Tous ces éléments sont, il est vrai, hypertrophiés et modifiés, mais M. Robin a suivi leur transformation pas à pas, et leur identité ne saurait être mise en doute.

2° L'œuf est renfermé dans une cavité distincte et séparée de la cavité utérine par une cloison membraneuse qu'il nous a fallu inciser pour arriver jusqu'à lui. Quelle est cette membrane décrite jusqu'à présent sous le nom de *caduque réfléchie ?* Dans toute son étendue elle offre les caractères de la muqueuse utérine : même physionomie, même disposition, même vascularisation, mêmes orifices glandulaires ; seulement il existe dans sa portion la plus saillante un petit espace circulaire autour duquel les vaisseaux viennent s'éteindre. Cet espace, plus blanchâtre, moins rose que le reste, est plus étendu dans l'œuf le plus âgé que dans le plus jeune. Par sa base, cette membrane se continue manifestement avec la muqueuse utérine, et les vaisseaux qui la parcourent sont absolument les mêmes que ceux qui se ramifient dans cette dernière. Enfin, les recherches microscopiques n'ont pas laissé le moindre doute sur l'identité de structure des deux membranes : mêmes qualités physiques, continuité de tissu, structure identique. La membrane qui environne l'œuf, la *caduque réfléchie* des auteurs, est donc une dépendance de la membrane interne de la matrice.

3° Si enfin on enlève l'œuf de la cavité dans laquelle il était renfermé, on voit que le fond de cette cavité est tapissé par une membrane parsemée d'une multitude d'anfractuosités, de lacunes irrégulières plus ou moins grandes, dans lesquelles étaient engagées les villosités choriales qui, plus tard, devaient former le placenta. Cette membrane est la portion de la muqueuse sur laquelle primitivement est venu se fixer l'ovule fécondé, et qui se continue par conséquent aussi avec la muqueuse pariétale, avec laquelle elle offre une structure identique.

En résumé, l'œuf qui, après son arrivée dans la matrice, est libre dans la cavité utérine, se trouve, après un certain temps que l'état de la science ne permet pas de préciser, enveloppé de toute part par la muqueuse, et logé dans une espèce de dédoublement de cette membrane.

Quant au mécanisme de cette inclusion de l'ovule, là commencent les hypothèses ; car si les faits ont permis de constater l'isolement de l'ovule au début, et son inclusion complète après trois semaines de gestation, l'observation fait défaut pour tous les temps intermédiaires. A défaut d'observation directe, voilà l'hypothèse que propose M. Coste, et il faut avouer qu'il est difficile de comprendre autrement le phénomène.

Après avoir parcouru la trompe, l'œuf franchit son orifice interne, et tombe dans la cavité utérine. Le boursouflement considérable de la muqueuse fait que cette cavité existe à peine, et que l'ovule se trouve nécessairement pressé entre deux points opposés de cette membrane hypertrophiée et ramollie. Aussi chemine-t-il rarement très-loin, et vient-il habituellement se fixer sur le fond, à peu près au milieu de l'espace qui sépare les orifices des trompes.

Or il est impossible que, malgré son petit volume, l'œuf ne déprime pas légèrement les tissus mollasses avec lesquels il est en contact, et bientôt il se creuse, pour ainsi dire, une locule dans leur épaisseur.

Pendant que l'œuf augmente de volume, le gonflement de la muqueuse devient aussi plus considérable, surtout dans le point où l'œuf s'est arrêté. Par suite de ce développement simultané, la dépression produite par le dernier dans l'épaisseur de la membrane devient de plus en plus profonde, et il s'enfonce de plus en plus, d'abord au quart, puis à la moitié ; bientôt il s'y cache et s'y emprisonne presque en totalité (Richard, *Extrait des leçons de M. Coste*). A mesure qu'il s'enfonce davantage, les bords de la cavité qu'il s'est creusée semblent végéter autour de lui, de manière à s'élever au niveau de la portion la plus saillante, puis à se rapprocher et à resserrer de plus en plus l'ouverture par laquelle il communique encore avec le reste de la cavité utérine. Les bords de cette ouverture se crispent, et à la fin circonscrivent seulement un petit pertuis, dont la trace ne persiste que quelque temps sous la forme d'une dépression centrale, d'*ombilic*. Enfin, cet ombilic disparaît lui-même, et l'œuf se trouve dès lors complétement emprisonné dans une espèce de kyste dont les parois sont entièrement formées par la membrane muqueuse.

Quoi qu'il en soit de la valeur de cette théorie, nous avons dans l'utérus, cinq ou six semaines après la conception, un espace complétement libre, l'œuf n'occupant qu'une portion plus ou moins considérable de la cavité, une membrane muqueuse très-hypertrophiée, et qui, arrivée au point où l'œuf est venu se fixer, semble se dédoubler pour embrasser l'œuf. Il nous reste maintenant à étudier ce que deviennent, pendant la gestation, la muqueuse utérine et les deux feuillets résultant de son dédoublement.

EXPLICATION DE LA PLANCHE III.

Fig. 1. — Utérus au vingtième ou vingt-cinquième jour de l'état de gestation, réduit à la moitié de sa grandeur naturelle.

c, c. — Muqueuse utérine, avec sa riche vascularisation.

c'. — Portion de la muqueuse qui recouvre l'œuf.

x. — Petit espace circulaire autour duquel les vaisseaux venaient s'éteindre, et dont le centre offrait l'apparence d'un ombilic dont l'occlusion serait récente.

u, u. — Portion musculaire de l'utérus sur laquelle on voit la coupe d'une multitude de sinus veineux plus ou moins développés.

m, m. — Portion musculaire du col, se distinguant de celle du corps par l'absence de sinus veineux.

l. — Portion vaginale du col.

l'. — Glande de Naboth, énormément distendue.

q, q. — Ovaires. Celui de droite porte un corps jaune g fort développé, très-vasculaire à sa surface, au sommet duquel on voit, en g', la cicatrice de l'ouverture par laquelle l'ovule s'est échappé.

t, t. — Trompes utérines.

p, p. — Pavillon des trompes.

Fig. 2. — Même pièce que la précédente, seulement une portion de la muqueuse utérine sous laquelle l'œuf était placé, a été incisée circulairement, et le lambeau qui résulte de cette incision a été renversé de manière à laisser voir sa face profonde ou ovulaire.

h. — Coupe de la muqueuse qui recouvre l'œuf, montrant l'épaisseur de cette muqueuse par rapport à celle de la portion qui tapisse le reste de la cavité de la matrice.

c''. — Face interne du lambeau de la muqueuse utérine (*caduque réfléchie*), qui recouvrait l'œuf.

œ. — Œuf dont la surface est complétement hérissée de villosités courtes, mais assez ramifiées, et baignant directement dans le sang.

Fig. 3. — Muqueuse utérine de la pièce représentée fig. 49, coupée au niveau du col et vue isolément. Le sang qui gorgeait ses vaisseaux s'étant écoulé par suite de son immersion dans l'eau alcoolisée, le réseau vasculaire dont elle était pourvue s'est évanoui, ce qui maintenant permet de voir que toute sa surface est criblée de petites ouvertures qui ne sont autre chose que les parties glandulaires que l'on remarque sur la muqueuse utérine à l'état de vacuité. La portion de la muqueuse utérine sous laquelle l'œuf était placé, ayant été incisée comme dans la figure précédente, on a de plus enlevé l'œuf de manière à laisser voir complétement les parois de la cavité dans laquelle il était renfermé.

f. — Loge dans laquelle l'œuf était renfermé, parsemée d'anfractuosités, de lacunes irrégulières, dans lesquelles étaient engagées les villosités choriales.

c''. — Face interne du lambeau de la muqueuse qui recouvrait l'œuf. On y voit les même lacunes que dans le point opposé f, seulement elles sont moins nombreuses, moins grandes et moins accentuées.

s. — Coupe des sinus veineux de la muqueuse utérine.

l', l'. — Orifice interne des trompes, rendues visibles, ici, par le plus grand déploiement de la muqueuse utérine. Rien n'indique qu'elles aient jamais été oblitérées.

Fig. 1.

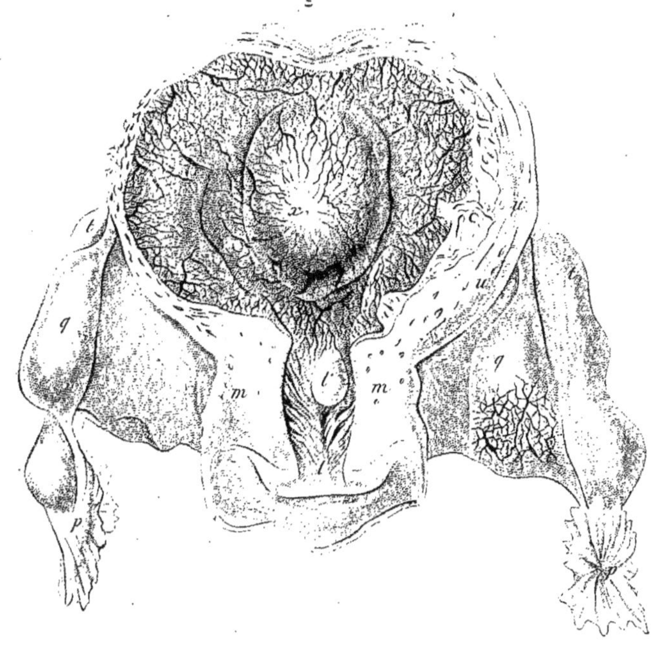

Fig. 2.

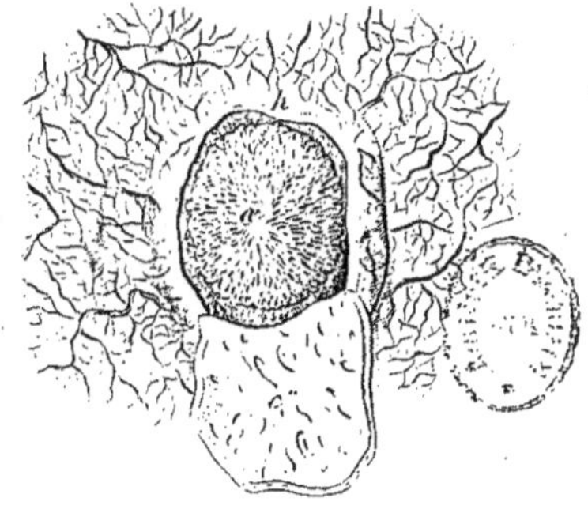

Fig. 3.

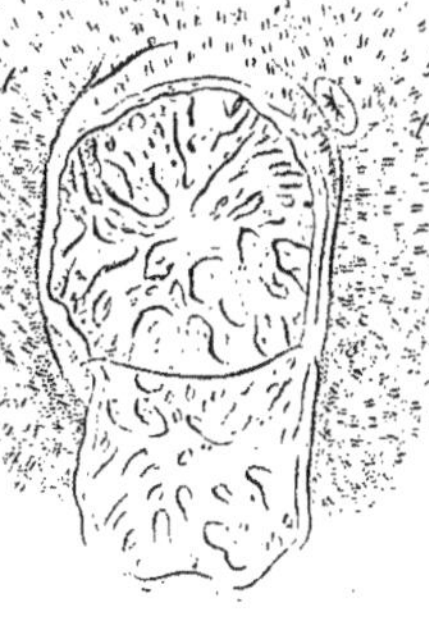

CHAMEROT ÉDITEUR.

Description des trois parties de la caduque. — De ce qui précède, il résulte que la muqueuse utérine forme les différentes parties de la caduque en subissant l'évolution décrite plus haut. Pour mieux suivre cette métamorphose de la muqueuse utérine, nous décrirons successivement les trois parties de la caduque.

A. *Membrane intermédiaire ou utéro-épichoriale.* — Quand, dans le premier mois et dans la première moitié du second mois, on examine, après avoir enlevé l'œuf, la cavité qu'il occupait, on aperçoit sur la muqueuse utérine, qui forme le fond de cette loge, une multitude de lacunes irrégulières, anfractueuses, plus ou moins grandes, plus ou moins profondes, dans lesquelles étaient engagées les villosités choriales (voy. pl. III, fig. 3). Ces lacunes, dans lesquelles s'ouvrent d'autres lacunes plus petites, et qui donnent à cette portion de la muqueuse l'aspect d'un tissu aréolaire, érectile, seraient dues, suivant M. Coste, à ce que les vaisseaux, plus hypertrophiés en ce point que partout ailleurs, seraient usés, corrodés par la végétation envahissante du chorion ; de telle sorte que ces lacunes, communiquant directement avec les sinus veineux utérins sous-jacents, permettraient au sang maternel de s'épancher dans la cavité occupée par l'œuf, et d'être immédiatement en contact avec les villosités choriales.

La présence de l'œuf en ce point y détermine une hypertrophie très-considérable de tous les éléments de la muqueuse. Les villosités choriales correspondantes se développent aussi outre mesure, et le tout constitue un peu plus tard la masse placentaire (voy. *Placenta*).

B. La *caduque ovulaire,* ou *membrane épichoriale*, présente des aspects très-différents, suivant l'époque à laquelle on l'examine. Peu après sa formation complète, c'est-à-dire après l'oblitération de l'ombilic, elle ne diffère en rien de la muqueuse pariétale ; elle offre à sa surface utérine la même coloration, la même épaisseur, la même richesse vasculaire, et est criblée comme elle des pertuis nombreux que présentent les orifices glandulaires. Si à la même époque on examine la face ovulaire de cet épichorion, on y remarque des lacunes, des cavités irrégulières plus ou moins profondes, tout à fait semblables à celles que nous avons décrites sur le feuillet inter-utéro-placentaire, et dans lesquelles pénètrent également les villosités choriales de la portion de l'œuf couverte par ce lambeau (voy. pl. III, fig. 2 et 3). Mais à mesure que l'œuf se développe, il la soulève et tend à l'agrandir de plus en plus : aussi voit-on, dès la fin du premier mois, débuter à son centre le travail d'atrophie, qui, faisant disparaître les vaisseaux et les glandules dont elle était pourvue, va graduellement l'amincir (voy. pl. III, fig. 1). Soit, en effet, à cause de la distension qu'elle subit, soit par suite de la pression que l'œuf, en se développant, exerce sur la partie la plus saillante, la portion centrale paraît, dans un petit espace circulaire, espace qui s'agrandit de plus en plus, privée de vaisseaux, tandis que tout le reste de la surface offre la même vascularisation que la muqueuse pariétale. Cette même portion centrale s'amincit en même temps beaucoup, tandis que la circonférence de cette membrane est encore d'une épaisseur considérable.

Cette oblitération des vaisseaux et cette atrophie des glandules gagnant toujours du centre à la circonférence, la membrane épichoriale diffère essentiellement au troisième mois de la muqueuse pariétale, et excepté sur les points voisins de l'endroit où elle se continue avec cette dernière, il n'est plus possible d'y voir ni orifices glandulaires ni vaisseaux.

Par suite de cette atrophie, s'effacent encore les lacunes que nous avons signalées à la face ovulaire, et ne trouvant plus dans cette membrane les éléments qu'ils y puisaient auparavant, les villosités choriales qui s'y enfonçaient deviennent ds organes inutiles et s'atrophient comme elle.

A mesure que l'œuf se développe, il tend nécessairement à envahir la cavité de la matrice, et par conséquent à rapprocher de plus en plus l'épichorion de la muqueuse utérine. Vers la fin du troisième mois, ce développement est assez avancé pour qu'elles soient toutes les deux en contact. Un peu plus tard ce contact est si intime, qu'il est très-difficile de les isoler.

Je n'ai pas besoin de dire qu'ainsi dépouillée de ses éléments vasculaires, la muqueuse ovulaire ne peut suffire à la distension que l'œuf lui fait subir qu'en perdant de plus en plus de son épaisseur, et qu'ainsi s'explique l'amincissement extrême de cette membrane sur des œufs avancés ou à terme. Mais après l'accouchement pourtant on la retrouve encore adhérant, soit au chorion, soit à la muqueuse pariétale.

C. La *caduque utérine* ou *pariétale* conserve à peu près jusqu'à la fin du second mois les caractères que nous avons décrits plus haut : mais, à partir de cette époque, son épaisseur commence à diminuer, et les plis nombreux et profonds qu'elle présentait commencent à s'effacer. Cette première période de la décroissance marche pourtant avec une très-grande lenteur : car, au quatrième mois encore l'état de la muqueuse est à peu près le même qu'aux époques menstruelles (Richard, *Thèse*).

Avec l'atrophie commence aussi la transformation de l'épithélium qui passe graduellement de la forme cylindrique à l'état pavimenteux. Aucun fait ne prouve que ce soient les cellules prismatiques qui, directement, prennent la forme pavimenteuse. Tout montre au contraire, dit M. Robin, qu'un certain temps après la fécondation, l'épithélium de la cavité du corps de l'utérus s'exfolie cellule par cellule pour ainsi dire, ou par petits lambeaux, puis celui qui le remplace est un épithélium pavimenteux. La métamorphose de l'épithélium a lieu sur la caduque ovulaire comme sur la caduque utérine, et quand ces deux membranes viennent s'appliquer l'une contre l'autre, leur adhérence a pour conséquence de faire rencontrer des cellules épithéliales dans l'épaisseur même de la caduque. La soudure des deux portions dites utérine et réfléchie est, en effet, si intime, que les deux feuillets n'en paraissent former qu'un au moment de l'accouchement.

Dès le quatrième mois la caduque utérine commence à perdre manifestement es caractères de vitalité énergique qu'elle avait eus jusqu'alors, et son aspect antérieur (état criblé, vascularisation) n'est plus le même; elle s'atrophie, s'amincit au point de ne plus avoir qu'un millimètre d'épaisseur au septième mois et moins encore à la fin de la grossesse; en même temps ses adhérences avec le tissu propre de la matrice se relâchent de plus en plus. Cette muqueuse qu'on ne pouvait séparer des tissus sous-jacents, en est assez indépendante pour qu'on puisse l'isoler et en détacher des lambeaux assez étendus. Suivant M. Robin, cette facilité de séparation tiendrait surtout à ce que vers la fin du quatrième mois commence à se développer entre elle et le tissu musculaire une membrane très-mince d'abord, molle, homogène, et évidemment de formation nouvelle. Cette couche est la première trace de la muqueuse qui remplacera la caduque tombée après l'accouchement ; elle s'épaissit peu à peu pendant la dernière moitié de la grossesse ; elle tapisse la face interne de l'utérus, dont, par conséquent, les fibres musculaires ne restent pas à nu lorsque la caduque utérine, complétement décollée, est expulsée avec l'œuf après l'accouchement.

De la caduque au terme de la grossesse. — Au terme de la grossesse, la caduque est mince ; elle a un aspect couenneux, gris rosé, aréolaire et une surface irrégulière. Elle présente deux faces : la face externe est partout en rapport avec la paroi interne de l'utérus, maintenant recouverte par les premiers éléments de la nouvelle muqueuse en voie de régénération ; par sa face interne elle adhère intimement au chorion. Au niveau du placenta elle se confond avec la face utérine de cet organe (voy. *Placenta*).

Au moment de la délivrance, il se fait une déchirure entre la muqueuse du corps et celle du col. Celle-ci ne tombe pas tandis que la muqueuse du corps devenue *caduque* est entraînée avec l'œuf dont elle forme l'enveloppe la plus extérieure. Elle est molle et facile à déchirer, quelquefois on trouve encore pleins de sang quelques-uns des vaisseaux qui la parcouraient pendant qu'elle adhérait à l'utérus, bien que, pour la plupart, ces vaisseaux soient oblitérés et atrophiés. En la raclant avec l'ongle on peut l'enlever par petits lambeaux ; sa mollesse et son opacité la distinguent des autres enveloppes de l'œuf qui sont plus résistantes et transparentes.

Quant à la muqueuse inter-utéro-placentaire, elle se dédouble pour ainsi dire en se déchirant en deux feuillets : le plus mince est entraîné par le placenta qu'il concourt à former (placenta maternel, voy. *Placenta*) ; le plus épais reste adhérent à l'utérus où il se confond bientôt avec la muqueuse de nouvelle formation développée sur les parties voisines. La muqueuse inter-utéro-placentaire ne tombe donc pas en totalité ; on ne trouve pas au-dessous d'elle une nouvelle muqueuse. C'est donc improprement qu'on la désigne sous le nom de *caduque*.

En prenant la muqueuse utérine dans sa totalité, au moment de l'accouchement, on voit que la muqueuse du col ne tombe pas, que la plus grande partie de la muqueuse inter-utéro-placentaire reste adhérente et qu'elle sert à la formation de la muqueuse nouvelle (voy. *Suites de couches*). La muqueuse pariétale et la muqueuse ovulaire sont les seules qui soient expulsées en entier et qui méritent véritablement le nom de *membrane caduque*.

Après tous les détails dans lesquels nous venons d'entrer, il est évident :

1° Qu'en dehors des membranes propres à l'œuf, *amnios* et *chorion*, il n'existe, à aucune époque de la grossesse, d'autres membranes dans l'utérus que la muqueuse même de cet organe ;

2° Qu'au moment de l'arrivée de l'ovule dans l'intérieur de la cavité utérine, cette membrane muqueuse présente dans toute son étendue une épaisseur égale, si ce n'est plus grande, à celle qu'elle offre à l'époque de la menstruation ;

3° Que cette épaisseur normale est uniquement due à l'hypertrophie des divers éléments qui la constituent, et en particulier des cellules spéciales, comme l'a démontré M. Robin ;

4° Qu'immédiatement après l'arrivée de l'ovule, la vitalité de l'utérus semble se concentrer en grande partie dans le point de la muqueuse sur lequel l'œuf est venu se placer ;

5° Que, grâce à cette concentration de forces vitales, ce dernier point de la muqueuse s'épaissit , végète tout autour de l'œuf, l'entoure d'un bourrelet circulaire qui l'environne et l'emboîte bientôt complétement ;

6° Qu'à dater de ce moment, l'œuf est séparé du tissu utérin par la *muqueuse intermédiaire*, et du reste de la cavité utérine par la *muqueuse ovulaire* ;

7° Qu'à partir du premier mois, la muqueuse ovulaire s'atrophie du centre à la circonférence, qu'elle perd sa vascularisation et ses orifices glandulaires ;

8° Que cette atrophie entraîne l'atrophie des villosités choriales correspondantes, tandis que celles qui sont en rapport avec la muqueuse intermédiaire prennent, ainsi que cette dernière, un développement considérable, et constituent plus tard le placenta ;

9° Qu'à partir du quatrième mois, enfin, la muqueuse pariétale est en voie de décroissance, s'amincit de plus en plus, par suite de la diminution de ses tissus, de l'oblitération atrophique de ses vaisseaux et de ses glandules ;

10° Que, grâce enfin au développement d'une muqueuse nouvelle, l'ancienne se trouve isolée de plus en plus du tissu musculaire auquel elle adhérait si intimement d'abord, et qu'après l'accouchement elle est complétement détachée, et tombe avec l'œuf.

Cette exfoliation de la muqueuse utérine, que la formation d'une muqueuse nouvelle explique jusqu'à un certain point, quand elle s'effectue après l'accouchement, est beaucoup plus difficile à comprendre dans les avortements des premiers mois; alors, en effet, les adhérences des tissus muqueux et musculaires sont très-intimes. Il est vrai que la caduque exfoliée offre une épaisseur beaucoup moins considérable que celle dont on peut constater la présence dans l'utérus à la même époque, et qu'on doit supposer qu'une partie seulement de la muqueuse pariétale s'est détachée.

CHAPITRE IV.

DE L'ŒUF HUMAIN APRÈS LA FÉCONDATION.

L'œuf humain arrivé à maturité se compose, avant la fécondation, ainsi que nous l'avons dit (page 60) : 1° de la membrane vitelline : c'est la membrane d'enveloppe; 2° d'un liquide granuleux contenu dans cette vésicule : c'est le vitellus; 3° d'une petite vésicule renfermée dans la première et située au milieu de ce liquide : c'est la vésicule germinative que Purkinje a le premier découverte dans l'œuf des oiseaux, mais dont M. Coste a démontré l'existence dans l'œuf des mammifères ; 4° enfin de la tache germinative ou proligère (*macula germinativa*), qui se détache sur le contenu clair de la vésicule, et qui est en suspension dans le liquide que renferme celle-ci.

Si l'on examine l'œuf plusieurs semaines après la fécondation, il est facile de voir qu'il a subi de notables transformations. Il se compose alors de parties tellement différentes, que, si l'anatomie comparée n'avait permis de suivre pas à pas et heure par heure les diverses modifications qu'il subit avant de présenter son organisation complète, on ne pourrait croire que c'est bien le même individu. A la fin de la seconde ou troisième semaine après la fécondation, l'œuf humain, examiné dans la matrice, offre à l'observateur des éléments tout différents. De dehors en dedans on rencontre : 1° une membrane extérieure fort épaisse, hérissée de villosités nombreuses : c'est le chorion ; 2° une membrane plus intérieure beaucoup plus mince : c'est l'amnios ; 3° entre ces deux enveloppes se trouve un espace plus ou moins considérable rempli par un liquide albumineux au milieu duquel se trouve placée une petite vésicule : c'est la vésicule ombilicale ; 4° la cavité de l'amnios est remplie par un liquide dont la quantité varie suivant l'époque de la grossesse, et au milieu duquel est l'embryon. Ajoutons enfin que l'œuf est développé presque de toutes parts par une double membrane, qui lui est d'abord complétement étrangère, mais qui, plus tard, contracte avec lui des rapports intimes : c'est la membrane caduque. Avant d'étudier les parties constituantes de l'œuf, arrivé à une période déjà avancée de son développement, voyons quelle est leur genèse propre, et comment elles peuvent naître des éléments si simples qui constituent l'ovule avant la conception.

Lorsque l'ovule a atteint son plus haut degré de maturité, la vésicule dans laquelle il est renfermé devient le siége d'une excitation qui détermine en elle un afflux considérable de liquide et se distend de plus en plus. Cette hypertrophie, ainsi que nous l'avons vu, peut être spontanée, ou être déterminée par le coït ou autres excitations vénériennes. Quelle qu'en soit la cause, cette distension a pour effet d'atrophier les vaisseaux dans la partie de cette vésicule qui proémine le plus à la surface de l'ovaire, et d'amincir par conséquent sa paroi : celle-ci finit par se rompre en laissant échapper l'ovule qui sort et entraîne avec lui une partie de son cumulus granuleux : l'œuf s'engage ensuite dans la trompe, dont le pavillon était venu s'appliquer sur l'ovaire. L'époque de l'arrivée de l'ovule dans la trompe n'est pas invariable dans la même espèce animale ; il est probable qu'elle varie aussi dans l'espèce humaine ; mais nous ne savons rien de précis à cet égard. Pendant son séjour dans l'ovaire, l'œuf ne subit aucune modification appréciable ; dès qu'il est, au contraire, arrivé dans l'oviducte, on commence à constater le début des changements qu'il doit éprouver pour donner naissance au nouvel être. Pour mettre de l'ordre dans l'étude de ses modifications, il faut évidemment étudier d'abord celles qui se manifestent dans la trompe, puis celles qui n'apparaissent qu'après l'arrivée de l'œuf dans la cavité utérine.

ARTICLE PREMIER

CHANGEMENTS QUE SUBIT L'ŒUF DANS LA TROMPE.

Il a été impossible jusqu'à présent d'étudier ces changements dans l'œuf humain, et la description que nous allons donner est le résultat d'observations faites sur l'œuf de différentes espèces et surtout du chien et du lapin. Mais l'analogie porte à penser que les choses se passent de la même manière dans l'espèce humaine. La plus grande ressemblance existe en effet entre l'œuf humain et l'œuf du chien non fécondé ; d'un autre côté, les œufs les plus jeunes qu'on a pu étudier chez la femme ressemblaient parfaitement à ceux de ces animaux parvenus à un certain degré de développement ; il est donc infiniment probable que si, doués d'une même organisation avant la conception, ils offrent encore une ressemblance parfaite après la fécondation, ils ont dû passer par les mêmes transformations successives. L'analogie et quelques observations font penser que chez la femme l'œuf met environ dix ou douze jours pour traverser l'oviducte.

Dans la première moitié du canal tubaire, l'œuf est environné par une couche plus ou moins épaisse des granulations qui constituaient dans l'ovaire le disque proligère. La membrane vitelline s'est un peu épaissie, mais elle est encore la seule membrane qu'on puisse observer autour du vitellus : en arrivant dans la seconde moitié de la trompe, l'œuf n'est pas entouré par les granulations du disque ; celles-ci ont disparu ; mais on peut distinguer autour de la membrane vitelline une couche de substance gélatineuse parfaitement transparente.

Disparition de la vésicule germinative. — Dès que l'œuf est arrivé dans l'oviducte, il n'est plus possible d'y voir la vésicule ni la tache germinative. La disparition de cette vésicule et de l'amas de granules qu'elle offrait à son centre est donc la première modification subie par l'œuf après sa sortie de l'ovaire. Cette disparition est le signe de la maturité de l'œuf, mais elle se produit alors même que la fécondation n'a pas lieu.

Condensation du jaune. — Pendant la première partie de son trajet dans la trompe, la consistance du jaune augmente (Bischoff) ; il constitue une masse plus compacte : aussi ne remplit-il pas exactement la vésicule vitelline, entre la face interne de laquelle et sa propre surface s'est amassé un peu de liquide clair et transparent. Cette condensation du jaune est assez marquée pour qu'après l'incision de son enveloppe, il constitue un corps solide, qui peut être divisé avec une aiguille très-fine en deux, quatre et six portions (voy. l'*Atlas* de Bischoff).

Apparition des globules polaires. — Après la disparition de la vésicule germinative, et pendant que le vitellus se condense, on voit se former sur un point de la surface du vitellus, un globule transparent, large de 5 centièmes de millimètre, auquel on a donné le nom de *globule polaire.* Au lieu même de sa naissance et pendant qu'il apparaît, les granules du vitellus reculent en abandonnant la substance hyaline et transparente qui les unissait ; ce globule polaire paraît donc produit par une sorte d'exsudation ou d'accumulation de la substance hyaline du vitellus : il se forme dans le point même où se creusera le premier sillon de segmentation et où apparaîtra plus tard l'extrémité céphalique de l'embryon.

Quelques minutes après son apparition, le globule polaire forme une saillie hémisphérique à la surface du vitellus, puis il s'en sépare en lui restant simplement contigu.

Dans quelques espèces animales il se produit ainsi successivement deux, trois et quatre globules polaires qui naissent tous du même point. Après l'achèvement du dernier de ces globules, ils se réunissent tous en un seul qui présente bientôt une paroi et une cavité distinctes. Une fois produit, ce globule polaire reste sous la membrane vitelline, étranger aux phénomènes qui se passeront près de lui. Il devient inutile aussitôt qu'il est formé; sa production ne fait que préparer le début de la segmentation du vitellus que nous allons bientôt étudier.

Que la fécondation ait lieu ou non, la vésicule germinative disparaît, le vitellus se condense et les globules polaires se produisent, mais rien de plus ne survient, et les changements qui nous restent à étudier ne se montrent que sur des œufs qui ont été fécondés (Mémoires du professeur Ch. Robin).

Formation du noyau vitellin et segmentation du jaune. — Dans la seconde moitié et le tiers interne de la trompe, la couche d'albumine qui environne l'œuf fécondé augmente ainsi que l'épaisseur de la membrane vitelline. Mais les changements les plus remarquables sont ceux qui s'accomplissent dans le jaune (Barry, Bischoff, Robin).

Pendant que le vitellus se condense, on voit apparaître au centre de sa masse une tache claire qui grossit rapidement, en écartant les globules vitellins, pour acquérir en une heure environ un diamètre de 4 à 6 centièmes de millimètre (Robin). Cette tache a reçu le nom de *noyau vitellin*; elle n'a rien de commun ni avec la vésicule germinative, ni avec la globule polaire. Elle est formée par un liquide épais, sans cavité et sans paroi distinctes.

A peine le noyau vitellin a-t-il atteint le diamètre indiqué ci-dessus, qu'on le voit s'allonger et s'étrangler vers le milieu, puis se séparer en deux moitiés. Cette séparation est le signal de la segmentation du jaune qui se sépare lui-même en deux moitiés au centre desquelles se trouve la moitié correspondante du noyau vitellin.

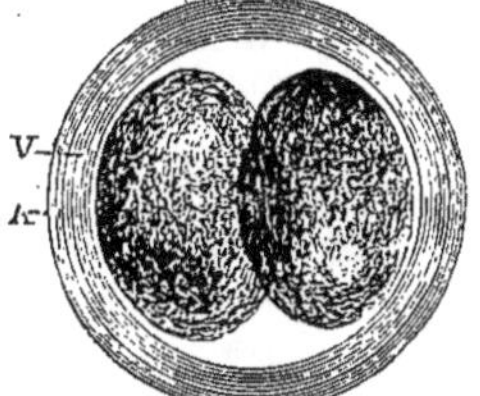

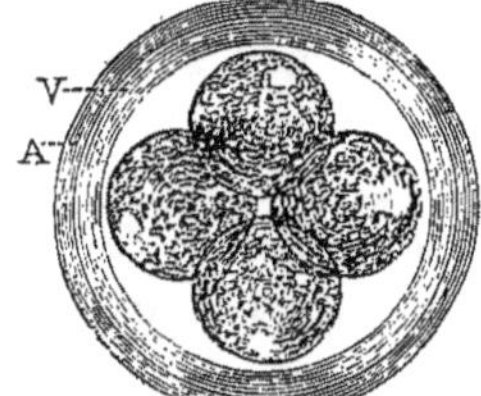

FIG. 52.   FIG. 53.

A. Couche d'albumine. — V. Membrane vitelline.

Chaque moitié du vitellus se sépare à son tour en deux parties, et ainsi de suite, de façon que par le fait de ces subdivisions successives, on voit le jaune

A. Couche albumineuse qui environne la membrane vitelline.

V. Membrane vitelline épaissie, et au centre de laquelle se trouve le corps mûriforme.

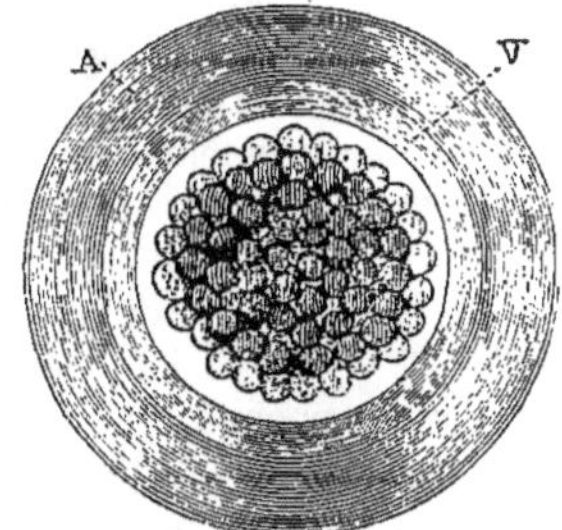

FIG. 54.

entier au début se séparer en deux parties régulièrement arrondies (fig. 52), puis en quatre (fig. 53), puis en huit; chacune de ces dernières se subdivise encore, de sorte que les sphères vitellines deviennent de plus en plus nombreuses et de plus en plus petites et finissent par donner à la masse totale du jaune l'aspect d'une mûre. De là le nom de corps mûriforme (fig. 54) donné au vitellus après que sa segmentation est achevée.

La segmentation du jaune paraît elle-même être sous la dépendance de la segmentation du noyau vitellin dont on retrouve une parcelle au centre de chaque sphère vitelline.

Le temps que l'œuf emploie à parcourir la trompe est variable chez les différents animaux, et même quelquefois dans la même espèce animale. Suivant M. Coste, ce n'est guère que vers le troisième ou le quatrième jour que l'œuf des lapins arriverait dans l'utérus; chez la chienne on l'a encore trouvé dans la trompe le dixième, le douzième ou même le quinzième jour. Nous avons déjà dit que dans l'espèce humaine rien ne prouvait qu'on ait pu étudier l'œuf dans la matrice avant le douzième jour. Il est bon toutefois de remarquer que, d'une manière générale, le passage s'effectue avec une grande rapidité dans la moitié externe de la trompe, tandis que c'est avec une lenteur excessive qu'il chemine dans la seconde moitié, et surtout à travers le dernier tiers de la trompe, à cause peut-être de l'étroitesse excessive de cette dernière.

Enfin, pendant ce trajet, l'œuf augmente un peu de volume : probablement qu'il se nourrit d'abord aux dépens des granulations qui l'accompagnent et plus tard en absorbant le liquide albumineux et sécrété dans l'oviducte (1).

ARTICLE II.

MODIFICATIONS SUBIES PAR L'OVULE DEPUIS SON ARRIVÉE DANS LA MATRICE
JUSQUE APRÈS LE DÉVELOPPEMENT DE L'ALLANTOÏDE.

Formation de la membrane blastodermique. — En arrivant dans la cavité utérine, l'œuf se compose donc du corps mûriforme, de la membrane vitelline épaissie, et d'une couche d'albumine assez mince qui l'environne. A ce moment chaque petite sphère du corps mûriforme subit une modification intime qui transforme sa partie périphérique en membrane, et chaque sphère de segmentation représente alors une cellule composée d'une enveloppe homogène et d'un tissu granuleux. Peu de temps après, du liquide s'amasse au centre du corps mûriforme et refoule à la périphérie les sphères ou cellules dont se composait naguère ce corps. Les cellules du corps mûriforme ainsi refoulées s'aplatissent les unes contre les autres et finissent bientôt par s'appliquer contre la membrane vitelline qu'elles doublent en quelque sorte. En adhérant les unes aux autres, elles constituent donc une seconde membrane emboîtée dans la première.

Cette seconde membrane n'est pas d'abord facilement aperçue; mais si, à l'exemple de M. Coste, on place l'ovule dans l'eau, elle devient très-apparente. Il s'opère alors un phénomène d'endosmose très-curieux : l'eau passant à travers la membrane vitelline, décolle la seconde vésicule, la refoule vers son centre, de sorte de celle-ci, complétement isolée, flotte, ridée et plissée dans tous les sens,

---

(1) Cette couche d'albumen, qui dans la trompe environne l'œuf du lapin et du chevreuil, n'existe pas autour de l'œuf du chien et de la truie. Ces différences rendent son existence incertaine autour de l'œuf humain jusqu'à ce qu'on ait pu l'observer à cette période de son développement, ce qui n'a pu encore être fait.

et comme suspendue dans le nouveau liquide qui distend la membrane vitelline. M. Coste lui a donné le nom de *membrane blastodermique* ou *blastoderme*.

A. Couche albumineuse moins abondante.

V. Membrane vitelline.

B. Membrane blastodermique.

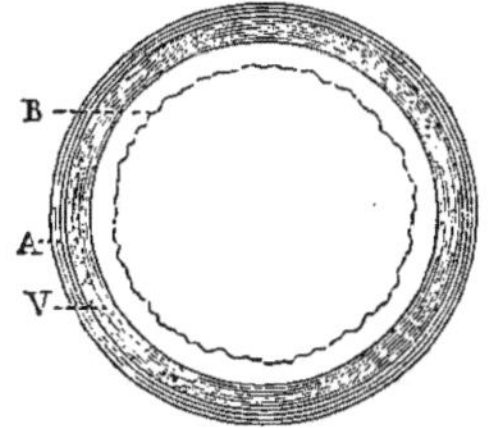

Fig. 55.

Pendant que se développe la vésicule blastodermique, la couche d'albumine qu environnait l'œuf à son arrivée dans l'utérus disparaît : la vésicule vitelline perd beaucoup de son épaisseur.

Jusqu'alors l'œuf était encore libre, et sans adhérence avec la paroi de la matrice ; mais à cette époque il commence à contracter avec elle des rapports plus intimes, et l'on ne peut plus le déplacer comme auparavant en soufflant sur lui.

A la même époque, on commence à distinguer sur un des points de la vésicule blastodermique une tache arrondie et blanchâtre qui paraît se détacher comme un relief ; cette tache, à laquelle M. Coste a donné le nom de *tache embryonnaire*, est composée, comme toute la vésicule blastodermique, par des granulations celluleuses ; seulement celles-ci sont en ce point plus serrées, et comme agglomérées en plus grande quantité (voy. fig. 56 et 57). En même temps on peut se convaincre par un examen minutieux, que cette même vésicule, et par conséquent aussi la tache embryonnaire, sont composées de deux feuillets adossés immédiatement l'un à l'autre, feuillets que l'on parvient cependant à séparer au moyen de deux fines aiguilles. Pour rendre ce dédoublement du blastoderme plus évident, nous avons cru devoir le présenter dans deux figures théoriques (fig. 56 et 57), au même degré de développement. Dans la première (fig. 56), l'œuf vu de

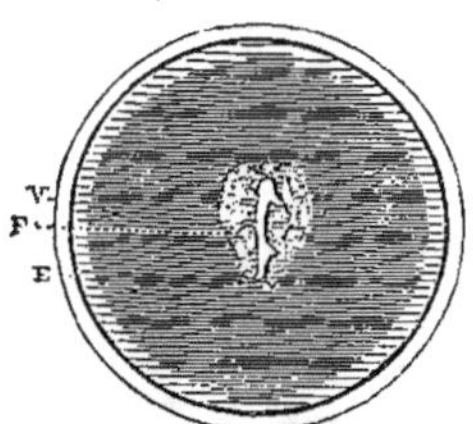

Fig. 56.

V. Membrane vitelline.
E. Couche externe du blastoderme.
F. Tache embryonnaire.

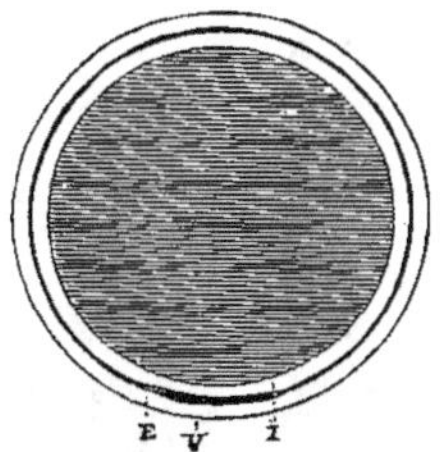

Fig. 57.

V. Membrane vitelline.
E. Couche externe du blastoderme.
I. Couche interne ou intestinale.

face, offre le blastoderme avec la tache embryonnaire arrondie ; la même figure, vue de profil (fig. 57), permet de constater facilement les deux feuillets blastodermiques, présentant tous deux un renflement au niveau de la tache embryonnaire. L'un de ces feuillets a été appelé *feuillet externe, séreux* ou *animal ;* l'autre est nommé *feuillet interne, muqueux* ou *végétatif.*

Très-peu de temps après cette époque, la tache embryonnaire s'accroît par l'adjonction de granules, mais plus dans un de ses diamètres que dans l'autre, de manière à passer de la forme arrondie à la forme allongée. En même temps elle offre une saillie plus considérable au-dessus de la face externe du blastoderme, et présente alors une convexité dirigée vers la membrane vitelline, et une concavité qui regarde la partie centrale de l'œuf (fig. 58). Dès lors la cavité de la vésicule blastodermique est partagée en deux portions distinctes : l'une embryonnaire ; l'autre, plus étendue, forme la vésicule ombilicale. Au centre de cette tache embryonnaire s'aperçoit bientôt une ligne plus obscure : c'est la première tache de l'embryon. Les bords de la tache se renversent en dedans en s'enroulant sur eux-mêmes ; ses deux extrémités en font autant, de sorte qu'elle présente un corps allongé, courbé comme une nacelle, dont les deux extrémités sont renflées, et qui offre dans son centre une cavité assez profonde. Le corps de l'embryon est alors facilement distingué : une de ses extrémités est plus renflée, c'est l'extrémité céphalique ; l'autre, moins volumineuse, est l'extrémité caudale. On peut bien voir alors que le feuillet séreux du blastoderme se continue avec les couches les plus externes du corps embryonnaire, tandis que le feuillet muqueux en constitue le plan le plus intérieur.

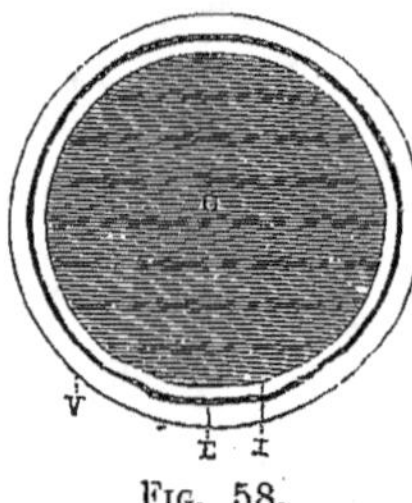

Coupe d'un œuf plus développé, les deux lobes, l'un embryonnaire et l'autre vésicule ombilicale, commençant à se dessiner.

O. Vésicule ombilicale.
I. Couche intestinale du blastoderme.
E. Couche externe.
V. Membrane vitelline.

FIG. 58.

A mesure que s'opère la délimitation précise de la tache embryonnaire, on voit de petites élévations, irrégulièrement éparses, se développer à la surface exté-

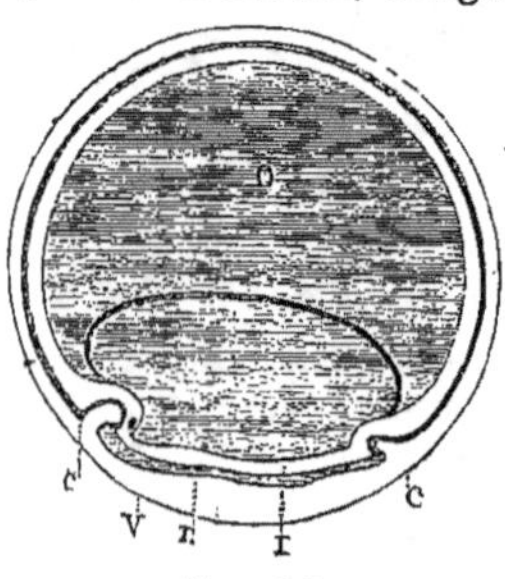

Coupe pour montrer l'origine et les premières formes du développement de l'amnios.

O. Vésicule ombilicale.
I. Couche intestinale.
E. Couche externe du blastoderme.
V. Membrane vitelline.
CC. Origine des capuchons amniotiques céphalique et caudal.

FIG. 59.

rieure de l'œuf ; elles ne sont autre chose que le commencement des villosités qui hérisseront plus tard la surface externe du chorion.

Pendant que ces phénomènes s'accomplissent, on voit le feuillet externe ou séreux du blastoderme (fig. 59) former un pli tout autour de la partie qui s'est transformée en embryon et incurvée comme nous l'avons dit. Le pli du feuillet séreux est surtout bien accusé aux extrémités céphalique et caudale ; il croît peu à peu en haut, en bas et sur les côtés, de manière à former au-dessus de la tête et de la queue un véritable capuchon, nommé, à cause de sa ressemblance, *capuchon céphalique et caudal*. Ces plis s'allongent rapidement (fig. 60), se renversent en arrière, contournant les régions dorsales de l'embryon, marchent à la rencontre les uns des autres et finissent par se rencontrer en un point situé à la partie moyenne du dos, se soudent ensemble et forment ainsi une poche qui entoure l'embryon. Cette poche se continue avec l'embryon, dans tout le pourtour de sa large ouverture ventrale. Appliquée d'abord presque immédiatement à l'embryon, elle est bientôt séparée par une certaine quantité de liquide et devient ainsi l'enveloppe la plus immédiate de l'embryon, elle porte le nom d'*amnios*, le liquide interposé celui de *liquide amniotique*. Quant au feuillet externe du pli, il se continue manifestement avec le feuillet séreux du blastoderme ; d'abord appliqué au précédent, il en est bientôt séparé par l'interposition d'un liquide qui l'en éloigne de plus en plus, et il finit par se mettre en contact, par sa face externe, avec la vésicule viteline. Suivant quelques auteurs, ces deux membranes se confondraient et formeraient en se réunissant la membrane la plus externe de l'œuf ; suivant d'autres, la vésicule vitelline serait petit à petit résorbée (ainsi que nous avons voulu l'exprimer dans nos planches, fig. 61, 62 et 63), pendant que se développe le feuillet externe du blastoderme, et celui-ci constituerait seul la membrane d'enveloppe.

Capuchons amniotiques plus développés.

O. Vésicule ombilicale.
I. Couche interne ou intestinale du blastoderme.
E. Couche externe.
E'. Portion de la couche externe du blastoderme qui se convertit en amnios.
E''. Embryon.
CC. Limite des capuchons amniotiques.
V. Membrane vitelline.

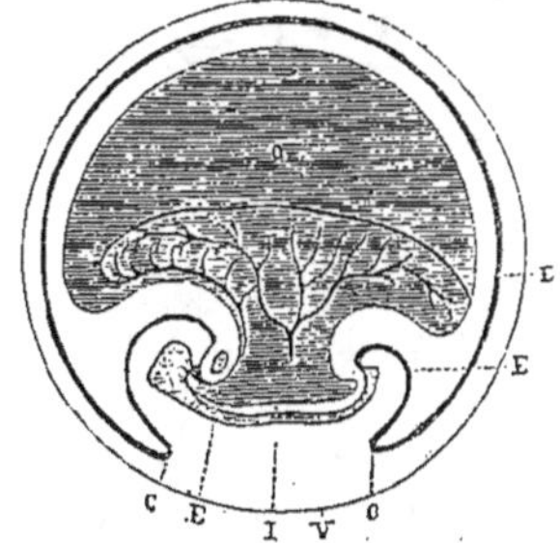

FIG. 60.

À leur point de contact, les deux capuchons céphalique et caudal constituent par leur adossement une espèce de pont membraneux qui unit un des points de l'amnios au chorion ; ce pont est à peu près résorbé de manière à isoler complétement ces deux membranes (voy. fig. 61 et 62).

Telle est l'opinion la plus généralement admise sur le mécanisme de la formation de l'amnios. Nous devons pourtant en mentionner une autre qui, sans être nouvelle, a acquis récemment une grande importance par les discussions récentes auxquelles elle a donné lieu à l'Académie des sciences. Nous venons de voir que l'amnios se continue directement au niveau de l'ombilic avec les parois abdominales de l'embryon, en sorte que cette continuité manifeste ne permet pas d'admettre, comme on l'a fait dans ces derniers temps, que l'embryon soit jamais indépendant de l'amnios : MM. Oken, Pockels, Serres et Breschet ont pourtant cherché à établir que l'amnios existait d'abord à l'état de vésicule indépendante, distendue par un fluide, et qu'ensuite le fœtus venait s'appliquer contre elle pour la déprimer et s'envelopper comme d'un double bonnet, avec lequel il n'aurait d'autre rapport que celui d'un simple adossement; en d'autres termes, l'amnios se comporterait par rapport à l'embryon comme les membranes séreuses avec les viscères qu'elles enveloppent. MM. Coste, Velpeau, Bischoff ont victorieusement, à mon avis, combattu cette assertion, et, s'appuyant sur ce que la continuité que nous venons de signaler existe à toutes les époques, ils ont conclu qu'il n'est pas possible d'accepter une opinion que des altérations pathologiques ont seules pu faire naître. Pour ma part, après l'examen des pièces que m'a montrées M. Coste, il ne me reste aucun doute sur le peu de valeur de cette assertion.

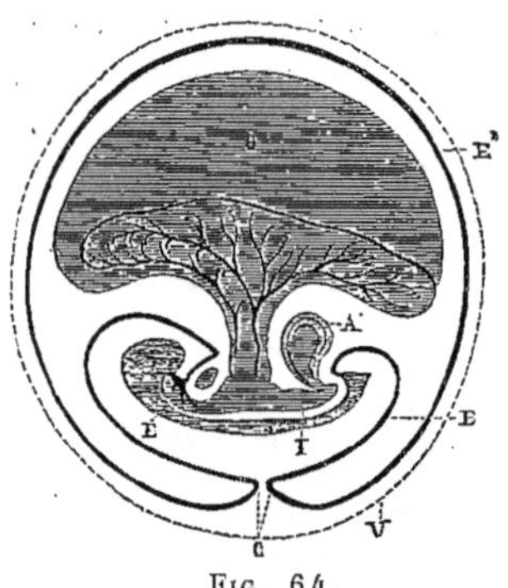

Fig. 64.

Cette figure montre le développement presque complet de l'amnios, et en même temps l'origine de l'allantoïde.

A. Allantoïde.
C. Capuchons amniotiques prêts à se clore.
E. Amnios.
E'. Embryon (face dorsale).
E″. Couche externe de la membrane blastodermique.
I. Intestin de l'embryon.
O. Vésicule ombilicale.
V. Membrane vitelline.

Immédiatement aprè la formation de l'amnios, les bords de la tache embryonnaire, et surtout ses deux extrémités, se replient de plus en plus sur eux-mêmes, et augmentent ainsi la concavité qu'elle présentait. Au fond de la gouttière que celle-ci représente, on aperçoit le feuillet muqueux du blastoderme concourir à former le canal intestinal, représenté à cette époque par une gouttière allongée qui communique largement dans la cavité intérieure du blastoderme. Mais, à mesure que s'opère ce renversement toujours croissant des parois latérales et des deux extrémités de l'embryon, cette communication devient de plus en plus étroite, de telle sorte que bientôt la cavité intestinale ne communique plus avec la cavité blastodermique que par un pédicule plus ou moins rétréci. Dès lors celle-ci reçoit le nom de *vésicule ombilicale ;* les vaisseaux qui se répandent dans son feuillet vasculaire, et qui se composent de deux veines pénétrant dans l'embryon et d'une artère qui en sort, prennent celui de *vaisseaux omphalo-mésentériques* (voy. fig. 64).

A mesure que s'opèrent le rétrécissement de l'ouverture ventrale de l'embryon et la délimitation de la vésicule ombilicale, on voit, de la partie inférieure du canal intestinal, de cet endroit où, dans les premiers jours de la vie embryonnaire, sont confondus sous le nom de *cloaque*, la vessie et le rectum, on voit, dis-je, la paroi intestinale former une légère saillie. Cette petite tumeur (fig. 61) s'allonge de plus en plus, pour constituer une petite vésicule qui communique par son pédicule étroit avec la cavité de l'intestin. C'est la *vésicule allantoïde*, dont l'existence était depuis longtemps admise chez les mammifères, mais que M. Coste a, un des premiers, démontrée dans l'œuf humain. A peine formée, l'allantoïde est déjà pourvue de vaisseaux artériels et veineux ; ce sont les deux *artères* et la *veine ombilicale*, les premières naissent des iliaques, la seconde allant gagner le foie, comme on peut s'en convaincre un peu plus tard.

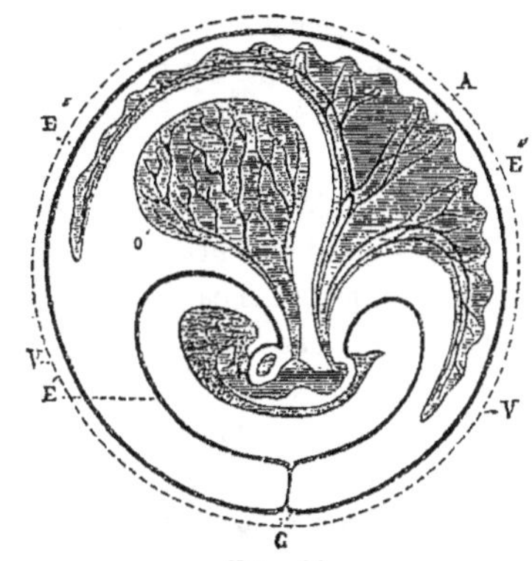

Cette figure montre les progrès de l'allantoïde qui s'étend de plus en plus, de façon à envelopper le fœtus, la vésicule ombilicale et l'amnios. Ce dernier commence à engaîner le pédicule de la vésicule ombilicale et celui de l'allantoïde, de manière à constituer un commencement de cordon. La membrane vitelline disparaît de plus en plus.

A. Allantoïde.
C. Point du contact des deux capuchons.
E'. Amnios.
E″. Couche externe du blastoderme.
O. Vésicule ombilicale.
V. Membrane vitelline presque complétement atrophiée.

Fig. 62.

Cette petite vésicule sort par l'ombilic, en se plaçant d'abord à côté du pédicule de la vésicule ombilicale, et prend aussitôt un développement rapide. L'accroissement de l'allantoïde des vaisseaux dont elle est chargée est tellement

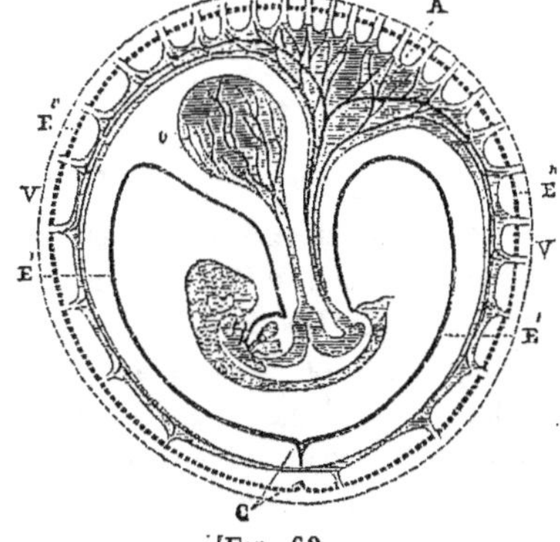

Dans cette figure, l'allantoïde a envahi toute la capacité de l'œuf ; le point de continuité de l'amnios avec la portion de la couche externe du blastoderme, qui a formé le chorion non vasculaire, ne laisse plus que de très-légères traces ; l'amnios engaîne de plus en plus le cordon ombilical.

A. Allantoïde.
C. Point où les deux capuchons se sont confondus pour ne plus former qu'une seule membrane.
E'. Amnios.
E″. Couche externe du blastoderme.
O. Vésicule ombilicale.
V. Membrane vitelline.

Fig. 63.

prompt, qu'elle arrive bientôt au contact avec la membrane la plus extérieure de l'œuf. Dans certains animaux, l'allantoïde se met en contact par sa base avec un des points seulement du chorion ; elle s'y soude, s'y attache; alors non-seulement les extrémités terminales des vaisseaux ombilicaux passent à cette membrane, mais encore ils s'étendent pour la plupart jusque dans les villosités développées à sa surface externe, et y acquièrent un développement considérable. Chez d'autres (voy. fig. 62 et 63), la vésicule allantoïdienne s'épanouit en forme de parapluie tout autour de l'embryon et de la vésicule ombilicale, et vient s'accoler à toute l'étendue de la face externe de l'amnios et de la face interne du chorion. Puis ces deux feuillets se soudent entre eux de manière à ne plus laisser subsister aucune trace d'allantoïde (fig. 62 et 63).

Le développement de l'allantoïde complète les parties essentielles de l'œuf. Sur la figure 3, planche IV, on voit qu'il se compose maintenant : 1° d'un embryon ; 2° d'une quantité plus ou moins grande de liquide au milieu duquel il nage ; 3° de la membrane amnios qui a déjà pris une extension assez considérable, et forme une gaîne aux parties qui sortent par l'ouverture ventrale ; 4° de la vésicule ombilicale placée entre l'amnios et le chorion, et dont le pédicule très-étroit communique cependant encore avec la cavité intestinale des vaisseaux omphalo-mésentériques qui lui appartiennent ; 5° du pédicule de la vésicule allantoïde encore chargé des vaisseaux ombilicaux ; 6° d'un espace intermédiaire à l'amnios et au chorion, occupé en partie par la vésicule ombilicale, mais rempli surtout par un liquide auquel M. Velpeau a donné le nom de *corps réticulé* et *vitriforme* suivant le degré plus ou moins prononcé de sa consistance ; 7° enfin d'une enveloppe extérieure ou chorion.

Les phénomènes que nous avons encore à étudier ont spécialement rapport au grossissement de l'œuf et au développement de l'embryon.

ARTICLE III.

DES ANNEXES DU FŒTUS.

Les annexes du fœtus comprennent la *vésicule allantoïde*, la *vésicule ombilicale*, les membranes *amnios* et *chorion*.

§ 1. — De la vésicule allantoïde.

Lorsque l'amnios s'est complété en une poche close de toutes parts, on voit s'élever de la partie inférieure du canal intestinal une petite vésicule piriforme que nous avons nommée *allantoïde*, et qui, prenant un rapide accroissement, vient s'appliquer par sa base à la face interne du chorion. Comme nous l'avons déjà dit, sur les parois de cette vésicule se ramifient les branches terminales des deux artères et de la veine ombilicales.

L'ouraque, qui n'est autre chose que le pédicule de l'allantoïde, est accompagné par trois vaisseaux sanguins (voy. fig. 3, planche IV). Deux de ces vaisseaux *ii* sont artériels, portent le nom d'*artères ombilicales* et proviennent des Iiaques, vont se ramifier dans le chorion, et de ce dernier dans les villosités qui forment le placenta fœtal. Le troisième vaisseau est veineux, et connu sous le nom de *veine ombilicale*.

La veine ombilicale *j* émane de l'oreillette droite du cœur au point *j'*; peu après elle reçoit la veine cave inférieure *k*, traverse la face intérieure du foie *m*, auquel elle fournit un immense appareil vasculaire, et, avant d'avoir dépassé cet organe, reçoit la veine omphalo-mésentérique au point *n*; puis, après qu'elle s'est dégagée du foie, elle se place sur le côté gauche de l'abdomen, entre la paroi de cette cavité et l'anse intestinale E, se dirige brusquement vers le cordon ombilical, monte au côté gauche de l'ouraque, arrive en suivant ce dernier jusqu'au chorion, où elle suit les artères ombilicales jusque dans les villosités.

Il n'y a qu'une veine ombilicale lorsque les premières périodes du développement sont passées; mais on en rencontre deux, une pour chaque côté de l'ouraque (et par conséquent pour chaque artère ombilicale), quand on remonte aux premiers temps de la vie embryonnaire. Celle du côté droit s'efface; mais on en peut encore trouver des traces jusqu'au trentième, au quarantième jour, et il en existait qui étaient évidentes sur l'embryon dont nous donnons ici la description.

La veine ombilicale, dès qu'elle a franchi le foie, ne fournit plus aucune branche dans son trajet le long de l'ouraque, et ce n'est que lorsqu'elle est parvenue jusqu'au chorion qu'on la voit se diviser et se subdiviser. Mais dans les premiers temps, alors qu'il y en a deux, on les voit se répandre dans les parois de l'abdomen et de la poitrine, en un immense appareil vasculaire qui va jusque dans la colonne vertébrale. Cet appareil nouveau disparaît de bonne heure et ne laisse aucun vestige de son existence passée.

Le corps de la vésicule allantoïde disparaît très-promptement, et quelques jours après son apparition il n'est plus guère possible d'en trouver de traces. On n'aperçoit plus, en effet, qu'un cordon plus ou moins long qui s'étend de l'embryon au chorion, et dans lequel sont renfermés les vaisseaux ombilicaux. Ce cordon s'atrophie même peu à peu, de manière à disparaître complétement dans l'épaisseur du cordon ombilical. Seulement il persistera dans l'intérieur du ventre de l'embryon; et l'on y trouve un cordon qui, plus tard, porte le nom d'ouraque.

En s'abouchant dans l'intestin rectum, l'ouraque se renfle légèrement, et c'est ce léger renflement qui se convertira plus tard en vessie urinaire; mais en attendant, cette vessie rudimentaire communique avec le rectum, et c'est ce qui constitue le cloaque transitoire, dont l'observation directe permet de constater l'existence chez l'homme.

C'est cette prompte disparition de l'allantoïde qui a fait croire à quelques ovologistes que cette vésicule manquait dans l'espèce humaine. Elle est exclusivement destinée à porter les vaisseaux de l'embryon en contact avec la membrane la plus extérieure de l'œuf, d'où bientôt ils se mettent en rapport convenable avec la face interne de la matrice.

§ 2. — De la vésicule ombilicale.

La *vésicule ombilicale* est exclusivement formée par le feuillet interne ou muqueux du blastoderme. Elle est d'abord très-volumineuse, puisqu'elle occupe à elle seule toute la cavité de l'œuf. Dans le principe, elle communique si largement avec la cavité de l'intestin, qu'elle semble ne former avec elle qu'une seule vésicule. Ce n'est, comme nous l'avons démontré, que par le resserrement graduel de l'ouverture ventrale qu'elle en est séparée par un pédicule plus ou moins étroit, suivant le rétrécissement plus ou moins avancé de cette ouverture.

La vésicule ombilicale contient un liquide d'un blanc jaunâtre, souvent d'un jaune vitellin, dans lequel nagent de nombreuses gouttes de graisse et des globules. Elle semble être formée de deux feuillets propres, entre lesquels rampent les vaisseaux (voy. Robin, *Journal de physiologie*, 1861).

A mesure que l'amnios se développe, elle est refoulée par cette membrane, et se trouve dès lors placée entre sa face externe et la face interne du chorion.

Grâce au développement de l'allantoïde, la vésicule ombilicale perd beaucoup de son importance dans l'espèce humaine, et devient promptement un organe inutile au développement de l'œuf et de l'embryon ; aussi elle s'atrophie de très-bonne heure : tandis que pendant les trois premières semaines elle offre le volume d'un pois ordinaire, elle semble après la quatrième semaine se flétrir, diminuer de grosseur, et n'offre plus, six semaines après la conception, que le volume d'une graine de coriandre ; puis elle reste stationnaire et ne disparaît complétement que vers le quatrième mois. J'ai eu plusieurs fois, dans ces dernières années, l'occasion de l'observer encore sur des œufs de trois mois à trois mois et demi ; elle avait le plus souvent le volume et la forme d'une petite lentille ; son aspect était jaunâtre, sa surface ridée : toutefois je dois faire remarquer que son volume m'a paru plus variable sur plusieurs œufs de même âge que j'ai eu à examiner.

A mesure que s'atrophie le corps de la vésicule ombilicale, celui-ci est repoussé par le développement de l'amnios loin du tronc de l'embryon : aussi son pédicule s'allonge-t-il d'une manière marquée. Ce pédicule peut offrir de 4 à 12 millimètres de longueur, il communique d'une part avec l'intestin ; d'autre part se continue par une espèce d'épanouissement infundibuliforme avec la vésicule : avant que les parois de l'abdomen se soit complétement fermées, ce pédicule est comme divisé en deux portions par l'amnios. L'une de ces portions se trouve entre le rachis, ou plutôt l'intestin, et le lieu qu'occupera par la suite l'ombilic ; l'autre reste à l'extérieur de l'abdomen. Jusqu'à cinq ou six semaines, ce pédicule est canaliculé, et l'on peut faire refluer le liquide de la vésicule dans l'intestin. Mais à dater de cette époque il s'oblitère ; à dater de cette époque aussi il s'allonge, devient de plus en plus fin, et même souvent finit par se rompre : sa portion ombilicale se perd dans le cordon, et ne peut plus être suivie jusque dans le ventre. Lorsqu'il s'est rompu, la vésicule peut être trouvée entre le chorion et l'amnios, en un point plus ou moins éloigné de la racine du cordon.

La vésicule ombilicale porte un riche appareil vasculaire dont le sang est apporté à l'embryon et en revient par l'intermédiaire de deux troncs, dont l'un est veineux et l'autre artériel. Ils suivent tous deux son pédicule, dont ils sont partie constituante. Le premier de ces troncs vasculaires x (voyez fig. 3, planche IV) porte le nom de *veine omphalo-mésentérique*; entre dans l'abdomen, contourne le duodénum, et va s'ouvrir dans la veine ombilicale au point n, et au moment où cette dernière va quitter le foie. La veine omphalo-mésentérique fournit, au moment où elle contourne le duodénum, des branches qui vont à l'estomac et à l'intestin, et puis quand elle s'abouche dans la veine ombilicale, elle donne un tronc volumineux au foie. La portion de son étendue qui fournit les branches dont nous venons de parler persistera chez l'adulte sous le nom de *veine porte hépatique* ou *ventrale*, pendant que tout le reste disparaîtra avec la vésicule ombilicale et son pédicule.

Le tronc artériel qui accompagne le pédicule de la vésicule ombilicale p a été désigné sous le nom d'*artère omphalo-mésentérique*. Né de l'aorte, il gagne le sommet de l'anse intestinale, en donnant des branches au mésentère et à l'intestin lui-même ; puis il atteint le pédicule de la vésicule ombilicale, et le suit jusqu'à la vésicule elle-même, dans laquelle il se ramifie. Toute la portion de son étendue qui fournit au mésentère se convertira, chez l'adulte, en une artère mésentérique, pendant que tout le reste s'effacera.

Le système vasculaire de la vésicule ombilicale est celui qui représente la circulation primitive de l'embryon ; il correspond à l'appareil sanguin du jaune de l'oiseau.

Ces vaisseaux s'atrophient avec l'organe auquel ils appartenaient.

Les usages de la vésicule ombilicale paraissent être de contenir le liquide qui, dans les premières semaines, doit fournir à la nutrition du fœtus.

§ 3. — De l'amnios.

L'*amnios* est la membrane la plus interne de l'œuf; elle est formée par le feuillet interne du pli ou capuchon caudal et céphalique que constitue autour de l'embryon la couche externe ou séreuse du blastoderme ; elle se continue, ainsi que nous l'avons établi, avec les bords de l'ouverture ventrale, et est d'abord, par sa partie moyenne, comme collée à la peau de la région dorsale. Plus tard, un liquide est exhalé à la surface interne de l'amnios, et l'embryon nage librement dans sa cavité. L'amnios constitue alors tout autour de l'embryon une petite poche à parois lisses et transparentes. Sa face interne est en contact avec le liquide que renferme sa cavité ; sa face externe est séparée du chorion par un espace plus ou moins grand, également rempli par un liquide et par l'épanouissement de la vésicule allantoïde. L'amnios n'est donc pas, dans le principe, concentrique au chorion ; mais à mesure qu'il se développe, il refoule de plus en plus le liquide extérieur et la vésicule allantoïde, les condense et finit par se mettre en contact avec l'enveloppe la plus extérieure de l'œuf. En prenant cette extension, il doit, puisqu'il adhère au pourtour de l'ouverture ombilicale, fournir aux pédicules de l'allantoïde et de la vésicule ombilicale, ainsi qu'aux vaisseaux qui leur appartiennent, une espèce de gaîne membraneuse qui les enveloppe depuis l'ombilic jusqu'au chorion.

Toutes ces parties ainsi réunies constituent le cordon ombilical; d'où il suit que la cavité abdominale elle-même se trouve communiquer avec le canal que le cordon ombilical représente, et que par conséquent les annexes de l'embryon peuvent pénétrer jusqu'à lui par la voie qui leur est ainsi ouverte. C'est, en effet, par là que le pédicule de la vésicule ombilicale vient s'unir à l'anse iléocæcale de l'intestin, pendant que l'allantoïde vient communiquer avec le cloaque par l'intermédiaire de l'ouraque.

Nous venons de dire que l'amnios est, dans les premières semaines, séparé du chorion par un espace rempli, espace d'autant plus considérable que l'œuf est plus jeune. Ce liquide extra-amniotique constitue une masse gélatineuse ou albumineuse, comme entremêlée d'une légère toile d'araignée, et au milieu de laquelle se trouve la vésicule ombilicale. Refoulée par l'amnios, qui tend sans cesse à la rapprocher du chorion, cette masse devient de plus en plus compacte, et acquiert ainsi l'apparence d'une membrane (*membrana media* de Bischoff), qui se place entre le chorion ou [l'amnios, où, vers la fin de la grossesse, elle peut, dit cet auteur, être facilement démontrée sous la forme d'une membrane gélatineuse, mais continue. M. Velpeau lui a donné le nom de *corps vitriforme* ou *corps réticulé*; il résulte des recherches de M. Robin que la structure de ce corps est la même que celle de la vésicule allantoïde. M. Velpeau avait donc eu raison de considérer le corps réticulé comme l'analogue de l'allantoïde dont il est le vestige.

L'amnios ne subit aucun changement important pendant le développement ultérieur de l'œuf; sa texture ne change pas non plus : il ne fait que devenir plus ferme, plus consistant, et acquérir beaucoup de ressemblance avec une membrane séreuse ; il ne renferme et ne possède de vaisseaux à aucune époque. Il est probable toutefois, dit Dugès, qu'il offre des ouvertures qui permettent aux eaux exhalées par les capillaires utérins, reçus par les vaisseaux de la caduque et les villosités du chorion, de s'épancher autour du fœtus; mais cette perspiration des liquides sécrétés à la face interne de la matrice peut très-bien être tout simplement un phénomène d'endosmose.

§ 4. — Eaux de l'amnios.

La cavité de l'amnios contient un liquide au milieu duquel le fœtus est plongé. Dans les premiers temps de la grossesse, ce liquide est limpide, plus ou moins transparent, peu dense; mais, au terme de la grossesse, il devient onctueux, visqueux, un peu plus consistant que l'eau pure. Tantôt clair comme de la sérosité, il est tantôt d'une couleur légèrement citrine et verdâtre ; souvent il devient lactescent, trouble, mêlé de flocons albumineux gris jaunâtre, et même noirâtres.

Dans certains cas, enfin, il est, au moment de la rupture des membranes, fortement coloré en jaune par le mélange d'une certaine quantité de méconium ; il répand une odeur fade, analogue à celle du sperme ; sa saveur est légèrement salée.

La quantité des eaux de l'amnios est excessivement variable. Dans les premiers mois de la grossesse, elle est d'autant plus considérable, relativement au fœtus, que l'embryon est plus voisin du commencement de sa formation. Dans un œuf dont le fœtus était gros comme une fourmi, Riolan trouva quatre onces de liquide. Le poids du fœtus et celui du liquide sont à peu près les mêmes vers le milieu de la grossesse ; à dater de cette époque, la différence est en général favorable au fœtus, et, à terme, la pesanteur de celui-ci est quatre ou cinq fois plus grande que celle des eaux de l'amnios, dont le poids ne s'élève pas beaucoup au-dessus d'un demi-kilogramme. Ainsi, s'il est exact de dire, qu'absolument parlant la quantité des eaux augmente jusqu'à la fin de la grossesse, il l'est aussi que, relativement au fœtus, elles augmentent dans la première moitié, et diminuent dans la seconde période de la gestation. Il y a, du reste, sous ce rapport, des variations infinies, même au moment de l'accouchement.

D'après l'analyse de M. Vauquelin, l'eau de l'amnios renferme : eau, 98,8 ; albumine, chlorhydrate de soude, phosphate de chaux et chaux, 1,2.

Quelle est la source des eaux de l'amnios ? Suivant les uns, ce liquide provient de la mère ; suivant les autres, c'est le fœtus qui le produit. Chaussier, Meckel et Béclard, admettant une opinion mixte, pensent qu'il est sécrété à la fois par le fœtus et par la mère. « Tout prouve, dit M. Velpeau, que l'eau de l'amnios est le produit d'un transsudation ou d'une simple exhalation, comme la sérosité des plèvres, du péricarde, etc. ; que cette perspiration n'a nullement besoin de canaux particuliers pour s'effectuer, que c'est un phénomène de pure imbibition vitale. »

D'après Burdach, le liquide amniotique ne pourrait pas être sécrété par le fœtus, car il existe avant la formation de l'embryon (1) ; il serait donc exclusivement sécrété à la face interne de la matrice, et arriverait dans la cavité de l'amnios, en transsudant à travers les membranes.

Nous croyons aussi que la plus grande partie du liquide amniotique provient des organes de la mère ; toutefois nous devons ajouter qu'il s'y rencontre ordinairement quelques produits sécrétés par l'enfant. Il est assez souvent, par exemple, coloré par une certaine quantité de méconium ; et il est à peu près certain que, dans les derniers mois de la grossesse, l'urine peut être expulsée dans la cavité amniotique. Quelques faits incontestables prouvent, en effet, que cette évacuation est nécessaire à l'entretien de la vie fœtale. Ainsi Billard, T. W. King, disent avoir vu des cas de rupture de la vessie produite par l'imperforation de l'urèthre, et MM. Desormeaux et P. Dubois ont constaté, sur deux enfants mort-nés, une oblitération de ce canal qui avait donné lieu à une distension énorme de la vessie, des uretères et des deux reins : ceux-ci se trouvaient transformés en

---

(1) Il suffit de rappeler ce que nous avons dit du développement de l'amnios pour réfuter cette opinion.

deux kystes multiloculaires. MM. Depaul et Moreau ont présenté à l'Académie de médecine des faits analogues.

Suivant quelques auteurs, le principal usage de ces eaux serait de fournir à la nutrition du fœtus, au moins pendant une très-grande partie de la grossesse (voy. *Nutrition du fœtus*).

Pendant la grossesse, les eaux de l'amnios servent : à entretenir l'isolement des parties extérieures du fœtus, avant que la peau soit recouverte de l'enduit sébacé dont nous parlerons plus tard ; à favoriser les mouvements actifs du fœtus, et son développement, qui aurait été gêné par la pression que, sans cet intermédiaire, les parois utérines auraient exercée sur lui ; à garantir le fœtus des chocs extérieurs, et à lui donner la facilité d'obéir aux lois de la pesanteur. Elles favorisent aussi l'expansion uniforme de la matrice, mettant le cordon ombilical à l'abri de toute compression, et assurent ainsi, pendant la grossesse comme pendant le travail, l'intégrité de la circulation fœto-placentaire. Pendant le travail, elles semblent destinées à protéger le fœtus contre la violence des contractions utérines, qui, sans elles, auraient certainement compromis son existence ; à donner lieu à la formation de la poche amniotique, dont l'engagement rend plus facile la dilatation du col ; à lubrifier le canal pelvien, et à faciliter ainsi le glissement du fœtus ; enfin, dans les accouchements laborieux, elles peuvent certainement rendre les manœuvres plus faciles.

§ 5. — Du chorion.

Le *chorion* est l'enveloppe la plus extérieure de l'œuf. Tous les auteurs ne sont pas d'accord sur les éléments qui entrent dans sa composition. Pour quelques uns, ainsi que nous l'avons déjà dit, il serait formé par la réunion en une seule membrane : 1° de la membrane vitelline ; 2° du feuillet externe du blastoderme ; 3° de la vésicule allantoïde. Suivant d'autres, au contraire, la membrane vitelline disparaîtrait peu après le dédoublement de la vésicule blastodermique, et le feuillet externe de celle-ci, auquel viendrait s'adosser l'allantoïde, constituerait le chorion.

Voici comment M. Robin a jugé cette question : D'après M. Coste, il existe trois espèces de chorion se succédant avec remplacement de l'un, qui se résorbe sous l'influence du développement de l'autre se substituant ainsi à lui. — *Premier chorion*, durée de peu de jours, formé par des végétations dont se couvre la membrane vitelline à l'arrivée de l'ovule dans l'utérus. Il n'y a pas encore de vaisseaux ; mais, par endosmose, elles apportent de l'utérus des matériaux au vitellus. — *Deuxième chorion*, formé par le feuillet externe de blastoderme, composé de cellules provenant de la segmentation du vitellus. Ce feuillet, repoussé peu à peu contre la membrane vitelline, l'a doublée ; mais celui-ci se résorbant, ce feuillet devient à son tour enveloppe extérieure de l'œuf ou deuxième chorion. — *Troisième chorion*, formé par l'allantoïde, qui, appliqué à la face interne du chorion précédent, le pousse devant elle, en détermine l'atrophie et finit ainsi par devenir membrane externe de l'œuf, qui persiste jusqu'à la fin de la gestation, couverte de villosités vasculaires partout d'abord, puis, plus tard, seulement au point où se développe le placenta. Nous avons vu, par ce qui précède, que ces trois ordres de parties se développent bien dans l'ordre sus-indiqué, mais le deuxième chorion ne se résorbe pas et reste au contraire, jusqu'à la fin de l'évolution fœtale, tapissé à sa face interne par l'allantoïde dont les anses vasculaires s'enfoncent dans les villosités du deuxième chorion. L'allantoïde ne devient par conséquent jamais un chorion, c'est-à-dire enveloppe extérieure de l'œuf, et il n'y a de chorion proprement dit que le deuxième chorion formé par le feuillet le plus externe du blastoderme, car la membrane vitelline ne mérite pas ce nom, bien qu'il lui ait été donné depuis Baer et M. Coste par quelques auteurs; elle n'existe en effet qu'autant que l'embryon n'est pas encore formé et elle disparaît dès que l'embryon et son enveloppe amniotique se sont dessinés; elle laisse à nu la portion du feuillet imperforé du blastoderme, qui prend le nom de chorion (Robin, *Journal de physiologie*, 1861).

Quoi qu'il en soit, le chorion n'offre pas le même aspect aux diverses époques de la grossesse. Dans les premiers jours de la vie embryonnaire, l'enveloppe la plus extérieure de l'œuf est une membrane mince, transparente, parfaitement lisse à sa surface extérieure. Ce n'est que vers la seconde semaine qu'on voit cette surface extérieure surmontée de petites saillies granuleuses. Celles-ci croissent, s'allongent avec beaucoup de rapidité, et bientôt tout le chorion est hérissé de villosités nombreuses. Mais jusque-là ni le chorion, ni les villosités choriales n'ont d'appareil vasculaire qui leur soit propre. Ce n'est que plus tard, quand l'allantoïde avec les vaisseaux ombilicaux s'applique au chorion, qu'on voit partir de cette membrane des vaisseaux qui pénètrent dans toutes les villosités.

Le chorion est, dans la plus grande partie de son étendue, enveloppé par la caduque réfléchie ou épichoriale, qui le sépare de la caduque pariétale; et, dans un point assez restreint, il est en rapport avec la portion de la muqueuse qui constitue la caduque utéro-épichoriale ou inter-utéro-placentaire. Il existe tout d'abord entre sa surface externe et la face interne de la poche qui le renferme un espace occupé par ses villosités, et qui peut, comme nous le verrons, devenir le siége d'un épanchement sanguin assez considérable.

Celles des villosités qui sont en contact avec la caduque réfléchie pénètrent, en s'accroissant d'abord, dans l'épaisseur de cette membrane; mais bientôt elles s'atrophient, disparaissent presque complétement : l'intervalle qui les séparait disparaît aussi, et les deux membranes sont en contact immédiat. Quant aux villosités choriales qui n'étaient pas recouvertes par la caduque réfléchie, loin de s'atrophier, elles prennent assez promptement un développement considérable, au contact de la muqueuse utérine épaissie et ramollie (caduque inter-utéro-placentaire), s'entrecroisent avec les nombreux vaisseaux développés dans son épaisseur, et contribuent ainsi à former cette masse essentiellement vasculaire que nous allons décrire sous le nom de *placenta*.

Le chorion, à une époque avancée de la grossesse, est, par sa face interne, en contact avec l'amnios; mais, nous l'avons déjà dit, dans les premiers mois, ces deux membranes ne sont pas concentriques, et elles sont séparées par un espace considérable occupé par la vésicule ombilicale, par l'allantoïde et par un liquide albumineux d'autant plus abondant et limpide, que la gestation est moins avancée.

Après le développement du placenta, le chorion est une membrane mince, transparente, incolore, unie à la caduque en dehors par des filaments courts et déliés, reste des villosités atrophiées, et en dedans à l'amnios, par une couche albumineuse (*tunica media*, corps réticulé). Dans la partie qui correspond au placenta, il n'est plus en rapport immédiat avec la membrane caduque; il est plus épais, adhérent à la face fœtale de cette masse vasculaire, et d'autant plus intimement qu'on l'examine plus près de la racine du cordon.

Après ce que nous avons dit, il est oiseux de discuter la question de savoir si le chorion est vasculaire; il est évident qu'il n'y a de vaisseaux qu'après le développement de l'allantoïde. Dès lors il est composé de deux feuillets : l'un, externe, qu'on a nommé *exochorion*, est complétement dépourvu de vaisseaux ; l'autre, interne ou allantoïdien, essentiellement vasculaire, a reçu le nom d'*endochorion*.

ARTICLE IV.

ORGANES DE CONNEXION.

§ 1. — Placenta (arrière-faix, délivre).

Le *placenta* est une masse molle, spongieuse, constituant la principale connexion de l'œuf avec l'utérus, et destinée à l'hématose et probablement aussi à la nutrition du fœtus. Le placenta est un corps aplati; il présente à peu près 1 centimètre et demi d'épaisseur vers son centre ; mais cette épaisseur diminue jusqu'à sa circonférence, qui n'offre souvent que 4 à 6 millimètres. Il est quelquefois très-mince, mais alors il est en même temps très-large. Sa figure et ses dimensions sont excessivement variables. Ses diamètres sont ordinairement de 16 à 22 centimètres; il est parfois beaucoup plus allongé dans un sens que dans l'autre, et présente alors la forme circulaire ou ovalaire, etc. Son poids le plus ordinaire est à peu près de 500 à 600 grammes. On a désigné sous le nom de *placenta en raquette* celui sur le bord duquel le cordon vient s'insérer.

Il n'existe qu'un seul placenta dans les grossesses simples. Cependant on a tout récemment observé à la clinique de l'hôpital de Berlin un cas très-curieux, qui offrait un placenta double pour un seul enfant. Le docteur Ebert décrit la disposition suivante: Étalé sur une table, ce placenta était divisé en deux parties assez exactement égales, arrondies, entièrement distinctes, et n'ayant d'union entre elles que par l'intermédiaire du cordon et des membranes. Ces deux portions étaient séparées par un intervalle de trois pouces environ. Le cordon, de vingt et un pouces de longueur, offrait, comme dans l'état normal, les trois vaisseaux qui le composent contournés en spirale; mais la forme spiroïde cessait à environ deux pouces de la bifurcation de la veine ombilicale. En ce point, les deux artères étaient placées de chaque côté de la veine, et ne communiquaient ensemble que par une petite anastomose. A quatre pouces environ du placenta la veine se bifurquait; les deux branches qui en résultaient étaient d'inégale longueur, et la plus longue envoyait un réseau vasculaire sur le placenta opposé. Il en était de même des artères qui se distribuaient isolément à chaque placenta, et dont celle qui correspondait à la plus longue veine envoyait également un rameau vasculaire sur le placenta opposé. Du reste, la distribution intérieure des vaisseaux n'offrait aucune anomalie. Les membranes formaient une cavité unique pour l'enfant et les eaux amniotiques ; elles revêtaient les deux portions du cordon, la face fœtale des deux placentas, et passaient de l'un de ces organes à l'autre, de manière à établir une sorte de pont membraneux entre eux ; ce qui, du reste, avec le cordon, était le seul point de communication que ces deux parties avaient entre elles. » (*Archives générales*, 1842, t. XIV.)

Un fait semblable a été observé à la clinique d'accouchements de Paris. M. P. Dubois a fait dessiner ce placenta. J'ai moi-même présenté récemment à la Société de biologie un placenta offrant la même anomalie, et ce qui contribuait à rendre ce placenta plus curieux, c'est qu'il provenait d'une grossesse double, l'autre œuf ayant son placenta distinct et régulièrement conformé.

Placenta avec cinq cotylédons
isolés.

A. Chorion.
B. Amnios.
C. Cordon.
D. Cotylédons isolés.

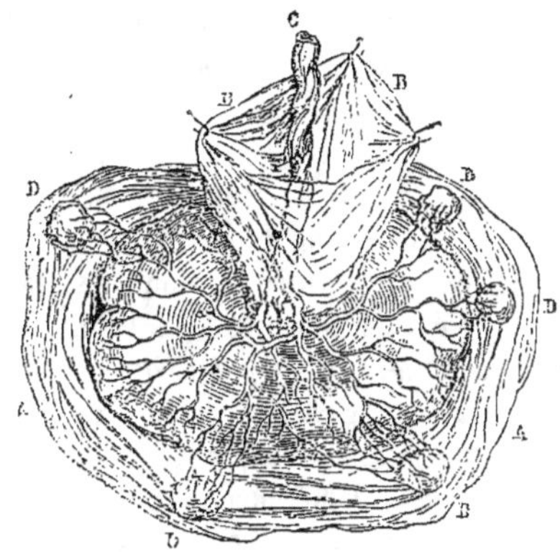

Fig. 64.

M. le docteur Blot a bien voulu me communiquer un fait beaucoup plus extraordinaire encore. Le placenta était formé par une masse ressemblant assez

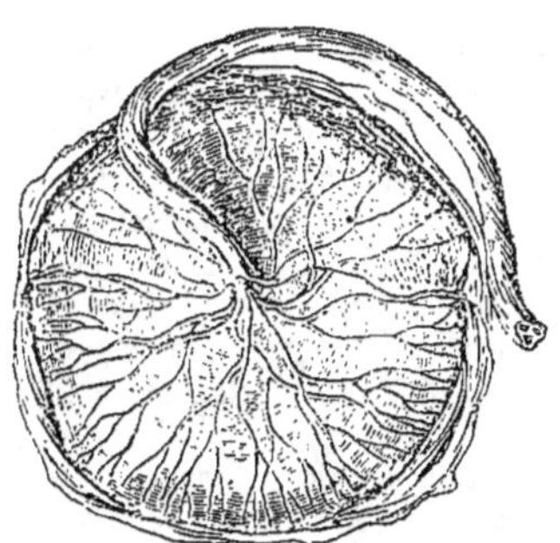

Fig. 65. — Face fœtale du placenta.

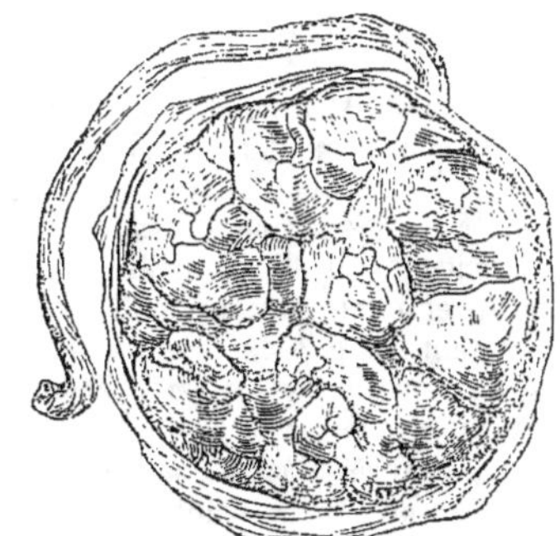

Fig. 66. — Face utérine du placenta.

au placenta ordinaire, mais autour de cette masse on voyait plusieurs cotylédons complétement isolés du gâteau principal, auquel ils n'étaient unis que par des vaisseaux qui allaient rejoindre les ramifications du cordon (fig. 64).

Le placenta offre une *face interne* ou *fœtale*, une *face externe* ou *utérine*, un *bord* ou *circonférence*. La face interne, recouverte par le chorion et l'amnios, présente les ramifications nombreuses des artères et de la veine ombilicale qui se réunissent pour former le cordon ombilical, dont l'insertion se fait le plus souvent vers la partie moyenne du placenta.

La face utérine du placenta est beaucoup moins lisse, polie et uniforme que la précédente. Elle est légèrement convexe, tandis que la première est un peu concave. Elle est partagée en un nombre variable de lobes ou cotylédons irrégulièrement arrondis, réunis entre eux par un tissu d'apparence albumineuse, très-facile à déchirer, qui se déchire en effet pendant le décollement du placenta, de sorte qu'après son expulsion les cotylédons paraissent séparés par des sillons ou scissures profondes. Cette face est recouverte par une couche mince de matière gluante, au travers de laquelle on aperçoit le tissu rougeâtre et sanguinolent des cotylédons.

La circonférence du placenta est mince, inégale. Son étendue, très-variable, est en général de 65 centimètres. Suivant M. Velpeau, elle se continue, sans ligne de démarcation bien tranchée, avec le double feuillet de la membrane caduque. Suivant d'autres anatomistes, la circonférence de cette masse vasculaire se continue avec le chorion, et serait seulement contiguë avec le double feuillet de la caduque, qui est là fort dense, fort épaisse et présente une espèce de sinus triangulaire pour recevoir le bord du placenta.

Ce que nous dirons plus loin de la structure du placenta démontrera qu'évidemment la circonférence du placenta se continue à la fois avec le chorion et avec la caduque : avec le chorion dans sa portion fœtale, qui, après tout, est constituée par les villosités choriales hypertrophiées ; avec la caduque, ou muqueuse pariétale, dans sa portion maternelle, qui n'est aussi qu'une portion plus épaissie de cette même muqueuse utérine.

Structure. — Pour ne pas se laisser égarer en étudiant la structure du placenta, je crois qu'il est utile d'avoir présent à l'esprit son mode de formation que j'exposerai sommairement : Quand on étudie son développement, on voit qu'il est formé par les villosités choriales qui poussent et se ramifient en produisant des filaments innombrables qui viennent se greffer sur la muqueuse intermédiaire à laquelle ils adhèrent bientôt d'une manière intime. Les vaisseaux maternels se développent en sens inverse et forment mille plis qui descendent entre les villosités choriales et s'étendent jusqu'à la face fœtale du placenta. Une matière amorphe se dépose bientôt entre les villosités choriales qu'elle soude entre elles, et le placenta ainsi constitué est tout à la fois un organe maternel et un organe fœtal.

Quand, après l'accouchement, le placenta se décolle, la déchirure porte sur la partie la plus superficielle de la muqueuse intermédiaire (voy. *Caduque inter-utéro-placentaire*). Le placenta fœtal tombe en totalité en entraînant la couche épithéliale de la caduque inter-utéro-placentaire et l'épanouissement placentaire des vaisseaux maternels. La partie la plus épaisse de la muqueuse intermédiaire reste au contraire attachée à l'utérus (voy. *Caduque* et *Suites de couches*).

Tels sont, en résumé, les principaux phénomènes qui se produisent pendant le développement et le décollement du placenta ; ils nous serviront de guide au milieu des différentes opinions qui ont été émises sur sa structure.

La structure du placenta a été le sujet de discussions nombreuses entre les embryologistes. Dans ces derniers temps, les recherches de MM. Blandin, Jacquemier, Flourens, Bonami, les travaux les plus récents de Reid, Weiber, Coste, Eschricht, Robin, ont beaucoup éclairé la question.

Nous avons laborieusement cherché la vérité au milieu de tous ces avis différents; et si nous croyons l'avoir trouvée dans les faits établis par M. Robin, nous sommes convaincu que la tâche a été singulièrement facilitée par les recherches antérieures. Pour être juste envers tous, et faire la part équitable de chacun, nous croyons devoir exposer l'analyse des principaux travaux sur ce point intéressant d'ovologie.

Si, le délivre étant encore adhérent à la paroi utérine, on l'en détache avec précaution, on voit facilement que l'on divise un tissu particulier qui sépare et unit les deux surfaces en contact. Ce tissu utéro-placentaire est albumineux ou couenneux : il est constitué, d'après M. Robin, par l'épithélium de la caduque intermédiaire. Cette couche membraneuse, que M. Jacquemier a aussi très-bien décrite, est comme moulée sur la surface inégale du placenta, à laquelle elle adhère plus fortement qu'à la portion correspondante de l'utérus : elle pénètre dans les scissures qui séparent les cotylédons, à moins que celles-ci ne soient très-profondes; alors elle passe d'un lobe à l'autre en formant une espèce de pont membraneux ; mais une cloison, de même nature, beaucoup plus épaisse que la précédente, pénètre profondément entre ces lobes. La couche qui revêt la face externe du placenta se continue avec la membrane caduque, sans présenter, dit M. Jacquemier, d'autres différences qu'une augmentation considérable dans son épaisseur, disposition qui semble toute mécanique, et due au relief que fait la circonférence saillante du placenta, et qui favorise ainsi autour de cet organe une accumulation plus considérable de matière plastique. Suivant cet habile anatomiste, cette membrane offre tous les caractères physiques de la membrane caduque, et il paraît assez disposé à les considérer toutes deux comme une seule et même membrane.

Ce tissu inter-utéro-placentaire est traversé par un grand nombre de vaisseaux artériels et veineux qui, de la surface interne de l'utérus, se portent dans le placenta (vaisseaux utéro-placentaires); mais il ne paraît être l'aboutissant d'aucun vaisseau sanguin. Il n'existait aucune parcelle d'injection dans ce tissu dans les pièces préparées par M. Bonami.

Arrivons maintenant à la structure vasculaire du placenta proprement dit. Comme j'ai été témoin des injections de M. Bonami, je ne crois pouvoir mieux faire que de transcrire ici un passage de sa thèse :

« Une première injection fut faite dans le système veineux de l'utérus par la veine iliaque primitive et l'une des veines ovariques : la substance qui la composait était du vernis à l'essence coloré par le minium. Une deuxième injection, composée d'essence de térébenthine colorée par l'indigo, fut faite dans les artères utérines par l'extrémité inférieure de l'aorte. Des ligatures avaient été posées préalablement sur tous les vaisseaux capables de transmettre les liquides aux membres abdominaux. La cavité utérine ayant ensuite été ouverte à quelque distance des insertions placentaires, le fœtus ayant été débarrassé de ses membranes, on exprima des vaisseaux du cordon un liquide noirâtre qui n'était autre que du sang; puis on poussa dans la veine et dans l'une des artères ombilicales des injections ayant pour base l'huile de lin colorée par du blanc de céruse et par de l'ocre jaune. Ces injections étant faites avec la plus grande prudence, voici ce qu'une dissection attentive permit de constater :

» On aperçut d'abord bien distinctement à la surface fœtale du placenta le liquide rouge injecté dans les veines utérines. Mais par quels canaux l'injection avait-elle pu pénétrer aussi loin ? C'est ce qu'il s'agissait de rechercher. En décollant avec précaution le placenta, il est facile de voir qu'une quantité assez considérable de petits vaisseaux, partant de la face interne de la matrice, traversent le tissu inter-utéro-placentaire que nous avons décrit, et se plongent dans le tissu du placenta. Ce sont des artères et des veines aisément reconnaissables à la couleur différente des injections. »

1° *Artères*. — Leur nombre est considérable; plus nombreuses vers le centre d'insertion que partout ailleurs, on en trouve encore quelques-unes, mais très-grêles, à 2 centimètres de la circonférence du placenta. Leur volume est généralement assez petit; elles ont un diamètre qui offre depuis 2 millimètres jusqu'à 1/2 millimètre. Elles affectent d'une manière très-sensible la disposition en spirale. Leur trajet est oblique; elles ont presque toujours rampé dans l'étendue de 1 centimètre, quelquefois plus, avant de diriger leurs extrémités terminales vers les anfractuosités du placenta, et pénètrent bien évidemment dans le tissu même du placenta. Du côté de l'utérus elles se continuent évidemment avec les artères utérines. Elles fournissent, du reste, très-peu de ramifications, et celles-ci s'anastomosent rarement entre elles.

2° Les *veines*, qui de l'utérus se dirigent vers le placenta à travers la membrane inter-utéro-placentaire, n'ont pas la même disposition que les artères. Ces veines, dit M. Bonami, ont un calibre à peu près égal à celui des artères; elles sont quelquefois un peu plus volumineuses; quelques-unes ont un diamètre de 4 à 6 millimètres. Les caractères à l'aide desquels il nous a été possible de les distinguer des artères étaient de la dernière évidence dans la pièce que nous avions sous les yeux. Ainsi ces veines étaient pénétrées de liquides injectés dans le système veineux utérin : elles étaient rectilignes; leurs ramifications excessivement nombreuses s'anastomosaient fréquemment entre elles, et formaient de vastes réseaux. Ces réseaux pénétraient par tous les points à la surface utérine du placenta, et, d'un autre côté, la dissection à l'œil nu montrait leur terminaison dans les grosses veines utérines.

Suivant Meckel et M. Jacquemier, il existe en outre à la circonférence du placenta une veine en forme de couronne. Cette veine coronaire est rarement complète, et présente presque toujours une ou plusieurs interruptions de 4 à 6 centimètres. Sa continuité est entretenue par une série de veines qui s'anastomosent entre elles; elle offre dans son trajet un grand nombre de dilatations, comme si elle était variqueuse. Elle s'abouche à des distances très-rapprochées avec les sinus utérins, et reçoit en dehors et en dedans des prolongements, dont les uns s'étendent sur la face utérine du placenta, et s'anastomosent avec les veines qui pénètrent dans le placenta par son centre, et dont les autres, moins nombreux, s'étendent dans l'épaisseur de la caduque, à 5 ou 8 centimètres de la circonférence du placenta, et communiquent par leurs extrémités excentriques avec les sinus utérins, situés à 5 ou 6 centimètres de la circonférence du délivre. Elle a, du reste, l'aspect des sinus utérins, dit M. Robin; c'est plutôt un sinus creusé dans la muqueuse qu'une véritable veine. L'existence de cette veine coronaire n'est pas constante, car MM. Velpeau et Bonami disent ne l'avoir jamais rencontrée.

Nous avons donc des veines et des artères appartenant au système vasculaire maternel, qui pénètrent dans le placenta. Avant d'étudier leur distribution, étudions celle des vaisseaux ombilicaux.

Les artères et la veine ombilicale, parvenue à la face fœtale du placenta, se divisent en plusieurs grosses branches, qui sont situées entre l'amnios et le chorion. La première de ces membranes se détache avec une grande facilité, la seconde adhère intimement aux vaisseaux qu'elle enveloppe complétement. Dans cette gaîne, on trouve toujours une artère et une veine. La veine est beaucoup plus volumineuse que l'artère. Bientôt le tronc se divise en deux branches de chaque espèce, puis les branches en deux rameaux, les rameaux en deux ramuscules, de sorte que ces ramifications dichotomiques vont presque jusqu'à l'infini. Les deux artères ombilicales communiquent facilement entre elles dans l'épaisseur d'un même cotylédon. Les anastomoses peuvent être vues sans le secours d'une injection. Si l'on injecte une substance grossière dans une des artères, l'injection revient aussitôt par l'autre; si l'on continue de pousser, l'injection passe des artères dans la veine ombilicale; mais si l'on commence par injecter dans la veine, l'injection ne passe que difficilement dans les artères. Si l'on injecte dans ces vaisseaux une substance très-pénétrante, toute la surface utérine du placenta sera convertie en un réseau vasculaire très-délié, qui ne donnera jamais issue au liquide injecté : *des orifices béants aux extrémités des vaisseaux n'existent donc pas.*

Lorsqu'on soumet à la macération un placenta dont les vaisseaux ont été ainsi injectés, on le voit bientôt se résoudre en flocons tomenteux recouverts sur plusieurs points d'un tissu mou, pulpeux, qu'il est difficile de détacher. Ces flocons, examinés à la loupe, présentent une foule de granulations composées de petits vaisseaux repliés, contournés sur eux-mêmes, à la manière des vaisseaux des villosités choriales dans la vache ou la brebis. Ces petites granulations ont été décrites sous le nom d'*acini*, ou petits grains. Lorsqu'on prolonge la macération, ces petits vaisseaux s'allongent et ne conservent plus qu'une flexuosité peu apparente.

En résumé, le placenta est formé par des vaisseaux appartenant à la mère et des vaisseaux appartenant au fœtus. Chacun de ses cotylédons est constitué de la manière suivante : les vaisseaux maternels ou utéro-placentaires le pénètrent par tous les points de sa surface utérine et forment dans son épaisseur des réseaux à mailles excessivement déliées; les vaisseaux ombilicaux qui pénètrent par la face fœtale présentent les ramifications infinies que nous avons indiquées ; et ces ramifications contournent, embrassent dans tous les sens les mailles étroites des réseaux maternels. La connexion qui existe entre ces deux ordres de vaisseaux paraît résulter de la gaîne membraneuse qui les enveloppe jusque dans l'épaisseur du placenta. Cette gaîne est fournie aux uns par la membrane chorion, aux autres par des prolongements extrêmement amincis des vaisseaux maternels. Pressées et réunies entre elles au moyen d'une substance commune, ces divisions ou subdivisions produisent un cotylédon du placenta. Tous ces petits rameaux vasculaires sont tellement unis les uns aux autres, qu'il est impossible de séparer les vaisseaux qui appartiennent à la mère de ceux qui appartiennent au fœtus : on ne peut les distinguer que par la différence de couleur des injections. Mais, bien qu'entortillés les uns avec les autres, ces vaisseaux maternels ne s'abouchent jamais par leurs extrémités terminales avec ceux du fœtus. Les injections les plus fines, les mieux faites, n'ont jamais pu (à moins de rupture dans les parois vasculaires) établir des communications directes entre ces deux ordres de vaisseaux.

Eschricht donne une description qui a la plus grande analogie avec celle de M. Bonami, et il conclut que, dans le placenta de l'espèce humaine, deux réseaux de vaisseaux capillaires entrent en contact l'un avec l'autre, et que les artères utérines se continuent avec les veines du même nom par un réseau capillaire aussi délié que celui qui existe entre les artères et les veines ombilicales.

Mais les recherches de Weber et Reip ont conduit à des résultats assez différents sur le mode suivant lequel les artères utérines se continuent dans le placenta avec les veines du même nom ; et nous croyons d'autant mieux devoir faire connaître ces résultats, qu'ils nous semblent établir une transition toute naturelle à la disposition que nous décrirons plus loin. Suivant Weber, les artères utérines se plongent dans le placenta, sans fournir de ramifications arborescentes ; d'un autre côté, les veines ne naissent pas de ramifications déliées, mais elles offrent, dès leur origine, de larges vaisseaux qui, s'anastomosant ensemble sur tous les points et à un très-grand nombre de reprises, semblent former ainsi un système de cellules, d'où le sang passe ensuite, par quelques troncs veineux, dans les veines utérines. Ces veines, dès leur origine, se continuent avec les tubes artériels. Leurs parois sont excessivement minces dans le placenta ; elles s'y réduisent à leur tunique interne, et s'affaissent sur elles-mêmes au point de devenir presque invisibles quand elles contiennent peu de sang. Les ramifications terminales des vaisseaux ombilicaux font saillie dans ces sinus veineux : la tunique amincie de la veine est repoussée dans l'intérieur même du vaisseau par la villosité fœtale, qui appuie sur sa surface extérieure et fournit ainsi une gaîne à la villosité qui semble pénétrer, mais qui, en réalité, ne pénètre pas dans l'intérieur même du tube vasculaire maternel.

Reid, en examinant, en août 1840, l'utérus d'une femme morte à sept mois de grossesse, constata facilement, dit-il, l'existence des vaisseaux utéro-placentaires. Après avoir détaché sous l'eau une portion du placenta, mon attention fut attirée par une quantité de tubes arrondis (*rounded bands*), passant entre l'utérus et la surface externe du placenta. Au moindre effort de traction, leurs parois s'amincissaient en s'allongeant, et avaient l'apparence cellulaire, mais elles se rompaient avec facilité ; tandis que quelquefois, quoique plus rarement, elles semblaient se séparer en forme de touffes des sinus utérins. En incisant quelques-uns de ces sinus, on pouvait suivre ces touffes et les voir se ramifier dans leur intérieur. Quelques-unes semblaient pénétrer seulement dans l'ouverture béante de ces sinus, tandis que d'autres s'enfonçaient dans l'étendue d'un pouce, et semblaient même pénétrer dans les sinus environnants. Par l'injection et l'inspection microscopique, j'ai pu facilement m'assurer que ces touffes étaient les dernières ramifications des vaisseaux ombilicaux.

Il est à peine besoin d'ajouter que ces touffes pénètrent seulement dans l'ouverture des sinus placés près de la surface interne de l'utérus, et non pas de ceux qui sont situés plus profondément. Leur volume varie beaucoup : quelques-unes d'entre elles paraissent remplir complétement l'ouverture du sinus dans lequel elles pénètrent, tandis que d'autres ne la remplissent qu'en partie. Bien que ces touffes parussent libres et flottantes dans l'intérieur du tube vasculaire maternel, elles étaient évidemment environnées par la tunique interne de ce dernier, qui se réfléchissait sur leur surface extérieure. J'ai pu m'assurer que quelques-unes des veines utéro-placentaires ne contenaient aucune prolongation des vaisseaux du fœtus, mais que, dans beaucoup d'autres, on pouvait voir des touffes villeuses (terminaison des vaisseaux ombilicaux) et les suivre jusque dans les sinus utérins. En suivant ces veines utéro-placentaires, qui ne contenaient aucun vaisseau du fœtus, à travers la caduque jusqu'à la surface du placenta, on voyait la membrane interne de ces veines se prolonger sur les touffes placentaires les plus voisines. En suivant à travers la caduque une des grosses artères utéro-placentaires, on voyait, aussitôt qu'elle arrivait sur la face du placenta, sa tunique interne se prolonger sur quelques touffes qui se plongeaient dans son orifice. Les nombreuses branches des touffes fœtales qui s'arrêtent à la surface placentaire de la caduque, et ne pénètrent pas dans les sinus utérins ou dans les orifices des vaisseaux utéro-placentaires, sont fixées par leurs extrémités à la surface de cette membrane. Ainsi l'intérieur du placenta est composé de troncs et de branches nombreuses (chacune contenant une artère et une veine), et chacune de ces branches (artères et veines) est engaînée dans une prolongation de la tunique interne du système vasculaire maternel, ou du moins d'une membrane qui se continue avec cette tunique interne.

En acceptant ces idées sur la structure du placenta, il est évident que la tunique interne des vaisseaux de la mère se prolonge sur chaque touffe placentaire, de façon que le sang maternel, arrivant par les artères utéro-placentaires, passe dans un large sac formé par la couche interne de ces vaisseaux ; le sang est ainsi divisé en mille directions différentes par les villosités placentaires qui, se promenant dans ces vaisseaux comme des franges, en poussant au-devant d'elles leur paroi mince et molle, s'en forment une gaîne qui enveloppe de tous côtés chaque tronc et chaque branche. Le sang revient de ce sac par les veines utéro-placentaires sans avoir été extravasé, et sans avoir abandonné le système vasculaire auquel il appartient. Le sang du fœtus et celui de la mère ne peuvent donc avoir d'action l'un sur l'autre qu'à travers la paroi des vaisseaux du fœtus et le mince sac qui les enveloppe.

Il n'y a qu'un pas, comme on va le voir, pour arriver à la description suivante donnée par M. Coste :

Il est vraiment impossible d'avoir une idée exacte de la structure et du développement du placenta, si l'on n'a présentes à l'esprit la nature et la structure des villosités choriales et les modifications que subit cette portion de la muqueuse utérine (caduque utéro-épichoriale) sur laquelle l'œuf vient se greffer.

A. *Villosités choriales.* — Nous l'avons déjà dit, avant le développement de l'allantoïde, les villosités choriales sont creusées d'un canal qui se termine en cul-de-sac à leur extrémité libre, et qui à sa base présente une ouverture : après le développement de l'allantoïde, les ramifications terminales des vaisseaux ombilicaux, artères et veines, pénètrent comme dans un doigt de gant, dans l'intérieur de ce canal. Ces villosités, devenues ainsi vasculaires, s'atrophient bientôt et finissent par disparaître dans toute cette étendue du chorion qui est recouverte par la caduque réfléchie ou épichoriale. Celles, au contraire, qui sont immédiatement en rapport avec la muqueuse utéro-épichoriale (caduque inter-utéro-placentaire des auteurs), prennent un accroissement considérable et se ramifient à l'infini. Considérées en masse à cette époque, elles forment une sorte de chevelu mollasse, d'un gris rosé demi-transparent, très-touffu et floconneux.

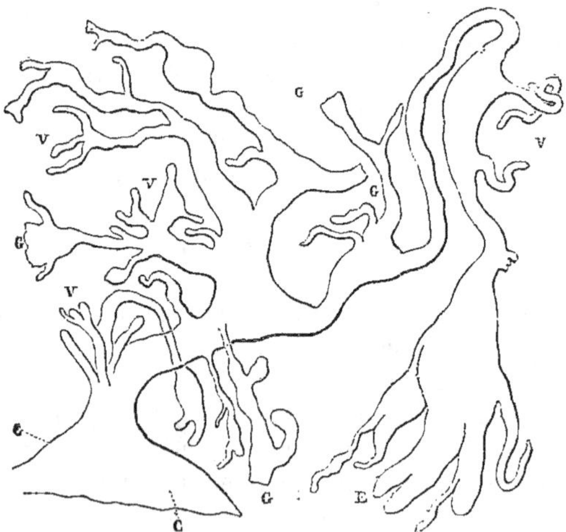

FIG. 67. — Cette figure représente le mode de ramifications des villosités choriales.

CC. Tronc de la villosité. — E. Ramification terminale intacte. — G. Ramification terminale rupturée. — V. Ramification terminale.

On peut alors, en cherchant à isoler les unes des autres les villosités dont l'ensemble constitue ce chevelu chorial, reconnaître que chacune d'elles présente l'aspect suivant : une sorte de pédicule commun, base ou tronc de la villosité, qui, sur un œuf d'un mois et demi, a 1 ou 2 millimètres de longueur, sur une largeur de moitié moindre, dimensions variables, du reste, suivant le volume de l'œuf. De ce pédicule on voit se détacher plusieurs branches assez nombreuses, formant une touffe volumineuse. Parmi ces branches, les plus volumineuses, après s'être ramifiées deux ou trois fois, voient leurs divisions se subdiviser encore en rameaux si nombreux et si petits, qu'il est impossible de les compter.

Enfin, quelques branches plus grêles se détachent isolément de la surface du chorion, dans les espaces compris entre les pédicules des touffes dont nous venons de parler.

Çà et là les extrémités des subdivisions du troisième et du quatrième ordre présentent une sorte de renflement cylindrique ou aplati.

Une subdivision principale des artères et veines ombilicales est spécialement destinée à chacun de ces pédicules, et va en se ramifiant se prolonger dans chacune des branches et des villosités choriales.

Comme les branches nées d'un même pédicule n'ont aucune communication avec celles nées d'un pédicule voisin, il en résulte évidemment que chaque touffe choriale a une circulation propre.

Pendant l'accroissement que prennent en longueur les villosités terminales, leur épaisseur n'augmente pas sensiblement, car après le développement du placenta elles offrent à peu près le même diamètre.

B. *Muqueuse utéro-épichoriale.* — Ces villosités hypertrophiées se trouvent en rapport avec un point très-épais et ramolli de la muqueuse utérine. En prenant de l'accroissement, ces villosités choriales pénètrent dans le tissu même de la muqueuse et s'y creusent des espèces de vacuoles ou lacunes qu'on peut très-bien voir sur le fond de la loge représentée planche III, fig. 53.

Comme en ce point les vaisseaux artériels, mais surtout les vaisseaux veineux, ont subi un développement assez considérable, que ces derniers, renflés de distance en distance, offrent de vastes ampoules ou sinus qui ont jusqu'à 4 ou 6 millimètres de diamètre, les villosités vasculaires du chorion se trouvent nécessairement en contact avec les parois des vaisseaux utérins. Suivant M. Coste, ces derniers seraient même érodés par les villosités choriales, et celles-ci plongeraient dans l'intérieur de leur cavité, de manière à flotter librement dans le sang qui les remplit.

Bientôt, au milieu de ces villosités allongées et multipliées à l'infini, est déposée une substance amorphe, peu abondante, qui les agglutine entre elles, de manière à donner à chaque touffe née d'un même pédicule la compacité que présente chaque cotylédon placentaire à une époque plus avancée de la grossesse.

Prises dans le placenta au moment de l'accouchement, les villosités ne diffèrent de celles que nous avons décrites que par le nombre plus considérable de leurs ramifications, et le plus grand volume des pédicules et des principales branches qui s'en détachent.

Le tissu du placenta est, en effet, formé, dans sa portion fœtale, de filaments entrecroisés les uns avec les autres; ces filaments ne sont autre chose que les branches principales des villosités choriales, dont les ramifications ne peuvent être suivies qu'à l'aide de la loupe jusqu'à leur terminaison, tellement elles sont enche-vêtrées les unes avec les autres d'une manière inextricable, et agglutinées par la matière amorphe dont nous avons parlé. Elles forment ainsi, par leur agglomé-ration, un tissu d'un gris rose, mou, élastique, s'écrasant sous le doigt, et offrant, quand on les déchire, une trame filamenteuse.

Du reste, toutes les villosités n'offrent pas, au terme de la grossesse, une structure identique. Si la plupart conservent jusqu'à la fin le double canal vascu-laire qu'elles présentaient au début, il en est quelques-unes, mais en très-petit nombre, dont les vaisseaux s'atrophient, et qui, comme les villosités non placen-taires, finissent par présenter un filament très-délié et non canaliculé. La figure 68, que je dois à l'obligeance de M. Robin, fait voir ces différences et montre très-nettement l'admirable disposition du vaisseau fœtal dans l'intérieur même de la villosité choriale ([1]).

Ainsi l'on peut voir en H et T un prolongement terminal des ramifications d'une villosité placentaire, ovoïde, à pédicule resserré, dont la cavité est oblité-rée, et en B un autre prolongement terminal de la même villosité, ayant la struc-ture que la presque totalité d'entre elles conservent dans le placenta. Il se com-pose d'une enveloppe extérieure B, ou paroi de la villosité, dont la structure est identique avec celle du chorion. On peut juger de son épaisseur, et par consé-quent de l'épaisseur approximative de la substance qui sépare le sang du fœtus de celui de la mère : elle est de $0^{mm},010$ à $0^{mm},012$.

Cette villosité offre à l'intérieur une cloison A qui partage sa cavité en deux tubes vasculaires placés parallèlement l'un à côté de l'autre comme les deux canons d'un fusil double ; ces deux tubes semblent se recourber en A″ pour ne plus for-mer à l'extrémité de la villosité qu'un seul canal, qui, artériel en DE, devient veineux en G′G. Cette cloison A est au moins moitié plus mince que la paroi externe B. Terminée en forme d'éperon A″, elle vient, par sa base, adhérer en A′ sur la paroi de la villosité.

Cette disposition des ramifications terminales étant connue, rend impossible, suivant la remarque de M. Robin, toute discussion sur la communication directe des deux systèmes vasculaires maternel et fœtal.

Chacun des deux conduits capillaires de ce double canal, au point de jonction ou de séparation d'une ramification avec une branche plus grosse, se jette dans un conduit correspondant plus volumineux ; aussi (fig. 68) le tube artériel DE vient-il se jeter en A′ dans le tronc de même nature de la branche principale CV, et le tube veineux G′G vient-il s'aboucher au point C.

En résumé, le placenta se compose de deux parties fort distinctes physiologi-quement, bien que confondues en une seule masse à la fin de la grossesse : une portion fœtale, plus spécialement adhérente au chorion dont elle émane, une par-tie maternelle, fragment très-épaissi de la muqueuse utérine. Quel est, entre les

---

([1]) Les détails si précis dans lesquels je viens d'entrer sont l'analyse des recherches de mon savant collègue et ami M. Robin. Ils sont pour la plupart consignés dans un excel-lent mémoire publié par lui, et dans la thèse d'un de ses élèves, M. Cayla.

vaisseaux de ces deux éléments du placenta, le mode de connexion qui les unit ?
C'est ce qu'il est difficile de dire, puisque, ainsi que nous l'avons dit plus haut,
les dissections de très-habiles anatomistes ont donné des résultats différents. Mais
au moins n'est-il plus permis aujourd'hui de croire à leur continuité ou communication directe, car tous s'accordent à ne voir entre eux qu'un simple contact,
un accolement plus ou moins prolongé.

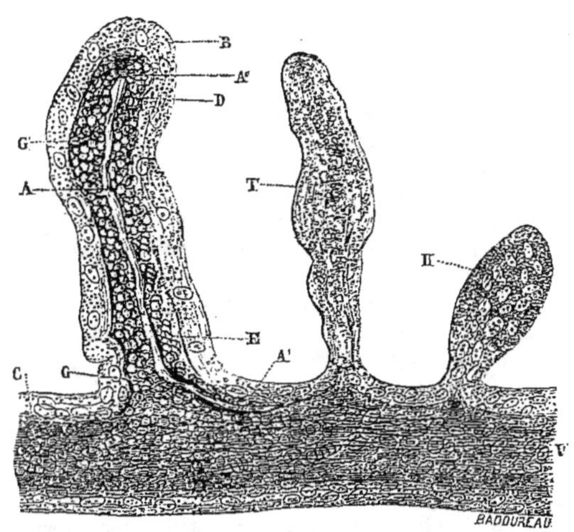

Fig. 68. — Représentant un fragment des villosités choriales tiré du placenta, qu'elles
forment en s'enchevétrant en tous sens. Elle montre des prolongements en forme de
doigts d'aspect varié. Vu à un grossissement de 360 diamètres.

Tel était, il y a quelques années seulement, l'état de la science sur la structure
du placenta. Depuis cette époque, M. le professeur Robin, qui avait d'abord adopté
les idées de M. Coste, a modifié sa manière de voir. Il nous reste donc à exposer
la structure du placenta telle qu'elle est aujourd'hui comprise par M. Robin (Mémoires divers, *Communications orales*).

En examinant attentivement la face externe du placenta, on remarque bientôt
que toute la surface des cotylédons est recouverte par une membrane grisâtre, demi-
transparente, molle, épaisse d'un demi à 2 millimètres, selon les sujets, et dont nous
avons déjà indiqué l'existence. Cette membrane est tantôt lisse, tantôt rugueuse,
d'un aspect tout particulier, assez élastique et gluante; elle passe sans discontinuité
d'un cotylédon sur l'autre, en offrant seulement plus d'épaisseur dans leurs interstices. Elle est formée par l'épithélium de la muqueuse inter-utéro-placentaire,
qui s'est considérablement épaissie et hypertrophiée. On y trouve aussi quelques
autres éléments qui viennent également de la partie la plus superficielle de la
muqueuse inter-utéro-placentaire : fibres lamineuses, matière amorphe, granulations moléculaires diverses.

Cette couche représente le placenta maternel ; elle est traversée par un très-
grand nombre de vaisseaux capillaires maternels qui plongent dans l'épaisseur même
du placenta. Lorsqu'on suit ces vaisseaux dans la couche molle, grisâtre, glutineuse
que nous décrivons, on les voit devenir de plus en plus aplatis, irréguliers, ramper
à la surface convexe des cotylédons et dans leurs interstices, et dans tous ces points
s'enfoncer obliquement vers la face fœtale du placenta. Dans ce trajet descendant

leur paroi est tellement amincie qu'elle n'a pas plus d'un millième de millimètre d'épaisseur et qu'elle est souvent difficile à reconnaître (Robin, *Communications orales*). Arrivés dans le tissu placentaire, ils se renflent, communiquent largement les uns avec les autres de manière à former dans toute l'étendue du placenta un véritable lac sanguin non cloisonné qui baigne toute la portion placentaire du chorion au niveau de l'attache du pédicule de chaque villosité. Cette nappe s'étend dans les étroits interstices spongieux que laissent entre elles les ramifications entre-croisées des villosités ; mais nulle part il n'y a eu communication directe entre le sang maternel et le sang fœtal.

Au-dessous de la couche précédente se trouve le placenta fœtal qui forme la plus grande masse. Il est constitué par l'épanouissement des villosités choriales, agglutinées par de la matière amorphe. Entre les villosités rampent les nombreux circuits des vaisseaux maternels.

L'existence de la couche glutineuse formée par l'épithélium de la sérotine à la surface du placenta est constante, sauf déchirure accidentelle ; sa présence démontre une série de faits très-importants : c'est que les villosités placentaires ne plongent pas librement par des extrémités flottantes dans les sinus sanguins de la sérotine. Les cotylédons font bien saillie du côté de la muqueuse utéro-placentaire qui, à son tour, s'enfonce un peu dans les sillons qui séparent les cotylédons ; mais leur surface convexe n'est qu'appliquée contre les sinus de la sérotine qui s'insinuent entre les villosités, pour s'ouvrir dans le lac sanguin décrit plus haut et dont la produc-tion résulte de la dilatation énorme et çà et là de la disparition de la paroi des capillaires du réseau superficiel de cette partie de la muqueuse.

L'adhérence entre les cotylédons et la muqueuse est molléculaire, très-intime, puisque le placenta entraîne la couche superficielle de la sérotine, plutôt que de se décoller simplement de celle-ci ; mais il n'en est pas moins vrai que, au point de vue anatomique, les cotylédons, le placenta en un mot, sont appliqués simple-ment en surface contre la muqueuse intermédiaire. Les villosités fœtales ne sont pas plongées en substance dans le tissu de la sérotine, sous forme de ramuscules ar-borescents ou radiculaires, comme semblent l'indiquer toutes les descriptions ; c'est plutôt le sang maternel qui va les chercher à une certaine profondeur dans la masse cotylédonnaire.

Il paraît qu'il n'existe dans le placenta ni nerfs ni vaisseaux lymphatiques.

Tous les cotylédons qui constituent la masse placentaire sont, avons-nous dit, réunis par la membrane interlobulaire. Quelquefois, cependant, un ou plusieurs de ces lobes s'écartent des autres, et, s'isolant, semblent constituer un placenta particulier : c'est souvent ce qui a fait croire à l'existence de plusieurs placentas pour un seul fœtus, et peut-être est-ce ainsi qu'il faut interpréter les faits cités au commencement de cet article.

Le placenta peut s'insérer sur tous les points de la cavité utérine, et même sur son orifice, mais le plus souvent cette insertion a lieu vers le fond de l'organe. On a dû s'expliquer ces variétés de siége, en disant que le placenta s'insérait sur le point le plus vasculaire de l'organe ; oubliant que, si le point d'insertion du placenta était en effet le point des parois utérines le plus vasculaire, c'était uni-quement parce que le placenta s'y était inséré : on confondait ainsi la cause avec l'effet. Le lieu d'insertion du placenta, suivant quelques auteurs, est déterminé par la pesanteur spécifique de l'ovule ; mais alors il devrait être le plus souvent inséré sur le col, ce qui est contraire à l'observation. Enfin, suivant MM. Moreau et Velpeau, l'ovule, arrivant dans la matrice, serait obligé de décoller la membrane caduque, et se porterait naturellement vers les points qui lui offriraient moins de résistance, c'est-à-dire vers ceux où les adhérences qui unissent la face externe de la caduque à la paroi utérine seraient moins fortes.

Après les détails dans lesquels nous sommes entré sur la nature de la caduque, cette dernière opinion ne supporte pas l'examen. Voici ce qui nous paraît le plus probable. Le plus ordinairement, lorsque l'œuf arrive dans la cavité utérine, celle-ci est plus que ramollie par la muqueuse tuméfiée et plissée sur elle-même. Il lui est dès lors impossible de cheminer fort avant : aussi, dans la majorité des cas, se loge-t-il dans un des plis nombreux qu'elle offre vers le fond, et vient-il se greffer assez près de l'orifice de la trompe par laquelle il est arrivé. C'est aussi dans ce voisinage que l'on trouve le plus ordinairement le placenta. Il est plus difficile de dire comment, dans quelques cas, il se trouve sur le segment inférieur de la matrice, à moins de supposer que la fécondation s'est opérée après l'arrivée de l'œuf dans la cavité utérine, et qu'alors la muqueuse, moins tuméfiée, lui aura permis, au moment de son arrivée, d'obéir aux lois de la pesanteur et de glisser vers les points les plus déclives.

L'insertion du placenta sur le segment inférieur de l'utérus se produit chez quelques femmes dans plusieurs grossesses successives ; ainsi Ingleby rapporte qu'une femme présenta trois fois de suite cette insertion vicieuse, et dit avoir observé le même phénomène dix fois chez une autre. M. Dunal, à qui j'emprunte cette citation, donne une observation de M. Ménard, dans laquelle la même femme présenta l'insertion vicieuse dans deux grossesses successives. Cette espèce d'habitude tiendrait-elle à une disposition particulière de la trompe ou de l'utérus ? L'examen anatomique seul peut répondre à cette question.

§ 2. — Cordon ombilical.

Le *cordon ombilical* est une tige flexible qui unit le ventre de l'enfant au placenta. Il n'existe pas dans les premières semaines de la grossesse, et ne commence à se former que lorsque l'embryon s'est complétement séparé de la vésicule blastodermique, devenue par cela même vésicule ombilicale ; que l'allantoïde, confondue avec le feuillet externe du blastoderme, ne constitue plus une vésicule, mais seulement un cordon plein sur lequel rampent les deux artères et la veine ombilicales, et que toutes ces parties ont reçu une gaîne de l'amnios. Il n'apparaît guère ainsi formé que vers la fin du premier mois ; il se compose donc à cette époque, chez tous les *embryons normaux* de l'âge de celui dont nous donnons une description (page 187), de trois parties distinctes : 1° d'un canal enveloppant, dont les parois sont formées par une réflexion de l'amnios, et qui vient se continuer à l'ombilic avec la peau de l'embryon ; 2° de deux pédicules provenant des annexes du fœtus, autour desquels ce canal amniotique forme une gaîne enveloppante, et qui viennent l'un, sous le nom de *pédicule de la vésicule ombilicale*, communiquer avec l'anse iléo-cæcale de l'intestin, et l'autre, sous celui d'*ouroque* ou de *pédicule de l'allantoïde*, s'aboucher dans la vessie. Mais bientôt, à mesure que le développement se poursuit, le pédicule de la vésicule ombilicale venant à être résorbé, le cordon se trouve ainsi simplifié, et réduit à sa gaîne amniotique et à l'ouraque accompagné des vaisseaux ombilicaux avec lesquels cette gaîne enveloppante se confond par l'oblitération du canal qui la constitue. L'oblitération de ce canal, à travers lequel ne passent plus alors que l'ouraque et les vaisseaux qui l'accompagnent, s'accomplit en procédant de l'extrémité choriale du cordon vers l'ombilic ou le ventre de l'embryon. Cette oblitération progressive, lorsqu'elle approche de l'abdomen, rencontre l'intestin, qui s'avance jusqu'au delà de l'ombilic, et forme une hernie dans le cordon lui-même. Mais cette hernie se réduit naturellement par suite de la compression exercée sur l'intestin par l'oblitération progressive qui arrive enfin jusqu'au bord de l'ombilic, et refoule dans le ventre tout ce qui se rencontre en dehors de sa cavité. Cependant il est des circonstances dans lesquelles l'oblitération du cordon ne s'accomplit pas d'une manière efficace, et, dans ces cas, l'intestin, restant hors de l'ombilic, produit ce vice de conformation que l'on connaît sous le nom de *hernie congénitale ;* cette hernie n'est donc autre chose que la permanence d'une disposition anatomique qui existe toujours transitoirement à une époque déterminée de la vie embryonnaire.

A la fin du premier mois le cordon est encore grêle, cylindrique et très-petit ; mais depuis la quatrième jusqu'à la huitième et même la neuvième semaine, il acquiert un volume proportionnellement considérable, présente des bosselures, des vésicules ou des renflements qui sont au nombre de deux, trois ou quatre, et séparés par autant de collets ou rétrécissements. Dans le cours du troisième mois, il perd de son volume par suite de l'affaissement de ces bosselures ; enfin, à partir de cette époque, il ne cesse plus de croître en proportion des autres parties du fœtus, jusqu'à la fin de la grossesse. A cette dernière époque, la longueur du cordon varie beaucoup ; elle est ordinairement de 54 à 59 centimètres. On en a vu qui offraient depuis 16 centimètres jusqu'à $1^m,53$; quelques-uns, beaucoup plus rares, avaient jusqu'à $1^m,75$ de longueur. J'ai accouché une femme, le 23 juin 1841, à l'aide du forceps : la tête avait été retenue au-dessus du détroit supérieur ; le cordon n'avait que 23 centimètres. Ces extrêmes sont très-rares, et cependant ce ne sont pas là les dernières limites des variétés que le cordon peut offrir : on l'a vu n'avoir que 13 centimètres, et même 5 centimètres. Dans un cas rapporté par Mende, le cordon était si court, que le placenta était comme fixé à l'abdomen du fœtus. La grosseur du cordon varie aussi chez les différents sujets : il est ordinairement de la grosseur du petit doigt ; quelquefois il est très-grêle ; d'autres fois il est très-gros ; mais, dans tous ces cas, son volume dépend bien moins de celui des vaisseaux que de la quantité des fluides accumulés dans le tissu qui les environne.

Les nerfs et les vaisseaux lymphatiques, que quelques auteurs ont décrits comme appartenant au cordon, sont encore un sujet de recherches : admis par les uns, rejetés par les autres, leur existence est au moins problématique.

Les artères sont au nombre de deux, et en suivant le cours du sang, elles naissent de la bifurcation de l'aorte ventrale du fœtus, et se rendent à l'ombilic, d'où elles partent et se prolongent le long du cordon, en décrivant de nombreuses flexuosités, jusqu'au placenta, dans le tissu duquel nous avons déjà suivi leurs ramifications.

La veine, toujours en suivant le cours du sang, naît des ramifications nombreuses que nous avons étudiées dans le placenta. Les radicules veineuses de chaque lobe se réunissent en rameaux, qui, à leur tour, se réunissent sur la face fœtale du placenta pour former le tronc de la veine ombilicale. Celle-ci, arrivée à l'anneau ombilical, abandonne les deux artères pour se porter vers le foie (voy. *Circulation du fœtus*). Le volume de la veine égale à peu près celui des deux artères réunies. Elle est beaucoup moins flexueuse, de sorte que son trajet est plus court.

Ces vaisseaux sont contournés les uns sur les autres, à peu près comme les brins d'osier qui forment l'anse d'un panier. Ils ne donnent naissance à aucune branche dans le cordon. On a remarqué que cet entortillement des vaisseaux, qui ne s'opère qu'à partir du deuxième mois, a lieu neuf fois sur dix de gauche à droite. La veine occupe ordinairement l'axe du cordon, et les artères s'enroulent uniformément autour d'elle. Cet enroulement doit dépendre un peu des torsions de l'embryon sur lui-même, et alors il comprend le cordon entier et sa gaîne, ce qui arrive souvent ; mais lorsque le cordon est droit et que les artères sont contournées, du moins plus qu'il ne l'est lui-même, ces torsions paraissent tenir (Haller) à ce que les vaisseaux croissent plus vite dans l'intérieur de la gaîne que la gaîne elle-même. L'embryon et le placenta étant immobiles, les tours doivent nécessairement marcher à la rencontre les uns des autres, à partir de ces deux points, et c'est ce qui existe fréquemment.

Dans quelques cas on a rencontré deux et même trois veines ombilicales ; dans d'autres, au lieu de deux artères, on n'en a trouvé qu'une seule. Osiander a trouvé une fois trois artères ombilicales. Ni les artères, ni les veines n'ont de valvules en aucun point de leur étendue.

Ces vaisseaux sont entourés d'une substance gélatiniforme, qu'on nomme *gélatine de Wharton*, et dont la quantité peut être plus ou moins considérable : ce qui fait que les accoucheurs distinguent des cordons maigres et des cordons gras. Cette substance se continue, d'une part avec le tissu cellulaire sous-péritonéal du fœtus ; de l'autre, elle accompagne les vaisseaux dans le placenta. Ce corps spongieux est constitué par un liquide clair et gluant, contenu dans des aréoles celluleuses qui toutes communiquent entre elles.

Quand le cordon est trop long, il présente assez souvent un ou plusieurs nœuds. Quelques-uns se forment pendant la grossesse, et même le plus souvent de très-bonne heure ; mais d'autres ne se forment qu'au moment du travail. Jamais ils ne peuvent être assez serrés (pendant la grossesse) pour compromettre la vie de l'enfant, aux mouvements desquels ils sont certainement dus. Mais on comprend que, pendant le travail, le cordon raccourci par des circulaires autour du tronc ou du cou, peut se trouver fortement tiraillé. Les nœuds pourront alors être serrés assez pour intercepter complètement la circulation. Si le travail se prolonge, la mort du fœtus en sera la conséquence. Dans un cas figuré dans l'ouvrage de

M. Baudelocque, le cordon se nouait jusqu'à trois fois dans le même endroit, et s'entrelaçait en manière de natte (¹).

M. Sœte, accoucheur à Gheluve, a cité un cas fort curieux de grossesse double : les deux fœtus étaient renfermés dans la même poche et les deux cordons formaient entre eux un double nœud parfaitement fait.

Outre ces nœuds, il existe aussi parfois sur le cordon de véritables nodosités produites par la duplicature ou l'état variqueux d'un des vaisseaux du cordon.

L'une des extrémités du cordon, avons-nous dit, s'insère à l'ombilic de l'enfant, l'autre sur un des points de la surface fœtale du placenta ; cependant cela n'a pas toujours lieu. Des faits trop nombreux prouvent en effet que le cordon peut s'insérer sur la tête, le cou, les épaules et autres parties du tronc de l'enfant, pour qu'on puisse ne pas en admettre au moins quelques-uns : tel est celui, par exemple, que M. Jules Cloquet a eu l'occasion d'observer à Bruxelles. L'extrémité placentaire du cordon présente aussi quelques anomalies : habituellement fixée très-près du centre, on la voit quelquefois attachée à un des points de sa circonférence. Le placenta porte alors le nom de *placenta en raquette*. Elle ne vient même pas toujours s'insérer sur un des points de la face fœtale du placenta.

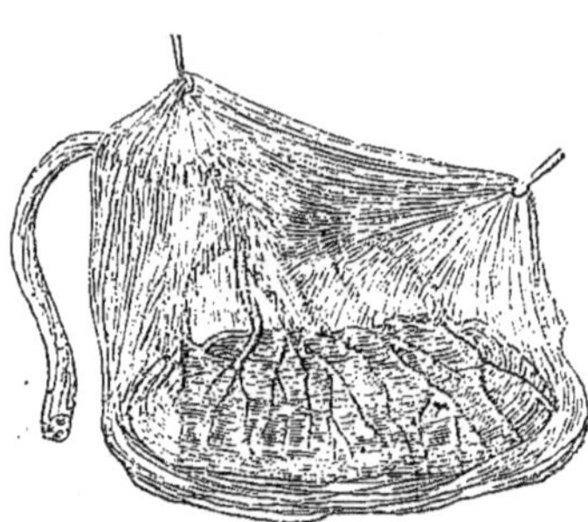

Fig. 69. — Anomalie décrite par Benckiser.

Ainsi Benckiser a rassemblé dans sa thèse bon nombre de faits dans lesquels le cordon venait s'insérer sur un des points de la périphérie des membranes. Arrivés là, les vaisseaux du cordon se divisaient en cinq ou six grosses branches, dont les ramifications, rampant entre les membranes, allaient gagner la circonférence du placenta et se plonger dans son parenchyme (voy. fig. 69). Toutes ces modifications ne sauraient dépendre que de la manière dont l'allantoïde contracte adhérence avec le point de l'œuf en contact avec la matrice. C'est en effet là que se développe toujours le placenta ; et si l'allantoïde est venue toucher ce chorion en un endroit plus ou moins éloigné de celui qui est en rapport direct avec la face interne de l'utérus, il est clair que les vaisseaux ombilicaux doivent tendre à se diriger vers lui, de même que les racines d'une plante s'allongent toujours vers le point qui doit leur offrir une nourriture plus abondante.

(¹) Les anciens croyaient pouvoir juger par ces nœuds de la fécondité de la femme. Suivant Avicenne, autant de nœuds, autant de conceptions futures. S'ils sont séparés par une grande distance, les grossesses seront aussi très-éloignées les unes des autres (*Israeli Spachii gynæceorum libri*).

Fig 1.

Fig 2.

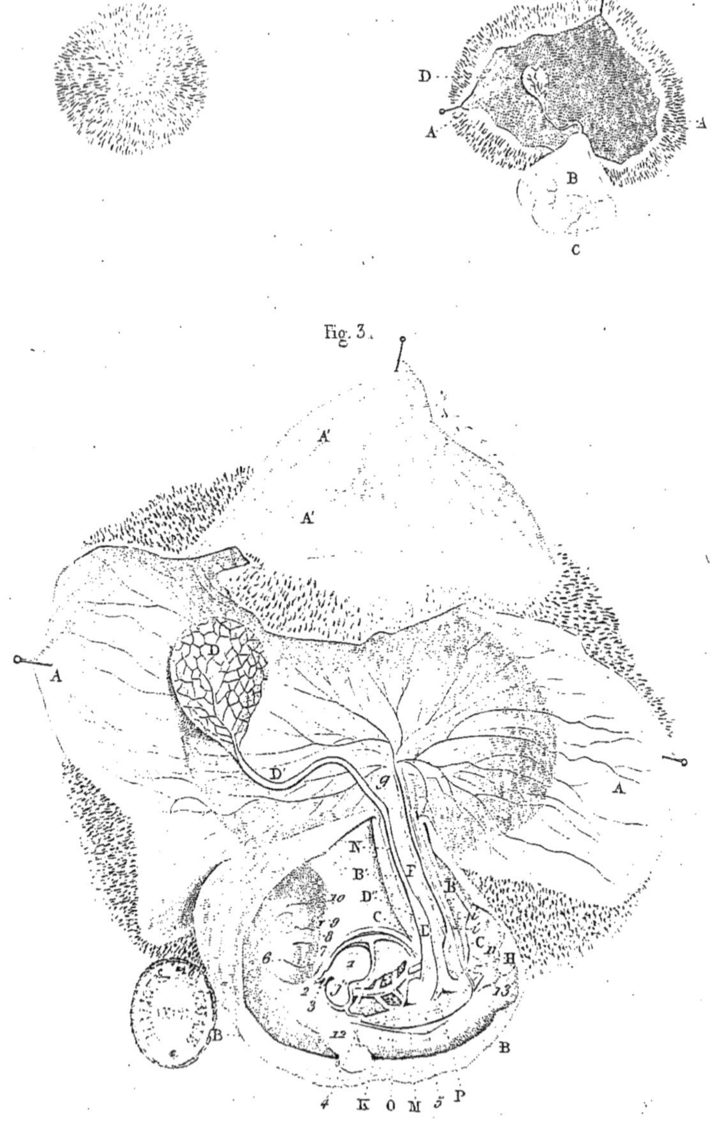

CHAPITRE V.

DU FOETUS.

Nous n'étudierons pas le fœtus en décrivant successivement les différents organes et les tissus divers qui le constituent au moment de la naissance, et en suivant chacun d'eux dans les modifications qu'il subit aux différentes phases de la vie intra-utérine. Il est évident, en effet, que cette marche nous forcerait à dépasser les limites que la nature et la forme de cet ouvrage doivent nous imposer. Laissant donc de côté toutes les recherches d'embryologie, nous contentant de mentionner quelques particularités intéressantes d'organogénie, nous considérerons le fœtus d'une manière générale, et nous indiquerons succinctement le développement successif de ses formes et de ses parties extérieures.

Avant d'entrer en matière, nous croyons faire chose utile que de présenter réunis dans une figure les détails divers que nous avons déjà indiqués. Cette exposition complétera les descriptions déjà faites, et facilitera l'intelligence des faits dont nous aurons encore à parler.

EXPLICATION DE LA PLANCHE III.

Fig. 1. — Œuf humain de trente à cinquante-six jours, environ, grandeur naturelle.

Fig. 2. — Même œuf (grandeur naturelle) ouvert pour montrer toutes les parties qui le constituent. — A, chorion. — B, amnios. — C, fœtus. — D, vésicule ombilicale.

Fig. 3. — Même œuf grandi et préparé de manière à laisser voir les principales relations qui existent entre l'embryon et ses annexes. Les parois de l'abdomen et de la poitrine ont été coupées pour mettre les viscères à nu. Le cordon ombilical a été ouvert afin de laisser voir comment les annexes du fœtus viennent se mettre en relation avec ce dernier.

AA. — Chorion composé de deux couches adossées et confondues, mais qui ont été dédoublées dans une certaine étendue A'A'.

BB. — Amnios ouvert pour montrer comment il se continue avec le cordon ombilical, autour duquel il se réfléchit en lui formant une gaîne, qui, sous forme de canal B'B', vient se continuer directement avec l'ombilic ou les parois abdominales de l'embryon C, C.

D. — Vésicule ombilicale.

D'. — Pédicule de la vésicule ombilicale.

D". — Point de communication de ce pédicule avec l'intestin E.

E. — Ouraque qui, se continuant avec le chorion par une de ses extrémités g, vient par l'autre se continuer avec le rectum au point H.

F. — Anse de l'intestin qui fait saillie jusque dans le cordon.

ii. — Artères ombilicales.

j'. — Point de l'oreillette droite d'où émane la veine ombilicale.

K. — Veine cave inférieure.

M. — Face inférieure du foie.

N. — Veine omphalo-mésentérique.

O. — Point où la veine omphalo-mésentérique va se rendre dans la veine ombilicale.

P. — Artère omphalo-mésentérique.

1. — Cœur.

2. — Crosse de l'aorte.

3. — Artère pulmonaire.

4. — Poumon du côté droit.

5. — Corps de Wolff.

6. — Fente brachiale qui se convertit en oreille externe.

7. — Mâchoire inférieure.

8. — Mandibule supérieure du côté droit.

9. — Narine du côté droit.

10. — Canal nasal formant encore une demi-gouttière qui s'étend depuis l'œil jusqu'à la narine.

11. — Extrémité caudale ou coccyx saillant en forme de queue.

12. — Membre supérieur.

13. — Membre inférieur.

ARTICLE PREMIER.

DIMENSIONS ET POIDS DU FŒTUS AUX DIVERSES PÉRIODES DE LA VIE INTRA-UTÉRINE.

A l'époque où l'embryon commence à être bien distinct, c'est-à-dire vers la troisième semaine, il est oblong, enflé au milieu, obtus à une extrémité, terminé en pointe mousse à l'autre, droit ou presque droit, et un peu courbé en avant. Il est alors vermiforme, d'un blanc grisâtre, demi-opaque, sans consistance, gélatineux, long de 4 à 7 millimètres, et du poids de 10 à 15 centigrammes. Il n'existe d'autre trace de la tête qu'une petite saillie séparée du reste par une entaille, et l'on n'observe aucun rudiment des membres. Il n'y a pas, dans le principe, de cordon. L'embryon est clairement environné par l'amnios, qui, à l'état de membrane délicate, se trouve assez près de lui, en le laissant libre toutefois. En avant, la cavité abdominale est ouverte dans une grande étendue.

Dans la cinquième semaine, l'embryon devient plus consistant. Sa tête grossit beaucoup relativement au reste du corps. Les rudiments des yeux sont indiqués par deux points noirs tournés de côté. Le développement des membres thoraciques est annoncé par deux petits mamelons obtus situés sur les côtés du tronc. Il a à peu près 1 centimètre et demi de longueur, et pèse 1 gramme environ. Il y a déjà un rudiment de cordon. Les membres pelviens se présentent aussi sous la forme de deux bourgeons arrondis.

Les divisions des vertèbres sont très-apparentes tout le long du dos : les vertèbres caudales et la partie antérieure de la tête sont très-rapprochées, à cause de la courbure de l'embryon.

Le cœur présente déjà dans sa forme extérieure une assez grande ressemblance avec celui de l'adulte, car on y remarque un sillon qui exprime la division qui séparera les oreillettes, comme on en aperçoit un aussi qui correspond à la cloison interventriculaire; mais il n'y a encore en réalité qu'un seul ventricule dans lequel l'artère aorte et l'artère pulmonaire prennent naissance. Il n'y a aussi en réalité qu'une oreillette ; ou plutôt elles communiquent si largement ensemble, que le rétrécissement intermédiaire qui doit les séparer aura encore à se rétrécir considérablement. C'est ce rétrécissement progressif de l'ouverture de communication qui formera la cloison, et c'est l'ouverture que cette cloison incomplète laisse persister jusqu'à la naissance que l'on connaît sous le nom de *trou de Botal*. Puis, après la naissance, ce trou s'oblitère, et les deux oreillettes se trouvent isolées par une cloison complète.

Le ventricule unique dans lequel les artères aorte et pulmonaire prennent naissance se convertira en deux cavités par l'intermédiaire d'une cloison qui montera de son sommet vers sa base et viendra se placer entre les deux artères, et se disposera de manière à en laisser une dans sa cavité droite et l'autre dans sa cavité gauche.

Les poumons sont constitués à cette époque par cinq ou six lobules dans lesquels on voit facilement les extrémités des branches se terminer en culs-de-sac légèrement renflés.

Le long de la colonne vertébrale sont deux énormes appareils glandulaires qui, à cette époque, s'étendent longitudinalement de chaque côté de la colonne vertébrale, depuis le poumon jusqu'au fond du bassin. Ce sont les corps de Wolff. Ils sont constitués par un canal excréteur qui règne dans toute leur longueur, qui est placé à leur côté externe et qui vient s'aboucher dans le cloaque transitoire. Ce canal donne naissance sur un de ses côtés seulement à une série de cæcums plus ou moins allongés et qui s'enroulent sur eux-mêmes ou se bouclent de manière que leur agglomération forme une masse considérable. Ce sont ces cæcums qui sécrètent un liquide qui est ensuite versé dans le cloaque par le canal qui y aboutit.

Les corps de Wolff ont pour usage de fonctionner en attendant que les reins soient développés, et c'est pour cela qu'on les a désignés sous le nom de *faux reins*. Mais aussitôt que les vrais reins peuvent les remplacer, ils disparaissent sans laisser aucune trace de leur existence passée.

A côté du canal excréteur des corps de Wolff on en voit un second qui l'accompagne dans tout son trajet, et va même déboucher comme lui dans le cloaque ; mais ce second canal en est tout à fait distinct, et deviendra chez l'adulte ou l'oviducte, ou le canal déférent, suivant que le nouvel individu sera du sexe masculin ou du sexe féminin.

Il existe dans les premiers temps de la vie embryonnaire, de chaque côté du cou du fœtus humain comme de celui des mammifères, quatre fentes transversales qui s'ouvrent dans le pharynx. Ces fentes sont séparées entre elles par des espèces de bandes ou cloisons charnues qui correspondent aux arcs branchiaux des poissons ; car l'appareil vasculaire qui s'y distribue affecte jusqu'à un certain point la même forme qu'il a d'une manière permanente chez les vertébrés inférieurs. On voit alors, en effet, que le bulbe de l'aorte, au lieu de se courber immédiatement en une crosse unique, se divise, au contraire, en trois ou quatre branches de chaque côté du cou, et que ces branches, après avoir longé chacune un arc branchial, viennent se réunir en un point commun pour former l'aorte descendante. Bientôt elles s'effacent avec les fentes auxquelles elles correspondent, et il n'en reste que deux à gauche, dont l'une se convertira en crosse de l'aorte, pendant que l'autre, après avoir existé sous forme de canal artériel, formera le tronc des artères pulmonaires.

Les fentes branchiales dont il vient d'être question disparaissent, à l'exception d'une seule (la première de chaque côté), qui se convertit en oreille externe, ainsi qu'on le voit sur le fœtus (voy. planche IV).

A cette époque, la mâchoire supérieure est encore composée de deux bourgeons, un pour chaque côté. Ces bourgeons ou ces mandibules isolées se rapprocheront peu à peu sur la ligne médiane, pour s'y réunir en un corps unique, qui formera la mâchoire telle qu'on la connaît dans l'adulte.

Les narines sont séparées l'une de l'autre par les bourgeons incisifs qui les tiennent éloignées pendant un certain temps. Puis, à mesure que ces bourgeons se réduisent de volume, elles se rapprochent pour prendre leur forme définitive ; mais, en attendant, elles sont fendues isolément jusque dans la bouche, et c'est la permanence de cet état transitoire qui constitue le double bec-de-lièvre.

Dans la sixième semaine, toute fente branchiale a disparu ; seulement on peut encore constater une petite cicatrice.

Les premiers points d'ossification se montrent dans la septième semaine à la clavicule d'abord, puis à la mâchoire inférieure. L'intestin s'étend encore assez loin dans l'intérieur du cordon ombilical ; le canal omphalo-mésentérique s'est oblitéré, mais on le peut suivre encore jusque dans la vésicule ombilicale, où il est réduit à un cordon très-délié. L'anus est encore fermé, et les corps de Wolff existent seuls près de la colonne vertébrale. C'est seulement alors qu'apparaissent les reins et les capsules surrénales, et bientôt après les parties sexuelles. La vessie urinaire naît sous forme d'une tumeur qui se continue avec l'ouraque. L'embryon a alors 2 centimètres de longueur.

A soixante jours, les tubercules des membres deviennent plus saillants. On peut distinguer l'avant-bras et la main, mais le bras manque ; la main est plus grande que l'avant-bras et non digitée. Le cordon n'est pas tourné en spirale ; il a la forme d'un entonnoir dont la base, correspondant à l'abdomen, se continue avec lui en contenant une grande partie de l'intestin. Il peut avoir 8 à 10 millimètres de longueur, et s'insère tout à fait à la partie inférieure de l'abdomen. Entre lui et la terminaison du rachis, on commence à distinguer un petit tubercule garni d'une ou de plusieurs ouvertures très-étroites : ce sont les rudiments des organes externes de la génération. La longueur extrême du clitoris rend à cette époque la distinction du sexe difficile. La longueur totale de l'embryon est de 3 à 4 centimètres, et son poids de 12 à 20 grammes. La tête forme plus du tiers de la totalité ; les yeux sont saillants ; les paupières, encore rudimentaires, ne recouvrent pas le globe de l'œil ; le nez fait une saillie obtuse ; les narines sont rondes, très-écartées. La bouche est béante. L'épiderme peut être distingué du derme.

A dix semaines, l'embryon acquiert 4 à 6 centimètres de longueur ; il pèse 45 à 48 grammes. Les paupières, devenues plus apparentes, s'abaissent au devant de l'œil, et les points lacrymaux sont perceptibles ; les lèvres commencent aussi à se développer, et oblitèrent la fente buccale, qui est aussi devenue plus grande. Les parois de la poitrine sont apparentes, de sorte que les mouvements du cœur cessent d'être visibles. Les doigts sont distincts, et les orteils ont la forme de petits tubercules liés entre eux par une substance molle. Le cordon, qui a plus de longueur que l'embryon, commence à se tourner en spirale ; il est moins infundibuliforme, s'insère à une partie moins inférieure de l'abdomen, mais sa base contient toujours une partie de l'intestin.

A la fin du troisième mois, le poids de l'embryon est de 100 à 125 grammes ; sa longueur est de 13 à 15 centimètres. Le globe de l'œil se dessine à travers les paupières ; la membrane pupillaire est plus manifeste. Le front et le nez sont bien dessinés, et les lèvres bien marquées et non renversées en dehors. Le cou établit une séparation très-visible entre la tête et le thorax. Cette dernière cavité est fermée de toutes parts, mais encore très-peu développée relativement aux autres cavités. Le cordon ne contient plus aucune partie de l'intestin ; ses spirales sont plus nombreuses et plus prononcées. Les ongles commencent à paraître sous la forme de plaques minces et membraneuses. Les sexes sont distincts. Les téguments qui, jusqu'à présent, n'étaient qu'un enduit mollasse et visqueux, acquièrent plus de consistance ; mais ils sont encore très-minces, transparents, rosés, et sans texture fibreuse apparente.

Au quatrième mois, l'embryon prend le nom de fœtus ; l'accroissement est un peu moins rapide au commencement qu'à la fin de ce mois. La longueur du corps est de 16 à 20 centimètres, et il pèse 230 à 260 grammes. Les fontanelles sont très-amples, ainsi que les sutures. On voit sur la tête quelques cheveux courts, blanchâtres et argentins. La face est encore peu développée, mais plus allongée qu'elle ne l'a été jusqu'alors. Les yeux, les narines, la bouche, sont fermés. Quand l'occlusion des paupières est incomplète, c'est ordinairement du côté interne. On distingue la langue derrière la fente buccale ; le menton commence à proéminer. Le cordon s'insère à une partie plus élevée de l'abdomen, de sorte que la moitié du corps correspond à plusieurs centimètres au-dessus de l'ombilic. La peau, d'une couleur rosée, commence à se couvrir de duvet ; une graisse rougeâtre se dépose dans les aréoles du tissu cellulaire sous-cutané ; les muscles produisent des mouvements sensibles. Le fœtus qui naîtrait à cette époque pourrait vivre plusieurs heures. En 1832, étant interne à l'Hôtel-Dieu, j'en ai reçu un qui avait à peine quatre mois, et qui a vécu depuis sept heures et demie jusqu'à onze heures et demie.

A cinq mois, la longueur du corps est de 20 à 27 centimètres ; son poids est de 250 à 350 grammes. Sa peau est plus consistante ; on y remarque déjà quelques parcelles d'enduit sébacé. On ne distingue pas de pupille.

A six mois, la longueur est de 28 à 52 centimètres ; son poids d'un demi-kilogramme environ. Les cheveux sont plus nombreux, les yeux fermés, les paupières peu épaisses, et leurs bords, ainsi que les sourcils, sont hérissés de petits poils très-fins. La membrane pupillaire existe toujours, suivant la plupart des auteurs ; il m'a semblé, ainsi qu'à M. Velpeau, qu'au contraire la pupille était très-large. La peau est mieux organisée ; on peut distinguer le derme et l'épi-derme. Sa surface est ridée et plissée, ce qui dépend de la petite quantité de graisse sous-cutanée. Les ongles sont déjà solides. Le scrotum est vide, très-petit, d'un rouge vif.

A sept mois, le fœtus acquiert de 32 à 36 centimètres de longueur. Toutes ses parties ont pris plus de consistance, de volume, et leurs dimensions respectives se proportionnent davantage. Les os de la voûte du crâne offrent une saillie considérable à leur partie moyenne, dans le point où se développe le premier rudiment d'ossification, d'où il résulte qu'ils sont moins uniformément bombés qu'aux époques suivantes, et plus recourbés que dans les mois précédents, où ils étaient presque plats. La membrane pupillaire disparaît complétement. Suivant M. Velpeau, la membrane pupillaire n'existe à aucune époque de la vie intra-utérine. L'iris naît par un simple anneau, qui s'accroît ensuite d'une manière concentrique, pour ne plus laisser à la fin que l'ouverture qu'on nomme pupille. Les paupières s'entr'ouvrent. Les testicules commencent à descendre dans le scrotum.

A huit mois, comme le fait remarquer Desormeaux, l'accroissement du fœtus paraît s'effectuer plutôt en épaisseur qu'en longueur. Son corps n'a, en effet, que de 40 à 45 centimètres de long, tandis qu'il pèse de 2 kilogrammes à 2 kilo-grammes et demi. La peau est très-rouge, recouverte d'un duvet assez long et de beaucoup d'enduit sébacé [1]. La mâchoire inférieure, qui était d'abord très-courte, est maintenant aussi longue que la supérieure. Le scrotum renferme un testicule, et le plus souvent celui du côté gauche.

Enfin, à terme, le fœtus a 50 à 60 centimètres de longueur environ, et pèse de 3 kilogrammes à 3 kilogrammes et demi. Quoique par suite du développe-ment de la partie inférieure du tronc, l'anneau ombilical soit maintenant assez éloigné de la région hypogastrique, l'insertion du cordon ne correspond cepen-dant pas, comme on l'a dit, au milieu de la longueur du corps. Ainsi, chez un fœtus qui offrira 50 centimètres de longueur totale, on trouvera en général 27 à 28 centimètres du sommet à l'ombilic. Il résulte, en effet, des recherches com-muniquées par M. Moreau à l'Académie de médecine, que sur quatre-vingt-quatorze enfants venus à neuf mois, quatre seulement présentaient l'insertion ombilicale au milieu du corps ; sur les quatre-vingt-dix autres, elle était au-dessous. La moyenne des variations était de 23 millimètres. Sur trente-trois en-fants, Ollivier (d'Angers) a pu faire aussi la même remarque.

[1] A dater du milieu de la vie intra-utérine, on remarque sur la peau du fœtus un amas toujours croissant de substance grasse, visqueuse, glissante, d'un blanc jaunâtre, qui porte le nom d'*enduit sébacé* ou *vernis caséeux*. Cette substance est plus ou moins abondante chez les divers embryons, et en plus grande quantité sur divers points que sur certains autres, par exemple à la tête, aux aisselles et aux aines. Elle est insoluble dans l'eau, l'alcool et les huiles, et soluble en partie seulement dans la potasse. Ce n'est point un précipité fourni par les eaux de l'amnios, ainsi que le croient quelques personnes, car il n'y en a pas sur la surface interne de cette membrane, ni sur le cordon ombilical : c'est e résultat d'une sécrétion de la peau du fœtus, et, autant qu'on peut en juger par sa com-position, un assemblage d'épiderme mort et de matière fournie par les glandes sébacées. Peut-être sert-il au moment de la naissance, à faciliter l'expulsion de l'enfant.

On a singulièrement exagéré, dans beaucoup de cas, le poids et la longueur des enfants au moment de la naissance. On en a cité, en effet, qui avaient 1 mètre et plus de longueur ; d'autres qui pesaient 9, 10, 12 et même 15 kilogrammes. Il y a certainement une grande exagération dans ces récits. Parmi trois mi_ e enfants que j'ai vus naître, soit à l'Hôtel-Dieu, soit à la Clinique, le plus volumineux pesait 4 kilogrammes et demi, et il était énorme. Sur quatre mille enfants nés à la Maternité, un seul pesait 6 kilogrammes (Lachapelle). Baudelocque dit en avoir reçu un de 6 kilogrammes et demi ; Merriman, un qui pesait 7 kilogrammes ; Richard Croft, un autre de 7 kilogrammes et demi. Enfin M. J. D. Owens, chirurgien à Haymor, près de Ludlow, a vu un enfant mortné qui pesait 17 livres 12 onces, et qui offrait les dimensions suivantes (mesures anglaises) :

Diamètre occipito-frontal.........	7 pouces un quart.
— occipito-mentonnier......	8 pouces et demi.
— bipariétal.............	5 pouces.
Longueur totale................	24 pouces.

Dans le mois de mai 1849, je fus appelé par le docteur Reimbault, pour terminer un accouchement dans lequel l'enfant se présentait par l'épaule. Plusieurs tentatives avaient été faites par M. Reimbault et un autre collègue, et je ne parvins à faire la version qu'après les plus grandes difficultés. L'enfant mort me parut d'un volume très-considérable, et j'évaluai son poids de 5 à 6 kilogrammes. Après mon départ, M. Reimbault, qui, comme moi, avait été frappé du volume de l'enfant, le pesa avec beaucoup de soin, une fois avec une romaine, deux fois avec des balances différentes, et il constata par trois fois que l'enfant pesait *neuf* kilogrammes. La longueur totale était de 64 centimètres, le diamètre biacromial avait 23 centimètres ; la grande circonférence de la tête 41 centimètres, et la petite circonférence 23 centimètres. M. Reimbault m'a affirmé à plusieurs reprises qu'il me garantissait l'exactitude de ces renseignements ; car, étonné lui-même de ces résultats, il avait eu la précaution de les constater plusieurs fois.

Cette femme avait eu, suivant son rapport, ses règles le 12 juillet 1848 pour la dernière fois ; elle comptait accoucher le 13 avril 1849. Depuis le mois de mars, le volume du ventre était très-considérable, et faisait présumer une grossesse double. Les douleurs ne se manifestèrent que le 6 mai au soir, c'est-à-dire près d'un mois après l'époque présumée de l'accouchement. La grossesse avait-elle réellement dépassé son terme ordinaire, et doit-on attribuer à cette circonstance le développement exagéré de l'enfant ? C'est ce qu'il est impossible d'affirmer.

En résumé, nous pouvons conclure que l'accroissement du fœtus, assez rapide dans les trois premiers mois, se ralentit un peu dans le milieu de la grossesse, pour s'accélérer beaucoup dans le dernier trimestre.

Chaussier a cherché à établir les proportions que le fœtus présente dans ses différentes parties au moment de la naissance, proportions prises sur un fœtus de

50 centimètres de longueur totale : du sommet de la tête au pubis, 31 centimètres ; du pubis aux pieds, 18 centimètres et demi ; de la clavicule au bas du sternum, 5 centimètres et demi, et du bas du sternum au pubis, 16 centimètres. Quant à l'étendue transversale du fœtus, on trouve : du sommet d'une épaule à l'autre (diamètre *biacromial* ou transversal du thorax), 12 centimètres ; du sternum au rachis (diamètre antéro-postérieur), 9 centimètres et demi ; d'un os iliaque à l'autre (diamètre transversal du bassin), 8 centimètres ; d'une tubérosité fémorale à l'autre, 9 centimètres. Nous examinerons plus tard les dimensions de la tête. Ces diamètres sont heureusement réductibles ; le diamètre *biacromial* en particulier, qui offre 12 centimètres, peut se réduire à 9 centimètres et demi par la compression.

ARTICLE II.

TÊTE DU FŒTUS A TERME.

La tête du fœtus mérite une attention particulière de la part de l'accoucheur. C'est en effet la partie la plus volumineuse et la moins compressible de tout le corps du fœtus ; il est donc bien important de connaître si ses différents diamètres sont en rapport avec les diamètres que nous avons étudiés dans le bassin. C'est aussi la partie qui se présente le plus souvent la première dans l'accouchement ; il faut donc étudier les caractères divers qu'elle présente, afin de pouvoir la reconnaître.

La tête du fœtus, considérée dans son ensemble, a la forme d'un ovoïde, dont la grosse extrémité est postérieure et la petite antérieure. Elle est constituée comme chez l'adulte par le crâne et la face. Celle-ci mérite à peine de nous occuper, et nous renvoyons aux traités d'anatomie pour l'étude des diverses parties qui la constituent.

Le crâne est formé par la réunion de plusieurs os. Ce sont : le *frontal*, os impair qui forme le front, la partie supérieure et antérieure de la face. Chez le fœtus, il est divisé en deux parties.

Les *pariétaux*, l'un à droite, l'autre à gauche, se réunissent sur la ligne médiane : ils sont placés sur les parties latérales et supérieures de la tête, et concourent à former la voûte du crâne.

L'*occipital*, os impair, forme la partie postérieure du crâne et une partie de sa base.

Les *temporaux*, deux os pairs, placés l'un à droite, l'autre à gauche, au-dessous et en bas des pariétaux, complètent les parois latérales du crâne, et concourent à former sa base.

Enfin, le *sphénoïde* et l'*ethmoïde*, qui appartiennent presque exclusivement à la base du crâne.

Ces os, au moment de la naissance, ne sont pas unis entre eux, comme ils le sont chez l'adulte, par des articulations serrées (*synarthrose immobile*). Les os de la voûte surtout sont séparés par des intervalles membraneux plus ou moins marqués, suivant que l'ossification est plus avancée, et qui ont reçu le nom de *su-*

tures ou *fontanelles*. Cette disposition de la voûte du crâne offre plusieurs avantages. Elle facilite d'abord le développement du cerveau ; puis, ce qui n'est pas moins important aux yeux de l'accoucheur, elle permet une certaine réductibilité dans les diamètres de la tête. Lorsque celle-ci en effet est soumise à une compression violente, les bords de chacun des os qui la constituent peuvent se rapprocher et même chevaucher l'un sur l'autre, de manière à diminuer son volume.

Il ne faut pas pourtant s'exagérer l'étendue du chevauchement. Si, en effet, comme le fait remarquer M. Malgaigne, on examine les choses de près, on s'assure facilement que la membrane intermédiaire aux pariétaux est trop solide pour se laisser allonger, et trop étroite pour permettre un chevauchement notable. Bien plus, le plus ordinairement, elle tient ses deux os tellement serrés, que le bord supérieur de l'un déborde l'autre, et qu'il y a là sur les têtes sèches un véritable chevauchement normal. Quelques-unes de ces sutures ou fontanelles sont importantes à connaître ; nous allons les étudier.

La *suture sagittale*, grande suture ou suture antéro-postérieure, s'étend de la racine du nez à l'angle supérieur de l'occipital ; elle est formée en avant par l'intervalle qui sépare les deux portions de l'os frontal, au milieu et en arrière par celui qui divise les deux pariétaux : arrivée au niveau de l'angle supérieur et interne des deux portions de l'os frontal, la suture sagittale reçoit sur les côtés les deux sutures *fronto-pariétales* ou *transversales*, qui sont formées par la séparation qui existe entre le bord supérieur du coronal et le bord antérieur des pariétaux, et dont la direction croise à peu près à angle droit la précédente. Parvenue à l'angle supérieur de l'occipital, elle semble se bifurquer pour donner naissance à deux sutures latérales obliques formées par le bord postérieur des pariétaux et le bord supérieur de l'occipital. Ces deux dernières ont reçu le nom de sutures *lambdoïdes*, probablement à cause de leur ressemblance avec le Λ majuscule des Grecs.

Les points où les sutures fronto-pariétales et lambdoïdes se réunissent à la suture sagittale, constituent des espaces membraneux plus larges que ceux que nous venons d'indiquer, et qui ont reçu le nom de *fontanelles*.

La *fontanelle antérieure*, ou grande fontanelle, est formée par l'entrecroisement des deux sutures transversales avec la suture sagittale. On l'appelle encore fontanelle *bregmatique*, parce qu'elle correspond au bregma. Elle a pour caractère de présenter, en général, une assez grande surface, d'être limitée par quatre angles osseux ; les sutures latérales qui en partent, en partent presque à angle droit. De forme losangique, elle se prolonge en général beaucoup plus entre les portions du coronal qu'entre les pariétaux. Quelquefois même, ainsi que l'a déjà vu M. Gerdy jeune, elle ne se termine guère qu'à la racine du nez, les bords de la suture coronale étant écartés dans toute leur étendue par un intervalle diminuant peu à peu de haut en bas, et n'ayant plus vers la racine du nez qu'une largeur de 2 à 5 millimètres. Il n'est pas rare de rencontrer, à la partie inférieure de cette suture, un vide ou espace membraneux arrondi ou ovalaire, ayant de 6 à 15 millimètres de diamètre.

La *fontanelle postérieure* ou occipitale est formée par la réunion des deux sutures lambdoïdes avec la terminaison de la suture sagittale. Ses caractères sont d'être plus petite que la précédente, d'offrir une forme triangulaire, d'être limitée par trois angles osseux. Enfin, les sutures latérales qui en partent, en partent à angle aigu. Le plus souvent les angles osseux sont tellement rapprochés qu'ils se touchent, sans laisser entre eux aucun intervalle membraneux.

Quelquefois les deux portions de l'occipital ne sont pas encore réunies au moment de la naissance; dans ce cas, il existe une suture médiane qui les sépare et qui vient aboutir à la fontanelle postérieure. Celle-ci a dès lors une forme losangique; elle est limitée par quatre angles osseux, et l'obliquité des sutures lambdoïdes peut seule la faire distinguer de l'antérieure.

Il existe souvent une disposition inverse, et l'aspect triangulaire connu sous le nom de *fontanelle postérieure* n'existe pas. L'angle saillant de l'occipital remplit l'angle rentrant formé par les pariétaux; mais la convergence des trois sutures, et la saillie des bords osseux qui chevauchent les uns sur les autres, peuvent servir encore au diagnostic (Malgaigne). Lorsque la tête, engagée dans l'excavation, est fortement pressée, l'angle supérieur de l'occipital est complétement caché sous les angles internes et supéro-postérieurs des pariétaux, et le doigt qui pratique le toucher ne reconnaît sa position qu'en remarquant la petite dépression formée par l'occipital dont l'angle est déprimé. Il fau alors prêter une attention toute particulière à la direction oblique des sutures lambdoïdes.

Il existe encore une autre cause d'erreur. Assez souvent on trouve sur le crâne des points où l'ossification est moins avancée qu'à l'ordinaire. Ce défaut d'ossification est compensé par l'existence d'un pont membraneux, qui peut en imposer pour une fontanelle. Cette erreur était d'autant plus facile dans les quatre cas que j'ai eu occasion d'observer, que cette espèce de fontanelle accidentelle était située sur le trajet de la suture sagittale, au milieu à peu près de l'espace qui sépare la fontanelle antérieure de la postérieure. Or, comme ce point est précisément celui sur lequel le doigt tombe d'abord quand il pratique le toucher, on conçoit qu'on peut croire à une fontanelle. Il sera toujours facile, avec un peu d'attention, d'éviter l'erreur, en constatant que de cet intervalle membraneux ne partent aucunes sutures latérales.

Il existe encore sur les parties latérales et inférieures du crâne d'autres sutures et d'autres fontanelles, mais comme elles n'offrent aucun intérêt nous n'en parlerons pas.

Diamètres de la tête.

On donne le nom de *diamètres* à des lignes fictives qui traversent la tête dans une direction déterminée.

Nous croyons utile, pour ne pas surcharger la mémoire des élèves, de ne pas multiplier, autant qu'on l'a fait, le nombre des diamètres de la tête. Nous en indiquerons d'abord, à l'exemple de M. Velpeau, seulement sept. Il nous sera facile, plus tard, en décrivant le mécanisme de l'accouchement, de combler cette lacune. On peut distinguer, à la tête du fœtus, sept diamètres que nous diviserons, pour faciliter la mémoire, en diamètres antéro-postérieurs, transverses et verticaux.

1° Les diamètres antéro-postérieurs sont : l'occipito-mentonner *ab* (fig. 70), qui s'étend de la fontanelle postérieure au menton ; c'est le plus étendu : il a 13 centimètres et demi.

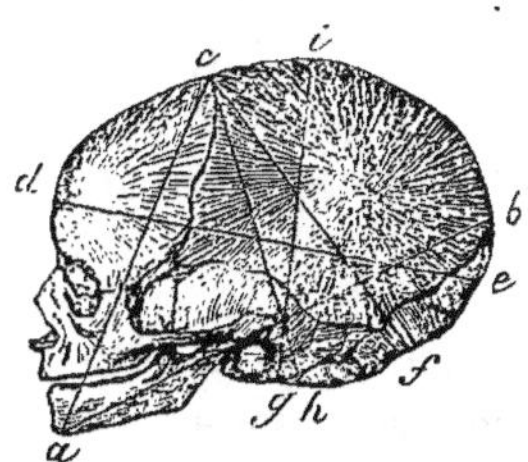

Fig. 70.

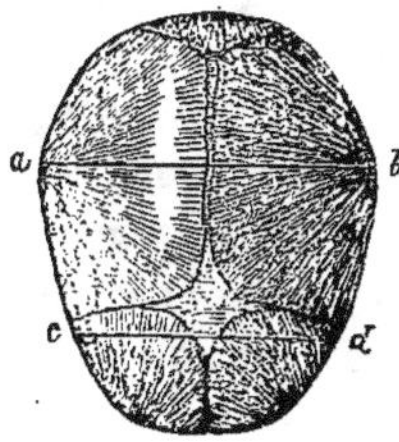

Fig. 71.

Le diamètre occipito-frontal *de*, qui s'étend de la bosse occipitale à la bosse coronale ; on l'appelle aussi diamètre antéro-postérieur : il a de 11 centimètres à 11 centimètres et demi.

Le diamètre sous-occipito-bregmatique *cf*, qui s'étend du milieu de l'espace qui sépare le trou occipital de la bosse occipitale : il a 9 centimètres et demi.

2° Deux diamètres transverses : l'un, le bipariétal *ab* (fig. 71), s'étend d'une bosse pariétale à l'autre : il a 9 centimètres à 9 centimètres et demi ; l'autre, le diamètre bitemporal *cd*, s'étend de la racine d'une apophyse zygomatique d'un côté à celle du côté opposé : il a 7 à 8 centimètres.

3° Enfin, deux diamètres verticaux. Le premier, le diamètre vertical proprement dit ou *trachélo-bregmatique*, *ig*, traverse la tête perpendiculairement, en se portant du point le plus élevé du vertex à la partie antérieure du trou occipital ; il a 9 centimètres et demi. M. le professeur Moreau indique encore un diamètre qu'il appelle cervico-bregmatique *ch* (fig. 70), qui, légèrement oblique relativement au précédent, se porte de la fontanelle antérieure à la partie antérieure du trou occipital : il a 9 centimètres et demi. Le second, le *fronto-mentonnier* ou facial, s'étend de la bosse coronale à la pointe du menton : il a 8 centimètres.

Circonférences. — A chacun de ces diamètres on a assigné une circonférence ; il est très-facile, en effet, du milieu de chacun (comme centre), et avec un rayon égal à la moitié de ce diamètre, de décrire une circonférence qui passe par ses deux extrémités.

La grande circonférence de la tête, celle du diamètre occipito-mentonnier, passe évidemment par les deux extrémités de ce diamètre, et passe obliquement sur les parties latérales de la tête, de manière à avoir une direction à peu près horizontale. La plupart des auteurs lui font, au contraire, diviser la tête en deux parties latérales égales ; mais, suivant la judicieuse remarque de M. Jacquemier, cette dernière manière de voir n'a aucun sens dans la pratique des accouchements.

La circonférence occipito-frontale passe sur les deux extrémités du diamètre occipito-frontal, et, se dirigeant horizontalement un peu au-dessus des deux extrémités du diamètre transverse, sépare la voûte du crâne de la base.

La circonférence sous-occipito-bregmatique passe par les deux extrémités du diamètre sous-occipito-bregmatique, mais, en même temps, par les deux extrémités du diamètre bipariétal, de sorte qu'elle est tout à la fois la circonférence sous-occipito-bregmatique et bipariétale.

Ces deux dernières sont les plus importantes de toutes, parce qu'elles sont, dans le plus grand nombre des accouchements naturels, successivement en rapport avec la circonférence du bassin.

Les circonférences des autres diamètres n'offrent presque aucun intérêt; nous ne ferons donc que les mentionner; il y en a autant que de diamètres. La circonférence du diamètre fronto-mentonnier mérite cependant d'être notée; elle passe sur le front, le menton et les pommettes; on l'appelle aussi *circonférence faciale*.

Les diamètres dont nous venons d'indiquer les dimensions, quoique peu réductibles, ne sont pas cependant invariables. Aussi, il suffit d'avoir vu un certain nombre d'accouchements un peu pénibles pour savoir que le plus souvent, dans ces cas, la tête s'allonge dans le sens du diamètre occipito-mentonnier, et s'aplatit dans le sens du diamètre transverse. Il résulte des expériences de Baudelocque (art. *Forceps*) que le diamètre bipariétal peut subir, à l'aide des instruments, une réduction de 7 à 9 millimètres; on a même vu ce diamètre diminuer beaucoup plus sous l'influence des seuls efforts de la nature, sans qu'il en résulte aucun accident pour l'enfant.

Indépendamment des variations que doivent offrir les diamètres de la tête chez les divers individus, et qu'il est impossible de prévoir, il en est une à peu près constante qui tient au sexe, et qu'il est assez important de connaître. La tête du fœtus mâle est en général plus volumineuse que celle du fœtus femelle, et cette différence serait, suivant Clarke, d'un vingt-huitième ou d'un trentième. Cette différence influe notablement sur la durée du travail, même chez les femmes bien conformées, et peut avoir par conséquent une influence fâcheuse sur la santé de la mère et sur la vie et la santé du fœtus. Ainsi il résulte des recherches de M. Simpson : 1° que les enfants qui meurent pendant le travail même de l'accouchement sont le plus souvent du sexe masculin; la proportion des garçons mort-nés aux filles mort-nées étant : : 151 : 100; 2° que parmi les enfants qui naissent vivants, il y a plus de garçons que de filles offrant quelque état morbide ou quelque lésion produite pendant le travail, et par conséquent plus exposés à succomber dans les premières semaines qui suivent la naissance; 3° que parmi les mères qui succombent aux suites du travail ou pendant l'accouchement, un plus grand nombre avaient donné naissance à des garçons.

Quant aux femmes qui offrent un bassin légèrement rétréci, on conçoit que le sexe de l'enfant peut avoir une influence bien plus tranchée encore sur le résultat du travail, et qu'avec des diamètres égaux de la part du bassin, la vie du fœtus mâle peut être souvent compromise, quand une petite fille traverserait sans danger et sans grande difficulté la cavité pelvienne.

Nous réunissons dans le tableau suivant les diamètres de la tête du fœtus et les diamètres du bassin que nous avons déjà indiqués ; en les rapprochant ainsi, nous croyons rendre leur étude plus facile aux élèves.

DIAMÈTRES DU BASSIN.	DIAMÈTRE ANTÉRO-POSTÉRIEUR.	DIAMÈTRE TRANSVERSE.	DIAMÈTRE OBLIQUE.	DIAMÈTRE SACRO-COTYLOÏDIEN.
Détroit supérieur.	0,115 à »	0,135 à »	0,12 à »	0,10 à 0,105
Détroit inférieur.	0,11 à 0,12	0,11 à »	0,112 à 0,115	» à »
Excavation	0,12 à 0,13	0,12 à »	0,12 à »	» à »

TÊTE DU FŒTUS		
Diamètres longitudinaux.	Occipito-mentonnier	0,135 »
	Occipito-frontal	0,115 »
	Sous-occipito-bregmatique. . .	0,095 »
Diamètres transverses. . .	Bipariétal	0,09 à 0,095
	Bitemporal.	0,08 »
Diamètres verticaux	Trachélo-bregmatique.	0,09 »
	Fronto-mentonnier.	0,08 »

Du rapprochement des dimensions du fœtus et de celles du bassin découlent les principes fondamentaux de l'accouchement. Il en résulte, en effet, qu'un enfant à terme ne peut franchir la filière pelvienne qu'en présentant une des extrémités de son grand diamètre ; que, quelle que soit cette extrémité, l'accouchement sera encore impossible, si, au moment où la tête se présente, elle est placée de manière que son diamètre occipito-mentonnier soit parallèle aux diamètres du détroit inférieur ; qu'il faut, par conséquent, que toujours l'occiput se dégage avant le menton, ou le menton avant l'occiput ; qu'enfin, la position la plus favorable de cette tête est d'être fortement fléchie sur le tronc, de manière que son plus petit diamètre, le sous-occipito-bregmatique, soit parallèle au plan du détroit ; et que son rapport le plus favorable avec le bassin est celui où l'occiput correspond à une des extrémités d'un diamètre oblique.

L'articulation de la tête avec la colonne vertébrale et les mouvements qu'elle permet doivent être étudiés avec soin. L'union de l'atlas avec l'occipital est une articulation très-serrée, qui ne permet guère que des mouvements de flexion et d'extension ; mais ceux-ci, chez le fœtus, sont excessivement étendus ; l'articulation atloïdo-axoïdienne, au contraire, est un ginglyme qui ne permet que des mouvements de rotation limités au quart de cercle. La conclusion facile à déduire, c'est que toutes les fois que, le tronc étant fixé, on imprimera à la tête des mouvements de rotation, il ne faudra pas que ces mouvements dépassent la limite que nous venons d'indiquer. Le plus souvent il en résulterait, en effet, des lésions mortelles pour le fœtus. Nous disons : le plus souvent, et non toujours, car deux faits cités par M. le professeur P. Dubois prouvent évidemment que les enfants peuvent non-seulement survivre à cette lésion, mais encore que, dans quelques cas, ils semblent à peine en ressentir les effets... La grande laxité des ligaments articulaires peut seule expliquer, chez le fœtus, le peu de gravité d'un fait qui aurait chez l'adulte des conséquences si graves. Nous reviendrons sur ces faits à propos du mécanisme de l'accouchement.

Enfin, la situation naturelle de la tête de l'enfant nouveau-né est telle, que le menton se trouve beaucoup plus bas que l'occiput, et que l'axe du tronc passe un peu au devant de la fontanelle postérieure, en traversant le crâne obliquement, de sa base à son sommet, et de devant en arrière.

ARTICLE III.

POSITION ET ATTITUDE DU FŒTUS.

Dans l'intérieur de la poche qui le renferme, le fœtus est recourbé sur sa partie antérieure. Sa tête est ordinairement légèrement fléchie, le menton appuie sur la partie antérieure et supérieure de la poitrine ; et, suivant la remarque de M. Dubois, le cou est si court, qu'il suffit, pour qu'il en soit ainsi, d'un léger degré de flexion de la tête ; les pieds sont relevés sur le devant des jambes, celles-ci fortement fléchies sur les cuisses, qui sont elles-mêmes appliquées contre la face antérieure de l'abdomen ; les genoux sont écartés, les talons rapprochés l'un de l'autre et appliqués contre les fesses ; les bras sont appliqués sur les côtés du thorax, les avant-bras fléchis et croisés sur le devant du sternum, comme pour loger le menton entre les deux mains. Le fœtus, ainsi replié sur lui-même, forme un tout à peu près ovoïde, dont le plus grand diamètre est de 28 centimètres environ, dont la grosse extrémité, représentée par l'extrémité pelvienne, est tournée vers le fond de la matrice, et la petite, constituée par l'extrémité céphalique, regarde en bas. Cette attitude accroupie ne peut être l'effet de la pression exercée par les parois utérines sur l'enfant, puisque celui-ci est dans une cavité beaucoup plus grande que son volume total ; elle paraît tenir à l'individu même.

La position déclive de la tête, au terme de la grossesse, est tellement ordinaire, que l'on a été conduit tout naturellement à chercher quelles pouvaient être les causes de cette habitude du fœtus.

On pensa d'abord qu'après avoir été placé dans la matrice, pendant les sept premiers mois de la grossesse, de manière que la tête en occupait le fond, et son extrémité pelvienne la partie inférieure, le fœtus exécutait, vers le septième mois, un mouvement de culbute dont le résultat était de porter la tête de l'enfant vers l'orifice et l'extrémité pelvienne en haut. La théorie de la culbute fut admise jusqu'à ce que les objections de Delamotte, Smellie, et surtout de Baudelocque, la fissent complétement rejeter.

Depuis lors on admit généralement que le fœtus, pour ainsi dire suspendu par le cordon ombilical au milieu du fluide amniotique, devait naturellement obéir aux lois de la pesanteur; que sa tête, étant l'extrémité la plus pesante, devait tomber sur le point le plus déclive. Cette explication était à peu près adoptée par tous, lorsque M. P. Dubois, examinant de nouveau la question, crut devoir proposer une autre théorie. Il formula, contre l'influence de la pesanteur spécifique à laquelle on attribue généralement la grande fréquence des présentations du sommet, des objections dont nous reconnaissons toute la valeur. Ainsi, suivant M. P. Dubois : 1° Lorsqu'on plonge le fœtus dans une masse de liquide considérable, celle que peut contenir une baignoire par exemple, afin que, la chute étant plus lente, la tête ait tout le temps d'être entraînée par la supériorité de son poids, on voit que toutes les parties du fœtus descendent avec une égale rapidité, et que le dos ou une des épaules sont les points qui arrivent les premiers au fond de la baignoire. Ce résultat, con-

traire à l'opinion généralement reçue, est plus d'accord qu'on ne pourrait le croire avec ce que nous apprend un examen attentif de la structure du fœtus. Si l'on compare, en effet, le volume des deux moitiés céphalique et pelvienne du fœtus, on peut facilement croire que leur poids peut à peu près se balancer. Il est vrai que la cavité du crâne contient le cerveau, qui est très-développé ; mais la cavité abdominale contient le foie, qui ne l'est pas moins, les intestins et la vessie avec le méconium et les urines qui s'y sont accumulés pendant la grossesse. 2° Il n'est réellement possible d'admettre que le fœtus est suspendu par le cordon que dans les premiers mois : dès le troisième mois, le cordon est déjà plus long que le grand dia-mètre de la cavité utérine ; donc l'insertion

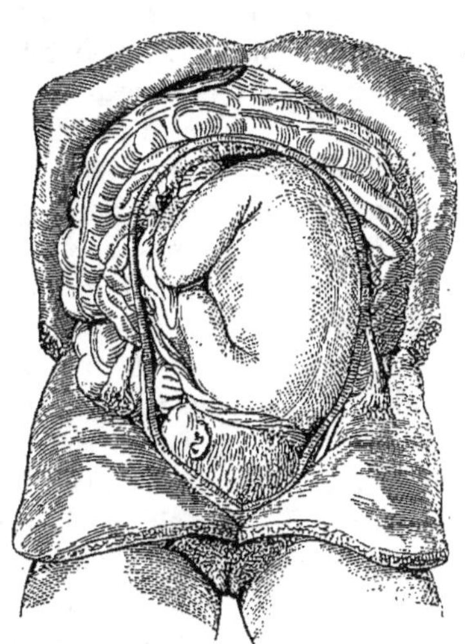

FIG. 72.

du cordon en un point plus rapproché de l'extrémité pelvienne ne peut contribuer en rien aux présentations si fréquentes de la tête. 3° D'ailleurs les femmes qui, pendant la grossesse, gardent, pour cause de santé, la position horizontale, n'en accouchent pas moins par le vertex. 4° Si les lois de la pesanteur présidaient seules à la position du fœtus, la tête étant, dans les premiers temps de la grossesse, plus volumineuse relativement au tronc, l'enfant, dans les fausses couches, devrait s'offrir par l'extrémité céphalique plus souvent encore que dans les accouchements à terme : or, l'observation prouve le contraire. 5° Enfin, chez les animaux, le point le plus déclive de l'organe ne correspond pas au col, mais bien au fond de l'utérus ; et cependant les fœtus naissent aussi beaucoup plus souvent par la tête que par l'extrémité pelvienne.

Après avoir cherché, par les objections que nous venons d'exposer, à combattre l'opinion généralement admise, M. Dubois cherche à prouver que la présentation du sommet est une conséquence de la volonté instinctive du fœtus...

L'enfant, dans le sein de la mère, jouit de la faculté de sentir et de se mouvoir. La succession régulière et presque constante d'impression perçue et de mouvements qui la suivent indique assez qu'il y a chez le fœtus, entre ces deux fonctions, la même liaison qui doit exister après la naissance. Les mouvements du fœtus ont un but tantôt certain, tantôt présumable : ils peuvent être par conséquent regardés comme de véritables déterminations instinctives ; enfin, c'est par l'effet d'une détermination de ce genre que la tête du fœtus, chez les mammifères, se trouve ordinairement en rapport avec l'extrémité de l'utérus la plus rapprochée de l'entrée du bassin.

Nous l'avouerons franchement, M. P. Dubois nous a paru plus habile à détruire qu'à édifier ; et si les raisons à l'aide desquelles il combat la doctrine admise jusqu'à lui nous paraissent très-fortes, celles sur lesquelles il appuie son opinion ne nous ont pas pleinement convaincu. Il faut lui savoir gré, toutefois, d'avoir cherché, dans un ordre d'idées plus élevé, l'explication d'un fait qui, dans l'état actuel de la science, ne nous paraît nullement expliqué par les raisons matérielles qu'on a invoquées avant lui.

S'il nous était permis, après tant d'autres, de venir aussi émettre une opinion, nous dirions franchement qu'on a erré en voulant trouver uniquement dans le fœtus, sa forme et sa structure, la cause des positions qu'il affecte dans l'intérieur de la cavité utérine. Déjà plusieurs auteurs ont cherché à expliquer la rareté des présentations du tronc par la direction verticale ou à peu près verticale du grand axe de l'utérus, qui forçait tout naturellement le fœtus à placer son grand diamètre dans cette même direction. C'est bien moins dans le fœtus lui-même, dit Wigand, que dans un changement dans la forme ordinairement elliptique de l'utérus, qu'il faut placer la cause des présentations du tronc. En allant plus avant dans la voie qu'ils ont ouverte, ne pourrait-on pas trouver encore dans la forme de l'utérus, et surtout dans son mode de développement aux diverses époques de la grossesse, une explication convenable de la grande fréquence des positions du sommet ?

Si l'on réfléchit, en effet, que l'utérus, se développant dans les six premiers mois aux dépens de son fond, est très-évasé à sa partie supérieure, très-étroit, au contraire, dans son segment inférieur, ne voit-on pas que l'extrémité pelvienne, qui, dans l'état de pelotonnement où se trouvent les membres inférieurs, constitue une masse beaucoup plus volumineuse que la tête, doit tout naturellement se loger dans le point le plus élargi de l'organe, c'est-à-dire vers le fond, et par conséquent la tête se porter vers le col ? Sans aucun doute, dans les trois derniers mois, la partie inférieure s'évase presque autant que le fond de la matrice ; mais alors la longueur verticale du fœtus est trop considérable pour qu'il puisse traverser le diamètre transversal de l'utérus, et, à moins de circonstances exceptionnelles, il reste forcément dans la position qu'il avait d'abord prise. Enfin, n'est-ce pas encore par cette circonstance qu'il faut expliquer la position des deux fœtus dans les cas de grossesse gémellaire ; position qui est telle, que très-souvent un des fœtus se présente par l'extrémité pelvienne, l'autre par la tête ! En un mot, le fœtus, renfermé dans un vase clos, sans cesse agité par des mouvements, doit, non pas instinctivement, mais mécaniquement, être placé dans la position où les parties les plus volumineuses correspondent aux points les plus spacieux de l'organe.

ARTICLE IV.

FONCTIONS DU FŒTUS.

Les fonctions que nous avons à étudier dans le fœtus, encore renfermé dans la cavité utérine, sont : la *nutrition*, la *respiration*, la *circulation*, l'*innervation*, les *sécrétions*.

§ 1. — Nutrition.

Il est peu de questions en physiologie qui aient soulevé autant de discussions que celle de la nutrition du fœtus. Tout le monde admet que le corps de la mère fournit au fœtus les matériaux nécessaires à sa nutrition ; mais on n'est pas également d'accord sur la manière dont s'effectue leur introduction dans l'intérieur du produit de la conception.

Les uns pensent, en effet, que des liquides sécrétés à la face interne de l'utérus transsudent à travers les membranes pour arriver dans l'intérieur de la cavité amniotique, où ils sont repris directement par le fœtus. Les autres considèrent le placenta maternel comme destiné à fournir à l'enfant ses éléments nutritifs, et voient dans le cordon ombilical la seule voie qui leur soit ouverte pour arriver jusqu'à lui.

Reconnaissons d'abord que la discussion ne peut s'élever qu'après le développement du placenta, ou du moins après que sont établis, par le développement de l'allantoïde, les rapports entre la mère et l'enfant. Or, comme dans les premiers temps de la grossesse rien de semblable n'existe, il faut bien admettre qu'au moins pendant ces premières semaines, les membranes de l'œuf sont le siége d'un phénomène d'endosmose à l'aide duquel les liquides maternels parviennent jusqu'au fœtus.

Les matériaux qui servent à la nutrition du fœtus, aux diverses époques de la grossesse, ne proviennent pas tous de la même source. Ainsi, en abandonnant la vésicule ovarienne, l'œuf entraîne avec lui une partie des granulations qui constituaient le disque proligère ; et il est probable qu'elles servent à sa nutrition pendant qu'il parcourt la première moitié de la trompe. Pendant qu'il traverse lentement la seconde moitié, les parois de celle-ci fournissent un liquide albumineux qui environne l'œuf de toutes parts et pénètre probablement aussi à travers la vésicule vitelline.

Après son arrivée dans la cavité utérine, l'œuf se trouve de tous côtés en rapport avec la muqueuse utérine. Les villosités choriales prennent un accroissement très-considérable, et jusqu'à la formation du placenta, elles peuvent toutes exercer une espèce d'aspiration sur les liquides sécrétés à la surface interne de l'organe. Le canal dont elles sont creusées venant s'ouvrir dans l'intérieur de la cavité choriale, elles sont merveilleusement disposées ; et malgré l'imperforation de leurs extrémités terminales, les produits de la sécrétion utérine pénètrent par endosmose à travers leurs minces parois : semblables aux racines d'un arbre, elles servent de moyen de transport aux sucs nutritifs, qui arrivent ainsi jusque dans la cavité qui sépare le chorion de l'amnios ; de là ces sucs nutritifs sont portés dans la cavité amniotique par transsudation à travers les parois de l'amnios. Une certaine partie est portée dans l'intérieur du fœtus par le canal de la vésicule ombilicale.

Mais dès que commencent les connexions vasculaires que nous avons vues s'établir entre le placenta maternel et le placenta fœtal, les villosités choriales non placentaires tendent à s'atrophier de plus en plus ; par son développement, l'amnios tend à faire disparaître la cavité qui le séparait du chorion, et avec elles disparaissent aussi le corps vitriforme et la vésicule ombilicale. Les matériaux nutritifs fournis par la mère peuvent-ils alors, sans s'accumuler en quantité appréciable dans le trajet, pénétrer dans la cavité amniotique à travers les deux membranes de l'œuf ? Ou bien sont-ils absorbés par les radicules vasculaires du placenta fœtal, et arrivent-ils, au moyen du cordon ombilical, jusque dans le corps de l'embryon lui-même ?

Les partisans de la première opinion ont cherché à démontrer que : 1° le liquide amniotique provient de la mère ; 2° il contient des principes nutritifs ; 3° il peut pénétrer par plusieurs voies dans l'intérieur de l'embryon.

A. Que le liquide provienne de la mère, cela est à peu près certain ; car il est d'autant plus abondant que le développement de l'enfant est moins considérable, et sa quantité diminue relativement au fœtus, à mesure qu'on se rapproche du terme de la grossesse... Or, le contraire devrait arriver s'il avait sa source dans le fœtus lui-même. D'ailleurs, les substances étrangères avalées par la mère ou injectées dans ses veines ont été retrouvées dans la poche amniotique. Il est vrai que presque toujours en même temps elles ont été retrouvées dans le sang de l'embryon et dans le placenta, de sorte qu'à la rigueur il est difficile de dire en quel point elles sont parvenues tout d'abord. Des observations très-différentes existent en effet dans la science. Ainsi, par exemple, chez un embryon de cinq mois dont la mère avait été empoisonnée par de l'acide sulfurique, Otto a trouvé la peau d'un rouge brun, dure comme du parchemin, partout où elle s'est trouvée en contact avec l'eau de l'amnios, tandis qu'aucun organe intérieur n'offrait rien de semblable. D'un autre côté, dans un cas d'empoisonnement par l'arsenic, d'une femme enceinte de quatre mois, MM. Mareska et Lados ont trouvé par l'analyse des traces de poison dans le corps du fœtus, dans l'utérus et le placenta, et *les eaux de l'amnios n'en contenaient pas, au moins en quantité appréciable ;* tandis que M. Mayer, ayant injecté du cyanure de potassium dans la trachée-artère d'une lapine, découvrit ce composé dans l'eau de l'amnios, le placenta et les organes du fœtus.

B. L'eau de l'amnios est nutritive, car elle contient de l'albumine, de l'osmazone et des sels. On a pu nourrir pendant quinze jours des veaux nouveau-nés avec de la liqueur amniotique fraîche. Enfin, la quantité de liquide, mais surtout celle de la substance animale et nutritive qu'il contient, est beaucoup diminuée à la fin de la grossesse.

C. En la supposant fournie par la mère et douée des propriétés nutritives, il faillait encore indiquer les voies par lesquelles elle pouvait pénétrer dans l'intérieur du fœtus. Sur ce point les hypothèses sont nombreuses.

L'eau de l'amnios peut pénétrer par plusieurs voies dans le corps du fœtus.

1° *Par absorption cutanée.* — Après que la vésicule ombilicale a cessé de fournir de la nourriture à l'embryon, la peau de celui-ci se développe, et il est très-présumable qu'elle absorbe le liquide amniotique qui la baigne ; il est même probable que les vaisseaux lymphatiques, qui acquièrent un grand développement chez le fœtus, se forment précisément par suite de cette absorption, comme les vaisseaux sanguins sont appelés à l'existence par suite de la circulation. Cette absorption semble prouvée par une observation de Brugmans, qui, après avoir retiré quelques embryons d'animaux vivants du liquide amniotique, remarqua la plénitude des vaisseaux lymphatiques de la peau, et non celle des lymphatiques de l'intestin ; et qui, ayant plongé les membres, préalablement liés, dans ce liquide, trouva après quelque temps, pleins de lymphe, les lymphatiques situés au-dessous de la ligature. L'épiderme ne peut pas être un obstacle à cette absorption, puisqu'il est excessivement mince, et que la liqueur amniotique contient elle-même une très-grande quantité d'eau. L'enduit caséeux dont la peau du fœtus est recouverte au moment de la naissance ne se montre qu'à une période avancée de la grossesse. D'ailleurs cette absorption a été directement constatée sur les animaux et par les expériences et par la dissection.

2° *L'eau de l'amnios peut être absorbée par le canal intestinal.* — Bien que l'absorption cutanée puisse suffire à la nutrition du fœtus, ce qui, suivant les partisans de cette opinion, est prouvé par la naissance des acéphales et des monstres dont la bouche est close, cependant il est très-probable qu'au moins dans les derniers temps de la grossesse, le fœtus opère des mouvements de déglutition, et détermine l'introduction du liquide dans le canal intestinal. Ainsi on voit les embryons exécuter avec leurs mâchoires des mouvements de respiration pendant lesquels l'eau de l'amnios doit être nécessairement avalée. Dans les œufs gelés de vache, on a trouvé une languette non interrompue de glace qui s'étendait depuis les lèvres de l'embryon jusque dans l'estomac. Quand du méconium est mélangé au liquide amniotique, on en trouve quelquefois dans la gorge, le pharynx et l'estomac. On y voit aussi enfin des poils qui nécessairement n'ont pu y parvenir que par la déglutition.

Outre ces deux voies d'absorption, la peau et la muqueuse intestinale, quelques embryologistes ont admis que le liquide amniotique pouvait être pris par d'autres points. Ainsi les glandes mammaires sont, suivant quelques-uns, pourvues de conduits qui jouent le rôle de lymphatiques, absorbent l'eau de l'amnios, et la portent au thymus pour y être élaborée. Suivant d'autres, elle pénétrerait dans la trachée-artère et les bronches, et y subirait une modification qui la rendrait propre à la nutrition. Enfin, Lobstein semblait croire qu'elle pouvait passer par les parties génitales. Toutes ces opinions sont hypothétiques.

Quelque ingénieuses qu'elles soient, ces hypothèses sont loin d'être satisfaisantes. L'introduction régulière du liquide amniotique dans le canal intestinal n'est pas du tout prouvée par les faits qu'on a cités. Il est plus que probable, en effet, que les mouvements de déglutition qu'on a vu faire à l'enfant étaient des efforts respiratoires déterminés par la suspension de la respiration placentaire; que les glaçons, les poils, le méconium, trouvés dans l'estomac, n'y avaient pénétré que peu de temps avant la mort de l'enfant, alors que la mort antérieure de la mère, la compression du cordon, ou le décollement du placenta, avaient produit un commencement d'asphyxie.

Quant à l'absorption cutanée du liquide amniotique, en la supposant prouvée par l'expérience de Brugmans, elle paraît trop peu considérable pour suffire au développement du fœtus, et il faut qu'elle trouve encore ailleurs les matériaux nécessaires à sa nutrition.

En dehors des membranes il ne peut évidemment puiser que dans le placenta maternel, et pour beaucoup d'auteurs modernes la circulation placentaire est le principal agent de la nutrition du fœtus. Sans admettre, en effet, de communication directe entre les vaisseaux de la mère et du fœtus, on peut croire que, par suite du contact étendu qui existe entre l'appareil vasculaire des deux placentas, il se fait une transsudation de la partie la plus liquide du sang maternel, laquelle est absorbée et mêlée au sang fœtal ; que ce fluide transsudé et chargé d'oxygène, vient à la fois hématoser le sang du fœtus et lui fournir des matériaux de nutrition (van Huevel). Peut-être pourrait-on admettre que parmi les villosités du chorion, au milieu desquelles se développe le placenta, toutes ne sont pas employées à la formation des radicules des vaisseaux ombilicaux, mais qu'il en est un certain nombre qui conservent leurs fonctions primitives, et continuent à absorber les liquides sécrétés par les glandes utriculaires de la muqueuse utéro-épichoriale.

Ce que nous avons dit plus haut de la structure des villosités choriales du placenta viendrait à l'appui de cette hypothèse ; car nous avons vu (fig. 68) qu'indépendamment des villosités vasculaires, on en trouvait quelques-unes pleines et ne contenant aucune ramification des vaisseaux ombilicaux, bien qu'adhérant encore par leur pédicule et communiquant avec une branche plus volumineuse de la villosité. Le fait, du reste, semble avoir été pressenti par quelques auteurs : ainsi Eschricht, tout en pensant que le placenta proprement dit est l'organe respiratoire du fœtus, suppose que les glandes utriculaires de la matrice sécrètent un suc nutritif destiné à l'embryon, et que ce suc est repris par des branches des vaisseaux ombilicaux autres que celles qui accomplissent la respiration dans le placenta. MM. Prévost et Morin regardent aussi le placenta comme l'organe dans lequel l'absorption des matériaux plastiques fournis par la mère est accomplie par les vaisseaux du fœtus. Suivant eux, ce liquide, déposé à la surface interne de la matrice, serait repris par les vaisseaux des cotylédons. Ainsi lorsque chez les ruminants, vers les derniers temps de la gestation, on retire de la matrice l'œuf avec ses cotylédons, que par conséquent on sépare l'un de l'autre le placenta fœtal et le placenta maternel, ce qui est facile sans déchirure, on aperçoit un liquide blanchâtre dans les cellules des caroncules de la matrice, et l'on peut aussi en exprimer un analogue des pinceaux vasculaires des cotylédons. Quoi qu'il en soit;

c'est bien probablement par les vaisseaux ombilicaux proprement dits que les fluides nutritifs peuvent arriver au fœtus.

Une fois mélangés au sang du fœtus, les éléments nutritifs fournis par la mère sont, comme le chyle chez l'adulte, destinés au développement des organes. Lee suppose pourtant qu'ils doivent d'abord subir dans le foie, et plus tard dans l'intestin, une certaine élaboration. Ainsi, portés par la veine ombilicale dans le foie énorme du fœtus, ces éléments y subissent des modifications pour former un composé nouveau, albumineux, nutritif, qui est versé avec la bile dans le duodénum : là ce mélange est partagé en partie récrémentitielle, qui est reprise par les vaisseaux absorbants, comme chez l'adulte, et en partie excrémentitielle, chargée de carbone, qui constitue le méconium.

En résumé, jusqu'à la formation du placenta, l'endosmose fait parvenir dans l'intérieur de l'œuf les éléments de nutrition ; plus tard, l'accroissement du fœtus est dû à l'absorption par la peau de quelques-uns des principes nutritifs qui se trouvent dans l'amnios, et surtout à l'assimilation de ceux que puisent dans le placenta les radicules ombilicales.

Nous devons ajouter que, chez les fœtus comme chez l'adulte, la glycogénie est l'une des conditions essentielles de la nutrition. Après avoir recherché inutilement la matière glycogène dans le foie du fœtus, M. Cl. Bernard a démontré qu'elle existe dans le placenta des mammifères et qu'elle se trouve surtout dans la couche épithéliale de la muqueuse inter-utéro-placentaire. Aux fonctions déjà connues du placenta, il faut donc ajouter la glycogénie placentaire qui paraît suppléer la glycogénie hépatique pendant les premiers temps de la vie embryonnaire. Chez les ruminants la matière glycogène, séparée du placenta, est répandue sur la surface libre de l'amnios et du chorion où elle se présente sous l'aspect de plaques d'apparence épithéliale que tout le monde avait sans doute pu voir, mais dont on avait ignoré jusqu'ici la signification. (Cl. Bernard, *Leçons de physiologie*, 1855. — *Mémoires de la Société de biologie*, 1860.)

§ 2. — Respiration.

Le fœtus respire-t-il dans la cavité amniotique ? Nul doute que si l'on cherche dans les fonctions du fœtus quelque chose d'analogue à ce qu'est la respiration chez l'adulte, on ne réponde par la négative à cette question ; car l'air atmosphérique n'ayant pas accès jusqu'à lui, il est impossible que le sang du fœtus lui emprunte aucun élément. Mais s'ensuit-il que le sang du fœtus n'éprouve, dans un des points du trajet qu'il parcourt, aucune modification analogue ? La plupart des physiologistes ne le pensent pas, et je partage leur opinion.

Suivant quelques physiologistes, ce serait l'eau de l'amnios qui serait l'agent modificateur du sang. Le siége de cette modification serait, d'après Béclard, dans les poumons, où le liquide arriverait par les voies aériennes ; d'après M. Geoffroy Saint-Hilaire, le fœtus absorberait de l'air ou un gaz vivifiant par toute la surface du corps, par des espèces de trachées, comme les insectes, ou par de petites fissures qui existent sur les parties latérales du cou des jeunes embryons. La ressemblance de ces fissures avec l'appareil branchial d'un poisson a fait supposer que leur usage était analogue, et on les a nommées *fissures branchiales.*

Mais, dit Bischoff, ces arcs n'ont jamais chez l'homme et les mammifères une organisation autorisant le moins du monde à conclure qu'ils soient destinés à la respiration. Jamais ils ne portent de branchies ni internes ni externes; jamais on ne voit, comme aux branchies, des vaisseaux se distribuer à leur surface ou dans leur intérieur.

Dans ces derniers temps, M. Serres a cherché de nouveau à expliquer comment pouvait s'opérer la respiration de l'embryon avant la formation complète du placenta. L'appareil respiratoire se compose, dit-il, chez l'embryon humain, du chorion, des deux feuillets de la membrane caduque, du liquide contenu dans sa cavité, et d'un ordre particulier de villosités que j'ai nommées *branchiales,* lesquelles, après avoir traversé la membrane caduque réfléchie, viennent se mettre en contact avec ce liquide. D'une part, la caduque réfléchie est perforée par une multitude d'ouvertures que nous ne saurions mieux comparer qu'à celles qui existent sur la lame horizontale de l'ethmoïde, et de l'autre, les villosités du chorion, *villosités branchiales,* s'engagent dans l'épaisseur de la caduque réfléchie, se logent dans des espèces de conduits, et viennent se mettre en contact immédiatement avec le liquide. Suivant M. Serres, cette disposition offrirait toutes les conditions d'un appareil respiratoire branchial. Ce mode de respiration ne persiste que pendant les quinze ou vingt premiers jours de la vie intra-utérine. A mesure que l'embryon se développe et grandit, une partie des villosités du chorion se transforme en placenta, et alors commence le second temps de la respiration fœtale dans l'utérus, ou la respiration placentaire; dès lors la respiration branchiale décroît, l'appareil branchial s'atrophie et disparaît; d'abord les villosités branchiales du chorion se flétrissent, puis la caduque rétrécit sa cavité, le liquide diminue, et les deux feuillets de la caduque, amenés enfin au contact, s'unissent et se confondent.

Quelque ingénieuse qu'elle soit, cette hypothèse repose évidemment sur des faits mal observés, et ne peut plus être soutenue après la description de la caduque que nous avons donnée.

Après le développement de l'allantoïde, les villosités choriales, devenues vasculaires, se trouvent immédiatement en contact avec les vaisseaux hypertrophiés de la muqueuse, et dès lors le sang fœtal peut puiser dans ce contact des éléments d'hématose. A mesure que ce contact devient plus intime et plus multiplié, le placenta s'organise et constitue une masse compacte qui devient le siége de la respiration placentaire.

Ce placenta est, en effet, organisé tout entier de manière à établir un rapprochement aussi grand que possible entre le sang de l'embryon et le sang de la mère. Ce contact médiat, par suite duquel les deux fluides sont séparés par des membranes fines, établit entre le sang du fœtus et celui de la mère le même rapport qui s'établit, dans le poumon de l'adulte, entre le sang veineux et l'air atmosphérique. Dans les poumons, le sang est mis en rapport avec l'air inspiré, dans le placenta il n'y a point d'air, mais il y a une très-grande quantité de vaisseaux de la mère, dont les parois excessivement fines sont en contact avec les radicules ombilicales, dont les parois sont aussi minces et transparentes. Si donc le sang du fœtus est tellement en rapport avec celui de la mère, qu'il n'y ait que des parois subtiles et minces qui les séparent, n'est-il pas possible que le premier puisse communiquer au second des principes quelconques? N'est-ce pas à travers les parois des vaisseaux pulmonaires que l'air agit sur le sang qui y est contenu? Et d'ailleurs cette modification imprimée au sang du fœtus dans le placenta n'est-elle pas suffisamment prouvée : 1° par la rapidité avec laquelle le fœtus succombe lorsque la tige ombilicale, étant aplatie par la compression, la circulation est interrompue dans le cordon; 2° par les phénomènes pathologiques de l'asphyxie, que l'on constate toujours dans ces cas à l'autopsie; 3° par l'antagonisme qui existe entre le placenta et les poumons : l'enfant nouveau-né peut, en effet, se passer de la respiration pulmonaire tant que la communication entre lui et le placenta n'est pas interrompue, et cette communication peut être interrompue sans danger dès qu'il respire par les poumons; s'il respire fortement, le sang ne coule plus par le cordon ombilical, et si la respiration s'arrête, aussitôt le sang coule de nouveau; 4° enfin par la différence du sang qui circule dans la veine et dans les artères ombilicales, différence peu sensible à une simple inspection, mais que des expériences physiques et chimiques ont constatée?

Dans la respiration pulmonaire de l'adulte, non-seulement le sang absorbe à l'air une certaine proportion d'oxygène, mais aussi il se débarrasse d'une certaine quantité d'acide carbonique. Jusqu'à présent nous avons bien vu le sang du fœtus aller puiser dans le placenta un principe qui le révivifie, mais nous ne l'avons pas vu se débarrassant des matériaux impropres à la nutrition du fœtus : c'est le foie qui, pour la plupart des physiologistes, paraît être destiné à lui faire subir cette dernière élaboration, et à le dépouiller de son carbone et de son hydrogène surabondants. Ceux-ci sont employés à la formation de la bile, et à fournir au complet développement du foie. On sait, en effet, que le développement du foie suit le développement du placenta; qu'ils ont tous deux, à la même époque, une organisation complète, que la bile est un liquide très-carboné, et que le foie a une composition chimique analogue.

§ 3. — Circulation.

A. L'*appareil vasculaire* du fœtus présente certaines particularités anatomiques qui n'existent pas chez l'adulte, et qu'il est bon de rappeler pour faire comprendre la circulation. Ces particularités tiennent évidemment à l'absence de la respiration pulmonaire, car elles disparaissent aussitôt que cette respiration est établie.

1° Le cœur de l'adulte est, comme on le sait, composé de quatre cavités : une oreillette et un ventricule gauches, une oreillette et un ventricule droits. Chaque oreillette communique largement avec son ventricule; mais les oreillettes ne communiquent pas entre elles et sont séparées par une cloison complète. Chez le fœtus, cette cloison est percée d'une ouverture qu'on appelle trou de Botal, qui est d'autant moins large que la grossesse est plus avancée, et qui s'oblitère complétement après la naissance. Une valvule qui s'élève du bord inférieur de ce trou diminue peu à peu la liberté du passage, et, à la naissance, elle est assez grande pour l'oblitérer entièrement.

2° Chez l'adulte, le tronc de l'artère pulmonaire se divise en deux grosses branches, une pour chaque poumon, qui vont se ramifier dans le tissu pulmonaire et y distribuer le sang venu du ventricule droit, sang qui est repris ensuite par les radicules des veines pulmonaires, et reporté par elles dans l'oreillette gauche. Chez le fœtus, ce cercle circulatoire est interrompu. Les deux artères pulmonaires sont très-petites ; mais l'artère pulmonaire donne naissance à un tronc assez volumineux, qui va directement s'ouvrir dans la crosse de l'aorte, et qui est appelé *canal artériel*.

3° L'aorte abdominale se bifurque pour former les artères iliaques primitives. Chacune de ses artères se divise, et de cette division naissent l'hypogastre et l'artère iliaque externe. Chez le fœtus, l'artère hypogastrique semble se continuer avec un gros tronc vasculaire, presque complétement oblitéré chez l'adulte, et qui a reçu le nom d'*artère ombilicale*. Les deux artères ombilicales se dirigent en avant et en dedans jusque sur la partie supérieure et latérale de la vessie, et se recourbent aussitôt pour remonter derrière la paroi antérieure de l'abdomen jusqu'à l'ombilic, se continuent dans le cordon ombilical et vont se ramifier dans le placenta.

4° Enfin, à la différence de l'adulte, le fœtus possède encore une veine ombilicale qui, née par des ramifications nombreuses dans le tissu du placenta, parcourt toute la longueur du cordon, pénètre par l'anneau ombilical dans l'abdomen et se dirige immédiatement derrière le péritoine, en haut et à droite, dans l'épaisseur du ligament suspenseur du foie, se place dans la partie antérieure de la scissure horizontale de cet organe, où elle fournit quelques branches qui se ramifient dans les lobes droit et gauche du foie. A l'entrecroisement des deux scissures de ce viscère, le tronc de la veine ombilicale offre un renflement, et se divise ensuite en deux branches : l'une postérieure, qu'on nomme *canal veineux*, continue la direction du tronc primitif, et va tantôt s'ouvrir au-dessus du diaphragme, dans le tronc de la veine cave inférieure, tantôt s'aboucher avec une des veines hépatiques, et toutes les deux vont s'ouvrir dans la veine cave ; l'autre branche, plus grosse, se dirige à droite, se sépare du tronc commun plus bas et plus en avant que le canal veineux, s'unit ensuite au tronc de la veine porte abdominale, avec lequel elle forme un canal dont le diamètre est double du sien, et qu'on nomme *canal de réunion*, ou confluent de la veine porte et de la veine ombilicale. Après un court trajet, ce tronc se divise et se ramifie dans le foie : ses dernières ramifications s'abouchent avec les ramifications terminales des veines sus-hépatiques, qui, comme chez l'adulte, vont se rendre dans la veine cave, un peu au-dessus du canal veineux. On peut voir, du reste, dans la planche dont l'explication suit, l'ensemble de l'appareil vasculaire du fœtus.

[illegible]

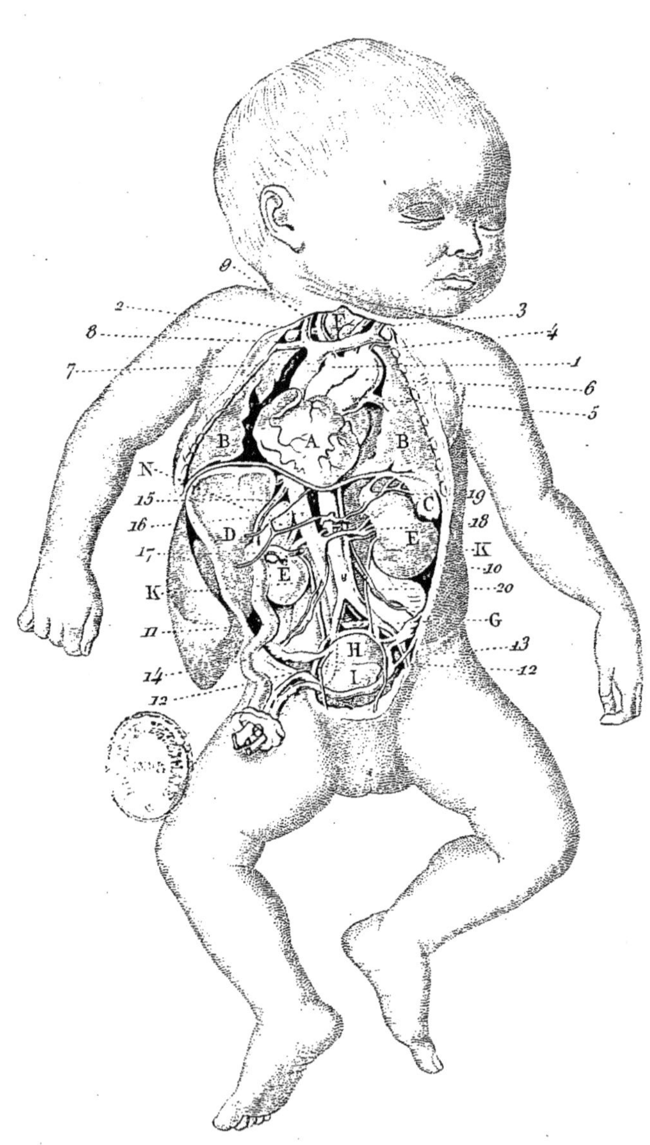
9
2
8
7
3
4
1
6
5
B
A
B
N
15
16
17
K
11
14
12
C
19
18
E
K
10
20
G
13
12
D
E
H
I

EXPLICATION DE LA PLANCHE IV.

A. — Cœur.

B. — Poumons.

C. — Rate

D. — Foie.

E. — Rein.

F. — Thymus.

G. — Extrémité supérieure du rectum.

I. — Vessie.

K. — Uretères.

N. — Lobe de Spigel.

O. — Cordon ombilical.

1. — Aorte.

2. — Tronc brachio-céphalique.

3. — Carotide primitive gauche.

4. — Artère sous-clavière gauche.

5. — Artère pulmonaire.

6. — Canal artériel.

7. — Tronc de la veine cave supérieure.

8. — Veine jugulaire interne droite et veine sous-clavière droite.

9. — Veine sous-clavière gauche.

10. — Aorte abdominale.

11. — Artères iliaques primitives.

12. — Artères ombilicales (toutes deux provenant de la bifurcation
de l'iliaque primitive).

13. — Artères iliaques externes.

14. — Veine ombilicale.

15. — Canal veineux.

16. — Veine cave inférieure.

17. — Veine porte.

18. — Veine et artères rénales.

19. — Artère splénique.

20. — Vaisseaux ovariques.

B. Ces notions anatomiques étant acquises, voyons quel est le *cours du sang* chez le fœtus.

Une partie du sang qui circule dans la veine ombilicale est donc versée directement par le canal veineux dans la veine cave; une autre partie se répand dans le foie, où probablement, comme nous l'avons dit, il subit une certaine épuration, d'où il est reporté dans la veine cave par les veines sus-hépatiques. Tout le sang de la veine ombilicale arrive donc, soit directement, soit indirectement, dans la veine cave inférieure. Le sang que celle-ci contient est donc un mélange du sang qui revient des extrémités du fœtus, du sang que la veine porte a versé dans le foie, plus du sang de la veine ombilicale. Le tronc de la veine cave inférieure porte ce mélange dans l'oreillette droite, où il ne se mêle qu'en partie avec celui que la veine cave descendante rapporte des parties supérieures. Celui que la veine cave inférieure charrie traverse le trou de Botal, vers lequel l'ouverture de cette veine est dirigée : il passe donc en grande partie dans l'oreillette gauche, puis dans le ventricule gauche. Les contractions du ventricule gauche le chassent dans l'aorte. Sa force d'impulsion vient se briser contre la grande courbure de cette artère ; il entre dans les artères qui s'en élèvent, et qui le portent au cerveau et aux parties supérieures. Une petite partie seulement continue à circuler dans l'aorte descendante et se porte aux extrémités inférieures. Le sang, qui a été lancé dans le cerveau et les extrémités supérieures, est repris, après avoir servi à la nutrition de ces organes, par les veines qui, en se réunissant, viennent former la veine cave descendante. Celle-ci le porte dans l'oreillette droite, où une petite partie du sang qu'elle charrie se mêle probablement avec celui qui vient par la veine cave inférieure ; mais sa plus grande portion est chassée dans le ventricule droit, qui lui-même le pousse dans l'artère pulmonaire. Celle-ci en envoie une très-faible portion dans les poumons, et pousse le reste dans le canal artériel qui vient s'aboucher avec l'aorte ; de sorte que ce sang, qui a déjà servi à la nutrition des parties supérieures du fœtus, qui a parcouru la veine cave descendante, l'oreillette et le ventricule droits, et l'artère pulmonaire, vient en définitive, par le canal artériel, se mélanger au peu de sang qui reste dans l'aorte descendante. Arrivé à la partie inférieure de l'aorte, une faible partie du sang aortique est lancée dans les troncs artériels qui vont se distribuer aux extrémités inférieures, tandis que la plus grande partie, chassée dans les artères ombilicales, est portée par elles dans le placenta, où, après avoir subi la modification que lui imprime la respiration placentaire, il est de nouveau repris par les radicules de la veine ombilicale.

C. Transformations de la circulation fœtale après la naissance.

La cause de la première inspiration est assez difficile à expliquer. On l'a attribuée à un mouvement instinctif du fœtus, au besoin qu'il éprouvait de respirer par suite de la séparation du placenta. Ces raisons n'expliquent rien, à mon avis. L'air ne s'introduit dans les poumons que par ampliation de la poitrine, et non point, comme on l'a dit, pour combler un vide qui n'existait pas. Or, cette ampliation de la poitrine est due uniquement à la contraction spasmodique, saccadée et violente du diaphragme ; et cette contraction est toujours le résultat d'une souffrance éprouvée par le fœtus, et produite elle-même par la suspension de la circulation utéro-placentaire, par l'impression subite du froid, par la différence des milieux dans lesquels l'enfant passe tout à coup, et enfin par les excitations artificielles (frictions sur la peau, irritation des muqueuses, etc.) que l'on met en usage dans les cas où l'enfant est affaibli.

Dès que la respiration s'établit, la colonne sanguine prend une autre direction : d'un côté, parce que le liquide afflue en plus grande quantité vers les poumons ; de l'autre, parce que la circulation placentaire est interrompue. Billard a particulièrement étudié les modifications que subissent alors les organes de la circulation. Je vais exposer le résultat de ses recherches : elles intéressent à la fois l'accoucheur et le médecin légiste.

Les ouvertures fœtales sont ordinairement oblitérées huit jours après la naissance ; mais cependant on peut les trouver libres à cet âge : j'ajouterai que, à douze, quinze jours, et même trois semaines, on peut trouver le trou de Botal ou le canal artériel encore ouvert, sans que l'enfant en éprouve, pendant la vie, des accidents particuliers.

Les artères ombilicales deviennent imperméables dès le second jour. Au bout de vingt-quatre heures, elles sont déjà moins volumineuses dans le voisinage de l'anneau, et au bout de trois à quatre jours elles sont oblitérées jusqu'à leur réunion aux hypogastriques ; elles se convertissent peu à peu en cordon fibreux dont la formation n'exige que trois semaines.

La veine ombilicale ne s'oblitère jamais qu'après les artères ; il en est de même du canal veineux. Tous deux sont complétement vides et considérablement rétrécis le quatrième jour. Ils s'oblitèrent en général vers le sixième ou le septième.

Le canal artériel et le trou de Botal s'oblitèrent les derniers, mais persistent rarement au delà du huitième ou du neuvième jour. Le trou de Botal, toutefois, peut rester ouvert beaucoup plus longtemps ; il n'est quelquefois complétement effacé que vers la fin de la première année.

Si l'on examine les artères ombilicales et le canal artériel à mesure qu'ils s'oblitèrent, on verra que peu à peu leurs parois s'épaississent. Cette épaisseur est surtout remarquable pour les artères au niveau de l'ombilic. Il est très-facile de constater cette hypertrophie des parois artérielles, en les coupant par tranches au niveau du point dont je parle ; on voit cette épaisseur diminuer à mesure qu'on s'approche de leur insertion aux iliaques, et c'est précisément dans ce sens que s'observe la progression de l'oblitération du tube vasculaire. La contractilité de ces parois doit nécessairement contribuer aussi à cette oblitération.

Le canal artériel subit la même hypertrophie et la même rétraction de ses parois, de sorte que, sans que la grosseur du vaisseau soit en apparence diminuée, sa lumière l'est beaucoup. Il ressemble alors à un tuyau de pipe dont la cassure est fort épaisse et ne présente à son centre qu'un pertuis d'un médiocre calibre. Cette oblitération est donc le résultat immédiat de la rétraction et de l'hypertrophie concentrique des parois : toutefois, il faut bien en convenir, ce n'est point là le fait primitif. Si, en effet, la même quantité de sang affluait dans ces vaisseaux, cette rétraction ne serait pas impossible ; mais, depuis la première inspiration, le sang, chassé par la contraction du ventricule droit (voy. plus bas), est attiré presque en totalité dans les artères pulmonaires, et il en passe à peine dans le canal artériel ; et, d'un autre côté, l'insertion très-oblique des artères ombilicales explique assez comment le sang, qui y affluait en grande abondance quand il n'avait pas d'autre issue, n'y est plus poussé que très-faiblement lorsque la respiration a complété le cercle circulatoire du nouveau-né.

L'oblitération de la veine ombilicale ou du canal veineux ne se fait pas de la même manière ; ils ne présentent pas un épaississement remarquable de leurs parois. Après la section du cordon ombilical, ces vaisseaux ne reçoivent plus de sang, excepté dans les cas où il refluerait par la veine cave, et dès lors leurs parois se rapprochent, deviennent contiguës, ainsi que cela s'observe pour tous les conduits de quelque nature qu'ils soient, dès qu'ils ne sont plus traversés par les liquides qui les parcourent habituellement. Cependant la veine ombilicale et le canal veineux conservent longtemps leur cavité libre, car on les distend aisément en y introduisant un stylet assez gros, tandis qu'il n'en est pas de même pour les artères et le canal artériel (¹).

Le trou de Botal, qui s'oblitère le dernier, est cependant celle de toutes les ouvertures fœtales dans laquelle on remarque plus tôt un travail d'oblitération. Dans les premiers temps de la vie intra-utérine, les deux oreillettes sont presque confondues en une seule. Ce n'est guère qu'au troisième mois que le trou ovale commence à se fermer à sa partie inférieure par le développement d'une valvule semi-lunaire qui s'en élève. Cette valvule, composée d'un double feuillet membraneux contenant des fibres charnues dans son épaisseur, monte graduellement le long des bords de l'ouverture vers l'oreillette gauche, en contractant des adhérences avec la circonférence du trou, et finit enfin par former ainsi le fond de la fosse ovale et le petit repli semi-lunaire que l'on voit dans l'oreillette. Par là, la cloison se trouve complète et n'est perforée que par le canal oblique que présentent les jeunes sujets, et qui lui-même s'efface à la longue (²).

Si l'on veut maintenant apprécier l'influence que ces modifications vasculaires exercent sur la circulation, voici ce que l'on constate. Immédiatement après la première inspiration, et par le seul fait de la distension des cellules pulmonaires, les dernières divisions de l'artère pulmonaire, qui se ramifient dans la membrane muqueuse et contribuent à en former les parois, sont subitement rendues perméables dans toute leur étendue. Il s'y produit donc tout à coup un vide dans lequel se précipite le sang chassé du ventricule droit. Dès lors, le trajet que parcourt le sang dans le ventricule droit jusqu'à l'aorte est plus considérable. Le canal artériel, qui est tout à coup vide, se rétracte et diminue beaucoup son calibre. L'oreillette droite, qui avait de la peine à pousser à travers le trou de Botal tout le sang qu'elle recevait des veines caves, s'en débarrasse maintenant en le poussant en grande partie dans le ventricule droit. L'oreillette gauche, qui avant la naissance recevait seulement du sang par le trou ovale, est maintenant remplie par celui que lui apportent les quatre veines pulmonaires. Le rapport qui existait dans la quantité de sang que recevait chaque oreillette est dès lors changé ; car la droite, qui était distendue outre mesure par le liquide, s'en débarrasse avec facilité, tandis que la gauche, qui en recevait à peine, est remplie par celui que lui ap-

(¹) On trouve dans la 16ᵉ livraison de l'*Anatomie pathologique* de M. Cruveilhier un cas de persistance de la veine ombilicale chez un adulte : celle-ci communiquait d'une part avec la veine porte, d'une autre part avec la veine crurale, par l'intermédiaire des veines sous-cutanées abdominales.

(²) Suivant le docteur Tyler Smith, par suite de l'expansion des poumons, la bronche gauche exerce une pression sur le canal artériel, et contribuerait ainsi à son oblitération. Le changement produit dans la situation du cœur aiderait aussi mécaniquement l'occlusion du trou ovale, et, enfin, l'abaissement du foie produit par la respiration serait tel, qu'il comprimerait la veine ombilicale et produirait son aplatissement. (*The Lancet*, septembre 1848.) Toutes ces assertions ne nous paraissent pas suffisamment démontrées et ont besoin d'observations nouvelles.

portent les veines pulmonaires ; de sorte que le sang refluerait de l'oreillette gauche dans la droite à travers le trou ovale, si la cloison semi-lunaire, qui maintenant fait l'office d'une valvule, ne s'y opposait.

§ 4. — Innervation.

La plupart des fonctions de l'encéphale, dit M. Jacquemier, restent pendant la vie intra-utérine dans un état complet d'inactivité. Cependant la sensibilité est déjà fort développée chez le fœtus un peu âgé ; il suffit pour s'en assurer de comprimer la matrice au travers des parois abdominales et presque toujours le fœtus exécute quelques mouvements pour se soustraire à cette compression. On peut d'ailleurs faire une expérience plus directe : après avoir incisé l'abdomen d'une lapine, les parois de la matrice laissent voir, par transparence, les fœtus qu'elle contient, et rien n'est plus facile que de saisir la patte de l'un d'eux entre le mors d'une pince. A ce moment, on le voit s'agiter et donner des signes non équivoques d'une douleur plus ou moins vive. Il est difficile de ne voir là qu'un phénomène dû à l'action réflexe ; quant aux mouvements spontanés, ils sont le résultat de l'instinct ou d'une volonté vague et obscure. Pendant la vie intra-utérine, surtout à la fin de la grossesse, l'innervation doit être en un mot à peu près aussi complète que chez un enfant nouveau-né.

Les fonctions du système nerveux chez le fœtus sont d'ailleurs, comme chez l'adulte, soumises à une intermittence d'action ou à une périodicité d'où résultent la *veille* et le *sommeil*. A ce point de vue le fœtus est encore comparable à l'enfant nouveau-né. Quand celui-ci dort, il suffit pour l'éveiller de l'exciter un peu vivement et à plusieurs reprises avec le bout du doigt, et au moment de son réveil il exécute presque toujours quelques mouvements brusques. Même chose a lieu sans aucun doute pendant la vie intra-utérine, et quand on cherche à provoquer les mouvements actifs du fœtus en comprimant l'utérus on le tire probablement du sommeil pour le faire passer à l'état de veille. C'est à ce moment qu'il exécute des mouvements perçus par la main appliquée sur l'abdomen.

§ 5. — Sécrétion.

Parmi les sécrétions qui s'opèrent chez le fœtus, nous choisirons, pour en dire seulement quelques mots, la sécrétion de la bile, du méconium et de l'urine.

1° *Sécrétion de la bile.* — Le foie est de tous les viscères du fœtus le plus volumineux. A trois mois, il est d'une texture molle et pulpeuse, et n'offre pas encore la structure granuleuse qu'il a à terme. La vésicule du fiel n'est alors qu'un fil blanc dont l'extrémité inférieure est plus grosse, et dont la cavité est excessivement étroite. A cinq mois, le volume de l'organe est beaucoup plus considérable, la texture est plus ferme, la vésicule du fiel plus apparente ; la sécrétion de la bile commence alors pour continuer et augmenter pendant toute la grossesse. Nous avons déjà indiqué par quoi nous paraissait en grande partie formée la bile. Au septième mois, la vésicule du fiel est remplie de bile jaune ; on en trouve aussi une grande quantité dans le canal intestinal.

2° *Méconium.* — Le canal digestif n'est qu'humide pendant les premiers temps de la vie intra-utérine. Vers le troisième mois, une sécrétion plus abondante commence. Suivant Lee, l'estomac contient alors un liquide clair et acide sans albumine, tandis qu'on trouve dans la partie supérieure de l'intestin grêle une bouillie semblable à du chyme, qui consiste en albumine pure, et dans le conduit biliaire un liquide albumineux analogue. Le méconium, d'un brun verdâtre, n'existe que dans l'intestin grêle jusqu'au cinquième mois ; mais après ce terme il pénètre dans le gros intestin, il devient de plus en plus foncé, et enfin il s'accumule dans le rectum. Le méconium est le résultat du mélange de la bile avec le produit sécrété par la muqueuse intestinale.

3° *Urine.* — Chez l'embryon humain, l'urine ne remplit jamais entièrement la vessie ; et comme les reins sont développés de très-bonne heure, et que dès lors leur sécrétion s'opère, il faut bien que l'urine soit évacuée.

Quelques embryologistes ont pensé que, dans les premiers temps, la vessie communiquait par l'ouraque avec l'allantoïde, et que la cavité de cette membrane était le réservoir définitif de l'urine. Cette opinion n'est plus généralement admise ; car, ainsi que nous l'avons prouvé, l'allantoïde, dans l'espèce humaine, n'existe plus comme vésicule distincte bien avant le développement des reins : il faut donc admettre que l'urine est expulsée par l'urèthre dans la cavité amniotique. La nécessité de cette évacuation est d'ailleurs prouvée par les faits cités plus haut, et dans lesquels une imperforation de l'urèthre a déterminé la distention extrême et même la rupture de la vessie.

CHAPITRE VI.

DIAGNOSTIC DE LA GROSSESSE.

Les signes qui servent à reconnaître la grossesse sont distingués en signes rationnels et en signes sensibles. Les premiers sont : 1° dès les premiers jours, les caractères indiqués par les auteurs, et à l'aide desquels ils pensaient reconnaître si une femme avait conçu ; 2° plus tard, la suppression des règles, l'augmentation du volume du ventre et la saillie du nombril : les phénomènes que nous avons étudiés dans les mamelles, les accidents ou plutôt les troubles fonctionnels qui surviennent dans les organes digestifs, l'état du pouls, les modifications offertes par les urines, et enfin certains changements survenus dans les habitudes de la femme et dans ses facultés morales et intellectuelles.

ARTICLE PREMIER.

SIGNES RATIONNELS.

Suivant Aristote, on doit penser qu'une femme a conçu, si après le coït elle ne sent rien couler par le vagin, et si le mari s'aperçoit que le membre viril sort plus sec que de coutume. C'est une opinion généralement répandue parmi les pasteurs, que la rétention de la semence annonce que la femelle a été imprégnée.

Suivant Hippocrate, les yeux deviennent plus caves, plus languissants et sont cernés par un cercle bleuâtre ; il se forme sur le visage des taches plus ou moins étendues. Depuis Démocrite, enfin, le gonflement du cou a été donné comme signe de conception.

Tous ces signes n'ont que peu ou point de valeur. Je place bien avant eux la sensation plus voluptueuse, l'éréthisme plus général qu'éprouvent certaines femmes pendant le coït fécondant, et auxquels quelques-unes reconnaissent, presque d'une manière certaine, qu'elles sont devenues enceintes.

1° *Suppression des règles.* — Les femmes cessent d'être réglées pendant la gestation. C'est un fait tellement général, que lorsqu'il survient chez une femme bien portante, sans cause connue et sans être suivi d'aucun symptôme morbide, il est avec raison regardé comme un signe probable de grossesse. Toutefois, cette suppression pouvant être occasionnée par une foule de causes, le médecin, consulté sur la valeur de ce signe, devra s'enquérir avec soin de toutes les circonstances passées ou présentes qui auraient pu produire ce résultat. Il ne nous appartient pas d'établir ici ce diagnostic. Mais nous devons reproduire une remarque déjà faite par quelques auteurs, et que notre expérience nous a permis plusieurs fois de vérifier : c'est que quelques jeunes femmes nouvellement mariées, et jusqu'alors bien réglées, voient tout à coup et sans cause connue leurs règles se supprimer pendant plusieurs mois. Cette suppression, résultat probable de l'irritation ou du trouble produit dans les organes génitaux par les premières approches conjugales, est souvent accompagnée d'une augmentation de volume du ventre, d'une sensibilité plus grande des glandes mammaires : on croit si aisément ce qu'on désire, qu'il n'en faut pas davantage pour faire espérer un commencement de grossesse, et l'on conçoit quelle discrétion le médecin consulté doit alors porter dans un diagnostic si délicat.

Les règles peuvent cependant continuer pendant la grossesse, assez souvent pendant les premiers mois, plus rarement durant les cinq ou six premiers mois, et beaucoup plus rarement encore pendant toute la grossesse. On trouve dans les auteurs bon nombre d'observations qui prouvent ces assertions. Nous avons vu, en 1837 et 1838, des femmes évidemment enceintes, et chez lesquelles les règles ont coulé pendant le même nombre de jours et à la même époque ; une d'entre elles nous a assuré que pendant les cinq premiers mois, elle les voyait le 2 de chaque mois et pendant deux jours comme avant d'être enceinte. J'ai observé à l'Hôtel-Dieu deux femmes que j'ai citées dans ma thèse, qui ont été réglées pendant tout le cours de leur grossesse. M. Dunal (de Montpellier) a cité un cas tout à fait semblable. Haller, Mauriceau, citent d'ailleurs des exemples semblables. Il est pourtant quelques personnes qui nient encore que les femmes puissent être réglées lorsqu'elles sont enceintes. M. Moreau, qui professe cette dernière opinion, a vu cependant beaucoup de femmes perdre à des époques variables pendant la gestation ; mais pour lui, l'irrégularité de l'époque à laquelle apparaissait le sang, son peu d'abondance ou sa trop grande quantité, les qualités mêmes de ce sang lui permettaient toujours de le distinguer d'un véritable écoulement menstruel. L'observation de M. Moreau est sans doute applicable à beaucoup de cas ;

mais les faits que j'ai cités, et beaucoup d'autres que j'aurais pu puiser dans les auteurs, ne me permettent pas de douter qu'une femme puisse être réglée pendant sa grossesse.

Les femmes peuvent devenir enceintes sans jamais avoir été réglées ([1]) ; il en est de même de celles dont les règles sont supprimées, soit par l'allaitement, soit accidentellement ([2]).

Toutes ces anomalies se comprennent facilement quand on se rappelle que si l'apparition des règles est toujours liée à l'évolution ovarienne, celle-ci peut pourtant avoir lieu sans être accompagnée de l'écoulement menstruel (voyez *Menstruation*).

Deventer, Baudelocque, Chambon, rapportent l'histoire de femmes qui n'ont jamais été réglées que pendant leur grossesse. L'observation que Deventer a pu faire pendant quatre grossesses successives chez la femme qu'il cite est surtout excessivement curieuse. Enfin Desormeaux croit avoir remarqué, que, dans certaines années, il a eu occasion d'observer un très-grand nombre de femmes chez lesquelles les règles, habituellement supprimées pendant les grossesses antécédentes, se montraient cependant dans d'autres grossesses, et souvent sans cause apparente. Est-ce, comme il paraît le croire, un résultat de l'influence atmosphérique ou un pur effet du hasard ? Je n'ose décider la question.

Il est important de connaître ces cas exceptionnels, mais il faut se mettre en garde contre la tendance qu'on a généralement à croire au merveilleux. Il ne faut pas oublier que, pendant la grossesse, la persistance des règles est un fait rare, et que si leur suppression a dès lors une grande valeur diagnostique, elle peut pourtant être la conséquence de bien des circonstances diverses.

([1]) Une jeune femme présenta tous les signes de la grossesse, et n'ayant jamais été réglée jusqu'alors, on vit ses règles apparaître et persister pendant toute sa grossesse. (Perfect, *Cases in midwife*, vol. II, p. 74.)

Une dame âgée de vingt-quatre ans, et mariée depuis huit ans, n'avait jamais été réglée que pendant ses grossesses, et chaque apparition des menstrues était pour elle un signe certain qu'elle était enceinte.

Une femme mariée à vingt et un ans n'avait jamais été réglée ; après deux ans, elle sentit des maux de cœur et ses règles apparurent ; neuf mois après, elle accoucha d'un enfant bien portant, quoique ses règles n'eussent pas manqué de revenir chaque mois. (Churchill, *Obs. on the diseases of pregnancy*, p. 36.)

([2]) Le docteur Flechner (de Vienne) raconte qu'une jeune femme de vingt-deux ans avait toujours été réglée. A la suite d'un premier accouchement, les menstrues ne reparurent pas, et furent remplacées chaque mois par une céphalalgie intense, accompagnée d'un sentiment de pression et de chaleur au front et aux pariétaux. Dans les treize années qui suivirent, elle mit au monde six enfants bien portants. (*Gazette médicale*, 1841, p. 91.)

Dewees raconte qu'une femme mariée depuis plusieurs mois se plaignit de quelques troubles du côté de l'estomac. Elle n'avait jamais été réglée que trois fois, et depuis nombre d'années il y avait suppression complète des menstrues. Il lui conseilla des pilules de rhubarbe qui la purgèrent un peu, mais ne la soulagèrent pas. Six mois après, le ventre étant un peu développé, il put s'assurer qu'elle était enceinte de six mois. Aussitôt après, les règles revinrent régulièrement jusqu'au terme de la grossesse. Durant l'allaitement, qui dura un an, les règles ne revinrent pas; elle sevra son enfant et aussitôt après les règles reparurent, et cette fois, comme la première, elles furent l'annonce d'une grossesse déjà existante.

2° *Ballonnement du ventre*. — Tant de causes variées peuvent produire une augmentation dans le volume du ventre, qu'on prévoit le peu de valeur de ce signe. Cependant sa forme et son mode de développement ont, dans la grossesse, quelque chose de spécial : ainsi le ventre se gonfle un peu dès le premier mois ; mais ce gonflement, dû à une accumulation de gaz dans la cavité intestinale, ne dure que quelques semaines, puis diminue et disparaît, de sorte que la femme paraît souvent moins grosse à la fin du second mois que pendant le premier. Lorsque cette tympanite légère ne se manifeste pas, le ventre est dès le premier mois plus plat qu'auparavant, ce qui est probablement dû à l'enfoncement de l'utérus dans l'excavation. *Ventre plat, enfant il y a*, disaient les anciens accoucheurs. A partir de trois mois ou trois mois et demi, la région hypogastrique devient évidemment plus saillante, et l'augmentation est ensuite régulière et toujours croissante jusqu'au terme. C'est donc immédiatement au-dessus de la symphyse des pubis que commence à paraître la tuméfaction ; c'est surtout sur la ligne médiane que la saillie est d'abord plus considérable, tandis que les côtés paraissent aplatis. Après le quatrième mois il suffit de faire placer la femme dans la position horizontale, les muscles abdominaux dans le relâchement, pour voir chez les femmes maigres la tumeur utérine, dont le fond se dessine nettement à travers la paroi du ventre. Si ces parois sont épaisses ou tendues, le palper abdominal, pratiqué comme nous l'indiquerons plus bas, devient alors indispensable.

Nous avons déjà dit quelles étaient les modifications que subissait le volume du ventre aux différentes époques de la grossesse ; mais son développement n'est pas toujours bien régulier. Ainsi il est beaucoup plus rapide dans les cas de grossesse gémellaire, dans les cas d'hydropisie de l'amnios. En outre, il est des femmes chez lesquelles le volume de l'abdomen n'est pas du tout en rapport avec l'époque de la grossesse, et qui ont, à sept ou huit mois, un ventre qui ne paraît en accuser que cinq : cela tient souvent à leur haute stature, à la largeur de leur bassin, au peu de saillie de la colonne lombaire et de la partie supérieure du sacrum. Chez les femmes petites, au contraire, surtout celles qui ont le bassin rétréci, et chez lesquelles, par conséquent, la matrice est, dès les premiers mois, obligée de s'élever au-dessus du détroit supérieur, la saillie abdominale est prématurée, si je puis m'exprimer ainsi, et à une époque encore peu avancée paraît beaucoup plus prononcée qu'à l'ordinaire.

La *dépression* ombilicale paraît plus enfoncée dès le premier mois ; son fond semble tirer en bas et en arrière, ce qui est probablement le résultat de l'abaissement de l'utérus dans l'excavation. Celui-ci, en effet, entraîne avec lui le fond de la vessie, et tiraille par conséquent l'ouraque. En même temps le pourtour de l'anneau est le siége d'une sensation douloureuse de tiraillement, et devient plus sensible à la pression : du reste, cette sensibilité envahit quelquefois une étendue assez considérable des parois du ventre. Mais, vers la fin du troisième mois, dès que l'utérus commence à s'élever au-dessus du détroit supérieur, l'ombilic reprend son état normal, et, au quatrième mois, il paraît moins creux qu'avant la conception ; puis le fond de la dépression s'élève peu à peu dans le cinquième et le sixième, de sorte qu'au septième la dépression est tout à fait effacée, et se trouve sur le même niveau que le reste de la peau : l'anneau ombilical est quelquefois dilaté de manière à recevoir l'extrémité du doigt ; enfin, dans les deux derniers mois, la peau de l'ombilic est saillante au-dessus du reste du ventre, et pendant les efforts de la femme on voit assez souvent quelques portions épiploïques s'engager dans l'anneau et faire hernie à l'extérieur.

Ces modifications de l'ombilic constituent un signe rationnel d'une grande valeur, car elles sont presque constantes. Je dis presque, car dans un cas observé par M. Blot, cette dépression avait, chez une femme à terme, d'un embonpoint ordinaire, 1 centimètre de profondeur. S'il est vrai que ces changements de la dépression ombilicale puissent être produits par une tumeur pathologique d'un volume considérable, ou par une accumulation de liquides dans le péritoine, il est également vrai qu'elles existent presque toujours dans la grossesse avancée, et que leur absence suffit, dans l'immense majorité des cas, pour autoriser à nier l'existence d'un fœtus de sept à huit mois.

3° L'existence des vergettures, et surtout de la ligne brune que nous avons dit exister entre le pubis et l'ombilic, a une grande importance pour le diagnostic, surtout chez une primipare. Néanmoins les vergettures peuvent se rencontrer toutes les fois que l'abdomen, sous une influence quelconque, a été fortement distendu.

4° Les phénomènes qui ont leur siége dans la mamelle sont, pour M. Montgomery, un signe infaillible de grossesse ; pour Smellie et Hunter, les modifications de l'aréole constituaient aussi un signe certain. Sur ce seul indice ce dernier chirurgien n'hésita pas à déclarer, en examinant un cadavre, que l'utérus était développé par un produit de conception : pendant l'examen, on s'aperçut que l'hymen était encore intact ; il n'en persista pas moins dans son opinion, et l'ouverture du ventre lui donna raison. Ce fait et beaucoup d'autres qu'on pourrait citer, prouvent toute la valeur de ces signes, quand ils existent, mais malheureusement on ne les rencontre pas toujours ; chacun d'eux peut manquer isolément, dans quelques cas même on n'en retrouve aucun. J'ai vu, en 1837, à la Clinique, une jeune femme brune, forte et vigoureuse, arrivée au terme de sa grossesse, et chez laquelle le pourtour des mamelons ne présentait aucun des signes indiqués, et j'ai eu depuis plusieurs occasions de faire la même observation. Leur absence ne prouve donc pas absolument contre la grossesse, et sous ce rapport leur importance a été exagérée par quelques chirurgiens anglais. Il faut avouer cependant que ces cas sont rares. Chez une femme qui n'a jamais eu d'enfants, et dont le sein offre la couleur brune de l'aréole, l'aréole mouchetée et les tubercules que nous avons déjà indiqués, je diagnostiquerais presque avec certitude une grossesse. Mais chez celles qui ont eu déjà des enfants, il est bien difficile de distinguer si ces caractères sont le résultat des modifications que le sein a éprouvées dans les grossesses antérieures, ou dans celle qu'on est appelé à constater : on ne peut sur ce point que s'en rapporter au dire des femmes elles-mêmes, surtout s'il ne s'est écoulé qu'un très-court intervalle entre la dernière grossesse et celle que l'on est appelé à examiner.

Nous avons examiné une jeune fille chez laquelle le vagin et l'utérus manquaient quoique les parties génitales externes fussent bien conformées. Cette jeune fille était donc dans l'impossibilité de devenir enceinte et cependant chez elle l'aréole vraie était très-foncée en couleur et entourée elle-même d'une aréole mouchetée bien marquée. Néanmoins la coloration de la mamelle, quand elle est bien tranchée, constitue un bon signe rationnel, mais son absence n'indique nullement qu'il n'y a pas grossesse. Si chez les femmes brunes, l'aréole vraie brunit presque toujours en même temps qu'il se forme une aréole mouchetée, il n'en est plus de même chez les femmes blondes. Chez ces dernières, la coloration de la mamelle est beaucoup moins accentuée ; elle manque presque toujours chez les femmes rousses, même à la fin de la grossesse.

5° Je n'ai jamais pu saisir la valeur des signes tirés de l'état du pouls chez les femmes grosses. Il m'a toujours paru plus dur, plus plein et plus développé, mais voilà tout ce que j'ai pu constater.

6° Quant aux troubles des voies digestives, des facultés morales et intellectuelles, ils n'ont dans le diagnostic qu'une importance fort secondaire ; ils ne peuvent guère qu'éveiller l'attention sur la possibilité d'une grossesse douteuse. Ils rentrent plus spécialement dans la pathologie de la grossesse, et seront étudiés plus loin.

7° *Modifications offertes par les urines*. — Nous avons longuement étudié la production de la kyestéine dans l'urine des femmes enceintes. Nous nous bornerons donc à dire que cette substance n'offre pas, comme signe diagnostique, le degré de certitude que certains auteurs ont voulu lui donner, son existence chez une femme, d'ailleurs bien portante, est un signe rationnel assez important.

En résumé, il est facile de voir que chacun de ces signes rationnels dont nous venons d'apprécier la valeur diagnostique est, pris isolément, peu concluant. Nous en exceptons pourtant les modifications offertes par les mamelles, qui, bien caractérisées chez une femme primipare, peuvent seulement faire naître quelques doutes dans l'esprit ; ils constituent, par leur réunion, une somme si grande de probabilités, qu'elle équivaut presque à une certitude. Cette certitude ne pourra être complète cependant qu'après la constatation des signes sensibles dont nous allons maintenant nous occuper.

ARTICLE II.

SIGNES SENSIBLES.

Tous les signes sensibles de la grossesse sont perçus par le toucher, le palper abdominal et l'auscultation. Nous devons donc étudier avec le plus grand soin ces moyens d'exploration, ainsi que les résultats qu'ils fournissent.

§ 1. — Du toucher.

Le toucher, considéré sous le point de vue des accouchements, a pour but de constater l'état des diverses parties molles et dures qui concourent, chez la femme, au grand acte de la reproduction. Il consiste dans l'exploration de ces parties à l'aide du doigt et de la main portés à la vulve, dans le vagin, dans le rectum ou sur l'abdomen.

Constater l'existence et l'époque de la grossesse ; l'imminence d'un accouchement prochain ; les diverses périodes du travail ; la présentation et la position du fœtus ; la nature, l'énergie ou la faiblesse des contractions ; la nature, le volume, la situation des obstacles dépendant des parties molles ou dures, qui peuvent s'opposer à la terminaison spontanée du travail et nécessiter les secours de l'art : tel est le but qu'on se propose dans les diverses circonstances où l'on pratique le toucher. L'accoucheur a donc besoin de se servir à chaque instant de ce moyen : cela suffit, je pense, pour lui en faire sentir toute l'importance et la nécessité de s'y exercer. Avec de l'habitude, quelles que soient, du reste, la grandeur et la forme du doigt, tout le monde peut acquérir dans le toucher assez de perfection pour se tirer des cas les plus difficiles de la pratique. Que les jeunes gens ne se laissent donc pas arrêter par un doigt trop court et les difficultés qu'ils rencontrent en commençant. Le *doigt s'allonge par l'habitude du toucher*, et il ne faut pas croire ces pédants qui, nous prenant la main, l'examinent gravement et la rejettent avec dédain en s'écriant : *Avec une main comme celle-là vous ne serez jamais accoucheur*. Les femmes ont, en général, les doigts plus courts que les nôtres, et cependant elles arrivent à une grande perfection dans le toucher ; je le répète, à moins d'avoir une main ou des doigts mal conformés, on arrive, avec de l'habitude, à savoir toucher et bien toucher.

A. — Toucher vaginal.

C'est ordinairement l'index que l'on emploie pour pratiquer le toucher. Le doigt étant étendu, il est présenté horizontalement dans le sillon des fesses jusqu'à ce qu'il soit arrêté par lui, puis on le ramène ensuite d'arrière en avant jusqu'à l'ouverture de la vulve. Je préfère cette méthode à celle de ceux qui conseillent de diriger le doigt d'avant en arrière, de manière à passer au devant du clitoris et du méat urinaire. Le frottement exercé contre ces parties doit être, au contraire, évité avec soin. Il n'est pas facile, à moins d'une grande négligence, de confondre, en ramenant le doigt d'arrière en avant, l'ouverture anale avec celle du vagin. Celle-ci étant trouvée, le doigt est d'abord poussé presque directement en arrière, jusqu'à ce qu'il ait pénétré d'un tiers dans le vagin ; puis abaissant alors fortement le poignet, l'opérateur donne au doigt une direction presque verticale, de manière que le pouce soit appliqué contre la face antérieure de la symphyse et le bord radial de l'index tourné en avant, son bord cubital étant appliqué contre la commissure antérieure du périnée qu'il repousse en arrière. La position des trois autres doigts varie suivant les cas, et suivant surtout ce qu'on se propose d'atteindre. Si, par exemple, l'index veut explorer des parties placées sur le plan postérieur de l'excavation, il est mieux, à mon avis, de les tenir étendus sous le périnée que l'on cherche à soulever avec le bord radial du médius. Si, au contraire, on veut constater le ballottement ou explorer des parties situées sur le plan antérieur, il est plus commode de fléchir le pouce, mais surtout les trois autres doigts, dans la face palmaire, l'index étant seul étendu, et sa face palmaire dirigée en avant. Stein conseille de joindre le médius à l'index. C'est en général inutile, et souvent nuisible ; car, bien que les deux doigts réunis puissent peut-être s'enfoncer un peu plus profondément, la sensation n'est pas aussi nette que lorsqu'elle est perçue par un seul doigt.

Il est convenable que les médecins s'exercent à pratiquer le toucher avec les deux mains ; il est quelques maladies de la femme et quelques positions du fœtus qui peuvent obliger l'accoucheur à toucher avec le doigt gauche. Il peut arriver encore qu'une blessure à la main droite nécessite l'emploi de la gauche. Le plus souvent la droite peut suffire.

Pendant le toucher, la femme peut se tenir debout ou être couchée. Dans les commencements de la grossesse, il faut en général faire coucher la femme, parce que, dans cette position, quand la tête est élevée, les membres inférieurs fléchis et écartés, on place les muscles abdominaux dans le relâchement, et il est ainsi plus facile de constater le développement du corps de l'utérus ; cette position peut aussi être nécessitée par des maladies qui empêchent la femme de se tenir debout. A une époque plus avancée on peut presque indifféremment laisser la femme couchée, ou la toucher debout. En général, dans cette dernière position, il est plus facile de sentir le ballottement. Dans ce dernier cas, la femme doit avoir les reins appuyés contre un meuble ou un mur ; elle doit prendre un point d'appui sur une chaise placée à ses côtés, et porter le haut du corps légèrement en avant.

Enfin, quand cette exploration présente quelques difficultés, on se trouve très-bien de toucher successivement dans les deux positions.

L'accoucheur doit enduire son doigt d'un corps gras quelconque, graisse, beurre, huile, mucilage, etc., dans le double but de rendre l'introduction plus facile et moins douloureuse pour la femme, et de se mettre à l'abri de la contagion des maladies dont elle pourrait être affectée. Quand la femme est debout, il se place devant elle, fléchit un genou : il n'est pas indifférent, à mon avis, que ce soit l'un ou l'autre ; en général, il faut mettre en terre le genou opposé à la main qui touche, de manière à pouvoir prendre un point d'appui, en plaçant le coude sur l'autre genou. Mais quand la femme est très-petite, il m'a paru plus commode de fléchir le genou droit quand on touche de la main droite, etc. Quand la femme est couchée, il faut se placer à côté d'elle ; du côté droit quand on touche de la main droite, du côté gauche quand on opère avec l'autre main.

Pendant qu'une main explore le vagin, l'autre est placée sur la paroi abdominale. Cette précaution est surtout bonne pour fixer le fond de l'utérus quand on recherche le ballottement.

En poussant le doigt sur le périnée, et avant de l'introduire dans le vagin, on constate l'existence, l'absence de la fourchette ou des inégalités qui la remplacent après l'accouchement. En pénétrant dans le vagin, il faut s'assurer de l'état des grandes lèvres, du vagin, de sa longueur, de sa largeur, du poli ou de l'état rugueux de sa muqueuse, des diverses maladies, tumeurs ou dégénérations qui pourraient exister à sa surface ou dans l'épaisseur de ses parois ; on constate l'état de plénitude ou de vacuité du rectum. Nous parlerons plus tard du toucher employé comme moyen de diagnostic des vices de conformation.

Toutes ces explorations faites, on arrive au col de l'utérus, et l'on cherche à constater toutes les modifications qu'il a dû subir dans sa situation, sa direction, sa forme, sa consistance et les dimensions de sa cavité, modifications que nous avons déjà indiquées avec soin (page 101 et suivantes). Le doigt pourra s'assurer du développement du corps de l'utérus, en constatant l'évasement de sa partie inférieure. Pendant les premiers mois et quelquefois jusque vers le troisième, il est en grande partie dans l'excavation, et déjà son volume est assez considérable pour occuper presque tout l'espace qu'offre le petit bassin. Aussi est-il très-peu mobile par suite de la gêne qu'il éprouve. Pendant l'état de vacuité, on peut très-facilement, en plaçant le doigt sur le côté du col, le porter à droite, à gauche, en avant et en arrière ; pendant la grossesse, la fixité du corps rend le col immobile, de sorte qu'il est impossible ou au moins très-difficile d'obtenir ce résultat. Si l'on cherche à soulever l'utérus, on sent qu'il est beaucoup plus lourd que dans l'état de vacuité.

B. — Toucher anal.

Il est fort rare que l'accoucheur soit obligé d'introduire le doigt dans le rectum. Cependant une oblitération partielle du vagin peut rendre cette exploration nécessaire ; elle peut encore être utile, lorsqu'on a quelques raisons de supposer une grossesse chez une jeune fille qui se dit vierge. Car la nécessité de ménager l'hymen, *peut-être intact*, rend très-difficile le toucher vaginal. Dans le cas où il existe une tumeur à la partie postérieure du vagin, il est quelquefois difficile de décider si cette tumeur est située dans la cloison recto-vaginale, ou si elle est une dépendance des parties osseuses. Or, ce diagnostic est cependant très-important, car la conduite à tenir dans les deux cas est toute différente. L'index introduit dans le rectum, et le pouce dans le vagin, lèveront alors tous les doutes.

Je ne vois guère d'autres circonstances où un accoucheur soit obligé de pratiquer le toucher anal. Je sais bien qu'on l'a conseillé dans certains cas de diagnostic difficile des premiers mois de la grossesse ; mais la plupart des femmes répugnent tant à ce genre d'exploration, qu'en vérité, à moins d'un grand intérêt, il y aurait par trop d'inconvenance à vouloir les y soumettre.

C. — Ballottement.

Le ballottement est, suivant la plupart des auteurs, une sensation analogue à celle que l'on perçoit lorsqu'une bille de marbre étant mise dans une vessie pleine d'eau, on frappe avec le doigt le point de la vessie sur lequel repose la bille ; celle-ci s'élève et bientôt retombe par son propre poids sur le doigt qui l'a déplacée. Cette comparaison n'est exacte que pour une certaine époque de la grossesse. Nous reviendrons sur ce point.

Pour sentir le ballottement, il faut, d'après M. Velpeau, placer l'indicateur sous le col, et la face palmaire de l'autre main sur le fond de l'utérus ; puis lui imprimer d'une manière subite et brusque un mouvement d'élévation avec le doigt vaginal : mobile, libre, et seule partie solide au milieu du liquide amniotique, le fœtus vient frapper le point diamétralement opposé, et retombe sur le doigt qui a donné le choc.

Je crois que, dans le plus grand nombre des cas, le moyen proposé par M. Velpeau ne donnerait aucun résultat. Voici de quelle manière je conseille aux élèves de chercher le ballottement. Ce n'est pas sous le col qu'il faut placer le doigt vaginal ; car, alors, séparé du fœtus par toute la longueur du col, le doigt sentira moins nettement la chute du corps qu'il a déplacé : c'est, suivant la position de la femme, en avant ou en arrière du col, sur la même paroi du corps. Alors, en effet, le doigt n'est séparé de la partie qu'il veut mouvoir que par les parois très-minces de la région inférieure du corps utérin, et perçoit très-facilement les moindres mouvements du corps qu'il renferme.

Quand la femme est debout, il faut placer l'index dans une direction verticale, la face palmaire tournée en avant, et les trois autres doigts fléchis dans la face palmaire. Comme la longueur de la symphyse du pubis n'est guère que de 4 centimètres, l'extrémité du doigt dépasse aisément sa partie supérieure, et arrive facilement sur le corps de l'organe. Là il rencontre presque toujours une tumeur dure, globuleuse, arrondie, constituée par la tête du fœtus ; il doit alors, avec son extrémité, donner un petit coup sec, et rester immobile sur le point qu'il a frappé. Ce coup doit être donné un peu de bas en haut, et d'arrière en avant, par un mouvement brusque de flexion de la première phalange. Cette dernière précaution me paraît très-importante : car, dans la grande majorité des cas, l'utérus est incliné en avant, son grand axe est à peu près placé, ainsi que celui du fœtus, dans une direction voisine de celle de l'axe du détroit supérieur. Si, dans cet état de choses, le choc que l'on imprime à la partie du fœtus que l'on veut déplacer est donné de bas en haut et d'avant en arrière, comme cela se fait le plus souvent, il est évident que le mouvement qu'on lui imprimera sera tout au plus un léger mouvement de déplacement, de frottement, mais jamais un mouvement d'ascension, qui sera devenu impossible, puisque, par la direction du choc, on repousse le fœtus contre la paroi postérieure de l'utérus, et non suivant l'axe de la cavité.

Lorsque la femme est couchée, on peut aussi sentir le ballottement, en agissant comme je viens de l'indiquer ; mais, assez souvent, il faut alors porter le doigt sur un point beaucoup plus rapproché du col, quelquefois en avant de lui, mais aussi parfois en arrière. En général, la station est plus favorable à la perception de ballottement.

Vers le cinquième mois de la grossesse, il arrive assez souvent que le toucher vaginal, la femme étant debout, ne donne pas la sensation de ballottement ; mais si on la fait coucher, et si le doigt vaginal étant appliqué sur la paroi utérine, on déprime fortement le fond de l'utérus avec l'autre main placée au niveau de l'ombilic, le doigt est frappé par une partie du fœtus que l'autre main a déplacée.

A une époque peu avancée de la grossesse, il est quelquefois possible de constater le ballottement par le simple palper abdominal. Assez souvent, en effet, si, la femme étant dans une position horizontale, on la fait coucher sur le côté, le fœtus, obéissant aux lois de la pesanteur, tombe sur les points les plus déclives. On peut alors, glissant sa main sous le côté du ventre qui touche le lit, distinguer une des parties du fœtus que l'on déplace facilement, et qui un instant après revient au point d'où la main l'a chassée.

C'est ordinairement vers le quatrième mois que l'on commence à pouvoir obtenir ce signe. Avant cette époque, le volume du fœtus est, en général, trop peu considérable, et peut-être aussi les parois utérines trop épaisses ; par la suite, il offre des variétés assez nombreuses. Dans le cinquième mois, par exemple, on ne l'obtient pas chaque fois qu'on le cherche : le petit volume du fœtus lui permettant de changer très-facilement de position, il peut arriver qu'après l'avoir obtenu la veille, on ne puisse plus le sentir le lendemain. C'est, en général, vers le septième mois que le ballottement est le plus nettement perçu. C'est bien à cette époque la bille solide renfermée et nageant au milieu d'un liquide que le doigt sent s'élever et retomber sur lui un peu après. À la fin du huitième ou dans le neuvième mois, ce n'est plus la même sensation, à moins qu'il y ait une grande quantité d'eau ; le volume du fœtus est alors trop considérable : le doigt le soulève bien, mais le frottement qu'il éprouve contre les parois utérines rend presque nul l'effort d'ascension imprimé par le doigt. On constate bien la mobilité de la tumeur, mais celle-ci ne quitte pas le doigt qui la pousse : c'est un déplacement en masse plutôt que le ballottement. Enfin, dans la dernière période de la grossesse, la tête, poussant devant elle la paroi utérine, s'engage dans le détroit supérieur, quelquefois même dans l'excavation ; elle est alors comme enclavée, et le ballottement est impossible.

Toutes les fois qu'il est senti, c'est un signe certain de grossesse, disent tous les auteurs. Cette proposition est peut-être un peu trop absolue. On conçoit, en effet, qu'une pierre renfermée dans la vessie, et reposant sur son bas-fond, puisse en imposer. J'ai eu occasion, d'ailleurs, d'observer un cas qui peut certainement faire commettre une erreur. Pendant que j'exerçais à la Clinique d'accouchements les fonctions de chef de clinique, une femme se présenta au toucher, se disant enceinte de trois à quatre mois. Je la touchai d'abord couchée et je constatai tous les signes négatifs de la grossesse. Un des élèves qui suivaient mon cours depuis longtemps la toucha debout, et s'écria qu'il sentait le ballottement. Je l'examinai de nouveau, et voici ce que je trouvai : le col était fortement porté en arrière et un peu à gauche ; il était légèrement ramolli, et assez entr'ouvert pour permettre l'introduction de la pulpe du doigt (cette femme était accouchée seulement depuis quatre mois, elle l'a avoué depuis). En quittant le col pour se porter en avant jusque derrière la symphyse des pubis, le doigt parcourait une surface large, assez résistante, qui était évidemment le corps de l'organe, et là, en imprimant un petit cou sec, on sentait un corps mobile, qui retombait presque aussitôt sur le doigt, absolument comme le fœtus dans le quatrième mois de la grossesse. J'avoue que d'abord je la crus enceinte; je la retouchai couchée, et de nouveau remarquai les signes négatifs. Mon doigt ne retrouvait plus ce corps qu'il faisait mouvoir avec facilité pendant la station. Dans un troisième examen je m'aperçus qu'il existait chez cette femme une antéversion très-prononcée de la matrice, si bien que sa face antérieure était complétement inférieure et horizontale; que c'était cette face antérieure que le doigt parcourait dans une assez grande étendue; et que le fond de l'utérus placé derrière la symphyse était ce corps léger et mobile qui procurait la sensation du ballottement. Si ce fait se reproduisait, je crois qu'il pourrait donner lieu à quelques incertitudes. J'ai donc cru devoir le faire remarquer.

Enfin, il est des positions du fœtus dans lesquelles le ballottement ne peut être senti. En général, dans les positions du siége, il est très-difficile; il est presque impossible dans celles du tronc. Cependant, dans deux cas, j'ai pu faire ballotter une petite partie, qu'à son peu de volume j'ai reconnu être un coude, un poignet ou un talon. D'autres signes, joints à celui-ci, me firent annoncer une position du tronc.

Une de ces femmes accoucha chez M. Hatin : l'enfant était en position de l'épaule gauche; l'autre accoucha à la Clinique, et, comme la première, vérifia mon diagnostic.

§ 2. — Palper abdominal.

L'exploration abdominale, dit Schmitt, est de la plus grande importance pour le diagnostic, et l'on doit toujours y avoir recours quand on veut s'assurer de la grossesse. Elle est même souvent plus instructive et fournit des résultats plus certains que l'exploration interne. Il est cependant quelques circonstances qui mettent obstacle à ce genre de recherches. Ainsi : 1° des parois abdominales trop épaisses; 2° une grande tension des muscles abdominaux; 3° la distension excessive de la vessie, celle des intestins par des gaz ou des matières fécales ; 4° enfin une douleur fixée à la partie inférieure du ventre et qui rend souvent insupportable pour la malade toute pression sur la région hypogastrique.

L'épaisseur trop considérable des parois est la seule de ces difficultés qui soit permanente et rende assez souvent le palper abdominal complétement stérile; car la tension et la sensibilité des parois n'étant que temporaires, doivent engager à remettre l'exploration à un moment plus favorable, et il sera toujours facile de faire vider à l'avance la vessie et les intestins.

Il est rare de rencontrer de pareils obstacles, et le plus souvent la souplesse des parois abdominales rend leur examen facile. Pour le pratiquer il faut toujours que la femme soit couchée, de manière que le bassin soit élevé, la tête fléchie sur la poitrine, les cuisses sur l'abdomen; en un mot, il faut placer les muscles du ventre dans le relâchement le plus complet. Dans cette position on examine d'abord l'abdomen avec les mains, pour reconnaître sa forme, son volume, sa

tension, sa résistance, sa dureté, en dirigeant surtout son attention sur la région
sous-ombilicale. Si la paroi abdominale n'est pas trop épaisse, on rencontrera
dans les premiers mois de la grossesse une tumeur ronde, ayant la consistance de
la chair, qui s'élève évidemment du bassin, tantôt au milieu, tantôt un peu plus
à droite ou à gauche; cette tumeur m'a paru plus élevée au-dessus du pubis
dans les deux premiers mois que dans le cours du troisième; ce qui s'explique
par l'abaissement que subit alors l'organe à cause de l'augmentation de son poids
et de son volume. Cette tumeur est la matrice. Pendant le reste de la grossesse
elle s'élève petit à petit vers l'épigastre, et il est souvent nécessaire, pour se faire
une idée de l'époque probable de l'accouchement, de bien préciser la hauteur à
laquelle s'élève l'utérus. La meilleure manière de la constater est, à mon avis, la
suivante : on place l'extrémité de ses huit doigts immédiatement au-dessus de la
symphyse; puis on monte graduellement tant que les doigts rencontrent une
résistance; quand on arrive sur le fond de l'organe, la résistance manque tout à
coup, et les doigts s'enfoncent en glissant encore sur une convexité que l'on
reconnaît facilement. La tumeur utérine, d'abord assez résistante, perd de sa consistance à mesure que la grossesse fait des progrès; parfois elle est tellement molle
qu'on a de la peine à la distinguer. Un examen attentif permettra de la reconnaître aux caractères suivants : 1° Elle reste toujours circonscrite en conservant
sa forme ovalaire; 2° elle présente un certain degré d'élasticité, semblable à celle
qu'on rencontre dans un kyste incomplétement rempli de sérosité; 3° si l'on continue cette exploration manuelle dans les mêmes directions, on rencontre de
petites et de grosses parties appartenant à une masse unique et inégale, qui se
meuvent et se déplacent facilement, comme celles d'un corps nageant dans l'eau.
On peut assez souvent distinguer dans ces parties mobiles les différentes parties
du fœtus.

C'est à l'exploration abdominale qu'on doit rapporter le signe fourni par la
percussion, à l'aide de laquelle on obtient un son mat, dans toute l'étendue du
ventre occupée par l'utérus développé, au milieu de la sonorité que l'on constate
dans les autres points.

Dans les quatre ou cinq premiers mois, il faut toutefois se tenir en garde contre
la matité que pourraient produire dans toute la région hypogastrique la vessie
distendue par une grande quantité d'urine, ou une tumeur pathologique considérable. Il faut aussi se rappeler que l'utérus peut s'élever jusque auprès de l'ombilic, et cependant la percussion donner un son clair dans presque toute la région
sous-ombilicale; il suffit que pour cela plusieurs anses intestinales soient glissées
entre la paroi utérine et celle de l'abdomen.

L'utérus, dès les premiers mois, est quelquefois au-dessus du détroit supérieur. J'ai eu occasion de voir à la Clinique, avec le professeur P. Dubois, une
femme enceinte de six semaines ou deux mois, et chez laquelle la situation élevée
de l'utérus, qui se trouvait placé dans la fosse iliaque droite, nous fit d'abord
nier l'existence de la grossesse, qui existait cependant; car, quelques semaines
après, elle fut constatée d'une manière non douteuse, et l'événement justifia plus
tard le diagnostic.

Dans la plupart des cas on pratique en même temps le toucher vaginal et le palper abdominal. Nous devons maintenant indiquer les signes que ces deux modes d'investigation réunis permettent de constater aux différentes époques de la gestation.

Dans les trois ou quatre premiers mois, la tumeur utérine est encore tout entière dans le petit bassin, ou bien son fond s'est déjà élevé au-dessus du détroit supérieur. Dans le premier cas, le doigt vaginal constatera facilement que toute l'excavation est occupée par une tumeur peu mobile, lisse et régulière à sa surface extérieure. Dans le second, la moitié inférieure du petit bassin sera libre, mais le palper abdominal, pratiqué suivant les règles indiquées plus haut, fera distinguer dans l'hypogastre la tumeur formée par la matrice. Le diagnostic consiste d'abord dans l'appréciation exacte du volume de la matrice. On ne peut constater ce volume d'une manière certaine que par la double exploration dont nous parlons. Un doigt introduit dans le vagin vient s'appliquer sur le col de l'utérus, ou mieux encore sur la partie antérieure ou postérieure du segment inférieur de l'utérus ; l'autre main, placée au-dessus du pubis, déprime les parois abdominales, et cherche la tumeur formée par le fond de l'organe. Celui-ci se trouve ainsi compris entre le doigt vaginal et la main hypogastrique ; on apprécie très-bien alors quel est le volume de la matrice, et l'on peut le comparer à celui qu'elle offre dans l'état de vacuité. Dans cette position, on pourra très-facilement constater son déplacement en masse. Pour l'obtenir, il faut que le doigt restant appliqué sur le col, ou mieux sur la partie antérieure ou postérieure du corps, la main déprime légèrement le fond de l'organe. Cette dépression est aussitôt perçue par le doigt. La contre-épreuve peut être faite en cherchant à soulever de bas en haut l'utérus, en poussant fortement sur la partie inférieure plongée dans l'excavation.

Mais la tumeur sentie dans le petit bassin ou dans la région hypogastrique peut être constituée par l'utérus ou développée dans les parties voisines. Dans ce dernier cas, la matrice est en général déplacée, et refoulée par la tumeur contre une des parois du bassin ; en suivant le col de bas en haut, le doigt distingue en un point une ligne de démarcation entre la paroi utérine et la tumeur pathologique : souvent même il peut glisser entre les deux. Les mouvements imprimés au col ne sont pas le plus souvent transmis à la tumeur, et *vice versâ*. Enfin le col n'offre aucune des modifications de la grossesse.

Jusqu'ici nous avons constaté d'une manière certaine que l'utérus est développé ; mais quelle est la cause de ce développement ? La solution de cette question est presque toujours difficile. En général cependant l'utérus, développé par un produit de conception, présente dans ses parois une souplesse plus grande que lorsque ce gonflement dépend d'une maladie chronique. Cette souplesse peut être constatée, avec un peu d'habitude, en portant le doigt sur la face postérieure du corps ; ce qui est facile par suite de l'abaissement et du renversement en arrière du fond de l'organe. La paroi utérine présente alors une consistance à peu près semblable à celle d'un membre fortement œdématié, ou mieux encore à celle du caoutchouc un peu ramolli.

La tumeur que l'on sent en déprimant la paroi hypogastrique, ou par le toucher vaginal, est arrondie, partout lisse, et sans aucune de ces inégalités que l'on constate dans le cas de dégénérescence fibreuse ou cancéreuse des parois du corps de l'utérus ; ce dernier caractère, joint au précédent, suffit pour distinguer de la grossesse un état morbide de l'utérus.

Il ne serait certainement pas aussi facile de distinguer si le développement de l'organe est dû au fœtus ou à la présence d'une môle dans sa cavité. Je ne crois même le diagnostic possible qu'à une époque plus avancée de la grossesse. L'absence des inégalités fœtales, la non-apparition des mouvements, l'auscultation, etc., lèveraient alors les doutes.

Il est des femmes chez lesquelles, à l'époque de l'écoulement menstruel, l'utérus devient le siége d'une congestion et d'une tuméfaction considérables. Cet état peut être d'autant plus facilement confondu avec un commencement de grossesse, qu'à cette époque le col se ramollit et s'entr'ouvre légèrement. Je ne connais même aucun moyen d'éviter l'erreur si la femme soutient qu'elle est enceinte et qu'elle éprouve tous les phénomènes rationnels de la grossesse. Dans les deux cas que j'ai rencontrés, je n'ai reconnu la fausseté de mon diagnostic qu'en touchant les femmes une seconde fois, quinze jours ou trois semaines après. Ces deux femmes, qui servaient au toucher de la Clinique, désiraient passer pour être enceintes. Malheureusement pour elles, le hasard, qui les avaient servies au premier examen, ne leur fut pas favorable au second ; parce que, ignorant la cause de mon erreur, elles revinrent à une époque encore éloignée de celle de leurs règles.

En résumé, il n'est, dans les trois ou quatre premiers mois, aucun signe certain de grossesse. Mais cependant, lorsque chez une femme bien portante, qui ne peut avoir aucune intention de tromper, les signes sensibles que nous venons d'indiquer coïncident avec les signes rationnels, il y a presque certitude. Dans un cas de médecine légale, il faudrait exprimer le doute, et demander un nouvel examen à une époque plus avancée. S'il n'est pas toujours possible, au début d'une grossesse, de constater son existence, on peut, dans un grand nombre de cas, assurer d'une manière positive qu'elle n'existe pas. L'état de vacuité de l'utérus est le plus souvent en effet très-facilement reconnaissable.

§ 3. — Mouvements actifs du fœtus.

Dans les cinq derniers mois, nous avons des signes beaucoup plus certains de la grossesse : ce sont les mouvements du fœtus. Ces mouvements ont été appelés improprement *actifs* et *passifs ;* il vaudrait mieux les désigner, avec M. Stolz, sous le nom de *mouvements propres* et *communiqués*. Nous avons déjà étudié les mouvements communiqués en décrivant le ballottement et le palper abdominal ; nous n'aurons donc à nous occuper ici que des mouvements actifs.

C'est ordinairement vers le quatrième mois et demi que les femmes commencent à sentir les mouvements de l'enfant ; mais depuis longtemps déjà les muscles de celui-ci se contractent, sans que la mère en ait eu la conscience. Il n'est pas d'accoucheur à qui il ne soit arrivé de sentir des mouvements, en plaçant la main sur le ventre, ou de les entendre pendant l'auscultation, à une époque où la femme doute encore de sa grossesse. Ces mouvements sont d'abord excessivement faibles, et déterminent presque toujours un chatouillement ou une sensation analogue à celle que produiraient de petites pattes d'araignée ; peu à peu ils deviennent plus caractérisques, et les femmes peuvent alors en distinguer de deux espèces. Tantôt ce sont des mouvements de totalité, tantôt des mouvements partiels du tronc du fœtus : les premiers sont reconnaissables à un frottement que ressentent les femmes ; les seconds se dessinent par des bosselures très-volumineuses, visibles à travers les parois de l'abdomen. Tantôt, au contraire, ce sont de véritables chocs, de petits coups secs assez violents pour faire, dans certains cas, pousser des cris à la femme ; ceux-ci sont évidemment produits par les extrémités inférieures ou thoraciques du fœtus.

Ces mouvements, bien perçus par la femme, semblent devoir être un signe certain de grossesse ; cependant dans quelques cas il n'en est rien. Il n'est pas rare, en effet, de rencontrer des femmes de très-bonne foi qui nous assurent sentir depuis longtemps les mouvements du fœtus. Quelquefois ces mouvements ont été perçus par leur mari ou quelques personnes étrangères, et cependant ces femmes ne sont pas enceintes. Tout le monde connaît l'histoire de cette reine d'Angleterre qui, croyant avoir senti remuer son enfant, expédia des courriers pour aller porter cette heureuse nouvelle dans toutes les cours étrangères : elle était au début d'une hydropisie. De semblables erreurs sont très-fréquentes, et il est peu d'accoucheurs qui n'en puissent citer un grand nombre. Aussi le médecin doit-il ne pas s'en rapporter sur ce point au récit de la femme, et ne prononcer qu'après avoir senti lui-même ces mouvements. Il paraît en effet que, dans quelques cas, les mouvements intestinaux, le passage rapide de gaz d'un intestin dans un autre, des contractions partielles et irrégulières des muscles de l'abdomen, les battements d'une grosse artère, surtout lorsque celle-ci, placée derrière une tumeur, la soulève à chaque pulsation, ont pu tromper non-seulement la femme, mais encore le médecin.

Il est des femmes qui, dans le désir de simuler une grossesse, sont parvenues à contracter leurs muscles abdominaux d'une manière si bizarre, que plusieurs médecins instruits ont cru sentir les mouvements du fœtus, et ont prononcé en conséquence. (Montgomery, page 84.)

Dans certaines positions du siége ou même du tronc, on peut par le toucher vaginal sentir ces mouvements ; mais c'est surtout par le palper abdominal que l'on constate leur existence. Lorsqu'ils sont faibles et rares, il faut, dit-on, tremper sa main dans un liquide très-froid et l'appliquer tout à coup sur la peau. Cette modification brusque de la chaleur du ventre réagit sur l'enfant, il s'agite comme convulsivement. Je crois, avec le docteur Tyler Smith, que l'impression subite du froid est plus propre à déterminer une contraction brusque des muscles abdominaux ou de l'utérus qu'à agir directement sur le fœtus, et que l'emploi d'un pareil moyen peut facilement en imposer sur la nature des mouvements perçus.

J'aime mieux placer une des mains sur un des côtés de l'abdomen, et frapper avec l'autre sur le point opposé : le fœtus manque rarement alors de se mouvoir avec force comme pour réagir contre l'impulsion.

Ces mouvements, avons-nous dit, commencent à se faire sentir vers la fin du quatrième mois. Il y a cependant d'assez nombreuses exceptions. Quelques femmes sentent remuer dès la seconde moitié du troisième; pour d'autres, les premières contractions musculaires du fœtus ne deviennent perceptibles que vers cinq, six, sept, huit mois de grossesse. Une malade arrivée au huitième mois, et qui, par suite d'une chute faite dans la rue, fut apportée à la Clinique, nous assura ne sentir remuer que depuis l'instant de sa chute. Nous avons déjà cité cette femme, observée par nous à la Charité, dans le service du professeur Fouquier, et qui accoucha à terme d'un enfant très-bien portant, dont ni elle ni nous n'avions pu percevoir les mouvements actifs. Mauriceau, de Lamotte, et beaucoup d'autres citent d'ailleurs des exemples semblables. Mais le plus remarquable est celui que rappelle Campbel. « J'ai connu une dame, dit-il, mère de neuf enfants, et qui, à l'exception de la première grossesse, n'a senti jamais aucun mouvement du fœtus. Mais elle était elle-même très-peu active (*inanimate and passive*), et ce qu'il y a de plus singulier, c'est que tous ses enfants étaient aussi nonchalants qu'elle. » Lorsque la grossesse est compliquée d'une ascite, les femmes sentent à peine remuer; ce qui tendrait à faire croire que c'est la paroi abdominale, et non l'utérus, qui perçoit la sensation.

Ces mouvements, après avoir été distinctement sentis, diminuent quelquefois, sans cause appréciable, de fréquence et d'intensité, puis cessent complétement. C'est, en général, un phénomène fâcheux, et qui réclame de l'accoucheur la plus sérieuse attention. Je crois que le plus souvent cette sensation spontanée des mouvements actifs tient à un état de congestion utérine, qui réagit sur la santé du fœtus. Quoi qu'il en soit de cette opinion, toujours est-il que, dans ce cas, la saignée a produit des résultats avantageux; car, lorsqu'elle n'a pas été faite trop tard, les mouvements ont reparu peu de temps après. C'est un moyen que je ne saurais trop recommander.

§ 4. — De l'auscultation appliquée à la grossesse.

M Mayor (de Genève) perçut pour la première fois, par l'auscultation, les battements du cœur du fœtus. Cette découverte, publiée par lui en 1818, avait été complétement oubliée, lorsque M. de Kergaradec annonça, en 1823, que lorsqu'on ausculte avec soin le ventre d'une femme ayant dépassé la première moitié de la grossesse, on perçoit deux bruits parfaitement distincts. L'un de ces bruits, constitué par des pulsations doubles, ou, suivant l'expression de M. Stolz, *redoublées*, est évidemment produit par les mouvements du cœur du fœtus : il est comparé, avec raison, aux battements d'une montre enveloppée d'un linge; l'autre est une espèce de bruissement sans choc, et par conséquent sans battement, constitué par des *pulsations simples avec souffle*, qui ont été successivement comparées au murmure sibilant, au souffle d'une tumeur érectile ou d'un anévrysme variqueux : c'est le bruit de souffle ou de soufflet. Un autre bruit de souffle, plus fréquent que le précédent, a reçu le nom de *souffle du cordon;* nous l'étudierons après les deux premiers (¹).

A la fin du troisième mois les battements du cœur fœtal peuvent donc être entendus, mais c'est là une exception. A cette époque, en auscultant avec attention et pendant longtemps, on entend au contraire assez souvent sous le stéthoscope, des chocs brusques et répétés, qui semblent produits par quelques mouvements rapides du fœtus. La sensation perçue est quelquefois si nette, qu'il n'y a guère de doute à élever à cet égard, et le bruit causé par le déplacement du fœtus au milieu du liquide amniotique peut servir au diagnostic de la grossesse ; dans un cas embarrassant c'est un signe qu'il ne faudrait pas négliger, en sachant toutefois qu'il manque souvent, sans doute parce qu'il faut, pour qu'il se produise, qu'il y ait coïncidence entre le moment de l'observation et celui où le fœtus exécute des mouvements étendus.

1° Du bruit du cœur.

C'est ordinairement entre le quatrième et le cinquième mois, le plus souvent même dans le cinquième, que l'on commence à entendre les battements du cœur, et souvent alors, en un point assez élevé de l'abdomen, près de la région ombilicale. Il m'a semblé pourtant, dans un cas, les entendre un peu avant le quatrième mois. Je n'ai pu malheureusement examiner cette femme que six semaines après. M. Depaul dit les avoir entendus à la fin du troisième mois et de la onzième semaine.

Les pulsations fœtales sont beaucoup plus fréquentes que celles du cœur de la mère ; elles se font entendre de cent trente à cent soixante fois par minute. Du reste, elles se ralentissent et s'accélèrent souvent sans qu'il soit possible de pénétrer la cause de ces modifications. J'ai plusieurs fois remarqué, comme d'autres observateurs, que si, pendant mes explorations, le fœtus se livrait à quelques mouvements violents, les battements s'accéléraient, et devenaient très-difficiles à compter. Ils ne sont nullement influencés par les variations du pouls de la mère, quelle qu'en soit la cause.

C'est par la région dorsale du fœtus que ces doubles battements nous sont le plus facilement communiqués. Aussi le point de l'abdomen auquel correspond cette région est-il celui où on les perçoit le plus nettement. C'est ce qui explique pourquoi, avant le septième mois, ces battements changent très-facilement de place. Ce n'est guère, en effet, que dans les trois derniers mois que les grands mouvements du fœtus deviennent difficiles, et que sa position devient à peu près fixe. Le plus souvent alors on les entend sur la paroi abdominale antérieure et inférieure, soit au-dessus des fosses iliaques, soit aussi, mais plus rarement, sur la ligne médiane. Ce n'est pas seulement sur un point très-limité, mais bien dans un rayon de 5 à 8 centimètres qu'on les perçoit. Dans quelques cas ils s'entendent dans un espace beaucoup plus étendu, dans plus de la moitié de l'abdo-

(¹) La nature de cet ouvrage ne me permet pas d'entrer dans des détails historiques relatifs à ce sujet important : je ne saurais trop recommander à tous ceux qui voudront connaître les travaux publiés sur la matière, de consulter l'excellente *Monographie* que M. Depaul a récemment publiée (*Traité de l'auscultation obstétricale,* 1847).

men ; alors il est toujours facile de constater qu'ils sont plus forts et plus nets en un point, et qu'à partir de ce point, comme centre, ils vont en s'affaiblissant de plus en plus.

L'intensité des battements du cœur est d'autant moins considérable qu'on se rapproche davantage du début de la grossesse. Dans certains cas, cependant, ils offrent, à dater du sixième mois, une force aussi grande qu'à terme ; mais c'est exceptionnel. Quant au nombre de ces pulsations, il n'est pas exact de dire, avec quelques observateurs, qu'il est beaucoup plus considérable à une époque plus avancée qu'à la fin de la grossesse. Le cœur du fœtus, quelle que soit l'époque à laquelle on perçoit ses pulsations, bat toujours avec la même vitesse, sauf quelques variations accidentelles.

Jusqu'au moment de la rupture des membranes, le travail n'imprime aucune modification aux pulsations fœtales ; il n'en est point ainsi après l'écoulement du liquide amniotique. Alors elles sont, en général, plus bruyantes, plus sonores, et s'entendent dans une étendue plus considérable : et cela s'explique facilement, puisque l'oreille ou l'instrument est séparé du corps du fœtus par une épaisseur moins grande de parties. Lorsque les contractions deviennent plus énergiques, les pulsations deviennent moins régulières, plus faibles et plus lentes pendant la contraction. Je crois que, lorsque le travail ne s'est pas prolongé trop longtemps, ces perceptions moins nettes du bruit tiennent à la difficulté de l'auscultation pendant la douleur. Mais quand, le travail se prolongeant, le fœtus a été trop longtemps soumis à la pression des parois utérines, le nombre, la force et la régularité des pulsations décroissent sensiblement.

Suivant la plupart des observateurs, ces battements ne sont pas toujours perceptibles. M. Stolz dit même que toutes les fois que le dos est en arrière, ils ne peuvent être entendus, à moins qu'un des côtés du thorax ne se trouve en rapport avec une portion de la paroi de l'utérus qui peut être explorée. Pour moi, il ne m'est pas arrivé, depuis plusieurs années, de les rechercher, après le sixième mois, sans les entendre, toutes les fois que l'enfant était vivant, et mes recherches portent au moins sur sept ou huit cents femmes : je suis donc convaincu qu'après cette époque on parviendra presque toujours à les distinguer, quelle que soit d'ailleurs la position du fœtus.

Le bruit du cœur du fœtus prend quelquefois une résonnance particulière qui ressemble au tintement métallique. M. Dubois a le premier signalé ce fait, et j'ai eu deux fois l'occasion de le constater à la Clinique. J'ai cru remarquer depuis que cette sonorité singulière des bruits du cœur se rencontrait plus souvent chez les femmes dont l'utérus est distendu par une grande quantité de liquide.

Il est des circonstances, enfin, qui rendent les battements un peu obscurs et difficiles à entendre. Ainsi une position lombo-postérieure du fœtus, une très-grande quantité d'eau, qui, distendant beaucoup les parois utérines, empêchera de les déprimer assez avec le stéthoscope pour se rapprocher suffisamment des parties du fœtus, l'interposition de quelques anses intestinales entre la paroi de l'abdomen et celle de l'utérus, les gargouillements intestinaux, sont autant de circonstances qui pourront rendre difficile, mais jamais impossible, la perception des battements.

Les pulsations du cœur du fœtus se composent de deux bruits : le second est plus fort et plus sonore que le premier ; mais, dans la grande majorité des cas, on les entend tous les deux distinctement. M. Nægele paraît croire cependant que, dans certaines conditions, on n'entend qu'un seul bruit. J'ai quelquefois aussi fait la même observation ; mais la perception d'un seul bruit m'a toujours paru se rattacher à ce que je pratiquais mal, et avec peu d'attention, l'auscultation, ou bien à ce qu'une des circonstances que je viens d'indiquer ne permettait pas d'appliquer le stéthoscope sur un point assez rapproché du dos du fœtus. Ainsi, il m'est arrivé souvent de n'entendre d'abord qu'un seul bruit ; mais, en dérangeant encore l'instrument, l'autre était nettement entendu. Je suis heureux de lire dans la thèse de M. Carrière, élève de M. Stolz, la phrase suivante, qui confirme mon opinion : « J'ai remarqué que dans les présentations de l'extrémité céphalique, c'était particulièrement en remontant vers le fond de l'utérus que les pulsations fœtales prenaient le caractère de simplicité que je signale ici. »

Comme la plupart des découvertes utiles, l'auscultation obstétricale a eu ses adversaires et ses partisans. Le nombre des premiers diminue chaque jour. Essayons de préciser son utilité pratique.

a. Nous avons dit que l'auscultation des pulsations du cœur du fœtus était un signe certain de grossesse. L'absence de ce bruit, bien constatée par plusieurs explorations faites à quelques heures d'intervalle, après le sixième mois, doit faire craindre d'une manière positive la mort du fœtus, si du reste on est convaincu de l'existence de la grossesse.

« L'absence de pulsations fœtales, dit M. Depaul, est un fait exceptionnel dans les trois derniers mois de la grossesse, à moins que le fœtus n'ait cessé de vivre. Sur neuf cent six femmes examinées à cette époque, il n'a manqué que huit fois. »

Il y a pourtant une circonstance qui peut faire croire à une grossesse, lors même que l'utérus est vide. Chez certaines femmes, le bruit des battements du cœur se transmet jusque dans la région sous-ombilicale. Or on conçoit que, sous l'influence de l'émotion que produit naturellement le soupçon injuste d'une grossesse, ou bien sous l'influence d'un mouvement fébrile, la circulation soit accélérée, et l'on pourra alors, d'après le nombre et la rapidité des battements, croire entendre les pulsations fœtales. Dans ces cas, on évitera facilement toute erreur de diagnostic en remarquant : 1° l'isochronisme parfait du pouls de la radiale avec les pulsations abdominales ; 2° l'intensité toujours croissante des battements à mesure qu'on se rapproche de la région précordiale, deux particularités que ne présente jamais le bruit du cœur du fœtus.

b. L'auscultation peut-elle toujours faire reconnaître une grossesse gémellaire ? Dans la plupart des cas, l'existence de deux fœtus dans la cavité utérine sera reconnue à l'aide des signes suivants : 1° on entendra les battements du cœur en deux points de l'abdomen très-éloignés ; 2° on pourra quelquefois constater un défaut d'isochronisme et de fréquence entre ces deux battements.

Ces deux caractères sont donnés par les auteurs comme indiquant d'une manière certaine une grossesse double. Nous avons encore ici quelques causes d'erreur à signaler.

Il arrive souvent que les pulsations du cœur d'un seul fœtus retentissent dans des points très-éloignés. Cela tient-il, comme le veut M. Dubois, au peu de développement du thorax, à la capacité comparativement très-grande des cavités du cœur, à la densité des poumons, ou enfin à l'attitude même du fœtus, dont la tête et les extrémités sont appliquées contre le thorax, et y recevant l'impulsion des battements du cœur, peuvent les transmettre au loin ? Je serais assez porté à le croire ; mais quoi qu'il en soit de l'explication, le fait est certain et pourrait en imposer. Le moyen suivant me paraît propre à lever toutes les incertitudes. Lorsqu'on entend ainsi les battements dans deux points très-éloignés, il faut suivre avec l'instrument toute la ligne intermédiaire à ces deux points extrêmes. S'ils sont dus à la présence de deux fœtus, on verra ces battements s'affaiblir et disparaître presque toujours complétement vers le milieu de cette ligne ; si, au contraire, ils sont dus à un seul fœtus, il seront plus forts à la partie moyenne qu'aux extrémités de ligne.

. Le défaut d'isochronisme entre les deux pulsations ne prouverait pas encore d'une manière définitive la présence de deux enfants ; car l'une d'elles pourrait être due au cœur du fœtus, l'autre appartenir au cœur de la mère, dont les pulsations retentiraient jusque dans la cavité abdominale, et l'on comprend que cette résonnance inaccoutumée des battements du cœur de la femme coïncidant avec l'existence d'un seul fœtus, pourrait faire croire à une grossesse double qui n'existerait pas. L'examen comparatif du pouls est donc alors nécessaire.

Enfin, il faut dire que le nombre des pulsations du cœur fœtal peut varier d'un moment à l'autre, sans qu'on puisse se rendre compte de ce changement. De là une cause d'erreur qaand on ausculte successivement sur deux points différents ; car on peut constater un défaut d'isochronisme dans les pulsations fœtales et en conclure qu'il y a deux enfants, tandis qu'en réalité on a entendu le bruit d'un cœur battant plus ou moins vite. Pour éviter sûrement l'erreur, il faut que deux observateurs exercés placent leur stéthoscope sur les deux points où retentissent les battements cardiaques et qu'ils les comptent simultanément et pendant le même temps. Si leur observation accuse une différence notable entre les deux chiffres obtenus, on peut diagnostiquer à coup sûr une grossesse gémellaire.

A l'aide des précautions que nous venons d'indiquer, il est assez facile de reconnaître la grossesse double, car les jumeaux étant habituellement placés l'un à droite, l'autre à gauche du ventre, le stéthoscope, appliqué sur l'un et l'autre côté, fera nettement entendre les battements distincts. Mais les choses ne sont pas toujours aussi heureusement disposées : il arrive parfois qu'un des fœtus est situé directement au devant de l'autre, et même avec la plus grande attention, il est alors à peu près impossible d'entendre le cœur du fœtus qui se trouve en arrière. Si d'ailleurs les autres signes de la grossesse gémellaire étaient constatés, les résultats fournis par l'auscultation ne suffiraient donc pas alors pour nier son existence. Est-il nécessaire d'ajouter qu'on devrait également s'abstenir dans les cas où l'on aurait quelques raisons de croire à la mort d'un des enfants?

c. L'auscultation peut-elle, pendant le travail, faire apprécier l'état de santé ou de maladie, de faiblesse ou de vigueur du fœtus? Cette question, dont la discussion a été soulevée à l'Académie par un mémoire de M. Bodson, sur lequel M. P. Dubois fit un rapport si remarquable, est certainement une des plus curieuses et des plus intéressantes à étudier. Si l'on pouvait juger, en effet, de l'intégrité de la vie fœtale d'après les renseignements fournis par l'auscultation, il ne resterait plus aucune incertitude sur la conduite à tenir quand le travail se prolonge trop longtemps après la rupture des membranes : ainsi la faiblesse et le ralentissement, ou bien la fréquence excessive des pulsations fœtales; l'intermittence et l'irrégularité de leur rhythme; l'absence du deuxième temps; la cessation complète de ce phénomène pendant la contraction utérine, et la lenteur de son retour quand la douleur est passée, motiveraient suffisamment une terminaison prompte, tandis que les phénomènes opposés militeraient pour l'expectation. Sans aucun doute, ces signes et surtout l'irrégularité des battements, qui me paraît de tous le plus important, indiquent évidemment un état de souffrance du fœtus. Ces caractères doivent être, pour l'accoucheur, une indication formelle d'intervenir et de soustraire promptement l'enfant au danger qui le menace, par la terminaison artificielle du travail.

Mais comme l'a très-judicieusement fait remarquer M. Dubois, l'intégrité de la circulation ne suffit pas à l'établissement de la vie extra-utérine, et les pulsations fœtales pourront être, au moment de la naissance, encore régulières et sonores, et cependant le fœtus avoir tant souffert de la longueur passée du travail, que la respiration ne puisse pas s'établir ; sous ce rapport, on ne doit pas s'en rapporter uniquement à l'auscultation pour juger du moment opportun pour l'intervention de l'art, et d'autres considérations tout aussi importantes doivent influer sur la détermination de l'accoucheur : toujours est-il que c'est là un moyen de diagnostic qu'il ne faut pas négliger.

2° Souffle du cordon.

M. Nægele fils a décrit dans ces derniers temps un bruit de soufflet qu'il attribue aux pulsations du cordon ombilical, et qu'il compare au souffle des carotides dans la chlorose. Ce bruit, consiste, dit-il dans une pulsation simple, et il reconnaît pour cause l'entortillement du cordon autour du cou du fœtus, ou sa compression entre le dos de celui-ci et la paroi utérine. Ce bruit augmente après l'écoulement du liquide amniotique ; il est d'autant plus fort que les artères du cordon sont plus tendues sur elles-mêmes et plus développées. Situé au-dessous de l'ombilic, dans les positions du sommet, il est plus haut dans les positions du siége et descend pendant l'expulsion du fœtus.

On entend bien parfois les pulsations du cœur être accompagnées d'un bruit de soufflet, surtout au premier temps, mais il me paraît difficile de rattacher, dans tous les cas, cette circonstance à la gêne causée dans la circulation par la compression du cordon. Depuis, en effet, que Nægele fils a signalé cette particularité, plusieurs observateurs l'ont constatée ; moi-même je l'ai rencontrée plusieurs fois sans que rien ait pu faire soupçonner une compression même légère du cordon, sans que celui-ci formât aucun circulaire. Appartient-il au cœur fœtal, comme le pense M. Dubois? M. Depaul, qui, après avoir entendu le bruit pendant la vie intra-utérine, avait eu l'occasion de le constater encore en auscultant après la naissance la région précordiale, admettait aussi cette opinion. Mais dans neuf autres cas les choses, dit-il, ont paru se passer différemment, et j'ai dû me rendre à l'évidence. Le souffle fœtal occupait un point de l'utérus tout à fait distinct de celui où siégeaient les battements du cœur, qui étaient purs et sans mélange d'aucun souffle. Cinq de ces enfants vinrent au monde portant autour du cou un ou plusieurs circulaires du cordon. Chez un sixième cette tige entourait la partie inférieure du thorax. Rien de semblable n'existait chez les trois autres. Tous naquirent vivant, et sur aucun il ne fut constaté de souffle dans la région du cœur immédiatement après la naissance... C'est donc une question dont la solution demande de nouvelles recherches ; car si, dans quelques cas, ce bruit peut être attribué à la compression du cordon, celle-ci existe souvent sans production de bruit normal.

3° Bruit de souffle utérin.

Ce bruit a reçu diverses dénominations fondées sur l'idée que chacun s'est faite de sa nature. Ainsi, M. de Kergaradec a pensé que le bruit de souffle se produisait dans la circulation utéro-placentaire, et l'a nommé *bruit placentaire*. M. Bouillaud, et beaucoup d'autres depuis, lui assignent pour siége au moins très-probable les gros troncs artériels placés sur le plan postérieur de l'abdomen, et sur lesquels l'utérus développé exerce une compression qui en est la cause : ils le désignent tout simplement sous le nom de *souffle abdominal*. Enfin, M. Paul Dubois, cherchant à prouver que ce bruit passe dans les vaisseaux qui rampent dans l'épaisseur même de la paroi utérine, l'a nommé *souffle utérin*. Nous discuterons plus tard ces trois opinions, qui résument à peu près tout ce qui a été dit sur ce sujet.

Le bruit de souffle peut être entendu, en général, dès que l'utérus, s'élevant au-dessus du détroit supérieur, devient accessible au stéthoscope, c'est-à-dire un peu avant le bruit du cœur du fœtus. M. Delens dit l'avoir perçu au troisième mois, et M. Kennedy vers la dixième, la onzième et la douzième semaine. M. Depaul a fait aussi la même observation. A une époque aussi peu avancée, on rencontre beaucoup trop de difficultés à se rapprocher de l'utérus, et ces faits sont certainement exceptionnels.

Pendant le cours de la grossesse ce bruit subit des modifications très-singulières. Ainsi on ne l'entend pas chez toutes les femmes. Il n'est pas rare qu'après l'avoir plusieurs fois entendu on ne le retrouve plus pendant un assez long temps, puis qu'il reparaisse un peu plus tard. Assez souvent même, en auscultant une femme, on le recherche vainement pendant plusieurs minutes, puis tout à coup on le sent naître sous l'oreille, se renfler, grossir, devenir très-fort et très-distinct, persister pendant quelques minutes, puis s'affaiblir et disparaître de nouveau. Quelquefois on entend, au milieu du silence, deux ou trois pulsations avec souffle et plus rien. Ce qui est beaucoup plus fréquent, c'est de constater avec quelle promptitude ce bruit change de place. Il semble se porter subitement d'un point au point opposé ; tantôt il est rapproché de l'oreille, tantôt très-éloigné. Le plus souvent il ne s'entend qu'à un seul point, quelquefois en deux points éloignés, et, chose assez remarquable, avec autant de force et de netteté dans ces deux points. Enfin, le plus souvent, l'étendue dans laquelle on l'entend est assez circonscrite ; mais quelquefois il est perceptible sur une très-large surface, et envahit presque toute la région antérieure du ventre. J'ai eu occasion de faire bien des fois apprécier aux élèves toutes ces variétés, variétés qui sont à peu près inexplicables, quelle que soit, parmi les opinions proposées jusqu'à ce jour, celle que l'on admette sur la cause de ce bruit.

Pendant le travail, le bruit de soufflet est modifié. Au moment où la douleur va commencer, et même avant que la malade en ait la conscience, il devient tout à coup plus fort, plus ronflant, plus distinct, et présente quelquefois des modifications singulières. Ainsi tantôt le son que l'on perçoit ressemble un peu au son du chalumeau ou d'une corde fortement tendue et mise en vibration. Aussitôt que la contraction devient plus forte et plus générale, le bruit utérin semble s'affaiblir, n'apparaît qu'à de plus longs intervalles, et finit enfin par être imperceptible. Mais dès que la douleur diminue, le bruit utérin reparaît d'abord avec l'intensité qu'il avait au commencement de la douleur, et reprend peu à peu la même sonorité qu'il offrait pendant la grossesse. Telle est la marche des choses lorsque la contraction est régulière et énergique ; mais lorsqu'elle est irrégulière ou fausse, le bruit de souffle n'est pas modifié, ou du moins n'est plus fort que pendant quelques courts instants.

Il peut encore être perçu après l'expulsion du fœtus, et même après la délivrance. M. Carrière dit l'avoir entendu vingt-quatre heures après l'expulsion du placenta.

Le plus souvent il s'entend vers les parties inférieures et latérales du ventre ; plus rarement, mais quelquefois pourtant, vers le fond de l'utérus.

Voici, du reste, le résultat de 295 observations faites par M. Depaul sur des femmes qui avaient dépassé le cinquième mois, résultat conforme à ce que j'ai observé moi-même : 182 fois il se faisait entendre bien distinctement de chaque côté de l'utérus, à peu de distance de l'arcade crurale ; dans 27 cas, il ne se manifesta que d'un seul côté : dans 43, vers le fond de l'organe ; dans 18, il retentissait dans toute la surface de l'utérus. Enfin M. Depaul a noté que, dans 12 cas, il existait en trois lieux bien distincts le fond de l'organe, et les parties situées au-dessus des arcades crurales. Dans la première moitié de la grossesse on les perçoit le plus souvent en plaçant le stéthoscope sur la ligne médiane, un peu au-dessus des pubis.

Ce bruit s'offre à l'oreille avec des caractères bien différents : tantôt il est de courte durée, sec et séparé de celui qui le suit par un repos complet et plus ou moins prolongé, suivant la fréquence plus ou moins grande du pouls ; tantôt c'est un ronflement prolongé, un véritable bruit de diable, qui a sa période de début, de croissance, et dont la fin se confond avec celui qui le suit.

En un mot, il présente presque toutes les variétés du rhythme qui ont été décrites dans le souffle de la chlorose. Le plus souvent intermittent simple, il est quelquefois continu avec redoublement (bruit de diable), et enfin quelquefois continu simple. Je ne lui ai pas trouvé encore le type de bruit intermittent double. Comme le bruit de souffle des carotides, il peut modifier son rhythme en très-peu d'instants, et offrir en quelques minutes plusieurs de ceux que nous venons d'indiquer.

Il présente aussi dans son timbre plusieurs variations nombreuses, et cela non-seulement sur des femmes différentes, mais encore sur la même femme, et quelquefois pendant le cours d'une même exploration. Tantôt sibilant, il imite assez bien le bruit produit par le vent qui se glisse à travers une porte mal fermée ; tantôt il devient ronflant, de manière à imiter les vibrations d'une corde de basse ; dans d'autres cas il est plaintif et rappelle assez bien le roucoulement d'une tourterelle.

C'est une question très-controversée que de savoir quels sont le siége et le mode de production de ce bruit. Puisqu'il est isochrone au pouls de la mère, il est bien certain qu'il se passe dans le système vasculaire maternel : tout le monde est d'accord sur ce point ; mais veut-on préciser davantage le siége de ce bruit, aussitôt commence la divergence d'opinions. Le bruit de souffle est produit en dehors de l'utérus, disent les uns ; il a son siége dans les vaisseaux utérins ou placentaires, disent les autres.

1° *Le bruit de souffle est produit en dehors de l'utérus.* — Toutes les fois qu'une tumeur est développée sur le trajet d'un gros tronc artériel, la compression qu'elle exerce sur le vaisseau détermine un bruit de souffle. Lorsqu'une tumeur pathologique s'est développée et occupe l'abdomen, il n'est pas rare d'entendre un bruit ou souffle à peu près semblable à celui de la grossesse : or, l'utérus développé par le produit de la conception constitue une tumeur considérable, tumeur qui doit nécessairement comprimer les vaisseaux et produire l'effet que nous venons d'indiquer.

Les partisans de cette opinion s'appuient sur ce que : 1° ce bruit de souffle ne commence à paraître que quand l'utérus, élevé au-dessus du détroit, peut comprimer les vaisseaux iliaques ; 2° il s'entend ordinairement à la partie inférieure et latérale de l'abdomen ; 3° plus souvent du côté droit, parce que l'utérus est habituellement incliné à droite ; 4° enfin, si, comme l'a fait mon ami le docteur Jacquemier, et comme je l'ai fait moi-même depuis, sur plusieurs femmes, après les avoir auscultées dans la supination, on les fait mettre à genoux, le corps penché presque horizontalement, et le coude appuyant sur le sol, en un mot, dans une position telle que le poids de l'utérus porte tout entier sur la paroi antérieure du ventre, on cesse souvent d'entendre le bruit de souffle qu'on entendait distinctement auparavant.

Pour défendre cette opinion, on peut même ajouter les considérations suivantes :

Le bruit de soufflet abdominal est, comme celui des chlorotiques, dû en partie aux modifications que subit, pendant la grossesse, la composition du sang. Quelle que soit, en effet, la théorie que l'on accepte sur le mécanisme de ces bruits anormaux vasculaires dans la chlorose, qu'on les attribue à la diminution des globules, comme M. Andral, ou à l'hydroémie, comme M. Beau, et, pour le dire en passant, l'opinion de ce dernier me paraît seule admissible, on ne peut pas oublier l'analogie si grande qui existe entre le sang de la grossesse et celui de la chlorose.

Il est également difficile de méconnaître la ressemblance parfaite qui existe entre le souffle des femmes enceintes et celui des chlorotiques. Mêmes variétés de rhythme, mêmes variétés de ton et de sonorité : tous deux sont parfois mélangés ou uniquement composés d'un bruit de mouche, d'un bruit de râpe, sibilant, qui semblent également appartenir aux premiers degrés de la maladie. Tous deux offrent, si je peux m'exprimer ainsi, la même mobilité dans leur existence, leur rhythme, leur intensité, et paraissent également influencés par la pression plus ou moins grande qu'on exerce avec l'instrument, et par les troubles survenus dans la circulation de la femme à la suite d'une contrariété vive, d'un mouvement violent, etc.

N'est-il pas dès lors naturel d'admettre que, puisque la grossesse et la chlorose produisent dans le sang les mêmes altérations, le souffle entièrement semblable que l'on entend dans les deux cas est dû à la même cause?

Mais, dira-t-on, dans la chlorose, le bruit de soufflet s'entend surtout dans la région cervicale; pourquoi, pendant la grossesse, aurait-il, s'il était dû à la même cause, son siége de prédilection dans l'abdomen? On peut répondre d'abord que, dans quelques cas, le bruit cardiaque et carotidien a été constaté chez les femmes enceintes; mais il faut convenir que, le plus souvent, on ne l'entend pas, alors qu'on perçoit le souffle abdominal. Cette objection n'est pas sans réplique. Il est rare, en effet, que pendant la grossesse l'altération du sang soit portée au degré qu'elle présente chez les chlorotiques ordinaires : le chiffre des globules descend rarement au-dessous de 100, et la quantité d'eau est loin d'être aussi considérable que l'énorme chiffre qu'elle atteint dans la chlorose. Or, s'il est vrai, comme le pense M. Andral, que la production des bruits anormaux implique un degré plus avancé d'altération, on peut comprendre qu'ils ne soient pas perçus aux carotides, dans lesquels l'appauvrissement du sang peut *seul* les produire.

Il n'en sera pas de même dans les vaisseaux abdominaux. A l'altération du sang, à un commencement d'hydroémie, vient s'ajouter une diminution assez considérable dans le calibre des vaisseaux, diminution produite par la compression de la tumeur utérine; et ces deux circonstances réunies déterminent un bruit de soufflet qu'elles seraient impuissantes à produire si elles étaient isolées. La compression artérielle produirait ainsi une espèce d'insuffisance qui rendrait encore beaucoup plus sensible la légère augmentation qu'a subie la masse totale du sang.

Nous avons déjà dit que plusieurs fois nous avions vu le bruit disparaître en plaçant la femme dans la position des quadrupèdes, mais que plusieurs fois il aavit persisté. M. Depaul rappelle qu'il a répété aussi cette expérience, et qu'il a continué à entendre le souffle utérin sans qu'il présentât la moindre différence. Cette dernière remarque, faite par des observateurs comme MM. Depaul et Carrière, mérite que nous nous y arrêtions. Comme l'a déjà fait observer M. Beau, il est beaucoup plus difficile qu'on ne croit, et même il est souvent impossible de faire prendre à la femme une position telle que la matrice ne comprime certainement plus les grosses artères. Chez les femmes jeunes, primipares, les parois abdominales offrent une trop grande résistance pour fléchir sous le poids momentané de l'utérus, et, quelle que soit la position, elles maintiendront l'organe fortement appliqué contre le plan postérieur de l'abdomen.

M. Beau a, du reste, constaté que cette persistance du bruit de souffle abdominal n'était pas particulière à la grossesse ; et chez une femme affectée d'un kyste de l'ovaire, constaté à l'autopsie, il était impossible de donner à la tumeur une position telle qu'elle cessât de comprimer les artères du bassin, et qu'elle cessât, par conséquent, de déterminer le bruit de soufflet.

J'ajouterai qu'en admettant que la compression n'est pas seule cause de ce bruit, mais que la polyémie séreuse de la grossesse contribue à sa production, on peut facilement supposer que si cette dernière est portée à un certain degré, elle pourra à elle seule produire le bruit anormal, même dans le cas où la position donnée à la femme soustrairait les vaisseaux abdominaux à toute compression.

Il en est de même des résultats variables que l'on obtient, lorsque, après avoir entendu les bruits de souffle sur un côté du ventre, on fait coucher la femme sur le côté opposé. Tantôt, avons-nous dit, il cesse de se faire entendre; tantôt il persiste, bien que l'inclinaison de l'utérus ait fait cesser la compression des vaisseaux sur le point opposé au côté sur lequel on fait coucher la femme. Dans le premier cas, en effet, la polyémie serait trop peu considérable pour maintenir un bruit à la production duquel concourait la compression exercée sur le tube vasculaire ; dans le second, ou bien l'inclinaison utérine ne ferait pas cesser la compression, ou bien l'altération sanguine suffirait seule à la production du bruit anormal.

MM. Barth et Roger, quoique disposés à attribuer à la compression le bruit de soufflet abdominal, soulèvent pourtant quelques objections qui les empêchent d'adopter cette opinion d'une manière absolue. Pourquoi, disent-ils, ce bruit n'augmente-t-il pas lorsqu'on presse avec le stéthoscope sur l'utérus, et pourquoi disparaît-il parfois quand la pression est un peu plus forte ? C'est que, leur répond M. Beau, les bruits correspondent à un certain degré de compression, audessus et au-dessous duquel ils sont altérés ou diminués. Il arrive ici ce qui arrive très-fréquemment dans les bruits carotidiens, qui n'augmentent pas et qui disparaissent même, quand on presse un peu trop sur les artères carotides; et de même qu'on voit quelquefois ces derniers bruits augmenter légèrement d'intensité par suite d'une légère pression, on voit aussi quelquefois les bruits de souffle abdominaux augmenter notablement lorsqu'on pèse un peu sur l'utérus.

Enfin, d'où vient, disent MM. Barth et Roger, que, dans certains cas où l'auscultation pratiquée sur l'abdomen ne révélait aucun souffle, on a pu, à l'aide du métroscope de M. Nauche, percevoir le bruit sur le col utérin, qui, placé au centre de l'excavation pelvienne, est éloigné des vaisseaux pelviens?

Il est permis de supposer, leur répond encore M. Beau, que dans le cas dont il s'agit, le bruit de souffle était produit dans les artères hypogastriques. Or, le col utérin est plus rapproché de ces artères que la partie de l'utérus qui est en rapport avec la paroi abdominale. D'ailleurs, ne pouvait-il pas se trouver, entre la surface utérine et les parois abdominales, certains organes peu conducteurs du son, tels qu'une masse épiploïque ou intestinale, qui empêchaient le transport des vibrations à l'oreille?

2° *Ce bruit est produit dans l'utérus.* — Les auteurs qui ont placé le bruit de soufflet dans la circulation utérine, sont loin d'être d'accord sur le siége précis et sur le mécanisme de sa production. Ainsi M. de Kergaradec l'attribue à la circulation placentaire. M. Hohl pense aussi qu'il est perçu à l'endroit où s'insère le placenta ; mais il place ce bruit de souffle à l'endroit qui correspond à l'insertion du placenta, et il s'appuie sur les raisons suivantes : 1° dans 21 cas où il a opéré la délivrance artificielle, il a trouvé le placenta adhérent là où il avait d'abord entendu le bruit de souffle ; 2° dans 15 cas d'insertion sur l'orifice, le souffle a été entendu très-bas ; 3° dans 10 cas, l'autopsie lui a permis de voir le placenta là où il avait entendu le bruit de souffle ; 4° dans 8 cas de version, le même fait fut directement constaté ; 5° dans 12 cas de grossesses doubles, on n'a entendu qu'un bruit de souffle quand il n'y avait qu'un placenta, et deux bruits distincts quand les placentas étaient séparés ; 6° enfin, dans un très-grand nombre de cas, l'intensité du bruit de souffle lui a paru en rapport avec le volume et l'étendue du placenta.

M. Hohl diffère de M. Kergaradec en ce qu'il prétend que ce bruit est le résultat du passage du sang artériel dans les sinus veineux du placenta. Pour réfuter cette opinion il suffit de rappeler la variété du siége de ce bruit pendant la grossesse, et d'ajouter que dans certains cas il est encore perçu après la délivrance.

Je suis donc convaincu, comme M. Depaul, qu'il n'existe aucune relation entre le lieu où s'entend le bruit de souffle et l'insertion placentaire.

Lorsqu'on étudie avec soin, dit le professeur Dubois, la disposition de l'appareil utérin, on remarque que les communications les plus faciles existent entre les artères et les veines ; les parois utérines semblent être transformées en tissu érectile ou en tissu d'anévrysmes variqueux. La colonne de sang apportée par les artères, et divisée dans leurs branches, va se mêler, passant directement dans les veines, avec les colonnes moins rapides et moins pressées que contiennent ces canaux. Cette circonstance est incontestablement la cause du bruissement et du bruit de souffle qui est si remarquable dans l'anévrysme variqueux et dans les tissus érectiles accidentels ; il est très-vraisemblable que c'est la même cause qui le produit dans les parois utérines. On conçoit dès lors qu'il ne s'entende qu'à une époque où les modifications vasculaires de l'organe sont seulement très-marquées ;

qu'il s'entende le plus souvent sur le point correspondant à l'insertion du placenta, car c'est là que le développement du système vasculaire utérin est le plus considérable ; et qu'enfin ce bruit puisse encore s'entendre quelquefois après la délivrance, le retrait de l'utérus n'étant pas encore complet, et n'ayant pas encore ramené aux conditions de l'état de vacuité le mode de circulation de ses parois.

Depuis les recherches de M. Dubois, personne n'a pu retrouver ces larges et faciles communications entre les artères et les veines utérines, et il est certain qu'il n'existe entre elles de communications directes que par leurs ramifications terminales et capillaires. C'est dire assez que le fait anatomique n'existant pas, la théorie à laquelle il sert de base ne peut être maintenue.

Comme se rattachant à la circulation utérine, il est encore quelques autres explications qui ont été récemment proposées. Le docteur Corrigan avait pensé que le passage du sang des artères utérines dans les sinus utérins est la cause de ce bruit de souffle. M. Carrière a admis cette opinion, et il ajoute que la circulation étant beaucoup plus active au point qui correspond à l'insertion du placenta, c'est au niveau de cette insertion que doit s'entendre ce bruit. Enfin, M. Depaul a tout récemment reproduit l'opinion de Corrigan, en y ajoutant les compressions opérées de dedans en dehors par quelques portions de l'ovoïde fœtal, compressions qui lui paraissent jouer un grand rôle et que M. de Kergaradec avait déjà invoquées pour s'expliquer les variétés qu'offre si souvent le bruit de souffle dans son siége et son intensité.

Pour M. de la Harpe, enfin, la cause de ce bruit ne gît ni dans un état particulier du sang, ni dans une modification de son cours, ni dans l'état particulier des vaisseaux ; elle est tout simplement dans la multiplicité des vaisseaux réunis sur un même point, multiplicité qui, centuplant peut-être les courants, centuple aussi les bruits, et rend perceptibles, par cette multiplication, des sons qui, pris isolément, sont imperceptibles pour l'oreille humaine. Une comparaison fera comprendre sa pensée. Qu'on se place, par un léger vent, sous un arbre fort ébranché, privé de feuilles et réduit à quelques gros rameaux, on n'entendra aucun bruit dans l'air ; si, de cet arbre, et sous le même vent, on se transporte au pied d'un second arbre mieux fourni de rameaux, quoique toujours privé de feuilles, on commencera à percevoir le bruit produit par les branches agitées par le vent. Enfin, ce bruit aura une intensité beaucoup plus grande si l'on se place sous un sapin ; cependant cet arbre n'offre que des feuilles roides et immobiles, seulement elles sont innombrables. Tel est le bruit placentaire. En un mot, un liquide ne peut circuler dans un tube sans produire un certain bruit par le frottement de ses molécules contre les parois du tube. Seulement ce bruit n'est pas sensible à l'oreille quand le tube vasculaire est isolé ; il le devient au contraire lorsque des milliers de petits canaux sont réunis sur un même point.

Au milieu de tant de théories contradictoires nous ne nous prononcerons pas sur l'explication mécanique du bruit de soufflet. Nous nous contenterons de déterminer quel est son siége ; disons tout d'abord que nous ne pensons pas qu'il se produise dans les gros vaisseaux qui passent en arrière de l'utérus. Ce bruit est en effet quelquefois si superficiel qu'il ne saurait se produire dans l'aorte ou les vaisseaux

iliaques; comment d'ailleurs, avec cette explication, comprendre que ce souffle
change de place avec une grande facilité, ainsi que l'ont constaté tous les observateurs. Ajoutons enfin que dans quelques cas très-rares, il est vrai, ce bruit s'accompagne d'un frémissement sensible au doigt et qu'alors on le sent pour ainsi
dire se produire derrière la paroi abdominale antérieure. Nous tenons donc pour
certain qu'il se produit dans l'utérus, et comme nous avons déjà démontré que le
placenta ne peut pas en être le siége, nous acceptons, avec MM. Dubois et Depaul,
qu'il se produit dans les parois utérines. Le nom de souffle utérin est donc la seule
dénomination qui lui convienne.

Le bruit de souffle n'a pas une grande importance pratique : c'est un signe
dont l'existence rend la grossesse probable, mais qui peut exister sans elle et qui
n'existe pas toujours avec elle ; il est complétement étranger à l'état de vie ou de
mort du fœtus, et n'est nullement modifié par un état de souffrance de l'enfant ;
il ne peut, dans aucun cas, faire reconnaître d'une manière certaine le lieu d'insertion du placenta, ni sa forme, ni son volume, ni les altérations qu'il peut présenter. Les observations de MM. Depaul, Nægele fils, prouvent, contrairement
aux conclusions de Hohl, que le diagnostic des grossesses doubles ou triples ne
peut en rien être éclairé par le bruit de souffle, qui n'offre, dans ces cas, aucune
modification qu'il ne puisse présenter dans les grossesses simples.

Résumé. — Il est bien démontré aujourd'hui qu'en auscultant le ventre d'une
femme enceinte, on perçoit les battements du cœur du fœtus et un bruit de souffle.
Le premier est un signe certain de grossesse ; le second, pouvant être produit
par d'autres causes, n'acquiert de la valeur que lorsqu'on s'est assuré qu'il
n'existe chez la femme aucune autre maladie. Le bruit du cœur peut servir à reconnaître la position du fœtus ; le bruit de souffle ne peut nullement faire supposer le lieu où est inséré le placenta : il n'indique en rien la position du fœtus.
La faiblesse, mais surtout l'irrégularité et l'intermittence des battements du
cœur, doivent faire craindre que le fœtus ne souffre et que sa vie ne soit compromise.

Pour ausculter la femme, on la fait coucher ; cette précaution indispensable au
commencement de la grossesse, ne l'est plus à la fin, et l'on peut alors l'ausculter
debout. Dans les derniers mois, en effet, les dimensions de l'utérus, le volume
du fœtus, rendent cette exploration facile, quelle que soit la position prise par la
femme ; mais, dans les premiers temps, il est, en général, nécessaire de fléchir
les cuisses sur le ventre, afin de placer les muscles abdominaux dans le plus
grand relâchement ; et cela n'est évidemment possible que dans la position horizontale. Pour bien explorer le fond ou les côtés de l'utérus, pour faire tomber
le fœtus de l'un ou de l'autre côté, le décubitus dorsal ou latéral est nécessaire ;
tantôt on fait fléchir, tantôt étendre les cuisses, selon la région qu'on veut examiner. On peut se servir de l'oreille nue, mais en général il vaut mieux employer
le stéthoscope. On peut plus facilement, à son aide, limiter les bruits que l'on entend, déprimer plus facilement la paroi abdominale, de manière à se rapprocher
des parties du fœtus ; puis beaucoup de femmes répugnent à ce que l'accoucheur
applique ainsi sa tête à plat sur le ventre. L'expérience m'a d'ailleurs appris que,

lorsqu'on ausculte à l'oreille nue, les frottements que les mouvements respiratoires de la peau abdominale exercent contre l'oreille diminuent singulièrement la netteté des sensations. Le pavillon de l'instrument doit être dépourvu de son embout et placé exactement par toute sa circonférence sur la région que l'on veut ausculter. Il est bon aussi que la femme ne soit pas sur un lit trop bas, car autrement l'accoucheur est obligé de se courber fortement, et cette position gênante finit par déterminer une congestion telle, qu'il est impossible de rien entendre. Pour s'épargner de trop longues recherches, il convient de placer le stéthoscope sur le point où le plus habituellement s'entendent les battements du cœur, c'est-à-dire en avant, en bas et à gauche. Il est utile également de s'enquérir auprès de la femme du point où elle sent ordinairement les mouvements de son enfant : le plus souvent, en effet, les pulsations fœtales seront perçues sur un point opposé; car les membres supérieurs et inférieurs étant toujours pelotonnés sur le plan abdominal, le dos, c'est-à-dire la partie du fœtus qui transmet le plus facilement les bruits du cœur, sera évidemment tourné à gauche, si c'est le côté droit qui est le siége habituel des mouvements actifs.

Avant le cinquième mois, les battements sont ordinairement perçus sur la ligne médiane et inférieure du ventre, à peu près au milieu de l'espace qui sépare l'ombilic du pubis : c'est là que tout d'abord on devra placer l'instrument.

L'instrument que M. Nauche a proposé, sous le nom de métroscope, et dont l'extrémité, introduite dans le vagin, doit s'appliquer sur le col ou la partie inférieure de l'organe, doit être rejeté.

TABLEAU

RÉSUMANT LES SIGNES DE LA GROSSESSE A DIVERSES ÉPOQUES.

SIGNES RATIONNELS. | SIGNES SENSIBLES.

Premier et deuxième mois.

1° Suppression des règles (exceptions nombreuses).

2° Envie de vomir, vomissements.

3° Aplatissement léger de la région hypogastrique.

4° Enfoncement de la dépression ombilicale.

5° Gonflement des seins, qui deviennent le siége de picotements, de douleurs.

1° Augmentation dans le volume et le poids de l'utérus.

2° Abaissement de l'organe.

3° Matrice moins mobile.

4° Parois du col de l'utérus ayant la consistance du caoutchouc.

5° Col de l'utérus dirigé en bas, en avant et à gauche.

6° Orifice du museau de tanche arrondi chez les primipares, plus entr'ouvert chez les multipares.

7° Ramollissèment léger de la muqueuse qui recouvre les lèvres. Cette muqueuse est comme œdématiée.

Troisième et quatrième mois.

1° Suppression des règles (quelques exceptions).

2° Souvent persistance ou apparition des vomissements.

3° Saillie légère de la région hypogastrique.

4° Dépression moindre de la cicatrice ombilicale.

5° Gonflement des seins augmenté; saillie du mamelon. Coloration légère de l'aréole.

6° Kyestéine dans l'urine.

1° A la fin du troisième mois, le fond de l'utérus s'élève au niveau du détroit supérieur. A la fin du quatrième, il est senti jusqu'au milieu de l'espace qui sépare l'ombilic du pubis.

2° Matité sensible par la percussion dans la région hypogastrique.

3° Le palper abdominal y fait distinguer une tumeur arrondie du volume de la tête d'un enfant d'un an.

4° Par le palper abdominal et le toucher vaginal réunis, on constate facilement le déplacement en masse et le volume de l'utérus.

5° Dans le troisième mois, le col a la même situation et la même direction que dans les mois précédents; dans le quatrième il est élevé et dirigé en arrière et à gauche.

6° Le ramollissement du pourtour de l'orifice est beaucoup plus prononcé; celui-ci est un peu plus ouvert chez les multipares, il laisse pénétrer la pulpe du doigt; il est fermé chez les primipares et toujours arrondi.

TABLEAU

RÉSUMANT LES SIGNES DE LA GROSSESSE A DIVERSES ÉPOQUES.

SIGNES RATIONNELS.	SIGNES SENSIBLES.

Cinquième et sixième mois.

1° Suppression des règles (rares exceptions).	1° A la fin du cinquième mois, le fond de l'utérus est à un travers de doigt au-dessous de l'ombilic. — A la fin du sixième, un travers de doigt au-dessus.
2° Le plus souvent les troubles digestifs cessent.	2° Inégalités fœtales, et mouvements actifs très-sensibles.
3° Développement considérable de toute la région sous-ombilicale.	3° Bruit du cœur, de soufflet.
4° Tumeur abdominale, arrondie, fluctuante, convexe, saillante surtout sur la ligne médiane, et dans laquelle on sent quelquefois les inégalités fœtales.	4° Ballottement.
5° Effacement presque complet de la dépression ombilicale.	5° On sent à la partie supérieure et antérieure du vagin une tumeur quelquefois molle et fluctuante, quelquefois dure, arrondie et résistante.
6° Coloration plus foncée de l'aréole, aréole mouchetée ; tubercules glandiformes.	6° La moitié inférieure de la portion sous-vaginale du col est ramollie.
7° Kyestéine dans l'urine.	7° Toute la portion unguéale de la première phalange peut pénétrer dans la cavité du col chez les femmes qui ont eu déjà des enfants ; chez les primipares, le col est ramolli dans la même étendue, mais l'orifice est trop étroit pour laisser passer le doigt.

Septième et huitième mois.

1° Suppression des règles (très-rares exceptions).	1° Augmentation dans le volume du ventre.
2° Troubles de l'estomac (assez rares).	2° A sept mois le fond de l'utérus s'élève à quatre travers de doigt au-dessus de l'ombilic, à huit mois à cinq ou six.
3° Tumeur abdominale avec les mêmes caractères, seulement beaucoup plus volumineuse.	3° L'organe s'incline presque toujours à droite.
4° Effacement complet de la dépression ombilicale, dilatation de l'anneau ; quelquefois même, pendant les efforts, saillie de la peau de l'ombilic.	4° Mouvements actifs plus violents.
5° Vergettures nombreuses sur la peau du ventre.	5° Bruit du cœur et de soufflet.
6° Quelquefois, état variqueux et œdémateux des membres inférieurs et de la vulve.	6° Ballottement très-net dans le septième mois ; plus obscur dans le huitième.
7° Coloration plus foncée de l'aréole centrale, extension de l'aréole mouchetée. — Quelquefois vergettures nombreuses sur la peau du sein. — Écoulement de lait. — Développement complet des tubercules glandiformes.	7° Le ramollissement envahit le col un peu au-dessus de l'insertion du vagin. Le col est ovoïde chez les primipares et semble avoir diminué de longueur. Chez les autres, c'est un cône à base inférieure, largement ouvert et dans lequel le doigt peut faire pénétrer toute la première phalange. Le quart supérieur du col est encore dur et fermé.
8° Persistance de la kyestéine dans l'urine.	

TABLEAU

RÉSUMANT LES SIGNES DE LA GROSSESSE A DIVERSES ÉPOQUES.

SIGNES RATIONNELS. | SIGNES SENSIBLES.

Première quinzaine du neuvième mois.

1° Les vomissements et les autres troubles gastriques reparaissent souvent.

2° La tumeur abdominale a augmenté ; la peau est bien tendue et tiraillée.

3° Gêne de la respiration.

4° Tous les autres symptômes persistent en augmentant d'intensité.

1° Le fond de l'utérus s'élève dans la région épigastrique et sous le rebord des fausses côtes du côté droit.

2° Mouvements actifs ; bruit du cœur et de soufflet.

3° Souvent il n'y a plus de ballottement, mais seulement une espèce de soulèvement de la tumeur formée par la tête.

4° Toute la longueur du col est ramollie, excepté l'anneau de l'orifice interne qui résiste encore et est fermé. Le doigt, chez les femmes déjà mères, peut y introduire une phalange et demie, et est arrêté seulement par l'orifice interne fermé et froncé, qui assez souvent pourtant commence à s'entr'ouvrir. — Chez les primipares, le ramollissement est aussi étendu ; le col, renflé à sa partie moyenne, a la forme d'un ovoïde, mais l'orifice externe, quoiqu'un peu plus ouvert, ne permet pas l'introduction du doigt.

Deuxième quinzaine du neuvième mois.

1° Les vomissements cessent souvent.

2° Le ventre est tombé.

3° La respiration est moins gênée.

4° Plus de difficultés dans la marche.

5° Envies fréquentes et illusoires d'uriner.

6° Hémorrhoïdes, augmentation dans l'état variqueux et l'œdème des membres inférieurs.

7° Douleurs de reins, coliques.

1° Le fond de l'utérus s'élève moins haut que dans la première quinzaine.

2° Mouvements actifs, bruits du cœur et de soufflet.

3° Ballottement souvent insensible.

4° Tête plus ou moins engagée dans l'excavation.

5° L'orifice interne se ramollit et s'entr'ouvre chez les multipares, le doigt pénètre alors à travers un cylindre de 4 centimètres jusque sur les membres. Chez les primipares, l'orifice interne subit la même modification, mais l'externe reste très-étroit. Dans les derniers huit jours, par suite de l'évasement de l'orifice interne, toute la cavité du col se confond avec celle du corps, et, pour arriver sur les membranes, le doigt n'a plus qu'à traverser chez les primipares un orifice assez mince, chez les autres un bourrelet arrondi plus ou moins épais,

CHAPITRE VII.

DE LA GROSSESSE GÉMELLAIRE.

On donne le nom de *grossesse composée* ou *multiple* à celle à laquelle deux ou plusieurs fœtus sont renfermés dans la cavité utérine. Certaines femmes sont très-disposées aux grossesses multiples : ainsi on en cite qui ont fait onze, sept, six enfants en trois accouchements successifs.

Les grossesses doubles sont assez fréquentes : on en rencontre une à peu près sur soixante et dix ou quatre-vingts. Les grossesses triples sont au contraire très-rares, puisque, dans un relevé de 37 441 accouchements opérés à la Maternité de Paris, il n'y en a eu que cinq. Il n'est pas possible de révoquer en doute celles dans lesquelles il y avait quatre enfants ([1]); Viardel, Mauriceau, Hamilton et bien d'autres en citent des exemples. Peu affirme, ainsi que Lauverjat, avoir vu une couche de cinq enfants ([2]). Enfin, doit-on admettre ou considérer comme des fables ces cas de grossesses de six, sept, huit, neuf enfants et plus, dont on trouve d'assez nombreux exemples dans les auteurs ?

Dans l'état actuel de la science, il est fort difficile d'indiquer les causes de cette anomalie. Les explications ne manquent pas, mais toutes sont de pures hypothèses. Ainsi une seule fécondation affectant les deux ovaires ou deux vésicules de

([1]) Voici un résumé statistique que j'emprunte à Churchill. Sur 161 042 grossesses, il y a eu 2477 cas de grossesses doubles, ou 1 sur 69, et 36 grossesses triples, ou 1 sur 4473 (accoucheurs anglais). Sur 36 570 grossesses, il y a eu 582 cas de grossesses doubles, ou 1 sur 110, et 6 triples, ou 1 sur 6095 (accoucheurs français). Sur 251 386 grossesses, il y a eu 2967 cas doubles, ou 1 sur 84, et 35 triples, ou 1 sur 7185 (accoucheurs allemands). En somme, sur 448 998 cas, il y a eu 5776 doubles, ou 1 sur 77 3/4, et 77 triples, ou 1 sur 5831.

Quant au sexe des jumeaux, le même auteur nous fournit les renseignements qui suivent : Sur 184 cas de grossesses doubles, Joseph Clarke dit que 47 fois les deux enfants étaient mâles, 68 fois femelles, et que 71 fois naquirent une fille et un garçon.

Docteur Collins, 240 cas : les deux mâles, 73 ; les deux femelles, 67 ; et mâle et femelle, 97.

Docteur Lever, 33 cas : les deux mâles, 11 ; les deux femelles, 11 ; mâle et femelle, 11.

([2]) M. Pigné m'a dit avoir vu à Strasbourg un placenta unique, d'où naissaient cinq cordons séparés ; il n'existait qu'une seule poche, composée de trois tuniques : caduque, chorion et amnios, dans laquelle les cinq fœtus étaient réunis.

Kennedy (*London medical Gazette*) a cité à la Société royale l'observation d'une femme qui avorta, à trois mois, de cinq enfants. Il y avait trois œufs dont un double ; chaque œuf avait son placenta et ses membranes propres.

M. Bourdois (*Gazette médicale*, 1840, p. 569), grossesse de quatre enfants, accouchement au septième mois. Un premier enfant naquit, puis douze heures après un second, les deux autres quelques instants après. Le second accouchement fut suivi d'un nouvel écoulement d'eau. Il y eut deux délivres ; un des placentas portait trois cordons, il était adhérent, et il en resta quelques portions dans l'utérus.

Le docteur Hull (de Manchester) a déposé dans le musée du Collége de chirurgie de Londres cinq petits fœtus jumeaux dont une femme est accouchée à cinq mois de grossesse. Chambon cite un cas de grossesse quintuple ; les enfants vécurent assez pour être baptisés. Une femme de Naples accoucha de cinq enfants, à sept mois (*British and foreign medical Review*, 1839). Le docteur Kennedy (Every) a cité dans *The Dublin medical Journal*, janvier 1840, cinq œufs dont était accouchée une femme entre le deuxième et le troisième mois. Enfin, Francis Ramsbotham emprunte à quelques journaux politiques trois cas de grossesse quintuple.

de Graaf dans le même ovaire; plusieurs fécondations successivement opérées en peu de jours, c'est-à-dire avant que le premier ovule fécondé soit arrivé dans l'utérus : telles sont les principales raisons par lesquelles on veut expliquer la présence de plusieurs enfants. Toutes deux supposent que les deux ovules se détachent à la fois ou successivement de l'ovaire, et que, nécessairement, deux corps jaunes doivent se développer. Quelques faits bien observés établissent pourtant que les choses peuvent se passer différemment. Ainsi on a rencontré quelquefois deux œufs dans une même vésicule de de Graaf, et dans ce cas, on comprend que la rupture de cette vésicule seule peut amener la double fécondation ; d'autres fois, enfin, deux jaunes ont été trouvés dans un même ovule, et la grossesse gémellaire peut évidemment, dans ce cas, avoir lieu, bien qu'un seul ovule soit fécondé. Nous verrons du reste, plus bas, que ces particularités peuvent servir à expliquer les dispositions diverses que peuvent offrir les membranes dans les grossesses gémellaires.

Il est assez souvent possible, pendant la grossesse, de reconnaître la présence de deux fœtus. Dès les premiers mois de la grossesse, le ventre a acquis un volume insolite qui se rapporte en apparence à une grossesse plus avancée ; ordinairement il reste jusqu'à la fin plus volumineux qu'il ne l'est dans une grossesse simple. L'utérus, développé outre mesure, repousse fortement les parties molles qui l'entourent, comprime les vaisseaux veineux et devient ainsi la cause d'un œdème qui se manifeste aux membres inférieurs et dans le tissu cellulaire souscutané de la région sus-pubienne. Au lieu de présenter sur la ligne médiane sa saillie la plus prononcée, le ventre est, en général, aplati en ce point; les deux fœtus se portent chacun sur un des côtés, le milieu est déprimé. Cependant, comme nous l'avons dit, il peut arriver qu'un fœtus soit placé devant l'autre, et ce signe manque alors.

La forme de l'utérus varie du reste suivant la position des fœtus, leur nombre et la quantité du liquide amniotique. Ainsi, lorsqu'un des fœtus a la tête en haut et l'autre en bas, il peut en résulter deux dépressions et deux saillies, dont l'une en bas et l'autre en haut, comme l'a figuré M. Hergott. Si tous les deux se présentent par la tête, le fond de la matrice est excessivement dilaté ; le contraire arrive quand ils présentent les fesses. Dans un cas observé à la Clinique de Strasbourg, la matrice avait une forme irrégulière et oblique; les deux têtes étaient situées aux angles de l'utérus, et for-

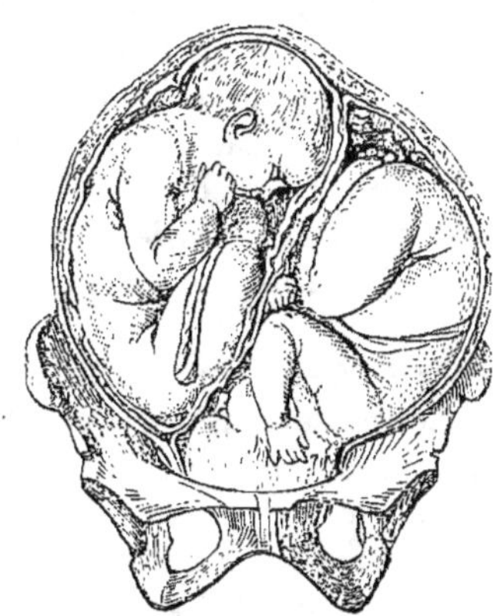

FIG. 72.

maient deux tumeurs séparées par une dépression ; la droite était beaucoup plus élevée que la gauche; les deux enfants sont venus par les pieds.

Le palper abdominal, méthodiquement et complétement employé, conduit assez souvent au diagnostic de la grossesse gémellaire. Indépendamment du volume particulier du ventre dont nous avons déjà parlé, on reconnaîtra, en déprimant les parois utérines partout où elles sont accessibles, que les parties fœtales semblent plus nombreuses que de coutume, qu'elles occupent toute la cavité utérine sans laisser d'espace libre. Avec plus d'attention encore on pourrait souvent reconnaître deux têtes, deux siéges ou deux régions dorsales. Pour diminuer les chances d'erreur on pratiquera alternativement le palper et le toucher et l'on s'assurera que les renseignements fournis par ces deux méthodes d'investigation sont en parfait accord.

Les petits coups perçus par la femme se font sentir quelquefois en même temps sur deux points éloignés. Nous avons déjà fait la part de l'auscultation, et indiqué jusqu'à quel point la perception des pulsations fœtales pouvait éclairer le diagnostic (page 236). Quant au bruit de souffle, il ne pourra que bien rarement fournir d'utiles renseignements. Cependant Hohl, qui sur seize grossesses doubles a entendu le bruit de souffle sept fois à droite et à gauche et en même temps, et neuf fois d'un côté seulement, fait remarquer que lorsque ce bruit n'a été entendu que d'un côté, il existait un placenta commun, et que, dans les autres cas, il y avait deux placentas. Aussi peut-on, à son avis, diagnostiquer une grossesse double quand il y a deux bruits de souffle, alors qu'on n'entendrait qu'en un seul point les battements du cœur. Nous ne pouvons admettre cette dernière conclusion; car nous avons nié plus haut la relation que Hohl a voulu établir entre le siége du bruit de souffle et l'insertion du placenta, et d'ailleurs nous avons souvent entendu un bruit de souffle à droite et à gauche, alors que la grossesse était simple.

Les deux fœtus se gênant mutuellement, aucun d'eux ne se présente au doigt vaginal, et le ballottement est quelquefois difficile, si ce n'est impossible. Lors même que le doigt atteindrait facilement la partie qui se présente, la présence d'un autre enfant gênerait le mouvement d'ascension du premier. Desormeaux cite cependant un cas où le ballottement était manifeste; mais il y avait en même temps une très-grande quantité d'eau. Lorsqu'en 1845 j'ai été chargé par la Faculté de faire la clinique d'accouchements, j'ai constaté deux fois le même fait que Desormeaux : une hydropisie assez considérable de l'amnios rendait le ballottement très-facile à sentir, bien qu'il y eût deux enfants.

Les grossesses gémellaires présentent dans leur marche quelques particularités qu'il est important de connaître.

Dans les grossesses doubles, les jumeaux ne parviennent pas toujours au développement que nous avons indiqué. Il peut arriver qu'un des fœtus cesse de vivre, l'autre continuant à s'accroître. Dans ces cas rares, ou bien le cadavre du fœtus mort reste dans la matrice, dans laquelle il se durcit, se dessèche, et n'est expulsé qu'à l'époque de l'accouchement. J'ai montré à mon cours de 1853 un placenta provenant d'une femme accouchée à terme d'un enfant vivant et bien développé. Ce placenta offrait deux poches amniotiques : une d'elles, appartenant au fœtus né vivant, n'avait rien de particulier; l'autre, beaucoup plus petite, et contenant à peine quelques gouttes de liquide, renfermait un petit fœtus momifié, et dont le volume était à peu près celui d'un fœtus de quatre mois. Ou bien le fœtus mort irrite l'utérus, détermine des contractions, puis est chassé de sa cavité, tandis que l'autre continue à se développer. Enfin, celui des jumeaux qui a succombé pendant la grossesse peut continuer de séjourner dans la matrice, par suite des adhérences qui s'établissent parfois entre le placenta et les parois utérines, longtemps après l'expulsion de son frère né vivant au terme ordinaire de la gestation. Guillemot (*Heureux accouchements*, livre II, page 225) en cite une observation des plus curieuses. Dans ce cas, l'extraction artificielle du petit cadavre n'eut lieu que deux ans après l'accouchement.

Quelle est la cause qui détermine ainsi la mort d'un fœtus? Mauriceau et Peu croyaient que la mort devait être attribuée à ce que l'un des fœtus, prenant toute la nourriture pour lui, devenait fort et vigoureux, fraudait l'autre, le rendait faible et languissant, et le faisait ainsi périr de bonne heure. Guillemot croit qu'un des fœtus, dans son accroissement, presse et comprime peu à peu contre les parois de la matrice le second jumeau, qui, ne trouvant pas assez d'espace pour se développer, cesse peu à peu de vivre. Enfin, M. Cruveilhier explique l'atrophie du fœtus par le décollement successif du placenta. Il fonde son opinion sur un fait dans lequel une hémorrhagie assez abondante paraît avoir signalé la mort d'un des jumeaux. Dans le plus grand nombre des cas cités, on n'a pas mentionné d'hémorrhagie pendant la grossesse, de sorte que l'opinion de M. Cruveilhier ne peut pas leur être applicable. Pour moi, je pense que ces cas de mort et d'atrophie d'un des fœtus doivent être bien plutôt attribués à une maladie de l'enfant, du placenta ou de quelques parties des enveloppes. Qu'on n'ait pas pu constater ces altérations lors de l'accouchement, cela n'a rien d'étonnant dans l'état de dégénérescence où se trouvaient tous les éléments de l'œuf; et bien que cette explication ne repose sur aucun fait, cependant elle me paraît plus admissible et plus rationnelle.

La grossesse des jumeaux se termine très-souvent avant terme. La grande distension de l'utérus, qui présente souvent à sept ou huit mois un volume plus considérable que celui d'une grossesse simple à neuf mois, est sans doute la cause de cette expulsion prématurée. Lorsque l'accouchement a lieu, le même travail suffit le plus ordinairement à opérer l'expulsion des deux fœtus ; mais ce fait n'est pas constant. Après la naissance du premier né, en effet, l'utérus peut revenir sur lui-même, s'appliquer sur le jumeau qu'il contient encore, et ne l'expulser que dix-huit, vingt heures, deux jours après. Il peut même arriver qu'un plus long espace de temps, plusieurs mois même, sépare les deux parturitions ; et ce sont ces derniers faits qui ont à tort autorisé quelques personnes à admettre la superfétation. Il n'est pas nécessaire cependant d'y avoir recours, pour s'expliquer ces observations. Le premier né a certainement été expulsé prématurément, et la cause de l'expulsion prématurée est uniquement l'énorme distension de l'utérus. Or, une fois un enfant expulsé, l'utérus revient sur lui-même, la cause d'irritation n'existe plus, et l'on conçoit bien que la grossesse puisse continuer jusqu'à terme. L'enfant né ainsi à sept mois peut vivre comme celui qui n'arrive qu'au terme de la grossesse.

Les singularités que nous venons d'étudier dans les grossesses doubles peuvent se rencontrer dans les grossesses triples, etc. Ainsi, dans un cas cité par Portal, on fut obligé après l'extraction d'un premier enfant bien portant et la sortie du délivre, d'extraire deux enfants, morts déjà depuis longtemps et complétement desséchés.

Les membranes ne sont pas toujours disposées de la même manière dans les grossesses gémellaires, et, sous ce point de vue, on peut, avec Guillemot, qui a particulièrement étudié ce sujet, en admettre quatre variétés distinctes. Dans la première, deux ovules sont fécondés, et chaque embryon se développe, environné de ses deux membranes, amnios et chorion. Dans la seconde, l'ovule contient deux germes, et chaque fœtus n'a qu'une enveloppe, le chorion devenant membrane commune. Dans la troisième, les embryons sont renfermés dans une cavité unique, qui ne paraît jamais avoir été divisée par aucun diaphragme membraneux. Enfin, la dernière se rencontre lorsque l'embryon contient un second embryon, et que tous deux se développent; elle donne lieu aux monstruosités par inclusion.

Passons maintenant aux modes de terminaison que ces grossesses peuvent offrir, suivant l'espèce à laquelle elles appartiennent.

1° Dans la première espèce, les deux ovules se développent en conservant leurs membranes propres, chorion et amnios; au début, chaque œuf a une caduque réfléchie qui lui est propre; mais plus souvent la portion de caduque qui appartient à la cloison est résorbée et très-amincie, et, à une époque plus avancée, une seule caduque paraît envelopper les deux œufs. Les deux membranes chorion sont adossées l'une à l'autre, et séparées seulement par un tissu lamellaire très-fin, de sorte que les deux enfants sont séparés par une seule cloison très-épaisse et composée de quatre feuillets. Les placentas sont quelquefois isolés, mais assez souvent ils sont confondus en une seule masse, ou sont unis par une espèce de pont membraneux. Le plus souvent, malgré cette continuité de tissu, il n'existe pas entre les deux placentas de communication vasculaire. Les faits qui font exception sont rares. Il est évident qu'alors deux ovules logés séparément ou réunis dans la même vésicule ont été fécondés. Cette première variété est la plus fréquente.

2° Dans la deuxième variété de grossesse composée, le chorion est commun, et chaque fœtus n'a qu'une enveloppe particulière constituée par l'amnios, dont les deux feuillets adossés forment la cloison médiane. MM. Dance et Mancel ont cité un exemple de cette espèce de grossesse; il n'y avait que deux enfants. Brendelius rapporte qu'une femme accoucha, après trois jours de travail, de deux filles; elle mourut avant l'extraction du troisième enfant. A l'ouverture du cadavre, on trouva le fœtus mort; le délivre était unique et très-gros. Le chorion était commun aux trijumeaux, mais chaque fœtus avait un amnios bien distinct. Il n'y a alors qu'un seul placenta, et souvent communication entre les ramifications des deux cordons, comme j'ai pu moi-même le constater par un placenta qui me fut offert par un de mes élèves, interne à l'hôpital de Lourcine, où il l'avait recueilli.

Dans cette variété, comme dans la précédente, un des fœtus peut mourir et l'autre continuer de vivre. Mais il est facile de prévoir que l'expulsion des deux fœtus ne peut plus avoir lieu séparément.

3° Il peut arriver enfin que les fœtus ne soient séparés par aucune cloison, et soient renfermés dans la même cavité amniotique. Aux exemples déjà cités, je pourrais ajouter un fait qu'a eu occasion d'observer mon collègue et ami le docteur Fournier. Les deux cordons naissent alors, le plus souvent au moins, d'un point distinct du placenta ; mais il arrive quelquefois qu'ils proviennent tous deux d'un tronc commun, qui ne se bifurque qu'à une distance plus ou moins grande de la surface placentaire.

Il est évident qu'alors l'expulsion d'un des enfants doit entraîner celle de l'autre ; mais je ne sais jusqu'à quel point il est exact de dire avec Baudelocque que la mort de l'un met nécessairement la vie de l'autre en danger, si la nature ne le fait naître promptement. Cette inclusion des deux fœtus dans la même poche amniotique se rencontre souvent dans les cas où l'un des fœtus est privé d'une partie importante du corps. Le fœtus monstre que j'ai présenté a l'Académie royale de médecine était renfermé. dans le même sac amniotique que son frère jumeau.

Il est à peu près impossible, dans l'état actuel de nos connaissances ovologiques, d'expliquer cette étrange anomalie, dont l'existence a pourtant été constatée plusieurs fois. En nous en tenant, en effet, à ce que nous avons dit plus haut de la formation de l'amnios (voyez art. OVOLOGIE), cette membrane émane de l'embryon lui-même, et par conséquent nous devons avoir autant d'amnios que de fœtus. A moins d'admettre sur le développement de l'amnios la théorie de MM. Pockels et Serres, théorie qui, malgré toute son invraisemblance, trouve dans les faits dont nous parlons un certain appui, on ne peut les expliquer qu'en prétendant qu'il existait primitivement deux amnios, et que la cloison qui résultait de leur adossement s'est détruite.

Le plus souvent, ainsi que nous venons de le dire, lorsque le chorion et surtout l'amnios sont communs, il y a des communications nombreuses entre les ramifications ombilicales. Ce fait n'est pas constant : ainsi Dold cite un cas de trijumeaux dont les placentas étaient réunis en une seule masse : deux des fœtus se trouvaient réunis dans un chorion commun, le troisième avait le sien propre ; les vaisseaux ombilicaux ne communiquaient pas ensemble. Dans une observation de Davis, les trois enfants avaient une caduque commune ; deux étaient renfermés dans un même chorion et dans un même amnios, le troisième avait son chorion et son amnios à part ; le placenta formait une seule masse, mais les vaisseaux n'avaient aucune communication les uns avec les autres. (*London med. Gaz.*, 1841.)

4° Enfin, la quatrième espèce de grossesse composée, que nous avons admise avec Guillemot, constitue ce qu'on a désigné sous le nom de *monstruosités par inclusion*. Elle consiste dans l'inclusion complète des éléments plus ou moins nombreux d'un fœtus dans un autre fœtus, d'ailleurs bien conformé. Ollivier (d'Angers), qui a publié sur cette monstruosité un article fort intéressant, admet que cette inclusion peut avoir lieu de deux manières différentes : tantôt le fœtus contenu est enfermé dans la cavité abdominale de l'autre individu : c'est l'*inclusion profonde et abdominale;* tantôt il est seulement enveloppé par les téguments de ce dernier, qui forment une tumeur extérieure sans communication avec les cavités viscérales du fœtus qui la porte : c'est l'*inclusion extérieure* ou *cutanée.* Cette dernière a été subdivisée en deux variétés, suivant que la tumeur occupe le scrotum ou le périnée.

La nature de cet ouvrage m'interdit évidemment d'entrer dans la discussion des diverses opinions qui ont été émises sur la nature et le mode de formation de cette espèce de monstruosité; j'ai dû seulement les signaler. Je renvoie pour le reste au Mémoire d'Ollivier (*Archives*, 1827), à celui de M. Lesauvage (de Caen), et surtout au beau *Traité de tératologie* de M. Isidore Geoffroy Saint-Hilaire.

TROISIÈME PARTIE

DE L'ACCOUCHEMENT.

—

L'accouchement est une fonction qui consiste dans l'expulsion spontanée ou artificielle d'un fœtus viable et de l'arrière-faix, à travers les parties naturelles de la génération. On désigne plus particulièrement l'expulsion de l'enfant sous le nom d'*accouchement,* tandis qu'on réserve le nom de *délivrance* à la sortie du placenta et des membranes.

Cette définition de l'accouchement, qui diffère un peu de celles proposées par la plupart des auteurs modernes, a l'avantage de me fournir les bases sur lesquelles doit reposer une division pratique des accouchements. Ou bien, en effet, l'expulsion du fœtus s'opère sous l'influence des seuls efforts de l'organisme, et alors l'accouchement est dit *spontané, naturel;* ou bien, pour accomplir son œuvre, la nature impuissante a besoin de l'intervention de l'art, et l'accouchement est dit *artificiel, laborieux,* et improprement aussi *contre nature.*

L'accouchement a reçu encore différentes dénominations, suivant l'époque de la grossesse à laquelle il a lieu. On le nomme accouchement *à terme, légitime* ou *tempestif,* quand il s'opère huit jours avant ou huit jours après le neuvième mois révolu. Il s'appelle *prématuré* ou *précoce,* quand il arrive dans le huitième ou le commencement du neuvième mois. Celui-ci peut être spontané ou artificiel, suivant qu'il est simplement l'œuvre de la nature, ou le résultat de l'intervention de l'art. On doit, dans ce dernier cas, le distinguer avec soin de ce que les anciens appelaient accouchement *forcé :* dans celui-ci, en effet, ils ne se contentaient pas de provoquer par des excitations plus ou moins directes la manifestation des contractions utérines, mais terminaient tout de suite l'accouchement. Enfin il est dit *tardif* ou *retardé* lorsque l'expulsion du fœtus ne s'accomplit qu'à neuf mois et demi ou dix mois.

Quelle que soit l'époque à laquelle l'accouchement ait lieu, il s'accomplit toujours sous l'influence des mêmes forces; mais parmi les phénomènes qui constituent ce que les accoucheurs sont convenus d'appeler le *travail* de l'accouchement, il est une distinction importante à établir.

Lorsqu'en effet on examine avec soin l'ensemble de ces phénomènes, il est facile de remarquer deux ordres de faits bien distincts. Les uns ne sont autre chose que l'expression de l'action vitale qui est mise en jeu pour expulser le fœtus; les autres constituent les mouvements successifs imprimés au fœtus pendant cette expulsion : les premiers sont purement physiologiques; les seconds sont les phénomènes mécaniques de l'accouchement. Souvent confondus dans la pratique, ces deux ordres de phénomènes doivent être distingués en théorie.

Nous aurons donc à examiner dans autant de chapitres séparés, les causes, les phénomènes physiologiques, les phénomènes mécaniques de l'accouchement proprement dit et la délivrance.

Bien que dans l'immense majorité des cas la femme puisse, à la rigueur, accoucher seule, il est une foule de précautions que l'accoucheur doit prendre, une série de petits soins qu'il doit donner à la femme : l'enfant lui-même, pendant le travail ou immédiatement après sa naissance réclame des secours intelligents. Nous consacrerons encore un chapitre à l'exposé de ces soins et de ces précautions.

Nous n'étudierons ici que l'accouchement naturel à terme, l'accouchement prématuré spontané, l'accouchement retardé et la délivrance naturelle. Tout ce qui regarde l'accouchement laborieux et la délivrance difficile sera exposé plus tard sous le nom de dystocie. Quant à l'accouchement prématuré artificiel, son histoire sera faite avec celle des autres opérations obstétricales.

CHAPITRE PREMIER.

DES CAUSES DE L'ACCOUCHEMENT NATUREL ET A TERME.

Les causes de l'accouchement ont été distinguées en causes efficientes et en causes déterminantes.

§ 1. — Causes efficientes.

Pendant assez longtemps on a regardé le fœtus comme l'agent principal de sa sortie, et, comme le poulet qui brise sa coquille, il déchirerait par ses efforts l'enveloppe membraneuse qui l'environne. Les partisans de cette opinion, qui n'est plus admise aujourd'hui que par quelques personnes complétement étrangères à la médecine, s'appuyaient principalement sur ce que les enfants, morts dans le sein de la mère, sont expulsés plus lentement et plus difficilement, et surtout sur ce que, dans certains cas, on a vu l'enfant ne sortir de l'utérus qu'à un moment plus ou moins éloigné de celui où la mère a succombé. Or ces deux faits n'ont, en réalité, aucune valeur dans la question qui nous occupe. Quand elle est récente, en effet, la mort du fœtus ne rend pas la parturition beaucoup plus difficile et l'on s'est complétement trompé sur l'influence qu'elle peut avoir. Ce n'est pas parce qu'il est l'agent de sa sortie que le fœtus vivant est expulsé plus rapidement, mais bien parce que ses mouvements irritent l'utérus et sollicitent des contractions plus fréquentes. Quand il a cessé de vivre, l'organe est au contraire privé de cet excitant naturel. Lorsque le fœtus est mort depuis long-temps, une autre cause de ralentissement vient encore s'ajouter à la première; car si le fœtus a subi un commencement de décomposition, la contractilité des parois de la matrice en reçoit la plus fâcheuse influence. Sa vitalité, en effet, semble, jusqu'à un certain point, en rapport avec celle du corps qu'elle renferme : le sang, n'étant plus attiré par le stimulus ordinaire, n'y arrive plus en aussi grande quantité, la vie y a perdu de cette activité si grande dont elle jouissait pendant la grossesse : de là, atonie de ses parois, faiblesse excessive de leur contraction, lenteur du travail. D'une autre part, enfin, le tronc du fœtus, ramolli par l'espèce de modification dont nous avons déjà parlé, s'affaisse sur lui-même, et n'offre plus à la paroi utérine cette résistance nécessaire à l'énergie et à l'entretien de la contraction. S'il est donc vrai que la mort du fœtus rend son expulsion plus difficile, c'est uniquement par l'influence fâcheuse qu'elle peut avoir sur l'exercice de la contractilité.

Les exemples d'enfants nés spontanément après la mort de leur mère ne sont pas très-rares, et c'est le plus fort argument en faveur de ceux qui pensent que le fœtus est le principal agent de sa sortie. Mais des observations nombreuses, et entre autres celles relatées par le docteur Planque dans la *Bibliothèque de médecine choisie*, prouvent que ces enfants étaient morts même avant leur mère. Ces faits, tout extraordinaires qu'ils paraissent, s'expliquent assez naturellement. En supposant que l'accouchement ait eu lieu peu de temps après la mort de la femme, la faculté motrice de l'utérus n'est pas tellement dépendante du système nerveux qu'après la mort de celui-ci elle doive s'éteindre sur-le-champ : elle se maintient évidemment quelque temps après la mort de la femme. Leroux a senti cet organe se contracter un quart d'heure après le dernier soupir. Osiander, ayant pratiqué l'opération césarienne sur un cadavre, trouva le lendemain la matrice aussi contractée que chez une nouvelle accouchée. Il est donc bien naturel de reconnaître que les accouchements dont nous parlons sont dus à l'action contractile de la matrice, qui, semblable, dit Desormeaux, à celle des autres muscles creux, se conserve encore quelque temps après la mort (¹) : ajoutons enfin que, dans plu-

(¹) Suivant M. Tyler Smith, la puissance de l'action réflexe peut s'exercer encore quelque temps après la cessation complète des mouvements respiratoires et suffire, dans quelques cas, à terminer l'accouchement quand la femme est morte pendant le travail; mais dans la plupart des cas, c'est à une contraction péristaltique de la fibre utérine qu'il

sieurs cas, la mort réelle a bien pu être précédée par une mort apparente, et ne survenir qu'après l'accouchement ou à l'instant auquel il s'est effectué. Lorsque l'expulsion du fœtus a eu lieu seulement deux ou trois jours après la mort de la mère, il faut bien admettre, avec M. Velpeau, que le travail étant très-avancé au moment où la femme a rendu le dernier soupir, et des gaz s'étant développés rapidement et en très-grande quantité dans le canal intestinal, l'utérus, mécaniquement comprimé à l'extérieur, est parvenu à chasser l'œuf tout entier au dehors. C'est ainsi qu'il faut expliquer le fait suivant rapporté par Hermann (dans *the Edinb. med. and surg. Journal*, n° VI de la nouvelle série, p. 431).

Le troisième jour après la mort d'une jeune femme enceinte de dix mois, la garde entendit un grand bruit se faire dans le cadavre. Un médecin appelé tout de suite trouva que la morte venait d'accoucher de deux jumeaux, encore renfermés dans les membranes qui étaient intactes. Les fœtus n'offraient aucune trace de putréfaction, le placenta seul présentait un commencement d'altération.

Mais que d'objections restent encore à faire à cette théorie! 1° Quelle que soit l'époque à laquelle l'accouchement s'accomplisse, il présente à peu près les mêmes phénomènes : or, peut-on supposer que, dans les premiers mois de la grossesse, le fœtus, qui peut à peine se mouvoir, ait tout à coup assez de force pour vaincre la résistance si grande que présente à cette époque le col de l'utérus? 2° Dans l'accouchement à terme, lorsque le fœtus se présente par une autre partie que la tête, tout le monde sait qu'avant la rupture de la poche amniotique la partie qui se présente, étant très-élevée, ne peut en rien coopérer à la dilatation du col. 3° Les efforts du fœtus devraient d'abord porter sur la poche des eaux, et la rupture du sac qui le renferme devrait toujours être un des premiers phénomènes du travail ; cette rupture, cependant, n'a souvent lieu que dans les derniers moments et quelquefois même l'œuf sort entier. 4° Enfin le fœtus le mieux portant, le plus vigoureux, pourrait-il faire des efforts assez violents pour vaincre les résistances qui s'opposent à son expulsion dans certains cas d'accouchements pénibles? etc., etc.

Le fœtus n'est pour rien dans son expulsion. La cause efficiente de l'accouchement réside évidemment dans la contraction des parois utérines, aidée de celle du diaphragme et des muscles abdominaux.

attribue l'expulsion du fœtus *post mortem*. Il nous paraît difficile d'accorder assez de puissance à la contraction vermiculaire pour opérer un pareil résultat.

M. Brown-Séquard a récemment émis une opinion qui, suivant lui, expliquerait cette contractilité posthume. D'après ce savant physiologiste, le contact du sang veineux produirait sur la fibre musculaire une excitation assez vive pour en déterminer la contraction. J'ai vu, dit-il, des mouvements survenir dans l'utérus d'animaux récemment tués, et dont la moelle épinière avait été détruite dans toute sa longueur. J'ai vu ces mêmes mouvements se manifester dans un utérus extrait du corps d'un animal vivant. Ces mouvements, qu'on ne pouvait attribuer à l'action réflexe, puisque l'influence nerveuse ne pouvait s'exercer, étaient uniquement dus au contact d'un sang non oxygéné, et, pour le prouver, il cite l'expérience suivante : Sur deux cochons d'Inde arrivés au terme de la gestation, la moelle épinière fut détruite depuis la sixième côte jusqu'au sacrum, et le travail commença et se termina peu après l'application d'une ligature fortement serrée autour de la trachée.

Il suffit d'avoir examiné une seule fois une femme pendant le travail de l'accouchement, il suffit surtout d'avoir introduit sa main dans l'utérus dans un cas de version difficile, pour se convaincre que l'utérus joue le principal rôle comme cause efficiente du travail. Ce sont ses contractions seules qui, le plus souvent, opèrent la dilatation de son orifice, et préparent ainsi la voie au passage du fœtus; ce sont elles encore qui, dans la dernière période, ont sans aucun doute la plus grande part. A la rigueur même, elles pourraient suffire seules à l'accouchement. Ainsi, le part n'en a pas moins lieu chez les animaux alors qu'on leur ouvre le ventre, et qu'on met les parois abdominales dans l'impossibilité d'agir. Il s'effectue aussi chez les femmes affectées d'une procidence de l'utérus (¹), ou qui, par suite d'une affection de la moelle ou d'un des points du centre nerveux, ont une paralysie des muscles abdominaux. Enfin, l'emploi des moyens anesthésiques, porté à un certain degré, détruit, avec la sensibilité, la contractilité des muscles volontaires, et l'accouchement ne s'en termine pas moins, grâce à la persistance de la contractilité utérine. Mais le plus souvent, dans le second temps de l'accouchement, ou temps d'expulsion, la contraction utérine est aidée de la contraction simultanée du diaphragme et des muscles du ventre.

Au moment où la tête franchit le col utérin, au moment surtout où, pressant fortement sur le plancher du bassin, elle distend et amincit la cloison périnéale, comprime violemment la partie inférieure du rectum et le col de la vessie, entr'ouvre et dilate la vulve, elle exerce sur toutes ces parties une pression tellement violente que par une détermination instinctive, et je dirai presque involontaire, la femme se livre aux plus violents efforts pour se débarrasser le plus promptement possible de cette pression insupportable. Alors, fixant solidement les pieds sur la planchette placée à l'extrémité de son lit, se cramponnant à tout ce qui, autour d'elle, peut lui offrir un point d'appui solide, la femme fait une forte inspiration, dilate sa poitrine, et, retenant l'air nouvellement introduit dans ses poumons, elle contracte violemment tous les muscles de l'enceinte abdominale. Cette contraction auxiliaire est tellement évidente qu'elle n'a été niée par personne : seulement les auteurs diffèrent sur la nature du secours qu'elle prête à la contraction utérine.

Haller et quelques autres considèrent la contraction utérine comme secondaire, et donnent à la contraction des muscles abdominaux le rôle principal dans l'expulsion du fœtus. Suivant eux, le resserrement de l'organe ne sert qu'à soutenir le tronc du fœtus, à le tenir droit, semblable à un cylindre, et à empêcher que la grande pression du diaphragme ne l'affaisse trop, tandis que l'effort de l'inspiration et la contraction des muscles abdominaux le chassent au dehors. Nous savons déjà ce qu'il faut penser de cette hypothèse par les faits rapportés un peu plus haut. Si, dans certains cas de faiblesse excessive de l'utérus, d'inertie complète des parois de l'organe, la contraction des muscles abdominaux a seule suffi à terminer l'accouchement, bien plus souvent la femme, épuisée par des

---

(¹) Wimmer a vu, au rapport de Burdach, l'accouchement se faire d'une manière régulière dans un cas où la matrice formait entre les cuisses une tumeur de 28 centimètres de longueur et de 19 centimètres de largeur, et dont l'ouverture était dirigée en bas.

maladies antécédentes, sans énergie, sans force, ne pouvait aider l'utérus par aucune contraction volontaire. Quelques femmes sont accouchées pendant un accès d'hystérie, d'épilepsie, dans un état de paralysie complète du sentiment et du mouvement, où évidemment la contraction utérine a seule suffi. Cette synergie d'action est donc utile, mais elle n'est pas indispensable. L'accouchement se terminera très-souvent sous l'influence seule des contractions utérines ; il sera presque toujours impossible dans le cas d'inertie complète de l'organe, quelle que soit, du reste, la violence des contractions des muscles de l'abdomen.

Les recherches de MM. Cloquet et Bourdon sur la physiologie de l'effort ne permettent pas d'ailleurs d'admettre la pression active du diaphragme sur la partie supérieure de l'utérus. Ils ont, en effet, établi que les principaux phénomènes de l'effort consistaient dans un changement des actes de la respiration, et que le but d'un pareil changement était de fournir un point d'insertion solide aux muscles qui de la poitrine se rendent soit au tronc, soit aux membres supérieurs. Quand l'air a pénétré dans cette cavité, la glotte se resserre spasmodiquement ; les muscles des parois abdominales entrent en contraction ; ils refoulent les viscères et les appliquent sur le diaphragme : celui-ci se contracte à son tour ; et, soutenu en haut par la résistance que lui oppose l'air renfermé dans les poumons, il donne à la base de la poitrine une immobilité et une solidité qui permettent aux muscles abdominaux d'y prendre un point d'appui fixe ; aussi, dans l'effort d'expulsion, le diaphragme, par sa contraction, n'oppose qu'une force de résistance : celle-ci maintient les parois thoraciques, mais n'est point une force active qui, à l'instar des muscles abdominaux, agisse directement sur l'utérus.

En résumé, la cause efficiente de l'accouchement réside surtout dans l'utérus. La contraction des parois de l'organe agit seule dans toute la première moitié du travail ; mais, dans la seconde période, elle est aidée par la contraction des muscles abdominaux : celle-ci devient d'autant plus active que le travail est plus près de se terminer. La contraction utérine pourrait le plus souvent suffire ; la contraction abdominale seule ne pourra presque jamais terminer l'accouchement.

§ 2. — Causes déterminantes.

On donne ce nom à tout ce qui peut déterminer l'action des causes efficientes, et on les distingue, nous l'avons déjà indiqué, en causes non naturelles et en causes naturelles. Nous n'avons ici à nous occuper que des secondes.

L'époque régulière et à peu près fixe à laquelle se termine la grossesse chez la plupart des femmes a de tout temps fixé l'attention des accoucheurs et des physiologistes. Les uns ont rattaché au fœtus, les autres à la matrice la cause déterminante du travail. Pour les partisans de la première opinion, 1° le fœtus, arrivé à un certain degré de développement, aurait acquis une force musculaire trop énergique, et les mouvements de ses membres, les coups, les chocs trop violents qui en résulteraient pour la paroi utérine irriteraient l'organe et détermineraient sa contraction ; 2° le poids du fœtus pourrait encore produire le même effet ; 3° trop à l'étroit dans la cavité de la matrice, dont les dimensions ne se sont pas accrues en proportion de celles du fœtus, celui-ci serait à la gêne ; 4° souffrant de l'accumulation trop longtemps prolongée du méconium dans le canal intestinal, de l'urine dans la vessie, du contact des eaux de l'amnios qui finissent à la longue par acquérir des propriétés âcres et irritantes, ne trouvant plus enfin dans les matériaux fournis par la mère les éléments nécessaires à sa nutrition et à sa respiration, l'enfant éprouverait le besoin de changer de demeure, de chercher un milieu plus convenable à son développement ultérieur ; et ce serait le désir instinctif de se soustraire aux incommodités qu'il éprouve qui lui ferait donner lui-même, pour ainsi dire, le signal du départ. Il me suffit sans doute d'avoir exposé sommairement ces raisons pour n'avoir pas besoin de les réfuter. Le fœtus est aussi étranger à la cause déterminante qu'à la cause efficiente de l'accouchement.

L'opinion de ceux qui pensent que cette cause réside dans l'utérus rallie encore le plus grand nombre de partisans ; mais tous ne comprennent pas son mode d'action de la même manière. Ainsi, pour quelques-uns, l'utérus ne jouit que jusqu'à un certain degré de la faculté de se laisser distendre, et lorsque cette distension est portée au delà de certaines limites, les parois réagissent et se contractent ; pour les autres, le terme de neuf mois est assigné par la nature au complément de l'organisation nouvelle de la matrice : elle a acquis à cette époque toutes les qualités nécessaires à l'accomplissement de la grande fonction à laquelle elle est destinée, et elle entre immédiatement en action.

Suivant la plupart des accoucheurs modernes, l'explication suivante serait la plus raisonnable : L'observation montre, disent-ils, que le fond et le corps de l'utérus sont les premières parties qui se laissent distendre pour former la cavité qui renferme le produit de la conception. La cavité du col ne participe que plus tard à la dilatation, et d'abord dans sa partie supérieure, puis de proche en proche dans toute son étendue en descendant, de sorte qu'à l'approche de l'accouchement l'anneau seul de l'orifice externe n'a encore subi que peu de dilatation. Les parois du col, dont le tissu est plus dense, plus résistant que celui des parois du corps, éprouvent des changements qui suivent la même progression que la dilatation de la cavité. Leur tissu s'abreuve de sucs, se ramollit, s'assouplit ; les fibres se déplissent, pour ainsi dire, s'allongent, se développent. Ainsi, la résistance qu'il oppose à la sortie de l'œuf va en diminuant à mesure qu'on se rapproche du terme de la grossesse. D'après cette observation, les fibres du col sont considérées comme des antagonistes de celles du corps, dont la contraction se réduit à une seule action tonique tant que la résistance du col est supérieure à leur puissance ; mais dès que cette résistance s'est affaiblie par la dilatation successive du col, et se trouve réduite à celle qu'oppose le cercle de l'orifice, les fibres du corps commencent alors à se contracter plus évidemment, et leurs contractions deviennent de plus en plus énergiques. (*Dictionnaire de médecine en 25 vol.*)

Suivant Ant. Petit, jusqu'au sixième mois le corps se dilaterait seul. A cette époque, il commencerait à emprunter aux fibres du col les éléments de sa distension ultérieure à laquelle il ne peut plus suffire. Ces emprunts continueraient pendant les trois derniers mois, et ce ne serait que lorsque toutes les fibres mises en réserve dans le col auraient cédé, que, la distension ne pouvant continuer, aurait lieu l'accouchement. M. Velpeau admet à peu près la même opinion.

M. P. Dubois, qui avait d'abord adopté l'opinion émise par Desormeaux dans la première édition du *Dictionnaire,* a depuis professé dans ses cours, en 1837 et 1838, une théorie proposée en 1819 par Jones Power.

La structure de l'utérus au terme de la gestation peut être comparée avec raison à celle de la plupart des organes creux et musculaires : le rectum et la vessie, par exemple. Comme ces organes, il est formé de deux couches musculaires, dont l'une est externe et à fibres longitudinales, et l'autre interne, à fibres circulaires. Comme eux, il présente une cavité supérieure, réservoir dilatable et contractile auquel appartient principalement la structure que je viens d'indiquer, et un orifice fermé par un sphincter constitué seulement par des fibres circulaires. Comme la vessie et le rectum, l'utérus reçoit deux ordres de nerfs : les uns, dépendant du système ganglionnaire, se rendent au corps ; les autres, provenant du système nerveux de la vie animale, se rendent au col, qui est pour l'utérus un véritable sphincter ; comme eux enfin, il est tapissé à l'intérieur par une membrane, et revêtu à l'extérieur, mais seulement dans sa partie supérieure, par le péritoine.

Les ressemblances de structure ne sont pas les seules que nous ayons à signaler. Les sympathies si évidentes qui existent dans le rectum et la vessie, entre le réservoir et son sphincter, se retrouvent d'une manière tout aussi évidente entre le corps et le col de l'utérus. Si, en effet, une irritation portée sur le col de la vessie, sur le sphincter de l'anus, détermine un besoin pressant d'uriner ou d'aller à la garderobe, les irritations produites sur la partie inférieure du col sollicitent également des contractions utérines. La distension extrême des premiers réservoirs, leur plénitude, agissent mécaniquement de deux manières : en irritant directement les parois de leur cavité, mais en irritant aussi, et par le contact immédiat des matières contenues, et par le tiraillement causé par la distension, les fibres qui constituent le sphincter, et celles-ci réagissent à leur tour sur celles du corps.

Qui ne voit dans ce rapprochement une explication facile de la cause déterminante de l'accouchement ? Tant que le col de l'utérus conserve une certaine longueur, les fibres les plus inférieures, celles qui, recevant plus spécialement des nerfs de la vie animale, jouissent au plus haut degré de la sensibilité, ne sont exposées à aucun genre d'excitations ; mais lorsqu'à la fin de la grossesse, et par suite de l'évasement progressif de la partie supérieure du col, toute sa longueur a été employée à concourir au développement de l'organe, il ne reste plus qu'une espèce de bourrelet circulaire, constitué par des fibres horizontales et circulaires appartenant à l'orifice externe. Le développement de l'utérus ne pourrait continuer sans qu'un tiraillement violent fût exercé sur les fibres de ce bourrelet ; de plus, immédiatement en contact avec la poche amniotique, et par conséquent avec la partie du fœtus qui se présente, elles doivent souffrir, être irritées, agacées, par ce contact continuel auquel elles ne sont pas habituées. Cette double cause d'irritation se renouvelant sans cesse, il doit nécessairement arriver pour les fibres du corps de l'utérus ce qui arrive aux parois du rectum et de la vessie quand leur sphincter est irrité, et elles entrent immédiatement en contraction (¹).

Dans ces derniers temps, M. le docteur Tyler Smith, de Londres, a cherché à démontrer, d'après des observations de Carus, Mende, Merriman, que la cause déterminante du travail se trouvait dans l'ovaire ; que l'accouchement normal correspondait toujours à la deuxième époque menstruelle, et que, par une action réflexe, la congestion ovarienne provoquait d'abord une simple irritation, puis, enfin, de véritables contractions dans les parois utérines. En supposant démontrée l'ovulation ovarienne menstruelle pendant la grossesse, resterait encore à démontrer pourquoi c'est plutôt à la dixième qu'à la huitième ou onzième époque, que cette influence de l'action réflexe de l'ovaire est assez énergique pour solliciter dans l'utérus les contractions de l'accouchement naturel.

Dans une des séances de la Société de biologie (septembre 1855), M. Brown-Séquard développait une théorie qui rencontrera sans doute des objections, mais qui certainement est une des plus ingénieuses parmi celles qui ont été proposées sur la cause déterminante du travail.

Comme tous les muscles, et surtout comme tous les muscles de la vie organique, les muscles utérins sont très-sensibles au contact du sang veineux, et le gaz acide carbonique que celui-ci renferme en très-grande quantité suffit pour en déterminer la contraction. Parmi les expériences qui prouvent ce fait, il en est une qui paraît vraiment très-concluante. M. Brown lie la trachée-artère d'une lapine pleine. Après huit ou dix secondes d'asphyxie commencée, des contractions se manifestent dans l'utérus ; la ligature est enlevée, les contractions cessent, elle est appliquée de nouveau, et les contractions reparaissent.

Or, dit M. Brown-Séquard, à la fin de la grossesse, l'irritabilité de la fibre utérine est excessivement développée, et l'appareil veineux de l'organe a pris un développement tel qu'il existe une masse considérable de sang veineux dans l'épaisseur de ses parois. Dans la réunion de ces deux circonstances se trouve,

---

(¹) A l'appui de son opinion, M. Power cite l'observation suivante qui lui a été communiquée par son frère, et que nous reproduisons, parce qu'elle nous paraît intéressante sous plusieurs rapports : Une femme, mère de plusieurs enfants, se croyant arrivée au terme d'une nouvelle grossesse, éprouva deux ou trois légères douleurs, puis tout se calma. Elle fut trois mois sans rien éprouver. Mais cet état donnant quelques inquiétudes, elle alla consulter plusieurs médecins, qui, après l'avoir examinée, déclarèrent qu'elle n'était pas enceinte. Le frère de l'auteur, appelé, partagea d'abord cette opinion. Toutefois il constata que le ventre était très-développé, qu'il était fortement incliné en avant, que pendant la station il pendait tellement au devant des cuisses qu'il tombait presque jusqu'aux genoux. Un médecin distingué, ami de la malade, qui était présent, monta sur une chaise, et, placé au-dessus de la femme, il passa un drap sous le ventre et le releva. Le toucher vaginal étant alors pratiqué, on put sentir distinctement la tête de l'enfant. Un bandage approprié maintint le ventre dans cette position, et quatre ou cinq jours après, les douleurs se manifestèrent. La femme accoucha d'un très-gros enfant bien vivant.

suivant lui, la cause déterminante de la première contraction, car cette excitabilité doit nécessairement être éveillée par le contact longtemps prolongé de l'acide
carbonique. Cette première contraction a pour résultat de chasser des veines le
sang qu'elles contenaient et la contraction cesserait promptement avec la cause
excitante qui l'a produite, si la douleur qu'elle cause n'excitait l'action réflexe de
la moelle épinière ; celle-ci l'entretient donc pendant quelques instants. Mais,
comme nous le dirons plus loin, la faculté contractile d'un muscle de la vie organique s'épuise promptement, sa fibre se relâche et le repos succède bientôt à
l'action. Ce relâchement de la fibre utérine permet au sang veineux d'affluer de
nouveau dans les sinus utérins, et, après un certain temps, recommence la série
des phénomènes que nous venons de rappeler.

Je me suis contenté d'exposer simplement les principales opinions qui ont été
émises sur la cause déterminante de l'accouchement. Il serait facile de faire à
toutes des objections nombreuses auxquelles probablement elles ne résisteraient
pas. Ainsi, la distension subie par l'utérus égale quelquefois, à huit mois, ce
qu'elle est chez beaucoup d'autres femmes à neuf; et chez les premières, pourtant, le terme de la grossesse n'est pas avancé. L'organisation musculaire de
l'organe est aussi complète plusieurs semaines avant le 270ᵉ jour qu'elle le sera
plus tard. Quant à cette espèce de lutte que quelques auteurs ont cru exister
entre le fond et le col de l'utérus, c'est une pure hypothèse que rien ne tend
à [j]ustifier; et d'ailleurs, cette opinion, comme celle d'Antoine Petit, repose
sur un fait faux, à savoir, la diminution progressive du col à dater du sixième
mois.

En résumé, tout le monde est d'accord sur ce point que l'accouchement est produit par les contractions utérines; on s'est donc demandé pourquoi l'utérus entrait
en contraction au terme de la grossesse? De là, la théorie de J. Power qui rallie
aujourd'hui la plupart des accoucheurs. La question à résoudre nous paraît ainsi
mal posée : comment croire en effet que les fibres musculaires de l'utérus restent
à l'état de repos pendant neuf mois pour ne se contracter qu'à la fin de la grossesse? Nous croyons être dans le vrai en avançant que l'utérus se contracte pendant toute la durée de la gestation. Les contractions, d'abord faibles et rares, deviennent progressivement plus évidentes à mesure que la grossesse fait des progrès ;
il n'est pas rare qu'on puisse les constater en palpant l'abdomen à différentes
époques. Sans doute elles sont peu énergiques au début, mais elles existent et chacun
sait que ce sont elles qui sont chargées d'effacer le col à la fin de la grossesse. Si
même une cause fortuite vient accroître leur énergie avant le temps, elles produisent l'avortement ou l'accouchement prématuré. Nous renverserons donc le problème et nous nous demanderons pourquoi les contractions utérines ayant lieu
pendant toute la durée de la grossesse, ne provoquent l'expulsion de l'œuf qu'au
terme de la gestation? La première raison à alléguer, c'est que les contractions
faibles et insuffisantes au début deviennent plus énergiques à mesure que la tunique moyenne s'hypertrophie, mais que ce n'est qu'à la fin du neuvième mois que
les fibres musculaires sont assez contractiles pour expulser l'enfant. En second
lieu, nous ajouterons que les contractions, pendant le cours de la grossesse, font
un effort inutile sur l'orifice interne dont le tissu ferme et résistant ne se prête pas
à la dilatation. C'est donc par une sage précaution de la nature que le ramollissement du col se fait de bas en haut pour n'atteindre l'orifice interne qu'après le

hnitième mois. A ce moment, en effet, cet orifice se laisse dilater et les contractions effacent progressivement le col de haut en bas. Le terme de la grossesse est alors arrivé et les contractions utérines redoublent d'énergie. Ici seulement je ferai appel à la théorie de Power qui me paraît exacte pour expliquer la recrudescence des propriétés contractiles de la matrice et bientôt le travail se déclare.

CHAPITRE II.

DES PHÉNOMÈNES PHYSIOLOGIQUES DE L'ACCOUCHEMENT.

Pour rendre plus facile l'étude des phénomènes du travail, la plupart des auteurs les ont divisés en groupes distincts, auxquels ils ont donné le nom de temps. Chacun a voulu avoir sa classification du travail, et l'on pourrait aujourd'hui en compter de vingt à trente. La division de Desormeaux nous paraît la plus simple : c'est celle que nous adopterons. Il admet un premier temps qui commence avec le travail, et s'étend jusqu'à la dilatation complète du col de l'utérus ; un second temps qui commence à cette époque, et finit avec l'expulsion complète du fœtus ; enfin, un troisième comprend la délivrance.

Signes précurseurs. — Le plus souvent le terme de la grossesse est annoncé par un ensemble de symptômes auxquels la plupart des auteurs ont donné le nom de signes précurseurs du travail. Ainsi, dans la dernière quinzaine, quelquefois un peu plus tôt, quelquefois seulement cinq à six jours avant d'accoucher, l'utérus, qui s'élevait jusque dans la région épigastrique, s'abaisse sensiblement, et semble s'élargir un peu ; la gêne qu'il apportait dans la respiration diminue, et celle-ci devient plus libre ; l'estomac n'est plus autant comprimé et les digestions, quand elles étaient troublées, deviennent plus faciles ; les femmes moins fatiguées par les nausées et les vomissements, respirant plus facilement, deviennent, dit-on, plus gaies, plus légères, plus disposées aux mouvements. Cette dernière proposition peut être vraie pour quelques femmes, mais certainement elle n'est pas exacte pour toutes. Il m'a semblé, au contraire, qu'à mesure qu'elles approchaient du terme, leur position devenait de plus en plus pénible ; et cela me paraît s'expliquer facilement. Si, en effet, la respiration devient plus libre, si le fond de l'utérus s'abaisse, la partie inférieure de l'organe s'abaisse aussi en proportion. La tête, quand c'est elle qui se présente, s'engage dans l'excavation ; poussant devant elle la partie inférieure de l'utérus, elle descend quelquefois jusque sur le plancher du bassin. De là, sentiment de pesanteur très-incommode vers le fondement, pression très-forte exercée sur le col de la vessie et le rectum, difficulté des garderobes, envies illusoires d'aller à la selle et d'uriner, ténesme vésical, dysurie, quelquefois même strangurie ; la gêne apportée dans la circulation des parties inférieures devient de plus en plus considérable : l'œdème, les varices des membres inférieurs et des parties génitales augmentent beaucoup : les vaisseaux hémorroïdaux se gonflent : les tumeurs hémorroïdales qui exis-

taient avant sont beaucoup plus volumineuses et très-douloureuses pour la femme ;
en même temps des glaires plus abondantes sortent par la vulve. C'est à la même
époque que les ligaments du bassin se ramollissent, que le glissement des surfaces
articulaires plus facile rend les articulations plus mobiles, par conséquent, que
la marche est plus incertaine, plus pénible, quelquefois même impossible. Enfin,
le plus souvent, à toutes ces incommodités, à toutes ces douleurs, s'en joint une
autre qui contribue singulièrement à rendre l'état de la femme plus pénible
encore : l'utérus, dans cette dernière période de la gestation, semble, par des
contractions d'abord assez courtes, assez éloignées, mais qui bientôt se prolongent
davantage et reviennent plus souvent, se préparer, pour ainsi dire, aux contractions violentes du travail. La femme éprouve de temps en temps de véritables
douleurs, et si l'accoucheur examine alors le ventre, il peut, comme elle, constater qu'il se durcit, que l'utérus se contracte manifestement : ces contractions
sont quelquefois à peine douloureuses, ne portent pas en bas, et peuvent seulement être constatées en plaçant la main sur le ventre. On s'aperçoit alors que le
globe utérin se contracte à la dureté plus grande qu'il présente. Après un temps
assez court, la contraction se relâche, et les parois utérines reprennent leur souplesse habituelle (¹). Chez les femmes qui ont déjà eu des enfants, on peut même,
par le toucher vaginal, remarquer que pendant ces contractions les membranes
bombent et s'engagent un peu dans la partie supérieure du col. Ces phénomènes
précurseurs commencent à se manifester chez les primipares beaucoup plus tôt
que chez les autres. Suivant certains auteurs, ces douleurs se font sentir d'abord
et avec plus de force qu'en tout autre temps, quatre semaines avant le terme :
quelques femmes qui ont déjà été mères n'hésitent pas alors à dire qu'elles accou-
cheront au bout d'un mois (Burdach). Ces douleurs ne sont pas, du reste, complétement inutiles : elles servent à l'amincissement du col et opèrent en général
un commencement de dilatation ; ainsi, j'ai cru remarquer que lorsqu'il n'existait d'ailleurs aucune cause de dystocie, le travail était en général beaucoup plus
rapide chez les femmes qui avaient été ainsi tourmentées par des douleurs souvent
répétées dans la dernière quinzaine de la grossesse.

En résumé, contrairement à cette proposition reproduite dans tous les livres
classiques : *Les femmes sont plus gaies, plus alertes, plus disposées aux mouvements*, j'ai observé qu'en général elles sont plus tristes, plus souffrantes ; et
que si elles paraissent mieux supporter leurs douleurs, c'est qu'elles sont encou-
ragées par l'espoir d'un accouchement prochain dont elles voient l'annonce dans
les souffrances mêmes qu'elles éprouvent.

(¹) Ces contractions, phénomènes précurseurs du travail, me paraissent le résultat des
modifications éprouvées par la partie supérieure du col dans les dernières semaines de la
grossesse. Nous avons vu, en effet, que dans cette quinzaine l'anneau interne ramolli se
laissait dilater, puis s'évasait, de manière que peu à peu la moitié supérieure du col se
fondait dans la cavité du corps; il est évident que le segment inférieur de l'œuf doit s'engager dans la portion évasée, puis bientôt se mettre en contact avec les points voisins de
l'orifice externe. De ce contact doit nécessairement résulter une irritation de plus en plus
vive sur les fibres irritables de cette moitié inférieure, et cette irritation réagissant sur le
corps doit solliciter ses contractions, jusqu'à ce qu'enfin, tout le col étant effacé, l'irritation
est plus vive et le travail commence.

Premier temps. — Enfin le terme de la grossesse est arrivé, le travail de l'accouchement commence. Chez les primipares, ce commencement du travail est annoncé par l'ouverture du col qui était resté fermé jusqu'alors; chez les femmes qui ont déjà eu des enfants, par l'effacement complet du bourrelet offert jusqu'alors par les lèvres du museau de tanche. Les douleurs que nous venons de mentionner dans la dernière quinzaine de la grossesse prennent tout à coup plus d'acuité, reviennent plus souvent. Pendant ces douleurs, il est plus facile de constater que l'abdomen se resserre, que la matrice se durcit; si le fond de l'organe était incliné à droite ou à gauche, on le voit se redresser sur lui-même et se rapprocher de la ligne médiane; les inégalités fœtales ne peuvent plus être senties à travers la paroi abdominale; le col de l'utérus, qui est déjà un peu dilaté, se resserre aussi pendant la contraction, et ses bords sont tendus et résistants. Ces bords commencent à s'amincir. Les membranes sont tendues, pressent d'abord sur le col de l'utérus, puis s'y engagent, dès que la dilatation est assez avancée, sous forme d'un segment sphérique dont les dimensions augmentent à mesure que la dilatation elle-même s'accroît. Les parties de la génération deviennent plus humides, les glaires qui s'écoulent offrent des stries sanguinolentes. Les douleurs reviennent de plus en plus vives et de plus en plus rapprochées : chacune d'elles s'annonce par un petit frisson, une légère horripilation; pendant leur durée, le pouls devient dur, fréquent, élevé. Le visage se colore, la chaleur augmente, la langue se dessèche, les femmes sont très-altérées; souvent il survient des nausées, des vomissements; la femme pleure, se désespère, devient très-irritable; n'ayant pas la conscience du travail qui s'opère, parce que, dit-elle, elle *ne sent rien s'avancer*, elle répète à chaque instant qu'elle n'accouchera jamais. Après la contraction, elle est moins agitée; mais cependant la cessation de la douleur semble ne pas être entière, le calme n'est pas encore complet, et la femme, encore sous l'empire de la douleur qui vient de cesser, craint sans cesse l'arrivée de celle qui doit lui succéder. Pendant l'intervalle des douleurs, les bords du col redeviennent souples, épais et arrondis; les membranes qui, pendant la contraction, étaient lisses, tendues, sont flasques et plissées. La tête du fœtus, qui s'était éloignée de l'orifice, semble retomber, et devient beaucoup plus facilement accessible au doigt. A mesure que ces douleurs se répètent, l'orifice de la matrice se dilate de plus en plus jusqu'à ce qu'il soit complétement ouvert, et que la cavité du vagin et celle de la matrice ne forment plus qu'un canal non interrompu.

Quelques femmes peuvent dissimuler ces premières douleurs; mais pour la plupart il est impossible de les cacher longtemps. Si elles causent, elles laissent tout à coup inachevée une phrase commencée, et gardent le silence jusqu'à ce que la douleur diminue ou cesse complétement; si elles se promènent dans leur chambre, elles s'arrêtent tout à coup et s'appuient sur une chaise ou le premier meuble qui se trouve à leur portée.

Il n'est pas rare, à la fin de cette première période, de voir la femme être subitement prise d'un frisson violent, et quelquefois même d'un tremblement général, sans pourtant éprouver aucune sensation de froid. Les femmes elles-mêmes expriment souvent leur étonnement de trembler ainsi. C'est sans doute là une de ces modifications singulières imprimées au système nerveux par le travail de l'enfantement.

Deuxième temps. — Sous l'influence de ces premières douleurs dont la durée est du reste très-variable, l'orifice s'est agrandi, et présente enfin une ouverture suffisante : dès lors, tous les efforts utérins ont pour but d'expulser le corps étranger que renferme l'organe. Jusque-là l'utérus a agi seul pour dilater le col : mais, à partir de ce moment, il semble appeler à son aide la contraction des muscles abdominaux. Aussi les efforts et la douleur sont-ils portés à un degré beaucoup plus élevé. La chaleur du corps est beaucoup plus considérable, l'agitation est extrême, et dans certains cas, il y a même trouble marqué des fonctions intellectuelles. Les douleurs sont plus fortes, plus rapprochées et cependant les femmes les supportent avec plus de patience ; elles aident la contraction utérine en contractant volontairement tous les muscles du tronc. Chaque douleur est suivie d'un calme plus parfait que dans le premier temps. Quand l'intervalle est un peu long, quelques femmes, épuisées par la fatigue, s'endorment d'un sommeil assez profond ; doux repos qu'il faut respecter, mais qui est bientôt interrompu par une nouvelle douleur. Le segment inférieur des membranes s'engage de plus en plus dans le col ; les contractions successives et répétées font refluer l'eau de l'amnios vers ce point ; la partie inférieure de la poche amniotique est fortement bombée et tendue : privée de l'appui que lui fournissaient les parois du col, elle se rompt, et le liquide qu'elle contenait s'échappe avec plus ou moins de rapidité, plus ou moins d'abondance, suivant des circonstances que nous étudierons plus bas. Aussitôt le fœtus, poussé par la même contraction, vient s'appliquer sur col, et bientôt la tête, si c'est elle qui se présente, s'engage dans l'orifice comme une espèce de bouchon qui empêche la sortie ultérieure des eaux de l'amnios. On dit alors que la tête est au couronnement. La sortie brusque du liquide, lorsqu'il s'en écoule une certaine quantité, suspend pour quelques instants la contraction utérine. La tête ne pressant plus autant sur le pourtour du col, une petite quantité de liquide s'écoule encore. Mais bientôt la contraction se réveille plus énergique et plus puissante. La tête du fœtus s'avance et franchit le cercle de l'orifice de l'utérus. Assez souvent alors, la femme pousse un cri violent, expression de l'excessive douleur que vient de causer ce passage de la tête. Celle-ci descend dans le vagin, dont les rides transversales s'effacent, et qui se dilate et s'allonge pour la recevoir. Quand la rupture des membranes s'est opérée avant la complète dilatation du col, il arrive assez souvent que la tête descend jusque sur le plancher du bassin, mais toujours contenue dans l'utérus, et qu'elle ne franchit le col qu'au moment où elle s'engage au détroit inférieur. Quoi qu'il en soit, les douleurs deviennent de plus en plus violentes. Chacune d'elles est annoncée par un frémissement général ; la femme se cramponne aussitôt à tout ce qui est autour d'elle, arc-boute les pieds contre les matelas, renverse la tête en arrière, fait une profonde inspiration et contracte violemment tous les muscles de son corps. La tête, poussée fortement, vient à chaque douleur presser et faire saillir le plancher du bassin. La compression que subit la partie inférieure du rectum détermine des envies illusoires d'aller à la garderobe. Après une résistance plus ou moins prolongée, le périnée cède enfin, se laisse distendre, proémine fortement en avant ; la vulve s'entr'ouvre peu à peu : les petites lèvres s'effacent, la peau des environs est tiraillée pour concourir à l'ampliation de l'anneau vulvaire : la tête se montre alors dans la vulve entr'ouverte ; les matières fécales sont expulsées involontairement, ainsi que les urines ; puis la douleur cesse. La tête, qui s'était déjà montrée, semble rentrer dans l'intérieur de l'excavation ; le périnée, fortement distendu, revient sur lui-même par son élasticité propre ; les grandes lèvres se rapprochent et la vulve se referme. A chaque douleur elle s'entr'ouvre de plus en plus, puis se rétrécit, jusqu'à ce que, par des efforts répétés, la résistance de toutes ces parties ait été suffisamment affaiblie ([1]). Enfin, une douleur atroce qui arrache des cris à la femme, qui est composée de deux douleurs d'inégale violence et pour laquelle la nature semble avoir rassemblé toutes ses forces, amène d'abord les bosses pariétales au niveau des tubérosités de l'ischion, puis expulse la tête hors des parties. Dans quelques cas, l'expulsion du tronc suit immédiatement celle de la tête ; mais, dans le plus grand nombre, quelques secondes s'écoulent, puis la douleur se réveille, l'utérus se contracte de nouveau, et chasse le tronc du fœtus en même temps que le reste du liquide amniotique.

L'esquisse rapide des phénomènes de l'accouchement que nous venons de tracer ne nous a pas permis de nous arrêter sur chacun d'eux. Il en est cependant quelques-uns qu'il faut étudier avec plus de soin. Ainsi la douleur, la dilatation de l'orifice utérin, l'écoulement des glaires, et la rupture de la poche des eaux doivent particulièrement fixer notre attention. Nous serons bref sur les considérations physiologiques qui ont trait à chacun d'eux.

§ 1. — Contractions utérines et douleurs.

La douleur, chez la plupart des femmes, est tellement inséparable de la contraction, que, dans le langage ordinaire, on confond assez volontiers la cause avec l'effet, et qu'on se sert indifféremment des deux expressions pour constater la contraction utérine, ses retours, sa durée, sa faiblesse et son intensité. Quoique le plus souvent l'intensité de la douleur soit en rapport avec la contraction utérine, il faut remarquer cependant qu'il n'en est pas toujours ainsi. La perception de la douleur causée par elle doit nécessairement varier en raison de la susceptibilité des femmes. Il en est, en effet, qui ressentent très-vivement de légères douleurs, et qui les expriment très-vivement ; il en est d'autres, au contraire, dont la sensibilité est émoussée, et qui se plaignent à peine de contractions exces-

---

([1]) Quelques auteurs attribuent la rentrée de la tête après chaque douleur à l'entortillement du cordon sur le cou de l'enfant, et proposent différents moyens pour en faciliter la sortie. Cet effet, comme l'a remarqué Beaudelocque, est simplement le résultat de l'élasticité du périnée, de la réaction des muscles compris dans son épaisseur, et de l'élasticité même des os du crâne. Il n'y a rien à faire qu'à attendre l'expulsion spontanée.

sivement fortes. Il est certaines femmes, enfin, qui ont l'heureux privilége d'accoucher presque sans douleurs, ou du moins avec des douleurs très-faibles. Nous avons eu occasion de voir, à la Clinique, une jeune *primipare* qui fut réveillée par la douleur à quatre heures du matin, et qui accoucha à six heures ; elle avait si peu souffert pendant ces deux heures qu'elle ne crut pas devoir avertir ; elle ne fit appeler la sage-femme que lorsque les douleurs un peu plus violentes se manifestèrent. La sage-femme accourut aussitôt, et, à son arrivée, la tête était expulsée. Ce qu'il a de remarquable encore, c'est qu'il existait au milieu du vagin une cloison qui divisait sa cavité en deux parties, et que l'on se proposait d'inciser au moment du travail. Il est infiniment probable que, dans les cas semblables, la dilatation du col s'était opérée sourdement, et probablement sous l'influence de contractions dont la femme n'avait pas la conscience.

Les douleurs ont reçu différents noms, suivant la période du travail à laquelle elles appartiennent. Les petites douleurs, qui appartiennent aux phénomènes précurseurs du travail, sont nommées *mouches*, par comparaison avec la douleur causée par la piqûre de cet insecte ; celles du premier temps, et pendant lesquelles s'opère la dilatation du col, sont appelées *préparantes ;* celles du second temps sont désignées sous le nom d'*expultrices*. Enfin, dans les derniers moments du travail, lorsque la tête fait fortement saillir le périnée et entr'ouvre la vulve, les douleurs ont un caractère de violence telle, qu'on les nomme *conquassantes*.

Les douleurs se font sentir dans la partie inférieure de l'abdomen, et suivent ordinairement, dans les premiers temps du travail, une ligne qui de l'ombilic se rendrait vers la seconde pièce du sacrum ; lorsque la tête appuie fortement sur le plancher du bassin, elles se dirigent vers le coccyx. Quelquefois elles se font sentir dans les régions lombaires et sacrées : les femmes les appellent alors douleurs de reins ; et c'est avec raison qu'elles les redoutent, parce qu'elles avancent moins le travail, et qu'elles laissent toujours à leur suite un malaise et un accablement très-grands. Ces douleurs de reins s'annoncent souvent dès les commencements du travail ; d'autres fois, un peu plus tard ; mais elles continuent rarement jusqu'à la fin. Elles coïncident quelquefois avec une obliquité très-prononcée de l'utérus. Suivant madame Lachapelle, elles seraient dues, le plus souvent, à une rigidité trop grande de l'orifice externe, soit qu'il éprouve alors une espèce de crampe, soit que, soutenant par sa rigidité l'effort des contractions utérines, il souffre plus que quand il est ramolli. Ces douleurs lombaires dépendent sans doute de la sensibilité de l'orifice ; cette grande sensibilité s'explique facilement par l'origine des nerfs qui se distribuent au col : ils proviennent, en effet, des plexus lombaires et hypogastriques ; tandis que les plexus ovariques du nerf trisplanchnique fournissent seuls au fond de l'utérus. On a cherché de tout temps à calmer ces douleurs de reins ; la saignée, les lavements émollients, les opiacés ont souvent réussi. Un moyen qui a suffi à lui seul, dans bien des cas, à soulager les femmes, c'est de les soulever au moyen d'une serviette passée sous les lombes.

Les auteurs ont distingué les douleurs en vraies ou en fausses, suivant qu'elles étaient produites par un travail bien régulier ou par un trouble des fonctions utérines. Nous nous occuperons plus loin d'en établir avec soin le diagnostic. Nous nous contenterons de dire ici que toute vraie contraction commence toujours par les fibres du col, et ne s'étend qu'après quelques secondes au fond de l'organe. Toute contraction qui débute par cette dernière partie est irrégulière et anormale (voyez le chapitre où sont exposés les soins à donner aux femmes pendant le travail).

Quelle est la cause de la douleur ? Suivant les uns, la douleur est produite par le tiraillement des fibres du col; suivant les autres, par la compression des nerfs qui se distribuent à la surface interne de l'utérus, et qui, pendant la contraction, sont nécessairement comprimés par la paroi fœtale; enfin, quelques accoucheurs ont pensé qu'elle était due à la compression des organes contenus dans le bassin : des plexus nerveux par exemple. Toutes ces opinions n'ont que le tort d'être exclusives. Il est évident que toutes ces causes contribuent à la production de la douleur.

Nul doute, en effet, que la dilatation du col utérin ne soit douloureuse pendant le premier temps du travail, et surtout au moment où la tête le franchit. Suivant madame Boivin, ce serait là la source presque unique de la douleur. D'un autre côté, lorsque l'enfant est placé de manière qu'il n'appuie ni sur l'orifice de la matrice, ni sur le détroit supérieur, la contraction est encore douloureuse : il faut bien attribuer cette douleur à la compression des nerfs du corps de la matrice. Enfin, dans les derniers temps du travail, au moment où la tête franchit le détroit inférieur, le périnée, la vulve, il est évident que la distension énorme de ces parties, que la pression exercée sur chacune d'elles, ajoutent singulièrement à la douleur causée par la contraction, et contribuent à lui donner ce caractère particulier qui l'a fait désigner sous le nom de *conquassante*.

Sans nier que ces diverses conditions puissent être la cause première de la douleur, M. Beau fait remarquer que la douleur qu'elles provoquent n'a pas son siége dans l'utérus, mais bien dans les nerfs qui sont chargés de souffrir pour lui, c'est-à-dire dans les nerfs lombo-abdominaux. Il considère la névralgie lombo-abdominale comme constituant principalement les douleurs de l'enfantement, absolument comme s'il s'agissait d'une lésion pathologique de l'utérus. Qu'on examine, dit-il, une femme en travail, et qu'on recherche sur elle l'existence des cinq points douloureux qui caractérisent la névralgie lombo-abdominale, et l'on verra qu'il y a pendant l'accouchement, comme dans un cas de maladie de la matrice, des points douloureux à la pression, aux régions lombaire, iliaque, hypogastrique, inguinale et vulvaire. Chez les unes, c'est le point lombaire; chez les autres, le point inguinal ou iliaque, etc. Cette pression sur les mêmes points est beaucoup moins douloureuse pendant l'intervalle des douleurs; quelquefois même elle est alors complétement indolore.

La localisation de la douleur dans les nerfs lombo-abdominaux, si elle n'en explique pas la nature intime et le point de départ primitif, fait au moins comprendre les nombreuses variétés qu'elle présente. De même, en effet, que certaines lésions graves, certains déplacements très-prononcés de l'organe, ne déterminent chez quelques femmes aucune douleur, tandis que chez d'autres, une très-légère altération, un déplacement minime, sont la cause de douleurs excessives ; de même on voit des femmes souffrir très-peu de contractions très-violentes, et d'autres se plaindre amèrement du moindre effort expulseur de l'utérus. C'est qu'ici, pas plus que dans le cas pathologique, il n'est pas possible d'établir un rapport d'intensité constant entre l'intensité de la névralgie abdominale et l'agitation contractile de l'utérus.

L'intensité de la douleur, comme le fait remarquer M. Beau, tient ici comme dans toutes les autres névralgies, à la susceptibilité nerveuse de la femme. Nous avions donc raison de dire que la douleur n'était pas intimement liée à la contraction.

La douleur qui accompagne les contractions utérines n'est d'ailleurs pas un fait isolé dans l'organisme : toutes les contractions involontaires un peu violentes, quel que soit l'organe dans lequel elles se produisent, s'accompagnent de douleur. Je citerai, par exemple, les crampes des muscles de la vie de relation, les coliques intestinales, les contractions spasmodiques de la vessie, les palpitations du cœur. Dans les conditions ordinaires, il est vrai, les muscles des membres, le canal intestinal, la vessie, le cœur, se contractent à chaque instant sans causer de douleur ; mais si ces organes deviennent le siége d'une contraction involontaire et violente aussitôt la douleur éclate. C'est là, il nous semble, une loi de physiologie pathologique qui s'applique à l'utérus comme aux autres organes. Nous croyons donc que les douleurs de l'enfantement naissent dans les parois utérines comme les coliques intestinales dans les parois de l'intestin ; si les contractions qui surviénnent pendant la grossesse sont indolentes, c'est qu'elles sont peu énergiques, et nous les comparons encore au mouvement péristaltique de l'intestin dont nous n'avons pas même conscience.

Une autre question a encore agité les physiologistes. Pourquoi la contraction est-elle intermittente ? Et l'on est allé bien loin pour chercher la cause d'un phénomène fort simple. Comme si un seul muscle de l'économie pouvait se contracter d'une manière permanente ; comme s'il n'était pas dans la nature de toute contraction musculaire d'être interrompue par la fatigue même qui résulte d'un trop long exercice, et d'avoir besoin d'un intervalle de repos pour pouvoir conserver son activité. Et d'ailleurs, si les contractions utérines sont sous la dépendance des nerfs de la vie organique, pourquoi ne seraient-elles pas soumises à la périodicité que présente l'appareil musculaire auquel le grand sympathique envoie ses filets ? Sans doute nous ne connaissons pas la cause de l'intermittence rhythmique de la contraction du cœur, de l'estomac et des intestins ; mais pourquoi s'étonner davantage de l'intermittence de l'action utérine soumise à la même influence nerveuse ?

Il est certainement curieux d'étudier l'influence qu'a la contraction sur la circulation de la mère. Voilà, suivant Holl, les particularités que celle-ci présente pendant la douleur : le pouls s'accélère, en général, dès que commence la contraction, sa vitesse augmente à mesure qu'elle s'accroît, puis diminue avec elle, pour reprendre petit à petit son type normal. Il existe un rapport si intime avec ces deux phénomènes, que si l'accélération du pouls est graduelle, s'il arrive petit à petit à son plus haut degré de vitesse, s'il s'y maintient un certain temps, et diminue enfin par degrés, la douleur suivra une marche aussi régulière : elle atteindra peu à peu son *summum* d'insensité, restera quelque temps stationnaire, et décroîtra avec la même régularité ; si au contraire le pouls s'accélère par saccades, la contraction sera courte et précipitée, et alors sans effet. Holl a constaté cette régularité dans les phénomènes que nous mentionnons, en comptant les pulsations pendant un quart de minute, tout le temps qu'a duré la contraction. Ainsi, pendant une douleur qui a duré deux minutes, il a vu pour chaque minute les variations suivantes :

1er et 2e quart................	18 pulsations.	
3e quart................	20	—
4e quart................	22	—
5e et 6e quart................	24	—
7e quart................	22	—
8e quart................	18	—

À mesure que le travail avance, le pouls s'accélère davantage, de sorte qu'un peu avant l'expulsion du fœtus, il offrait, dans l'intervalle des douleurs, la même fréquence qu'il offrait au plus fort des contractions quand le travail commençait.

Nous avons déjà indiqué, d'après Holl, les modifications que subit le bruit de souffle pendant la douleur (voy. page 239); nous n'y reviendrons pas : nous ferons seulement remarquer que ces modifications sont assez nettement tranchées pour pouvoir faire reconnaître la contraction utérine, alors même que la femme voudrait la cacher.

§ 2. — Dilatation du col.

Jusqu'au moment où la poche amniotique se rompt, le fœtus n'est évidemment pour rien dans cette dilatation. Ce n'est qu'après cette rupture que le sommet, s'engageant comme un coin dans le col de l'utérus, peut hâter mécaniquement la dilatation. Dans toute autre position que celle du sommet, la partie qui se présente étant plus volumineuse, plus irrégulière, ne peut remplir le même office ; aussi, toutes choses étant égales d'ailleurs, l'orifice s'ouvre plus lentement. Ce n'est donc pas, au moins dans la plus grande partie du travail, le fœtus qui est la cause efficiente de cette dilatation ; c'est la contraction des fibres utérines qui produit encore ce phénomène. Suivant Desormaux, pour concevoir comment cela a lieu, il faut se rappeler que les parois de la matrice sont appliquées sur un corps ovoïde ; que les fibres longitudinales sont les plus nombreuses ; qu'enfin les fibres circulaires du col peuvent seules opposer une résistance assez forte, mais qui s'affaiblit de plus en plus à mesure qu'elles sont obligées de céder à l'action des fibres longitudinales. Si l'on se représente actuellement que ces fibres entrent en contraction, on verra facilement que ne pouvant rétrécir la cavité utérine qui se trouve remplie, toute leur action doit être employée à tirailler chacun des points du cercle de l'orifice auquel elles viennent aboutir, et à les éloigner du centre. Aussi chaque point de l'orifice se trouvant tiré également, l'ouverture qu'il présente offre une forme circulaire; mais si le fœtus est placé transversalement et la matrice dilatée dans ce sens, la rétraction des fibres étant également plus grande dans le même sens, l'ouverture est elliptique.

La rapidité de la dilatation est en rapport avec la force et la fréquence des contractions. Elle est, en général, très-lente dans le commencement du travail, beaucoup plus rapide à la fin. Ainsi, s'il a fallu quatre heures pour que le col offrît une ouverture de 2 centimètres et demi de diamètre, il n'en faudra que deux ou trois au plus pour que la dilatation soit complète. Chez les primipares, elle s'opère plus lentement que chez les femmes qui ont déjà eu des enfants. L'état de mollesse, de rigidité et de tension du col, pendant l'intervalle des douleurs, influe beaucoup sur la rapidité de la dilatation. Il en est de même de l'obliquité de l'orifice, qu'il soit porté en avant vers le pubis, ou ce qui est bien plus fréquent, fortement dirigé en arrière et regardant la face antérieure du sacrum. Dans l'un et l'autre cas, le col n'est plus placé dans la direction de l'axe des contractions; la tête vient fortement presser sur un des points de la paroi utérine, contre laquelle toute puissance vient se briser. Il est important de ne pas oublier que l'obliquité postérieure du col peut être la conséquence d'une inclinaison antérieure du col de la matrice, mais aussi peut exister sans que celle-ci soit déviée de sa position normale ; elle dépend alors de ce que la tête, engagée depuis longtemps dans l'excavation, a repoussé au-devant d'elle la paroi antérieure et inférieure du corps de l'utérus : l'orifice a été ainsi repoussé en haut et en arrière.

Quand l'orifice est très en arrière, il n'est pas toujours facile de l'atteindre, et quelques médecins commettent la faute de croire à une dilatation complète alors que la tête est encore recouverte en entier par le segment antérieur de la matrice (¹). C'est surtout chez les primipares que cette erreur est commune ; chez elles, en effet, les bords de l'orifice sont d'une minceur extrême, et quand la tête distend et repousse le segment inférieur de l'utérus sans interposition de liquide amniotique, on peut se laisser tromper et croire que la tête est à nu, tant il est facile de reconnaître les sutures et les fontanelles. Une pareille méprise peut être grave, et j'ai vu des médecins tenter une application de forceps dans ces circonstances. Pour éviter une pareille faute on devra pratiquer le toucher très-profondément, soulever le siége de la malade, et faire exécuter au doigt un mouvement de circumduction autour de la tête. Si l'orifice est réellement dilaté, le doigt peut pénétrer très-profondément et glisser à côté de la tête sans rencontrer aucun obstacle. Quand au contraire l'orifice n'est pas dilaté, on est bientôt arrêté par le col du sac du vagin, surtout en avant.

L'orifice, généralement très-mince chez les primipares au commencement du travail, s'épaissit dans la seconde moitié du premier temps, puis s'amincit de nouveau, et finit enfin par former un bourrelet arrondi, épais, que la tête pousse devant elle jusqu'au détroit inférieur. Il est facile, dit M. Guillemot, de se rendre

______

(¹) D'autres fois cet orifice est si mince, que le doigt glisse sur lui sans le reconnaître

raison de ces changements : la distension qui se produit sur le col agit plus fortement sur le pourtour de l'orifice que sur tous les autres points du col ; l'amincissement qui en résulte doit s'effacer dès l'instant où le cercle utérin cède et se reporte vers les parties qui n'ont pas supporté une égale compression, et qui ont conservé leur épaisseur primitive. Bientôt, à la suite de nouvelles douleurs, la tension qui surviendra sur ce nouveau cercle lui fera perdre son épaisseur et le réduira à l'amincissement que nous avons signalé. Enfin, il est un moment où le col conserve son épaisseur malgré la dilatation qu'il subit, par la raison que les fibres utérines raccourcies à l'excès lui donnent plus de densité.

J'ajouterai que, lorsque l'engagement est très-avancé, l'épaisseur de la lèvre antérieure est bien souvent augmentée par l'œdème dont elle est le siége : œdème dû à la compression qu'elle éprouve entre la tête et la symphyse des pubis. Aussi n'est-il pas rare de voir la lèvre postérieure très-amincie, tandis que l'antérieure conserve encore une certaine épaisseur.

§ 3. — Des glaires.

Nous avons vu que, dans les derniers temps de la grossesse, il se fait dans le vagin une sécrétion abondante : lorsque le travail est déclaré, cette sécrétion augmente, et il s'écoule de la matrice et du vagin des mucosités visqueuses semblables à du blanc d'œuf, que l'on désigne sous le nom de *glaires*. Chez quelques femmes, ces glaires deviennent sanguinolentes aux approches du travail ; chez d'autres, pendant le travail seulement. Ce sang mêlé ainsi aux glaires, est, dit-on, une preuve que la dilatation de l'orifice est avancée ; ce qui n'est pas toujours vrai, puisque cela arrive quelquefois plusieurs jours avant le commencement du travail. Dans certains cas, les glaires manquent complétement ; l'accouchement se fait, dit-on, à sec. Alors les parties génitales sont dans un grand état de chaleur et de sécheresse, souvent voisin de l'inflammation.

Ces glaires ne sont pas, comme l'avaient pensé Antoine Petit et Baudelocque, le résultat d'une transsudation des eaux de l'amnios à travers les pores des membranes. Elles sont tout simplement le produit de la sécrétion plus abondante des cryptes muqueux du col de la matrice ; sécrétion qui est augmentée par l'irritation que le travail produit dans toutes ces parties.

Quant au sang qui les colore, soit avant le travail, soit surtout pendant le travail, il peut provenir des petites déchirures qui se font au bord de l'orifice, de la rupture de quelques-uns des petits vaisseaux qui, de la paroi interne de l'utérus, viennent se distribuer sur les membranes, du décollement d'une petite partie du placenta ; ou enfin, suivant Desormeaux, s'échapper des extrémités terminales des capillaires. Ces mucosités, dont, comme nous l'avons déjà vu, l'écoulement commence dès les dernières semaines de la grossesse, servent à lubrifier les voies génitales ; tout en débarrassant les parois vaginales et les fibres du col des liquides dont elles étaient engorgées, elles ont encore l'avantage d'humecter les parois du vagin, d'amollir, d'assouplir le périnée et l'ouverture vulvaire, et de rendre ainsi plus facile la distension extrême que ces parties doivent subir plus tard. Leur abondance doit toujours être considérée comme un bon signe, et faire pressentir une dilatation prompte et une expulsion facile.

§ 4. — De la poche des eaux.

A mesure que le col se dilate, les membranes s'y présentent et s'y engagent en formant, du côté du vagin, une tumeur plus ou moins large et tendue dans le moment de la douleur. C'est ce qu'on appelle la *formation de la poche des eaux*. La forme de la poche des eaux varie suivant la figure que représente le pourtour du col. Le plus souvent hémisphérique et arrondie, elle devient ovoïde quand le col se dilate plus dans un sens que dans un autre. Lorsque les membranes sont d'un tissu lâche et peu serré, surtout quand elles ne contiennent qu'une petite quantité de liquide, elles s'allongent en forme de boudin dans le vagin, sans que pour cela on puisse rigoureusement conclure, comme on l'avait cru, à une présentation du pied ou de la main. Il faut avouer cependant que la poche des eaux est, en général, peu volumineuse dans les présentations du sommet, et que, dans les autres présentations, elle a un volume beaucoup plus considérable. Aussi la saillie très-grande de la poche des eaux annonce-t-elle presque toujours une présentation défavorable. C'est ce qui faisait dire à la mère de madame Lachapelle : *Je ne crains pas les eaux plates*. Dès que la douleur a cessé, cette saillie disparaît, le fluide qui la formait rentre dans la cavité utérine, et les membranes, flasques et relâchées, sont plissées.

Il est une autre forme de poche, dit M. le professeur Depaul, à laquelle j'ai donné le nom de *poche double*, et qui peut servir à établir le diagnostic des grossesses gémellaires. La première fois que je la rencontrai, c'était en 1839, pendant mon internat à la Maternité. Je fus vivement intrigué par une disposition que je n'avais trouvée signalée nulle part, et ce ne fut qu'après la naissance de deux enfants que j'en compris l'importance. Quelques années plus tard, pareille chose s'étant offerte à mon observation à la clinique d'accouchements de la Faculté, je me souvins de ce que j'avais vu à la Maternité et je n'hésitai pas à déclarer qu'il y avait deux enfants qui ne tardèrent pas en effet à venir au monde. Ce sont les deux seuls cas de ce genre qu'il m'a été donné de rencontrer. Leur rareté n'a rien qui doive surprendre, car, que de conditions sont nécessaires pour que les deux œufs, qui peuvent avoir des positions si diverses dans la cavité de l'utérus, se trouvent également poussés sur l'orifice au moment de la contraction, mais il n'en faut pas moins les enregistrer pour en savoir tirer parti à l'occasion.

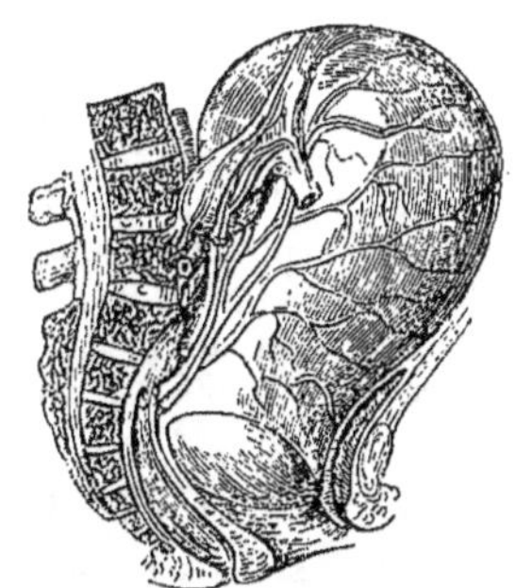

Fig. 74. — Forme de la poche des eaux lorsque la dilatation du col est complète.

La formation de la poche des eaux est facile à comprendre. En se contractant, l'utérus rétrécit sa cavité. Le liquide amniotique, pressé de toutes parts, se porte naturellement vers le point qui lui offre le moins de résistance, et ce point est évidemment l'ouverture du col où il ne rencontre pas de parois. Si l'on a eu tant de peine à comprendre comment les membranes pouvaient, sous l'influence de ce refoulement du liquide, proéminer dans le vagin, c'est qu'on se figurait que la cavité amniotique était distendue autant qu'elle pouvait l'être par les eaux, et l'on était obligé alors d'admettre, ou une extensibilité très-grande de ces membranes, ou la transsudation de ce liquide à travers les parois de l'œuf, deux hypothèses également fausses. Il suffit, en effet, de palper l'abdomen d'une femme enceinte, d'en déprimer les parois, pour voir que, sous l'influence de pressions très-légères, on peut, presque chez toutes les femmes, aplatir l'œuf, soit dans son diamètre vertical, soit dans son diamètre transverse et antéro-postérieur. Pendant le travail, le même fait se reproduit ; seulement, comme la pression des parois utérines s'exerce dans tous les sens, excepté au col de l'utérus, c'est seulement par en bas que l'œuf peut s'allonger, et c'est ce qui produit la saillie amniotique.

Quand la dilatation est complète et la contraction très-énergique, la partie inférieure des membranes, n'étant plus soutenue, cède à l'effort du liquide, se rompt, et il s'écoule immédiatement une quantité variable de liquide. Quand la poche est volumineuse et qu'elle se déchire au moment d'une forte douleur, cette rupture a lieu avec éclat, avec bruit, et les primipares en sont souvent effrayées. Alors aussi les eaux s'écoulent en très-grande quantité. Mais lorsque la poche était plate, lorsque peu d'eau était interposée entre la tête et les membranes, celles-ci se rompent sans bruit ; il ne s'écoule qu'une faible quantité de liquide, parce que la tête, venant immédiatement s'engager dans le col, l'oblitère complétement, empêche les eaux de s'écouler.

Une fois la poche des eaux rompue, le liquide amniotique s'écoule en présentant les phénomènes suivants : au début de chaque contraction le liquide est poussé vers le segment inférieur de l'utérus et une petite quantité d'eau s'échappe de la vulve. Quand la contraction a atteint son maximum d'intensité, cet écoulement s'arrête parce que la tête, appliquée violemment contre l'orifice, la bouche complétement. Enfin, au déclin de la contraction, la tête ne comprimant l'orifice qu'imparfaitement, une nouvelle quantité d'eau s'écoule au dehors.

Dans l'immense majorité des cas, la rupture des membranes s'opère sur le point de la sphère amniotique qui correspond au col de l'utérus. Mais quelquefois la rupture a lieu sur un point beaucoup plus élevé. Ce fait, qui dans l'état actuel de la science est à peu près inexplicable, doit être connu, parce qu'il explique comment, après l'écoulement d'une certaine quantité d'eau, on trouve encore intact le segment inférieur de l'œuf, et comment on peut se trouver obligé plus tard de déchirer en ce point la poche amniotique.

Les membranes se déchirent quelquefois au commencement du travail, ce qui le rend, en général, un peu plus long et plus difficile : il devient aussi plus dangereux pour l'enfant, surtout quand au moment de cette rupture il s'est écoulé beaucoup d'eau.

J'ai observé plusieurs fois déjà une particularité assez remarquable et qui ne paraît pas avoir fixé l'attention des praticiens : je veux parler de la rupture des membranes avant toute contraction de l'utérus. Elle constitue chez quelques femmes le premier phénomène du travail; et les douleurs ne surviennent qu'après un temps plus ou moins long, quelquefois même plusieurs jours. Il m'a semblé que cette rupture prématurée coïncidait avec une présentation du sommet fortement engagé dans l'excavation. Bien que la femme n'ait ressenti aucune douleur anté-rieure, et que dans certains cas même elle fût profondément endormie au mo-ment où les eaux se sont écoulées, il est infiniment probable que l'utérus se con-tractait déjà depuis quelque temps : c'est à ces contractions non douloureuses qu'il faut attribuer le fait dont je parle, à moins qu'on n'aime mieux en voir la cause dans l'excessive distension de la poche amniotique.

Quelquefois les membranes sont très-dures, très-épaisses, résistantes, et la rupture ne se fait qu'à une époque très-avancée du travail : lorsque, par exemple, la tête franchit la vulve. Elle peut avoir lieu circulairement, la tête sort coiffée d'une espèce de calotte. Le vulgaire dit alors que l'enfant est *né coiffé*, et l'on sait *tout l'avenir de bonheur* que cette circonstance prophétise. L'enfant peut même naître coiffé lorsqu'une première déchirure des membranes s'est faite vers un point plus ou moins élevé, et qui ne correspondait pas du tout au col utérin. Si la tête pousse ainsi au-devant d'elle une portion de la poche amniotique, il peut en résulter des accidents assez sérieux. D'abord cette rupture tardive des membranes ralentit, en général, le travail ; puis le tiraillement que les mem-branes éprouvent, se prolongeant jusqu'au placenta, peut donner lieu à son décollement prématuré, surtout quand il est inséré sur les côtés de l'organe, et causer une hémorrhagie utérine.

Dans les cas les plus ordinaires, la rupture des membranes a lieu au commen-cement du second temps.

Voici un relevé statistique fait par Churchill à l'Hôpital occidental pour les femmes en couches pendant les années 1841 et 1842, et qui pourra faire juger des variétés qu'on peut observer.

On a noté dans 981 cas le temps écoulé depuis le commencement du travail jusqu'au moment où s'est opérée la rupture des membranes :

Chez 167 femmes, ce temps a été de	2	heures.
335	2 à	6
165	6 à	10
113	10 à	14
71	14 à	18
33	18 à	22
46	22 à	26
23	26 à	30
8	30 à	38
9	38 à	40
4 environ.	50	
2	60	
4 environ	70	
3	80	
1	105	

Dans 812 cas le même observateur a noté le temps écoulé depuis la rupture des membranes jusqu'à la naissance de l'enfant :

Chez 396 femmes, ce temps a été de		1 heure.
142		2
120		4
58		6
34		8
17		10
26		15
11		20
3		28
4		35
1		40
1		50
1		150

§ 5. — De la durée du travail.

La durée du travail est excessivement variable, même lorsque rien ne s'oppose à sa marche naturelle. Il est des femmes qui accouchent en une heure ou deux, il en est d'autres chez lesquelles le travail se prolonge plusieurs jours. Entre ces deux extrêmes il est bien des intermédiaires.

Il est assez difficile de s'en rapporter aux statistiques publiées, et qui presque toutes sont prises dans les hôpitaux. La plupart des femmes, en effet, redoutant la salle d'accouchements, cachent leurs premières douleurs et ne s'y rendent que le plus tard possible. Aussi, en les interrogeant après l'accouchement, on voit que leur récit ne s'accorde pas avec ce qui est écrit sur leur feuille, et que le travail a été beaucoup plus long que celle-ci ne l'indique. Cette rectification me paraît importante; car, ayant appris que la durée du travail est de cinq à six heures, la plupart des médecins peu expérimentés s'effrayent à tort quand ils le voient se prolonger plus de dix à douze heures.

En général, il est plus long chez les primipares que chez les femmes qui ont eu des enfants ; et cette différence tient surtout à la résistance des muscles du périnée, qui est beaucoup plus grande chez les premières que chez les autres; mais elle tient aussi à la dilatation du col, qui s'opère chez elles avec beaucoup plus de lenteur. La durée totale du travail est, en général, de dix à douze heures; mais il faut savoir qu'au moins une fois sur cinq le travail peut ne se terminer qu'au bout de quinze, dix-huit et même vingt heures, sans que pour cela il en résulte aucun dommage pour la mère ou l'enfant. Les femmes qui sont déjà mères accouchent beaucoup plus vite, et ne souffrent ordinairement que six à huit heures. Suivant Alph. Leroy et M. Velpeau, les douleurs suivent les périodes de six heures, et le travail dure six, douze, dix-huit, vingt-quatre ou trente heures. Je crois que si cette observation est exacte, elle souffre de très-nombreuses exceptions.

Le travail une fois commencé, peut-on prévoir l'heure à laquelle il se terminera? Cette question, qui est presque toujours adressée à l'accoucheur, est souvent fort difficile à résoudre. L'habitude peut seule lui apprendre à juger, par la dilatation, la souplesse du col, sa tension, sa dureté et sa résistance ; par la fréquence et l'intensité des douleurs, la durée passée du travail, la résistance ; plus ou moins grande du périnée et des parties molles de la vulve, de la durée probable du travail. Il doit se rappeler que sous le rapport de la durée, le premier temps du travail est au second comme 2 ou même 3 est à 1, et que cette différence est beaucoup plus marquée chez les femmes déjà mères que chez les primipares ; que la première moitié de la dilatation du col s'opère beaucoup plus lentement que la seconde. Mais que d'exceptions! Ainsi la dilatation a quelquefois été régulière et assez rapide, tout semble faire espérer une facile et prompte terminaison, et tout à coup les douleurs deviennent languissantes, faibles, et l'art est souvent obligé de venir aider les contractions utérines ; il arrive assez souvent, au contraire, que le col ne s'est dilaté qu'avec une lenteur excessive, et que quelques instants suffisent pour compléter l'expulsion du fœtus.

Suivant Wigand, la forme du vagin devrait être prise en considération dans le pronostic que l'on porte sur la durée probable du travail : ainsi, si le vagin est large dans son étendue, la durée totale du travail sera courte ; la dilatation du col et l'expulsion seront au contraire très-lentes si la cavité vaginale est étroite dans toute son étendue, si les parois sont régulièrement resserrées ; si le vagin est large et spacieux à sa partie supérieure, mais contracté et résistant près de son orifice externe, la première partie du travail sera prompte, mais la dernière lente et difficile. Enfin si, ce qui est plus rare, l'extrémité supérieure est très-étroite, l'inférieure étant largement dilatée, on peut en conclure que le travail marchera d'abord lentement, mais se terminera ensuite avec rapidité.

Nous devons noter un fait fort singulier, c'est que l'hérédité fait ici sentir son influence. Il n'est pas très-rare de voir le travail offrir toujours les mêmes caractères pendant trois ou quatre générations successives, et la mère, la fille et les petites-filles se faire remarquer par la lenteur ou la rapidité de leurs accouchements.

Il est, en général, impossible d'annoncer d'une manière certaine l'heure à laquelle se terminera l'accouchement ; et cependant les gens du monde croient l'accoucheur obligé de toujours donner sur ce point des renseignements précis. Celui-ci doit alors mettre la plus grande réserve dans ses réponses ; car si le travail durait quelques heures au delà du moment fixé par lui, cela suffirait pour faire naître les plus vives inquiétudes. Il est donc prudent de ne pas trop préciser.

Lorsque de pareilles questions me sont adressées, j'ai l'habitude de répondre que si les contractions sont régulières, s'il ne survient aucun accident, si, en un mot, les *choses* marchent régulièrement, l'accouchement se terminera à l'*heure* que j'indique. Il est, en effet, impossible de prévoir d'une manière certaine tout ce qui peut arriver. Dans certains cas, la dilatation qui n'est arrivée, après cinq ou six heures de travail, qu'à un diamètre de 2 centimètres et demi, s'achève tout à coup; d'autres fois, cette dilatation étant très-peu avancée, le pourtour du col se déchire sous l'influence d'une forte douleur, et l'accouchement se termine au moment même où l'accoucheur vient d'annoncer que le travail doit durer encore plusieurs heures. En examinant une femme jeune et primipare, je trouvai le col offrant une dilatation à peu près égale à une pièce de 2 francs. Pensant que le travail se prolongerait encore longtemps, je me retirai ; à peine étais-je au bas de l'escalier qu'on courut après moi ; je remontai immédiatement, et trouvai la tête sur le point de franchir la vulve déjà largement entr'ouverte. Après l'accouchement, je constatai que tout le côté gauche de la portion vaginale du col avait été déchiré.

Une jeune dame primipare ressentit les premières douleurs à quatre heures du matin. Toute la journée, les contractions furent très-faibles et séparées par un quart d'heure, une demi-heure, parfois même une heure de repos complet. La lenteur de la dilatation fut telle, qu'à quatre heures du soir l'orifice offrait à peine la largeur d'un demi-franc. Vers cinq heures, les douleurs parurent un peu plus vives et plus fréquentes ; à neuf heures, le col, très-aminci, avait une ouverture de 2 centimètres. Obligé de quitter cette dame pendant une heure, je crus pouvoir le faire sans crainte. Immédiatement après mon départ, les contractions prirent une grande énergie, et à dix heures moins un quart elle accouchait d'un très-petit enfant qui pesait à peine 1500 à 2000 grammes. L'extrême petitesse du fœtus explique la rapidité du travail ; et pourtant cette dame avait eu une très-belle grossesse et était bien à terme.

L'âge de la femme n'a pas, sur la durée du travail, même quand elle est primipare, l'influence fâcheuse que lui accordent la plupart des accoucheurs. « Il a de tout temps régné sur ce point, dit madame Lachapelle, une opinion que je ne puis partager. On croit généralement que la dilatation des passages est plus difficile chez les femmes avancées en âge : il n'est pas un accoucheur qui ne redoute un premier accouchement chez une femme de trente ou trente-cinq ans ; il n'est pas une femme dans cette condition qui ne voie avec effroi arriver le moment de sa délivrance. L'expérience m'a trop souvent prouvé la fausseté de ces préventions pour que je puisse les adopter. Sans doute on voit souvent le travail lent et pénible chez une femme âgée, et qui n'a point eu d'enfants ; mais n'en est-il pas de même des plus jeunes ? La proportion, j'ose l'assurer, est parfaitement égale : si quatre sur dix ont, parmi les jeunes primipares, un accouchement facile, quatre sur dix, parmi les plus âgées, accouchent avec promptitude et facilité. »

§ 6. — Influence du travail de l'accouchement sur la mère
et sur l'enfant.

A. *Influence du travail sur la mère.* — Indépendamment des accidents nombreux qui peuvent se manifester, et que nous étudierons plus loin sous le titre de *Causes de dystocie*, le travail de l'accouchement exerce sur l'état physique et moral de la femme une influence bien manifeste, et qui, malheureusement, est presque complétement négligée. Cette influence peut se faire sentir dans la première et la seconde période, et se prolonger même pendant les premières heures où les premiers jours qui suivent la parturition.

Chez beaucoup de femmes, le début du travail est précédé par un état d'anxiété, d'abattement, et souvent par un sentiment de crainte et d'inquiétude. Ordinairement cela se dissipe dès les premières douleurs ; mais, à partir de ce moment, toutes les forces de l'organisme semblent concentrées dans l'accomplissement de cette grande fonction. Toutes les autres sont modifiées ou suspendues, l'appétit est nul, et si les femmes ont mangé peu de temps auparavant, il est assez ordinaire de voir des vomissements rejeter tous les aliments ingérés. Pour peu que se prolonge la période de dilatation, les femmes deviennent très-irritables, elles pleurent et se désespèrent facilement.

Cette impressionnabilité diminue dès que, arrivant à la seconde période, la femme commence à avoir conscience du travail qui s'opère. Dès lors, toute son attention semble fixée sur un seul objet, et elle est complétement indifférente à toutes les choses extérieures. Pendant ces douleurs expulsives, l'état se rapproche de celui qui caractérise l'inflammation ou la fièvre : ainsi la circulation s'accélère, et sa fréquence semble liée à l'intensité de la contraction ; la calorification et la transpiration sont sensiblement augmentées, et la face rouge, même violacée, se recouvre parfois d'une sueur abondante : dans certains cas, la peau reste sèche et brûlante.

La violence des douleurs plonge quelquefois la femme dans la plus vive anxiété, et trouble ses facultés à tel point qu'on la voit se livrer à des actes de violence envers les personnes qui lui donnent des soins.

Cette agitation, très-modérée quand la marche du travail est régulière, devient excessive lorsqu'une cause quelconque vient l'enrayer ou le prolonger outre mesure. Chaque douleur débute alors par un tremblement presque convulsif des membres. La face est brûlante, tout le corps se couvre de sueurs, l'œil est fixe et hagard, les traits se décomposent ; la malheureuse crie, se lamente, appelle la mort, et supplie qu'on la tue ou qu'on mette immédiatement fin à ses souffrances. Le trouble des facultés intellectuelles, déjà assez marqué, est quelquefois complet, et les femmes disent, pendant leur délire, les choses les plus extravagantes. J'ai observé deux cas semblables : presque toujours alors le délire est précédé et s'accompagne d'une grande loquacité, et la douleur est à peine sentie. Après un travail assez prolongé, et après les plus horribles souffrances, j'ai vu une jeune dame cesser tout à coup de se plaindre, prendre un visage riant, et, après quelques phrases incohérentes, chanter à pleine voix le grand air de la *Lucia di Lammermoor*. Je ne saurais exprimer l'effroi que ce chant produisit sur moi et sur tous les assistants. (Une saignée suivie de l'application immédiate du forceps rétablit le calme, et le délire ne s'est pas reproduit.) M. Montgommery dit aussi avoir observé des femmes qui, pendant quelques minutes, déliraient complétement au moment où la tête franchissait l'ouverture de la matrice.

Ce n'est pas seulement quand le travail se prolonge outre mesure qu'on le voit produire un si grand trouble dans l'économie. Les mêmes phénomènes ont aussi été observés dans les accouchements très-courts, lorsque le peu de durée du travail est le résultat de douleurs très-vives et très-rapprochées. L'excitation cérébrale produite par leur violence peut aller jusqu'à la folie, et dans certains cas, les médecins légistes ont pu trouver, dans ce trouble momentané de l'intelligence, l'explication d'infanticides que toutes les autres circonstances laissaient inintelligibles.

L'altération ne porte quelquefois que sur les sentiments affectifs. J'ai vu, dit Ed. Rigby, après un très-court et très-douloureux accouchement, la mère témoigner une antipathie insurmontable pour son enfant, et s'exprimer, à son égard, en termes qui contrastaient étrangement avec les expressions tendres et affectueuses dont elle se servait quelques instants auparavant.

Ces troubles dans les facultés intellectuelles et affectives sont, en général, de courte durée, et offrent peu de danger ; mais parfois l'organisme est tellement ébranlé, que la vie s'éteint subitement, soit pendant le travail, soit peu de temps après l'accouchement. Une pauvre femme de l'hospice de la Charité, dit Davis, était en travail depuis cinq heures ; les membranes se rompirent, une très-grande quantité d'eau s'écoula, et à dater de ce moment, elle se sentit excessivement faible : éprouvant le besoin d'aller à la garderobe, elle s'assit sur un vase, se livra à quelques efforts et tomba évanouie. On se hâta de la placer dans une position horizontale; mais on eut à peine le temps de la mettre au lit, elle était morte. A l'autopsie, on ne trouva rien qui pût expliquer la mort. Denman cite aussi plusieurs cas où les femmes moururent subitement pendant le travail, sans qu'on pût se rendre compte de cette mort si prompte.

Dans quelques-uns de ces faits pourtant, la sortie brusque d'une grande quantité d'eau pourrait jusqu'à un certain point faire attribuer la syncope mortelle à la même cause si souvent invoquée après l'accouchement : je veux parler de l'affluence subite d'une grande quantité de sang dans les vaisseaux abdominaux, brusquement soustraits à la pression à laquelle les avait habitués la grossesse.

Cette évacuation trop prompte de l'organe à laquelle on a, je crois, attaché trop d'importance, quand on a voulu expliquer la mort subite après l'accouchement, peut bien avoir eu, dans quelques cas, l'influence qu'on lui a prêtée, mais certainement ne saurait rendre compte de tous les faits connus.

Les efforts violents auxquels se livre la femme pendant la seconde partie du travail peuvent encore produire la rupture d'un des points des organes de la respiration. C'est ainsi qu'il faut expliquer les cas d'emphysème du visage, du cou et de la partie supérieure de la poitrine, qui ont été notés par plusieurs auteurs (Martin, de Lyon). Dans un cas plus grave signalé par M. Depaul, la mort a paru être la conséquence d'un double emphysème pulmonaire survenu subitement pendant les efforts violents d'expulsion que nécessita un travail long et des plus pénibles.

Après comme pendant l'accouchement, l'influence fatale du travail sur le système nerveux de la mère ne peut être méconnue, et je crois, avec Churchill, qu'elle consiste dans un ébranlement plus ou moins considérable du système céphalo-rachidien. Cet ébranlement résulte du trouble si extraordinaire que produit la parturition, et est en tout semblable à celui que produisent les grandes blessures, et auquel succombent quelquefois les malheureux ouvriers dont un membre a été broyé par une machine, ou dont une partie étendue du corps a été brûlée. Cette mort si prompte que n'expliquent ni les circonstances de l'accident, ni les lésions trouvées à l'autopsie, est attribuée par les chirurgiens à l'ébranlement nerveux.

Non-seulement, dit l'auteur que je viens de citer, un pareil ébranlement nerveux peut être observé dans certains accouchements, surtout quand ils ont été laborieux, et avoir aussi un fâcheux résultat, mais il existe à un degré plus ou moins marqué dans presque tous les cas. Il suffit d'une très-légère attention our le reconnaître. Ainsi, après un accouchement ordinaire, la sensibilité générale est presque toujours excessive : bien que les sens soient plus impressionnables qu'à l'ordinaire, les yeux ont perdu leur éclat et sont faibles et languissants ; la moindre lumière blesse la vue, comme le plus léger bruit offense l'ouïe ; et lorsqu'on ne respecte pas cette excessive délicatesse, il peut en résulter des accidents sérieux.

Dans les circonstances ordinaires, quelques heures de repos suffisent pour tirer la malade de ce collapsus léger ; mais lorsque le travail a duré très-longtemps, ou qu'une opération, la version par exemple, a été nécessaire, les phénomènes sont beaucoup plus prononcés. La faiblesse de la malade est beaucoup plus grande ; les traits sont fixes et dans un état d'hébétude ; la femme reste immobile dans son lit, les yeux fermés, ou les ouvrant de temps en temps sans les fixer d'une manière spéciale sur aucun objet ; elle n'a nul souci de son enfant ni d'elle-même ; les membres sont dans un état de résolution presque complète ; le pouls est tantôt lent, tantôt fréquent et irrégulier, mais toujours plus faible qu'à l'ordinaire ; la respiration est lente et pénible, ou accélérée et haletante.

La malade peut rester longtemps dans un état dont elle ne sort que lentement et par degrés. Il peut même arriver, si la secousse nerveuse a été trop grande, qu'elle s'affaiblisse de plus en plus, que la prostration augmente et se termine par la mort. L'autopsie ne vient alors rien apprendre.

Ce n'est pas toujours immédiatement après la délivrance que se présente ce singulier état ; parfois il s'écoule un temps assez long pendant lequel la malade dit être très-bien, puis tout à coup elle se plaint d'une faiblesse inaccoutumée, s'écrie qu'elle est au plus mal, et ne peut cependant indiquer quelle est la cause de son état. Du côté du ventre, rien de particulier, aucune trace d'hémorrhagie, l'utérus est bien contracté ; et pourtant le mal s'aggrave, le pouls faiblit, la face pâlit, prend un aspect cadavéreux, et la malade est dans un état de débilité telle, qu'elle ne peut exprimer ses sensations que par un gémissement. Tout à coup elle éprouve un sentiment de constriction violente à la poitrine, et expire avant qu'on ait pu rien faire pour la soulager.

L'opium m'a paru, dit Churchill, le meilleur moyen à employer dans tous ces cas. Cinq gouttes de laudanum peuvent être données toutes les demi-heures, puis toutes les heures, puis à des intervalles plus grands : il paraît calmer le trouble

général, diminuer l'ébranlement cérébral, et donner à tout le système le temps
de réparer les forces épuisées. En même temps on peut donner une petite quantité de vin et d'eau-de-vie à des intervalles et à des doses suffisantes pour aider
au rétablissement des forces, mais non en assez grande quantité pour déterminer
une réaction générale. On facilitera le sommeil par le calme complet du corps et
de l'esprit. Lorsque la malade est assez heureuse pour s'endormir, les forces se
rétablissent, le pouls et la respiration deviennent calmes; si, au contraire, la
prostration continue, le cas est des plus graves, et l'on doit redoubler l'emploi des
excitants internes et externes. Ramsbotham recommande en même temps une
pression sur le ventre, pour prévenir sans doute l'afflux des liquides vers les
vaisseaux abdominaux.

Lorsque l'agitation, les spasmes, le délire dont nous avons parlé plus haut se
manifestent pendant le travail, il faut s'empresser de pratiquer une saignée du
bras, pour peu que le permette l'état général de la malade, et terminer l'accouchement le plus tôt possible.

On devrait agir de la même manière si l'on voyait tout à coup survenir une
altération notable d'un des organes des sens, l'amaurose par exemple.

B. L'*influence que le travail exerce sur le fœtus* varie suivant une foule de
circonstances qui, pour la plupart, seront étudiées plus loin. Ainsi, après avoir
décrit le mécanisme de l'accouchement dans chaque présentation, nous dirons
quelle influence chacune d'elles peut exercer sur la santé et la vie de l'enfant.
Les diverses causes de dystocie sont tout autant défavorables à ce dernier qu'à
sa mère.

Nous ferons seulement deux observations : nous rappellerons d'abord que,
toutes choses étant égales d'ailleurs, la mortalité des enfants mâles est beaucoup
plus considérable que celle des petites filles, ce qui tient, ainsi que nous l'avons
fait remarquer plus haut, au volume plus considérable des premiers, et à la durée
relative du travail qui en est la conséquence ; et que la lenteur excessive du travail, qui devient si souvent alors une cause de mort pour le fœtus, n'exerce en
réalité cette fâcheuse influence qu'autant qu'elle porte sur la seconde période ou
période d'expulsion. Jusqu'au moment de la rupture des membranes, et même
jusqu'au moment où la dilatation est complète, pour peu qu'il reste encore une
certaine quantité d'eau dans l'utérus, le travail peut se prolonger indéfiniment
sans que le fœtus en souffre.

Il est à peine utile de faire observer que toute cause de dystocie pouvant avoir
sur la santé des mères une fâcheuse influence, celles-ci sont plus exposées aux
inflammations consécutives, et aux complications fâcheuses du travail, quand elles
accouchent d'un garçon que lorsqu'elles donnent naissance à une fille.

CHAPITRE III.

DES PHÉNOMÈNES MÉCANIQUES DU TRAVAIL.

ARTICLE PREMIER.

DES PRÉSENTATIONS ET DES POSITIONS.

Lorsque nous avons parlé de l'attitude du fœtus dans la cavité utérine, nous avons dit que le plus souvent il était situé de manière que l'extrémité céphalique était la partie la plus basse. Mais il peut arriver, sous l'influence des causes que nous étudierons plus tard, qu'un des autres points du grand axe du fœtus corresponde au col de l'utérus. L'extrémité supérieure ou céphalique, l'extrémité inférieure ou pelvienne, une des parties du tronc ou de la partie moyenne, peuvent se présenter les premières au détroit supérieur. Or, il est facile de prévoir que ces différentes circonstances de présentation doivent nécessairement influer sur le mécanisme de l'accouchement, sur la facilité, la promptitude avec lesquelles se fait l'expulsion du fœtus. Il est donc de la dernière importance, avant de commencer l'étude de ce mécanisme, de bien étudier toutes ces situations diverses. Cette étude comprend ce qu'on appelle les *présentations* et les *positions :* par le mot *présentation*, on exprime quelle est la partie qui s'offre la première au détroit supérieur ; par celui de *position*, on veut indiquer les rapports que la partie qui se présente a contractés avec les différents points de ce détroit supérieur.

Les anciens accoucheurs ne s'étaient attachés qu'à reconnaître la partie qui se présentait, sans rechercher quels pouvaient être les rapports de cette partie avec les différents points du pourtour du détroit supérieur ; mais, depuis Solayres, et surtout Baudelocque, son élève, chacun voulut avoir sa classification, et le nombre des présentations et des positions considérées comme distinctes varia avec chaque auteur qui écrivit sur l'art des accouchements.

Nous donnons, dans le tableau suivant, la classification de Baudelocque et les principales de celles qui lui ont succédé.

TABLEAU GÉNÉRAL DES CLASSIFICATIONS.

NOMS DES AUTEURS.	PRÉSENTATIONS.	RAPPORTS DES PARTIES DU FŒTUS AVEC LES DIVERS POINTS DU BASSIN.	DÉNOMINATIONS DES POSITIONS.
BAUDELOCQUE...	Vertex ou sommet...	Occiput à la cavité cotyloïde gauche	1re occipito-cotyloïdienne gauche.
		Occiput à la cavité cotyloïde droite	2e occipito-cotyloïdienne droite.
		Occiput à la symphyse des pubis	3e occipito-pubienne.
		Occiput à la symphyse sacro-iliaque droite	4e occipito-sacro-iliaque droite.
		Occiput à la symphyse sacro-iliaque gauche	5e occipito-sacro-iliaque gauche.
		Occiput à l'angle sacro-vertébral	6e occipito-sacrée.
	Face	Menton à la symphyse des pubis	1re mento-pubienne.
		Menton à l'angle sacro-vertébral	2e mento-sacrée.
		Menton directement à droite	3e mento-iliaque droite.
		Menton directement à gauche	4e mento-iliaque gauche.
	Pieds	Calcanéum à la cavité cotyloïde gauche	1re calcanéo-cotyloïdienne gauche.
		— à la cavité cotyloïde droite	2e calcanéo-cotyloïdienne droite.
		— à la symphyse des pubis	3e calcanéo-pubienne.
		— à l'angle sacro-vertébral	4e calcanéo-sacrée.
	Genoux	Face antérieure des tibias à la cavité cotyloïde gauche	1re tibio-cotyloïdienne gauche.
		— — à la cavité cotyloïde droite	2e tibio-cotyloïdienne droite.
		— — à la symphyse des pubis	3e tibio-pubienne.
		— — à l'angle sacro-vertébral	4e tibio-sacrée.
	Fesses	Le sacrum à la cavité cotyloïde gauche	1re sacro-cotyloïdienne gauche.
		— à la cavité cotyloïde droite	2e sacro-cotyloïdienne droite.
		— à la symphyse des pubis	3e sacro-pubienne.
		— à l'angle sacro-vertébral	4e sacro- ou lombo-sacrée.

NOMS. DES AUTEURS.	PRÉSENTATIONS.	RAPPORTS DES PARTIES DU FŒTUS AVEC LES DIVERS POINTS DU BASSIN.		DÉNOMINATIONS DES POSITIONS.
BAUDELOCQUE....	Tronc.............	Occiput........... Nuque............ Dos.............. Lombes........... Face............. Devant du cou.... Poitrine.......... Abdomen......... Devant du bassin... Devant des cuisses... Côté de la tête..... Côté du cou....... Épaule........... Côté de la poitrine.. Côté des lombes.... Hanches..........	Pour chacune de ces présentations quatre rapports possibles : Tête au-dessus du pubis......... Tête au-dessus de l'angle sacro-ver-tébral..................... Tête à gauche................. Tête à droite.................	1ʳᵉ céphalo-pubienne. 2ᵉ céphalo-sacrée. 3ᵉ céphalo-iliaque gauche. 4ᵉ céphalo-iliaque droite.
GARDIEN.......	Vertex............. Face.............. Pieds............. Genoux........... Siége............. Tronc.............	Six positions comme Baudelocque........... Quatre positions comme Baudelocque........... Comme Baudelocque. Côté droit......... Côté gauche........ Plan antérieur...... Plan postérieur.....	 Pour chacune de ces quatre présen-tations quatre rapports possibles : Tête à gauche................. Tête à droite................. Tête en avant................. Tête en arrière	Mêmes dénominations que Baudelocque. — — — — 1ʳᵉ céphalo-iliaque gauche. 2ᵉ céphalo-iliaque droite. 3ᵉ céphalo-pubienne. 4ᵉ céphalo-sacrée.

NOMS DES AUTEURS.	PRÉSENTATIONS.	RAPPORTS DES PARTIES DU FŒTUS. AVEC LES DIVERS POINTS DU BASSIN.		DÉNOMINATIONS DES POSITIONS.
LACHAPELLE....	Vertex.............	Occiput à la cavité cotyloïde gauche............		1re occipito-cotyloïdienne gauche.
		Occiput à la cavité cotyloïde droite............		2e occipito-cotyloïdienne droite.
		Occiput à la symphyse sacro-iliaque droite........		3e occipito-sacro-iliaque droite.
		Occiput à la symphyse sacro-iliaque gauche.......		4e occipito-sacro-iliaque gauche.
		Occiput directement à gauche................		5e occipito-transversale gauche.
		Occiput directement à droite................		6e occipito-transversale droite.
	Face.............	Menton directement à droite................		1re mento-iliaque droite.
		Menton directement à gauche................		2e mento-iliaque gauche.
	Extrémité pelvienne..	Lombes à gauche......................		1re lombo-iliaque gauche.
		Lombes à droite......................		2e lombo-iliaque droite.
		Lombes en avant......................		3e lombo-pubienne.
		Lombes en arrière.....................		4e lombo-sacrée.
	Tronc.............	Côté droit........	Tête à gauche..............	1re céphalo-iliaque gauche.
			Tête à droite.............	2e céphalo-iliaque droite
		Côté gauche......	Tête à gauche..............	1re céphalo-iliaque gauche.
			Tête à droite.............	2e céphalo-iliaque droite.
VELPEAU........	Vertex.............	Comme Baudelocque		
	Face.............	Comme Lachapelle.		
	Pieds............. Genoux............ Siége.............	Autant de rapports pour chacune de ces trois présentations que pour le sommet................		Mêmes dénominations correspondantes à chacune des six positions.
	Tronc.............	Côté droit........ Côté gauche......	Pour chacune de ces présentations deux rapports possibles :	
		Plan postérieur....	Tête à gauche..............	1re céphalo-iliaque gauche.
		Plan antérieur.....	Tête à droite.............	2e céphalo-iliaque droite.

NOMS DES AUTEURS.	PRÉSENTATIONS.	RAPPORTS DES PARTIES DU FŒTUS AVEC LES DIVERS POINTS DU BASSIN.	DÉNOMINATIONS DES POSITIONS.
CAPURON	Vertex	Occiput à la cavité cotyloïde gauche	1re occipito-cotyloïdienne gauche.
		Occiput à la cavité cotyloïde droite	2e occipito-cotyloïdienne droite.
		Occiput à la symphyse sacro-iliaque droite	3e occipito-sacro-iliaque droite.
		Occiput à la symphyse sacro-iliaque gauche	4e occipito-sacro-iliaque gauche.
	Face	Menton à la cavité cotyloïde gauche	1re mento-cotyloïdienne gauche.
		Menton à la cavité cotyloïde droite	2e mento-cotyloïdienne droite.
		Menton à la symphyse sacro-iliaque droite	3e mento-sacro-iliaque droite.
		Menton à la symphyse sacro-iliaque gauche	4e mento-sacro-iliaque gauche.
	Pieds / Genoux / Siége	Pour chacune de ces trois présentations, quatre rapports, suivant que le calcanéum, la face antérieure des tibias ou la face postérieure du sacrum correspondent à la : Cavité cotyloïde gauche	1re position.
		Cavité cotyloïde droite	2e position.
		Symphyse sacro-iliaque droite	3e position.
		Symphyse sacro-iliaque gauche	4e position.
	Tronc — Côté droit / Côté gauche / Plan antérieur / Plan postérieur	Dans chacune de ces quatre présentations la tête peut se trouver au-dessus : De la cavité cotyloïde gauche	1re céphalo-cotyloïdienne gauche.
		De la cavité cotyloïde droite	2e céphalo-cotyloïdienne droite.
		De la symphyse sacro-iliaque droite	3e céphalo-sacro-iliaque droite.
		De la symphyse sacro-iliaque gauche	4e céphalo-sacro-iliaque gauche.

CLASSIFICATION DU PROFESSEUR MOREAU.

—

DEUX CLASSES. { ACCOUCHEMENTS NATURELS.
{ ACCOUCHEMENTS ARTIFICIELS.

PREMIÈRE CLASSE. *Accouchements naturels.*

1er ORDRE. Présentation de l'extrémité céphalique.

- 1er GENRE. Présentation du sommet.
  - 1re position. Occiput-ilium gauche. { antérieure. transversale. postérieure. }
  - 2e position. Occipito-ilium droite. { antérieure. transversale. postérieure. }
  - 3e position. Occipito-pubienne.
  - 4e position. Occipito-sacrale.
- 2e GENRE. Présentation de la face.
  - 1re position. Mento-ilium droite. { antérieure. transversale. postérieure. }
  - 2e position. Mento-ilium gauche. { antérieure. transversale. postérieure. }
- 3e GENRE. Présentations des côtés de la tête. Deux sous-genres.
  - 1er. Côté droit.
    - 1re position. Lobulo-pubienne.
    - 2e position. Lobulo-ilium gauche.
    - 3e position. Lobulo-ilium droite.
  - 2e. Côté gauche.
    - 1re position. Lobulo-pubienne.
    - 2e position. Lobulo-ilium gauche.
    - 3e position. Lobulo-ilium droite.

2e ORDRE. Présentation de l'extrémité pelvienne.

- 1er GENRE. Présentation du siége.
  - 1re position. Sacro-ilium droite. { antérieure. transversale. postérieure. }
  - 2e position. Sacro-ilium droite. { antérieure. transversale. postérieure. }
  - 3e position. Sacro-pubienne.
  - 4e position. Sacro-sacrale.
- 2e GENRE. Présentation des pieds.
  - 1re position. Calcanéo-ilium gauche.
  - 2e position. Calcanéo-ilium droite.
  - 3e position. Calcanéo-pubienne.
  - 4e position. Calcanéo-sacrale.
- 3e GENRE. Présentation des genoux.
  - 1re position. Tibio-ilium gauche.
  - 2e position. Tibio-ilium droite.
  - 3e position. Tibio-pubienne.
  - 4e position. Tibio-sacrale.

3e ORDRE. Accouchement accidentellement naturel. { Genre unique. — Présentation du tronc. (Voyez plus bas.) }

DEUXIÈME CLASSE. *Accouchements artificiels.*

1er ORDRE. Accouchement accidentellement artificiel.
- 1er GENRE. Accidents du côté de la mère.
- 2e GENRE. Accidents du côté du fœtus.

2º ORDRE. Accouchement essentiellement artificiel.	**GENRE UNIQUE.** Présentation du tronc. Deux sous-genres. 1ᵉʳ. Côté droit.	1ʳᵉ position. Céphalo-ilium gauche. 2ᵉ position. Céphalo-ilium droite.
	2ᵉ. Côté gauche.	1ʳᵉ position. Céphalo-ilium gauche. 2ᵉ position. Céphalo-ilium droite.
3º ORDRE. Accouchements qui sont le résultat de mauvaises conformations.	1ᵉʳ GENRE. Du côté du fœtus. 2ᵉ GENRE. Du côté de la mère.	

APPENDICE OU TROISIÈME CLASSE. — *Anomalies.*

Anomalies dans le siége, dans la marche, dans les produits de la grossesse ; lésions de l'organe gestateur.

On voit, par le premier tableau, que Baudelocque divisa le fœtus en deux extrémités d'abord : l'une représentée par le sommet de la tête, l'autre par les pieds, les genoux ou les fesses. De plus, tout le reste de la surface du fœtus fut partagé en quatre régions, qui furent subdivisées aussi en plusieurs autres.

Après avoir déterminé les régions du fœtus, dont la présence au détroit abdominal devait constituer une présentation, il fallait s'entendre sur les positions. Pour cela, des points de ralliement furent pris sur le bassin et sur la partie du fœtus qui se présentait. Ces points variaient suivant la présentation : ainsi, dans la présentation du sommet, Baudelocque indiqua sur la tête du fœtus l'occiput et le front comme points de ralliement ; puis il divisa le bassin en moitié antérieure et moitié postérieure : sur la première, la cavité cotyloïde gauche, la droite et la symphyse des pubis ; sur la seconde, la symphyse sacro-iliaque droite, gauche, et l'angle sacro-vertébral furent pris comme points de ralliement : il admit donc six positions du sommet, dans chacune desquelles l'occiput était en rapport avec un des points que nous venons d'indiquer. Dans les présentations du siége, des genoux et des pieds, il conserva sur la moitié antérieure du bassin les trois points de ralliement des présentations du sommet ; mais, sur la moitié postérieure il n'en adopta qu'un, l'angle sacro-vertébral. Sur le fœtus, les talons pour les pieds, le sacrum pour les fesses, la face antérieure des tibias pour les genoux, tels furent les points de reconnaissance. Aussi quatre positions pour le siége, quatre pour les pieds, quatre pour les genoux, furent seulement admises. Enfin, pour les présentations des régions nombreuses que le tableau indique sur les plans antérieur, postérieur et latéraux du fœtus, il admit sur le bassin des deux extrémités du diamètre antéro-postérieur, la symphyse des pubis et l'angle sacrovertébral, plus les deux extrémités du diamètre transverse, comme points de ralliement, de sorte qu'il indiqua quatre rapports possibles, c'est-à-dire quatre positions pour chacune de ses présentations. En résumé, Baudelocque admit cent deux positions comme distinctes.

On ne tarda pas à reconnaître que ce nombre considérable de positions était complétement inutile dans la pratique, et avait, en outre, le grave inconvénient de dégoûter les élèves de l'étude des accouchements. Aussi, la classification de Beaudelocque fut modifiée, et nous avons retracé, dans notre tableau, les principales de ces modifications. Même en admettant ces modifications, l'étude de l'art obstétrical est encore bien embrouillée. Il appartenait à M. Nægele de simplifier beaucoup plus qu'on n'avait fait jusqu'alors cette partie de la science médicale. Honneur donc à lui ! honneur aussi à MM. Dubois et Stoltz, de Strasbourg, qui les premiers ont cherché à répandre en France les idées du professeur de Heidelberg ! Il faut l'avouer cependant, les travaux de madame Lachapelle, les leçons d'Antoine Dubois n'ont pas été tout à fait étrangers à cette amélioration.

Nous devons reconnaître aussi que la classification de M. Moreau est beaucoup plus simple que toutes celles de Baudelocque et de ses élèves : ce professeur, comme on peut le voir par le tableau que nous avons donné, a adopté la plupart des idées sur lesquelles est basée la classification de M. Nægele. Nous regrettons seulement qu'il ait cru devoir considérer comme distinctes les présentations des côtés de la tête, et certaines positions qui, nous espérons le démontrer plus tard, ne méritent pas une pareille distinction.

Il n'est aucune région du fœtus qui, pendant le travail, ne puisse s'offrir au détroit supérieur. Si donc on voulait considérer comme constituant autant de présentations distinctes tous les points de la surface fœtale qui peuvent être accessibles au doigt, le nombre des présentations serait très-considérable. Si, au contraire, on n'applique l'expression de présentation qu'à la présence d'une région assez considérable pour occuper tout le détroit supérieur, et surtout pour apporter dans le mécanisme de son expulsion spontanée, ou dans les manœuvres à pratiquer, une différence notable, alors ce nombre sera beaucoup plus restreint.

D'après ces idées, professées depuis longtemps par madame Lachapelle et Antoine Dubois, M. Nægele a proposé la classification suivante, qui est admise et professée par MM. Dubois et Stoltz, en France.

On distingue dans le fœtus trois régions principales : 1° la tête ou extrémité céphalique; 2° le pelvis ou extrémité pelvienne; 3° le tronc. Chacune de ces parties peut venir s'offrir la première au détroit supérieur.

Lorsque l'extrémité céphalique se présente, elle est ordinairement fléchie sur le devant de la poitrine, et c'est alors le sommet qui s'avance le premier; mais elle peut être aussi étendue ou renversée sur le plan postérieur du fœtus, et c'est alors la face qui s'engage la première. Nous avons donc à distinguer (car dans ces deux cas le mécanisme de l'accouchement est tout à fait différent) une présentation du sommet, une présentation de la face.

Lorsque l'extrémité pelvienne se présente, les jambes sont habituellement fléchies sur les cuisses, les cuisses sur l'abdomen; mais il peut arriver, sous l'influence d'une foule de causes que nous étudierons plus tard, que ces diverses parties, habituellement pelotonnées, comme nous venons de le dire, soient séparées. Aussi, tantôt elles s'engagent ensemble dans l'excavation, tantôt, soit pendant le cours même du travail, soit avant, les membres inférieurs se relèvent sur le devant du tronc, et les fesses descendent seules; d'autres fois les membres inférieurs sont entraînés par le flot du liquide qui s'écoule au moment de la rupture des membranes, ou par une autre cause, et s'engagent les premiers. Si, dans ce dernier cas, cette déflexion des membres inférieurs est complète, les pieds franchissent les premiers la vulve ; si, au contraire, les cuisses étant étendues, les jambes restent fléchies sur les cuisses, les genoux seront les premiers à se montrer à l'extérieur.

Il est évident, pour peu qu'on y réfléchisse, que ces dernières circonstances n'apportent aucune modification dans le mécanisme de l'accouchement ; c'est donc à tort que la plupart des accoucheurs les considèrent comme constituant des présentations distinctes. Aussi, les réunissons-nous sous le seul titre de présentation de l'extrémité pelvienne. Seulement nous rappellerons que, lorsque cette extrémité se présente, il peut arriver que tous les éléments qui la constituent s'engagent en même temps, mais qu'aussi ces éléments peuvent être dissociés, et qu'alors tantôt les fesses, tantôt les genoux, tantôt les pieds, se présentent les premiers à la vulve.

Avant d'aller plus loin, il faut, à l'exemple de M. Dubois, auquel nous empruntons presque textuellement cet article, fixer avec précision les limites des régions du fœtus, que nous comprenons dans cette double expression d'extrémité céphalique et pelvienne.

Quand la tête ou le pelvis se présentent au détroit supérieur, ces parties s'y offrent ordinairement d'aplomb, c'est-à-dire que le grand diamètre du fœtus est à peu près parallèle à l'axe du détroit supérieur : de sorte que la suture sagittale dans les présentations du sommet, la ligne médiane de la face dans celles de la face, le sillon des fesses dans celles de l'extrémité pelvienne, occupent à peu près le centre du détroit supérieur. Mais il est facile de prévoir de très-nombreuses exceptions à cette règle. La mobilité dont jouit le fœtus dans la cavité utérine, l'obliquité si fréquente de l'utérus, peuvent faire que le grand axe du fœtus soit incliné en avant, en arrière ou sur les côtés. Dès lors il est bien facile de comprendre que la partie qui se présente, participant à cette inclinaison, ne sera plus aussi régulièrement placée que nous le disions tout à l'heure. Il résulte de cette position défectueuse que, si c'est le sommet qui se présente, et si l'inclinaison du fœtus a lieu sur la région antérieure, ce sera le sommet sans doute, mais avec lui le front, qui descendra dans l'excavation ; si l'inclinaison est sur le plan postérieur, au lieu du front ce sera l'occiput, quelquefois même la nuque. Si l'inclinaison est latérale, c'est-à-dire si le fœtus est incliné sur un de ses côtés, on pourra reconnaître, en même temps que le sommet, l'un des côtés de la tête ; et la suture sagittale, au lieu d'être placée dans la direction de l'axe du détroit, regardera alors en arrière ou en avant, suivant le côté sur lequel le fœtus est incliné. Cette inclinaison n'ôte pas à la présentation son caractère distinctif quoiqu'elle soit défectueuse et irrégulière.

L'observation que nous venons de faire relativement aux présentations du sommet est parfaitement applicable aux présentations de la face et du siége ; de sorte que nous aurons encore des présentations régulières et irrégulières de la face et du siége.

En résumé, nous ferons rentrer dans les présentations du sommet toutes celles que Beaudelocque désignait sous le nom de présentations de l'occiput, de la nuque, des parties latérales de la tête ; dans celles de la face, celles du front, du menton, des joues, du devant du cou et des côtés du cou ; dans celles du siége, celles du sacrum, des parties génitales, du devant des cuisses, etc. Ainsi, toute la surface comprise depuis le sinciput jusqu'aux épaules appartient aux présentations céphaliques ; toute la surface du fœtus comprise entre le sommet des fesses et des hanches appartient aux présentations pelviennes.

Si maintenant nous retranchons du fœtus toutes les parties que nous avons fait entrer dans l'extrémité céphalique et dans l'extrémité pelvienne, il ne nous restera que le tronc proprement dit, c'est-à-dire ce qui est compris entre les épaules et les hanches. Or, cette partie peut aussi se présenter la première.

Madame Lachapelle avait depuis longtemps remarqué que, lorsque le tronc se présente au détroit supérieur, il s'y présente toujours par un de ses côtés ; que jamais, par exemple, la ligne médiane antérieure ou postérieure du tronc n'est placée dans la direction de l'axe du détroit supérieur. Aussi avait-elle divisé le tronc du fœtus en deux moitiés latérales qui pouvaient toutes les deux se présenter au détroit supérieur. De là deux sortes de présentations du tronc : 1° présentation du plan latéral droit ; 2° présentation du plan latéral gauche : faisant rentrer dans le plan latéral droit toute la moitié antérieure et la moitié postérieure droites ; dans le plan latéral gauche, toute la moitié antérieure et la moitié postérieure gauches ; et comme, lorsque le côté du fœtus s'offre le premier, c'est presque toujours l'épaule, partie la plus saillante, qui répond au centre du détroit supérieur, l'habile sage-femme avait désigné ces présentations sous le nom de *présentations de l'épaule*. M. Dubois leur conserve le nom de *présentations de la région latérale*.

Ces présentations peuvent être, comme les autres, franches ou irrégulières. Elles sont franches quand la ligne latérale est en plein au centre du détroit supérieur ; elles sont irrégulières lorsque le fœtus, plus ou moins renversé sur sa région antérieure ou postérieure, la région antérieure ou postérieure du tronc occupe en grande partie le détroit supérieur. C'est à ces irrégularités que l'on doit rattacher toutes les présentations du dos, des lombes, du devant de la poitrine ou de l'abdomen, admises par les anciens auteurs.

En résumé, nous admettons cinq présentations : 1° du sommet ; 2° de la face ; 3° de l'extrémité pelvienne ; 4° du plan latéral droit ; 5° du plan latéral gauche.

Baudelocque et tous ceux qui lui ont succédé avaient admis un grand nombre de positions dans chacune desquelles, suivant eux, le mécanisme de l'accouchement était différent. Par suite d'une étude mieux faite de ce mécanisme, M. Næegele est arrivé à changer complétement ce point de la science, et à proposer encore, sous le rapport des positions, une réforme au moins aussi importante que celle qu'il a faite dans le classement des présentations. Ainsi, il a simplement divisé le bassin en deux moitiés latérales, gauche et droite : ces deux moitiés seront sur le détroit supérieur nos seuls points de ralliement. Sur le fœtus, les points de reconnaissance admis par Baudelocque sont conservés. Ainsi, le sommet se présentant, l'occiput peut se présenter en rapport avec un des points, quel qu'il soit, de la moitié latérale gauche du détroit supérieur : cela constitue la première position du sommet ; ou bien, il peut se trouver en rapport avec un des points de la moitié latérale droite : cela constitue la seconde position. Et comme le mécanisme est le même, que l'occiput soit d'abord en avant, au milieu ou en arrière, nous considérons seulement ces circonstances comme des nuances de la même position : nuances ou variétés qui, dans l'immense majorité des cas, ne changent en rien le mécanisme de l'accouchement naturel, et qui ne méritent pas d'entrer comme éléments importants dans une classification, mais dont il faut tenir compte cependant un peu plus que ne l'a fait M. Nægele ; car il est bon de se les rappeler pour expliquer quelques anomalies, et surtout pour intervenir avec succès dans certains cas d'accouchement laborieux.

Ce que nous venons de dire s'applique également aux positions de la face et du siége : ainsi, dans la première de ces deux présentations, le menton peut être dirigé vers un des points de la moitié latérale droite, ou de la moitié latérale gauche ; dans la seconde, le sacrum peut être en rapport avec un des points de la moitié latérale gauche et de la moitié latérale droite du bassin ; et nous admettons pour la face une première position *mento-iliaque droite*, une seconde *mento-iliaque gauche ;* de même pour le siége, une première *sacro-iliaque gauche*, une seconde *sacro-iliaque droite*.

Enfin, les deux présentations du tronc ont aussi deux positions chacune. Ainsi, le côté droit du fœtus se présentant, il peut arriver que la tête soit placée au-dessus d'un des points de la moitié latérale gauche, ou de la moitié latérale droite. De là deux positions : une première *céphalo-iliaque gauche*, une seconde *céphalo-iliaque droite*. De même le côté gauche du fœtus se présentant, la tête peut être à gauche ou à droite ; de là deux nouvelles positions : *céphalo-iliaque gauche* et *céphalo-iliaque droite*.

Peut-être vaudrait-il mieux dire avec M. Jacquemier : quand une épaule se présente, l'acromion regarde tantôt le côté gauche et tantôt le côté droit du bassin. De là deux positions : acroméo-iliaque gauche et acroméo-iliaque droite. Évidemment dire que l'épaule droite se présente en position céphalo-iliaque gauche ou en position acroméo-iliaque gauche, c'est exprimer la même pensée, mais en prenant l'acromion comme point de repère, la nomenclature est plus claire et plus uniforme.

Nous n'avons pas besoin d'ajouter que nous conservons pour les deux positions fondamentales de la face, du siége, du côté droit et du côté gauche, les variétés *antérieure*, *transversale* et *postérieure* que nous avons admises pour les positions du sommet.

EN RÉSUMÉ :

1° Présentation du sommet.	occipito-iliaque gauche...	3 variétés..	antérieure. transversale. postérieure.
	occipito-iliaque droite....	3 variétés..	antérieure. transversale. postérieure.
2° Présentation de la face..	mento-iliaque droite.....	3 variétés..	antérieure. transversale. postérieure.
	mento-iliaque gauche...	3 variétés..	antérieure. transversale. postérieure.

<table>
<tr><td rowspan="2">3° Présentation du siége....</td><td>sacro-iliaque gauche..... 3 variétés..</td><td>antérieure.
transversale.
postérieure.</td></tr>
<tr><td>sacro-iliaque droite...... 3 variétés..</td><td>antérieure.
transversale.
postérieure.</td></tr>
<tr><td>4° Présentation du plan la-
téral droit..........</td><td>céphalo ou acromio-iliaque gauche.....
céphalo ou acromio-iliaque droite......</td><td rowspan="2">antérieure.
transversale.
postérieure.</td></tr>
<tr><td>5° Présentation du plan la-
téral gauche........</td><td>céphalo ou acromio-iliaque gauche.....
céphalo ou acromio-iliaque droite......</td></tr>
</table>

Nous ferons seulement remarquer que dans la présentation de l'épaule les variétés de positions sont beaucoup moins importantes que dans les autres présentations, et qu'il importe peu que l'acromion et la tête soient plus ou moins en avant ou en arrière.

Toutes les présentations et les positions que nous venons d'indiquer ne sont pas également fréquentes ; toutes surtout ne sont pas également favorables à l'expulsion spontanée du fœtus. Il en est même, comme les positions du tronc, dans lesquelles l'accouchement spontané est le plus souvent impossible. Il n'en est aucune, cependant, dans lesquelles cette expulsion spontanée ne puisse avoir lieu. Aussi examinerons-nous successivement le mécanisme de l'accouchement naturel dans chacune de ces présentations, nous réservant, dans la dystocie, de revenir sur celles qui constituent le plus ordinairement une difficulté insurmontable. Les présentations du sommet sont de toutes les plus fréquentes et les plus favorables : c'est par elles que nous commencerons.

ARTICLE II.

DE LA PRÉSENTATION DU SOMMET.

Cette présentation est beaucoup plus fréquente que toutes les autres ensemble. Ainsi sur vingt mille cinq cent dix-sept naissances, dix-neuf mille huit cent -dix enfants sont nés par le sommet (Boivin). Sur deux mille vingt cités par M. Dubois, il y a eu dix-neuf cent treize présentations du vertex. Lorsque le sommet se présente, l'occiput est beaucoup plus souvent dirigé du côté gauche que du côté droit. Ainsi, sur les dix-neuf cent treize présentations du sommet que nous venons de citer, M. Dubois a noté treize cent soixante-sept positions occipito-iliaques gauches, et cinq cent quarante-six positions occipito-iliaques droites. Les trois variétés que nous avons indiquées pour chacune d'elles sont bien loin aussi d'être également fréquentes : ainsi sur treize cent soixante-sept cas dans lesquels l'occiput était dirigé à gauche, treize cent cinquante-cinq fois il était en même temps tourné en avant, c'est-à-dire à peu près vers la cavité cotyloïde gauche, et douze fois seulement en arrière, c'est-à-dire à peu près vers la symphyse sacro-iliaque gauche. Dans les cinq cent quarante-six cas de position occipito-latérale droite, on a observé un résultat opposé ; car cinquante-cinq fois seulement l'occiput fut trouvé tourné vers la cavité cotyloïde droite, et quatre cent quatre-vingt-onze fois vers la symphyse sacro-iliaque droite. De sorte que, contrairement à l'opinion généralement admise, la position occipito-iliaque droite postérieure est beaucoup plus fréquente que la position occipito-iliaque droite antérieure. Nous avons présenté ces résultats, constatés par M. Dubois lui-même, parce qu'ils sont entièrement conformes avec nos propres observations et celles de M. Stoltz (de Strasbourg). Sur cent cas, dit M. Nægele, de position du sommet, on a trouvé, terme moyen, soixante et dix fois l'occiput dirigé en avant et à gauche, et trente fois en arrière et à droite : il considère les autres variétés comme très-rares et tout à fait exceptionnelles. Dans ces résultats il n'est pas question des variétés que nous avons indiquées sous le nom de transversales; il est infiniment probable qu'elles ont été réunies approximativement à un des quatre groupes précédents, car ces positions ne sont pas très-rares. Je crois les avoir rencontrées assez souvent à la Clinique. Ces positions, dit madame Lachapelle, sont plus fréquentes que celles dans lesquelles l'occiput répond à la symphyse sacro-iliaque gauche; j'ajouterai que celles dans lesquelles il répond à la symphyse sacro-iliaque gauche; j'ajouterai que celles dans lesquelles il répond à la cavité cotyloïde droite. La position occipito-iliaque gauche transversale est plus fréquente que l'opposée.

§ 1. — Causes.

Nous avons parlé de la cause des présentations du vertex lorsque nous avons traité de l'attitude du fœtus dans l'intérieur de la cavité utérine. Nous n'y reviendrons pas : nous nous contenterons de rappeller que, suivant la plupart des accoucheurs, c'est à la pesanteur spécifique de la tête qu'il faut attribuer la fréquence de sa position déclive, tandis que M. Dubois, après avoir cherché à réfuter l'opinion généralement admise, a considéré cette position comme le résultat d'une détermination instinctive du fœtus (voy. l'article *Fœtus*). Il est facile de s'expliquer pourquoi les variétés occipito-iliaque gauche antérieure et occipito-iliaque droite postérieure sont de toutes les plus fréquentes. Il est évident que cela est dû à la présence du rectum à gauche : habituellement distendu, en effet, par des matières fécales, il force le front ou l'occiput, quand un de ces deux points se trouve regarder en arrière et à gauche, à se porter en avant. Il est bien plus difficile de dire pourquoi l'occiput est beaucoup plus souvent en avant qu'en arrière. Il est infiniment probable que cela dépend des mêmes causes qui déterminent les présentations du sommet. Ainsi, la moitié postérieure de la tête pèse beaucoup plus que la moitié antérieure; la partie postérieure du tronc offre aussi un poids plus considérable que la partie antérieure. De plus, lorsque la femme est debout, assise ou à genoux, même couchée sur le côté, la paroi abdominale antérieure est le point le plus déclive vers lequel doivent se tourner les parties les plus pesantes, c'est-à-dire le plan postérieur du fœtus.

§ 2. — Diagnostic.

Trois méthodes d'investigation peuvent conduire au diagnostic de la présentation du sommet et de ses positions, ce sont le palper abdominal, l'auscultation et le toucher vaginal.

Palper abdominal. — Lorsqu'on applique les mains sur l'abdomen et qu'on déprime les parois utérines, on sent différentes parties fœtales, et avec un peu d'habitude on arrive à distinguer assez facilement ces différentes parties. Pour obtenir de cette recherche tout ce qu'elle peut donner, il faut placer la femme dans le décubitus dorsal, mettre autant que possible les parois abdominales dans le relâchement et les habituer par des pressions douces au contact des mains. Au début de cette exploration, il n'est pas rare qu'on soit arrêté par une contraction utérine qu'il faut savoir laisser passer. Après quelques essais, les muscles abdominaux et les parois utérines se laissent déprimer, et la main qui explore la région hypogastrique peut y distinguer assez nettement une masse volumineuse, dure, arrondie, qui rappelle exactement le volume et la forme de la tête de l'enfant ; au-dessus d'elle, on peut souvent aussi reconnaître toute la région dorsale du fœtus, et le doute se trouve circonscrit entre une présentation du sommet et une présentation de la face.

Une difficulté pourrait arrêter les médecins peu familiers avec ce genre de récherches : à la fin de la grossesse, surtout chez les primipares, il arrive assez souvent que la tête entière plonge dans l'excavation et qu'elle échappe nécessairement à la main qui se bornerait à l'exploration superficielle de la région hypogastrique. Il faut dans ces cas appuyer l'extrémité des doigts au-dessus du corps du pubis comme pour refouler les parois abdominales dans le petit bassin, et l'on ne tarde pas à sentir la tête de l'enfant qui remplit toute l'excavation. J'ai réussi des centaines de fois à arriver ainsi au diagnostic de la présentation du sommet sans causer ni douleur ni aucun accident.

Après avoir reconnu la présentation, si l'accoucheur peut sentir de quel côté est tourné le dos de l'enfant, il arrive par le palper à la connaissance du diagnostic de la présentation et de la position.

Dans les positions occipito-postérieures, la plus grande largeur de la matrice est encore à la partie supérieure, comme nous l'avons dit en décrivant l'état normal, mais son fond n'est plus si également bombé, à moins que la quantité du liquide ne soit très-grande : le plus souvent, dit M. Stoltz, on trouve au fond de l'organe une voussure, et sous elle une dépression sensible. Le plan antérieur du fœtus étant alors dirigé en avant, on sent les inégalités formées par les extrémités fœtales, qui sont plus difficilement senties dans les positions occipito-antérieures.

On doit donc accorder beaucoup d'importance à ce genre d'exploration, cependant ce serait une faute d'accorder une valeur trop grande au palper. On se trompe quelquefois en effet, même dans les cas les plus simples, et l'erreur est facile quand les parois abdominales sont épaisses ou le liquide amniotique abondant. Enfin, il faut savoir que chez certaines femmes l'utérus entre si facilement en contraction, qu'il est impossible de déprimer les parois de cet organe et d'arriver à aucun résultat. Une autre considération diminue encore la valeur du palper : c'est qu'il est surtout facile avant le travail de l'accouchement et qu'il devient difficile et bien souvent impossible pendant l'accouchement lui-même, ce qui s'explique par les douleurs vives qu'il provoque et par les contractions faciles qu'il excite dans l'utérus.

Auscultation. — Le diagnostic de la présentation et des positions du sommet peut aussi être éclairci par l'auscultation. M. le professeur Depaul a complétement élucidé cette question dans son *Traité d'auscultation obstétricale*, je rappellerai seulement ici que dans la présentation de l'extrémité céphalique, les battements du cœur s'entendent avec leur maximum d'intensité au-dessous d'une ligne horizontale qui passerait par l'ombilic. Cette loi n'admet que de bien rares exceptions quand le bassin est normal, et ce qui est relatif aux vices de conformation ne doit pas nous arrêter ici.

L'auscultation n'est pas moins importante pour le diagnostic de la position : chez le fœtus, dont les poumons sont encore aplatis contre la colonne vertébrale, le bruit du cœur est transmis à notre oreille par la région dorsale dont la courbure s'applique contre les parois utérines. La colonne vertébrale est donc là où s'entend le maximum des battements du cœur, et comme le rachis et la fontanelle postérieure regardent le même côté, on sait où l'occiput est placé. Dans la position occipito-iliaque gauche antérieure le cœur bat en avant et à gauche, tandis qu'on l'entend en arrière et à droite dans la position occipito-iliaque droite postérieure. Le même raisonnement indique sûrement dans quel point doit se faire entendre le cœur pour chaque position en particulier. Pour ne pas être trompé par les données fournies par l'auscultation, on doit toujours chercher à préciser avec soin, non pas le point où se fait entendre le cœur, mais le point où il se fait entendre avec son maximum d'intensité. Sans cette précaution, l'auscultation serait aussi nuisible qu'utile pour arriver au diagnostic de la position.

Toucher vaginal. — Avant le travail et pendant les derniers mois de la grossesse, on peut souvent reconnaître que c'est le sommet qui se présente. Dans toute autre présentation, en effet, la partie qui s'offre la première étant inégale et volumineuse, s'adaptant mal à la forme du segment inférieur de l'utérus et du détroit supérieur, est toujours très-élevée, séparée de la paroi utérine par une grande quantité de liquide, et très-difficilement accessible au doigt. Le sommet, au contraire, offrant une surface arrondie, sphéroïdale, repose, presque sans intermédiaire de liquide, sur la paroi utérine, la pousse même quelquefois devant lui, et s'engage dans l'excavation, descend même, dans certains cas, jusque sur le plancher du bassin. Aussi, toutes les fois qu'il se présente, il est facilement senti à travers la paroi inférieure de l'utérus, à moins qu'il ne soit retenu au détroit supérieur par une inclinaison considérable ou un vice de conformation du bassin. En un mot, et cette réflexion me paraît essentiellement pratique, toutes les fois que, dans les derniers jours de la grossesse, et surtout dans la première période du travail, l'accoucheur n'atteint pas facilement la partie qui se présente, il doit surveiller très-attentivement la femme, car il est alors infiniment probable que ce n'est pas le sommet qui s'offre au détroit supérieur; ou bien si le fœtus se présente par son extrémité céphalique fléchie, l'accoucheur doit craindre une mauvaise direction, et peut-être une organisation vicieuse de la tête ou du bassin, toutes circonstances qui pourront plus tard nécessiter l'intervention de l'art. Nous ferons cependant remarquer que souvent chez les multipares la tête reste fort élevée jusqu'à la fin de la grossesse pour ne descendre au-dessous du détroit supérieur qu'au moment de l'accouchement (1).

Lorsque le travail est commencé, le doigt introduit à travers le col de l'utérus rencontre d'abord une surface arrondie, lisse et résistante : c'est le côté antérieur de la tête. En se dirigeant un peu plus en arrière et en haut, comme s'il cherchait à atteindre l'angle sacro-vertébral, le doigt rencontre un intervalle membraneux : c'est la suture sagittale. La présentation du sommet est dès lors constatée; il ne s'agit plus que de distinguer quelle est la position. Pour cela, il faut d'abord s'as-

(1) Plusieurs circonstances peuvent faire, vers la fin de la grossesse et au commencement du travail, qu'on ne sente aucune partie au toucher, et peuvent dépendre de causes étrangères aux positions vicieuses. Ainsi, cela s'observe quelquefois : 1° chez les femmes qui ont accouché souvent; chez celles dont le fond de l'utérus est fortement incliné en avant; 2° dans les cas de jumeaux; 3° dans les présentations du siége; 4° dans les cas où il existe une quantité considérable de liquide ; 5° lorsque l'utérus n'est point ovalaire à sa partie inférieure; 6° lorsque la tête est hydrocéphale; 7° enfin, lorsque le bassin est rétréci. (Nægele, traduction de Pigné.)

surer de la direction de cette suture : si, en effet, elle est oblique de gauche à droite et d'avant en arrière, la position ne peut être qu'une occipito-iliaque gauche antérieure, ou occipito-iliaque droite postérieure ; si, au contraire, elle est oblique dans l'autre sens, la position ne peut être qu'une occipito-iliaque droite antérieure, ou occipito-iliaque gauche postérieure, etc. Une fois cette direction reconnue on n'a plus qu'à distinguer le point où se trouve l'occiput. Le doigt, soulevant alors un des bords du col, suit la suture sagittale jusqu'à ce qu'il rencontre une fontanelle qu'il distingue aux caractères que nous avons décrits (voyez *Tête du fœtus à terme*).

§ 3. — Mécanisme.

Le mécanisme suivant lequel s'accomplit l'expulsion du fœtus dans les positions du sommet est à peu près le même dans tous les cas où l'occiput regarde un des points de la moitié latérale gauche ; mais il diffère sous quelques rapports du mécanisme des positions que nous avons désignées sous le nom d'occipito-iliaque droite. Nous aurons donc à l'examiner dans ces deux positions ; et comme, parmi les variétés que nous avons admises, il en est deux, l'antérieure dans l'occipito-iliaque gauche, la postérieure dans l'occipito-iliaque droite, qui se rencontrent presque constamment, nous les prendrons successivement pour types de notre description.

1° *Mécanisme de l'accouchement naturel dans la position occipito-iliaque gauche antérieure.* (Première position, ou occipito-cotyloïdienne gauche de tous les auteurs.)

Dans cette position, l'occiput répond à l'éminence ilio-pectinée gauche, le front à la symphyse sacro-iliaque droite. La suture sagittale est dans la direction du diamètre oblique gauche du bassin. (Nous prévenons, une fois pour toutes, que, pour éviter les répétitions et les longueurs, nous désignerons le diamètre oblique qui va de gauche à droite et d'avant en arrière, sous le nom de *diamètre oblique gauche*, et celui qui va de droite à gauche et d'avant en arrière, sous le nom de *diamètre oblique droit*.) La fontanelle postérieure est en avant et à gauche ; l'antérieure est en arrière et à droite. Le plan dorsal du fœtus est dirigé en avant et à gauche ; le plan antérieur en arrière et à droite ; l'épaule droite en avant et à droite ; l'épaule gauche en arrière et à gauche.

Avant la rupture de la poche des eaux, la tête du fœtus est légèrement fléchie sur le devant de la poitrine, et les rapports des diamètres de la tête avec les diamètres du détroit supérieur sont les suivants : le diamètre occipito-frontal est parallèle au diamètre oblique gauche du détroit supérieur ; le diamètre bipariétal est

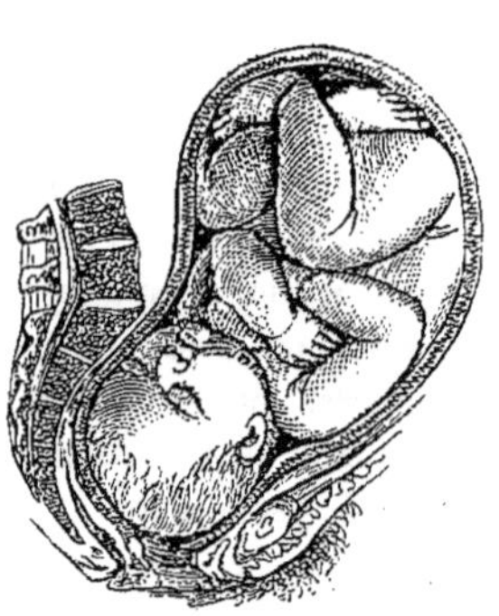

Fig. 75. — Représentant la tête placée en position occipito-iliaque gauche antérieure.

parallèle au diamètre oblique droit ([1]) ; la circonférence occipito-frontale de la tête est parallèle au pourtour du détroit supérieur : l'axe de ce détroit supérieur passe par le diamètre trachélo-bregmatique ([2]).

Au moment de la rupture des membranes, une quantité plus ou moins considérable de liquide amniotique s'écoule. L'utérus se contracte alors, et s'applique plus immédiatement sur le tronc du fœtus. Toutefois, comme dans les positions du sommet, il s'écoule, en général, peu de liquide au moment de la rupture des membranes ; il en reste habituellement une assez grande quantité pour que la compression qu'éprouve le fœtus, de la part des parois utérines, soit loin d'être immédiate. Après cette rupture, les contractions utérines ont désormais pour but d'expulser le fœtus de la cavité. Celui-ci, pressé de toutes parts, est courbé sur sa région antérieure, sur laquelle sont aussi plus fortement pressés et pelotonnés les membres inférieurs et supérieurs. Là commencent, à proprement parler, les phénomènes mécaniques du travail.

Les différents mouvements qui sont imprimés au fœtus pendant l'accouchement ont pour but de rendre son expulsion plus facile, c'est ce qui ressortira de l'étude que nous allons faire de ces mouvements que l'on désigne communément sous le nom de *temps de l'accouchement*. Jusqu'ici on a décrit cinq temps principaux dans l'accouchement par le sommet ; ce sont, en les énumérant dans l'ordre suivant lequel ils se font : 1° la flexion ; 2° l'engagement ; 3° la rotation ; 4° l'extension ou dégagement ; 5° la restitution. A ces cinq temps nous croyons qu'il convient d'en ajouter un sixième pour l'expulsion du tronc. Nous développerons à la fin de ce chapitre (voy. *Résumé du mécanisme de l'accouchement*) les raisons qui nous ont fait modifier le nombre des temps habituellement décrits ; nous dirons seulement,

---

([1]) Remarquons cependant avec M. P. Dubois, que ce dernier rapport n'est pas très-rigoureusement exact. Ainsi, si l'on place une tête de fœtus à terme au niveau du détroit supérieur, de manière que le diamètre occipito-frontal soit parallèle au diamètre oblique gauche, la forme de la tête du fœtus ne permet pas que le diamètre bipariétal soit parallèle à l'oblique droit. Dans cette position, en effet, l'extrémité postérieure de ce diamètre bipariétal correspond bien à la symphyse sacro-iliaque gauche, mais l'extrémité antérieure, au lieu d'aboutir à l'éminence ilio-pectinée, correspond au milieu de la branche horizontale du pubis.

([2]) M. Nægele et M. le professeur Dubois, qui adopte en partie au moins l'opinion du professeur de Heidelberg, ne pensent pas que, dans la majorité des cas, la tête se présente aussi régulièrement au détroit supérieur sous les rapports que nous avons indiqués. Suivant eux, la tête ne s'offre pas dans une direction perpendiculaire au plan du détroit supérieur, mais, au contraire, dans une direction oblique : de sorte que le pariétal droit, qui est antérieur, serait, relativement au plan, plus bas que le pariétal gauche ; que la suture bipariétale, au lieu de se trouver dans la direction de l'axe du détroit, serait un peu plus en arrière que cet axe, suivant M. Dubois, et regarderait même la seconde pièce du sacrum, suivant M. Nægele. Malgré ces imposantes autorités, nous pensons que, dans la majorité des cas, la circonférence occipito-frontale est, à très-peu de chose près, parallèle au plan du détroit supérieur. Il est vrai cependant que la bosse pariétale est un des points les plus déclives de la tête, et que c'est sur elle que tombe d'abord le doigt, lorsqu'on pratique le toucher. Mais ces faits, sur lesquels s'appuie M. Nægele, prouvent précisément contre son opinion : car le plan du détroit supérieur étant dirigé très-obliquement en avant et en bas, la partie de la tête qui sera en rapport avec l'arc antérieur du bassin, devra être le point le plus déclive de la tête ; si, de plus, le doigt rencontre d'abord la bosse pariétale antérieure, c'est que le doigt introduit sous la symphyse des pubis, c'est-à-dire par un plan presque perpendiculaire au détroit supérieur, ne peut arriver que très-obliquement sur la portion antérieure de la tête, dont la grande circonférence est parallèle au plan du détroit supérieur.

dès à présent, que nous y trouvons l'avantage d'une classification plus rationnelle et applicable à toutes les présentations. Pour chaque présentation nous décrirons donc six temps dans le mécanisme de l'expulsion. Cette innovation ne renverse d'ailleurs aucune des idées actuellement reçues, et pour retrouver l'ancienne classification il suffit de réunir le cinquième et le sixième temps en un seul.

A. *Premier temps, ou temps de flexion.* — Après la rupture des membranes, le tronc du fœtus, pressé de toutes parts, transmet par le rachis, à la tête, l'impulsion que lui imprime la contraction utérine. La tête du fœtus, fortement

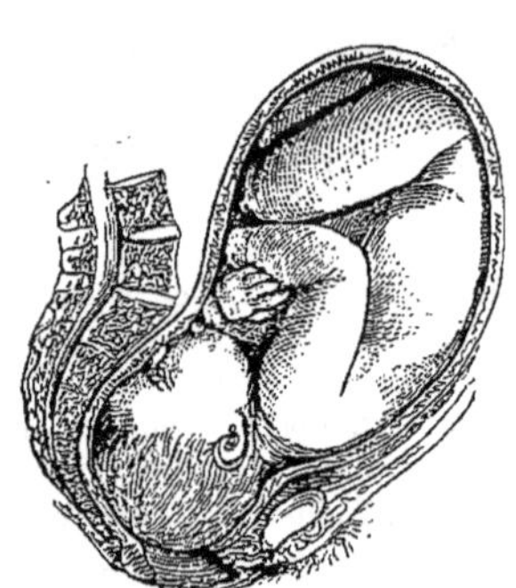

Fig. 76. — Tête dans la même position, mais plus fortement fléchie.

poussée, tend à franchir le col utérin et à s'engager dans l'excavation ; mais elle rencontre des résistances, soit de la part du col qui n'est pas encore suffisamment dilaté, soit de la part du détroit supérieur ou des parois de l'excavation. La tête, placée ainsi entre une puissance et une résistance, doit naturellement se fléchir davantage sur le devant de la poitrine : en effet, la puissance d'expulsion qui lui est transmise par le rachis venant tomber au trou occipital, c'est-à-dire sur un point beaucoup plus voisin de l'occiput que du menton, doit naturellement, la résistance étant égale aux deux extrémités du diamètre occipito-mentonnier, agir plus énergiquement sur l'occiput que sur le menton, c'est-à-dire abaisser l'occiput. Mais abaisser l'occiput, c'est forcer le menton à s'élever, c'est-à-dire, c'est produire la flexion de la tête ([1]).

([1]) Pour prouver que le mouvement qui se fait dans le sens de la flexion est bien le résultat de la position du trou occipital relativement au menton et à l'occiput, qui tous deux représentent les deux extrémités du levier sur lequel vient s'articuler le rachis, supposons que l'articulation de la colonne vertébrale se fasse à l'occiput même, il est évident que l'occiput seul descendrait ; qu'au contraire elle se fasse au menton, celui-ci descendrait le premier ; qu'enfin elle se fasse au milieu de l'intervalle qui sépare ces deux points extrêmes, il y aura équilibre : de même que cela arrive pour des points égaux ou pour des résistances égales dans les plateaux d'une balance à bras égaux. Mais si l'articulation a lieu plus près d'un de ces points que de l'autre, le mouvement de descente se fera du côté du point le plus voisin de cette articulation : de même que cela arriverait dans l'exemple ci-dessus donné d'une balance, si, sans rien changer d'ailleurs, on rendait inégaux les bras du levier.

Si, enfin, cette explication ne parvenait pas à rendre compte du fait que je cherche à expliquer, je propose celle qui suit : la tête, poussée par la contraction utérine qui lui est transmise par le rachis, rencontre, de la part du col de l'utérus qui n'est pas encore suffisamment dilaté, des résistances. Changeons pour un instant l'ordre des forces ; faisons de l'articulation vertébrale le point d'appui, et des résistances offertes par le col une puissance : il est évident que cette puissance est égale dans tous les points du pourtour du col ; mais remarquons que l'intervalle qui sépare le menton du trou occipital était plus grand que celui qui sépare le trou occipital de l'occiput, la résistance qui s'exerce sur le menton s'exerce sur un bras de levier plus long que celle qui s'exerce sur l'occiput, et par conséquent la première doit être plus puissante que la seconde, et forcer le menton à s'élever. Mais forcer le menton à s'élever, c'est forcer l'occiput à s'abaisser. C'est donc encore produire la flexion de la tête.

La tête, ainsi fléchie fortement, ses rapports sont changés : le diamètre sous-occipito-bregmatique a pris la place du diamètre occipito-frontal, et est parallèle au diamètre oblique gauche ; le diamètre bipariétal n'a pas changé ; la circonférence occipito-bregmatique est maintenant parallèle au pourtour du détroit supérieur, et l'axe du bassin, qui traversait la tête dans la direction du diamètre trachélo-bregmatique, la traverse maintenant dans une direction très-voisine du diamètre occipito-mentonnier. Ce mouvement de flexion a donc évidemment pour résultat de placer la tête du fœtus dans la position la plus favorable à son passage, en la forçant à offrir ses petits diamètres aux diamètres du bassin.

B. *Deuxième temps, ou temps de descente.* — La tête, poussée par la contraction, plonge alors dans l'excavation et arrive jusque sur le plancher du bassin. En descendant ainsi, l'occiput presse en avant la face interne et antérieure du corps de l'ischion, la face interne du muscle obturateur interne et les nerfs et les vaisseaux obturateurs externes qui sortent, comme on le sait, par la partie supérieure du trou obturateur : le front ou le bregma presse en arrière le bord interne du muscle psoas, la face interne du pyramidal, le plexus ou le nerf sciatique, les nerfs et les vaisseaux fessiers et honteux internes. Le côté gauche de la tête se trouve en rapport médiat avec les mêmes parties, et, de plus, glisse sur la face antérieure du rectum.

Ce mouvement de descente de la tête n'est complet que lorsque la circonférence occipito-bregmatique est à peu près parallèle au plan du détroit inférieur, c'est-à-dire que les deux bosses pariétales sont arrivées au niveau de ce détroit. Or, il est évident que, pour arriver à ce point, la bosse pariétale gauche, qui se trouvait en arrière, avait à parcourir toute la face antérieure du sacrum, tandis que la bosse pariétale antérieure n'avait à franchir qu'un espace beaucoup moindre ; la première a donc dû décrire un arc de cercle beaucoup plus étendu que la seconde. On aura une idée très-exacte du mouvement que la tête du fœtus exécute en descendant, en imaginant que l'extrémité antérieure du diamètre bipariétal est presque immobile en avant et à droite, tandis que son extrémité postérieure descend rapidement et parcourt tout le plan postérieur de l'excavation.

C. *Troisième temps, ou temps de rotation.* — Arrêtée par le plancher du bassin, la tête exécute un mouvement de rotation pendant lequel l'occiput se porte de gauche à droite derrière la symphyse des pubis, ou plutôt derrière la branche ischio-pubienne gauche, et le bregma dans la concavité du sacrum, mais un peu à droite. La partie postérieure et supérieure du pariétal droit se montre alors en plein dans le vide de l'arcade des pubis. La fontanelle postérieure est derrière la branche ischio-pubienne ; la suture sagittale croise très-obliquement le diamètre pubio-coccygien. Poussé par des contractions énergiques, le sommet déprime les parois molles du périnée, les distend par degrés et parvient à convertir le plancher du bassin en une portion du canal qui prolonge, en bas et en arrière, la paroi postérieure du bassin. Pendant ce temps se complète le mouvement de rotation. La suture sagittale devient presque parallèle au diamètre antéro-postérieur du détroit inférieur. L'occiput s'engage dans l'arcade des pubis, dépasse la partie inférieure de la symphyse jusqu'à ce que la partie postérieure du cou, venant s'appliquer contre la face postérieure de la symphyse, arrête le mouvement de progression antérieure de l'occiput.

D. *Quatrième temps, ou temps d'extension.* — Au moment où l'occiput s'engage ainsi dans l'arcade pubienne, les épaules et la partie supérieure du tronc pénètrent dans l'excavation ; en s'y engageant, le tronc du fœtus, qui constitue une tige flexible, s'accommode à la direction de l'axe du canal, et par conséquent se renverse un peu sur son plan postérieur.

La tête appuie alors sur le périnée qu'elle distend et transforme en une gouttière qui conduit l'occiput vers l'ouverture vulvaire, et quand les parties sont découvertes le quatrième temps s'effectue sous les yeux de l'observateur. A chaque contraction la tête descend et le périnée s'allonge ; puis, la contraction passée, le périnée se rétrécit en repoussant un peu la tête en haut. Enfin la vulve s'entr'ouvre pendant un nouvel effort et l'occiput est la première partie qu'on aperçoit sous l'arcade pubienne. A ce moment la tête est encore fléchie, mais bientôt la nuque semble prendre un point d'appui derrière le pubis, la tête franchit complétement l'orifice vulvaire en exécutant un mouvement d'extension et l'on voit successivement apparaître après l'occiput, le vertex, le front, le nez, la bouche et le menton qui sort le dernier et reste appliqué contre la commissure postérieure de la vulve, dirigé vers la région anale.

On donne habituellement de ce mouvement une explication qui nous paraît singulière : suivant l'opinion la plus accréditée, la pression transmise par le rachis à la tête, se séparerait au niveau du trou occipital en deux forces, appliquées l'une à l'occiput et l'autre au menton ; la première tendrait à abaisser l'occiput et la seconde le menton. Or, quand l'occiput est engagé sous l'arcade pubienne, la portion de forces qui s'y distribuerait serait neutralisée par le point d'appui que la colonne vertébrale prendrait sur la partie postérieure du pubis, tandis que la force appliquée au menton, continuant à agir, l'abaisserait et l'éloignerait de la poitrine en produisant le mouvement d'extension.

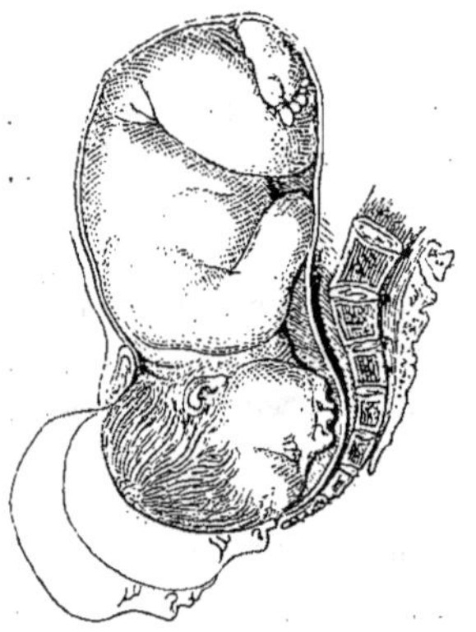

Fig. 77. — Divers degrés des mouvements d'extension.

Cette explication nous paraît fausse ; n'est-il pas évident, en effet, lorsque l'occiput est sous l'arcade pubienne, que toutes les parties molles qui forment le périnée repoussent en haut et en arrière la partie antérieure de la tête sur laquelle elles sont appliquées, et que le mouvement de flexion est alors aussi exagéré que possible.

Voici comment nous comprenons le dégagement de la tête : Le tronc s'engage dans l'excavation pendant que la tête distend et repousse le périnée, et le menton reste appliqué sur la poitrine, non-seulement jusqu'au moment où l'occiput se place sous l'arcade pubienne, mais encore jusqu'au moment où le bregma apparaît à la commissure postérieure de la vulve. C'est alors que le périnée agit comme une sangle élastique qui, d'une part, repousse la tête en haut sous l'arcade pubienne, tandis que d'autre part elle glisse rapidement sur la face qu'elle laisse à découvert en se rétractant vers la région coccygienne qui lui donne attache. Le dégagement de l'occiput et du vertex ne commence qu'autant que la tête est refoulée par le tronc ; mais à ce moment, le périnée qui jusque-là était passivement distendu reprend son activité et se rétracte, comme nous l'avons dit, et en glissant sur la face imprime à toute la tête un mouvement d'extension qui a pour centre l'arcade du pubis. Aussi, c'est dans cette deuxième période du dégagement du sommet que le mouvement d'extension est vraiment évident.

Si le périnée manquait en totalité la tête se dégagerait au sortir du détroit inférieur sans présenter son mouvement d'extension. Mais dans les conditions normales, surtout chez les primipares, le périnée converti en une gouttière allongée, limite en bas la descente de la tête et la porte en avant comme sur un plan incliné.

Ne voit-on pas d'ailleurs dans l'accouchement par le siége, surtout chez les primipares, l'extrémité pelvienne sortir de la vulve en se dirigeant obliquement en avant et en haut autant que peut le permettre l'inflexion latérale du tronc? Cette inflexion qui lui est imprimée, personne ne la niera, par les parties molles du périnée, est bien propre, selon nous, à démontrer que le mouvement d'extension dans l'accouchement par le sommet n'est produit que par la courbure de l'élasticité des voies génitales, car si le mouvement de la tête y est très-prononcé, on ne doit l'attribuer qu'à la grande mobilité des articulations qui permet à l'occiput de se renverser au devant du pubis. Dans l'accouchement par le siége, le même phénomène se reproduit, mais ici l'étendue, du mouvement est singulièrement limitée par la rigidité de la colonne lombaire.

Quelle que soit l'explication qu'on adopte, si l'on observe ce qui se passe pendant le mouvement d'extension du sommet, on voit apparaître successivement, au devant de la commissure antérieure du périnée, la suture bipariétale, le bregma, la suture coronale, le nez, la bouche et le menton; pendant ce mouvement, les diamètres sous-occipito-bregmatique, sous-occipito-frontal, sous-occipito-mentonnier, franchissent successivement le diamètre antéro-postérieur du détroit inférieur. Une fois que la circonférence occipito-bregmatique est au dehors de la vulve, le bord antérieur du périnée, entraîné par son élasticité naturelle, revient fortement sur lui-même, glisse sur la face, et vient se placer sur le devant du cou. Dès lors, la tête, fortement relevée, au devant du pubis, retombe par son propre poids au devant de l'anus.

E. *Cinquième temps ou temps de rotation extérieure.* — La tête reste quelques secondes dans cette position, puis on lui voit bientôt décrire un cinquième mouvement. L'occiput se porte vers la face interne de la cuisse gauche, la face vers la face interne de la droite. Ce mouvement est généralement appelé mouvement de *restitution*, et voici pourquoi. Avant les recherches de Gerdy, on pensait généralement que, lorsque la tête exécute dans l'intérieur du bassin son mouvement de rotation, le tronc n'y participait en rien, et que ce mouvement ne s'exécutait qu'à l'aide d'un certain degré de torsion du cou. Lorsque la tête, complétement dégagée, n'était plus retenue, le cou se détordait, et la tête se *restituait* dans ses rapports naturels avec le tronc. Gerdy a le premier fait voir combien cette explication était fautive. Le tronc, en effet, participe au mouvement de rotation intérieur de la tête, de manière que les épaules, qui étaient placées, au début du travail, dans la direction du diamètre oblique, sont, après ce mouvement de rotation, à peu près transversales (l'épaule droite toutefois restant toujours un peu plus en avant que la gauche). Les épaules arrivent donc en position transversale au détroit inférieur; elles présentent donc leur grand diamètre biacromial au plus petit diamètre du détroit inférieur; elles rencontrent de la résistance à le franchir, et, sous l'influence de cette résistance, elles éprouvent un mouvement de rotation en sens inverse de celui qu'a exécuté la tête; l'épaule droite, courant de droite à gauche, se rapproche du sommet de l'arcade des pubis; l'épaule gauche se dirige dans la cavité périnéale; et la tête, libre à l'extérieur, suit le mouvement imprimé aux épaules. Ce mouvement de rotation de la tête n'est donc pas, comme l'avait cru Baudelocque, un mouvement isolé qui lui soit propre, mais un mouvement secondaire au mouvement de rotation des épaules. Je crois devoir faire remarquer cependant que, dans certains cas, la tête m'a semblé exécuter un double mouvement : immédiatement après son expulsion, elle tourne très-légèrement, de sorte que l'occiput se porte un peu à gauche, le front légèrement à droite; elle reste quelques secondes dans cette position, puis éprouve un mouvement secondaire dû à la rotation des épaules. Le premier de ces mouvements m'a paru toujours être le résultat de la détorsion du cou : c'est vraiment le mouvement de restitution de Baudelocque.

F. *Sixième temps, ou expulsion du tronc.* — Aussitôt après la tête, les épaules se présentent au détroit inférieur, et, comme nous l'avons déjà indiqué, en position presque transversale. L'épaule droite se porte sous la branche ischio-pubienne droite; la gauche au-devant du ligament sacro-sciatique gauche. Rarement le diamètre biacromial est-il dans la direction du diamètre antéro-postérieur. L'épaule antérieure ou sus-pubienne se montre la première à l'extérieur : mais c'est en général l'épaule postérieure qui, parcourant la courbure périnéale, vient la première se détacher au devant de la commissure antérieure, et l'autre se dégage ensuite (¹). Pendant ce dégagement des épaules, le fœtus subit une inflexion sur sa région latérale droite pour s'accommoder à la courbure du canal pelvien. Aussitôt après le dégagement des épaules, le reste du tronc du fœtus est expulsé, en décrivant quelquefois une spirale très-allongée.

2° *Mécanisme de l'accouchement naturel dans la position occipito-iliaque droite postérieure.* (Quatrième de Baudelocque, troisième de M. Capuron.)

Le mécanisme de l'accouchement, dans cette position, diffère à peine, dans l'immense majorité des cas, de celui que nous venons de décrire. Aussi n'aurons-nous ici qu'à signaler les points principaux du travail sans répéter tous les détails précédents.

(¹) M. P. Dubois, contrairement à l'opinion générale admise, pense que l'épaule antérieure se dégage la première. Cela est vrai dans bon nombre de cas, mais nous croyons, en général, avoir vu le contraire; il y a d'ailleurs une raison théorique qui semble venir à l'appui de notre opinion : l'épaule postérieure, placée en contact avec le plan postérieur de l'excavation, est, beaucoup plus que l'antérieure, placée dans la direction de l'axe du détroit supérieur, ou de l'axe de l'utérus; elle doit donc être soumise à une impulsion plus énergique que l'autre, et se dégager la première : il fallait d'ailleurs qu'il en fût ainsi, l'épaule postérieure ayant beaucoup plus de chemin à parcourir. Si je pouvais m'en rapporter aux observations qui me sont propres, je dirai que chez les femmes qui ont eu déjà des enfants, surtout chez celles dont le périnée a été déchiré aux couches antérieures, l'épaule postérieure se dégage la première; que chez les primipares, au contraire, on voit sortir d'abord l'épaule sous-pubienne, l'autre étant retenue par la résistance des parties molles.

Il se compose du même nombre de temps. Avant la rupture des membranes, les mêmes diamètres de la tête sont en rapport avec les mêmes diamètres du bassin. La seule différence à noter, c'est que l'occiput répond à la symphyse sacro-iliaque droite, le front à l'éminence iléo-pectinée gauche. Le plan postérieur du fœtus regarde en arrière et à droite de la mère, le plan antérieur en avant et à gauche, le côté gauche en avant et à droite, le côté droit en arrière et à gauche.

A. *Premier temps, ou temps de flexion.* — La tête se fléchit par les mêmes raisons que dans le cas précédent, et cette flexion opère les mêmes changements dans les rapports de ses diamètres avec ceux du bassin; mais ce mouvement est presque toujours lent à s'opérer: au début du travail la fontanelle antérieure est facilement accessible, tandis que la fontanelle postérieure est éloignée du centre de l'excavation. Ce n'est que lentement que la tête se fléchit et que la fontanelle postérieure se rapproche du centre du bassin. La durée plus longue de l'accouchement dans cette position occipito-postérieure tient en grande partie à la difficulté que la tête éprouve à exécuter son mouvement de flexion.

B. *Deuxième temps, ou temps de descente.* — Ce mouvement n'offre rien de particulier à noter.

C. *Troisième temps, ou temps de rotation.* — La tête, parvenue au tiers inférieur de l'excavation, ou même, dans quelques cas, arrivée sur le plancher du bassin, éprouve un mouvement de rotation par suite duquel l'occiput parcourt toute la moitié latérale droite, d'arrière en avant, de manière qu'il se porte successivement vers l'extrémité droite du diamètre transverse, derrière la cavité cotyloïde, et sous la branche ischio-pubienne droite; et le front ou bregma, roulant en sens inverse, se porte d'avant en arrière vers la concavité du sacrum. La position primitivement occipito-postérieure se trouve ainsi convertie en position occipito-pubienne ou antérieure, et l'accouchement se termine dès lors comme dans les cas où l'occiput était primitivement en avant.

D. *Quatrième temps, ou dégagement.* — Ce mouvement ne présente ici rien de particulier.

E. *Cinquième temps, ou restitution.* — Le mouvement qui se produit est tout à fait l'analogue de celui que nous avons étudié dans la position occipito-iliaque gauche antérieure et reconnaît les mêmes causes. Ici seulement c'est l'épaule gauche qui vient se placer sous l'arcade du pubis et l'occiput se porte vers la cuisse droite.

F. *Sixième temps; expulsion du tronc.* — La sortie du tronc se fait ici dans les conditions déjà décrites.

Irrégularités du dégagement. — Dans quelques cas, rares cependant, le mouvement de conversion n'a pas lieu, et l'occiput reste en arrière jusqu'à la fin du travail. L'accouchement se termine alors de la manière suivante : la tête est très-fortement fléchie sur le devant de la poitrine, et conserve sa position oblique; le front, en rapport avec le corps du pubis gauche, arrive le premier au détroit inférieur, et la bosse coronale gauche s'engage dans le vide de l'arcade des pubis, de sorte qu'on peut quelquefois distinguer, au-dessous de la symphyse, l'arcade sourcilière; dans un cas, j'ai même vu la paupière supérieure.

Bien que le front se montre le premier à l'extérieur, l'occiput, poussé par le rachis, qui lui transmet la contraction utérine, parcourt toute la courbure du périnée (lequel est, dans ce cas, très-fortement distendu), et vient se dégager le premier en avant de la commissure antérieure. Pendant que l'occiput chemine ainsi pour parcourir la face antérieure du sacrum et du périnée, la bosse coronale, le sourcil, qui s'étaient montrés les premiers à l'extérieur, remontent et se cachent derrière la face postérieure de la symphyse. A peine l'occiput est-il dégagé, que le périnée, glissant sur le plan incliné, représenté par la nuque, revient fortement sur lui-même, et facilite ainsi le dégagement des parties an-

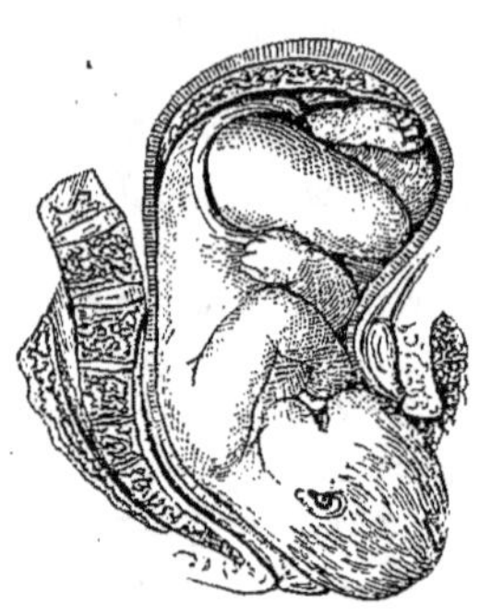

Fig. 78. — Dégagement de la tête dans les positions occipito-postérieures.

térieures de la tête : aussi voit-on la tête éprouver son mouvement d'extension autour de la nuque, comme centre, et apparaître au-dessous de la symphyse, d'abord la fontanelle antérieure, la suture coronale, le front, le nez, la bouche et le menton.

Enfin, la tête, placée en position occipito-iliaque droite postérieure, peut, une fois arrivée dans l'excavation, se fléchir, et la présentation du sommet se convertir spontanément en présentation de la face au détroit inférieur. Nous avons été témoin d'un cas semblable à la Clinique, en 1838. Voici, dit M. Guillemot, comment cette transmutation s'opère : « L'occiput arrêté contre un des points de la partie postérieure du bassin, au lieu de s'avancer sur le périnée vers le détroit périnéal, remonte dans la courbure du sacrum en exécutant le mouvement de rotation, et en se renversant en arrière sur la poitrine. Pendant ce temps, le front et la face descendent derrière les pubis, et se portent en arrière et en bas jusqu'à ce que le menton vienne s'engager sous l'arcade. La tête, qui est totalement renversée en arrière, traverse le détroit périnéal, comme dans une présentation de la face.

» La disposition que le plan incliné du col de la matrice imprime au vertex dans cette position est, dit M. Guillemot, une cause *fréquente* de pareille transmutation au-dessus du détroit abdominal. Le léger renversement de la tête, qui existe toujours dans ces positions, peut se corriger lorsque les contractions utérines, en agissant sur le fœtus, peuvent faire tenir le menton sur le cou ; mais aussi le renversement peut être porté plus loin et se compléter, s'il rencontre un obstacle à la descente de l'occiput dans l'excavation ; enfin, dans les obliquités de la matrice, où l'inclinaison du vertex sera plus grande, le renversement, au lieu de s'effacer, se prononcera davantage ; l'occiput remontera, et le front descendra. »

J'admets le fait, comme M. Guillemot, mais je le crois rare, et je ne puis admettre avec lui comme vraie la proposition suivante : S'il est permis d'apprécier les conditions de transmutation qui existent alors, par la comparaison des accouchements par la face avec ceux des positions occipito-postérieures, on s'éloignera peu de la vérité (*je crois qu'on s'en éloignerait beaucoup*) en annonçant que, sur trois positions occipito-postérieures, il y en a une qui donne lieu à la présentation par la face.

Quel que soit, du reste, le mode de dégagement de la tête dans cette position occipito-iliaque droite postérieure, c'est toujours vers la face interne de la cuisse droite que se tourne l'occiput, et vers la face interne de la cuisse gauche que se dirige la face; ce mouvement de rotation extérieure est toujours la conséquence du mouvement de rotation intérieure des épaules, par suite duquel l'épaule gauche, primitivement antérieure, se porte sous l'arcade des pubis, l'épaule droite dans la concavité sacrée : les épaules et le reste du tronc sont ensuite expulsés, ainsi que nous l'avons déjà dit.

Remarques sur le mécanisme de l'accouchement par le sommet. — Les soins que nous avons mis à décrire l'accouchement naturel dans les deux variétés des deux positions fondamentales que nous avons admises nous dispense de le décrire de nouveau pour les autres variétés. En effet, la position occipito-iliaque gauche *transversale* ne diffère en rien de l'*antérieure*, si ce n'est que le mouvement de rotation qui doit ramener l'occiput en avant est un peu plus étendu. Ce que nous avons dit des deux modes de terminaison de la position occipito-iliaque droite *postérieure* s'applique très-exactement à la position occipito-iliaque gauche *postérieure;* il faut ajouter, toutefois, que le mouvement de rotation s'exécutera de gauche à droite, puisque l'occiput est primitivement tourné à gauche. Enfin, dans les deux variétés occipito-iliaque droite *antérieure* et occipito-iliaque droite *transversale*, le mécanisme est encore le même que dans les deux variétés correspondantes de la position occipito-latérale gauche, seulement l'occiput tourne de droite à gauche et le mouvement de rotation se fait vers la cuisse droite.

Pour étudier le mécanisme de l'accouchement dans les positions du sommet, nous avons été obligé de considérer isolément chacun des temps qui le constituent. Ainsi, nous avons examiné d'abord le mouvement de flexion, puis celui de descente, de rotation intérieure, d'extension et de rotation extérieure. Il ne faut pas croire cependant que ces mouvements s'exécutent successivement l'un après l'autre et dans l'ordre dans lequel nous les avons étudiés.

1° Le mouvement de flexion forcée, que nous avons dit s'exécuter avant le mouvement de descente, ne s'opère le plus souvent qu'en même temps que ce dernier. Souvent même la tête ne se fléchit que lorsque le mouvement de descente se complétant, elle rencontre la résistance du plancher du bassin; et c'est seulement alors, dans la majorité des cas, que la flexion de la tête est portée au plus haut degré. On conçoit, du reste, qu'il en doit presque toujours être ainsi, puisque, chez la plupart des femmes, la tête est engagée dans l'excavation longtemps avant le début du travail, et que, même dans les cas où elle est encore au-dessus du détroit supérieur au moment où s'est opérée la rupture des membranes, les diamètres qu'elle présente lui permettent de traverser la partie supérieure de l'excavation sans rencontrer de résistance.

Ce mouvement de flexion présente aussi quelques irrégularités. Il n'est pas rare, en effet, surtout dans les positions occipito-postérieures, que le menton, au lieu de se rapprocher de la poitrine, s'en éloigne au contraire, que la tête se défléchisse par conséquent, et que la fontanelle antérieure se rapproche par degrés du centre du bassin. Cette anomalie est ordinairement passagère, et la tête, parvenue sur le plancher du bassin, se fléchit de nouveau. Dans quelques cas plus rares, et qui sont les contraires des précédents, soit que la flexion de la tête ait dépassé les limites ordinaires, soit que le tronc du fœtus soit renversé sur sa région postérieure, la fontanelle occipitale occupe le centre de l'excavation. Arrivée sur le plancher du périnée, la tête y rencontre des résistances qui la ramènent graduellement à sa situation régulière. (P. Dubois.)

2° Le mouvement de rotation commence assez souvent avant l'arrivée de la tête au détroit inférieur, et pendant que s'exécute le mouvement de descente. De manière que, dans ces cas, les trois premiers temps du travail s'opèrent simultanément; ainsi la tête se fléchit, descend et tourne tout à la fois.

Ce mouvement de rotation présente quelques variétés curieuses à connaître. Ainsi il peut être incomplet, et la tête conserver une grande obliquité pendant toute la durée de son dégagement. Il peut ne pas s'opérer du tout; cela a lieu, comme nous l'avons déjà vu, pour certaines positions occipito-postérieures, et peut avoir lieu aussi pour les positions transversales. Dans ce dernier cas, qui est de tous le plus rare, l'occiput et le front se dégagent sur la face interne des tubérosités sciatiques; l'occiput sort le premier, et le front ensuite, par un mouvement d'extension analogue à celui du mécanisme ordinaire. Madame Lachapelle dit avoir observé trois cas semblables. Dans certains cas très-exceptionnels, le mouvement de rotation dépasse les limites ordinaires; et l'occiput, placé, par exemple, au début du travail, en rapport avec la symphyse sacro-iliaque droite, se trouve successivement en rapport avec l'extrémité droite du diamètre transverse, la face postérieure de la cavité cotyloïde droite, la symphyse des pubis et la *cavité cotyloïde gauche*. Après un moment de repos, l'occiput rétrograde et vient se placer derrière la symphyse. M. P. Dubois a signalé ce dernier fait, et j'ai eu deux fois depuis l'occasion de le constater. Enfin, ce mouvement de rotation, qui ramène l'occiput en avant, ne s'opère quelquefois qu'au moment où la tête franchit les dernières résistances des parties molles; j'ai eu occasion d'observer et de faire observer une fois ce fait à tous les élèves présents à la Clinique : chez une femme primipare, la tête, en position occipito-iliaque droite postérieure, descendit jusque sur le plancher du bassin, franchit le détroit inférieur sans opérer sa conversion : le périnée bombe fortement; la vulve s'entr'ouvre, est largement dilatée, les bosses pariétales s'engagent, l'occiput n'a plus que quelques lignes à parcourir pour se dégager au devant de la commissure antérieure du périnée, lorsque, sous l'influence d'une nouvelle douleur, la tête tourne brusquement, l'occiput revient en avant, le front roule dans la cavité périnéale, et l'accouchement se termine presque immédiatement.

Le mouvement de rotation intérieure dans l'excavation est certainement un des plus curieux que la tête du fœtus exécute pendant le mécanisme de l'accouchement naturel. Il résulte de ce que nous avons dit que, quel que soit le rapport primitif de l'occiput avec les divers points du pourtour du détroit supérieur, il vient, en définitive, se placer sous la symphyse pubienne (¹). La cause physique de ce mouvement de rotation ne se trouve nulle part dans les écrits qui ont été publiés sur ce sujet. M. P. Dubois, qui s'en est occupé d'une manière spéciale, après avoir réfuté l'influence des plans inclinés, admise par les anciens accoucheurs comme cause du mouvement de rotation, ajoute : « Cette cause réside évidemment dans la combinaison d'un assez grand nombre d'éléments, savoir : d'une part, le volume, la forme et la mobilité des parties qui sont expulsées ; et, d'autre part, la capacité, la forme et la résistance du canal qui est parcouru ; et telle est l'influence de cette combinaison, que les parties du fœtus se placent dans les conditions les plus favorables à leur passage. Une vive résistance leur est-elle opposée en un point, elles s'y soustraient et cherchent un lieu où il y ait plus de place et de liberté. La mobilité des parties qui traversent, l'extrême lubrification de celles qui sont parcourues, *rendent tout cela très-simple et très-intelligible.* Il n'est pas d'accoucheur qui n'ait remarqué que, dans les bassins dont le diamètre sacro-pubien est raccourci, la tête du fœtus, si elle était oblique avant le travail, se place constamment ensuite dans une direction transversale, c'est-à-dire dans celle dans laquelle elle offre au diamètre vicié le moins de dimension possible. Eh bien ! ce fait n'est autre chose qu'une conséquence très-simple des mêmes causes, dont le mouvement de rotation, quand il est très-étendu, est une conséquence très-compliquée. » (*Journal des connaissances médico-chirurgicales.*)

Pour compléter l'explication qu'il croit avoir donnée du mouvement de rotation, M. P. Dubois rapporte l'expérience suivante : « Chez une femme morte peu de temps après être accouchée, l'utérus, resté flasque et volumineux, fut largement ouvert jusque auprès de l'orifice. Le fœtus de cette même femme fut placé à l'orifice utérin très-béant et très-mou, dans une position occipito-iliaque droite postérieure du sommet. Plusieurs élèves sages-femmes, comprimant et poussant le fœtus de haut en bas, le firent pénétrer sans peine dans l'excavation du bassin : il fallut beaucoup plus d'efforts pour que la tête parcourût le périnée et franchît la vulve; mais ce ne fut pas sans surprise que nous vîmes, pendant trois essais successifs, que, quand la tête traversait les voies génitales externes, l'occiput était revenu en avant et à droite, et que la face s'était portée en arrière et à gauche. Nous répétâmes une quatrième fois l'expérience; mais cette fois la tête franchit la vulve, l'occiput étant resté en arrière. Nous prîmes alors un fœtus né mort de la veille, mais beaucoup plus volumineux que le précédent; nous le plaçâmes dans les mêmes conditions que le premier, et deux fois de suite la tête franchit la vulve après avoir exécuté son mouvement de rotation : au troisième essai et aux suivants, elle se dégagea sans qu'il eût été exécuté. Ainsi, le mouvement de

______

(¹) Sur douze cent quarante-quatre positions occipito-postérieures, M. Nægele n'a vu que dix-sept fois l'occiput se dégager en arrière. Il a été toujours facile alors d'apprécier les circonstances exceptionnelles qui avaient favorisé cette irrégularité : ainsi une amplitude du bassin, de nombreuses couches antérieures, des déchirures périnéales, ou bien la mollesse, la flexibilité, la réductibilité et le peu de consistance de la tête, la petitesse extrême du fœtus, la présence de jumeaux, etc., etc.

rotation n'a cessé d'avoir lieu que lorsque le périnée et la vulve ont perdu la résistance qui le rendait nécessaire, ou qui du moins en provoquait l'accomplissement. » (*Loc. cit.*)

Je ne sais si, pour tous les esprits, l'explication et les expériences de M. P. Dubois rendront la cause du mouvement de rotation très-simple et très-intelligible;
mais je suis forcé de convenir que, pour moi, elles détaillent le fait, le confirment,
mais ne l'expliquent pas. Sans aucun doute, c'est dans la forme et la direction du
canal, dans la forme et le volume de la tête fœtale, qu'il faut chercher la cause de
ce mouvement de rotation; mais voyons s'il ne serait pas possible de préciser plus
rigoureusement l'influence de ces diverses circonstances.

L'utérus est à peu près placé dans la direction de l'axe du détroit supérieur; la
somme de ses forces expulsives, ou, pour parler plus clairement, la somme des
contractions peut donc être représentée comme s'exerçant suivant la direction de
l'axe de ce détroit supérieur. La tête étant placée en position occipito-iliaque
droite postérieure, l'occiput, poussé par la contraction utérine que lui transmet le
rachis, descend donc dans la direction de l'axe du détroit supérieur, c'est-à-dire
de haut en bas et d'avant en arrière, et continue à descendre jusqu'à ce qu'il
rencontre la résistance de la partie inférieure et latérale du bassin ou des parties
molles du plancher péritonéal. Là il est arrêté pour peu que cette résistance soit
considérable, et dès lors la direction dans laquelle chemine l'occiput doit nécessairement changer. Cette résistance, en effet, peut être représentée par une
force de direction perpendiculaire à la surface heurtée, et qui serait appliquée à la
tête du fœtus à son point de contact avec le plan postérieur de l'excavation. Ce
point de contact est évidemment, dans le cas qui nous occupe, la partie latérale
droite et postérieure de la tête, qui vient heurter contre un des points de la paroi
postérieure de l'excavation : la tête du fœtus, ou plutôt l'extrémité occipitale de
cette tête, est dès lors poussée par deux forces différentes, dont l'une agit sur elle
de haut en bas, d'avant en arrière, et un peu de gauche à droite (c'est la contraction utérine), et l'autre agit sur elle d'arrière en avant et un peu de bas en
haut (c'est la force de résistance représentée par la perpendiculaire à la surface
heurtée). En composant cette force née de la résistance avec celle venue de l'utérus et transmise par le rachis dans la direction de l'axe du détroit supérieur, on
obtient, par le parallélogramme, une diagonale ou résultante des forces qui indique
la direction du mouvement qui doit avoir lieu. Or, en construisant ce parallélogramme, on voit évidemment que l'occiput doit se porter en avant, en bas et à
droite, puisque la diagonale ou résultante des forces est dirigée d'arrière en avant,
de haut en bas et de gauche à droite (¹).

L'étendue de ce mouvement de progression en bas, en avant et à droite, la rapidité avec laquelle il s'exécute, sont toujours en rapport avec l'énergie et la

---

(¹) Dans un article publié en 1846, deux ans après la publication de mes deux premières
éditions, M. Simpson a reproduit à peu près la même théorie, et il ajoute qu'avant lui
aucun auteur n'avait donné de ce mouvement de rotation aucune explication satisfaisante.
Je suis heureux de voir ma théorie confirmée par celle du savant professeur d'Édimbourg,
mais je regrette d'être obligé de lui rappeler que ma première édition fut publiée en 1840,

durée de la contraction, et la force de la résistance offerte par le plancher du bassin. C'est ce qui explique pourquoi ce mouvement de rotation, après s'être fait très-longtemps attendre, s'exécute quelquefois tout à coup et complétement pendant une douleur violente ; pourquoi aussi, dans d'autres circonstances, et particulièrement dans celles où les douleurs sont faibles ou courtes, ce mouvement ne s'exécute que peu à peu, et a besoin, pour se compléter, d'un temps plus ou moins long et de contractions plus ou moins nombreuses ([1]).

Cette théorie nous permet d'expliquer les différences que présente ce mouvement de rotation, sous le rapport du point de l'excavation où il commence à s'exécuter. Le plus souvent, avons-nous dit, ce mouvement de rotation ne commence que lorsque la tête repose sur le plancher du bassin ; il en doit être naturellement ainsi, puisque jusqu'alors la tête, fortement fléchie et offrant les plus petits diamètres, n'a rencontré aucune résistance dans la partie osseuse du canal pelvien. Mais on conçoit facilement qu'avec une tête volumineuse ou un bassin peu développé, un détroit supérieur trop incliné, un utérus trop oblique, les résistances se fassent sentir plus tôt, et qu'à peine entré dans l'excavation, l'occiput vienne se heurter contre la paroi postérieure, et soit forcé de suivre une nouvelle direction qui lui est imprimée par la résultante des forces.

Grâce à cette explication, enfin, l'absence du mouvement de rotation et le dégagement de la tête en position postérieure se comprennent facilement. Quels sont, d'après M. Nægele, les cas dans lesquels cette exception a été observée ? Nous l'avons déjà dit : ce sont ceux dans lesquels l'amplitude du bassin, le défaut de résistance des parties molles, dû aux accouchements extérieurs, aux déchirures du périnée, ou bien le petit volume du fœtus, la réductibilité de sa tête, lui permettaient de franchir le canal sans rencontrer de résistance, et par conséquent sans qu'aucune force nouvelle vînt modifier la direction première de la force utérine.

3° Nous avons dit que le tronc participait aux mouvements de rotation de la tête : il peut arriver cependant que cela n'ait pas lieu. Au moins cela paraît prouvé par deux faits cités par M. Dubois.

4° Le mouvement de rotation des épaules, après la sortie du tronc, peut offrir aussi deux variétés opposées. Il peut ne s'opérer qu'incomplétement, même ne pas s'opérer du tout ; les épaules se dégagent alors transversalement. Ce dernier cas n'est pas très-rare, et vient, à mon avis, pleinement confirmer la théorie de Gerdy sur ce mouvement de rotation. Quand, en effet, il n'a pas lieu, la tête n'exécute aucun mouvement de rotation. Or, ce mouvement de la tête devrait

([1]) Ce mouvement, dit M. Nægele, s'exécute peu à peu et par un mouvement de va-et-vient, suivant la direction d'une lente spirale. Si l'on touche pendant la douleur, on sent la petite fontanelle, qui était dirigée à droite et en arrière, se placer complétement à droite, vers la branche descendante de l'ischion. A mesure que la douleur cesse, elle revient peu à peu à l'endroit qu'elle occupait auparavant. Si le doigt demeure en contact avec la tête, on observe que la fontanelle postérieure, qui, en l'absence de la douleur, est complétement à droite, se tourne, pendant la douleur, en avant et vers le trou sous-pubien, d'où elle s'éloigne de nouveau à mesure que la douleur cesse ; elle suit ces mouvements alternatifs jusqu'à ce qu'enfin elle demeure fixée vis-à-vis du trou sous-pubien.

toujours s'exécuter, quelle que soit, du reste, l'immobilité des épaules, si, comme le pensait Baudelocque, il était la conséquence de la détorsion du cou.

Quelquefois, au contraire, le même mouvement qui a rendu les épaules transversales avant la sortie de la tête se continue après l'expulsion de celle-ci, de telle sorte que l'épaule, qui était primitivement antérieure, au lieu de rétrograder vers l'arcade des pubis, se porte en arrière, et c'est l'épaule primitivement postérieure qui vient occuper le sommet de l'arcade pubienne. La face se porte alors vers la face interne de la cuisse droite dans la position occipito-iliaque droite, et vers la cuisse gauche dans la position occipito-iliaque gauche.

§ 4. — Présentations inclinées ou irrégulières du sommet.

Nous avons désigné (page 412) sous ce nom de présentations inclinées ou irrégulières du sommet, celles dans lesquelles la suture sagittale, au lieu d'être placée à peu près suivant la direction de l'axe du détroit supérieur, regardait en avant ou en arrière du bassin, ou bien celles dans lesquelles la flexion incomplète ou exagérée de la tête plaçait le front ou l'occiput au centre du détroit. Baudelocque et son école avaient fait de ces circonstances autant de présentations distinctes, qu'ils appelaient présentations du côté ou de l'oreille, du front et de l'occiput. A l'exemple de madame Lachapelle, de MM. Nægele, Stoltz et P. Dubois, nous les ferons rentrer dans les présentations du sommet. Presque jamais, en effet, elles n'entravent la marche du travail, et c'est à peine si elles en modifient le mécanisme.

Supposons, par exemple, une première position (occipito-iliaque gauche antérieure) inclinée sur son pariétal antérieur : la bosse pariétale droite est au centre du détroit ; la suture sagittale regarde la première pièce du sacrum. La descente de la tête se fera absolument comme dans une position franche ; seulement à son entrée dans l'excavation, ou pendant la première moitié de son mouvement par suite duquel la bosse pariétale postérieure décrira autour de l'antérieure, comme centre, un arc de cercle, et toutes les deux se trouveront bientôt sur le même plan ; puis le travail se terminera comme à l'ordinaire.

On comprend que le mouvement de redressement s'opérerait en sens inverse, si l'inclinaison avait lieu sur le pariétal postérieur. Toutefois le redressement est alors bien plus difficile, à cause de la direction de la force, qui tend sans cesse à augmenter l'inclinaison.

Dans les cas où la flexion de la tête est incomplète (présentation du front de Baudelocque), elle se complétera pendant le mouvement de descente. Il en sera de même quand elle est exagérée (présentation de l'occiput de Baudelocque). Le front s'abaissera petit à petit.

§ 5. — Pronostic.

Les présentations du sommet sont, de toutes les présentations, les plus favorables. Cette proposition sera prouvée quand nous étudierons le pronostic des autres présentations ; mais les positions du sommet ne sont pas toutes également avantageuses, et l'on peut établir, comme proposition générale, que celles dans lesquelles l'occiput est, au début du travail, tourné vers un des points de la moitié antérieure du bassin, sont plus favorables que celles dans lesquelles il regarde un des points de la moitié postérieure.

Dans les positions occipito-postérieures, la tête reste en général assez élevée pendant la première partie du travail, sa flexion est moins prononcée que lorsque l'occiput est en avant, et l'on peut facilement s'en assurer par la difficulté qu'on éprouve alors à atteindre la fontanelle postérieure, enfin le mouvement de descente s'opère avec beaucoup de lenteur, et ne se complète guère que lorsque le mouvement de rotation a ramené l'occiput en avant.

Dans ces derniers cas, nous avons démontré que l'accouchement pouvait se terminer par deux mécanismes tout différents. L'occiput revient en avant se placer derrière la symphyse pubienne, ou bien il reste en arrière jusqu'à la fin du travail. Lorsque la position postérieure se convertit en occipito-pubienne, l'étendue très-considérable du mouvement de rotation nécessite des contractions un peu plus violentes que lorsque l'occiput était primitivement plus rapproché de l'arc anté-rieur du bassin, et l'on conçoit que le travail est alors un peu plus pénible pour la femme, mais il n'offre en général aucune gravité. C'est surtout lorsque la tête conserve sa position primitive et n'exécute aucun mouvement de rotation, que son expulsion devient très-difficile. Nous allons essayer de prouver cette dernière assertion.

Établissons d'abord, comme un fait dont personne ne saurait nier l'évidence, que *toutes les fois qu'une tige droite et inflexible aura à franchir un canal courbe, elle le franchira d'autant plus facilement que le canal sera moins courbe ou moins long, ou la tige droite plus courte.*

Dans l'état de pelotonnement où est le tronc du fœtus dans les présentations du sommet, la tige que représente le grand axe longitudinal peut être divisée en deux portions : l'une, représentée par la tige rachidienne et les membres infé-rieurs, est une tige flexible qui peut se prêter à la courbure du bassin, et dont l'expulsion ne doit présenter aucune difficulté ; l'autre, représentée par tout l'espace qui sépare le vertex de l'articulation atloïdo-axoïdienne, constitue une tige droite et inflexible. Or il est évident que, dans la position occipito-antérieure primitive, ou dans les postérieures qui se convertissent en antérieures, la por-tion de tige droite et inflexible qui représente le grand axe du fœtus est réduite aux dimensions qu'elle ne peut point ne pas offrir, et qu'elle n'a à parcourir *qu'une paroi du canal la plus courte et la moins courbe*, je veux dire la sym-physe des pubis ; de sorte qu'une des extrémités de la tige est dégagée au détroit inférieur, que l'autre est à peine engagée au détroit supérieur. En est-il de même dans les positions occipito-postérieures qui restent postérieures jusqu'à la fin du travail ? Nous savons que, dans ce dernier cas, l'occiput vient le premier se dégager au devant de la commissure antérieure du périnée. L'occiput a donc à parcourir toute la face antérieure du sacrum et du périnée fortement distendu. Or le cou n'étant pas assez long pour mesurer ainsi toute la paroi postérieure du canal, il faut que la poitrine s'engage à la suite de la tête dans l'excavation, et que, par conséquent, la tête se fléchisse très-fortement sur le devant de la poitrine. Par suite de cette flexion forcée, la portion de tige droite et inflexible que représente le fœtus ne s'étend plus seulement du vertex à l'articulation atloïdo-axoïdienne, mais bien du vertex aux premières vertèbres dorsales; elle est donc *beaucoup plus longue ;* de plus, elle a à parcourir toute la face antérieure du sacrum prolongée par le périnée, c'est-à-dire *la plus courbe et la plus longue des parois du bassin.* Il est donc évident que l'expulsion du fœtus doit être, dans ce cas, beaucoup plus longue et plus pénible. On ne peut pas admettre, cependant, qu'alors l'accouchement est impossible. Capuron, qui professait encore il y a peu de temps cette opinion, pensait que l'occiput restant en arrière, l'accouchement ne pouvait se faire qu'autant que la tête du fœtus était peu volumineuse ou le bassin très-large. Cette opinion est aujourd'hui contredite par un trop grand nombre de faits, pour que nous nous arrêtions à réfuter les preuves théoriques sur lesquelles s'appuyait Capuron.

Il est encore une autre raison qui rend les positions occipito-postérieures beaucoup plus difficiles, raison à laquelle, à mon avis, on n'a pas attaché une assez grande importance. Je veux parler du mode de transmission des contractions utérines. Lorsque, en effet, l'occiput est en avant, remarquez que la contraction utérine, transmise à l'occiput par le rachis, arrive jusqu'à lui presque en ligne droite, tandis que lorsque l'occiput reste en arrière jusqu'à la fin du travail, par suite de la flexion exagérée de la tête sur la poitrine, la contraction, toujours transmise à l'occiput par le rachis, n'arrive jusqu'à lui qu'en décrivant une courbe très-prononcée. Or, tout le monde sait que c'est là une condition dans laquelle il y a une grande déperdition de force; et remarquez encore que cette perte de force coïncide précisément avec une position occipito-postérieure, qui, par les raisons que nous avons déjà fait valoir, présente par elle-même plus de difficultés dans son dégagement.

Avoir démontré que, dans le cas où l'occiput reste en arrière, l'accouchement est plus long et plus difficile, c'est avoir prouvé qu'il était en même temps plus nuisible à la mère et à l'enfant. C'est surtout, en effet, dans ces cas qu'il faut craindre la rupture plus ou moins étendue du périnée, car il est bien difficile de l'éviter. C'est alors encore que surviennent ces larges déchirures centrales dans lesquelles, la commissure postérieure de la vulve et le sphincter de l'anus restant intacts, le fœtus se fraye une voie à travers le périnée distendu.

Telle est, en effet, l'influence de la longueur de la tige droite que représente le fœtus, et de la longueur de la courbe représentée par le canal, que, pour que l'expulsion s'accomplisse, il faut nécessairement, ou bien : 1° que la tige droite se brise ou s'infléchisse pour se prêter à la courbure du canal, ce qui est impossible ; 2° que la courbure du canal soit redressée; 3° que la paroi du canal soit brisée ; 4° ou qu'enfin l'accouchement devienne impossible. Dans la majorité des cas fort heureusement, les parties molles qui continuent la paroi postérieure se laissent redresser; mais quand elles résistent, leur déchirure seule peut permettre l'accouchement spontané, et leur épaisseur considérable peut seule expliquer la rareté de cet accident (¹).

La tête, en séjournant longtemps dans l'excavation, comprime les parties voisines ; de là des rétentions d'urine, des eschares, des fistules urinaires ou stercorales. A part même tous ces inconvénients, on sait bien que ce n'est pas sans danger que le travail se prolonge, que la femme se fatigue et s'épuise, et que l'enfant reste comprimé et péniblement fléchi.

Dans les positions occipito-postérieures, la position postérieure gauche m'a toujours paru offrir beaucoup plus de difficultés que la postérieure droite. L'engagement de la tête est, en général, plus difficile et sa rotation beaucoup plus lente à s'opérer. Assez souvent même l'occiput reste en arrière, met obstacle à la terminaison spontanée du travail chez les primipares, et l'application du forceps qui devient alors nécessaire est beaucoup plus laborieuse.

Toutes les fois que l'on examine la tête d'un fœtus qui vient de naître dans une position du sommet, on trouve toujours, pour peu que le travail se soit prolongé après la rupture des membranes, une tuméfaction plus ou moins considérable sur un des points de la voûte du crâne. Le volume de cette tumeur est en rapport avec la marche plus ou moins rapide du travail. Son siége est tellement constant, qu'il est facile, à la simple vue, d'annoncer en quelle position le fœtus est né. Ainsi, lorsque l'occiput s'est détaché sous l'arcade pubienne, la tumeur siége toujours sur l'angle postérieur et supérieur d'un des pariétaux : sur le pariétal droit, dans les positions occipito-iliaques gauches; sur le gauche, dans les positions occipito-iliaques droites. Dans les cas rares où l'occiput se dégage en arrière, elle est ordinairement placée sur le centre du vertex, souvent même sur la fontanelle antérieure. En un mot, elle se développe toujours sur la partie de la tête qui, d'abord, correspond à l'ouverture du col, et surtout plus tard au vide de l'arcade des pubis. Le mécanisme de production est très-facile à concevoir. Toute la périphérie de la tête est fortement comprimée ; un seul point, correspondant au vide du bassin ou de l'arcade, est soustrait à la compression qui s'exerce sur les autres parties ; il doit donc être le siége d'une infiltration séro-sanguinolente, de la même manière que le point de la surface de la peau sur lequel vous appliquez une ventouse, et que vous soustrayez, en faisant le vide, à la pression atmosphérique qui s'exerce sur tout le reste du corps.

Cette tumeur, quand elle est très-considérable, est toujours le résultat d'un accouchement lent et pénible ; elle est toujours unique. On la distinguera facilement du céphalématome, avec qui elle a été longtemps confondue, par les caractères suivants : elle est mal circonscrite, tandis que les limites du céphalématome sont très-précises ; le cuir chevelu, qui la recouvre, offre une coloration violette bien prononcée : la peau du céphalématome est incolore ; celui-ci présente une fluctuation bien évidente ; celle-là n'est pas fluctuante, a la consistance de l'œdème et conserve l'impression du doigt : le céphalématome offre quelquefois des pulsa-

---

(¹) Pour se rendre une idée de la résistance qu'offre parfois le périnée, voyez, dans la cinquième partie de ce livre, l'article *Application du forceps dans les positions occipito-postérieures*.

tions, est circonscrit par un rebord osseux ([1]) assez saillant; ces deux caractères ne se rencontrent jamais dans la tumeur dont nous parlons. Enfin, l'œdème demi-sanguin du crâne des nouveau-nés paraît immédiatement après la naissance, et disparaît en douze ou quarante-huit heures; le céphalématome, au contraire, bien que pouvant exister au moment de la naissance, n'apparaît presque toujours que quelques heures au moins après, et dure plusieurs semaines.

M. le docteur Forbin dit avoir pu, avant même que l'accouchement fût terminé, constater la présence d'un céphalématome de la grosseur d'un œuf de pigeon, et plusieurs auteurs ont fait la même observation.

La tumeur sanguine dont je viens de parler n'existe pas quand le fœtus est mort avant le travail ou pendant le travail et avant la rupture des membranes : on conçoit tout le parti que peut tirer le médecin légiste dans les cas où il s'agit de préciser l'époque de la mort d'un enfant nouveau-né.

ARTICLE III.

DE LA PRÉSENTATION DE LA FACE.

Lorsque l'extrémité céphalique se présente au détroit supérieur, il peut arriver que la tête soit étendue et renversée sur le plan postérieur du fœtus; cette situation constitue la présentation de la face.

La présentation de la face est rare. D'après les résultats statistiques les plus nombreux, on peut établir que, sur deux cent cinquante à trois cents accouchements, le fœtus se présente une fois par la face.

Nous avons admis deux positions fondamentales : l'une, dans laquelle le menton regardait un des points de la moitié latérale droite, *mento-iliaque droite ;* l'autre, dans laquelle il était dirigé vers un des points de la moitié latérale gauche, *mento-iliaque gauche.* Nous répéterons pour la face ce que nous avons dit pour les présentations du sommet, c'est qu'il n'est aucun point du pourtour du détroit supérieur avec lequel le menton ne puisse se trouver en rapport au début du travail; et nous rattachons à trois variétés principales, pour chaque côté, toutes ces nuances de position : nous avons donc, pour chacune de ces positions fondamentales, des variétés *antérieure, transversale* et *postérieure.* Les positions mento-iliaques droites sont un peu plus fréquentes que les mento-iliaques gauches; et cela dans la proportion de trente et un à quarante et un, si l'on en juge d'après les résultats de madame Lachapelle. Il est assez difficile de dire quel est l'ordre de fréquence pour chaque variété.

Les présentations de la face ont été distinguées en présentations primitives et secondaires, suivant qu'elles existaient avant le début du travail, ou qu'elles ont été le résultat de contractions mal dirigées. Ces dernières ont été longtemps con-

---

([1]) Ce rebord n'existe pas toujours dans le céphalématome au début de la maladie; il n'apparaît quelquefois qu'au bout de quelques jours.

sidérées comme les plus fréquentes. Nous verrons ce qu'il faut penser de cette opinion.

§ 1. — Causes.

Selon la plupart des auteurs, l'obliquité utérine est la cause des présentations de la face ; mais tous n'interprètent pas de la même manière l'influence de cette obliquité. Selon Deventer, si l'utérus est incliné à droite, et le sommet placé en position occipito-iliaque gauche, les contractions, après la rupture des membranes, s'exerçant dans la direction de l'axe utérin, pousseront le fœtus de haut en bas et de droite à gauche, de sorte que le vertex viendra arc-bouter contre le rebord gauche du détroit supérieur, et la tête, ainsi arrêtée, se renversera sur le dos de l'enfant. Baudelocque, admettant toujours l'obliquité utérine droite, suppose en même temps une position occipito-iliaque droite du sommet. On n'observe presque jamais une présentation de la face, dit-il, sans que l'obliquité de la matrice ait lieu du côté où répond l'occiput. Dans ce cas, avant le début du travail, le fœtus est couché sur la paroi latérale droite de l'utérus, et la tête, obéissant à son propre poids, est légèrement défléchie. Au moment où les contractions se manifestent, après la rupture des membranes et l'écoulement des eaux, la direction des forces transmises à la tête est telle, qu'au lieu de venir aboutir sur l'occiput, comme cela a lieu lorque la tête est fléchie, elles viennent aboutir sur le front et tendent à l'abaisser ; mais abaisser le front, c'est forcer l'occiput à se redresser, c'est produire l'extension de la tête. Toutes ces explications supposent que toujours la présentation de la face est la conséquence de la déviation d'une position du sommet. Il n'en est pas toujours ainsi cependant, et la face peut se présenter souvent en plein au détroit supérieur, même avant le début du travail ou la rupture de la poche amniotique. Ainsi, madame Lachapelle, faisant l'autopsie de deux femmes mortes à la fin de la grossesse, a trouvé que le fœtus se présentait par la face. Parmi les quatre-vingt-cinq présentations de la face, citées par les auteurs du *Dictionnaire de médecine*, quarante-neuf ont été clairement reconnues et annoncées avant la rupture des membranes. Enfin, parmi ces quatre-vingt-cinq femmes, il n'y en avait que trois chez lesquelles l'utérus fût dans un état d'obliquité très-prononcée, et qu'une seule chez laquelle la quantité de liquide amniotique fût assez considérable pour être remarquée. De ces faits et de beaucoup d'autres, on peut évidemment conclure que les présentations de la face, dans la très-grande majorité des cas, ne sont pas déterminées par une inclinaison préalable du fœtus, ou une direction vicieuse dans les contractions utérines, mais qu'elles sont primitives, et alors la cause qui les produit nous échappe.

La cause de la plus grande fréquence de la position mento-iliaque droite doit tenir évidemment à la plus grande fréquence de l'obliquité latérale droite qui la produit, quand elle est secondaire.

Suivant madame Lachapelle, plusieurs causes tendraient à rendre plus fréquentes les positions transversales : 1° la forme du détroit supérieur et les dimen-

21

sions de ses diamètres qui s'accommodent mieux, dans ce sens, avec ceux de la face; 2° la fréquence des positions obliques ou transversales du sommet qui, lorsque la tête se renverse, donnent évidemment lieu aux positions transversales de la face; 3° la fréquence des obliquités *latérales* de l'utérus, ou des obliquités partielles du fœtus, si, comme l'admet Gardien, le fœtus peut être oblique indépendamment de l'utérus.

<h3 align="center">§ 2. — Diagnostic.</h3>

Le palper n'est pas d'un très-grand secours dans le diagnostic des présentations de la face; il fait bien reconnaître que le grand axe du fœtus est longitudinal; on pourra peut-être sentir au travers des parois de l'abdomen l'extrémité céphalique en rapport avec l'ouverture du bassin, mais comment savoir si la tête est fléchie ou défléchie?

L'auscultation donne aussi, dans la présentation de la face, des résultats moins nets que dans la présentation du sommet, et M. Depaul a pu dire que ce serait aller trop loin que de demander à l'auscultation un moyen de distinguer la présentation de la face de celle du sommet. Il est cependant utile de faire remarquer avec M. Devilliers que la face s'engageant moins facilement que le sommet, le summum des battements du cœur fœtal peut occuper l'un des points de l'abdomen où on les entend le plus ordinairement dans la présentation du sommet avec obstacle au détroit supérieur. C'est là une cause d'erreur dont il faut être prévenu.

La présentation de la face étant reconnue, si l'on demande à l'auscultation le diagnostic de la position, il faut tenir compte de quelques particularités que je vais exposer : Quand la tête est fortement renversée en arrière et que l'occiput touche la partie supérieure du dos, tout le tronc du fœtus se couche vers son plan antérieur, tandis que la colonne vertébrale se renverse fortement en arrière. Le sternum de l'enfant se rapproche donc des parois utérines, tandis que le dos s'en éloigne, et le summum des battements du cœur n'est plus transmis au stéthoscope par la région vertébrale, mais par la région sternale et dans une position mento-iliaque droite, le maximum des bruits du cœur se fera entendre à droite.

C'est par le toucher seulement qu'on peut arriver à un diagnostic certain. Avant la rupture des membranes, la tête est, en général, très-élevée et difficilement accessible. Pour peu que les membranes soient tendues, il est à peu près impossible d'atteindre la partie qui se présente. Souvent alors, le renversement de la tête n'étant pas encore complet, le front est la partie la plus basse et celle que le doigt rencontre; de manière qu'en sentant sa partie dure, arrondie, sillonnée par un intervalle membraneux (la suture coronale), on peut croire à une présentation du vertex. Mais si les membranes, flasques et plissées, se laissent facilement déprimer, ou bien si elles sont rompues seulement depuis peu de temps, le diagnostic devient facile. On trouve alors sur un des côtés du bassin le front, surface arrondie et solide, sillonnée par une suture à laquelle fait suite un enfoncement transversal, puis une saillie triangulaire dont la base, tournée du côté opposé au front, offre les deux ouvertures des narines, au delà une fente transversale limitée par les deux arcades maxillaires supérieure et inférieure. Parfois, le doigt introduit dans la bouche a manifestement senti un mouvement de succion exercé par l'enfant. Sur les côtés de la saillie médiane se sentent deux petites tumeurs mollasses qu'entoure un cercle osseux. Enfin, quand la tête est basse, on peut sentir une oreille derrière les pubis. La présentation étant reconnue, la position est facile à constater ; car il est évident que l'ouverture des narines regardera toujours un point du bassin, qui est le même que celui vers lequel est tourné le menton.

Quand il y a longtemps que la rupture des membranes est opérée, se rencontrent de nouvelles causes de difficultés. La face, qui répond ici au vide du bassin, est le siége d'une tuméfaction considérable due à la même cause qui produit la tumeur du cuir chevelu dans la présentation du sommet. Les joues, fortement tuméfiées et pressées en même temps sur les côtés, proéminent et se rapprochent l'une de l'autre, laissent entre elles un sillon assez profond, au fond duquel sont cachés les caractères distinctifs de la face ; ce sillon peut être pris pour le sillon des fesses que l'on confondrait alors avec les joues tuméfiées. Enfin, les lèvres sont aussi tuméfiées, renversées et froncées, de manière à offrir, au lieu d'une fente transversale, un orifice arrondi, qui a pu, dans certaines circonstances, être pris pour l'anus. Dans ce cas, il faut, à ce qu'il paraît, beaucoup d'attention pour éviter une erreur, qui, au dire de tous les auteurs, a été commise plusieurs fois.

§ 3. — Mécanisme.

A l'exemple de MM. Nægele, Dubois, madame Lachapelle, nous prendrons pour type dans notre description du mécanisme de l'accouchement naturel les variétés dans lesquelles le menton regarde une des deux extrémités du diamètre transverse. Nous commencerons par la mento-iliaque droite.

1° *Mécanisme de l'accouchement naturel dans la position mento-iliaque droite transversale.*

Avant la rupture de la poche amniotique, la tête ne se trouve, en général, que modérément étendue, de sorte que le front est presque toujours placé au centre du détroit supérieur. Dans cette position, le menton correspond à l'extrémité droite du diamètre transverse, le bregma à l'extrémité gauche. Les diamètres de la tête sont dans les rapports suivants avec ceux du bassin : le diamètre mento-bregmatique, ou un diamètre qui du menton s'étendrait à la fontanelle antérieure, est parallèle au diamètre transverse du bassin ; le bitemporal, au diamètre antéro-postérieur ; la circonférence mento-bregmatique est parallèle au pourtour du détroit supérieur ; l'axe du bassin traverse la tête dans la direction du diamètre occipito-frontal. Le plan postérieur du fœtus regarde directement à gauche de la mère, le plan antérieur à droite, le côté droit en avant, le côté gauche en arrière.

Pendant la première partie du travail, la poche des eaux fait à la partie supérieure de l'excavation une saillie d'autant plus considérable que la dilatation est plus avancée. La rupture de la poche s'opère ordinairement pendant une contraction et avec un certain bruit. Cette rupture est suivie de l'écoulement d'une grande quantité de liquide amniotique, et la partie du fœtus, jusque alors très-élevée et très-difficilement accessible, s'abaisse et rend ainsi le diagnostic plus facile.

Immédiatement après la rupture des membranes, le mécanisme de l'expulsion commence. Il se compose, comme celui du sommet, de six temps, extension forcée, descente, rotation, flexion ou dégagement, rotation extérieure, expulsion du tronc; tels sont les mouvements que la tête exécute dans les positions de la face.

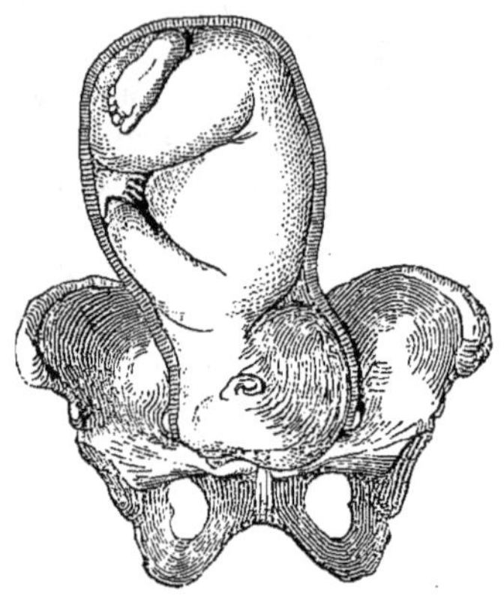

FIG. 79. — Position mento-iliaque droite transversale après le mouvement d'extension.

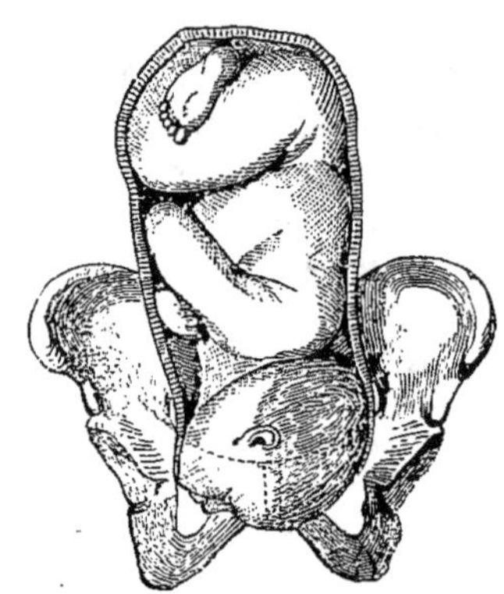

FIG. 80. — Même position plus fortement engagée.

A. *Premier temps, extension forcée.* — La tête étant déjà modérément tendue sur le dos du fœtus, son extension se complétera dès les premiers efforts utérins qui auront lieu après l'écoulement des eaux, par suite des résistances qu'elle rencontrera. Cette extension forcée de la tête change très-légèrement les rapports de ses diamètres avec ceux du bassin (fig. 80). Le diamètre fronto-mentonnier a pris la place du diamètre mento-bregmatique, et est parallèle au diamètre transverse; le diamètre bitemporal n'a pas changé; la circonférence faciale ou fronto-mentonnière est parallèle au pourtour du détroit supérieur (¹); l'axe du bassin traverse la tête dans la direction d'une ligne qui de la fontanelle postérieure viendrait aboutir sur la lèvre supérieure du fœtus.

B. *Deuxième temps, temps de descente.* — La tête fortement étendue s'engage dans l'excavation, et descend *autant que le permet la longueur du cou.* Ces dernières paroles demandent une courte explication. Dans les positions du

---

(¹) M. Naegele admet encore que la face est inclinée relativement au détroit supérieur et que la joue antérieure est la partie la plus déclive, etc. Les raisons sur lesquelles nous nous fondons pour rejeter cette inclinaison dans les présentations du sommet nous obligent à la rejeter encore dans les positions de la face. Nous pensons donc que le plus souvent la circonférence faciale est *parallèle au plan.*

sommet, nous avons vu que la tête descendait jusque sur le plancher du bassin, de manière à franchir, sans changer de position, tout l'espace qui sépare le détroit supérieur du détroit inférieur. Or, dans la position transversale que nous étudions, il est évident que la face ne peut descendre jusque sur le plancher du bassin qu'à une des conditions suivantes : ou bien la poitrine s'engagera avec la tête dans l'excavation ; ou bien elle restera au-dessus du détroit supérieur, la face descendant jusqu'au détroit inférieur, c'est-à-dire le front arrivant au niveau de la tubérosité de l'ischion gauche, et le menton au niveau de la tubérosité de l'ischion droit ; mais il faudra nécessairement alors que le cou s'allonge assez pour mesurer toute la longueur de la paroi latérale de l'excavation, c'est-à-dire 9 centimètres et demi. Or il est évident que ni l'une ni l'autre de ces deux conditions ne peuvent se réaliser ; la tête ne pourra donc pas descendre jusque sur le plancher du bassin : c'est pour cela que nous dirons que la face ne descend *qu'autant que le permet la longueur du cou*, et le mouvement de descente est interrompu.

C. *Troisième temps, temps de rotation.* — La tête exécute alors un mouvement de rotation pendant lequel le menton roule de droite à gauche pour se porter derrière la symphyse des pubis ; le front de gauche à droite et d'avant en arrière, pour se porter dans la concavité du sacrum.

Ce mouvement de rotation s'exécutant, permet au mouvement de descente de se compléter : car la brièveté du col ou la trop grande longueur du corps de l'ischion était tout à l'heure le seul obstacle ; si donc, par le mouvement de rotation, le cou, qui ne peut plus s'allonger, se trouve en rapport avec une paroi du bassin assez courte pour qu'il puisse en mesurer toute la longueur, ce mouvement de descente pourra se compléter, c'est-à-dire que, la poitrine restant au-dessus du détroit supérieur, le menton pourra parvenir au niveau du détroit inférieur. Or, c'est précisément ce qui a lieu ; car, le tronc participant au mouvement de rotation imprimé à la tête, le cou arrive derrière la symphyse des pubis en même temps que le menton au niveau de la partie inférieure de cette symphyse, qui est assez courte pour que le cou puisse en mesurer toute la longueur.

D. *Quatrième temps, temps de flexion.* — Le commencement du mouvement de flexion s'opère en même temps que s'achève le mouvement de descente. Remarquons, en effet, que, lorsque le menton se porte derrière la symphyse des pubis, le front se porte dans la concavité du sacrum : le front se trouve donc avoir à parcourir, pour arriver en même temps que le menton au niveau du détroit inférieur, toute la face antérieure du sacrum, c'est-à-dire 13 centimètres et demi, pendant que le menton n'a à parcourir que la longueur de la symphyse : il se trouve, en un mot, dans les mêmes conditions que l'extrémité postérieure du diamètre bipariétal dans les présentations du sommet, et, comme elle, il est obligé de décrire un arc de cercle autour du menton comme centre. Or cet arc de cercle ne peut s'opérer qu'à l'aide d'un certain degré de flexion de la tête. En résumé donc, dans cette position transversale de la face, *le mouvement de descente se complète en même temps que s'opère le mouvement de rotation et que commence le mouvement de flexion.*

Si nous examinons quels sont alors les rapports des diamètres de la tête au détroit inférieur, nous verrons que la tête offre les mêmes diamètres par lesquels elle se présentait au détroit supérieur avant l'extension complète qui s'est opérée au début du travail : ainsi le diamètre mento-bregmatique est parallèle au diamètre antéro-postérieur, le bitemporal au diamètre transverse, l'axe du détroit inférieur passe par le diamètre occipito-frontal ; et cela devait être, puisque, par ce commencement de flexion, la tête s'est replacée dans l'état de demi-extension, où elle était au début du travail.

Sous l'influence des contractions utérines, le menton s'engage au-dessous de la symphyse, et dépasse la partie inférieure de cette symphyse jusqu'à ce que le devant du cou vienne s'appliquer contre la face postérieure des pubis. Dès lors le haut du thorax s'engage dans l'excavation et la partie supérieure du dos appuie fortement sur l'occiput : l'occiput est abaissé, et cet abaissement force la tête à compléter son mouvement de flexion ou de dégagement. Le périnée est très-distendu, et l'on voit apparaître au devant de sa commissure antérieure le front, le bregma, le vertex et l'occiput. Pendant ce mouvement de flexion on voit que successivement les diamètres pré-trachélo-frontal, pré-trachélo-bregmatique, pré-trachélo-occipital franchissent le diamètre antéro-postérieur du détroit inférieur.

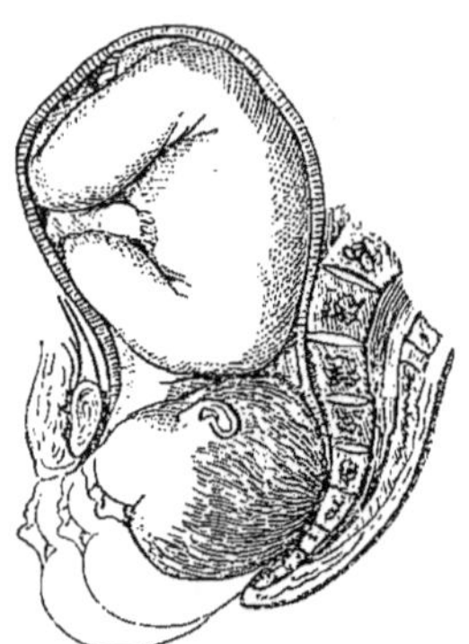

FIG. 81. — Différents degrés du dégagement de la tête.

E. *Cinquième temps, temps de rotation extérieure.* — Celui-ci ne diffère en rien du temps de rotation extérieure décrit par la tête dans les présentations du sommet. Il est encore ici la conséquence du mouvement qu'exécutent les épaules pour se placer dans la direction du diamètre antéro-postérieur.

F. *Sixième temps, expulsion du tronc.* — L'expulsion du tronc se fait ici comme dans l'accouchement par le sommet.

Le mécanisme de l'accouchement présente quelquefois une variété que nous n'avons pas voulu indiquer pour ne pas interrompre notre description. Nous avons dit que : 1° la tête complétait son extension ; 2° qu'elle descendait ; 3° que ce mouvement de descente était interrompu par le mouvement de rotation, puis qu'après ce mouvement de rotation, le mouvement de descente se complétait et qu'en même temps le *mouvement de flexion commençait.* C'est sur ce dernier point que porte toute la différence. Dans un assez grand nombre de cas, et en particulier dans les positions mento-postérieures, voici en effet ce qui arrive : le second temps ou mouvement de descente commence, et est interrompu par la brièveté de col. Là s'opère, avant le mouvement de rotation, un certain degré de flexion de la tête, par suite duquel le front vient reposer sur le plancher du bassin, et le diamètre mento-bregmatique se mettre, de nouveau, parallèle avec le diamètre transverse de l'excavation ; puis survient le mouvement de rotation de la tête qui porte le menton derrière la symphyse, l'accouchement se termine comme nous l'avons indiqué.

2° *Mécanisme de l'accouchement naturel dans la position mento-iliaque gauche transversale.*

Dans cette position, l'expulsion du fœtus a lieu absolument de la même manière que dans le cas précédent. Seulement le menton est à gauche, ainsi que le plan antérieur du fœtus. Le mouvement de rotation s'opère de gauche à droite au lieu de s'opérer de droite à gauche ; tout le reste est absolument semblable.

Il en est de même des deux variétés mento-iliaque droite antérieure et mento-iliaque gauche antérieure.

Dans l'immense majorité des cas, les deux variétés mento-sacro-iliaque droite postérieure et mento-sacro-iliaque gauche postérieure présentent un mécanisme identique, c'est-à-dire que, arrivée à une certaine profondeur dans l'excavation, la tête exécute un mouvement de rotation qui convertit la position en mento-pubienne. La nécessité de ce mouvement est ici bien plus évidente que dans la position mento-transversale, puisque la hauteur de la paroi postérieure du bassin est plus grande que celle de la paroi latérale.

On peut donc établir comme règle générale et presque absolue que, dans les positions de la face, quel que soit, au début du travail, le rapport du menton avec le pourtour du détroit supérieur, il faut, pour que l'accouchement se termine spontanément,qu'un mouvement de rotation ramène le menton sous la symphyse des pubis. La nécessité de ce mouvement de rotation est du reste facile à comprendre. Pour que l'accouchement se termine par la face, il faut, de toute nécessité, que le menton arrive au détroit inférieur : or, dans l'état d'extension de la tête, cette arrivée du menton au détroit inférieur ne peut avoir lieu qu'autant que le cou mesure la hauteur de la paroi pelvienne avec laquelle il est en rapport. Si donc la symphyse des pubis est le seul point du bassin assez court pour que le cou puisse en mesurer la hauteur, il est indispensable que le cou et le menton soient ramenés en avant.

Dans les diverses variétés de position que nous avons admises, le mécanisme de l'accouchement ne diffère donc que par l'étendue plus ou moins considérable du mouvement de rotation ; étendue qui varie évidemment suivant le point avec lequel le menton était primitivement en rapport au détroit supérieur.

Remarques. — Cependant le mécanisme des positions de la face offre parfois quelques anomalies dont nous allons parler.

1° Le mouvement de rotation que nous avons étudié, qui a pour résultat de ramener constamment le menton vers la symphyse des pubis, et que nous avons considéré comme absolument nécessaire à la terminaison spontanée du travail, peut cependant ne pas s'exécuter. Mais ces exceptions très-rares ne détruisent en rien le principe général que nous avons posé, car elles se rapportent toutes à des cas dans lesquels les dimensions de la tête étaient petites relativement à celles du bassin, ou bien encore à des cas dans lesquels il y a eu conversion spontanée de la position de la face en une position du sommet.

Madame Lachapelle a vu deux ou trois fois la face sortir transversalement, ou à peu près, hors de la vulve ; mais elle s'empresse d'ajouter que ce sont là des exceptions très-rares.

Pour comprendre ce mouvement de rotation, il suffit de se rappeler ce que nous avons dit du mécanisme de l'accouchement. Dans les positions transversales, par exemple, nous avons vu que le mouvement de descente ne pouvait se compléter avant que le menton se fût tourné vers la symphyse pubienne. Dans l'état d'extension de la tête, la résultante des forces transmises par le rachis vient aboutir à peu près sur le menton, et tend à l'engager de plus en plus. Eh bien ! dans cette situation la force expulsive est perpendiculaire ou oblique au plan de la résistance : si elle est perpendiculaire, ses efforts sont perdus, et ne peuvent rien pour les progrès du travail ; si la force est oblique à la résistance, elle l'est d'avant en arrière ou d'arrière en avant. Dans le premier cas, elle tendrait à porter le menton en arrière ; mais un pareil mouvement ne servirait en rien à l'engagement du menton, puisque la paroi du bassin a une longueur verticale d'autant plus considérable qu'on se rapproche davantage de la ligne médiane sacrée. Encore donc des efforts perdus. Dans le second, au contraire, la force oblique d'arrière en avant tend à porter le menton en avant, c'est-à-dire vers une paroi de plus en plus courte qui facilite ainsi son mouvement de descente. Or quelle est après tout la direction de la force utérine ? Tout le monde sait qu'elle varie à chaque instant : suivant la position de la femme, suivant la violence des contractions, la matrice peut se trouver successivement dans une des trois positions indiquées relativement au plan résistant. Si elle est perpendiculaire, efforts perdus. Si elle est oblique d'avant en arrière, contractions inutiles ; elles ne seront vraiment efficaces que lorsqu'elles agiront sur le menton, de haut en bas et d'arrière en avant. Loin de moi la pensée de placer dans l'utérus une force intelligente : c'est en tâtonnant, pour ainsi dire, qu'il prend une direction convenable, et, une fois l'impulsion donnée, la force devient de plus en plus oblique, et par conséquent de plus en plus active. Ce sont ces tâtonnements (qu'on me pardonne le mot) qui rendent quelquefois ce mouvement de rotation si difficile et si lent à s'opérer.

On a avancé, dans ces derniers temps, que ce mouvement de rotation est tout aussi facile dans les positions mento-postérieures que dans les mento-antérieures. Si je suis parvenu à bien faire comprendre ma pensée sur la cause et le mécanisme de ce mouvement, on comprendra facilement que, plus le menton est en arrière et surtout en même temps à droite, plus il rencontrera de difficultés dans son accomplissement, puisque la résultante des forces utérines se rapprochera beaucoup de la perpendiculaire au plan résistant.

2° Quant aux variétés dans lesquelles le menton regarde en arrière du bassin, nous avons déjà dit qu'il fallait que le menton revînt en avant. Cependant on trouve dans les auteurs des observations de position mento-postérieure qui se sont terminées spontanément, et dans lesquelles on n'a pas vu le menton revenir sous la symphyse des pubis ; les auteurs diffèrent sur l'explication de cette anomalie.

M. Velpeau suppose une variété mento-sacrée (la deuxième de Baudelocque), c'est-à-dire le menton tourné vers la face antérieure du sacrum. (Pour le dire en passant, cette position est à peine admissible.) Le menton ne revenant pas en avant, voici, suivant lui, ce qui peut arriver : Le front s'avance derrière le corps ou la symphyse des pubis, en même temps que le menton au-dessous de l'angle sacro-vertébral. Toute la tête s'engage alors jusqu'au delà de la fontanelle anté-rieure pour le plan antérieur, et jusqu'à ce que la face ait entraîné avec elle le devant du cou, et même le commencement de la poitrine en arrière. A partir de là, le diamètre occipito-mentonnier, qui représente encore à peu près l'axe du dé-troit, exécute un mouvement de bascule de haut en bas et d'arrière en avant. Le menton, pénétrant de plus en plus vers le fond de l'excavation, étant retenu d'ail-leurs par le thorax qui ne peut avancer, force la suture sagittale à glisser derrière les pubis, et le front à gagner la partie supérieure du détroit inférieur. Les bosses frontales ne tardent pas à prendre un point d'appui sur le périnée ; la fontanelle postérieure descend à son tour, et finit par se montrer au sommet de l'arcade ; enfin la tête se dégage comme dans la position occipito-antérieure. Il suit de là, ajoute M. Velpeau, que le *plus grand diamètre* qui puisse se présenter aux plans des détroits est *occipito-frontal.* Nous ne saurions admettre cette dernière pro-position de M. Velpeau ; car si, comme il le dit, le menton est en rapport avec la face antérieure du sacrum, et qu'il pénètre de plus en plus, il est évident que l'oc-ciput glissant derrière la symphyse, le diamètre *occipito-mentonnier* devra, en un moment donné, traverser le diamètre antéro-postérieur de l'excavation ; or c'est ce qui est évidemment impossible, et ce qui nous fait complétement rejeter l'expli-cation de M. Velpeau. Les faits observés par Smellie et Delamotte, et qu'il cite à l'appui de sa théorie, ne prouvent rien ; car dans ces deux faits les fœtus étaient *petits, morts, et les femmes étaient déjà accouchées d'enfants volumineux.*

M. Guillemot a expliqué différemment la terminaison spontanée du travail dans ces cas. Le menton ne revenant pas en avant, l'accouchement, suivant lui, peut se terminer de deux manières : 1° Le front continue de descendre et de s'engager sous la branche du pubis jusqu'à ce que la fontanelle antérieure apparaisse au de-hors. Cette progression permet au menton de se porter en avant et d'atteindre le *rebord du périnée.* Alors commence le mouvement de flexion, etc. Nous ne concevons pas comment, dans l'extension forcée de la tête sur le thorax, le menton peut, parcourant tout le plan postérieur de l'excavation, arriver jusqu'au devant de la commissure antérieure du périnée. Il faut de toute évidence que la poitrine s'engage fort avant avec la tête ; ce qui est impossible, à moins de supposer un avorton. 2° L'accouchement par la face peut se convertir en accouchement par le vertex. Voici, toujours suivant M. Guillemot, comment les choses se passent : La face, fortement poussée, ne pouvant s'échapper à travers le détroit périnéal, tend à se porter vers les points qui lui offrent peu de résistance. *Ici, c'est en haut et en arrière que se trouve cette condition.* Le menton s'éloigne du périnée, et se rap-proche de la poitrine du fœtus, en se dirigeant dans la courbure du sacrum et vers l'angle sacro-vertébral ; le front, qui a suivi ce mouvement, répond à son tour au sacrum ; le vertex s'est abaissé, en glissant derrière les pubis ; et, au moment où le menton s'applique sur la poitrine de l'enfant, l'occiput s'engage sous l'arcade. M. Guillemot suppose encore la face assez engagée pour que le menton vienne se mettre en contact avec le périnée. Nous avons déjà dit que cela est impossible à cause de l'étendue des diamètres réunis de la tête et de la poitrine, qui toutes deux seraient engagées fort avant dans l'excavation. Mais en admettant même que le menton pût descendre aussi bas, quelle est la puissance qui le ferait se relever ensuite dans la cavité du sacrum, dont l'*espace, quoi qu'en dise M. Guillemot, est occupé par la poitrine fortement engagée*? Par suite de la position renversée de la tête, la contraction utérine, toujours transmise par le rachis, agit d'abord sur le menton (M. Velpeau l'a bien reconnu), et ce n'est que parce qu'elle est impuissante à faire descendre encore le menton, qu'elle porte son action par un levier brisé sur l'autre extrémité du diamètre fronto-mentonnier, c'est-à-dire sur le front, qu'elle abaisse dans la théorie de M. Guillemot. Enfin, admettant même que le menton pût remonter, il est difficile d'admettre qu'il remonte au-dessus de l'angle sacro-vertébral; il restera donc sans cesse en contact avec la face antérieure du sacrum; et alors il faudra bien qu'en un moment donné le diamètre occipito-mentonnier franchisse le diamètre antéro-postérieur de l'excavation.

Ce n'est donc pas, à mon avis, de cette manière qu'il faut comprendre la conversion des positions mento-postérieures de la face en positions occipito-pubiennes.

Parmi les observations que j'ai pu consulter, j'en ai trouvé seulement trois dans lesquelles le menton était en rapport direct avec la face antérieure du sacrum : celles de Smellie, de Delamotte et de Meza (rapportées par M. Guillemot). Or, dans celle de Smellie, il est dit positivement que l'enfant *était petit ;* la femme avait le *bassin large* et elle *accouchait ordinairement très-promptement.* Dans celle de Delamotte, il n'est rien dit de la tête et des dimensions du bassin. Enfin, dans le fait de Meza, il fut obligé d'appliquer le forceps; or, ce n'est plus là une terminaison spontanée, et il serait facile de démontrer que l'application du forceps peut agir tout différemment, et avec beaucoup plus d'avantage, dans ce cas, que la contraction utérine. N'oublions pas de dire que les deux premiers enfants vinrent morts.

Toutes les autres opérations se rapportent à des positions mento-sacro-iliaques droites, ou mento-sacro-iliaques gauches. Or, dans celles-ci, il me paraît possible de comprendre la terminaison spontanée du travail, sans engagement simultané de la poitrine et de la tête. Supposons, en effet, une position mento-sacro-iliaque droite. Après l'extension complète de la tête, la face descendra dans l'excavation autant que le permet la longueur du cou, et le menton arrivera par conséquent jusqu'au niveau de la grande échancrure sciatique, d'autant plus qu'il sera facilité dans ce mouvement de progression par la forme de cette portion de l'os ilium, qui paraît en ce point taillé en cône. Arrivé dans la grande échancrure sciatique, le menton trouvera là des parties molles qu'il pourra facilement déprimer. Cette dépression sera suffisante pour augmenter de 6 à 8 millimètres le diamètre oblique de l'excavation, permettre au diamètre occipito-mentonnier de le franchir, et à la tête d'exécuter le mouvement de flexion qui conduira l'occiput sous la symphyse pubienne.

§ 4. — Présentations de la face inclinée ou irrégulière.

La face ne s'offre pas toujours au détroit supérieur de manière à placer la circonférence mento-frontonnière parallèlement à l'ouverture du bassin. Les mêmes causes qui déterminent l'inclinaison des présentations du sommet peuvent aussi rendre irrégulières celles de la face ; et nous pouvons encore ici invoquer l'obliquité utérine, l'obliquité partielle du fœtus, l'extension incomplète ou exagérée de la tête, pour comprendre comment tantôt une des joues, tantôt le front et le menton peuvent se trouver au centre du détroit. Mais ce sont là, non pas des présentations distinctes, mais des variétés, des nuances de la présentation de la face, qui presque jamais ne rendent le travail plus difficile.

La seule modification qu'elles apportent dans le mécanisme est la suivante : dans les positions (*malaires* de Baudelocque) inclinées sur le côté, où une des joues est au centre, la tête, comme dans les inclinaisons pariétales du sommet, éprouve pendant son engagement un mouvement de redressement par lequel la face se rétablit dans son horizontalité normale. Dans les présentations dites du front ou du menton, la partie la plus élevée s'abaisse et se met sur le même niveau que l'autre.

§ 5. — Pronostic.

L'accouchement spontané par la face a été pendant longtemps, et est encore aujourd'hui, par quelques personnes, considéré comme ne pouvant avoir lieu.

Ce n'est guère que depuis les travaux de Boër, de Chevreul, de madame Lachapelle, qu'il est admis que l'expulsion du fœtus est presque aussi souvent spontanée dans les positions de la face que dans les positions du sommet. Il faut le dire toutefois, le travail est en général plus long, plus pénible et plus fâcheux pour la mère et le fœtus. Il exige beaucoup plus souvent l'intervention de l'art. Les réflexions que nous avons présentées font pressentir que les positions mento-postérieures sont plus fâcheuses que les autres.

Si le travail est plus long, ce n'est pas, comme l'avait dit Capuron et plusieurs autres, parce que les plus grands diamètres de la tête se présentent aux diamètres du bassin : il suffit, en effet, de se rappeler les rapports que nous avons indiqués pour voir que ce sont constamment les diamètres mento-bregmatique et bitemporal, c'est-à-dire des diamètres de 8 à 9 centimètres et demi, qui se trouvent parallèles aux diamètres des détroits. Mais le travail est plus long : 1° parce que la dilatation du col de l'utérus se fait plus lentement; 2° parce que les puissances expulsives, surtout dans le mouvement de flexion et de dégagement, n'agissent que par un bras de levier brisé presque à angle droit.

Nous avons déjà dit que, dans toutes les positions autres que celles du sommet, il existait une très-grande quantité de liquide entre la partie qui se présentait et le segment inférieur de l'utérus. Nous avons déjà fait remarquer (voy. *Phénomènes physiologiques du travail*) que cette circonstance influait singulièrement sur la rapidité avec laquelle s'opérait la dilatation du col.

Il est évident, d'un autre côté, que, lorsque le menton est engagé sous la symphyse, et que commence le mouvement de flexion, la contraction transmise par le rachis ne peut opérer le dégagement du front, du bregma et de l'occiput, qu'en décrivant un coude très-prononcé, et par conséquent en perdant une grande quantité de sa force ([1]).

C'est à tort, dit Gardien, que quelques auteurs ont pensé que les accouchements dans lesquels l'enfant présente le front sont plus fâcheux que ceux où il présente la face. Si l'on veut, en effet, y faire attention, on verra qu'alors la tête se présente par des diamètres favorables. D'ailleurs, ainsi que le fait remarquer M. Stoltz dans les positions de la face, le front est déjà la partie la plus basse, et plus il descend lorsque la tête s'engage, plus le travail est facile.

Les présentations du menton sont moins favorables que celles du front, parce que la tête est alors dans l'état de renversement le plus complet, et que, si les épaules s'engageaient en même temps que le diamètre vertical de la tête, il y aurait inévitablement un enclavement ; aussi se transforment-elles promptement en présentation franche de la face.

Relativement au fœtus, le travail peut être très-fâcheux, pour peu qu'il se prolonge. L'apoplexie, ou au moins la pléthore cérébrale et la disposition aux convulsions, en sont trop souvent, dit madame Lachapelle, le funeste résultat. La compression répétée et prolongée du cou, compression qui a lieu au moment où la tête franchit le col, le détroit supérieur, mais surtout lorsque le devant du cou se trouve placé sous la symphyse, explique suffisamment la difficulté du retour du sang veineux et la congestion cérébrale qui en est la conséquence.

On doit tenir grand compte de la gêne du fœtus ; et tel cas qu'on abandonnerait à la nature, si l'on n'avait égard qu'à la mère, requiert l'intervention de l'art, parce que l'enfant est dans une situation pénible. En pareil cas, madame Lachapelle s'est quelquefois réglée sur les mouvements de la langue et des lèvres que les enfants exécutent, quand la face est en plein à la vulve. Ces mouvements ne sont pas constants ; mais lorsqu'ils ont existé, et qu'on les voit s'affaiblir et disparaître, c'est un signe fâcheux, et dont il faut tenir compte.

Après la naissance par la face, les enfants présentent souvent des particularités qu'il faut connaître, afin d'en prévenir d'avance la famille. La face répond ici

______

([1]) Cela est si vrai, que, pendant ce mouvement d'extension, ce n'est pas seulement par le rachis qu'est transmise la contraction utérine. Je pense que, dans certains cas au moins, le thorax, poussé fortement et fléchi sur lui-même au-dessus de la tête, appuie directement sur l'occiput par sa partie postérieure et supérieure, et peut lui transmettre directement l'effort utérin. Je fus appelé, dans le mois d'août 1839, auprès d'une épicière de la rue du Bac. L'enfant se présentait en position mento-iliaque gauche transversale ; les membranes étaient rompues depuis huit heures du matin ; il était cinq heures du soir : une application du forceps avait déjà été tentée. Trois quarts d'heure après mon arrivée, l'accouchement se termina spontanément. L'enfant fut assez promptement ranimé ; mais, en examinant sa tête, je puis sentir aux environs de la fontanelle postérieure comme de petites esquilles qui crépitaient sous le doigt, et sur la région dorsale la trace évidente d'une dépression assez marquée.

au vide du bassin, longtemps surtout au vide de l'arcade pubienne ; c'est elle qui devient le siége de l'ecchymose et de l'infiltration séro-sanguine que nous avons déjà indiquée dans les présentations du sommet. Aussi, quand l'accouchement a été un peu long, les enfants naissent-ils avec la face presque noire, les joues tuméfiées, les lèvres renversées, le nez à peine visible. Or rien n'effraye tant les parents, si l'on n'a pas eu le soin de les en prévenir. Cet état se dissipe en général dans l'espace de quelques jours. On peut activer la résolution par des lotions faites avec un peu de vin, d'eau végéto-minérale ou d'eau-de-vie mêlée de beaucoup d'eau. Il ne faut pas s'inquiéter davantage de la tendance que conserve la tête à se renverser sur le dos dès qu'on cesse de la soutenir : elle reprend l'attitude qu'elle avait dans le bassin. Cette faiblesse des muscles du cou tient évidemment à ce que l'extension longtemps prolongée à laquelle ils ont été soumis a paralysé momentanément une partie de leur force de contraction. Cela disparaît ordinairement après deux ou trois jours.

ARTICLE IV.

PRÉSENTATIONS DE L'EXTRÉMITÉ PELVIENNE.

Nous avons déjà dit que la plupart des accoucheurs avaient considéré trois présentations distinctes dans l'extrémité pelvienne du fœtus, à savoir : les présentations du siége, des pieds et des genoux, suivant que le siége, les pieds ou les genoux s'engageaient dans l'excavation et franchissaient les premiers les parties externes de la génération.

Nous avons expliqué aussi pourquoi, à l'exemple de madame Lachapelle, de MM. Ant. Dubois et P. Dubois, etc., nous ne voyons dans ces trois présentations que de légères modifications de la présentation du pelvis ; modifications qui, ne changeant rien au mécanisme de l'accouchement naturel, doivent être évidemment confondues sous une seule et même dénomination. Ainsi, dans la présentation de l'extrémité pelvienne, il peut arriver : 1° que l'extrémité pelvienne, composée de tous ses éléments, pelotonnés sur la partie inférieure du ventre, c'est-à-dire les cuisses restant fléchies sur l'abdomen, les jambes sur les cuisses, s'engage dans l'excavation et au détroit inférieur ; 2° que les membres inférieurs, entraînés au moment de la rupture des membranes par le flot du liquide amniotique, soient défléchis en totalité ou en partie, et que dans le premier cas les pieds arrivent les premiers à la vulve ; dans le second, les genoux apparaissent les premiers à l'extérieur ; 3° que les membres inférieurs étant étendus et relevés sur le plan antérieur du fœtus, le siége descende seul (¹) ; 4° enfin, il peut arriver qu'un seul des membres inférieurs soit étendu sur l'abdomen, l'autre étant défléchi, et

---

(¹) Cette position des membres inférieurs peut être primitive, c'est-à-dire exister avant la rupture des membranes : c'est même, d'après M. P. Dubois, ce qui aurait lieu le plus souvent ; ou bien être consécutive à l'engagement du siége. Dans ce cas, les pieds auraient été arrêtés par le pourtour du col ou du détroit supérieur au moment où le siége aurait été poussé dans l'excavation, et les membres inférieurs se seraient forcément relevés au devant du plan antérieur du fœtus.

qu'alors un seul pied ou un seul genou se présente d'abord à la vulve. Toutes ces nuances seront pour nous confondues sous le nom de présentation de l'extrémité pelvienne.

Nous rappellerons que dans les présentations de l'extrémité pelvienne, les points de reconnaissance pris sur le fœtus sont : 1° pour le siége, la face postérieure du sacrum ; 2° pour les genoux, la face antérieure des tibias ; 3° pour les pieds, le calcanéum.

Lorsque cette extrémité du fœtus se présente la première au détroit supérieur, le sacrum ou le dos du fœtus peuvent se trouver en rapport avec tous les points du pourtour du détroit supérieur ; et nous avons rattaché toutes ces nuances de positions à deux rapports principaux : une première position sacro-iliaque gauche ; une seconde sacro-iliaque droite ; plus, leurs variétés antérieure transversale et postérieure.

Les présentations de l'extrémité pelvienne sont moins fréquentes que celles du sommet, mais beaucoup plus communes que celles de la face. Sur trente-sept mille huit cent quatre-vingt-quinze accouchements, madame Lachapelle en a noté mille trois cent quatre-vingt-dix ; sur vingt mille cinq cent dix-sept, madame Boivin en a observé six cent onze. Sur deux mille vingt accouchements de M. P. Dubois, il y a eu quatre-vingt-cinq présentations du siége. Et pour donner une idée de la fréquence relative des cas dans lesquels les fesses, les genoux ou les pieds sont expulsés les premiers, nous ajouterons que sur ces quatre-vingt-cinq présentations, cinquante-quatre fois les fesses, vingt-six fois les pied sont paru les premiers à la vulve. La présentation dite des genoux n'a pas été observée une seule fois. C'est, en effet, une variété très-rare. Sur les trente-sept mille huit cent quatre-vingt-quinze accouchements de madame Lachapelle, onze fois seulement les genoux se sont offerts les premiers ; ce qui équivaut à une fois sur trois mille quatre cent quarante-cinq.

Sur un total de seize mille six cent cinquante-quatre accouchements, M. Collins a vu l'extrémité pelvienne s'offrir une fois sur trente. A la Maternité de Londres, M. Rhamsbotham fils, en calculant sur vingt-sept mille sept cent trente-neuf accouchements et vingt-huit mille quarante-trois naissances, est arrivé à établir que les présentations du siége étaient aux autres présentations comme 1 est à 35.

Les positions sacro-iliaques gauches sont plus fréquentes que les sacro-iliaques droites ; ainsi, sur mille trois cent quatre-vingt-dix positions de l'extrémité pelvienne, sept cent cinquante-six fois le dos était à gauche, quatre cent quatre-vingt-quatorze fois à droite ; treize fois en avant, vingt-six fois en arrière directement (Lachapelle). Sur les quatre-vingt-cinq positions de M. P. Dubois, quarante et une fois le dos était à gauche, quarante-quatre à droite ; et parmi les variétés que ces deux positions peuvent offrir, la sacro-iliaque gauche antérieure est un peu plus fréquente que la sacro-iliaque droite postérieure : mais elles sont toutes les deux beaucoup plus fréquentes que toutes les autres. Sur cent soixante-trois présentations de l'extrémité pelvienne, dit M. Nægele, cent vingt et une fois le dos était en avant et à gauche, quarante fois en arrière et à droite.

§ 1. — Causes.

Il est impossible, dans l'état actuel de la science, de dire pourquoi le siége se présente quelquefois au détroit supérieur. De toutes les explications qui ont été données, celle que rappelle madame Lachapelle, et qui est reproduite par M. Velpeau, est peut-être celle qui souffre le moins d'objections. L'enfant, disent-ils, flotte assez librement dans l'utérus jusque vers le huitième mois; sa tête peut donc, dans quelques mouvements de la mère, dans le moment du décubitus en particulier, se porter vers le fond de l'organe; et si l'enfant a déjà un certain volume, peut-être son grand diamètre occipito-coccygien ne pourra repasser à travers les petits diamètres de l'ovoïde utérin, sans un mouvement aussi énergique que celui qui a changé sa position : or, si ce dernier mouvement n'a pas lieu, l'enfant conservera cette position nouvelle, et l'extrémité pelvienne viendra, au moment de l'accouchement, se présenter au passage. Je le répète, cette explication, bien que soulevant un très-grand nombre d'objections, paraît encore la plus probable.

§ 2. — Diagnostic.

Pour reconnaître une présentation du siége on emploiera successivement le palper, l'auscultation et le toucher.

Par le palper, exercé suivant les règles déjà indiquées, on peut sentir l'extrémité céphalique, à la partie supérieure de l'utérus, et si l'on peut nettement la circonscrire, le diagnostic laisse peu de doute. Cependant pour peu que les parois abdominales soient épaisses ou la paroi utérine rigide, on peut confondre l'extrémité céphalique avec l'extrémité pelvienne surtout quand on palpe celle-ci par sa face postérieure ou sacrée. Il ne faut donc accorder qu'une médiocre importance à ce genre d'exploration; il n'en est pas moins vrai qu'il a son utilité et nous avons en mémoire tel fait clinique où l'auscultation et le toucher semblaient indiquer une présentation du sommet, tandis que par le palper on sentait la tête au fond de l'utérus, et l'enfant naquit par le siége.

L'auscultation peut aussi faire reconnaître la présentation du siége : quand cette dernière partie se présente, la région dorsale du fœtus remonte assez haut et le maximum des battements du cœur occupe un point plus élevé que dans la présentation de l'extrémité céphalique ; aussi est-ce au niveau d'une ligne horizontale passant par l'ombilic ou au-dessus de cette ligne que retentit habituellement le bruit du cœur avec son maximum d'intensité, le côté du ventre où il sera perçu indiquera aussi vers quel point le dos est dirigé. On fait ainsi, du même coup, le diagnostic de la présentation et de la position.

Aux signes qui précèdent, on peut, pendant le travail, joindre les suivants : la poche des eaux est très-volumineuse et fait une saillie très-considérable à la partie supérieure du vagin; quelquefois même elle s'allonge en forme de boudin, de manière à descendre tout près de l'orifice vulvaire (¹). Au moment de la rupture des membranes, la quantité d'eau qui s'écoule est très-considérable; car la partie

____

(¹) Plusieurs auteurs ont évidemment eu tort de considérer cette forme en boudin de la poche des eaux comme un signe certain de la présentation de l'extrémité pelvienne. Elle peut se rencontrer dans d'autres cas. Je l'ai même observée deux fois dans les présentations franches du sommet, engagées déjà jusqu'à la partie moyenne de l'excavation. Je ne peux guère expliquer cette dernière circonstance que par une laxité excessive des membranes.

qui se présente ne bouchant que très-imparfaitement le col, tout le liquide amnio-tique s'échappe : c'est alors que cette rupture, si elle a lieu au moment d'une forte douleur, s'opère avec éclat. Après cette rupture, Stein avait indiqué la forme ovalaire de l'orifice de l'utérus. Madame Lachapelle reproduit ce signe. J'avoue qu'il m'a toujours été très-difficile de le constater. De l'écoulement très-abondant et très-rapide des eaux résulte assez souvent une suspension momentanée des dou-leurs, ou leur affaiblissement. Enfin, un signe suit ordinairement d'assez près la rupture des membranes, c'est l'écoulement du méconium (¹).

Les signes fournis par le toucher sont les seuls caractéristiques. Ils doivent être différents suivant la partie qui se présente la première. Aussi, bien que nous ayons confondu, sous le rapport du mécanisme, les cas dans lesquels les fesses, les pieds ou les genoux se présentent les premiers, nous devons les distinguer pour le diagnostic.

1° Lorsque les fesses se présentent, le doigt rencontre d'abord une tumeur mollasse, arrondie, sur un des points antérieurs de laquelle on sent ordinaire-ment une partie résistante et dure formée par le grand trochanter. Jusqu'alors on pourrait croire à une présentation du sommet ; mais si l'on porte le doigt plus haut et en arrière, comme pour atteindre la suture sagittale, on trouve le sillon des fesses, au fond duquel on découvre les signes les plus importants : d'un côté, la pointe du coccyx, surmontée d'une surface osseuse inégale, constituée par la face postérieure du sacrum ; puis l'anus, petite ouverture arrondie, froncée, et dans laquelle, quoi qu'en disent les auteurs, on ne peut introduire le doigt qu'en employant une assez grande force ; puis, enfin, les organes génitaux externes, que l'on distingue assez facilement, et à l'aide desquels on peut annoncer à l'a-vance le sexe de l'enfant (²). La saillie du coccyx est non-seulement un signe certain de la présentation, mais elle peut encore servir à constater la position ; sa pointe est, en effet, toujours dirigée du côté opposé à celui vers lequel est tourné le dos de l'enfant.

2° Lorsque les deux pieds se présentent réunis dans le vagin, il est impossible de les confondre avec aucune autre partie, et la direction des calcanéums indique assez clairement la position du fœtus. Mais quand on ne sent qu'un seul pied et qu'il est très-élevé, on peut le confondre avec une main. On l'en distinguera

(¹) L'écoulement du méconium peut avoir lieu cependant dans d'autres présentations que celle de l'extrémité pelvienne ; mais c'est alors un signe très-fâcheux, et qui doit fixer immédiatement l'attention de l'accoucheur. Il indique toujours en effet un état de mort, ou au moins un état de souffrance du fœtus, qui requièrent le plus souvent l'intervention de l'art. Cet écoulement survient particulièrement dans un travail trop longtemps prolongé après la rupture des membranes, lorsque le fœtus souffre de cette longueur de travail ; ou bien il annonce une compression du cordon ombilical. (Voyez *Chute du cordon et soins à donner à l'enfant pendant le travail.*)

(²) L'accoucheur doit faire la plus grande attention à ne pas se tromper, et dans le doute, il vaudrait beaucoup mieux s'abstenir que de s'exposer à une erreur qui lui serait certainement reprochée avec amertume. Il est prudent aussi, dans le cas où l'on constate par le toucher la présence d'un enfant d'un sexe différent de celui que la famille et surtout la mère désirent, de ne lui point faire part de son diagnostic ; car le chagrin qu'elle en éprouverait pourrait, comme toute émotion morale vive, exercer une influence fâcheuse sur la marche du travail.

cependant avec un peu d'attention : ainsi les orteils sont rangés sur la même ligne, plus courts, moins mobiles ; les doigts de la main sont plus longs, et le pouce séparé des autres doigts ; le bord interne du pied est beaucoup plus épais que le bord externe ; les deux bords de la main sont à peu près de la même épaisseur : le pied s'articule à angle droit sur la jambe ; la main continue la ligne du bras. Lorsque les pieds se présentent avec les fesses et sont seuls accessibles, le diagnostic est alors très-difficile. Quelquefois même on ne peut sentir qu'un pied, ce qui le rend encore plus obscur. Dans ce cas, il faut d'abord s'assurer quel est le pied que l'on touche : il suffit, pour cela, de faire attention à la relation qui existe entre le bord interne et le calcanéum. Supposons, en effet, que le calcanéum soit tourné vers la symphyse des pubis, et le bord interne du côté droit de la mère, il est évident que c'est le pied droit ; si, au contraire, le calcanéum était tourné vers l'angle sacro-vertébral et le bord interne à droite, ce serait le pied gauche, etc. Or, le pied droit étant une fois distingué du pied gauche, il ne s'agit plus que de distinguer quel est le point du détroit vers lequel est dirigée la pointe des orteils (n'oublions pas que nous supposons les membres inférieurs fléchis sur le devant de l'abdomen, et les pieds croisés et tournés dans l'adduction). Dans cette position du fœtus, si les orteils du pied droit sont tournés vers un des points de la moitié antérieure du bassin, le dos du fœtus sera dirigé vers un des points de la moitié latérale gauche ; si les orteils du pied gauche sont tournés vers un des points de la moitié antérieure, le dos du fœtus sera dirigé vers un des points de la moitié latérale, et *vice versâ*.

Le moyen le plus simple de distinguer le pied droit du pied gauche nous paraît le suivant : Quand le pied a été reconnu, on détermine d'abord la position exacte occupée par les orteils, le talon et le bord interne. Cela fait, rien n'est plus facile que de savoir quel est le pied qu'on touche ; il suffit pour cela que l'observateur place par la pensée son propre pied dans la situation exacte du pied de l'enfant de manière que le talon, le bord interne et les orteils puissent pour ainsi dire être superposés ; il diagnostiquera un pied droit s'il réussit avec son propre pied droit, et un pied gauche s'il ne réussit qu'avec son pied gauche.

3° Les genoux se présentent très-rarement les premiers. Ils ont d'ailleurs des caractères tellement tranchés dans leur forme, leur rondeur, leur dureté, la grosseur des membres qui leur font suite, dans le pli du jarret qui les surmonte, pli qui offre une concavité transversale, au lieu de la convexité qu'offrent le pli de couche et le pli du cou-de-pied, que nous croyons inutile d'insister sur leur diagnostic.

§ 3. — Mécanisme.

Parmi les trois nuances que nous avons admises dans les deux positions sacro-iliaque gauche et sacro-iliaque droite, l'antérieure pour la première, la postérieure pour la seconde, étant les plus fréquentes, ce sont celles que nous choisirons pour type de notre description.

1° *Mécanisme de l'accouchement naturel dans la position sacro-iliaque gauche antérieure* (première des auteurs).

Avant la rupture des membranes, toutes les parties du fœtus sont pelotonnées sur le plan antérieur du fœtus, la tête légèrement fléchie sur la poitrine, les bras appliqués sur le côté du thorax, les avant-bras sur le devant de la poitrine, les membres inférieurs fléchis sur le plan antérieur de l'abdomen. Dans la position que nous étudions, le dos du fœtus regarde en avant et à gauche, son plan antérieur en arrière et à droite, le côté gauche en avant et à droite, le côté droit en arrière et à gauche : le grand diamètre des hanches ou bis-iliaque du fœtus est placé dans la direction du diamètre oblique droit, et le diamètre sacro-pubien ou antéro-postérieur dans la direction du diamètre oblique gauche.

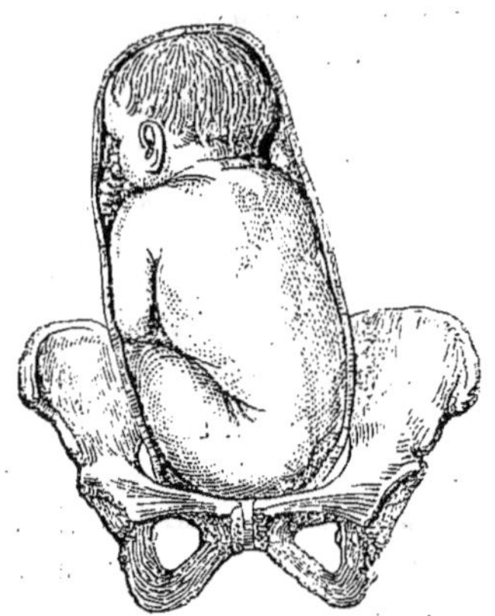

FIG. 82. — Présentation du siége en position lombo-iliaque gauche antérieure.

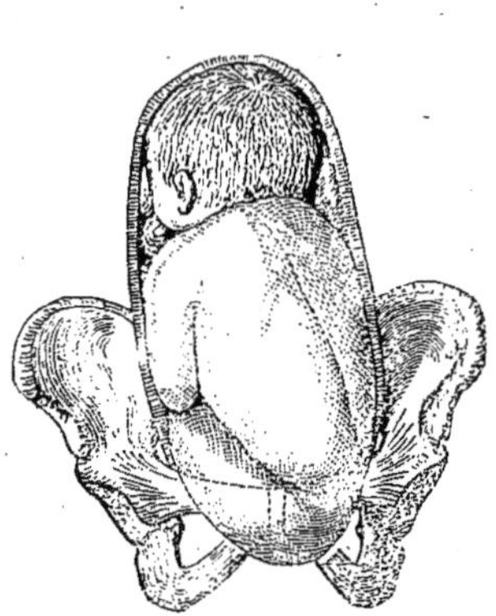

FIG. 83. — Même position après le mouvement de rotation antérieure.

A. *Premier temps, pelotonnement du siége.* — Au moment où le travail se déclare, le premier effet des contractions utérines est de pelotonner le fœtus sur son plan antérieur et les membres pelviens viennent appuyer fortement contre le siége de manière à former avec lui une partie assez petite pour s'engager dans l'excavation. Le siége de l'enfant subit donc une compression qui diminue véritablement son volume en même temps qu'il s'adapte mieux sur l'ouverture du détroit supérieur. Cet amoindrissement devient plus complet après la rupture de la poche des eaux, mais souvent aussi il se produit à ce moment un allongement des membres pelviens qui donne lieu au variétés de l'accouchement par les pieds et les genoux, et quand le siége est ainsi dédoublé, la descente n'en est que plus facile.

Ce temps est analogue au premier temps de l'accouchement par le sommet; mais ici l'amoindrissement est véritable et assez grand pour permettre au siége de descendre dans le bassin, tandis que dans la présentation du sommet, la boîte crânienne étant peu compressible, c'est par une sorte d'artifice et c'est en fléchissant que la tête se présente avec des diamètres favorables à l'engagement.

B. *Deuxième temps, engagement.* — Si le col utérin était largement dilaté au moment de la rupture des membranes, les fesses s'engagent immédiatement en traversant le col, et descendent assez rapidement dans l'excavation. Dans le cas contraire, elles restent assez longtemps élevées. A mesure que les contractions acquièrent plus de force et d'énergie, les fesses descendent peu à peu : la gauche glissant sur la face interne du trou sous-pubien et du muscle obturateur interne, et la droite au devant des parties qui se trouvent placées sur le quart postérieur gauche du bassin.

C. *Troisième temps, rotation du siége.* — Arrivé au détroit inférieur, le bassin exécute un mouvement de rotation qui porte la hanche gauche derrière la branche ischio-pubienne droite, et la hanche droite au devant de la moitié interne du ligament sacro-sciatique. La hanche gauche ou antérieure s'engage au-dessous de la branche ischio-pubienne droite, et se montre à travers la vulve, la première à l'extérieur ; mais c'est ordinairement la hanche droite, la postérieure, qui, s'avançant peu à peu en décrivant un arc de cercle autour de la hanche antérieure, et en parcourant toute la face antérieure du périnée, vient se dégager la première au devant de la commissure antérieure, pendant que l'autre reste presque immobile au sommet de l'arcade.

Pendant que s'opère ce mouvement de dégagement du siége, le tronc du fœtus, fortement engagé dans l'excavation, s'infléchit sur son côté antérieur, de manière à s'accommoder à la courbe à concavité antérieure que représente l'axe du bassin (fig. 84).

D. *Quatrième temps, dégagement du tronc.* — A mesure que la fesse droite s'approche de la commis-sure postérieure des grandes lèvres, et s'engage à travers cette ouverture, le siége, ou plutôt la ligne bis-iliaque du fœtus, qui avait franchi le détroit infé-rieur dans une position un peu diagonale, se place dans une direction complétement antéro-postérieure, pour s'accommoder à celle du diamètre longitudinal de la vulve. Cependant cela n'est pas constant, et quelquefois le siége conserve sa position diagonale. Les cuisses, fortement appliquées sur le ventre,

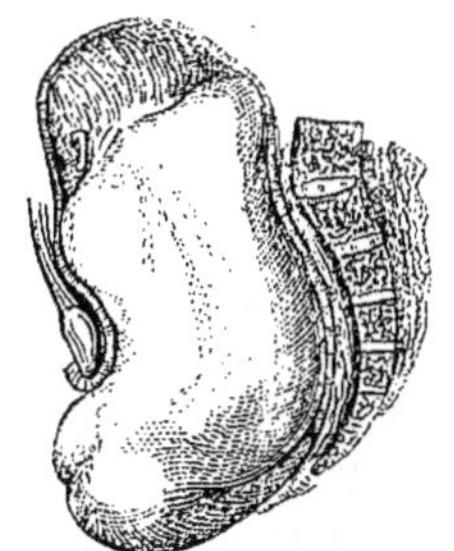

Fig. 84. — Dégagement du siége

commencent déjà à se découvrir. Pendant ce dégagement, le tronc du fœtus, se prêtant à la direction de l'axe pelvien, est fortement courbé sur son côté antérieur.

Le mouvement de rotation que décrivent les hanches, lorsqu'elles sont arrivées au détroit inférieur, peut être un mouvement partiel ou un mouvement auquel a participé tout le tronc du fœtus. Dans le premier cas, il n'a pu s'opérer qu'à l'aide d'un certain degré de torsion de la colonne lombaire, et alors, immédiate-ment après son dégagement, le bassin éprouve un mouvement de restitution qu lui fait reprendre sa position primitive, c'est-à-dire diagonale.

Une fois que les hanches sont dégagées, la poitrine s'engage dans l'excavation ; les bras restant toujours appliqués sur la partie latérale et antérieure du thorax, les épaules arrivent bientôt au détroit inférieur, toujours placées en position dia-gonale, si elles n'ont pas d'abord participé au mouvement de rotation décrit par le bassin.

Les épaules se dégagent d'après le même mécanisme que les hanches, c'est-à-dire qu'elles tournent de manière que l'épaule antérieure, ici la gauche, vient se placer derrière la branche ischio-pubienne droite, la postérieure au devant du ligament sacro-sciatique droit ; elles franchissent toutes deux le détroit inférieur en position diagonale : mais quand elles n'ont plus que la résistance des parties molles à vaincre, elles complètent leur mouvement de rotation, et se placent, l'une directement en avant, l'autre en arrière. Le coude et l'épaule sous-pubienne apparaissent les premiers à l'extérieur ; mais c'est encore le coude et l'épaule postérieure qui le plus souvent se dégagent les premiers (1).

M. le professeur P. Dubois professe que la hanche antérieure dans le dégagement du siége, l'épaule antérieure dans le dégagement de la partie supérieure du tronc, sont expulsées avant la partie qui est en arrière. Je répéterai encore que les choses se passent souvent comme l'indique ce professeur, mais qu'il nous a semblé que le mécanisme que nous venons d'indiquer était vrai pour le plus grand nombre des cas.

E. *Cinquième temps, rotation de la tête.* — Tandis que les épaules franchissent le bassin dans la situation que nous venons d'indiquer, la tête, fléchie sur le devant de la poitrine, franchit le détroit supérieur dans la direction du diamètre oblique gauche, c'est-à-dire le front tourné vers la symphyse sacro-iliaque droite, et conserve cette direction jusqu'au moment où elle arrive au détroit inférieur. Les diamètres de la tête, qui sont alors en rapport avec les diamètres du détroit inférieur, varient suivant la flexion plus ou moins complète de la tête. Ainsi, quand elle est seulement modérément fléchie, ce qui est le cas le plus ordinaire, le diamètre occipito-frontal est parallèle au diamètre oblique gauche du détroit inférieur, le diamètre bipariétal au diamètre oblique droit ; l'axe du détroit traverse la tête à peu près dans la direction du diamètre trachélo-bregmatique. Si l'on suppose la tête plus fortement fléchie sur le devant de la poitrine, le diamètre sous-occipito-bregmatique prend la place du diamètre occipito-frontal, et l'occipito-mentonnier se rapproche de l'axe du détroit inférieur. En un mot, nous retrouvons les mêmes rapports que dans la présentation du vertex ; seulement la tête se présente par sa base au lieu de s'offrir par son sommet. Elle éprouve alors un mouvement de rotation, à la suite duquel la face est portée dans la concavité sacrée, l'occiput derrière et la nuque sous la symphyse des pubis ; de sorte que le diamètre sous-occipito-bregmatique se rapproche beaucoup du diamètre antéro-postérieur, mais conserve toujours cependant une certaine obliquité.

---

(1) Beaucoup de livres, au sujet du dégagement des épaules, répètent que les bras, retenus par les bords de l'excavation, se relèvent sur les côtés de la tête. Cela n'a presque jamais lieu, comme l'a très-bien fait remarquer Desormeaux, quand l'accouchement est entièrement confié à la nature, et qu'aucune traction n'est pratiquée sur l'extrémité pelvienne. Aussi, quand le travail marche régulièrement, l'accoucheur doit-il se défendre contre la tentation que l'on éprouve d'aider un peu à la nature en tirant. Ces tractions imprudentes ont pour effet certain le redressement des bras, car nulle puissance ne les pousse en dehors en pareil cas. Retenus par le frottement, ils sont restés au-dessus de l'excavation et la tête descend entre eux plutôt qu'ils ne se relèvent sur ses parties latérales. Bien heureux encore lorsque l'extension de la tête n'est pas une conséquence de ces tractions.

F. *Sixième temps, expulsion de la tête.* — A ce moment, la matrice ne peut plus agir que très-faiblement sur la tête (voy. *Pronostic*), qui est en tout ou en partie dans le vagin ; mais les épreintes produites par l'état de pression où se trouvent le rectum et la vessie obligent, dit M. Velpeau, la femme à rassembler toutes ses forces, à redoubler de courage, et les contractions des muscles abdominaux ne tardent pas à venir au secours de la matrice impuissante. Alors toutes ces forces réunies fléchissent la tête de plus en plus, et pendant que le mouvement de flexion s'opère autour de la nuque ou du point sous-occipital comme

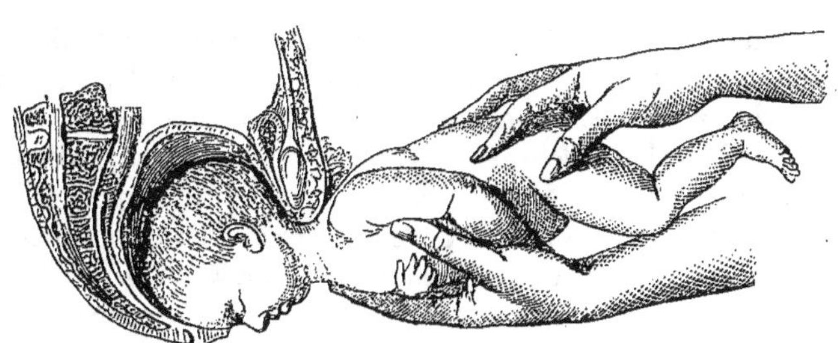

Fig. 85. — Accouchement par le siége ; dégagement de la tête
le menton en arrière.

centre, on voit apparaître successivement le menton, le front, le bregma et l'occiput au devant de la commissure antérieure du périnée. Pendant ce mouvement de flexion, la tête représente un levier du premier genre, dont la puissance est à l'occiput, le point d'appui au point sous-occipital, ou à la nuque placée sous l'arcade, la résistance au menton, et surtout au front, qui, arrêté par le périnée, doit le distendre et l'amincir. Si du point sous-occipital placé sous la symphyse, on tire des rayons qui viennent aboutir aux différents points de la ligne médiane de la face et de la voûte du crâne, ces rayons représenteront très-exactement les diamètres qui successivement franchissent le diamètre antéro-postérieur du détroit inférieur ; les principaux de ces diamètres sont le sous-occipito-mentonnier, le sous-occipito-frontal et le sous-occipito-bregmatique.

2° *Mécanisme de l'accouchement naturel dans la position sacro-iliaque droite postérieure* (quatrième de Baudelocque, troisième de Capuron).

Dans cette position, le sacrum est tourné vers la symphyse sacro-iliaque droite, le dos est en arrière et à droite, le plan antérieur en avant et à gauche, le côté droit en avant et à droite, le côté gauche en arrière et à gauche. Le grand diamètre bis-iliaque du bassin du fœtus est parallèle au diamètre oblique droit. Ici encore le mécanisme de l'accouchement peut être décomposé en six temps analogues à ceux que nous venons de décrire dans la position sacro-iliaque gauche ; nous y renvoyons le lecteur pour éviter des redites.

Nous supposerons qu'au moment de la rupture des membranes, les membres inférieurs, entraînés par le flot du liquide, sont complétement défléchis, et que les pieds se présentent les premiers à la vulve. Sous l'influence des contractions utérines, les membres inférieurs se dégagent sans offrir aucune particularité, et les hanches arrivent facilement au détroit inférieur. On les voit alors s'engager au détroit périnéal, tantôt en conservant leur position diagonale, tantôt en se portant, l'une, l'antérieure, légèrement en avant vers la symphyse des pubis; l'autre, la postérieure, en arrière vers la ligne médiane du sacrum. Les bras et les épaules se présentent à leur tour, et leur dégagement est à peu près le même que dans le cas précédent.

Après l'expulsion des épaules, la tête reste seule dans l'excavation, et son expulsion peut avoir lieu de plusieurs manières : tantôt, en effet, l'occiput reste en arrière jusqu'à la complète expulsion de la tête ; tantôt, et c'est ce qui arrive dans la très-grande majorité des cas, il revient en avant se placer derrière la symphyse des pubis.

A. *L'occiput revient en avant.* — Cette conversion peut commencer dès que les hanches se dégagent au détroit inférieur : ainsi il arrive assez souvent, comme nous l'avons dit, que tout le tronc du fœtus participe à ce mouvement de rotation des hanches ; de sorte que, primitivement placé en arrière, le plan postérieur de l'enfant est ramené en avant en décrivant une espèce de spirale qui commence sur les hanches et vient se terminer sur l'occiput. La tête a participé, en effet, au mouvement de rotation du tronc, de sorte que, au moment où elle arrive dans l'excavation, l'occiput se trouve placé derrière la symphyse des pubis. Mais ce changement dans la position de la tête peut encore s'opérer au détroit inférieur ou dans l'excavation, lorsque, après la sortie du tronc, l'occiput est encore en arrière. Dans ce cas, après le dégagement des épaules, le dos du fœtus se retourne de nouveau en arrière par une sorte de mouvement de restitution, et la tête, restée seule dans l'excavation, se trouve placée dans la direction du diamètre oblique gauche, l'occiput en arrière et à droite, le front ou bregma en avant et à gauche. Elle exécute alors un mouvement de rotation, par suite duquel l'occiput, parcourant d'arrière en avant toute la moitié latérale droite, vient se placer derrière la symphyse, et le front, roulant d'avant en arrière, est porté dans la concavité du sacrum... Quel que soit, du reste, le mode suivant lequel s'opère cette mutation, dès que l'occiput est placé derrière la symphyse pubienne, l'accouchement se termine comme dans le cas précédent.

B. *L'occiput reste en arrière.* — Lorsque l'occiput reste en arrière jusqu'à la fin du travail, le dégagement de la tête peut avoir lieu par deux procédés. Dans la majorité des cas, la tête, fortement fléchie, s'engage dans l'excavation ; elle éprouve bientôt un très-léger mouvement de rotation qui porte l'occiput vers la concavité du sacrum, le front et le bregma derrière la symphyse des pubis ; les contractions utérines et des muscles abdominaux forçant la tête à se fléchir de plus en plus, on voit apparaître au-dessous de la symphyse, et à travers la vulve, d'abord toute la face, puis le front, le bregma, puis enfin le vertex et l'occiput. La tête se dégage donc par un mouvement de flexion, qui a

pour centre la nuque, placée au devant de la commissure extérieure du périnée (fig. 86).

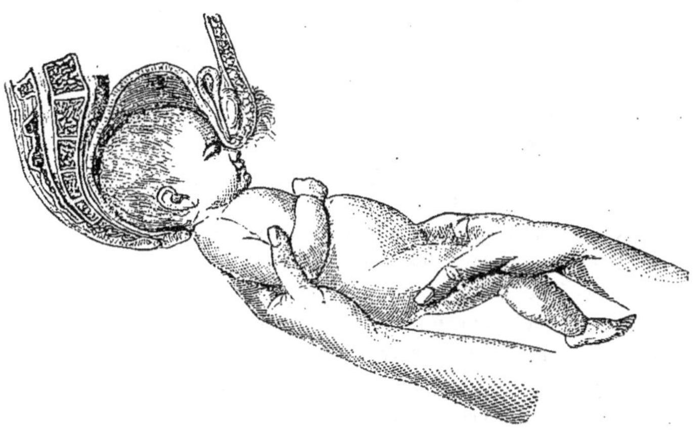

Fig. 86. — Accouchement par le siége ; dégagement de la tête, le menton
glissant au-dessous du pubis, l'occiput restant en arrière.

Enfin, il peut arriver que, au lieu de rester appliqué sur le devant de la poi-

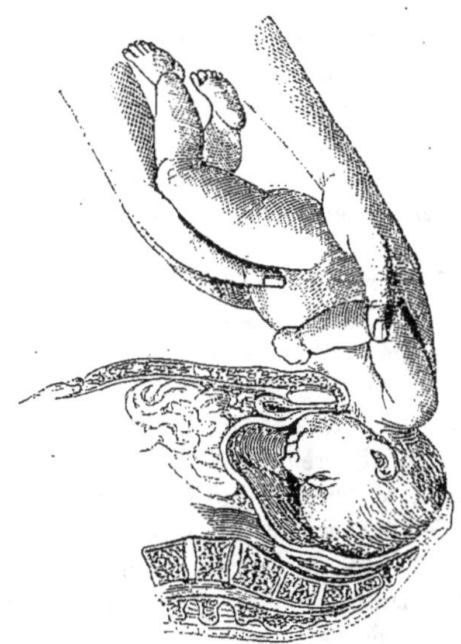

Fig. 87. — Accouchement par le siége ; l'occiput étant en arrière et se dégageant à la
commissure supérieure de la vulve pendant que le menton reste derrière le pubis.

trine, le menton s'arrête et se relève au-dessus des pubis, et que l'occiput se -

renverse de plus en plus en arrière par un mouvement d'extension très-étendu. La tête s'engage dans le détroit par son extrémité occipitale, l'occiput bascule, parcourt toute la partie postérieure de l'excavation, et vient se dégager le premier au devant de la commissure ; après lui viennent successivement le vertex, la fontanelle antérieure, le front et toute la face. La tête se dégage donc par un mouvement d'extension, qui a pour centre la région prétachélienne, placée d'abord derrière, puis bientôt sous la symphyse. Leroux, Michaelis, Asdrubali, ont observé des faits semblables; mais ils sont très-rares (fig. 87).

Le *mécanisme de l'accouchement*, dans les positions sacro-iliaque gauche transversale et postérieure, sacro-iliaque droite antérieure et transversale, est l'analogue de celui que nous avons décrit pour la position sacro-iliaque gauche antérieure, sacro-iliaque droite postérieure.

On remarquera seulement que la hanche gauche, qui doit se dégager sous l'arcade pubienne dans toutes les positions sacro-iliaques gauches, tourne de droite à gauche dans la position sacro-iliaque gauche antérieure et de gauche à droite dans la position sacro-iliaque gauche postérieure. On trouvera de même que la hanche droite se dégage la première dans les positions sacro-iliaques droites, en tournant de gauche à droite dans la variété antérieure et de droite à gauche dans la variété postérieure.

§ 4. — Pronostic.

Les présentations de l'extrémité pelvienne sont en général beaucoup plus graves que celles de l'extrémité céphalique ; mais pour être convenablement apprécié, le pronostic de l'accouchement doit être successivement considéré relativement à la mère et relativement au fœtus. Si, en effet, par le fait même du mode d'expulsion, la vie de l'enfant est alors gravement compromise, le travail de l'enfantement est certainement moins pénible et moins douloureux pour la mère.

1° *Relativement à la mère.* — Considéré dans son ensemble, l'accouchement est un peu plus long dans les présentations podaliques, mais fort heureusement cette lenteur porte presque exclusivement sur la première période, et la mère n'a que peu à en souffrir. Cette lenteur de la dilatation s'explique facilement par les conditions que nous avons déjà indiquées. Avant la rupture des membranes, en effet, la partie qui s'offre la première n'ayant ni la forme, ni la rondeur, ni la régularité du sommet de la tête, ne peut s'adapter à la concavité régulière du segment inférieur de l'utérus, est séparée du col par une couche assez épaisse de liquide amniotique, et ne peut en rien, par conséquent, accélérer sa dilatation. Si les membranes viennent à se rompre longtemps avant la dilatation complète, le volume ou l'irrégularité de l'extrémité pelvienne s'opposant à son facile engagement, et le col n'étant plus soutenu, comme il l'est par le sommet de la tête dans la présentation du vertex, retombe sur lui-même et rétrécit pour ainsi dire l'ouverture qu'il offrait auparavant. Dans les positions céphaliques, au contraire, la tête s'engage comme un coin, et, à chaque effort expulseur, tend à augmenter la dilatation.

Mais une fois que le col est largement ouvert, la période d'expulsion nous a paru toujours s'accomplir avec plus de rapidité que dans la présentation du sommet. Le siége, le tronc et les épaules se dégagent en général avec facilité ; la tête seule rencontre parfois quelques obstacles, et peut se trouver arrêtée au détroit inférieur. Mais cet arrêt de la tête n'est pas en général de longue durée, car si les efforts de la femme ne suffisent pas à compléter son expulsion, il est du devoir de l'accoucheur d'intervenir assez promptement pour soustraire l'enfant au danger qui le menace. Or les manœuvres à pratiquer dans ces conditions n'exposent la mère à aucun danger, et le fœtus peut seul en souffrir.

Pour la mère donc, l'accouchement est peut-être plus favorable dans les présentations podaliques que dans celles du vertex : j'ajouterai qu'il est certainement plus heureux pour elle que dans la présentation de la face.

Du reste, il est important de faire remarquer que toutes les variétés de présentation de l'extrémité pelvienne ne sont pas également favorables. Suivant quelques auteurs, l'accouchement est en général plus long quand le fœtus se présente par le siége que lorsque les pieds descendent les premiers dans l'excavation.

Le volume des parties qui constituent l'extrémité pelvienne ne lui permet pas, a-t-on dit, de s'engager avec facilité, il faut que les contractions utérines agissent longtemps pour qu'elles puissent s'adapter aux diamètres du bassin. Cela est vrai ; mais, comme le fait observer madame Lachapelle, leur mollesse est telle que, une fois engagées, elles se conforment aisément au passage ; et puis d'ailleurs, plus le volume de la partie sera considérable, professe M. P. Dubois, plus l'accouchement ressemblera à celui des présentations du sommet. Aussi, contrairement à l'opinion généralement admise, ce professeur enseigne-t-il que l'accouchement par le siége est bien préférable à celui dans lequel les pieds se présentent les premiers. La vérité de cette proposition sera mieux comprise quand nous aurons développé les inconvénients de cette dernière circonstance.

L'accouchement par les pieds, n'offrant pas les mêmes apparences fâcheuses relativement au volume, est, par quelques personnes, préféré même aux présentations du sommet.

Le fœtus, se présentant alors par sa plus petite extrémité, et offrant successivement un volume de plus en plus considérable, sera, d'après elles, expulsé plus facilement ; car alors la dilatation des parties, étant lente et graduée, sera beaucoup moins longue et pénible. Si vous voulez, a-t-on dit, enfoncer un bouchon dans le goulot d'une bouteille, vous le présenterez par sa petite extrémité, et sa grosse extrémité sera facilement introduite, ce qui aurait été impossible en la présentant la première au goulot de la bouteille. Or, il en est de même du fœtus dans la présentation des pieds ; car l'ovoïde fœtal peut être alors considéré comme un cône, dont la base est à l'extrémité céphalique et le sommet à l'extrémité pelvienne... Cela est vrai pour le bouchon, mais seulement parce que les efforts que vous ferez pour le faire pénétrer redoubleront à mesure que la grosse extrémité se rapprochera du goulot de la bouteille ; la force en effet augmentera avec les difficultés ; mais cette dernière condition ne se retrouve plus dans l'accouchement par les pieds. A mesure, en effet, que les parties inférieures du fœtus se dégagent, il en reste moins dans la cavité utérine ; il arrive même un moment où la tête, parvenue dans l'excavation, est à peine contenue dans la cavité du col. Or, pendant qu'il se désemplit, l'utérus revient sur lui-même. Comme tout muscle contractile, il perd, par cette rétraction, une grande partie de sa puissance ; c'est donc précisément à l'instant où la grosse extrémité du cône représenté par le fœtus a à vaincre la résistance des parties, que les contractions utérines sont le plus affaiblies, et souvent même ne peuvent servir en rien à l'expulsion de la tête fœtale : ici donc les forces diminuent en raison inverse des difficultés.

Si l'on se rappelle maintenant ce qui a lieu dans les présentations du sommet, il sera facile de saisir les différences. Sans doute c'est alors la plus grosse partie du fœtus qui se présente la première, et son expulsion nécessite des efforts violents et longtemps prolongés ; mais remarquez que, jusqu'au moment où la tête franchit la vulve, l'utérus contient encore dans sa cavité une grande quantité de liquide amniotique et la plus grande quantité du tronc du fœtus : il est donc encore suffisamment distendu pour n'avoir rien perdu de sa puissance, puissance qu'il peut exercer sur une grande surface, sur laquelle il s'applique avec force jusqu'à la fin du travail. Enfin, une fois la tête à l'extérieur, les parties largement dilatées par son passage n'offrent qu'une faible résistance à l'expulsion du tronc et des membres inférieurs, et la rétraction de la matrice peut diminuer ses forces expulsives, sans que cette diminution puisse avoir sur le travail une fâcheuse influence.

2° *Relativement au fœtus.* — L'accouchement par l'extrémité pelvienne est très-dangereux pour le fœtus. Ainsi, les résultats statistiques fournis par madame Lachapelle prouvent que, sur huit cent quatre présentations de l'extrémité pelvienne, cent deux enfants sont nés faibles, cent quinze morts. La proportion des morts au total est un peu plus d'un septième, tandis que sur vingt-six mille six cent quatre-vingt-dix-huit positions du vertex, il n'y a eu que six cent soixante-huit morts ; ce qui donne un sur trente, c'est-à-dire un trentième. Quant au pronostic particulier à chacun des trois genres, on a remarqué que, lorsque les fesses s'avancent les premières, le nombre des morts est d'environ un sur huit et demi, un peu moins d'un huitième ; pour les positions des pieds, un sur six et demi, un peu moins d'un sixième ; et enfin, pour les genoux, de un sur quatre et demi, un peu moins d'un quart.

Mais M. Paul Dubois a fait remarquer avec raison que cette proportion n'était pas exacte. Dans les relevés de la Maternité, on a, en effet, compris tous les enfants nés par l'extrémité pelvienne, sans faire la part des accidents étrangers à la position, et qui ont pu cependant produire la mort du fœtus. Aussi, mettant de côté tous les cas dans lesquels les enfants paraissaient avoir succombé sous l'influence de causes qui évidemment ne se rattachaient pas à la présentation, M. Paul Dubois est arrivé à ce résultat, que, dans l'accouchement par l'extrémité pelvienne, il meurt à peu près un enfant sur onze ; tandis que dans les présentations du sommet, il en meurt un sur cinquante. On voit encore que la différence est effrayante.

Toutes choses étant égales d'ailleurs, l'accouchement est beaucoup plus dangereux pour le fœtus chez les femmes primipares que chez celles qui ont déjà eu des enfants. La résistance du périnée, qui suffit quelquefois chez les premières pour arrêter le travail dans les présentations du sommet, est ici d'autant plus puissante pour arrêter la tête que les contractions utérines sont plus faibles, comme nous venons de le démontrer.

Quelle est la cause de la mort du fœtus? On a longtemps pensé que, le fœtus se présentant par sa petite extrémité, chaque partie, étant plus volumineuse que celle qui l'avait précédée, avait de nouvelles résistances à vaincre ; qu'elle subissait, par conséquent, une certaine compression, et que cette compression, s'exerçant de bas en haut, devait nécessairement produire le refoulement des liquides et la congestion cérébrale dont on retrouve les signes anatomiques à l'autopsie du petit cadavre. Ce refoulement n'est pas admissible : 1° parce que le col de l'utérus est alternativement dans un état de relâchement et de contraction, et qu'il faudrait pour l'expliquer une contraction permanente ; 2° parce que, quelque forte qu'on suppose cette contraction, elle ne le sera pas assez pour comprimer les gros vaisseaux placés dans l'épaisseur des membres et au centre des grandes cavités ; 3° parce qu'enfin, si nous nous rappelons ce qui a lieu dans les présentations du sommet et de la face, ce n'est pas sur les parties contenues encore et comprimées dans la cavité utérine que devra se faire un afflux plus considérable des liquides, mais bien sur les parties qui, déjà dégagées, sont soustraites à toute compression.

La compression du cordon explique cette congestion mortelle d'une manière beaucoup plus satisfaisante. Après le dégagement du siége, le cordon ombilical, tendu de l'ombilic à son insertion placentaire, se trouve placé dans l'excavation et dans la cavité utérine, entre la paroi du bassin et le tronc, et même, un peu plus tard, entre cette paroi et la tête du fœtus. On conçoit alors facilement combien il est exposé à être comprimé ; et comme le dégagement des parties supérieures du fœtus, et surtout de la tête, est souvent difficile à s'opérer, cette compression peut durer assez longtemps. Cette compression intercepte nécessairement la circulation du cordon. Or, on admet généralement aujourd'hui que le placenta est le siége de la respiration du fœtus, ou, pour mieux dire, que le sang du fœtus est mis, dans le placenta, en contact médiat avec le sang de la mère, et qu'il résulte pour lui de ce contact une modification à peu près analogue à celle que le sang de l'adulte subit dans les poumons par son contact avec l'air atmosphérique; la circulation étant interceptée dans le cordon, le fœtus se trouve donc dans la condition d'un adulte privé d'air respirable ; il meurt asphyxié, et l'on sait que l'un des phénomènes anatomiques les plus constants de l'asphyxie est la congestion cérébrale (¹).

(¹) La plupart des anciens auteurs ont expliqué différemment la mort du fœtus dans les cas de compression du cordon ombilical. Pour les uns, la compression interrompait la circulation dans les artères ombilicales, mais laissant libre le canal de la veine, de sorte que le fœtus, continuant à recevoir du sang par la veine sans pouvoir le renvoyer par les artères, mourait par surabondance de sang, par apoplexie. Pour les autres, au contraire,

Je conçois encore d'une autre manière cette asphyxie du fœtus, et je crois qu'elle peut avoir lieu sans que le cordon soit nécessairement comprimé. Nous avons déjà dit que, lorsque la tête plongeait dans l'excavation, il ne restait plus aucune partie du fœtus dans la cavité utérine ; l'utérus vide revient alors nécessairement sur lui-même ; ce retrait de l'organe détermine, on le sait, le décollement du placenta. Or, le placenta étant décollé, les vaisseaux utéro-placentaires sont nécessairement rompus, le fœtus se trouve dans la même condition que si le cordon était comprimé, et pour peu que l'expulsion de la tête tarde à se faire, il peut donc mourir asphyxié.

Il n'est pas même nécessaire que le placenta soit décollé, et, suivant la remarque de M. Van Huevel, pour peu que l'arrêt de la tête dans l'excavation se prolonge, il suffit du retrait de la matrice sur elle-même pour gêner, arrêter la circulation utéro-placentaire, et faire mourir le fœtus par asphyxie.

<h2 style="text-align:center">ARTICLE V.</h2>

PRÉSENTATIONS DU TRONC.

Au commencement de ce chapitre, nous avons exposé les raisons qui nous décident à n'admettre, avec madame Lachapelle, MM. Nægele et Dubois, que deux présentations du tronc : nous n'y reviendrons pas. On se rappelle que toutes les nuances de présentations peuvent se rattacher aux deux suivantes : une présentation du plan latéral droit, une présentation du plan latéral gauche. Lorsque le côté droit se présente au détroit supérieur, la tête du fœtus, qui, dans ce cas, est prise comme point de repère, peut se trouver placée au-dessus d'un des points de la moitié latérale gauche du bassin. C'est pour nous la première position du plan latéral droit (ou épaule droite, madame Lachapelle). La tête peut se trouver placée au-dessus d'un des points de la moitié latérale droite : c'est pour nous la seconde position. Nous avons donc deux positions de l'épaule ou du plan latéral droit du fœtus ; de même pour l'épaule gauche ou le plan latéral gauche, nous avons deux positions : dans l'une la tête est à gauche de la mère (céphalo-iliaque gauche) ; dans l'autre la tête est à droite (céphalo-iliaque droite).

Il est très-fréquent, dans les présentations du tronc, de voir le bras et la main pendre dans le vagin, ou même la main paraître à la vulve. Ce phénomène, qui, pendant très-longtemps, a été regardé comme un accident beaucoup plus grave que la présentation de l'épaule, doit être considéré comme un résultat à peu près sem-

c'était particulièrement sur la veine, et non sur les artères, que portait la compression, et le fœtus mourait alors par anémie, par syncope. Il est évident que ces deux théories ne supportent pas le plus léger examen. Il suffit, en effet, d'examiner le cordon et l'entortillement de ses vaisseaux pour comprendre qu'à moins d'une circonstance tout à fait exceptionnelle, cette compression partielle ne peut pas exister ; que la compression du cordon doit interrompre à la fois la circulation dans les artères et dans les veines, et que la quantité du sang du fœtus n'augmente ni ne diminue. Il ne reste plus comme possible que la mort par asphyxie.

blable à la déflexion des membres inférieurs dans certains cas de présentation de l'extrémité pelvienne ; c'est donc à tort que la plupart des anciens accoucheurs en ont fait une présentation distincte sous le nom de présentation du bras et de la main : c'est tout simplement un épiphénomène lié à la présentation de la région latérale du fœtus, et qui mérite à peine d'être considéré comme une variété de ces positions. Nous verrons plus loin à quoi tient l'erreur des accoucheurs anciens sur ce point de doctrine.

Les présentations du tronc sont rares, un peu moins cependant que les présentations de la face ; sur quinze mille six cent cinquante-deux accouchements, madame Lachapelle en a observé soixante-huit, c'est-à-dire une à peu près sur deux cent trente. Sur les deux mille deux cents accouchements que nous avons déjà cités, et qui ont été observés par M. P. Dubois, il y a eu treize présentations du tronc. Le docteur Blaud l'a observée une fois sur deux cent dix ; Joseph Clarke, une sur deux cent douze ; Merriman, dans sa pratique particulière, une sur deux cent cinquante-cinq ; M. Nægele, une sur cent quatre-vingts ; le docteur Collins, une sur quatre cent seize. Quant à la fréquence relative des présentations et des positions, il résulte des tableaux de madame Lachapelle que l'épaule droite, ou le plan latéral droit, se présente un peu plus fréquemment que le gauche, et que les positions dorso-antérieures, c'est-à-dire la première de l'épaule droite, et la seconde de l'épaule gauche, dans lesquelles le dos répond à la partie antérieure de l'utérus, sont plus fréquentes que les positions dorso-postérieures, c'est-à-dire la première de l'épaule gauche, et la seconde de l'épaule droite, dans lesquelles le dos de l'enfant est tourné vers les lombes de la mère (Nægele).

§ 1. — Causes.

Nous avons peu de chose à dire sur les causes des présentations du tronc. La petitesse et la mobilité du fœtus, une accumulation considérable de liquide amniotique en arrondissant la forme de l'organe, l'obliquité utérine, l'obliquité des détroits du bassin, les vices de conformation du détroit supérieur, sont généralement considérés comme causes prédisposantes. Dans ce dernier cas, on conçoit que l'étroitesse de l'entrée du bassin rende l'engagement de la tête impossible, détermine son glissement vers une des fosses iliaques, et favorise ainsi la présentation de l'épaule. L'insertion vicieuse du placenta sur le col semble être encore une prédisposition aux positions du tronc : sur quatre-vingt-dix cas, en effet, vingt et une fois l'épaule s'est offerte la première. M. Danyau croit trouver une explication plus plausible dans la forme de l'utérus, dont les dimensions transversales seraient plus considérables qu'à l'ordinaire, et il cite à l'appui de son opinion une observation du docteur Lecluyse. Chez une femme dont les enfants, dans trois accouchements successifs, s'étaient présentés par l'épaule, ce médecin constata, la troisième fois, que la matrice, au lieu d'être piriforme dans le sens vertical, offrait, pour ainsi dire, une espèce d'ellipsoïde, dont le grand axe était transversal, tandis que le fond de l'utérus s'élevait très-peu au-dessus des pubis.

Wigand avait déjà depuis longtemps proposé la même explication. Comment est-il possible, dit-il, qu'un enfant bien conformé, dont le corps forme un ovale, puisse, sans être comprimé ni gêné, prendre une position oblique ou transversale dans une matrice dont la figure est ovalaire ? En supposant que, sous l'influence de certaines causes, il puisse prendre pour un instant ces positions vicieuses, quelle force magique y retiendrait le fœtus, dont tous les mouvements sont si favorisés, et par le liquide dans lequel il nage, et par le poli de la surface interne de l'œuf ? Qui l'empêcherait de suivre les lois de la physique, de sortir de cette position gênante, en faisant coïncider son grand diamètre avec le diamètre longitudinal de l'utérus ? On ne peut mieux répondre à ces questions, ajoute-t-il, qu'en admettant que la cause des positions vicieuses réside plutôt dans une forme irrégulière de la matrice que dans les mouvements qu'il a exécutés.

Sans doute, en se rappelant la malheureuse persistance avec laquelle se reproduisent les positions vicieuses chez certaines femmes, on est très-disposé à en rechercher la cause dans une conformation particulière de l'utérus ; et s'il était constaté qu'avant la première gestation la matrice offrait une forme particulière, on pourrait admettre, à la rigueur, qu'elle conserve cette même irrégularité malgré le développement que lui fait subir la grossesse : mais jusque-là il est permis de se demander si l'exagération de ses dimensions transversales à la fin de la grossesse et au moment du travail est l'effet et non la cause de la position vicieuse du fœtus.

Quant aux causes déterminantes, les seules dont on puisse se rendre compte, elles sont fortuites et accidentelles. Ainsi, une violente commotion, de petites secousses longtemps répétées, telles que celles qui peuvent être produites par les voyages en voiture, l'exercice du cheval, l'ébranlement produit par le renversement d'une voiture, enfin même une frayeur subite, peuvent, suivant les auteurs, changer, dans certains cas, la position du fœtus, et convertir spontanément une présentation du vertex en une présentation de l'épaule. Plusieurs accoucheurs ont pensé que les contractions irrégulières ou seulement partielles pouvaient, pendant le travail, convertir une position favorable en présentation du tronc. Cela est à la rigueur possible; mais je ne saurais admettre avec la même facilité l'influence que, suivant quelques auteurs, auraient ces contractions utérines qui tourmentent les femmes pendant les derniers jours, quelquefois même pendant les dernières semaines de la grossesse, et que nous avons considérées comme les préludes du travail. Une femme, chez laquelle cinq fois de suite le fœtus s'était présenté par l'épaule, avait, pendant les derniers jours de sa grossesse, souffert de pareilles douleurs. Le professeur Nægele, appelé pour lui donner des soins dans sa sixième grossesse, s'efforça cette fois de calmer ces douleurs, qui se montrèrent encore avec la même énergie que dans les grossesses précédentes. Après avoir inutilement administré plusieurs médicaments, il ordonna des lavements opiacés. Les spasmes cessèrent aussitôt et ne se renouvelèrent plus, à sa grande satisfaction : cette femme accoucha au terme ordinaire d'un enfant vivant, qui s'était présenté dans une bonne position. Qu'est-ce que cela prouve ? Tout simplement que, quelle que soit la position de l'enfant, ces douleurs, préludes du travail, peuvent se manifester, et que les positions vicieuses se reproduisent chez la même femme avec une déplorable persévérance. Évidemment ces contractions sont trop faibles pour pouvoir changer la position du fœtus, surtout si l'on réfléchit que l'intégrité de la poche amniotique et la présence des eaux le protégent contre l'influence qu'elles pourraient avoir.

§ 2. — Diagnostic.

On peut quelquefois, même avant le début du travail, soupçonner une présentation du tronc aux signes suivants : Le ventre de la femme offre un diamètre transversal beaucoup plus étendu qu'à l'ordinaire. Chez celles dont les parois sont molles et flasques, on peut souvent les déprimer assez pour sentir, dans une des fosses iliaques, la tête du fœtus, qui se présente sous la forme d'une tumeur dure, arrondie, résistante. En plaçant ses deux mains sur deux points opposés des parois latérales du ventre, à peu près au niveau des régions lombaires, on sent sur ces deux points une résistance plus grande et solide, offerte par les deux extrémités de l'ovoïde fœtal : on peut alors très-facilement faire mouvoir d'un côté à l'autre la tige solide constituée par le fœtus, et constater que son grand axe est couché transversalement au-dessus du détroit supérieur. Enfin, par le toucher vaginal, on ne rencontre pas la tumeur formée par la tête dans les présentations du sommet : il est presque impossible d'atteindre la partie qui se présente ; dans quelques cas rares, on peut sentir le coude ou la petite main de l'enfant que l'on fait ballotter. Ce dernier signe, rapproché des deux précédents, rend le diagnostic assez probable.

La forme du ventre est alors très-irrégulière, surtout quand il y a peu de liquide amniotique. Cependant on remarque, après l'écoulement des eaux, que le diamètre longitudinal reprend peu à peu le dessus : c'est que, suivant la remarque de M. Hergott, il n'existe plus alors de position réellement transversale ; le fœtus est courbé, replié sur le tronc, de manière qu'une de ses extrémités se trouve logée au fond de l'utérus, quoique l'autre ne corresponde pas à l'orifice.

L'auscultation donne pour les présentations du tronc des résultats douteux. M. Depaul croit cependant qu'on peut arriver au diagnostic par ce moyen, quand le dos du fœtus est dirigé en avant. Dans ce cas, dit cet auteur, tout est favorablement disposé pour que le summum d'intensité soit facilement reconnu, et il existera sur la partie antérieure du segment inférieur de l'utérus, comme dans la présentation de la tête. Mais ce qui établira une différence d'autant plus tranchée que la position sera plus transversale, c'est que le bruit, au lieu de se porter en diminuant vers le fond de la matrice, s'étendra au contraire dans une direction à peu près horizontale, d'une fosse iliaque à l'autre, par exemple, et manquera dans une grande partie de la région supérieure de l'organe.

L'opinion de M. Depaul est rationnelle et s'appuie sur quelques faits. Il n'en est pas moins vrai qu'avec l'auscultation seule les présentations du tronc seraient presque toujours méconnues.

Mais, dans quelques cas, elle peut être un utile auxiliaire. Si, par exemple, le toucher vaginal a fait reconnaître un petit membre du fœtus, et si l'on perçoit les pulsations du cœur dans la région hypogastrique, on pourra presque certainement conclure que c'est un membre supérieur. Ce serait probablement une extrémité pelvienne, si l'on entendait le cœur au niveau de l'ombilic.

Avant la rupture des membranes, l'élévation de la partie rend encore le toucher très-difficile, et la forme de la poche des eaux, de l'orifice utérin, ne peut ici servir en rien. Suivant madame Boivin, la dilatation du col de l'utérus s'opère beaucoup plus lentement ; mais cette lenteur dans la dilatation, se rencontrant souvent dans toutes les présentations autres que celles du sommet, a peu de valeur.

Ce n'est donc qu'après la rupture des membranes que le toucher peut donner une certitude complète. Lorsque le côté du tronc se présente, c'est souvent l'épaule (Lachapelle), mais souvent aussi le coude et le côté de la poitrine (P. Dubois), qui sont placés au centre du détroit supérieur, et que le doigt rencontre d'abord ; nous devons donc indiquer successivement les caractères au moyen desquels on peut reconnaître ces parties.

1° Lorsque l'épaule se présente la première, le doigt rencontre d'abord une tumeur arrondie, formée par son sommet, et sur un des points de laquelle on sent une petite saillie osseuse formée par l'acromion ; en arrière ou en avant, suivant la position, la clavicule et l'épine de l'omoplate ; au-dessous de la clavicule, les intervalles intercostaux qui sont facilement distingués, tandis que, au-dessous de l'épine de l'omoplate, on ne sent qu'une surface plane qui se termine par un angle aigu : c'est l'angle inférieur du scapulum qui est mobile, et au-dessous duquel le doigt peut se glisser. Enfin, sur les côtés de la tumeur formée par l'épaule, on peut toujours découvrir le creux axillaire, et quelquefois aussi, mais du côté opposé, la dépression du col.

L'épaule une fois reconnue, il faut savoir quelle est l'épaule qui se présente, et en quelle position. Je rappellerai d'abord que nous n'avons admis que quatre positions du tronc, deux pour l'épaule droite, deux pour l'épaule gauche ; et que, dans chacune de ces quatre positions, la relation qui existe entre la position de la tête et celle du plan postérieur du fœtus est différente. Ainsi, nous avons deux positions dans lesquelles la tête est à gauche, à savoir, la première de l'épaule droite, et la première de l'épaule gauche. Or, remarquez que dans celle-ci le dos de l'enfant est tourné vers les lombes de la mère ; dans celle-là, au contraire, le dos est en avant. Il nous suffira donc de savoir que la tête est à gauche, et que le dos de l'enfant est en arrière, pour savoir que nous avons affaire à une première position de l'épaule gauche. De même nous avons deux positions dans lesquelles la tête est à droite, à savoir, la seconde de l'épaule droite, et la seconde de l'épaule gauche ; mais on remarque encore que, dans celle-ci, le dos est en avant ; dans celle-là, au contraire, le dos est en arrière. Pour savoir que nous avons affaire à une seconde position de l'épaule gauche, par exemple, il nous suffira de savoir que la tête est à droite et que le dos du fœtus est tourné en avant. En un mot, pour connaître quelle est l'épaule qui se présente et quelle est sa position, il nous suffira de savoir où est la tête, où est le plan postérieur du fœtus.

L'épaule se présentant et étant reconnue, il est évident que le creux axillaire étant dirigé à droite de la mère, la tête sera à gauche, et *vice versâ ;* nous saurons donc facilement où est la tête par la direction du creux axillaire : quant au plan dorsal du fœtus, il est évident que l'omoplate nous indiquera sa position.

2° Lorsque le coude sera seul accessible au doigt, nous reconnaîtrons le coude aux trois saillies osseuses (l'olécrâne et les deux condyles) qu'il présente, à la convexité transversale du pli du coude, et au voisinage de la poitrine et des intervalles intercostaux.

Le coude étant reconnu, il suffit, pour distinguer la position, de reconnaître où est la tête et où est le plan dorsal du fœtus : or, cela est ici très-facile ; le coude est toujours, en effet, dirigé du côté opposé à celui où se trouve la tête, l'avant-bras toujours placé sur le plan antérieur.

Il arrive parfois, avons-nous dit, que l'avant-bras est défléchi, et que la main pend dans le vagin, ou même à l'extérieur de la vulve. Pour connaître alors qu'elle est la main qui se présente, il suffit de la retourner de manière que la face palmaire soit placée en avant et en haut : dans cette position, si le pouce est dirigé vers la cuisse droite de la mère, c'est la main droite ; s'il est dirigé à gauche, c'est la main gauche ; pour savoir ensuite où est la tête, il suffit de glisser le doigt jusqu'au creux axillaire.

Le conseil que nous venons de donner est infaillible pour reconnaître quelle est la main qui fait procidence, malheureusement on l'oublie. Nous croyons donc qu'il est préférable que l'opérateur remarque simplement à laquelle de ses deux mains ressemble exactement la main du fœtus et le diagnostic sera tout aussi assuré, car au volume près, la main droite d'un adulte est exactement faite comme la main droite d'un fœtus et toutes les mains gauches sont calquées sur le même modèle, tandis que de notables différences séparent une main droite d'une main gauche dans l'arrangement réciproque des différentes parties qui les composent.

Lorsque la main pend à l'extérieur de la vulve, il suffit, le plus souvent, de la regarder avec soin pour établir son diagnostic. Alors, en effet, si le dos de la main est tourné vers la cuisse droite, la tête est à droite ; s'il est tourné vers la cuisse gauche, la tête est à gauche. Le petit doigt dirigé vers le coccyx indique que le plan dorsal du fœtus est tourné vers les lombes de la mère ; le petit doigt dirigé vers le pubis indique que le plan dorsal est en avant.

Nous avons insisté sur le diagnostic, parce que nous pensons qu'il est très-important, dans les présentations du tronc, de bien savoir quel est le côté qui se présente, puisque l'accoucheur doit toujours chercher à pratiquer la version. Si les détails dans lesquels nous sommes entrés sont difficiles à suivre dans une simple lecture, ils s'éclairciront beaucoup en face d'un mannequin.

§ 3. — Mécanisme.

Lorsque le tronc se présente au détroit supérieur, l'accouchement requiert presque toujours l'intervention de l'art. Dans quelques cas rares, cependant, et que l'on doit considérer comme tout à fait exceptionnels, la nature se suffit à elle-même. Alors l'expulsion du fœtus peut avoir lieu de deux manières : ou bien, en effet, sous l'influence des seules contractions utérines, l'épaule qui se présente est chassée du détroit supérieur pour faire place à une des extrémités du fœtus; il y a alors changement de présentation, et l'on désigne ce fait sous le nom de *version spontanée;* ou bien l'épaule qui se présente descend dans l'excavation, s'engage la première au détroit inférieur, et malgré cela, le siége, balayant toute la face antérieure du sacrum et du périnée, vient le premier se dégager au devant de la commissure postérieure de la vulve : c'est ce dernier mécanisme qu'on a nommé *évolution spontanée.*

1° Version spontanée.

Lorsque, le travail étant commencé, les membranes ne sont pas encore rompues, le fœtus jouit parfois d'une très-grande mobilité dans la cavité amniotique. On conçoit facilement que, dans ces cas, il puisse sans peine, avant l'écoulement du liquide amniotique, changer de position; car on l'a vu présenter ainsi, durant la première période du travail, les différents points de sa surface extérieure. Tantôt c'est la tête qui remonte pendant que les fesses descendent; tantôt, au contraire, ce sont les fesses qui s'élèvent vers le fond de l'utérus, et la tête qui vient se placer au détroit supérieur. On a dû, par conséquent, admettre deux variétés de version spontanée : 1° la *version spontanée céphalique;* 2° la *version spontanée pelvienne.*

C'est le plus souvent avant ou peu de temps après la rupture des membranes qu'a lieu la version spontanée; cependant, dans certains cas, elle s'est opérée longtemps encore après l'écoulement des eaux. Le fait suivant, rapporté par M. Velpeau, donnera une idée très-exacte de ce qui a lieu dans ces cas : « Une jeune femme, enceinte pour la seconde fois, entra à l'hôpital à dix heures du matin. Le col était encore peu dilaté ; toutefois je pus reconnaître l'épaule gauche en seconde position. Les eaux ne s'écoulèrent qu'à trois heures de l'après-midi ; je ne voulus point aller à la recherche des pieds : les douleurs n'étaient ni très-fortes, ni très-fréquentes, et je n'étais pas sans quelque confiance dans les assertions de Denman. A huit heures, l'épaule est sensiblement rejetée vers la fosse iliaque gauche, et je puis facilement sentir l'oreille à droite. A onze heures, la tempe est presque au centre de l'orifice, l'énergie des contractions est augmentée, et le col est complétement effacé. A minuit, le vertex s'abaisse, la tête s'engage, et dans l'espace d'une heure le vertex est expulsé en position occipito-cotyloïdienne droite (¹). »

Cette observation, dans laquelle la marche du travail a été suivie et décrite pas à pas, est très-propre à faire comprendre le mécanisme suivant lequel s'opère

____

(¹) Je ne ferai qu'une courte observation. La conduite de M. Velpeau est légitimée par le désir qu'il avait de vérifier des opinions à cette époque (en 1825) en litige; mais les jeunes praticiens doivent se garder de pareils expériments. Entre les mains d'un homme tel que M. Velpeau, la version, à une époque avancée du travail, eût été chose facile : mais il ne faut jamais oublier que dans les présentations du tronc, le moment le plus favorable à la version artificielle est celui qui est le plus rapproché de la rupture des membranes.

la version spontanée céphalique. On conçoit facilement que les choses se passe-
raient de la même manière si le siége, au lieu de la tête, descendait vers le détroit
supérieur; et, dans ce cas, par exemple, l'épaule, au lieu d'être chassée vers la
fosse iliaque gauche, aurait été poussée vers le côté droit de la mère. On aurait
vu successivement paraître au détroit supérieur le côté de la poitrine, des lombes,
la hanche et la fesse gauches, et le siége s'engager dans l'excavation.

Dans la présentation de l'épaule, le bras et la main peuvent pendre dans le
vagin et même hors de la vulve. Cette dernière circonstance n'exclut pas la possibilité de la version spontanée. Seulement il est bon de se rappeler que le bras
peut alors remonter complétement dans la cavité utérine, ce qui arrivera presque
certainement, si c'est l'extrémité pelvienne qui descend dans l'excavation ; mais
qu'il peut aussi se placer sur un des côtés du bassin, et laisser descendre la tête
à côté de lui : la présentation de l'extrémité céphalique se compliquera alors de
la procidence du bras et de la main.

Dans l'état actuel de la science, il est assez difficile d'indiquer les causes sous
l'influence desquelles c'est tantôt la tête, tantôt le siége qui, dans les cas de version spontanée, vient ainsi prendre la place qu'occupait l'épaule au détroit supérieur. Toutefois je suis porté à penser que l'irrégularité des contractions n'y est
pas étrangère. Nous parlerons plus loin de ce que les accoucheurs allemands ont
décrit sous le nom de *contractions partielles de la matrice*. Nous verrons que
dans certains cas l'organe semble ne se contracter que dans une certaine partie
de son étendue, l'autre se resserrant avec beaucoup moins de force, et même
restant complétement inerte. Eh bien, sans pouvoir citer aucun fait à l'appui de
mon opinion, je crois fortement que c'est dans une semblable condition des parois
utérines que doit surtout s'opérer la version spontanée. Si l'on suppose en effet
que, le fœtus étant placé en position céphalo-iliaque gauche de l'épaule droite, le
côté gauche de la matrice se contracte seul, le côté droit restant inerte, on comprendra facilement que tout l'effort expulseur, s'exerçant alors sur la tête, aura
pour résultat de l'abaisser vers le centre du détroit supérieur. Ce mouvement de
l'extrémité céphalique sera d'autant plus facile que l'inertie de la paroi latérale
droite de l'utérus n'opposera aucun obstacle à l'élévation de l'extrémité pelvienne.
Que si, au contraire, dans la même position du fœtus le côté droit de la matrice
se contractait seul, il est évident que le siége seul recevrait l'impulsion des efforts
utérins et que l'on verrait s'opérer la version spontanée podalique (¹).

2° Évolution spontanée.

Le mécanisme de l'*évolution spontanée* est beaucoup mieux connu, et nous
retrouvons dans sa description toutes les divisions du mécanisme de l'accouchement naturel dans les présentations du sommet et de la face.

M. Velpeau a également admis une évolution spontanée céphalique, et un

---

(¹) Je dois à la vérité de dire que déjà Wigand avait avant moi donné une explication
semblable.

évolution spontanée pelvienne. Nous ne concevons l'évolution spontanée céphalique que dans les avortements, ou dans les cas où le fœtus est complétement putréfié. Aussi ne parlerons-nous que de l'évolution pelvienne.

Soit, par exemple, une première position de l'épaule droite (céphalo-iliaque gauche de l'épaule droite). Nous nous rappelons que, dans cette variété, l'extrémité céphalique est placée dans la fosse iliaque gauche, le siége dans la fosse iliaque droite, le plan dorsal du fœtus est en avant, son plan sternal en arrière. Son grand axe est à peu près placé dans la direction du diamètre transverse.

Immédiatement après la rupture des membranes, le liquide amniotique s'écoule presque en totalité. L'utérus revient fortement sur lui-même, et, pressant de toutes parts sur le tronc du fœtus, tend à engager la partie qui se présente dans l'excavation.

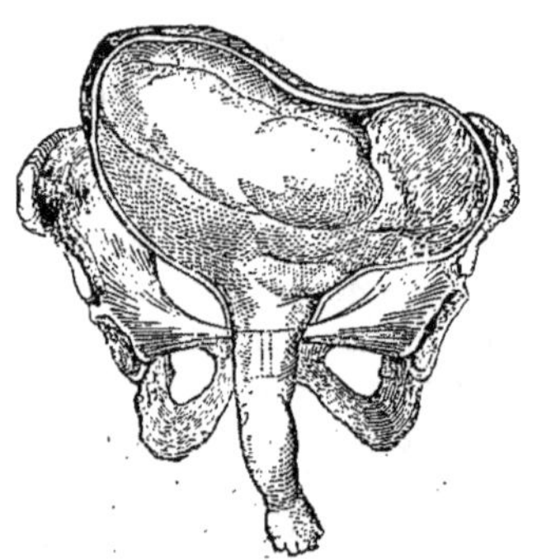

Fig. 88. — Première position de l'épaule droite.

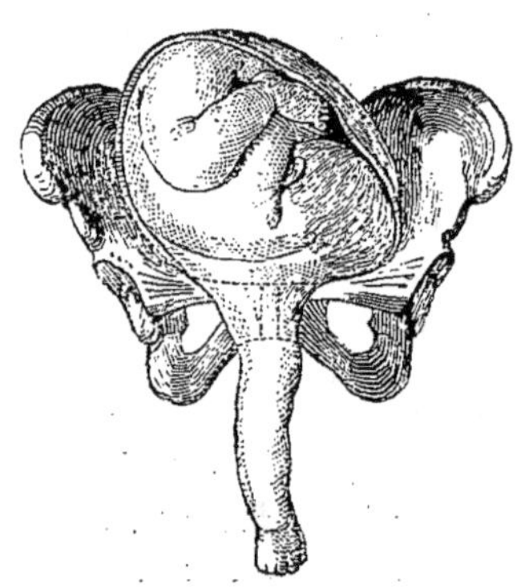

Fig. 89. — Même position pendant le mouvement de descente.

A. *Premier temps. Pelotonnement.* — Sous l'influence des contractions utérines, le grand axe du fœtus se fléchit fortement sur le côté opposé à celui qui se présente : dans le cas que nous étudions, la tête est renversée sur le côté gauche, le siége sur la hanche du même côté.

B. *Deuxième temps. Engagement.* — Commence alors un second temps : à mesure que les contractions se renouvellent, l'épaule tend de plus en plus à se rapprocher du détroit inférieur, et le tronc du fœtus, ployé en double, s'engage profondément dans l'excavation. Mais ici se présente la même difficulté que dans les positions de la face (voy. *Position de la face*). Il est impossible à l'épaule, le tronc étant ainsi placé transversalement, d'arriver jusqu'au détroit inférieur sans que la tête s'engage avec le tronc dans l'excavation ; ou bien sans que le côté du cou soit assez long pour mesurer toute la longueur de la paroi latérale de l'excavation. Or, nous avons vu que cela était impossible (voy. *Mécanisme des positions de la face*). Le mouvement de descente de l'épaule est donc borné par la longueur du cou.

C. *Troisième temps. Rotation.* — Survient alors un mouvement de rotation, par suite duquel le grand axe du tronc de l'enfant, qui était placé transversalement, se place dans une direction presque antéro-postérieure, de manière que l'extrémité céphalique est placée au-dessus de la branche horizontale du pubis, près de l'épine de cet os, et le siége au-dessus ou plutôt au devant de la symphyse sacro-iliaque. Ce mouvement de rotation étant opéré, le mouvement de descente peut maintenant se compléter, puisque le côté du cou se place derrière la symphyse des pubis, dont il peut mesurer toute la longueur. Aussi voit-on apparaître à la vulve tout l'avant-bras et le bras, et le bras et l'épaule venir se placer sous la symphyse des pubis.

D. *Quatrième temps. Dégagement du tronc.* — Sous l'influence d'efforts utérins très-considérables, le tronc, ployé en double, est poussé tout entier dans l'excavation; l'épaule ne peut plus descendre, parce qu'elle est arrêtée par le peu de longueur du cou. La force expulsive agit alors sur l'extrémité pelvienne, qui, poussée de plus en plus vers le plancher du bassin, parcourt toute la face antérieure du sacrum, appuie, déprime et pousse fortement en avant le périnée : bientôt la vulve s'entr'ouvre, et *l'acromion restant toujours placé sous la symphyse*, on voit apparaître au devant de la commissure postérieure de la vulve, d'abord la partie supérieure et latérale de la poitrine, la partie inférieure, le côté des lombes, la hanche, les cuisses, puis enfin toute l'étendue des membres inférieurs qui se déploient à l'extérieur : il ne reste plus dans l'excavation que la tête et le bras gauche. Ce dernier mouvement doit être considéré comme le qua-

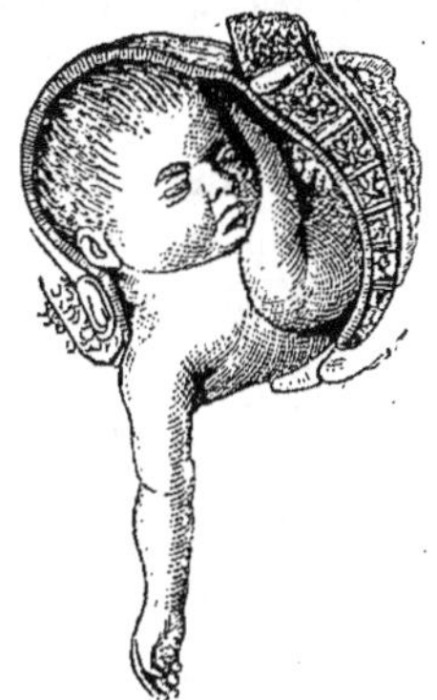

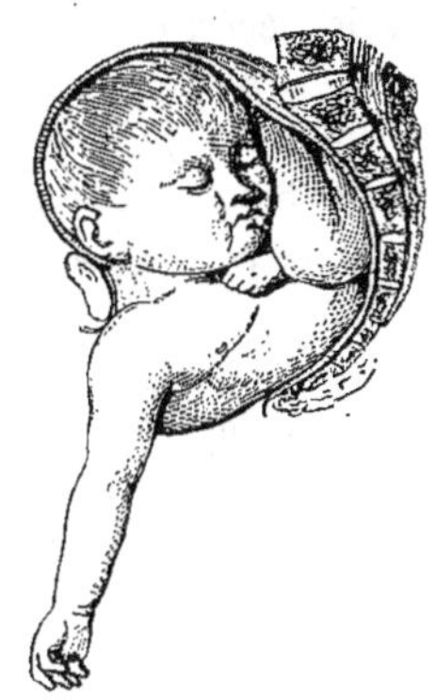

Fig. 90. — Position du fœtus après le mouvement de rotation, et au moment où commence le mouvement de dégagement.

Fig. 91. — Même position, dégagement plus avancé.

trième temps du travail, et être nommé *temps de déflexion* ou de dégagement. Il a pour centre l'épaule placée sous la symphyse, et, si de ce centre on tire des lignes qui viendront aboutir à tous les points du côté du fœtus, on aura tous les rayons qui franchissent le diamètre antéro-postérieur du détroit inférieur.

E. *Cinquième temps. Rotation de la tête.* — Le tronc étant dégagé, on retrouve dans l'évolution spontanée les mêmes conditions que dans l'accouchement par le siége. Au cinquième temps, la tête subit donc un mouvement de rotation qui ramène l'occiput derrière l'articulation des pubis.

F. *Sixième temps. Expulsion de la tête.* — Enfin, dans le dernier temps, la tête se dégage comme dans l'accouchement par le siége.

Tel est très-exactement le mécanisme suivant lequel s'opère l'évolution spontanée, dans le cas où le plan postérieur du fœtus était primitivement en avant, par conséquent dans la première position de l'épaule droite, et dans la seconde de l'épaule gauche. Il n'y aurait de différence, pour cette dernière, que dans le mouvement de rotation qui s'opérerait en sens contraire, c'est-à-dire de droite à gauche et d'arrière en avant pour la tête, et de gauche à droite et d'avant en arrière pour le siége.

Mais lorsque le plan sternal du fœtus est primitivement dirigé en avant, comme dans la première de l'épaule gauche et la seconde de l'épaule droite, les choses se passent un peu différemment. M. P. Dubois, qui a eu l'occasion de voir deux cas semblables, m'a dit que, au moment où le siége se dégageait au devant de la commissure antérieure du périnée, tout le tronc du fœtus éprouva sur lui-même un mouvement de torsion qui ramena encore en avant et en haut le plan dorsal du fœtus, qui, sans ce mouvement de torsion, eût été dirigé vers l'anus. De sorte que, et c'est, il faut l'avouer, une chose bien remarquable, nous retrouvons encore ici la loi générale que nous avons vue régir tout l'accouchement naturel : *Quel que soit le rapport primitif du plan postérieur du fœtus, il vient en définitive se mettre en rapport avec les parties antérieures du bassin.*

Comme je le disais en commençant, il est facile de soumettre le mécanisme de l'évolution spontanée aux mêmes divisions que l'accouchement par la face. Nous avons, en effet, un premier temps de *flexion* du tronc du fœtus sur le côté opposé à celui qui se présente, un second temps de *descente*, interrompu par le troisième mouvement ou temps de *rotation*, enfin un quatrième temps de *déflexion* ou de *dégagement*. Viennent ensuite le cinquième et le sixième temps, pendant lesquels la tête subit d'abord un mouvement de rotation pour être enfin expulsée.

§ 4. — Pronostic.

Nous répétons encore, parce qu'il nous paraît important que cela reste gravé dans l'esprit, que, dans les présentations du tronc, l'expulsion spontanée du fœtus est un fait tout exceptionnel, et sur lequel, à moins de supposer un avorton, il ne faut jamais compter; que l'art doit intervenir, dans tous les cas, dès que les conditions nécessaires à cette intervention existent. (Voy. *Version.*)

En consultant, en effet, les faits publiés, même en réfléchissant seulement au mécanisme suivant lequel cette expulsion a lieu, on voit qu'elle doit exposer la femme à un travail des plus douloureux et des plus longs, et le fœtus à une pression tellement violente, que sa mort doit en être souvent la conséquence. Sur cent trente-sept enfants, cent vingt-cinq sont morts, suivant les résultats fournis par M. Velpeau. Il ne faudrait pas croire cependant, comme l'ont fait quelques personnes, que cet accouchement n'est admissible que pour les avortons. Des faits trop nombreux militent contre cette opinion pour qu'on puisse l'admettre encore aujourd'hui. Burns, cherchant à en démontrer la possibilité physique, fait remarquer avec raison que le plus grand diamètre est de cinq pouces et demi (mesures anglaises) ; souvent même ce diamètre peut n'avoir que cinq pouces, c'est-à-dire 13 centimètres et demi, et être réduit, d'une manière assez notable, par la compression que subissent toutes les parties. Pour peu qu'on suppose les dimensions du bassin légèrement au-dessus de l'état normal, il n'y a rien là de physiquement impossible, comme on l'a dit et répété, sans doute sans y avoir mûrement réfléchi.

Les circonstances qui rendront plus facile et plus probable l'évolution spontanée sont : un accouchement avant terme, la petitesse du fœtus, la large conformation du bassin, l'énergie des contractions, le peu de résistance des parties molles, de nombreux accouchements antérieurs, la facilité avec laquelle la femme accouche ordinairement d'enfants volumineux. Les circonstances opposées la rendront très-difficile, si ce n'est complétement impossible.

ARTICLE VI.

RÉSUMÉ DU MÉCANISME DE L'ACCOUCHEMENT EN GÉNÉRAL.

Rien n'est plus curieux que le mécanisme de l'accouchement, et quelle que soit la présentation, on retrouve dans les mouvements que le fœtus exécute au moment de son expulsion une uniformité constante qui a excité l'attention de tous les accoucheurs modernes, et parmi eux il faut citer au premier rang MM. P. Dubois et Jacquemier. Après eux M. le professeur Pajot a enfin nettement formulé la loi unique du mécanisme et l'a appliquée à toutes les présentations. « Pour nous, dit cet au-
» teur, tous les accouchements, au point de vue des phénomènes mécaniques, sont
» soumis à la même loi. *Il n'y a réellement qu'un seul mécanisme d'accouchement,*
» *quelles que soient la présentation et la position,* pourvu que l'expulsion s'exécute
» spontanément, c'est-à-dire sans intervention de l'art, et se fasse à terme, les
» avortements ne donnant pas lieu à des expulsions régulières. » (Pajot, *Dictionnaire encyclopédique des sciences médicales.*)

Nous acceptons complétement cette manière de voir, et nous répéterons que tous les accouchements spontanés obéissent à la même loi dans leur mécanisme. La partie fœtale est d'abord modifiée dans son volume ou sa direction pour s'adapter à l'ouverture du détroit supérieur, puis elle descend dans l'excavation et tourne au niveau du détroit inférieur pour présenter ses grands diamètres aux grands diamètres du bassin; ce n'est qu'après avoir exécuté cette série de mouvements qu'elle est définitivement expulsée et qu'elle franchit la vulve.

Pour faire passer plus complétement cette simplicité du domaine des faits dans le domaine de la théorie, nous avons pensé qu'il y avait avantage à modifier la classification des différents temps de l'accouchement. Les classifications les plus nouvelles, quoique admirablement simplifiées, manquent en effet d'une uniformité complète et présentent çà et là quelques lacunes et quelques contradictions. C'est ainsi que dans l'accouchement par le sommet ou par la face on décrit cinq temps. Les quatre premiers sont réellement exécutés par la tête, puis on décrit la rotation du tronc dans le cinquième et dernier temps, sans s'arrêter à son expulsion définitive, qu'on ne fait que mentionner. On laisse ainsi dans l'ombre le dégagement du tronc, et l'on expose les élèves à méconnaître une cause importante de dystocie décrite par M. Jacquemier : je veux parler du volume exagéré des épaules. La tête expulsée, on décrit un cinquième temps pour la rotation du tronc ; ne convient-il pas d'être logique jusqu'au bout et de décrire un sixième temps pour son expulsion ?

Dans l'accouchement par le siége, on décrit habituellement quatre ou même cinq temps : il est utile, en effet, d'admettre avec MM. P. Dubois et Pajot un premier temps pour l'amoindrissement et le pelotonnement de la présentation ; puis l'engagement, la rotation et l'expulsion du tronc correspondent au deuxième, troisième et quatrième temps. Jusque-là il y a uniformité entre l'accouchement par l'extrémité céphalique et l'accouchement par le siége ; mais au cinquième temps on décrit ici pêle-mêle et la rotation intérieure de la tête et son expulsion définitive. Le cinquième temps, qui, dans une nomenclature uniforme, devrait rappeler des choses semblables, semble indiquer qu'il y a une différence notable entre les différents accouchements. C'est en effet dans ce même cinquième temps que, dans l'accouchement par le sommet, le tronc tourne sans être expulsé, tandis que dans l'accouchement par le siége, la tête pivote et est expulsée tout à la fois. Il convient, pour faire cesser cette opposition apparente, de dédoubler pour ainsi dire le cinquième temps de l'accouchement par le pelvis et de décrire un cinquième temps pour la rotation intérieure de la tête et un sixième temps pour son expulsion définitive. Réunir ces deux temps en un seul ce serait en effet vouloir confondre deux mouvements aussi différents que le troisième et le quatrième temps de l'accouchement par le sommet.

Pour faire disparaître ces imperfections, ces contradictions, nous avons donc décrit six temps dans le mécanisme de chacune des présentations ; c'est là une innovation qui a l'avantage de montrer très-nettement que partout ce mécanisme est uniforme. Nous avons déjà développé ces idées dans nos cours, dans le texte de l'*Atlas complémentaire de tous les traités d'accouchements* de Lenoir, et l'un de nos élèves en a fait le sujet de sa thèse inaugurale. (Granier, *Thèses de Paris*, 1863, n° 98.)

Pour bien comprendre l'uniformité des lois générales du mécanisme de l'accouchement, il faut d'abord remarquer que le fœtus, tel qu'il est pelotonné dans la cavité utérine, les membres accolés au thorax et le cou caché entre la base de la tête et le haut de la poitrine, ne se compose en réalité que de deux parties distinctes : la tête et le tronc. Imaginons pour un instant que ces deux parties soient séparées et indépendantes, et qu'elles se présentent l'une après l'autre, nous aurons quatre temps pour l'expulsion de chacune d'elles. La tête, en effet, se fléchirait, s'engagerait, tournerait et sortirait ; le tronc se pelotonnerait, s'engagerait, tournerait et sortirait. Cette succession de phénomènes ne serait en outre nullement modifiée, suivant que l'engagement de la tête précéderait ou suivrait l'engagement du tronc. L'accouchement de chacune des deux parties fœtales offrirait donc à l'observateur des phénomènes similaires, et rien n'est moins surprenant si l'on considère que la coupe de chaque présentation donne à peu près une figure ovale, dont les grands et les petits diamètres doivent s'adapter de la même façon à la courbure et à la forme des voies génitales.

Laissant de côté l'hypothèse, si l'on examine attentivement un fœtus, ce qui frappe tout d'abord, c'est qu'il est véritablement formé de deux masses superposées, la tête et le tronc ; mais ces deux parties sont réunies l'une à l'autre par le cou, elles ne peuvent donc pas progresser l'une sans l'autre, et pendant que la première partie qui s'engage exécute ses quatre mouvements d'amoindrissement, d'engagement, de rotation et de dégagement, la seconde partie fœtale s'est déjà elle-même pelotonnée et engagée, c'est-à-dire qu'elle a exécuté ses deux premiers mouvements.

D'un autre côté on remarque, en examinant un fœtus, que les grands diamètres des deux parties fœtales superposées (tête et tronc) sont dirigés en sens inverse, d'avant en arrière pour la tête et transversalement pour le tronc. Ces deux grands diamètres se coupent donc à angle droit, ce qui fait que quand l'une de ces deux masses fœtales sera bien dirigée pour sortir du bassin, l'autre sera dirigée en sens inverse. Ainsi, par exemple, quand la tête se dégage d'avant en arrière à la vulve, les épaules sont transversalement placées au détroit inférieur. De là la nécessité pour la tête et le tronc d'exécuter l'un après l'autre la même série de quelques mouvements mécaniques : rotation, dégagement.

En ne tenant compte que des phénomènes mécaniques apparents et palpables, de ceux que l'accoucheur est appelé à chaque instant à reconnaître, on devra donc successivement observer d'abord les quatre mouvements opérés par la première partie fœtale qui s'engage, puis les deux derniers mouvements de rotation et d'expulsion de la deuxième partie fœtale.

On arrive ainsi à décrire, comme nous l'avons fait, six temps pour l'accouchement :

1er temps..... Amoindrissement. ⎫
2e temps..... Engagement..... ⎪ de la première partie
3e temps..... Rotation....... ⎬ fœtale.
4e temps..... Dégagement..... ⎭
5e temps..... Rotation........ ⎫ de la deuxième partie
6e temps..... Expulsion...... ⎬ fœtale.

Le tableau suivant résume les six temps du mécanisme de l'accouchement pour toutes les présentations.

TABLEAU

DES SIX TEMPS DE L'ACCOUCHEMENT DANS TOUTES LES PRÉSENTATIONS.

1er TEMPS. Adaptation de la présentation.	Se faisant dans les présentations.	du sommet.....	par flexion.
		de la face......	par déflexion.
		du siége.......	par pelotonnement.
		du tronc.......	par pelotonnement.
2e TEMPS. Engagement.	Se faisant dans les présentations.	du sommet.....	par glissement.
		de la face......	par glissement.
		du siége........	par glissement.
		du tronc.......	par glissement.
3e TEMPS. Rotation de la présentation.	Ramenant sous l'arcade du pubis.	l'occiput........	pour le sommet.
		le menton......	pour la face.
		une hanche.....	pour le siége.
		une épaule.....	pour le tronc.
4e TEMPS. Dégagement.	Se faisant dans les présentations.	du sommet.....	par déflexion.
		de la face......	par flexion.
		du siége.......	par progression.
		du tronc.......	par inflexion latérale.
5e TEMPS. Rotation de la deuxième partie fœtale.	Ramenant sous l'arcade du pubis.	une épaule.....	dans l'accouchement par le sommet.
		une épaule.....	dans l'accouchement par la face.
		l'occiput.......	dans l'accouchement par le siége.
		l'occiput.......	dans l'accouchement par le tronc (évolution spontanée).
6e TEMPS. Expulsion définitive.	Se faisant par dégagement.	du tronc.......	dans l'accouchement par le sommet.
		du tronc......	dans l'accouchement par la face.
		de la tête......	dans l'accouchement par le siége.
		de la tête......	dans l'accouchement par le tronc (évolution spontanée).

En appliquant cette classification générale à chaque présentation isolément étudiée, on arrive à une uniformité complète pour le mécanisme de chaque accouchement.

Sommet.

1er temps.......	Flexion de la tête.
2e temps.......	Engagement de la tête.
3e temps.......	Rotation de la tête.
4e temps.......	Dégagement de la tête.
5e temps.......	Rotation interne du tronc.
6e temps.......	Expulsion du tronc.

Face.

1er temps.......	Extension de la tête.
2e temps.......	Engagement de la tête.
3e temps.......	Rotation de la tête.
4e temps.......	Dégagement de la tête.
5e temps.......	Rotation interne du tronc.
6e temps.......	Expulsion du tronc.

Siége.

1er temps.......	Pelotonnement du siége.
2e temps.......	Engagement du siége.
3e temps.......	Rotation du siége.
4e temps.......	Dégagement du siége.
5e temps.......	Rotation interne de la tête.
6e temps.......	Expulsion de la tête.

Tronc (*évolution spontanée*).

1er temps.......	Pelotonnement du tronc.
2e temps.......	Engagement du tronc.
3e temps.......	Rotation du tronc.
4e temps.......	Dégagement du tronc.
5e temps.......	Rotation interne de la tête.
6e temps.......	Expulsion de la tête.

CHAPITRE IV.

ACCOUCHEMENT GÉMELLAIRE.

Bien que dans les grossesses gémellaires l'expulsion du fœtus s'opère souvent avec autant de facilité, quelquefois même plus de rapidité que dans les grossesses simples, il ne faut pas cependant croire qu'alors la durée totale du travail soit toujours plus courte. Très-souvent, au contraire, le travail, comme on dit, traîne en longueur ; et si l'on réfléchit aux circonstances qui compliquent la parturition, il est facile de s'expliquer cette lenteur inaccoutumée. L'excessive distension de l'utérus rend en effet les contractions beaucoup moins fréquentes et énergiques ; le travail commençant souvent avant la fin du neuvième mois, le col

n'a pas encore subi de modifications qui rendent à terme la dilatation facile ;
l'élévation de la partie qui se présente, et dont l'engagement est gêné par la présence simultanée du second fœtus, concourt encore à ralentir cette dilatation. La
période d'expulsion, que le petit volume des jumeaux semble devoir faciliter,
est souvent ralentie par la faiblesse des contractions, et aussi par la décomposition et la perte considérable des forces qu'occasionne la présence d'un œuf
encore intact dans l'intérieur de l'utérus : telle est l'influence de cette dernière
circonstance, que ce n'est qu'à travers toute l'épaisseur de ce second œuf, que
la contraction de la plus grande partie des fibres utérines peut arriver jusqu'au
tronc de l'enfant qui s'est présenté le premier au détroit supérieur. Mais c'est
surtout lorsque le premier enfant s'est présenté par l'extrémité pelvienne, que la
sortie de la tête rencontre des difficultés : pour peu que le périnée résiste,
comme chez les primipares, par exemple, l'art est presque constamment obligé
d'intervenir : car l'utérus tout entier, occupé par l'autre œuf, ne peut plus rien
sur cette tête.

Il était assez curieux de constater la fréquence relative des positions dans les
grossesses gémellaires. Le résumé suivant, qui indique quelle a été la présentation des deux enfants dans trois cent vingt-neuf accouchements doubles, peut
servir à résoudre la question.

DANS 329 ACCOUCHEMENTS DOUBLES, LES ENFANTS ONT PRÉSENTÉ :			
Les deux, la tête :	Le 1er, la tête ; le 2e, le siége :	Les deux, le siége :	Le 1er, le siége ; le 2e, la tête :
134 fois.	55 fois.	12 fois.	31 fois.
Le 1er, le siége ; le 2e, un pied :	Les deux, les pieds :	Le 1er, les pieds, le 2e, la tête :	Le 1er, le siége ; le 2e, le coude :
11 fois.	8 fois.	29 fois.	1 fois.
Le 1er, la tête ; le 2e, l'épaule :	Le 1er, la face ; le 2e, la tête :	Le 1er, les pieds ; le 2e, une main :	Le 1er, les pieds ; le 2e, le siége :
7 fois.	1 fois.	1 fois.	1 fois.

Le plus souvent les jumeaux se présentent l'un après l'autre au détroit supérieur, et l'expulsion du premier est promptement suivie de la naissance du second ; et ainsi pour les autres, quand il en a plus de deux.

Mais il arrive quelquefois que les choses ne se passent pas aussi régulièrement.
Les enfants, en effet, peuvent naître à une distance assez grande les uns des
autres, et des difficultés et des dangers peuvent venir rendre cette expulsion
difficile.

Le plus ordinairement la matrice, fatiguée par les efforts nécessaires à l'expulsion du premier-né, revenue un peu sur elle-même après cette déplétion partielle, et ayant perdu par conséquent une partie de ses facultés contractiles, reste encore quelques instants sans se contracter. Cependant elle conserve encore plus de volume qu'à l'ordinaire, et il est facile, en plaçant la main sur la région abdominale antérieure, de constater ce volume anomal, de sentir à travers cette paroi quelques inégalités appartenant au fœtus; il est surtout facile, par le toucher vaginal, de sentir à la partie supérieure du col utérin une seconde poche amniotique, ou une partie du second enfant qui se présente. En général, ce repos de l'utérus n'est que momentané, et au bout d'un quart d'heure le plus souvent, quelquefois au bout de cinq, dix minutes, rarement après vingt ou trente minutes, la femme éprouve des douleurs d'abord assez faibles et assez lentes, mais qui bientôt deviennent fortes et énergiques. Il faut alors avoir la précaution de rompre les membranes, si elles ne l'étaient déjà, et confier, du reste, à la nature la terminaison de l'accouchement. Ce second travail est, en général, très-court lorsque le fœtus se présente dans une position naturelle; car les parties élargies par le passage du premier enfant offrent très-peu de résistance.

Mais dans certains cas, les douleurs, suspendues après la naissance d'un des jumeaux, ne se réveillent qu'après plusieurs heures, quelquefois même après plusieurs jours (¹).

Que doit-on faire en pareil cas?

Lorsque les deux enfants se présentent bien, que l'expulsion du premier s'est faite naturellement et sans trop de fatigue pour la femme, j'attends, dit Merriman, que les douleurs du second enfantement se réveillent : ordinairement cela arrive peu après la sortie du premier-né. S'il ne survient pas de douleurs efficaces au bout d'un quart d'heure ou d'une demi-heure, je provoque la contraction en frictionnant doucement avec la main la tumeur abdominale, en titillant avec un doigt le col de l'utérus; si ces excitations portées à la fois sur le col et sur le corps sont inefficaces, et si plusieurs heures se passent sans que la matrice se contracte, il me paraît prudent d'exciter les contractions par la rupture des membranes, après avoir préalablement administré le seigle ergoté. Cette manière d'agir est fondée sur les deux raisons suivantes : lorsqu'on a attendu plus longtemps, les douleurs m'ont toujours paru moins fortes qu'elles n'auraient été si l'on avait sollicité plus tôt l'action de l'utérus; l'expulsion du second enfant m'a toujours paru plus facile à travers des parties qui venaient d'être tout récemment dilatées par un premier accouchement.

Du reste, dans tous ces cas, c'est bien moins sur la longueur du temps écoulé depuis la naissance du premier enfant que sur l'état de l'utérus qu'il faut baser

---

(¹) Quatre femmes entrées à l'hôpital de Dublin mirent dix heures à accoucher de leur second enfant : on lit dans *The medical and physical Journal* le récit d'un cas dans lequel le second enfant ne naquit que quinze jours, et le troisième six semaines après le premier. Une femme accoucha, le 4 mars 1814, de deux enfants : elle se portait si bien le second jour, qu'elle se leva pour vaquer à ses affaires, et, le sixième jour, elle fut encore délivrée de deux enfants. (*Gentleman's Magazine*, 1814.)

les règles de conduite. Le relâchement, l'inertie de l'organe, excluent évidemment toute tentative d'extraction, et l'on ne doit jamais chercher à extraire le second enfant avant d'avoir, par tous les moyens convenables, réveillé la contraction organique de la matrice. Si ces moyens étaient par hasard infructueux, il vaudrait mieux attendre plusieurs heures, plusieurs jours même au besoin, que de s'exposer aux conséquences si terribles de l'inertie.

Dans l'accouchement gémellaire la présentation et la position de chaque enfant se reconnaissent aux mêmes signes que dans l'accouchement unipare; nous ferons remarquer seulement qu'il faut être en garde contre les résultats fournis par le palper et l'auscultation, car la présence de deux enfants dans la matrice change singulièrement le résultat fourni par le palper; et si cette méthode d'exploration donne quelques résultats satisfaisants, elle peut tout aussi facilement induire en erreur. On comprendra aisément aussi que l'auscultation n'est pas un meilleur guide et qu'on peut être trompé par le maximum des battements du cœur de l'enfant qui naîtra le second.

Quant au toucher, nous n'avons rien à ajouter à ce que nous avons dit précédemment, cependant quelques difficultés peuvent naître de l'engagement simultané des deux enfants, mais nous ne voulons pas empiéter ici sur le domaine de la dystocie (voy. *Dystocie*).

Quant à l'expulsion de chaque enfant, elle est soumise aux lois ordinaires du mécanisme déjà décrit, nous devons seulement ajouter que les jumeaux étant souvent petits et naissant souvent avant terme, les irrégularités du mécanisme sont plus communes, surtout pour le second enfant, qui trouve les voies génitales élargies par le passage du premier. En résumé, il ne faut voir dans l'accouchement gémellaire que deux accouchements successifs.

CHAPITRE V.

DE L'ACCOUCHEMENT PRÉMATURÉ ET DE L'ACCOUCHEMENT TARDIF.

ARTICLE PREMIER.

DE L'ACCOUCHEMENT PRÉMATURÉ.

Quand la femme accouche dans les deux derniers mois de sa grossesse, l'accouchement est dit *prématuré*. Un assez grand nombre de causes peuvent provoquer l'expulsion du fœtus avant le terme ordinaire de la vie intra-utérine. Telles sont les distensions excessives de la matrice, occasionnées par la trop grande quantité de liquide amniotique, l'hydrorrhée, ou la présence de deux ou plusieurs enfants dans la cavité utérine; la mort accidentelle du fœtus; l'abus des purgatifs énergiques; les maladies aiguës, surtout les affections aiguës de la peau; certaines conditions de l'économie, telles que la pléthore, une débilité très-grande, une irritabilité ou une sensibilité excessives. Enfin, dans un cas curieux que nous avons déjà cité, l'accouchement prématuré parut huit fois de suite la conséquence de démangeaisons excessivement vives.

L'accouchement avant terme, dit-on, est souvent précédé d'un frisson intense :

suivant Burns, ce frisson précéderait ou suivrait de très-près la mort du fœtus. Mais je ne me rappelle pas avoir jamais observé rien de semblable.

Dans quelques cas, l'utérus est complétement développé avant le terme ordinaire de la gestation, et alors la contraction commence et continue aussi régulièrement qu'à l'ordinaire ; mais le plus souvent l'organe n'a pas encore subi toutes les modifications nécessaires à l'accomplissement régulier du travail, et celui-ci présente dans sa marche d'assez nombreuses irrégularités. Le col et l'orifice utérin ne sont pas suffisamment effacés et ramollis. Il n'est pas rare, par exemple, de trouver, dès les premières douleurs, le col assez largement dilaté pour permettre l'introduction du doigt ; et cependant les lèvres sont encore épaisses et présentent une longueur assez considérable. Cette longueur du col retarde beaucoup la dilatation, car il ne peut réellement commencer à se dilater qu'après son effacement complet. Or, cet effacement exige un temps considérable. Cette première période, ou période préparatoire, est caractérisée par des douleurs irrégulières dans leur durée et leur intensité, accompagnées quelquefois d'un mouvement fébrile : les femmes éprouvent un sentiment de pesanteur très-douloureux autour du ventre, et elles sont, en général, très-inquiètes et très-agitées. Lorsque cet effacement du col est complet, la dilatation commence. Mais cette dilatation est elle-même beaucoup plus lente ; car le col, n'ayant pas encore atteint le degré de ramollissement qu'il offre à la fin de la grossesse, résiste beaucoup plus à l'action des fibres du corps.

Si cette première période du travail est plus longue, la seconde, ou celle pendant laquelle s'opère l'expulsion du fœtus, est en général plus courte que dans l'accouchement à terme. Le peu de volume du fœtus explique suffisamment cette dernière circonstance. Toutefois cet avantage est souvent compensé par l'irrégularité et la nature spasmodique des contractions, qui sont beaucoup plus fréquentes alors que dans les conditions ordinaires. On conçoit, en effet, que l'organisation musculaire de l'utérus n'étant pas encore complète, ses facultés contractiles sont moins parfaites, et que, d'une autre part, la cause morbide qui a développé en lui une action prématurée doit nécessairement influer sur la marche plus ou moins régulière de ses contractions.

Les présentations du sommet sont loin d'être aussi fréquentes que dans les accouchements à terme, et, suivant M. P. Dubois, les présentations de l'extrémité pelvienne sont d'autant plus communes, que l'expulsion du fœtus s'opère à une époque plus éloignée du terme normal de la grossesse. Ainsi, sur quatre-vingt-seize enfants morts dans les deux derniers mois, et nés à l'hospice de la Maternité, soixante-douze ont présenté la tête, vingt-deux l'extrémité pelvienne, et deux l'épaule ; sur soixante-treize enfants vivants parvenus seulement au septième mois de la vie intra-utérine, soixante et un ont présenté le sommet, dix seulement l'extrémité pelvienne, et deux l'épaule. On voit que, dans les parturitions prématurées, le nombre des présentations pelviennes est plus considérable lorsque les enfants ont cessé de vivre ; mais alors même que les enfants sont vivants, l'extrémité podalique se présente beaucoup plus souvent la première que dans l'accouchement ordinaire.

Enfin, suivant Burns, les femmes qui accouchent avant terme seraient plus exposées que les autres aux hémorrhagies pendant le travail, et chez elles la délivrance serait plus souvent difficile, et plus souvent encore compliquée d'accidents.

Lorsqu'une femme, continue l'auteur que je viens de citer, est menacée d'un accouchement prématuré, il faut, à moins qu'on ne soit sûr de la mort de l'enfant, chercher à enrayer le travail. On y parvient assez souvent en condamnant la femme à un repos absolu dans la position horizontale; en pratiquant une saignée au bras, si elle est pléthorique ou si le pouls est fortement développé, mais surtout en administrant immédiatement les opiacés en lavement (vingt à quarante gouttes de laudanum de Sydenham en deux ou trois fois).

Quand le travail est définitivement commencé, il réclame les mêmes soins que l'accouchement à terme; toutefois, dit Burns, l'accoucheur doit faire attention aux avis suivants : 1° la malade devra éviter tout mouvement, de peur de provoquer une hémorrhagie ; 2° l'accoucheur évitera de toucher trop souvent la malade, car ces touchers répétés sont propres à causer ou à augmenter, si elle existe déjà, l'irrégularité et le spasme des contractions ; si ces contractions sont spasmodiques, on devra les combattre par les opiacés à haute dose ; 3° la rigidité du col réclame souvent une petite saignée ; 4° la délivrance de l'enfant devra être retardée plutôt que hâtée dans la dernière période, afin que l'utérus puisse se contracter sur le placenta ; 5° on favorise cette contraction en frictionnant et en comprimant doucement la région utérine après l'expulsion du fœtus ; 6° la délivrance elle-même demande plus de circonspection qu'à l'ordinaire (voyez *Délivrance*) ; ainsi la faiblesse du cordon fait un devoir de n'exercer sur lui que des tractions très-modérées ; il est souvent nécessaire d'introduire la main dans l'utérus pour opérer artificiellement le décollement du placenta, ou prévenir son enkystement par contraction irrégulière ; 7° enfin, on devra faire une grande attention à la malade pendant les jours qui suivront son accouchement; car il est d'observation qu'elle est, par le seul fait de sa délivrance prématurée, plus exposée aux accidents inflammatoires qui si souvent compliquent les suites de couches.

Nous ne dirons rien en ce moment de l'accouchement prématuré provoqué par l'accoucheur : nous en parlerons d'une manière spéciale à propos des opérations.

ARTICLE II.

DE L'ACCOUCHEMENT RETARDÉ.

C'est ordinairement vers le deux cent soixante et dixième jour après la conception que se termine la grossesse. Cependant l'accouchement a souvent lieu à une époque moins avancée, et peut aussi (mais ce dernier fait est beaucoup plus rare) n'arriver que dans le courant du dixième mois, et même au dixième mois révolu. Nous décidons à l'avance une question qui, pendant le dernier siècle, a été le sujet de discussions bien vives et bien animées ; et, tout récemment encore, les tribunaux d'Angleterre ont appelé à leur barre les médecins les plus célèbres de la Grande-Bretagne, et ont entendu de longs plaidoyers pour et contre la légitimité des naissances tardives.

Cette question n'offre plus au médecin légiste la même difficulté que dans le dernier siècle, car la loi française a prononcé : tout enfant né après le cent quatre-vingtième jour, ou avant le trois centième jour du mariage, est déclaré par elle légitime ; et comme si elle considérait comme possible que la grossesse pût se continuer au delà de dix mois, elle ajoute que la légitimité de l'enfant né trois cents jours après la dissolution du mariage *pourra* être contestée.

Quoique la décision de la loi ait ôté à la discussion des naissances tardives son plus grand intérêt, nous croyons devoir seulement rappeler les principales raisons qui plaident en leur faveur.

Pour juger de la possibilité des naissances tardives dans l'espèce humaine, il était tout naturel d'étudier d'abord ce qui se passait dans les animaux qui en étaient les plus voisins. Parmi les observations qui ont été faites à ce sujet, les plus exactes sont celles que M. Teissier a soumises, en 1819, à l'Académie des sciences de Paris. En voici le résultat : Sur cent soixante et onze vaches, quatorze ont donné leur veau du deux cent quarante et unième jour au deux cent soixante-sixième ; trois, le deux cent soixante et dixième ; cinquante, du deux cent soixante et dixième au deux cent quatre-vingtième ; soixante-huit, du deux cent quatre-vingtième au deux cent quatre-vingt-dixième ; cinq, le trois cent huitième : ce qui donne une différence de soixante-sept jours dans les naissances, si l'on compare le terme le moins long avec celui qui l'est le plus.

Sur deux cents juments, trois ont pouliné le trois cent onzième jour ; une, le trois cent quatorzième ; une, le trois cent vingt-cinquième ; une, le trois cent vingt-sixième ; deux, le trois cent trentième ; quarante-sept, du trois cent quarantième au trois cent cinquantième ; vingt-cinq, du trois cent cinquantième au trois cent soixantième ; vingt et une, du trois cent soixantième au trois cent soixante et dix-septième, et une au trois cent quatre-vingt-quatorzième jour ; il existe donc une différence de quatre-vingt-trois jours entre les deux extrêmes. Le terme le plus communément observé est, pour les vaches, de neuf mois dix jours, et, pour les juments, de onze mois dix jours.

Ces variations dans le terme de la gestation, bien constatées chez les animaux, étaient déjà une forte présomption de croire qu'elles pouvaient se rencontrer dans l'espèce humaine ; car si les vaches et les juments, chez lesquelles la gestation n'est pas troublée par les causes qui souvent opèrent des changements chez la femme, peuvent ainsi mettre bas à une époque plus ou moins éloignée du terme ordinaire, à plus forte raison les femmes, qui sont sujettes à tant de maladies, chez lesquelles les influences morales et sociales ont une action si puissante, doivent-elles offrir dans leur durée de la grossesse des variations aussi nombreuses.

Mais ce n'était là qu'une simple probabilité, et la question serait encore incertaine, si des observations directes faites, et bien faites dans l'espèce humaine, n'avaient levé tous les doutes à cet égard. Or, des faits nombreux sont maintenant acquis à la science, là où un seul fait bien constaté suffirait pour entraîner la conviction. Desormeaux a rapporté le cas suivant : Une dame, mère de trois enfants, et tombée en démence, avait épuisé vainement toutes les ressources de la thérapeutique. Un médecin pensa qu'une nouvelle grossesse rétablirait peut-être ses facultés intellectuelles. Le mari consentit à noter sur un registre le jour de chaque union sexuelle ; les rapprochements n'eurent lieu que tous les trois mois, afin de ne pas troubler une conception encore mal assurée. Or cette dame, gardée par ses domestiques, douée en outre de principes de religion et de morale excessivement sévères, n'accoucha qu'à neuf mois et demi.

Merriman donne le tableau de 150 grossesses : il a noté pour chacune d'elles le jour précis où les règles ont cessé pour ne plus revenir ; il résulte de ce tableau que 5 femmes ont accouché dans la 37ᵉ semaine, c'est-à-dire du 255ᵉ au 259ᵉ jour ; 16 dans la 38ᵉ semaine, c'est-à-dire du 262ᵉ au 266ᵉ jour ; 21 dans la 39ᵉ semaine, c'est-à-dire du 267ᵉ au 273ᵉ jour ; 46 dans la 40ᵉ semaine, c'est-à-dire du 274ᵉ au 280ᵉ jour ; 28 dans la 41ᵉ semaine, c'est-à-dire du 281ᵉ au 287ᵉ jour ; 18 dans la 42ᵉ semaine, c'est-à-dire du 288ᵉ au 294ᵉ jour ; 11 dans la 43ᵉ semaine, c'est-à-dire du 295ᵉ au 304ᵉ jour ; enfin, 5 dans la 44ᵉ semaine, c'est-à-dire du 303ᵉ au 306ᵉ jour.

Il est facile de voir, d'après ce résumé, toutes les variétés que présente la durée de la gestation chez les femmes. Il existe, en effet, entre les deux extrêmes, une différence de 56 jours ; et, en supposant que toutes ces femmes sont devenues enceintes 5 jours avant le retour de leurs règles, 5 au moins auront dépassé de 18 à 12 jours le terme de 9 mois révolus.

CHAPITRE VI.

DE LA DÉLIVRANCE NATURELLE.

La délivrance est l'expulsion naturelle ou artificielle des annexes du fœtus hors du sein de la femme : elle est le complément de l'accouchement. Comme lui, elle est le plus souvent l'œuvre de la nature ; mais, dans certains cas, heureusement fort rares (1 sur 200 à peu près), elle présente des difficultés ou s'accompagne d'accidents qui peuvent nécessiter l'intervention de l'art. Nous devons donc admettre : 1° une délivrance naturelle ; 2° une délivrance artificielle.

Nous ne décrirons ici que la délivrance naturelle ; tout ce qui regarde la délivrance artificielle sera étudié avec la dystocie (voy. *Dystocie*).

Pendant que se complète l'expulsion du fœtus par la sortie spontanée du siége et des membres inférieurs, ou immédiatement après cette expulsion, l'utérus, mettant en jeu sa contractilité, revient sur lui-même, ses parois se rétractent, sa cavité diminue : le placenta, masse spongieuse et non contractile, ne peut suivre évidemment le mouvement de retrait de la matrice. Alors il se fronce ; les tissus celluleux et vasculaires, qui l'unissent à la face interne de l'organe, sont tiraillés et finissent par se rompre, à mesure que, sous l'influence des contractions réitérées, la différence d'étendue respective entre les deux organes devient plus grande. Bientôt la rupture de tous ces moyens d'union ayant eu lieu, le décollement du placenta est complet. Il est alors poussé sur le col de l'utérus, qu'il irrite bientôt par sa présence. Le col utérin irrité réagit sur le corps de l'organe ; celui-ci se contracte ; l'orifice interne du col qui était, après l'expulsion du fœtus, fortement revenu sur lui-même, s'entr'ouvre, et le placenta, expulsé de la cavité utérine, tombe dans le vagin : il est bientôt enfin chassé au dehors par la contraction des parois de ce canal, aidée de celle des muscles abdominaux.

A l'exemple de Desormeaux, on peut donc distinguer trois temps différents dans la délivrance naturelle : 1° le décollement du placenta ; 2° son expulsion de l'utérus ; 3° son expulsion du vagin.

Le *décollement du placenta* ne s'opère pas toujours de la même manière, et cela varie suivant le point de l'utérus sur lequel il est inséré. Quand il est implanté sur le fond de la matrice, le décollement commence d'abord par son centre, qui étant la partie la plus épaisse, est celle qui peut le moins se prêter à la retraction des parois utérines, tandis que ses bords plus minces peuvent se plisser plus facilement, et moins tirailler par conséquent le tissu qui les unit à l'utérus. Il s'établit alors une cavité de forme lenticulaire, bornée circulairement par les bords encore adhérents du placenta, cavité dans laquelle s'amasse une quantité de sang qui, en augmentant graduellement, concourt avec les contractions utérines à compléter la séparation ; ainsi, dans ce cas, le décollement s'opère du centre à la circonférence. Le placenta complétement décollé, tombe ensuite sur le col, de manière que sa face fœtale correspond à l'orifice, et est devenue face externe ; tandis que la face utérine est devenue face interne, et constitue avec les membranes renversées une espèce de poche dans laquelle peut s'accumuler parfois une assez grande quantité de sang liquide ou coagulé pour gêner la facile expulsion du délivre.

Lorsque le placenta est inséré sur les parties latérales, antérieures ou postérieures de la matrice, le décollement commence par un de ses bords, ou du centre il se propage bientôt vers un des bords, plus souvent vers le supérieur, mais aussi quelquefois vers l'inférieur. Dans le premier cas, les choses se passent comme nous venons de l'indiquer, et le placenta se présente encore par sa face fœtale à l'orifice ; mais, dans le second, le placenta, suspendu à la paroi utérine jusqu'à son complet décollement, vient se présenter au col par le bord inférieur. Le plus souvent alors il est plié sur lui-même en forme de gouttière, et s'engage dans l'orifice, roulé comme un cornet d'oubli.

Lorsque le placenta se présente au col par sa face fœtale, il le bouche par sa masse, et empêche le sang de s'écouler à l'extérieur : aussi son expulsion est alors généralement suivie de celle de nombreux caillots ; mais quand il se présente par un de ses bords, rien ne s'oppose à l'issue du sang, dont l'écoulement commence avec le décollement du délivre, augmente à chaque contraction de l'utérus, et continue jusqu'à son entière expulsion.

Dans la description que nous venons de donner, nous avons supposé que le décollement du placenta ne commence qu'après l'expulsion du fœtus. Il ne faut pas croire cependant qu'il en est toujours ainsi. Le plus souvent, au contraire, voici ce qui arrive : aussitôt que la matrice entre en contraction, que son orifice s'entr'ouvre, le décollement de l'œuf commence d'abord par la partie la plus voisine du col ; ce décollement se communique successivement à toutes les parties de l'œuf, mais ne se fait pas d'une manière complète. Après la rupture des membranes et l'écoulement d'une certaine quantité de liquide amniotique, la cavité de la matrice se rétrécit, l'œuf se trouve froncé, et son décollement, plus augmenté encore, atteint même le placenta ; et ce qui le prouve, c'est que très-souvent on voit que du sang liquide ou coagulé est expulsé en même temps que le fœtus, dans le cas où le travail a été un peu lent. Or ce sang ne peut évidemment provenir que des surfaces utérines en contact avec le placenta. Dans les présentations de l'extrémité pelvienne en particulier, le retrait graduel de l'utérus, qui s'opère à mesure que les parties inférieures du fœtus sont expulsées, doit nécessairement produire le décollement de la plus grande partie de la masse placentaire.

L'intervalle qui s'écoule entre la délivrance et l'expulsion du fœtus est très-variable. Clarke a établi, sur un grand nombre d'observations, que la durée moyenne de cet intervalle était de vingt-cinq minutes. S'il a voulu parler de la délivrance entièrement spontanée, c'est-à-dire celle dans laquelle aucune traction n'est pratiquée sur le cordon, nous pensons qu'il a fait erreur ; car, en général, cet intervalle est beaucoup plus long. En 1837, M. P. Dubois nous fit faire quelques expériences dans le but d'éclairer cette question ; or il est résulté de nos recherches que, lorsqu'on abandonne la délivrance à la nature, l'expulsion complète du placenta n'a lieu le plus souvent qu'une heure, une heure et demie après la naissance de l'enfant. Le décollement du placenta et son expulsion hors de la cavité utérine s'opèrent, il est vrai, comme l'a indiqué Clarke, au bout d'un quart d'heure, de vingt à vingt-cinq minutes ; mais, une fois arrivé dans le vagin, le placenta y séjourne quelquefois plusieurs heures, sans que sa présence y détermine la moindre irritation, le moindre ténesme, le moindre effort expulsif. On concevra facilement ce dernier fait, en réfléchissant que la sensibilité des parois du vagin est, pour ainsi dire, engourdie par suite de la pression exercée sur elles par la tête du fœtus et les autres parties de l'enfant. Du reste, comme l'a déjà remarqué Levret, plus la femme est forte, plus les contractions auront été énergiques ; moins il y avait d'eau dans la matrice, plus il se sera écoulé de temps entre la rupture de la poche amniotique et la sortie de l'enfant, plus vite aussi l'arrière-faix sera expulsé.

Si le plus souvent la délivrance peut, à la rigueur, être abandonnée complétement à la nature sans aucun inconvénient sérieux, il n'en est pas moins vrai que, dans bon nombre de cas, elle se fera longtemps attendre. Or ce retard obligerait la femme à rester sur son lit de misère, où elle est assez mal couchée, où elle peut à peine se reposer de toutes les fatigues du travail ; de plus, tant que la délivrance n'est pas opérée, elle se considère encore comme exposée à des dangers nombreux, et ces craintes peuvent avoir une influence fâcheuse sur son état. Aussi la plupart des accoucheurs de notre temps pensent-ils que, sans suivre le conseil de ceux qui veulent opérer la délivrance immédiatement après la sortie de l'enfant, on peut accélérer un peu l'extraction du délivre, et faciliter sa sortie, pour épargner à la femme quelques légères douleurs et l'inquiétude à laquelle elle est proie. Mais avant de pratiquer aucune traction sur le cordon ombilical, il faut bien s'assurer de la situation du placenta, et surtout de l'état de l'utérus. Ce dernier est-il peu volumineux, dur et contracté, et situé dans la région la plus inférieure du ventre, il est infiniment probable que le placenta est en grande partie au moins chassé de la cavité utérine, et est déjà tombé dans le vagin. On pourra, du reste, s'en assurer assez facilement, car le doigt introduit dans le vagin pourra sentir la masse et distinguer même les insertions du cordon. Rien ne s'oppose généralement alors à son extraction immédiate, et de simples tractions faites sur l'extrémité du cordon qui pend à l'extérieur suffiront pour l'amener au dehors.

Lorsqu'au contraire la tumeur utérine s'élève jusqu'au niveau et même au-dessus de l'ombilic, qu'elle offre une mollesse pâteuse due à sa rétraction incomplète, le placenta est bien probablement encore dans l'intérieur de la matrice, et il faut d'abord s'assurer s'il est ou s'il n'est pas décollé. Or, nous savons que cette séparation est ordinairement le résultat de nouvelles contractions survenues après le repos qui succède à l'expulsion du fœtus : si donc ces contractions ont déjà eu lieu à plusieurs reprises, il est à présumer que la séparation s'est faite. A mesure qu'elle s'opère, un peu de sang s'écoule ordinairement par la vulve. Enfin, si l'on introduit un ou plusieurs doigts jusqu'à l'orifice de la matrice, on trouve l'arrière-faix qui s'y présente. Si on ne l'y rencontre pas, on peut être sûr que le décollement n'est pas encore complet, et alors il faut attendre.

Si le décollement tarde trop à se faire, on peut exercer quelques frictions sur le fond de l'utérus, afin de l'exciter à se contracter ; on pourrait également porter un ou deux doigts dans le col, et agacer un peu l'orifice interne. Mais il faut se garder des tractions répétées sur le cordon ombilical. Ces tractions ont parfois, en effet, des conséquences fâcheuses; car si le placenta est complétement adhérent, ces tractions peuvent en décoller une partie et devenir la cause d'une hémorrhagie ; elles peuvent encore déchirer une portion du placenta et abandonner le reste dans la matrice : le renversement de l'organe ou la déchirure du cordon peuvent enfin en être le résultat.

Quelques auteurs veulent qu'après la naissance de l'enfant on applique toujours une ligature sur l'extrémité placentaire du cordon, dans le but unique de faciliter le décollement du placenta. On s'explique alors la facilité de la séparation, dit M. Stoltz, par la pesanteur, la turgescence de cet organe que l'on trouve gorgé de sang après qu'il a été expulsé. Cette pratique n'a jamais d'inconvénient et a au moins l'avantage d'empêcher le lit de la femme d'être sali par le sang qui s'ulcère ordinairement par le cordon.

Après son décollement complet, le délivre constitue dans la cavité utérine un corps étranger dont l'organe cherche à se débarrasser. Aussi l'utérus se contracte-t-il, et ces contractions, le plus souvent perçues par la femme, reconnaissables pour l'accoucheur à la dureté du globe utérin, lui indiquent aussi le moment d'intervenir.

L'accoucheur enveloppe alors le cordon ombilical avec un linge, afin d'empêcher qu'il ne glisse aussi facilement, puis il le saisit de manière à le placer d'abord dans la face palmaire, et à l'entortiller ensuite autour d'un ou de deux doigts. Il exerce quelques légères tractions, dans le but de l'attirer à l'extérieur ; mais dès qu'il rencontre quelque résistance, il doit glisser deux ou même trois doigts de l'autre main sur la face supérieure du cordon jusqu'au col utérin. Il se sert de ces doigts pour repousser en arrière le cordon, qui, reçu dans l'angle rentrant que forme l'accollement de leurs extrémités inégales, y glisse comme sur une poulie de renvoi. Pour concevoir l'avantage de cette manœuvre, il suffit de ré-

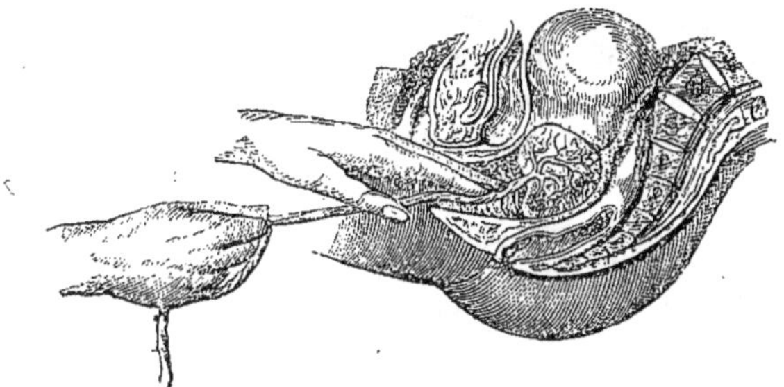

Fig. 92.

fléchir que les tractions pratiquées d'une seule main sont faites dans la direction de l'axe du vagin, qui forme un angle avec celui de l'utérus, en sorte que le placenta, au lieu d'être porté vers le centre de l'orifice qu'il doit traverser, est appuyé sur son bord antérieur et sur la partie correspondante du col, contre laquelle les efforts de traction viennent se briser. Pendant que l'on exerce ces tractions, il faut engager la femme à faire elle-même des efforts d'expulsion. A mesure que le placenta traverse l'orifice et descend dans l'excavation, on change un peu la direction des tractions, on relève le cordon de manière à tirer toujours dans la direction de l'axe du canal pelvien. Bientôt, sous l'influence des efforts de la femme, aidés légèrement par les tractions de l'accoucheur, le placenta se présente à la vulve ; il faut alors le saisir avec les cinq doigts d'une main, et le tordre plusieurs fois sur lui-même, afin d'achever le décollement des membranes, d'en former un seul cordon solide, et éviter ainsi qu'elles ne se déchirent, et qu'il en reste une certaine partie dans la matrice (¹).

Il est impossible de dire d'une manière précise quel est le degré de force qu'il

______

(¹) Il n'y aurait certainement pas grand inconvénient à ce qu'une portion des membranes fût retenue dans la cavité utérine. Outre les accidents hémorrhagiques ou autres qui peuvent résulter de la présence d'un corps étranger, voici pourtant ce qui peut arriver : ces membranes peuvent envelopper un caillot, et le tout constitue alors une masse considérable dont l'expulsion est souvent difficile. Au bout de quelques jours, l'utérus irrité de la préfaut employer dans ces tractions faites sur le cordon, et c'est à la sagacité du praticien de voir ce qu'il est convenable de faire. Toutefois, quand ces tractions sont sans résultat, quand le placenta semble remonter et tirer le cordon aussitôt qu'elles ont cessé, il faut suspendre momentanément tous ses efforts.

Ces préceptes, dit M. Guillemot, doivent être modifiés lorsque le placenta s'engage à travers l'orifice par un point de sa circonférence. Dans cette présentation, la racine du cordon ombilical ne correspond plus à l'orifice; elle est plus élevée dans la cavité utérine. Si l'on tire sur cette tige, la partie centrale du placenta tend à s'abaisser à travers l'orifice, et vient ajouter son volume à celui du disque qui y est déjà engagé. Cette disposition est quelquefois un obstacle à l'extraction du placenta. Pour en détruire l'effet, il suffit d'exercer quelques légères tractions, non sur le cordon, mais bien sur la portion déjà engagée, au moyen de deux doigts appliqués sur les deux surfaces. Nous avons eu plusieurs fois l'occasion de constater l'utilité du conseil donné par M. Guillemot.

C'est là, dit Merriman, tout ce que l'accoucheur doit faire pendant la première heure qui suit la naissance de l'enfant; mais si, au bout de cette première heure, l'expulsion du placenta n'est pas opérée, il doit naturellement se demander s'il est prudent d'attendre davantage, ou s'il doit porter sa main dans la cavité utérine pour opérer artificiellement la délivrance. Si la femme ne court aucun danger, il peut, avant de procéder à l'opération, attendre encore, surtout s'il a quelque raison de croire que la rétention du placenta tient à l'épuisement et à la faiblesse de la femme; car alors il est possible qu'après un court délai la délivrance s'opère spontanément.

Toutefois, comme en général on doit peu espérer l'expulsion spontanée du placenta quand il a été retenu plus d'une heure, on doit se croire autorisé à introduire la main lorsqu'une ou deux heures se sont écoulées après la naissance de l'enfant. C'est, après tout, à la prudence et à l'habileté de l'accoucheur à juger, dans chaque cas particulier, s'il faut procéder à la délivrance au bout d'une heure, ou s'il faut attendre encore. Bien entendu que ce que nous venons de dire ne s'applique qu'aux cas où il n'existe aucun accident. (*Synopsis*, page 153.)

Le moment où l'accoucheur doit intervenir dans la délivrance est toujours déterminé par l'état de l'utérus lui-même, dit Dewees. Ce n'est pas une heure plutôt que deux ou trois heures après la naissance de l'enfant, mais seulement quand l'organe est fortement rétracté, qu'il faut tirer sur le cordon ombilical : et ce n'est pas sur le temps plus ou moins long qui s'est écoulé que l'accoucheur doit régler sa conduite. C'est d'après ce principe que je me suis toujours conduit, et je n'ai jamais eu à m'en repentir. (*System of midwifery*, p. 447.)

Immédiatement après l'extraction du placenta, il faut s'assurer si une portion du délivre ou des membranes n'est pas restée dans la matrice, ce que l'on reconnaît facilement en examinant avec soin les parties que l'on vient d'extraire. Dans

___

sence de cet hôte incommode, se contracte, la femme éprouve des coliques dont l'intensité varie suivant l'énergie des contractions; un peu de sang s'écoule, et après des douleurs plus ou moins prolongées, la femme expulse enfin le corps étranger, *gros morceau de chair,* suivant son expression, dont l'apparition l'effraye beaucoup.

le cas où les membranes de l'œuf ou le placenta n'auraient pas été extraits en entier, il serait utile de porter la main dans l'utérus pour extraire ce qui a été retenu.

L'arrière-faix est accompagné de caillots de sang ; souvent il en reste une grande quantité dans l'utérus, et plus tard ils deviennent la source des tranchées que nous décrirons plus loin. Lorsqu'on soupçonne la présence de caillots nombreux, on peut, par des frictions pratiquées sur l'hypogastre, exciter la matrice à se contracter et à les expulser. Quelques auteurs ont même conseillé de porter la main dans l'utérus pour le vider complétement des corps étrangers qu'il contient. C'est certainement une bonne pratique, mais il ne faut pas en abuser, car, d'une part, on irriterait inutilement l'organe, et, de l'autre, on ne s'opposerait pas toujours à la formation ultérieure de nouveaux caillots.

Nous avons déjà dit que c'était ordinairement quinze, vingt, vingt-cinq minutes après l'accouchement que l'utérus, se contractant, indiquait, pour ainsi dire, à l'accoucheur le moment où il devait intervenir. Il faut bien se rappeler toutefois que l'extraction du délivre n'exige que des tractions modérées. Si l'on éprouvait de la résistance, il faudrait attendre, et ne faire de nouvelles tentatives que lorsque de nouvelles contractions surmonteront ou s'efforceront de surmonter ces résistances.

Lorsque, après l'expulsion d'un enfant, on a le moindre soupçon de l'existence d'un second fœtus, il faut s'en assurer par l'exploration interne et externe avant de procéder à la délivrance. Si l'on reconnaît, au développement considérable de l'utérus, et surtout par le toucher vaginal, que la grossesse est gémellaire, il faut immédiatement appliquer une ligature sur l'extrémité ombilicale du cordon du premier-né, et ne procéder à la délivrance qu'après l'expulsion de tous les fœtus. Si cependant le placenta décollé venait se présenter à l'orifice, on essayerait de l'extraire, surtout s'il paraissait mettre obstacle au passage du second enfant. Toutefois ces tractions doivent être excessivement réservées ; car, dans les grossesses de jumeaux, il existe le plus souvent des adhérences entre les divers placentas ; et, dans ce cas, il est évident que ces tractions pratiquées avec force pourraient décoller le délivre du second enfant longtemps avant son expulsion : ce décollement prématuré exposerait la femme à une hémorrhagie des plus graves, et l'enfant à une asphyxie assez promptement mortelle.

Après la naissance des deux enfants, loin de tirer sur les deux cordons à la fois, et de les réunir en faisceau au moyen d'une légère torsion, il est prudent de faire avancer les placentas l'un après l'autre, et en premier lieu celui du premier-né, qui, en général, résiste le moins. La masse des deux placentas réunis est ainsi engagée par une de ses extrémités, et franchit plus facilement le col utérin.

Dans les grossesses doubles, l'utérus est ordinairement très-distendu. Cette distension excessive est, nous le savons, une des conditions qui affaiblissent le plus la contractilité du tissu ; aussi après l'accouchement ne faut-il pas trop se presser d'opérer la délivrance : il faut accorder à l'utérus un peu plus de temps qu'à l'ordinaire pour revenir sur lui-même, et pendant ce temps exercer quelques frictions sur le fond de l'organe, afin de solliciter sa contraction.

Quant à la délivrance après l'avortement, tout ce qui a trait à cette question sera traité quand nous décrirons l'avortement (voy. *Avortement*).

CHAPITRE VII.

DES SOINS QUE L'ACCOUCHEUR DOIT DONNER A LA FEMME ET A L'ENFANT PENDANT LE TRAVAIL DE L'ACCOUCHEMENT.

ARTICLE PREMIER.

DES SOINS A DONNER A LA FEMME PENDANT LE TRAVAIL.

L'accoucheur appelé auprès d'une femme en travail doit toujours se munir de lancettes, d'une sonde de femme, d'un forceps ; à la campagne, il doit toujours avoir aussi sur lui du seigle ergoté en grain, ou au moins fraîchement pulvérisé, et 7 à 8 grammes de laudanum de Sydenham.

Avant d'entrer dans la chambre de la malade, il doit toujours se faire annoncer. L'émotion causée par l'arrivée subite du médecin a souvent suffi pour suspendre le travail pendant un temps plus ou moins long.

Après s'être informé de l'heure à laquelle les douleurs ont commencé, de leur fréquence, de leur durée, de leur intensité, il faut, s'il juge d'après ce récit le travail avancé, procéder tout de suite à l'exploration vaginale ; dans le cas contraire, il peut, tant pour constater par lui-même la valeur des renseignements qui lui ont été donnés, que pour laisser à la femme le temps de se préparer à cet examen, attendre pendant quelques instants. Lorsqu'il le juge enfin utile, il doit y procéder avec toute la décence convenable, et toujours pendant l'intervalle des douleurs. Par ce premier toucher, il cherchera à constater : 1° si la femme est enceinte ; 2° si elle est à terme ; 3° si elle est en travail ; 4° si les membranes sont rompues ; 5° si le travail est avancé ; 6° quel est l'état du col, du vagin, du périnée, quelle est leur souplesse ou leur résistance ; 7° quelle est la conformation du bassin ; 8° quelle est enfin la partie du fœtus qui se présente.

Constater l'existence de la grossesse chez une femme qui dit éprouver les douleurs de l'enfantement peut paraître au premier abord une précaution ridicule, mais ce n'est pas au moins chose inutile : il est malheureusement arrivé que des accoucheurs trop confiants s'en sont laissé imposer par des femmes qui se trompaient elles-mêmes sur la nature des douleurs qu'elles éprouvaient ; et l'on pourrait en citer plusieurs qui, après avoir attendu pendant plusieurs jours le moment de la délivrance, ont été forcés plus tard de reconnaître leur méprise. C'est une erreur d'ailleurs assez facile à éviter, en se rappelant les signes que nous avons indiqués à l'article *Grossesse*.

Après avoir observé pendant quelques instants la marche des douleurs que la femme éprouve, l'accoucheur devra chercher à s'assurer de leur cause et de leur nature, afin de favoriser celles qui ont rapport à l'accouchement, et de combattre celles qui y sont étrangères. Les femmes sont assez souvent tourmentées, dans les derniers temps de leur grossesse, par des douleurs dépendantes de quelque trouble sympathique des intestins ou des organes abdominaux, qui peuvent en imposer même au médecin pour un début du travail, et qu'on a nommées *fausses douleurs*, afin de les distinguer des douleurs causées par la contraction utérine, qu'on nomme *vraies douleurs*.

On peut les distinguer assez facilement aux caractères suivants : Les fausses douleurs sont ordinairement fixes dans la région qu'occupe l'organe malade. Les douleurs causées par le début du travail commencent ordinairement vers le nombril et les reins, et viennent mourir sur le périnée, l'anus et les parties sexuelles. Les premières sont presque continues, et se font sentir toujours à peu près avec la même intensité ; les autres, au contraire, sont intermittentes. Si l'irrégularité des retours et la progression des douleurs laissaient du doute dans l'esprit de l'accoucheur, il devra interroger les organes voisins, et avec un peu d'attention il parviendra à déterminer leur siége et leur nature. Il est cependant des douleurs qui ont leur siége dans l'utérus, affectent une certaine régularité, et simulent le travail vrai : un état de pléthore, que l'on calme par le repos, la diète et la saignée, en est le plus souvent la cause. L'époque à laquelle elles surviennent, l'absence des autres phénomènes du travail, serviront à aplanir les difficultés.

Toutefois, le toucher seul peut lever tous les doutes : la dureté qui survient au globe utérin, la roideur du pourtour du col, la tension et l'engagement des membranes pendant la douleur même, la détente et le relâchement de toutes ces parties à mesure que la douleur diminue, caractérisent d'une manière invariable les douleurs de l'enfantement.

En examinant, dit Wigand, la marche des vraies contractions, on voit qu'elles débutent par le col, et gagnent les fibres du fond de l'utérus, qui se contracte ensuite. Toute contraction qui débute par le fond de l'organe est anomale, et est le résultat d'un trouble survenu dans l'action utérine, ou est produite par une inflammation ou une gêne dans les fonctions d'un organe voisin. Lorsque la véritable douleur se manifeste, la tête, qui reposait sur le col, s'élève quelquefois même au-dessus de l'atteinte du doigt, et les membranes s'engagent plus ou moins dans l'orifice ; mais au bout de quelques secondes la contraction s'étend à tout l'utérus, et particulièrement aux fibres du fond, et la tête, qui d'abord s'était élevée, est fortement poussée sur le col, et vient faire l'office d'un coin pour hâter sa dilatation ; ce n'est, en général, que lorsque le fond de l'utérus se contracte que la femme accuse la douleur. Nous pouvons donc considérer la véritable douleur comme constituée par une série de phénomènes qui se succèdent dans l'ordre suivant : 1° le pourtour du col se tend, la partie qui se présentait s'élève et les membranes bombent ; 2° le reste de l'utérus, et le fond surtout, deviennent durs ; 3° la femme accuse une douleur vive; 4° enfin la partie qui se présentait tend de nouveau à s'engager. Il est inutile de dire que la rapidité avec laquelle se succèdent ces phénomènes varié nécessairement suivant les individus, les irrégularités que peut offrir l'accouchement, et enfin suivant la période du travail. Toutes choses égales d'ailleurs, les douleurs opèrent la dilatation d'autant plus vite que le col correspondra plus directement à l'axe de l'utérus, et que l'axe utérin sera plus parallèle à celui du bassin.

Après avoir bien reconnu le caractère de ces douleurs, l'accoucheur doit s'assurer si la femme est réellement à terme, afin de ne pas favoriser un travail accidentel qu'il pourra souvent calmer quand il en connaîtra la cause. Il devra alors se rappeler les signes au moyen desquels nous avons cherché à reconnaître les diverses époques de la grossesse. S'il constate que le col n'est pas encore complétement effacé, qu'il conserve encore une certaine partie de sa longueur; s'il le trouve dur, résistant, pendant comme en l'absence des contractions, il pourra conclure que la femme n'est pas encore arrivée à la fin du neuvième mois : les douleurs ont, du reste, dans ce dernier cas, une marche beaucoup moins régulière dans leur durée et leur retour que lorsque la grossesse est bien à terme ; le ventre ne s'est pas affaissé ; enfin, ce travail prématuré a presque toujours pour cause une émotion morale vive, ou une violence extérieure qui l'a précédé.

Dans tout cas, il devra chercher à arrêter ce travail prématuré ou faux, par le repos de l'esprit et du corps, la saignée, si l'état de la femme le permet, et surtout l'administration de fortes doses de laudanum ; vider la vessie au besoin, tenir le ventre libre par des laxatifs doux, sont aussi des accessoires qu'il ne faut pas négliger.

Il ne faut pas se laisser arrêter dans l'emploi des moyens propres à arrêter ce travail prématuré par un effacement complet du col, par un certain degré de dilatation de l'orifice, et même par l'écoulement d'une certaine quantité d'eau. D'abord le liquide écoulé pourrait appartenir à une hydrorrhée et ne pas provenir de l'intérieur de la partie amniotique, et malgré un certain degré de dilatation, on a pu quelquefois calmer les douleurs prématurées et permettre à la grossesse d'arriver à son terme. M. le docteur Charrier vient de publier (1857) des observations très-concluantes : il a cité des cas où la dilatation égalait une pièce de cinq francs, et malgré la saillie des membranes qui s'engageaient dans l'orifice, on a pu encore suspendre les douleurs. Puis le col s'est fermé, puis refermé de manière à reconstituer son orifice externe et à présenter la forme conique qu'il offre à huit mois de grossesse. Ce phénomène, que M. Charrier désigne sous le nom de *rétrocession du travail*, est rare sans doute, mais il suffit qu'il soit possible pour engager le praticien à suspendre le travail, toutes les fois qu'il est sûr de l'intégrité des membranes, que l'enfant est vivant et que la femme n'est pas à son terme.

Il est un phénomène qui se manifeste quelquefois pendant les dernières semaines de la grossesse, et qui peut mettre les plus habiles praticiens en défaut, c'est celui qu'on a désigné sous le nom de *faux travail*. Certaines femmes, arrivées près du terme, sont prises de véritables contractions ; les douleurs sont régulières, les membranes bombent, le col se dilate ; ces douleurs durent quelquefois quatre et six heures, puis elles cessent tout à coup, et tout rentre dans l'ordre.

Chez quelques autres, ce faux travail s'établit d'abord pendant quelques heures pour disparaître ensuite, et revient chaque jour, particulièrement vers le soir, de manière à se reproduire ainsi pendant une semaine ou deux. (Voy. *Rhumatisme utérin.*)

Quand on est bien sûr que la femme est réellement en travail, il faut avoir égard à la fréquence et à l'intensité des douleurs, à l'état de dilatation, de dureté, d'amincissement du col, afin de juger de la durée probable du travail. On doit aussi, comme nous l'avons déjà dit, pendant le même toucher, s'assurer de la conformation du bassin, surtout si la femme est primipare, et qu'il existe quelques difformités apparentes ; enfin il faut chercher à apprécier la situation de l'orifice, l'obliquité du corps et du col, la partie de l'enfant qui se présente. (Voy. *Mécanisme de l'accouchement.*)

Si l'évolution de la partie rend difficile le diagnostic de la présentation, il faut remettre son examen à une époque plus avancée du travail ; mais dans aucun cas il ne faut, pour rendre cet examen plus facile, rompre la poche des eaux avant l'entière dilatation du col. La rupture prématurée des membranes aurait alors les plus grands inconvénients, si la position était défectueuse ; car, les eaux s'écoulant en totalité, le fœtus pourrait souffrir de la pression exercée sur lui par les parois utérines, le cordon ombilical pourrait être comprimé, l'utérus, irrité par le contact longtemps prolongé des inégalités fœtales, pourrait être affecté de contractions spasmodiques. Enfin, l'art, obligé d'intervenir longtemps après l'évacuation des eaux, rencontrerait beaucoup plus de difficultés.

Il n'est pas toujours aussi facile qu'on pourrait le croire de s'assurer si la poche des eaux est rompue ou encore intacte. Si l'on touche pendant l'intervalle des douleurs, et que le sommet de la tête se présente, il arrive assez souvent que les membranes sont immédiatement appliquées sur le cuir chevelu, et qu'il est impossible de les distinguer. Il faut alors attendre une douleur ; car, dès que l'utérus se contracte, il chasse les liquides vers les parties inférieures, et l'on sent que le doigt est soulevé par une petite quantité d'eau qui vient se glisser entre la tête et la poche amniotique, dont on constate assez facilement l'intégrité. Mais, lorsque la tête est très-engagée, ce flux de liquide est très-peu considérable, et l'on a beaucoup de peine à distinguer cette tension des membranes. Il faut alors faire attention à l'état de la tumeur pendant et après la contraction. Si les eaux sont écoulées, et que le doigt touche à nu la tête de l'enfant, il sentira le cuir chevelu se froncer pendant la douleur, et devenir lisse quand elle aura cessé ; le contraire aura lieu quand les membranes sont intactes, car elles ne sont jamais plus lisses, plus tendues que pendant la contraction.

Quelquefois il est difficile d'atteindre le col utérin dès le commencement du travail ; c'est qu'il est alors porté fortement en arrière, de façon que le plan de son ouverture regarde la face antérieure du sacrum. J'ai vu souvent des jeunes médecins ne pouvoir pas arriver jusqu'à lui. J'en ai vu d'autres qui, ne trouvant pas l'orifice, et sentant assez distinctement la tête à travers la partie antérieure et inférieure de l'utérus très-amincie par la distension qu'elle a subie, ont cru que la dilatation était déjà complète, alors qu'elle était à peine commencée, et l'on conçoit combien une pareille erreur peut avoir de conséquences funestes. Il est assez souvent nécessaire, en effet, de contourner avec le doigt la tumeur convexe et arrondie qui remplit l'excavation, et de diriger son indicateur tout à fait en haut et en arrière où se trouve l'orifice utérin.

Toutes ces questions étant éclaircies, l'accoucheur doit s'occuper, dès le début du travail, de placer la femme dans le lieu le plus convenable. La chambre qui lui est destinée doit être spacieuse, aérée, bien éclairée et silencieuse. L'air qu'elle respire doit être pur et d'une température modérée; on doit en exclure les odeurs fortes, bonnes ou mauvaises. Une température trop élevée prédisposerait les femmes à l'agitation, aux accidents hémorrhagiques; l'impression du froid est la cause fréquente d'inflammations aiguës ou d'engorgements chroniques, tels que ceux qui surviennent si souvent à la suite des couches, et que l'on a si souvent attribués aux métastases laiteuses.

Peu de personnes doivent se trouver dans la chambre de la malade. Il faut avoir soin surtout d'en écarter toutes celles dont la présence paraît lui déplaire. Ce dernier point demande, de la part de l'accoucheur, la plus grande sagacité. C'est lui qui a seul autorité pour congédier ainsi les personnes qu'il croit inutiles ou nuisibles. Il doit deviner dans l'accueil fait à chacun le plaisir ou la contrariété que la femme ressent de la présence de telle ou telle personne. Certaines femmes ont presque honte d'accoucher devant leur mari; pour d'autres, au contraire, c'est une consolation de l'avoir près d'elles. L'accoucheur doit chercher à pénétrer toutes ces petites nuances de délicatesse et de sentiment, sonder, par des questions discrètes et faites avec art, une volonté que la femme craint parfois de manifester, et, après l'avoir connue, l'exécuter rigoureusement. En général, la mère et la sœur, ou bien deux amies de la malade, puis la garde, sont les seules qu'on doive admettre auprès d'elle.

Les vêtements de la femme seront amples assez pour ne gêner ni les mouvements ni la respiration.

Si la malade n'a pas été depuis longtemps à la garderobe, on lui administrera un lavement simple; et, dans le cas où il ne suffirait pas pour procurer une selle, on donnerait immédiatement un second lavement, avec addition de 30 ou 60 grammes de miel de mercuriale. L'évacuation des matières contenues dans le rectum est nécessaire, car la distension de l'intestin pourrait plus tard gêner la sortie de la tête, et s'opposer aussi à celle des gaz intestinaux, dont l'accumulation pourrait déterminer des coliques et des tranchées. Mais cette précaution a, en outre, l'avantage d'épargner à la femme la honte et le dégoût que lui cause, pendant les derniers instants du travail, l'expulsion involontaire des fèces, et d'éviter à l'accoucheur d'avoir la main salie pendant qu'il soutient le périnée.

L'accumulation de l'urine dans la vessie doit être également prévenue, en engageant la femme à uriner dès le commencement du travail. Lorsqu'elle n'a pas pris cette précaution, ou qu'on arrive trop tard auprès d'elle, l'émission des urines devient de plus en plus difficile, quelquefois même tout à fait impossible, par suite de la compression que la tête, engagée au détroit supérieur, exerce sur le col de la vessie. Dans ces cas, il faut chercher à repousser légèrement la tête avec deux doigts. Si l'on ne peut y parvenir, il faut pratiquer le cathétérisme. Nous avons dit plus haut qu'il était bon, dans ce cas, de se servir d'une sonde d'homme, dont la courbure est beaucoup plus prononcée. Quelquefois même, en prenant cette précaution, on rencontre des résistances à l'introduction de l'algalie ; il faut alors redoubler de précaution, placer la femme sur un plan tout à fait horizontal ; chercher avec une main à renverser la matrice en arrière, ou mieux avec deux doigts portés dans le vagin, chercher à soulever la tête qui, engagée dans le petit bassin, comprime fortement l'urèthre, pendant qu'avec l'autre on introduit la sonde.

Cette accumulation de l'urine dans la vessie est suivie d'assez graves accidents pour légitimer l'insistance que mettra l'accoucheur à pratiquer le cathétérisme. Le moindre de tous les accidents qui peuvent en résulter est le ralentissement et même la cessation complète des douleurs. La sensation pénible produite par la distension de la vessie, augmentée lorsque les muscles abdominaux se contractent, engage la femme à suspendre, autant qu'elle le peut, les contractions ; d'ailleurs cette douleur est quelquefois si vive par elle-même, qu'elle paralyse, pour ainsi dire, l'action de ces muscles ; en outre, ceux-ci étant séparés des parois utérines par la masse du liquide renfermé dans la vessie, leur action ne leur est plus transmise que d'une manière très-faible. La paralysie de la vessie, que souvent on rencontre après l'accouchement, est souvent aussi la conséquence de la rétention trop prolongée des urines. Enfin, la rupture des parois de ce réservoir survient quelquefois à l'instant où la femme se livre aux efforts les plus violents. Ce dernier accident est rare sans doute, mais il n'est pas sans exemple, puisque Rhamsbotham père dit en avoir observé deux cas (¹). (*Obs. pract. cases*, 89, 90.)

On peut facilement, surtout après la rupture des membranes, reconnaître la tumeur formée ainsi par la vessie très-distendue. On sent, en effet, immédiatement au-dessus du pubis, et quelquefois jusqu'au niveau de l'ombilic, une tumeur plus ou moins molle, fluctuante, à côté et en arrière de laquelle on distingue la tumeur dure, résistante, formée par l'utérus ; tumeur dont la consistance varie suivant qu'on l'examine pendant ou après la contraction.

Dès le début aussi, le médecin s'occupera de préparer tout ce qui pourra lui être nécessaire plus tard. Il disposera les fils destinés à la ligature du cordon, les bandes et les linges qu'il taillera pour couvrir le nombril de l'enfant. A l'insu de la femme, il se procurera de l'eau froide, des vinaigres, des sels, tous

---

(¹) Les symptômes observés ressemblent beaucoup à ceux de la rupture utérine ; seulement l'enfant reste en place, comme on le pense bien. Du reste, douleur vive et subite dans la région de la vessie. La femme accuse la sensation produite par l'épanchement du liquide dans le ventre, syncope, etc., comme signes propres à la rupture vésicale, affaissement, disparition de la tumeur formée auparavant par la vessie, et qu'on pouvait sentir au-dessus du pubis, fluctuation obscure dans le ventre.

agents qui seront probablement inutiles, mais qu'il doit toujours avoir à sa disposition. Enfin, il doit s'occuper de préparer le lit sur lequel doit accoucher la femme.

Ce lit, qu'on appelle *lit de travail*, *lit de misère* ou *petit lit français*, se dispose de la manière suivante : on dresse d'abord un lit de sangle d'une moyenne hauteur, de 2 pieds à 2 pieds et demi de large, et dont une des extrémités est appliquée contre la muraille. Il doit être isolé sur ses côtés, de manière qu'on puisse librement circuler tout autour. Un premier matelas est placé sur toute la longueur du lit ; un second, qui le recouvre dans sa partie supérieure, est plié en deux vers son tiers supérieur, de manière à laisser à découvert, par son bord inférieur, le premier matelas. Une toile cirée, puis un drap, des oreillers, une couverture, complètent le lit de misère. Une barre solide est fixée transversalement à l'extrémité du lit, pour offrir aux pieds de la femme, dans les derniers moments du travail, un point d'appui suffisant.

En France, on place la femme de manière que la partie postérieure et supérieure du dos repose sur le plan incliné formé par le second matelas, et le siége sur le bord de ce même matelas ; les membres inférieurs sont légèrement fléchis, et les pieds appuyés contre la barre transversale mise à l'extrémité du lit.

En Angleterre, les femmes accouchent sur le bord de leur lit ; elles se tiennent couchées sur le côté gauche, les jambes et les cuisses fléchies, et les genoux écartés par des oreillers.

En Allemagne, on se sert de la *chaise-lit* des anciens. La femme est posée sur un plan incliné qu'on peut modifier à volonté, en baissant ou en relevant le dossier au moyen d'une crémaillère qui y est adaptée ; la femme tire sur les bras de cette chaise, et arc-boute ses pieds contre les marches dont elle est munie. Lorsqu'elle se livre aux efforts du travail, les parties sexuelles sont à découvert, et répondent à l'échancrure qui est pratiquée sur le bord de la chaise.

Le lit de sangle, garni tel que nous l'avons décrit, nous paraît préférable, surtout parce qu'on le trouve partout. Ce lit, conseillé par Desormeaux, est surtout convenable lorsque la femme doit rester couchée pendant toute la durée du travail, comme cela est nécessaire dans le cas où elle est affectée de hernie, ou menacée de prolapsus, de renversement de l'utérus ou d'hémorrhagie. On pourrait, à la rigueur, y suppléer par une table et des chaises qu'on appuierait contre le mur. Chez les personnes aisées, il vaudrait peut-être mieux, disent Desormeaux et M. P. Dubois, se servir d'un lit ordinaire, en ayant soin d'y faire placer des matelas un peu durs, et, à l'endroit du siége, un coussin un peu résistant, pour empêcher que la région pelvienne ne s'enfonce dans l'épaisseur des matelas, et que le rebord de la cavité qui se formerait ne soit un obstacle à la rétropulsion du coccyx et à la sortie de la tête. La femme est à l'aise sur ce lit ; elle peut se placer sur le côté, y prendre les attitudes les plus commodes, et dormir même pendant l'intervalle des douleurs ; après l'accouchement, elle peut y rester quelque temps avant qu'on la transporte dans un autre lit.

L'accoucheur doit-il rester constamment auprès de la malade? C'est encore là une question dont la solution varie suivant le caractère des femmes, l'intimité plus ou moins grande qui existe entre elles et leur médecin. Il est quelques femmes craintives qui désirent l'avoir toujours auprès d'elles; il en est d'autres qui sont impatientées, gênées par sa présence continuelle. Dans tous les cas, il doit se rappeler que, pendant le travail, les femmes ont très-souvent besoin d'uriner, d'aller à la garderobe; il doit donc de temps en temps passer dans une chambre voisine pour lui en laisser le loisir. Pendant le travail, les femmes sont bien rassurées par les caresses, les consolations que leur prodigue leur mari : le médecin comprendra que sa présence gêne ces doux épanchements, et qu'il doit discrètement se retirer, ou au moins ne pas s'en apercevoir. Du reste, l'accoucheur s'absente le plus souvent pendant la période de dilatation : ainsi, après avoir examiné la femme, constaté que la présentation et la position du fœtus sont favorables, il pourra, si le col commence à s'ouvrir, vaquer à ses occupations et revenir seulement toutes les deux heures ; mais si le diagnostic de la position avait été impossible, ou s'il avait fait reconnaître une position vicieuse, le médecin ne doit quitter la malade sous aucun prétexte, pour être toujours prêt à parer aux accidents qui pourraient nécessiter plus tard son intervention.

Lorsque la période d'expulsion commence, l'accoucheur se place à droite du lit de misère, sur un siége d'une hauteur convenable. Son rôle consiste, dans l'accouchement naturel, à s'assurer de temps en temps des progrès du travail au moyen du toucher, à diriger convenablement les efforts de la femme; enfin, à soutenir le périnée au moment où la tête franchit la vulve.

Pendant tout le premier temps du travail, la femme peut se tenir couchée, rester assise ou se promener. Ce changement fréquent de position lui rend même plus supportables les lenteurs et la fatigue du travail; mais, à la fin du premier temps, lorsque la dilatation est complète, et que la poche amniotique, bombant fortement, est sur le point de se rompre, il faut alors la placer sur son lit. Cette précaution est aussi indispensable chez les femmes qui ont déjà eu plusieurs enfants; car l'expulsion du fœtus est quelquefois tellement prompte après la rupture des membranes, qu'on n'a pas toujours le temps de les faire coucher, et que la malade est exposée à accoucher debout. Mais, quand après cette rupture la marche du travail est lente, que la tête plus ou moins plongée dans l'excavation, ou arrivée déjà sur le périnée, ne s'avance pas, que les douleurs semblent devenir plus faibles et plus éloignées, il est bon de conseiller à la femme de se lever, de se promener, en la faisant soutenir par des aides, si ses forces ne lui permettent pas d'aller seule. On remarque, en effet, que le mouvement semble donner plus d'activité aux contractions de l'utérus. Dans le cas contraire, la femme ne doit plus quitter le lit, à moins d'indications spéciales.

Si la femme est tourmentée de douleurs de reins, on la soulage en étendant sous les reins une serviette pliée en double, dont les deux extrémités sont soulevées, pendant la douleur, par deux personnes placées à côté du lit.

On doit aussi essayer de calmer les crampes qu'elle éprouve assez souvent dans les cuisses et dans les mollets, en lui conseillant de contracter volontairement les muscles antagonistes des muscles contracturés. Ce moyen la soulagera beaucoup plus que les frictions faites sur le lieu de la souffrance.

Quelques femmes nerveuses éprouvent fréquemment, au début du travail, des tremblements, des frissons, qui sont quelquefois assez marqués pour donner de l'inquiétude. Suivant la remarque de Dewees, ils coïncideraient souvent avec une rapidité très-grande dans la dilatation du col. Une femme qui attendait à chaque instant le début du travail fut tout à coup réveillée au milieu de la nuit par un frisson violent. La garde, effrayée, envoya chercher Dewees : à son arrivée, il trouva la malade tremblant de tous ses membres ; elle l'assura qu'elle n'avait encore éprouvé aucun symptôme de travail, et qu'elle ne ressentait rien autre chose que cette agitation de tout le corps qu'aucun effort ne pouvait maîtriser. Au bout de cinq minutes, elle s'écria qu'elle croyait que le travail commençait. Dewees s'assura que cela était vrai, et les choses marchèrent si rapidement, qu'il eut à peine le temps de la mettre dans une position convenable : en moins de cinq minutes elle était délivrée. Ces frissons se renouvellent quelquefois durant le travail, ou immédiatement après. Dans aucun cas, ils ne méritent une attention sérieuse.

Au moment de la rupture de la poche des eaux les femmes sont souvent effrayées ; aussi est-il bon de les en prévenir longtemps à l'avance : il faut aussi avoir eu la précaution de placer près des parties génitales une éponge ou de vieux linges destinés à recevoir le liquide qui s'écoule. Immédiatement après l'écoulement des eaux, il faut s'assurer de nouveau de la présentation et de la position et voir si l'on ne s'était pas trompé dans son premier examen.

La rupture des membranes s'opère le plus souvent spontanément ; mais il n'en est pas toujours ainsi, et l'accoucheur doit quelquefois intervenir.

Il est bien certain, en effet, que lorsque l'orifice de l'utérus est complétement dilaté, que les membranes sont poussées dans le vagin par une grande quantité de liquide, quand la tête est mobile, et que les contractions ne déterminent pas la rupture spontanée de la poche amniotique, on doit croire que c'est elle qui, par sa résistance, retarde la terminaison du travail. Cet obstacle n'est jamais insurmontable par les seuls efforts de la nature ; mais le retard de l'accouchement, le tiraillement des membranes, peuvent avoir des inconvénients, et il faut alors les rompre. Pour cela, on profite du moment d'une forte contraction, et, pendant qu'elles bombent fortement, on pousse vivement l'extrémité du doigt indicateur contre le centre de la tumeur qu'elles forment. Quand cette brusque pression ne suffit pas, on racle avec l'ongle la surface des membranes, et, affaiblissant graduellement leurs trois tuniques, on les rompt ensuite plus facilement. Quelquefois pourtant elles résistent encore ; alors il faut se servir d'un instrument tel que la pointe d'un stylet mousse, ou mieux encore l'extrémité d'une plume taillée que l'on dirige sur le doigt jusque sur les membranes. M. Dubois a fait construire pour le même usage un instrument fort commode qui se compose tout simplement d'une tige de baleine aiguisée à son extrémité. Quand les eaux sont plates, c'est-à-dire quand peu de liquide sépare les membranes de la tête, il faut avoir soin de diriger le petit instrument obliquement, afin de ne pas blesser le fœtus avec son extrémité.

Cette rupture des membranes est donc une petite opération assez simple ; mais, si l'on en excepte quelque cas assez rares dont nous allons parler, elle ne doit être pratiquée qu'après la dilatation complète de l'orifice. Quelle que soit, en effet, la partie qui se présente, il y a toujours avantage à maintenir dans l'utérus une grande quantité de liquide.

Quelques circonstances particulières peuvent pourtant nécessiter la rupture artificielle avant l'entière dilatation.

Dans un cas cité par Baudelocque, l'enfant était tellement mobile, qu'il présenta successivement à l'orifice tous les points de la surface du corps. Chez une femme dont le ventre était distendu par une grande quantité d'eau, M. Martin (de Lyon) avait reconnu les pieds et une main à travers les membranes. « Je me disposais, dit-il, à terminer l'accouchement, lorsque, sur la demande du mari, je fis appeler un confrère ; mais il n'était pas encore arrivé que, touchant de nouveau, je reconnus la tête où j'avais trouvé les pieds et une main ; je perçai aussitôt les membranes, ce qui fixa la tête au détroit supérieur et rendit l'accouchement naturel. » (*Compte rendu*, p. 155.) Si l'on rencontrait un cas semblable, on pourrait s'écarter du précepte que nous avons posé, et rompre les membranes, quelque peu considérable que fût d'ailleurs la dilatation. Il est à peine besoin d'ajouter qu'il faudrait ne pratiquer cette rupture qu'au moment où l'on sentirait que le fœtus se présente par son extrémité céphalique. L'écoulement d'une certaine quantité de liquide amniotique et la rétraction de l'utérus fixeraient irrévocablement cette partie au détroit supérieur.

On peut encore, suivant la plupart des accoucheurs, rompre les membranes avant l'entière dilatation du col, lorsqu'on peut supposer que le liquide amniotique, en trop grande abondance, distend outre mesure et affaiblit la contraction des parois utérines. Mais dans ce cas, cependant, Gardien recommande d'apporter dans cette rupture artificielle la plus grande circonspection, et d'employer d'abord tous les moyens propres à ranimer la contraction.

Enfin, nous verrons plus tard que la ponction de l'œuf, à une période encore peu avancée du travail, est une des ressources les plus efficaces qu'on puisse opposer à certaines hémorrhagies graves qui surviennent pendant le travail.

Le doigt introduit dans le vagin doit plusieurs fois, dans la dernière période du travail, s'assurer, et pendant la douleur et pendant l'intervalle des douleurs, des progrès de la tête dans l'excavation. Toutefois cette exploration ne doit être faite que le plus rarement possible, et seulement alors que l'intérêt de la femme l'exige.

La plupart des femmes, s'imaginant hâter beaucoup la marche du travail en faisant valoir leurs douleurs, contractent leurs muscles, poussent violemment et font des efforts incroyables dès le début. Elles épuisent alors inutilement leurs forces. Tant que le col n'est pas effacé, la poche des eaux rompue, tout effort est inutile ; mais, dans la seconde période du travail, quand la tête s'engage dans l'excavation, appuie sur le périnée, c'est alors que l'accoucheur doit engager la femme à aider la contraction utérine par la contraction volontaire des muscles du tronc et des membres. Aussitôt que la contraction utérine a cessé, tout effort doit être suspendu. Dans les derniers moments, lorsque la tête est sur le point de franchir la vulve, les douleurs sont tellement vives, que les femmes se livrent à des efforts incroyables qui pourraient occasionner des accidents graves; il faut alors employer tous les moyens de persuasion pour les obliger à modérer un peu leurs efforts.

Pendant ces derniers moments du travail, la pression que la tête du fœtus exerce sur la partie inférieure du rectum fait éprouver aux femmes un besoin pressant d'aller à la selle. Beaucoup d'entre elles, cédant à une pudeur mal entendue, veulent alors se lever pour se mettre sur la garderobe. Il y aurait une grande imprudence à céder à leur demande, et elles ne doivent, sous aucun prétexte, quitter le lit. D'abord ce besoin est le plus souvent illusoire, quand on a eu la précaution de vider l'intestin au début du travail; et puis il pourrait arriver, comme je l'ai vu une fois, que la femme, surprise par une violente douleur, accouchât sur la chaise percée, sans que le médecin pût en aucune façon lui donner les soins convenables.

C'est dans ces derniers moments que l'accoucheur doit mettre toute son attention à soutenir le périnée. Pour cela, on appuie également, et avec un degré de force modéré, sur toute la surface périnéale, avec la face palmaire de la main. On la dispose de sorte que le bord radial des doigts réponde au côté gauche, et le bord antérieur au périnée; que l'extrémité des doigts réponde au côté gauche, et le talon de la main au côté droit de cette cloison, le pouce étant tenu éloigné de la grande lèvre de ce côté. La pression que l'on exerce doit être plus forte du côté de l'anus pour diriger en avant la tête du fœtus et faciliter son mouvement d'extension.

Quelle que soit la position du fœtus, il faut bien se garder, contre l'opinion de quelques auteurs, d'introduire les doigts dans la partie inférieure du vagin, d'exercer des pressions sur le périnée et le coccyx, de faire, en un mot, ce qu'ils appellent leur *petit travail*. Il est cependant quelques préparations qui peuvent être utiles. Ainsi, quand les parties génitales présentent beaucoup de rigidité, de chaleur, de sécheresse, des injections émollientes, des onctions avec des pommades adoucissantes, telles que le cérat ou la pommade de concombre, des fumigations émollientes, des bains entiers d'eau tiède, peuvent être fort avantageux. Ce dernier moyen surtout peut être utile lorsque l'abdomen est tendu et douloureux, que le col utérin est roide et résistant.

Depuis quelques années, M. le professeur Simpson a introduit dans la pratique des accouchements l'usage des moyens anesthésiques, dont la chirurgie retire chaque jour de si merveilleux résultats. L'accoucheur d'Édimbourg n'a pas seulement réservé l'éther et le chloroforme pour les cas difficiles, mais il conseille d'y recourir même dans les accouchements les plus naturels. L'importance de cette question nous oblige à la traiter avec détail, et l'on trouvera plus loin un long article où, après avoir exposé les résultats connus, nous dirons franchement notre avis.

Du régime des femmes en travail. — Les femmes qui ont l'habitude d'accoucher rapidement ne doivent, en général, prendre aucun aliment. Mais lorsque le travail traîne en longueur, il faut soutenir les forces de la femme par des aliments de facile digestion. Beaucoup de personnes prennent tous les matins du café au lait. On peut sans inconvénient le leur permettre : dans le reste de la journée, on peut leur donner quelques tasses de bouillon, mais toujours en petite quantité à la fois. Si les digestions sont troublées, si la femme vomit, comme cela arrive très-souvent, il est évident qu'on devra retrancher même les aliments liquides. Du reste, ce mode d'alimentation souffre, suivant les individus, de très-nombreuses exceptions. Il faut accorder à quelques-unes ce qu'on refuserait à d'autres. Les femmes robustes des campagnes ne doivent pas être soumises évidemment à la même sévérité de régime que les femmes délicates des grandes villes.

Le choix des boissons a aussi quelque importance. Celles que l'on permettra seront de l'eau pure ou légèrement sucrée, une infusion légère de tilleul ou de feuilles d'oranger, de mauve ou de violettes, etc. Les limonades, le vin étendu d'eau, qui seraient d'abord plus agréables à beaucoup de femmes, tournent en général à l'aigre, et sont mal digérés. Les vins chauds, les liqueurs, doivent être sévèrement prohibés. Dans les campagnes, on a souvent beaucoup de peine à combattre les préjugés répandus sur ce point; mais il faut insister, car le médecin ne doit jamais perdre de vue que le trouble, l'agitation qui succèdent à l'administration des spiritueux, exposent la femme aux inflammations et aux hémorrhagies actives. Si l'état de faiblesse de la femme exige quelques restaurants, alors de bons bouillons, un peu de vin vieux, quelques cuillerées de vin d'Espagne, sont les seuls et les meilleurs moyens qu'on puisse employer.

ARTICLE II.

SOINS A DONNER A L'ENFANT PENDANT LE TRAVAIL.

Après avoir reconnu la présentation et la position, l'accoucheur constatera l'état de vie ou de mort de l'enfant, qu'il est important de diagnostiquer pour mettre sa responsabilité à couvert, en prévenant la famille.

Avant la rupture des membranes, le diagnostic pourra assez facilement être établi, en constatant par l'auscultation l'existence ou la non-existence des battements du cœur, et la persistance ou la cessation complète des mouvements actifs, sur lesquels la femme pourra toujours donner des renseignements assez précis. Après la rupture des membranes, les mouvements actifs sont très-peu prononcés, et même quelquefois tout à fait nuls; mais l'auscultation permet de percevoir les pulsations fœtales.

Le toucher permet aussi de constater quelques signes qui peuvent encore éclaircir la question. Quand, en effet, l'enfant est vivant, et que la tête se présente, elle devient souvent le siége d'une tuméfaction sanguine d'autant plus considérable que le travail s'est prolongé plus longtemps depuis l'écoulement des eaux :

cette tumeur se forme moins facilement quand l'enfant a cessé de vivre, et si la mort date déjà de plusieurs jours, la mollesse, la flaccidité, le plissement du cuir chevelu remplaceront la tumeur résistante formée par l'infiltration séro-sanguine ; en outre, les os du crâne seront plus mobiles, le chevauchement de leurs bords sera plus considérable qu'à l'ordinaire, et en frottant les uns contre les autres ils feront entendre une espèce de crépitation. Un cas plus embarrassant est celui où l'enfant est mort quelque temps après la rupture des membranes, et après que déjà la tumeur sanguine a eu le temps de se développer. Mais l'incertitude ne pourra durer longtemps ; car, pour peu que le travail se prolonge au delà de trois ou quatre heures, la tumeur perdra de sa consistance, et sa mollesse et sa flaccidité rendront l'erreur assez difficile. Enfin, quand le bassin est un peu étroit, le plissement du cuir chevelu peut simuler une tuméfaction sur la valeur diagnostique de laquelle il est utile de se prononcer. Le meilleur moyen, dit Merriman, de juger alors par la tumeur du cuir chevelu de l'état de mort ou de vie de l'enfant, est celui-ci : Lorsque l'enfant est vivant, on voit qu'au moment où la tête est fortement poussée par la contraction, les os chevauchent les uns sur les autres, et, par suite de ce chevauchement, le cuir chevelu se trouve plissé et constitue aussi une tumeur ; mais immédiatement après la douleur, la tête reprend sa forme primitive par l'expansion des os du crâne, et les plis et la tuméfaction que présentait le cuir chevelu disparaissent, ou au moins diminuent beaucoup. Tout au contraire, lorsque l'enfant est mort, l'expansibilité des os du crâne étant détruite, la tête, après la contraction, ne reprend pas sa forme et son volume primitifs, et la tumeur formée par le plissement du cuir chevelu persiste au moins en grande partie. Dans cet état de choses, la tuméfaction est quelquefois considérablement augmentée par les liquides que la pression supérieure force à s'y accumuler ; et lorsqu'on est obligé de pratiquer la perforation du crâne, les praticiens savent bien qu'ils doivent traverser 1 centimètre d'épaisseur de parties molles avant d'arriver jusqu'aux os. (*Synopsis of Merriman.*)

Si la face se présente, la mollesse des lèvres, la flaccidité et l'immobilité de la langue doivent faire soupçonner la mort de l'enfant ; car, lorsqu'il est vivant, la fermeté de toutes ses parties et les mouvements de la langue sont souvent faciles à sentir.

Dans la présentation du siége, l'introduction du doigt dans l'anus fera sentir la résistance et la force de constriction du sphincter, si l'enfant est vivant ; les caractères opposés seront constatés quand il sera mort.

Enfin, dans les présentations de l'épaule et du bras, le gonflement du membre, la coloration violette, permettront de croire à la vie de l'enfant.

Lorsque le cordon pend dans le vagin, sa mollesse, sa flétrissure, l'absence de pulsation de ses artères ombilicales, autorisent à croire à la mort de l'enfant.

La fétidité et l'épaisseur du liquide amniotique, l'écoulement du méconium, ont été considérés comme des signes de mort du fœtus. Quant à l'altération des eaux, elle n'a pas grande importance, car on l'a vue quelquefois coïncider avec une intégrité parfaite de la vie fœtale, mais il faut attacher plus d'importance à l'écoulement du méconium.

Il n'est pas très-rare de voir, pendant le travail, du méconium s'écouler en quantité plus ou moins grande : nous avons déjà dit que cette particularité se présentait assez souvent dans les positions de l'extrémité pelvienne, et alors elle n'a aucune importance; mais il n'en est pas de même dans toute autre présentation ; car la sortie du méconium est toujours un signe fâcheux, et qui doit éveiller la sollicitude de l'accoucheur. Souvent, en effet, elle indique un état de souffrance de l'enfant, dû presque toujours à la compression du cordon ombilical. En réfléchissant au rôle que joue le placenta pendant la vie intra-utérine, on comprend facilement que l'interruption de la circulation fœto-placentaire produise l'asphyxie; celle-ci détermine une congestion cérébrale, et même quelquefois un épanchement apoplectique, d'où résulte une paralysie des sphincters de l'anus. Si à cette paralysie des sphincters on ajoute les efforts instinctifs de respiration ([1]) auxquels se livre le fœtus, mouvements d'autant plus violents qu'ils sont infructueux, on s'expliquera facilement comment l'écoulement du méconium peut être le résultat de la compression du cordon.

Sous le rapport du pronostic, il est important de remarquer le moment précis auquel survient la sortie du méconium : il est toujours grave quand elle ne s'opère que quelque temps après la rupture des membranes; mais quand les eaux s'écoulent, elles sont assez souvent colorées en jaune, et la présence du méconium n'est pas toujours alors un signe fâcheux. Dans quelques cas, elle peut bien se rattacher à une compression qui aurait existé plus ou moins longtemps avant la naissance, qui pendant quelques instants aurait compromis la vie du fœtus, et qui aurait tout à coup cessé par suite d'un mouvement brusque de l'enfant.

On comprend, en effet, que, pendant les derniers mois de la gestation, le cordon soit momentanément comprimé, et qu'un mouvement brusque du fœtus le déplace et rétablisse ainsi la circulation fœto-placentaire. Or, cette compression a pu être assez prolongée pour produire une menace d'asphyxie, et par suite l'écoulement du méconium.

On a cherché à distinguer par les caractères physiques du méconium si son écoulement était causé par une présentation du siége ou par un état de souffrance du fœtus. On a dit que, dans ce dernier cas, le méconium est très-fétide et moins consistant, plus délayé, plus mélangé que quand les fesses sont au-dessus de l'orifice utérin. Ces signes sont peu concluants.

En résumé : 1° l'écoulement du méconium dans les présentations du siége n'a pas de valeur ; 2° dans les autres présentations et quelque temps après la rupture des membranes, c'est toujours un signe fâcheux ; 3° au moment de la rupture, il faut pour le juger avoir recours à l'auscultation.

De tous ces signes le meilleur est sans contredit celui qui est fourni par l'auscultation des battements du cœur, qui sont toujours perçus quand le fœtus est vivant. Les battements du cordon peuvent en effet ne pas être sentis, sans qu'on puisse en conclure pour cela que le fœtus ait cessé de vivre. Il arrive quelquefois

----

([1]) Mayer a vu les embryons exécuter des mouvements respiratoires, même dans l'intérieur de l'œuf, dès qu'il venait à comprimer le cordon.

qu'ils s'arrêtent pendant la douleur pour reparaître plus tard pendant l'intervalle des contractions ; aussi, pour que le diagnostic acquière plus d'exactitude, il faut que la cessation des pulsations ait été d'une certaine durée, au moins de dix à quinze minutes.

Dans l'accouchement par le sommet, immédiatement après l'expulsion de la tête, on achève de la dégager, en la relevant de plus en plus vers les pubis, ou en insinuant l'index sur un des côtés de la mâchoire inférieure. On cherche à voir aussitôt après si le cordon ne fait pas quelques circulaires autour du cou. Si l'on rencontre un ou plusieurs circulaires, on exerce quelques tractions sur l'extrémité placentaire du cordon, afin d'en éviter le tiraillement et prévenir la strangulation du fœtus, etc.; quand on ne peut pas en amener au dehors une assez grande portion pour être bien sûr d'empêcher de pareils accidents, il faut le couper, et terminer, en accrochant avec l'indicateur l'une ou l'autre épaule, l'accouchement le plus promptement possible (¹).

Après la sortie de la tête, l'utérus, fatigué par les derniers efforts, reste quelques instants dans le repos. Il arrive assez souvent que l'enfant commence à respirer et à crier, même avant la sortie de la poitrine.

On peut alors, sans inconvénient, attendre que la contraction se réveille, en soutenant légèrement la tête pour que la bouche et le nez ne soient pas obstrués par les linges et le sang qui se trouvent entre les cuisses de la femme ; mais si cette atonie se prolonge, et surtout si l'on s'aperçoit que la face du nouveau-né est rouge, tuméfiée, comme il arrive souvent après les accouchements pénibles, il ne faut pas abandonner complétement le reste du travail à la nature, mais chercher, par des frictions faites sur la paroi abdominale, à solliciter des contractions nouvelles, engager la femme à pousser. Dans presque tous les cas on termine le dégagement en faisant des tractions modérées sur la tête que l'on saisit avec les deux mains : si ces moyens sont insuffisants, on cherchera une des aisselles avec l'index courbé en crochet, et l'on opérera d'abord le dégagement de l'épaule postérieure.

Après le dégagement des épaules, l'expulsion spontanée du siége et des membres inférieurs peut encore se faire attendre, par suite du défaut d'action de la matrice.

On doit encore, et mieux vaut cela, chercher, par des frictions faites sur l'abdomen, à réveiller les contractions; mais si la vie du fœtus paraissait compromise, on achèverait immédiatement l'extraction.

L'extraction artificielle des épaules ou de la partie inférieure du tronc ne doit, comme on le voit, être opérée, que lorsque l'expectation peut devenir dangereuse pour le fœtus. Quand l'expulsion est entièrement confiée à la nature, en effet, la matrice se rétracte au fur à mesure qu'elle se désemplit, et l'on a

---

(¹) Ces circulaires peuvent être assez fortement serrés pour étrangler l'enfant et le tuer. En arrivant auprès d'une femme qui venait d'accoucher, je trouvai son enfant mort et encore couché auprès des parties génitales; le cordon faisait trois circulaires autour du cou, et ils étaient tellement serrés qu'on voyait une ecchymose profonde autour du cou (Guillemot).

moins à craindre l'inertie consécutive que cause quelquefois une extraction trop précipitée.

Dans les cas rares où l'occiput reste en arrière jusqu'à la fin du travail, la plupart des accoucheurs ont conseillé de chercher à ramener l'occiput en avant. Nous doutons qu'ils y puissent réussir dans la plupart des cas. Nous ne l'avons jamais vu tenter, ni nous ne l'avons jamais tenté nous-même : car, lorsque ce mouvement de rotation ne s'opère pas seul, nous croyons inutile toute tentative qui aurait pour but de l'opérer artificiellement. Toutefois la plupart des auteurs conseillent, quand la tête est descendue dans l'excavation, presque immédiatement après l'écoulement des eaux, de la faire dévier à droite ou à gauche dans *l'intervalle des contractions* (Velpeau), en glissant deux ou trois doigts, soit au devant du sacrum pour repousser l'occiput en avant, soit derrière le pubis, sur les côtés du front, pour le porter en arrière. Si nous avions jamais la pensée de tenter une pareille manœuvre, nous aimerions mieux agir pendant la contraction, car alors nous aiderions seulement la nature sans la remplacer complétement ; nous préférerions, tout en agissant sur l'occiput, comme l'indique M. Velpeau, appliquer en même temps deux doigts sur les tempes du fœtus, et agir dessus de manière à faire tourner le front en arrière. Mais, nous le répétons, cette manœuvre nous paraît inutile dans la plupart des cas, car elle ne fait que hâter un mouvement de rotation qui se fût opéré plus tard sans elle ; nuisible dans d'autres, car les efforts pratiqués pour l'opérer nous paraissent pouvoir exercer une fâcheuse influence et sur la mère et sur l'enfant. Dans les cas ordinaires, en effet, où la rotation s'opère naturellement, le tronc suit les mouvements de la tête ; mais quand c'est avec les doigts qu'on fait tourner la tête, le tronc peut conserver sa position première, et ce mouvement de rotation forcé peut luxer l'articulation atloïdo-axoïdienne et tuer le fœtus.

Dans les présentations de la face, les anciens accoucheurs pensaient que l'accouchement spontané était impossible ; aussi conseillaient-ils de chercher, dès le début du travail, à convertir la position de la face en position du sommet.

Nous savons aujourd'hui ce qu'il faut penser de ces opinions. Toutefois la rotation qui doit ramener le menton sous la symphyse des pubis, quel que soit d'ailleurs son rapport primitif au détroit supérieur (voy. *Mécanisme de l'accouchement de la face*), est difficile, pénible, quelquefois même ne s'opère pas dans les positions mento-postérieures. Nous verrons plus loin que le non-accomplissement de ce mouvement de rotation constitue une des complications les plus graves qui puissent se présenter dans la pratique, et que la crâniotomie devient souvent nécessaire.

Lorsque la face est engagée au détroit inférieur, et le menton dans le vide de l'arcade pubienne, le mouvement de flexion commence, et nous avons vu que, pendant ce quatrième temps, la pression supportée par les vaisseaux du cou peut gêner assez la circulation cérébrale pour produire la mort par congestion cérébrale. On devine dès lors avec quelle précaution l'accoucheur doit soutenir le périnée ; il est évident, en effet, qu'une trop forte pression sur cette partie augmenterait la compression du cou.

L'accouchement par l'extrémité pelvienne doit être complétement abandonné à la nature, à moins de complications fâcheuses. Nous avons déjà insisté sur ce point dans une note, page 340 ; mais nous ne craignons pas de répéter encore le conseil de ne pratiquer aucune traction dans l'accouchement naturel par le pelvis : le redressement des bras, avons-nous dit, et quelquefois même l'extension de la tête, sont les conséquences de ces tractions imprudentes ; tandis que ces complications ne se présentent presque jamais quand on confie aux contractions utérines l'expulsion complète du fœtus. Il est assez facile, du reste, de comprendre ces différents résultats. Quand l'utérus est le seul agent de la sortie de l'enfant, celui-ci est fortement poussé par les contractions de la partie supérieure de l'organe, en même temps que pressé fortement sur ses côtés par le resserrement des parois latérales. Les membres supérieurs sont donc maintenus sur la partie latérale et antérieure de la poitrine, la tête reste fléchie sur le thorax, et toutes ces parties descendent en même temps ; mais lorsqu'au contraire on exerce les tractions, celles-ci ne portent évidemment que sur le tronc, celui-ci descend seul ; et les bras, arrêtés par les bords du canal utérin ou le pourtour des détroits, ne participent pas à ce mouvement de descente, et se trouvent, en définitive, placés sur les côtés de la tête. Le rôle de l'accoucheur consiste exclusivement à recevoir, à soutenir les parties inférieures du fœtus à mesure qu'elles se dégagent. Au moment où le siége a franchi la vulve, il doit s'assurer de l'état du cordon ombilical. Pour cela, il glisse l'index jusqu'à l'ombilic. S'il s'aperçoit que le cordon est tiraillé à son insertion ombilicale, il joint le pouce à l'index, afin d'exercer quelques tractions seulement sur l'extrémité placentaire du cordon, et de prévenir son tiraillement et peut-être sa déchirure. Le cordon est quelquefois placé entre les cuisses de l'enfant. Il faut alors, tiraillant son extrémité placentaire, agrandir l'anse qu'il forme, et, le dégageant du membre postérieur, la placer en contact avec le périnée, parties molles dont la compression sera moins forte, et par conséquent moins nuisible à la circulation que celle qu'il subirait de la part de la symphyse des pubis. S'il était trop court pour être amené à l'extérieur, il faudrait le couper, appliquer une ligature sur son extrémité ombilicale, et terminer le plus promptement possible l'accouchement.

La lenteur avec laquelle les épaules et la tête sont quelquefois expulsées est bien souvent la cause de la mort de l'enfant ; car c'est seulement pendant cette dernière partie du travail que le cordon est comprimé, ou que s'opère le décollement du placenta ; or, si nous avons en général interdit toute traction, il n'en saurait être de même dans cette dernière circonstance. Mais comment juger du moment au delà duquel il serait imprudent d'attendre encore ? Dès que l'asphyxie commence, l'état de souffrance du fœtus peut être assez facilement constaté en palpant la portion du cordon qui est à l'extérieur. Si les battements conservent leur intensité, leur fréquence et leur régularité habituelles, on peut sans danger abandonner le reste de l'expulsion à la nature ; mais si, au contraire, on les sent se ralentir, ou bien s'ils deviennent plus accélérés, mais en même temps plus faibles, filiformes, et surtout intermittents ou irréguliers, il faut s'empresser de soustraire le fœtus au danger qui le menace.

Les signes fournis par l'irrégularité des battements des artères ombilicales, et auxquels les auteurs accordent une grande importance, ne sont sensibles que lorsque déjà l'asphyxie est commencée depuis assez longtemps pour qu'il ne soit pas toujours possible d'y remédier : aussi attachons-nous beaucoup plus de valeur au fait que nous allons signaler.

Lorsque la tête est seule dans l'excavation pelvienne, il arrive assez souvent qu'on voit le fœtus dilater sa poitrine brusquement, et faire un violent effort d'inspiration : ce qu'on reconnaît à une contraction convulsive et brusque du diaphragme et des muscles abdominaux qui se répète à des intervalles irréguliers ; or de pareils efforts n'ont jamais lieu tant que la circulation fœto-placentaire est intacte, puisque la dilatation pulmonaire est inutile tant que s'opère la respiration placentaire. Ces efforts annoncent donc constamment un état de souffrance, d'asphyxie imminente, auquel il faut s'empresser de soustraire l'enfant.

Lorsque la tête reste seule dans l'excavation, l'accoucheur doit engager la femme à pousser fortement, afin de hâter la terminaison du travail, et éviter que le cordon ne soit longtemps comprimé. Il pourra, pour faciliter la flexion de la tête, relever légèrement le tronc du fœtus au devant de la symphyse. Si ce mouvement de flexion paraît difficile, il peut, glissant deux doigts sous la symphyse, appuyer sur l'occiput. Il suffit souvent d'une pression légère exercée sur cette partie postérieure de la tête, pour faire basculer le grand diamètre occipito-mentonnier, et terminer l'accouchement. Lorsque la tête résiste à ces moyens, d'autres manœuvres sont nécessaires ; mais elles rentrent dans l'accouchement manuel : nous en parlerons à l'article *Version*.

Enfin, si l'extraction immédiate de la tête était impossible, on pourrait chercher à introduire l'index et le médius dans la bouche de l'enfant, les écarter légèrement, et laisser entre eux un vide à l'aide duquel l'air extérieur arriverait à la bouche : à l'aide d'une sonde un peu grosse dirigée au fond de la bouche, on obtiendrait plus sûrement encore le même résultat.

CHAPITRE VIII.

DES SOINS QUE L'ACCOUCHEUR DOIT DONNER A LA FEMME ET A L'ENFANT IMMÉDIATEMENT APRÈS L'ACCOUCHEMENT.

ARTICLE PREMIER.

DES SOINS A DONNER A LA FEMME IMMÉDIATEMENT APRÈS L'ACCOUCHEMENT.

Aussitôt après l'expulsion de l'enfant, l'accoucheur doit porter la main sur le ventre de la mère pour rechercher s'il n'y a pas un second enfant. Dans tous les cas il doit s'assurer que l'utérus se rétrécit, revient sur lui-même, car son inertie devrait faire craindre une hémorrhagie ; il est même bon de vérifier directement qu'il ne s'écoule pas une trop grande quantité de sang par la vulve.

L'expulsion du placenta et de ses annexes, qu'elle soit spontanée ou aidée par l'accoucheur, s'opère en général peu de temps après la sortie du fœtus. (Voyez *Délivrance*.)

Après la délivrance, l'accoucheur doit s'assurer par le toucher extérieur et vaginal, si le placenta n'a pas entraîné ou renversé le fond de la matrice, afin d'y remédier sur-le-champ. Quand tout est dans l'ordre naturel, on fait quelques frictions avec la main sur la région hypogastrique : on les réitère de temps en temps pour exciter la contractilité du tissu de l'organe, pour favoriser son dégorgement et l'expulsion des caillots qu'il pourrait contenir. On laisse pendant quelques instants la femme sur le petit lit où elle est accouchée, afin qu'elle s'y repose un peu, et que l'utérus et le vagin aient le temps de se débarrasser du sang qui s'écoule dans les premiers instants avec abondance, et qui salirait les linges dont on va l'envelopper. Ces premiers instants sont d'ailleurs ordinairement consacrés à donner à l'enfant les soins que nous indiquerons plus bas. La femme doit rester couchée sur le petit lit un temps plus long encore, lorsque l'accouchement a été précédé ou suivi de syncope, d'hémorrhagie ou de tout autre accident, de même que lorsqu'on a lieu de craindre quelque chose de semblable ; mais il faut qu'elle y soit proprement, ce qu'on obtient en substituant des linges secs à ceux qui sont mouillés. Elle doit être couchée horizontalement, les cuisses allongées, peu couverte, et dans le silence et le repos le plus absolu du corps et de l'esprit.

Au bout d'une demi-heure à peu près, on s'occupe spécialement de l'accouchée. On lave d'abord avec précaution et douceur les parties génitales et la partie supérieure des cuisses avec de l'eau tiède, seule ou mêlée d'un peu de vin ; puis on essuie avec des linges bien secs et chauffés. On débarrasse la femme de tous les vêtements qu'elle portait pendant le travail, et qui sont salis par la sueur, les écoulements et les matières fécales, puis on les remplace par des vêtements bien secs, bien chauffés. Leur forme est peu importante ; il suffit qu'ils soient assez larges pour ne gêner en aucune façon la malade, et pour qu'elle puisse en changer aisément et promptement. On doit mettre dans cette toilette la plus grande célérité, afin que la femme soit exposée à l'air le moins longtemps possible. Il faut mettre un soin particulier à bien vêtir les bras et la poitrine, afin qu'elle puisse, pendant le jour au moins, les tenir hors du lit sans trop d'inconvénients.

Après tous ces préparatifs, la femme sera transportée dans le lit où elle doit rester pendant toutes les couches. Il en est qui, se sentant bien, veulent marcher de leur lit de misère à leur lit : c'est une imprudence à laquelle l'accoucheur doit s'opposer de toute son autorité. Le lit dans lequel on la transporte a été préalablement chauffé et garni d'alèzes suffisantes, et disposées de manière qu'on puisse les changer facilement. Les couvertures n'en doivent pas être plus nombreuses ni plus épaisses que celles qui le garnissaient avant l'accouchement.

On a l'habitude d'entourer l'abdomen avec un bandage de corps modérément serré. Les femmes attachent, pour la plupart, une grande importance à cette précaution qui, dans leur idée, doit les mettre à l'abri des rides et des plis qui existent après l'accouchement sur la peau du ventre, et empêcher celui-ci de rester trop volumineux. On peut céder à ce désir, d'autant plus volontiers que ce bandage, modérément serré, supplée à la pression que les parois abdominales n'exercent plus, qu'il prévient l'afflux et la stase des fluides, l'engorgement des parois utérines et la dilatation de la cavité de ce viscère, qu'il a enfin l'avantage d'obvier aux syncopes et de diminuer un peu les tranchées utérines. Mais, pour qu'il ait tous ces avantages, il faut qu'il soit assez large pour comprimer bien également toute la région sous-ombilicale. Il faut surtout éviter qu'en se roulant sur lui-même, il ne forme une espèce de corde circulaire qui, s'opposant au retour facile des liquides, deviendrait alors la cause d'hémorrhagie.

Le bandage du corps peut être avantageusement remplacé par un drap plié que l'on applique à plat sur l'abdomen qu'il comprime doucement par son poids qui est assez considérable.

Quelques femmes, mues toujours par un sentiment de coquetterie, et dans le but de prévenir le gonflement considérable des mamelles, et leur mollesse et leur flaccidité qui en sont la conséquence, veulent aussi les comprimer par un bandage de corps assez fortement serré. Quelques-unes même appliquent sur leurs seins des topiques astringents, dans le but de s'opposer à une sécrétion laiteuse trop abondante. Ce sont des moyens qu'il faut proscrire d'une manière absolue, car ils peuvent être très-dangereux. On doit se contenter de recouvrir ces organes de manière à les mettre à l'abri du contact de l'air, et d'y entretenir une chaleur convenable.

ARTICLE II.

SOINS A DONNER A L'ENFANT IMMÉDIATEMENT APRÈS LA NAISSANCE.

Les soins à donner à l'enfant nouveau-né varient suivant qu'il est fort, vigoureux, bien portant, ou, au contraire, qu'il est né dans un état de faiblesse ou de maladie.

§ 1. — L'enfant est bien portant.

Lorsque l'enfant est sorti vivant et bien portant du sein de sa mère, si l'on continue d'observer ce qui se passe en abandonnant la délivrance à la nature, on voit que la circulation continue quelques instants entre l'enfant et le placenta. Bientôt le placenta est détaché et expulsé ; il perd sa vitalité ainsi que le cordon ; la circulation s'affaiblit peu à peu, et les pulsations des artères cessent graduellement à partir du placenta : quelques auteurs ont conseillé d'attendre ce moment pour couper le cordon ; mais la délivrance spontanée se faisant attendre trop longtemps, on a l'habitude de pratiquer cette section immédiatement après la naissance. Voici, du reste, la conduite que l'on suit à cet égard : lorsque l'enfant est complétement hors des parties de la mère, si le cordon est entortillé autour du cou ou du tronc, on le dégage, puis on place l'enfant sur le côté, le visage tourné du côté opposé à la vulve, pour qu'il puisse respirer, et ne coure pas le risque d'être suffoqué par les liquides qui s'échappent du vagin. On coupe ensuite le cordon ombilical à cinq ou six travers de doigt de l'abdomen. Cette section est ordinairement pratiquée avec des ciseaux. On pourrait la faire avec un instrument tranchant quelconque.

Cette section une fois opérée, le cordon est légèrement pincé entre le pouce et l'indicateur ; les trois autres doigts saisissent le siége, et l'autre main se place sous les épaules et la nuque de l'enfant, que l'on emporte hors du lit. On le place sur les genoux de la garde préparés pour le recevoir. On peut alors l'examiner à loisir, s'assurer qu'il n'existe aucune anse intestinale à la base du cordon, laisser saigner celui-ci, si on le juge convenable, avant d'appliquer la ligature. On peut se servir, pour cette ligature, d'un ruban ou cordonnet de 20 à 25 centimètres de longueur, fait avec quelques brins de gros fil. Avant de l'appliquer, on réduirait l'intestin, s'il existait une hernie ombilicale. Elle doit être placée à deux, trois ou quatre travers de doigt de la surface de l'abdomen ; la seule précaution à prendre, c'est que le lien ne porte pas sur la peau qui se prolonge sur le cordon ; car il en résulterait de la douleur, une inflammation et une ulcération dont la guérison peut offrir des difficultés. Il vaut mieux, en général, laisser entre la ligature et le repli cutané assez d'espace pour pouvoir, au besoin, appliquer une seconde ligature, si la première devenait insuffisante. Il faut donner à la ligature le degré de constriction suffisant pour oblitérer d'une manière complète et permanente les artères, sans couper leurs parois. Si le cordon était très-épais, très-infiltré, la ligature étreindrait mal les vaisseaux ; et, quand le cordon serait affaissé par l'écoulement ou l'évaporation des parties fluides, les vaisseaux n'étant plus comprimés, laisseraient facilement couler le sang. En outre, cette lymphe, en se putréfiant bientôt, répandrait une odeur très-fétide, et irriterait la peau avec laquelle elle se trouverait en contact ; c'est donc avec raison que, pour prévenir ces accidents, les auteurs conseillent d'exprimer cette lymphe visqueuse en pressant, en faisant glisser le cordon entre les doigts, et même de pratiquer des mouchetures sur la membrane du cordon, mais en évitant avec soin la lésion des vaisseaux. Enfin, si le cordon était très-gros, on pourrait, après le premier nœud, renverser pour plus de sûreté le cordon en arrière, et le comprendre dans un second nœud.

Dans la grossesse multiple, il faut, après la section du cordon du premier-né, appliquer aussi une ligature sur son extrémité placentaire. Cette ligature est le plus souvent, il est vrai, une précaution inutile ; mais il suffit que, dans quelques cas très-exceptionnels, où il existe une communication entre les ramifications vasculaires des deux placentas, elle puisse prévenir une hémorrhagie, à laquelle succomberait assez rapidement le second enfant, pour qu'on ne doive, dans aucun cas, s'en dispenser.

De nombreuses discussions se sont élevées pour savoir si la ligature du cordon ombilical était absolument indispensable ; s'il fallait pratiquer d'abord la ligature avant la section, ou couper le cordon avant de le lier. Il est infiniment probable qu'après l'établissement régulier de la respiration, la circulation des vaisseaux ombilicaux s'arrêterait spontanément, et que, dans l'immense majorité des cas, la ligature est à peu près inutile; mais il suffit que, dans quelques cas probablement exceptionnels, une hémorrhagie ait eu lieu par le cordon non ou mal lié, pour qu'une précaution aussi simple ne soit pas négligée. Quant à la seconde question, la conduite que nous avons tracée nous paraît préférable.

Il faut ensuite nettoyer la surface du corps de l'enfant de la matière cérumineuse qui la recouvre, du sang et des impuretés qui s'y sont attachés à l'instant de l'accouchement. Cette matière cérumineuse s'enlève mal par de simples frottements pratiqués avec des linges secs. On délaye d'abord cette substance avec de l'huile ou du beurre bien frais, puis on l'essuie doucement; du jaune d'œuf aurait le même avantage, et, de plus, celui de rendre cette matière miscible à l'eau. Pour enlever le sang et les autres impuretés, on emploie ordinairement de l'eau mêlée avec du vin, ou un bain simple dans lequel on plonge l'enfant. La température du bain doit être de 28 degrés à peu près.

L'enfant, bien lavé, bien épongé, bien essuyé, doit être habillé; mais auparavant le médecin doit envelopper lui-même le cordon ombilical dans une compresse destinée à cet effet. Cette compresse est tout simplement un linge fin de forme carrée, au centre duquel on pratique une ouverture assez grande pour que le cordon puisse facilement y passer. Après avoir fendu l'une de ces moitiés depuis ce trou jusqu'à son bord, on loge la racine du cordon dans l'échancrure qui en résulte; puis la portion pleine de cette petite compresse reste en dessous, et les deux moitiés de la portion divisée sont renversées et croisées par devant. On place le tout à la partie supérieure et gauche de l'abdomen. Une seconde compresse souple et carrée recouvre la première; une bande large de trois ou quatre doigts, et assez longue pour faire deux fois le tour du corps, maintient tout ce petit appareil.

Avant d'envelopper le cordon, on avait déjà commencé de vêtir l'enfant, on lui avait déjà couvert la tête, les bras et la poitrine. Le reste du vêtement doit être chaud, souple et médiocrement serré. En France, il se compose d'une camisole, petite brassière de laine, garnie d'une chemisette souple qu'on fixe par derrière avec des épingles, puis d'un lange de toile et d'un autre de laine et de coton. Les Anglais enveloppent leurs enfants seulement d'une longue robe, ou d'une espèce de sac de flanelle.

Avant de vêtir l'enfant, le médecin doit s'assurer qu'il n'est affecté d'aucun vice de conformation. Pendant les trois ou quatre premiers jours qui suivent la naissance, il doit surveiller très-attentivement l'excrétion des urines et du méconium. L'expulsion du méconium se fait quelquefois attendre trois ou quatre jours : quand on est sûr que l'enfant est bien conformé, on la facilite par un bain tiède. La rétention prolongée du méconium indique aussi l'emploi d'un doux laxatif, tel que le petit-lait, le sirop de violettes, l'huile d'amandes douces, la manne. On emploie plus généralement le sirop de chicorée composé, ou sirop de rhubarbe composé, soit seul, soit mêlé avec l'huile d'amandes douces, à la dose de 8, 16 ou 24 grammes dans la journée. Quelques personnes veulent même administrer ces petits médicaments à tous les enfants sans distinction, surtout à ceux qui sont allaités par une nourrice étrangère ; et cela pour suppléer, dit-on, au colostrum ou premier lait de la mère, dont l'action légèrement purgative a pour résultat de déblayer le canal intestinal. L'eau tiède et sucrée que l'on donne à l'enfant le premier jour suffit le plus souvent pour faciliter l'expulsion du méconium et des fluides visqueux qui obstruent quelquefois l'arrière-bouche et l'estomac.

Toutes les questions qui se rattachent à l'hygiène des enfants et à l'allaitement seront examinées dans un chapitre spécial.

§ 2. — L'enfant est faible ou malade.

Nous venons d'examiner les soins à donner à l'enfant quand il est bien portant; mais il arrive très-souvent qu'au moment de la naissance le fœtus est dans un grand état de faiblesse ou même de mort apparente, qui serait bientôt suivi de la mort réelle, si des soins convenables n'étaient administrés.

Cet état de mort apparente se montre sous deux aspects différents, décrit par la plupart des accoucheurs sous le nom d'apoplexie et d'asphyxie des nouveau-nés. Depuis longtemps déjà quelques accoucheurs anglais et allemands ont rejeté ces dénominations comme caractérisant mal les états pathologiques auxquels on les appliquait. M. P. Dubois, dans un article plus récent, après avoir fait remarquer que le caractère anatomique le plus constant de l'apoplexie chez l'adulte manque de ce qu'on a appelé l'apoplexie du fœtus, et que des différences énormes existent entre les symptômes de l'asphyxie chez l'adulte et ceux de l'état asphyxique du nouveau-né, conclut aussi qu'on a eu tort de donner le même nom à des états dissemblables : avec M. Nægele il désigne sous le nom de *mort apparente*, l'état de l'enfant nouveau-né sur lequel on ne voit aucun signe de vie, et sur lequel on ne reconnaît aucun de ceux de la mort.

Les deux termes de cette définition sont évidemment contradictoires, puisque la mort est caractérisée par l'absence complète des signes de la vie. Pour nous, la mort apparente est un état dans lequel, malgré l'abolition des actes de la vie animale, il reste au moins quelques-unes des fonctions de la vie organique et nécessairement les battements du cœur.

En examinant avec soin les symptômes de la mort apparente des nouveau-nés, tantôt on voit qu'elle est accompagnée par la rougeur vive de la face et de la partie supérieure du corps, la saillie et l'injection du globe oculaire, le gonflement du visage dont la peau offre çà et là des taches bleuâtres; tantôt on est frappé par la décoloration de la peau et la flaccidité des chairs. Dans le premier cas, la tête est gonflée, extrêmement chaude, les lèvres gonflées et d'un bleu foncé; les yeux sortent de la tête, la langue est collée au palais; souvent la tête est allongée, dure, le visage un peu gonflé; les battements du cœur, quelquefois encore assez forts et distincts, sont d'autres fois très-obscurs et très-faibles; le cordon ombilical est quelquefois gorgé de sang.

Dans le second, l'enfant est d'une pâleur mortelle ; les membres sont pendants et flasques; sa peau est décolorée, et souvent souillée par du méconium; les lèvres sont pâles, la mâchoire inférieure est pendante ; le cordon ombilical palpite faiblement ou point du tout, les battements du cœur sont très-affaiblis. Souvent un enfant dans cet état remue encore au moment de la naissance et crie ; mais il retombe aussitôt après dans l'état de mort apparente.

Ces différences dans les caractères physiques des enfants nés dans un état de mort apparente peuvent tenir sans doute à des causes diverses ; mais souvent aussi ils appartiennent seulement à un degré plus ou moins avancé du même état pathologique, et l'on a eu tort de vouloir en faire absolument les signes caractéristiques de lésions très-différentes. Aussi, quoique convaincu que dans quelques cas ils doivent modifier profondément le traitement, et que, sous ce rapport, il est important d'en tenir compte, je ne crois plus pouvoir en faire la base de distinctions nosologiques, vraiment impossibles à justifier. L'expression de mort apparente, ne préjugeant rien sur la nature et la cause de cet état, mérite par cela même d'être conservée.

Pour être compris dans ce que nous allons dire de la mort apparente des nouveau-nés, nous croyons devoir exposer très-brièvement le mécanisme suivant lequel s'établit la respiration aussitôt après la naissance.

Tous les physiologistes s'accordent à admettre que la moelle allongée ou bulbe rachidien est le foyer central et le régulateur des mouvements respiratoires de l'adulte. C'est également d'elle que part l'excitation motrice de la première inspiration.

Marshall-Hall a essayé de montrer par des expériences que la première inspiration résultait d'une action réflexe (¹) produite par l'excitation que les nerfs de la surface du corps, et en particulier le trifacial, recevaient du contact de l'air extérieur, et que la respiration une fois établie, continuait sous l'influence de l'action réflexe due à l'irritation du nerf pneumogastrique par le contact de l'air introduit dans le poumon.

Les mouvements respiratoires, suivant le même physiologiste, peuvent aussi s'opérer sous l'influence d'autres causes : telles sont, par exemple, les modifications imprimées à la moelle allongée par une grande perte de sang, et les excitations que produit sur elle le contact du sang veineux. Tous les mouvements respiratoires de l'asphyxie incomplète rentrent dans cette dernière catégorie.

Dans les cas normaux où le fœtus, n'ayant nullement souffert pendant le tra-

---

(¹) Une impression faite à nos organes peut, en parcourant des voies différentes dans la masse cérébro-spinale, donner lieu à des mouvements de nature distincte. Ainsi tantôt transmise à l'encéphale directement par les nerfs sensitifs crâniens, ou indirectement par les nerfs de la moelle épinière, elle va s'élaborer dans la région encéphalique où réside le *sensorium commune*, s'y transforme en sensation, et par conséquent arrive à la connaissance de l'animal qui peut réagir par des mouvements volontaires ; tantôt également transmise par les nerfs sensitifs, soit à l'encéphale, soit à la moelle épinière, cette impression occasionne, sans se transformer nécessairement en sensation, une excitation immédiatement réfléchie sur les nerfs moteurs, d'où des mouvements dits *réflexes*, à la production desquels la volonté n'a aucune part.

La puissance qui donne ainsi lieu à des mouvements sans la participation de la volonté, a été considérée comme une faculté spéciale de l'axe cérébro-rachidien, et désignée sous le nom de *pouvoir, faculté* ou *propriété réflexe*.

vail, a conservé intacte sa sensibilité cutanée, l'irritation produite par le contact de l'air extérieur sur les nerfs cutanés se transmet à la moelle allongée, et celle-ci à son tour, agissant sur les nerfs inspirateurs, produit les mouvements respiratoires.

Mais que, au moment de sa naissance, le fœtus ait été, depuis un certain temps, privé des éléments respiratoires qu'il puise dans le placenta, ou que celui-ci, étant décollé immédiatement après l'expulsion de l'enfant, un obstacle quelconque s'oppose à l'introduction de l'air dans les bronches, il y a, dans les deux cas, commencement d'asphyxie; le sang non oxygéné irrite par son contact la moelle allongée, et cette irritation transmise aux nerfs inspirateurs peut encore solliciter les mouvements respiratoires des muscles de la face, de la poitrine, de l'abdomen, et produire enfin une première inspiration [1]. Le moteur central sera bientôt remplacé par l'action réflexe des ramifications des nerfs pneumogastriques irritées par l'air introduit dans les poumons, et la respiration continuera sous l'influence de l'action réflexe.

Lorsque, par suite de la compression du cordon ou du décollement du placenta, le fœtus est menacé d'asphyxie dans les derniers temps de la grossesse ou pendant le travail, les mouvements convulsifs et les efforts respiratoires précèdent sa mort : aussi les mères disent alors qu'après avoir beaucoup remué, leur enfant a cessé tout à coup de se mouvoir; et Béclard a vu un fœtus renfermé encore dans sa poche intacte, faire des mouvements inspiratoires, et inspirer de l'eau au lieu d'air. C'est ainsi encore que, dans certaines positions de la face, le fœtus a pu respirer, quoique renfermé encore dans le sein de la mère; et le vagissement utérin qui suppose toujours une inspiration antérieure, ne peut s'expliquer que de la même manière. Dans tous les cas, en effet, le sang non oxygéné a irrité la moelle allongée, et celle-ci à son tour transmet cette irritation aux nerfs inspirateurs. L'action réflexe ne peut en aucune façon être invoquée.

Gardons-nous toutefois de confondre ces deux excitateurs de l'inspiration. Le premier est l'excitant naturel; l'autre est toujours pathologique et seulement destiné à suppléer le stimulus normal. Or, toute action pathologique n'est qu'un effort pour accomplir un acte physiologique devenu difficile ou impossible; et s'il peut, dans quelques cas, rappeler un enfant à la vie, il peut, dans beaucoup d'autres, être insuffisant.

Souvent, en effet, l'enfant qui naît dans un état de demi-asphyxie à la suite d'un travail pénible, fait quelques brusques et violents mouvements d'inspiration, mais succomberait assez vite, si l'action réflexe n'était mise en jeu, et si celle-ci

---

[1] Marshall-Hall enlève le cerveau à un jeune chat; il coupe les nerfs pneumogastriques, et ouvre la trachée-artère; il voit la respiration se ralentir, mais continuer avec régularité. S'il bouche l'ouverture faite à la trachée, la scène change aussitôt : l'animal ouvre sa bouche largement, fait de violents efforts d'inspiration et offre quelques mouvements convulsifs. S'il rouvre la trachée, la respiration devient aussi régulière qu'auparavant; s'il la ferme, les phénomènes d'asphyxie se reproduisent; dans les deux cas, c'est évidemment dans la moelle qu'est l'excitation de la respiration, puisque la destruction du cerveau, la section des pneumogastriques, rendent impossible l'action réflexe.

ne remplaçait bientôt complétement l'excitant pathologique qui tout à l'heure agissait seul sur la moelle allongée.... Comme dans cet état la sensibilité émoussée de la peau n'est plus suffisamment excitée par l'air extérieur, des moyens particuliers doivent être employés tant qu'il en est temps encore pour réveiller l'action excito-motrice des nerfs cutanés, et lorsque l'asphyxie n'est pas trop avancée, ils sont suivis de succès. Mais lorsque l'enfant est très-faible et petit, ou que les causes d'asphyxie ont trop longtemps fait sentir leur influence, les contractions des muscles inspirateurs sont faibles et éloignées; elles cessent bientôt complétement, le cœur cesse de battre, l'enfant est mort. Si, lorsque le cœur bat encore, on parvient à réveiller l'action réflexe des muscles inspirateurs, on produit un brusque mouvement inspiratoire à chaque excitation, après lequel les phénomènes de l'asphyxie continuent comme auparavant; et l'enfant succombe, quoi que l'on fasse.

S'il est vrai que l'impression produite sur la peau du corps et du visage par le froid extérieur soit la première et l'unique cause de l'action réflexe de la moelle allongée sur les nerfs inspirateurs, et détermine ainsi la première inspiration, on comprend que toutes les circonstances propres à diminuer notablement ou à détruire la sensibilité cutanée retardent ou rendent impossible le premier effort inspiratoire, et placent le fœtus dans un état de mort apparente. Les causes de celles-ci sont donc toutes celles qui paralysent plus ou moins les centres nerveux, dont l'influence, complétement inutile à l'entretien de la vie fœtale, devient indispensable à l'établissement et à la prolongation de la vie extra-utérine.

Or, ces causes sont assez nombreuses; et, à l'exception de quelques-unes, elles exercent toutes leur influence fâcheuse pendant les derniers temps du travail. Elles peuvent se diviser : 1° en lésions de la respiration; 2° lésions de la circulation; 3° lésions des centres nerveux. Les premières peuvent produire l'asphyxie à des degrés plus ou moins prononcés; les secondes peuvent produire une hémorrhagie fatale à l'enfant; les troisièmes, enfin, affectent directement les centres nerveux, et les rendent impropres aux fonctions qu'ils doivent remplir aussitôt après la naissance.

1° *Lésions de la respiration.* — Elles résultent toutes d'obstacles à la respiration. Ainsi, pendant le travail, on a signalé : la compression du cordon ombilical entre les parois du bassin et la tête et le tronc de l'enfant; l'entortillement serré du cordon autour du cou ou d'une autre partie, entortillement qui peut tout à la fois gêner la circulation veineuse du cerveau et celle du sang dans les vaisseaux ombilicaux; le décollement prématuré du placenta, qu'il soit ou non inséré sur le col, décollement qui, entraînant toujours la déchirure des vaisseaux utéro-placentaires, rend l'hématose fœtale tout aussi impossible que la compression du cordon; la rétraction très-prononcée de l'utérus, lorsque, dans l'accouchement par le siége, la tête seule reste dans l'excavation, et l'enfant ne peut pas respirer; car cette rétraction, portée au delà de certaines limites, rend à peu près imperméables au sang les vaisseaux utérins. Dans tous ces cas, l'asphyxie est évidemment le résultat de la suspension de la respiration placentaire : c'est le contact du sang noir qui, chez le fœtus comme chez l'adulte, asphyxie, paralyse l'action du cerveau.

Enfin, après la naissance, on comprend facilement que l'accumulation des mucosités dans le nez, la bouche et les voies aériennes, pouvant s'opposer à l'introduction de l'air dans les bronches, peut encore produire l'asphyxie ; mais ici le mécanisme en est absolument le même que chez l'adulte, puisqu'elle résulte d'un obstacle mécanique à l'introduction de l'air extérieur dans les vésicules pulmonaires.

Sous l'influence de l'une de ces causes, le fœtus peut naître dans un état de mort apparente, et présenter les symptômes très-différents que nous avons déjà mentionnés : ainsi, dans la majorité des cas, la surface du corps paraît gonflée ; elle est d'un violet ou plutôt d'un bleu noirâtre ; cette coloration est plus marquée aux parties supérieures du corps, et surtout à la face. Les muscles sont sans mouvements ; les membres conservent leur flexibilité, le corps sa chaleur ; les pulsations du cordon, du pouls, celles mêmes du cœur, sont quelquefois obscures et peu sensibles.

A l'ouverture des cadavres, on trouve les vaisseaux de l'encéphale gorgés de sang, quelquefois aussi ce fluide est épanché à la surface des membranes ou dans l'intérieur même de la substance du cerveau. Le plus souvent, suivant M. Cruveilhier, l'épanchement est limité à la surface du cervelet ; quelquefois il recouvre les lobes postérieurs du cerveau. Rarement il occupe la cavité des ventricules. Dans tous les cas observés par M. Cruveilhier, il y avait dans l'arachnoïde vertébrale assez de sang pour distendre la dure-mère : c'est alors encore que l'on rencontre ces congestions du foie si communes chez les enfants naissants. Ces congestions, dit Billard, varient considérablement sous le rapport de la quantité de sang accumulé dans le tissu de l'organe ; il s'y trouve quelquefois en assez grande abondance pour donner lieu à une sorte d'exsudation sanguine à la surface du foie, dont la face convexe est, dans ce cas, teinte et humectée par une couche de sang répandu ou étalé en nappe. J'ai vu même, chez plusieurs enfants, un épanchement de sang dans l'abdomen résulter de cette turgescence. Les poumons sont aussi gorgés de sang.

Mais l'état extérieur du fœtus asphyxié n'est pas toujours celui que nous venons de décrire, et comme le fait remarquer M. Jacquemier, rien n'est plus commun que de voir le fœtus naître sans coloration anomale de la peau, et même avec une pâleur et une flaccidité des membranes très-remarquables, bien que la cause de la mort apparente ait été la compression du cordon. Cette différence tient-elle, comme le pense M. Jacquemier, à ce que, dans ce dernier cas, la suspension de la respiration placentaire a été rapide et brusque, tandis que, dans le premier, elle a été lente et graduelle ? Cela est probable, puisque les mêmes différences s'observent dans l'asphyxie des adultes, et que les malheureux qui, suivant l'observation de M. Devergie, meurent sous un éboulement de terrain, présentent cette décoloration des téguments. La promptitude de la mort réelle peut donc ici expliquer cette particularité : mais il ne faut pas oublier que cette pâleur extérieure est parfois aussi la conséquence d'une asphyxie lente, mais par trop prolongée, et qu'elle succède souvent à la coloration violacée des tissus ; que nous voyons tous les jours cette succession s'opérer sous nos yeux, quand l'asphyxie a duré trop longtemps, et qu'un enfant né avec une coloration très-prononcée devient assez rapidement pâle et flasque, si, à l'aide des moyens employés, on ne parvient pas à le faire respirer. Il est évident que, dans ce dernier cas, la décoloration des tissus est l'expression symptomatique d'un degré plus avancé : les battements du cœur, qui auparavant étaient encore assez forts et assez nombreux, perdent de leur fréquence et de leur intensité, reviennent seulement à de longs intervalles, et la mort réelle ne tarde pas à succéder à la mort apparente. Eh bien ! ces phénomènes dont nous sommes quelquefois témoins se passent de la même manière quand le fœtus, privé de respiration placentaire, est encore renfermé dans le sein de la mère. Si, au moment de la naissance, l'asphyxie dure depuis peu de temps, l'enfant présentera la turgescence de la face, la couleur violacée de la peau, la fermeté des chairs, des pulsations du cœur encore assez nombreuses et régulières ; qu'un plus long temps se soit écoulé depuis l'interruption de la circulation fœto-maternelle, l'enfant sera pâle, décoloré, les battements du cœur et du cordon faibles et intermittents ; qu'enfin l'asphyxie se soit prolongée au delà des limites compatibles avec la vie du cœur, et le fœtus sera réellement mort au moment de son expulsion.

Ces deux états, en apparence si différents, tiennent donc à la même cause, et sont simplement deux degrés de l'asphyxie. Si, étiologiquement, ils ne doivent pas être distingués, il est important d'en tenir compte au point de vue du pronostic, car l'un est beaucoup plus grave que l'autre, au point de vue du traitement, et les mêmes moyens ne leur sont pas applicables.

M. Pajot m'a dit avoir, chez l'adulte, vérifié la justesse de ces observations.

2° *Lésions de la circulation fœtale.* — Les déchirures du cordon ou du placenta peuvent seules produire une hémorrhagie capable de porter atteinte à la vie fœtale. Elles sont fort heureusement assez rares. Quand la perte est abondante, l'enfant succombe avant la terminaison du travail ; mais si une circonstance quelconque vient s'opposer à la continuation de l'hémorrhagie, l'enfant peut encore naître vivant, mais dans un état de mort apparente analogue à celui de la syncope. Le défaut d'influence nerveuse tient manifestement ici à ce que le cerveau et le bulbe ne reçoivent plus la quantité de sang nécessaire pour qu'ils puissent réagir à leur tour sur les nerfs inspirateurs. Ce cas est des plus graves. L'enfant est décoloré, tous les muscles dans le relâchement le plus complet ; quelquefois pourtant il fait quelques courtes inspirations, pousse quelques cris très-faibles ; mais, pour peu que l'hémorrhagie ait été abondante, il s'éteint au bout d'un temps assez court.

3° *Lésions des centres nerveux.* — Le système nerveux céphalo-rachidien ne préside à aucune des fonctions dont l'intégrité est nécessaire à l'entretien de la vie intra-utérine, et la respiration fœtale, la circulation et la nutrition sont tout à fait sous la dépendance des nerfs de la vie organique. Ce sont les ganglions et leurs nerfs qui, comme des organes sécrétoires, retirent du sang régénéré ce principe de sensibilité et de motilité organiques nécessaire aux mouvements involontaires ou automatiques, nécessaire au maintien de l'irritabilité et de la vitalité des organes. La vie du fœtus est purement végétative ou organique, quoique déjà il possède des organes de la vie animale. Ainsi s'expliquent la vie et le développement des acéphales, car là où l'organe manque, manquent aussi les fonctions; et pourtant ces monstres sont doués d'irritabilité, ils exercent des mouvements, et leur vie se maintient intacte jusqu'au terme de la grossesse.

Puisque le cerveau et la moelle ne sont pas nécessaires à l'accomplissement des fonctions du fœtus, on prévoit sans peine que les lésions dont ils peuvent être le siége pendant la grossesse ou le travail ne doivent en rien troubler l'harmonie de ces fonctions, et n'exercer aucune influence sur la vie intra-utérine. Aussi n'est-ce qu'après la naissance que l'altération ou la paralysie cérébro-spinale s'oppose à l'établissement de la vie animale, alors même que la vie organique se manifeste encore par l'intégrité de la circulation, et même de la respiration placentaire. La première respiration est, comme nous l'avons dit plus haut, le résultat des incitations du bulbe rachidien, incitations produites elles-mêmes par l'impression de la température de l'air ambiant sur les téguments du nouveau-né; mais, pour que cette impression ne soit pas stérile, il faut que la sensation soit perçue par l'organe central, et celui-ci est incapable de la percevoir dans les lésions graves de l'axe cérébro-spinal. Il y a donc cette différence à établir entre les diverses circonstances qui peuvent plonger le fœtus dans cet état de mort apparente, que l'asphyxie et l'hémorrhagie peuvent tuer l'enfant dans le sein de la mère, tandis que les lésions des centres nerveux le font toujours naître dans un état de mort apparente.

C'est ainsi qu'il faut comprendre l'influence que peuvent avoir : la compression violente que subit le cerveau dans certains cas de rétrécissement du bassin; celle qui, dans quelques cas difficiles, peut résulter de l'application du forceps ou du levier ; celle qui résulte d'une congestion vasculaire due à la gêne apportée au retour du sang veineux dans certains accouchements par la face, dans le cas où plusieurs circulaires du cordon sont fortement serrés autour du cou, et dans les cas où celui-ci est fortement serré par le col utérin spasmodiquement rétracté; enfin la compression produite parfois par des épanchements sanguins, soit à la surface, soit dans l'intérieur même de la substance cérébrale.

C'est encore de la même manière qu'il faut comprendre l'action des lésions de la moelle allongée, lésions qui pourraient être produites dans quelques cas par l'exagération du mouvement de rotation imprimé à la tête, par les tractions exercées sur l'extrémité céphalique, ou sur l'extrémité pelvienne, alors que la tête est arrêtée plus ou moins haut dans le bassin, par les épanchements enfin qui peuvent se faire à la base du crâne et à la partie supérieure du canal rachidien.

Les lésions du cerveau ne s'opposant pas d'une manière absolue à l'établissement de la respiration, n'ont pas la gravité de celles de la moelle allongée. La destruction d'une partie très-considérable de l'encéphale n'a pas toujours empêché l'enfant de respirer, de crier après sa naissance, et même de vivre plusieurs jours. Un fait semblable s'observe chez les anencéphales. Cela fait assez pressentir que dans les accouchements difficiles, la compression momentanée subie par la tête peut momentanément aussi suspendre l'action cérébrale, mais que cette suspension ne mettant pas un obstacle absolu à la respiration, l'espèce de commotion, d'ébranlement subi par le cerveau, peut s'effacer assez promptement pour que la vie se continue.

Il n'en est pas de même des altérations de la moelle allongée, moteur unique des mouvements respiratoires ; elle ne peut être affectée profondément sans rendre impossible la vie extra-utérine. Ainsi s'explique, dans la présentation de l'extrémité pelvienne, la mort si fréquente des enfants quand on a pratiqué des tractions sur le tronc pour opérer le dégagement de la tête.

Traitement. — Puisque, quelle qu'en soit la cause, la mort apparente peut offrir les symptômes si différents dont nous avons parlé plus haut, il est évident que l'inspection de l'enfant ne peut rien nous apprendre sur la cause de l'état dans lequel il se trouve. Bien que pour nous la décoloration de la peau et la flaccidité des membres soient des signes d'un pronostic très-grave, il nous est impossible de préciser le degré des désordres cérébraux, et de prévoir, par conséquent, quel sera le résultat des moyens propres à ranimer l'enfant. Dans le doute, il faut les soigner tous, comme s'ils donnaient quelque espoir de guérison. Une demi-heure, une heure, et même plus, écoulées depuis l'accouchement, ne sont pas un motif suffisant pour désespérer, et l'on peut citer un grand nombre de faits qui prouvent que des enfants ont pu résister une heure à l'asphyxie, et être encore rappelés à la vie. Le silence prolongé du cœur, l'absence complète de toute pulsation à la région précordiale constatée plusieurs fois et à plusieurs reprises, est le seul signe que l'on puisse considérer comme détruisant toute espérance. Le cœur est l'*ultimum moriens*, et je ne crois pas qu'on soit jamais parvenu à réveiller ses pulsations complétement éteintes. Mais la mollesse et la flaccidité des tissus, le refroidissement du tronc et de la face (¹), n'autorisent nullement à abandonner l'enfant, pour peu que le cœur offre encore quelques battements, même très-faibles, très-éloignés et très-irréguliers.

Lorsque les nouveau-nés s'offrent à nous avec l'injection générale des capillaires de la face et du tronc, lorsqu'ils offrent enfin les caractères de cet état appelé autrefois *apoplexie*, il est évident que l'indication première est de faire cesser l'engorgement du cerveau et des poumons. C'est ce que l'on obtient en coupant promptement le cordon ombilical, et en laissant écouler quelques cuillerées de sang : le plus souvent la respiration s'établit aussitôt après, s'il n'y a pas d'obstacles à l'introduction de l'air dans les poumons, tels que des mucosités qui obstrueraient l'arrière-bouche, mucosités qu'il faut enlever, soit avec l'extrémité du petit doigt, soit avec la barbe d'une plume : on voit alors la teinte bleue et violacée disparaître peu à peu et faire place à une teinte rosée, d'abord sur les lèvres, puis sur les joues et le reste du corps.

(¹) Les expériences faites par M. Brown-Séquard sur les animaux à sang chaud prouvent qu'ils résistent d'autant plus longtemps à l'asphyxie, qu'ils sont placés dans une température plus basse.

La circulation est quelquefois tellement affaiblie, et comme engourdie, que les artères ombilicales ne versent pas de sang; alors on peut provoquer son effusion en plongeant l'enfant dans un bain, et en exprimant à plusieurs reprises le cordon de son insertion vers le lieu de sa section. Quand à l'aide de ces moyens on ne parvient pas à obtenir du sang, il faut, suivant quelques personnes, appliquer une sangsue derrière chaque oreille. Mais cette application ferait perdre un temps précieux, bien mieux utilisé en recourant aux moyens suivants :

Cette petite saignée étant ou non pratiquée, il faut appliquer tous ses soins à réveiller, par des excitations multipliées et variées, la sensibilité de la peau et l'action réflexe des nerfs cutanés.

Suivant Marshall Hall, le meilleur moyen consiste à asperger vigoureusement la face et le corps de l'enfant avec de l'eau froide; aussitôt après on le trempera dans un bain chaud, puis on l'enveloppera de flanelles chaudes. L'efficacité de ce mode de traitement, qui peut être répété plusieurs fois de suite, dépend surtout de la rapidité avec laquelle il sera employé. L'impression du froid et du chaud doit être brusque et prompte. On emploie ensuite, pour stimuler la peau, les frictions sèches avec la main, une brosse, une flanelle sèche, des frictions avec des liqueurs irritantes, comme vinaigre, eau-de-vie. M. Moreau insiste beaucoup, et avec raison, sur de légères percussions faites avec la face palmaire des doigts sur les épaules et les fesses. J'aime mieux, dans les cas graves, flageller vivement avec un linge mouillé les divers points du thorax et les lombes. Il est aussi souvent très-utile de porter une irritation sur les surfaces muqueuses. On met dans la bouche un peu d'eau-de-vie, du vinaigre; on introduit dans le nez, dans le fond de la gorge, les barbes d'une plume trempée dans du vinaigre, dont on peut se servir encore pour désobstruer en même temps l'arrière-bouche des mucosités qui peuvent s'opposer à l'accès de l'air. Lorsqu'on peut soupçonner que des mucosités sont accumulées dans les voies aériennes, on doit, suivant le conseil de Dewees, placer l'enfant sur le ventre, en ayant soin d'élever les pieds plus haut que la tête, et en imprimant à tout le tronc quelques légères secousses ; on parvient ainsi à désobstruer la trachée et à rendre plus facile l'arrivée de l'air. C'est, dit l'auteur américain, un moyen d'une grande utilité et à l'aide duquel je suis parvenu à sauver un grand nombre d'enfants. Après quelques instants, l'enfant sera de nouveau plongé dans un bain chaud, frotté avec des flanelles chaudes, puis soumis immédiatement à des aspersions froides.

Ces moyens seront continués longtemps après l'établissement régulier de la respiration, pour prévenir l'asphyxie secondaire.

On exposera encore utilement le corps de l'enfant à un courant d'air froid, en lui imprimant brusquement des mouvements semblables à ceux de la balançoire; et même, après l'avoir ranimé et habillé, on pourra exposer sa figure à l'air frais, ou mieux l'éventer pendant quelques instants.

On a conseillé d'exercer une forte succion sur les mamelles, dans le but de dilater mécaniquement le thorax. « Cette succion, dit Desormeaux, sans effet pour le but qu'on se propose, me semble propre à stimuler les muscles qui meuvent les côtes. » Mais un moyen plus puissant, et que vante beaucoup le même auteur, est

une sorte de douche portée directement sur les parties du thorax : douche qui se
fait en prenant dans sa bouche une gorgée d'eau-de-vie, et en la soufflant avec
force contre la paroi antérieure de la poitrine. Il est, dit-il, rarement nécessaire
de réitérer plusieurs fois ce moyen ; on voit bientôt son emploi produire immédiatement une contraction convulsive des muscles inspirateurs : le sang et l'air
pénètrent le poumon ; la respiration s'établit irrégulièrement ; d'abord elle est
faible et comme convulsive, mais bientôt elle devient plus forte et plus régulière.
Dans le même but, j'ai souvent donné avec succès une véritable douche froide,
en laissant tomber d'un mètre de hauteur un filet d'eau froide sur la région
précordiale.

Si les excitations sur les nerfs spinaux et facial étaient insuffisantes, on agirait
sur les ramifications du pneumogastrique par l'insufflation.

L'insufflation compte aujourd'hui un assez grand nombre de succès pour qu'on
doive y recourir toutes les fois que les moyens dont nous venons de parler n'ont
pas réussi. Dans un très-bon mémoire sur ce sujet, M. Depaul a victorieusement
réfuté les objections formulées contre elle, et confirmé par ses expériences les
résultats obtenus déjà par MM. Duméril et Magendie. Comme eux, il a vu qu'on
se faisait une fausse idée de la résistance des vésicules pulmonaires, et que, pour
produire leur déchirure, il faut souffler avec une force supérieure à celle qui
est nécessaire pour obtenir une simple dilatation. Il a prouvé par des faits que
l'insufflation réussissait à rappeler à la vie des enfants que l'insuccès des moyens
généralement proposés semblait vouer à une mort certaine ; que même dans les
cas où elle était impuissante, parce que les lésions, causes de la mort apparente,
étaient au-dessus des ressources de l'art, elle pouvait, lorsque l'action du cœur
n'était pas encore éteinte, rendre ses pulsations plus fortes et plus fréquentes, et
même parfois déterminer une inspiration spontanée, mais incomplète.

J'ajouterai que, pour moi, l'insufflation pulmonaire, longtemps prolongée,
m'a paru, dans trois cas, faire plus encore ; car non-seulement elle a suscité
quelques inspirations spontanées, mais la respiration s'est peu à peu régularisée,
et la vie s'est maintenue dix, douze, et une fois vingt-deux heures, bien que des
lésions mortelles existassent dans le cerveau. Or, on comprend que, dans une
foule de circonstances, vingt heures de vie chez un enfant nouveau-né peuvent
avoir pour les familles une grande importance.

M. Depaul, qui a rendu un véritable service en appelant l'attention sur un
moyen généralement abandonné comme dangereux par les uns, comme inutile
par les autres, a proposé quelques règles de conduite que je crois devoir reproduire, au moins en abrégé.

Il se sert de la canule de Chaussier : il en a seulement fait disparaître les ouvertures latérales, et les a remplacées par une ouverture terminale.

L'enfant, dont on entretient la température par des linges chauds, doit être
placé de manière que la poitrine soit plus élevée que le bassin, et la tête un peu
inclinée en arrière pour rendre plus saillante la partie antérieure du cou. Après
avoir débarrassé la langue et le pharynx de toute mucosité, on porte l'index
gauche, en suivant la ligne médiane de la langue, jusqu'à l'épiglotte. La main

droite, tenant le tube comme une plume à écrire, dirige le long du doigt sa petite extrémité jusqu'à l'entrée du larynx, l'incline vers la commissure gauche des lèvres, et, par quelques légers mouvements, cherche à soulever l'épiglotte ; il suffit alors de redresser l'instrument et de le porter en même temps vers la ligne médiane, pour que son extrémité traverse la glotte. C'est là le seul temps un peu difficile de l'opération, car assez souvent le tube s'engage dans l'œsophage. Aussi, avant d'insuffler, doit-on s'assurer de sa position en promenant le doigt sur le larynx et la trachée, et en imprimant à l'instrument des mouvements de latéralité pour voir s'ils sont suivis par le larynx. D'ailleurs, dès la première insufflation, on s'aperçoit tout de suite de l'erreur, car, lorsque l'instrument est porté dans l'œsophage, un soulèvement considérable de l'épigastre précède celui de la base de la poitrine ; s'il est dirigé, au contraire, dans le larynx, la dilatation de la poitrine est uniforme, et l'abaissement du diaphragme seul produit la saillie épigastrique.

Pour empêcher le reflux de l'air qu'on va pousser, et le forcer à pénétrer dans les voies aériennes, on lui ferme toute issue par l'œsophage, la bouche et les narines. Une pression modérée, exercée avec l'instrument, sert à appliquer la paroi antérieure de l'œsophage contre la postérieure. Avec le pouce et l'indicateur, on pince fortement les lèvres des deux côtés de la canule, et l'on bouche les narines en prenant le nez avec les deux doigts médius.

Les insufflations doivent être assez rapprochées les unes des autres. M. Depaul croit qu'il faut en faire dix à douze par minute. Après chacune d'elles, l'élasticité des vésicules suffit pour expulser par la canule la plus grande partie de l'air : toutefois il peut être utile, surtout en commençant, de rendre l'expiration plus complète par des pressions convenablement exercées avec la main largement appliquée sur le devant de la poitrine.

Le temps pendant lequel on doit insister sur les insufflations est très-variable. Ainsi les faits prouvent que tantôt un quart d'heure a été suffisant, tantôt il a fallu les prolonger trois quarts d'heure, une heure et même une heure et demie.

« Lorsque, sous leur influence, le cœur s'est ranimé et bat cent à cent trente fois par minute, je crois, dit M. Depaul, qu'il est du devoir du médecin de continuer jusqu'à l'apparition d'inspirations spontanées qui se renouvellent au moins cinq ou six fois par minute : s'arrêter après une première serait, dans beaucoup de cas, compromettre la vie de l'enfant ; mais, lorsque après avoir réveillé les battements du cœur, et même obtenu quelques efforts des muscles inspirateurs, on voit tout cela s'affaiblir et disparaître, on peut, après dix à douze minutes, cesser l'insufflation. Je n'ai jamais vu, dans ce cas, qu'on soit parvenu à ranimer les enfants. »

De temps en temps il est nécessaire de retirer la canule pour la débarrasser des mucosités qui l'obstruent. Quand la trachée renferme des mucosités abondantes, facilement indiquées par un gargouillement manifeste, on peut, à l'aide de quelques aspirations, en engager dans la canule des quantités considérables, et rendre ainsi plus efficaces les insufflations ultérieures.

S'il survient quelques inspirations spontanées, il faut momentanément suspendre l'insufflation.

Enfin, si tous ces moyens avaient échoué, et qu'on eût une pile à sa disposition, on pourrait faire passer quelques courants électriques à travers les muscles inspirateurs; mais c'est un auxiliaire sur lequel il ne faut pas trop compter.

L'électricité est en effet beaucoup moins active sur le fœtus que sur l'adulte. L'expérience a prouvé, par exemple, que des fœtus de serpent bien développés étaient peu sensibles à l'action du galvanisme avant d'avoir respiré, tandis que peu après ils jouissaient d'une sensibilité très-délicate.

Les mêmes moyens doivent être employés dans les cas de mort apparente, où les enfants sont pâles et décolorés : seulement on comprend que, loin de faire saigner le cordon ombilical, il faut s'empresser de le lier, même avant de le couper.

Quelques personnes ont conseillé, dans le cas d'asphyxie, de ne couper le cordon ombilical qu'après l'établissement régulier de la respiration pulmonaire, espérant que la persistance de la circulation fœto-placentaire remplacerait la respiration extra-utérine non encore établie : sans admettre, avec le docteur King, que cette pratique, permettant aux contractions du cœur de chasser tout le sang dans le placenta, expose le fœtus à mourir exsangue, je pense que, dans le plus grand nombre des cas, cette précaution est au moins inutile, et même nuisible, en faisant perdre un temps précieux. Presque toujours, en effet, le placenta est décollé en partie, et même en totalité, peu de temps après la sortie de l'enfant ; et alors même que ces adhérences seraient intactes, la rétraction de l'utérus qui succède à l'expulsion de l'enfant a tellement modifié la circulation des parois utérines et celle des vaisseaux utéro-placentaires, que le nouveau-né ne pourrait certainement y trouver que des ressources insuffisantes. Cependant, si par le toucher on ne rencontre pas le placenta sur le col, et que par suite on puisse croire qu'il a conservé ses rapports normaux avec la matrice, ou peut, lorsque le fœtus est pâle et décoloré, ne pas se presser de couper le cordon, surtout s'il présente encore des pulsations. Mais dès qu'il cesse de battre, ou dès qu'on s'aperçoit que le placenta est décollé, il faut s'empresser d'en opérer la section.

Certains enfants, après avoir crié et respiré assez librement, retombent encore après quelques heures, quelquefois même après quelques jours, dans un état de mort apparente qui se termine rapidement par la mort réelle, si de prompts secours ne sont pas administrés. Aussi est-il prudent, pendant les premiers jours, d'exercer une surveillance très-active. Cette mort apparente secondaire peut tenir, comme celle que nous venons de décrire, à une véritable asphyxie, ou à un défaut d'influence nerveuse auquel les excitations employées immédiatement après la naissance n'ont remédié que momentanément. L'asphyxie est produite soit par un corps étranger placé aux ouvertures de la bouche et des narines, soit par l'accumulation des mucosités dans l'arrière-gorge. Enlever les corps étrangers, désobstruer l'arrière-bouche à l'aide d'une barbe de plume, ou les bronches en sollicitant les vomissements par la titillation de la luette, tels sont les premiers moyens à employer. On pourra, si la face est violacée, appliquer avec succès une sangsue derrière chaque oreille, ou, suivant le conseil de Kennedy, sur les fontanelles. Lorsqu'on peut attribuer les accidents au défaut d'action cérébrale, c'est aux excitants déjà conseillés plus haut qu'il faut de nouveau avoir recours.

La faiblesse excessive des enfants, tenant à une des circonstances que nous avons déjà indiquées, doit être combattue par les mêmes moyens que la mort apparente. Quand les enfants ne sont très-faibles que parce qu'ils sont nés avant terme, ou de femmes depuis longtemps malades, il faut alors avoir grand soin de les maintenir à un degré de chaleur très-élevé, en les entourant d'ouate de coton et de bouteilles contenant de l'eau chaude : la chaleur est alors le meilleur fortifiant.

Pendant les premiers jours, et même quelquefois les premières semaines, leur alimentation nécessite quelques précautions. Il est très-important de leur procurer le plus tôt possible une nourrice dont le lait coule assez facilement pour qu'elle puisse elle-même en faire jaillir quelques cuillerées dans la bouche du nouveau-né. La faiblesse de l'enfant est souvent si grande, qu'il lui est impossible de faire les efforts de succion nécessaires.

Il est également important de ne donner que le premier lait, qui, plus léger, est pour l'enfant d'une digestion plus facile.

Toutes les fois qu'un enfant naît dans un état de mort apparente, ou de faiblesse extrême, l'accoucheur doit immédiatement, dans les familles catholiques, lui administrer le baptême. Quelles que soient, en effet, les opinions religieuses du médecin, il est de son devoir de respecter les sentiments des familles, et il serait vraiment blâmable de ne pas souscrire sous ce rapport aux désirs des parents.

CHAPITRE IX.

DES PHÉNOMÈNES QUI APPARTIENNENT AUX SUITES DE COUCHES.

Le temps des couches, ou suites des couches, *état puerpéral,* est l'espace nécessaire à l'utérus, aux organes génitaux et à toute l'économie, pour revenir à leur condition ordinaire, d'où la gestation les avait fait sortir. On peut distinguer les suites de couches en naturelles, en non naturelles ou morbides. Ces dernières comprennent toutes les maladies auxquelles les femmes en couches sont exposées : nous n'avons à nous occuper ici que des premières.

Une espèce d'accablement ou de lassitude, semblable à celle qu'on éprouve à la suite d'un exercice violent et immodéré, succède à l'agitation excitée par le travail. A peine dans son lit, la femme est assez souvent prise d'un frisson quelquefois porté jusqu'au claquement des dents; mais bientôt l'action du pouls se réveille, la chaleur se ranime, la peau devient humide, une moiteur salutaire se déclare, l'ordre des fonctions se rétablit, et le plus grand calme, le sommeil le plus paisible, remplacent le trouble des instants précédents. Ce sommeil de la femme doit être respecté : toutefois il est bon qu'elle ne s'y livre que quelques heures après être accouchée, ou bien il faut, pendant ce sommeil réparateur, que le médecin surveille attentivement le pouls de la malade et l'état de l'utérus. Quelques femmes, en effet, ont été prises, pendant le sommeil, de pertes internes, et ne se sont réveillées qu'épuisées par l'épanchement de sang. Si donc, à cause de la rareté de cet accident, on ne doit pas, comme le conseillent quelques auteurs, empêcher la femme de dormir, il faut pendant ce sommeil la surveiller, ou tout au moins la faire surveiller par une garde intelligente.

À la suite de ce premier sommeil, il est bon que la femme soit quelques instants assise dans son lit pour prendre un bouillon. Cette position la délasse et facilite l'écoulement des lochies qui s'étaient accumulées dans le vagin.

La femme est d'autant plus affaiblie qu'elle a perdu plus de sang ou que le travail a été plus long.

La susceptibilité nerveuse est très-exaltée. La peau, dont l'activité avait diminué pendant la grossesse, reprend une vitalité plus énergique. Elle est molle, humide, et toujours couverte d'un peu de sueur pendant les huit premiers jours. Cette sueur est quelquefois très-abondante, surtout quand on couvre beaucoup la femme ; et il est alors très-ordinaire de la voir suivie d'une éruption miliaire et d'un sentiment fort vif de picotement. Ces éruptions étaient excessivement fréquentes lorsqu'on croyait utile de *pousser à la peau*, comme on le disait, et de faire forcément transpirer la femme en la chargeant de couvertures trop épaisses. Aujourd'hui, au contraire, elles sont assez rares ; et lorsqu'elles se montrent, on les fait disparaître facilement en diminuant les sueurs avec les pré-cautions convenables.

Le pouls après l'accouchement devient souple et développé pour se ralentir bientôt après. Nous donnerons quelques détails à ce sujet, car l'examen du pouls a, chez les nouvelles accouchées, une importance capitale : en s'en tenant simplement aux indications qu'il donne on pourrait en effet diagnostiquer presque à coup sûr l'état de santé ou de maladie. Son étude offre donc à l'accoucheur des renseignements extrêmement précieux ; mais nous n'avons pas à indiquer ici les signes qu'il fournit dans les maladies puerpérales, nous exposerons seulement les modifications qu'il subit chez une nouvelle accouchée bien portante.

Nous rappellerons tout d'abord qu'en moyenne, chez les femmes adultes, le pouls bat environ soixante-quinze fois par minute, et qu'il s'accélère un peu pendant la grossesse (voyez page 130) et surtout pendant le travail (voyez page 268).

Immédiatement après l'accouchement le pouls tombe en partie, mais en général cet abaissement dans le nombre des pulsations est bientôt suivi d'une accélération de quelques heures de durée.

Après cette accélération passagère, très-souvent le pouls se ralentit de nouveau chez les femmes en couches bien portantes. Sans vouloir donner un chiffre destiné à exprimer la proportion exacte des femmes chez lesquelles on observe ce ralentissement du pouls pendant l'état puerpéral, je me contenterai de dire que c'est là un phénomène excessivement commun, qu'on rencontre d'une manière presque constante quand on veut le rechercher avec soin.

Ce ralentissement a été très-bien étudié et décrit par M. H. Blot, qui en a fait le sujet d'un mémoire que nous analyserons ici. (*Archives générales de médecine*, mai 1864.)

La limite extrême du ralentissement observé par M. Blot a été de trente-cinq pulsations par minute. « Mais il ne faudrait pas croire, dit cet auteur, que le ralentissement du pouls porté à ce degré soit fréquent, je ne l'ai rencontré que chez trois femmes. Entre ce chiffre de trente-cinq et celui de soixante-quinze, que nous acceptons comme exprimant la fréquence ordinaire, nous avons pu observer tous les degrés de ralentissement ; il est cependant deux nombres qui nous ont frappé par leur fréquence relative, ce sont ceux de quarante-quatre et cinquante-six. »

Le ralentissement du pouls peut durer de un à douze jours ; en général il persiste plus longtemps chez les multipares que chez les primipares. Chez ces dernières il dure rarement plus de trois jours, tandis que chez les multipares on l'observe souvent pendant quatre, six et sept jours.

L'époque à laquelle se montre le ralentissement varie un peu chez les différentes femmes ; le plus souvent c'est dans les vingt-quatre heures qui suivent l'accouchement qu'on le voit commencer. Dans les vingt-quatre heures qui suivent son début il devient plus prononcé, puis, après être resté un certain temps stationnaire, il disparaît progressivement pour faire place au pouls habituel à la femme.

Le ralentissement diminue et cesse même quelquefois complétement au moment où les seins deviennent le siége de la congestion qui précède la sécrétion laiteuse. Mais le plus ordinairement on observe une simple diminution dans le degré du ralentissement. Nous aurons l'occasion de revenir sur ce fait quand nous étudierons la sécrétion laiteuse et ce que l'on a décrit sous le nom de *fièvre de lait*.

Le ralentissement du pouls s'observe après l'avortement, après l'accouchement prématuré, spontané ou artificiel, comme après l'accouchement naturel et à terme.

Quand on observe le ralentissement du pouls chez une femme récemment accouchée, on peut être certain qu'elle est dans un état parfaitement normal. Au point de vue du pronostic, c'est donc un signe extrêmement favorable. Dans un hôpital de femmes en couches, la fréquence du ralentissement du pouls relativement au nombre des accouchées indique même d'une manière générale un état sanitaire excellent ; sa rareté, au contraire, doit faire craindre une mauvaise disposition dans la santé des nouvelles accouchées.

On est fort embarrassé pour trouver la cause du ralentissement du pouls. Il résulte cependant des expériences sphygmographiques de MM. Blot et Marey que le ralentissement du pouls dans l'état puerpéral est, comme les autres ralentissements, en rapport avec un certain degré d'augmentation dans la tension artérielle, et les auteurs que nous venons de citer pensent qu'on peut expliquer cette tension par la suppression brusque et presque complète de la circulation qui s'effectuait dans les parois utérines pendant la grossesse. L'utérus une fois revenu lui-même, le sang qui traversait cet organe, trouvant cette voie supprimée, s'accumule dans le système artériel, et il en résulte une tension plus grande qui devient à son tour un obstacle à la systole ventriculaire, d'où le ralentissement temporaire du pouls. Plus tard l'équilibre se rétablit.

Quoi qu'il en soit de l'explication, le ralentissement du pouls n'en reste pas moins comme un fait positif, ayant une grande importance au point vue clinique.

Étudions maintenant les modifications si importantes qui se passent du côté des organes génitaux : aux phénomènes d'hypertrophie qui caractérisent la grossesse succède l'atrophie qui, pendant l'état puerpéral, fait rentrer l'utérus dans son état normal.

Après la naissance de l'enfant, si l'on palpe les parois relâchées de l'abdomen, on sent la matrice formant au-dessus des pubis une tumeur volumineuse, qui diminue peu à peu les jours suivants. Tandis que chez les femmes maigres, celles surtout qui ont été mères plusieurs fois, la matrice présente encore au bout de quinze jours deux doigts de largeur au-dessus des pubis, son fond, chez les primipares, notamment celles qui ont beaucoup d'embonpoint, ne peut être senti d'une manière distincte après le huitième jour. Au bout de six semaines, elle est presque dans le même état qu'avant la grossesse, à cela près d'un peu plus de volume.

La diminution de volume, l'atrophie de l'utérus a été d'ailleurs étudiée avec tant de soins par le docteur Wieland, qui a noté jour par jour ses progrès, que nous ne pouvons mieux faire que de citer quelques fragments de son excellente thèse, qui sont intéressants au point de vue qui nous occupe.

Au moment du travail, l'utérus s'élève en général au-dessus du pubis de 20 à 22 centimètres, et présente dans le sens transversal de 16 à 18 centimètres. Aussitôt après l'expulsion des caillots qui suivent la sortie du placenta, l'utérus, devenu sphéroïde, dur, résistant, est contracté ; il ne présente plus que 11 à 12 centimètres dans le sens vertical, et 9 à 10 dans le sens transversal. Au bout d'une demi-heure, et pendant les quelques heures qui suivent l'accouchement, le volume augmente un peu (diamètre vertical, 13 à 14 centimètres ; diamètre transversal, 11 à 12 centimètres) ; mais, à partir de ce moment, il diminue graduellement, et à peu de chose près d'une manière égale. Le deuxième jour, on trouve que ses diamètres ont diminué de 1 centimètre à 1 centimètre et demi ; le vertical est souvent alors un peu plus petit que le transversal. Le troisième jour, dans la plupart des cas, il n'y a pas de changements notables, excepté chez les femmes qui ont eu, dans l'intervalle des deux examens, de fortes tranchées utérines et un écoulement lochial abondant au moment de la contraction. Le docteur Wieland a observé que, jusqu'au troisième jour et demi, le volume du globe utérin restait stationnaire, et pendant ce temps il paraissait plus mou et moins arrondi ; cette inaction coïncidait toujours avec l'apparition de la fluxion mammaire. Dès la fin du quatrième jour, la rétrocession se poursuit d'une façon régulière et continue. La distance qui sépare l'utérus de la symphyse pubienne varie entre 6 et 7 centimètres ; ce n'est que dans des cas tout à fait exceptionnels qu'elle est moindre. Pendant chacun des jours suivants, la différence constatée oscille entre un demi-centimètre et un centimètre.

Le sixième jour, on trouve l'utérus dur, la face antérieure est moins convexe, il s'élève au-dessus du détroit supérieur de 4 ou 5 centimètres. Ce n'est que le dixième jour en général, quelquefois le onzième, qu'il a disparu derrière la symphyse pubienne ; mais encore à ce moment, si les parois abdominales sont minces ou éraillées sur la ligne médiane, on peut, en recourbant les doigts en crochet, sentir le fond de l'utérus qui est descendu dans l'excavation pelvienne.

Pendant tout ce temps, la matrice, qui, dans la majorité des cas (79 sur 100), est située à droite, tend à revenir vers la ligne médiane.

Il s'en faut de beaucoup encore, quoique la main n'atteigne plus l'organe par la paroi abdominale, que l'utérus ait repris ses conditions primitives ; le toucher vaginal, rectal, permet seul d'apprécier l'état dans lequel il se trouve.

La laxité des ligaments, la mobilité dont il jouit encore, la diminution du volume, lui ont permis de céder à l'action de la pesanteur ; il s'enfonce dans l'excavation ; on constate que son segment inférieur, encore très-développé (il a approximativement de 4 à 5 centimètres de diamètre), a déprimé le cul-de-sac vaginal ; le col est situé plus bas dans le vagin ; par le rectum on sent encore sa face postérieure dure, convexe, offrant des dimensions considérables qu'on ne peut évaluer qu'à peu près ; à ce moment, la résorption paraît se faire beaucoup plus lentement. En effet, ce n'est que huit ou dix jours plus tard qu'on peut constater une différence sensible ; le volume a légèrement diminué, l'utérus déprime moins le cul-de-sac vaginal, il est plus mobile. Enfin, chez les femmes que j'ai examinées trois mois après l'accouchement, les conditions primitives, situation, forme, direction, consistance, mobilité, semblaient s'être rétablies, le volume m'a toujours paru un peu plus considérable.

Jamais l'utérus n'était revenu complétement à son état antérieur à la sixième semaine, ni au deuxième mois (Wieland).

La rapidité avec laquelle l'utérus tend, après l'accouchement, à revenir au volume et aux dimensions de l'état de vacuité, est au moins aussi surprenante que la rapidité avec laquelle s'est opérée l'énorme hypertrophie de cet organe pendant la grossesse. M. Retzius (de Copenhague), examinant les modifications diverses par suite desquelles s'opérait cette rapide absorption, croit pouvoir conclure de ses observations que celle-ci est précédée d'une transformation graisseuse des fibres musculaires. Kölliker a observé les mêmes faits.

Cette diminution du volume de l'utérus n'est pas toujours aussi régulièrement graduée que nous l'avons dit ; lorsque la rétractilité a été faible après l'accouchement, les parois utérines conservent souvent une épaisseur considérable pendant quatre et cinq jours, et l'on voit le fond de l'utérus s'élever pendant tout ce temps à peu de distance de l'ombilic ; la même remarque peut être faite à une époque plus éloignée de l'accouchement, lorsqu'il est survenu une inflammation du péritoine, de la muqueuse utérine ou des organes voisins. Il arrive encore qu'après avoir diminué, son volume augmente de nouveau pendant quelques heures, quelquefois même pendant un jour ou deux, pour revenir bientôt à son volume primitif. Je ne peux guère expliquer ce fait que par une congestion toute locale, qui n'aura pas été assez énergique pour produire une hémorrhagie active, mais qui aura borné son action à distendre, à engorger les vaisseaux utérins, et par conséquent à augmenter l'épaisseur des parois. Peut-être aussi que ce volume anormal est dû, dans certains cas, à la présence des caillots de nouvelle formation. Quoi qu'il en soit, j'ai dû signaler ces anomalies, parce qu'elles me paraissent propres à induire en erreur un praticien peu expérimenté.

La face interne de l'utérus après l'accouchement, a été, dans ces derniers temps, étudiée avec beaucoup de soins par MM. Colin, Robin, Pajot, Béhier. On peut y distinguer deux parties d'aspect différent : l'une, très-étendue, était pendant la grossesse en rapport avec la caduque ; l'autre, moins large en surface, présente les traces de l'insertion du placenta. Nous étudierons successivement ces deux parties.

Quelques heures après l'accouchement, dit M. Colin, la face interne de la matrice est couverte de quelques caillots sanguins. Ceux-ci enlevés, on trouve une couche molle, humide, rougeâtre, qui tapisse toute la surface interne du corps de l'utérus à l'exception du point qui donnait attache au placenta. Si l'on grattait

cette surface avec la lame d'un scalpel, on y enlèverait une couche épaisse de
1 à 2 millimètres, d'autant plus épaisse qu'on se rapprocherait davantage du milieu et du fond de l'organe : cette couche est d'un gris rougeâtre, friable ; elle se
déchire comme une pseudo-membrane de formation assez récente, s'écrase de
même sous le doigt. Au-dessous, on trouve le tissu musculaire blanc ou grisâtre,
parfaitement distinct de cette couche, facile à reconnaître à sa couleur plus claire,
à son apparence fibrillaire, à la direction transversale de ses fibres, et à sa consistance plus grande.

Il est démontré aujourd'hui que cette membrane est formée par une nouvelle
muqueuse utérine en voie de régénération depuis le quatrième mois de la grossesse (voy. p. 151).

A la limite supérieure de la cavité du col cette membrane se termine par un
bord déchiqueté, saillant au-dessus de ce dernier, et d'où se détachent de petits
lambeaux, longs de 1 à 5 millimètres, de même nature que la couche qui tapisse
la paroi utérine.

Quant à la cavité du col, on y trouve du mucus filant, transparent, un peu
rougeâtre. La couleur de sa face interne varie beaucoup suivant le genre de mort,
depuis le gris rose jusqu'au brun noirâtre. L'épaisseur de la muqueuse varie entre
1 et 2 millimètres ; elle est résistante et difficile à déchirer, quoique très-flexible
et humide. Elle est restée parfaitement intacte, et n'a pas participé à l'exfoliation
subie par celle du corps.

M. Colin a étudié la muqueuse utérine à une époque plus éloignée de l'accouchement. Ce n'est qu'à partir du neuvième jour environ qu'on trouve des
cellules épithéliales à la surface de la muqueuse utérine en voie de régénération.
Jusqu'au vingtième jour sa trame est principalement composée de corps fusi-
formes, de noyaux et de granulations ; vers le vingtième jour on y trouve des
glandes et de nombreux vaisseaux capillaires. Ainsi, du vingt-huitième au trentième jour, la muqueuse est devenue rouge rosé ou grisâtre, surtout au voisinage
du col : lisse, humide, molle, mais résistant au courant d'eau, elle se laisse
racler en entier avec le scalpel, de manière à mettre à nu les fibres musculaires.
Des vaisseaux nombreux, ayant au plus un tiers de millimètre, sortent du tissu
musculaire pour se ramifier à l'infini dans son épaisseur. Au quarantième jour,
cette membrane est d'un rouge un peu foncé, opaque, épaisse de 1 millimètre
vers le fond ; demi-transparente, moins épaisse dans la partie inférieure du
corps ; là elle se confond avec la muqueuse du col, qui n'offre plus rien de particulier. Elle est molle et se laisse facilement enlever par le dos du scalpel. Elle
est parcourue par un réseau capillaire très-serré. Au soixante-sixième jour,
elle est lisse, grise, parcourue par de petits vaisseaux : elle a bien la consistance d'une muqueuse, et le scalpel n'en détache plus qu'une pellicule
légère, qui n'a plus l'aspect pulpeux de la substance qu'on en détachait précédemment.

Cette nouvelle muqueuse utérine, dont l'origine, suivant M. Robin, remonte
au quatrième mois de la grossesse, est donc, après l'accouchement, le siège du
travail réparateur qui doit constituer la muqueuse du col utérin. Quant à la

muqueuse du col, elle ne tombe pas; pendant la grossesse, elle ne fait que s'hypertrophier; après l'accouchement, elle continue à montrer l'arbre de vie, mais modifié seulement dans sa forme.

Au point qui était occupé par l'insertion du placenta, la face interne de l'utérus présente au contraire une plaque saillante qui offre à l'œil une surface mamelonnée, arrondie, anfractueuse, saillante de 5 à 6 millimètres au-dessus du niveau environnant. Le sang coagulé s'enfonce dans les anfractuosités, d'où il est difficile de l'extraire. C'est là la plaie placentaire.

Ces inégalités, regardées par quelques anatomistes comme des crêtes destinées à s'enfoncer entre les cotylédons du placenta, dépendaient, d'après Desormeaux, de l'excessive tension qu'ont subie, pendant la grossesse, les artères et surtout les veines, et de la lenteur avec laquelle ces vaisseaux reviennent sur e ux-mêmes. Suivant M. Velpeau, elles seraient dues à ce que, chez les femmes mortes peu de temps après l'accouchement, la surface interne de l'utérus reste boursouflée et comme fongueuse dans la portion qui correspondait au placenta. M. Jacquemier en donnait de son côté l'explication suivante : Le plan musculaire interne de l'utérus, dans tout l'espace occupé par le placenta, est perforé par un grand nombre de trous qui donnent un aspect particulier à cette partie de la face interne de la matrice et la rendent moins contractile ; aussi, à mesure que l'utérus se resserre, elle tend à faire hernie dans sa cavité, et lorsqu'il est arrivé à son état de repos, elle forme une tumeur ordinairement plus large que la paume de la main, à surface très-inégale, déchirée, comme spongieuse, faisant souvent un relief considérable. Les vaisseaux utéro-placentaires déchirés sont compris dans cette masse, qui les rend tortueux et presque inextricables. « Quoi qu'il en soit, il est bien important, ajoute M. Jacquemier, d'avoir présente à l'esprit cette disposition ; car la lecture attentive de plusieurs observations de délivrance contre nature m'a convaincu que, dans ce cas, on a confondu la tumeur formée par la couche la plus interne de l'utérus avec des fragments de placenta, qu'on s'efforçait vainement, mais non sans danger, d'arracher. »

M. Robin a montré que cette plaque saillante est formée tout simplement par la muqueuse utéro-placentaire restée adhérente à la paroi utérine, sauf la mince couche superficielle qui a été entraînée par le placenta (voy. *Caduque* et *Placenta*).

Le retrait de l'utérus après l'accouchement rétrécit beaucoup l'étendue en surface de cette partie de la muqueuse. Elle est bientôt réduite à une largeur de 6 à 8 centimètres environ, et ce diamètre va toujours en diminuant. De circulaire qu'elle était pendant la grossesse, elle devient irrégulièrement ovale, à grand diamètre dirigé dans le sens de la longueur de l'utérus. Mais elle gagne en épaisseur ce qu'elle perd en longueur par le fait de la rétraction utérine. Quelques jours après l'accouchement, elle présente une épaisseur de 15 à 18 millimètres et même plus par places. En même temps sa surface devient plissée, rugueuse, comme mamelonnée ; son tissu devient brunâtre, rougeâtre ; il se ramollit peu à peu, prend une consistance pultacée ou muqueuse. Les bords saillants, irréguliers, de cette plaque se continuent avec la mince muqueuse nouvelle qui tapisse le reste de l'utérus.

Il n'est pas rare d'apercevoir à la surface de la plaque que nous venons de décrire des orifices vasculaires bouchés par des caillots rougeâtres ou décolorés. Si l'on poursuit, par la dissection, ces caillots dans la profondeur de la membrane, on est bientôt conduit jusqu'aux sinus utérins sous-jacents. On est frappé de l'aspect caverneux que donnent à cette couche les anastomoses membraneuses de ses vaisseaux ; on remarque en même temps que son épaisseur et les saillies qu'elle fait à la face interne de l'utérus sont dues principalement aux caillots sanguins qui remplissent et distendent plus ou moins les sinus. Une fois ceux-ci vides, les intervalles qui les séparent sont peu considérables.

Les caillots se décolorent et diminuent peu à peu, mais on les retrouve jusqu'au vingtième jour après l'accouchement, et souvent bien au delà. La trame même de la sérotine s'atrophie, et finit par se continuer avec la muqueuse de nouvelle formation, avec laquelle elle se confond bientôt. Il est toutefois des femmes chez lesquelles la muqueuse reste pendant plusieurs années plus épaisse et plus saillante qu'ailleurs. C'est donc à tort qu'on a admis jusqu'ici que la sérotine est entraînée avec le placenta, ou qu'elle s'exfolie et s'élimine pendant la durée des lochies. Robin.)

Dans les autopsies de fièvre puerpérale, la couche rugueuse, à surface floconneuse, noirâtre, pultacée, que forme la sérotine, a souvent été prise pour des restes du placenta, adhérents à l'utérus et en voie de décomposition, par des personnes qui n'étaient pas au courant des faits précédents.

En résumé : au moment de l'accouchement il existe déjà une muqueuse de nouvelle formation, encore très-mince, entre la couche musculaire de l'utérus et la caduque pariétale. Cette nouvelle muqueuse commence à naître au quatrième mois, mais elle ne se développe pas entre la couche musculaire et la muqueuse utéroplacentaire. Enfin, quand le placenta se détache, la plus grande partie de la sérotine reste adhérente à l'utérus. Cette muqueuse utéro-placentaire ne mérite donc pas le nom de caduque, elle persiste toujours et ne fait que diminuer peu à peu d'épaisseur jusqu'à ce que son niveau ait atteint celui de la muqueuse qui se régénère.

M. le professeur Stoltz a étudié avec beaucoup de soin les modifications du col après l'accouchement ; nous extrayons de son excellente thèse le passage suivant : « Aussitôt que le fœtus est né, le col se forme de nouveau, au moins en partie ; l'orifice externe est largement dilaté, ses bords sont mous, très-inégaux ; on y pénètre facilement avec un ou plusieurs doigts. C'est l'orifice interne qui résiste le plus ; on peut s'en assurer quand on introduit la main dans la matrice ; elle passe avec difficulté, et seulement quand on a dilaté progressivement l'orifice interne. Celui-ci est quelquefois assez fermé pour faire croire à ceux qui veulent porter la première fois la main dans l'utérus, qu'ils y sont, quand, arrivés dans le vagin, ils trouvent une cavité assez large et point d'ouverture qui les conduise plus loin. Les caillots de sang qui se ramassent à la partie supérieure du vagin et autour du col ajoutent encore à cette confusion.

L'orifice interne, qui s'est formé après l'expulsion du fœtus, ne présente que peu de résistance : aussi a-t-il à peine besoin de se dilater de nouveau pour laisser passer le placenta : il cède facilement. La délivrance opérée, la matrice se contracte ; le col prend plus de consistance et de longueur ; mais il est obligé de s'entr'ouvrir encore à plusieurs reprises pour laisser passer des caillots de sang plus ou moins nombreux. Pendant les suites de couches, il revient peu à peu à sa grandeur naturelle ; quelquefois même il est plus long ; mais il acquiert plus ou moins sa disposition ordinaire, à mesure qu'il reprend toute sa consistance.

A la fin des trente premiers jours, il a repris le plus souvent les dimensions qu'il avait avant la gestation ; quelquefois pourtant il est un peu plus raccourci : il a presque autant de consistance ; toutefois, la partie inférieure nous a paru plus ramollie. Il n'a plus conservé sa forme conique ; mais, son sommet étant devenu plus gros, il offre la forme d'un cylindre. Les lèvres présentent, en général, des échancrures d'autant plus nombreuses que les femmes ont eu déjà plus d'enfants et que l'accouchement a été laborieux. La fente transversale est plus profonde et plus angulaire. Chez les femmes qui ont eu beaucoup d'enfants, le sommet du col est quelquefois plus gros que la base : il est beaucoup plus court, et quelquefois partagé en deux lèvres plus ou moins plates, larges et inégales. L'antérieure est plus longue que la postérieure ; dans certains cas, celle-ci semble avoir été détruite en entier. D'autres fois, la lèvre postérieure est très-prononcée, et à peine sent-on l'antérieure. Il existe d'ailleurs sur ce point presque autant de variétés que de sujets différents.

Le vagin se raccourcit ; les rides, effacées pendant le dernier temps de l'accouchement, reparaissent peu à peu, mais lentement. L'orifice de ce conduit et la vulve reprennent aussi leur état primitif. D'abord les grandes lèvres sont minces et distendues, ainsi que le périnée, et la partie postérieure du contour de la vulve est flasque, froncée et proéminente en dehors. Quelquefois il existe des éraillures de l'épiderme, quelquefois de véritables déchirures qui occasionnent un sentiment de cuisson. Après un premier accouchement, la fourchette est presque infailliblement rompue.

Les ligaments larges semblent se reformer par le rapprochement des deux feuillets qui les constituent : les ligaments ronds se raccourcissent et se resserrent.

Les muscles abdominaux et les téguments du ventre, d'abord flasques et mous, et n'exerçant qu'une pression très-imparfaite sur les viscères et les vaisseaux de cette cavité, se rétractent ; mais cette rétraction est souvent incomplète chez les femmes à fibre molle, ou qui ont eu beaucoup d'enfants.

La rétraction lente et graduée de l'utérus s'opère quelquefois sans douleur et sans que la femme en ait conscience : dans certaines conditions seulement, elle s'accompagne de douleurs intermittentes qui ont beaucoup d'analogie avec les douleurs du travail de l'enfantement. On les appelle *tranchées* ou *coliques utérines*. Il se fait en même temps, par la vulve, un écoulement plus ou moins abondant ; écoulement d'abord constitué par du sang pur, puis par du sang mêlé à un liquide blanc, et qui finit par être une liqueur blanche et séro-purulente. Ces écoulements ont reçu le nom de *lochies*. Enfin, pendant les premiers jours, commence une fonction toute nouvelle, qui peut être considérée comme le complément des fonctions puerpérales : c'est la sécrétion laiteuse, dont le début s'accompagne quelquefois de phénomènes généraux, qu'on décrit ordinairement sous le nom de *fièvre de lait*. Nous avons à examiner ces trois principaux phénomènes des suites de couches.

§ 1. — Des tranchées utérines.

Ces coliques ou tranchées utérines sont évidemment dues à la contraction de l'utérus ; il suffit, pour s'en convaincre, de placer la main sur la région hypogastrique au moment où la femme s'en plaint le plus fortement, pour sentir que la matrice se durcit. Elles sont beaucoup plus fréquentes et plus intenses chez les femmes qui ont eu déjà plusieurs enfants que chez les primipares, après un accouchement très-facile qu'après un accouchement long et pénible ; quand l'utérus renferme un corps étranger, tel que caillots ou portion du délivre ou des membranes, que lorsque sa cavité est complétement désemplie. Toutes ces différences seront facilement comprises, si l'on réfléchit que ces contractions ont pour but d'exprimer de l'épaisseur des parois utérines les liquides dont ces parois restent engorgées après l'accouchement, et d'expulser de sa cavité tous les corps étrangers qui y sont retenus ; que, dans les accouchements trop prompts, l'utérus, trop rapidement désempli, ne revient pas aussi complétement sur lui-même, permet au sang de se coaguler et de s'accumuler dans son intérieur ; qu'enfin, l'action alors très-faible de la contractilité du tissu n'exprime que très-imparfaitement les fluides contenus dans l'épaisseur des parois.

Les tranchées commencent le plus souvent peu de temps après la délivrance. D'abord faibles et rares, elles deviennent plus fréquentes et plus douloureuses : au moment où elles se manifestent, le globe utérin se resserre, devient plus dur, plus résistant, quelquefois même il semble se soulever en prenant un point d'appui sur le plan postérieur de l'abdomen, et fait saillie, sous la forme d'une tumeur globuleuse, à travers les parois abdominales. Ordinairement, vers la fin ou à la suite de chaque douleur, l'écoulement des lochies est plus abondant ; assez souvent il s'échappe par la vulve quelques petits caillots. Lorsque l'utérus contient un caillot volumineux, les tranchées deviennent de plus en plus vives jusqu'à ce qu'il soit expulsé ; après quoi elles diminuent beaucoup. Le plus souvent elles cessent pendant la sécrétion laiteuse ; cependant elles peuvent durer pendant les sept ou huit premiers jours. Il n'est pas rare de les voir se produire avec force au moment où l'enfant saisit le mamelon pour teter. Quelquefois, après avoir complétement cessé, elles se réveillent, elles sont suivies de l'écoulement d'un peu de sang par la vulve, ou de l'expulsion d'un caillot ou d'une portion de membrane restée dans l'utérus, et tout rentre dans l'ordre. Les tranchées s'accompagnent quelquefois d'une douleur assez vive pour arracher des cris aux malades, et quelques femmes affirment que leurs douleurs sont plus fortes qu'au moment de l'accouchement.

Il est très-important de bien distinguer les coliques utérines des douleurs causées par une inflammation péritonéale : heureusement que cela est facile. En général, les tranchées utérines, quelque fortes qu'elles soient, sont intermittentes et séparées par un calme plus ou moins long ; la douleur qu'elles causent est plutôt soulagée qu'augmentée par la pression ; elles sont suivies ou accompagnées d'un peu plus d'abondance dans l'écoulement lochial. Pendant leur durée, il y a absence de mouvement fébrile. Enfin, lorsque l'enfant saisit le mamelon, surtout lorsque celui-ci est le siége de quelque ulcération, la douleur qu'il détermine produit souvent le développement d'une tranchée ; et seule cette circonstance a suffi pour les faire reparaître, même quand elles étaient suspendues depuis plusieurs heures. Ces caractères différentiels suffisent : malheureusement, ils ne sont pas toujours aussi tranchés. Ainsi, quand les coliques sont très-vives et très-rapprochées, elles laissent après elles, et durant l'intervalle qui les sépare, un endolorissement, quelquefois même une véritable douleur assez vive dans l'hypogastre, et souvent alors elles s'accompagnent d'un peu de fièvre. Il y a toujours cependant une rémittence qui, jointe à l'absence des autres signes d'une inflammation péritonéale, peut aider à distinguer leur nature.

Le docteur Dewees a eu occasion d'observer plusieurs fois une douleur toute différente de celles causées par les tranchées utérines, et qui se manifeste presque immédiatement après la délivrance. C'est une très-vive douleur que les malades disent ressentir à la partie inférieure du sacrum et au coccyx. Elle commence aussitôt après que l'enfant est né, et continue sans interruption avec une affreuse intensité. Au dire des malades, ces douleurs sont beaucoup plus fatigantes que les tranchées : car elles sont au moins aussi énergiques, et de plus, elles sont continues, ce qui les en distingue facilement. Le camphre uni à l'opium lui a paru le moyen le plus propre à calmer ces douleurs.

Les tranchées utérines dont nous venons de parler, sont quelquefois assez intenses pour attirer l'attention du médecin, et si, dans le cas de rétention d'un corps étranger, elles peuvent être utiles, elles sont tellement incommodes qu'il serait certainement sage de chercher à les prévenir. On y parvient souvent, dit Dewees, en prenant les précautions suivantes : 1° Ne rompre les membranes que lorsque le col est complétement dilaté ; 2° après l'expulsion de la tête, ne faire aucune traction, et laisser l'utérus expulser les épaules et le tronc ; 3° n'opérer l'extraction du délivre qu'après s'être assuré de la rétraction complète de l'utérus ; 4° enfin, après la sortie du placenta, solliciter, irriter la matrice, afin de forcer les fibres musculaires à se contracter autant que possible. Il est facile de comprendre que ces moyens n'agissent qu'en sollicitant la rétraction lente et complète des parois utérines, au fur et à mesure que les parties qu'elles contenaient sont expulsées.

Dans le même but, j'ai l'habitude, chez les femmes qui ont eu beaucoup de coliques après leurs accouchements antérieurs, d'administrer immédiatement après la délivrance quelques grammes de seigle ergoté en trois ou quatre doses. Ce médicament m'a paru, dans beaucoup de cas, prévenir le retour des tranchées utérines ou du moins en diminuer la violence. Lorsque la matrice se rétracte faiblement, il m'a semblé utile de joindre au seigle ergoté une compression sur le globe utérin. Je l'exerce avec le bandage abdominal ordinaire : mais, pour qu'elle soit plus active, j'ai l'habitude de placer deux ou trois serviettes non dépliées sur le fond de l'organe, et je les maintiens avec une alèze fortement serrée tout autour du corps.

Si ces tranchées sont peu marquées, il n'y a rien à faire ; si, au contraire, elles ont une grande intensité, le médecin ne peut pas rester inactif : on commencera par appliquer des cataplasmes émollients et chauds sur le ventre. (Bien entendu qu'on n'aurait pas recours à ce moyen si la femme avait eu une perte, ou en était menacée.) On pratiquera quelques lotions laudanisées sur le ventre, et l'on arrosera les cataplasmes avec du laudanum. Le meilleur moyen, un moyen pour ainsi dire héroïque, consiste à donner un lavement de vingt à quarante gouttes de laudanum de Sydenham dans une aussi petite quantité de véhicule que possible. Un autre médicament dont Dewees dit avoir retiré de grands avantages, c'est la potion suivante : Camphre, 4 grammes dans une potion de 180 grammes, une cuillerée toutes les heures. Lorsque la potion est difficilement prise par la malade, il la remplace en administrant, toutes les heures ou toutes les demi-heures, 50 centigrammes de camphre en poudre, qu'il mélange avec un sirop quelconque. Si les tranchées étaient accompagnées de phénomènes de pléthore générale, on devrait pratiquer une saignée du bras. Enfin, si l'on soupçonnait la présence de caillots volumineux ou de quelque reste des membranes dans l'intérieur de la cavité utérine, on porterait un ou deux doigts dans le col pour les saisir, ou du moins solliciter leur expulsion. Peut-être est-ce dans ce dernier cas seulement qu'a réussi le seigle ergoté vanté par MM. Crozat et Velpeau, contre les tranchées utérines.

§ 2. — Des lochies.

Parmi les excrétions qui ont lieu à la suite de l'accouchement, les *lochies* sont certainement les plus intéressantes à étudier ; on donne ce nom aux matières qui s'échappent de la vulve depuis le moment de la délivrance jusqu'à ce que la matrice ait repris son volume et sa consistance normale. Immédiatement après la délivrance et l'issu du flot qui l'accompagne, tout écoulement de sang est suspendu, probablement parce que celui qui transsude de la surface de l'utérus s'accumule dans la cavité de cet organe ; mais bientôt du liquide pur commence à couler. Ce sang est riche en leucocytes. Au bout de douze à quinze heures, ce sang perd de sa consistance, sa couleur devient moins foncée, et, après quelque temps, il ne s'écoule plus que de la sérosité sanguinolente. A la fin du premier jour, le liquide qui s'écoule ne contient plus qu'un tiers environ de globules rouges ; les autres éléments sont des globules blancs en nombre un peu moindre que les globules rouges, et des cellules épithéliales en grand nombre. Le liquide qui tient tous ces éléments en suspension est parsemé de granulations moléculaires grisâtres et de granules graisseux. A partir du deuxième jour les globules blancs augmentent de nombre pendant que les globules rouges diminuent et finissent même par disparaître. La sécrétion laiteuse survient bientôt, et l'écoulement des lochies est souvent alors complétement suspendu ; chez certaines femmes il est seulement diminué. Lorsque la sécrétion laiteuse est terminée, les lochies sanguinolentes reparaissent pendant les quatre à cinq jours qui suivent la fièvre de lait, mais avec des caractères très-différents, suivant les individus : ainsi, chez un certain nombre de femmes, surtout parmi celles qui ont ordinairement des règles très-abondantes, on les voit reparaître, sauf la quantité, avec les mêmes caractères physiques qu'avant la fièvre de lait ; elles sont encore constituées par du sang pur, et offrent même parfois de petits caillots assez nombreux ; mais chez la plupart, pourtant, elles deviennent de plus en plus séreuses, et contiennent encore çà et là quelques stries sanguinolentes ou sont un peu colorées en rouge par du sang dont la quantité diminue à mesure qu'on s'éloigne du jour de l'accouchement. Le plus ordinairement, vers le huitième jour, il n'y a plus de sang, et les lochies sont composées d'un liquide blanc jaunâtre et plus ou moins épais. Elles continuent ainsi pendant quinze jours, trois semaines ou un mois. Chez quelques femmes qui n'allaitent pas, elles ne cessent qu'à l'époque où les règles reparaissent, ce qui a lieu six semaines ou deux mois après l'accouchement et ce qu'on appelle le *retour des couches*.

Les lochies ont été distinguées, d'après leur couleur, en lochies *sanguinolentes*, lochies *séreuses*, et lochies *laiteuses*, *puriformes* ou *purulentes*. A mesure que l'utérus revient sur lui-même, ses parois se dégorgent par degrés des fluides dont elles sont imbibées. Ces fluides se portent vers sa cavité. Tant que les gros canaux utérins ne sont pas vides, ce n'est que du sang qui s'écoule ; plus tard, c'est de la sérosité qui se combine avec les détritus de l'œuf et les mucosités de l'organe : plus tard, enfin, il s'établit une véritable irritation suppuratoire, dont le produit, analogue sous quelque rapport aux écoulements non contagieux de l'urèthre, constitue en grande partie les lochies blanches ou purulentes.

Les lochies ont une odeur *sui generis, odeur des couches, gravis odor puerperii*. Cette odeur est plus ou moins forte, suivant les individus, et suivant aussi les soins de propreté. A l'odeur des lochies se joint aussi l'odeur de la transpiration et du lait qui, en suintant du mamelon, imbibe les linges et s'y aigrit. Quelquefois les lochies deviennent fétides. Cette circonstance, quand elle n'est pas due à la malpropreté, est toujours un signe fâcheux ; elle annonce le plus souvent que des caillots ou quelque autre substance se putréfient dans l'utérus. Lorsque l'écoulement a une couleur de café et une odeur cadavéreuse, il est presque toujours l'indice d'une inflammation de la matrice ou du vagin qui s'est terminée par gangrène. Lorsque la femme est atteinte d'un carcinome de la matrice, les lochies ressemblent à de la lavure de chair, et ont une odeur très-nauséabonde. Dans tous ces cas, il faut pratiquer plusieurs fois par jour des injections aromatiques, telles qu'une infusion de fleurs de sureau et de camomille, qu'on peut encore rendre plus efficaces en y ajoutant un liquide désinfectant.

L'abondance et la durée des lochies sont très-variables. En général, les femmes salissent dix à douze serviettes dans les premières vingt-quatre heures, huit dans la deuxième journée, six dans la troisième, quatre dans la cinquième, et deux dans les journées suivantes. Après la fièvre de lait, l'écoulement diminue de plus en plus. Leur quantité est, pour l'ordinaire, en proportion de celle de l'évacuation menstruelle. Elles sont en général plus copieuses chez les femmes qui ont eu plusieurs enfants, ou qui font usage d'un régime trop nourrissant ou échauffant, et chez celles qui n'allaitent pas. L'abondance des lochies sanguinolentes, dans les premiers jours, varie encore beaucoup suivant la force de rétraction dont étaient douées les parois utérines immédiatement après ou pendant la délivrance : ainsi, elles sont parfois très-abondantes, et coïncident souvent alors avec un développement considérable de l'utérus. J'ai vu dans ces cas la matrice s'élever jusqu'au-dessus de l'ombilic plusieurs jours encore après l'accouchement. Cet état, que Leroux appelle engorgement humoral, tient, suivant lui, à ce que les vaisseaux

et porosités de la matrice gorgés de sang ne se vident pas assez vite, parce que
la contractilité du tissu n'est pas assez énergique. Les parois de la matrice constituent une véritable éponge dont les mailles, formées de fibres musculaires, ont
besoin de se rétracter fortement pour en exprimer tous les liquides renfermés
dans les vaisseaux et les vacuoles qu'elles forment. Si cette contraction n'est pas
assez violente, les parois restent engorgées, conservent une épaisseur anormale
qui augmente singulièrement le volume de l'utérus, bien que sa cavité soit complétement effacée. Bientôt, cependant, l'action de la contractilité du tissu se
réveille, et les fibres musculaires, en se contractant, compriment violemment les
vaisseaux qui rampent entre elles, les aplatissent et forcent les liquides qui ont
alors séjourné dans leur cavité à s'épancher dans l'intérieur de l'utérus, d'où ils
s'écoulent à l'extérieur en assez grande quantité. Il est possible alors de considérer cette augmentation dans l'écoulement des lochies, comme une perte occasionnée par la rétention d'une portion du délivre, ou tout au moins de caillots
volumineux, d'autant mieux qu'il s'y joint parfois de fortes tranchées ; mais si
l'on parvient à introduire un doigt dans l'utérus, on s'assure qu'il ne contient
aucun corps étranger, et si, en même temps on place l'autre main sur la paroi
hypogastrique, on s'assurera facilement que le volume de l'organe tient uniquo-
ment à l'engorgement de ses parois. Dans ces cas, il n'y a rien à faire : l'écoulement sanguin est lui-même le meilleur remède. Son abondance dégorge peu à peu
les parois utérines, diminue les tranchées, et la matrice reprend peu à peu
son volume naturel. Cette lenteur de rétraction prolonge aussi la durée des lochies
sanguines. Le même résultat a lieu lorsqu'une inflammation plus ou moins violente envahit une des couches de l'utérus ou le tissu cellulaire péri-utérin.

On conçoit très-bien que de cette paresse des fibres utérines, de ce défaut de
ressort, comme l'appelait Leroux, à l'inertie plus ou moins complète, il n'y a
qu'un pas, et qu'une hémorrhagie secondaire pourrait bien être la conséquence
de cette absence de contractilité, si elle était portée jusqu'au relâchement.

La transformation purulente des lochies se produit aussi à une époque qui peut
singulièrement varier. Sur trente-sept femmes observées par M. Béhier, dont les
suites de couches étaient régulières, elle survint le troisième jour neuf fois, le
quatrième jour quatre fois, le cinquième jour dix fois, le sixième jour six fois, du
septième au dixième jour sept fois. Enfin, sur une femme qui était dans l'état le
plus régulier, c'est le seizième jour seulement que l'écoulement lochial eut l'apparence franchement puriforme. (Béhier, *Clinique médicale*.)

L'allaitement diminue la durée et la quantité des lochies. Certaines femmes
n'en ont que quelques heures (Van Swieten); quelques-unes n'en ont pas du
tout (Millot). J'ai tout récemment (1855) observé le même fait chez la jeune
femme d'un de nos confrères. Après un accouchement des plus faciles et des plus
heureux, les lochies furent presque complétement supprimées. Elle perdit à peine
quelques cuillerées de sang dans les premières vingt-quatre heures, mais à dater
du second jour il ne s'écoula plus aucun liquide des parties génitales, et le mari,
qui tous les jours examinait avec le plus grand soin tous les linges, m'a assuré

n'avoir pu constater la plus petite trace d'écoulement lochial. Je m'en suis moi-même plusieurs fois assuré. Les suites de couches furent du reste très-heureuses. Seulement, pendant les sept ou huit premiers jours s'exhalait des parties génitales une odeur très-fétide. Après nous être assuré qu'il n'existait dans l'utérus aucun corps étranger, nous conseillâmes simplement quelques injections fréquemment répétées, et tout se passa bien. Cette jeune dame venait d'accoucher pour la seconde fois, et après son premier accouchement l'écoulement lochial avait été parfaitement régulier.

Les lochies furent remplacées par une hématémèse chez une dame citée par M. Velpeau, et observée par M. Bruckmann.

Les lochies sanguinolentes se prolongent quelquefois bien au delà du terme ordinaire ; elles reparaissent parfois à différents intervalles, ce qui, en l'absence d'une inflammation de l'utérus ou de ses annexes, tient ordinairement à quelque écart de régime, et en particulier à ce que les femmes se sont levées trop tôt. Le meilleur moyen est de leur faire garder le lit. Au bout de quelque temps, les lochies ne coulent plus continuellement : on observe d'abord des intervalles de plusieurs heures, puis d'un jour, et quelquefois de deux.

Lorsque, malgré cette précaution, l'écoulement sanguin persiste encore deux ou trois semaines après l'accouchement, on doit en chercher la cause dans une altération locale de l'utérus et des parties voisines, ou dans un état général de la malade.

Il n'est pas rare, par exemple, de voir les lochies sanguines entretenues par une phlegmasie péritonéale circonscrite, une inflammation de la muqueuse utérine, un engorgement aigu ou chronique d'un ou des deux ovaires, un phlegmon des ligaments larges, de la fosse iliaque ou du tissu cellulaire péri-utérin. Le diagnostic des diverses affections est d'abord important à établir ; car c'est à elles qu'il faut s'attaquer pour faire cesser l'écoulement, qui n'est ici qu'un symptôme de la maladie.

Plus souvent peut-être, la persistance des écoulements rouges est liée à une ulcération plus ou moins étendue du col de l'utérus, ulcération qui a eu pour point de départ, dans bien des cas, les déchirures qui se font au moment de l'accouchement, et dont une circonstance, difficile à apprécier, aura empêché la cicatrisation. Quand donc on se sera assuré qu'il n'existe dans la région hypogastrique ou pelvienne aucun symptôme d'engorgement ou de phlegmasie, il faudra examiner la femme au spéculum, en ayant soin d'écarter les lèvres du col avec les valves de l'instrument, et très-souvent on découvrira, soit sur le museau de tanche, soit à l'intérieur de la cavité du col, une ulcération fongueuse et saignante. Le seul moyen de faire cesser la perte sera alors de cautériser avec l'azotate d'argent, le nitrate acide de mercure, et même, si les fongosités sont très-saillantes, avec le cautère actuel. Ces cautérisations devront, dans quelques cas, être répétées plusieurs fois.

Parmi les causes de ces lochies anomales, nous devons encore noter une irritation toute locale, entretenue elle-même par une constipation trop opiniâtre. C'est alors aux purgatifs qu'il faut avoir recours.

Quelquefois il n'existe aucune lésion appréciable, et l'écoulement paraît évidemment lié à une surexcitation générale de tout l'organisme. Celle-ci se manifeste par de la chaleur à la peau, de la plénitude du pouls, quelques mouvements fébriles vers le soir, de l'agitation pendant le sommeil. Malgré la faiblesse apparente de la malade, il faut bien se garder, dans ce dernier cas, d'avoir recours aux toniques, malheureusement trop souvent employés : c'est, au contraire, une médication antiphlogistique modérée qui convient. Une légère saignée du bras, de doux laxatifs, une alimentation végétale et peu abondante, seront conseillés avec succès : on aura soin de proscrire toute boisson excitante ou même tonique ; et ce n'est qu'après avoir calmé cette irritation générale qu'on s'occupera de relever les forces de la malade par des moyens appropriés.

Dans quelques cas rares, pourtant, cette abondance et cette persistance de l'écoulement sanguin semblent être entretenues par la débilité générale. L'absence des phénomènes généraux dont nous venons de parler permettra de recourir tout de suite à la médication tonique : les infusions de quinquina, le sulfate de fer, peuvent alors rendre des services réels. (Voyez à la cinquième partie l'article consacré à l'hémorrhagie secondaire.)

Les lochies blanches ou purulentes deviennent parfois très-abondantes, et acquièrent en même temps une odeur excessivement désagréable. L'écoulement cesse d'être coloré par du sang ; mais il se présente sous l'aspect d'une eau roussâtre qui coule en grande quantité, et quelquefois même s'échappe par jet. Souvent même ces eaux sont tellement âcres, qu'elles enflamment les parties sur lesquelles elles coulent. Les femmes sont presque toujours très-affaiblies par cette évacuation, et l'état général réclame évidemment l'emploi des toniques. Les parties irritées seront souvent lotionnées avec de l'eau ; des injections de camomille, rendues plus tard un peu astringentes, seront poussées dans le vagin cinq ou six fois par jour. On pourrait aussi y mélanger avec avantage quelques cuillerées de chlorure de sodium. Mon ami le docteur Casaubon m'a dit avoir observé plusieurs cas semblables.

Ces lochies purulentes se prolongent aussi parfois bien au delà du terme ordinaire. Cette circonstance est quelquefois liée à une des causes que nous avons dit produire la persistance anomale de l'écoulement sanguin ; mais le plus souvent elle m'a paru tenir à l'existence d'une métrite catarrhale ou d'un phlegmon périutérin. Ces deux circonstances peuvent s'opposer au retrait graduel de l'utérus, et celui-ci conserve encore, un mois ou six semaines après l'accouchement, un volume considérable : les larges vésicatoires volants appliqués sur le ventre, les bains alcalins souvent répétés, et, pour peu qu'il y ait de la fièvre, que l'état des forces le permette, la saignée du bras, m'ont paru alors être les moyens les plus efficaces.

La suppression des lochies bien avant l'époque à laquelle elles cessent ordinairement n'est un phénomène fâcheux que lorsqu'il semble se lier au développement d'une affection inflammatoire grave, ou qu'il est remplacé, comme dans le cas que nous avons cité, par une hémorrhagie supplémentaire ; il doit alors appeler toute l'attention du médecin ; mais, dans le cas contraire, on ne doit pas s'en inquiéter ; car il est la preuve d'une rapide et violente rétraction des parois utérines, ce qui est une condition favorable.

§ 3. — De la sécrétion laiteuse.

Un des phénomènes les plus importants parmi ceux qui appartiennent aux suites de couches est celui de la sécrétion laiteuse que l'on désigne habituellement sous le nom de *fièvre de lait*.

Nous avons déjà vu, en étudiant les modifications imprimées à tout l'organisme par la grossesse, que chez la plupart des femmes, et cela dès le début de la gestation, les mamelles se tuméfiaient, que ce gonflement persistait, et que quelquefois, longtemps avant l'accouchement, elles devenaient le siége d'une sécrétion assez abondante. Après l'accouchement, les mamelles fournissent, sous l'influence de la succion, un liquide de couleur jaunâtre, un peu plus épais que celui qui, chez quelques femmes, s'échappe pendant les derniers mois de la grossesse. Ce liquide a une saveur sucrée ; on le désigne sous le nom de *colostrum*. Il conserve ces qualités pendant vingt-quatre heures ; mais après ce temps il devient plus blanc. Au bout de quarante à soixante heures, les mamelles se tuméfient beaucoup ; les veines sous-cutanées sont plus gonflées que pendant la grossesse : on les aperçoit à travers la peau. Les seins se durcissent d'une manière très-manifeste. La sécrétion laiteuse chez les femmes bien portantes ne s'accompagne pas habituellement de fièvre ; c'est à peine si pendant qu'elle s'effectue le ralentissement du pouls est diminué. (Voy. page 411.)

Cependant, lorsque ce gonflement des mamelles est considérable, il peut se manifester de la céphalalgie; quelquefois, mais rarement, quelques légers frissons, plus souvent de la chaleur, de la sécheresse à la peau, sécheresse qui, au bout de quelques heures, est remplacée par une sueur très-abondante ; il y a de la soif ; l'appétit se perd, la langue est légèrement blanchâtre ; le pouls s'accélère et, d'abord petit et serré, il devient bientôt large et souple ; la face est rouge et animée. M. Pajot professe que rarement le nombre de pulsations s'élève au-dessus de 100 par minute. Cela est généralement exact, mais il y a des exceptions, des susceptibilités particulières, et M. Béhier a compté jusqu'à 130 pulsations chez une femme dont les couches étaient très-régulières. Pendant ce mouvement fébrile, qui est ordinairement assez léger, le gonflement des mamelles augmente toujours de plus en plus, et s'étend jusqu'au creux axillaire ; le tissu cellulaire environnant y participe. La femme ne peut pas rapprocher les bras du corps et les tient écartés. La peau est quelquefois tellement tendue, qu'elle devient douloureuse et gêne les mouvements d'inspiration de la poitrine. Nous avons déjà dit que l'écoulement des lochies avait complétement cessé, ou était au moins considérablement diminué.

La durée de la fièvre de lait est de douze, vingt-quatre, trente-six, rarement quarante-huit heures; puis ensuite tout se calme. Quelquefois cependant la fièvre paraît se prolonger pendant trois ou quatre jours ; mais assez souvent elle est alors liée à une phlegmasie profonde ou présente bientôt une intermittence très-marquée, et peut dégénérer en véritable fièvre intermittente, dont le sulfate de quinine fait assez promptement justice. La fréquence du pouls est, en général, modérée, et toutes les fois que le chiffre de ces pulsations est au-dessus de 100 par minute, on doit en rechercher la cause ailleurs que dans la sécrétion mammaire.

Les auteurs ont observé que les primipares ont moins de fièvre de lait que les autres : il en est de même des femmes qui, peu de temps après l'accouchement, ont commencé à allaiter leurs enfants. Chez celles-ci, il n'est même pas rare qu'elle manque complétement. Enfin, certaines femmes, même parmi celles qui ne nourrissent pas, n'ont pas du tout de fièvre de lait, malgré une tuméfaction considérable des seins et une sécrétion laiteuse abondante. Ce fait est beaucoup plus commun qu'on ne le pense généralement, et, pour ma part, j'ai eu occasion de le faire souvent constater aux élèves. Mais je suis loin pourtant de considérer tout mouvement fébrile survenant chez une femme en couches, même au moment où commence la sécrétion laiteuse, comme l'indice d'une phlegmasie apparente ou cachée. Rien de plus simple, en effet, que d'attribuer à la tuméfaction et à la douleur dont les glandes mammaires sont le siége la réaction générale qui les accompagne, et diminue ou cesse dès que les seins ont diminué, ou dès que l'organisme s'est familiarisé avec ce nouvel état.

Il est quelques femmes enfin, chez lesquelles les glandes mammaires ne sont le siége d'aucun travail particulier, et chez lesquelles il ne se fait pas de sécrétion laiteuse. Il semble, comme le fait remarquer M. le professeur P. Dubois, que la nature ait laissé pour elles son œuvre incomplète ; que, propres à devenir mères, propres pendant toute la grossesse à fournir à l'enfant les matériaux nécessaires à sa nutrition, leur organisation soit impuissante à fournir encore à leurs besoins après la naissance. J'ai en ce moment sous les yeux une primipare, convalescente, il est vrai, d'une varioloïde au moment de son accouchement, et qui n'a pas une seule goutte de lait.

C'est ordinairement quarante-huit heures après l'accouchement que se manifeste la fièvre de lait, quelquefois un peu plus tôt, quelquefois un peu plus tard. J'ai vu deux femmes à la Clinique, et tous les observateurs citent de pareils faits, qui ont eu la fièvre de lait, l'une le cinquième, l'autre le sixième jour. Depuis, j'ai eu souvent l'occasion de faire la même remarque.

Pour plus d'exactitude nous croyons devoir citer les observations de M. Béhier sur ce sujet. « J'ai recherché, dit ce professeur, sur 974 femmes l'époque précise à laquelle se montre la montée du lait. Je l'ai vue commencer 22 fois le premier jour de l'accouchement, 170 fois le deuxième jour, 347 fois le troisième, 266 fois le quatrième, 100 fois le cinquième, 22 fois le sixième, 5 fois le septième, 4 fois le huitième et 1 fois le onzième seulement. »

Lorsque après la mort du fœtus, survenant à une époque déjà avancée de la grossesse, l'expulsion du cadavre n'a lieu qu'après plusieurs jours, il est assez ordinaire de voir tous les phénomènes de la fièvre de lait se manifester, comme si l'accouchement avait eu lieu.

Lorsque la fièvre de lait est terminée, les mamelles ont acquis le plus haut degré de distension : la sécrétion du lait est très-abondante. Si l'enfant tette, les mamelles se trouvent désemplies et la femme soulagée. Si la mère ne nourrit pas son enfant, l'engorgement des seins a lieu plus longtemps ; il se dissipe d'autant plus promptement qu'il était moins considérable, que le lait s'écoule plus facilement par le mamelon, que les sueurs et les lochies sont plus abondantes.

On a beaucoup discuté pour savoir quelle était la cause de la fièvre de lait. Sans entrer dans toutes les discussions qu'a soulevées ce point de doctrine, nous ferons remarquer que probablement le mouvement fébrile (phénomène qui d'ailleurs n'est pas constant) est une conséquence nécessaire de l'activité plus grande que prennent alors les mamelles, et qu'un phénomène analogue a lieu toutes les fois qu'un organe quelconque prend un développement très-considérable et très-rapide.

La sécrétion laiteuse, chez les femmes qui ne nourrissent pas, peut aussi être la cause d'accidents qu'il faut prévenir ou combattre. On doit éviter soigneusement tout ce qui peut contribuer à augmenter la sécrétion du lait, tel qu'une nourriture trop succulente, des boissons trop abondantes. On applique sur les seins une serviette chaude et mollette, que l'on renouvelle aussitôt qu'elle est mouillée, ou bien des étoupes fines, et, mieux encore, de la ouate. Ces moyens excitent la transpiration et maintiennent la chaleur de la partie. Si, du reste, la sécrétion laiteuse diminue peu à peu, il faut tout confier à la nature ; si le gonflement des seins est trop considérable, il faut tâcher de faciliter l'écoulement par les mamelons, à l'aide de cataplasmes émollients, ou de les désemplir par la succion. Si ces moyens sont insuffisants, il faut alors avoir recours aux lotions laudanisées pour calmer les douleurs, et à l'emploi des sudorifiques et des purgatifs employés comme révulsifs. Parmi les diaphorétiques les plus employés, on cite le thé léger, une infusion de pariétaire, de bourrache. Les purgatifs sont les mêmes que ceux que nous avons indiqués plus haut. Parmi les médicaments qui ont été vantés comme lactifuges, dit Desormeaux, le petit-lait de Weiss est le seul qui soit encore en usage. « J'ai vu, continue le même auteur, une dame employer avec succès un liniment avec l'ammoniaque. » Selon Neuter, l'expérience prouve que les ventouses appliquées au dos diminuent l'abondance du lait. Van Swieten dit avoir vu une galactorrhée céder à l'usage d'une forte infusion de sauge, à la dose de 30 à 60 grammes toutes les trois heures.

A la sécrétion laiteuse se rattache un phénomène qui a été mis en lumière par M. Blot, je veux parler de la présence du sucre dans les urines des femmes en couches.

Il ressort des recherches de M. Blot que le sucre, dont la présence dans les urines avait été regardée comme le signe pathognomonique du diabète, existe non-seulement dans l'urine de toutes les femmes en couches, mais encore de toutes les nourrices et d'un certain nombre de femmes enceintes. Ce fait a reçu le nom de *glycosurie physiologique.*

« Chez toutes les femmes en couches (45 fois sur 45), dit M. Blot, c'est au moment de la sécrétion laiteuse que le sucre commence à exister dans l'urine en proportion suffisante pour être dosée. Chez beaucoup de femmes il n'apparaît qu'à cette époque ;

chez quelques-unes on en trouve auparavant, mais le plus souvent en quantité peu considérable. Si la sécrétion lactée continue, le sucre continue de passer dans l'urine, avez des variations quotidiennes encore inexpliquées. Quand la sécrétion lactée est très-abondante, la proportion du sucre est, en général, grande; si elle est peu active, l'urine est peu sucrée. Aussi l'examen des urines peut-il servir jusqu'à un certain point à juger de la valeur d'une nourrice. Si la sécrétion laiteuse est diminuée ou tarie par une cause quelconque et en particulier par le développement d'un état morbide plus ou moins grave, le sucre disparaît ou diminue complétement; si l'état morbide fait place à la santé et que la sécrétion laiteuse se rétablisse, le sucre reparaît. Enfin, les urines continuent à renfermer du sucre tant que la sécrétion laiteuse persiste; j'en ai trouvé des proportions très-notables (8 grammes sur 1000 grammes d'urine) chez une nourrice qui allaitait depuis vingt-deux mois. Au contraire, leurs urines sont en général d'autant plus riches en sucre que la santé est meilleure et se rapproche le plus possible de l'état normal ou physiologique.

» Quand la lactation cesse, le sucre disparaît des urines, et cela dans un temps variable chez les différents individus : plus vite chez les femmes qui ne nourrissent pas, plus lentement chez celles qui, après avoir nourri, commencent à sevrer.

» Chez les femmes enceintes le sucre se rencontre sur la moitié des sujets observés. Je crois, sans qu'il me soit encore possible de l'affirmer d'une manière positive, que cette particularité se rencontre surtout quand les phénomènes sympathiques de la grossesse du côté des mamelles sont très-développés; elle manque au contraire quand les mamelles restent pour ainsi dire indifférentes à ce qui se passe du côté de l'utérus. » (Blot.)

Cette glycosurie physiologique existe également chez les différentes espèces d'animaux mammifères.

Pour démontrer la présence du sucre dans l'urine, M. Blot a employé successivement la liqueur de Fehling, la potasse caustique, la fermentation et le polarimètre. La glycosurie physiologique paraissait donc hors de doute, quand M. Leconte vint nier d'une manière absolue la présence du sucre dans les urines des femmes en lactation. Pour M. Leconte l'acide urique donne des réactions analogues à celles fournies par le sucre : de là l'erreur.

Dans ce débat scientifique, M. Brueche a pris fait et cause pour M. Blot, et j'ajouterai qu'après avoir répété moi-même les expériences, je crois à la démonstration de la glycosurie physiologique. De nouvelles observations sont cependant nécessaires pour lever tous les doutes.

CHAPITRE X.

SOINS A DONNER A LA FEMME PENDANT LES SUITES DE COUCHES.

On doit placer l'accouchée dans une chambre vaste, bien aérée, modérément chaude et exempte d'odeurs bonnes ou mauvaises. En été, on aura soin d'ouvrir chaque jour portes et fenêtres. Pendant qu'on renouvelle l'air de l'appartement, on aura soin de couvrir l'accouchée et de fermer les rideaux pour que les courants d'air n'aient pas accès auprès d'elle. Le reste du temps, les rideaux ne seront pas fermés. La chambre doit être tenue très-propre; on doit veiller avec soin à ce qu'on enlève sur-le-champ les urines, les excréments et le linge matin et soir, et même plus souvent si quelques circonstances l'exigent. Les parties génitales doivent être nettoyées avec de l'eau tiède ou quelque décoction émolliente. Ces ablutions fréquentes ont pour avantage de calmer l'inflammation de ces parties contuses pendant le travail. Ces lotions seront faites matin et soir, et sans découvrir la malade.

La nouvelle accouchée étant exposée à différents accidents, à des maladies rapides, le médecin devra la visiter chaque jour. Avant tout il doit s'enquérir de l'état général, rechercher la fréquence ou le ralentissement du pouls, qui trompe rarement dans le pronostic à porter (voy. page 411). Il s'assurera aussi avec un très-grand soin de l'état de l'utérus, de son volume (voy. page 413), de sa sensibilité, de la nature des lochies, de l'intensité des tranchées utérines. Le gonflement des seins et la sécrétion laiteuse réclament également son attention. Enfin il devra surveiller les fonctions de la vessie et du rectum.

La sécrétion et l'excrétion des urines n'offrent, en général, rien de particulier. Leur émission est cependant quelquefois difficile, à cause du boursouflement du méat urinaire. Après un travail trop longtemps prolongé et une compression trop violente, la vessie est, dans certains cas, paralysée momentanément. Il faut alors pratiquer le cathétérisme. Le médecin doit toujours, pendant les deux ou trois premiers jours des couches, demander à la femme si elle urine librement et facilement. Souvent l'accumulation des urines dans la vessie, à demi paralysée et comme engourdie, explique au médecin un état de malaise et de souffrance dont il ne pouvait d'ailleurs se rendre compte.

La rétention d'urine chez les femmes en couches se présente tantôt immédiatement après l'accouchement et tantôt quelques jours après. Dans le premier cas elle semble due à la paralysie de la vessie ou à la contusion du col; dans le second elle dépend vraisemblablement d'une inflammation consécutive. D'autres fois les malades n'urinent qu'incomplétement, et à leur insu la vessie est encore distendue par une grande quantité de liquide. Après avoir interrogé les malades sur l'émission des urines, l'accoucheur devra donc s'assurer par lui-même que la vessie ne contient pas d'urine, car dans tous les cas il est très-important de ne pas méconnaître cet état. Pareille faute est cependant souvent commise, et alors le médecin tombe fatalement dans une erreur de diagnostic sur la cause de la douleur du bas-ventre.
Les symptômes de la rétention d'urine chez les femmes en couches offrent des caractères particuliers. La vessie, repoussée en avant par l'utérus qui forme derrière elle un plan résistant, proémine presque toujours assez fortement au-dessus du pubis pour y former une tumeur appréciable à l'œil. Cette tumeur est arrondie, molle et souple au toucher, fluctuante et mate. Tous ces caractères n'ont cependant qu'une valeur secondaire; chaque fois qu'on soupçonne une rétention d'urine, il faut avant tout chercher l'utérus, qu'on reconnaît à son volume et surtout à sa dureté; si l'utérus est inaccessible, c'est qu'il est masqué par la vessie distendue. La réplétion de la vessie a d'ailleurs sur la position occupée par la matrice une influence qu'il faut bien connaître; quand la vessie, pleine de liquide, remonte dans le bas-ventre, elle entraîne avec elle l'utérus, dont le fond se trouve porté au niveau et souvent même au-dessus de l'ombilic, et quand on pratique le cathétérisme on voit l'utérus s'abaisser à mesure que l'urine s'écoule. Chaque fois donc qu'on trouvera le fond de l'utérus à une hauteur trop considérable, on devra examiner avec soin la région sus-pubienne pour s'assurer que la vessie n'y fait pas relief. Quand celle-ci est vide, les doigts sentent sans aucune difficulté la face antérieure de la matrice sur toute sa hauteur.

La rétention d'urine persiste quelquefois chez les accouchées pendant plusieurs jours et même plusieurs semaines. Pendant tout le temps qu'elle dure, il faut pratiquer le cathétérisme au moins deux fois par jour, en suivant les règles que nous avons déjà indiquées (voy. p. 30). Presque toujours, au bout d'un certain temps, la vessie recouvre son énergie ; il ne faut donc pas s'alarmer trop vite quand la rétention dure plusieurs jours.

La constipation, si commune pendant les derniers temps de la grossesse, persiste souvent encore après l'accouchement, pendant quatre, six et même huit jours. La rétention des matières fécales, quand elle se prolonge, peut aussi donner lieu à de l'anxiété, de l'insomnie, de la céphalalgie, quelquefois même à un sentiment de pesanteur, à une véritable douleur dans une des fosses iliaques ; symptômes qui disparaissent comme par enchantement après l'administration d'un léger laxatif. Quand la constipation se prolonge, il en résulte très-souvent, pour la femme, un état de souffrance qui peut devenir la cause d'un léger mouvement fébrile. Cette fréquence du pouls coïncidant avec la douleur que produit la rétention trop prolongée des matières fécales, douleur qui est assez ordinairement localisée en un point du bas-ventre, qui est augmentée par la pression, peut faire croire à une inflammation péritonéale : j'ai vu commettre cette erreur ; et la douleur, la fièvre, qui avaient résisté à l'application des sangsues, ont rapidement disparu après l'administration d'un laxatif.

Cette rétention des matières fécales peut être produite par une paralysie du rectum, paralysie qui est elle-même le résultat de la compression qu'exerce sur lui la tête dont le séjour dans l'excavation a été trop longtemps prolongé. « A la suite d'un accouchement laborieux, dit M. Martin (de Lyon), j'ai vu les matières fécales, retenues pendant plus de vingt jours, s'amasser en si grande quantité, qu'elles égalaient le volume de la tête d'un enfant à terme, et avaient une extrême consistance. Tous les laxatifs ayant échoué, je fus obligé d'introduire une curette, et d'amener par parcelles les matières endurcies : après cette opération l'intestin ne reprit pas tout de suite ses fonctions ; mais, par le moyen de lavements irritants, on empêcha une accumulation nouvelle de matières : la contractilité de l'intestin ne fut complétement rétablie que vingt-neuf jours après, époque à laquelle la malade quitta l'hôpital. » (*Compte rendu*, p. 32.)

L'absence de garderobes, jusqu'à l'époque de la sécrétion laiteuse, n'est pas un accident qu'on doive combattre. Mais si la constipation persiste plusieurs jours après, on peut donner à la femme des lavements d'abord simples, puis rendus légèrement laxatifs par l'addition de 30 à 40 grammes de miel de mercuriale, une cuillerée de sel marin ou une décoction de follicules de séné. Si ces moyens ne suffisent pas, on administre par la bouche un léger laxatif. Le plus communément employé est le suivant : looch blanc, 30 grammes, auquel on mêle 15 à 30 grammes d'huile de ricin et de sirop de limon. On pourrait encore employer le sel de duobus (sulfate de potasse) à la dose de 1 ou 2 grammes dissous dans les boissons. L'huile de ricin, que les malades n'avalent qu'avec une très-grande répugnance, est assez facilement prise par elles quand on la mélange à une tasse de bouillon gras aussi chaud qu'elles peuvent le supporter. J'ai remarqué que, mélangée au bouillon, elle était beaucoup plus rarement vomie que lorsqu'on l'unissait au looch blanc.

Les femmes ne doivent faire aucun exercice les premiers jours. Lorsque le travail a été très-long et très-pénible, ou accompagné de quelque accident grave, il est bon de ne leur imprimer aucune secousse violente, et de ne faire leur lit que le lendemain de la fièvre de lait. Lorsque les malades sont peu fatiguées, on peut, sans inconvénients, faire le lit tous les jours. Mais chaque fois il faudra prendre la précaution de transporter la femme sur une autre couchette.

Il est très-important que la femme ne se lève pas avant le neuvième jour; c'est là un terme très en faveur dans la classe ouvrière. Chez les femmes aisées et qui peuvent, sans nuire en rien à leurs intérêts, s'isoler plus longtemps de toute affaire, il faut exiger qu'elles gardent le lit pendant les quinze premiers jours. Le mieux est de ne pas adopter arbitrairement tel ou tel jour, mais de régler la conduite à tenir d'après le degré d'atrophie de l'utérus. Quand cet organe a perdu la plus grande partie de son volume et que son fond descend et disparaît dans le petit bassin, la nouvelle accouchée peut se lever. Telle femme pourra le faire sans danger au huitième jour, tandis que telle autre devra rester couchée après le quinzième jour. A cette époque seulement la malade sera portée sur un fauteuil, où elle restera assise pendant une heure ou deux, puis le lendemain durant deux ou trois heures. Le troisième jour, elle essayera ses forces en faisant quelques tours dans sa chambre, puis dans son appartement. Il est très-prudent qu'elle ne sorte pas, surtout en hiver, avant le quinzième, le vingtième ou même le vingt-neuvième jour. Cette première sortie doit se faire au milieu de la journée. La plupart des femmes, mues par un sentiment religieux, vont à l'église lors de leur première sortie ; ces temples étant toujours humides et froids, elles en reviennent souvent avec le germe d'une maladie inflammatoire qui ne tarde pas à se développer. Le médecin doit conseiller de renvoyer cette cérémonie religieuse, appelée les *relevailles,* à une époque plus reculée.

Les aliments que l'on donne aux femmes doivent être doux et de facile digestion. Les deux premiers jours, il ne faut, en général, accorder que deux ou trois potages pendant le jour, et quelques bouillons pendant la nuit. Pour peu que la fièvre de lait soit intense, la malade doit observer une diète absolue pendant sa durée. On pourrait donner quelques bouillons si la réaction générale était peu forte. Après la fièvre de lait, on augmente graduellement la quantité d'aliments, de manière que, vers le douzième ou le quinzième jour, la femme ait repris ses habitudes ordinaires. On doit être plus sévère pour le régime avec les femmes qui ne nourrissent pas, surtout quand les seins restent engorgés ou douloureux.

Le régime des femmes en couches, tel que nous venons de l'indiquer, était rigoureusement observé il y a quelques années ; mais nous devons ajouter qu'aujourd'hui on a une grande tendance à le modifier. Legroux, médecin de l'Hôtel-Dieu, a été le promoteur de cette innovation, en montrant que non-seulement il n'y avait aucun danger, mais encore avantage réel à donner aux nouvelles accouchées une alimentation abondante. Aussi donnait-il des potages et des soupes aux femmes de son service dès le premier jour de leur accouchement, et deux portions d'aliments le deuxième jour. J'ai depuis plusieurs années imité sa pratique, et je n'ai eu qu'à m'en louer. Immédiatement après l'accouchement je prescris donc du bouillon, pris par petites tasses, mais à discrétion. Le lendemain j'accorde quelques aliments solides : un œuf ou une côtelette, par exemple, avec du pain et de l'eau rougie. Aussitôt après la sécrétion laiteuse, les femmes peuvent reprendre leur régime ordinaire. Cette manière de faire n'a qu'un inconvénient, celui de soulever la réprobation des personnes qui ont vécu avec d'autres habitudes, mais elle est avantageuse pour les accouchées, et il faut passer outre.

Pendant toute la durée des couches, la femme doit faire usage, pour boisson ordinaire, d'une tisane délayante, légèrement sucrée et aromatisée. Une solution de gomme, une infusion de mauve, de violette, de tilleul, de feuilles d'oranger, de camomille, un sirop étendu d'eau à la température de la chambre, etc., sont les boissons les plus usitées. Les acidules ne doivent pas être accordées aux femmes qui allaitent. Au bout de sept à huit jours, la plupart des femmes qui n'allaitent pas demandent aux médecins une tisane pour faire passer le lait. Le plus souvent c'est une précaution inutile. Mais le médecin doit ici céder au préjugé généralement répandu, afin de se mettre à l'abri de tout reproche. La canne de Provence, l'infusion de bouchon, la pervenche, etc., jouissent, comme antilaiteux, d'une grande réputation. L'emploi de la racine de canne de Provence étant à peu près inerte, sera, par cela même, préféré par le médecin.

La plupart des femmes veulent aussi être purgées à la fin du temps des couches. Sans doute, lorsque le médecin découvre une contre-indication formelle à l'administration d'un purgatif même léger, il ne doit pas céder au désir de la malade ; mais, dans le cas contraire, il doit, dans l'intérêt de sa réputation et pour éviter plus tard d'injustes reproches, purger légèrement la nouvelle accouchée. Cette conduite sera même pour lui obligatoire, si la langue est large, blanchâtre, jaune ou verdâtre, la bouche amère ou pâteuse, s'il n'y a pas d'appétit. L'eau de Sedlitz, la limonade au citrate de magnésie, l'huile de ricin, sont encore les médicaments qu'il faudrait préférer dans ce cas.

L'excitabilité du système nerveux est telle chez les nouvelles accouchées, qu'on doit éviter avec le plus grand soin toute émotion morale vive, éloigner d'elles tout ce qui pourrait vivement les impressionner.

QUATRIÈME PARTIE

PATHOLOGIE DE LA GROSSESSE.

L'étude de la pathologie de la grossesse comprend : celle de tous les dérangements de fonctions qui peuvent survenir chez la femme enceinte, et celle de toutes les lésions spontanées ou accidentelles de l'œuf suffisantes pour compromettre la santé du fœtus et même déterminer sa mort. Ces dernières, passant le plus souvent inaperçues, ou ne se révélant au médecin que lorsqu'il n'est plus temps d'y remédier, seront brièvement décrites ; ce que nous pouvons en dire, en effet, se borne à quelques considérations d'anatomie pathologique étrangères au but principal de ce livre.

Parmi les nombreuses maladies qu'on peut observer chez les femmes enceintes, les unes naissent sous l'influence de la grossesse, les autres les atteignent pour ainsi dire par hasard, et se manifestent fréquemment en toute autre circonstance. Nous leur avons donc consacré des chapitres différents, tout en faisant remarquer que cette division est loin d'être parfaite et que la limite à poser entre ces deux ordres de maladies est souvent impossible à saisir. Le premier chapitre comprend les maladies qui peuvent exister pendant la grossesse ; le second contient l'histoire des maladies nées sous l'influence de la grossesse. Nous décrirons ensuite les grossesses extra-utérines, les lésions de l'œuf et du placenta, les maladies du fœtus et sa mort. Enfin le dernier chapitre sera réservé à l'étude de l'avortement.

CHAPITRE PREMIER.

DES MALADIES QUI PEUVENT EXISTER PENDANT LA GROSSESSE, ET DE L'INFLUENCE RÉCIPROQUE QU'ELLES EXERCENT SUR LEUR MARCHE ET LEUR TERMINAISON.

Si la grossesse expose les femmes à quelques accidents, elle leur épargne, en récompense, dit Antoine Petit, un grand nombre de maladies fort graves, enraye la marche de certaines autres, et parfois même guérit celles dont elles étaient préalablement affectées. Cette proposition, émise presque comme un aphorisme par l'auteur que je viens de citer, est malheureusement loin d'être exacte, et Antoine Petit s'est étrangement trompé en appréciant ainsi l'influence de la grossesse sur les maladies aiguës préexistantes ou survenant pendant sa durée : cette erreur est du reste partagée par beaucoup de médecins, et c'est pour cela que nous avons cru tout d'abord devoir la signaler.

§ 1. — Maladies épidémiques.

1° *Grippe.* — Si quelques épidémies, en effet, ont paru épargner les femmes enceintes, beaucoup d'autres ont sévi sur elles aussi cruellement au moins que sur les autres individus soumis aux mêmes influences. Ainsi j'ai constaté, comme l'a fait M. Jacquemier à la Maternité, que l'épidémie de grippe a atteint un grand nombre de femmes enceintes; mais contrairement à ce qu'il a observé, j'ai vu un assez grand nombre d'avortements être la conséquence soit de la maladie elle-même, soit des quintes violentes dont les malades étaient tourmentées.

2° *Choléra.* — Les épidémies de choléra qui, en 1832 et 1849, ont si cruellement sévi sur la capitale, n'ont point épargné les femmes grosses, et nous avons eu la douleur d'en voir succomber un assez grand nombre.

M. le docteur Bouchut, dans un travail tout récent, a cherché à apprécier l'influence de la grossesse sur le choléra, et réciproquement. S'appuyant sur 52 observations, il commence par établir que l'état de gestation n'a aucune influence sur l'apparition du choléra, qu'il n'en garantit pas plus qu'il n'y prédispose, et que, lorsque la maladie se développe, elle se présente, sans aucune modification, avec ses variétés de forme et d'intensité.

Le choléra exerce, au contraire, une influence incontestable sur le cours de la grossesse : il en abrége souvent la durée. Ainsi, 25 femmes sur 52 ont avorté sous l'influence de la maladie, et parmi les autres, cet accident se fût bien probablement produit, si la mort trop prompte n'avait enlevé les malades. Sauf de rares exceptions, en effet, l'avortement ne s'accomplit que dans les cas où la maladie se prolonge au delà de vingt-quatre heures.

Sur les 25 femmes qui ont avorté, 16 ont guéri : 12 eurent un choléra de moyenne intensité et d'assez longue durée, 4 eurent un choléra grave et rapide; 9 sont mortes.

Un fait remarquable qui résulte des observations de M. Bouchut, c'est que l'avortement chez les cholériques est très-commun à partir du cinquième mois de la gestation, et au contraire très-rare à son début. Ainsi, sur les 16 femmes qui ont avorté et ont guéri, une seule était enceinte de trois mois, 1 de quatre, 6 de cinq, 1 de six; et la moins avancée des 9 qui sont mortes après l'avortement était arrivée à quatre mois et demi.

27 femmes n'ont pas avorté. 6 seulement ont guéri, et la grossesse a continué. Leur choléra fut de moyenne intensité et se prolongea plusieurs jours. 21 succombèrent. Leur choléra fut grave et rapide.

En tout, 30 morts sur 52. On voit que la grossesse ne modifie pas favorablement le pronostic du choléra.

Parmi les malades dont nous venons de parler, 6, avons-nous dit, ont guéri et ont vu leur grossesse continuer sa marche régulière. D'autres, arrivées déjà à une époque avancée, ont expulsé prématurément des enfants vivants. Il en résulte qu'évidemment le choléra n'est pas toujours transmis au fœtus, et que, si celui-ci succombe habituellement soit avant son expulsion, soit avant la mère, dans les cas où la fin trop prompte de cette dernière ne permet pas à l'avortement de s'accomplir, sa mort ne peut être attribuée à une transmission de la maladie. D'ailleurs, l'autopsie des enfants n'a rien fait découvrir qui puisse être considéré comme appartenant au choléra.

Quelle est donc alors la cause de la mort du fœtus, mort qui précède presque toujours son expulsion ou la mort de la mère?

Suivant M. Bouchut, elle est le résultat ou bien d'une pression mécanique de l'utérus, causée par les crampes et par les convulsions des muscles de l'abdomen, ou bien de la diète si sévère à laquelle sont soumis les malades; ou bien, enfin, elle est la conséquence des nombreuses évacuations de l'intestin, qui, enlevant tout le sérum du sang, tarissent les sources de la nutrition. Pour moi, l'asphyxie est l'unique cause, ou au moins la plus ordinaire de la mort du fœtus. La coagulation du sang, sa stagnation dans les vaisseaux, doit suspendre évidemment la circulation utéro-placentaire; et celle-ci étant interrompue, le fœtus, privé des éléments de respiration qu'il y puisait, doit succomber assez promptement.

M. Devilliers fils a lu à l'Académie de médecine une observation qui tendrait à prouver que l'avortement a sur la terminaison du choléra une influence heureuse, et croit pouvoir conseiller, en conséquence, l'avortement provoqué comme propre à diminuer la gravité de la maladie. En examinant à ce point de vue les résultats fournis par M. Bouchut, on pourrait y trouver tout d'abord un argument favorable au conseil de M. Devilliers, puisque sur 27 cholériques qui n'avortèrent pas, 21 succombèrent, tandis qu'après 25 avortements on ne compte que 9 décès. Mais il est bon de remarquer que, sur les femmes guéries après l'avortement, 4 seulement eurent un choléra grave et rapide; tandis que, chez les 21 mortes sans avortement, la maladie, très-grave, dura à peine quelques jours. Cette terminaison si promptement fatale a été bien probablement la seule cause qui se soit opposée à l'avortement.

Jusqu'à présent donc, la proposition de M. Devilliers ne saurait être acceptée sans nouvelles observations.

En résumé, si la grossesse ne modifie pas sensiblement la marche et la gravité du choléra, celui-ci entraîne, dans la grande majorité des cas, la mort ou l'expulsion prématurée du fœtus.

§ 2. — Maladies endémiques.

Fièvre intermittente. — Nul doute, ainsi qu'a cherché à le démontrer M. Ébrard, que les désordres graves, les perturbations profondes que les accès de fièvre produisent dans toute l'économie, les vomissements opiniâtres qui signalent bon nombre d'accès, la toux, la diarrhée et les coliques, ne puissent déterminer dans les fonctions de la matrice un trouble des plus prononcés, et que la fluxion, la congestion, que détermine si souvent cette fièvre, ne puissent produire l'expulsion prématurée du produit de conception.

C'est un fait dont la possibilité est incontestable, et qui pose naturellement l'indication de faire cesser promptement cet état morbide : aussi n'ai-je rappelé cette influence des fièvres intermittentes sur la grossesse, que pour avoir l'occasion de repousser chaleureusement le conseil donné par quelques personnes, et qui consiste à rejeter le sulfate de quinine comme très-propre à provoquer l'avortement ou l'accouchement prématuré. C'est à la maladie elle-même, et non au médicament, qu'il faut certainement attribuer les fausses couches reprochées au sulfate de quinine. J'ai eu pour ma part six fois l'occasion de l'employer à des époques variables de la grossesse, et aux doses de 50, 75 centigrammes, et même 1 gramme dans les vingt-quatre heures, et jamais je n'ai eu à m'en repentir. Un grand nombre de praticiens, qui, comme MM. Thezet, Delmaz, Alamo, Ébrard, ont eu l'occasion de pratiquer longtemps dans des localités où les fièvres intermittentes sont endémiques, n'ont jamais eu à se plaindre de l'action du sulfate de quinine employé chez les femmes enceintes. Non-seulement c'est un médicament innocent, mais c'est le moyen préventif le plus sûr quand l'avortement est rendu imminent par le fait de la fièvre.

Quelques faits tendent à prouver que les femmes atteintes de fièvre intermittente, pendant le cours d'une grossesse, peuvent communiquer la maladie au fœtus. Le professeur Stokes, de Dublin, dit avoir vu une femme enceinte affectée de fièvre tierce et chez laquelle le fœtus présentait des mouvements convulsifs, dont les paroxysmes avaient cela de remarquable qu'ils correspondaient périodiquement aux jours d'apyrexie de la mère. M. Pitre-Aubanais a rapporté deux observations de femmes enceintes atteintes de fièvre intermittente qui la communiquèrent à leurs enfants. Ces enfants vinrent au monde avec une hypertrophie de la rate, et chez eux les accès de fièvre intermittente revenaient aux mêmes heures et aux mêmes jours que se montrait l'accès fébrile chez la mère (Bourgeois, de Tourcoing).

Les fièvres intermittentes, dit encore M. Jacquemier, paraissent pouvoir atteindre à la fois la mère et le fœtus. Les faits sur lesquels s'appuie cette assertion sont peu nombreux, mais ils paraissent concluants. Schurig rapporte qu'une femme enceinte pour la troisième fois fut prise dans le second mois de la grossesse d'une fièvre quarte très-rebelle : dans le dernier mois, avant ou après le paroxysme, elle sentit le fœtus s'agiter, trembloter, se rouler manifestement d'un côté à l'autre. Enfin, après un fort paroxysme, elle accoucha d'une fille qui, à la même heure que sa mère, était prise d'accès de fièvre très-forte, qu'elle supporta pendant sept semaines. Hoffmann et Russel ont été témoins de faits semblables (Jacquemier, *Traité d'obstétrique*).

§ 3. — Fièvres éruptives.

1° *Variole.* — Les fièvres éruptives paraissent avoir en général chez les femmes enceintes beaucoup plus de gravité que chez tous les autres individus. La variole est particulièrement celle sur laquelle la grossesse a la plus fâcheuse influence, et, d'après quelques auteurs, elle se terminerait presque constamment par la mort, surtout quand elle détermine l'avortement.

Il est important d'établir, au point de vue du pronostic, une distinction entre la variole confluente et la variole discrète (Chaigneau). La première, déjà si grave, hors l'état de grossesse, qu'elle tue un tiers des individus, est encore plus redoutable pendant la gestation, et se termine à peu près constamment par la mort ; tandis que la seconde est loin de produire toujours l'avortement ou l'accouchement prématuré, et même, dans les cas où la grossesse se termine avant terme, la guérison de la mère s'observe souvent.

Le docteur Gariel pense que les douleurs lombaires, si vives dans la première période de la variole, ont une grande influence sur la production de l'avortement. J'ai vu, dans deux cas de variole, discrète il est vrai, quelques légères contractions coïncider avec ces douleurs lombaires; mais il a été possible de les arrêter à l'aide de lavements opiacés. Dans plusieurs autres cas, je n'ai rien vu de semblable, et je pense avec M. Chaigneau (Thèse, 1847) que c'est surtout lorsque déjà les pustules sont en pleine suppuration, lorsque apparaît la fièvre secondaire, et avec elle les graves symptômes qui l'accompagnent, que survient l'avortement.

En résumé, la variole confluente détermine presque toujours l'avortement, et celui-ci est presque constamment suivi de la mort de la femme : sur 23 avortements observés par M. Serres dans ces conditions, il y eut 22 morts. La variole discrète, au contraire, permet le plus souvent à la grossesse de continuer son cours, et même alors qu'elle en interrompt la marche, la mère guérit le plus souvent, et, dans les derniers mois, l'enfant est expulsé vivant.

Lorsque le fœtus n'est pas expulsé, il peut continuer à se développer, et souvent même, au moment de la naissance, il ne paraît pas avoir beaucoup souffert de la maladie qui a compromis si gravement la vie de la mère ; mais, dans d'autres cas, soit qu'il reçoive de la mère le germe de la maladie dont elle est affectée, soit que les troubles si profonds que la variole détermine dans l'organisme maternel influencent défavorablement aussi la vie fœtale, il ne tarde pas à succomber. Dans le premier cas, on pourra constater sur le petit cadavre des pustules tout à fait semblables à celles de la mère.

Nous venons de dire que la variole peut atteindre le fœtus renfermé dans le sein de sa mère en même temps qu'elle sévit sur la mère. On trouve une quantité de ces faits dans différents auteurs. Dans ce cas, la mère transmet la maladie contagieuse dont elle est elle-même affectée. Ce serait cependant une erreur de croire que toute femme grosse atteinte de variole la communique nécessairement à son enfant. M. Serres a observé vingt-deux enfants non varioleux nés de femmes ayant eu la variole pendant leur grossesse. Mead prétend même que si la femme n'avorte pas, l'enfant est exempt de la variole pour le reste de ses jours, à moins qu'il ne vienne au monde avant la maturité des boutons. C'est là un fait curieux, mais déjà contredit par Cotugno. L'opinion de ce dernier peut être appuyée des faits suivants : Deux femmes enceintes furent inoculées de la variole : l'éruption fut discrète, la grossesse continua son cours. Elles accouchèrent, au terme ordinaire, de deux enfants bien portants qui, à l'âge de trois ans, furent inoculés et eurent une variole régulière.

Il paraît d'autre part que le fœtus seul peut être affecté de variole pendant la vie intra-utérine alors que la mère n'en a jamais été atteinte. Ce fait semble assez extraordinaire; cependant on ne peut le révoquer en doute, après le témoignage d'auteurs dignes de foi, tels que Ebel, Kesler, Watron, Jenner, Deneux, Royer, Bouchut, Chaigneau, qui ont vu naître variolés des enfants dont la mère était exempte de l'affection. Dans plusieurs de ces cas, la mère, vaccinée, était réfractaire à l'épidémie, mais elle servait de communication entre le virus variolique et le fœtus.

La variole congénitale se montre à toutes les époques de la grossesse. Elle est rare avant le troisième mois ; elle est en général discrète. C'est à peine si l'on compte, au plus, une centaine de pustules sur tout le corps, souvent il y en a beaucoup moins. On remarque que les pustules n'ont pas la même évolution que si elles se développaient à l'air libre ; incessamment baignées par le liquide amniotique, elles suivent la marche des pustules qui viennent sur les muqueuses. Elles sont blanchâtres, aplaties, plus larges cependant que celles de la cavité buccale. Quelques-unes se résolvent, d'autres s'ulcèrent promptement, lorsque le petit disque pseudo-membraneux est tombé. La plaie suppurant peu, ne donnant jamais de croûtes, à cause de la lubrification des parties, se cicatrise sans laisser aucune trace. Cependant on voit quelquefois des cicatrices caractéristiques, mais elles sont peu profondes.

Quand la variole se développe à la fois chez la mère et chez le fœtus, les pustules apparaissent en même temps chez les deux sujets. Cependant M. Chaigneau a observé que, dans quelques cas, l'éruption varioleuse était plus tardive chez les enfants et ne se manifestait que longtemps après la fin de l'éruption de la mère. La variole qui se développe chez le fœtus dans le sein de sa mère est presque inévitablement mortelle. (Bourgeois, de Tourcoing.)

2° La *scarlatine*, lorsqu'elle a quelque intensité, agit à peu près comme la variole ; mais le pronostic est en général beaucoup moins grave et pour la mère et pour l'enfant. Elle produit pourtant quelquefois l'avortement, et la mort des femmes en est souvent alors la conséquence. Je crois, avec M. Serres, que les femmes récemment accouchées y sont beaucoup plus exposées que pendant leur grossesse, car je n'ai jamais observé la scarlatine pendant la gestation, et j'ai eu deux fois la douleur de voir de nouvelles accouchées succomber à cette maladie.

3° La *rougeole*, au dire de Levret, serait tout aussi fâcheuse. Cependant, sur 4 rougeoles observées chez les femmes enceintes par M. Grisolle, aucune n'a troublé la marche régulière de la gestation. J'ai vu deux cas semblables.

Malheureusement tous les faits ne sont pas toujours aussi heureux. M. Bourgeois, de Tourcoing, dont l'excellent mémoire nous a fourni plusieurs documents pour la rédaction de ce chapitre, a observé lui-même quinze cas de rougeole sur des femmes enceintes, et huit d'entre ces femmes ont avorté ou accouché avant terme. Chez les autres, la grossesse n'a pas été entravée par la maladie. Chez ses femmes la maladie était d'autant plus grave que l'époque de la gestation était plus avancée. Les prodromes de l'avortement ou de l'accouchement se manifestaient vers la fin de la maladie.

Dans des cas rares, on a vu des enfants naître avec la maladie rubéoleuse. Rosen, Vogel, en rapportent quelques observations ; M. Guersant en a observé un cas. M. Bourgeois en cite un autre : l'enfant vécut trois jours et mourut.

§ 4. — Maladies sporadiques diverses.

1° *Fièvre typhoïde.* — La fièvre typhoïde peut atteindre la femme pendant la grossesse et à toutes les époques de la grossesse. Dans les premiers mois de la gestation, elle provoque souvent l'avortement. Cet accident survient dans le premier, quelquefois dans le second septénaire de la maladie.

Sur 22 femmes atteintes de fièvre typhoïde dans les premiers mois de la grossesse, et qui ont été observées par M. Bourgeois, 6 n'ont eu qu'une maladie légère et n'ont pas avorté ; 16 ont été atteintes de symptômes graves, et sur ce nombre, 12 ont avorté. Sur 15 cas de fièvre typhoïde survenus chez des femmes enceintes de sept mois et au-delà, le même observateur a noté 9 fois l'accouchement prématuré. 5 femmes ont accouché dans le premier septénaire de la maladie ; 2 enfants étaient mort-nés, 1 a vécu deux jours et le dernier a continué de vivre. Les autres femmes ont accouché dans le deuxième septénaire de la fièvre, 2 enfants étaient morts en naissant ; 1 a vécu deux jours et demi, et un seul a pu être élevé. Il avait huit mois de vie utérine. Les deux enfants qui ont survécu n'ont rien présenté de particulier.

Si j'ai eu rarement occasion d'observer la fièvre typhoïde pendant la grossesse, je l'ai vue assez souvent se manifester pendant les suites de couches. Elle débute ordinairement d'une manière insidieuse, et, dans tous les cas, les premiers symptômes de la maladie ont été ceux d'une inflammation puerpérale. Ce n'est qu'après les premiers jours que, les phénomènes abdominaux ayant cessé, la maladie a offert tous les caractères de la typhoïde. Chose fort singulière, si j'en juge par les faits soumis à mon observation, la fièvre typhoïde, loin de recevoir de l'état puerpéral une influence fâcheuse, serait moins grave que dans les conditions ordinaires de la vie. Sur 17 femmes affectées de fièvre typhoïde quelques jours après l'accouchement, aucune n'a succombé. M. Fauvel a fait de son côté la même remarque, et n'a vu aucun décès sur les 7 femmes récemment accouchées chez lesquelles il a observé cette maladie. Ces faits sont sans doute trop peu nombreux pour en tirer une conclusion définitive, mais ils m'ont paru assez curieux pour être signalés.

2° *Pneumonie.* — La pneumonie est sans contredit, parmi toutes les inflammations aiguës des enveloppes ou des parenchymes de nos organes, une de celles qui déterminent le plus souvent l'avortement ou l'accouchement prématuré. M. Grisolle a observé 4 cas de pneumonie et a réuni 11 autres observations. Parmi ces 15 femmes, 10 n'avaient pas encore atteint le sixième mois de leur grossesse, 5 touchaient au septième, huitième et neuvième mois. Des 10 femmes qui ne comptaient pas encore six mois de grossesse, 4 ont avorté le quatrième, le cinquième, le sixième et le neuvième jour à dater du début de la pneumonie. Chez 3, l'avortement a été suivi d'accidents plus graves du côté de la poitrine, et la mort est arrivée trois ou quatre jours après ; une seule, dont la pneumonie était peu étendue, a guéri sans éprouver aucun accident fâcheux. Les 6 femmes qui n'avortèrent pas succombèrent toutes sans exception aux progrès de la pneumonie.

Des 5 femmes arrivées à une époque avancée, 2 étaient enceintes de sept mois lorsqu'elles furent atteintes de pneumonie : l'une accoucha prématurément au douzième, l'autre au quinzième jour ; elles moururent deux jours après. Les 3 autres étaient dans le neuvième mois : 2 accouchèrent d'un enfant vivant, le septième et le huitième jour de la pneumonie ; l'autre mourut le cinquième, avant d'accoucher.

On peut conclure des faits qui précèdent que le résultat le plus ordinaire d'une pneumonie survenant pendant la grossesse est de provoquer l'expulsion prématurée du produit de la conception. Je crois, dit M. Grisolle, que cette fâcheuse influence s'explique par l'importance de l'organe qui est affecté, par la

gravité de la maladie, l'intensité de la réaction générale et le nombre des phénomènes sympathiques qu'elle produit dans toutes les fonctions, bien plutôt que
par les secousses de toux.

Quant à la grossesse, elle a sur l'issue de la maladie une influence désastreuse,
puisque sur 15 femmes, 11 succombèrent, quoique la plupart fussent dans des
conditions de santé très-favorables en apparence. Le pronostic paraît être plus
fâcheux avant qu'après le septième mois. Enfin, si l'on pouvait conclure d'un
aussi petit nombre de faits, l'avortement, contrairement à ce que nous avons
observé dans la variole, serait plutôt favorable que nuisible, puisque, des 4 femmes
qui avortèrent, 1 survécut, et les 6 qui n'avortèrent pas succombèrent toutes
sans exception. Ce qui semblerait confirmer cette proposition de Desormeaux :
« L'avortement, effet trop ordinaire des maladies aiguës, amène souvent une solution favorable dans les affections inflammatoires. »

3° *Maladies inflammatoires diverses.* — Nous ne possédons que des données
très-incomplètes sur l'influence réciproque de la grossesse et des autres inflammations aiguës. Ce qu'en disent les auteurs se borne à quelques faits isolés et souvent contradictoires, et dont le nombre très-limité ne permet de tirer aucune
conclusion utile.

Un mot encore. Quelle que soit l'affection aiguë dont la femme enceinte est
affectée, le traitement ne doit pas sensiblement différer de ce qu'il est dans les
conditions ordinaires de la vie. Tant qu'il y a espérance raisonnable de sauver la
mère avec des remèdes doux et innocents, on doit s'en tenir à cette méthode ;
mais si la maladie est dangereuse et exige des moyens plus actifs et plus efficaces,
on doit la traiter comme si la femme n'était pas enceinte. La saignée, les purgatifs,
auxquels on a reproché de provoquer l'avortement, peuvent sans doute avoir ce
résultat ; mais il ne faut pas oublier qu'ils ont ici pour but de combattre une
affection qui, par elle-même, est une cause bien plus influente d'avortement, et
qui compromet si gravement la vie de la mère.

4° *Ictère.* — Si, dans quelques circonstances, l'ictère paraît avoir sur la gestation une influence fâcheuse, il n'est pas exact de dire qu'il n'en arrête pas toujours le développement, et qu'il détermine l'avortement, non-seulement dans les
cas d'ictère grave, mais même dans les plus simples. J'ai observé plusieurs cas
d'ictère simple qui n'ont été pour les femmes qu'une légère indisposition, et n'ont
en rien troublé la marche de la grossesse. Dans quelques cas, pourtant, il en a été
autrement, et M. Ozanam cite les deux observations suivantes qui évidemment
me paraissent exceptionnelles : Une jeune primipare, enceinte de cinq mois et
demi, était malade depuis cinq jours d'un ictère très-simple, lorsqu'elle entra à
l'hôpital : trois jours après elle avortait. Une autre, enceinte de sept mois et demi,
avorta également cinq jours après le début d'un ictère simple. Aucun des enfants
n'offrit de teinte ictérique. Les deux mères guérirent.

Quant à l'enfant, son expulsion prématurée compromet singulièrement sa vie
future, mais il est rare qu'il participe à la maladie de sa mère. Dans aucun des
cas que j'ai eu l'occasion d'observer, je n'ai vu le fœtus offrir une teinte ictérique,
bien que l'eau de l'amnios fût plus ou moins colorée. Cependant on trouve dans

J. P. Frank le cas d'une femme qui fut prise d'ictère et qui accoucha d'un enfant également ictérique.

Quant à ce qu'on a décrit sous le nom de forme grave de l'ictère essentiel, il est rare qu'elle ne produise pas l'avortement, et rare aussi que ce dernier ne soit pas suivi de la mort de la mère. Ainsi sur cinq cas rapportés par le docteur Kerksig, dans la relation de l'épidémie qui eut lieu, en 1794, on compte quatre décès. M. Ozanam donne l'histoire d'une femme enceinte de six mois qui mourut ayant d'avorter. Mon ami, le docteur Fournier, a observé tout récemment un cas d'avortement suivi de mort.

Nous ferons encore, avec Churchill ([1]), la citation suivante : Le docteur Saint-Vel a décrit une épidémie de jaunisse à l'île de la Martinique en 1858 :

« Cet ictère, qui offrit tous les caractères de l'ictère essentiel, surprit les médecins par son caractère épidémique et par sa gravité chez les femmes enceintes, et seulement chez elles. Il débuta à Saint-Pierre vers le milieu d'avril, atteignit toute son intensité en juin et en juillet, et se termina par quelques cas isolés vers la fin de l'année, après avoir fait le tour de la colonie.

» Répandu sur les diverses races de la population, sur le blanc comme sur le nègre et le coolie de l'Inde, sur l'Européen comme sur le créole, il affecta l'âge adulte de préférence, et se montra sans complication du côté du foie. La terminaison fut presque constamment heureuse en dehors de la condition de grossesse. Les seules victimes furent des femmes, et parmi elles on compta trois jeunes femmes qui n'étaient pas enceintes, et une vieille fille de soixante-trois ans. Il n'y eut qu'une forme grave, toujours la même, toujours mortelle : la forme comateuse.

» Sur trente femmes enceintes atteintes d'ictère à Saint-Pierre, dix seulement arrivèrent au terme de la grossesse sans autres symptômes que ceux de l'ictère essentiel. Les vingt autres succombèrent dans le coma après l'avortement ou l'accouchement prématuré.

» Dans les cas les plus graves chez les femmes enceintes, l'ictère suivit toujours la même marche. Il se présenta constamment comme un ictère essentiel, souvent léger, jusqu'au moment où se déclarèrent l'avortement ou l'accouchement prématuré. Ces accidents ne préexistèrent jamais à l'ictère. C'était ordinairement après quinze jours, plus rarement après trois semaines de durée, que ce dernier les provoquait. Jusqu'à l'invasion du coma, les symptômes n'offraient rien de grave, rien de particulier. Le coma précédait ou suivait de quelques heures l'avortement ou l'accouchement. Il ne se montra dans deux cas que trois jours après.

» Les femmes qui y succombèrent étaient enceintes de quatre, cinq, six, sept et huit mois. Rarement un délire léger précédait le coma, qui ne s'interrompait pas un instant, devenait de plus en plus profond et ne cessait qu'avec la vie. Sa durée n'était que de quelques heures. Dans deux cas, il persista vingt-quatre et trente-six heures. Jusqu'à son début, aucune particularité à noter relativement à la sensibilité générale, à la respiration et à la circulation. Le pouls ne présentait ni accélération, ni ce ralentissement qu'il offre parfois dans l'ictère. Les caractères de l'ictère grave ne se retrouvaient pas non plus, pas même l'hémorrhagie utérine. A une exception près, les femmes qui succombèrent n'eurent pas d'hémorrhagie après la délivrance, et quand la mort n'arriva que trois ou quatre jours après, les lochies étaient normales.

» Presque tous les enfants venus au monde dans ces conditions étaient mort-nés ;

([1]) Churchill, traduction par Wieland et Dubrisay. J. B. Baillière. Paris, 1865.

quelques-uns vécurent un petit nombre d'heures ; un seul a survécu et vit encore maintenant. Aucun ne présenta de coloration ictérique. Chez les 10 autres enfants qui naquirent à terme et dont les mères étaient ictériques il n'y avait non plus aucun signe de la maladie. » (Saint-Vel, *Gazette des hôpitaux*, 20 novembre 1862.)

D'autre part, en 1863, M. le docteur Bardinet lut un mémoire sur une épidémie d'ictère grave qui sévit à Limoges d'octobre 1859 à mars 1860. Sur treize femmes observées par M. Bardinet, chez 5 la grossesse suivit son cours régulier et se termina par un accouchement heureux au neuvième mois. Chez 5 autres l'ictère fut suivi d'avortement ou d'accouchement prématuré. Chez les 3 dernières, enfin, la maladie a présenté les caractères de l'ictère grave et des accidents ataxiques, puis comateux, qui ont promptement entraîné la mort des mères et des enfants.

Les multipares furent atteintes comme les primipares, mais toutes avaient dépassé le cinquième mois de la grossesse (1).

M. Bardinet résume son mémoire par les propositions suivantes :

1° L'ictère peut se produire d'une manière épidémique chez les femmes enceintes.

2° Il se manifeste alors sous trois formes différentes :

a. Dans la première, il reste à l'état d'ictère simple ou bénin, et alors il laisse la grossesse arriver heureusement à son terme.

b. Dans la deuxième, il offre un premier degré de malignité, il constitue ce qu'on pourrait appeler l'*ictère abortif*, et détermine soit un avortement, soit un accouchement prématuré, sans autres suites fâcheuses.

c. Dans la troisième forme enfin, il prend franchement le caractère d'ictère grave, il détermine des accidents ataxiques et comateux qui entraînent rapidement la mort de la mère et de l'enfant.

M. H. Blot a cité, dans l'excellent rapport auquel j'ai emprunté les faits qui précèdent, un fait d'ictère grave qu'il avait observé à l'hôpital des Cliniques. La malade succomba, et à l'autopsie on trouva des ecchymoses sous la peau, à la surface du cerveau, des poumons, du cœur, du canal intestinal... Le foie était petit, de couleur brune foncée, sans taches jaunâtres. Examiné au microscope, le tissu de cet organe ne présentait aucune trace de cellule hépatique. Dans toutes les préparations on ne retrouvait que d'abondants globules de graisse mêlés à de la matière biliaire.

La cause de l'ictère grave pendant la grossesse reste inconnue, cependant je suis, comme M. Blot, porté à croire que cette maladie tient aux modifications que j'ai depuis longtemps décrites dans le foie des femmes enceintes (voy. p. 129).

Quant au traitement, on est obligé de reconnaître l'inefficacité de tous les moyens employés jusqu'à ce jour. L'accouchement prématuré ou l'avortement seraient probablement plus nuisibles qu'utiles. Reste donc la prophylaxie : en cas d'épidémie d'ictère, il ne faudrait pas hésiter de conseiller aux femmes enceintes de changer de résidence.

5° *Syphilis.* — La syphilis peut avoir sur la marche de la grossesse la plus fâcheuse influence ; elle devient une cause très-fréquente d'avortement et surtout d'accouchement prématuré. Le mécanisme de son action n'est pas toujours le même : quelquefois, par exemple, la mère, profondément cachectique, est impuissante à fournir à l'enfant les éléments nécessaires à son développement, et son organisme, trop affaibli, laisse incomplète l'œuvre commencée ; mais le plus souvent la santé de la mère ne paraît pas sensiblement altérée : c'est sur le fœtus seul que le poison semble concentrer son action. Dans

(1) H. Blot, *Bulletin de l'Académie de médecine*, octobre 1864.

la plupart des cas, en effet, la vérole ne trouble pas sensiblement la marche naturelle de la grossesse; mais elle porte une grave atteinte à la santé du fœtus. Rien n'est plus commun que de voir celui-ci mourir à une époque plus ou moins éloignée du terme, et être expulsé prématurément. L'autopsie permet quelquefois alors de constater des lésions viscérales plus ou moins nombreuses : tantôt ce sont des abcès dans le thymus (P. Dubois) ; tantôt des foyers purulents dans les poumons (Depaul) ; tantôt, enfin, on trouve dans le foie cette altération singulière, si bien décrite dans ces derniers temps par M. Gubler, ou dans le péritoine ces traces d'inflammation et ces épanchements séro-purulents, indiqués par M. Simpson comme se rattachant à la même cause. Il n'est pas rare de voir encore sur divers points du corps de l'enfant, et particulièrement à la plante des pieds et à la paume des mains, des bulles plus ou moins nombreuses de pemphigus. (Voyez, pour plus de détails, *Maladies du fœtus.*)

Les faits que nous venons de rappeler sont malheureusement trop fréquents; cependant il ne faudrait pas croire que tout enfant né de parents infectés doit fatalement en subir toutes les conséquences. Empressons-nous même d'ajouter qu'il n'en est pas le plus souvent ainsi; car, vu le nombre considérable de parents malades ou qui l'ont été, la fréquence des altérations syphilitiques des nouveau-nés serait encore plus grande.

M. Legendre, discutant la question de l'état latent de la syphilis chez le père et la mère, et de son influence sur la santé de l'enfant, arrive à la négation de cette influence dans la plupart des cas.

« Parmi les 63 malades soumis à mon observation, dit-il, il s'en trouva 14 qui eurent, pendant la période de temps qui sépara la disparition des symptômes primitifs et le développement de l'éruption vénérienne, un nombre total de 68 enfants. Sur ce nombre, 35 étaient morts sans avoir jamais présenté d'éruption sur le corps. L'époque de la mort déterminée chez ces enfants donna pour moyenne 7 ans; extrêmes, 6 mois et 22 ans.

» Quant aux 33 enfants qui vivaient, ils jouissaient tous d'une bonne santé, et offraient un âge moyen de 17 ans; extrêmes, 1 an et 38 ans. »

La syphilis peut, dit-on, être transmise par le père ou la mère isolément ; à plus forte raison peut-elle l'être quand l'un et l'autre sont malades. Nous examinerons successivement les deux premières conditions.

A. *Transmission par le père.* — Le père étant seul syphilitique, peut-il donner la syphilis à l'enfant? Cette opinion est aujourd'hui fort controversée. Ce mode de transmission est admis par MM. Trousseau, Diday, Depaul, Bourgeois. L'observation d'enfants sains, provenant de pères syphilitiques, lorsque la mère était saine elle-même, a conduit M. Cullerier à une opinion diamétralement opposée à la précédente. Ce chirurgien pense que l'hérédité de la syphilis n'est due qu'à l'influence de la mère, le père y restant tout à fait étranger. Cette doctrine est appuyée par les mémoires des docteurs Notta et Charrier, et notre collègue M. Follin (*Traité de pathologie externe*) a observé 6 faits favorables à cette opinion.

La question est donc difficile à résoudre. Pour nous, nous pensons que la transmission de la syphilis du père à l'enfant ne peut guère être niée dans quelques cas, mais assurément elle est plus rare qu'on ne l'a dit.

B. *Transmission par la mère.* — Cette influence ne peut pas être mise en doute.

Mais deux cas se présentent ici : la mère peut être syphilitique dès la conception, ou bien elle n'est devenue malade que depuis qu'elle est enceinte. Dans le premier cas l'accord est complet sur le fait de l'infection. Cette unanimité disparaît dans le second cas, quand il s'agit de déterminer l'époque de la grossesse à laquelle la mère doit être infectée pour avoir la possibilité de transmettre la syphilis au fœtus. Ainsi M. Cullerier croit cette infection possible pendant toute la durée de la grossesse. M. Ricord donne au contraire comme limite le sixième mois, Abernethy le septième.

On a voulu rejeter sur le mercure les effets attribués à l'action de la syphilis ; c'est là une opinion fausse et dangereuse. M. Dunal a montré par des observations que les femmes syphilitiques qui n'avaient pas été traitées ou qui l'avaient été d'une manière incomplète, avortaient ou accouchaient avant terme d'enfants mort-nés ou infectés, qui mourraient ; tandis que chez les femmes atteintes de syphilis constitutionnelle, traitées par le mercure, le traitement était suivi, dans un grand nombre de cas, d'un succès complet pour la mère et l'enfant.

6° *Intoxication saturnine*. — Les femmes qui s'exposent à l'intoxication saturnine sont très-sujettes à l'avortement. Un ancien interne des hôpitaux, le docteur Constantin Paul (*Archives générales de médecine*, mai 1860), a étudié les effets de cet empoisonnement pendant la gestation. Il avait observé, en 1859, une femme ayant eu trois grossesses heureuses avant de s'exposer aux émanations saturnines, et qui depuis, sur dix grossesses, avait eu huit fausses couches, un enfant mort-né et un seul enfant venu à terme, et mort à cinq mois. Frappé de ce fait, M. Constantin Paul pensa que cette mortalité pesant sur ces dix enfants, pouvait être attribuée au plomb. Cette femme lui apprit de plus, que ces compagnes d'atelier faisaient presque toutes des fausses couches ou ne pouvaient pas élever leurs enfants. C'est alors qu'il entreprit des recherches sur ce sujet.

Sur 84 observations, M. C. Paul a vu l'intoxication saturnine produire chez les femmes la mort du fœtus ou la mort prématurée de l'enfant après sa naissance, des fausses couches de trois à six mois, des accouchements prématurés dans lesquels les enfants venaient morts ou mourants.

Dans une première série d'observations, 4 femmes fournissent ensemble un total de 15 grossesses, dans lesquelles il y avait eu 10 avortements, 2 accouchements prématurés, 1 mort-né, 1 mort dans les vingt-quatre heures, 1 seul vivant.

Une deuxième série de faits renferme l'histoire de femmes qui avaient eu des couches heureuses avant de s'exposer à l'influence du plomb, et qui, depuis, ont vu les produits de leurs conceptions en subir les atteintes.

Une autre série d'observations fait voir l'alternance des résultats des grossesses suivant que la femme vient à quitter et à reprendre à plusieurs reprises ses travaux.

Enfin, une dernière série montre que le fœtus peut mourir sous l'influence du poison saturnin, alors même que la mère n'a éprouvé aucun symptôme d'intoxication.

En résumé, sur 123 grossesses, il y a eu 64 avortements, 4 accouchements prématurés, 5 mort-nés, 20 enfants morts dans la première année, 8 dans la seconde, 7 dans la troisième, 1 seul mort plus tard, 14 enfants vivants, dont 10 seulement au-dessus de trois ans.

7° *Phthisie*. — La plupart des auteurs qui ont écrit sur cette maladie ont prétendu que sa marche était enrayée par la survenance d'une grossesse, mais qu'aussitôt après l'accouchement, l'affection du poumon faisait des progrès très-rapides vers une terminaison fatale.

Dans un travail, lu dernièrement à l'Académie de médecine, M. Grisolle a cherché à préciser l'influence réciproque de ces deux états, et il est arrivé à des conclusions un peu différentes de celles acceptées avant lui comme l'expression générale de la vérité. Nous croyons devoir donner l'analyse succincte de ce mémoire.

Des dix-sept observations recueillies par M. Grisolle, et de dix autres qui lui ont été communiquées par M. Louis, vingt-quatre appartiennent à des femmes dont la maladie débuta pendant la grossesse et à une époque plus ou moins rapprochée de son début, et les trois autres sont relatives à des individus qui déjà offraient des signes rationnels de tubercules au moment de la conception, mais dont la maladie ne se caractérisa que plus tard.

Dans aucun des cas, l'affection pulmonaire ne fut enrayée, et elle ne cessa de faire des progrès assez rapides. Les accidents de la tuberculisation, soit locaux, soit généraux, se sont développés suivant le même ordre, avec la même régularité, la même constance que dans les conditions ordinaires de la vie. Mais, d'un autre côté, contrairement à ce qu'on pourrait croire, la grossesse n'a exagéré ni rendu plus fréquents les accidents de la maladie : l'hémorrhagie bronchique a même été notée un peu moins souvent.

La durée totale de la phthisie, chez 13 femmes qui ont été suivies jusqu'à la fin, a été plutôt diminuée qu'augmentée. Ainsi, chez toutes, elle a duré en moyenne neuf mois et demi, chiffre inférieur de plus du tiers à celui de sa durée chez les femmes du même âge, mais non enceintes.

La grossesse n'a donc pas sur la phthisie le pouvoir suspensif qu'on lui a prêté. Mais est-il vrai, comme on le croit généralement, que l'accouchement et l'état puerpéral impriment au travail de la tuberculisation une impulsion insolite, et telle que la mort arriverait après un temps fort court? Les faits invoqués par M. Grisolle infirment encore cette proposition. Ainsi 12 femmes, dont la maladie, au moment de l'accouchement, était parvenue au deuxième, et chez la plupart au troisième degré, ont encore résisté en moyenne quatre mois aux accidents de consomption; et, chez toutes, les symptômes ont suivi la progression qu'on remarque ordinairement. Sur 10 autres, dont l'affection n'était guère qu'au premier degré ou au commencement du second à l'époque de la délivrance, on voit que chez 3 la lésion pulmonaire continua sa marche lentement progressive; chez 2 seulement survint une aggravation notable, tandis que chez 5, ou la moitié, une amélioration notable se manifesta dans l'état général et dans les phénomènes locaux, sans cependant permettre d'espérer une guérison ou suspension du mal pendant un temps un peu long.

La phthisie a-t-elle sur la marche de la grossesse une bien fâcheuse influence? Elle est beaucoup moins grave que celle de la pneumonie. Ainsi sur 22 femmes, 3 seulement avortèrent au quatrième et au sixième mois, 3 accouchèrent prématurément vers le huitième : chez toutes les autres la grossesse arriva à son terme; cependant, sur près des deux tiers de ces dernières, la maladie du poumon avait débuté dès les premiers mois de la gestation, avait suivi toutes ses phases et produit une cachexie profonde.

L'accouchement fut chez toutes, à l'exception d'une dont le travail dura vingt heures, terminé après quatre ou cinq heures de souffrance, ce qui s'explique bien plus par la laxité et le défaut de résistance des parois molles du canal pelvien que par le petit volume de l'enfant. Si en effet celui-ci était le plus souvent faible et chétif, dans plus du quart des cas ses tissus étaient fermes, ses formes arrondies, et son embonpoint contrastait d'une manière remarquable avec l'étisie de la mère.

A l'exception des femmes qui, parvenues au dernier degré de la consomption, meurent peu de jours ou peu de semaines après la délivrance, on voit chez toutes les autres la sécrétion laiteuse s'établir, et chez la plupart assez abondamment pour qu'on n'ait pu les empêcher de nourrir.

Mais une ou deux semaines ou un mois au plus s'étaient à peine écoulés, que la sécrétion lactée avait considérablement diminué, et même était tarie. Quelque peu prolongé d'ailleurs qu'ait été cet allaitement, il a toujours eu pour résultat d'aggraver sensiblement la phthisie, et a eu pour les enfants les conséquences les plus funestes. Ils ont succombé après un temps assez court à un ramollissement de la muqueuse intestinale.

M. Dubreuilh, de Bordeaux, dans un mémoire très-intéressant sur le même sujet, est arrivé à peu près aux mêmes résultats.

En résumé, la grossesse ni l'accouchement ne modifient la marche de la phthisie. Celle-ci ne trouble pas très-sensiblement la marche de celle-là.

8° *Hystérie, épilepsie, chlorose.* — Quelques médecins ont pensé que la survenance d'une grossesse pouvait avoir sur l'hystérie ou l'épilepsie une influence heureuse, soit en suspendant les accès pendant tout le cours de la grossesse, soit même en débarrassant complétement la malade de ces affections. Malheureusement l'expérience n'a pas réalisé ces espérances, et si, dans quelques cas, les attaques convulsives ont paru diminuer de fréquence, ou même cesser tout à fait pendant la grossesse, dans d'autres circonstances leurs retours ont été beaucoup plus rapprochés qu'auparavant. M. Malgaigne a même cité un cas fort curieux dans lequel le premier accès d'épilepsie s'était manifesté pendant le cours d'une grossesse chez une malheureuse qui n'en avait jamais été affectée, et qui conserva toute sa vie cette horrible maladie.

Le mariage, la grossesse qui en résulte, ont souvent été conseillés comme le meilleur moyen de guérir la chlorose. Lorsque cette dernière maladie semble avoir été causée par un amour contrarié, on peut ainsi, il est vrai, en faire cesser la cause et rendre plus efficaces les médicaments dirigés contre elle. Une grossesse peut aussi régulariser pour l'avenir les fonctions utérines, faire cesser la dysménorrhée, et par conséquent avoir une influence heureuse lorsque la chlorose avait pour point de départ une menstruation irrégulière et difficile ; mais dans toutes les autres circonstances la grossesse me paraît devoir être une cause d'aggravation des symptômes chlorotiques, et je crois très-prudent de ne permettre le mariage qu'après avoir modifié l'état général de la jeune fille.

§ 5. — Affections chirurgicales.

1° La grossesse a souvent une action heureuse sur la marche des ulcères scrofuleux. Sous l'influence des modifications qu'elle imprime à tout l'organisme, on voit quelquefois s'effectuer la résolution des engorgements glandulaires, les maladies des os se modifier, les ulcères se déterger, se couvrir de bourgeons charnus, vermeils, consistants, et la cicatrisation s'accomplir.

Elle a semblé, dans beaucoup de cas, suspendre le travail de consolidation des fractures. Alanson cite un cas curieux : Une femme se fracture le tibia au second mois de la grossesse; pendant les sept mois qui suivirent, la consolidation ne fit aucun progrès. Neuf semaines après l'accouchement, le cal avait assez de solidité pour qu'elle pût se promener. Ce qui démontre qu'aucun vice de constitution ne pouvait être invoqué pour retarder ainsi la guérison de cette fracture, c'est que, trois mois avant la grossesse, elle avait été promptement guérie d'une fracture de cuisse. Mon ami le docteur Fournier cite trois cas analogues empruntés à la clinique de Dupuytren. Dans tous les trois la consolidation ne fit aucun progrès avant l'accouchement, et fut guérie très-promptement après... Si d'autres faits semblables existent encore dans la science, il faut convenir qu'il y en a aussi un bon nombre dans lesquels la grossesse ne peut retarder en rien la guérison.

2° Des *opérations graves* ont été pratiquées plusieurs fois pendant la grossesse sans avoir déterminé l'avortement, tandis que chez d'autres individus elles ont eu ce résultat. De ces faits contradictoires, je crois pouvoir conclure que, chez une femme enceinte, on ne doit pratiquer que les opérations urgentes, et renvoyer à un autre temps toutes celles qui, comme la fistule à l'anus par exemple, ne sont pas incompatibles avec la vie de la mère et de l'enfant.

3° *Tumeurs abdominales et pelviennes.* — La plupart des auteurs pensent que la coïncidence de tumeurs abdominales ne constitue, pendant la grossesse, qu'une gêne mécanique au développement de l'utérus, ou qu'un obstacle dont on aura à s'occuper au moment de l'accouchement (voyez *Dystocie*). Elles peuvent parfois, disent-ils, devenir une cause d'avortement ou d'accouchement prématuré, mais n'offrent pas le plus souvent d'autres dangers.

L'innocuité de cette complication, en dehors des chances qu'elle a de provoquer l'expulsion prématurée du produit de conception, ne peut être admise d'une manière absolue. Dans un très-bon travail, le docteur Ashwell a fait remarquer que la tumeur utérine, en se développant jusqu'au terme de la grossesse, exerçait sur la tumeur pathologique une compression violente ; que celle-ci déterminait une inflammation qui tantôt se terminait par suppuration dans le centre de la masse morbide, tantôt par un accroissement considérable que prenait la tumeur aussitôt après l'accouchement. J'ai eu trois fois, pour ma part, l'occasion de vérifier la justesse de ces observations. La mort peut être assez promptement la conséquence de cette inflammation ou de cet accroissement rapide, et l'autopsie a plusieurs fois permis de constater l'intégrité parfaite de l'utérus et l'altération plus ou moins profonde qu'avait subie la tumeur pathologique.

Vivement impressionné par les faits semblables qu'il a eu occasion d'observer, le docteur Ashwell se demande si le développement de l'utérus, si la pression qu'il exerce sur la tumeur voisine, ne sont pas les causes de l'altération pathologique de celle-ci, et si, par conséquent, la provocation de l'accouchement prématuré ne serait pas le plus sûr moyen de prévenir les dangers auxquels la femme est si souvent exposée dans ce cas, même après avoir résisté à toutes les difficultés de l'accouchement. Nous aurons plus tard, à propos de l'accouchement prématuré, à examiner la réponse affirmative qu'il fait à ces questions; mais nous avons cru devoir fixer l'attention sur une particularité peu connue de l'histoire des tumeurs compliquant la grossesse.

4° Les *tumeurs fibreuses intra-pariétales*, ou développées dans l'épaisseur des parois utérines, peuvent avoir une influence fâcheuse sur la marche de la grossesse, et devenir une cause d'avortement quand elles sont volumineuses, mais en général cette influence est nulle quand elles sont peu volumineuses. Dans ce dernier cas l'évolution physiologique de la grossesse peut singulièrement accélérer l'accroissement de la tumeur pathologique. On sait avec quelle lenteur s'accroissent ordinairement ces tumeurs intra-pariétales; eh bien, j'ai vu dans plusieurs cas ces masses fibreuses acquérir pendant les trois ou quatre premiers mois un volume que, dans l'état de vacuité, elles n'auraient pas acquis en plusieurs années. Développées dans l'épaisseur des fibres utérines, elles participent à l'excès de vitalité dont celles-ci sont douées pendant la gestation et elles subissent comme elles une hypertrophie considérable.

Dans quelques cas j'ai vu cette hypertrophie de la tumeur morbide se maintenir et même s'accroître après l'accouchement; mais, dans quelques autres, l'accouchement a été suivi d'une diminution très-notable dans le volume de la tumeur, et à mesure que la matrice revenait à son état normal la tumeur interstitielle diminuait peu à peu et reprenait le volume qu'elle avait avant la conception. Dans un cas, observé en 1852, ce travail de résorption s'est continué et la tumeur a fini par disparaître.

§ 6. — De l'hypertrophie de la glande thyroïde.

Il n'est pas rare que la glande thyroïde s'hypertrophie pendant la grossesse, en dehors de toute influence endémique. Habituellement cette hypertrophie est peu considérable, et ne produit aucune gêne. Quelques femmes se plaignent cependant de voir leur cou grossir et se déformer. Cette augmentation de volume du corps thyroïde diminue quelque peu après l'accouchement, mais il est rare qu'elle disparaisse complétement.

Dans un cas, j'ai vu le corps thyroïde hypertrophié s'enflammer et donner lieu à un abcès qui suppura longtemps. La guérison ne fut obtenue qu'après quelques mois.

L'hypertrophie de la glande thyroïde chez les femmes enceintes n'est généralement pas dangereuse; néanmoins elle peut, dans quelques cas fort rares, créer un véritable péril pour la vie de la malade.

M. N. Guillot a rapporté deux faits de ce genre. Dans le premier cas il s'agit d'une dame qui fut surprise de voir, pendant sa première grossesse, la région antérieure du cou se tuméfier graduellement. A une seconde grossesse la tumeur du cou augmenta et devint gênante, néanmoins l'accouchement fut heureux, et cette dame put allaiter son enfant pendant quatorze mois. Mais l'hypertrophie du corps thyroïde fit des progrès, la respiration devint pénible; enfin, les accidents furent tellement menaçants, qu'on fut obligé de faire la trachéotomie. La malade mourut.

Dans le second fait rapporté par M. Guillot, l'hypertrophie du corps thyroïde se montra aussi à une première grossesse, augmenta dans la grossesse suivante, et, dix-neuf mois après le deuxième accouchement, formait une tumeur de 20 centimètres de circonférence environ. La respiration était gênée, lente et sifflante pendant l'inspiration et l'expiration; la voix était saccadée et pénible. La suffocation s'exaspérait par accès, et la malade succomba à la suite de l'un d'eux. A l'autopsie, on trouva la trachée aplatie et les nerfs pneumogastriques comprimés.

En 1864, j'ai observé moi-même un fait analogue à l'hôpital des Cliniques. Une primipare, goîtreuse depuis longtemps, vit la tumeur du cou faire de rapides progrès pendant sa grossesse. Au sixième mois, la respiration devint très-difficile, et de véritables accès de suffocation l'amenèrent à l'hôpital. Les accidents étaient si menaçants à la fin du huitième, qu'on fut obligé de provoquer l'accouchement prématuré. Quelques heures après l'accouchement, la malade mourut dans un accès de suffocation. Mon ami le docteur Tillaux, alors prosecteur de la Faculté, voulut bien se charger de la dissection de la tumeur, et constata que la glande thyroïde hypertrophiée comprimait la trachée.

§ 7. — Ulcérations du col utérin.

Les affections cancéreuses du col de la matrice ne semblent que très-rarement entraver la marche de la grossesse, et les obstacles qu'elles apportent trop souvent à l'accouchement prouvent assez qu'elles sont rarement cause de fausses couches. D'un autre côté, je n'ai pas remarqué que pendant la gestation, l'accroissement ou la dégénération de ces tumeurs fût sensiblement accélérée. Aussi n'en parlerai-je pas plus longuement ici, me réservant d'y revenir à propos de l'accouchement laborieux.

Je me propose de dire seulement quelques mots des ulcérations du col étudiées pendant la grossesse.

Il n'y a pas très-longtemps que les chirurgiens se sont familiarisés avec l'application du spéculum chez les femmes enceintes. Justement effrayés de l'influence fâcheuse que pouvait avoir l'introduction répétée de cet instrument, ils n'avaient pu se faire une idée exacte de l'état du col aux diverses époques de la gestation. Disons toutefois que ces craintes étaient un peu exagérées, et qu'introduit avec prudence, le spéculum ne produit jamais d'accidents sérieux. C'est, dans tous les cas, le spéculum à deux valves ou à quatre valves qui me paraît préférable.

Quel que soit l'instrument dont on se sert, il est assez difficile, quand on n'a pas une très-grande habitude, et surtout quand on n'a pas eu la précaution de s'assurer, par le toucher, de la situation du col, d'engager celui-ci dans l'extrémité de l'instrument. Cette difficulté tient, comme on le sait, à ce que le col est toujours porté plus ou moins vers la face antérieure du sacrum.

Cette difficulté vaincue, il suffit d'écarter un peu les valves de l'instrument pour voir le museau de tanche.

Comme le toucher aurait dû le faire pressentir, les modifications offertes à l'œil par la portion sous-vaginale du col sont très-différentes chez la primipare et la multipare; ajoutons encore que l'aspect est loin d'être le même au commencement et à la fin de la grossesse.

Examiné dans le dernier tiers de la grossesse, le col est en général d'un rouge foncé, violacé, lie de vin; chez la primipare, il est assez lisse dans toute son étendue. L'orifice externe est en général plus ou moins arrondi; quoique plus large que dans l'état de vacuité, il permet difficilement à l'œil de pénétrer dans sa cavité, même en écartant assez notablement les valves de l'instrument. Le pourtour de l'orifice externe et la portion libre du col offrent rarement des traces d'ulcérations; mais il est assez ordinaire, sur les bords de cet orifice, de voir une série de granulations d'un rouge-cerise, de véritables bourgeons charnus, dont le volume varie depuis celui d'un très-gros pois jusqu'à celui d'une tête d'épingle. Ces espèces de végétations saignent au moindre contact de la ouate dont on se sert pour les éponger.

Chez la femme qui a déjà fait un certain nombre d'enfants, le col est en général beaucoup plus volumineux, et l'on a quelque difficulté à l'embrasser complétement avec le spéculum. Les lèvres du museau de tanche semblent divisées en plusieurs fragments, et cette segmentation de l'anneau externe, qui résulte des déchirures survenues dans les accouchements antérieurs, rend cet anneau très-irrégulier. Grâce à ces nombreuses solutions de continuité, l'orifice est beaucoup plus large, et se laisse dilater avec la plus grande facilité pour peu qu'on écarte les valves : aussi l'œil peut-il facilement explorer toute la cavité du col.

Les parois de cette cavité sont très-inégales, et offrent une série, souvent non interrompue, de saillies fongueuses, séparées par des enfoncements plus ou moins profonds. Quelques-unes de ces saillies sont transparentes et très-probablement formées par des follicules hypertrophiés; quelques autres sont comme de véritables végétations mollasses. Tantôt celles-ci sont recouvertes par l'épithélium intact, de sorte qu'on peut les toucher sans les faire saigner; tantôt, et ce cas n'est pas rare, elles semblent privées de ce tégument externe, et saignent au moindre contact.

C'est plus particulièrement dans les sillons qui les séparent qu'on aperçoit souvent des ulcérations linéaires et plus ou moins profondes. Ces ulcérations gagnent quelquefois en étendue de manière à envahir une surface assez considérable : elles sont alors facilement appréciables, mais le plus souvent elles sont cachées dans le fond des anfractuosités, et pour les voir, il faut, après avoir bien abstergé, déplisser, pour ainsi dire, le col en ouvrant beaucoup le spéculum.

Suivant MM. Gosselin, Danyau et Costilhes, ces ulcérations linéaires seraient beaucoup plus rares que je ne l'ai pensé, et ne se rencontreraient guère que dans la moitié des cas; tandis que je les ai rencontrées dans les 7/8es. Il est vrai, comme je m'en suis très-nettement expliqué, que je n'entendais parler que des multipares arrivées aux derniers mois, tandis que, dans son relevé, M. Gosselin comprend toutes les époques de la grossesse, et M. Danyau ne paraît pas avoir séparé les primipares des multipares.

Faut-il croire, avec M. Huguier, que nous nous sommes tous trompés ? Au fond des plicatures et des sillons qu'on remarque à la surface interne du col, dit cet honorable confrère, séjourne assez souvent et adhère parfois très-intimement du muco-pus d'une consistance très-variable. Cette matière simule parfaitement le fond d'un ulcère : mais effacez ces plis, essuyez bien avec un pinceau, et ces prétendues ulcérations disparaissent... Nous avons peine à croire à une erreur pareille, mais l'assertion de M. Huguier n'en mérite pas moins une sérieuse attention. C'est à revoir.

A moins qu'un singulier hasard ait longtemps favorisé mes recherches, il est probable que l'état que je viens de décrire est l'état normal, et doit être considéré non comme un état pathologique, mais simplement comme une conséquence des progrès de la gestation. De même que la coloration lie de vin, la tuméfaction, le ramollissement et l'état presque fongueux des parois du col sont propres à la grossesse et n'en modifient en rien la marche ; de même je considère les ulcé-rations comme la conséquence d'un travail physiologique exagéré, et je crois qu'elles n'ont pas plus d'importance que les modifications physiologiques.

Je suis surtout convaincu de leur innocuité, et crois beaucoup plus nuisible qu'utile tout traitement employé contre ces ulcérations, *même fongueuses.* Je dis même fongueuses, car, contrairement à l'opinion de M. Coffin, qui donne une très-grande valeur pronostique au caractère fongueux de l'ulcération, je crois que les ulcérations sont fongueuses, non parce qu'elles ont par leur nature une tendance à le devenir, mais parce que le tissu sur lequel elles reposent présente toujours à une certaine époque la coloration et la consistance du tissu fongueux.

Si je ne me trompe donc, et si réellement les particularités que je viens de décrire appartiennent réellement à la grossesse, et ne sont qu'une exagération des modifications imprimées à la structure et à la vascularisation des parois uté-rines, cet état doit disparaître avec la cause qui l'a produit. Comme les vomis-sements, les varices, les hémorrhoïdes et tous les troubles sympathiques de la grossesse, il doit cesser avec elle. Eh bien, c'est précisément ce qui arrive, et l'on peut poser en principe qu'il n'en reste plus de traces deux mois après l'ac-couchement. Les ulcérations non spécifiques qu'on rencontre quelquefois chez les femmes récemment accouchées n'offrent pas le même aspect, et trouvent, à mon avis, leur origine dans la non-cicatrisation des déchirures qui ont lieu au moment du travail.

En résumé donc, l'aspect fongueux que présente le col, les ulcérations plus ou moins profondes qui compliquent cet état, me paraissent être à la fin de la gros-sesse la conséquence exagérée de la congestion passive ou active dont l'organe est le siége. Je crois que, sauf quelques rares exceptions caractérisées par la spécificité ou une tendance excessive à l'envahissement, tendance que je n'ai jamais observée, il faut s'abstenir de tout traitement local.

Mais en est-il de même à une époque moins avancée, et les ulcérations qui peuvent exister sur le col pendant les premiers mois offrent-elles la même innocuité ?

MM. Boys de Loury, Costilhes, Coffin et Bennett, qui ont fixé plus particulièrement leur attention sur les ulcérations de la première moitié de la gestation, ont été tellement frappés de leur influence sur la production de l'avortement et des maladies puerpérales, qu'ils en ont fait une des causes les plus ordinaire des fausses couches. M. Bennett, entre autres, va jusqu'à les considérer comme la *clef de voûte* (ce sont ses expressions) de toutes les maladies de la femme enceinte, et la cause la plus générale des grossesses laborieuses, des vomissements rebelles (voyez page 459 et suiv.), des môles, des avortements et des hémorrhagies.

Malgré leur petit nombre, les observations que j'ai pu faire sont tellement en désaccord avec les résultats obtenus par ces messieurs, que j'étais tenté de les accuser d'un peu d'exagération. Mais, après avoir entendu MM. Huguier, Gosselin, Danyau, Cloquet, etc., proclamer l'innocuité de ces ulcérations, je n'hésite pas à dire qu'ils se sont trompés dans l'interprétation des faits observés par eux. Ajoutons enfin qu'après avoir lu leurs observations, il est permis de se demander si la syphilis, dans beaucoup de cas, n'a pas été la cause principale des accidents, et, dans quelques autres, si l'introduction répétée du spéculum, les cautérisations plus ou moins nombreuses qui ont été pratiquées, n'ont pas eu la plus grande part dans l'étiologie de l'avortement.

Je ferai peut-être une exception pour l'espèce particulière d'ulcération décrite par mon ami M. Richet. Toutes les variétés d'ulcérations, dit ce savant chirurgien, qu'on observe chez les femmes en vacuité peuvent se rencontrer pendant la grossesse; mais il m'a paru que chez quelques sujets elles avaient une tendance à revêtir le caractère fongueux, à creuser les lèvres du col, à devenir saignantes et à provoquer des accidents graves, l'avortement, par exemple. Chez toutes mes malades, ces ulcérations à bords nettement découpés, à fond rouge et saignant, étaient recouvertes de fongosités rougeâtres qui se prolongeaient entre les lèvres du col restées entr'ouvertes. Sur six, quatre malades ont avorté; deux sont sorties de l'hôpital pouvant être regardées comme guéries : sur les quatre qui ont avorté, une seule avait été cautérisée, les trois autres n'avaient subi aucun traitement.

Parmi ceux qui, comme moi, auront examiné un certain nombre de femmes à la fin de la grossesse, les ulcérations observées par M. Richet dans les premiers mois, et qu'il a bien voulu me montrer, ressemblent beaucoup à celles qu'on rencontre parfois dans la dernière période. Je ne vois de différence que dans l'étendue un peu plus considérable de l'ulcération. Leur étendue me porte à penser que l'origine de ces ulcérations remonte à une époque bien antérieure à la grossesse, et leurs bords nettement découpés me font soupçonner leur spécificité (cinq de ces femmes sur six avaient actuellement ou avaient eu la syphilis). Or, il est facile de comprendre que, dans de pareilles conditions, la ramollissement, la congestion, l'état fongueux, que la grossesse ne produit ordinairement qu'à une époque avancée, pourront ici se produire prématurément, et donner aux tissus ulcérés la teinte livide, l'aspect fongueux décrits par M. Richet. On comprend ainsi qu'une pareille affection du col, liée le plus souvent à une maladie générale, sous l'influence de laquelle elle tend sans cesse à s'accroître, finisse par entraîner la fausse couche. Aussi me paraît-il important de distinguer les ulcérations qui, préexistant à la grossesse, ont persisté et même se sont accrues après la conception, et celles qui se sont développées depuis la formation du germe : les premières, par l'irritation dont elles peuvent devenir le siége sous l'influence de la fatigue, et surtout du coït trop souvent répété, peuvent bien provoquer la contractilité utérine et déterminer l'avortement; les secondes, au contraire, me semblent ne pouvoir avoir que rarement une pareille influence.

Je suis donc de l'avis de M. Richet. Lorsqu'une ulcération offrira, dans la première moitié de la grossesse, les caractères qu'il a décrits, et qui, pour moi, témoignent de leur ancienneté, il faudra craindre la fausse couche, et faire en sorte de la prévenir. Mais en dehors du traitement spécifique, dans les cas où il est indiqué, me sera-t-il permis de demander à ceux qui veulent absolument traiter ces ulcérations, quel est le meilleur traitement local? quel est le caustique préférable? Le crayon de nitrate d'argent n'est-il pas accusé de produire l'avortement par les partisans du caustique Filhos, du nitrate acide de mercure ou du cautère actuel, et à chacun de ces derniers moyens n'a-t-on pas reproché un certain nombre de fausses couches? La thèse de M. Coffin fournit sur ce point des détails curieux. Elle prouve évidemment que si la cautérisation, quel qu'en soit l'agent, compte quelques succès douteux, ceux-ci sont largement compensés par les avortements dont elle a été suivie. Des faits de Bennett et de Boys de Loury découle le même enseignement. Aussi M. Coffin qui attache tant d'importance à ces ulcérations, arrive-t-il à cette triste *conclusion thérapeutique* : Jusqu'ici aucun traitement n'a réussi, et la question est à l'étude. Ce qui était vrai en 1851 l'est encore aujourd'hui; car, tout dernièrement, nous entendions M. Chassaignac proclamer l'insuffisance de tous les traitements, et M. Richet déclarer qu'il est encore dans l'indécision sur celui qu'il faut préférer.

L'insuffisance du traitement local, l'influence fâcheuse qu'il peut avoir sur la marche de la grossesse, me semblent, dans l'état actuel de la science, devoir le faire rejeter toutes les fois que l'altération n'aura pas une tendance marquée à envahir une très-grande étendue du col.

CHAPITRE II.

DES MALADIES DE LA FEMME ENCEINTE.

Ceux qui ont étudié les affections si diverses de la matrice savent combien les maladies de cet organe réveillent de nombreuses sympathies. L'établissement des actes physiologiques qui lui sont dévolus, leur accomplissement périodique, exercent aussi sur les fonctions du tube digestif et sur celles du système nerveux une influence depuis longtemps appréciée de tous les praticiens. Il est inutile de rapporter tous les phénomènes morbides qui précèdent, accompagnent et suivent si souvent la première menstruation. Ils sont surtout prononcés lorsque celle-ci éprouve quelques retards ou quelques difficultés. Chez certains individus, ils se renouvellent encore pendant longtemps à chaque époque menstruelle. Il semble alors que l'organe ne peut entrer en action sans troubler profondément l'organisme ; et ce n'est, pour ainsi dire, que lorsque l'habitude a émoussé la sensibilité de la matrice, que le retour des règles cesse de déterminer les troubles généraux dont précédemment il était accompagné.

Si les maladies de l'organe, si la simple congestion menstruelle peuvent susciter tant de troubles, il est facile de prévoir que la grossesse, qui modifie à la fois la forme, le volume, la structure même de l'utérus, ne pourra parcourir ses diverses périodes sans influencer profondément toutes les fonctions.

Du reste, les effets de la grossesse varient beaucoup pour le degré et la nature des symptômes, selon la constitution de la femme. Dans quelques circonstances, il se produit un changement très-salutaire dans tout l'organisme, de sorte que la femme jouit d'une meilleure santé qu'à toute autre époque. Mais, dans le plus grand nombre des cas, il survient des symptômes fatigants ou au moins très-désagréables, qui sont l'expression de l'influence fâcheuse que l'utérus exerce sur les grandes fonctions. Ces troubles, assez peu marqués chez quelques femmes pour ne constituer que des malaises, sont assez prononcés chez quelques autres pour compromettre gravement leur santé, et même inspirer de sérieuses inquiétudes pour leur existence.

L'époque où ces accidents se manifestent est excessivement variable ; car si quelques personnes commencent à souffrir dès le début de la gestation, et voient ces incommodités disparaître vers le troisième, le quatrième ou le cinquième mois, d'autres ne sont maladives que dans la dernière moitié de la gestation.

Le mode d'action de la grossesse dans la production des malaises ou des maladies qui souvent l'accompagnent, n'est pas le même à toutes les périodes de la gestation, et, sous ce rapport, il est, au point de vue thérapeutique, une distinction importante ; distinction pressentie vaguement par Burns, mais exprimée nettement par M. Beau, et qui, je crois, jette une vive lumière sur la pathologie de la femme enceinte.

Parmi ces troubles fonctionnels, le plus grand nombre peuvent se produire dans les premiers comme dans les derniers mois. Dans le commencement, on les croit le résultat des sympathies nombreuses qui existent entre l'utérus et l'appareil digestif ; plus tard, ou invoque en outre, pour les expliquer, la gêne toute mécanique que la tumeur utérine doit exercer sur les organes voisins. Eh bien ! cette dernière action est au moins très-secondaire, si elle n'est complétement nulle, et voilà, suivant M. Beau, quelle est la marche ordinaire des choses : « La matrice, modifiée par le produit de la conception, exerce, dès le début de la grossesse, une influence sympathique sur les fonctions digestives, et donne lieu aux symptômes dyspeptiques que nous décrirons plus loin ; l'altération des fonctions digestives produit nécessairement, pour peu qu'elle se prolonge, un défaut de nutrition ; et celle-ci étant insuffisante chez une femme qui doit fournir, quoi qu'il arrive, les matériaux nécessaires au développement de l'enfant, il en résulte bientôt une diminution plus ou moins notable des globules du sang, une augmentation considérable de la sérosité ; en un mot, les caractères anatomiques de la chlorose ou de la polyémie. »

Or, chez la femme enceinte comme chez la jeune fille chlorotique, cet appauvrissement du sang détermine bientôt de nouveaux symptômes morbides, et ainsi s'expliquent, à une époque avancée de la grossesse, la réapparition des troubles digestifs, les vertiges, les céphalées, les congestions vers la face, les battements de cœur, la gêne de la respiration que l'on observe si souvent. On voit donc que, purement sympathiques dans le début, les troubles fonctionnels de la grossesse sont plus tard liés intimement avec la chlorose, qu'ils ont eux-mêmes contribué à produire (voyez *Lésions de la circulation*). Nous aurons l'occasion de revenir plus loin sur cette dernière particularité étiologique, mais nous ne pouvons nous empêcher de faire remarquer tout de suite combien il est important d'en tenir compte dans le choix des meilleurs moyens de traitement. Si, en effet, au début, on doit chercher par les médicaments calmants et tempérants, comme les bains, les laxatifs doux, les antispasmodiques, quelquefois même de petites saignées, à calmer la trop vive irritation de l'utérus et l'irritation sympathique qu'il détermine dans les autres organes, on doit tenir, à la fin de la grossesse, une tout autre conduite. Tous les agents réparateurs, le fer, une nourriture animale, un vin tonique, sont, dans cette dernière période, les moyens les plus sûrs de combattre la polyémie et de faire cesser les accidents dont elle était la cause.

Toutefois il est bon de remarquer que, en dehors de la chlorose qui, presque toujours, à la plus grande part dans l'étiologie des troubles fonctionnels des derniers mois, l'utérus conserve encore son influence sympathique ; qu'il peut devenir à toutes les époques le siége de congestions qui, augmentant son irritabilité, réagissent sur les autres organes, et qu'il faut tenir compte de cette réaction dans le traitement. Nous y reviendrons, du reste, plus loin.

Enfin, la connexion que nous avons cherché à établir entre les troubles sympathiques du début de la grossesse et de la chlorose des derniers mois n'est pas toujours facile à constater. L'influence sympathique que l'utérus exerce sur les fonctions digestives ne se révèle pas toujours par des vomissements, des nausées, des appétits bizarres et dépravés. Ces symptômes peuvent manquer, et pourtant l'estomac ne pas fonctionner avec la régularité normale. La nutrition peut souffrir de ces irrégularités, et cette dyspepsie, que M. Beau propose d'appeler *dyspepsie latente*, n'en produira pas moins à la longue l'altération générale du sang. Il en est de même chez les jeunes filles dont la menstruation est difficile, irrégulière ou incomplète. La chlorose confirmée est toujours précédée chez elles de troubles sympathiques des digestions ; mais tantôt cette altération dans la fonction se révèle par des symptômes bien évidents, tantôt elle donne à peine lieu à quelques malaises.

Desormaux, dans son excellent article, range tous les accidents de la grossesse sous les chefs suivants : lésions de la digestion, de la circulation, de la respiration, des sécrétions et excrétions, de la locomotion, des fonctions sensoriales et intellectuelles. C'est l'ordre que nous adopterons en partie.

ARTICLE PREMIER.

LÉSIONS DE LA DIGESTION.

§ 1. — Anorexie.

L'inappétence, ou dégoût des aliments, dont les femmes enceintes sont si souvent affectées aux dernières époques de la grossesse, mais surtout au début, peut tenir à diverses causes, et présente par conséquent des indications variables. Lorsqu'elle paraît être simplement le résultat des rapports sympathiques qui existent entre l'utérus et les organes de la digestion, il n'y a à peu près rien à faire contre elle; on chercherait vainement à faire vaincre aux femmes le dégoût qu'elles éprouvent pour certains aliments. En général, elles ont horreur de toutes les viandes: c'est une indication, ou plutôt une obligation de leur permettre les légumes.

Si, à une époque plus avancée, cette inappétence était accompagnée ou avait été précédée de phénomènes de pléthore générale, la saignée proportionnée, et à l'état général de la femme, et à l'époque de la grossesse, pourrait y remédier. Toutefois il faudrait prendre garde à ne pas prendre pour l'expression d'une pléthore des symptômes dus à une anémie (voyez *Lésions de la circulation*) que l'on combattrait bien plus efficacement par les ferrugineux.

Dans le cas, enfin, où il existerait des signes évidents de surcharge intestinale, on pourrait administrer à la malade quelques purgatifs, comme la rhubarbe, ou bien quelques sels neutres. Quelques auteurs ont conseillé, dans le cas d'embarras gastrique, de donner un vomitif. Je crois que l'on doit être très-réservé dans l'emploi de ce dernier moyen. Les secousses du vomissement ont quelquefois, en effet, provoqué l'avortement.

§ 2. — Pica ou malacia; pyrosis.

Le pica, ou malacia, accompagne souvent l'affection que nous venons d'indiquer. Ces appétits bizarres et dépravés, qui font que les femmes grosses, comme les filles chlorotiques, désirent les choses les plus absurdes et les plus dégoûtantes, sont assez fréquents. Ainsi, j'ai vu une jeune femme manger presque continuellement du poivre en grain. Une autre, à la Clinique, raclait les murailles pour satisfaire son goût pour la craie. M. Dubois raconte souvent, dans ses leçons, l'histoire d'une jeune fille enceinte qui n'avait pas de plus grand plaisir que de manger de petits morceaux de bois bien charbonnés. On a vu enfin des femmes manger avec délices des matières bien plus dégoûtantes encore. Malheureusement tous les conseils viennent le plus souvent échouer contre ces espèces de monomanies. Ainsi faut-il, en général, user d'indulgence, et ne faire une opposition forte que lorsque l'introduction des substances tant désirées pourrait évidemment être nuisible à la santé.

Je ne dirai qu'un mot des aigreurs d'estomac, des douleurs spasmodiques de cet organe, du pyrosis et des autres symptômes de gastralgie, qui sont encore assez fréquents pendant la grossesse. La thérapeutique du symptôme est ici la même qu'à toutes les autres époques de la vie. Ainsi aux aigreurs, aux acidités des premières voies, on opposera la magnésie et les absorbants, le bicarbonate de soude, les eaux et les pastilles de Vichy. Le pyrosis et les crampes d'estomac seront le plus souvent combattus avec succès par le sous-azotate de bismuth, la poudre de colùmbo, la plupart des antispasmodiques unis aux opiacés, mais à très-petite dose. Ces derniers pourront être administrés par la méthode endermique.

Mais quand on voudra attaquer la cause première de ces phénomènes de gastralgie, il sera important de se rappeler qu'elle n'est pas la même dans la première et dans la seconde moitié de la grossesse, et que les moyens doivent varier aussi suivant l'époque à laquelle la femme est arrivée.

§ 3. — Vomissements.

Les vomissements affectent deux formes différentes pendant la grossesse. Dans la première ils produisent des malaises et de la fatigue sans menacer la vie : nous les appellerons *vomissements simples* ; dans la seconde, ils sont quelquefois assez graves pour produire la mort : nous donnons à cette deuxième forme le nom de vomissements graves ou *vomissements incoercibles*.

1° *Vomissements simples.* — C'est un accident tellement fréquent, que la plupart des femmes en sont affectées. Ils commencent assez souvent dès les premiers jours, de sorte que, pour beaucoup de femmes instruites par des grossesses antérieures, c'est un signe presque certain de grossesse. D'autres fois, ils ne surviennent que vers le troisième ou le quatrième mois, très-rarement plus tard. Mais, ce qui n'est pas rare, c'est de les voir reparaître vers la fin de la grossesse chez les femmes qui en avaient été tourmentées pendant les premiers temps. En général, ils ne durent que six semaines ou deux mois ; quelquefois cependant ils se prolongent quatre ou cinq mois ; rarement ils persistent pendant toute la durée de la gestation. Il y a des femmes qui ont le fâcheux privilége de vomir chaque fois qu'elles sont enceintes ; d'autres, plus heureuses, passent plusieurs de leurs grossesses sans aucun trouble digestif.

Une chose fort remarquable, c'est que, si l'on en croit le rapport d'un grand nombre de femmes, le sexe de l'enfant n'est pas complétement étranger à la production de cet accident. Quelque ridicule que paraisse au premier abord cette proposition, je l'ai entendu émettre si souvent, que je ne peux m'empêcher de croire que peut-être, comme beaucoup de préjugés populaires, celui-ci a quelque fondement.

Quelle est la cause de ces vomissements ? Lorsqu'ils surviennent à la fin de la gestation, on peut les attribuer avec quelque raison à la pression, à la gène toute mécanique que l'utérus, dont le fond s'élève jusque dans la région épigastrique, exerce sur l'estomac : mais dans les premiers jours de la grossesse, ils sont beaucoup plus difficiles à expliquer, à moins qu'on ne se contente de rappeler les sympathies si nombreuses qui existent entre l'utérus et l'estomac ; sympathies tellement étroites, qu'elles se manifestent chez certaines femmes à chaque période menstruelle, et chez presque toutes celles qui sont affectées d'une maladie de matrice.

Quoique très-obscures dans leur essence intime, ces sympathies sont plus facilement acceptables dans l'étiologie des vomissements que la plupart des causes anatomiques dont certains auteurs ont invoqué l'influence. En cherchant une relation de causalité entre ces vomissements et une inflammation de l'utérus, du placenta et des membranes, comme Dance ; le ramollissement de l'estomac, ou une dégénérescence graisseuse du foie, comme M. Chomel ; enfin, l'existence de lésions organiques des parties voisines de l'utérus, on ne fait, à mon avis, que signaler de simples coïncidences, mais on n'éclaire nullement la question étiologique. Dans combien de cas, en effet, n'a-t-on rien trouvé de semblable ?

« Je suis persuadé, dit M. Bennett, que les ulcérations inflammatoires du col sont presque toujours la cause de ces maux de cœur et de ces vomissements rebelles qui mettent si souvent les femmes aux portes du tombeau. Pour moi, ajoute-t-il, depuis que mon attention est fixée sur ce point, j'ai *presque toujours* trouvé des ulcérations du col dans les cas de cette espèce. »

Je ne peux admettre cette opinion du médecin anglais, au moins pour la majorité des cas ; j'ai en effet, et à plusieurs reprises, examiné au spéculum quatre primipares affectées de vomissements incoercibles, et le col était parfaitement sain.

Les primipares, a-t-on dit, y sont plus exposées que les autres femmes, l'utérus se laissant difficilement distendre par une première grossesse...

Cette proposition, assez conforme aux vues théoriques que nous avons émises plus haut, est vraie pour un assez grand nombre de femmes, mais rencontre d'assez nombreuses exceptions dans la pratique. Certaines multipares, en effet, dont les précédentes grossesses n'ont offert que peu de troubles digestifs, vomissent presque continuellement dans une grossesse ultérieure. C'est que la rigidité de l'utérus n'est pas la seule cause qui puisse entretenir dans l'organe une irritation propre à éveiller les sympathies de l'estomac.

Je ne pense pas qu'on puisse admettre une influence épidémique dans l'étiologie de ces vomissements.

Ces vomissements offrent d'ailleurs, dans leur fréquence, leur intensité, la facilité plus ou moins grande avec laquelle ils s'accomplissent, de très-grandes variantes.

Ainsi, quelques femmes vomissent seulement le matin en s'éveillant, et dès le premier mouvement qu'elles font dans leur lit. Elles rejettent alors quelques matières glaireuses ou visqueuses, colorées le plus habituellement par un peu de bile, surtout quand les vomissements sont précédés d'efforts violents. Chez d'autres, c'est spécialement après avoir mangé que surviennent les vomissements, tantôt seulement après un des repas de la journée, tantôt après tous. Chez quelques malheureuses, enfin, ils se répètent même dans l'intervalle des repas, dès qu'un corps étranger quelconque, liquide ou solide, est ingéré dans l'estomac. Dans quelques cas, enfin, le souvenir des aliments, leur vue ou l'odeur qu'ils exhalent, suffisent pour les provoquer.

Ces vomissements sont parfois faciles et peu douloureux, et il n'est pas rare de voir des dames interrompre subitement leur repas, vomir, et après quelques minutes, se remettre à table et manger avec appétit et plaisir.

Mais, dans quelques circonstances, l'ingestion des aliments détermine seulement des maux de cœur, un malaise inexprimable qui dure plus ou moins longtemps, et c'est seulement après cinq ou six heures de souffrances que s'opère le vomissement d'aliments qui, malgré leur séjour prolongé dans l'estomac, ont à peine subi un commencement d'élaboration : ils sont précédés d'efforts si violents et si longtemps prolongés, qu'ils mettent la femme dans un état de souffrance et d'agitation extrêmes. Ils laissent souvent après eux une douleur épigastrique assez vive, augmentant par la pression, que l'on pourrait prendre un instant pour signe d'une inflammation de l'estomac, mais qui s'affaiblit peu à peu, et disparaît complétement à mesure qu'on s'éloigne du moment où ces vomissements ont eu lieu. Ces secousses et ces efforts violents se font quelquefois ressentir jusque dans l'hypogastre, et il peut en résulter des douleurs abdominales, de véritables contractions utérines, assez violentes pour provoquer l'avortement.

Il ne faudrait pas croire pourtant que ces vomissements, lorsqu'ils sont trèsprolongés et très-souvent répétés, soient aussi dangereux qu'on pourrait le craindre. Sans doute, beaucoup de femmes maigrissent, mais j'ai pu me convaincre souvent, en examinant des malades qui, suivant leur expression, *ne pouvaient rien garder*, que cette maigreur n'était pas excessive.

Je n'ai jamais vu, dit Burns, les vomissements dépendant uniquement de la grossesse avoir une terminaison fatale. Je pourrais citer, dit Desormeaux, des exemples de vomissements accompagnés de douleurs atroces et de spasmes généraux très-violents, et qui n'ont pas empêché la grossesse d'arriver heureusement jusqu'à terme. J'ai moi-même en ce moment sous les yeux une dame qui a vomi pendant toute sa grossesse, et qui vient d'accoucher d'une fille qui pèse trois kilogrammes et demi.

Enfin, il ne faut pas oublier que, même dans les cas où ils présentent une certaine gravité, ils peuvent cesser tout à coup, soit spontanément, soit parce que l'irritation sympathique de l'utérus transporte son influence sur un autre organe, soit enfin à la suite d'une émotion morale très-vive. J'ai observé tout récemment un exemple fort remarquable de ce dernier fait. Une jeune dame enceinte de deux mois et demi était, depuis trois semaines, tourmentée par des vomissements tellement opiniâtres, qu'elle ne pouvait, disait-elle, rien garder, et que la moindre gorgée de liquide les provoquait. Plusieurs moyens avaient été employés sans succès. Tout à coup son mari tombe malade, et sa vie est en quelques heures gravement compromise par tous les symptômes d'un étranglement intestinal. A dater de ce moment, les vomissements de la jeune femme cessèrent, et depuis elle n'a plus éprouvé le moindre trouble dans les fonctions digestives.

J'ai tenu tout d'abord à porter ce pronostic favorable qui s'applique à la trèsgrande majorité des cas, pour mettre les jeunes médecins en garde contre l'effroi que pourrait leur inspirer la lecture de quelques articles récemment publiés sur la gravité de cette affection.

2° *Vomissements graves ou incoercibles.* — Les vomissements n'offrent pas, en général, de gravité, et ne sont que pénibles et très-fatigants pour la mère; mais il faut avouer pourtant que dans quelques cas, heureusement fort rares, ils sont tellement violents, si souvent répétés, qu'ils épuisent en quelques semaines les forces de la malade, et qu'après avoir produit une maigreur extrême, ils se terminent quelquefois par la mort.

C'est seulement à ces cas, très-exceptionnels, que ressemble le tableau symptomatique qu'en a donné M. le professeur Chomel dans une de ses leçons cliniques. La maladie est caractérisée, dit-il, par des vomissements bilieux, fréquents, par une haleine acide et fétide, de la fièvre; puis arrivent des accidents cérébraux, délire, coma et mort. M. Dubois a reproduit à peu près les idées de M. Chomel et a admis comme lui trois périodes.

A. *Première période.* — Le début des vomissements incoercibles est rarement tout à fait brusque, presque toujours ils succèdent d'une manière insensible aux vomissements simples. L'époque à laquelle ils commencent est très-variable ; en général, ils débutent dans les premiers mois de la grossesse, mais parfois aussi dans la deuxième moitié de la gestation. Sur 43 cas relevés dans l'excellente thèse de M. Guéniot, chirurgien des hôpitaux et ancien chef de clinique d'accouchements, à laquelle nous ferons de larges emprunts, 9 fois les vomissements se manifestèrent dès les premières semaines de la grossesse, 15 fois au bout du premier mois, 9 fois de 1 à 2 mois, 5 fois de 2 à 3 mois, 1 fois de 3 à 4 mois, 2 fois de 4 à 5 mois, et enfin 2 fois de 6 à 7 mois. Mais le début que je viens d'énumérer est celui des premiers vomissements, c'est-à-dire des vomissements encore à la période de bénignité. Quant à l'époque où se manifeste la transition des vomissements simples en vomissements graves, il est impossible de la préciser.

Les vomissements incoercibles ne présentent pas par eux-mêmes rien de bien caractéristique. Toutefois ils se répètent avec une très-grande fréquence, et ont pour conséquence le rejet de la totalité, ou presque la totalité des aliments et même des liquides. Souvent la plus petite quantité de boisson les provoque.

Les matières des déjections sont constituées par des mucosités, des glaires, de la bile ou des aliments, suivant que l'intestin est plein ou vide. Ces matières sont le plus souvent très-acides et quelquefois mêlées de quelques filets de sang.

J'ajouterai à ces symptômes un dégoût, une aversion des plus prononcées pour toute espèce d'aliments : c'est une répugnance tellement invincible, que rien ne peut la surmonter.

Bientôt apparaissent les phénomènes graves qui proviennent du manque de nutrition : affaiblissement, amaigrissement notable, altération des traits. Certains phénomènes accessoires peuvent encore compliquer la situation : c'est ainsi que MM. Stoltz et Vigla ont signalé un ptyalisme presque continuel, et dans un cas nous avons pu vérifier la justesse de leur remarque.

La première période ne s'accompagne pas de fièvre; à peine observe-t-on un léger mouvement fébrile le soir seulement et un peu de sueur pendant la nuit. C'est là un fait sur lequel nous appelons l'attention, car la fièvre constitue le trait dominant de la deuxième période.

B. *Deuxième période.* — Dans cette période les phénomènes de la première période deviennent plus graves : les vomissements sont plus fréquents et plus violents; l'amaigrissement fait de nouveaux progrès; enfin, la fièvre apparaît et le pouls bat de 100 à 140 fois par minute.

La bouche se sèche bientôt et sa muqueuse rougit. Une soif vive se déclare ; quelquefois l'haleine prend un caractère d'acidité et de fétidité. Cette fétidité et cette acidité, dit M. Chomel, sont telles, qu'on en est frappé en entrant dans la chambre de la malade. Cette odeur est cependant rare, si nous en croyons notre expérience personnelle, car nous n'avons jamais eu l'occasion de l'observer, bien que nous ayons vu plusieurs cas de vomissements incoercibles.

C. *Troisième période.* — Ici les phénomènes changent et se modifient. Les vomissements cessent ou diminuent ; mais ce n'est là qu'un calme trompeur, et le médecin expérimenté doit savoir que c'est le prélude de la mort.

On ne sera d'ailleurs pas trompé si l'on remarque que la fièvre persiste : le pouls donne en effet de 120 à 140 pulsations. Bientôt enfin apparaissent des syncopes et des accidents cérébraux. La malade éprouve des douleurs névralgiques intolérables, des troubles de la vision et de l'ouïe, des hallucinations, du délire et enfin du coma. Bientôt après survient la mort.

D. *Marche, durée, terminaison.* — Les vomissements graves présentent souvent dans leur marche des rémissions plus ou moins complètes. Tantôt ces rémissions sont en quelque sorte spontanées ou se reproduisent à la suite de circonstances presque insignifiantes. Une émotion, un voyage, un changement d'habitude, le choix d'un nouvel aliment et nombre d'autres éventualités semblables suffisent quelquefois à produire une amélioration passagère, ou même la cessation momentanée des accidents. De là un espoir malheureusement trop tôt déçu par le retour plus ou moins rapide de la maladie. (Guéniot, *Thèse de concours.*)

D'autres fois ces rémissions peuvent être attribuées à l'emploi d'un médicament dont l'action est épuisée. Ailleurs, ce n'est pas l'action d'un remède, mais le fait de l'accouchement prématuré ou de l'avortement qui est suivi de la cessation momentanée des accidents. Puis les vomissements recommencent avec une nouvelle gravité.

La marche de cette terrible maladie est ordinairement lente ; ce n'est guère, en général, qu'après deux ou trois mois que les malades succombent.

E. *Étiologie, anatomie pathologique.* — Nous ne savons rien des causes qui produisent les vomissements incoercibles. Quelques personnes ont voulu rattacher les vomissements opiniâtres à l'albuminurie. Rien ne confirme cette opinion ; on sera même peu disposé à l'adopter, si l'on réfléchit que les vomissements sont surtout fréquents au commencement ou au milieu de la grossesse, et que l'albuminurie n'a guère été observée que pendant les derniers mois.

Quant à l'anatomie pathologique, elle reste muette, et j'en ai eu dernièrement une nouvelle preuve. Une femme entrée à la Pitié dans le service que je dirige temporairement était atteinte de vomissements incoercibles. Elle accoucha spontanément au huitième mois ; mais, après une rémission, les accidents continuèrent, et elle mourut quelques jours après. L'autopsie, faite avec le plus grand soin, ne nous fit découvrir aucune lésion dans aucun organe : les organes génitaux, tous les viscères abdominaux ou thoraciques, l'encéphale, étaient parfaitement sains.

F. *Diagnostic.* — Dans les cas peu graves, le diagnostic est assez facile. L'absence de phénomènes aigus, de rougeur de la langue, de douleur épigastrique à la pression, suffirait, lors même que la grossesse serait douteuse. Mais dans le cas dont nous venons de parler, si la nature de la douleur épigastrique était méconnue, l'erreur serait plus facile et nécessiterait une grande attention de la part du praticien. C'est ainsi que j'ai vu attribuer à une grossesse qui n'existait pas des vomissements que l'autopsie a permis de rattacher à une péritonite tuberculeuse, et que, chez une autre femme réellement enceinte de deux mois et demi, on a constaté après la mort une affection grave de l'estomac, qui suffisait largement à expliquer les vomissements. Il est vrai que dans ce dernier cas le sang mêlé aux matières vomies avait, pendant la vie, fait soupçonner une altération organique. Ce cas m'a été pourtant signalé par quelques personnes comme un cas de vomissements incurables dus à la grossesse ; mais c'est là une confusion qu'il faut éviter. J'en dirai autant des hernies épigastriques ou autres.

G. *Pronostic.* — Le pronostic des vomissements incoercibles est grave. Sur 118 faits rassemblés par M. Guéniot, 72 fois la maladie s'est terminée par la guérison, et 46 fois par la mort. Ces faits se répartissent de la façon suivante :

GUÉRISONS.

Sans avortement dans des cas tous très-graves, et après un traitement extrêmement variable.................................... 31

A la suite de l'avortement spontané, dans des cas également tous très-graves.................................... 20

Après avortement ou accouchement provoqué dans des cas plus ou moins désespérés.................................... 21

MORTS.

Sans avortement.................................... 28

Après avortement ou accouchement prématuré spontané........... 7

Après avortement provoqué.................................... 11

Il est vrai de dire que dans ce tableau de mortalité, M. Guéniot a réuni toutes les observations qu'il a pu rassembler, et parmi elles il s'en trouve quelques-unes où la mort a été produite évidemment par une maladie autre que les vomissements incoercibles proprement dits.

Les vomissements incoercibles sont graves dès leur première période ; car malgré tous les traitements employés, malgré l'avortement, nul ne peut savoir s'ils pourront être arrêtés d'une manière certaine. Il est cependant sans exemple que la mort soit survenue dans cette période.

Le pronostic devient beaucoup plus grave quand les vomissements sont arrivés à la deuxième période. Lorsque les femmes sont très-affaiblies et que la fièvre est continue, quelques malades succombent sans avoir présenté ni fétidité de l'haleine, ni accidents cérébraux. J'ai vu deux faits de ce genre.

Ordinairement la mort survient dans la période ultime de la maladie, et elle est presque inévitable. Il ne faudra donc pas se laisser tromper par la rémission qui se produit alors dans les vomissements. On se rappellera aussi que les troubles cérébraux qui marquent cette phase de la maladie sont très-variables. Deux fois j'ai vu des malades présenter un peu d'hébétude et un léger strabisme, sans autres troubles nerveux ; si bien qu'avant de poser le diagnostic définitif, on put croire à une fièvre typhoïde ou à une tumeur cérébrale.

En général, même alors qu'ils sont assez intenses pour compromettre la santé et la vie de la mère, les vomissements ne portent qu'indirectement atteinte à la vie de l'enfant ; et je ne sais s'il existe un cas bien constaté où le défaut de nutrition de la mère ait fait périr le fœtus par inanition.

Mais on comprend que les efforts violents auxquels les femmes se livrent parfois impriment à l'utérus des secousses tellement fortes, que les contractions prématurées, et par suite l'avortement, puissent en être la conséquence. On comprend encore que, sous l'influence des mêmes efforts, des congestions sanguines aient lieu vers la matrice, et produisent la rupture de quelques-uns des vaisseaux utéro-placentaires et le décollement du placenta ; toutefois il est très-rare d'observer un semblable accident. Dans les cas graves, du reste, cet accident est plutôt à désirer qu'à craindre, car la mort du fœtus est ordinairement suivie de la cessation des vomissements, et la mère échappe ainsi au danger dont elle est menacée.

3° *Traitement des vomissements pendant la grossesse.* — Il est peu de médicaments qui n'aient été proposés contre les vomissements des femmes enceintes; d'autres fois on a eu recours à l'intervention chirurgicale. J'examinerai donc successivement la traitement médical et le traitement chirurgical.

A. *Traitement médical.* — Quand les vomissements sont légers, ne surviennent que le matin au réveil, on se trouvera bien de faire prendre à la femme quelque infusion aromatique de tilleul, de feuilles d'oranger, de thé, etc.

Quand ils surviennent après un des repas de la journée, il est souvent utile d'intervertir l'ordre des repas. Si, par exemple, c'est après le repas du soir, ordinairement le plus copieux, que se montrent les vomissements, on conseille à la femme de ne faire le soir qu'une légère collation et de manger davantage à déjeuner. Les aliments froids se digèrent quelquefois quand les autres sont vomis. Les boissons à la glace, les eaux gazeuses, l'introduction dans l'estomac de petits morceaux de glace, ont arrêté des vomissements que toute la série des antispasmodiques ne pouvait enrayer. Le sous-azotate de bismuth, à la dose d'un gramme ou d'un demi-gramme avant chaque repas, m'a rendu, dans ces dernières années, quelques services. J'ai également fait prendre, avec quelques succès, deux ou trois cuillerées de kirsch après le repas. Quand ils persistent malgré l'emploi de ces moyens, il faut avoir recours à un médicament qui, dans bon nombre de cas, m'a parfaitement réussi : je veux parler des narcotiques. On donne, une heure environ avant le repas, une pilule de 2 ou 3 centigrammes d'extrait aqueux d'opium; mais il faut avoir soin, lorsque surtout la femme est constipée, d'administrer quelques légers purgatifs, pour combattre l'action que les opiacés pourraient avoir sur le gros intestin.

Si les vomissements s'accompagnent de douleurs et de tension à l'épigastre, on a conseillé l'application des sangsues sur ce point. Je l'ai rarement vue être suivie d'amélioration. J'aimerais peut-être mieux les lotions laudanisées, ou l'application d'un cataplasme fortement laudanisé. J'ai quelquefois appliqué avec succès un petit vésicatoire à l'épigastre, vésicatoire que je saupoudrais ensuite avec 1 ou 2 centigrammes de chlorhydrate ou d'acétate de morphine. M. Dezon a relaté trois observations de vomissements opiniâtres qui ont cédé à l'application continue sur l'épigastre d'une serviette trempée dans l'eau froide et renouvelée toutes les cinq minutes.

S'ils occasionnent de la douleur dans les lombes, dans l'hypogastre ; si, en un mot, il y a menace d'avortement ; si la femme est pléthorique, et que cet état se manifeste par des phénomènes locaux ou généraux, la saignée du bras doit être pratiquée : c'est alors un des meilleurs moyens que je connaisse, surtout si la femme est dans la première moitié de sa grossesse. Les lavements laudanisés seraient encore fort utiles, tant pour prévenir l'avortement que pour diminuer les vomissements en modérant l'irritabilité utérine. Dans le même but, on pourrait y joindre avec avantage les bains entiers.

Dance rapporte deux observations desquelles il croit pouvoir conclure que souvent ces vomissements sont l'indice d'une suractivité morbide dans le système utérin, d'une inflammation des membranes de l'œuf. En conséquence, c'est surtout par les antiphlogistiques directs appliqués au voisinage de l'utérus qu'il conseille de les attaquer. L'opinion de Dance, ne reposant que sur deux faits qui, après tout, ne sont pas, à mon avis, concluants, ne me paraît pas devoir être admise pour servir de règle générale. Cependant des sangsues appliquées sur le col utérin ont donné à Ch. Clay et à M. Clertan (de Dijon) des résultats presque inespérés. Le docteur Vatehad (de Manchester) se loue fort, dans le même cas, d'une cautérisation faite sur le col avec le nitrate d'argent. Il emploie une solution de ce sel au centième, dont il imbibe un tampon d'ouate qui est porté à l'aide du spéculum au fond du vagin.

Quant au régime à proposer, sans doute un régime doux, humectant, composé d'aliments de facile digestion, semble, au premier coup d'œil, avoir un avantage marqué; mais, que d'exceptions! que de femmes qui vomissent les aliments les plus doux, même les liquides, et qui digèrent très-bien les aliments en apparence les moins convenables! Que de fois n'ai-je pas fait manger du jambon, du pâté de foie, etc., à des femmes qui ne pouvaient digérer un filet de sole ou un blanc de volaille! Ce sont de ces bizarreries de l'estomac qu'il faut savoir respecter.

Parmi les moyens que j'ai plus rarement employés, il faut noter : l'application d'une grande ventouse sur le creux de l'estomac (Mauriceau); l'application d'un emplâtre de thériaque (Sydenham); quelques cuillerées de vin d'Espagne et même d'eau-de-vie; l'éther, l'eau distillée de menthe poivrée, la potion de Rivière, la racine de columbo. Desormeaux a donné avec succès 10 à 20 centigrammes d'extrait sec de quinquina, dans les cas où il y avait quelque régularité dans le retour des douleurs et un léger mouvement fébrile. Enfin Walter, Blundell, ont préconisé l'acide cyanhydrique à la dose de deux ou trois gouttes dans une boisson mucilagineuse, que l'on fait prendre plusieurs fois par jour. Dans le même but, j'ai employé avec succès le kirsch, après le repas, soit pur, soit sur un morceau de sucre. Ce dernier moyen m'a semblé surtout utile lorsque les vomissements sont précédés de maux de cœur, de nausées longtemps prolongées, d'une espèce de mal de mer.

Se fondant sur l'acidité des premières voies, M. Chomel recommande l'usage des alcalins, eaux de Vichy, de Bussang, solutions légères de potasse, de soude, la magnésie avec du lait, jamais le lait seul, et d'éviter les acides.

Enfin, les alcooliques, portés jusqu'à un certain degré d'ivresse, ont obtenu un véritable succès. M. Rayer m'a dit les avoir employés avec un très-grand avantage, et le vin de Champagne, conseillé par M. Moreau dans un cas de vomissements assez rebelles pour produire une grande fréquence du pouls et du délire, fit presque immédiatement cesser les accidents. M. Jacquemin, à qui j'ai entendu raconter le fait, considérait la malade comme perdue, et n'avait fait appeler ce professeur que pour avoir son avis sur l'opportunité de l'avortement provoqué.

M. Bretonneau, conduit à essayer la belladone par la pensée que les vomissements pourraient tenir à la rigidité utérine, a réussi à calmer des vomissements très-graves par des frictions faites sur le ventre avec une solution concentrée de belladone.

Dans un cas très-grave où les vomissements avaient résisté à tous les moyens, même à l'emploi du procédé de Bretonneau, et dans lequel la pauvre malade semblait devoir succomber très-prochainement, j'eus la pensée de porter le médicament jusqu'au fond du vagin : à l'aide du spéculum, j'introduisis un pinceau fortement chargé d'extrait mou de belladone, et j'en barbouillai le col et le segment inférieur de l'utérus, ainsi que les parois vaginales. A dater de ce moment, une amélioration marquée se manifesta, et après avoir répété quatre jours de suite les mêmes onctions, j'eus la satisfaction de voir la malade se rétablir. Je dois ajouter que dans un autre cas le même moyen échoua complétement ; mais l'insuccès me paraît devoir être attribué au procédé. En effet, à l'aide du pinceau dont d'abord je m'étais servi, les onctions sont faites difficilement et on ne laisse ainsi quelquefois qu'une trop faible portion des médicaments. Aussi, depuis longtemps déjà, j'aime mieux recouvrir d'extrait de belladone un tampon de charpie ou d'ouate, et le porter, à l'aide du spéculum, jusque sur le col, et l'y laisser : le même pansement se renouvelle soir et matin. Il ne faut pas se laisser effrayer par les premiers symptômes d'intoxication, tels que dilatation des paupières, chaleur à la gorge, légères hallucinations, car ce n'est qu'alors que les effets du médicament se font sentir : seulement, il faut surveiller attentivement la malade, et retirer le tampon si ces symptômes prenaient plus de gravité. J'ai réussi trois fois par cette méthode.

M. Stackler a deux fois maîtrisé ces vomissements par l'usage de l'oxyde noir de mercure à la dose de 5 centigrammes par jour. L'usage de ce médicament a été prolongé sans salivation.

L'iode a été préconisé sous diverses formes. Eulenberg (de Coblentz), après Schmidt, a employé avec succès la teinture d'iode à l'intérieur. M. Ricord et M. Bacarisse ont tiré les mêmes avantages de l'iodure de potassium à la dose de 50 centigrammes à un gramme par jour.

« M. Simpson, dit M. Guéniot, a retiré de très-bons résultats des sels de cérium, » et surtout de l'oxalate à la dose de 5 centigrammes, trois ou quatre fois par jour. Je » dois ajouter qu'au rapport de M. Danyau, ce sel aurait été complétement inefficace » dans un cas où cet éminent praticien l'a employé avec M. Dubois sur une femme » chez laquelle le décollement partiel de l'œuf put seul mettre fin au péril qui la » menaçait. »

Un fait fort remarquable et qui n'a pas assez fixé l'attention des observateurs, c'est la constipation très-opiniâtre dont sont affectées les malades. Elles sont parfois huit, dix et même quinze jours sans aller à la garderobe. Ce fait m'avait beaucoup frappé, et j'avais pensé que peut-être cette constipation n'était pas sans influence sur la persistance des vomissements. J'avais donc cherché à la vaincre, mais, redoutant, chez une femme affaiblie et enceinte, l'action des vomitifs ou purgatifs drastiques, j'avais été trop prudent dans mes premiers essais. Depuis, encouragé par les observations de quelques praticiens, et surtout de M. Forgue (d'Étampes), j'ai été beaucoup plus hardi, et n'ai eu qu'à m'en applaudir.

M. le docteur Forgue, médecin à Étampes, a adressé à l'Académie de médecine un mémoire dans lequel il vante beaucoup l'action des vomitifs et des purgatifs; seulement, il insiste beaucoup sur un traitement dit *préparatoire*, et qui consiste à faire prendre, pendant deux ou trois jours, à la malade, une tisane d'orge miellée, dans chaque litre de laquelle il ajoute 6 grammes de sulfate de potasse; soir et matin, il fait donner un lavement avec une forte décoction de mercuriale. Lorsqu'il a obtenu quelques selles, il administre une bouteille d'eau de Sedlitz, dans laquelle il fait ajouter un décigramme de tartre stibié, puis continue pendant plusieurs jours son purgatif.

M. Forgue cite cinq cas de succès par sa méthode.

J'ai voulu essayer cette méthode, et j'avoue qu'il m'a toujours été impossible de vaincre la répugnance de la malade et de lui faire avaler une quantité suffisante de la tisane formulée par M. Forgue (deux litres en vingt-quatre heures). Aussi ai-je l'habitude de donner immédiatement le vomitif lorsque l'état saburral de la langue me semble l'indiquer; mais cela est rare. Dans la plupart des cas, 'administre tout de suite la scammonée (50 centigrammes) avec du jalap (1 gramme), enveloppés dans du pain à chanter. Quelquefois le premier paquet est vomi, j'en fais prendre immédiatement un second, parfois même un troisième, si le vomissement se reproduit.

Le plus souvent la seconde ou la troisième dose sont gardées, et les effets purgatifs qu'elles déterminent sont suivis d'un soulagement notable.

Appelé en consultation par M. le docteur Briau, auprès d'une femme enceinte de trois mois à trois mois et demi, M. le professeur Moreau constata par le toucher que l'utérus était dans un état de rétroversion complète, et qu'en outre, l'organe était profondément logé dans l'excavation du bassin, de manière à être comme enclavé dans l'excavation. Soupçonnant que ce déplacement de l'organe pouvait être pour quelque chose dans la persistance des vomissements, il opéra la réduction en faisant remonter la matrice au-dessus du détroit supérieur et en la ramenant dans l'axe du détroit abdominal. La malade se sentit aussitôt soulagée, et dans la même journée les vomissements, qui avaient résisté à une foule de moyens, cessèrent pour ne plus se reproduire.

M. Moreau dit avoir plusieurs observations semblables. J'avais moi-même, avant cette communication, remarqué le même fait; mais je n'avais pas donné suite à cette observation. Notre honorable maître a donc rendu un véritable service en faisant connaître l'heureux résultat qu'il a obtenu.

À l'avenir, dans les cas de vomissements incoercibles, il faudra donc s'assurer de l'état de l'utérus. Mais si, comme mon expérience me l'a prouvé, on constate souvent que le déplacement utérin coïncide avec les troubles gastriques, il ne faut pas espérer obtenir toujours l'heureux résultat qu'a obtenu M. Moreau. J'ai trois fois eu l'occasion, depuis la lecture de M. Briau, d'observer la coïncidence signalée par notre collègue. Chez trois femmes affectées depuis plusieurs semaines de vomissements incoercibles, j'ai trouvé l'utérus, non pas en rétroversion comme M. Moreau, mais en antéversion assez prononcée pour que la face antérieure de la matrice fît une saillie prononcée à la partie supérieure de l'excavation et que son bord supérieur appuyât contre la face postérieure du pubis. Il m'a été facile de réduire, mais il m'a été impossible de maintenir la réduction, et peu de temps après l'organe avait repris sa position primitive. Plusieurs tentatives de réduction furent toujours suivies du même insuccès.

Pourquoi donc ai-je été moins heureux que M. Moreau? Je suis disposé à croire que la différence des résultats tient au terme différent de la grossesse auquel étaient parvenues nos malades. Celle de M. Moreau était arrivée à trois mois ou trois mois et demi; les deux dames que j'ai observées étaient seulement à deux mois. Or, si à trois mois et demi l'utérus est assez volumineux pour qu'après sa réduction il soit maintenu par son volume même au-dessus du détroit supérieur, et ne puisse plus, hors quelques cas exceptionnels, retomber dans l'excavation, il n'en est plus de même à une époque moins avancée. A deux mois en effet la matrice, beaucoup moins grosse, et par cela même beaucoup plus mobile, obéit plus facilement à toutes les causes de déplacement qui peuvent agir sur elle, et, ne serait-ce que par suite d'une habitude prise, elle reprend facilement sa position vicieuse aussitôt qu'on cesse d'agir.

Dans l'appréciation du procédé de M. Moreau, il faut donc tenir grand compte de l'âge de la grossesse; très-utile après le troisième mois, il sera le plus souvent inefficace à six semaines ou à deux mois. Or, malheureusement, c'est le plus souvent à cette dernière époque que se montrent les vomissements incoercibles.

Pour remédier à cet inconvénient, j'ai vainement cherché un moyen contentif propre à maintenir l'utérus après sa réduction. J'avais fait faire une pelote allongée, qui, placée au-dessus du pubis, déprimait fortement la paroi hypogastrique. Tout d'abord mon bandage parut maintenir la matrice. Mais bientôt celle-ci glissa au-dessous de la pelote, retomba dans l'excavation, et dès lors mon bandage faisait plus de mal que de bien et je fus obligé d'y renoncer.

Tout naturellement je pensai au pessaire Gariel; mais chez une femme enceinte je n'osai pas maintenir dans la cavité vaginale un pessaire aussi volumineux, craignant que son contact longtemps prolongé n'eût sur l'utérus l'effet du tampon, qui si souvent provoque l'avortement ou l'accouchement avant terme.

En résumé, le succès obtenu par M. Moreau dans le cas observé par M. Briau est de nature à encourager de semblables tentatives; car, après tout, elles n'ont aucun inconvénient quand elles sont faites avec prudence, mais il ne faut pas y compter dans les cas où la femme est encore dans les deux premiers mois de la grossesse.

J'ai énuméré tous ces moyens, parce que, dans l'affection qui nous occupe, ils peuvent être successivement employés. Tel médicament, en effet, agit chez une femme et n'a pas d'action chez l'autre. Quelquefois même, il faut bien le dire, ils échouent tous et l'on parvient à peine à modérer les souffrances de la malade. La variété des médicaments est pourtant utile, soit en calmant réellement un peu les vomissements, soit encore en empêchant la malade de se décourager, et lui faisant espérer qu'une amélioration suivra l'administration du nouveau moyen qu'on lui propose. On arrive ainsi peu à peu à terme, ou seulement à une époque de la grossesse où souvent ces accidents cessent d'eux-mêmes.

B. *Traitement chirurgical.* — Lorsque, malgré l'emploi de tous les moyens rationnels, les vomissements continuent, que la femme vomit absolument tout ce qu'elle prend, que la privation d'aliments la réduit à un état de maigreur qui fait craindre pour sa vie, et que surviennent enfin les accidents que nous avons dit appartenir à la seconde et à la troisième période, quelques accoucheurs ont conseillé, si elle est encore éloignée du terme de la grossesse, de provoquer l'accouchement prématuré. Cette opération a déjà été pratiquée dans des cas semblables par plusieurs accoucheurs avec un plein succès pour la mère et l'enfant.

La question me semble devoir être résolue dans ce sens quand le fœtus a atteint le septième mois de la vie intra-utérine, et j'avoue que l'opération me paraît pleinement justifiée, et par les dangers auxquels la mère est exposée, et par la possibilité de voir le fœtus continuer à vivre après son expulsion.

Mais en est-il tout à fait de même avant le sixième mois de la gestation, alors que la brusque terminaison de la grossesse doit nécessairement entraîner la mort de l'enfant ?.... C'est là une des questions les plus graves qui puissent se présenter dans la pratique. Quoique bien disposé à sacrifier l'enfant toutes les fois que ce sacrifice sauvegarde *sûrement* la vie de la mère, comme dans les rétrécissements extrêmes du bassin, je suis plus circonspect dans la question de l'opportunité de l'avortement dans le cas qui nous occupe.

Cette circonspection, je tiens à la justifier :

1° Lorsqu'une femme ayant un rétrécissement très-prononcé du pelvis se présente au praticien, celui-ci sait très-bien qu'en laissant la grossesse arriver à son terme, il n'aura à choisir qu'entre l'embryotomie et la section césarienne, et que dans quelques cas même cette dernière opération sera la seule ressource. Si, après avoir mûrement pesé dans sa conscience les suites inévitables de l'une et les conséquences probables de l'autre, il se prononce pour la mutilation de l'enfant, il lui paraîtra sans doute raisonnable de ne pas attendre que le volume notablement augmenté du fœtus à terme vienne ajouter aux difficultés et aux dangers de l'embryotomie, et l'avortement, provoqué dans les quatre premiers mois de la grossesse, lui semblera pleinement justifié.

Mais les conditions ne sont pas du tout les mêmes lorsque la vie de la mère est compromise par des vomissements, quelque violents qu'ils soient.

Dans le premier cas, en effet, le danger est inévitable ; à moins d'un avortement spontané, l'opération césarienne est la seule, l'unique ressource, et l'on sait quelles sont ses suites les plus ordinaires. Mais les vomissements, malgré leur intensité, malgré l'état d'épuisement dans lequel ils ont placé la femme, ne sont pas, grâce au ciel, inévitablement mortels. On a vu des malades dont l'état inspirait les plus vives et les plus justes inquiétudes, résister assez longtemps pour atteindre les derniers mois, et même le terme de leur grossesse, et accoucher d'enfants vigoureux et bien portants. Chez quelques autres, les vomissements, après avoir placé la malade dans une position désespérée, se sont tout à coup arrêtés, et la femme s'est complétement rétablie. J'ai vu un cas semblable, et M. P. Dubois me racontait (juin 1849) le fait suivant :

Une jeune dame allemande, enceinte de deux mois et demi, n'avait pas cessé, depuis la première quinzaine de sa grossesse, d'être tourmentée par les vomissements les plus opiniâtres. Depuis six semaines surtout, cette malheureuse vomissait à chaque instant, et la moindre cuillerée de liquide sollicitait les contractions les plus énergiques de l'estomac. Elle était d'une maigreur et d'une faiblesse excessives, avait une haleine d'une fétidité repoussante ; en un mot, elle offrait des symptômes si graves, que M. Dubois, appelé en consultation, voulut avoir encore l'avis de M. Chomel. Tous deux portèrent un pronostic désespéré, et quittèrent la malade en pensant qu'elle n'avait plus que quelques jours à vivre. Quelques lotions froides furent seulement conseillées ; mais le médecin ordinaire, effrayé de sa faiblesse extrême, se contenta de quelques légères aspersions. Le surlendemain de la consultation, la malade fut prise de dévoiement très-intense, et, à partir de ce moment, les vomissements cessèrent pour ne plus se reproduire. A dater de ce moment, la pauvre agonisante put prendre et garder quelques aliments ; leur quantité, augmentée peu à peu, rétablit promptement ses forces ; et cette femme, après avoir été si près d'une mort que deux hommes aussi expérimentés avaient crue inévitable, jouit aujourd'hui d'une santé parfaite, et touche au mi-terme d'une grossesse dont tout fait espérer l'heureuse terminaison.

Dans deux autres cas, racontés par ce professeur avec une louable franchise, il avait cru devoir proposer l'avortement. Les femmes se refusèrent à l'opération et arrivèrent bien portantes au terme de leur grossesse.

2° Lorsque, dans les rétrécissements extrêmes du bassin, on provoque l'avortement, on a la certitude qu'une fois l'expulsion du produit de la conception accomplie, tous les dangers qui menaçaient la fin de la grossesse disparaissent, et les suites ordinaires des fausses couches sont les seules conséquences possibles de l'opération pratiquée. En supposant même que l'opération ajoute à la gravité ordinaire des avortements spontanés, toujours est-il qu'on a sûrement atteint le but en faisant cesser une grossesse dont les progrès offraient à la mère tant de chances de mort.

En est-il de même dans le cas de vomissement opiniâtre ? Quand il y a insuccès, l'opération a été faite trop tard, dit-on, et alors qu'un défaut de nutrition trop prolongé avait épuisé les sources de la vie ; en provoquant la déplétion de l'utérus plus tôt, elle eût eu certainement plus de chances de succès.

Je veux bien le croire, mais c'est ici que se présente le problème le plus difficile à résoudre. A quel moment l'opération sera-t-elle opportune ? Si vous agissez trop tôt, ne pourra-t-on pas dire, en invoquant les faits dans lesquels les vomissements se sont arrêtés spontanément, comme dans les faits que j'ai cités plus haut, ne pourrait-on pas dire que vous avez tué inutilement le fœtus ? Si vous agissez trop tard, ne pourrait-on pas, en rappelant l'insuccès de toutes les opérations connues, vous reprocher une tentative qui, peut-être, a avancé l'heure fatale?

Où le praticien prudent placera-t-il la limite de l'expectation? Si l'on se rappelle que les accoucheurs anciens déclarent, avec Mauriceau et Delamotte, que les vomissements peuvent, à la rigueur, déterminer l'avortement, mais n'offrent rien de dangereux pour la mère; que beaucoup de modernes déclarent, avec Burns et Desormeaux, qu'ils ne les ont jamais vus se terminer par la mort, on hésitera avant de faire l'opération, tant que la gravité des symptômes n'aura pas détruit toute espérance. Nos espérances! mais la nature parfois ne semble-t-elle pas se rire de toutes nos prévisions? La malade de MM. Dubois et Chomel ne paraissait-elle pas condamnée à une mort certaine?

Je sais bien qu'on peut m'objecter que c'est au tact, à l'habileté du praticien à méditer profondément et à choisir en toute conscience entre les dangers de l'expectation et les chances de l'opération; que les difficultés que je soulève se présentent dans une foule de cas de chirurgie; qu'il n'est presque pas d'amputation qu'on ne puisse légitimer, en affirmant d'une *manière absolue* que la guérison spontanée était complétement impossible...; que la conservation exceptionnelle d'un membre ne prouve rien contre l'opportunité de l'amputation dans la plupart des cas semblables.

Sans doute cela est vrai; mais qu'on ne se hâte pas de conclure, car le rapprochement est loin d'être rigoureux.

En présence d'une lésion traumatique grave, le chirurgien n'a en vue que les intérêts de son malade; et, après lui avoir exposé les raisons qui le déterminent, il peut, dans les cas embarrassants, consulter sa volonté et le laisser libre, après tout, de disposer d'une vie qui lui appartient. Pour l'accoucheur, deux intérêts graves sont en présence, et si l'instinct de sa conservation fait taire chez la mère la voix du sang, il n'en doit pas moins songer aux intérêts du fœtus qui lui sont également confiés...

Une lésion traumatique étant donnée, il est démontré, par l'expérience de tous les temps, que la guérison spontanée est une rare exception. L'expérience de tous les accoucheurs est là pour prouver que la cessation spontanée des vomissements est la terminaison presque constante.

On voit que la position du chirurgien et de l'accoucheur n'est pas la même; que le rapprochement à l'aide duquel on chercherait à atténuer la difficulté que j'ai soulevée n'est pas exact...

Nous ne nous laisserons pas entraîner plus loin dans cette discussion, et avant tout nous examinerons les faits. L'observation ayant démontré que l'avortement et l'accouchement spontanés avaient été souvent suivis de guérison chez les femmes atteintes de vomissements incoercibles, les médecins se demandèrent si dans un cas semblable on ne devait pas provoquer l'avortement ou l'accouchement. Quelques tentatives furent faites çà et là. M. Guéniot a pu réunir, dans sa thèse, 32 faits de ce genre. Sur ces 32 faits, 21 se terminaient par la guérison et 11 par la mort. Parmi les 21 cas de succès, on compte 15 cas d'avortement et 6 cas d'accouchement prématuré. Nous ajouterons à cette statistique une observation qui nous est personnelle. Dans un cas de vomissements incoercibles tellement grave, que la mort de la malade était imminente, l'avortement provoqué fut décidé d'un commun accord par les docteurs Millard, Charrier et moi. L'opération eut un plein succès. La grossesse datait de deux mois, et l'œuf contenait deux petits jumeaux.

Notre conclusion sera donc que l'avortement provoqué, comme l'accouchement prématuré, offre une ressource précieuse dans le cas de vomissements incoercibles. Il n'en reste pas moins vrai qu'il a le grand désavantage de sacrifier à coup sûr la vie de l'enfant. Avant d'entreprendre pareille opération, on devra donc avoir mûrement réfléchi, être convaincu qu'il n'y a pas d'autre ressource pour sauver la vie de la mère; on devra enfin s'entourer, autant que possible, de l'aide de plusieurs confrères. L'opportunité de l'avortement est en effet ici plus difficile à affirmer que dans un cas de rétrécissement extrême du bassin, sans qu'on ait la même certitude de sauver la malade. Nous ne reviendrons pas sur ce parallèle déjà fait précédemment. (Voyez page 469.)

Reste encore une question difficile : A quelle époque est-il indiqué de provoquer l'avortement? Nous ne pouvons mieux faire que de reproduire l'opinion de M. P. Dubois. « La provocation de l'avortement dans la troisième période, dit notre illustre » maître, aurait le grave inconvénient de ne pas sauver les malades, de précipiter » leur fin et de compromettre l'art. Elle aurait, dans la première, le tort non moins » grave de sacrifier une grossesse qui aurait pu peut-être parvenir heureusement à » son terme.

» C'est donc dans la période intermédiaire aux deux précédentes que l'avorte- » ment peut être provoqué. » On se rappelle que cette deuxième période est caractérisée : 1° par des vomissements presque incessants provoqués par toutes les substances alimentaires, quelquefois même par la moindre quantité d'eau pure ; 2° par un affaiblissement considérable, une faiblesse qui condamne la malade au repos, et quelquefois par des syncopes ; 3° par une fièvre continue ; 4° dans certains cas, par une fétidité et une putridité excessives de l'haleine. Quand à ces symptômes se joint l'insuccès de toutes les médications qui ont été essayées, on est en droit de conseiller l'avortement, tout en laissant à la famille le soin de décider en dernier ressort.

Différents procédés opératoires peuvent être employés, nous les indiquerons et nous discuterons leur valeur quand nous étudierons les opérations obstétricales. (Voyez *Opérations.*)

§ 4. — Constipation, diarrhée.

La constipation est un phénomène très-fréquent chez les femmes enceintes. Elle est attribuée à la compression que l'utérus développé exerce sur la partie supérieure du rectum, compression qui peut d'abord diminuer son calibre, mais aussi paralyser son action. Ne serait-il pas plus raisonnable de l'attribuer, dans beaucoup de cas, à un commencement de chlorose? On sait, en effet, que la constipation est si fréquente dans cette dernière maladie, que Hamilton la considère comme une de ses causes. Enfin, suivant quelques auteurs, elle serait due à la diminution dans la sécrétion de la bile. Quand elle est portée très-loin, elle entretient l'anorexie, trouble les digestions, cause de l'agitation et de l'insomnie. Quelle qu'en soit la cause, les efforts nécessaires à l'expulsion des fèces endurcies ou accumulées dans l'intestin peuvent être une cause d'hémorrhagie et d'avortement. Les moyens les plus propres à la prévenir et à y remédier sont, du reste, à peu près les mêmes ici qu'aux autres époques de la vie.

Nous venons de dire que la constipation est une indisposition fréquente chez les femmes enceintes. Mais la diarrhée s'observe aussi et plus communément qu'on ne paraît le croire.

La diarrhée des femmes enceintes présente d'ailleurs différentes formes et tient à différentes causes. Quelquefois la diarrhée est la suite forcée de la constipation qu'elle fait disparaître ; elles alternent alors l'une avec l'autre. D'autres fois la diarrhée se manifeste si près du moment de la conception, qu'elle en constitue le premier symptôme ; chez d'autres femmes elle n'apparaît que dans les derniers jours de la grossesse, et annonce un accouchement prochain. Ces différentes formes de flux intestinal n'ont aucune gravité, et ne réclament que le traitement ordinairement noté dans les cas de ce genre.

Par exception, une diarrhée grave peut survenir pendant le cours de la grossesse sans que rien puisse l'expliquer. A l'abondance et à la fréquence des selles se joint du ténesme anal ; les malades maigrissent, s'affaiblissent ; la bouche devient sèche et la fièvre apparaît. Quelques cas sont rebelles à tout traitement ; ils peuvent alors provoquer l'avortement ou l'accouchement prématuré. Cette maladie, qui mériterait le nom de diarrhée incoercible, peut, dans les circonstances que nous venons d'indiquer, devenir mortelle pour la mère, soit avant, soit après l'accouchement. Nous avons vu un seul fait de ce genre.

ARTICLE II.

LÉSIONS DE LA RESPIRATION.

Là dyspnée et la toux sont à peu près les seules affections que nous ayons à examiner ici.

La dyspnée qui survient à la fin de la grossesse est évidemment produite par la gêne qu'éprouvent les poumons à cause du développement excessif de l'utérus. L'accouchement peut seul la faire cesser. Elle se montre quelquefois plus tôt, mais elle est produite alors par une congestion pulmonaire à laquelle il faut remédier par la saignée générale. On doit, en outre, conseiller un régime doux, le repos, une position convenable et des vêtements peu serrés.

Il en est de même des palpitations qui ne tiennent pas à une maladie organique antérieure à la grossesse ; mais il ne faut pas oublier que si la saignée est utile, lorsque la dyspnée ou les palpitations sont très-intenses, pour faire cesser momentanément la congestion locale, celle-ci tient bien plus souvent ici à l'hydroémie qu'à une véritable pléthore, et que le meilleur moyen d'en prévenir le retour, c'est de faire suivre la saignée de l'usage des toniques (voyez l'article suivant).

Quant à la toux, elle n'est dangereuse, relativement à la grossesse, que par les secousses violentes que quelquefois elle cause, et qui peuvent produire l'avortement. Tous les observateurs qui ont écrit sur la grippe ont eu soin de noter la fréquence des avortements parmi les femmes qui en ont été affectées. Lorsque la toux est une conséquence de la grossesse, elle peut être attribuée, dans quelques cas, à une congestion locale, à laquelle une saignée modérée remédie avantageusement ; mais la toux a parfois un caractère spasmodique, quelque chose qui, sauf l'altération de la voix, lui donne une ressemblance avec la coqueluche.

Je me suis très-bien trouvé, dans ce dernier cas, des bains répétés deux ou trois jours de suite.

Quand elle est le symptôme d'une maladie chronique existant avant la grossesse, son traitement varie suivant l'affection qui la produit. Quelle qu'en soit la cause, l'accoucheur doit employer les calmants et les béchiques propres à en diminuer l'intensité.

ARTICLE III.

LÉSIONS DE LA CIRCULATION.

§ 1. — Altération du sang. — Pléthore et hydroémie.

Pendant la grossesse, et surtout pendant la seconde moitié, la circulation générale avons-nous dit (page 130), est presque toujours plus active ; et cette activité plus grande se manifeste par une plus grande fréquence dans le pouls, qui est souvent même plus dur, plus plein que dans l'état ordinaire. Cet état peut être considéré comme l'état normal ; mais il s'exagère dans quelques cas et devient la cause de phénomènes qui constituent un léger état morbide. Ainsi, quelquefois les femmes éprouvent en même temps des vertiges, des éblouissements, des tintements d'oreilles, des rougeurs subites à la face, des chaleurs spontanées par tout le corps, mais surtout à la tête. Si, dans ces conditions, une saignée est pratiquée, le sang que l'on tire de la veine offre un caillot volumineux, consistant, et assez peu de sérosité ; mais quelquefois aussi le sang contient beaucoup de sérosité, le caillot est petit et recouvert d'une couenne blanchâtre très-prononcée, semblable à celle des maladies inflammatoires (voyez page 132).

Cette différence d'aspect du sang retiré par la saignée aurait déjà dû faire soupçonner que, malgré leur identité, ces troubles fonctionnels pouvaient être liés à des causes diverses ; et pourtant si quelques tentatives isolées de thérapeutique permettent de croire que ce soupçon naquit dans quelques bons esprits, il faut reconnaître qu'il fut presque étouffé ; car la plupart des auteurs, même les plus modernes, n'hésitent pas à les attribuer à la pléthore, et faisant concorder le traitement avec l'étiologie, conseillent la saignée comme le meilleur moyen d'y remédier.

Les résultats peu avantageux que j'avais retirés de cette pratique m'avaient déjà, depuis quelques années, fait douter de la valeur de la théorie, et ces doutes augmentèrent surtout après avoir lu les belles recherches hématologiques de M. Andral. Aussi, dès 1844, traitant, dans la seconde édition de ce livre, de la pléthore des femmes enceintes, j'écrivais : « Après avoir lu les curieux résultats que nous venons de mentionner (*Analyse du sang*, par M. Andral, voyez page 130 à 133), on les trouvera peut-être en désaccord avec le titre de ce paragraphe, et peut-être aussi avec les conseils thérapeutiques que nous donnons plus bas. Comment concilier, en effet, cette dénomination de pléthore appliquée à l'ensemble des phénomènes qu'offrent la plupart des femmes enceintes, et les preuves d'anémie fournies par l'analyse du sang? *N'est-il pas probable qu'on s'est trompé* jusqu'à présent en attribuant à la pléthore ce qui n'est dû qu'à l'appauvrissement du sang? Si nous rapprochons de ces résultats le souffle des carotides, les caprices d'estomac, les troubles digestifs, les phénomènes nerveux si variés qui surviennent pendant la gestation, et qui ressemblent parfaitement à ceux qui s'observent si souvent chez les chlorotiques, n'est-on pas, *malgré soi*, porté à conclure que la chlorose qui les produit dans ce dernier cas en est aussi la cause dans le premier? et dès lors la saignée, généralement conseillée, ne serait-elle pas plus propre à augmenter qu'à diminuer les accidents? Les faits nous manquent pour décider une pareille question; mais, tout en consignant dans cet ouvrage les idées les plus généralement reçues, nous n'avons pas dû complétement dissimuler combien les expériences de MM. Andral et Gavarret ont fait naître de doutes dans notre esprit. » (Page 238, 2ᵉ édit.)

Depuis cette époque, nous avons cherché à vérifier par des faits la valeur des inductions que nous avions déduites des documents fournis par les expériences de ces deux savants professeurs, et nous devons dire que la pratique a confirmé la théorie. Aussi est-ce avec une entière confiance que nous proclamons hautement aujourd'hui ce que nous disions timidement dans une simple note : *L'hydroémie est, chez les femmes enceintes, la cause la plus fréquente des troubles fonctionnels attribués jusqu'à présent à la pléthore.*

Cette proposition, si étrange qu'elle paraisse au premier abord, nous semble pouvoir être prouvée par les résultats de l'analyse chimique du sang, par les symptômes mêmes présentés par les malades, par les heureux effets qu'on retire d'un traitement tonique.

Il est bien démontré aujourd'hui que la grande élévation du chiffre des globules fonde dans le sang le caractère de la pléthore, comme leur diminution est le fait propre à l'anémie, et tout le monde sait que la chlorose et l'anémie sont essentiellement caractérisées par la diminution des globules et l'augmentation de l'eau. Or, nous avons démontré (voyez page 130 à 133), en étudiant les modifications du sang pendant la grossesse, que la quantité des globules diminue pendant que l'eau augmente. Sous ce rapport, les femmes enceintes peuvent être rigoureusement comparées aux chlorotiques. L'augmentation de fibrine et la diminution de l'albumine qui s'observait aussi pendant la gestation (voyez page 130 à 133) sont plus difficiles à expliquer. Cependant nous ferons remarquer que la nutrition insuffisante de la mère, forcée, quoi qu'il arrive, de fournir au fœtus des aliments nécessaires à son développement, pourrait encore expliquer l'excès de fibrine tout aussi bien que la diminution des globules, car les expériences de M. Andral ont démontré que chez des chiens soumis à certains degrés d'abstinence, le sang avait présenté les caractères de la chloro-anémie, coïncidant avec une augmentation notable de fibrine. Enfin, en admettant avec quelques chimistes modernes que la fibrine se forme aux dépens de l'albumine du sang, ne pourrait-on pas trouver dans la diminution notable de celle-ci la cause de l'augmentation de celle-là?

Ajoutons enfin que MM. Becquerel et Rodier, qui seuls, dans leurs analyses,

 QUATRIÈME PARTIE.

ont donné la proportion du fer qui entre dans le sang des femmes enceintes, ont établi que cette proportion était au-dessous de la moyenne physiologique. Ainsi, sur 1000 grammes de sang calciné, la proportion moyenne de fer est, chez une femme saine et en vacuité, de 0,541 ; chez la femme enceinte, elle est de 0,449, et enfin de 0,366 chez une chlorotique prononcée. Le fer suivrait donc la proportion des globules, et son chiffre, pendant la grossesse, établirait une transition de l'état de santé à la chlorose confirmée.

De tout ce que nous venons de dire, nous croyons donc pouvoir conclure que, pendant la grossesse, les principaux éléments du sang subissent des modifications analogues à celles de la chlorose ; sans doute ces changements sont purement physiologiques dans bon nombre de cas, nous l'avons dit précédemment (voyez page 132), mais pour peu qu'ils s'exagèrent, ils deviennent pathologiques et engendrent l'hydroémie et la chloro-anémie.

L'opinion que nous défendons deviendra plus évidente encore quand nous aurons prouvé la proposition suivante :

Les troubles fonctionnels de la grossesse attribués jusqu'à présent à la pléthore sont ceux de la chlorose. — La plupart des auteurs qui ont traité des troubles fonctionnels de la grossesse se sont fondés, pour les attribuer à la pléthore, sur la physionomie particulière qu'ils présentaient. Ainsi, de ce qu'ils constataient chez beaucoup de femmes enceintes la plénitude et la dureté du pouls, des pesanteurs de tête avec somnolence, des vertiges, des tintements d'oreilles, des bouffées de chaleur, des rougeurs subites au visage, ils n'hésitaient pas à les considérer comme l'expression de congestions encéphaliques dues elles-mêmes à la pléthore générale.

Eh bien ! il suffit, en vérité, de lire la liste des symptômes qui appartiennent à la chlorose, pour se convaincre qu'ils sont identiques dans les deux affections. Ce fait s'explique facilement, dit M. Andral, en remarquant que si le seul passage d'une trop grande quantité de globules à travers les vaisseaux de l'encéphale paraît être une circonstance suffisante pour rendre compte des troubles cérébraux qui se montrent dans la pléthore, il arrive aussi que des globules, en trop petit nombre, traversant ces mêmes vaisseaux, déterminent des accidents analogues ; de telle sorte qu'une quantité de globules, ou trop forte ou trop faible, trouble de la même manière certains actes cérébraux. Ce n'est donc pas par le caractère des symptômes, mais seulement par les modifications du sang, qu'on pourra juger de leur véritable cause. Or, l'analyse du sang d'un grand nombre de femmes qui accusaient ces prétendus phénomènes de pléthore a démontré la diminution notable des globules et l'augmentation de la sérosité.

En se rappelant, du reste, ce que nous avons dit plus haut de la pathologie de la grossesse, on verra qu'il n'est presque aucun des troubles fonctionnels déjà étudiés qui ne s'observe aussi chez les femmes chlorotiques. Quoi de plus fréquent que de rencontrer, chez les chloro-anémiques, cette inappétence, ce dégoût des aliments, ces appétits bizarres et dépravés, ces crampes et chaleurs d'estomac, ces nausées, ces vomissements, tous ces symptômes de gastralgie, enfin, qui rendent si pénibles beaucoup de grossesses. Les céphalées, les odontalgies, les syncopes, les névralgies faciale, frontale, orbitaire ou temporale, ne sont-elles pas, pour ainsi dire, communes à ces deux états? Du côté de la circulation, ne constatons-nous pas également les mêmes modifications dans la force d'impulsion, le rhythme et la sonorité des battements du cœur, et n'entendons-nous pas aussi dans les principaux troncs vasculaires un bruit de soufflet?

Parmi des indispositions diverses, il en est, telles que les phénomènes nerveux qui s'observent plus spécialement dans la première moitié de la grossesse; d'autres, telles que les symptômes prétendus de pléthore, qui tourmentent plus spécialement les femmes parvenues à une période plus avancée. Mais, il faut l'avouer pourtant, ils se montrent tous tantôt au commencement, tantôt à la fin; et quelques personnes ont cru trouver dans cette circonstance une objection à ma théorie. Pourquoi donc, a dit M. Jacquemier, les mêmes symptômes considérés comme troubles sympathiques de l'utérus, s'ils se montrent dans la première moitié d'une grossesse, seraient-ils dus à la chlorose s'ils se montrent dans la seconde moitié? N'y a-t-il pas là quelque chose d'arbitraire, d'artificiel, qui semble imaginé tout exprès pour étayer une théorie?

D'abord je ferai remarquer que je n'ai jamais voulu parler que des malaises que les femmes éprouvent dans les derniers mois; mais en supposant la similitude des symptômes, il n'y aurait rien d'irrationnel à leur supposer une origine différente. Qu'on me permette de rappeler ce qui se passe chez la jeune fille qui devient chlorotique : on verra que la succession des phénomènes est absolument la même que celle que j'ai supposée pour la chlorose des femmes enceintes. Une jeune personne bien portante, arrive à l'âge de la puberté ; sous l'influence de causes qui souvent nous échappent, la menstruation ne s'établit pas ou seulement s'opère d'une manière incomplète ou irrégulière. L'utérus, troublé dans l'exercice de ses fonctions mensuelles, réagit bientôt sur tous les autres organes. L'appétit diminue, l'estomac devient capricieux, les goûts bizarres, les digestions pénibles, et cette difficulté des digestions persistant, il en résulte une assimilation incomplète et bientôt une nutrition insuffisante. Après quelques semaines ou quelques mois, l'insuffisance de la nutrition produit une altération dans la composition du sang, et quand celle-ci est portée à un certain degré, elle engendre tous les symptômes de la chlorose, symptômes qui ressemblent beaucoup à ceux qui ont précédé et causé la maladie générale dont ils sont l'expression.

Certes, personne ne contestera la vérité du tableau que je viens de tracer. Eh bien! la succession des phénomènes n'est-elle pas la même dans la grossesse? N'est-ce pas, dans les deux cas, l'irritation que les fonctions nouvelles impriment à l'utérus, qui d'abord réagit sur les autres fonctions de l'économie, en trouble l'accomplissement régulier, puis diminue plus tard l'assimilation des principes nutritifs, et enfin produit la chlorose? Ce dernier état ne se manifeste-t-il pas chez la femme enceinte comme chez la jeune fille, par les mêmes symptômes? Où est donc la différence? Et si l'on admet que chez la jeune fille les troubles fonctionnels du début étaient purement sympathiques, tandis que les derniers doivent être attribués à la chlorose, pourquoi se refuser à l'admettre pendant la grossesse?

Après avoir, ainsi que nous venons de le faire, rappelé que tous les troubles fonctionnels de la chlorose s'observent parfois dans la grossesse, on est vraiment étonné qu'on n'ait pas fait plus tôt ce rapprochement, et qu'on ait attendu les résultats d'analyses récentes pour soupçonner que des symptômes identiques pourraient bien tenir à la même cause.

L'anatomie pathologique, la symptomatologie, sont donc d'accord : voyons si le traitement viendra démontrer encore la nature de la maladie.

La pléthore était considérée comme si générale et si uniquement cause des maladies des femmes enceintes, que la phlébotomie était devenue une pratique générale. La nécessité d'une saignée est tellement admise pendant la grossesse, que beaucoup de femmes, arrivées au cinquième mois, se croient dans l'obligation de se faire tirer du sang, et le demandent avant d'avoir consulté leur médecin. La plupart des praticiens se refusent à ces saignées dites préventives, mais tous considèrent encore cette opération comme le meilleur moyen à opposer à la *pléthore*, c'est-à-dire à l'ensemble des phénomènes qu'on lui attribuait. Si cette dernière proposition était vraie, elle serait une objection sans réplique à la théorie que nous cherchons à faire prévaloir. Fort heureusement il n'en est rien.

Je ne veux certainement pas nier l'amélioration produite par la saignée dans certains cas ; mais elle ne prouve rien contre la pauvreté du sang, contre la chloro-anémie. La diminution du chiffre des globules n'entraîne pas nécessairement, en effet, la diminution de la masse sanguine, comme semble l'indiquer le nom d'*anémie* donné à cette altération. Le plus souvent, au contraire, la masse du liquide n'a pas varié, et quelquefois même, ce que M. Beau considère comme le fait normal dans la chlorose, elle a considérablement augmenté. Il peut exister alors une véritable pléthore, qu'on peut appeler pléthore séreuse, et c'est alors surtout qu'aux phénomènes ordinaires de l'anémie viennent se joindre céphalalgie, vertiges, tintements d'oreilles, etc. ; c'est alors aussi que la saignée peut donner du soulagement en diminuant la masse sanguine. Le même résultat est obtenu dans la chlorose ordinaire lorsque la saignée est pratiquée pour remédier aux congestions locales. Mais, dans la grossesse comme dans la chlorose, ce soulagement n'est que momentané, et si l'hygiène et la thérapeutique ne font pas remonter les globules à leur chiffre normal, les mêmes phénomènes se reproduisent bientôt avec plus d'intensité. Tirer du sang est donc, dans tous les cas, un moyen palliatif qu'on peut employer comme ressource extrême quand les accidents généraux sont très-graves, mais qu'il eût mieux valu éviter en administrant plus tôt à la femme les toniques et les ferrugineux.

Une alimentation animale et l'administration des ferrugineux m'ont toujours paru, depuis six ans, aussi utiles contre les troubles fonctionnels de la grossesse que contre ceux de la chlorose. A moins que ces accidents ne soient très-graves, je ne pratique plus de saignées pour remédier aux palpitations, aux maux de tête, aux étouffements, et je ne les ai pas encore vus une seule fois résister plus d'une quinzaine à l'emploi des ferrugineux. Alors même que la gravité des accidents m'oblige à pratiquer aux malades une saignée de 200 à 250 grammes au plus, je n'en commence pas moins immédiatement l'usage du fer, et il est fort rare que je sois obligé, comme cela m'arrivait si souvent autrefois, de revenir aux émissions sanguines. Les saignées intestinales pourraient dans quelques cas remplacer utile-' ment la phlébotomie, et M. Blot a eu certainement raison de conseiller alors les légers purgatifs.

Il est encore une autre circonstance dans laquelle j'ai utilement associé la saignée aux ferrugineux ; mais on va voir à quel titre.

Dans la grossesse, la surabondance du sang appauvri peut déterminer des congestions locales, comme dans la chlorose, et cette congestion portée au delà de certaines limites explique la présence des épistaxis, l'apparition plus rare des hémoptysies et des hématémèses, qui toutes semblent dues à un effort de la nature pour éliminer le trop-plein du système vasculaire. Ces accidents sont rares pendant la gestation, ou du moins ils offrent rarement une gravité inquiétante. C'est qu'il existe, depuis le moment de la conception jusqu'à l'accouchement, un organe qui semble concentrer en lui toute vitalité, et qui constitue un véritable centre de fluxion vers lequel viennent converger tous les troubles de l'organisme : c'est l'utérus. La congestion, qui, chez la chlorotique, a lieu vers la tête ou la poitrine, s'opère dans la matrice, et l'énorme développement des vaisseaux utérins, les connexions plus ou moins intimes qu'ils ont contractées avec ceux du fœtus, font assez comprendre tout le danger d'un afflux trop considérable de liquides. A une époque peu avancée, la congestion peut déterminer la rupture d'un des nombreux vaisseaux capillaires qui rampent à la surface interne de la muqueuse (caduque pariétale ou épichoriale) ; un peu plus tard, la congestion peut être assez forte pour causer la crevasse d'un des vaisseaux utéro-placentaires, et, dans les deux cas, donner lieu à un épanchement qui, détruisant en totalité ou en partie les rapports utéro-placentaires, devienne fatal à l'enfant.

Ces congestions utérines, considérées, avec raison dans quelques cas, comme la suite de la *pléthore générale*, je les ai observées bien plus souvent chez les femmes faibles et anémiques. Elles se manifestent presque toujours au retour des époques des règles, comme si la périodicité menstruelle entretenait à cette époque, dans l'utérus, une vitalité plus active. La femme se plaint de tension, de gonflement du ventre, d'un sentiment de pesanteur dans le bassin, dans les aines et à la partie supérieure des cuisses : elle éprouve aussi bientôt des douleurs dans les reins, dans les lombes. Si les moyens convenables ne sont pas employés, la congestion vasculaire, la pression qui en résulte pour les parois utérines, irritent l'organe, de légères contractions se manifestent, quelquefois même un peu de sang s'écoule par la vulve, et annonce un avortement prochain. Ces signes sont presque toujours accompagnés d'un ténesme vésical très-prononcé. Est-ce que le volume et le poids de l'organe, augmentés par la congestion, exercent une pression plus grande sur le col de la vessie ?

Il est évident que, lorsque ces phénomènes de congestion utérine se manifestent, il est prudent d'avoir recours à tous les moyens propres à opérer une révulsion. Ainsi les sinapismes sur la partie supérieure et postérieure du dos, des ventouses sèches au nombre de sept ou huit appliquées au sommet de la poitrine, et enfin, si ces premiers moyens sont insuffisants, la saignée du bras de 150 à 200 grammes au plus, et à titre de révulsif puissant, sont très-utiles. Mais encore ici la saignée ne peut avoir qu'une action momentanée, qui fait cesser la pléthore locale, et ne saurait dispenser d'avoir recours aux médicaments destinés à modifier l'état du sang. J'y reviendrai plus tard en traitant du traitement préventif de l'avortement. Mais je dois dire dès à présent que c'est au fer employé dès le début de la grossesse, qu'un grand nombre de mes clientes, qui déjà avaient fait plusieurs fausses couches, doivent d'être arrivées à terme.

On le voit donc, et j'en appelle sur ce point à l'expérience des praticiens, si le médicament qui guérit une maladie en démontre quelquefois aussi la nature, les accidents que nous venons de rappeler sont dus le plus souvent à la chloro-anémie et non à la pléthore. Cette dernière proposition, confirmée déjà par l'anatomie pathologique et la symptomatologie, est donc incontestable.

Je dis le plus souvent, et je ne voudrais pas, en effet, que mon assertion fût prise comme absolue. Si la véritable pléthore, c'est-à-dire celle qui, par opposition à la pléthore séreuse, est déterminée par l'augmentation plus ou moins notable des globules, est rare, il faut reconnaître qu'elle se présente chez quelques individus, surtout à une époque peu avancée de la grossesse. Les femmes d'une constitution réellement pléthorique, et dont le sang des règles est habituellement abondant et coloré, peuvent conserver pendant la grossesse cette disposition constitutionnelle, et la voient même parfois augmenter. Sur les soixante et quelques analyses que nous avons citées plus haut, nous avons vu que plusieurs fois, pendant les premiers mois, le chiffre des globules n'avait pas diminué, et que chez une femme arrivée à la fin du deuxième mois, M. Andral l'avait vu s'élever à 145. Probablement même, lorsque les analyses auront été multipliées, retrouvera-t-on la même particularité dans quelques cas de grossesse avancée. Pour notre part, nous avons certainement rencontré des femmes qui, par leurs antécédents, leur expression symptomatique, et les qualités physiques du sang, offraient tous les caractères de la pléthore.

Si ces derniers faits ont été rarement observés par nous, cela tient à ce que nous exerçons dans une grande capitale, où toutes les causes d'affaiblissement se trouvent réunies. Les conditions hygiéniques dans lesquelles vivent les femmes des campagnes les prédisposent moins à la chlorose. Il est donc infiniment probable que pendant la grossesse le sang ne présente pas chez elles le degré d'altération que nous avons indiqué. C'est certainement à cette circonstance, je crois, qu'il faut attribuer, pendant leur grossesse, la rareté des troubles fonctionnels nerveux ou autres qu'on observe si fréquemment chez les femmes des grandes villes. Nouvel argument en faveur de ma théorie.

Ces femmes sont exposées aux conséquences générales de la pléthore, mais présentent plus particulièrement les signes de la pléthore locale ou utérine, surtout pendant la première moitié de la grossesse, aux retours périodiques des époques menstruelles. Les phénomènes locaux, tension, gonflement du ventre, pesanteur dans le bassin, sont portés chez elles à un plus haut degré. Quelquefois aussi la circulation du fœtus paraît participer aux troubles de la circulation maternelle, car on voit assez souvent ces signes de congestion être suivis de l'affaiblissement, de la diminution de fréquence, et même de la cessation complète des mouvements actifs ; et si ces mouvements n'avaient pas encore été perçus, la pléthore peut retarder beaucoup leur apparition. Quelque difficulté qu'on ait à expliquer ces particularités, elles sont trop fréquentes pour pouvoir les révoquer en doute. La meilleure preuve qu'on puisse donner de l'influence de cette congestion locale sur les mouvements de l'enfant, c'est qu'ils reparaissent très-promptement après une saignée du bras faite en temps convenable, et que très-souvent c'est après l'emploi de ce moyen qu'une femme, arrivée à cinq mois, cinq mois et demi, sans avoir senti remuer, perçoit tout à coup ces sensations.

Je n'ai pas besoin de dire que la phlébotomie est ici le meilleur moyen, et qu'on peut retirer une plus grande quantité de sang, suivant les cas particuliers : toutefois il vaut mieux pratiquer plusieurs petites saignées d'une à deux palettes, et à de petits intervalles, que de n'en pratiquer qu'une seule, mais très-abondante. Il faut éviter surtout qu'elle ne produise la syncope.

Nous aurons occasion, à propos de l'avortement, de compléter l'étude des indications thérapeutiques (voy. *Avortement*).

En résumé, les troubles fonctionnels de la grossesse, céphalalgie, étourdissements, vertiges, tintements d'oreilles, dyspnée, palpitations, etc., que tous les auteurs considèrent comme pléthoriques, ne reconnaissent que rarement pour cause une véritable pléthore, et sont le plus souvent dues à la chloro-anémie. On pourrait, à la rigueur, distinguer chez les femmes enceintes une *pléthore sanguine* très-rare, une pléthore séreuse très-commune.

Indépendamment de cette diminution notable des globules et de l'albumine, le sang subit parfois une altération notable par suite de son mélange avec les éléments qui entrent dans la composition de l'urine. Cette altération, qui a été décrite dans ces derniers temps sous le nom d'*urémie* par les Allemands, et dont nous aurons bientôt occasion de parler, est un fait capital dans l'étiologie de plusieurs des maladies qui peuvent se manifester pendant l'état puerpéral. Nous ne faisons que l'indiquer en ce moment, nous réservant d'y revenir en traitant des lésions de la sécrétion urinaire.

§ 2. — Hémorrhagies.

Les hémorrhagies des organes génitaux sont malheureusement fréquentes pendant la grossesse ; elles constituent un accident redoutable. Ces hémorrhagies présentent d'ailleurs des formes très-différentes suivant la cause qui les produit et l'époque de leur apparition. Aussi il serait difficile d'en donner la description dans un seul chapitre, et leur étude se trouvera forcément disséminée dans plusieurs articles dont nous croyons devoir donner l'indication ici. Quelquefois l'hémorrhagie se trouve circonscrite dans le placenta sous forme de foyer. Nous avons décrit cette hémorrhagie ou apoplexie placentaire avec les autres maladies du placenta (voy. *Maladies de l'œuf*). Dans les six premiers mois de la grossesse, une hémorrhagie utérine, pour peu qu'elle soit abondante, fait redouter l'avortement, qu'elle entraîne souvent après elle ou qu'elle accompagne. Il est donc impossible de séparer cette hémorrhagie de l'étude de l'avortement (voy. *Avortement*).

L'hémorrhagie des trois derniers mois de la grossesse reconnaît au contraire les

31

mêmes causes, présente les mêmes symptômes, et demande le même traitement que lorsqu'elle survient pendant le travail de l'accouchement. Une seule et même description suffisait ; on trouvera donc ces hémorrhagies étudiées avec les autres accidents de l'accouchement (voy. *Dystocie*, article *Hémorrhagie*).

Enfin la rupture des varices de la vulve et du vagin donne lieu à des épanchements de sang dans l'intérieur de ces organes ; on les désigne sous le nom de thrombus. Leur production n'ayant guère lieu que pendant l'accouchement, nous renvoyons de même leur étude à l'article *Dystocie* (voy. *Dystocie*, article *Thrombus*).

Nous ne signalerons ici qu'une forme assez rare et assez bizarre d'hémorrhagie utérine pendant la grossesse : chez certaines femmes, quelques jours après la fécondation, un écoulement sanguin se fait jour à travers la vulve. Il est peu considérable, tantôt intermittent, tantôt continu ; il s'accompagne rarement de la formation de caillots ; il est comparable à un écoulement menstruel de médiocre abondance. Cette hémorrhagie dure quelquefois trois ou quatre mois sans aucune interruption, malgré cela elle ne présente pas de gravité et n'interrompt pas le développement de la grossesse ; puis elle s'arrête sans cause appréciable. Nous croyons que cette perte de sang a sa source dans le col utérin, qui nous a paru, dans ces cas, gros et ramolli. Cette explication est probable quand on se rappelle avec quelle facilité le museau de tanche laisse suinter du sang quand on examine au spéculum une femme enceinte. La présence d'une ulcération sur le col rendrait encore l'écoulement sanguin plus facile. Cette hémorrhagie pourrait faire méconnaître une grossesse ; c'est là son plus grand danger. Elle ne réclame aucun traitement.

§ 3. — Varices, hémorrhoïdes.

L'état variqueux des veines des membres inférieurs, du vagin, de la partie inférieure du rectum, est assez commun dans la dernière période de la grossesse. Les varices des membres ne demandent que les précautions nécessaires pour prévenir leur rupture. La compression méthodique est le meilleur moyen. Toute tentative de cure radicale doit être ajournée.

La rupture de varices des membres s'observe quelquefois pendant la grossesse, et l'hémorrhagie qui en est le résultat est presque toujours grave par suite de la compression exercée par le globe utérin sur les veines iliaques. Quelques cas de mort ont même été cités. Rien de plus facile cependant que d'arrêter une hémorrhagie de ce genre : une compression méthodique faite sur le point lésé arrêterait à coup sûr l'écoulement du sang.

Les veines de la vulve dilatées pendant la grossesse deviennent parfois variqueuses et forment des cordons très-apparents. Il n'en résulte habituellement aucune gêne ; quelques femmes se plaignent cependant d'une sensation de pesanteur, fort incommode pendant la station verticale. Les malades sont presque toujours soulagées par une compression douce que l'on établit au moyen d'un bandage en forme de T. La rupture d'une de ces varices peut causer une hémorrhagie grave ou la mort ; nous en avons vu un exemple à l'hôpital des Cliniques : une femme enceinte, d'ailleurs bien portante, avait quelques varices à la vulve. Un soir, en se couchant, elle voulut, en jouant avec les autres femmes du dortoir, sauter sur son lit. Elle retomba en arrière et se trouva, dans sa chute, assise sur une chaise, dont le bord avait frappé contre la vulve. Une hémorrhagie se déclara avec tant d'abondance qu'elle amena rapidement la mort. A l'autopsie, je trouvai pour toute lésion une plaie contuse d'un centimètre de longueur, qui était située sur la face externe de la petite lèvre du côté gauche. Une injection d'eau fut alors poussée dans la veine iliaque primitive, et je pus m'assurer que le liquide sortait avec abondance et rapidité par la petite plaie dont je viens de parler. Aussitôt après l'accident, si la cause de l'hémorrhagie avait été reconnue, une compression faite directement sur la plaie aurait à coup sûr arrêté l'écoulement du sang.

La rupture des veines de la vulve et du vagin a lieu le plus souvent pendant le travail de l'accouchement. Nous renvoyons l'étude de ce sujet à l'article *Thrombus* (voy. *Dystocie*).

Les hémorrhoïdes sont, comme les varices, la conséquence ordinaire de la pression de l'utérus sur les vaisseaux hypogastriques ; mais aussi souvent elles peuvent résulter de la constipation et de l'accumulation de matières dures dans le rectum. Les hémorrhoïdes qui fluent sont en général peu fâcheuses. Les autres sont ordinairement graves et très-douloureuses. Les femmes qui en sont affectées ne peuvent souvent ni marcher ni se tenir debout ; elles sont même gênées pour s'asseoir. La première chose à faire est de combattre la constipation, puis on s'attache à calmer la douleur par des bains, des cataplasmes et des lotions émollientes et narcotiques. On peut appliquer sur les tumeurs l'onguent populéum, le baume tranquille. Si elles sont internes, on peut introduire dans le rectum des suppositoires de beurre de cacao. Les liniments opiacés et belladonisés ont souvent aussi soulagé les malades ; c'est, du reste, tout ce qu'il est prudent de faire. Lorsque l'inflammation et la turgescence sont très-considérables, il faut pratiquer la saignée du bras, qui est beaucoup préférable à l'application de sangsues au voisinage des tumeurs : celles-ci calment momentanément les douleurs, mais elles peuvent, chez certaines femmes, causer l'avortement. Je n'ai jamais vu, dit Desormeaux, l'application des sangsues sur les tumeurs, ou l'incision de ces tumeurs procurer un soulagement durable. Lorsque l'irritation causée par les hémorrhoïdes semblait réagir sur l'utérus, et faire craindre une hémorrhagie utérine, M. Gendrin dit s'être bien trouvé d'applications froides autour du bassin. Dans ce cas, dit-il, si l'hémorrhagie n'est qu'imminente, nous augmentons l'activité des topiques appliqués directement sur les parties extérieures affectées, en faisant administrer en même temps des bains de siége frais, dont nous n'avons jamais abaissé la température au-dessous de 12 à 15 degrés centigrades. Nous avons plusieurs fois employé avec succès les lavements froids. Chaque soir un grand lavement froid est d'abord administré, puis, quand il a été rendu, on donne un quart de lavement qui doit être gardé par la malade.

Quant à l'état variqueux des veines du vagin, nous en parlerons à l'article *Thrombus de la vulve*.

ARTICLE IV.

LÉSIONS DES SÉCRÉTIONS ET DES EXCRÉTIONS.

§ 1. — Ptyalisme.

Le ptyalisme, ou salivation trop abondante, s'observe chez quelques femmes pendant la grossesse. Elle est ordinairement de peu de durée, et se prolonge rarement plus de deux mois : cependant M. Brachet a cité l'histoire d'une dame chez laquelle la salivation, commencée au deuxième mois, durait encore un mois après l'accouchement, et j'ai tout récemment observé un cas semblable chez la femme d'un de nos confrères. Elle se renouvelle quelquefois chez la même femme dans plusieurs grossesses successives. Je l'ai vue durer six à sept semaines à la première et à la seconde grossesse d'une dame qui, depuis, a eu un autre enfant sans accident semblable ; et M. Danyau fils parle d'une malade qui eut à sa première grossesse une salivation abondante jusqu'au sixième mois, salivation dont la durée et l'abondance augmentèrent pendant deux autres gestations.

Quelque considérable que soit la salivation, c'est plutôt une incommodité désagréable qu'une complication grave ; elle n'a jamais sérieusement compromis la santé, pourtant les femmes sont tellement ennuyées par ce crachement continuel et par l'écoulement de salive qui, pendant la nuit, inonde parfois leur oreiller, qu'elles insistent souvent pour en être débarrassées. Heureusement que, dans la grande majorité des cas, le ptyalisme cesse de lui-même ; car il ne faut pas accorder une trop grande confiance aux moyens proposés. Cependant on a employé avec avantage les infusions aromatiques, les gargarismes légèrement astringents. Comme Desormeaux, j'ai quelquefois diminué la salivation en engageant les malades à tenir habituellement dans la bouche un petit morceau de sucre candi. D'autres ont préconisé un morceau de gomme arabique, des fragments de glace. Il faut connaître ces différents moyens, ne serait-ce que pour faire prendre patience, en variant la médication, et laisser arriver ainsi l'époque de la cessation spontanée des accidents.

Quelques auteurs ont paru redouter la suppression brusque d'une salivation abondante. On a cité deux faits dans lesquels une fois une apoplexie, une autre fois des étouffements violents, ont paru en être la conséquence. Je ne crois pas bien démontrée la relation de la causalité qu'on a cherché à établir, et je suis tenté de croire qu'ici, comme dans beaucoup d'autres circonstances, on a eu tort de conclure *post hoc, ergo propter hoc.*

§ 2. — Excrétion urinaire.

La sécrétion rénale est rarement augmentée pendant la grossesse, et si quelques auteurs ont avancé le contraire, c'est qu'ils ont été trompés par les envies fréquentes d'uriner que les femmes éprouvent à certaines époques de la gestation. Ces besoins répétés tiennent à un véritable ténesme vésical causé par la compression que la tumeur utérine exerce sur le corps et le col de la vessie. Ils se renouvellent toutes les heures, ou même plus souvent, et sont satisfaits par l'émission de quelques gouttes de liquide.

La compression exercée par l'utérus sur le col de la vessie est quelquefois assez grande pour gêner, rendre douloureuse et même impossible l'émission de l'urine. La difficulté d'uriner peut survenir dès le commencement de la grossesse, lorsque le bassin est très-vaste et permet à l'utérus de séjourner longtemps dans l'excavation, ou à l'occasion des descentes de matrice, ou des déplacements de ce viscère connus sous le nom d'antéversion ou de rétroversion. Elle se montre plus fréquemment à la fin de la gestation, soit parce que l'utérus est poussé par la tête du fœtus qui se présente, s'engage de bonne heure dans le petit bassin, soit encore parce que l'utérus est fortement porté en avant. Dans ce dernier cas, le corps de la vessie est poussé en haut et en avant par l'utérus, et son col est pressé contre le bord supérieur de la symphyse pubienne. Lorsque l'antéversion de la matrice est très-prononcée, le corps de la vessie forme un angle avec le col, et quelquefois même il est plus bas ; de sorte que le cathétérisme est très-difficile. La difficulté d'uriner persiste, quoi que l'on fasse, jusqu'à l'accouchement. On peut seulement la rendre moins pénible par des bains, la position horizontale, et surtout en faisant usage d'un bandage qui maintienne la tumeur utérine dans une situation plus convenable.

Lorsqu'il y a rétention complète, la vessie, en se distendant, peut acquérir un volume assez considérable pour s'élever jusqu'à l'ombilic. La distension excessive de cet organe peut produire son inflammation et même sa rupture, surtout pendant les efforts du travail. Lorsque le col n'est pas complétement aplati par la compression, il peut en résulter une incontinence d'urine, et celle-ci s'écoule goutte à goutte ; mais malheureusement cela n'est pas toujours possible, et il faut en venir au cathétérisme. J'ai déjà dit tout ce que cette opération offre dans ce cas de difficultés : quand elle est tout à fait impossible, on fait cesser les accidents en soulevant la matrice avec deux doigts introduits dans le vagin et en l'écartant de la symphyse des pubis. Quand cette impossibilité d'uriner persiste, on peut habituer la femme à se rendre elle-même ce service.

Quelquefois, dans les derniers mois de la gestation, les femmes ressentent, en urinant, une cuisson considérable, une douleur aussi vive que s'il existait une pierre dans la vessie. Ces accidents dépendent d'un vrai catarrhe du corps, ou du moins du col de cet organe ; les urines contiennent souvent, en effet, des flocons blanchâtres de matière purulente. Ces accidents réclament le traitement antiphlogistique général, les bains, les émollients locaux, et les boissons mucilagineuses.

L'incontinence d'urine n'attaque en général les femmes que dans les trois derniers mois, et il n'y a de remède que dans l'accouchement. Toutefois elle se montre chez quelques femmes dès les premiers temps de la grossesse ; elle tient évidemment alors à la compression que l'utérus, encore contenu dans l'excavation, exerce sur le col de la vessie, et elle persiste jusqu'au moment où s'opère l'ascension de l'utérus au-dessus du détroit supérieur. Si, après le cinquième mois, l'incontinence persiste encore, on pourra employer avec avantage les injections d'eaux thermales et les toniques à l'intérieur.

Si, le plus souvent, la quantité de l'urine n'est pas changée, celle-ci subit parfois, dans sa composition, des modifications qu'il est important de connaître.

Je ne reviendrai pas sur la pellicule particulière nommée kyestéine par M. Nauche, et dont nous avons précisé la cause et la valeur diagnostique, mais je dois signaler un fait fort remarquable : je veux parler de la quantité plus ou moins considérable d'albumine qu'on trouve dans l'urine de quelques femmes arrivées à une époque avancée. (Voyez *Albuminurie.*)

§ 3. — Albuminurie, urémie.

C'est à M. Rayer, dont les belles et laborieuses recherches sur les maladies des reins ont tant éclairé la pathologie de cet organe, qu'il faut faire remonter l'honneur d'avoir fixé l'attention des médecins sur la présence de l'albumine dans l'urine des femmes enceintes. Le premier, dans son magnifique ouvrage, il chercha à déterminer l'influence de cette altération dans la sécrétion des urines sur la santé de la mère et le développement régulier du fœtus. Plus tard vinrent les observations du docteur Lever, du docteur Cahen, qui publia sous les inspirations de son maître, M. Rayer, une bonne thèse sur ce sujet; puis l'intéressant mémoire de MM. Devilliers et Regnauld, et enfin une autre thèse de M. Blot. Plus récemment deux mémoires de MM. Imbert-Gourbeyre et Bach, les recherches de Frerichs, Schott, Wieger, ont jeté quelque lumière sur ce point encore si obscur de pathologie puerpérale.

On sait que l'albuminurie est ordinairement le symptôme d'une maladie organique des reins, qui se termine presque toujours par la mort. On comprend donc que, lorsque pendant la grossesse on constate cette altération de l'urine, on désire tout d'abord savoir si elle est nécessairement liée à la même cause, ou si elle est tout simplement une des nombreuses modifications que la gestation détermine dans l'organisme. Dans le premier cas, en effet, c'est une affection très-grave qui doit éveiller toute la sollicitude du médecin; dans le second, ce n'est qu'un trouble fonctionnel momentané qui, très-probablement, cessera avec la cause qui l'a produit. Malheureusement, dans l'état actuel de la science, il est très-difficile de résoudre la question. D'un côté, en effet : 1° la diminution normale de l'albumine dans le sang des femmes enceintes, diminution qui, chez les albuminuriques, est beaucoup plus considérable, puisque MM. Devilliers et Regnauld l'ont vue descendre à 56,39, porterait à penser que, dans ces derniers cas, il n'y a qu'exagération du fait ordinaire, et que le sang se dépouillant, quelle qu'en soit la cause, d'une plus grande quantité d'albumine, celle-ci est évacuée par les urines; 2° l'albuminurie de la grossesse ne s'accompagne pas, en général, des troubles fonctionnels et des symptômes auxquels elle donne lieu quand elle est liée à une maladie des reins; et l'hydropisie elle-même, qui a été presque constamment observée dans ce dernier cas, n'existe pas quelquefois chez les femmes enceintes albuminuriques, comme l'ont observé deux fois MM. Regnauld et Devilliers, comme je l'ai constaté moi-même, et comme l'a constaté M. Blot vingt-trois fois sur quarante et une; 3° enfin, dans la majorité des cas, elle guérit spontanément aussitôt que l'accouchement a mis fin à la grossesse qui lui a donné naissance; et quand on se rappelle la ténacité de la néphrite albumineuse, on a peine à comprendre cette disparition subite d'une maladie qui, en dehors de l'état puerpéral, a si souvent une terminaison funeste. D'un autre côté, pourtant, l'observation a démontré que, dans presque tous les cas où les femmes ont succombé aux convulsions qui trop souvent viennent compliquer l'albuminurie, les reins ont présenté les caractères anatomiques de la néphrite albumineuse, caractères dont les degrés plus ou moins avancés semblaient concorder avec l'ancienneté de la maladie et l'abondance de l'albumine rendue par les malades. J'ai eu bien des fois l'occasion de constater ce fait, et, craignant de mal interpréter les altérations que j'avais sous les yeux, j'ai presque toujours soumis les reins à l'examen de M. Rayer, qui y a reconnu le plus souvent le deuxième degré, quelquefois le troisième, une seule fois le quatrième. Pour le savant médecin de la Charité, si les caractères anatomo-pathologiques étaient en général ceux du second degré de la maladie, cela tenait à son peu d'ancienneté, mais n'en modifiait en rien la nature. Elle n'en serait pas moins la conséquence d'une hypérémie rénale qu'il suppose pouvoir tenir, dans un bon nombre de cas, à la compression que la tumeur utérine exercerait sur les veines rénales, et à l'obstacle au retour du sang veineux qui en résulterait. Si, dans les cas simples, elle disparaît en général assez promptement après l'accouchement, c'est que celui-ci fait probablement cesser aussi la congestion du rein qu'entretenait la grossesse. On voit donc que la question est loin d'être résolue, et tandis que, pour M. Blot, par exemple, l'albuminurie puerpérale est le plus souvent étrangère à la maladie de Bright, M. Bach, de Strasbourg (Mémoire couronné par l'Académie), croit pouvoir la rattacher seulement quelquefois à la néphrite albumineuse, et M. Imbert-Gourbeyre (Mémoire couronné par l'Académie) cherche à démontrer qu'elle est toujours le symptôme de la maladie de Bright. Ne serait-il pas possible d'éclaircir un peu cette question jusqu'à présent si obscure ?

Dans l'état de santé, l'urine ne contient pas d'albumine. Il en est de même chez la femme bien portante pendant l'état puerpéral. L'albuminurie indique donc toujours un état pathologique dont elle est le symptôme ; car tout trouble fonctionnel, passager ou durable, suppose une altération momentanée ou prolongée dans les organes chargés d'accomplir la fonction. Rechercher quelles sont les causes de l'albuminurie, c'est rechercher quelles sont les affections générales ou locales qui peuvent la produire. Mais pour ne pas s'égarer dans ces recherches, il est très-important de déterminer à priori quels sont les organes auxquels est dévolu l'accomplissement de la sécrétion urinaire.

La rein est considéré comme exclusivement chargé de ce rôle; aussi est-ce dans les lésions de cet organe qu'on a voulu trouver l'explication matérielle de tous les troubles de la sécrétion. Or, comme l'a fait très-judicieusement remarquer M. Pidoux, la sécrétion urinaire n'est pas tout entière dans le rein, car elle existe avant que le rein soit formé (dans le liquide allantoïdien on a trouvé de l'acide urique et d'autres éléments de l'urine). Le travail d'assimilation, si actif chez le fœtus, ne se comprend qu'en supposant en même temps un travail de désassimilation. Le sang qui arrive à l'organe est déjà chargé des éléments du liquide urinaire, éléments dont il doit se débarrasser en le traversant. La fonction est déjà commencée dans tous les points de l'organisme par ce mélange d'éléments hétérogènes au liquide sanguin, mais c'est dans le rein qu'elle va se compléter en séparant tous ces éléments du sang qu'elle renvoie épuré. M. Pidoux a donc raison de dire que la sécrétion urinaire est une fonction générale et locale tout à la fois : générale, parce qu'elle commence partout, et locale, parce qu'elle se termine dans le rein. N'étudier que ce dernier organe quand on veut, en physiologie, se faire une idée de la fonction, c'est en négliger un élément important ; de même, en pathologie, vouloir trouver toujours dans les altérations rénales la cause des troubles subis par la sécrétion urinaire, c'est laisser de côté une foule d'autres altérations qui peuvent avoir une influence analogue.

Les éléments du sang que charrie l'artère rénale sont, dans l'état de santé, dans une proportion déterminée, et certains de ces éléments doivent être éliminés dans le rein. Or, il est facile de comprendre que si une altération dans la structure de cet organe peut modifier la quantité et la qualité des matières éliminées, une altération de liquide, telle, par exemple, que la diminution ou l'augmentation de ses parties solides ou liquides, peut aussi avoir le même résultat. La clinique et l'examen cadavérique viennent d'ailleurs à chaque instant à l'appui de cette idée ; car si nous trouvons quelquefois dans le rein une lésion matérielle à laquelle nous rattachons l'albuminurie, nous sommes forcés de reconnaître que cette lésion manque bien souvent.

Dans l'état actuel de la science, l'albuminurie ne peut plus être regardée comme le symptôme d'une lésion unique ; le passage de l'albumine dépend au contraire de causes très-différentes sur la nature desquelles les expériences des physiologistes ont jeté un grand jour. L'expérience capitale appartient à M. Claude Bernard : le savant physiologiste injecte dans les veines d'un animal une solution de blanc d'œuf et voit apparaître aussitôt de l'albumine dans l'urine. Il répète l'opération avec le sérum sanguin et le même phénomène a lieu. On peut encore produire artificiellement l'albuminurie en nourrissant les animaux avec des aliments exclusivement albumineux. Toutes ces expériences prouvent qu'un excès d'albumine dans le sang est toujours suivi d'albuminurie. Cet excès se retrouve en quelque sorte dans le sang des femmes enceintes, car on doit y considérer non pas les proportions relatives de l'eau et des principes organiques, mais bien les rapports de ces derniers comparés entre eux. Or, dit M. Gubler, en établissant cette comparaison, on trouve, en règle générale, une prédominance marquée de l'albumine relativement aux globules (voyez page 130). Suivant M. Gubler, la superalbuminose sanguine relative serait donc la cause déterminante habituelle de l'albuminurie. Pendant la grossesse, dit encore cet auteur, le sang de la mère doit fournir au fœtus les matériaux de la nutrition, mais seulement sous une forme soluble et diffusible, puisqu'il n'y a pas d'inosculation entre les vaisseaux maternels et fœtaux. Ce sont en conséquence les diverses modifications de l'albumine qui sont appelées à nourrir le nouvel être, et pendant ce temps-là l'organisme maternel doit pourvoir à une double dépense. Par une indigestion plus copieuse, par une économie plus stricte des aliments protéiques ou bien par ces deux causes réunies, il faut qu'une plus grande quantité de ces matériaux se trouve à chaque instant disponible. Or, dans ce nouveau mode de fonctionnement, une économie mal réglée ou novice et s'essayant pour la première fois peut aller au delà du but, et l'albumine devenir excessive relativement aux besoins des deux organismes greffés l'un sur l'autre. L'albuminurie chez la femme enceinte implique, d'après cette manière de voir, une production excessive de substances albuminoïdes eu égard aux besoins des deux organismes. Mais tantôt c'est la mère qui fabrique trop, tantôt c'est le fœtus qui ne consomme pas assez ; d'autres fois les deux circonstances concourent au même résultat. Si les enfants naissent avec les dimensions et le poids ordinaires, on doit en conclure que l'albuminurie provenait du désordre de l'organisme maternel. Si une mère albuminurique donne le jour à un enfant exigu et malingre, il y a lieu d'accuser l'insuffisance de ce dernier d'avoir occasionné la superalbuminose sanguine et la filtration albumineuse par les urines. Ajoutons que l'expérience nous apprend que les enfants issus de mères albuminuriques restent souvent au-dessous de la moyenne pour le poids et le développement. Les remarques de MM. Danyau, Depaul et Blot mettent ce dernier fait hors de doute (Gubler).

A côté de la superalbuminose dont nous venons de faire la part, nous devons placer l'influence de la pression sanguine sur les parois des vaisseaux, qui n'est pas moins importante dans l'étiologie de l'albuminurie. En injectant dans le système circulatoire une assez grande quantité d'eau pour augmenter subitement la masse sanguine et déterminer une forte tension vasculaire, on voit en effet aussitôt l'albumine s'échapper par les reins. Une expérience plus décisive est encore fournie par la ligature de la veine émulgente : l'arrêt subit de la circulation veineuse détermine de proche en proche la stase sanguine dans les capillaires, et l'albuminurie se produit. On obtient le même résultat en serrant progressivement la ligature de manière à n'interrompre entièrement le cours du sang veineux qu'au bout de plusieurs heures ou de quelques jours. Toutes les fois donc qu'une tumeur exercera sur la veine rénale ou la veine cave inférieure une compression suffisante pour ralentir et gêner la circulation en retour dans le rein, l'urine pourra devenir albumineuse. Ainsi, dit M. Jaccoud, est déterminée dans la majorité des cas, l'albuminurie de la grossesse. Le plus souvent, en effet, ce phénomène ne se montre qu'à partir du sixième mois de la gestation (Rosenstein, Braun), et tout concourt alors à produire une gêne considérable dans la circulation abdominale ; celle du rein est entravée au même titre que celle du foie ou de la rate (Virchow), et la pression anormalement accrue dans les capillaires des touffes de Malpighi amène le passage de l'albumine dans l'urine. Cette manière de voir, qui est aujourd'hui universellement acceptée (Frerichs, Braun. Rosenstein, Wieger, Beckmann, Krassnig, Brown-Séquard), n'est point applicable, cela va sans dire, à l'albuminurie qui survient exceptionnellement dans les quatre premiers mois de la grossesse. Il ne peut plus être question à cette époque de la gêne de la circulation dans les veines rénales, et le processus pathologique est absolument différent (Jaccoud).

La superalbuminose d'une part, un excès de pression dans les vaisseaux des reins d'autre part, nous expliquent l'albuminurie gravidique d'une manière satisfaisante. Faut-il en conclure que le rôle des reins est absolument nul dans la production de cette maladie? Évidemment non. L'albumine resterait indéfiniment emprisonnée dans les canaux circulatoires, si le rein ne se modifiait pas de manière à se laisser traverser par la substance protéique, c'est-à-dire s'il ne devenait le siége d'une congestion active et de certaines altérations parenchymateuses, fugaces, qui sont la condition instrumentale du phénomène. Sous l'influence de circonstances adjuvantes, telles que le froid, l'hyperémie des reins peut s'élever jusqu'au degré de la phlegmasie proprement dite, et forme alors ce que M. Gubler a appelé une *néphrite albumineuse secondaire*. Le rein entretient alors l'albuminurie pour son propre compte.

Ce n'est pas tout. Le rein peut aussi être le siége du phénomène initial de l'albuminurie, qui reconnaîtrait alors pour cause une *néphrite albumineuse primitive.*

En résumé, l'albuminurie des femmes enceintes se produit sous l'influence de causes multiples, dont les principales nous paraissent provenir et se rattacher aux trois chefs suivants :

1° Superalbuminose;

2° Excès de pression dans les vaisseaux du rein ;

3° Néphrite albumineuse tantôt primitive, tantôt secondaire.

Cette succession dans la marche des phénomènes pathologiques me paraît jeter une vive lumière sur l'étiologie et la nature de l'albuminurie puerpérale, et concilier des opinions et des faits en apparence contradictoires. On va certainement trop loin en disant que toute albuminurie est liée pendant la grossesse à une néphrite granuleuse ; on exagère aussi dans le camp opposé, quand on soutient qu'il n'existe que très-rarement un rapport entre l'urine albumineuse et la maladie décrite par Bright. Pour être vrai, à notre avis, il faut dire : la grossesse produit le plus souvent une modification notable dans la proportion relative des éléments du sang, modification qui consiste surtout dans une diminution des principes solides avec prédominance relative de l'albumine.

Cette altération générale peut seule produire le passage de l'albumine ; mais quand elle est très-peu prononcée et insuffisante à causer elle-même l'albuminurie, elle peut être aidée dans son action par les congestions actives ou passives dont le rein peut être le siége pendant la grossesse, et surtout pendant l'accouchement. Ces simples hypérémies rénales, que l'on constate si souvent à l'autopsie, et qui sont en réalité le premier degré de la néphrite granuleuse, ne paraissent pas tenir à une autre cause. Ainsi s'expliqueraient l'influence si prononcée de la primiparité dans la production de l'albuminurie (la résistance des parois abdominales augmente beaucoup la pression supportée par les parties placées en arrière de l'utérus), et la rapidité avec laquelle souvent l'albumine disparaît après l'accouchement.

D'après la plupart des auteurs la présence de l'albumine dans l'urine coïncide presque toujours avec un amoindrissement dans la quantité d'urée, qui décroîtrait même proportionnellement à l'abondance de l'urine. L'urée incomplétement éliminée par le rein s'accumulerait donc dans le sang. Nous examinerons cette question à la fin de cet article, sous le nom d'urémie (voy. *Urémie*).

Étudions maintenant les moyens à l'aide desquels on peut reconnaître la présence de l'albumine dans l'urine et les troubles symptomatiques qui sont produits par l'albuminurie.

Quoi qu'on ait dit de l'aspect de l'urine albumineuse, de sa décoloration, des bulles spumeuses qui se forment à sa surface, l'albuminurie passerait souvent inaperçue si l'on ne prenait pas le soin d'examiner attentivement ce liquide à l'aide de procédés particuliers. Malgré le nombre des réactifs chimiques proposés pour cette analyse, il ne faut guère compter que sur l'emploi de la chaleur et de l'acide nitrique.

Voici le procédé le plus simple pour constater l'albumine : après avoir extrait l'urine par le cathétérisme pour éviter les inconvénients qui pourraient résulter de son mélange avec l'écoulement vaginal ou lochial, on verse le liquide dans un tube et on le soumet à l'action de la chaleur jusqu'à l'ébullition. Dès qu'elle commence à bouillir, l'urine albumineuse se trouble et laisse précipiter un coagulum floconneux. Il faut savoir cependant que ce coagulum n'est pas le signe certain de la présence de l'albumine, car une urine alcaline pourrait laisser précipiter des sels terreux. Une erreur inverse pourrait encore se produire : si des urines fortement alcalines et notablement albumineuses n'offrent qu'une minime proportion de phosphate terreux, elles ne se troubleront nullement par la chaleur. Dans tous les cas, il est donc indispensable d'essayer préalablement l'urine par le papier de tournesol et de l'aciduler, si elle est trouvée alcaline, avec une petite quantité d'acide nitrique ; après quoi on a recours à l'ébullition.

L'essai de l'urine par la chaleur est encore passible d'un autre reproche : les urines albumineuses et en même temps très-acides peuvent ne pas précipiter par la chaleur. Cette résistance à la coagulation dépendrait, d'après M. Gubler, de la présence de l'acide phosphorique. Dans ce cas une petite quantité d'acide nitrique, neutralisant l'influence de l'acide phosphorique, redonnerait à l'albumine la faculté de se coaguler par la chaleur. Au reste, une proportion d'acide plus considérable détermine directement la précipitation de l'albumine sans l'aide d'une température élevée.

Au lieu d'avoir recours à la chaleur, on peut rechercher tout d'abord l'albumine dans l'urine en laissant tomber le long des parois du vase qui contient ce liquide, quelques gouttes d'acide azotique. L'acide coagule l'albumine et bientôt on voit se former un précipité floconneux. Malheureusement cette expérience n'est pas décisive, car en opérant avec l'acide azotique sur une urine acide et refroidie, on obtient souvent un précipité assez semblable à celui que donne l'albumine; ce précipité n'est autre que de l'acide urique. On évitera cette méprise en faisant chauffer la liqueur troublée, laquelle, à mesure que s'élèvera la température, reprendra sa transparence en vertu de la solubilité plus grande de l'acide urique à chaud qu'à froid.

De toutes les considérations précédentes il résulte : 1° qu'on peut croire à la présence de l'albumine lorsqu'elle fait défaut; 2° qu'on peut la méconnaître là où elle existe. La recherche de l'albumine n'est pas aussi facile qu'on se l'imagine généralement. On fera donc bien, pour plus de sûreté, d'avoir *successivement* recours à l'examen par l'ébullition et par l'acide azotique. Toutes les difficultés de cette analyse ont été d'ailleurs parfaitement étudiées par M. Gubler (*Dictionnaire encyclopédique*), dont nous mentionnons le travail sans pouvoir entrer ici dans plus de détails.

Dans la maladie de Bright, l'urine présente encore d'autres altérations que son mélange avec une certaine quantité d'albumine. Ainsi, quand à une certaine période de la maladie on l'examine au microscope, on y trouve des corpuscules muqueux, des lamelles d'épithélium provenant de la vessie, des uretères et du bassinet, plus des produits de forme allongée, cylindrique, formés de fibrine amorphe, au milieu desquels on distingue des globules sanguins isolés ou disposés en groupes. Ils ont été nommés cylindres fibrineux, et ont été considérés par Frerichs comme des signes pathognomoniques de la maladie de Bright.

D'après quelques auteurs, les mêmes particularités se présenteraient dans l'urine des femmes enceintes albuminuriques; suivant d'autres, au contraire, la présence des cylindres fibrineux serait assez rare dans ce dernier cas, et M. Blot a tout récemment examiné l'urine de trois éclamptiques sans les y rencontrer.

Je ne suis pas en mesure de me prononcer sur ce point. Mais il me paraît très-probable que cette différence dans les résultats tient uniquement à ce que, dans le premier cas, les reins étaient malades, tandis que, dans le second, l'albuminurie peu ancienne était liée seulement à une altération générale des liquides.

Après les signes fournis par l'examen des urines, le symptôme le plus fréquent de l'albuminurie, c'est l'infiltration générale ou anasarque, qu'il faut bien distinguer de l'œdème des membres inférieurs (voy. *Hydropisie du tissu cellulaire*). Celui-ci résulte, en effet, uniquement de la gêne mécanique apportée par la tumeur utérine à la circulation veineuse.

L'infiltration générale n'accompagne pas aussi constamment l'albuminurie que je l'avais cru. Pour fixer sa fréquence relative, il ne faut pas examiner seulement l'urine des femmes infiltrées, comme je le faisais autrefois, mais voir avec soin l'urine de toutes les femmes enceintes en général, comme l'a fait M. Blot. Il est facile alors de se convaincre que, parmi les albuminuriques, un grand nombre n'offrent aucune trace d'œdème. M. Blot, nous l'avons déjà dit, en a trouvé 23 sur 41.

Il n'est pas inutile de faire remarquer que cette absence d'infiltration se remarque souvent aussi dans la maladie de Bright ordinaire. D'après un relevé d'observations avec autopsie empruntées à divers auteurs. Frerichs a trouvé que, sur 220 cas de maladies de Brigt, 175 s'accompagnaient d'œdème et 45 n'en présentaient pas.

A l'anasarque se joignent parfois quelques troubles de l'innervation. Nous disions dans l'une des éditions de cet ouvrage que l'albuminurie puerpérale ne donnait pas lieu, en général, aux symptômes qui accompagnent la maladie de Bright. Cela est vrai pour les cas légers, qui sont heureusement les plus communs ; mais la science a marché, et les recherches modernes ont prouvé qu'un certain nombre d'affections de la femme enceinte, dont la nature et la cause nous étaient complétement inconnues, coïncident avec l'albuminurie, et très-probablement sont comme elle la conséquence de la désalbuminisation exagérée du sang. C'est ainsi que dans plusieurs cas d'amauroses survenues pendant la grossesse, MM. Simpson, Imbert-Gourbeyre et d'autres ont constaté la présence de l'albumine dans les urines. Il en a été de même dans quelques cas de céphalalgie opiniâtre, de douleurs lombaires ou pleurodyniques, de paralysies (hémiplégie ou paraplégie) (Robert Johns, Simpson, Imbert-Gourbeyre), de contractures, d'hémorrhagies (Blot), etc. (Voyez *Urémie* et *Paralysie*).

Or, il est important de remarquer, avec M. Imbert-Gourbeyre, que tous ces phénomènes se retrouvent dans la symptomatologie de la maladie de Bright, ce qui confirme le rapprochement que nous avons fait.

Aux symptômes que nous venons de rappeler nous pourrions ajouter les convulsions éclamptiques, qui sont heureusement assez rares, et ne se montrent guère qu'à une période avancée de la maladie. Mais nous devons en traiter longuement plus tard (voyez *Urémie* et *Éclampsie*.)

Il est fort difficile, pour ne pas dire impossible, de préciser l'époque à laquelle commence l'albuminurie ; il faudrait pour cela examiner quotidiennement l'urine d'un grand nombre de femmes pendant toute la durée de la grossesse. En général, on ne l'a, jusqu'à présent, observée que pendant les derniers mois. Cependant M. Bach, de Strasbourg, dit l'avoir observée à six semaines chez une personne très-nerveuse. Je l'ai vue à quatre mois chez une primipare très-infiltrée, qui accoucha à six mois d'un enfant mort-né, et qui dix-huit mois après donnait encore une urine légèrement albumineuse, bien que toute infiltration eût disparu depuis six mois. M. Cahen, dans sa thèse, cite trois observations recueillies au cinquième et au sixième mois, et M. Bach deux autres. Peut-être que, maintenant que l'attention est fixée sur ce point, ces faits se multiplieront davantage ; mais jusqu'à présent les faits observés se rapportent presque tous à la dernière période. Parfois enfin elle ne se montre qu'au moment de l'accouchement, sous l'influence des efforts du travail, efforts très-propres à congestionner les reins.

Une fois commencée, l'albuminerie offre dans sa marche de grandes variétés : tantôt elle persiste sans interruption jusqu'au moment du travail, et augmente pendant sa durée ; tantôt elle offre des oscillations nombreuses dans la quantité, et cesse même complétement pendant quelques jours, pour reparaître et cesser encore à des intervalles très-différents.

Quand elle a commencé pendant le travail ou peu de temps avant, elle disparaît souvent peu d'heures ou peu de jours après l'accouchement ; mais il résulte des faits réunis par M. Imbert-Gourbeyre que cette prompte disparition n'est pas aussi fréquente que je l'avais pensé, et que le dit M. Blot : « S'il est des cas, dit M. Imbert-Gourbeyre (Mémoire cité), dans lesquels l'albumine disparaît rapidement, il en est quelques-uns dans lesquels elle persiste et passe à la maladie de Bright chronique et confirmée. » D'un tableau produit par cet auteur il résulte que, sur 65 cas d'albuminurie puerpérale non compliquée d'éclampsie, 24 malades sont mortes pendant la grossesse et les suites de couches, 6 du troisième au quatorzième mois après l'accouchement ; 5 cas ont passé à l'état chronique, et ont pu être constatés deux, huit, dix, quatorze mois et sept ans après l'accouchement.

J'ai cité tout à l'heure un cas dans lequel l'albumine existait encore dix-huit mois après la délivrance.

Ces variations me paraissent tenir au degré plus ou moins prononcé de la maladie. Quand l'altération des liquides est peu prononcée, quand surtout elle date de peu de temps et qu'elle s'est produite à la fin de la grossesse ou seulement pendant le travail, quand enfin la congestion active ou passive des reins produite par la gêne de la circulation veineuse a contribué, pour une certaine part, à la production de l'albuminurie, on comprend qu'après l'accouchement une des causes cessant, l'autre soit insuffisante à entretenir le trouble fonctionnel. Mais lorsque l'altération est plus prononcée, et surtout qu'elle date du milieu ou de la première moitié de la grossesse, elle peut alors continuer longtemps après l'accouchement. La néphrite granuleuse existe souvent dans ces derniers cas ; mai je suis très-disposé à croire que quelquefois l'altération du rein est nulle ou au moins très-légère, malgré la persistance de l'albuminurie.

Au point de vue du pronostic, la coexistence d'une altération rénale est des plus importantes ; malheureusement le diagnostic de cette lésion organique est pendant la vie des plus difficiles, puisque aucun des symptômes qu'elle produit n'est pathognomonique. Il résulte pourtant des recherches de M. Picard (Thèse, Strasbourg, 1856) que l'analyse du sang pourrait singulièrement élucider la question, car, dans les cas d'altération rénale, le sang contiendrait une quantité d'urée beaucoup plus grande que dans tous les autres cas d'albuminurie, et même cette quantité d'urée serait en proportion avec le degré plus ou moins avancé de l'altération rénale, une très-faible proportion d'urée dans le sang coïncidant en général avec une simple congestion des reins.

L'albuminurie a-t-elle une influence sur la marche de la grossesse, sur la vie et le développement du fœtus ? Suivant M. Blot, elle n'en aurait aucune ; suivant MM. Cahen, Rayer et quelques autres, son influence serait des plus fâcheuses.

Je crois encore la première opinion très-exacte pour les cas légers, qui sont, je le répète, les plus communs ; elle ne me paraît pas fondée pour ceux dans lesquels l'albuminurie se complique d'anasarque, et où elle survient avant la seconde moitié de la gestation. Je suis très-disposé à la considérer alors comme une cause fréquente d'avortement, d'accouchement prématuré et de mort du fœtus.

Nous avons déjà signalé, après M. Simpson et autres, la fréquence de l'albuminurie dans une foule d'affections puerpérales, et M. Blot la considère comme une cause d'hémorrhagie. C'est donc, au point de vue du pronostic, un phénomène qui doit toujours inspirer de vives inquiétudes. Comme signe diagnostique, il est certainement destiné à éclaircir la nature et l'étiologie d'une foule d'affections jusqu'ici bien difficiles à expliquer : aussi, dans les cas obscurs, est-il indispensable aujourd'hui d'examiner avec soin l'urine des femmes enceintes, même alors qu'il n'existe pas d'hydropisie. Peut-être parviendra-t-on à reconnaître que l'albuminurie est le point central vers lequel viennent converger une foule de maladies diverses, et ces recherches pourront éclairer leur thérapeutique encore si obscure.

Si nous sommes parvenu à faire comprendre que l'albuminurie puerpérale a sa cause principale dans une altération du sang, et que cette altération consiste principalement dans une diminution de ses éléments solides, nous n'aurons pas besoin d'insister beaucoup sur les avantages d'une médication réparatrice. A moins qu'il n'existe des symptômes bien évidents de pléthore générale ou de congestion rénale, la saignée sera plus nuisible qu'utile dans une maladie où l'appauvrissement de l'économie est si grand, et la médication tonique est celle qu'il faudra tout d'abord employer. Une bonne nourriture animale, aidée de la préparation ferrugineuse qui sera le plus facilement supportée par la malade, doit être évidemment la base du traitement. On y joindra utilement les préparations de quinquina et autres amers.

Urémie. — Nous venons de dire qu'à l'albuminurie se joignaient fréquemment des troubles nerveux de diverses natures (amaurose, paralysie, éclampsie), dont il est fort difficile d'expliquer la production d'une manière satisfaisante. On n'aura pas oublié cependant (voyez page 490 que les urines albumineuses contiennent peu d'urée, et que cette substance n'étant plus éliminée par les reins, doit s'accumuler dans le sang ; c'est dans ce fait qu'on a cru trouver la cause des troubles nerveux dont il s'agit. L'urée produirait un empoisonnement particulier auquel on a donné le nom d'*urémie*. Nous croyons devoir indiquer ici les points principaux et les phases successives de la doctrine de l'urémie, tout en prévenant que cette doctrine soulève de nombreuses objections.

Wilson, le premier, et après lui Rayer, attribuèrent les accidents nerveux de l'albuminurie à la présence de l'urée dans le sang. Acceptée d'abord sans contrôle, cette opinion fut bientôt battue en brèche. On cita des cas où une grande quantité d'urée existait dans le sang de l'homme sans être accompagnée d'aucun des symptômes dits urémiques. Enfin, M. Cl. Bernard, en expérimentant sur des animaux, en injectant de l'urée dans les veines, arrivait à cette conclusion : que l'urée est

incapable de produire les accidents nerveux de l'albuminurie. L'opinion de Wilson
était ruinée.

Frerichs sauva momentanément la doctrine de l'urémie en donnant une nouvelle
interprétation des faits. Suivant cet auteur, l'urée est innocente par elle-même,
mais le danger viendrait de ce qu'elle se décompose facilement dans le sang même,
en donnant naissance à du carbonate d'ammoniaque qui serait un véritable poison.
Frerichs institua des expériences qui semblèrent décisives : il injecte du carbonate
d'ammoniaque dans les veines de chiens bien portants, et au bout d'un temps très-
court l'air expiré contient du carbonate d'ammoniaque et les animaux sont bientôt
pris de convulsions et de coma. Les accidents ainsi artificiellement produits présentent une grande analogie avec l'éclampsie ; aussi la doctrine de Frerichs parut
un moment solidement établie. Elle fut donc présentée sous un jour favorable
dans une des éditions précédentes de ce livre ; depuis cette époque elle a perdu
du terrain et ses partisans deviennent de jour en jour moins nombreux. Elle n'est
pas, en effet, à l'abri de toute objection ; au milieu d'un grand nombre d'expériences qui vinrent infirmer celles de Frerichs, je citerai encore l'opinion de
M. Cl. Bernard, qui est loin de lui être favorable. Le célèbre physiologiste admet
que le carbonate d'ammoniaque existe presque toujours dans le sang de l'homme
sain ou malade ; les expériences qu'il entreprit lui prouvèrent en outre que le carbonate d'ammoniaque est loin de produire les phénomènes nerveux terribles qu'on
lui a attribués. « Si le carbonate d'ammoniaque, dit le savant professeur, est injecté
» en petite quantité, il ne produit rien. Lorsque nous l'avons injecté en proportion
» plus considérable dans le sang d'un chien, l'animal a poussé des cris et a été pris
» d'une agitation extrême qui a duré quelque temps ; néanmoins il est revenu
» à la vie. » De ces expériences, M. Bernard conclut qu'on ne saurait expliquer
l'éclampsie par le carbonate d'ammoniaque. C'est aussi la conclusion qui est
formulée dans l'excellente thèse de concours de mon collègue le docteur Fournier,
et je dirai avec lui que la doctrine de Frerichs, tout ingénieuse, toute savante
qu'elle soit, ne résiste pas à un examen sévère. (Fournier, Thèse de concours pour
l'agrégation, 1863.)

On ne saurait plus soutenir aujourd'hui que les accidents urémiques sont produits
par la présence dans le sang d'un principe unique, urée ou carbonate d'ammoniaque.
Mais, d'après Schottin, des substances encore mal connues, et désignées sous le nom
vague de *matières extractives*, accompagneraient l'urée, resteraient dans le sang et y
produiraient un empoisonnement que M. Gubler a proposé d'appeler *urinémie*. Cette
dernière manière d'interpréter les faits se rapproche peut-être de la vérité, mais il
est loin d'être démontré qu'elle la représente exactement.

Si l'on accepte comme vraie la doctrine de l'urémie ou de l'urinémie, comment
expliquer les troubles nerveux qu'elle produit? Ici se placent ce qu'on a appelé les
théories nerveuses de l'urémie. « Pour certains auteurs (Traube, M. Sée), les phé-
» nomènes nerveux de l'urémie ne seraient pas sans analogie, au point de vue du
» mode intime de leur production, avec le processus pathologique que Kusmans,
» Tenner et d'autres assignent à l'épilepsie. Sous l'influence de l'altération du sang,
» il se produirait une excitation des nerfs vaso-moteurs et des artères cérébrales.
» Ces artères se contractant, il en résulterait, soit des convulsions par oligémie du
» bulbe, soit du coma par obligémie de l'encéphale. » (Fournier. Thèse de concours.)

En définitive, les faits cliniques existent et tous les médecins ont constaté la
fréquence des troubles nerveux dans le cours d'une albuminurie. Comment les
expliquer? Cette question paraît aujourd'hui insoluble, mais nous avons dû exposer
l'état de la science. Si la doctrine de l'urémie est fausse et la doctrine de l'urinémie douteuse, on ne sera pas au dépourvu d'hypothèses plausibles pour expliquer les
troubles du système nerveux qui compliquent l'albuminurie. D'autres modifications
du sang, des altérations de nutrition du tissu nerveux (Gubler), l'hypérémie ou
l'anémie encéphalique, les épanchements séreux à la surface ou dans les cavités de

l'encéphale (Rilliet, Natalis Guillot), l'œdème de la substance du cerveau : voilà autant de circonstances propres à rendre compte des phénomènes convulsifs et des accidents connexes observés dans certaines formes d'albuminurie (Gubler).

Reste une autre difficulté : quels sont les troubles nerveux qu'on observe chez les albuminuriques? Citons en première ligne la céphalalgie, les troubles de la vue et de l'ouïe, les vomissements, le coma et l'éclampsie. Jusqu'ici tout le monde est d'accord. Mais observe-t-on des paralysies telles que l'hémiplégie ou la paraplégie? Cette question est fort controversée : d'un côté, Churchill et Imbert-Gourbeyre admettent que chez les femmes albuminuriques les paralysies puerpérales ne sont pas rares, tandis que d'un autre côté presque tous les pathologistes, Addison, Sée, Lasègue, Fournier, Grisolle, font remarquer qu'il n'y a pas de paralysie au milieu de troubles nerveux de l'albuminurie. Quand plus tard, en étudiant les paralysies puerpérales, nous ferons intervenir l'urémie dans leur étiologie, on n'oubliera pas que les avis sont partagés.

En résumé, on observe différents troubles nerveux chez les femmes albuminuriques ; pour expliquer leur pathogénie on a recours à la doctrine de l'urémie et de l'urinémie, qui est aujourd'hui fort ébranlée. Tout n'est qu'hypothèse dans ce sujet ; de nouvelles recherches sont indispensables pour fixer l'état de la science ; chaque fois donc que nous invoquerons l'urémie pour l'explication d'un état pathologique quelconque, on saura que déjà nous avons fait des réserves sur ce point.

§ 4. — Hydropisies du tissu cellulaire.

Une indisposition assez fréquente, qui se lie assez souvent avec ce que les accoucheurs appellent la pléthore, dont elle serait même, suivant Chaussier, une variété (pléthore séreuse), c'est l'infiltration séreuse du tissu cellulaire. Cette infiltration débute par les pieds, puis elle s'étend jusqu'aux jambes, aux cuisses et aux parties génitales, et quelquefois, s'élevant au-dessus des membres abdominaux, envahit le tronc, la face, les membres supérieurs, et s'accompagne même d'épanchement dans les grandes cavités séreuses.

Ces hydropisies, sur lesquelles MM. Devilliers et Regnauld ont publié un mémoire intéressant, ont été divisées par eux en : 1° œdèmes simples ; 2° œdèmes avec affection des organes centraux de la respiration et de la circulation ; 3° œdèmes avec albuminurie.

Les œdèmes qui tiennent à des lésions des organes de la respiration augmentent en général pendant la grossesse ; mais cette augmentation tient surtout à l'influence fâcheuse que la gestation exerce sur les lésions organiques, et nous n'avons pas à en parler. Quant aux deux autres espèces, nous croyons, pour éviter des répétitions, devoir les ranger dans une même description ; car si elles ont quelques caractères spéciaux sur lesquels nous aurons à insister, elles se ressemblent en un grand nombre de points.

Les *causes* des infiltrations séreuses qui surviennent pendant la grossesse peuvent être divisées en causes générales et en causes locales. Au premier rang des causes générales, nous devons placer la diminution du chiffre de l'albumine, diminution constatée par tous les observateurs dans le sang des femmes enceintes : suivant M. Andral, en effet, cette altération particulière du sang est la seule qui entraîne nécessairement à sa suite l'hydropisie. Celle-ci est d'autant plus marquée, que l'altération était plus considérable, et alors elle se complique souvent d'albuminurie. L'hydroémie, ou pléthore séreuse, qui, chez certaines chlorotiques, produit aussi les œdèmes, peut avoir encore, pendant la grossesse, les mêmes résultats, et contribuer pour sa part à la production des infiltrations séreuses. Quand ces modifications générales de l'organisme sont peu considérables elles sont le plus souvent insuffisantes à la production de l'œdème, si le développement de la matrice ne venait y joindre son action toute locale.

La pression que la tumeur utérine exerce sur les parties voisines dès les premiers temps de la grossesse, la gêne qu'elle doit déterminer dans les fonctions des organes centraux de la circulation et de la respiration à une époque très-avancée, alors que, s'élevant jusque dans la région épigastrique, elle refoule fortement le diaphragme, et diminue ainsi la cavité thoracique, font assez comprendre, en effet, pourquoi l'œdème commence d'abord par les extrémités inférieures, et pourquoi il ne s'élève en général que beaucoup plus tard au tronc et aux membres thoraciques.

Marche et symptômes. — C'est en général dans les trois derniers mois de la grossesse que l'œdème commence à se manifester, surtout lorsqu'il paraît être simplement le résultat d'une gêne mécanique de la circulation. Mais lorsqu'il tient à une des causes générales citées plus haut, il peut commencer avec la grossesse, ou dès le troisième et le quatrième mois. Toutefois, comme l'hydroémie, la diminution de l'albumine du sang et l'albuminurie sont plus souvent observées dans la seconde moitié de la grossesse ; on conçoit que l'hydropisie à laquelle elles donnent lieu soit aussi plus fréquente vers le septième, le huitième ou le neuvième mois.

L'œdème de la grossesse affecte généralement une marche lente et chronique ; quelquefois pourtant il a pris en quelques semaines un grand accroissement. Quoi qu'il en soit, il débute le plus ordinairement par les extrémités inférieures, occupant tantôt une d'entre elles, tantôt les deux. D'abord il est borné aux pieds et au pourtour des malléoles ; quelquefois même il ne s'étend pas plus loin que la partie inférieure des jambes, mais assez souvent il gagne les genoux, les cuisses, les parties génitales externes. Parfois il envahit les téguments de la partie inférieure du tronc, et dans quelques cas rares, enfin, qui le plus souvent coïncident avec l'albuminurie, il s'élève jusqu'à la face et aux mains.

Dans les premiers temps, alors qu'il n'occupe que la partie inférieure des jambes, il disparaît pendant le repos horizontal de la nuit, et n'est bien marqué qu'à la fin de la journée. Mais quand la maladie est plus avancée, il persiste, quelle que soit la position prise par la malade ; et si la position horizontale semble diminuer l'enflure des jambes, c'est que l'infiltration s'est déplacée en partie et a gagné la partie inférieure du tronc.

Quant à la quantité de la sérosité infiltrée, elle varie beaucoup, depuis un léger empâtement jusqu'à ce gonflement énorme qui rend la station et la marche impossibles. Dans ce dernier cas, les parties affectées sont en général le siége de douleurs, de fourmillements, de picotements, parfois d'un sentiment de brûlure, de tension très-pénible.

Il est très-rare que l'œdème disparaisse avant l'accouchement ; il augmente en général, au contraire, jusqu'au terme de la grossesse. Toutefois, ainsi que l'ont fait remarquer MM. Devilliers et Regnauld, il subit quelquefois de singulières oscillations. Ainsi il peut disparaître complétement pour ne plus se reproduire ou reparaître un peu plus tard ; on le voit se déplacer et abandonner un membre pour se porter sur l'autre qu'il n'avait d'abord que faiblement affecté. Ces oscillations doivent sans doute être expliquées par l'influence des causes mécaniques dont l'action varie ou cesse suivant les changements de situation que présente l'utérus (Devilliers et Regnauld); mais certainement elles peuvent tenir aussi aux variations que peut présenter l'albuminurie, qui peut être suspendue pendant quelques jours pour reparaître ensuite, ainsi que j'en ai observé un exemple après l'accouchement.

Terminaisons. — Quelle qu'en soit la cause, l'hydropisie des femmes enceintes disparaît en général assez rapidement après l'accouchement ; et chez les malades albuminuriques, la sécrétion d'albumine cesse souvent avec la même rapidité.

Pronostic. — Considérée isolément et en dehors des complications si fréquentes qu'elle entraîne à sa suite, ce ne serait qu'une indisposition plus ou moins pénible ; mais pour se faire une idée exacte du pronostic, il est important de se rappeler qu'au dire de quelques auteurs, l'œdème paraît favoriser l'avortement et l'accouchement prématuré ; qu'il est presque toujours lié à l'étiologie de l'éclampsie, souvent au développement des fièvres puerpérales ; que parfois enfin, après l'accouchement, la disparition du liquide infiltré a été suivie d'une congestion séreuse vers les centres nerveux ou les organes respiratoires, terminée souvent par la mort. Les faits rapportés par M. Lasserre ne me paraissent laisser aucun doute sur la vérité de cette dernière proposition. Il est important de se rappeler surtout que ces complications si graves, quoique possibles, à la suite de l'œdème simple, ont été plus spécialement observées chez les infiltrées albuminuriques, et que, par conséquent, la présence de l'albumine dans l'urine ajoute beaucoup à la gravité du pronostic. C'est dire assez l'intérêt qu'offre alors l'examen de l'urine.

Le *traitement* de l'hydropisie des femmes enceintes doit être dirigé dans le double but de faire cesser la cause organique sous l'influence de laquelle se produit si souvent l'œdème, et de faciliter la résorption des liquides épanchés. L'emploi des ferrugineux et d'un régime tonique me paraît devoir être avant tout conseillé dans une maladie souvent liée à l'hydroémie. La présence d'une quantité notable d'albumine, en la supposant même due à une néphrite, n'est pas de nature à contre-indiquer ce traitement. Les antiphlogistiques conseillés par quelques auteurs me semblent devoir être ici plus nuisibles qu'utiles ; et à moins que la malade n'éprouve des douleurs lombaires très-vives ou qu'à l'infiltration générale ne se joignent de la dyspnée, des palpitations ou des étourdissements violents, et surtout des phénomènes évidents de congestion utérine qui pourraient faire craindre un avortement, je crois devoir proscrire la saignée. Encore, dans ces derniers cas, l'emploierai-je moins à titre d'antiphlogistique qu'à titre de révulsif, de calmant momentané, et n'en continuerai-je pas moins l'usage des ferrugineux.

Comme propres à faciliter la résorption des liquides infiltrés, il faut noter les laxatifs doux, les diurétiques, l'emploi des bains de vapeur si la malade les supporte sans menace de congestion cérébrale, les frictions sèches.

Si la distension et le volume des membres inférieurs sont tellement prononcés que la marche soit impossible, et que les femmes en souffrent cruellement, si les parties génitales sont énormément gonflées, on peut faciliter leur dégorgement en pratiquant quelques petites incisions, ou au moins un certain nombre de mouchetures avec la lancette ou avec une aiguille. Je me suis très-bien trouvé, dans plusieurs cas, de l'application continuée, pendant plusieurs jours, de compresses imbibées d'eau froide et souvent renouvelées. Levret conseille l'application de vésicatoires entre la cuisse et la grande lèvre, aidée de légères mouchetures aux pieds; mais l'action des vésicatoires sur un membre fortement œdématié a parfois des inconvénients sérieux, et je crois prudent de s'en abstenir.

§ 5. — De l'hydropisie ascite.

Nous avons déjà dit que l'hydropisie n'était pas toujours bornée au tissu cellulaire sous-cutané, et qu'il pouvait se faire pendant la grossesse des accumulations plus ou moins considérables de sérosité dans les grandes cavités. Dans l'intérieur du ventre, le siége de l'épanchement séreux peut varier : ainsi le liquide peut s'accumuler dans l'intérieur de l'amnios et constituer l'hydropisie amniotique; entre les membranes de l'œuf et la face interne des parois de la matrice, où se trouve celui qui constitue l'hydrorrhée; enfin, il se fait parfois dans la cavité péritonéale une véritable hydropisie ascite.

Chacune de ces formes de l'hydropisie peut exister séparément, ou deux d'entre elles peuvent se trouver réunies chez la même femme, comme cela arrive souvent pour l'ascite et l'hydramnios. Nous nous occuperons ici de l'hydropisie ascite.

C'est quelquefois dans la première moitié de la grossesse, et le plus ordinairement vers le cinquième ou le sixième mois, rarement plus tard, que commencent à se manifester les premiers symptômes de l'ascite. Lorsque l'accumulation du liquide dans le péritoine a commencé de très-bonne heure, les progrès de la maladie sont quelquefois si rapides, qu'au cinquième mois le volume de l'abdomen est beaucoup plus considérable qu'au terme ordinaire de la gestation, et que, l'infiltration des membres inférieurs étant en général en rapport avec l'épanchement abdominal, les malades sont dans l'impossibilité de marcher et de vaquer à leurs occupations.

Bientôt l'ascite fait des progrès de plus en plus rapides : la face est bouffie et livide; les parois abdominales, très-épaissies par l'infiltration, ajoutent encore au volume du ventre; la peau qui les recouvre, quoique tendue et luisante, offre parfois un aspect tuberculeux, comme l'éléphantiasis. L'ombilic forme habituellement une tumeur lisse, arrondie, translucide, ayant la forme et le volume d'un œuf de poule. A la base de cette tumeur, on peut sentir l'anneau ombilical assez fortement élargi pour n'y produire aucun rétrécissement circulaire.

Les grandes lèvres, participant à l'infiltration générale, sont énormément tuméfiées, et sont le siége d'une irritation douloureuse, résultant de leur froissement continuel et du passage de l'urine.

La peau des membres inférieurs est tellement tendue qu'elle menace, pour ainsi dire, de se crevasser sur plusieurs points ; et cette tension excessive détermine des douleurs très-vives.

L'accumulation toujours croissante du liquide péritonéal ne tarde pas à rendre très-difficile l'accomplissement régulier des fonctions thoraciques ; la dyspnée est extrême, la respiration très-courte, sifflante et très-douloureuse : la malade est obligée de rester assise nuit et jour, et, malgré cette position, l'hématose est tellement incomplète, qu'à chaque instant elle semble menacée de suffocation, et éprouve des syncopes plus ou moins complètes. Une insomnie presque continuelle, une céphalalgie intense, une soif des plus vives, du dégoût pour les aliments, viennent encore aggraver cet état d'angoisse.

En percutant le ventre, on constate facilement une grande quantité d'eau épanchée dans sa cavité ; seulement la succussion du liquide n'est pas égale partout. Suivant la remarque de Scarpa, elle est faible ou nulle dans l'hypogastre et vers les flancs, manifeste vers les hypochondres, très-prononcée, et pour ainsi dire à fleur de peau, dans l'hypochondre gauche, près du bord des cartilages des fausses côtes.

L'énorme distension des parois du ventre empêche souvent de sentir l'utérus et de déterminer d'une manière précise la hauteur à laquelle il s'élève. Les mouvements de l'enfant, en général très-obscurs, sont pourtant encore perçus par la femme.

Le pronostic de l'ascite compliquant la grossesse est d'autant plus grave qu'elle débute à une époque plus éloignée du terme de la gestation. Lorsqu'elle se manifeste seulement dans le dernier mois, il y a tout lieu d'espérer que, malgré ses progrès rapides, l'accouchement y mettra un terme avant que la gravité des accidents compromette sérieusement la vie de la mère, et que, comme dans l'observation de M. Prestat, le peu d'ancienneté de l'épanchement en rendra la résorption facile après la délivrance. Mais lorsque l'ascite débute dans la première moitié de la grossesse, il y a tout lieu de craindre, pour peu que sa marche soit rapide, qu'elle nécessite la paracentèse longtemps avant le neuvième mois. Inutile d'ajouter sans doute que le pronostic sera beaucoup plus grave encore, si, comme cela arrive malheureusement très-souvent, l'ascite coïncide avec l'hydropisie de l'amnios. Si par bonheur, dit Scarpa, il n'y a pas hydropisie utérine la grossesse peut, après la paracentèse, continuer heureusement ses périodes ordinaires ; mais, dans le cas contraire, il arrive presque toujours, après l'opération, que la matrice, excitée par consensus, se contracte, et que l'accouchement a lieu.

Traitement. — Les saignées générales, les purgatifs et les diurétiques, employés dans le but de modérer la marche de la maladie, n'ont pas paru avoir d'influence sur ses progrès ultérieurs, et l'on comprend que leur usage trop prolongé pourrait être préjudiciable à la grossesse. C'est donc avec la plus grande réserve qu'il faut y avoir recours, et l'on doit y renoncer dès qu'on a constaté leur insuccès.

Lorsque la maladie est arrivée à ce degré qui compromet à chaque instant la vie de la malade, l'évacuation du liquide épanché est évidemment la seule ressource. Mais en quel point faut-il pratiquer la ponction ?

Le développement de l'utérus met évidemment dans l'impossibilité de plonger le trocart au lieu dit d'élection dans l'ascite ordinaire. Scarpa, considérant que la fluctuation ou le choc du liquide étaient surtout manifestes dans l'hypochondre gauche, dont le gonflement proéminait davantage vers le bord des fausses côtes, enfonça l'instrument entre le sommet du côté externe du muscle droit et le bord des fausses côtes dans l'hypochondre gauche. La malade avorta deux jours après et guérit.

Georges Langstaff fit une incision à deux pouces au-dessous de l'ombilic, mit à découvert le péritoine, qu'il perça avec un trocart de moyenne grosseur, mais en l'enfonçant très-peu, afin de ne pas blesser l'utérus. Il avait ainsi donné issue à dix pintes de liquide environ, lorsque le jet fut interrompu par l'utérus, qui vint se placer contre l'ouverture de la canule, et produisit une douleur telle, qu'on fut obligé de retirer l'instrument. Aucune pression ne pouvant être supportée par la malade, il introduisit par l'ouverture une sonde de gomme élastique de moyenne grosseur, et il l'enfonça entre le péritoine et la partie antérieure de l'utérus. *Huit heures après l'opération, survint une péritonite;* trois jours après, la malade avorta; trois semaines plus tard, elle était rétablie.

Enfin, Ollivier (d'Angers), dans un cas où l'ombilic formait une tumeur considérable, déterminée par la tension et le peu d'épaisseur de la peau de cette partie, se décida à employer simplement la lancette. Celle-ci fut enfoncée à la même profondeur et de la même manière que pour faire une saignée, à la partie moyenne et antérieure de la tumeur ombilicale, à la distance d'un demi-pouce de la circonférence de l'anneau. L'eau jaillit aussitôt, et il en sortit immédiatement 8 kilogrammes.

Pendant douze jours, la sérosité continua de couler par la petite plaie, qui était hermétiquement fermée le treizième. La malade, qui avait été immédiatement soulagée, vit bientôt les accidents se renouveler avec l'accumulation nouvelle de la sérosité.

Vingt-huit jours après la première ponction, on fut obligé de la répéter : il s'écoula encore 4 kilogrammes de liquide, ce qui procura le même soulagement. Douze jours après, la femme accoucha naturellement d'un enfant faible, mais vivant. Quinze jours après, elle sortait guérie.

Ce procédé simple, qui consiste dans une petite moucheture faite avec la lancette, me paraît préférable à la ponction que Scarpa pratique dans l'hypochondre. Cette dernière peut exposer dans quelques cas à la lésion d'organes importants à ménager, et ne pourrait être préférée qu'autant qu'il existerait une hernie ombilicale ancienne, avec adhérence des intestins au sac herniaire. On pourra toujours s'assurer facilement de l'existence de cette complication, car les parois de la tumeur ombilicale sont tellement minces et transparentes, qu'en plaçant derrière elle une bougie, comme pour le diagnostic de l'hydrocèle, on constatera facilement l'opacité due à une exomphale.

Il est inutile de maintenir aucun corps étranger dans la petite ouverture, car l'écoulement de la sérosité en maintient les parois écartées, et la densité et l'extrême amincissement des parois de la tumeur s'opposent à toute infiltration des parois du ventre. D'ailleurs l'observation de Langstaff citée plus haut, un autre fait rappelé par M. Danyau, prouvent combien le maintien d'un corps étranger expose à la péritonite.

Lorsque la grossesse est peu avancée, la ponction est évidemment la seule ressource; mais quand les accidents déterminés par l'ascite ne deviennent compromettants pour la vie de la mère qu'au huitième ou au neuvième mois, est-il permis de songer à l'accouchement prématuré artificiel?

Si l'hydropisie utérine, dont nous parlerons bientôt avec détail, vient compliquer l'ascite, et qu'on puisse juger que le volume très-exagéré de l'utérus a sa bonne part dans les souffrances éprouvées par la malade, je crois que la ponction ne sera pas suffisante, et que la provocation artificielle du travail peut être tentée avec avantage; mais, quoique fréquente, l'hydramnios n'est pas une complication constante, et l'ascite simple ne me paraît que très-exceptionnellement devoir nécessiter l'accouchement prématuré.

Dans le huitième, et surtout le neuvième mois, en effet, l'évacuation de la sérosité péritonéale produira un soulagement assez prolongé pour permettre à la femme d'arriver au terme régulier de la grossesse; ou du moins il sera bien rarement nécessaire de revenir plus d'une fois à l'opération. C'est ce qui est arrivé à la malade d'Ollivier. Le seul reproche qu'on puisse faire à la ponction, c'est de n'être qu'un moyen palliatif, et d'épuiser les forces quand on est obligé de la répéter souvent. Mais si le soulagement qu'elle produit se prolonge assez pour qu'une ou deux ponctions permettent à la malade d'arriver sans trop de souffrances à la fin du neuvième mois, je ne vois pas pourquoi on ne la préférerait pas à l'accouchement prématuré, qui place toujours l'enfant dans des conditions défavorables.

ARTICLE V.

LÉSIONS DE L'INNERVATION.

§ 1. — Éclampsie.

Par sa gravité et la nature des convulsions qu'elle engendre, l'éclampsie se place en tête des maladies des femmes. Elle éclate pendant la grossesse, au moment de l'accouchement et même après la délivrance ; mais on l'observe surtout pendant le travail. Nous la décrirons donc avec les accidents de la dystocie (voy. *Dystocie*).

§ 2. — Vertiges, éblouissements, lipothymies, syncopes.

Ces différents accidents reconnaissent des causes diverses. Le plus souvent ils paraissent dépendre d'une grande susceptibilité nerveuse, créée par la grossesse et exaltée par la chlorose; plus rarement ils sont dus à la pléthore, et dans ce dernier cas la saignée devient par exception le meilleur moyen à employer. Quelquefois aussi les vertiges et les éblouissements accompagnent l'albuminurie et précédent l'éclampsie (voy. *Albuminurie* et *Eclampsie*). Dans le plus grand nombre des cas, on ne constate ni pléthore, ni albuminurie, ni éclampsie, et les accidents qui nous occupent semblent uniquement produits par une perversion des fonctions du système nerveux, sans qu'il soit actuellement possible d'en donner une meilleure explication.

Ainsi les femmes nerveuses, délicates, sont exposées à tomber en syncope pour la plus légère cause, lorsqu'elles sont enceintes : une affection morale vive, la joie, la colère, quelquefois même une odeur un peu trop vive, la vue d'un objet ou d'une personne qui leur déplaît, suffisent pour donner lieu à cet accident. Gardien cite une femme chez laquelle les mouvements de l'enfant produisaient des évanouissements. J'ai donné des soins à une dame qui pendant les deuxième, troisième et quatrième mois de sa grossesse, se trouvait mal trois ou quatre fois par semaine, sans qu'il ait été possible d'en trouver la cause. Ordinairement ces syncopes surviennent dans la station, et tout à coup la femme éprouve des bourdonnements d'oreilles, des vertiges, sa vue se trouble, ses jambes faiblissent, et à peine a-t-elle le temps de s'asseoir, qu'elle s'évanouit. Quelques-unes sont averties, cependant, par quelques bâillements et une sensation de chaleur vers la région précordiale. Bientôt les extrémités se refroidissent, la face pâlit et se couvre d'une sueur froide ; les fonctions des sens et les facultés intellectuelles sont presque complétement abolies, le pouls et la respiration presque nuls. Il est très-rare qu'il y ait perte complète de la sensibilité et de l'intelligence. Pour ma part, je n'ai jamais vu de femme dans ce dernier état, et celles que j'ai questionnées avec soin m'ont presque toutes dit qu'elles avaient une idée confuse de ce qui se passait autour d'elles. Si donc il y a des cas d'abolition complète des facultés, ils ne sont certainement pas aussi fréquents que les auteurs le disent.

Pendant la durée de la syncope on doit employer les moyens ordinaires, l'ammoniaque, l'acide acétique, l'eau froide, etc. Comme propres à la prévenir, on a conseillé les toniques unis aux antispasmodiques : ainsi Van Swieten vante beaucoup l'écorce d'orange avec la cannelle, ou bien l'écorce de citron et la cannelle à la dose de 8 à 12 grammes dans un kilogramme et demi de vin d'Espagne, mélange dont on prend trois ou quatre cuillerées par jour (Van Swieten). Chambon dit avoir employé avec succès une infusion de sommités de fleurs de pêcher. Tous ces troubles nerveux sont d'ailleurs plus effrayants que graves. Nous n'avons jamais observé qu'ils aient mis la vie de la mère en péril ou compromis la marche régulière de la grossesse.

Les syncopes sont en général de courte durée, mais quelquefois pourtant elles se prolongent assez longtemps. Dans ce dernier cas, elles sont assez souvent accompagnées ou suivies de quelques phénomènes hystériques, sentiment d'oppression, douleur hypogastrique, constriction à la gorge, et enfin quelquefois de véritables convulsions hystériformes. Chez une jeune dame de la clientèle de M. Rayer, ces accidents se reproduisirent presque tous les soirs après le dîner pendant les trois derniers mois de la grossesse. Il n'en résulta aucun accident sérieux, si ce n'est, vers la fin du huitième mois, une menace d'accouchement prématuré, qu'éloignèrent une petite saignée et les lavements laudanisés.

§ 3. — Névralgies diverses; odontalgie.

On observe souvent pendant la grossesse différentes formes de céphalalgie et des migraines opiniâtres. D'autres névralgies peuvent se manifester avec leurs symptômes ordinaires; leur siége est variable. La sensibilité de la peau est quelquefois augmentée au point que le contact le plus léger devient douloureux ; d'autres fois ce sont des chaleurs violentes vers les pieds et les mains, ou bien une sensation de froid que rien ne peut dissiper (Jacquemier). Les douleurs névralgiques occupent souvent les parois de l'abdomen, nous les étudierons plus loin dans un article spécial (voy. *Douleurs abdominales*).

L'odontalgie est l'une des névralgies qui affectent le plus fréquemment les femmes enceintes. La douleur occupe habituellement la mâchoire inférieure, tantôt d'un seul côté, tantôt des deux côtés à la fois. On observe ordinairement l'odontalgie pendant la première moitié de la grossesse; elle débute assez souvent peu de temps après la conception, dont elle est quelquefois le premier signe. Elle cesse communément du quatrième au sixième mois.

Il n'est pas exact de dire que dans tous les cas d'odontalgie on ait affaire à une névralgie, car cette maladie est souvent produite par une carie dentaire. Il est donc indispensable, au point de vue du traitement, de faire un diagnostic précis, et de procéder à un examen très-attentif de la cavité buccale (Churchill).

Mauriceau regardait les saignées comme le meilleur remède qu'on pût employer contre les maux de dents des femmes grosses ; mais outre que ce moyen n'est pas très-sûr, on ne peut pas l'employer chez toutes. On conseille de tenir le ventre libre à l'aide de purgatifs doux administrés à des époques assez rapprochées. On emploie, comme moyens locaux, les gargarismes opiacés, les emplâtres d'opium, de jusquiame. On peut essayer de faire prendre à l'intérieur quelques-unes des préparations recommandées contre les névralgies faciales, comme les pilules de cynoglosse ou les pilules de Méglin. Si les accès et les rémissions sont très-marqués, à plus forte raison s'il y a une véritable intermittence, on pourra espérer les meilleurs effets du sulfate de quinine. On ne doit avoir recours à des moyens actifs que lorsque la névralgie est très-douloureuse, qu'elle prive le malade de sommeil et qu'elle rend la mastication presque impossible, tant le contact des dents avec les corps étrangers est insupportable (Jacquemier). On a vu, dit Capuron, des maux de dents rebelles à toute espèce de remèdes disparaître d'eux-mêmes vers le troisième ou le quatrième mois de la grossesse.

Si les gencives étaient enflammées, on pourrait y appliquer une ou plusieurs sangsues. Quand l'odontalgie est produite par une carie dentaire, on essaye de faire disparaître cette douleur en employant les moyens usités en pareil cas ; le mieux serait de faire cautériser la dent malade. La plupart des auteurs pensent que pendant la grossesse l'avulsion d'une dent peut être suivie d'avortement ; on fera donc bien de conseiller aux malades de ne pas se soumettre à l'opération.

§ 4. — Paralysies.

Les femmes enceintes n'échappent à aucune des causes qui peuvent produire la paralysie dans les conditions ordinaires ; elles y sont même plus prédisposées que les autres femmes de leur âge. C'est là un fait qui a été mis hors de doute par les recherches récentes de Fleetwood Churchill et d'Imbert-Gourbeyre.

Churchill a rassemblé 34 observations de paralysie, empruntées à divers auteurs ou recueillies par lui. Dans 22 de ces faits, l'attaque de paralysie survint pendant la grossesse ; dans les 12 autres cas, pendant ou après le travail. Quant au siége de ces paralysies, il a noté 17 cas d'hémiplégie complète et 1 d'hémiplégie partielle, 4 de paraplégie dont 2 avec paralysie d'une seule jambe, 6 de paralysie faciale, 3 d'a-

maurose et 3 de surdité ; mais, dans quelques-uns de ces derniers cas, les paralysies locales étaient combinées avec une hémiplégie. De ces 34 cas, 4 ont été suivis
de mort.

Sur les 22 cas dans lesquels la paralysie survint pendant la grossesse, Churchill
compte 12 hémiplégies, 1 paraplégie, 4 paralysies faciales, 2 amauroses et 3 sur-
dités. Quand on analyse ces observations on trouve qu'il n'existe aucune régularité
relativement à la période de la grossesse à laquelle se montra la paralysie ; cependant c'est surtout dans les derniers mois que les femmes enceintes furent le plus
exposées à cet accident. La plupart des malades guérirent avant ou après l'accouchement ; chez quelques-unes pourtant la maladie continua un temps plus ou moins
long après la délivrance. Une seule femme succomba, et dans ce cas, il est évident
que la mort était due à une maladie du cerveau plus ancienne que la grossesse, plutôt qu'à la paralysie qui avait augmenté pendant la durée de celle-ci ; de sorte que ce
cas ne saurait infirmer le caractère relativement peu dangereux de ces attaques pendant la grossesse.

Il est souvent fort difficile de faire la part exacte de l'influence que la grossesse
exerce sur la production de la paralysie. En exposant brièvement l'état de la science,
nous n'avons en vue que les paralysies gravidiques, aussi nous tâcherons de ne pas
nous laisser entraîner dans le domaine général de la pathologie interne.

Les causes des paralysies puerpérales sont multiples ; notons d'abord l'apoplexie
cérébrale qui n'est pas très-rare chez les femmes enceintes. Ménière a pu réunir,
dans un excellent mémoire, plusieurs observations de ce genre, et plus tard, M. P.
Dubois, étudiant cette question dans une leçon clinique, concluait que de nombreux
exemples d'apoplexie cérébrale prouvent qu'il y a quelque rapport entre cet accident
et le gravidisme. Comment faut-il expliquer cette relation ? Invoquerons-nous la
pléthore ou l'hypertrophie du cœur ? On pourrait sans aucun doute défendre ces
deux opinions, cependant M. Imbert-Gourbeyre pense que l'apoplexie dépend de
l'albuminurie, qui est très-fréquente, comme on sait, pendant la grossesse. Il cite à
l'appui de sa manière de voir plusieurs exemples de maladie de Bright terminée par
hémorrhagie cérébrale, et rappelle que c'est là une complication qui n'est pas très-
rare dans l'éclampsie. Des faits rigoureusement observés sont encore nécessaires
pour juger définitivement cette opinion.

Si l'on en croit Churchill et Imbert-Gourbeyre, l'urémie serait à elle seule la cause
presque unique des paralysies puerpérales ; suivant eux, l'amaurose, la surdité,
l'hémiplégie, ne reconnaîtraient presque jamais d'autre cause. Nous acceptons volontiers cette opinion pour l'amaurose et la surdité, mais nous ferons quelques réserves
pour l'hémiplégie. La plupart des auteurs pensent en effet que l'urémie ne produit
jamais ni l'hémiplégie ni la paraplégie (voy. *Urémie*). Quoi qu'il en soit, les paralysies
dites urémiques accompagnent quelquefois une attaque d'éclampsie ou sont précédées par elle.

Après l'hémorrhagie cérébrale et l'urémie, il faut ranger au nombre des causes
des paralysies puerpérales l'anémie, l'hystérie, une action réflexe dont le point de
départ se trouverait dans l'utérus et retentirait sur la moelle, le rhumatisme, etc.
Nous aurons l'occasion de revenir sur cette étiologie en étudiant les différentes espèces
de paralysies.

Nous avons essayé de montrer que les causes des paralysies puerpérales sont nombreuses et variables ; on comprendra par conséquent que le pronostic et le traitement
doivent être modifiés suivant les cas. Pour se guider dans la médication à instituer
on suivra donc les règles ordinaires de la pathologie.

1° *Amaurose.* L'amaurose est fréquente dans l'albuminurie.

Elle varie en intensité, depuis l'amblyopie la plus légère jusqu'à la cécité la
plus complète. Ce symptôme se rencontre ordinairement sur les deux yeux ; deux
fois cependant, dit M. Imbert-Gourbeyre, je ne l'ai vu porter que sur un seul œil.

Ordinairement fugace et temporaire, l'amaurose peut devenir quelquefois permanente et incurable. Elle peut être le symptôme initial qui attire l'attention du médecin sur l'existence possible d'une albuminurie ; elle a donc une valeur prodromique ou prémonitoire de la plus haute importance dans le diagnostic de l'éclampsie (voy. *Eclampsie*). Elle peut survenir avant, pendant et après l'accouchement, dans la suite des couches, et se reproduire dans plusieurs grossesses successives. Quand on examine les yeux avec l'opthalmoscope, tantôt la rétine paraît saine, tantôt on y remarque une altération graisseuse ou quelque épanchement sanguin ; c'est là un renseignement dont on tiendra compte dans le pronostic à établir.

2° *Surdité*. La surdité puerpérale est plus rare que l'amaurose ; comme elle, elle est liée à l'albuminurie et produite par l'urémie. Cette surdité est habituellement incomplète ; elle est presque toujours précédée de bourdonnements d'oreilles. Comme l'amaurose, elle peut être intermittente, permanente, périodique, uni- ou bilatérale, se convertir en exaltation du sens de l'ouïe, se combiner avec d'autres symptômes albuminuriques, ou exister seule, quoiqu'elle accompagne de préférence l'amaurose. Nous verrons plus loin (voy. *Eclampsie*) que les bourdonnements d'oreilles et la surdité précèdent et annoncent souvent l'éclampsie (Imbert-Gourbeyre).

3° *Paralysies faciales*. A côté de l'amaurose et de la surdité on peut placer la paralysie de la troisième et de la septième paire, mais elle est beaucoup plus rare.

4° *Hémiplégie*. L'hémiplégie est fréquente pendant la grossesse ; M. Imbert-Gourbeyre en a réuni un grand nombre d'exemples dans son mémoire. Quelquefois elle est produite par une apoplexie cérébrale ; d'autres fois l'autopsie n'a montré aucune lésion des centres nerveux, et dans de nombreux exemples la guérison rapide et définitive des malades semble indiquer qu'il n'y avait eu aucune lésion grave du cerveau ou de la moelle épinière. L'albuminurie seule et souvent l'éclampsie ont été observées avec l'hémiplégie ; aussi M. Imbert-Gourbeyre n'hésite pas à dire que l'urémie est la cause ordinaire de cette paralysie. On sait que nous ne partageons pas complétement cette manière de voir (voy. *Urémie*).

L'hémiplégie peut dépendre quelquefois aussi de l'anémie. C'est à cette cause que se rattache l'observation suivante : Une jeune dame présenta dans les premiers mois de sa grossesse une hémiplégie incomplète qui fut caractérisée seulement par de la faiblesse et de l'engourdissement. Les accidents furent d'ailleurs de courte durée et bientôt la guérison fut complète. En l'absence de toute autre cause appréciable cette hémiplégie parut liée à un état chlorotique bien accusé.

Chez les femmes hystériques les paralysies ne sont pas rares. Rien n'indique que les femmes enceintes soient privilégiées à cet égard ; quand chez elles on observera quelques phénomènes propres à l'hystérie, il sera rationnel de rattacher la paralysie à la névrose préexistante. Chez quelques malades l'hystérie peut même apparaître pour la première fois pendant la grossesse et s'accompagner de paralysies diverses. Nous ferons cependant remarquer que l'hémiplégie est rare dans l'hystérie.

Enfin, quand aucune cause ne pourra être invoquée, nous dirons, pour cacher l'aveu de notre ignorance, que la paralysie est essentielle.

5° *Paraplégie*. Indépendamment des causes ordinaires de la paraplégie, indépendamment de toutes celles que nous avons énumérées plus haut, cette paralysie peut être produite par une pression mécanique de la tête du fœtus sur les nerfs de l'excavation, ou par action réflexe. La paraplégie par pression de la tête sur les nerfs doit être rare pendant la grossesse ; elle a plus souvent été observée pendant le travail et après l'accouchement, surtout quand ce dernier avait été laborieux, ou accompagné d'hémorrhagie ; nous n'y insisterons pas.

On admet, avons-nous dit, que la paraplégie peut être produite par action réflexe ; comment dans ce cas faut-il expliquer sa production ? Comment une excitation partielle de l'utérus peut-elle retentir sur la moelle et en suspendre les fonctions ? Sans nous arrêter à toutes les théories émises par les physiologistes de notre temps, disons que, d'après M. Jaccoud, qui a fait un remarquable travail sur ce sujet, la paralysie se produit par épuisement du système nerveux ; de nombreuses expériences faites sur les animaux tendent du moins à le prouver : « Une excitation anormale continue est » transmise à la moelle par les nerfs de l'utérus ; elle épuise au bout d'un temps » variable l'excitabilité propre de la région correspondante de l'organe, et l'inertie » de ces éléments nerveux, sous l'incitation encéphalique, interrompt les voies de » la transmission motrice ; la paralysie de toutes les parties situées au-dessous des » points affectés est la conséquence nécessaire de cet état de choses.

» L'observation suivante d'Echeverria, que l'auteur, et d'autres après lui, ont » donnée comme type de la paraplégie dite réflexe, est, à mon sens, une démons- » tration péremptoire de la théorie que je viens de formuler ; elle permet en quelque » sorte de toucher du doigt le mécanisme pathogénique de la paralysie. Une femme » qui avait fait trois fausses couches avait gardé à la suite de la dernière des douleurs » vives dans la région hypogastrique, et une métrorrhagie peu abondante. Dix-sept » jours après l'avortement, l'utérus fut trouvé en antéversion ; il était mou et volumi- » neux, dépassait la symphyse dans la hauteur d'un pouce ; le col était sensible, tu- » méfié, il saignait facilement, le doigt pouvait y pénétrer ; la lèvre antérieure était » recouverte d'une ulcération douloureuse d'un rouge violacé.

» Après avoir constaté ces particularités, Echeverria, dans le double but d'activer » le retrait de l'utérus et de hâter la cicatrisation de l'ulcère, a recours à l'électri- » cité ; il place un des pôles de l'appareil sur le pubis, l'autre dans l'orifice du col » et fait passer un courant faible. Aussitôt éclatent des douleurs violentes dans la » matrice, dans les lombes et dans les membres inférieurs, qui sont agités de trem- » blements convulsifs ; on suspend immédiatement le passage du courant, mais les » convulsions sont remplacées par une paraplégie complète, qui dure quatorze » heures (Jaccoud). » Ne voit-on pas dans ce fait une excitation très-intense épuiser l'excitabilité de la moelle ? L'immobilité survint et persista jusqu'à ce qu'un repos suffisant eût rendu au centre nerveux les propriétés qu'il avait perdues.

Les causes de la paraplégie peuvent être multiples, combinées ; l'observation sui- vante en est un exemple : Une jeune dame à tempérament lymphatique exagéré, primipare, présentant un œdème généralisé, eut un accouchement laborieux qui ne put être terminé que par une application du forceps. Le périnée fut largement déchiré et une hémorrhagie extrêmement abondante survint pendant la délivrance. Les suites de couches furent entravées par une double phlegmatia alba dolens, par un épan- chement pleurétique et par une ascite. Je donnai des soins à cette malade, avec mon excellent ami le docteur Siredey, aujourd'hui médecin des hôpitaux, et nous nous assurâmes à plusieurs reprises que les urines ne contenaient pas d'albumine. Quand la convalescence fut complète, on s'aperçut en levant la malade qu'elle était para- plégique. Pendant plusieurs mois, il lui fut impossible de se tenir sur les jambes ; les mouvements devinrent cependant peu à peu plus étendus, et enfin la marche fut possible à l'aide d'une canne. Au milieu de cette amélioration, tout à coup la para- plégie redevint complète ; cette aggravation coïncidait avec le début d'une nouvelle grossesse, et pendant toute sa durée il n'y eut aucune amélioration. Pendant le travail, les membres furent agités par des mouvements étendus, que la malade au- rait été incapable d'exécuter volontairement ; l'immobilité reparut après l'accouche- ment. Cette paraplégie persista plusieurs mois sans amélioration notable ; elle dis- parut enfin sous l'influence de la strychnine et de l'électricité, et la guérison est depuis longtemps complète. Dans cette observation, que je viens d'exposer sommai- rement, on est en droit de rapporter le début de la paralysie soit à la compression exercée par la tête du fœtus pendant le premier accouchement, soit à l'hémorrhagie qui compliqua la délivrance ; mais comment expliquer la recrudescence des acci- dents pendant la deuxième grossesse ? On trouvera, je crois, l'étiologie de cette nou- velle phase de la maladie dans l'action réflexe.

§ 5. — Troubles intellectuels; manie.

Les médecins qui accepteront le rapprochement que nous avons cherché à établir entre les troubles sympathiques de la grossesse et ceux qu'on observe chez les jeunes filles dont la menstruation est difficile et irrégulière (page 456), comprendront facilement les altérations fonctionnelles qu'on observe si souvent dans les facultés intellectuelles et sensoriales chez les femmes enceintes.

Les altérations préexistantes de certains organes des sens sont quelquefois fort heureusement modifiées par la survenance d'une grossesse. Une jeune femme, qui depuis son enfance était obligée de porter des lunettes tant sa vue était mauvaise, vit tout à coup celle-ci s'améliorer aussitôt après le début de sa grossesse, et n'eut plus besoin de verres grossissants (Obs. de Salmat, cent. III, obs. 27).

D'autres fois on observe des troubles plus ou moins prononcés dans les facultés affectives et intellectuelles. J'ai vu une jeune dame primipare chez laquelle l'amour qu'elle avait auparavant pour son mari avait fait place à une antipathie qu'elle avait beaucoup de peine à surmonter. Une autre jeune femme, arrivée au cinquième mois, prit tout à coup une telle aversion pour son appartement, qu'après bien des tentatives infructueuses, et malgré tous les efforts de sa raison, on fut obligé de la laisser à la campagne pendant tout le reste de sa grossesse.

Chez d'autres, on remarque une disposition toute particulière à la tristesse que Burns avait déjà indiquée, et que j'ai eu aussi deux fois l'occasion d'observer. Certaines femmes, d'une humeur habituellement très-gaie, deviennent tout à coup tristes et moroses ; elles refusent tous les plaisirs qui leur sont offerts ; elles ont continuellement la pensée qu'elles ne survivront pas à l'accouchement, et rien ne peut ébranler cette conviction. Une jeune dame américaine, qui m'avait été adressée par M. Rayer, m'offrit, pendant les six dernières semaines de sa grossesse, un exemple de mélancolie profonde. Bien qu'entourée de toute sa famille, elle se refusa constamment à jouir de tous les agréments de la capitale. Elle pleurait sans cesse sur sa fin inévitablement très-prochaine, et exprimait à chaque instant le chagrin de quitter tous ceux qu'elle aimait. L'accouchement fut très-heureux, et dès le lendemain la gaieté était revenue.

Les troubles de l'intelligence peuvent aller jusqu'à la folie ; mais cette maladie est plus fréquente chez les nouvelles accouchées que chez les femmes enceintes. Marcé, dans un excellent livre qui nous servira de guide dans cet article, en résumant plusieurs statistiques, a trouvé que sur 310 cas de folie puerpérale, 27 se développèrent pendant la grossesse, 180 à la suite de l'accouchement et 103 pendant la lactation.

La folie des femmes enceintes peut débuter soit au moment de la conception, soit pendant le cours de la grossesse. Sur 19 malades dont l'histoire a été rapportée par Marcé, huit fois la folie a coïncidé avec le moment de la conception ; dans les onze autres cas, elle s'est développée dans le cours même de la grossesse, trois fois au troisième mois, une fois au quatrième mois, trois fois au sixième mois, deux fois au septième, deux fois à une époque qui n'a pu être précisée. De toutes les formes de folie observées, la mélancolie semble la plus fréquente. Il résulte de l'analyse des

19 observations citées plus haut que la terminaison de la folie est essentiellement variable. Sept fois l'accouchement fut le point de départ de la guérison ; deux fois seulement elle eut lieu pendant le cours même de la grossesse ; neuf fois la maladie resta incurable, ou ne disparut que longtemps après la délivrance ; enfin, dans un cas, l'accouchement exaspéra le délire et la mort survint rapidement. Le médecin devra donc se tenir dans une grande réserve quand il sera interrogé sur le pronostic à porter ; on doit savoir aussi que lorsqu'une femme est devenue folle pendant qu'elle est enceinte, on est en droit de craindre une rechute à la grossesse suivante. Montgomery a vu une femme devenir aliénée dès le début de trois grossesses successives ; dans un autre cas la manie se reproduisit pendant huit grossesses et ne disparaissait qu'après la délivrance ; mais par une bizarre anomalie, il arrive que des femmes ne deviennent folles qu'à l'une de leurs grossesses.

Jusqu'ici nous avons étudié l'influence de la grossesse comme cause productrice de l'aliénation mentale, mais il est une proposition inverse qu'il n'est pas sans intérêt de discuter. Quelles sont les conséquences d'une grossesse, lorsqu'elle survient chez une femme précédemment aliénée ? « La grossesse, l'accouchement, l'allaite-» ment, dit Esquirol, sont des moyens dont la nature s'est servie quelquefois pour » terminer la folie ; je crois ces terminaisons rares. » Presque toujours, en effet, sous l'influence de la grossesse, l'aliénation mentale revêt une gravité extrême, soit par sa forme, soit par sa durée. On ne saurait donc trop s'élever contre la pratique des médecins qui conseillent une grossesse aux femmes aliénées.

Le travail de l'accouchement, surtout à sa dernière période, alors que les douleurs deviennent déchirantes, peut à lui seul troubler profondément l'intelligence. Tous les accoucheurs ont décrit l'agitation intellectuelle qui survient pendant l'accouchement ; mais dans quelques cas rares un véritable délire maniaque peut éclater. Aux exemples que nous avons déjà cités (page 283), nous ajouterons le fait suivant : A l'hôpital des Cliniques, vers la fin du travail, une femme fut tout à coup prise d'une hallucination complète : elle voyait se dresser près de son lit un fantôme qui venait l'injurier et qu'elle s'efforçait de chasser ; le délire dura à peine deux minutes ; immédiatement après, l'intelligence était parfaitement saine. La folie transitoire, qui survient ainsi pendant le travail, est sans nul doute causée par un excès de douleur. Malgré sa gravité apparente ce délire n'aura pas, en général, de suites sérieuses, si l'on a soin de prévenir par une surveillance attentive les actes fâcheux auxquels les malades peuvent être entraînées ; il cède spontanément et bien rarement il se transforme en manie de longue durée. Le rôle du médecin est facile à tracer : dans les cas ordinaires, on laissera faire la nature ; si le travail se prolonge, on termine l'accouchement par une application du forceps. Plus tard une émission sanguine, s'il existe des signes de pléthore, les antispasmodiques et une sage expectation viendront à bout d'un accident qui par lui-même n'offre rien de grave.

Nous ne terminerons pas ce sujet sans dire quelques mots de la folie des nouvelles accouchées et des nourrices, qu'on décrit habituellement sous le nom de *folie puerpérale*. Parmi les causes qui prédisposent à cette maladie il faut citer l'hérédité, les grossesses nombreuses, l'âge avancé des femmes en couches, les accès antérieurs de folie, l'éclampsie et le rétablissement de la menstruation ou *retour de couches*. Le plus souvent la folie se développe soit pendant les premiers jours qui suivent l'accouchement, soit à l'époque du retour de couches. Le début de la maladie est quelquefois subit, mais souvent il est précédé par une accélération du pouls, de la chaleur à la peau, de la sécheresse de la langue, de la soif, et de tout l'appareil symptomatique des pyrexies. Les différentes formes de l'aliénation mentale sont loin d'être ici également fréquentes. Au premier rang, il faut placer la manie, puis la mélancolie et la folie partielle.

La manie des nouvelles accouchées se termine par la guérison, l'incurabilité, et dans quelques cas rares par la mort. La guérison est de toutes les terminaisons la plus fréquente; elle représente environ les deux tiers du nombre total des malades. On cite des observations où la terminaison heureuse s'est opérée en moins de trois jours; le plus souvent elle survient dans le premier mois qui a suivi le début de la maladie, d'autres fois dans les six premiers mois seulement; enfin elle peut se faire attendre un an, deux ans et plus. Le pronostic est encore plus favorable dans la mélancolie et la monomanie.

Beaucoup de médicaments ont été vantés contre la manie puerpérale; les bains tièdes, quelques purgatifs et les narcotiques, tels sont les moyens les plus efficaces au début. Avant tout on devra faire surveiller les malades sans les perdre de vue un seul instant; leurs enfants seront éloignés (Marcé).

ARTICLE VI.

MALADIES DE LA PEAU.

§ 1. — Démangeaisons.

La peau est quelquefois chez les femmes enceintes le siége de démangeaisons très-vives, sans aucune lésion appréciable, M. Maslieurat-Lagémart a publié l'observation fort curieuse d'une dame qui, dans huit grossesses successives, éprouva des démangeaisons assez fortes pour déterminer des accouchements prématurés. Ces démangeaisons, qui quatre fois ont débuté au sixième mois, deux fois à huit mois et demi, deux fois dans le septième, se manifestaient presque instantanément sur toute l'étendue de la peau : les jambes, les cuisses, les parties génitales, tout le tronc, le cou, la face, le cuir chevelu, rien n'y fut soustrait, si ce n'est d'abord la paume des mains, qu'elles envahirent plus tard; elles avaient une intensité telle, que la pauvre malade exerçait des frottements assez forts pour déchirer la peau. A peine accouchée, elle n'en ressentit plus la moindre atteinte. Pendant toute leur durée, la peau conserva toute sa transparence, sa couleur et sa blancheur naturelles. Les bains simples et alcalins, les frictions ammoniacales et camphrées sur la colonne vertébrale, les préparations d'opium, de bismuth, de valériane, de jusquiame, de belladone, la saignée, tout fut inutilement employé.

Dans trois cas de démangeaisons générales que j'ai eu l'occasion d'observer, elles ont cédé assez promptement aux bains alcalins (150 grammes de carbonate de potasse dans un grand bain).

§ 2. — Taches pigmentaires; pityriasis.

Pendant la grossesse, la peau présente souvent des taches jaunâtres connues sous le nom d'éphélides, de *chloasma*, de *pityriasis versicolor*. On leur donne vulgairement le nom de *masque* lorsqu'elles existent sur le front, les joues, le menton. Le visage est leur siége de prédilection, surtout au front : elles sont plus ou moins étendues, presque toujours symétriques; elles ne s'avancent jamais jusqu'à l'implantation des cheveux, dont elles sont toujours séparées par une bordure où la peau reste saine. La lumière semble être l'une des conditions principales de leur développement et l'ombre portée par les cheveux suffirait à les arrêter.

Suivant M. Hardy, médecin de l'hôpital Saint-Louis, ces taches sont de deux espèces différentes : les éphélides et le pityriasis.

Les *éphélides* ne font aucune saillie sur la peau et ne sont accompagnées ni de prurit, ni de desquamation; on dirait presque, en les examinant, que le pigment a abandonné les parties saines pour venir s'accumuler là où elles existent, tant la peau semble décolorée auprès d'elles ; elles sont, en effet, uniquement constituées par une accumulation de pigment dans un point circonscrit. Les éphélides se développent souvent chez les femmes au moment de la menstruation et surtout pendant la grossesse ; elles disparaissent habituellement après l'accouchement, mais il n'en est pas toujours ainsi, au grand désespoir des femmes qui en sont atteintes. Lorsqu'elles persistent, un traitement particulier, qui aura pour résultat d'enflammer légèrement la peau, est souvent suivi de succès. M. Hardy conseille des lotions répétées deux fois par jour avec la solution suivante :

Eau distillée.............................. 125 grammes.
Sublimé................................... 50 centigrammes.
Sulfate de zinc............................ 2 grammes.
Acétate de plomb.......................... 2 grammes.
Alcool, q. s. pour dissoudre le sublimé.

En cas d'insuccès, on peut conseiller avec avantage les douches sulfureuses, et particulièrement les eaux minérales de Luchon et de Baréges en douches locales sur les parties affectées.

Le *pityriasis versicolor*, encore appelé crasse parasitaire, taches hépatiques, chloasma des femmes enceintes, se présente sous la forme de taches qui ressemblent beaucoup aux éphélides; mais dans le pityriasis les taches sont légèrement saillantes an-dessus de la peau, et l'épiderme s'enlève sous forme de petites squames soit spontanément, soit à l'aide du grattage; elles sont accompagnées constamment de démangeaisons qui sont d'ailleurs peu vives. Les caractères que nous venons d'indiquer suffiront pour faire distinguer le *pityriasis versicolor* des éphélides, dans lesquelles on ne trouve ni saillie, ni desquamation, ni prurit. Le *pityriasis versicolor* est une maladie parasitaire, et le microscope devient un nouveau moyen de diagnostic en montrant dans les squames quelques spores et de nombreuses ramifications.

Le pityriasis des femmes enceintes disparaît ordinairement après l'accouchement; dans quelques cas seulement on le voit persister et offrir même une très-grande résistance aux moyens thérapeutiques (Hardy).

Le traitement est très-simple : les eaux sulfureuses sous formés de lotions et de douches, les pommades soufrées suffisent souvent. On réussit également avec les lotions de sublimé (voy. la formule plus haut). La pommade nitrique produit encore les mêmes résultats.

ARTICLE VII.

LÉSIONS DES ARTICULATIONS DU BASSIN.

§ 1. — Relâchement des symphyses du bassin.

Ce fut une question longuement discutée que celle du ramollissement des ligaments qui unissent les os du bassin, et la mobilité dont jouissent les articulations pelviennes. Ambroise Paré lui-même, cette grande lumière chirurgicale, n'adopta l'opinion d'Hippocrate qu'après une dissection, faite en sa présence par Severin Pineau, en 1569, du cadavre d'une femme nouvellement accouchée. Aujourd'hui la question est jugée par un très-grand nombre de faits, et l'on admet généralement qu'un ramollissement des symphyses a lieu chez toutes les femmes pendant la grossesse. Ce ramollissement peut être léger, et c'est.ce qui arrive le plus souvent; mais il peut être porté au point de permettre un écartement considérable entre les surfaces articulaires, et c'est alors une véritable altération pathologique. Hunter, Morgagni et d'autres citent des cas dans lesquels ce ramollissement était tel, que les pubis pouvaient s'écarter de plus de 3 centimètres.

Dans l'état actuel de la science, il est impossible d'indiquer la cause de ce relâchement. Quand il est peu considérable, il passe le plus souvent inaperçu et pour la femme, et pour le médecin; mais quand il est très-marqué, il en résulte, comme nous l'avons dit, un écartement des os.

Les auteurs ne sont pas d'accord sur la manière dont cet écartement est produit. Suivant les uns, les cartilages ramollis, épaissis par les liquides qui les pénètrent, agissent comme une espèce de cône d'éponge préparée que l'on imbiberait de liquide après l'avoir placé entre deux os; suivant d'autres, ils seraient semblables aux racines de lierre qui, s'insinuant dans les petites fentes des pierres, finissent par renverser des murs. Louis pensait qu'ils agissaient à la manière des coins de bois secs et poreux que l'on plante dans des fentes de rocher, et qui, pénétrés par l'humidité, se gonflent et parviennent à faire éclater la roche, ou bien à la manière des polypes des fosses nasales et des sinus frontaux et maxillaires.

M. Lenoir pense qu'à un degré peu avancé ce relâchement tient uniquement à l'infiltration séreuse des ligaments du bassin, dû à l'état de grossesse lui-même : il n'y a donc pas d'écartement des surfaces articulaires ; mais cet écartement est possible sous l'influence d'un effort qui tend à le produire. Dans les degrés plus avancés, il ajoute à ce ramollissement une hypersécrétion de synovie qui distend les cavités articulaires, et qui écarte les os qui les forment. Alors la mobilité est très-grande, et si sur le cadavre on ouvre les jointures, il s'en écoule une humeur visqueuse abondante, comme Morgagni l'a vu une fois.

Pendant l'accouchement, cette mobilité peut, d'après Baudelocque, s'opposer à la terminaison spontanée du travail, les muscles de l'abdomen ne trouvant pas, dans les os du bassin, un point d'appui suffisant ; peut-être aussi la douleur causée par l'engagement de la tête force la femme à suspendre ses douleurs autant que possible. Suivant les observations de Desormeaux, Smellie, etc., cette circonstance, loin d'être toujours une cause de dystocie, a pu permettre l'accouchement spontané dans des cas où une disproportion entre le volume de la tête et les dimensions du bassin l'aurait rendu impossible.

Dans ces dernières années l'attention des médecins a de nouveau été appelée sur l'étude du relâchement des symphyses du bassin, par le travail de M. Ferdinand Martin, bientôt suivi du rapport de M. Danyau. Un article spécial a même été consacré à la description de cette maladie dans les éditions précédentes de ce livre; c'est donc à tort que M. le professeur Trousseau a pu croire qu'il y avait été omis

(*Leçons cliniques sur le relâchement des symphyses du bassin*, mai 1865). Cependant cette affection est encore assez mal connue ; aussi fait-elle commettre de nombreuses erreurs de diagnostic.

Chez un assez grand nombre de femmes enceintes les douleurs de reins ne reconnaissent pas d'autres causes que le relâchement des symphyses ; il suffit pour s'en assurer d'examiner la région lombaire et d'exercer une pression au niveau des articulations sacro-iliaques ; si l'articulation est malade, on y produit ainsi une douleur bien nette. Il en est de même pour la symphyse du pubis ; souvent en effet cette articulation est le siége de douleurs vagues que les femmes accusent vers le bas-ventre. Dans tous ces cas l'erreur est d'autant plus facile qu'en interrogeant les malades elles précisent assez mal le siége de leurs souffrances ; la nature de l'affection est méconnue si l'on n'a pas le soin de faire une investigation directe. Que de fois l'utérus est accusé d'être le point de départ de la douleur, alors que la lésion est exactement localisée dans les articulations du bassin.

Les douleurs spontanées qui sont produites par le relâchement des symphyses du bassin se réveillent surtout pendant les mouvements des membres inférieurs, la marche, la station ; elles disparaissent d'ordinaire quand les femmes sont couchées. Dans les cas légers la marche est difficile ; les malades se fatiguent vite, traînent les jambes ; il leur est impossible de se tenir à cloche-pied. A un degré plus avancé, la marche devient de plus en plus difficile, douloureuse et enfin impossible ; quand la malade veut se tenir debout, il lui semble que le sacrum descend entre les os des iles ou que le tronc s'enfonce entre les cuisses. Alors on peut, en imprimant quelques mouvements aux membres inférieurs et aux os iliaques, constater la mobilité, souvent même un craquement, un cliquetis très-sensible. Chez une malade de M. Trousseau, on pouvait introduire facilement l'extrémité de l'index entre les deux os pubis, et l'on sentait alors parfaitement que le cartilage interarticulaire était ramolli.

Le relâchement des symphyses du bassin est souvent plus prononcé après l'accouchement que pendant la grossesse ; quoique plus évident pendant les suites de couches, il est souvent encore méconnu et les douleurs qu'il engendre sont à tort rapportées à la métrite ou à un déplacement de l'utérus. Dans tous ces cas, il présente d'ailleurs les mêmes symptômes et réclame les mêmes soins.

Le pronostic est variable : dans les cas légers, aucun traitement n'est absolument nécessaire et la maladie disparaît après l'accouchement. A un degré plus avancé, le repos au lit est insuffisant, et un traitement approprié devient nécessaire. La cessation des douleurs et la consolidation se font quelquefois attendre trois, six, huit mois, plusieurs années. Chez une malade de M. Martin, la guérison ne survint qu'après un nouvel accouchement. Quelques faits prouvent même que le relâchement des symphyses peut persister toute la vie, malgré l'emploi des moyens les plus convenables. Enfin l'inflammation des symphyses, dont nous parlerons dans l'article suivant, leur suppuration, peuvent ajouter une nouvelle gravité à la maladie.

Dès qu'on s'aperçoit d'un relâchement dans les symphyses, il faut condamner les femmes au repos, maintenir le bassin dans l'immobilité à l'aide d'un bandage compressif. Une serviette ou mieux une nappe, placée autour du bassin et très-fortement serrée, peut suffire dans les cas les plus simples. C'est là tout à la fois un traitement rationnel et un moyen de diagnostic, car le soulagement est habituellement immédiat, et en cas de succès il ne reste pas de doute sur la nature de la maladie. Les bandages de toile ou de coutil ont cependant l'inconvénient de se relâcher assez vite. On peut donc remplacer avantageusement, comme l'a conseillé Boyer, la serviette par une ceinture de cuir, matelassée à l'intérieur, qui contourne le bassin en passant entre le grand trochanter et la crête iliaque et vient se boucler à la partie antérieure. Le meilleur des appareils est celui qui a été conseillé et appliqué par M. Martin. Il se compose d'un cercle métallique complet, d'une force considérable, assez grand pour embrasser la circonférence entière du bassin. Le ressort, dont la hauteur est de 4 centimètres, garni et matelassé comme ceux des bandages herniaires, est interrompu à sa partie antérieure et muni d'un côté d'une forte courroie, de l'autre d'une boucle, à l'aide desquelles les deux extrémités sont rapprochées et solidement maintenues. Cet appareil a l'avantage de pouvoir être appliqué pendant la grossesse sans gêner le développement du ventre; à plus forte raison, il sera utile après l'accouchement. Les femmes s'habituent très-vite à le porter, malgré son poids assez considérable. Il assure si bien l'immobilité des os du bassin que le repos absolu n'est plus nécessaire; les malades peuvent marcher chaque jour sans que la guérison soit entravée.

« Nous devons, dit M. Danyau, rendre à M. Martin cette justice que sa ceinture
» répond à toutes les indications, et que nulle n'est plus propre à les remplir. Non-
» seulement elle est, comme celle que conseille Boyer, assez étroite pour embrasser
» le bassin là où la compression ne saurait ni gêner ni nuire et sera véritablement
» efficace, c'est-à-dire entre les crêtes iliaques et les grands trochanters, mais encore,
» circonstance non moins essentielle, elle est d'une solidité et d'une inextensibilité
» telles, qu'une fois appliquée et par elle une fois les os rapprochés et mis en con-
» tact, aucun écartement n'est plus possible. »

Quand au relâchement des symphyses s'ajoutent des accidents inflammatoires, il faut les combattre par les moyens appropriés. En leur absence, on emploiera, comme adjuvants de la compression, les topiques fortifiants locaux et généraux, les lotions astringentes et résolutives. Après la cessation complète des lochies, Desormeaux vante beaucoup l'emploi des douches et des bains de mer, un régime fortifiant, l'usage des mets généreux, des eaux de Spa, de Seltz, l'usage de la flanelle sur la peau, des frictions sèches. Nous ne saurions trop recommander en pareil cas l'usage de la ceinture d'acier de M. Martin, qui, fortement serrée autour du bassin, lui rend assez promptement une partie de sa solidité normale, et hâte singulièrement la guérison.

Ces moyens devront être prolongés longtemps, et lorsqu'une amélioration notable sera survenue par les progrès de consolidation, ce sera avec la plus grande réserve que la malade se lèvera, marchera, etc.

§ 2. — De l'inflammation des symphyses du bassin.

L'inflammation des articulations pelviennes, observée surtout pendant les suites de couches, peut aussi se montrer, quoique plus rarement, pendant la grossesse. Les docteurs Hiller, Monod, Danyau, le professeur Hayn (de Kœnigsberg) en ont cité des exemples.

La maladie débute ordinairement sans cause appréciable. Les malades ressentent tout à coup, au niveau de l'une ou de plusieurs des articulations du bassin, des douleurs vives, quelquefois lancinantes, le plus souvent gravatives, qui s'exaspèrent sous l'influence de la pression, ou lorsque les malades se tiennent debout, et surtout veulent essayer de marcher, ce qui leur est parfois complétement impossible. Ces douleurs s'irradient souvent dans les membres inférieurs et surtout dans les cuisses. On constate quelquefois du gonflement au niveau des articulations enflammées.

Ces douleurs articulaires s'accompagnent généralement d'un mouvement fébrile, quelquefois très-prononcé, le plus souvent modéré. Dans quelques cas même, la réaction générale était à peu près nulle.

En général, l'inflammation, quand elle est modérée, cède assez promptement à un traitement convenablement dirigé : après douze à quinze jours, la guérison est à peu près complète, et l'accouchement et les suites de couches ne paraissent en ressentir aucune influence fâcheuse. Dans quelques cas pourtant, soit à cause de l'intensité de l'inflammation, soit parce que les moyens suffisants n'ont pas été employés avec assez d'énergie, la maladie s'est terminée par suppuration, et dans deux cas celle-ci a entraîné la mort des malades.... On a trouvé alors les surfaces articulaires dénudées de leurs cartilages. MM. Hiller et Monod ont cité deux exemples de cette fatale terminaison. Malgré cette altération des os, il peut cependant encore se faire une ankylose.

Pour peu que les douleurs soient très-vives, et la réaction générale prononcée, les émissions sanguines générales et locales doivent être employées dès le début avec une certaine énergie. Mais lorsqu'il n'y a pas de fièvre, et que les phénomènes locaux sont peu intenses, on peut se contenter des applications résolutives, de la diète modérée, et du repos absolu dans la position horizontale. A ces applications résolutives, on ajouterait les narcotiques avec succès, si les douleurs étaient trop aiguës.

ARTICLE VIII.

MALADIES DE LA VULVE ET DU VAGIN.

Plusieurs lésions de la vulve et du vagin deviennent des obstacles à l'accouchement ; c'est pour cette raison que nous les étudierons avec la dystocie (voy. *Dystocie*). Nous ne décrirons ici que le prurit vulvaire, la leucorrhée et les végétations des femmes enceintes.

§ 1 — Prurit vulvaire.

Le prurit vulvaire n'est pas une maladie spéciale aux femmes enceintes, mais on le rencontre assez souvent pendant la grossesse. Sous ce nom on désigne une affection caractérisée par une démangeaison vive, irrésistible, qui se développe sur les parties génitales externes, aux grandes et aux petites lèvres, et qui pénètre même souvent jusqu'à l'intérieur du vagin. Cette démangeaison pousse les malades à se gratter, et comme cette action est suivie de soulagement, il en résulte une sorte de masturbation. A l'examen des parties affectées on ne trouve aucune altération appréciable ; quelquefois on constate de la rougeur ; d'autres fois il y a un suintement et des ulcérations superficielles qui rappellent l'eczéma (Hardy).

Des démangeaisons étaient tellement insupportables chez une jeune dame de mes clientes, que cette pauvre femme ne pouvait résister à l'envie de se gratter, et que l'irritation générale qui en résultait lui donnait presque des mouvements convulsifs. Une jeune fille, qui voulait cacher sa grossesse, en était tellement tourmentée, qu'il lui fut impossible de dissimuler ces démangeaisons aux gens de sa famille. Les frottements avaient été si souvent répétés, que lorsque je l'examinai, je trouvai la face interne des grandes et petites lèvres tuméfiée et enflammée; la petite lèvre du côté droit avait été si longtemps et si fortement tiraillée, qu'elle avait au moins le double de sa longueur normale. Les bains souvent répétés, les lotions d'eau végéto-minérale faites cinq ou six fois par jour, calment ordinairement ces démangeaisons. Souvent elles sont exaspérées par la marche; le repos alors est indiqué. Il est très-bien de placer entre les lèvres de la vulve une compresse fine enduite d'huile d'amandes douces, ou mieux encore simplement trempée dans de l'eau de Saturne.

Dewees raconte qu'une jeune dame qui se plaignait d'une démangeaison excessive aux parties génitales fut examinée par lui, et qu'il trouva la face interne de la partie inférieure du vagin couverte d'aphthes nombreux; des lotions faites quatre à cinq fois par jour avec une forte solution de borax firent disparaître le tout en vingt-quatre heures.

M. Meigs dit s'être constamment bien trouvé des moyens suivants :

> Borate de soude . . . .   8 grammes.
> Sulfate de morphine . . . .   3 décigrammes.
> Eau distillée de roses . . . .   250 grammes.

Appliquer trois fois par jour, à l'aide d'une éponge ou d'un linge, sur les parties malades, en prenant la précaution préalable de laver les parties avec de l'eau de savon et de les bien essuyer. On peut encore se servir avec avantage d'une solution de deutochlorure de mercure. On prépare une solution de 10 grammes de sublimé dans 100 grammes d'eau distillée. La malade en met une cuillerée à café dans un demi-litre d'eau (500 grammes) *très-chaude* que l'on emploie pour les injections et lotions. L'eau très-chaude réussit seule dans bien des cas. (Trousseau et Pidoux.)

Le prurit vulvaire est souvent difficile à faire disparaître. Dans les cas rebelles au traitement que nous venons d'indiquer, M. Dubois conseillait de cautériser toute la surface de la muqueuse vulvaire avec le crayon de nitrate d'argent. Cette cautérisation a le grave inconvénient d'être atrocement douloureuse, et presque toujours, après une amélioration passagère, la maladie se reproduit. Nous avons au contraire presque toujours réussi avec une solution de sublimé, que nous formulons ainsi :

> Deutochlorure de mercure . . . .   2 grammes.
> Alcool . . . .   10 grammes.
> Eau de roses . . . .   40 grammes.
> Eau distillée . . . .   450 grammes.

Ce liquide est employé pur, en lotions que l'on répète matin et soir de la manière suivante : Après avoir fait un lavage avec de l'eau tiède ordinaire, pour débarrasser la vulve des mucosités qui la recouvrent, et après avoir bien essuyé les parties avec un linge fin, les malades imbibent une petite éponge avec quelques grammes du liquide médicamenteux et la promènent rapidement sur toute la surface des organes qui sont le siége de la démangeaison, de manière à les bien humecter. Presque toujours une cuisson, une sensation de brûlure assez forte est produite par l'application de ce médicament, et pour se soulager les malades devront se laver pendant quelques minutes avec de l'eau fraîche. Les pansements deviennent rapidement de moins en moins douloureux. La guérison est ordinairement rapide. C'est à ce moyen que nous accordons la préférence.

§ 2. — Leucorrhée.

Nous nous contenterons de dire quelques mots de la leucorrhée très-abondante dont les femmes sont si souvent affectées pendant la grossesse. Ces écoulements blancs, quelquefois jaune verdâtre, se montrent le plus habituellement dans la seconde moitié de la grossesse, mais j'ai vu quelques personnes en être affectées dès les premiers mois. Ils coïncident en général avec le développement de nombreuses granulations que nous avons dit tapisser quelquefois la muqueuse vaginale, et constituent ce qu'on a décrit dans ces dernières années sous le nom de *vaginite granuleuse*. Quand ils sont très-abondants, l'examen fait à l'aide du spéculum démontre assez souvent l'existence d'ulcérations nombreuses sur le col utérin. Je suis convaincu que ces granulations vaginales et ces ulcérations du col n'offrent presque jamais, pendant la gestation, la gravité qu'elles ont paru avoir dans quelques autres conditions, car elles disparaissent habituellement avec la grossesse pendant laquelle elles se sont développées.

Toutefois l'abondance de l'écoulement peut réagir sur les fonctions de l'estomac, et j'ai vu plusieurs malades chez lesquelles des symptômes de gastralgie étaient manifestement liés à l'écoulement, car ils augmentaient ou diminuaient suivant que celui-ci était plus ou moins abondant.

Ces leucorrhées produisent souvent aussi une irritation vive, une chaleur âcre, une cuisson parfois très-insupportable à la partie inférieure du vagin et aux parties génitales extérieures. De petites vésicules se développent en très-grand nombre sur la face interne des grandes et des petites lèvres : frottant sans cesse les unes contre les autres, elles finissent par s'excorier et rendent la marche très-pénible.

Les bains souvent répétés, les lotions et les injections d'eau froide avec addition dans chaque litre d'une cuillerée à bouche de sous-acétate de plomb liquide, renouvelées trois, quatre et cinq fois par jour, suivant l'acuité des douleurs, son les meilleurs moyens à employer. On se trouvera bien aussi d'isoler les parties et de placer un linge fin entre les lèvres, pour éviter leur frottement pendant la marche. Je n'ai pas besoin de dire que l'introduction de la canule dans le vagin nécessite, pendant la grossesse, une attention toute spéciale ; qu'il y aurait imprudence à la pousser trop avant.

On pourrait bien ainsi calmer les douleurs, mais il est infiniment probable que les granulations persisteront, et qu'on ne fera pas cesser entièrement l'écoulement : il dure, en général, jusqu'à la fin de la grossesse, quoi que l'on fasse ; et, dans la grande majorité des cas, cesse seulement après l'accouchement.

Pourrait-on, sans inconvénients, appliquer dans le vagin des tampons d'ouate et d'alun? Pareil moyen ne provoquerait-il pas l'avortement ou l'accouchement prématuré? Dans le service que je dirige momentanément à Lourcine, j'ai trouvé un assez grand nombre de femmes enceintes atteintes de vaginite et de leucorrhée abondante, et chez toutes il était d'usage habituel dans le service d'appliquer des tampons d'ouate et d'alun, malgré la grossesse. J'ai continué ces applications comme par le passé, non sans quelque appréhension ; cependant jusqu'ici je n'ai encore observé aucun accident. Mais avant de conseiller l'usage du tampon, j'aurai besoin d'une plus longue expérience.

Les injections vaginales, surtout quand elles sont prises sans ménagement, peuvent provoquer des contractions utérines et l'avortement, si le liquide est projeté sur le museau de tanche.

§ 3. — Végétations.

Les parties externes de la génération, surtout chez les femmes atteintes de blennorrhée, de vaginite ou de catarrhe utérin, se recouvrent souvent de végétations qui ont longtemps été regardées à tort comme des productions syphilitiques. Ces végétations paraissent presque toujours liées à l'existence d'un écoulement chez les femmes qui ne sont pas enceintes ; mais la grossesse favorise aussi leur développement ; c'est là un fait qui me paraît mis hors de doute par le mémoire de M. Thibierge.

Les végétations des femmes enceintes apparaissent à toutes les époques de la grossesse. Elles sont constituées par des houppes de couleur rosée, pédiculées à leur point d'attache et renflées en forme de choux-fleurs. Leur nombre et leur volume sont singulièrement variables.

Elles restent disséminées ou se groupent pour former des masses volumineuses. Chez une femme de la clinique d'accouchements, elles avaient acquis au moins le volume du poing. La muqueuse vulvaire est leur siége de prédilection ; on les voit aussi se développer sur la face externe des grandes lèvres, dans le sillon interfessier, la région anale, les plis génito-cruraux ; quelquefois même elles s'implantent sur les parois du vagin ou sur le museau de tanche, mais en ces deux derniers points elles sont habituellement peu volumineuses.

Ces végétations s'accompagnent de prurit, d'une assez vive douleur, d'écoulement ; elles répandent une odeur fort désagréable ; mais elles n'ont en réalité aucune gravité et n'apportent aucun obstacle à l'accouchement, malgré un développement excessif. Dans la plupart des cas, elles guérissent spontanément après l'accouchement ; leur pédicule se dessèche alors et elles tombent comme un fruit mûr. Une terminaison aussi favorable n'est pas constante.

Un de leurs caractères est de répulluler, quoi qu'on fasse, pendant la gestation, et pour ainsi dire en dépit de tout traitement. Cependant M. Thibierge pense qu'un traitement local appliqué pendant la grossesse pourrait faire disparaître des végétations peu volumineuses et peu nombreuses. Dans des conditions opposées, la récidive est presque assurée.

Durant la grossesse on pourra une première fois tenter la guérison par les moyens locaux, tels que l'alun, l'acide azotique, le nitrate acide de mercure appliqué goutte à goutte. L'excision et même l'écrasement exposent à des hémorrhagies très-difficiles à arrêter ; toute opération radicale doit donc être rejetée. Après l'accouchement, si la maladie persiste, tous les traitements usités en pareils cas sont applicables.

ARTICLE IX.

DOULEURS ABDOMINALES ET UTÉRINES.

Indépendamment des troubles fonctionnels si nombreux que nous venons d'étudier, certaines femmes enceintes éprouvent, dans diverses régions du corps, des douleurs mal connues dans leur cause intime, et sur lesquelles elles appellent parfois l'attention du médecin. Quelques-unes de ces douleurs paraissent avoir leur siége dans les parois abdominales, la région lombaire, les aines, la partie interne des cuisses ; quelques autres semblent appartenir plus spécialement aux parois utérines ou aux annexes de l'organe.

§ 1. — Douleurs abdominales, lombaires et inguinales.

Ces douleurs, qui se font parfois sentir dans un point généralement assez circonscrit des parois abdominales, ne se présentent guère que dans les derniers mois de la grossesse. On les observe très-souvent à la partie inférieure de la poitrine, vers les insertions supérieures des muscles abdominaux, ou plus rarement dans les plis inguinaux, vers leurs attaches inférieures. Ces douleurs augmentent beaucoup sous l'influence des mouvements, de la moindre pression, et quelquefois aussi des mouvements de l'enfant, pour peu qu'ils soient tumultueux. Comme nous l'avons déjà dit, elles sont en général circonscrites sur un point très-restreint, large, par exemple, comme une pièce de cinq francs, et toutes les autres parties environnantes ne sont nullement endolories.

Les douleurs lombaires et inguinales, pouvant être dans la première moitié de la gestation les préludes d'un avortement prochain, méritent une attention toute spéciale. Elles sont presque toujours, dans ces premiers temps, l'expression sympathique d'un trouble utérin, dû lui-même à une congestion locale, et, peut-être, plus souvent, à une irritabilité spéciale de l'organe gestateur. Elles sont alors tout à fait semblables aux douleurs lombaires et inguinales qui se manifestent si souvent chez les jeunes filles affectées de dysménorrhée et d'aménorrhée : elles seront combattues avec efficacité par les opiacés, les petites saignées révulsives, et quelquefois aussi, chez les femmes très-nerveuses, par les bains tièdes. Si, comme cela arrive souvent, ces douleurs semblent augmenter à la suite des rapprochements sexuels, d'une marche un peu prolongée, ou d'une course en voiture, il est inutile de dire que l'absence du coït, le repos dans la position horizontale, seront les premières indications à remplir.

Ces douleurs se manifestent bien plus fréquemment à la fin de la grossesse, mais pour les douleurs lombaires surtout, il est bien difficile d'en préciser la cause ; quelquefois cependant on peut les localiser dans les articulations du bassin (voy. p. 512). On a successivement invoqué, pour les expliquer, le tiraillement des ligaments larges, la compression des nerfs lombaires, la distension excessive de l'utérus et l'engorgement des vaisseaux pelviens et utérins ; mais si le soulagement produit par la saignée dans quelques cas tend à prouver que quelquefois, la pléthore locale peut en être la cause, rien ne démontre l'influence prêtée aux particularités rappelées plus haut.

Pour les douleurs inguinales on les a généralement attribuées au tiraillement exercé sur le ligament rond. Je ne dis pas que ce tiraillement ne puisse en être cause, mais je suis convaincu qu'à la fin de la grossesse elles sont dues plus souvent au poids que la tumeur utérine exerce sur cette région pendant la station comme pendant la position assise. Elles disparaissent en général, en effet, dans la position horizontale, et le meilleur moyen de soulager les femmes est de soutenir le ventre, en le relevant un peu à l'aide d'un corset bien fait, ou d'une espèce de large ceinture abdominale, dont la partie centrale embrasse la région sous-ombilicale, et dont les deux chefs sont fixés à la partie postérieure du corset.

Depuis quelque temps nous avons dirigé notre attention sur l'étude des douleurs abdominales, inguinales et lombaires, et nous sommes resté convaincu que, très-souvent, elles dépendent d'une névralgie des rameaux cutanés émanés des branches collatérales du plexus lombaire. Pour s'en convaincre, il suffit d'explorer attentivement la sensibilité de la peau de ces régions, soit en la frottant rudement avec l'extrémité d'un crayon, soit en la soulevant en forme de pli que l'on serre graduellement entre les doigts ; on exercera aussi une pression sur le pourtour de la crête iliaque, en suivant le trajet de la branche abdomino-génitale supérieure. Quand on se borne, au contraire, à interroger les malades ou à palper le ventre en le déprimant avec les mains, on risque fort d'être mal renseigné, et l'on est exposé à croire à une douleur viscérale profonde, alors que la peau seule est malade. C'est une erreur que nous voyons commettre chaque jour, et que l'on évitera si l'on veut se donner la peine de faire l'exploration que nous avons indiquée, et que nous ne saurions trop recommander.

Les zones principales où siége cette névralgie sont les points lombaires, iliaques, hypogastriques et inguinaux ; mais la douleur peut exister sur un point quelconque de la peau des parois de l'abdomen, et occuper une place plus ou moins étendue ; tantôt limitée à un point circonscrit, elle envahit quelquefois tout une moitié de la paroi abdominale ; il est rare qu'on l'observe des deux côtés en même temps, au même degré d'intensité.

Les narcotiques appliqués localement constituent le traitement par excellence de ces douleurs névralgiques. Nous avons presque toujours réussi avec de très-petits vésicatoires saupoudrés avec un sel de morphine. Les injections sous-cutanées seraient aussi parfaitement indiquées. Il n'en résulte aucun inconvénient pour la marche de la grossesse.

Ce que nous venons d'écrire s'applique spécialement aux névralgies abdominales des femmes enceintes, mais nous ne quitterons pas ce sujet sans dire que cette névralgie cutanée est aussi extrêmement fréquente chez les nouvelles accouchées. Mais ici, au lieu d'être l'élément pathologique principal, elle est presque toujours symptomatique d'une lésion des organes contenus dans le bassin. Son étude n'en est pas moins fort importante, car on apprécie d'ordinaire le degré d'une inflammation par l'acuité des douleurs qu'elle provoque. Dans ces cas, qu'on soulève la peau avec précaution entre deux doigts, et qu'on serre le pli cutané ainsi formé, on trouve souvent que la douleur siége en partie dans la peau, et non dans l'utérus ou ses annexes. Le médecin sera ainsi mieux renseigné, car une métro-ovarite légère peut être accompagnée par une névralgie cutanée violente plus effrayante que grave.

La névralgie lombo-abdominale symptomatique d'une métro-ovarite ou d'une métro-péritonite nous aide aussi à comprendre certains faits qui sans elle seraient inexplicables. Supposons une nouvelle accouchée atteinte de métrite ; on palpe l'utérus, et en déprimant les parois de l'abdomen, on constate à plusieurs reprises et avec soin que la douleur se fait sentir au niveau du fond de l'utérus. Dans ce cas, la médication ordinaire consiste en une application de sangsues posées directement sur le point douloureux, et disons-le, cette application est presque toujours suivie de soulagement. Pareil résultat n'est-il pas surprenant? Comment imaginer qu'une émission sanguine pratiquée sur la peau de l'abdomen, au voisinage de l'ombilic, puisse retentir directement sur le fond de l'utérus, alors que le péritoine empêche toute communication vasculaire entre ces deux parties? Nous nous inclinons devant les faits, mais, selon nous, les piqûres de sangsues, quand elles soulagent, s'adressent directement à la névralgie cutanée symptomatique de la métrite, sans avoir aucune influence sur l'engorgement vasculaire de l'utérus. On obtiendrait le même résultat avec un vésicatoire pansé avec un sel de morphine. Nous publierons, aussitôt que le temps nous le permettra, plusieurs observations qui viennent à l'appui de ce que nous venons de dire sur le rôle de la névralgie lombo-abdominale pendant la grossesse et les maladies des nouvelles accouchées.

Les douleurs que les femmes éprouvent à la partie interne des cuisses, les engourdissements, les crampes qu'elles ressentent dans les deux jambes, mais plus souvent dans une seule, sont généralement attribués à la compression que la tête exerce sur les nerfs lombaires et sacrés. Cependant, ainsi que le fait remarquer M. Tyler Smyth, elles surviennent surtout la nuit, alors que les femmes sont placées dans la position horizontale, ou lorsqu'elles sont assises, positions dans lesquelles la pression doit être beaucoup moins forte que dans la station. Il est donc très-probable dès lors que la compression des nerfs n'en est pas la cause, et peut-être pourrait-on penser, avec l'accoucheur anglais, qu'elles sont liées, comme celles du choléra, à quelque irritation ou embarras du gros intestin, ou à quelque état morbide de l'utérus. Ce ne serait pas la première fois qu'une irritation viscérale déterminerait, par action réflexe, la contraction spasmodique des muscles de la vie de relation.

Dans cette hypothèse, le meilleur moyen de prévenir le retour de ces crampes est d'entretenir la liberté du ventre, et de modérer autant que possible, par des bains, les opiacés, etc., l'irritabilité de la matrice. Au moment où elle se manifeste, la contraction volontaire du muscle antagoniste au muscle affecté de crampe est le plus sûr moyen de la faire cesser : ainsi, on étendra fortement la cuisse quand ses muscles fléchisseurs seront contractés; on fléchira le pied sur la jambe quand la crampe existera dans les muscles jumeaux.

§ 2. — Douleurs utérines.

1° Indépendamment des douleurs utérines qui, quelquefois, accompagnent les débuts d'une grossesse difficile; indépendamment de celles qui, dans les dernières semaines, semblent préluder au travail de l'enfantement, les femmes éprouvent encore, à des époques et à des intervalles variés, des douleurs parfois très-vives qui, évidemment, ont leur siége dans les parois mêmes de l'utérus. La cause et la nature de ces douleurs sont impossibles à déterminer ; car si, dans quelques cas rares, il est possible de les rattacher à un spasme partiel des muscles utérins ou à une inflammation plus ou moins étendue, le plus souvent on n'observe rien de semblable. Tantôt elles n'existent que sur un point assez circonscrit, tantôt elles envahissent la totalité de la matrice. Dans le premier cas elles sont continues; dans le second elles sont irrégulièrement intermittentes, et leur réapparition, ou plutôt leur paroxysme, semble coïncider avec un mouvement de la femme, une pression exercée sur l'abdomen, un accès de toux, des mouvements brusques de l'enfant. On peut presque toujours constater en même temps une dureté, une tension plus grande du globe utérin, une véritable contraction enfin, qui persiste pendant toute la durée du paroxysme. Si, préoccupé de cet état du corps de la matrice, on pratique le toucher vaginal, on trouve le col dans son état normal, et n'ayant subi aucune des modifications que pourraient faire redouter les contractions dont depuis longtemps déjà l'utérus est le siége. Ordinairement, il y a très-peu de réaction générale, peu ou point de fièvre.

Quand la douleur est circonscrite et peu intense, on peut se contenter de quelques applications émollientes et narcotiques; mais quand elle est plus prononcée, il faut prescrire le repos le plus absolu, les lavements avec addition de camphre et de laudanum, les bains, les manuluves, et enfin la saignée du bras. Elle cède assez généralement à ces moyens convenablement employés, mais malheureusement elle se reproduit chez quelques individus un grand nombre de fois. J'ai donné des soins à une jeune dame, arrivée au huitième mois de sa troisième grossesse, et qui, depuis le cinquième mois, fut reprise sept ou huit fois des mêmes accidents, qui deux fois ont persisté pendant vingt-quatre heures. La première fois elle fut saignée; mais comme son état général m'a paru contredire de nouvelles émissions sanguines, et qu'elle a une très-grande répugnance pour les bains, je me suis contenté du repos et des opiacés en lavements. Elle a cru souvent à un commencement de travail, mais, malgré d'assez vives douleurs, j'ai pu la voir arriver à son terme.

2° La sensibilité de l'utérus est quelquefois singulièrement exagérée par la continuité et l'intensité des mouvements actifs du fœtus. Certains enfants paraissent en effet doués d'une activité si grande, qu'ils restent à peine quelques instants en repos, et leurs mouvements continuels deviennent pour l'organe une cause d'irritation qui, réagissant sur tout l'organisme, peut produire l'insomnie, un agacement général et des mouvements nerveux et parfois même convulsifs. J'ai observé deux fois ces mouvements désordonnés de l'enfant, mais plus particulièrement chez la femme d'un de nos confrères. Cette pauvre dame, qui pendant le huitième et le neuvième mois fut presque complétement privée de sommeil, accoucha cependant à son terme. Suivant Burns, les malades accoucheraient alors un peu avant le neuvième mois. La saignée et les opiacés que Burns conseille pourront bien diminuer l'irritabilité utérine, mais n'auront évidemment aucune influence pour modérer l'activité des mouvements de l'enfant, cause première des douleurs de la matrice (¹).

(¹) Dans un mémoire très-intéressant, M. Tyler Smith a cherché à démontrer que les mouvements actifs du fœtus étaient à peu près nuls, et que les sensations perçues par la mère et l'accoucheur, et attribuées jusqu'à présent aux contractions musculaires de l'enfant, résultaient uniquement de la contraction partielle des fibres musculaires de l'utérus. Quel-

3° La métrite ou la métro-péritonite sont possibles pendant la grossesse, au dire de quelques auteurs, mais ce sont des affections tellement rares, que je n'ai jamais eu l'occasion de les observer. Elles me paraissent, du reste, rentrer dans le cas de toutes les affections aiguës qui peuvent se manifester pendant la gestation ; et si la gravité ordinaire du pronostic est augmentée par l'état de la femme, le traitement est le même qu'après l'accouchement.

§ 3. — Du rhumatisme de l'utérus.

Le rhumatisme utérin, étudié depuis longtemps en Allemagne, était à peine connu en France, lorsque M. Dezeimeris publia dans son journal (*l'Expérience*) une série de faits déjà connus et publiés par les auteurs allemands. En même temps M. Stoltz, qui avait eu connaissance des travaux de nos voisins sur cette matière étudiait cette affection à la Clinique de Strasbourg, et communiquait à ses élèves le résultat de ses observations. Un d'eux, M. le docteur Salathé, a tout récemment soutenu une thèse sur ce sujet. C'est à son travail, ainsi qu'aux recherches bibliographiques de M. Dezeimeris, que j'emprunte ce que je vais dire sur cette maladie inconnue des nosologistes français.

Le rhumatisme de l'utérus peut, d'après Radamel, se montrer dans l'état de vacuité ; mais nous n'avons à l'étudier ici que chez les femmes enceintes. Il peut se développer à toutes les époques de l'état puerpéral ; aussi, après l'avoir considéré d'une manière générale, aurons-nous à faire remarquer l'influence qu'il peut avoir sur la grossesse, le travail et les suites de couches.

Causes. — Toutes les circonstances propres à favoriser le développement des affections rhumatismales peuvent aussi causer le rhumatisme de l'utérus. Ainsi, l'exposition momentanée ou longtemps prolongée au froid humide, des vêtements insuffisants, la transition brusque d'une température très-élevée à une température très-basse, et toutes les autres causes constitutionnelles atmosphériques, que tous les auteurs ont considérées comme causes déterminantes ou prédisposantes du rhumatisme, peuvent aussi produire celui de l'utérus. Mais, outre ces causes générales, il y en a une particulière à l'affection que nous étudions. C'est la facilité avec laquelle cet organe, sous les téguments amincis de l'abdomen, ressent l'impression du froid dans les derniers mois de la grossesse : le ventre n'est en effet garanti, dans le lieu qu'il occupe, que par des vêtements excessivement légers qui s'y appliquent imparfaitement, tandis que la région lombo-sacrée est souvent mal protégée par des camisoles trop courtes.

Symptômes. — Le rhumatisme de l'utérus se montre quelquefois chez des personnes prédisposées par leur constitution aux affections rhumatismales. Il peut coexister avec une affection générale de la même nature ; mais, dans le plus grand nombre de cas, l'utérus seul, ses dépendances et les parties qui les entou-

que séduisantes que soient les raisons invoquées par M. Smith, nous persistons dans les opinions généralement acceptées ; mais nous sommes très-disposé à penser que les idées de l'accoucheur anglais sont peut-être applicables aux faits exceptionnels dont nous parlons.

rent, sont rhumatisés. Souvent encore il a été la conséquence d'une cessation brusque de la douleur rhumatismale fixée d'abord sur un autre point, et qui s'est subitement portée sur l'utérus. Quelle que soit la manière dont elle débute, cette maladie a des caractères bien tranchés auxquels il est facile de la reconnaître. Son principal symptôme est la douleur. Sans qu'aucune violence ait été exercée sur cet organe, il survient un endolorissement général ou partiel de la matrice. Son intensité varie depuis un simple sentiment de pesanteur jusqu'aux tiraillements les plus douloureux. Elle peut occuper l'utérus tout entier ou une de ses parties seulement, telle que le corps, le fond ou le segment inférieur. Lorsque le rhumatisme s'est fixé sur le fond de l'utérus, la douleur se fait sentir particulièrement dans la région sus-ombilicale : elle est augmentée par la pression, par la contraction des parois abdominales, quelquefois même par le simple poids des couvertures : la malade est souvent dans l'impossibilité de faire aucun mouvement. Lorsque le point douloureux est situé plus bas, ce sont des tiraillements qui se propagent depuis les reins vers le bassin, vers les cuisses, les parties génitales externes et la région sacrée, le long des ligaments de l'utérus. Le segment inférieur, enfin, participe-t-il à l'affection, on en acquiert la certitude par l'exploration vaginale qui provoque de très-vives souffrances. Mais de toutes les causes qui peuvent exaspérer les douleurs, il n'en est pas de plus puissante que les mouvements incessants du fœtus.

De même que toutes les douleurs rhumatismales, celles de l'utérus sont mobiles, et passent quelquefois brusquement d'un point d'un organe à un autre. Souvent aussi elles cessent brusquement et vont affecter un autre organe. Cela arrive surtout quand elles ont été précédées d'une douleur fixée d'abord sur un autre point, et qu'on emploie les moyens propres à rappeler l'affection sur la partie primitivement malade.

Elles offrent des exacerbations fréquentes et variables dans leur durée et leur intensité, suivant le degré auquel la maladie est arrivée ; parfois elles sont suivies de rémittences pendant lesquelles la malade accuse à peine une vague sensation de pesanteur.

Le ténesme recto-vésical accompagne ordinairement les douleurs utérines ; il est d'autant plus violent que ces dernières elles-mêmes sont plus énergiques et plus rapprochées du segment inférieur. La malade est alors tourmentée par des besoins d'uriner continuels. L'émission des urines est accompagnée de cuisson, quelquefois de douleurs vives ; quelquefois même elle est tout à fait impossible ; les efforts d'expulsion des matières fécales sont aussi souvent infructueux. La plupart des auteurs allemands attribuent ce double ténesme recto-vésical à l'affection rhumatismale, qui n'est pas toujours exclusivement limitée à l'utérus, mais qui envahit aussi les organes voisins : M. Stoltz paraît disposé à penser qu'il est plutôt le résultat des sympathies si étroites qui existent entre des parties aussi rapprochées. Si ces nouvelles douleurs étaient dues à un rhumatisme vésical ou rectal, celles de l'utérus devraient disparaître ou au moins diminuer. (Salathé, Thèse.)

La chaleur et la tuméfaction des parties affectées doivent probablement exister ;

mais on conçoit toutes les difficultés qu'il y a à constater ces caractères, à l'existence desquels l'analogie force cependant à croire.

Des douleurs aussi vives, fixées sur un organe aussi important, doivent naturellement produire une réaction générale assez intense. Le plus souvent la maladie, ainsi que la plupart des affections inflammatoires, débute par un léger frisson qui dure un quart d'heure ou vingt minutes. La fièvre qui lui succède diminue, disparaît même quelquefois complétement pendant l'intervalle des accès; mais pendant leur durée elle est, en général, assez intense : le pouls est dur et fréquent, la face rouge et animée, la langue rouge et sèche, la soif vive, la peau chaude : la malade est souvent dans une agitation et une inquiétude extrêmes. Vers la fin de l'accès survient ordinairement une sueur abondante qui semble être l'annonce d'une amélioration notable. Puis ces phénomènes généraux se calment avec la douleur utérine, pour reparaître avec elle au bout d'un temps qui varie depuis quelques heures jusqu'à plusieurs jours.

1° *Influence du rhumatisme sur la marche de la grossesse.* — Lorsque les accès ont persisté pendant quelque temps, ou qu'ils ont été très-violents, ils sont suivis de contractions utérines, et peuvent ainsi provoquer l'accouchement. Alors la malade éprouve des douleurs vives et tensives. Ce sentiment de tension n'est pas égal; tour à tour il parvient à un haut degré et s'affaiblit dans la même proportion, pour suivre la même marche à des intervalles de plus en plus rapprochés. L'utérus se durcit d'abord partiellement, puis dans sa totalité ; le col se tend, s'entr'ouvre, mais sa dilatation est d'abord lente et difficile, et ses progrès ultérieurs ne paraisssent pas en rapport avec l'intensité des douleurs. L'avortement, alors imminent, s'observe plus souvent dans la forme fébrile du rhumatisme, que dans la forme apyrétique ; mais il est bien loin d'être aussi fréquent qu'on pourrait le croire. On a vu la dilatation du col offrir jusqu'à 1 et 2 centimètres de diamètre ; puis la poche des eaux, déjà engagée, se retirer insensiblement, l'orifice se refermer, et l'accouchement n'avoir pas lieu. On peut raisonnablement espérer faire rétrograder le travail tant que le col n'offre pas 3 centimètres de dilatation.

Ces douleurs rhumatismales de l'utérus peuvent simuler le travail de la parturition, et faire croire à l'existence d'un travail qui n'a rien de réel. Les caractères de la douleur rhumatique, que nous donnons dans le paragraphe suivant, serviront à prévenir une pareille erreur. C'est certainement à quelques méprises de ce genre qu'il faut rapporter ces prétendues grossesses prolongées et ces cas de véritable travail de parturition développé, puis suspendu pendant plusieurs semaines et même plusieurs mois.

2° *Influence du rhumatisme sur le travail.* — Le rhumatisme utérin ralentit en général la marche du travail, quelquefois même il rend impossible l'expulsion spontanée du fœtus. Outre les phénomènes généraux que nous avons indiqués, il en présente ici de particuliers : 1° La contraction utérine normale, comme on sait, ne commence à être douloureuse que quand elle a accompli la plus grande partie de son cours, et que quand elle est au moment de distendre et de dilater l'orifice de la matrice ; en d'autres termes, la véritable douleur de parturition ne commence qu'au moment où la puissance du corps l'emporte sur la résistance du col. Dans le rhumatisme de l'utérus, au contraire, la contraction utérine commence à être douloureuse de prime abord et avant toute action exercée sur le col ; en sorte que la cause de la douleur n'est pas dans la distension violente de cet orifice, mais dans d'autres conditions morbides, dans d'autres rapports des nerfs et des fibres contractiles de l'utérus. 2° Dans l'accouchement normal, la douleur débute par le fond de la matrice et vient aboutir au segment inférieur ; dans le rhumatisme, au lieu de débuter par le fond, elle commence par le point douloureux, et ne se propage pas régulièrement vers le col. D'un autre côté, les douleurs préexistent à la contraction de la matrice sur elle-même, et sous l'influence de celle-ci elles acquièrent promptement un haut degré d'intensité. Leur violence arrête quelquefois brusquement les contractions avant qu'elles aient parcouru leur cycle ordinaire. Elles sont alors brusques, courtes, et deviennent de plus en plus rares. 3° A la fin du travail, au moment où l'action de l'utérus a besoin d'être aidée par la contraction volontaire des muscles abdominaux, la femme, dans la crainte d'augmenter les douleurs, évite de contracter les muscles du bas-ventre, d'où il résulte une lenteur excessive du travail. La malade se trouve dans un état d'anxiété extrême ; la fréquence du pouls, la chaleur de la peau, la soif, le ténesme vésical, sont notablement augmentés. Lorsque les souffrances sont trop prolongées, la malade finit par tomber dans un état de collapsus souvent heureux, pendant lequel les douleurs se suspendent : on a vu alors survenir une transpiration abondante dont l'influence sur la marche ultérieure du travail a été des plus salutaires. Mais d'autres fois l'utérus devient de plus en plus douloureux : il est plutôt dans un état de contraction permanente, de vibration fibrillaire, que de contraction réelle ; le pouls s'accélère, et la femme est sous l'influence d'une métrite qui rend l'accouchement extrêmement douloureux.

3° *Influence du rhumatisme sur les fonctions puerpérales.* — On conçoit à priori que le rhumatisme de l'utérus puisse, immédiatement après la sortie du fœtus, déterminer des contractions irrégulières ou partielles de l'organe et devenir une cause de difficulté dans la délivrance ; mais ce n'est pas le moment de nous occuper de ce sujet.

Dans l'état de santé, l'utérus revient sur lui-même, après l'accouchement, et s'oppose ainsi aux hémorrhagies ; mais, dans le rhumatisme, ce retour de l'organe est très-incomplet : il reste beaucoup plus développé qu'à l'ordinaire : les tranchées sont alors très-douloureuses et se prolongent longtemps ; les vaisseaux utérins sont moins comprimés, et il peut en résulter des pertes abondantes. D'un autre côté, l'état de souffrance de l'organe diminue l'écoulement lochial et rend moins abondante la sécrétion laiteuse. La persistance des douleurs abdominales, jointe aux phénomènes de réaction générale, peut faire croire à une inflammation péritonéale qui n'existerait réellement pas.

Pronostic. — Le rhumatisme de l'utérus n'est pas une maladie susceptible d'entraîner la mort de la mère ; mais par les douleurs qu'il occasionne, les erreurs qu'il peut faire commettre, il n'en mérite pas moins toute l'attention du médecin.

Pendant la grossesse, il peut être une cause d'avortement, et bien qu'il ne se montre en général qu'après le sixième mois, c'est toujours pour le fœtus une chose très-fâcheuse que de naître avant terme. Pendant le travail, nous avons vu l'influence fâcheuse qu'il avait sur la marche et le caractère des douleurs. Il a plusieurs fois nécessité l'accouchement artificiel. Il peut encore rendre difficile la délivrance, et troubler l'ordre des phénomènes qui constituent les suites de couches. A cette époque, il a été souvent confondu avec des phénomènes franchement inflammatoires, et combattu par des moyens plus nuisibles qu'utiles.

Sous le rapport de l'époque à laquelle il se montre, il est en général d'autant plus fâcheux qu'il survient à une époque moins avancée de la grossesse. D'abord parce qu'il a plus d'influence alors sur une gestation encore mal assurée, puis parce qu'il a de la tendance à se renouveler plusieurs fois avant le terme, et que la plupart des femmes qui ont été affectées pendant la grossesse l'ont vu reparaître encore pendant l'accouchement qu'il a rendu laborieux.

Traitement. — 1° Pendant la grossesse, saignée du bras, révulsifs intestinaux (huile de ricin, ipécacuanha), bains, lotions laudanisées sur le ventre, potions opiacées, boissons sudorifiques, tels sont les moyens qui ont été le plus souvent suivis de succès. Dans les cas où l'affection de l'utérus avait succédé à la disparition brusque d'une douleur rhumatismale, application de révulsifs sur le point primitivement affecté. 2° Pendant le travail, mêmes moyens ; s'ils échouent, et que le degré de dilatation du col permette à l'art d'intervenir, forceps ou version. 3° Après l'accouchement, boissons sudorifiques, onctions opiacées sur le ventre, bains, sangsues à la vulve, si l'écoulement lochial a disparu. Ipécacuanha uni à l'opium.

ARTICLE X.

DÉPLACEMENTS DE L'UTÉRUS CONSIDÉRÉS SOUS LE RAPPORT DES ACCIDENTS QU'ILS PEUVENT PRODUIRE PENDANT LA GROSSESSE.

§ 1. — Du prolapsus utérin.

Nous avons déjà vu, en étudiant la situation de l'utérus aux diverses époques de la grossesse, que l'utérus s'abaissait, et que le museau de tanche se rapprochait de l'orifice de la vulve. Ce premier degré d'abaissement peut être considéré comme physiologique; mais il ne peut devenir plus grand sans donner lieu à quelque accident. Abstraction faite de toutes les causes étrangères à la grossesse, la matrice descend d'autant plus dans les premiers mois de la gestation, que le bassin est plus spacieux et que les ligaments sont plus relâchés. Chez les unes elle vient s'appuyer sur le plancher du bassin, et chez les autres son col, même son corps, dans les cas graves, franchissent la vulve et se montrent à l'extérieur.

On voit donc que, pendant la grossesse comme pendant l'état de vacuité, on peut distinguer un simple abaissement, un prolapsus incomplet et un prolapsus complet. Le dernier, dans lequel le corps de l'utérus tout entier est en dehors des parties génitales et pend entre les cuisses de la femme, est excessivement rare ; cependant on a eu tort d'en nier la possibilité, car un fait de Vimmer en démontre l'existence.

Ces déplacements peuvent se produire pendant la grossesse, lentement ou tout à coup, chez une femme qui, auparavant, n'en portait aucune trace ; mais quelquefois aussi ils ne sont que la continuation ou l'exagération d'un prolapsus préexistant. Bien, en effet, que le développement toujours progressif de l'utérus soit, vers le quatrième ou le cinquième mois, un moyen de guérison du prolapsus incomplet de la matrice, en·forçant l'organe, trop à l'étroit dans l'excavation, à s'élever au-dessus du détroit supérieur, on voit quelquefois, chez les individus dont le bassin est très-large, le déplacement se maintenir et même augmenter malgré les progrès de la grossesse. J'ai tout dernièrement observé dans mon service, à la Clinique, un exemple fort remarquable du prolapsus incomplet, dans lequel tout le col de l'utérus faisait saillie en dehors de l'ouverture vulvaire, l'excavation tout entière étant occupée par la partie inférieure du corps distendu par a tête fœtale : le déplacement s'est maintenu jusqu'après l'accouchement sans accident bien sérieux (¹). Il datait de plusieurs années.

(¹) Voici quelques détails sur ce fait intéressant. La nommée Marie, âgée de vingt-sept ans, entra à la Clinique le 18 octobre 1849. Elle était alors au commencement du neuvième mois de sa grossesse. Il y a quatre ans, la malade eut une première grossesse vers la fin de laquelle elle sentit et vit une petite tumeur rouge, du volume d'une noix environ, sortir par la vulve, mais peu proéminente, et qui gêna peu la malade et nullement l'accouchement, puisque celui-ci s'est terminé assez rapidement. Après ses couches, elle continua à ressentir la même tumeur, moins proéminente à la vérité que pendant sa grossesse, rentrant et sortant alternativement, selon qu'elle gardait le repos ou se livrait à des courses fatigantes. Dans ce dernier cas, elle souffrait beaucoup de tiraillements dans les aines et dans le haut des cuisses. Elle avait habituellement une constipation opiniâtre et quelquefois des difficultés assez grandes d'uriner.

Il y a deux ans, la même personne redevint enceinte pour la seconde fois ; et pendant les trois premiers mois de sa grossesse, elle vit sa tumeur devenir progressivement plus proéminente, sortir de la vulve et pendre très-bas, si bas, dit-elle, qu'une sage-femme, après avoir fait rentrer les parties sorties, lui mit un pessaire, lequel procura de la gêne et ne fut conservé que deux jours. Huit jours après l'application du pessaire, elle fit une faussse couche d'environ trois mois et demi à quatre mois. La sage-femme qui l'assista ne put avoir le placenta, et deux jours après, un médecin essaya d'abord avec la main, puis avec une pince, d'extraire le placenta, dont il ne put avoir que quelques débris.

Elle s'est bien rétablie ; sa tumeur restait au dedans quand elle gardait le repos dans sa chambre, et paraissait au dehors quand elle marchait beaucoup.

Devenue grosse pour la troisième fois, elle n'a pas été gênée beaucoup plus que d'habitude par cette tumeur durant les trois premiers mois : mais, à partir du quatrième mois, celle-ci a fait une saillie plus considérable hors de la vulve, et vers les trois derniers mois de la grossesse, elle a été plusieurs jours sans pouvoir rentrer, lors même que le repos le plus absolu était gardé au lit. Aujourd'hui que la malade est enceinte de huit mois et demi, voici ce qu'on observe :

Une tumeur cylindrique, longue de 5 centimètres, apparaît hors de la vulve ; elle a 13 centimètres de circonférence, un peu plus grosse à son extrémité inférieure et plus dure qu'à son extrémité supérieure. Sa surface externe est divisée, à la réunion des deux tiers supérieurs avec le tiers inférieur, par un cercle un peu blanchâtre, lequel limite deux colorations et deux surfaces d'aspect différent. La partie supérieure est rosée et lisse, et n'est que la surface interne du vagin renversé de haut en bas, avec lequel elle se continue en haut de la vulve ; la surface interne du vagin est donc devenue surface externe de la tumeur. Sa partie inférieure, d'un rouge plus foncé, présente des rides ou plis dirigés de haut en

Dans quelques cas, le déplacement a notablement augmenté, et soit sous l'influence de son propre poids, soit à la suite d'un effort ou d'un exercice violent, la partie inférieure du corps de l'utérus est venue faire saillie à l'extérieur de la vulve, la partie supérieure de l'organe étant encore dans l'intérieur du bassin.

Les accidents qui résultent de ce déplacement varient d'intensité, suivant le degré du déplacement et l'époque de la grossesse à laquelle il survient. Lorsque le bassin est trop vaste, et que cet excès d'amplitude porte surtout sur l'excavation, les détroits n'ayant que leur dimension normale, l'utérus se développe dans le petit bassin beaucoup plus longtemps que chez les femmes bien conformées. Cet organe gêne alors les parties voisines, pèse sur le rectum et la vessie, et les irrite; la femme éprouve un sentiment de pesanteur à l'anus, des tiraillements douloureux vers les aines, les lombes et l'ombilic; un écoulement plus ou moins abondant et plus ou moins fétide s'établit. La femme ne peut rester debout ni marcher librement, et elle tombe insensiblement dans le marasme. Si la grossesse est plus avancée et le volume de la matrice plus considérable, ou bien si, moins

bas et de dedans en dehors, et séparés sur la partie médiane par des fibres d'apparence longitudinale. Ces plis ne sont autre chose que l'arbre de vie du col renversé de bas en haut : de sorte que la surface interne de la cavité du col est devenue surface externe de la tumeur dans l'étendue de 1 centimètre 1/2.

L'extrémité inférieure de cette tumeur, un peu renflée, est percée d'une ouverture, froncée en nœud de bourse, et dans laquelle le doigt pénètre facilement. C'est la cavité du col à travers laquelle on arrive en parcourant un canal long de 7 centimètres au moins sur les membranes, et une partie dure qu'on reconnaît être la tête du fœtus. L'orifice interne est assez largement dilaté, comme une pièce de 1 franc à peu près. On peut sentir que la tête est tout entière dans l'excavation et tout à fait derrière la symphyse des pubis par laquelle elle semble arrêtée.

Si l'on cherche à pénétrer dans le vagin en contournant l'extrémité supérieure de la tumeur, on arrive dans un cul-de-sac profond de 7 à 8 centimètres sur les côtés, de 6 à 8 en arrière, et de 5 à 6 seulement en avant, où l'on est arrêté par les parois de l'urèthre épaissies et comme recourbées en arrière. Ce cul-de-sac est formé par le vagin renversé de haut en bas; et si l'on cherche à le repousser en haut, on est bientôt arrêté par la tête du fœtus plongée dans l'excavation et appuyant sur le plancher du bassin.

La malade accuse une constipation opiniâtre et quelquefois seulement une difficulté dans l'émission de l'urine qui s'échappe par jets de forces différentes.

Si nous résumons ce qui précède, on trouve : 1° descente de matrice qui ne semble retenue dans le bassin que par le plancher, les arcades et la symphyse des pubis, contre lesquels elle s'appuie; le rectum et le canal de l'urèthre se trouvent également comprimés ; 2° prolapsus hors de la vulve du col utérin qui entraîne avec lui le vagin dont il se revêt à la manière d'un doigt de gant renversé, pour sa partie supérieure, qui se renverse lui-même de bas en haut dans l'étendue de 1 centimètre 1/2, pour former de sa face interne la surface externe de son extrémité inférieure : c'est cette extrémité du col qui forme la portion renflée et ridée de la tumeur; 3° constipation et difficulté d'uriner par compression.

Du 20 octobre au 3 novembre, la tumeur a augmenté un peu d'étendue, de 2 centimètres environ : mais elle a augmenté beaucoup plus de volume par suite de l'œdème des parties prolabées.

Après quelques efforts infructueux pour réduire la partie prolabée, je crus ne pas devoir insister davantage et me borner à faciliter les garderobes par des laxatifs doux, la malade ne pouvant prendre de lavements ; à prescrire un bain tous les deux ou trois jours, et des lotions et injections fréquentes. Aidés de la position horizontale, ces moyens suffiront pour faire cesser complétement les souffrances de la malade.

Le 3 novembre, à midi, les eaux se sont écoulées sans douleur après des efforts pour aller

volumineux, l'utérus est descendu plus bas, les accidents sont encore plus fâcheux : il peut en résulter une rétention complète d'urine, une constipation très-opiniâtre ; enfin, on conçoit que la gêne que l'utérus exerce sur les autres parties peut réagir sur lui, et que l'irritation qui en résulte peut être cause d'avortement.

On peut, lorsque la rétention d'urine est complète, ou pratiquer le cathétérisme, ou repousser la matrice avec deux doigts introduits dans le vagin. Ces secours ne seraient pas même nécessaires si la femme se tenait couchée sur le dos, et tenait les fesses fort élevées toutes les fois qu'elle veut uriner. Du reste, tous ces accidents cessent lorsque, vers le cinquième mois, la matrice, ne pouvant plus, à cause de son développement, rester dans la cavité du bassin, s'élève au-dessus du détroit supérieur.

Dans le cas de simple prolapsus et de chute incomplète, quelques auteurs ont conseillé de placer un pessaire pour soutenir l'utérus et empêcher le prolapsus de se compléter. Je crois le pessaire toujours inutile et souvent dangereux. Le repos au lit, les soins de propreté convenables, me paraissent suffisants pour prévenir la précipitation de l'organe et adoucir les irritations douloureuses que produit le déplacement.

Certains résultats heureux semblent autoriser quelques tentatives de réduc-

---

à la selle. L'orifice interne du col n'était pas plus dilaté qu'une pièce d'un franc ; le col un peu plus long qu'il ne l'était avant le 3 novembre, et un peu plus ramolli. Pendant les dix derniers jours, la malade sentait son ventre se durcir de temps en temps, sans en éprouver la moindre douleur.

De midi à dix heures du soir, les douleurs ont été très-faibles et très-éloignées. De dix heures à trois heures du matin (le 4), elles sont devenues plus fortes, plus énergiques et plus rapprochées. Enfin, l'accouchement s'est terminé à trois heures du matin, le 4 novembre, après un travail de quinze heures, si l'on compte à partir de la rupture des membranes et de l'écoulement des eaux, et seulement de cinq heures, si on ne le fait partir que de dix heures du soir, époque où il n'y avait encore rien de changé dans la longueur ni dans la dilatation du col, et où les douleurs ont vraiment commencé d'être franches et régulières.

Voici les principaux phénomènes qui accompagnèrent l'expulsion du fœtus : Au commencement de l'accouchement, le col resta en dehors, absolument comme il se trouvait avant le travail ; et quand vint l'expulsion de la tête, il se dilata à la vue, et fut le dernier obstacle que cette partie eut à vaincre. Aucune résistance ne fut apportée par la vulve, qui fut dépassée avant l'orifice externe du col utérin.

Le fœtus, du sexe masculin, naquit vivant. Son poids et ses dimensions étaient les suivants :

Poids.	2290 gram.
Longueur totale.	$0^m,46$
Du sommet à l'ombilic.	$0^m,23$
De l'ombilic au talon.	$0^m,23$
Diamètre occipito-frontal.	$0^m,105$
— occipito-mentonnier	$0^m,126$
— bipariétal.	$0^m,085$
— sous-occipito-bregmatique. . .	$0^m,09$

Le lendemain de l'accouchement, le col présentait la même saillie hors de la vulve, et les parties étaient un peu plus flasques : l'engorgement s'étant dissipé, on fit rentrer le col dans le vagin, la malade garda le repos horizontal, et un mois après la malade sortit sans que le col se fût présenté à l'orifice vulvaire.

tion dans les cas de prolapsus incomplet et complet, survenus à une époque déjà avancée de la grossesse. Je crois que, dans les deux cas, il ne faut insister que très-modérément sur ces tentatives de réduction ; car elles me paraissent de nature à compromettre gravement la grossesse. Lorsque le prolapsus est complet, les dangers auxquels la femme est exposée par la nature même du déplacement légitimeraient certainement un peu plus d'insistance ; mais on comprend que, dans les derniers mois, on ne parviendra que bien rarement à faire rentrer l'utérus dans le bassin.

Lorsque cette réduction est impossible, il faut se contenter de soutenir avec un bandage convenable la tumeur utérine, et de faire garder à la femme la position horizontale.

Chez les femmes qui, pendant l'état de vacuité, ont une descente de matrice, il est à craindre que, par suite de la grande laxité des ligaments, elle ne persiste et n'augmente pendant les trois ou quatre premiers mois de la grossesse. Aussi est-il prudent de conseiller à ces personnes de garder pendant tout ce temps la position horizontale, et de ne leur permettre de se lever qu'après le cinquième mois. Après l'accouchement, elles devront encore garder le lit au moins pendant six semaines, deux mois. A l'aide de ces précautions, non-seulement on parviendra à épargner à la femme enceinte les accidents qui résultent d'une chute de matrice pendant les premiers mois, mais on réussira quelquefois à la guérir radicalement de l'incommodité dont elle était affectée avant sa grossesse.

§ 2. — Rétroversion.

La mobilité que la matrice conserve au milieu du bassin dans les premiers temps de la grossesse, malgré son augmentation de volume, l'expose à un autre genre de déplacement plus rare que le précédent, mais dont les suites sont beaucoup plus fâcheuses. Dans quelques cas, la matrice paraît éprouver un mouvement de bascule, par suite duquel son grand axe vertical se trouve couché plus ou moins horizontalement dans le bassin, de manière que son fond reste un peu plus élevé, mais quelquefois descend beaucoup plus bas que son col. Ce déplacement reçoit le non de *rétroversion* lorsque le fond de l'organe se porte en arrière, dans la concavité du sacrum, et d'*antéversion* lorsqu'il est dirigé vers la symphyse des pubis. Ces deux variétés peuvent se rencontrer à des degrés différents ; mais la concavité antérieure du sacrum fait que, lorsqu'il y a rétroversion, le déplacement peut être beaucoup plus considérable que dans l'antéversion. La première est d'ailleurs plus fréquente et beaucoup plus fâcheuse que la seconde.

Enfin, vers les derniers mois de la gestation, l'organe peut s'incliner plus ou moins fortement à droite ou à gauche, et constituer ce qu'on a désigné sous le nom d'obliquités latérales.

La rétroversion de l'utérus pendant la grossesse n'est pas très-rare, si l'on en croit M. Salmon (de Chartres), qui a publié sur ce sujet une excellente thèse de concours; nous acceptons volontiers son opinion, car, pour notre part, nous avons déjà observé trois cas de rétroversion. C'est ordinairement du troisième au quatrième mois que se produit cet accident; il est rare avant le troisième et après le cinquième mois. Il a été observé bien plus souvent chez les multipares que chez les primipares.

Le déplacement peut s'opérer lentement ou avoir lieu tout à coup; on peut donc décrire une rétroversion à marche lente et une rétroversion subite.

Les causes de la rétroversion lente sont : l'inclinaison normale du fond de la matrice vers la concavité du sacrum, au début de la grossesse; le développement plus rapide de la face postérieure de cet organe, à la même époque; l'amplitude du bassin, sur laquelle insiste M. Chailly; la pression continue que les viscères exercent sur le fond de l'utérus, et surtout l'accumulation des matières fécales dans l'*S* iliaque et la rétention d'urine. De nombreuses discussions ont eu lieu, il est vrai, au sujet de l'influence que la rétention d'urine peut avoir sur la production de la rétroversion : pour quelques-uns, en effet, la rétention d'urine n'est qu'un symptôme, et non la cause de la rétroversion; pour d'autres, la distension de la vessie aurait pour résultat de s'opposer au déplacement de la matrice, loin de pouvoir le produire. Nous acceptons l'opinion de ceux qui pensent que la rétention d'urine est la cause principale de la rétroversion à marche lente, et nous appuyons notre manière de voir sur ce qu'il suffit souvent de sonder les femmes régulièrement pour que la rétroversion disparaisse spontanément. On a encore noté comme cause de cette maladie pendant la grossesse une rétroversion qui aurait préexisté, le développement de tumeurs abdominales, des adhérences dues à une péritonite ancienne, etc.

Lorsque la rétroversion se produit brusquement, elle s'opère à peu près par le même mécanisme ; seulement il faut alors une impulsion brusque et énergique, et cette impulsion est le plus souvent donnée par la contraction rapide et violente des muscles abdominaux : ainsi, à la suite d'efforts violents de vomissement, à la suite des difficultés que les femmes habituellement constipées éprouvent quelquefois pour aller à la garde-robe, ou pour uriner, dans les cas de rétention d'urine, on voit souvent la matrice se déplacer. M. Moreau cite une dame qui, soulevant subitement un poids de cinquante livres pour le mettre sur un plateau, fut prise immédiatement de douleurs dans le bas-ventre, vomissements, syncope, etc.; il trouva l'utérus complétement renversé en arrière. La réduction de ce déplacement fit immédiatement cesser tous les accidents. Une chute à la renverse (Naegele), un coup, une forte compression sur le bas-ventre, ont souvent produit le même résultat. Dans une des observations de Hunter, la rétroversion a paru à la suite d'une grande frayeur.

« A la suite d'un effort violent, dit M. Martin (de Lyon), une femme enceinte de trois mois fut prise de douleurs accompagnées de perte : le museau de tanche occupait alors le centre du vagin. Sous l'influence des efforts nouveaux auxquels se livra la malade, l'utérus fut complétement rétroversé. Le col était placé derrière le pubis et un peu à droite; le fond était appuyé contre le sacrum. Il est évident que, dans ce cas, la rétroversion, commencée peut-être d'abord par l'effort auquel se livra la femme, fut entretenue et augmentée ensuite par les contractions utérines et les efforts expulseurs des muscles de l'abdomen. » (Martin, *Mémoires*, p. 142.)

Quand ces déplacements surviennent lentement, la femme n'en est d'abord que très-médiocrement incommodée, et ce n'est guère que lorsqu'ils sont très-considérables que le besoin de la réduction se fait sentir. Ce ne sont d'abord que des tiraillements douloureux dans les aines et dans les lombes, un sentiment de pesanteur, de pression sur le col de la vessie, un peu de ténesme vésical, et surtout de la difficulté dans l'émission de l'urine, et de la constipation ; mais quand l'utérus arrive à un certain développement, tous ces phénomènes augmentent et l'on est obligé d'intervenir. La matrice, comme enclavée au milieu du bassin, quand les accidents sont parvenus à ce point, s'y enclave plus fortement encore dans la suite. Son volume augmente très-rapidement ; car, non-seulement le fœtus continue à se développer, mais encore les parois utérines se tuméfient, s'engorgent et s'enflamment, et les accidents causés par cette inflammation s'ajoutent à ceux qui existaient déjà. Comme l'espace que la matrice occupe alors, et qu'elle remplit complétement, est plus grand que le détroit supérieur, la réduction devient très-difficile et même impossible. Hunter cite un cas dans lequel on ne put faire la réduction. La femme mourut, et, à l'autopsie, il fallut couper la symphyse des pubis pour désenclaver la matrice.

Lorsque le déplacement est subit, tous ces accidents se manifestent brusquement, et, s'il survient à une époque déjà un peu avancée de la grossesse, ils sont tout de suite portés au plus haut degré ; ils peuvent même être promptement mortels. Leur persistance peut, en effet, donner lieu à une distension de la vessie si considérable, que la rupture de ce dernier organe en soit la conséquence (1). L'accumulation des matières dans l'intestin détermine un sentiment de ténesme si impérieux, que la femme se livre à des efforts immodérés d'expulsion. La douleur produite aussi par l'utérus déplacé et enflammé peut donner lieu à une agitation convulsive des muscles abdominaux et des parois du vagin si grande, qu'elle peut occasionner la rupture du vagin, et faire sortir le fond de l'utérus par la vulve, comme le prouve le fait communiqué par M. Mayor à M. Dubois.

Le palper abdominal, dit M. Salmon, est le premier moyen auquel le médecin a habituellement recours auprès des femmes affectées de rétroversion. En général, les malades savent et disent qu'elles sont enceintes, et quand on examine l'abdomen pour se rendre compte des accidents qu'elles éprouvent, on trouve presque toujours une tumeur volumineuse qui soulève la région hypogastrique du pubis à l'ombilic. Cette tumeur est superficielle, fluctuante, mate à la percussion. Elle ressemble assez bien, quand elle est très-distendue, au globe utérin, surtout si elle se durcit par instants, comme nous l'avons observé dans un cas. Cette tumeur est formée par la vessie distendue par une grande quantité d'urine, on s'en assure en pratiquant le cathétérisme ; mais il ne faut pas ajouter foi au récit de malades qui s'imaginent sou-

(1) La vessie énormément distendue constitue alors une tumeur sans doute très-considérable, qui peut mécaniquement augmenter la rétroversion et s'opposer à la réduction. Mais les adhérences très-intimes qui unissent la face antérieure et inférieure de l'organe à la paroi postérieure et inférieure de la vessie contribuent surtout à augmenter les difficultés. Le volume anomal de ce dernier organe le maintient très-élevé dans l'abdomen, et le col utérin ne peut évidemment être ramené en bas et en arrière qu'autant que la vessie désemplie pourra elle-même s'abaisser vers l'excavation.

vent que leur vessie est vide parce qu'elles ont pu rendre une petite quantité d'urine. On sera donc prévenu contre la possibilité de cette erreur.

Le palper abdominal rend encore un grand service dans les cas rares où il n'y a pas distension de la vessie ; il indique alors le déplacement de l'utérus, dont on ne peut trouver le fond au niveau ou au-dessus du détroit abdominal. (Salmon.)

Le toucher seul peut faire reconnaître, dans ces cas, quelle est l'espèce de déplacement qui occasionne les accidents. Le doigt rencontre à l'entrée du vagin une tumeur qui remplit la cavité du bassin : c'est la matrice qui présente au doigt sa paroi postérieure. En parcourant cette surface, plus ou moins élargie suivant l'époque plus ou moins avancée de la grossesse, le doigt arrive sur le fond de la matrice, qu'il trouve dirigé vers la face antérieure du sacrum, et, dans quelques cas plus graves, vers la pointe du coccyx; en se dirigeant en avant, il reconnaît le col tourné tout à fait en avant, vers le milieu de la face postérieure du pubis, et quelquefois même élevé au-dessus du bord supérieur de la symphyse. Le déplacement peut être tel, en effet, que l'axe de l'organe soit presque complétement renversé, et que le doigt ne puisse atteindre l'orifice externe. Quelquefois cependant le col est très-accessible au toucher, et néanmoins le renversement est aussi considérable qu'il peut l'être. Cela tient alors à ce que le col utérin est fléchi sur le corps à la manière d'un bec de cornue. L'utérus offrait, avant de se renverser en arrière, une rétroflexion.

Lorsque la rétroversion existe, on trouve dans le vagin une tumeur arrondie plus ou moins considérable, suivant le volume de l'organe déplacé. Cette tumeur présente toujours plus d'évasement en arrière qu'en avant. La paroi postérieure du vagin est déprimée, tandis que l'antérieure est distendue et relevée. Le périnée est quelquefois saillant et la vulve gonflée; l'intestin rectum est affaissé et comme oblitéré par la tumeur ; l'anus est souvent dilaté et déjeté en dehors.

Quelque répugnance que les femmes puissent éprouver quand on exécute le toucher rectal, il est indispensable de le pratiquer quand les signes obtenus par les moyens divers indiqués ci-dessus font non-seulement présumer, mais portent à affirmer qu'il y a rétroversion. Le toucher rectal seul peut permettre de parcourir la tumeur utérine dans une grande étendue, et dans cette direction le doigt n'est pas empêché de pénétrer profondément en arrière. Il y a plus : tandis que le toucher vaginal apprécie le mieux la position du col au fond du long cul-de-sac situé derrière le pubis, c'est le toucher rectal qui juge d'une manière exacte des caractères de la tumeur formée par le fond de la matrice. (Salmon, page 71.)

M. Martin (de Lyon) a décrit une espèce particulière de rétroversion dans laquelle le museau de tanche sort par la vulve, et le fond de la matrice se trouve poussé du côté du sacrum : le col utérin, recourbé en forme de bec d'aiguière, se place au-dessous et un peu au-devant du pubis, et le corps de l'organe, retenu dans l'excavation sacrée, se rapproche du périnée. Après une lecture attentive de son observation, je ne crois pas qu'on puisse, à l'exemple de M. Martin, la considérer comme un exemple nouveau de rétroversion. C'est tout simplement un prolapsus utérin qui existait avant la grossesse, et que celle-ci aura exagéré. Il y avait en même temps antéflexion du col: ce qui explique comment, poussé par l'abaissement du corps jusqu'au delà de la vulve, il pouvait former au-dessous et un peu au devant du pubis le bec d'aiguière dont parle M. Martin.

La rétroversion pourrait difficilement être confondue avec le simple prolapsus. Dans la rétroversion, en effet, la paroi vaginale est toujours placée entre le doigt et la tumeur, et le col est relevé derrière les pubis, tandis que le col est toujours le point le plus déclive, et la tumeur peut parfaitement être isolée du vagin dans le prolapsus : la réduction est toujours facile dans ce dernier cas ; elle est toujours difficile, quelquefois même impossible, dans le premier. D'ailleurs, les symptômes auxquels donne lieu la rétroversion sont beaucoup plus graves que ceux produits par le prolapsus.

Sans entrer dans aucun détail, nous signalerons une méprise possible entre la rétroversion utérine pendant la grossesse et une tumeur fibreuse intra-utérine, les tumeurs de l'excavation ou de la cavité abdominale. Le diagnostic différentiel entre la rétroversion pendant l'état de vacuité et la rétroversion pendant la grossesse, peut aussi offrir quelques difficultés : on pourra presque toujours surmonter les difficultés en appréciant avec exactitude le volume de la matrice, en interrogeant les malades sur l'époque du dernier écoulement menstruel. L'erreur serait plus facile dans les cas de grossesse extra-utérine développée dans le cul-de-sac utéro-rectal, ou d'hématocèle rétro-utérine ; mais ici l'utérus est refoulé en masse par la tumeur sans éprouver de mouvement de bascule, et l'on arrive assez souvent à sentir nettement son contour au-dessus du pubis.

Le pronostic de ces déplacements est en général très-grave : il varie, du reste, suivant l'époque de la grossesse à laquelle on les observe, le volume de l'utérus, l'altération plus ou moins grande des parties voisines, et la violence des accidents qui se manifestent. Toutes choses égales d'ailleurs, la rétroversion est en général beaucoup plus grave que l'antéversion. Dans la rétroversion, en effet, la rétention d'urine et la constipation deviennent bientôt des circonstances aggravantes de la maladie. La vessie ne peut se développer et s'élever dans la cavité du ventre qu'en portant le col utérin en avant et en haut. Son corps agit alors, par son volume et son poids, sur le corps de l'utérus, de manière à augmenter le déplacement. Les matières stercorales accumulées dans le rectum, au-dessus du point où cet intestin est affaissé par le fond de la matrice, agissent dans le même sens. Enfin, une fois le déplacement commencé, tous les efforts de la femme tendent à abaisser sans cesse le fond de l'utérus. Dans l'antéversion, au contraire, les causes que nous venons d'énumérer agissent dans un sens favorable. Ainsi, la vessie distendue tend sans cesse à refouler en arrière le corps de l'organe qui se porte en avant, et les matières accumulées dans le gros intestin, pressant de bas en haut sur la partie postérieure du col, concourent au même but.

La rétroversion subite est plus menaçante que la rétroversion à marche lente. Dans les deux cas, elle est d'autant plus grave, que la grossesse est plus avancée, et cela parce que les accidents de la maladie et les difficultés de la réduction augmentent avec le volume de l'utérus. En dehors de la cause fortuite ou lente qui s'est produite et de l'époque de la grossesse où elle survient, le plus ou moins de gravité de la

rétroversion est, dit M. Salmon, en rapport avec l'importance qu'acquiert un phénomène principal de cette maladie, la rétention d'urine. Si elle est incomplète, les accidents deviennent manifestement pressants en sept ou huit jours ; si elle est incomplète,
le déplacement peut persister quinze, vingt ou vingt-cinq jours sans produire d'accidents graves.

La terminaison habituelle de la rétroversion est la guérison ; d'autres fois, elle
produit l'avortement. Enfin, dans quelques cas, la mort survient à la suite d'une
inflammation du péritoine ; on peut craindre encore la rupture ou la gangrène de
la vessie, la rupture de l'utérus ou la destruction partielle par gangrène.

Traitement. — Avant tout, il faut vider la vessie de l'urine qu'elle contient, car sa
réplétion nuirait aux manœuvres de réduction. Il arrive d'ailleurs qu'après l'évacuation de l'urine, la réduction s'opère d'elle-même, sans aucune manœuvre. Plusieurs
praticiens ont insisté avec raison sur les conséquences avantageuses du cathétérisme
répété plusieurs fois par jour pendant plusieurs jours de suite. A elle seule, cette
méthode de traitement a réussi un grand nombre de fois. Burns se crut ainsi autorisé
à dire qu'en vidant la vessie trois ou quatre fois par jour, la rétroversion durera
rarement plus d'une semaine. On pourra donc imiter cette pratique toutes les fois
que les accidents ne seront pas pressants.

Après avoir vidé la vessie et le rectum, et combattu les accidents inflammatoires par les moyens appropriés, il faut réduire l'utérus dans sa position naturelle et l'y maintenir. La meilleure position à donner à la femme est celle où tous
les muscles abdominaux sont dans le relâchement. On introduit alors deux doigts
dans le vagin, on refoule en haut le corps, et l'on accroche le col avec l'indicateur
pour le ramener en bas.

Cette réduction est opérée quelquefois d'un seul coup, mais on est souvent
obligé de renouveler ces tentatives, en les séparant par quelques instants d'intervalle. Au moment où la matrice reprend sa place ordinaire, on entend parfois un
bruit assez semblable à celui que produit la détente d'un ressort.

L'opération n'est pas toujours aussi facile. La difficulté du cathétérisme, l'impossibilité de vider le rectum, et surtout l'*S* iliaque du côlon, qui, souvent distendue par des fèces, constitue une tumeur volumineuse au-dessus de la tumeur
utérine ; les efforts violents auxquels se livre la femme, le volume de la tumeur
et les adhérences qu'elle peut avoir contractées avec les parties voisines, sont autant de circonstances qui embarrassent le praticien.

Il est assez rare qu'on ne puisse sonder la femme, avec de la patience et du
temps ; dans certains cas pourtant cela a été impossible. On conseille alors de
mettre beaucoup de prudence dans les tentatives auxquelles on se livre, et si
elles étaient infructueuses, on pourrait, par des pressions modérées exercées sur
l'hypogastre, comprimer lentement la vessie, et faire, pour ainsi dire, uriner la
malade par regorgement.

Le fond de la matrice rétroversé comprime tellement le rectum, que l'on ne
peut quelquefois faire arriver aucune injection dans le gros intestin.

L'administration du lavement nécessite dans ces cas quelques précautions. Des
matières dures peuvent être accumulées au-dessus du fond de l'utérus renversé,
et l'on comprend que, celui-ci comprimant la partie supérieure du rectum, l'injection faite avec la canule ordinaire ne pourrait pas pénétrer assez haut pour

entraîner les fèces accumulées dans le côlon descendant. Il faut alors se servir d'une longue sonde de gomme élastique que l'on fait pénétrer de 7 à 8 pouces. Cette simple précaution a souvent suffi pour débarrasser l'intestin de matières que n'avait pu entraîner un lavement ordinaire, et la réduction spontanée de l'utérus en a été la conséquence.

Même en se servant de la canule que nous venons de conseiller, les lavements n'ont quelquefois aucun résultat. Si l'on pouvait alors soupçonner par le palper et la percussion abdominale une accumulation considérable de matières fécales dans le côlon descendant, on devrait administrer des purgatifs par la bouche.

L'introduction nécessaire de la main dans le vagin est quelquefois tellement douloureuse pour la femme, que, malgré toutes les recommandations, elle se livre à de violents efforts d'expulsion qui neutralisent tous ceux de l'opérateur. Si les bains, les injections émollientes et narcotiques ne calmaient pas cette vive sensibilité, on pourrait, suivant le conseil de Dewees, avoir recours à la saignée poussée jusqu'à la syncope, et mieux encore, je crois, employer, avant l'opération, les aspirations de chloroforme.

Les adhérences qui parfois se sont établies entre l'utérus et les parties voisines sont sans doute une difficulté grave à ajouter à toutes celles que nous venons de mentionner, mais qui ne doivent pas cependant faire renoncer à tout espoir de réussite. Dans un cas cité par Amussat, ce chirurgien sentit distinctement, au fond du vagin et à gauche de la tumeur, des brides dans lesquelles le doigt s'accrochait, mais il acquit la conviction que l'utérus était libre à droite. Il renouvela alors les tentatives, en agissant de manière à faire tourner l'utérus du côté opposé à celui où existaient les adhérences, c'est-à-dire de droite à gauche, et il parvint à remettre l'organe dans sa position naturelle.

Si, après avoir pris les précautions convenables, le premier procédé que nous avons indiqué ne réussissait pas, on devrait employer un des suivants. On a conseillé d'agir à la fois par le rectum et par le vagin. Le procédé le plus simple est celui de M. Évrat, cité par M. Moreau. Il consiste à faire coucher la femme sur un des côtés, à prendre une baguette longue de 22 à 27 centimètres, garnie à son extrémité d'un tampon de linge enduit d'un corps gras, à l'introduire dans le rectum pour refouler, à travers la cloison recto-vaginale, le fond de l'utérus de bas en haut, tandis qu'avec deux doigts placés dans le vagin on accroche le col pour le porter en bas et en arrière. Les efforts à employer dans cette réduction sont très-variables : du reste, la crainte de provoquer l'avortement ne doit pas arrêter; car, dut-il être la conséquence de ces efforts, le danger serait moins grand que celui auquel le renversement expose la femme.

M. Alpin (*Arch. gén.*, septembre 1840, page 88), après avoir vidé la vessie et cherché inutilement à réduire l'utérus, conclut que le seul moyen de guérir la maladie était de se servir d'un instrument qui pût porter également sur toutes les parties de l'utérus. Il pensa qu'à l'aide d'une vessie il pourrait remplir le bassin, et élever ainsi jusque dans l'abdomen les organes qu'il contenait. Après l'avoir placée vide entre le fond de l'utérus et le rectum, il l'insuffla avec précaution, et réussit à repousser le fond de la matrice.

Attribuant surtout la difficulté de la réduction au poids des viscères qui pèsent sur la face antérieure de l'utérus, Hunter, Boyer et plusieurs autres ont conseillé de placer la malade dans une position telle que le poids des intestins porte sur la partie supérieure du ventre. M. Godefroy, admettant cette idée, adopta la position suivante : La malade appuie sa tête et ses mains sur le plancher; la partie antérieure des cuisses et des jambes, reposant sur le bord du lit, est soutenue par des aides. Le chirurgien agit alors soit par le vagin, soit par le rectum, sur le fond de l'utérus pour opérer la réduction. Dans trois cas très-graves la réussite fut complète. (*Journ. des conn. méd.-chir.*, août 1846.)

Cette position, très-fatigante et très-pénible, sera très-désagréable à la malade. J'aimerais mieux, dans ces cas difficiles, la placer tout simplement dans la position des quadrupèdes, c'est-à-dire à genoux sur son lit, et appuyée sur les coudes. J'ai pu deux fois réduire ainsi des rétroflexions qui avaient résisté à tous les autres moyens.

Dans un cas difficile, on pourrait avoir recours au procédé employé avec succès par Amussat. Il consiste, après avoir placé la femme comme pour l'opération de la taille, à introduire un ou deux doigts dans le rectum, et à repousser doucement le ballon utérin, en longeant la concavité du sacrum, directement en haut d'abord, puis de droite à gauche et de gauche à droite, pour relever toute la surface de l'utérus. Si le doigt ou les deux doigts introduits dans le rectum ne pouvaient atteindre assez haut, on introduirait le pouce dans le vagin pour soulever le périnée, afin de pénétrer à une plus grande hauteur. Enfin, pour arriver plus haut encore, il reste la ressource de se faire pousser le coude par un aide, ou de le soutenir soi-même avec la hanche ou le corps. Amussat a ainsi réussi deux fois à opérer une réduction qui avait été vainement tentée par plusieurs praticiens.

Que faire enfin dans le cas où toute réduction est impossible? Abandonner la malade aux ressources de la nature (Merriman), n'est-ce pas la vouer à une mort certaine, si les phénomènes inflammatoires ne déterminent pas l'avortement? Et puisque, dans la chance la plus heureuse, la fausse couche est inévitable, ne vaut-il pas mieux la provoquer que de laisser plus longtemps la femme exposée aux dangers qui la menacent? C'est aussi ce qu'ont pensé beaucoup de praticiens. Je n'hésiterai donc pas à rompre les membranes avec une sonde introduite à travers le col utérin. Mais quelquefois le col est tellement élevé, qu'il est complétement inaccessible; il faudrait en venir alors à la ponction de l'utérus. Cette opération a été pratiquée par le vagin et le rectum : le premier procédé me paraît préférable. C'est une ressource extrême, sans doute, mais toujours moins dangereuse que la symphyséotomie conseillée par Gardien et quelques autres accoucheurs.

Après la réduction, quand elle a été possible, la malade doit garder la position horizontale jusque vers le sixième mois de la grossesse, et éviter avec soin toute espèce d'effort pour uriner ou aller à la garderobe. Ces précautions suffisent, et le plus souvent rendent inutile l'application d'un pessaire que Baudelocque considérait comme indispensable dans la plupart des cas.

L'incontinence d'urine, résultat de la compression qu'a soufferte le col de la vessie de la part du col de l'utérus, peut continuer encore quelque temps après la réduction. Si les moyens simples ne la faisaient pas disparaître, on pourrait avoir recours aux eaux thermales de Cauterets, Baréges et de Balaruc; aux frictions avec la teinture de cantharides, aux vésicatoires sur le bas-ventre; enfin aux toniques et aux astringents administrés à l'intérieur.

§ 3. — Antéversion,

L'antéversion est très-rare pendant les premiers mois de la grossesse, et c'est probablement pour cela qu'elle a été oubliée par la plupart des auteurs qui ont étudié les accidents de la gestation. Le mode de développement de l'utérus, la forme particulière des arcs antérieurs et postérieurs du bassin, la direction physiologique de l'organe, sont autant de circonstances qui, facilitant le renversement en arrière, rendent par cela même difficile l'antéversion. En outre, l'augmentation du renversement postérieur tendrait à replacer la matrice dans sa position naturelle, si une circonstance quelconque produisait un commencement d'antéversion.

Malgré ces conditions favorables, l'antéversion a pourtant été observée par Chopart à deux mois, par madame Boivin à trois mois, et enfin par Ashweel; dont nous analyserons l'observation inconnue en France. Je l'ai moi-même constatée deux fois à deux mois, chez des femmes affectées de vomissements incoercibles.

Madame M..., âgée de trente-trois ans, et habituellement très-constipée, fit, dans le premier mois de sa grossesse, une chute en montant un escalier trèsroide. Il n'y eut pas d'hémorrhagie, mais pourtant survint une syncope qui dura près d'une heure. Pendant cinq à six semaines, pesanteur sur le pubis, miction fréquente et douloureuse, mais sans obstacle à la défécation. Je l'examinai pour la première fois à la fin du deuxième mois. Le col était dans sa position normale, mais le fond, fortement incliné, constituait une tumeur solide et arrondie, placée entre la vessie et la partie antérieure du vagin. Quand le doigt pressait sur l'angle d'inflexion, la malade souffrait. Le col était allongé, plus gros et plus dur qu'à. l'ordinaire. Je cherchai à opérer la réduction en refoulant avec le doigt le fond de la matrice, pendant que l'index de la main droite attirait le col en bas et en avant, mais sans succès. Au sixième mois, le mari constata que l'antéflexion avait presque complétement disparu, et quoique cette dame éprouvât encore quelque douleur pendant le dernier mois de la grossesse, elle accoucha sans difficulté.

Quoique l'auteur ait décrit cette observation sous le titre d'antéflexion, il est évident qu'il y avait en même temps antéversion, comme tendent à le prouver la position normale du col et surtout la disparition spontanée du déplacement au quatrième mois. Je ne vois aucune raison, en effet, pour qu'une antéflexion disparaisse subitement à cette époque de la grossesse.

L'antéversion est donc possible dans les premiers mois, mais il faut avouer qu'elle se rencontre plus spécialement dans la seconde moitié, et surtout vers la fin de la grossesse. Alors, en effet, le fond de la matrice, naturellement porté en avant, n'est plus retenu que par les parois abdominales; pour peu que celles-ci n'offrent pas une grande résistance, comme cela arrive si souvent chez les femmes qui déjà ont eu lieu plusieurs enfants, cette inclinaison physiologique tend à s'exagérer. L'axe de l'utérus peut se rapprocher de l'horizon, quelquefois même aller au-dessous, et son fond tomber sur les cuisses et les genoux (ventre en besace). Le col, porté très-fortement en haut et en arrière, est situé quelquefois au-dessus de l'angle sacro-vertébral, et le doigt a la plus grande difficulté à l'atteindre; parfois même l'impossibilité d'y arriver a fait croire à une imperforation.

Indépendamment des signes fournis par le toucher et l'examen du ventre, l'antéversion détermine, aux diverses époques de la grossesse, quelques troubles fonctionnels dont il ne faut pas méconnaître la cause, quand on est appelé à y remédier. Dans les premiers mois, la sensation d'un poids assez lourd sur le pubis, l'émission fréquente et quelquefois douloureuse des urines et des matières fécales, sont à peu près les seuls signes rationnels. Daus les derniers mois, le poids de la masse utérine, fortement portée en avant, détermine des douleurs, des tiraillements dans les cuisses et dans les aines; la distension excessive subie par la peau de l'abdomen produit aussi des douleurs assez vives; la pression à laquelle la vessie est soumise est la cause d'un ténesme vésical avec dysurie ou strangurie; enfin, dans les cas les plus prononcés, la marche est rendue difficile et souvent impossible.

Le pronostic est en général peu grave. Quand, en effet, l'antéversion est survenue dans les premiers mois, le développement de l'utérus a suffi pour y remédier; lorsqu'elle s'est produite dans la deuxième moitié de la grossesse, la situation de l'utérus peut bien devenir la cause d'un accouchement prématuré, mais en général elle donne lieu seulement aux incommodités dont nous avons parlé plus haut, et ne détermine des accidents un peu sérieux que pendant le travail de l'accouchement (voy. *Dystocie*).

Dans les premiers mois, la réduction peut être tentée, mais elle a toujours échoué jusqu'à présent; en insistant par trop, on aurait à craindre l'avortement. Le mieux est donc, pour peu qu'on rencontre des résistances, de confier la réduction aux progrès ultérieurs de la grossesse. Si la gêne et la pesanteur étaient trop fatigantes, le décubitus horizontal pourrait les diminuer.

A une époque plus avancée, un bandage de corps, une espèce de corset ou ceinture abdominale, bien appropriés à la forme et au volume du ventre, soulageraient beaucoup les malades. Dans le cas où le ventre est en besace, la ceinture abdominale pourrait être maintenue par des bretelles.

§ 4. — Obliquités latérales.

Nous avons déjà parlé, en faisant l'histoire des phénomènes physiologiques de la grossesse, des obliquités utérines, et nous avons indiqué quelles étaient les causes probables de ces obliquités. Elles sont rarement portées très-loin, et ne deviennent jamais la cause d'accidents sérieux. Ce n'est guère qu'en facilitant la production d'une présentation vicieuse de l'enfant et en retardant la dilatation du col, qu'elles peuvent avoir sur le travail une influence fâcheuse, et ce n'est pas le moment d'en parler.

CHAPITRE III.

DES MALADIES DE L'OEUF.

ARTICLE PREMIER.

HYDROPISIES.

§ 1. — Hydropisie de l'amnios.

Le liquide amniotique peut s'élever quelquefois à une quantité très-considérable. Mais comme sa quantité normale est très-variable, il est difficile de dire au delà de quelles limites elle doit être réputée maladie. Cependant, quand elle dépasse 1 kilogramme ou 1 kilogramme et demi, son accumulation peut être regardée comme due à un état morbide.

Il est impossible, dans l'état actuel de la science, de préciser la cause de cette singulière affection. Quelques faits semblent militer en faveur de l'opinion de ceux qui pensent qu'elle résulte d'une inflammation de la membrane amnios, mais cette opinion demande de nouveaux faits pour être admise sans hésitation ; car si le docteur Mercier dit avoir vu plusieurs fois la face interne de l'amnios recouverte par de fausses membranes, et cette membrane elle-même fortement injectée, d'autres observateurs n'ont constaté rien de semblable (*Journal général de médecine*, tome XIV). Il résulterait des faits cités par les docteurs Merriman et Lee, que cette hydropisie de l'amnios est souvent liée à un état morbide, à une mauvaise conformation du fœtus, ou à un état d'infiltration générale de la mère. Quelques observations porteraient à penser que la syphilis constitutionnelle est une prédisposition à cette maladie. Dans quelques cas, elle a paru due à la pléthore sanguine ; mais comme on la voit survenir chez les femmes de toute constitution, de tout âge et de toute condition, il est impossible de donner rien de fixe à cet égard. Elle est beaucoup plus fréquente dans les grossesses gémellaires. Il est rare qu'elle survienne avant le cinquième mois.

Dans quelques cas, elle a été précédée de tous les signes d'une inflammation violente ; mais le plus souvent elle ne s'annonce que par une douleur sourde dans l'utérus, un sentiment de pesanteur dans le bassin, et un accroissement rapide de l'organe. L'utérus acquiert en peu de temps un volume considérable, et présente parfois au cinquième ou sixième mois plus de distension qu'au terme ordinaire de la grossesse. Du reste ce développement est en proportion de la quantité du liquide. Celui-ci s'élève souvent à 5 ou 6 pintes. Baudelocque cite un cas dans lequel l'utérus en laissa échapper 13 pintes, un autre 32 pintes. Quelques auteurs l'ont même vu s'élever à 40 et 50 pintes. Ce liquide est, du reste, tout à fait semblable à l'eau de l'amnios.

Il est rare que l'utérus acquière un volume très-considérable sans qu'il exerce sur les fonctions des organes thoraciques la gêne que nous avons décrite en étudiant l'ascite. Quelques faits prouvent que cette gêne a pu être assez considérable pour produire l'asphyxie. Dans un cas rapporté par M. Duclos, la distension de l'utérus était telle, que le volume de l'organe, quoique la grossesse ne fût arrivée qu'au septième mois, distendait outre mesure l'abdomen, refoulait le diaphragme, et gênait tellement la circulation et la respiration, que la vie de la femme parut sérieusement compromise. Les médecins appelés en consultation décidèrent qu'on devait provoquer les contractions aussitôt que le col de l'utérus offrirait quelque tendance à la dilatation. La suffocation devenant imminente, M. Duclos rompit les membranes, et laissa écouler d'abord une certaine quantité de liquide, puis maintenant les doigts dans le col, il s'opposa à l'évacuation complète. Quatre fois, et à quinze minutes d'intervalle, il laissa s'écouler une nouvelle quantité pendant qu'on exerçait une légère pression sur le ventre. De cette manière, il en retira 7 kilogrammes, sans compter celui qu'on ne put recueillir. Les accidents cessèrent immédiatement. L'utérus ne paraissant capable d'aucun effort et le col n'offrant aucune résistance, on le dilata facilement, et l'on amena par le forceps un enfant vivant, mais petit et faible, et dont les membres étaient très-grêles. La femme se rétablit.

M. Evrat aîné (de Lyon) a publié plusieurs observations dans lesquelles l'asphyxie était presque complète (teinte cyanosée du visage, respiration nulle, absence de pulsations artérielles). Les femmes ont été rapidement rappelées à la vie par la ponction des membranes et l'écoulement d'une grande quantité d'eau.

Il suffit pour que les accidents graves soient le résultat de l'hydropisie amniotique, que celle-ci ait donné prématurément à la matrice le volume qu'elle n'a ordinairement qu'au terme de la grossesse. Comme le fait remarquer Scarpa, on est étonné que cet organe, dans le cas d'hydropisie avec grossesse, produise des accidents de suffocation qu'il ne détermine jamais à la fin du neuvième mois, bien qu'alors son volume soit le même. C'est que, dans le premier cas, son développement est brusque et très-rapide, tandis que, dans le dernier, la dilatation s'opérant par degrés presque insensibles, les parois abdominales cèdent peu à peu, permettent à l'utérus de se porter fortement en avant et un peu moins en haut, de manière à refouler beaucoup moins le diaphragme.

Ainsi que nous l'avons dit plus haut, l'ascite existe souvent en même temps que l'hydramnios ; mais ces deux maladies pouvant exister isolément, il est important d'établir leur diagnostic différentiel.

Dans l'ascite compliquant la grossesse, les urines sont rares, blanchâtres et troubles, la soif est vive et continue, les membres inférieurs et les parties génitales sont le plus souvent très-infiltrés. Il est difficile, parfois même impossible, de délimiter la forme et le fond de l'utérus, à cause de la forme irrégulière du ventre et de la distension énorme des hypochondres. La percussion permet de constater une ondulation, une espèce de fluctuation beaucoup plus manifeste à la partie supérieure du ventre qu'à la partie inférieure.

Dans l'hydropisie de l'amnios, le volume du ventre se rapproche beaucoup de celui d'un utérus à terme, bien que la grossesse ne soit encore arrivée qu'à cinq ou six mois. La forme de l'utérus s'arrondit, au point de devenir presque sphérique ; la fluctuation est plus obscure ; peu ou point de soif, urines normales, dans quelques cas, peu ou pas d'infiltration des membres inférieurs. La tumeur ombilicale existe rarement, et quand elle se rencontre, elle n'offre pas la transparence qu'elle présente dans l'ascite.

L'extrême distension de l'utérus provoque souvent des contractions prématurées et l'avortement. Quelquefois le fœtus naît vivant, mais trop peu développé pour continuer à vivre. Souvent il meurt dans le sein de la mère, et n'est expulsé qu'au bout d'un temps plus ou moins éloigné.

L'hydropisie de l'amnios, qui est si grave relativement à l'enfant, compromet rarement la vie et même la santé de la mère. Dans quelques cas malheureux pourtant elle a succombé ; mais en général elle n'est que gravement incommodée par le volume excessif de l'utérus, et la gêne qui en résulte pour les autres organes. Le plus souvent l'expulsion du liquide est spontanée, et avec les eaux sont expulsés le fœtus, les membranes et le placenta ; de sorte que la cause n'existant plus, la maladie est complétement guérie.

S'il faut en croire quelques observateurs, la rupture des membranes et l'expulsion du liquide qui en est la conséquence ne seraient pas toujours suivies de la sortie de l'enfant. Les membranes se rompent alors sur un point situé au-dessus du niveau du col, l'utérus se débarrasse lentement de la quantité surabondante du liquide, et la grossesse continue sans autre accident qu'un écoulement d'eau plus ou moins fréquent. Je crois que dans la majorité de ces cas on a pris pour une hydropisie de l'amnios une accumulation d'eau entre les membranes et l'utérus, comme dans l'hydrorrhée dont nous allons parler. Je dois avouer pourtant que le cas suivant, observé par Ingleby avec tout le soin convenable, ne laisse guère de doute sur la possibilité du fait au moins à titre d'exception très-rare. Une dame, arrivée au sixième mois d'une troisième grossesse, perdit tout à coup pendant la nuit une grande quantité d'eau. A partir de ce moment et jusqu'à la fin de la grossesse, il s'écoula, tous les deux ou trois jours, une pinte et un quart de liquide. La femme accoucha d'un gros garçon. Le délivre fut expulsé spontanément. Je le reçus avec la main, dit l'auteur, pour éviter que les membranes ne se déchirassent ; j'examinai le tout avec grand soin, et je découvris, outre l'ouverture que la tête avait faite au centre des membranes, une seconde ouverture circulaire placée sur le rebord du placenta. C'est sans doute de cette ouverture que le fluide s'échappait de temps en temps.

Un grand nombre d'observations prouvent que l'hydramnios se reproduit souvent chez la même femme aux grossesses suivantes.

Une circonstance remarquable, signalée par MM. Bunsen et Kill, et dont j'ai moi-même observé un exemple, c'est un état hydropique du fœtus qui tantôt était hydrocéphale, tantôt offrait une ascite.

Les mêmes auteurs disent encore avoir observé qu'assez souvent alors le volume du placenta est excessif. Ainsi, dans une observation rapportée par M. Kill, et où la distension extrême de l'utérus causa l'avortement au sixième mois de la grossesse, la circonférence du délivre était d'un tiers plus grande, et son épaisseur le double de celle des placentas ordinaires. Il offrait une couleur pâle; son tissu était spongieux, et, en le divisant, on pouvait facilement constater que les vaisseaux qui rampent dans son épaisseur avaient presque le volume des artères et de la veine ombilicale.

L'abdomen du fœtus contenait une grande quantité de liquide. Le foie était très-volumineux, occupait presque toute la cavité abdominale. Sa structure était normale, sans trace aucune d'enflure ; mais ses vaisseaux étaient très-développés. Ce volume du foie est lié, suivant l'auteur que nous citons, au développement excessif du placenta, dont les vaisseaux très-développés doivent porter beaucoup de sang dans la veine ombilicale (Churchill, page 50).

Lorsque la maladie existe, il est bien difficile de trouver des moyens propres, je ne dis pas à la guérir, mais même à en ralentir la marche. Les diurétiques ont en général paru peu efficaces. Quelques praticiens semblent avoir retiré de bons effets de la diète sèche. Burns recommande spécialement l'usage des bains froids. Ordinairement, et quoi que l'on fasse, le mal augmente jusqu'au moment où le travail commence ; et, dans l'immense majorité des cas, il n'y a rien à faire qu'à attendre ce moment. Cependant, si le volume de l'organe était excessif, si surtout l'hydropisie de l'amnios se compliquait d'ascite et d'infiltration générale, et que la vie de la malade fût compromise par la gêne apportée à l'hématose, on devrait se résoudre à provoquer l'évacuation des eaux par la rupture des membranes.

La ponction se fait ordinairement avec une sonde d'homme ou de femme, un stylet qu'on pousse à travers le col jusque sur les membranes, qu'on perfore avec son extrémité. Quand le col est convenablement dilaté, le doigt suffit souvent pour les rompre. Quand on n'est pas pressé d'agir, on peut préalablement solliciter des contractions en plaçant à demeure dans la cavité du col un morceau d'éponge préparée, ou en donnant quelques douches sur le segment inférieur de l'utérus (voy. *Accouchem. prématuré artificiel*). Mais si la gravité des accidents nécessitait une intervention immédiate, il y aurait, je crois, quelque avantage à suivre le conseil de M. Guillemot, et à glisser la sonde entre l'œuf et l'utérus pour aller percer les membranes bien au-dessus du col : ce procédé permettrait de modérer à son gré la sortie du liquide, de ne laisser écouler, pour ainsi dire, que le trop-plein. On pourrait abandonner ensuite la grossesse à elle-même.

Si par hasard le col était complétement oblitéré, il faudrait pratiquer la ponction par le vagin et au voisinage de l'orifice de l'utérus. Camper, Scarpa, donnent le conseil de ponctionner entre l'ombilic et le pubis. Dans une des observations d'Evrat aîné, la ponction fut faite au lieu dit d'élection pour la paracentèse. Huit jours après, la malade accoucha de deux enfants vivants, puis se rétablit complétement. Les détails donnés par l'auteur ne permettent pas de savoir s'il s'agissait d'une ascite ou d'une hydropisie de l'amnios, comme il le pense.

La ponction vaginale me paraît, dans tous les cas où le col n'est pas accessible, faire courir à la mère et au fœtus moins de chances défavorables.

§ 2. — Hydrorrhée.

Les Allemands ont donné le nom d'*hydrorrhée* à des pertes d'eau qui surviennent pendant la grossesse, et qui, en général, ne sont précédées ni suivies de contractions utérines ; de telle sorte que la grossesse en est peu troublée, que la femme n'arrive pas moins à son terme, et que, lors de l'accouchement, la poche des eaux se forme comme à l'ordinaire. Cet accident est assez fréquent dans les derniers mois de la grossesse ; il est très-rare au commencement de la gestation. J'ai eu l'occasion de l'observer une fois entre le troisième et le quatrième mois, et il ne s'est reproduit qu'une fois pendant le reste de la grossesse, qui s'est heureusement terminée (voy. AVORTEMENT, article *Diagnostic*).

Le nombre de ces pertes et la quantité d'eau qui s'écoule chaque fois sont excessivement variables. Quelquefois le liquide s'écoule par flots, quelquefois goutte à goutte ; mais sa quantité peut s'accroître d'une manière incroyable. La perte peut ne se montrer qu'une fois ou se renouveler souvent. Elle apparaît, du reste, à des intervalles très-inégaux, dans un temps assez long, pendant lequel les émotions de l'âme ou l'agitation du corps influent singulièrement sur l'abondance de cet écoulement. Elle peut augmenter aussi au milieu du calme le plus parfait, la nuit, pendant le sommeil, par exemple ; et il est assez rare qu'on puisse en trouver la cause. La femme est ordinairement bien portante avant que la perte se déclare, et tout à coup elle se sent mouillée, si le liquide s'écoule goutte à goutte, ou elle entend subitement un bruit assez intense causé par l'irruption soudaine d'un flot considérable de liquide. Le plus souvent la malade n'éprouve aucune douleur pendant ou après cet écoulement. Cependant il arrive que la déplétion trop rapide de l'utérus et le retrait des parois qui la suit, provoquent quelques légères contractions utérines ; si la femme garde le repos, ces contractions se calment, et tout rentre dans l'ordre. L'eau qui s'écoule est ordinairement un peu jaune, très-limpide, quelquefois teinte par un peu de sang ; elle laisse sur le linge des taches roides et d'une odeur spermatique très-prononcée.

Lorsque l'hydrorrhée s'accompagne de douleurs, elle a pu faire croire à un avortement prochain. On a même vu des accoucheurs, convaincus de la rupture des membranes, faire tous leurs efforts pour accélérer et terminer un travail qui n'était pas commencé, et qui, sans eux, n'aurait eu lieu qu'au terme ordinaire de la grossesse.

Nous avons observé, au sixième mois de la grossesse, un cas d'hydrorrhée, qui fut accompagné de quelques contractions utérines avec effacement presque complet du col ; celui-ci présentait en outre une ouverture de la largeur d'une pièce d'un franc environ. Le repos au lit et quelques lavements laudanisés firent disparaître cette menace d'avortement, et la malade accoucha à terme.

On évitera l'erreur, si l'on fait attention que, malgré l'écoulement d'une notable quantité d'eau, le volume de l'utérus, sa consistance, sa souplesse, sont ceux qu'il offre ordinairement à cette époque. Ces remarques suffiraient au moins pour faire naître un doute dans l'esprit sur la véritable source de ces eaux; et dès qu'il y a doute, on doit tout faire pour prévenir et non accélérer l'avortement.

Ces eaux, qui n'ont aucun rapport, quant au siége, avec les eaux de l'amnios, ont reçu le nom de *fausses eaux,* pour les distinguer de celles qui ne s'écoulent qu'après la rupture des membranes.

Diverses opinions ont été émises sur l'origine et le siége de ces fausses eaux. Ainsi quelques accoucheurs ont pensé qu'elles étaient contenues entre le chorion et l'amnios, et que leur écoulement était causé par la rupture de la membrane chorion; d'autres, qu'elles étaient dues à la rupture d'une hydatide logée dans la cavité ou située sur le col de l'utérus (Bœhmer, Rœder). Baudelocque émit l'opinon que cet écoulement était le résultat de la transsudation des eaux de l'amnios à travers les membranes. Il en est qui, pour les expliquer, ont invoqué un état d'œdème et d'infiltration du tissu cellulaire de l'utérus. Il est facile de réfuter toutes ces opinions, en rappelant la répétition fréquente des écoulements et l'abondance du liquide qui s'écoule souvent par flots plus ou moins abondants. Mauriceau, Camper et Capuron ont pensé que ces eaux provenaient de l'intérieur de l'amnios. Dans certains cas, suivant eux, les membranes peuvent se rompre sur un point éloigné de l'orifice; le trop-plein du liquide amniotique peut alors s'écouler peu à peu, et l'accouchement cependant ne pas avoir lieu. Cette explication n'est pas acceptable pour le plus grand nombre de cas d'hydrorrhée; car on n'a jamais remarqué que chez les femmes qui avaient ainsi plusieurs fois, pendant la grossesse, perdu des eaux, la quantité d'eau qui s'écoulait au moment de l'accouchement fût moindre qu'à l'ordinaire, et quelque soin qu'on ait mis à examiner les membranes après l'accouchement, il est très-rare qu'on ait trouvé une trace de déchirure ancienne. Quelques faits très-observés démontrent cependant que l'opinion de Mauriceau peut être exceptionnellement vraie (voy. page 543).

Presque toujours le liquide qui s'écoule ainsi pendant la grossesse, et quelquefois même peu de jours avant le terme, s'était accumulé entre la surface interne de l'utérus et un point plus ou moins étendu des membranes décollées. Cette opinion, professée par Nægele, a été récemment reproduite par un de ses élèves, dans une thèse soutenue à Heidelberg, et à laquelle j'emprunte la plupart de ces détails. Le liquide, sécrété par la surface interne de l'organe, décolle les membranes, se forme une espèce de poche dans laquelle il séjourne, jusqu'à ce que sa quantité, augmentant toujours, achève de décoller les membranes jusqu'au col de l'utérus; alors le liquide fait irruption.

Cette théorie a été confirmée par l'examen cadavérique d'une femme enceinte qui avait été atteinte d'hydrorrhée. Le docteur Duclos (de Toulouse), à qui nous devons cette observation, trouva les membranes décollées dans une partie de leur étendue; c'était là le point qui avait fourni le liquide de l'hydrorrhée. Ailleurs les membranes étaient soulevées par du liquide accumulé entre elles et la paroi utérine et tout préparé pour ainsi dire à donner lieu à une nouvelle attaque d'hydrorrhée, quand le décollement se serait étendu jusqu'au col.

Si l'on admet, avec le professeur Burdach, qu'il s'opère à la face interne de l'utérus une exhalation de liquides qui, transsudant à travers les membranes, arrivent jusque dans la cavité amniotique, pour servir, pendant une grande partie de la grossesse, à la nutrition du fœtus, il est facile de s'expliquer cette accumulation anormale de liquide par un excès de sécrétion ou un arrêt dans la transsudation. On pourrait encore l'expliquer en disant que cette sécrétion continuant au delà du terme ordinaire, le liquide est obligé de se créer une cavité, une espèce de réservoir, en décollant les membranes dans une certaine étendue.

L'hydrorrhée n'est pas, en général, un accident grave ; cependant, quand elle se répète souvent, elle peut provoquer des contractions prématurées.

Le traitement est très-simple : les femmes doivent se condamner à un repos absolu, éviter toute commotion physique et morale, pendant toute la durée de l'écoulement, et sept ou huit jours après qu'il a cessé. Lorsqu'il est suivi de quelques légères contractions, les lavements laudanisés en font justice ; si enfin la malade offrait quelques phénomènes de pléthore générale ou locale, ces accidents seraient combattus par des moyens appropriés.

§ 3. — Hydropisie des villosités choriales (môle hydatique).

Les villosités choriales se laissent quelquefois distendre par du liquide qui s'amasse dans leur cavité, les renfle et leur donne la forme de vésicules arrondies, comparables à des grains de groseille ou de raisin, ayant, par conséquent, quelque analogie avec les vésicules formées par des hydatides ; aussi, pendant longtemps on ne vit dans l'hydropisie des villosités choriales que de véritables hydatides. M. Velpeau le premier fit remarquer que le chorion était le point de départ de la môle hydatiforme ; les recherches micrographiques de M. le professeur Robin ont encore mieux précisé la véritable nature de la maladie ; on retrouve, en effet, dans l'enveloppe des vésicules hydatiformes tous les caractères anatomiques des parois des villosités choriales. Aujourd'hui, il est parfaitement démontré que la maladie décrite sous le nom de môle hydatique n'est qu'une hydropisie des villosités choriales.

Cette hydropisie est rare ; on en trouve cependant une bonne description dans la thèse du docteur Cayla, qui nous a été très-utile pour la rédaction de cet article.

Lorsqu'on examine un œuf présentant l'altération qui nous occupe, on voit, comme à l'ordinaire, les villosités se détacher de la surface du chorion. Tantôt leur pédicule n'a nullement changé de volume ; tantôt, au contraire, il est un peu dilaté. C'est au niveau du point où il commence à se ramifier que commencent aussi à apparaître les dilatations ou vésicules hydatiformes : on voit alors les branches des villosités choriales se renfler d'espace en espace. Ces renflements varient de volume depuis celui d'une noisette, ou mieux d'une noix, jusqu'à des dimensions presque imperceptibles à l'œil nu. Souvent une villosité entière est métamorphosée presque complétement en une grappe de vésicules grosses à peu près comme une grappe de groseilles. Sur les plus grosses vésicules se trouvent fréquemment insérées des vésicules plus petites ; cette insertion a lieu, en général, au moyen d'un pédicule très-étroit, portion de la branche choriale qui ne s'est pas dilatée. Ce pédicule varie depuis 1 jusqu'à 2 millimètres. Il est parfois d'une ténuité extrême, mais parfois il atteint 1 millimètre de diamètre et, dans ce dernier cas, il laisse refluer le liquide d'une vésicule à l'autre ; plus souvent il est oblitéré sur un point plus ou moins étendu de son trajet. Toutes les vésicules du même groupe sont donc unies entre elles par des pédicules ; elles forment ainsi des grappes de l'aspect le plus bizarre, qui rappelle du reste celui des villosités à l'état normal.

Il est en général assez facile d'isoler les grappes les unes des autres et de suivre leur pédicule jusque sur le chorion ; d'autres fois leur arrangement est inextricable.

Le liquide des vésicules est ordinairement incolore, transparent, fluide comme de l'eau, tenant en dissolution de l'albumine ; quelquefois la sérosité est rougeâtre.

L'hydropisie peut atteindre soit les villosités choriales proprement dites, soit les villosités placentaires ; dans ces deux cas, la vie du fœtus est presque constamment compromise. Le fait dominant dans l'affection qui nous occupe est, en effet, la disposition des vaisseaux ombilicaux. L'hydropisie porte-t-elle sur la totalité des villosités, la mort du fœtus en sera la conséquence nécessaire, et si elle survient à une époque voisine de la conception, celui-ci pourra se dissoudre dans le liquide amniotique et disparaître.

L'altération des villosités est-elle moins ancienne, ou moins complète, on aura une môle embryonnée, dans laquelle le cadavre du fœtus offrira des états très-variables de développement. Quelquefois même, mais c'est une exception rare, le fœtus peut être parfaitement développé, si l'altération porte sur un petit nombre de villosités. Enfin une observation de M. Brachet démontre que quelques grappes d'une môle hydatiforme développées sur le placenta n'empêchèrent pas la naissance à terme d'un enfant de taille ordinaire et bien portant. Dans une grossesse gémellaire, il est incontestable que l'altération de l'un des œufs peut avoir une influence funeste sur l'autre ; néanmoins, quelques faits, cités dans le *Dictionnaire* en 30 volumes, montrent que l'un des œufs ayant été transformé en môle hydatiforme, l'autre fœtus peut se développer régulièrement et naître à terme.

Quels sont les symptômes à l'aide desquels on peut soupçonner ou reconnaître l'hydropisie des villosités choriales ? Aucun des signes ordinaires de la grossesse ne fait défaut ; si l'altération est peu développée, le diagnostic est donc à peu près impossible ; quand la môle hydatique est, au contraire, assez complète pour dénaturer le produit de la conception, la maladie peut être soupçonnée et quelquefois reconnue. Tous les auteurs s'accordent en effet à dire que, dans ces cas, les hémorrhagies sont fréquentes et qu'elles coïncident avec un développement exagéré de l'utérus, dont le volume n'est plus en harmonie avec l'époque présumée de la grossesse. On trouve ces deux symptômes réunis dans une observation de M. Depaul, déjà publiée par M. Cayla ; mais le signe capital se tire de l'accroissement trop rapide de l'utérus et c'est par lui que le diagnostic put être établi d'une façon précise dans le fait suivant, que nous devons à l'obligeance de M. Pajot qui a bien voulu nous le communiquer ; on en lira la relation avec intérêt : « J'ai observé un exemple
» de prétendues hydatides de l'utérus avec M. le docteur Gocherand (d'Ivry). Ce
» fait, le troisième que je voyais, se présenta avec des conditions très-différentes
» des deux premiers cas observés par moi et m'offrit l'occasion d'étudier une alté-
» ration bien plus prononcée des villosités choriales.

» La malade était une jeune femme déjà accouchée d'un premier enfant un an
» auparavant environ ; elle se disait alors enceinte d'à peu près trois mois. A l'exa-
» men, je fus fort surpris de trouver l'utérus développé comme à huit mois de gros-
» sesse. Une sensation de flot très-évidente me fit d'abord croire à une collection
» de liquide ou à un kyste de l'ovaire rapidement développé ; mais j'acquis bien vite
» la certitude de l'existence du liquide dans la cavité même de la matrice. Le tou-
» cher me fit constater un développement considérable du segment inférieur de l'u-
» térus. Le col, ramolli comme à huit mois de grossesse, présentait les caractères.
» de la multiparité. Il était possible d'introduire l'indicateur jusque vers l'orifice in-
» terne hermétiquement clos. De plus, en promenant le doigt dans les culs-de-sac,
» la main gauche étant appliquée sur le fond de l'utérus, on éprouvait encore la
» sensation de fluctuation, déjà si nettement perçue par le palper. Il n'y avait dans

» aucun point du ventre de parties solides. L'état général de la malade était mau-
» vais : sécheresse de la peau, chaleur vive, 120 pulsations.

» Ce fut le seul des trois cas où le diagnostic put être porté.

» Je conseillai l'introduction d'une sonde de gomme élastique à travers l'orifice
» interne, et l'administration de l'ergot de seigle. Ces moyens furent mis en usage
» dès le lendemain et la malade expulsa avec une grande quantité de liquide une
» multitude de vésicules hydatiformes détachées les unes des autres ou réunies en
» grappes de cinq à six. L'ensemble constituait une masse assez considérable pour
» remplir un chapeau d'homme. Ces vésicules furent apportées à M. Paul Dubois. Il
» les montra à sa clinique et en fit le sujet d'une de ses leçons.

» L'évacuation ne fit pas cesser les accidents généraux, la malade s'affaiblit de
» plus en plus et succomba quelques jours après l'opération. Malheureusement l'au-
» topsie ne put être faite. » (Pajot.)

L'utérus, généralement trop volumineux pour l'âge de la grossesse, offre quelquefois l'anomalie contraire. (Thèse du docteur Louvet-Lamarre.)

La durée de la grossesse est en général moindre que celle de la grossesse régulière ; le plus souvent l'expulsion de l'œuf a lieu avant le sixième mois. Cette expulsion n'offre rien de particulier ; les phénomènes qui la précèdent, l'accompagnent ou
la suivent, sont en tout semblables à ceux de l'avortement, mais en général l'hémorrhagie est abondante.

La production d'une môle hydatiforme ne paraît pas avoir ordinairement d'influence sur la santé générale de la femme ni sur les grossesses consécutives : cependant madame Boivin cite l'exemple de femmes qui ont eu le triste privilége d'en-
gendrer ainsi plusieurs fois des môles vésiculaires.

ARTICLE II.

LÉSIONS DES VILLOSITÉS PLACENTAIRES.

Les altérations du placenta, quoique fort communes, sont encore peu connues ;
aussi, dans un ouvrage de la nature de celui-ci, nous n'étudierons que les lésions les
plus importantes.

Pour exposer plus clairement ce qui est relatif à la pathologie placentaire, nous
croyons nécessaire de revenir sur quelques détails de la structure du chorion et de
ses villosités. La substance du chorion et celle de ses villosités sont identiques ; c'est
une membrane formée par des cellules polyédriques qui sont très-apparentes jusqu'à
la sixième semaine. Plus tard, leur nucléole disparaît, leur noyau devient moins
transparent et le corps de la cellule se remplit de granulations. Le chorion offre
donc bientôt l'aspect d'une membrane continue, plus ou moins granuleuse, parsemée de noyaux.

Au début de sa formation, le chorion forme une sphère creuse, régulière, à contours lisses ; mais bientôt sa surface se recouvre d'une multitude de prolongements
qui ont reçu le nom de villosités. Ces prolongements sont presque tous parcourus
par un canal qui se termine en cul-de-sac à l'extrémité libre de la villosité, tandis
qu'il s'ouvre librement à la face interne du chorion. La face interne de cette membrane est donc criblée de petits pertuis qui tous communiquent avec le canal des
villosités. Quand l'allantoïde se développe, elle s'applique à la face interne du chorion et envoie bientôt des prolongements vasculaires dans la plupart des villosités.
Parmi ces villosités, les unes continuent à s'accroître pour former le placenta, les
autres, au contraire, s'atrophient par un mécanisme qui a été bien étudié par
M. Robin (*Archives générales de médecine*, 1848, et *Gazette médicale*, 1854), et qui
donne la clef de quelques lésions présentées par le placenta. Voici comme on peut
résumer les recherches du professeur d'histologie :

1° Quand les villosités se forment, quelques-unes d'entre elles avortent dans leur évolution et ne présentent pas de canal central ; elles restent donc complétement étrangères à la circulation allantoïdienne. Elles forment un cylindre plein : leur substance présente un grand nombre de granulations grisâtres.

2° Les villosités, presque toutes creusées d'un canal, ne reçoivent cependant pas toutes un prolongement de l'allantoïde ; quelques-unes d'entre elles restent vides, et se font remarquer par la quantité considérable de granulations moléculaires graisseuses dont leur paroi est parsemée.

3° Les villosités, devenues presque toutes vasculaires à une certaine période du développement de l'œuf, s'atrophient pour la plupart quand le placenta devient distinct. Quand on suit ce travail d'atrophie, on voit d'abord disparaître les vaisseaux allantoïdiens qui parcouraient la villosité ; le canal de la villosité est bientôt oblitéré et rempli par du tissu semblable à celui du magma réticulé. Les parois mêmes de la villosité se chargent de graisse, sous forme de granulations graisseuses et de véritables gouttes d'huile, tantôt disséminées, tantôt groupées en amas de forme variée.

4° Les villosités placentaires présentent quelquefois, par accident, les phénomènes d'atrophie qui sont constants dans les autres villosités choriales. Les villosités placentaires peuvent donc s'atrophier, cesser d'être vasculaires, et présenter dans leur paroi des dépôts graisseux abondants.

Nous montrerons bientôt comment l'atrophie normale des villosités choriales produit des lésions importantes quand elle se propage accidentellement aux villosités qui forment le placenta.

Oblitération fibreuse des villosités placentaires avec ou sans altération graisseuse.

La lésion dont il s'agit ici est celle qu'on a décrite sous le nom d'*induration du placenta*, d'*encéphaloïde*, de *dégénérescence squirrheuse, cancéreuse, tuberculeuse, graisseuse ;* plus souvent encore elle a été prise pour un dépôt fibrineux laissé par une apoplexie placentaire (voy. *Apoplexie placentaire*).

La dégénérescence se présente sous forme de masses grisâtres, blanchâtres, toujours moins rouges et moins humides que le reste du placenta ; leur tissu est dur, compacte, friable, peu filandreux. Cet aspect les a fait confondre avec du pus concret, des amas tuberculeux à l'état cru, ou encore avec des productions squirrheuses ; mais, quand on les examine au microscope, on reconnaît bien vite que toutes les portions de tissu ainsi altéré sont composées de villosités choriales oblitérées, dans la substance desquelles se trouvent d'abondantes granulations graisseuses ; cependant il ne faut pas croire que toutes les ramifications soient ainsi chargées de graisse, car dans les points qui paraissent les plus malades et qui se font remarquer par leur couleur blanchâtre, souvent les ramifications choriales ne renferment pas trace de granulations graisseuses, on n'en présentent que de loin en loin. En un mot, la lésion que nous décrivons est caractérisée par l'oblitération des villosités placentaires, et tout à fait semblable à l'atrophie qui s'empare des villosités choriales après la formation du placenta, atrophie que nous avons décrite plus haut.

C'est surtout à la circonférence du placenta que se rencontre cette altération ; ce sont surtout les cotylédons de la circonférence qui sont atteints. On peut même la trouver constamment sur les cotylédons de la périphérie ou tout au moins sur une petite partie de quelques-uns d'entre eux ; mais alors les ramifications choriales lésées sont comme perdues au milieu des ramifications restées perméables, et à ce degré la maladie placentaire n'offre aucun intérêt au clinicien.

Sur certains placentas, au contraire, une ou plusieurs portions de cotylédons, ou bien un ou plusieurs cotylédons ont subi des altérations fibro-graisseuses quelquefois même la plus grande partie du placenta est ainsi transformée en tissu morbide, imperméable au sang.

Sur un placenta dont l'examen a été fait par MM. Laboulbène et Hiffelsheim, six cotylédons étaient complétement oblitérés ; on remarquait en outre onze autres petites masses jaunâtres, offrant les caractères extérieurs et la structure des cotylédons altérés. Les cotylédons malades sont quelquefois disséminés dans la masse placentaire, d'autres fois ils se touchent par leurs bords, mais toujours ils sont nettement séparés les uns des autres par des sillons profonds. L'altération est en général mieux accusée sur la face utérine des cotylédons que du côté du chorion ; là, en général, le tissu reprend peu à peu et par gradations sa mollesse, son humidité et sa teinte rougeâtre.

Sur le placenta vide de sang, dit M. Robin, auquel nous empruntons presque tout cet article, les cotylédons malades sont plus saillants que les cotylédons sains, tandis que sur les placentas injectés ils sont au contraire déprimés à côté des autres. Ce fait tient à ce que, sur le placenta vide, les ramifications restées vasculaires sont affaissées par suite de la sortie du sang ; dès lors les ramifications oblitérées ne s'affaissant pas, donnent aux cotylédons qu'elles forment un volume plus considérable qu'aux autres. Au contraire, lorsque les cotylédons sains et vasculaires sont distendus par une injection, ils constituent une masse plus volumineuse que ceux dont les subdivisions sont oblitérées et forment un relief à côté d'eux (Robin).

Les altérations que nous venons de décrire sont indépendantes de l'hémorrhagie ou apoplexie placentaire. Quand on a confondu ces deux affections, on a sans doute été trompé par le fait de leur coïncidence. Il n'est pas rare, en effet, de trouver au centre des cotylédons malades un foyer apoplectique capable de loger un pois, un haricot ou seulement un grain de millet, et l'altération fibro-graisseuse des villosités a souvent été prise pour un caillot décoloré. Pareille confusion est aujourd'hui impossible, grâce au microscope qui fait reconnaître dans la masse des cotylédons malades non pas une masse fibrineuse mais bien un lacis de villosités choriales atrophiées.

Reste un dernier argument en faveur de l'apoplexie, c'est que l'hémorrhagie produite deviendrait la cause de l'oblitération des cotylédons. Mais il nous paraît impossible de subordonner ainsi l'oblitération à l'apoplexie ; les recherches de M. Robin tendent en effet à établir que l'altération fibro-graisseuse peut devenir une condition d'hémorrhagie pour les villosités voisines restées perméables. De plus, en fait, l'apoplexie placentaire se rencontre sans qu'il y ait oblitération des cotylédons, et bien souvent il est impossible de trouver aucune trace d'apoplexie au milieu de cotylédons complétement oblitérés. Les deux lésions sont donc le plus souvent indépendantes.

L'oblitération des cotylédons placentaires n'a aucune gravité pour la mère, mais elle peut avoir, on le comprend, une influence fâcheuse sur le fœtus. Il est en effet démontré qu'il existe un rapport presque constant entre le poids du fœtus et celui du placenta. Or, dans le cas qui nous occupe, toute oblitération des villosités diminue d'autant la partie active du placenta ; si l'oblitération est bornée à quelques villosités, l'enfant n'en ressentira aucune mauvaise influence, mais si plusieurs cotylédons sont altérés, il se développe mal, et sa vie court les plus grands dangers quand la moitié de l'organe est envahie. A un degré encore plus avancé, sa mort est certaine.

Tout ce que nous savons sur l'altération fibro-graisseuse du placenta est pour ainsi dire résumé dans l'exposé anatomo-pathologique que nous venons de faire, nous sommes en effet obligé d'avouer avec le docteur Millet, dont on consultera avec fruit l'excellent travail, qu'il n'existe rien qui puisse nous guider dans l'étiologie de cette lésion, aucun signe qui nous permette d'en asseoir la symptomatologie sur des bases certaines. Quelquefois cependant les signes d'une congestion utérine ont été constatés, et les femmes ont accusé de la pesanteur ou de la douleur dans les reins. Ces symptômes se confondent donc avec ceux observés dans les apoplexies placen-taires ; ajoutons qu'ils sont en réalité tellement vagues ou même si bien nuls, que le diagnostic de l'altération fibro-graisseuse nous paraît presque impossible chez une primipare. Mais cette altération est sujette à récidive et se montre quelquefois avec une ténacité désespérante chez la même femme à toutes ses grossesses. L'accoucheur est ici prévenu, et le moindre trouble survenu pendant la grossesse, soit du côté de la mère, soit du côté du fœtus, peut avoir son importance. M. P. Dubois, à propos de ces faits, disait : Si, à un sentiment de douleur obtuse et de plénitude, se joint un peu de ralentissement des mouvements du fœtus, il y a lieu de craindre un grave danger pour l'enfant.

On peut donc craindre l'altération fibro-graisseuse du placenta, la prévoir même, mais comment la prévenir? Quelle conduite tenir lorsqu'une nouvelle grossesse commence ?

Voici comment le docteur Millet a résumé les conseils donnés par M. Dubois à ses élèves en pareille circonstance : Recommander à la femme d'éviter toute espèce de fatigue, prescrire le décubitus horizontal et une alimentation un peu restreinte pour modérer la circulation. On pratique en même temps une saignée dérivative de 30 à 50 grammes, suivie, le jour d'après, d'une saignée semblable ; puis à ce traitement, en apparence débilitant, M. Dubois, sans craindre d'être taxé de contradiction, ajoute l'emploi du fer ; il lui a semblé en effet que les femmes étaient prédisposées à cet état par un certain degré d'appauvrissement du sang. L'usage de cette médication aurait eu pour effet, dans plusieurs cas, de placer les malades dans des conditions meilleures.

ARTICLE III.

ÉPANCHEMENTS DE SANG DANS LE PLACENTA.

L'hémorrhagie utéro-placentaire sera étudiée dans son ensemble quand nous décrirons l'avortement ou les hémorrhagies qui accompagnent l'accouchement (voy. *Avortement* et *Dystocie*); nous devons cependant parler ici de quelques épanchements de sang qui se présentent avec des caractères qui méritent de fixer l'attention d'une manière particulière. Ces épanchements dans le tissu placentaire offrent, tant sous le rapport de leur siége que de leur forme, des différences assez grandes qui dépendent principalement du développement plus ou moins avancé du placenta. Ainsi, le sang est-il retenu dans des foyers circonscrits, creusés dans l'épaisseur même du placenta, l'hémorrhagie prend le nom d'apoplexie placentaire, qui lui a été donné par M. Cruveilhier; nous la décrirons dans le paragraphe suivant. Jusqu'au troisième mois, au contraire, non-seulement le sang s'épanche dans le placenta, mais il peut encore s'étendre au delà de ses bords et occuper toute la surface externe du chorion. C'est de cette dernière variété d'hémorrhagies que nous nous occuperons tout d'abord.

L'hémorrhagie utéro-placentaire a été très-bien étudiée et décrite par M. Jacquemier; nous ne pouvons donc mieux faire que d'emprunter à cet auteur plusieurs passages de sa description. Jusqu'au troisième mois, avons-nous dit, le sang qui s'épanche dans le placenta a la plus grande tendance à s'étaler en nappe à la surface du chorion ; il est presque impossible, en effet, qu'il en soit autrement : dans le principe, les villosités placentaires ne sont pas encore soudées entre elles par le tissu amorphe qui les réunira plus tard en lobes compactes ; à la circonférence, le placenta n'est pas encore exactement limité et il n'y a aucune démarcation bien tranchée entre les villosités placentaires et les villosités choriales qui doivent disparaître plus tard ; toute la surface du chorion est, à cette époque, recouverte de prolongements qui produisent un certain écartement entre la surface externe de cette membrane et la caduque réfléchie, jusqu'au moment où l'atrophie de ces villosités amènera la caduque ovulaire et le chorion en contact immédiat. Survient-il une rupture dans les vaisseaux utéro-placentaires en voie de formation ou d'une existence récente? le sang qui s'en écoulera baignera bientôt toutes les touffes vasculaires du placenta et les villosités choriales en s'étendant en nappe entre la caduque ovulaire et le chorion. Dans ces conditions, l'œuf abortif a souvent à l'extérieur une apparence charnue; sa surface est plus ou moins bleuâtre et noirâtre; ses parois forment une coque plus ou moins épaisse, plus ou moins dure. S'il est entier, et qu'on l'étudie avec soin, on trouvera assez souvent à la surface externe du placenta des déchirures étroites qui pénètrent dans des foyers et qui sont fermées ou non par du sang coagulé; mais fréquemment aussi il n'y existe aucune déchirure, quoique le placenta offre profondément des foyers sanguins circonscrits ou des infiltrations diffuses étendues. Si l'on dépouille l'œuf des lames de la caduque, on trouve toute la surface du chorion, y compris le point occupé par le placenta, recouverte par du sang coagulé et fortement retenu par les ramifications vasculaires du placenta et les villosités du chorion qui sont emprisonnées dans son épaisseur; le chorion et l'amnios sont intacts, le liquide amniotique un peu coloré en rouge par imbibition. Lorsque l'embryon est très-jeune, on le trouve quelquefois complétement dissous, ne laissant souvent pour toute trace de son existence qu'un très-petit bout de cordon qui tient au placenta par quelques fragments d'un tissu très-mou, ou bien seulement l'eau de l'amnios un peu plus épaisse, ressemblant par sa consistance à une solution de gomme. Si la consistance de l'embryon est plus grande, on le trouve à l'état normal ou plus ou moins flétri et macéré, suivant que l'époque de sa mort est plus ou moins ancienne. Le sang qui recouvre toute la surface du chorion forme, tantôt un coagulum ferme et dur, qui se décolore quelquefois dans quelques-unes de ses parties et ressemble à la couenne du sang de la saignée; tantôt il est mou et représente un liquide noir, épais, granuleux. La quantité de sang épanché est très-variable et la couche qu'il constitue peut n'avoir que 2 à 4 ou 20 à 30 millimètres d'épaisseur. Dans ce dernier cas, les extrémités des villosités ont perdu leur rapport avec la caduque réfléchie et la caduque inter-utéro-placentaire; il s'est produit alors un écartement artificiel de l'interstice qui, à l'état normal, est très-étroit. Cette couche n'a pas toujours la même épaisseur sur tous les points : le sang peut être accumulé en plus grande quantité sur quelques-uns, le plus souvent sur ceux qui répondent au placenta. Les œufs qui ont éprouvé cette altération se présentent quelquefois à l'observateur sous un autre aspect : si pendant leur expulsion ils se dépouillent de la membrane caduque, comme cela arrive fréquemment, ils ont l'aspect d'un caillot sanguin; mais par la dissection et le lavage, on retrouve bientôt dans leur épaisseur les ramifications vasculaires du placenta et des villosités choriales, qui montrent que le siége de l'épanchement est le même que dans le cas précédent et qu'on n'a pas affaire à des œufs pourvus de leur caduque et enveloppés dans un caillot de sang.

A une époque un peu plus avancée de la grossesse, dans le troisième et le quatrième mois, l'épanchement s'étend beaucoup moins loin sur la surface du chorion et tend à rester limité dans le placenta; il dépasse encore quelquefois ses bords en présentant dans divers sens des traînées qui s'avancent plus loin. L'épanchement est ainsi limité parce que l'atrophie des villosités choriales a rapproché le chorion de la caduque réfléchie, qui sont assez solidement unis; l'écartement n'existe plus que vers le bord du placenta dans une étendue variable. Quoiqu'on puisse supposer que ces épanchements se fassent avec une certaine force, ils ne rompent pas en général les enveloppes membraneuses qui les limitent. Cependant il n'est pas rare que le feuillet réfléchi de la caduque se déchire et que le sang pénètre dans la cavité de la caduque, et même qu'il se fasse jour jusqu'à la face interne de l'utérus. Ce n'est qu'exceptionnellement qu'il déchire le chorion et l'amnios; cependant M. Gendrin paraît avoir observé quelques cas semblables et avoir trouvé du sang épanché entre le chorion et l'amnios, et même dans la cavité de l'amnios, où il enveloppait de toutes parts l'embryon. Dans les périodes de la vie fœtale que nous venons d'embrasser, il n'est pas douteux que le sang épanché ne provienne de la rupture des vaisseaux utéro-placentaires, même lorsqu'on ne peut constater aucune déchirure à la surface externe du placenta. Il est de toute impossibilité de supposer que le sang soit fourni par les vaisseaux ombilicaux, car nous avons vu que dans quelques cas l'embryon est encore si peu développé qu'il ne tarde pas à tomber en dissolution, et, dans les autres la quantité de sang épanché dépasse ordinairement de beaucoup le volume de l'embryon tout entier. La lésion des vaisseaux ombilicaux, si elle existe quelquefois, n'est que consécutive à celle des vaisseaux utéro-placentaires ; alors le sang du fœtus peut venir se mélanger à celui qui est fourni par la mère.

Une semblable altération, avec l'étendue que nous venons de lui supposer, a pour effet ordinaire d'interrompre la vie fœtale, mais l'expulsion de l'œuf est plus tardive. Le sang épanché n'étant pas en contact avec les parois de l'utérus, ne provoque pas immédiatement la contraction de cet organe ; assez souvent au moment de l'avortement le sang commence déjà à se décolorer et à présenter d'autres changements qui supposent une hémorrhagie de date ancienne. Il ne paraît pas impossible que la gestation continue si l'épanchement de sang est peu considérable (Jacquemier).

Apoplexie placentaire

C'est encore le livre de M. Jacquemier qui nous guidera dans la description de l'apoplexie placentaire. A partir du milieu de la vie intra-utérine, le placenta continue à être assez souvent le siége d'épanchements sanguins, mais ces épanchements présentent cela de particulier qu'ils cessent de s'étendre au delà de ses bords entre le chorion et la caduque qui sont déjà solidement unis. Les épanchements, au lieu d'être diffus et d'occuper la plus grande partie ou la totalité du placenta, sont plus nettement circonscrits et limités dans les lobes où s'est faite la rupture des vaisseaux ; mais ils conservent toujours une grande tendance à s'étendre vers la face fœtale du placenta. Ces épanchements se présentent d'ailleurs avec des formes différentes qu'on peut rattacher à trois variétés principales.

Dans la première variété, il n'y a pas, à proprement parler, de foyer ; le sang est infiltré dans un ou plusieurs lobes du placenta, dont le tissu semble raréfié ; il est plus abondant sur quelques points où il forme de petits foyers remplis d'un fluide très-noir, qui prend dans quelques cas l'aspect d'une gelée peu consistante (Jacquemier).

Dans la seconde variété, le sang épanché se creuse une cavité fort irrégulière qui envoie des prolongements dans plusieurs directions; les parties voisines sont infiltrées, teintes en rouge dans une étendue assez considérable. Les foyers sont habituellement assez grands et communiquent le plus souvent avec la surface externe du placenta, qui offre ordinairement une déchirure plus ou moins large et un décollement dans la partie correspondante ; ils sont réguliers et se produisent de préférence vers le bord du placenta, dans le voisinage de la veine coronaire, qui offre quelquefois une rupture qui communique avec le foyer. Lorsqu'ils correspondent au centre du placenta, ils s'étendent facilement jusque sur la face externe du chorion, et s'ils ont des rapports avec le point où les principales branches du cordon traversent le chorion, on voit quelquefois un peu de sang imbiber dans une étendue variable les tissus qui entourent la veine et les artères ombilicales à la naissance du cordon. Plusieurs observations ont déjà signalé cette circonstance. M. Gendrin a publié une observation de ce genre très-intéressante : le cordon, sur une longueur de 2 à 3 pouces, à partir du foyer du placenta, était infiltré de sang, sans que ni la veine ni les artères ombilicales présentassent de déchirure. Ces foyers irréguliers, dans le tissu du placenta, peuvent être simples ou multiples, de même âge ou produits à des époques différentes.

La troisième variété est la plus remarquable : les foyers sont nettement circonscrits et réguliers, alors même que l'épanchement paraît très-récent ; ils sont ordinairement multiples, et l'aspect du sang qu'ils contiennent annonce des formations successives. On en compte assez souvent jusqu'à sept ou huit dans le même placenta, et quelquefois une vingtaine ; leur nombre peut être plus considérable encore. Simpson a vu un placenta de quatre mois dans lequel ils étaient tellement multipliés, qu'on n'apercevait, en le coupant, qu'une infinité de petits caillots arrondis, distincts, mais serrés les uns contre les autres. (*Dictionnaire* en 30 volumes.) Les caillots les plus volumineux ne dépassent guère le volume d'un œuf de pigeon ; d'autres ne sont pas plus gros qu'un grain de millet ou de chènevis, ou présentent un volume intermédiaire. Ils sont à des profondeurs inégales ; les uns s'étendent jusqu'à la face interne du placenta, d'autres se rapprochent de la face utérine, avec laquelle quelques-uns communiquent par une ouverture étroite et irrégulière. Le tissu du placenta qui les environne est à l'état normal ; le sang ne s'est extravasé qu'à quelques lignes seulement en dehors du foyer. C'est par leur circonférence que ces caillots réguliers commencent à se décolorer, de manière qu'à une certaine époque, la cavité présente une pellicule blanche, mince, se séparant plus facilement du caillot que du tissu placentaire. (Jacquemier.)

Jusqu'à présent nous avons dit que le tissu placentaire qui entoure les foyers est à l'état sain ; il n'en est pas toujours ainsi. On se rappelle, en effet, qu'il n'est pas rare de trouver des foyers apoplectiques au centre des cotylédons atteints d'oblitération fibreuse des villosités (voy. page 551). Il se forme dans ces placentas de tout petits foyers réguliers, renfermant des caillots de sang qui représentent assez exactement la forme des grains de raisin noir, suivant la comparaison de M. Jacquemier.

Le sang épanché dans le tissu du placenta, lorsque l'œuf n'est pas expulsé, se divise en partie solide et en partie liquide. Le sérum s'infiltre au loin et disparaît ; la partie solide, réunie en caillot, se resserre, devient plus dense et diminue un peu de volume, en se décolorant de plus en plus. L'importance des changements consécutifs qui surviennent dans le sang épanché dans le tissu placentaire a cependant été fort exagérée ; on a dit que la transformation de ce sang pouvait être complète et produire des masses blanchâtres, homogènes, comparables à du pus concret ou à de la matière tuberculeuse, mais il est évident que dans ce cas on a rapporté à l'apoplexie placentaire les lésions produites par l'oblitération fibreuse des villosités (voy. page 550).

Nous avons dit que l'hémorrhagie utéro-placentaire de la première moitié de la grossesse reconnaît pour cause la rupture de quelques vaisseaux maternels et plus particulièrement des veines, et qu'il est rare que le sang provienne des vaisseaux ombilicaux. Nous pensons qu'il en est de même pour l'apoplexie placentaire.

Les diverses espèces de foyers apoplectiques du placenta peuvent coïncider avec la lésion qu'on rencontre dans les hémorrhagies utérines soit internes, soit externes, c'est-à-dire avec un décollement partiel ou complet du placenta et la présence d'un caillot plus ou moins volumineux dans cette cavité artificielle, avec des traînées de sang coagulé qui s'étendent entre la face interne de l'utérus et la caduque utérine jusqu'au col. L'œuf est alors expulsé prématurément, avec les symptômes d'une hémorrhagie utérine ordinaire. Mais les épanchements placentaires produisent rarement des altérations aussi étendues ; ils sont presque toujours limités et compatibles avec la continuation de la gestation. L'influence de l'apoplexie placentaire varie d'ailleurs suivant l'époque de la grossesse, le nombre et l'étendue des épanchements, la répétition plus ou moins fréquente des accidents. Si les foyers sont petits et peu nombreux, une assez grande partie du placenta conserve sa structure naturelle et son aptitude à remplir ses fonctions. Non-seulement le fœtus continuera de vivre, mais sa nutrition ne souffrira pas ou souffrira peu. Dans le cas contraire, s'il ne meurt pas, il naîtra faible, chétif, amaigri. Les apoplexies répétées à courts intervalles amènent souvent, malgré les secours de l'art, l'affaiblissement graduel des mouvements du fœtus et des battements de son cœur, puis la cessation complète des uns et des autres, et, dans ces cas malheureux, il n'est pas rare que la femme d'une part et l'accoucheur de l'autre assistent en quelque sorte à l'agonie du fœtus et à sa mort (*Dictionnaire* en 30 volumes).

Les foyers apoplectiques du placenta ne sont souvent révélés par aucun symptôme, si l'hémorrhagie reste limitée. Dans quelques cas on observe la plupart des signes de pertes internes peu abondantes, mais on peut plutôt soupçonner cette lésion que l'affirmer, à moins que la malade n'ait déjà présenté plusieurs fois ce genre d'altération, car il n'est pas rare de voir la même femme avorter plusieurs fois de suite, toujours pour la même cause ; et si elle finit par accoucher à terme, on trouve encore sur le placenta un certain nombre de foyers sanguins anciens et récents (Jacquemier).

Quand on croira avoir quelques raisons de craindre une apoplexie placentaire, surtout s'il s'agit d'une femme qui y soit prédisposée, on appliquera le traitement prophylactique des hémorrhagies utérines pendant la grossesse (voy. *Avortement*). En tête des moyens qui offrent le plus de chances de succès, il faut placer le repos absolu et de petites saignées, que l'on répétera à des intervalles plus ou moins rapprochés.

CHAPITRE IV.

MALADIES ET MORT DU FŒTUS.

§ 1. — Maladies du fœtus.

Les maladies de l'embryon et du fœtus pendant la vie intra-utérine sont fort peu connues, quoique nombreuses. Il n'entre pas dans le plan de ce livre d'en faire un tableau à peu près complet ; c'est ainsi que nous laisserons de côté les monstruosités et tout ce qui a trait à la tératologie. Nous nous contenterons donc de présenter ici l'exposé succinct des maladies qui intéressent plus particulièrement les accoucheurs parce qu'elles menacent la vie du fœtus ou produisent sa mort ; nous croyons même bien faire en ajournant la description de celles qui peuvent faire obstacle à l'accouchement naturel pour les placer à côté des autres causes de dystocie (voy. *Dystocie*). Notre tâche actuelle se trouvera ainsi très-limitée.

1° *Inflammation.* On a trouvé des traces d'inflammation sur les différents organes du fœtus. Nous plaçons en première ligne la péritonite, qui a été le sujet d'un travail spécial de notre collègue et ami le docteur Lorain ; on l'observe surtout dans les hôpitaux de femmes en couches au moment où sévit la fièvre puerpérale.

La plèvre et les poumons peuvent aussi s'enflammer quoique moins souvent. Mais ce qui est rare dans l'espèce humaine devient fréquent chez les animaux atteints de pneumonie épizootique. J'ai déjà signalé ce fait dans un mémoire sur la fièvre puerpérale.

2° *Fièvres.* Les fièvres éruptives peuvent se communiquer, paraît-il, de la mère à l'enfant. Le fait est hors de doute pour la variole ; nous n'avons d'ailleurs rien à ajouter ici à ce que nous avons dit précédemment (voy. p. 438 et 439). Nous en dirons autant de la fièvre intermittente (voy. p. 437).

3° *Ictère.* Plusieurs observateurs ont vu des femmes affectées d'ictère donner naissance à des enfants atteints de la même maladie ; dans ce cas, l'eau de l'amnios était elle-même colorée en jaune. Ces faits constituent cependant des exceptions, car dans le plus grand nombre des cas observés les enfants nés de mères atteintes d'ictère ne présentaient eux-mêmes aucune coloration anormale (voy. p. 443).

4° *Syphilis.* Nous avons dit plus haut que la syphilis peut être transmise au fœtus par hérédité. Le fœtus ainsi atteint se développe très-régulièrement dans la plupart des cas, et ce n'est que quelques semaines ou quelques mois après sa naissance qu'apparaissent les accidents, que nous n'avons par conséquent pas à décrire. Mais il n'en est pas toujours ainsi ; il n'est pas très-rare, en effet, que le fœtus atteint de syphilis naisse avant terme ou qu'il meure pendant la vie intra-utérine. En examinant ces enfants immédiatement après l'accouchement, comme chez les premiers, on ne trouve en général aucune lésion qu'on puisse rapporter à la syphilis ; mais chez d'autres les traces de la maladie sont évidentes : il faut placer en première ligne le pemphigus de la paume des mains et de la plante des pieds. Cette éruption est facile à reconnaître quand les bulles sont complètes, mais presque toujours elles sont déchirées et ne laissent à leur place que des érosions arrondies avec soulèvement de l'épiderme ; néanmoins leur aspect est caractéristique. Le pemphigus est plus difficile à reconnaître quand l'éruption est à son début ; elle se présente alors sous forme de petites taches rouges, à peine saillantes, dont le centre est occupé par un point blanchâtre produit sans doute par un léger soulèvement de l'épiderme. J'ai vu deux faits de ce genre : le modèle en cire en est à l'hôpital de la Clinique et les observations ont été publiées par le docteur Bonnardot (*Thèses de Strasbourg*).

L'autopsie des enfants montre parfois des lésions viscérales dues à la syphilis : de ce nombre sont quelques altérations du thymus, des poumons, du foie. Notre maître, le professeur P. Dubois, a signalé le premier l'altération syphilitique du thymus. Cet organe paraît sain à l'extérieur, mais en l'ouvrant et en le comprimant, on en fait sortir un suc blanchâtre qui ressemble à du pus. Le poumon, quand il est le siège de lésions syphilitiques, présente des noyaux indurés, variables en nombre et en volume, d'une consistance analogue à celle du foie, dont le professeur Depaul a donné une description détaillée. Quelques-unes de ces indurations font saillie sous la plèvre, où elles apparaissent avec une teinte jaunâtre assez foncée ; plus tard, elles se ramollissent, et l'on trouve à leur centre une cavité qui renferme un liquide d'aspect séro-purulent. Les lésions du foie, bien étudiées par M. Gubler, sont tantôt générales, tantôt partielles, et caractérisées par des îlots de tissu hépatique jaunâtre, induré, dont les éléments normaux sont infiltrés d'éléments fibro-plastiques et d'un liquide albumineux analogue à la sérosité du sang. Les indurations tranchent, par leur contour, leur dureté, leur résistance aux injections les plus fines, avec le tissu sain de l'organe.

5° *Hydropisies.* L'hydrocéphalie, l'hydrorachis, l'hydrothorax, l'ascite, les kystes, sont des affections assez communes chez le fœtus ; mais assez souvent elles apportent un obstacle à l'accouchement, nous les décrirons donc avec la dystocie (voy. *Dystocie*).

6° *Fractures spontanées.* On a cité quelques faits de fractures spontanées, presque toujours multiples sur le même fœtus. Chaussier a vu, en 1803, à l'hospice de la Maternité, un enfant qui vint au monde après un accouchement prompt et facile sans qu'aucune violence eût été exercée sur lui, et qui avait quarante-trois fractures, tant au crâne que sur d'autres parties du squelette. De ces fractures, les unes étaient récentes, les autres présentaient un commencement de cal, quelques-unes étaient complétement consolidées. Le même observateur a recueilli un fait encore plus extraordinaire. Le fœtus qui en fait le sujet fut expulsé après un travail extrêmement court et facile; né faible et d'une couleur bleuâtre, il ne tarda pas à succomber. Cet enfant fixa surtout l'attention par son extrême brièveté et une mobilité insolite dans la continuité des os. Chaussier constata sur le squelette cent treize fractures réparties sur les différents os du crâne, de la poitrine et des membres (Jacquemier). Les causes de cette singulière lésion sont ignorées; il faut problablement y voir un arrêt de développement du tissu osseux plus souvent qu'une véritable fracture.

7° *Amputation complète ou incomplète des membres.* Des faits non moins curieux que le précédent sont ceux dans lesquels des enfants naissent avec un membre amputé à une hauteur variable, avec une cicatrice au centre du moignon. Chaussier a observé trois fœtus privés de la main et d'une partie de l'avant-bras. Dans l'un de ces cas, on trouva sur la face fœtale du placenta un petit cylindre osseux qu'on reconnut être une portion du radius. Le moignon, en voie de cicatrisation, était recouvert à son centre de bourgeons charnus. Watkinson, appelé en 1824 auprès d'une femme enceinte pour la première fois et dont la grossesse n'avait rien offert de particulier, reçut un enfant né prématurément, qui succomba vingt minutes après sa naissance. La jambe gauche de cet enfant semblait avoir été amputée à peu de distance au-dessus des malléoles. Il trouva dans le vagin le pied, qui était plus petit que l'autre, mais qui ne présentait d'ailleurs aucune trace de gangrène et aucune altération de couleur et de consistance; les deux surfaces de section, celle qui correspondait au pied aussi bien que celle qui correspondait à la jambe, étaient presque cicatrisées; l'une et l'autre offraient deux petites saillies formées par les extrémités des os. Montgomery, dans un travail sur ce sujet, rapporte deux faits à peu près semblables aux précédents : les pieds détachés furent expulsés avant le fœtus; sur l'un, la cicatrice était complète, et très-avancée sur l'autre (Jacquemier). Il serait facile, mais il est inutile, je pense, de citer d'autres exemples de ce vice de conformation.

L'amputation spontanée, au lieu d'être complète, est quelquefois incomplète, c'est-à-dire qu'on trouve sur les membres des sillons plus ou moins profonds, qui vont quelquefois jusqu'aux os.

Comment expliquer cette singulière lésion ? On a pensé que ces amputations pouvaient être faites par quelques circulaires du cordon, qui agiraient sur les membres du fœtus comme une ligature qu'on applique sur le pédicule d'une tumeur; mais il est fort difficile d'admettre que la pression exercée par la tige ombilicale puisse être assez énergique pour causer l'amputation d'un membre sans amener en même temps l'arrêt de la circulation placentaire. Montgomery a donné une explication qui est plus acceptable; suivant cet auteur ces amputations sont produites par d'autres liens constricteurs que le cordon : dans plusieurs observations on a en effet trouvé des brides fibreuses dont l'origine est fort obscure, mais qui étreignaient les membres comme de véritables liens; il en résulterait une amputation tantôt incomplète, tantôt complète, suivant le degré de constriction. Disons toutefois que l'existence de ces brides n'a pas été constatée dans tous les cas et que l'étiologie des amputations spontanées est fort incertaine. Il n'est pas possible d'affirmer, dit M. Jacquemier, qu'elles soient dans tous les cas le résultat mécanique d'un agent constricteur; elles peuvent dépendre d'une lésion locale profonde et du resserrement que produit sur la peau un travail de cicatrisation étendue.

§ 2. — Mort du fœtus.

Les causes de la mort de l'embryon et du fœtus sont nombreuses; nous n'essayerons pas de les énumérer ici ; nous renvoyons aux chapitres où nous avons étudié les maladies de la mère, celles de l'œuf et du fœtus, ainsi qu'au chapitre qui sera consacré à l'avortement. Il faut d'ailleurs avouer que bien souvent la cause de cette mort nous échappe, et qu'on ne trouve rien qui puisse l'expliquer d'une manière satisfaisante. Au milieu de ces faits restés inconnus, il en est qui ont attiré l'attention par la persistance avec laquelle ils se reproduisent chez la même femme dans plusieurs grossesses successives. J'ai vu moi-même une femme bien portante qui eut treize grossesses successives, pendant lesquelles le fœtus succomba dans le dernier mois de la vie intra-utérine, sans cause appréciable. Depuis Denman, on a pensé qu'on pourrait dans ces cas avoir utilement recours à l'accouchement prématuré. Nous rappellerons aussi (voy. p. 252) que dans les grossesses gémellaires l'un des fœtus succombe quelquefois et se momifie, pendant que l'autre se développe régulièrement. Ce n'est qu'après l'accouchement qu'une pareille lésion peut être reconnue.

La mort du fœtus n'est pas toujours facile à diagnostiquer ; on la soupçonnera quelquefois lorsqu'il cesse de remuer, surtout après avoir présenté une activité et une agitation insolites. D'autres fois les mouvements spontanés deviennent progressivement plus rares et plus faibles, pour disparaître enfin définitivement. Mais il ne faut pas attacher trop de valeur à ce signe, parce que les mouvements du fœtus sont soumis à de nombreuses anomalies au milieu de la santé la plus parfaite. L'auscultation du cœur fœtal donne de meilleurs renseignements. En se plaçant à ce point de vue, dit M. Depaul, il faut mettre de côté les trois premiers mois de la grossesse pendant lesquels l'auscultation est impuissante à percevoir le bruit qui résulte des mouvements du cœur, et se souvenir que les cas où l'on ne peut l'entendre sont encore assez nombreux jusqu'à quatre mois. Mais dans la dernière moitié de la gestation les conditions sont bien différentes ; le succès de l'examen stéthoscopique constitue la règle, et l'insuccès doit être regardé comme une exception fort rare. Cependant, puisque l'exception peut exister, il devient impossible de donner à l'auscultation des bruits du cœur, quand on veut déterminer si le fœtus est mort ou vivant, une valeur absolue ; mais on aurait tort de ne pas lui accorder une très-grande importance, car elle conduit dans l'immense majorité des cas à des probabilités qui équivalent pour ainsi dire à la certitude, et elle permet, par conséquent, de résoudre des questions d'un haut intérêt pratique (Depaul, *Traité d'auscultation*). Sur 67 femmes dont la grossesse avait dépassé la fin du cinquième mois et chez lesquelles M. Depaul n'entendit pas les battements du cœur, trois seulement accouchèrent d'enfants vivants.

Du reste, les phénomènes que la femme éprouve après la mort du fœtus sont fort singuliers : le ventre s'affaisse au lieu de prendre du volume ; les seins, qui s'étaient développés pendant la grossesse, s'amoindrissent ; la femme ressent des pesanteurs dans les lombes et un poids insolite dans le bas-ventre ; un véritable corps inerte, placé dans l'utérus, y obéit aux lois de la pesanteur et tombe du côté où la femme s'incline quand elle se retourne dans son lit.

A ces premiers symptômes viennent bientôt s'en joindre de nouveaux : si la grossesse est un peu avancée, tout se passe absolument comme si l'expulsion de l'œuf avait eu lieu, à l'exception de l'écoulement des lochies. Ainsi, quarante-huit ou cinquante heures après la mort de l'enfant, les seins se gonflent, les phénomènes de la fièvre de lait se manifestent, la sécrétion laiteuse s'établit, puis les seins s'affaissent, et tout rentre dans l'ordre.

La rétention plus ou moins prolongée du fœtus mort ne cause, en général, aucun accident fâcheux, et les auteurs me semblent avoir singulièrement exagéré sur ce point. Suivant eux, en effet, la femme devient triste, inquiète et de mauvaise humeur; elle a des lassitudes et des retours alternatifs de chaleur et de froid, de l'oppression à l'épigastre, de la céphalalgie, des syncopes et des palpitations de cœur; la face est pâle, les yeux sont ternes et s'entourent d'un cercle livide; l'haleine est fétide, le pouls fréquent et irrégulier : tous ces phénomènes généraux d'une fièvre lente ont même été considérés par eux comme autant de signes rationnels de la mort du fœtus. Certainement ils manquent le plus souvent. La plupart des femmes, quand on est parvenu à calmer leurs craintes, n'éprouvent rien de semblable : j'en ai vu plusieurs porter plusieurs mois un fœtus mort sans s'en douter, et quelques-unes même s'applaudir de l'amélioration survenue dans leur état général, grâce à la disparition subite des troubles sympathiques de la gestation. Au bout d'un temps variable, un nouveau travail se déclare, et l'avortement a lieu. On peut s'expliquer alors, en examinant le cadavre du fœtus, comment son séjour si longtemps prolongé dans la cavité utérine a pu être complétement inoffensif pour la santé de la mère. Le fœtus n'est pas, en effet, putréfié, et la preuve, c'est qu'il ne présente aucune mauvaise odeur. Les parties solides subissent une transformation particulière, et le corps offre quelque chose d'analogue à un cadavre qui a longtemps séjourné dans l'eau.

Le fœtus resté dans l'utérus, protégé de toutes parts contre le contact de l'air, n'est pas putréfié, il est macéré. Suivant la remarque judicieuse de M. Martin (de Lyon), le mode d'altération qu'éprouve l'enfant mort dans la matrice varie d'ailleurs suivant l'époque de la grossesse où il a cessé de vivre. Ainsi, dans les premiers temps de sa formation, lorsque son organisation offre peu de consistance et se rapproche de l'état mucilagineux, il se dissout dans l'eau de l'amnios qui s'épaissit et prend les caractères d'une dissolution gommeuse. On ne trouve plus alors aucune trace d'embryon dans la cavité amniotique. A une époque un peu plus avancée, c'est-à-dire du deuxième au cinquième mois, il se flétrit, se ride, se dessèche. Il ressemble alors à une petite momie de couleur jaune, ou bien à un fœtus conservé depuis longtemps en macération dans l'alcool. Le placenta participe souvent à cet état de desséchement, et l'eau de l'amnios manque et se trouve remplacée par une humeur épaissie et comme terreuse qui incruste le fœtus. (*Mém. de méd. et de chir. prat.*, p. 96.)

Après le cinquième mois, un enfant macéré dans l'utérus présente un aspect tellement différent d'un enfant putréfié à l'air libre, qu'il suffit d'avoir bien observé cet état une ou deux fois pour ne jamais s'y méprendre. Qu'on se figure le petit cadavre étendu sur une table, on sera frappé de la flaccidité des parties molles; elle est telle que sa tête s'aplatit sur elle-même sous l'influence de la pesanteur, quelle que soit du reste la position qu'on lui donne. Les parties molles du thorax dessinent les côtes; le devant de la poitrine est fortement aplati : l'abdomen affaissé, presque creux au voisinage du nombril, et formant sur les flancs deux saillies largement arrondies; les membres eux-mêmes présentent le même affaissement. La coloration de la peau est surtout remarquable : souvent elle est limitée à l'abdomen, à moins que l'enfant mort n'ait séjourné très-longtemps dans l'utérus. La peau de cette partie présente une teinte rouge, brunâtre, sans apparence de teinte verte. Cette teinte est moins prononcée à la poitrine, au cou, à la tête et aux membres; mais elle existe cependant. Ce n'est pas la couleur brunâtre qui succède à la putréfaction en vert, c'est un rouge brun beaucoup plus vif. Le cordon n'est plus tordu sur lui-même; il forme un véritable cylindre charnu, mollasse, rougeâtre, imprégné d'un fluide brunâtre. L'épiderme est détaché dans une étendue plus ou moins considérable de la surface du corps; là où il existe encore, il se détache avec une grande facilité et laisse à nu le derme humide, gluant, et comme lubrifié d'un fluide muqueux; alors la couleur de la peau prend l'aspect d'un rose vif. L'épiderme des pieds et des mains est blanc, épaissi, et comme plissé par des cataplasmes. Le tissu cellulaire sous-cutané est infiltré de sérosité rougeâtre; il en est de même de celui qui sépare les muscles, et quelquefois du tissu musculaire lui-même. Les os de la tête sont lâchement unis entre eux; leur périoste se détache facilement; ils sont mobiles les uns sur les autres; le tissu cellulaire qui tapisse le cuir chevelu est infiltré d'une sérosité qui ressemble à de la gelée de groseille. Enfin, si l'on veut déplacer ou soulever le fœtus, il coule et glisse des mains comme le font les poissons qui vivent encore quelque temps hors de l'eau, à cause du fluide muqueux qui tapisse leur surface. (Devergie, *Méd. lég.*)

Lorsque la vie du fœtus a cessé, il n'est plus pour la matrice qu'un corps étranger qui sera bientôt expulsé; mais le moment de l'expulsion est très-variable et l'avortement a lieu tantôt après quelques jours, tantôt après quelques semaines, quelquefois un mois et même plus. Les phénomènes qui se produisent alors sont ceux de l'avortement ou de l'accouchement suivant l'âge du fœtus au moment où il a été frappé de mort. (Voy. *Avortement.*)

CHAPITRE V.

DE L'AVORTEMENT.

On donne le nom d'*avortement*, à l'expulsion du fœtus, lorsqu'elle survient à une époque de la grossesse où il n'est pas encore viable. L'avortement peut avoir lieu depuis le commencement de la grossesse jusqu'à la fin du sixième mois (1). Les anciens lui donnent le nom d'*effluxion*, quand il survient avant le septième mois. M. Guillemot, dans un article récent et fort remarquable, a admis trois espèces d'avortement, suivant l'époque à laquelle il s'opère. Ainsi, il l'appelle avortement *ovulaire* quand il s'effectue avant le vingtième jour de la grossesse; il nomme *embryonnaire* celui qui a eu lieu avant le quatre-vingt-dixième jour,

---

(1) Nous plaçons au septième mois l'époque de la viabilité. Nous savons bien qu'on a cité quelques cas où les fœtus nés à six ou même cinq et quatre mois ont vécu; mais ces faits, dont quelques-uns n'ont pas toute l'authenticité désirable, sont trop rares pour pouvoir infirmer la règle si générale que nous rappelons.

et il désigne sous le nom d'avortement *fœtal* celui qui survient depuis le quatre-vingt-dixième jour jusqu'au sixième mois de la grossesse.

Les personnes étrangères à la médecine désignent encore l'avortement sous les noms de *fausse couche*, *blessure*. Elles lui donnent, en général, le nom de *fausse couche* quand l'avortement a lieu spontanément ; celui de *blessure* quand il est la suite d'un accident.

L'avortement est beaucoup plus fréquent dans les deux ou trois premiers mois. La richesse vasculaire de la muqueuse utérine, devenue membrane caduque, la facilité avec laquelle les épanchements sanguins peuvent se faire dans cet espace qui, dans les premiers jours, existe entre le chorion et le feuillet réfléchi de cette membrane caduque (voy. page 553), expliquent suffisamment la fréquence de l'hémorrhagie, et par conséquent celle de l'avortement dans les premiers mois de la gestation. Si madame Lachapelle a émis une opinion contraire, c'est que sa position à la Maternité ne lui permettait guère de voir que des avortements du quatrième ou cinquième mois, les femmes n'allant pas ordinairement à l'hospice pour les fausses couches des cinq ou six premières semaines. Si quelques praticiens ont adopté son opinion, c'est que, grâce à la difficulté du diagnostic et à l'erreur des femmes, qui, le plus souvent, croient n'avoir eu qu'un simple retard des règles, l'avortement des premiers mois passe souvent inaperçu.

Morgagni et Desormeaux pensent que les fœtus abortifs du sexe féminin sont plus nombreux que les fœtus mâles. Je ne sais si l'opinion du vulgaire, opposée à celle-ci, est vraie ou fausse ; mais toujours est-il que, dans la naissance à terme, les garçons sont aux filles comme 16 est à 15, ce qui porterait à penser que les avortons femelles sont plus nombreux. Il est possible que la difficulté de distinguer le sexe dans les premiers temps de la vie intra-utérine soit pour quelque chose dans l'erreur des gens du mode.

L'histoire de l'avortement comprend évidemment l'étude des causes sous l'influence desquelles il se produit, des symptômes et accidents auxquels il peut donner lieu, des signes au moyen desquels on peut le constater, et l'indication des moyens les plus propres à le prévenir ou à le combattre.

ARTICLE PREMIER.

CAUSES.

Relativement aux causes qui le déterminent, l'avortement peut être distingué en *spontané* et en *accidentel*. On a admis encore l'avortement *provoqué*, qui peut être le résultat de manœuvres criminelles ou de moyens employés par l'homme de l'art dans un but louable ; nous conserverons cette division au point de vue de l'étiologie.

§ 1. — Causes de l'avortement spontané.

Les causes de l'avortement spontané peuvent provenir : 1° du père ; 2° de la santé générale et de l'habitude de la mère ; 3° de l'état de la matrice et de ses annexes ; 4° des maladies de l'œuf ; 5° des maladies du fœtus.

1° *Causes provenant du père.* Tout d'abord, dit M. Ferdut, il ne semble pas que, dans son rôle éphémère, l'homme puisse être la cause d'une fausse couche qui aura lieu seulement dans deux ou trois mois ; le fait est pourtant exact. La preuve de cette proposition est fournie par des femmes qui avortent à toutes leurs grossesses pendant un premier mariage et qui, devenues veuves, puis mariées de nouveau, mènent heureusement à terme plusieurs autres grossesses.

Le père peut être la cause de l'avortement de deux manières : par sa constitution et par ses états morbides. Les hommes trop vieux ou trop jeunes fécondent un germe qui arriverait, dit-on, rarement à terme ; il en serait de même des individus dont la constitution est épuisée par la débauche et les excès de tout genre. M. Devilliers, dans son article du nouveau *Dictionnaire*, croit cependant qu'il ne faut accepter qu'avec réserve l'influence possible du père sur la production de l'avortement. Nous ferons remarquer, dit cet auteur, que la faculté procréatrice est complétement distincte de celle du développement. En effet, si un homme placé dans les conditions que nous venons d'indiquer a pu féconder une femme robuste et bien portante, une fois l'influx générateur apporté par l'homme, l'évolution du produit restera désormais presque tout entière sous l'influence du degré de vitalité de la femme ; il est donc probable que l'influence du père, comme cause d'avortement, est au moins très-restreinte. (Devilliers.) — On comprend aussi que les maladies du père puissent, dans une certaine mesure, se transmettre au fœtus et produire l'avortement ; de tous ces états morbides, la syphilis est celle qui exerce sur la durée de la grossesse l'influence la plus fâcheuse ; encore devrons-nous rappeler que tous les auteurs ne sont pas d'accord à ce sujet. Nous croyons cependant être dans le vrai en disant que, dans quelques cas, ce n'est pas la mère, mais bien le père, qu'on devrait soumettre à un traitement prophylactique.

2° *État général de la mère.* — Les femmes d'une constitution pléthorique, abondamment réglées, sont très-exposées à l'avortement pendant les premiers mois de la grossesse ; et nous avons déjà parlé de ce molimen hémorrhagique qui se renouvelle chez elles à chaque époque menstruelle : les femmes nerveuses, très-irritables, qui sont vivement affectées par les impressions morales, comme la colère, le chagrin, etc., les femmes qui ont une vie sédentaire, qui sont continuellement renfermées dans un comptoir, ou bien celles dont la vie est oisive, désœuvrée, et qui ne s'occupent que de lectures frivoles, de bals ou de soirées, avortent aussi très-souvent.

Les conditions atmosphériques au milieu desquelles vivent les femmes ne sont certainement pas étrangères à la production de l'avortement. C'est à cette cause en effet que l'on peut rapporter ces avortements épidémiques que la plupart des auteurs ont eu occasion d'observer. Les pays de montagnes, où l'air est vif, sont considérés comme y donnant lieu. Au rapport de Saucerotte, les femmes habitant le sommet des Vosges sont très-exposées à avorter, et pour se mettre à l'abri de cet accident, elles descendent dans la plaine.

Les maladies aiguës, surtout les fièvres éruptives et à leur tête la petite vérole (voy. *Maladies de la grossesse*), qui peuvent survenir pendant la grossesse, les affections abdominales et thoraciques, les maladies aiguës de la peau, produisent très-souvent l'avortement. La syphilis, dont la mère peut être infectée, a la plus fâcheuse influence sur la marche de la grossesse, et le traitement mercuriel même ne met pas toujours à l'abri de l'avortement. Bien plus, suivant quelques auteurs, l'administration du mercure ajouterait aux chances de mort du fœtus. Cette dernière opinion est rejetée par la plupart des syphilographes modernes, et presque tous considèrent le traitement antivénérien, commencé vers le début de la grossesse, comme le meilleur moyen de prévenir l'avortement. Les faits assez nombreux que nous avons observés ont modifié sur ce point notre opinion, et nous croyons prudent de faire commencer le traitement le plus tôt possible.

Souvent, en effet, malgré l'existence d'une syphilis constitutionnelle, la mère, soumise à un traitement convenable et assez longtemps prolongé, a vu sa grossesse se continuer jusqu'à terme, et son enfant échapper à l'infection qui lui semblait fatalement dévolue (Dunal).

Suivant l'auteur que nous venons de citer, l'âge de la syphilis aurait ici une grande importance. « Il résulte, dit-il, de nos nombreuses observations que la syphilis, dès son début, n'est point ordinairement dangereuse pour le produit de la conception, mais qu'arrivée à une époque plus avancée de son évolution, elle entraîne les plus grands dangers. » Rappelons encore que l'intoxication saturnine peut amener l'avortement, ainsi que le démontrent les recherches du docteur Paul.

Les maladies convulsives peuvent causer la fausse couche, soit en provoquant des contractions utérines, soit en tuant directement l'enfant (voy. *Eclampsie*).

3° *Maladies de la matrice et de ses annexes.* — Les causes dépendantes de l'utérus se rapportent à un état particulier de l'organe, ou à une certaine manière d'être de toute la constitution, dont l'influence se porte sur la matrice. Ainsi on a cité, comme cause d'avortement, la trop grande rigidité des fibres utérines et la résistance qu'elles opposent à se laisser dilater ; la contractilité et la sensibilité trop grandes de cet organe ; la faiblesse et la laxité trop grande du col utérin. J'admets bien volontiers que, chez certaines femmes, la sensibilité excessive de la fibre utérine lui permette difficilement de supporter sans réagir les modifications si étranges qu'elle doit subir pendant la grossesse ; mais j'avoue ne pas comprendre aussi bien l'espèce de lutte que quelques auteurs ont semblé vouloir établir entre la résistance des parois utérines et la force expansive de l'œuf. Que peut, en effet, un ovule de quelques millimètres de diamètre sur les épaisses parois de la matrice ? quelle action pourrait-il avoir sur le col utérin qui pût expliquer l'influence qu'on a prêtée à cette prétendue laxité du col sur la fréquence des avortements ? L'œuf et l'utérus se développent simultanément, mais chacun par une force qui lui est propre. Non, si l'avortement est plus fréquent chez les primipares, quand elles se sont mariées trop jeunes ou dans un âge trop avancé, si certaines femmes avortent à toutes leurs grossesses à peu près à la même époque, ce n'est pas à la résistance trop grande du corps ou à la laxité externe du col qu'il faut l'attribuer. Ces avortements répétés, quand ils ne sont pas la conséquence du molimen hémorrhagique dont nous avons déjà parlé, s'expliquent bien plus naturellement par une irritabilité excessive de la matrice. L'organe a pour ainsi dire besoin de s'habituer à ses nouvelles fonctions ; et la preuve, c'est que, chez beaucoup de femmes, les avortements se reproduisent, mais chaque fois à des époques un peu plus avancées ; puis enfin elles finissent, à leur qua-

trième ou cinquième grossesse, par arriver jusqu'à terme. Ces congestions utérines que la périodicité menstruelle produit si souvent chez les femmes pléthoriques, un excès de sensibilité et d'irritabilité chez les femmes nerveuses, sont
donc pour moi les deux seules causes prédisposantes appartenant en propre à
l'utérus. Elles ne sont, comme on le voit, que des exagérations de l'état physiologique. Quand, sous l'influence de l'une ou de l'autre, les avortements se répètent souvent, ils ont reçu le nom de *périodiques.*

Indépendamment de ces deux circonstances, il est évident que nous devons
tenir compte de toutes les maladies de la matrice, soit aiguës, soit chroniques,
dont il est facile de saisir le mode d'action : ainsi les tumeurs de diverse nature
qui peuvent se développer dans l'épaisseur des parois ou contracter des adhérences avec elles, les corps étrangers développés dans sa cavité, les ulcérations
syphilitiques ou autres que l'on observe si souvent sur le col, sont autant de
causes prédisposantes qui peuvent la gêner et s'opposer à son libre développe-
pement ; enfin, comme agissant de la même manière, notons les déplacements
de la matrice, tels que prolapsus, obliquités latérales, antéversion et rétroversion.

Du côté des annexes, toutes les maladies chroniques auxquelles elles sont
sujettes, adhérences, déformations, déplacements, dégénérescences diverses ;
les altérations organiques de la trompe ; les productions fibreuses, polypeuses
ou autres, siégeant dans le tissu même de la matrice ou les parties environnantes ; les adhérences contre nature des ligaments larges ou ligaments
ronds, des trompes ou des ovaires ; en un mot, tout ce qui peut gêner le développement facile et complet de la matrice doit être regardé comme pouvant produire l'avortement. (Madame Boivin, *Recherches sur une cause peu connue
d'avortement.*)

Enfin, l'inflammation des organes voisins, surtout de la vessie, du rectum, etc.,
peut, par l'excitation qu'elle communique à la matrice, provoquer des contractions. L'existence de tumeurs volumineuses dans l'abdomen doit gêner évidemment le développement de l'utérus. La compression que certaines femmes exercent sur le bas-ventre au moyen de corsets peut produire le même effet. Suivant
Peu, il faut ajouter à ces causes de gêne l'étroitesse considérable du grand bassin
qui s'oppose à la distension de la matrice, et quelquefois à son élévation au-dessus du détroit supérieur, surtout quand l'étroitesse du détroit supérieur coïncide
avec des dimensions régulières ou même exagérées de l'excavation.

4° *Maladies de l'œuf.* Toutes les maladies de l'œuf peuvent produire l'avortement ; nous ne reviendrons pas sur ce que nous avons déjà dit (voy. *Maladies de
l'œuf*), il nous suffira de rappeler ici que les plus importantes de ces maladies
sont l'hydropisie de l'amnios, l'hydrorrhée, la môle hydatiforme, l'apoplexie placentaire et l'altération fibro-graisseuse du placenta.

J'ai peine à croire que l'insertion du placenta sur le col puisse produire l'avortement. Je pense que les observations citées à l'appui de cette opinion ont été
mal interprétées. On a considéré comme cause de l'avortement, dans ces cas

l'insertion du placenta sur le col, quand certainement cette insertion n'était qu'une simple coïncidence.

M. d'Outrepont a décrit, comme pouvant causer la mort du fœtus, un état de torsion du cordon ombilical sur lui-même. L'état de compression qui en résulte peut, dit-il, empêcher la circulation. Dans tous les cas où il a eu l'occasion de l'observer, les fœtus étaient morts depuis longtemps.

Le cordon ombilical peut-il, lorsqu'il est trop court, tirailler et décoller le placenta, ou bien se rompre ? Aux faits rapportés par Mauriceau, Stein, etc., M. Guillemot ajoute le fait suivant : Le fœtus avait trois mois, le cordon ombilical était fortement tendu et même à moitié rompu à son origine au nombril : il entourait le cou par deux circulaires, et la pression qu'il exerçait sur cette partie était telle, qu'il y avait laissé des marques profondes. La circulation, dit M. Guillemot, a dû être interrompue dans le cordon par la tension et la compression qu'il supportait, et l'étranglement du cou de l'enfant n'a pas dû non plus être étranger à sa mort. M. Deneux a cité un cas de rupture de la veine ombilicale et d'épanchement de sang dans le tissu même du cordon ; il trouva un caillot qui avait le volume d'une petite noix, et qui, par la compression qu'il déterminait, avait interrompu la circulation dans les vaisseaux ombilicaux.

Enfin les maladies des membranes, de la vésicule ombilicale, sont encore une cause fréquente de l'avortement, surtout dans les premiers temps de la vie embryonnaire. Sur plus de deux cents produits qui n'avaient pas dépassé le troisième mois, M. Velpeau a pu voir le plus souvent une altération de quelquesunes des parties de l'œuf.

5° *Maladies et mort du fœtus.* —Le fœtus peut être arrêté dans son développement par des circonstances qui, le plus souvent, nous échappent. Il peut être affecté, dans le sein de la mère, de toutes les maladies aiguës qui l'assiégent parfois après sa naissance : or, toutes ces maladies, qui ne sont pas toujours fatales à l'enfant nouveau-né, sont d'autant plus funestes au fœtus intra-utérin, qu'elles surviennent à une époque plus rapprochée de celle de la fécondation (voy. *Maladies du fœtus*).

Il faut ajouter, comme cause dépendant du fœtus, la présence de plusieurs enfants. Nous avons déjà vu, en effet, que la distension excessive produite par la grossesse gémellaire peut souvent provoquer des contractions prématurées. Il est rare cependant qu'avant le sixième mois le développement de la matrice soit assez considérable pour produire un pareil accident. Cela n'arrive guère qu'à une époque plus avancée, et ce dernier cas n'appartient plus à l'avortement.

Les maladies des parents peuvent faire sentir leur influence sur le fœtus. Ainsi un sperme vicié dans sa nature communique au nouvel être un principe de vie qui ne tarde pas à s'éteindre. M. Guillemot attribue à cette cause les nombreux avortements d'une jeune dame qui le consultait. Son mari, quoique d'un âge mûr, portait tous les caractères de la caducité. Devenue veuve, elle se remaria ; elle devint plusieurs fois enceinte, et toutes ses grossesses se terminèrent heureusement.

La mère elle-même peut transmettre à son enfant les maladies dont elle est affectée. Rien n'est si commun que de voir des enfants présenter, quelques semaines après leur naissance, des traces évidentes de vérole qu'ils ont reçue de leur mère pendant la vie intra-utérine, et l'on comprend dès lors que cette infection héréditaire puisse tuer le fœtus encore renfermé dans le sein de la mère.

La petite vérole se transmet quelquefois de la mère au fœtus, dont elle cause la mort, et chose remarquable, plusieurs faits semblent prouver qu'assez souvent l'infection n'a lieu qu'après la guérison de la mère (voy. 439). Dans quelques cas le corps de la mère n'est que le conducteur du principe contagieux de la petite vérole. Nous pouvons ajouter ici quelques exemples à ceux que nous avons déjà cités (page 439). Il y a quelques années que dans le service du professeur Fouquier, une femme déjà vaccinée accouche d'un enfant mort et varioleux. L'illustre Mauriceau raconte enfin qu'une mère, pendant les derniers jours de sa grossesse, eut la douleur de perdre de la petite vérole l'aîné de ses trois fils, auquel, malgré son état, elle ne cessa de prodiguer les soins les plus affectueux ; lorsqu'elle accoucha, le lendemain de la mort de son fils aîné, l'enfant nouveau-né portait cinq ou six grains de petite vérole.

En résumé, toutes les maladies du fœtus peuvent être suivies d'avortement ; la mort le produit fatalement.

§ 2. — Causes de l'avortement accidentel.

Outre les causes que nous venons d'énumérer, causes que la plupart des auteurs appellent causes *prédisposantes*, et qu'il serait peut-être plus convenable de nommer *causes à action lente*, il en est d'autres que l'on pourrait appeler causes *accidentelles*. Ce sont celles qui, venues du dehors, font sentir leur influence beaucoup plus promptement. Or, ces dernières sont très-nombreuses, et, en lisant les observations publiées, on voit que les auteurs ont considéré comme causes de l'avortement toutes les commotions physiques et morales que la femme peut éprouver. Dans la plupart des faits cités, il est facile de se convaincre que les observateurs ont attaché beaucoup trop d'importance à ces causes occasionnelles dans la production de l'avortement. Le plus souvent, en effet, il aurait eu lieu sans elles, peut-être seulement un peu plus tard ; mais, en fait, c'est à l'action lente et graduée de la cause prédisposante qu'il faut attribuer l'expulsion du fœtus. Cependant il est quelques-unes de ces causes dont l'influence est irrécusable. Ainsi les chutes, les fatigues excessives, le coït trop répété et les contusions violentes, ont, dans certains cas, produit instantanément une perte qui a été suivie de l'avortement. Les chutes et les contusions peuvent, du reste, agir de deux manières : soit en contondant, en irritant violemment les organes de la mère, soit en blessant le fœtus et en produisant sa mort. Ce dernier fait a été nié par quelques auteurs. Aux faits que la science possède je pourrais joindre le suivant, qui m'est propre : Une jeune femme, enceinte de six mois, marchant à tâtons dans sa chambre, se heurte violemment le ventre contre une table ; dans la nuit, les mouvements de l'enfant sont tout à coup tumultueux, puis ils diminuent, et le lendemain ils ne se faisaient plus sentir. Deux jours après, elle accoucha d'un enfant mort qui présentait, sur la face postérieure du dos, une ecchymose large comme la paume de la main.

Burdach parle d'une femme qui, au sixième mois de sa grossesse, avait reçu un coup sur le bas-ventre, et qui accoucha d'un enfant dont les os de l'avant-bras et de la jambe avaient été fracturés, et s'étaient soudés sous un angle aigu. La trépidation qui résulte d'un long voyage en chemin de fer ou d'un travail prolongé avec une machine à coudre peut encore produire l'avortement.

Je n'énumérerai pas les autres causes si nombreuses considérées comme causes occasionnelles. Mais pour faire comprendre combien leur importance a été exagérée, je ferai remarquer que si certaines femmes, prédisposées par leur constitution à l'avortement, avortent par suite d'une légère frayeur, de l'odeur d'une bougie mal éteinte ou de la plus petite commotion, il en est d'autres, au contraire, qui éprouvent les peines morales les plus vives, les secousses physiques les plus violentes, sans qu'il en résulte aucun accident; rien ne serait plus facile que de citer des exemples nombreux qui prouveraient cette proposition. J'ai eu l'occasion d'observer à l'Hôtel-Dieu, quand j'y étais interne du service des femmes en couches, une jeune fille enceinte de cinq mois, qui, désespérée de l'abandon de son amant, s'était jetée dans la Seine du haut du Pont-Neuf : à la suite d'une commotion aussi violente, la grossesse n'en continua pas moins son cours. M. Gendrin parle d'une jeune dame qui, étant dans un cabriolet, fut lancée jusqu'au delà de la tête du cheval qui s'abattit dans sa course. Cette dame, enceinte de cinq mois, n'en arriva pas moins sans accident au terme régulier. J'ai observé un autre fait absolument semblable chez la femme d'un notaire des environs de Paris. Je fus consulté (septembre 1845) par une jeune dame évidemment enceinte de cinq à six mois, et chez laquelle son médecin avait soupçonné un engorgement inflammatoire du corps de la matrice; pendant le troisième et le quatrième mois, ce collègue crut devoir appliquer deux fois quinze sangsues sur le col même de l'utérus. Non-seulement cette application n'a été suivie d'aucun accident, mais la malade a paru débarrassée des embarras et de la douleur qu'elle éprouvait dans le bas-ventre. Est-il besoin de rappeler enfin toutes les manœuvres, tous les médicaments violents que certaines malheureuses emploient inutilement pour se faire avorter?

§ 3. — Causes de l'avortement provoqué.

Le troisième ordre de causes qu'il nous reste à examiner, ce sont les moyens abortifs. Ils doivent être distingués suivant le but qu'on se propose. Ou bien, en effet, il s'agit, en provoquant l'avortement, de soustraire la femme aux dangers qui la menacent, ainsi que son enfant, si celui-ci se développe jusqu'à terme; nous traiterons des moyens à employer dans ces cas, lorsque nous parlerons des indications que présentent les vices de conformation de la mère. Ou bien, contrairement à toutes les lois de la morale, il s'agit de détruire un fœtus dans le sein de la mère, dans le but unique de faire disparaître les traces d'une grossesse illégitime, et nous n'avons rien à dire des moyens que des mains criminelles mettent alors en usage; ils ne sont que trop connus.

ARTICLE II.

SYMPTÔMES DE L'AVORTEMENT.

Les signes de l'avortement varient suivant l'époque à laquelle il a lieu, et suivant aussi la cause qui le produit. Lorsqu'il arrive dans les premiers jours de la grossesse, il est ordinairement accompagné de peu de phénomènes remarquables. En général, même, il est si peu douloureux, que les femmes n'éprouvent guère que ce qu'elles ressentent quand la menstruation est difficile. Les premières contractions suffisent à opérer le décollement complet de l'œuf, dont les adhérences sont encore bien faibles; celui-ci sort en entier ou en lambeaux : enveloppé presque toujours par du sang liquide ou à demi coagulé, il est pris pour un caillot, et passe le plus souvent inaperçu; de sorte que la plupart des femmes croient n'avoir éprouvé qu'un léger retard dans leurs règles, suivi d'une menstruation un peu plus difficile et abondante.

A une époque beaucoup plus avancée de la grossesse, les symptômes sont beaucoup plus tranchés, mais ils varient suivant la cause qui produit l'avortement. Ainsi, quand l'avortement est la conséquence du mauvais état de la mère, de maladies chroniques, ou de causes qui ont agi lentement en altérant les organes génitaux, l'œuf et les membranes, on observe ordinairement les symptômes suivants : frissons suivis de chaleur, inappétence, nausées, soif; lassitudes spontanées, palpitations, refroidissement des extrémités, pâleur, tristesse, abattement; tuméfaction et lividité des paupières, perte de l'éclat des yeux; sentiment de faiblesse dans le ventre, de froid vers le pubis, de pesanteur vers l'anus et la vulve; douleur dans les lombes, ténesme vésical, envies fréquentes et illusoires d'uriner; affaiblissement et flaccidité des mamelles, qui laissent quelquefois échapper de la sérosité. Ces phénomènes peuvent être considérés comme précurseurs de l'avortement. Quand ils ont duré pendant un certain temps, les douleurs des lombes deviennent de plus en plus vives; elles se propagent dans le bas-ventre, sont séparées par de courts intervalles, revêtent enfin tous les caractères des contractions utérines. Pendant ces douleurs, si l'utérus est assez élevé pour qu'il soit facilement accessible, on le sent se durcir manifestement; en même temps un écoulement sanieux, puis sanguinolent, a lieu par le vagin, et enfin il s'écoule du sang liquide ou grumeleux. Si l'on touche la femme, on sent alors que le col commence à s'entr'ouvrir; la dilatation devient de plus en plus considérable à mesure que les douleurs deviennent plus fréquentes; les membranes commencent à proéminer, puis s'engagent, se rompent; l'eau de l'amnios s'écoule; le fœtus et le placenta sont successivement expulsés. Ordinairement, dans ces cas où la cause a agi lentement, soit qu'elle dépende des maladies de la femme ou des maladies de l'œuf, la mort du fœtus avait précédé le travail, ou du moins survient dès les premières douleurs.

L'avortement qui a lieu par l'effet de causes occasionnelles violentes a ordinairement une autre marche. Ainsi quelquefois l'expulsion de l'œuf suit de très-près le moment de l'accident. Une femme glisse en descendant un escalier et tombe violemment sur le siége ; elle se relève et ses vêtements sont inondés de sang ; un œuf de six semaines a été expulsé avec une assez grande quantité de sang liquide. Cela peut avoir lieu surtout dans le commencement de la grossesse. A une époque plus avancée, il s'écoule toujours un certain intervalle entre le moment où la cause a agi et celui où s'accomplit l'avortement. Alors les phénomènes qu'on observe varient suivant que la cause a influencé les organes de la mère, ou directement atteint le fœtus. Dans le premier cas, la femme éprouve, au moment où l'accident arrive, une vive douleur, soit dans les reins, soit dans un point de l'abdomen. Au bout de quelques jours, pendant lesquels cette douleur a diminué, ou même a cessé complétement, elle se réveille très-violente, est presque immédiatement accompagnée de douleurs et de contractions utérines, d'une légère dilatation du col de l'utérus, de l'écoulement d'une sérosité d'abord roussâtre, puis sanguinolente, puis de sang pur. Enfin, si le travail continue, l'expulsion du fœtus a lieu comme à l'ordinaire ; souvent alors il est expulsé vivant.

Dans presque tous les cas, son expulsion se fait avec une grande lenteur, et la marche du travail est loin d'offrir la régularité d'un accouchement à terme. La résistance qu'offrent, à cette époque de la grossesse, la longueur et la durée du col, explique assez l'extrême lenteur de sa dilatation, et même alors que celle-ci est suffisante, les forces contractiles de l'utérus sont encore si peu énergiques, que l'œuf peut rester plusieurs jours engagé dans l'orifice, et faire même saillie à la partie supérieure du vagin, avant d'être complétement chassé à l'extérieur.

Lorsque la cause a directement agi sur le fœtus, soit mécaniquement, comme un choc ou une secousse violente, soit physiologiquement, en détruisant une partie plus ou moins considérable de ses connexions vasculaires avec l'utérus, les choses ne se passent pas de la même manière, et les phénomènes qui annoncent la mort du produit sont les premiers qui se manifestent. La femme, après quelques heures nécessaires pour dissiper les craintes et l'agitation causées par la commotion qu'elle a éprouvée, ne ressent aucune douleur, aucune gêne ; tout se calme, tout semble rentrer dans l'ordre ; mais au bout de quelques jours, quelquefois même seulement après huit à dix jours, les mouvements du fœtus, qui avaient conservé leur force et leur fréquence habituelles, s'affaiblissent, se font sentir à des intervalles plus éloignés, puis cessent complétement d'être perçus. A dater de ce moment disparaissent comme par enchantement les malaises, les troubles digestifs que la femme ressentait depuis le commencement de la grossesse ; le gonflement des mamelles et les picotements dont elles étaient le siége diminuent ou cessent complétement. La fausse couche est dès lors inévitable. Le fœtus, corps étranger dans la cavité utérine, irrite bientôt les parois de l'organe ; celui-ci se contracte, et l'avortement s'accomplit. Le terme de l'expulsion est ordinairement de huit à neuf jours après l'accident. L'avortement se fait alors d'une manière plus régulière, parce que la matrice a eu le temps de se préparer à cette expulsion. Cependant ce terme n'a rien de fixe. Il n'est pas rare que le fœtus mort séjourne dans l'utérus pendant un temps plus considérable, quinze jours, trois semaines, un mois, par exemple. J'ai vu à la Clinique une femme chez laquelle la mort du fœtus était bien constatée, et qui n'avorta que six semaines après. On cite même des cas où l'embryon est resté dans la matrice jusqu'au neuvième mois. Le développement des contractions est sollicité par le trouble que cet état de mort apporte par degrés dans la circulation placentaire. Souvent, en effet, la quantité du sang qui arrive dans le placenta diminue petit à petit, et finit par être presque nulle; mais il n'en est pas toujours ainsi, et la circulation continuant, il arrive que le placenta s'accroît, prend même un volume double de celui d'un fœtus à terme et présente après son expulsion la même intégrité. Enfin, dans d'autres cas, dit M. Guillemot, le placenta s'entretient et se développe, mais en contractant des formes insolites et une structure singulière, et en conservant une cavité dans laquelle se retrouvent à peine quelques débris du fœtus.

Lorsqu'il s'écoule ainsi un long temps entre le moment où le fœtus a succombé et celui de son expulsion, l'hémorrhagie est, en général, moins à craindre que si l'expulsion prématurée avait eu lieu immédiatement. Le plus souvent même il s'écoule moins de sang dans ces avortements que dans les accouchements qui surviennent naturellement après les grossesses les plus heureuses. Cela dépend probablement de ce que la mort du fœtus ayant fait diminuer l'activité de la circulation utérine, et surtout celle des vaisseaux utéro-placentaires, ces derniers sont oblitérés en grande partie, et fournissent très-peu de sang au moment où s'opère la séparation du placenta.

Nous avons vu (page 559) que les phénomènes éprouvés par la femme après la mort du fœtus sont fort singuliers; mais l'avortement n'a pas toujours lieu immédiatement, et ce n'est qu'après un temps variable, quelquefois prolongé, que le travail se déclare. L'enfant qui est expulsé dans ces circonstances présente un état particulier de macération sans traces de putréfaction.

Mais il n'en est pas de même lorsque, le fœtus étant mort, ses membranes se rompent et que l'expulsion tarde à se faire; alors, par suite du contact du fœtus avec l'air extérieur, il s'opère une rapide putréfaction. Une fièvre grave, caractérisée par les symptômes d'une véritable infection, se développe; il s'écoule par les parties génitales un liquide fétide et noirâtre qui entraîne des lambeaux putréfiés; et si les contractions utérines ne viennent débarrasser promptement l'organisme de ce foyer d'infection, la malade peut succomber très-rapidement.

Dans l'avortement déterminé par l'existence de deux fœtus, presque toujours les jumeaux sont expulsés simultanément; cependant nous avons vu (grossesse composée) qu'après l'expulsion d'un des jumeaux, l'autre continue quelquefois de se développer.

L'hémorrhagie est l'un des symptômes et des accidents les plus ordinaires de l'avortement. Elle peut précéder, accompagner et suivre l'expulsion du fœtus. C'est un phénomène tellement fréquent que la plupart des auteurs en ont fait la maladie principale. Il est bien vrai que dans quelques cas c'est elle qui est la cause de l'avortement; mais souvent elle n'en est que la conséquence : quelquefois même l'avortement a lieu sans qu'il y ait hémorrhagie considérable.

Ce dernier fait est rare, surtout dans les avortements qui surviennent avant la fin du quatrième mois. Presque toujours alors un écoulement de sang plus ou moins abondant se manifeste dès les premières douleurs expulsives, et persiste jusqu'à la déplétion complète de l'utérus. Rien de semblable, comme on le sait, n'a lieu dans l'accouchement à terme. Cette différence a été très-bien expliquée par M. Jacquemier. Il faut remarquer qu'à la fin de la grossesse le placenta, pour se prêter à l'ampliation de la matrice jusqu'à son plus grand développement, s'est étalé en quelque sorte de son centre à sa circonférence, de manière que ses différents lobes laissent entre eux un espace assez considérable [1]. Il en résulte que dans certaines limites les contractions de l'utérus sont sans effet pour le décoller, car le placenta se prête merveilleusement au resserrement de l'organe, jusqu'à ce qu'il soit arrivé lui-même à son point de repos; mais sa grande souplesse lui permet de se réduire encore pour suivre l'utérus avant de commencer à se détacher, et ce n'est enfin que lorsque la presque totalité du fœtus est expulsée que s'opère son décollement. Avant le quatrième mois, le placenta est loin d'offrir les mêmes conditions. L'épaisseur de la membrane caduque utéro-placentaire, la quantité considérable de matière plastique interposée entre ses lobes, lui donnent une densité beaucoup plus grande. Il ne peut se prêter que dans des limites fort étroites, soit à une distension un peu brusque, soit à un resserrement vers son centre. De là la facilité de son décollement dès les premières contractions, de là la rupture d'un certain nombre de vaisseaux, et l'hémorrhagie incessante pendant toute la durée du travail.

ARTICLE III.

DIAGNOSTIC.

A en juger par les signes que nous venons d'indiquer, le diagnostic de l'avortement serait très-facile ; mais malheureusement ces signes ne sont bien probants que lorsque l'avortement est inévitable, et lorsque, par conséquent, il est peu important pour la malade que le médecin soit certain du diagnostic. C'est donc surtout au début des accidents qu'il faudrait pouvoir reconnaître d'une manière sûre leur nature, car c'est alors seulement que l'art peut s'opposer à leurs progrès; or cela est très-difficile.

Le diagnostic de l'avortement comprend la solution de plusieurs questions. La femme est-elle enceinte? En supposant la grossesse constatée, les symptômes sont-ils ceux d'une simple congestion utérine ou d'un avortement commencé? L'avortement est-il inévitable?

[1] Pour être convaincu de la réalité de cet effet, il suffi d'avoir vu sur quelques utérus développés et non revenus sur eux-mêmes le placenta encore adhérent, ou seulement la surface qu'il occupait (celle-ci est près d'un tiers plus grande que la surface du placenta qui la recouvrait). (Jacquemier.)

1° *La femme est-elle enceinte?* Cette première question, assez facile à résoudre après le quatrième mois de la grossesse, est presque toujours insoluble avant cette époque. Tous ceux, en effet, qui se sont livrés à la pratique des accouchements savent combien souvent elle présente de difficultés. Ainsi une femme bien portante voit tout à coup, et sans cause appréciable, ses règles se supprimer pendant plusieurs mois. Les seins se gonflent, la taille s'élargit, en un mot elle ressent plusieurs des phénomènes considérés avec raison comme signes rationnels de grossesse ; puis tout à coup, au retour de la troisième ou quatrième époque menstruelle, quelques signes de congestion utérine se manifestent pendant plusieurs jours et sont bientôt suivis d'un léger écoulement de sang. Comment distinguer alors si les douleurs que les femmes éprouvent, si le sang qui s'écoule par la vulve, sont dus à un retour des règles retardées, ou à une imminence d'avortement? Les douleurs qui accompagnent la menstruation difficile, surtout après une suspension de plusieurs mois, ressemblent beaucoup, par leur siége, leur intermittence, à celles de l'avortement... Suivant madame Lachapelle, dans l'avortement, l'orifice utérin est ouvert, l'hémorrhagie précède les douleurs, et celles-ci persistent malgré l'abondance de la perte ; tandis que, dans la menstruation difficile, l'orifice est fermé, les douleurs se déclarent avant l'hémorrhagie, diminuent beaucoup et même cessent complétement dès que l'écoulement est bien établi. Mais le contraire arrive dans bon nombre de cas.

Sans doute, en interrogeant les circonstances qui ont accompagné et suivi la suppression des règles, en examinant l'utérus, on peut avoir quelques probabilités; mais quel praticien un peu expérimenté ignore combien, en tenant compte des exagérations des femmes, si faciles à croire ce qu'elles désirent et ce qu'elles craignent, ces phénomènes rationnels sont trompeurs, et combien aussi la congestion qui précède et accompagne le retour des règles en retard place l'utérus dans des conditions physiques à peu près semblables à celles d'une grossesse commençante?

Le sang sort-il en caillots des parties génitales? On a espéré trouver dans la forme du caillot un signe suffisant. Chassé de l'utérus vide, a-t-on dit, le caillot aura une forme triangulaire, due à celle de la cavité dans laquelle le sang s'est coagulé, ce qui n'arrive jamais lorsque l'organe renferme un produit de conception... Mais d'abord le caillot peut se déformer en traversant le col utérin ; et puis, dans un cas d'avortement, le sang peut s'amasser, se coaguler dans le vagin, et le caillot offrir la forme indiquée.

Si le caillot est encore dans le col de l'utérus, comment distinguer, en supposant que le doigt puisse arriver jusque dans le col, si le corps étranger que l'on sent est un caillot ou un œuf? Holl a donné les signes suivants : Si le doigt introduit jusque dans l'orifice sent, pendant la contraction, la masse se tendre, augmenter de volume, et saillir vers la vulve, c'est un œuf engagé dans le col; si c'est un caillot, on le reconnaîtra à sa structure fibrineuse ; pendant la douleur, sa surface extérieure ne sera pas plus tendue, plus lisse, il ne sera pas poussé par en bas, mais semblera plutôt être comprimé. L'œuf ressemble à une vessie molle ; son extrémité inférieure est plutôt arrondie que pointue, tandis que la masse coagulée est plus résistante, plus solide, moins compressible, et a, en général, la forme d'un cône dont la partie la plus élargie est en haut et le sommet en bas. Enfin, si en appuyant sur cette masse on cherche à faire mouvoir l'utérus en totalité, on y parvient très-facilement quand on a affaire à un caillot, tandis que les parois de l'œuf s'affaissent et ne transmettent pas le mouvement à l'organe qui le renferme, et avec lequel il n'est plus que faiblement adhérent.

On le voit, la question n'est pas des plus simples, et pourtant la constatation de la grossesse est un fait important, car l'apparition des règles pendant sa durée étant très-rare, surtout quand elles ont cessé pendant les premiers mois, on doit combattre comme un accident sérieux un écoulement sanguin qu'au contraire on favoriserait, si l'on pouvait l'attribuer à un retour menstruel. Malgré toutes ces incertitudes, il est une réunion de circonstances qui peut permettre d'asseoir un diagnostic au moins probable. Si, en effet, une femme habituellement bien réglée a tout à coup, et sans cause appréciable, cessé de voir; si cette suppression des menstrues a été suivie des autres phénomènes rationnels de la grossesse; si les douleurs continuent malgré l'écoulement du sang; si elles sont développées sous l'influence d'une cause violente; si elles ont quelque chose d'insolite dans leur intensité, leur durée, on peut conclure qu'il s'agit d'un avortement. Le diagnostic acquiert encore plus de certitude si le sang s'échappe plus abondamment que dans les menstruations ordinaires, si sa sortie est accompagnée de douleurs vives du bas-ventre qui n'existent pas habituellement, si des caillots sont expulsés, si l'orifice est dilaté de manière à permettre l'introduction de l'extrémité du doigt.

2° La grossesse existe, mais les accidents peuvent-ils être attribués à une simple congestion utérine, ou bien doivent-ils être considérés comme les premiers symptômes d'un avortement imminent? Cette question, très-difficile à décider dans les trois ou quatre mois et au début de l'accident, n'a pas heureusement beaucoup d'importance au point de vue du traitement, car les moyens propres à combattre la simple congestion seront aussi très-propres à prévenir la fausse couche.

Lorsque par l'emploi des moyens convenables on est parvenu à faire cesser les accidents que tout autorisait à attribuer à une simple congestion, le médecin est souvent appelé à répondre à une question dont la solution rigoureuse est toujours impossible. Les douleurs abdominales et lombaires sont calmées, tous les autres symptômes alarmants ont cessé, mais la femme est-elle par cela même à l'abri de la fausse couche? Dans la plupart des cas, nous n'en savons rien, car il est impossible de dire si la congestion a été arrêtée assez tôt pour ne pas donner lieu à une crevasse vasculaire et à un épanchement inter-utéro-placentaire, si le décollement du placenta est assez considérable pour avoir tué immédiatement le fœtus : même en supposant l'enfant encore vivant, on ne peut connaître l'étendue du décollement placentaire et prévoir l'influence qu'aura sur le fœtus la destruction partielle des connexions maternelles. Très-souvent, en effet, le fœtus, privé d'une partie notable de ses éléments respiratoires, se trouve placé dans la position d'un adulte dont les poumons seraient détruits en grande partie, il n'a plus qu'une respiration et une nutrition insuffisantes, il dépérit peu à peu, et ce n'est qu'après huit, quinze jours, et même souvent au retour de la prochaine époque menstruelle, qu'il succombe, sans qu'aucun accident nouveau puisse expliquer cette mort inattendue... Le médecin ne saurait donc mettre trop de réserve dans le diagnostic qu'il porte sur les conséquences possibles de semblables accidents.

3° Enfin, en supposant l'avortement commencé, peut-on espérer arrêter les accidents? L'intensité des douleurs, leur direction constante de l'ombilic vers le coccyx, la durée antérieure de l'écoulement et la quantité du sang déjà perdu, le ramollissement et la dilatation de la presque totalité du col et même de l'orifice interne, la saillie formée par les membranes au moment de la contraction, doivent sans doute faire porter un pronostic très-grave, mais ne doivent pas pourtant faire complétement désespérer. On a vu tous ces accidents réunis, et sous l'influence des moyens appropriés, tout rentrer dans l'ordre et la grossesse continuer son cours. Suivant quelques auteurs même, la rupture des membranes et l'écoulement du liquide amniotique ne rendraient pas l'avortement inévitable. Cette dernière assertion me paraît au moins très-contestable, car il est infiniment probable, pour ne pas dire certain, que, dans les cas auxquels je fais allusion, on s'est trompé sur la véritable origine des eaux perdues par la malade. La déchirure de l'œuf me paraît devoir inévitablement entraîner la fausse couche; et Desormeaux a certainement confondu des cas d'hydrorrhée avec le véritable écoulement des eaux de l'amnios.

Une jeune dame, qui déjà avait eu le malheur de faire une fausse couche, d'accoucher une seconde fois d'un enfant mort, et d'avoir enfin perdu une petite fille de six mois, était arrivée à trois mois et demi d'une quatrième grossesse. Tout à coup, après avoir été à la messe dans une église très-rapprochée de sa demeure, il s'échappe des parties génitales un flot de liquide qu'elle évalua à un verre à peu près. En arrivant auprès d'elle, je crus l'avortement inévitable. Puis, en examinant avec soin l'utérus, il me sembla que, malgré la perte qui avait eu lieu, il offrait son volume ordinaire, une certaine rénitence, une souplesse particulière démontrant encore dans la poche amniotique une certaine quantité de liquide : le col n'offrait rien de particulier; aucun écoulement sanguin; pas de douleur ni avant, ni pendant, ni depuis la perte d'eau. Tout en témoignant à la malade des craintes sérieuses, je lui déclarai pourtant que tout espoir n'était pas perdu, que les circonstances que je viens de rappeler offraient, dans leur ensemble, des caractères qui habituellement n'appartenaient pas à la rupture de l'œuf lui-même. Le repos absolu, une petite saignée du bras, des lavements opiacés, des manuluves répétés matin et soir, furent employés. Aucun accident nouveau ne survint, le développement du globe utérin continua. — Pendant les deux premiers jours, il s'écoula encore une très-petite quantité d'eau. A quatre mois et demi, et encore sans cause connue, il s'échappa tout à coup cinq à six cuillerées d'un liquide semblable au précédent. Puis rien de semblable jusqu'à la fin de la grossesse, qui s'est terminée fort heureusement. (Voy. *Hydrorrhée.*)

L'avortement n'est réellement inévitable que lorsque le fœtus a cessé de vivre, ou lorsque le décollement du placenta et la déchirure des vaisseaux utéro-placentaires sont tellement étendus que les connexions utéro-placentaires persistantes sont insuffisantes à l'entretien de la respiration fœtale.

Pour juger du désordre probablement survenu dans les rapports utéro-placentaires, il faut considérer bien plus la quantité de l'écoulement que sa durée. Un simple suintement, un écoulement sanguin modéré, peut durer plusieurs jours, plusieurs semaines, car il pourra trouver son origine dans la déchirure d'un petit nombre de vaisseaux ; j'en ai vu durer six semaines, deux mois, et la grossesse n'être pas compromise : mais qu'en peu de temps une femme perde une quantité notable de sang liquide ou coagulé, le placenta sera décollé dans une étendue considérable, et l'avortement en sera la conséquence presque nécessaire.

Il est encore une particularité que les auteurs n'ont pas mentionnée, et qui me paraît importante, en ce qu'elle ne permet guère d'espérer enrayer les accidents ; elle se rattache à la forme particulière du col. A une époque peu avancée de la grossesse, on sait qu'il est toujours facile de distinguer le col du corps utérin ; on peut même, dans l'immensité des cas, sentir très-nettement la rainure qui les sépare : eh bien ! lorsque les contractions ont duré depuis un certain temps, elles ont peu à peu dilaté l'orifice interne. La cavité du col s'est confondue dans la cavité du corps, et le doigt vaginal, en parcourant tout le segment inférieur de l'utérus ne peut plus en isoler le col ; il n'existe plus entre eux de limite bien tranchée, et tout ce qui appartient au col de l'utérus a la forme d'une poire dont la partie renflée se continue avec le corps de la matrice, et dont l'extrémité pointue répond au niveau de l'orifice externe. Toutes les fois que j'ai rencontré cette disposition, l'avortement a eu lieu. Le vagin lui-même présente quelque chose d'insolite : suivant une remarque du docteur Coffin, son extrémité supérieure s'arrondit, les rides s'y effacent et le doigt rencontre partout une surface polie et régulière comme celle d'un vase vernissé.

L'état de vie ou de mort de l'enfant est impossible à constater d'une manière certaine dans les premiers mois. Je dois cependant signaler une particularité qui me paraît avoir une grande valeur. Je veux parler de la cessation brusque des vomissements, de la salivation ou de tout autre trouble sympathique de la grossesse. Quand, à la suite d'un accident, une femme cesse tout à coup de vomir ou de saliver, on doit craindre que l'enfant n'ait cessé de vivre. La persistance de ces malaises est au contraire un signe favorable. Heureusement que si l'incertitude sur ce point rend impossible un pronostic exact, elle n'a aucune influence sur le traitement. Toutes les fois, en effet, qu'en réunissant les phénomènes généraux et locaux, on peut, en supposant l'enfant vivant, espérer arrêter les accidents, il faut agir comme si l'on avait cette conviction.

On le voit donc, dans le premier tiers de la gestation, le diagnostic ne peut être que probable.

A une époque plus avancée de la grossesse, le diagnostic est beaucoup plus sûr : d'abord, il est, en général, assez facile de s'assurer du développement de l'utérus ; puis les douleurs sont plus énergiques, l'écoulement de sang plus abondant, la dilatation du col plus facile à constater. Il est bien plus certain encore lorsque la mort du fœtus peut être constatée d'une manière positive (voy. *Signes de la mort du fœtus*, page 559).

ARTICLE IV.

DÉLIVRANCE.

L'expulsion spontanée ou l'extraction du placenta présentent des phénomènes très-différents, suivant l'époque à laquelle survient l'avortement, et, sous ce rapport, il est important de distinguer l'avortement des deux premiers mois, du troisième et du quatrième, enfin du cinquième et du sixième mois. Dans le premier et le deuxième mois, l'œuf est le plus souvent expulsé en entier ; dans les deux derniers, l'expulsion du délivre s'opère à peu près comme après l'accouchement à terme. Mais il n'en est pas du tout de même dans le troisième et le quatrième mois. A cette époque, en effet, le placenta, déjà volumineux, a contracté des adhérences très-nombreuses et très-intimes avec la matrice ; celle-ci n'a pas encore acquis toute la contractilité de tissu dont elle jouit au terme de la grossesse. Aussi les contractions prématurées qui se manifestent, assez énergiques pour briser l'œuf, ne le sont point assez pour détruire les adhérences utéro-placentaires. Sous l'influence de ces contractions, la poche amniotique, pressée de toutes parts, se rompt au niveau du col, les eaux s'écoulent, le petit fœtus est expulsé, et le cordon ombilical très-grêle se rompt facilement ; il s'écoule en même temps une certaine quantité de sang liquide ou coagulé, et assez souvent le petit fœtus est perdu au milieu des caillots qui accompagnent sa sortie. L'utérus, désempli en partie, revient sur lui-même, le col se resserre, les accidents se calment, et cependant le placenta et les membranes ne sont pas expulsés. Ils peuvent séjourner dans l'utérus pendant huit, dix, douze jours, et même plus longtemps. Le docteur Advena de Labischin a cité un cas dans lequel le délivre ne fut expulsé que trois mois après la fausse couche, survenue elle-même à cinq mois de grossesse. (*Journal de chirurgie*, août 1843). L'occlusion complète du col rend évidemment l'introduction du doigt complétement impossible, et toute tentative faite dans ce but serait inutile. On peut bien essayer de solliciter des contractions à l'aide du seigle ergoté ; mais je n'ai jamais vu, dans ces circonstances, ce médicament avoir un résultat heureux. Attendre est donc la seule chose possible, en surveillant. Les accidents qui peuvent alors résulter de la rétention du placenta sont très-variables, et méritent d'être connus et étudiés avec soin.

1° Assez souvent les premiers jours qui suivent la fausse couche ne présentent rien de particulier. La santé générale est bonne ; la malade, se croyant complétement guérie, a repris peu à peu ses occupations habituelles, lorsque tout à coup, et sans cause connue, quelques douleurs intermittentes se font sentir dans le bas-ventre, et du sang s'écoule par la vulve. La malade néglige quelquefois ces premiers accidents ; mais ils persistent en augmentant d'intensité, et la forcent à leur prêter attention : c'est que le placenta, devenu corps étranger, irrite par sa présence les parois utérines, et sollicite enfin leur contraction. Celles-ci détruisent les adhérences utéro-placentaires, et le délivre, en grande partie décollé, est à peu près libre dans la cavité de la matrice. Ce décollement s'accompagne toujours d'une hémorrhagie qui peut devenir très-abondante. Le col de l'utérus se dilate avec peine pour laisser passer le corps étranger, de sorte que celui-ci, continuant à séjourner dans l'utérus, entretient l'hémorrhagie en irritant l'organe et en s'opposant à la rétraction complète de ses parois ; de façon que si l'art n'intervient à propos, la vie peut être mise en danger par l'abondance de la perte. Ce qu'il y a de plus fâcheux, c'est que si le médecin n'a pas assisté à la fausse couche, s'il n'a pas examiné avec soin tous les caillots, les personnes qui se trouvaient présentes ne manquent pas de lui dire que le fœtus et le placenta ont été expulsés en même temps, et, s'il croit à leur récit, la cause de l'accident peut lui échapper. J'ai été plusieurs fois appelé pour des cas semblables, et toujours les personnes que je questionnais m'affirmaient que le délivre était sorti. Aussi l'accoucheur ne doit-il, dans ces cas, en croire que son propre examen. Il faut absolument toucher la femme : on trouve l'orifice de l'utérus légèrement entr'ouvert, et ordinairement une des portions du placenta pendante dans le col. Il suffit alors de saisir cette portion avec deux doigts, pour en opérer facilement l'extraction. Si l'index et le médius ne pouvaient être introduits dans le col, ou ne pouvaient saisir assez solidement le placenta, on pourrait employer la pince à faux germe de Levret, le crochet à délivrance de Dugès (¹), ou la curette de M. Pajot. Parfois les adhérences du placenta sont encore si nombreuses, qu'il est impossible de les détruire et de l'extraire, même avec la pince de Levret. On peut alors, déprimant fortement l'hypogastre, comme pour abaisser la matrice, introduire l'index de l'autre main dans sa cavité, et le faire glisser entre le placenta et la paroi utérine. Enfin, si l'on ne pouvait pas y parvenir, il faudrait appliquer le tampon et administrer le seigle ergoté. Il est bien rare que les deux moyens réunis n'arrêtent pas la perte et ne provoquent des contractions suffisantes pour expulser le délivre.

C'est là ce qu'il convient de faire quand l'hémorrhagie devient, soit par sa durée, soit par son abondance, compromettante ; mais lorsqu'elle s'est arrêtée, lorsque surtout le placenta est en partie engagé dans l'orifice et semble par sa masse s'opposer à tout écoulement sanguin, il faut attendre et bien se garder de vouloir l'extraire immédiatement. L'engagement du placenta dans la cavité du col maintient celui-ci à un degré de dilatation propre à faciliter son expulsion complète, et excitant d'ailleurs comme corps étranger la sensibilité de cette partie, excite aussi ou au moins entretient les contractions du fond de la matrice.

(¹) C'est un crochet mousse fait avec une anse de fil de fer ou d'argent d'une ligne au plus de diamètre. Cette anse, plus ou moins étroite suivant l'épaisseur qu'on veut donner au crochet, mais n'ayant jamais plus de 4 centimètres de largeur, est courbée vers son extrémité, sur cette largeur même, en forme de crochet plus ou moins ample suivant le besoin ; le reste, faisant tige, reçoit aussi les inflexions nécessaires pour en faciliter l'introduction et l'action. Quelques doigts suffisent pour conduire l'instrument dans la matrice, où il saisira le corps mou dans sa concavité, et l'attirera lentement en dehors. (*Dict. de méd. et de chir.* en 15 volumes.)

Si l'on cherchait à tirer sur la partie engagée, on pourrait déchirer la masse placentaire au point où elle est serrée par l'orifice interne rétracté. Or, immédiatement après cette extraction partielle, le col reviendrait sur lui-même, l'orifice interne se fermerait plus ou moins complétement et rendrait impossible l'extraction de la portion du placenta située encore dans la cavité du corps de l'utérus.

2º Les choses ne se passent pas toujours aussi bien, et la rétention du délivre peut devenir la cause des accidents les plus graves. Quelquefois, en effet, le placenta, resté dans la cavité utérine, après avoir été décollé en partie ou en totalité, ne tarde pas à se décomposer comme s'il était exposé à l'air : les lochies deviennent fétides ; les parois utérines, en contact avec des matières en putréfaction, en absorbent une partie ; la fièvre se déclare, et avec elle tous les accidents de l'empoisonnement putride. Il est évident que, dans ces cas malheureux, il faudrait débarrasser l'utérus des matières putrides qui infectent toute l'économie ; mais malheureusement le col, complétement revenu sur lui-même, rend impossible l'introduction du doigt. Souvent même il est excessivement difficile de faire pénétrer l'extrémité d'une canule pour pousser des injections détersives dans la cavité de la matrice, et l'on en est réduit à attendre l'expulsion complète des matières sanieuses excessivement fétides qui résultent de la décomposition du placenta. En pareil cas, je n'ai qu'à me louer, dit M. Velpeau, du seigle ergoté. C'est, en effet, un moyen auquel il faut avoir recours, mais sur lequel cependant il ne faut pas trop compter. Une dame de trente-cinq ans, chez laquelle j'avais soupçonné une grossesse, à laquelle pourtant elle ne voulut pas croire, fut prise, après deux mois et demi de suppression de règles, d'un écoulement qui fut d'abord regardé par elle comme un retour menstruel ; mais qui, à la suite d'une course en voiture, se convertit subitement en une perte des plus abondantes. Immédiatement appelé, je trouvai le col de l'utérus très-légèrement entr'ouvert ; j'employai tous les moyens propres à arrêter la perte, et entre autres le seigle ergoté. L'hémorrhagie diminua peu à peu, et à dix heures du soir (six heures après l'invasion des accidents) elle avait complétement cessé. Pendant les cinq premiers jours, la malade alla très-bien. Le sixième, les lochies me parurent offrir un peu d'odeur, et, à trois heures de l'après-midi, survint un frisson violent qui dura une heure. A dater de ce moment, tous les phénomènes de résorption se déclarèrent. J'administrai immédiatement quarante grains de seigle, mais inutilement, rien ne fut expulsé ; et malgré les soins éclairés de MM. Chomel et Moreau, qui furent plusieurs fois appelés en consultation, cette malheureuse dame succomba le dixième jour après le début des premiers accidents. A l'autopsie, nous trouvâmes le tissu de l'utérus ramolli, sa cavité remplie par le placenta putréfié et encore adhérent à la face interne de l'organe, dont nous ne l'avons pu séparer sans déchirer son propre tissu.

3º Après la mort du fœtus, il peut arriver encore que le placenta, conservant ses adhérences vasculaires avec la face interne de l'organe, continue à se développer : le cordon et le fœtus s'atrophient et finissent par être complétement détruits, ou bien l'œuf se rompt et le petit fœtus est expulsé, de manière qu'il ne reste plus dans l'utérus que les enveloppes de l'œuf. Ces enveloppes peuvent subir des transformations diverses, et la plus commune est le produit morbide connu sous le nom de *môle charnue*. Depuis les recherches de M. Velpeau, il est généralement admis que ces môles qui sont expulsées de la cavité utérine sont les restes d'un produit de conception altéré.

4° Il est un mode de terminaison, enfin, que MM. Nægele, Osiander, etc., ont admis : je veux parler de la résorption du placenta retenu dans la cavité utérine. Bien que cette résorption du placenta ait été observée même après l'accouchement à terme, c'est surtout à des fausses couches que se rapportent la plupart des faits mentionnés (voy. *Délivrance*).

ARTICLE V.

PRONOSTIC.

Le pronostic de l'avortement est variable suivant l'époque où il survient et la cause qui l'a produit. Relativement au fœtus, il est toujours mortel, puisque son expulsion a lieu à une époque où il n'est pas encore apte à la vie extra-utérine. Je sais bien qu'on cite des fœtus nés avant l'époque de viabilité fixée par la loi, qui ont vécu ; mais ces exemples, fussent-ils authentiques, sont trop rares pour infirmer la proposition générale que nous venons d'énoncer.

Relativement à la mère, le pronostic est plus grave, dit-on, que celui de l'accouchement. Cette proposition, professée depuis Hippocrate, mérite cependant d'être expliquée, et ne doit pas être admise sans restriction. Le pronostic, considéré sous le rapport des suites immédiates, est moins grave dans l'avortement que dans l'accouchement ; mais les conséquences éloignées sont certainement plus fâcheuses dans le premier cas que dans le second. Ainsi les maladies aiguës dont les femmes en couches sont affectées sont plus fréquentes après l'accouchement, tandis que les maladies chroniques des organes génitaux qui surviennent dans un âge avancé sont plus communes chez les femmes qui ont eu de nombreux avortements que chez celles qui n'ont eu que des accouchements à terme (¹). Il est enfin important de signaler l'influence fâcheuse qu'un avortement semble exercer sur les grossesses subséquentes : par cela seul qu'une femme a fait une fausse couche, elle est plus que toute autre prédisposée à un pareil accident, et de grandes précautions doivent toujours être prises pour le prévenir.

L'époque à laquelle arrive l'avortement influe aussi sur le pronostic. Il n'est pas très-exact de dire avec Desormeaux que l'avortement est d'autant plus grave pour la femme qu'il survient à une époque plus avancée de la grossesse. Sans doute, dans le premier ou même le deuxième mois, il constitue à peine, comme

---

(¹) Serait-il déraisonnable de penser que si les femmes qui ont eu de nombreux avortements sont plus exposées aux maladies chroniques, c'est qu'elles en portaient depuis longtemps le germe, lequel avait été lui-même la cause de leur avortement antérieur ? Quelle a été la cause, quel a été l'effet ? (Blot.)

nous l'avons dit, une indisposition ; mais dans le troisième ou le quatrième mois, l'expulsion du fœtus exige déjà une certaine dilatation du col, des contractions expulsives assez énergiques ; le col et le corps de l'utérus n'ont pas encore subi les modifications nécessaires à un pareil travail ; la délivrance présente souvent des difficultés qui se rencontrent plus rarement à une époque un peu plus avancée de la grossesse, de sorte que je pense que l'avortement est alors plus grave, plus pénible pour la femme, et aussi plus dangereux que dans le cinquième ou le sixième mois.

Enfin, le pronostic varie suivant la cause qui détermine l'accident. Le plus grave de tous est l'avortement provoqué soit par des médicaments internes, soit par des manœuvres. Celui qui succède à des causes dont l'action est lente et graduée présente en général moins de danger que celui qui est causé par une violence extérieure ou une commotion morale vive. Dans ce dernier cas, en effet, l'hémorrhagie qui précède, accompagne ou suit l'avortement, est presque toujours beaucoup plus grave. Lorsqu'il survient dans le cours d'une inflammation aiguë d'un organe important, pendant la durée d'une affection aiguë de la peau, il présente une très-grande gravité.

ARTICLE VI.

TRAITEMENT DE L'AVORTEMENT.

Le traitement de l'avortement consiste à le prévenir, à favoriser l'expulsion du produit de la conception, quand il est inévitable, et à remédier aux accidents qui peuvent le compliquer.

1° *Moyens préventifs.* — Lorsque l'avortement dépend d'une mauvaise constitution de la femme, ou d'une lésion des organes génitaux, c'est surtout dans l'intervalle des grossesses qu'il faut s'occuper à combattre et à détruire cette fâcheuse prédisposition. Je n'ai rien à dire ici des moyens de modifier les vices généraux de la constitution. Ils varient nécessairement suivant la nature de la maladie. Il est surtout important de se rappeler l'influence fâcheuse que peut avoir, sur la vie du produit, la syphilis dont le père et la mère sont infectés : on doit s'empresser de les soumettre à un traitement mercuriel.

Quand plusieurs avortements ont été la conséquence d'un déplacement de l'utérus, il faut y remédier par les moyens appropriés : dès le commencement de la grossesse, la femme doit éviter toute fatigue, tout effort violent ; il est bon même qu'elle reste couchée jusqu'au moment où l'utérus s'élève au-dessus du détroit supérieur. Nous savons ce qu'il faut penser de l'influence que Desormeaux attribuait à la prétendue rigidité, à l'excès de sensibilité et de contractilité de la fibre utérine, ainsi qu'à la faiblesse et à la laxité trop grande des fibres du col. Tout en interprétant autrement l'action de ces causes, nous pensons, comme lui, que les bains, les saignées générales, les opiacés en lavements, un régime de vie adoucissant, sont les moyens les plus propres à modérer cette excessive irritabilité de l'organe, et que le régime fortifiant et tonique, aidé des ferrugineux, des bains froids, des eaux minérales ferrugineuses, sera très-utilement employé dans les cas où la faiblesse générale de la femme aura paru avoir quelque influence sur les avortements antérieurs.

Les femmes pléthoriques, abondamment réglées, qui ont eu déjà plusieurs avortements survenus aux époques de la menstruation, tous précédés des symprômes de pléthore générale et locale, tous suivis de pertes plus ou moins abondantes, devront être soumises, avant la fécondation, à un régime peu succulent; pendant leur grossesse, elles devront éviter toute secousse morale et physique; elles devront rester couchées huit, dix et même douze jours au retour de chaque époque. Elles devront être saignées plusieurs fois dans les premiers mois de la grossesse, et particulièrement dans les jours qui précèdent le retour de l'époque des règles (¹). Elles doivent, plus particulièrement encore que les autres femmes enceintes, renoncer à l'usage des corsets lacés, qui, indépendamment de la gêne qu'ils apportent dans le développement des seins, gênent plus ou moins la circulation abdominale et thoracique, s'opposent au retour facile du sang, et peuvent dès lors favoriser la congestion des organes inférieurs.

Les femmes faibles, cachectiques, détériorées par des maladies antécédentes; celles dont les tissus sont mous, la circulation languissante, ou qui, habituellement mal réglées, sont affectées de leucorrhée chronique, sont souvent, pendant leurs grossesses, prises d'hémorrhagies qui finissent par les faire avorter. Chez elles, la face est pâle, le pouls mou, petit; la langue blanche, les digestions pénibles, les intestins paresseux, les extrémités froides. Le moindre exercice les fatigue, quelquefois même épuise leurs forces, et souvent cette fatigue s'accompagne de pesanteur, de tiraillements douloureux dans les reins et dans les aines; pour peu qu'elles soient restées longtemps debout, il leur semble que la matrice a besoin d'être soutenue et qu'elle est sur le point de s'échapper par le vagin ou le rectum. Même dès les premiers temps de la grossesse, elles ressentent comme un poids dans le petit bassin, pressant toujours davantage sur le point le plus déclive. Le meilleur moyen de prévenir un pareil accident, c'est de leur prescrire un régime tonique, des préparations ferrugineuses et amères. On a conseillé la poudre de cannelle; Sauter a vanté d'une manière toute particulière l'emploi de la sabine en poudre. Chez des femmes grosses qui avaient déjà éprouvé plusieurs fausses couches, il est parvenu à corriger cette fâcheuse prédisposition en leur faisant prendre, trois fois par jour, un gramme de poudre de sabine, et cela pendant trois ou quatre mois; il a, par ce moyen, arrêté des pertes, prévenu des fausses couches, et plusieurs femmes ont dû à l'emploi de ce précieux moyen des enfants nés à terme. M. White, de Manchester, a particulièrement pré-

---

(¹) Le médecin rencontre souvent dans les personnes du monde une très-vive résistance quand il propose de pratiquer une saignée préventive dès les premiers mois de la grossesse. Si surtout un accident arrivait peu de temps après l'emploi de ce moyen, on ne manquerait pas de le lui reprocher. Ce n'est pas une raison cependant pour ne pas agir suivant ses convictions, et pour céder dans le cas où il la croit réellement utile; or, l'expérience a démontré que c'était, dans les cas dont nous parlons, un des meilleurs moyens préventifs.

conisé les bains froids, surtout les bains de mer, souvent répétés, soit avant, soit pendant la grossesse.

C'est donc dans le souvenir des avortements précédents que le médecin doit chercher les indications qui doivent le diriger dans le choix des moyens préventifs : aussi est-il très-important de s'informer de toutes les circonstances qui les ont accompagnés.

Les femmes sont très-souvent constipées pendant la grossesse, et, par l'irritation qu'elle détermine, cette constipation devient souvent la cause d'avortements périodiques. Il faut la prévenir en donnant des lavements simples avec addition d'une ou de deux cuillerées d'huile de lin, pris régulièrement tous les deux jours, deux semaines avant l'époque où l'avortement a eu lieu la dernière fois, et deux semaines après.

Mais, quelle que soit la cause prédisposante dont l'influence s'est fait sentir dans les grossesses antérieures, il est une précaution très-importante, et dont la négligence pourrait rendre inutiles toutes les autres. Dans tous les cas où les avortements se sont répétés plusieurs fois, il est indispensable de laisser reposer l'organe, et de recommander au mari de laisser passer six à huit mois, et même un an, sans que sa femme devienne enceinte.

Lorsque l'avortement s'est reproduit déjà plusieurs fois dans les précédentes grossesses, il est toujours indispensable, si la femme devient enceinte de nouveau, qu'elle cesse complétement ses rapports avec son mari ; on doit évidemment soustraire l'utérus à toutes les causes d'irritation.

Si, dans des avortements précédents, le fœtus est venu mort, et que cette mort ait été causée par quelque lésion de l'œuf, il est à peu près impossible de reconnaître et par conséquent de prévenir une pareille altération.

Il n'en est pas tout à fait de même lorsque les avortements antérieurs ont été attribués à des épanchements utéro-placentaires ou intra-placentaires. Ceux-ci sont presque toujours la conséquence d'une congestion utérine assez violente pour déterminer une rupture vasculaire. Dans une nouvelle grossesse, il serait possible d'éviter de semblables accidents. Seulement nous rappellerons que ces congestions locales peuvent se rencontrer chez des femmes pléthoriques, mais aussi chez des femmes chlorotiques ; que si par conséquent, chez toutes, les révulsifs placés à la partie supérieure du tronc ou sur les membres thoraciques ont des avantages marqués, les saignées du bras pratiquées au retour des époques menstruelles sont très-utiles chez les premières, tandis que les autres se trouveront bien de l'emploi préventif des ferrugineux administrés dès le début de la gestation.

Dans certaines circonstances malheureuses la nature semble se rire de tous les efforts de l'art, et l'avortement se reproduit. Il ne faut pas se désespérer si la femme devient enceinte de nouveau, car l'expérience prouve que, malgré un grand nombre d'avortements antérieurs, une grossesse nouvelle a pu parvenir jusqu'au terme normal. Le docteur Young (Rigby, 91) raconte dans ses leçons l'histoire d'une malheureuse dame qui après avoir eu treize avortements successifs, devint enceinte pour la quatorzième fois, et n'en accoucha pas moins heureusement d'un enfant vivant et à terme.

Malgré toutes ces précautions, il arrive quelquefois que la grossesse menace de se terminer par un avortement. Sous l'influence de la cause la plus légère, les femmes sont prises tout à coup de petits frissons, de douleurs dans le bas-ventre, dans les reins, etc.; les contractions utérines se manifestent; les parties sexuelles s'humectent, quelquefois même le col s'entr'ouvre, Il ne faut pas, malgré tous ces symptômes, perdre l'espoir d'enrayer les accidents. Si la femme est robuste, que le pouls soit plein, fréquent, surtout si le développement de ces accidents a été précédé de quelques phénomènes de pléthore, il faut immédiatement pratiquer une saignée du bras, faire coucher la malade aussi horizontalement que possible, et lui administrer immédiatement les opiacés. Le laudanum de Sydenham sera donné à la dose de dix, vingt, quarante et même soixante gouttes dans de petits quarts de lavement à une heure ou deux d'intervalle, jusqu'à cessation de contractions. Ce moyen, dont nous avons déjà parlé, est un des plus efficaces en pareil cas. Il nous a suffi à lui seul pour arrêter un travail dont la terminaison paraissait inévitable, et pour permettre à la grossesse de continuer son cours. Je ne puis m'empêcher de citer le fait suivant : Une femme, enceinte de trois mois et demi, après une violente discussion avec son mari, fut prise de douleurs dans le ventre et dans les reins. Le lendemain, ces douleurs augmentèrent, et un peu de sérosité sanguinolente s'écoula par les organes génitaux. Le surlendemain, les douleurs continuant et la perte ayant un peu augmenté, la malade se rendit à pied à la Clinique. A son entrée, les contractions utérines étaient très-manifestes : les douleurs étaient vives et se renouvelaient toutes les huit ou dix minutes; du sang pur s'écoulait par la vulve; le col était dilaté de manière *à permettre très-facilement au doigt d'arriver jusque sur les membranes à nu.* Soixante gouttes de laudanum furent données en trois fois, à trois quarts d'heure d'intervalle, et au bout de ce temps les douleurs avaient cessé, tout était rentré dans l'ordre, et la grossesse a continué son cours. Je pourrais multiplier à l'infini de pareilles citations, mais cette observation suffit pour prouver que, quelque inévitable que paraisse l'avortement, il ne faut pas renoncer à l'espoir de le prévenir.

L'administration de l'opium aux doses indiquées, et même portées jusqu'à soixante gouttes dans les vingt-quatre heures, n'a jamais été suivie d'accidents sérieux. Quelquefois un peu de somnolence et de pesanteur de tête et d'engourdissement général en est la conséquence, mais quelques verres de limonade suffisent pour dissiper tout cela. Après tout, lors même que la mort du fœtus aurait été la cause ou l'effet des premiers accidents, que risque-t-on en calmant, en arrêtant les contractions utérines ? Nous avons déjà vu que le fœtus mort peut prolonger son séjour au milieu des membranes intactes, sans qu'il en résulte aucune conséquence fâcheuse pour la mère. Or, comme il est presque impossible, avant le cinquième mois, de pouvoir constater d'une manière certaine la mort du fœtus, il faut agir, dans ces cas douteux, comme s'il était vivant. Sans doute, le fœtus mort, il faudrait mieux laisser les contractions se développer et son expulsion se faire ; mais les contractions suspendues, cette expulsion est retardée, et voilà tout. Au bout d'un certain temps, le fœtus, devenu corps étranger dans la cavité utérine, irritera ses parois, et un nouveau travail se manifestera.

A la saignée, aux opiacés, il faut joindre le séjour au lit, le repos absolu de l'esprit et du corps, l'usage de boissons adoucissantes, la limonade froide, l'eau de veau, l'eau de poulet, et l'application souvent renouvelée de compresses froides sur le ventre, compresses que l'on trempe dans un liquide dont on abaisse progressivement la température. « Les saignées locales, dit M. Gendrin, sont beaucoup trop négligées, surtout dans le traitement des hémorrhagies utéro-placentaires ; nous avons eu si souvent à nous applaudir de les avoir conseillées dans ces cas, que nous les prescrivons avec une grande confiance, toutes les fois que l'état général n'indique pas directement les saignées déplétives. Nous les conseillons, dit-il : 1° lorsqu'il y a des douleurs vives dans l'utérus, les aines, et nous les appliquons aux aines, à l'anus et même à la vulve; 2° dans les cas de turgescence considérable des tumeurs hémorrhoïdales; 3° dans les phlegmasies des organes voisins, tels que le gros intestin, etc. » Nous partageons, dans ces deux derniers cas, l'opinion de M. Gendrin ; mais, dans le premier, nous aimerions mieux avoir recours à la saignée générale, ou, comme il le conseille lui-même un peu plus bas, à l'application des sangsues sur un point éloigné de l'utérus : ainsi, sur les côtés des mamelles, les aisselles, etc.

Nous ajouterons enfin, aux moyens déjà conseillés, les révulsifs irritants placés sur la partie supérieure du tronc et les extrémités thoraciques, en recommandant d'une manière toute spéciale l'application des ventouses sèches, dont nous avons eu plusieurs fois l'occasion de constater l'heureuse influence dans les cas où la pléthore utérine semblait être la cause des accidents, et où cependant l'état général obligeait à user avec ménagement de la saignée.

2° L'abondance de l'hémorrhagie, l'intensité des douleurs et de tous les autres phénomènes, surtout la rupture des membranes, rendent l'avortement désormais inévitable. Il ne s'agit plus que de faciliter l'expulsion du produit de la conception. Dans les trois premiers mois de la grossesse, si l'hémorrhagie n'est pas de nature à compromettre la vie de la femme, le médecin doit rester simple spectateur des efforts de la nature et se borner à surveiller. L'expulsion de l'œuf doit être complétement abandonnée aux efforts utérins. Quelquefois il sort entier, et c'est une circonstance très-favorable. Aussi faut-il bien se garder, suivant la recommandation de Baudelocque, de rompre les membranes, car ce serait le moyen de retarder la délivrance et de la rendre plus dangereuse. Celle-ci, en effet, quand le fœtus est sorti seul, peut présenter des difficultés que nous avons exposées dans l'un des articles précédents.

Nous devons rappeler ici la lenteur avec laquelle, dans certains cas, s'opère l'expulsion de l'œuf, même alors que l'orifice suffisamment dilaté ne s'oppose nullement à sa sortie. Le peu d'énergie de la contractilité utérine explique suffisamment cette lenteur excessive. Lorsque aucun accident ne vient compliquer l'avortement, l'homme de l'art n'a rien à faire qu'à surveiller la marche du travail et attendre la complète délivrance des efforts utérins.

A une époque un peu plus avancée, vers le cinquième ou le sixième mois, la conduite du médecin ressemble beaucoup à celle qu'il doit tenir dans l'accouchement. Le volume déjà considérable du fœtus rend nécessaire une dilatation plus grande du col ; et pourtant celle-ci, grâce au ramollissement plus avancé du col, est peut-être un peu moins lente à s'accomplir. Le plus souvent il est nécessaire que le fœtus s'offre au col de l'utérus par une des extrémités de son grand diamètre ; cependant il arrive quelquefois que le fœtus se présente par un des points de sa partie moyenne, et que son expulsion n'en est ni guère plus difficile ni beaucoup plus lente. C'est dans ces cas surtout qu'il est fréquent d'observer le mécanisme de l'évolution spontanée. La délivrance ne présente pas habituellement les difficultés qu'elle offre dans les premiers mois : elle ressemble beaucoup à la délivrance de l'accouchement à terme.

L'hémorrhagie est non-seulement l'un des symptômes habituels de l'avortement, mais elle peut suivre et devenir l'un des accidents les plus redoutables. Lorsque, malgré l'emploi des moyens généraux, tels que la position horizontale, les boissons froides, l'application des réfrigérants sur le bas-ventre, sur les cuisses, l'administration des opiacés, l'écoulement de sang continue avec assez d'abondance pour compromettre la vie de la mère, l'avortement est désormais inévitable, et le but de l'accoucheur doit être de solliciter les contractions et l'évacuation de l'organe. C'est alors aussi qu'il faut employer les excitants généraux pour soutenir les forces de la femme, et en même temps les médicaments qui paraissent avoir une action immédiate sur l'utérus, la teinture de cannelle, etc., mais surtout le seigle ergoté. Quand l'avortement survient à une époque peu avancée de la grossesse, ces moyens sont le plus souvent sans efficacité, et l'on parvient très-difficilement à activer les contractions dans un viscère dont l'organisation musculaire est encore si peu avancée, ou du moins les contractions sont souvent infructueuses pour donner au col une dilatation suffisante. Il ne reste plus alors que l'application du tampon. Celui-ci, lorsqu'il est bien appliqué, agit de deux manières : 1° en s'opposant à l'écoulement extérieur du sang, en le forçant à se coaguler et à oblitérer par conséquent les vaisseaux qui le fournissent ; 2° en irritant par son contact l'utérus, et en déterminant ainsi sa rétraction et l'expulsion du produit de la conception. C'est même là un des reproches les mieux fondés qu'on ait faits à l'application du tampon dans les premiers mois de la grossesse. Mais, en vérité, n'est-ce pas plutôt un avantage qu'un inconvénient ; car la cessation de la perte est toujours la conséquence nécessaire de ces contractions utérines ? et la vie de la mère est-elle achetée trop cher quand elle est due à l'expulsion d'un fœtus qui, le plus souvent, était mort avant même l'application du tampon ? D'ailleurs, le tamponnement n'est pas toujours suivi de l'avortement. D'un autre côté, on n'a pas à craindre, avant le sixième mois, que le tampon convertisse une hémorrhagie externe en hémorrhagie interne ; car, malgré l'observation de Chevalier, l'accumulation, dans l'utérus, d'une très-grande quantité de sang, paraît à cette époque impossible, à moins de supposer un relâchement anormal de ses parois. Si toutefois la grossesse était au cinquième mois, l'accoucheur devrait, après l'application du tampon, surveiller avec beaucoup de soin le corps de l'utérus, et s'assurer à chaque instant que son volume n'augmente pas.

Nous décrirons plus tard (voy. *Opérations*) la manière dont on applique le tampon; mais il faut bien se rappeler que l'application de ce moyen est presque toujours suivie de l'avortement, et qu'il ne faut y avoir recours que lorsque celui-ci paraît inévitable.

Lorsque l'œuf est encore intact, que le travail se prolonge trop longtemps, et que la continuité de l'écoulement devient sérieusement inquiétante, quelques praticiens préfèrent au tampon la rupture artificielle des membranes. Ce moyen, sur lequel je reviendrai en parlant de l'hémorrhagie des trois derniers mois de la grossesse, ne me paraît applicable, avant le sixième mois, que dans des cas très-exceptionnels, et je crois qu'en général il faut lui préférer le tampon. En effet, la rupture des membranes est nécessairement suivie de l'avortement; le tampon appliqué assez tôt laisse quelque espoir de voir la grossesse continuer jus-qu'à terme. Le tampon arrête toujours l'hémorrhagie; tandis qu'il peut arriver qu'après la rupture des membranes, l'utérus, dont les fibres musculaires n'ont pas encore acquis l'énergie de contraction qu'elles auront plus tard, ne revienne pas sur lui-même, que l'hémorrhagie ne s'arrête pas, et que le tampon soit en-core nécessaire. Ajoutons enfin que, dans les trois premiers mois, la rupture des membranes est presque immédiatement suivie de l'écoulement des eaux et de la sortie du fœtus, mais que l'expulsion du placenta et des membranes en est rendue ensuite beaucoup plus difficile.

Lorsque l'œuf est complétement expulsé, la femme est soumise aux mêmes pré-cautions qu'après l'accouchement ordinaire.

CHAPITRE VI.

DE LA GROSSESSE EXTRA-UTÉRINE.

Ainsi que nous l'avons déjà indiqué, c'est quelquefois dans l'ovaire que s'opère la fécondation. L'ovule fécondé est pris par le pavillon de la trompe, qui vient, par une contraction spasmodique sans doute, s'appliquer sur l'ovaire. Arrivé dans le canal tubaire, l'ovule en parcourt toute l'étendue, et tombe dans la cavité uté-rine, où il continue de se développer : c'est là ce qui a lieu dans la *bonne gros-sesse, la grossesse utérine;* mais il peut arriver que l'ovule soit arrêté ou dévié dans le chemin qu'il parcourt ainsi, et que se greffant, pour ainsi dire, sur le point où il est arrêté, il s'y développe : alors la grossesse est dite *mauvaise gros-sesse, grossesse extra-utérine.*

Cette espèce de grossesse a été divisée en plusieurs variétés, qui ont reçu différents noms, suivant le point du trajet où l'œuf s'était fixé. Dezeimeris avait admis les espèces suivantes : 1° grossesse ovarique; 2° grossesse sous-péritonéo-pelvienne; 3° grossesse tubo-ovarique; 4° grossesse tubo-abdominale; 5° grossesse tubaire; 6° grossesse tubo-utérine interstitielle; 7° grossesse utéro-interstitielle; 8° grossesse utéro-tubaire; 9° grossesse utéro-tubo-abdominale : 10° grossesse abdominale.

Telle était la division qui, au point de vue de l'anatomie pathologique, avait été adoptée dans les six premières éditions de ce livre. Nous croyons aujourd'hui qu'il y a quelque avantage à simplifier cette classification, et nous décrirons seulement cinq variétés de grossesse extra-utérine :

1° Grossesse abdominale ;

2° Grossesse tubo-abdominale ;

3° Grossesse tubaire ;

4° Grossesse tubo-utérine interstitielle ;

5° Grossesse utéro-tubaire.

1° *Grossesse abdominale.* — Pour que la fécondation soit possible, le contact immédiat entre le sperme et l'ovule est nécessaire. Il faut par conséquent que la vésicule de de Graaf soit rompue et s'ouvre dans la cavité abdominale, dont elle fait momentanément partie. Mais si l'ovule fécondé, au lieu de s'engager dans la trompe, reste dans l'ovisac qui vient de se rompre, est arrêté à la surface de l'ovaire ou tombe dans la cavité péritonéale, son développement donne lieu à une grossesse extra-utérine que nous désignerons sous le nom collectif de *grossesse abdominale.* Nous y distinguerons trois variétés : dans la première l'ovule fécondé est encore contenu dans l'ovisac qui vient de se déchirer et il s'y développe sur place ; dans ce cas la grossesse est dite *ovarique interne.* Dans une seconde variété, l'ovule fécondé, sorti de la vésicule de de Graaf, reste adhérent à la surface de l'ovaire, où il se développe ; cette grossesse est appelée *ovarique externe.* Enfin si l'ovule abandonne l'ovaire pour se greffer sur une partie quelconque du péritoine, la grossesse reçoit le nom de *péritonéale.*

La grossesse *ovarique interne* est celle dans laquelle l'œuf s'est développé dans ovaire même. Cette variété a donné lieu à de nombreuses discussions scientifiques, car pendant longtemps on avait admis que l'ovule pouvait être fécondé sans déchirure préalable de la vésicule de de Graaf. Parmi les observations qui plaidaient en faveur de cette hypothèse, il faut citer celle qui est rapportée par Bœhmer. Cet auteur décrit, en effet, avec beaucoup de soin et la membrane propre de l'ovaire et son enveloppe péritonéale. Mais c'est avec raison que M. Velpeau fait observer qu'il est souvent très-difficile de préciser au juste le point de départ de la tumeur ; aussi nous admettons avec lui que, dans cette espèce de grossesse, il y a toujours eu déchirure de l'ovisac. Si la petite plaie qui en résulte n'est pas évidente au moment de la dissection, c'est qu'elle a été masquée par le travail de la cicatrisation et la production d'une membrane de nouvelle formation.

La grossesse *ovarique externe* ne peut être mise en doute. Dans cette variété, relativement assez fréquente, l'œuf fécondé conserve des rapports intimes avec l'ovaire sur lequel il reste appliqué, tout en se développant dans la cavité abdominale.

La grossesse *péritonéale,* longtemps contestée, est aujourd'hui établie par un si grand nombre de faits observés soit chez la femme, soit sur les animaux, qu'il est impossible d'en nier la possibilité. Sans doute on a souvent confondu avec elle des grossesses ovariques ou autres ; mais il est incontestable que, dans plu-

sieurs des observations publiées, l'œuf soulevée à l'Académie de médecine, j'ai
génitaux internes. M. Dezeimeris a distingoutenir que, dans les grossesses abdo-
secondaire. Dans celle-là le produit de la conut composée de l'amnios, et qu'il n'y
cile que la cavité péritonéale dans laquelle il elques grossesses très-anciennes la
ovarienne; dans celle-ci, au contraire, l'ovule sfondue avec les parois du kyste,
l'ovaire, la trompe, les parois de l'utérus, mais pluse cette membrane n'existait
ou l'altération pathologique des parois de la tumeur en s. dit du mode de dévelop.
et l'œuf, chassé en totalité ou en partie du kyste qui le conteion suppose l'absence
dans la cavité abdominale, où on le trouve. La grossesse abdomiion ne peut s'éta-
de M. Dezeimeris n'est donc autre chose qu'une grossesse tubaire, inu.
qui s'est terminée par rupture du kyste primitif; que cette rupture survise extra-
une époque peu avancée ou seulement au terme régulier de la gestation, elrompe
doit être considérée que comme un épiphénomène, et dans aucun cas, elle l
peut constituer une variété distincte. Nous réserverons donc le nom de *grossesse*
péritonéale à celle dans laquelle l'ovule est venu, dès le principe, se greffer sur
une partie complétement séparée des organes génitaux internes. Le lieu où il peut
ainsi se fixer varie à l'infini, et l'on a vu le placenta adhérer tantôt au péritoine
qui recouvre les fosses iliaques droite ou gauche, tantôt au mésentère ou à une
portion du gros et du petit intestin, quelquefois enfin à la paroi abdominale
antérieure.

C'est encore à la grossesse péritonéale qu'il faut, croyons-nous, rapporter la
plupart des faits qui ont été décrits par Dezeimeris, sous le nom de grossesse
sous-péritonéo-pelvienne. Cet auteur désigne ainsi une variété dans laquelle
l'ovule, après avoir quitté l'ovaire, n'a pu pénétrer dans l'ouverture interne de la
trompe, s'est glissé entre les deux feuillets du ligament large, et s'est développé
en ce point. L'œuf serait, d'après cette opinion, en dehors du péritoine, et séjour-
nerait principalement dans la cavité pelvienne. Suivant Dezeimeris, cette variété
n'est point rare, et c'est une de celles qui, en raison de la situation de l'œuf,
offrent le moins de gravité. Cette situation, en effet, favorise singulièrement
l'expulsion spontanée des débris du fœtus, ou bien les rend plus facilement accessibles dans les cas où l'on se croit obligé de les extraire. Nous acceptons ce pronostic, mais nous croyons que Dezeimeris s'est trompé en imaginant que l'œuf peut
se glisser entre les deux feuillets du ligament large; il ne me paraît pas possible
qu'il puisse suivre un pareil chemin. Ce qui a trompé les observateurs, c'est que,
dans ces cas, en ouvrant l'abdomen, le péritoine du petit bassin paraît soulevé
par une tumeur sous-jacente; mais ce n'est là qu'une apparence trompeuse; la
tumeur n'est pas réellement recouverte par le péritoine, mais bien par une fausse
membrane de nouvelle formation qui acquiert rapidement l'aspect brillant et
poli d'une séreuse et qui se confond sans ligne de démarcation bien tranchée avec
le péritoine environné. Si l'on incise cette pseudo-membrane, on trouvera, en
disséquant avec soin, le véritable péritoine au-dessous du kyste fœtal. La tumeur
n'est pas extra-péritonéale, mais intra-péritonéale. En un mot, il se produit ici
le même phénomène qui pendant longtemps avait fait penser que l'hématocèle
rétro-utérine était située en dehors du péritoine.

Telle était la division qui, au point de ~~con~~vation empruntée au Mémoire de
adoptée dans les six premières éditions~~ine~~ en supposant une grossesse tubo-uté-
qu'il y a quelque avantage à simple ~~r~~avec passage du fœtus dans le péritoine,
seulement cinq variétés de grosses~~era~~ordon traverserait la trompe en allant du

    1° Grossesse abdominale ; ~~no~~

    2° Grossesse tubo-abdomi~~aire~~graphe, citer un plus grand nombre d'obser-

    3° Grossesse tubaire; ~~es d'nez~~, pourtant, pour faire comprendre quels sont

    4° Grossesse tubo~~is de la~~ aux diverses variétés de grossesses extra-utérines

    5° Grossesse ~~lis~~ dans ~~le~~ lecteur consultera avec fruit l'article de M. le pro-

    1° Gross~~ee~~ nom ~~s~~ le quatorzième volume du *Dictionnaire de médecine*, le
immédi~~ati~~ envir~~que~~ M. Dezeimeris a publié dans la quatrième année du *Journal*
~~vésicu~~ trompe~~ces médico-chirurgicales~~, les Mémoires de MM. Breschet, Menière
fait~~ique ov.~~

Dezeimer~~este~~ maintenant à faire l'histoire pathologique et physiologique de ces
~~pogas~~ grossesses. Nous commencerons par leur anatomie pathologique.

§ 1.

L'examen anatomo-pathologique des grossesses extra-utérines comprend évidemment les particularités que présente le produit de la conception et celles
qu'offrent les parties de la mère.

A. *Produit de la conception.* — Dans les grossesses extra-utérines, l'œuf a
ses membranes propres, le chorion et l'amnios. Ce n'est pas sans un profond

(1) Hélène Zop, âgée de trente-cinq ans, mariée depuis douze ans, avait eu huit enfants,
dont deux jumeaux. Le dimanche, 10 juillet 1763, comme elle s'apprêtait à aller à l'église,
elle fut prise, à la suite d'un violent accès de colère, d'une perte abondante et des douleurs
de l'enfantement (car elle était alors à terme); cependant elle ne perdait point d'eaux, mais
du sang pur. Elle sentit presque jusqu'à son dernier soupir les mouvements de son enfant.
La sage-femme, qu'on avait appelée, annonça d'abord un accouchement prochain ; mais
au bout de quelques heures, comme elle voyait la perte continuer sans signe positif de
l'approche de la parturition, elle fit appeler à la fois un médecin et un chirurgien. Le médecin accourt en toute hâte, et voyant de prime abord l'imminence du danger, il ordonne
l'administration des sacrements ; il prescrit en même temps divers moyens, une saignée
de la salvatelle qui fut suivie, la métrorrhagie ne perdant pas de sa violence, d'une
syncope profonde. A peine les sacrements avaient-ils été administrés à la malade, qu'elle
rendit le dernier soupir, à onze heures du matin, le même jour.
Patuna arriva avec son père, chirurgien pensionné de la ville, au moment même où elle
venait d'expirer. Après s'être assuré de sa mort, il pratiqua sans retard sur le côté droit,
où l'abdomen offrait plus de résistance, une incision césarienne. A peine la paroi abdominale était-elle divisée, qu'un fœtus se présenta, d'un volume énorme et comparable à
celui d'un enfant de neuf mois. Il était placé de telle sorte que son dos regardait la paroi
abdominale de la mère, sa tête immédiatement sous le diaphragme, tournée vers les vertèbres, un peu inclinée ; les genoux fléchis vers la tête, la main droite sur les fesses, la
gauche près de l'ombilic ; le cordon ombilical, d'une longueur assez considérable, remontant en haut et à droite, faisait le tour du cou, puis allait pénétrer dans la trompe de
Fallope du côté droit. Un exemple de grossesse extra-utérine était un cas tout nouveau
pour Patuna, bien qu'il connût la plupart de ceux qui avaient été publiés, il fit ses recherches avec le plus grand soin ; ayant agrandi l'ouverture faite à l'abdomen pour mieux
examiner cette cavité, il rechercha avec toute l'attention possible les enveloppes du fœtus,

étonnement que, dans une discussion soulevée à l'Académie de médecine, j'ai entendu plusieurs honorables membres soutenir que, dans les grossesses abdominales, l'enveloppe de l'œuf était seulement composée de l'amnios, et qu'il n'y avait pas de chorion. De ce que dans quelques grossesses très-anciennes la membrane la plus extérieure de l'œuf s'était confondue avec les parois du kyste, il n'est pas possible de conclure que dans le principe cette membrane n'existait pas. Il suffit, en effet, de se rappeler ce que nous avons dit du mode de développement de l'œuf, pour comprendre que l'absence du chorion suppose l'absence de l'allantoïde, et que sans allantoïde aucun rapport de circulation ne peut s'établir entre l'embryon et la mère.

La composition des parois du kyste varie suivant l'espèce de grossesse extrautérine. Dans la grossesse tubaire, elles sont formées par les parois de la trompe elle-même ; dans la grossesse ovarique interne, par les téguments de l'ovaire.

Dans la grossesse abdominale dite *sous-péritonéo-pelvienne*, ou lorsque l'œuf primitivement fixé dans l'ovaire, la trompe ou même l'utérus, s'est porté, après la rupture du kyste qui le renfermait, sur un des points de la cavité abdominale, il y a, en outre, un kyste pseudo-membraneux, qui remplace la caduque utérine, et qui est le résultat de l'inflammation que l'œuf détermine autour de lui. Cette membrane d'enveloppe, ce kyste n'existe pas toujours dans la grossesse péritonéale primitive. M. Dezeimeris explique ainsi cette dernière circonstance : Lorsque l'ovule fécondé s'égare dans la cavité abdominale aussitôt après sa sortie de l'ovaire, on devine aisément qu'un corpuscule aussi peu volumineux, aussi souple, aussi fragile, ne peut provoquer qu'une excitation très-légère sur le point sur lequel il s'arrête, et que le champ de cette excitation ne peut dépasser les limites

mais ce fut en vain ; il ne trouva non plus dans la cavité abdominale ni liquide amniotique, ni aucune autre espèce de liquide. En suivant de la main le cordon ombilical, il le vit pénétrer dans la trompe droite, à un travers de doigt de distance de l'utérus. Cette partie de la trompe du côté de l'utérus était plus volumineuse que la portion allant à l'ovaire, d'où il jugea que le cordon devait se rendre par la première jusque dans l'utérus. Ce viscère avait un volume supérieur à celui du poing et la figure piriforme qui lui est naturelle ; on n'y voyait pas le moindre vestige d'une déchirure quelconque, pas là moindre cicatrice ; il s'élevait à peine au-dessus du bassin. Ces observations faites, Patuna fit une incision à la trompe depuis l'entrée du cordon dans son intérieur, vers l'utérus. Elle n'offrait rien de particulier, si ce n'est son adhérence avec le cordon, à l'endroit où celui-ci l'avait perforée. L'utérus fut ouvert ensuite, et ne présenta non plus à l'intérieur nulle trace d'une déchirure antérieure quelconque. L'épaisseur de ses parois était d'un pouce et demi, sa substance était presque vide de sang. Dans son intérieur se trouvait le placenta, qui adhérait, dans un espace peu étendu, à son fond, un peu à droite ; à gauche où il s'étendait davantage, il était détaché ; avait près de deux doigts d'épaisseur, environ 4 pouces de diamètre ; il commençait tout près de l'embouchure utérine de la trompe droite, et adhérait plus fortement en cet endroit qu'en tout autre. On voyait manifestement à sa face convexe et au fond de l'utérus, sur lequel il était greffé, des extrémités vasculaires. Sa face concave, du milieu de laquelle naissait le cordon, était recouverte de deux membranes, l'une, l'intérieure, plus épaisse et vasculeuse ; l'extérieure, très-mince et translucide, qui, réunies ensemble au bout du placenta, y formaient une substance un peu plus solide et s'y terminaient en laissant se dessiner dans leur épaisseur quelques petits vaisseaux très-fins. L'orifice interne de l'utérus admettait à peine le petit doigt. Si l'on excepte le changement de situation des intestins, tout le reste était dans l'état naturel. (Barthélemy Patuna.)

38

du contact du petit corps étranger ; en un mot, il ne peut causer une inflammation aiguë, des adhérences et une exsudation plastique susceptible de former un kyste autour de lui. Or, s'il n'a pas produit tous ces désordres, les organes voisins ne seront pas blessés de son développement ultérieur, auquel ils s'habituent peu à peu : l'ovule, ayant pris droit de domicile, vivra, grandira, présentant aux surfaces polies et unies qui le touchent une surface également lisse, polie et humectée à leurs dépens, et il n'aura pas besoin d'autre enveloppe protectrice ; il ne se formera donc pas de kyste. Mais que tout à coup un œuf déjà volumineux vienne à se rompre, et que son contenu, d'abord placé comme lui dans la trompe ou l'ovaire, se trouve transporté au milieu de la cavité péritonéale, le produit de la conception constitue un corps étranger au voisinage duquel les organes abdominaux ne sont pas habitués, qui doit les blesser, les irriter et solliciter tout alentour une inflammation aiguë, dont le résultat sera l'exsudation d'une lymphe plastique : celle-ci, en se coagulant, constituera un kyste, et isolera complétement le corps étranger.

Si, dans ces cas, le déplacement du fœtus est tel qu'il sorte complétement de la cavité amniotique pour se placer subitement avec le liquide qui l'environne au milieu de la masse intestinale, il se développera tout autour de lui une inflammation, puis se formera le kyste dont nous venons de parler. Le kyste nouveau environnera alors complétement le fœtus. Mais, dans certains cas, le déplacement n'est pas aussi complet ; la plus grande partie du tronc peut, après la rupture, rester encore dans la cavité de l'amnios, et une partie seulement déplacée : cette dernière seule détermine alors autour d'elle l'inflammation, puis l'exsudation, dont le produit se transforme en fausse membrane, et celle-ci, s'unissant aux bords de la déchirure, constitue seulement une portion du kyste qui environne le fœtus, le reste étant encore formé par l'ancienne enveloppe fœtale, les parois de la trompe, par exemple, dans les cas de grossesse tubaire. Les mêmes rapports peuvent s'établir avec les membranes de l'œuf lui-même, si, dans un cas de grossesse abdominale primitive, le chorion et l'amnios se déchirent à une époque avancée de la grossesse. Ainsi, dans un cas cité par M. Dubois, le kyste qui renfermait le fœtus était formé par une membrane dont l'aspect et la structure n'étaient pas les mêmes partout : dans la plus grande partie de son étendue, la surface interne du kyste était d'une couleur un peu brune, qu'elle devait peut-être à l'imbibition du liquide avec lequel elle s'était trouvée en contact, et elle offrait au toucher et à la vue l'apparence de la muqueuse de l'intestin grêle, ou plutôt encore celle des membranes accidentelles qui tapissent les trajets fistuleux. Dans d'autres points, ceux qui, par exemple, étaient voisins de la circonférence du placenta, et sur la plus grande partie de cette surface elle-même, le kyste était plus lisse, plus poli ; il offrait, en un mot, l'aspect ordinaire de l'amnios. Le kyste était simple et épais d'un demi-millimètre à peu près là où il offrait l'aspect un peu brun et villeux dont nous avons parlé ; il était au contraire évidemment formé de deux feuillets (chorion et amnios) là où sa surface était lisse et polie.

Dans tous les cas, des vaisseaux nombreux et très-volumineux se développent dans les parois du kyste, et l'on comprend que leur rupture soit suivie d'une hémorrhagie très-souvent mortelle pour la mère.

Quand la grossesse extra-utérine se prolonge, ces enveloppes peuvent se détruire, perforées qu'elles sont par des trajets fistuleux, des ouvertures qui les font communiquer avec le canal intestinal, le vagin, la vessie, l'utérus, ou un abcès extérieur. Cette destruction du kyste est tantôt partielle, tantôt complète, au point que, dans certains cas, on n'en trouve pas de vestiges. Quelquefois les enveloppes subissent des transformations ossiformes, crétacées, qui peuvent en faire des coques solides.

Le fœtus, quant à son développement, n'offre rien de particulier. Dans plusieurs des cas étudiés anatomiquement et longtemps après le terme de la grossesse, il a paru que le système osseux offrait un développement plus grand que chez le fœtus de neuf mois. Souvent même on a constaté l'existence de plusieurs dents, ou les traces d'un travail d'éruption de ces petits os ; ce qui semblerait indiquer que le fœtus a continué de vivre et de se développer au delà du terme ordinaire de la grossesse. Parmi les altérations diverses que le fœtus peut subir, la plus commune est la fonte putrilagineuse de ces parties molles, macérées dans un mélange de liquide amniotique, de sang et de pus ; la séparation des diverses pièces de son squelette, et leur sortie par diverses voies. D'autres fois il semble avoir subi une sorte de momification, un dessèchement complet. Dans certains cas, enfin, tous les tissus paraissent transformés en une substance osseuse, crétacée, ou ressemblant au gras de cadavre. Il est sans doute inutile d'ajouter qu'alors il n'est plus possible de retrouver aucune trace des membranes de l'œuf.

B. *Parties de la mère.* — Quelque peu vasculaires que soient les parties sur lesquelles l'œuf s'est attaché, on voit des canaux sanguins très-volumineux s'y développer ; de grosses veines rampent sous le péritoine, au pourtour du lieu où est greffé le placenta. L'ovaire, la trompe, quand ils sont le siége de la grossesse, offrent un tissu mou, comme fongueux, imprégné de sang.

La matrice ne reste pas aussi étrangère qu'on pourrait le croire au développement de la grossesse extra-utérine. Son volume augmente d'une manière très-notable, son tissu devient plus mou, la membrane muqueuse s'hypertrophie, devient plus vasculaire, et constitue dès les premiers temps une véritable membrane caduque. M. Velpeau nie ce dernier fait. Je crois avoir réfuté l'opinion de M. Velpeau dans les *Bulletins de la Société anatomique* (septembre 1836). Cette hypertrophie de la muqueuse utérine n'est que de courte durée. L'œuf n'arrivant pas dans l'utérus, la muqueuse n'a aucune fonction à remplir : aussi elle s'atrophie comme tout organe inutile, perd sa riche vascularisation, et rentre après quelques mois dans les conditions de l'état de vacuité. On trouve aussi assez souvent, dans le col de l'utérus, une substance gélatineuse, une espèce de mucus filant et assez épais. Lorsque la grossesse a dépassé son terme, l'utérus revient peu à peu à son état naturel.

Enfin, dans quelques cas, on a trouvé le calibre de la trompe oblitéré dans un des points de son étendue.

§ 2. — Symptômes et diagnostic des grossesses extra-utérines.

Il est assez difficile, dans les premiers mois, de reconnaître une grossesse extra-utérine. Les modifications qui surviennent alors dans le volume, la forme et la consistance du corps et du col de l'utérus, doivent certainement exposer à l'erreur et faire croire à une vraie grossessse. Il n'y a rien de constant relativement à la menstruation et à la sécrétion laiteuse. Tantôt les règles persistent, tantôt elles cessent de couler. Quelquefois la menstruation ne reparaît même pas après l'époque où l'accouchement aurait dû avoir lieu. Ces variétés se rencontrent encore dans la sécrétion du lait. On a vu enfin la menstruation ne jamais reparaître pendant des grossesses extra-utérines, qui ont duré plus de trente années, et la sécrétion laiteuse se continuer pendant tout ce temps.

Il y a souvent, à dater d'une époque peu éloignée de la conception, des douleurs abdominales plus ou moins analogues aux douleurs utérines ; quelquefois une douleur fixe, constante, circonscrite dans le bassin, l'aine ou la région ombilicale (la femme dont j'ai présenté les pièces à la Société anatomique avait été traitée pour une péritonite partielle); souvent aussi impossibilité de se coucher sur un côté. Lorsque la tumeur, encore peu volumineuse, est tombée dans le petit bassin, elle repousse l'utérus en avant, et le col est porté en avant et assez haut derrière le pubis. Ce déplacement du col de la matrice, joint à l'existence d'une tumeur volumineuse à la partie postérieure de l'excavation, et à la dysurie produite par la compression exercée sur le col de la vessie, a pu faire croire à une rétroversion. Burns cite plusieurs exemples d'une semblable méprise.

Plus tard, la tumeur s'élève au-dessus du détroit supérieur. Les mouvements de l'enfant apparaissent à l'époque ordinaire ; seulement ils semblent plus superficiels, et en général ils sont principalement sentis d'un seul côté.

Au terme naturel de la grossesse, quelquefois au septième mois, quelquefois plus tôt, surviennent des douleurs de l'enfantement : elles durent ordinairement de trois à quatre jours, mais on les a vues se continuer pendant un temps beaucoup plus considérable. Si la grossesse se prolonge, ces douleurs reviennent à des intervalles variés. Dans un cas de Schmidt, où la grossesse dura trois ans, ces douleurs se renouvelèrent huit mois, et se prolongèrent chaque fois pendant plusieurs semaines. Dans une autre grossesse qui dura dix ans, les douleurs revinrent chaque année, à l'époque correspondant au terme de la gestation.

Ces douleurs ne sont pas produites par la contraction des parois du kyste, comme l'ont pensé plusieurs auteurs ; car si l'on en excepte les cas de grossesse tubaire et interstitielle, ces parois ne contiennent jamais des fibres musculaires. C'est dans l'utérus qu'il faut en rechercher la cause. Le développement considérable que présente l'organe, les matières muqueuses et albumineuses renfermées dans sa cavité, et dont l'expulsion nécessite quelques contractions, rendent suffisamment compte des douleurs éprouvées par les malades. Seulement il est assez difficile d'expliquer d'une manière satisfaisante la fréquente coïncidence de ces douleurs avec le terme de la gestation.

Quant aux signes physiques, il faut noter : les changements du corps et du col utérin déjà indiqués, le développement plus ou moins irrégulier du ventre, et la possibilité, dans beaucoup de cas, d'y distinguer deux tumeurs formées, l'une par l'utérus, l'autre par le kyste anormal. Dans la grossesse sous-péritonéopelvienne, le produit de la conception, occupant l'excavation pelvienne, déplace et comprime toutes les parties qui s'y trouvent placées. On trouve le vagin et le rectum obstrués par une tumeur qui les écarte, et l'on peut souvent, par le toucher vaginal, sentir les différentes parties du fœtus.

Dans la grossesse abdominale, le fœtus semble beaucoup plus superficiellement placé que dans tous les autres cas ; ses mouvements sont plus facilement sentis et plus douloureux pour la mère ; les formes des diverses parties sont assez nettement distinguées. Enfin, on ne trouve nullement la tumeur arrondie et régulièrement circonscrite qu'offre l'utérus dans la grossesse normale.

Dans les grossesses tubaire et ovarique, les mouvements du fœtus, dit Baudelocque, doivent être moins vagues, et les membres plus resserrés : le corps de la matrice est adhérent à la tumeur formée par le kyste fœtal, et ne peut en être séparé ni même facilement distingué.

J'ai dû signaler ces signes au moyen desquels les auteurs semblent vouloir distinguer les diverses variétés de grossesse extra-utérine ; mais je le crois de peu d'importance en pratique.

Je ne vois pas quelles ressources le diagnostic pourrait trouver dans l'auscultation.

Un trait commun aux divers genres de grossesses extra-utérines, c'est de ne point exclure la possibilité d'une nouvelle fécondation.

Une circonstance qu'il est bon de noter, c'est que le toucher pourra faire connaître l'état de vacuité de l'utérus. Assez souvent il n'aura pas conservé sa position habituelle ; poussé par la tumeur, surtout quand celle-ci occupe l'excavation, il sera fortement pressé par elle contre une des parois du bassin. Enfin, lorsqu'on a acquis par les signes ordinaires la certitude qu'il y a grossesse et qu'on soupçonne une grossesse extra-utérine, le diagnostic devient certain si l'on constate sûrement la vacuité de l'utérus, c'est là le point capital. Nous venons de voir qu'on peut arriver à ce résultat par le palper et le toucher ; M. le professeur Stoltz est le premier qui ait employé dans le même but la sonde utérine, mais on comprend avec quelle prudence il faut se décider à son emploi ; dans le cas, en effet, de grossesse normale, la sonde provoquerait presque à coup sûr l'avortement, et l'erreur serait irréparable. L'usage du cathétérisme utérin est plus rationnel et vraiment utile quand il s'agira de décider s'il y a grossesse extra-utérine ou tumeur fibreuse utérine.

§ 3. — Marche et terminaison.

Il est assez rare que la grossesse extra-utérine se prolonge au delà du quatrième ou du cinquième mois ; car, le plus souvent, la distension progressive des parois du kyste en détermine la rupture avant que celui-ci ait pris un très-grand développement. Parfois, pourtant, les enveloppes fœtales résistent, et si le fœtus ne succombe pas par défaut de nutrition ou par quelque maladie accidentelle, on le voit se développer jusqu'au terme, et continuer même à vivre quelque temps encore après le neuvième mois révolu. C'est ainsi que le docteur Grossi rapporte l'histoire d'une dame qui, suivant toutes les probabilités, portait un fœtus extra-utérin, dont les mouvements ont été nettement perçus par lui et par plusieurs consultants pendant quatorze mois. Dans la majorité des cas l'enfant succombe, soit avant, soit peu de temps après le terme de la grossesse, et nous aurons à indiquer plus bas les conséquences possibles de sa rétention.

A. *Rupture du kyste.* — Abandonnée à elle-même, la grossesse extra-utérine se ermine ordinairement par la rupture du kyste ; mais l'époque et les suites de cette rupture sont très-variables. Sous le point de vue de la fréquence de cette rupture et de l'époque peu avancée à laquelle elle s'opère, les gestations extra-utérines peuvent être classées dans l'ordre suivant : grossesses tubo-interstitielles, tubaires, abdominales. Il est assez rare que l'époque de cette rupture dépasse le mi-terme de la grossesse, excepté dans la dernière variété. Le docteur Lesouef insiste avec raison sur la tendance des grossesses tubaires à se rompre à une époque peu avancée de la gestation. Selon le même auteur et M. Bernutz, son maître, si la rupture de la trompe se fait sur un des points recouverts par le péritoine, l'épanchement qui en est la conséquence a lieu dans le péritoine; mais il n'en serait pas toujours ainsi, la trompe pourrait se déchirer au niveau de son bord adhérent, et l'œuf s'insinuer entre les deux feuillets des ligaments larges en donnant ainsi naissance à une véritable grossesse sous-péritonéo-pelvienne consécutive.

La rupture, en général spontanée, donne toujours lieu à des phénomènes excessivement graves, et qu'on peut distinguer en primitifs et en secondaires. La malade éprouve d'abord des douleurs violentes pendant plusieurs heures, puis après une douleur plus forte que toutes les autres survient un calme complet. Le ventre s'affaisse, s'aplatit; la tumeur qui existait auparavant disparaît; une chaleur égale et douce se répand dans la cavité abdominale. Si la grossesse était déjà avancée, la malade ressent comme un corps volumineux qui se serait tout à coup déplacé ; la peau se décolore; il survient des faiblesses, le pouls est petit et serré, une sueur froide couvre tout le corps, et la mort survient assez ordinairement, car la rupture du kyste est le plus souvent la cause d'une hémorrhagie rapidement mortelle.

Si une circonstance quelconque arrête l'hémorrhagie, les premiers désordres qui suivent le déplacement du produit de la conception et le passage des eaux, du sang, du fœtus lui-même, au milieu des parties non accoutumées à en supporter le contact, sont ceux d'une péritonite très-violente ; la femme succombe le plus souvent, mais quelquefois elle résiste à la violence des premiers symptômes inflammatoires, et à partir de là, la marche de la maladie est différente, selon que tous ces débris de la grossesse doivent séjourner dans une espèce de kyste de nouvelle formation, durant toute la vie de la malade, ou selon qu'ils doivent être éliminés par diverses voies. Dans le premier cas, le fœtus peut subir toutes les transformations que nous avons décrites en traitant de l'anatomie pathologique; dans le second, les symptômes varient suivant la voie par laquelle se fait cette élimination.

B. *Rétention prolongée du kyste.* — Nous avons déjà exposé les particularités offertes par la grossesse extra-utérine, lorsque l'intégrité des parois du kyste permet au fœtus de se développer jusqu'à terme, et même un peu au delà ; nous n'y reviendrons pas. Nous ajouterons pourtant que, dans quelques cas, les troubles généraux produits dans la santé par le développement de ces grossesses anormales ont été assez intenses pour occasionner la mort sans qu'aucune lésion appréciable pût en rendre compte. Ainsi, dans quelques cas, dit M. Jacquemier, on ne trouve à l'autopsie ni rupture du kyste, ni trace d'hémorrhagie, de péritonite, ni travail d'élimination dans le kyste, et les malheureuses semblent avoir succombé à une espèce d'épuisement des forces vitales.

Lorsque le fœtus a cessé de vivre, le kyste cesse de se développer, la circulation se ralentit dans ses parois ; les vaisseaux qui établissaient les communications nécessaires à l'entretien de la vie fœtale s'atrophient peu à peu et finissent même par s'oblitérer, au moins en grande partie ; si bien que le fœtus et ses enveloppes ne constituent plus qu'un corps étranger à l'organisme maternel. Dans quelques cas, celui-ci s'habitue assez promptement au voisinage de ce nouvel hôte, et l'on a vu des femmes porter un kyste fœtal pendant un grand nombre d'années sans que leur santé en parût nullement altérée : nous avons indiqué les transformations que peuvent alors subir le fœtus et ses enveloppes. Mais dans quelques circonstances, le poids de la tumeur, la pression qu'elle exerce sur les parties voisines peuvent gêner les fonctions générales assez gravement pour que la femme sollicite avec instances une opération qui la débarrasse de la cause de ses souffrances.

Qu'elle ait été ou non pour la femme la cause de douleurs vives, la tumeur peut, après un temps très-variable, devenir le siége d'une inflammation qui se propage assez promptement aux parties voisines. Sous l'influence de cette inflammation, dont la marche peut être plus ou moins rapide, celles-ci contractent en un ou plusieurs points des adhérences avec les parois du kyste : les points adhérents ulcérés peu à peu, finissent par être perforés, et l'on voit s'établir des communications entre l'intérieur du kyste et la cavité d'un des organes voisins, ou avec l'extérieur, si quelques points des parois abdominales avaient été envahis par l'ulcération.

C'est tantôt par la vessie, le rectum, le vagin, l'estomac même ; tantôt à travers un abcès ouvert du périnée ou des parois abdominales antérieures, que les débris du fœtus se frayent une voie à l'extérieur. Bien que ces dernières voies soient communes à toutes les grossesses extra-utérines, on conçoit que, dans les grossesses dites *sous-péritonéo-pelviennes*, la situation du fœtus qui, nous l'avons déjà dit, est en général alors profondément engagé dans l'excavation, doit rendre plus commune son expulsion par le vagin ou le rectum.

Le plus souvent c'est seulement un des organes sus-mentionnés qui sert de canal excréteur ; mais, dans quelques cas, plusieurs d'entre eux, simultanément

envahis par l'inflammation adhésive, s'ulcèrent, se perforent, et l'on voit les parties du fœtus être expulsées à la fois par l'anus, le vagin et à travers une ou plusieurs ouvertures fistuleuses des parois abdominales. Cette expulsion ne s'opère
pas sans exposer gravement les jours de la femme : assez souvent l'inflammation,
la suppuration du foyer, qui se propagent aux parties voisines, finissent par équi-
ser la malade, et celle-ci succombe au bout d'un temps très-variable : dans quelques cas plus heureux, le sac se vide peu à peu, se déterge, revient sur lui-même,
la suppuration se tarit, et la plaie finit par se cicatriser, ou du moins par se
réduire à un simple ulcère fistuleux.

Dans tous les cas, le prolongement indéfini de la suppuration, et l'épuisement
des forces qui en est la conséquence, font vivement désirer la complète expulsion
des corps étrangers, expulsion qui peut seule, mettant fin à la suppuration, permettre la guérison des trajets fistuleux. Malheureusement les poils, les dents et
les portions osseuses contenues dans le kyste adhèrent très-fortement aux parois
du kyste, dans l'épaisseur desquelles elles sont comme incrustées, et ne se détachent qu'avec difficulté ; et pourtant il faut bien se garder d'exercer sur ces parties adhérentes des tractions un peu fortes dans le but de les décoller, car ces
tractions pourraient causer la déchirure des parois du kyste, et établir entre la
cavité du péritoine et le foyer une communication d'où pourrait résulter une
péritonite rapidement mortelle. Dilater tous les orifices et les trajets fistuleux, à
l'aide de l'éponge préparée ; faire dans l'intérieur du kyste quelques injections
détersives, saisir avec une pince les portions osseuses *complétement détachées* ou
qui viennent se présenter spontanément à l'orifice, tel est le rôle auquel doit se
borner le chirurgien ; mais dans aucun cas, je le répète, il ne faut chercher à
décoller des parties fortement adhérentes.

§ 4. — Causes.

Rien n'est plus obscur que les causes des grossesses extra-utérines. Des faits
assez nombreux semblent prouver qu'un mouvement de terreur venant à coïncider avec la fécondation, peut être une raison suffisante pour que l'œuf qui vient
d'être fécondé ne puisse plus ultérieurement être transporté dans l'utérus. Malgré
l'autorité des noms de ceux qui ont admis cette opinion, elle ne me semble pas
admissible, puisque ce n'est pas au moment de l'imprégnation que l'ovule abandonne l'ovaire, mais plusieurs jours après, ou même plusieurs jours avant.
M. Dezeimeris cite une observation qui semble démontrer, pour lui, qu'un coup
porté sur le bas-ventre, peu de temps après le coït fécondant, peut être la cause
de la grossesse extra-utérine. J'aimerais mieux chercher dans une disposition particulière des organes de la mère la cause de cette anomalie : quand, en effet, on
considère l'étroitesse du canal tubaire, on conçoit facilement que les déviations,
même légères, l'excès ou le défaut de longueur de la trompe, la paralysie, le
spasme de ses fibres musculaires, l'engorgement, le boursouflement et les ulcérations de la membrane muqueuse, l'endurcissement de son pavillon, le resserrement de son orifice interne, toutes les altérations, les anomalies, en un mot, qui

ont été signalées par les auteurs, puissent y donner lieu. Pour ma part, j'ai eu occasion d'observer deux cas, qui tous deux sont rapportés dans les *Bulletins de la Société anatomique*, dans lesquels la trompe était oblitérée entre le point où l'œuf s'était développé et l'orifice interne de ce canal ([1]). Enfin, en se rappelant l'anomalie singulière signalée par M. G. Richard (voy. page 55), on peut supposer que l'œuf fécondé, et déjà engagé dans le pavillon terminal de la trompe,

([1]) L'oblitération de la trompe est un fait assez remarquable dans le cas qui nous occupe, pour que j'ai cru devoir chercher si beaucoup d'observateurs l'avaient mentionnée. La plupart n'ont pas noté l'état d'imperméabilité ou de perméabilité de la trompe. Quelques-uns, au contraire, ont dirigé leur attention sur ce point. Aussi Smellie (t. II, p. 77) cite une observation du docteur Fern, dans laquelle l'oblitération ou au moins un resserrement extrême de la trompe doit être noté.

Dans le mémoire de M. Bréschet sur la grossesse interstitielle, j'ai trouvé plusieurs faits où l'oblitération de l'ouverture utérine est aussi signalée. Dans l'observation communiquée à M. Breschet par M. Mayer, où le fœtus s'était développé dans la partie de la trompe qui traverse l'épaisseur des parois utérines, M. Mayer a soin de faire remarquer que la trompe droite, dilatée à sa portion frangée, se rétrécissait dans la portion utérine, et était enfin complétement oblitérée à trois lignes de son insertion à l'utérus. La trompe *gauche*, dans laquelle l'œuf s'était développé, était perméable jusqu'à la masse morbide; mais à partir de ce point, son canal ne se continuait pas jusqu'à la cavité de l'utérus. Il ajoute qu'il est très-vraisemblable qu'il existait *anciennement* à l'insertion de la trompe gauche une induration dans la substance de la matrice, laquelle a été cause de l'occlusion de l'orifice de cette trompe, *et a mis obstacle au passage de l'ovule*.

M. Schmidt rapporte que, dans un état de grossesse interstitielle de six semaines, l'orifice interne de la trompe droite était absolument fermé (c'était dans la portion droite de l'utérus que l'œuf s'était développé).

M. Menière (*Archives*, juin 1836) rapporte un cas de grossesse interstitielle développée dans la corne gauche, et il dit que la partie interne de la trompe gauche était imperméable.

M. Gaide, dans un cas semblable (*Journal hebdomadaire*, t. I), constata que la trompe droite n'avait point d'orifice utérin.

On trouve dans les *Archives*, un autre cas d'hémorrhagie mortelle produite par une grossesse tubaire. L'auteur ajoute : « La trompe gauche (c'est la trompe rupturée) formait un sac consistant, membraneux; son extrémité libre embrassait en totalité l'ovaire. Au-dessous de sa dilatation, et du côté de l'utérus, son canal était complétement oblitéré, de sorte qu'il fut impossible de pénétrer par là dans l'utérus. »

Je pourrais citer un plus grand nombre de faits; mais ceux-ci suffisent, je pense, pour bien constater que l'oblitération de la trompe se rencontre quelquefois dans les grossesses extra-utérines.

Lorsqu'en rencontrant une grossesse tubaire on trouve en même temps la trompe oblitérée entre l'œuf et l'utérus, il paraît naturel de penser que si l'ovule a été arrêté dans le trajet qu'il devait parcourir pour se rendre à la matrice, c'est qu'un obstacle mécanique s'est opposé à son passage, et que cette oblitération est la cause de cet arrêt dans la marche de l'ovule. Aussi, pour ces cas au moins, la cause de la grossesse utérine me paraît assez clairement indiquée. Mais depuis quand existait cette oblitération? est-elle antérieure ou postérieure à la conception? D'après les idées généralement admises par les physiologistes, l'oblitération des trompes est une cause infaillible de stérilité, et lorsqu'on la rencontre chez une femme enceinte, il est absurde de supposer qu'elle existait avant la conception : car, elle existant, le fluide séminal trouve fermée la seule voie par laquelle il puisse arriver jusqu'à l'ovule, et celui-ci ne peut être fécondé. Examinons, cependant, jusqu'à quel point cette opinion est la seule admissible.

L'oblitération d'un canal revêtu à l'intérieur par une membrane muqueuse ne peut avoir lieu que par la coagulation d'un liquide sécrété, l'engorgement chronique des parois, ou l'adhérence de ces mêmes parois. Dans l'un et l'autre de ces cas, il faut supposer une inflammation préalable. Or, dans aucun des faits mentionnés, je n'ai vu que pendant les premiers jours qui ont suivi le coït fécondant, les femmes aient offert des phénomènes particuliers. Si l'on suppose cette inflammation à l'état latent, et trop faible pour se faire sentir, il faut admettre alors que ses progrès ont été très-lents, et qu'elle n'aura pu produire

puisse, en cheminant vers l'utérus, s'échapper par une de ces ouvertures accidentelles, et tomber dans la cavité abdominale.

§ 5. — Traitement.

Il est évident que dans les premiers mois de la grossesse, lors même qu'on aurait été assez heureux pour acquérir la certitude que l'œuf s'est développé ailleurs que dans l'utérus, il n'y aurait aucune opération à tenter. A mon avis, cependant, dans ce cas on devrait avoir recours aux saignées abondantes, pratiquées dans le double but de provoquer la mort du fœtus, et de prévenir peut-être aussi une congestion, un afflux trop considérable de sang vers le point où l'œuf s'est développé. Il me paraît évident, en effet, que non-seulement la fai-

l'oblitération des parois, quel que soit le mode de sa formation, qu'au bout d'un temps plus ou moins long : or, c'est au plus tard vers le dixième jour que l'ovule arrive dans la matrice. Il faut que ce soit dans ce court espace de temps que l'inflammation, puis l'oblitération, aient eu lieu. En admettant même cette hypothèse, il faut bien assigner une cause à cette phlegmasie de la trompe, et les partisans de l'opinion que nous attaquons n'ont pas hésité à dire qu'elle était produite par l'irritation et la congestion sanguine dont tout l'appareil génital est le siége à cette époque, par un état de spasme des parois de la trompe, enfin par l'arrivée de l'ovule lui-même. A cette explication tout à fait hypothétique je ne répondrai que par un fait : c'est que dans quelques-unes des observations consignées dans le mémoire de M. Breschet et dans quelques autres, ce n'était pas seulement la trompe, siége de la grossesse, qu'on a trouvée oblitérée, mais encore celle du côté opposé. Pour ces cas, au moins, on ne peut donc pas admettre que le spasme des parois ou l'irritation produite par le passage de l'ovule soient la cause de l'oblitération; il faut donc croire qu'elle existait auparavant.

De tout ceci découle naturellement cette conséquence, c'est que, contrairement à l'opinion généralement admise, il n'est pas nécessaire que le sperme passe successivement par la matrice et la trompe pour arriver jusqu'à l'ovule et le féconder. Cette conclusion permet d'adopter certains faits qui sont réprouvés comme inexacts; avec elle, nous pouvons expliquer comment, chez certaines femmes en travail, on a pu rencontrer l'occlusion complète du museau de tanche; comment, chez d'autres, la fécondation a pu avoir lieu, quoiqu'il n'y ait eu qu'une introduction fort incomplète du membre viril, les preuves physiques de la virginité persistant encore au moment de l'accouchement.

Mais comment alors expliquer la conception ? Sans adopter la théorie de l'*aura seminalis*, Chaussier, madame Boivin, M. Dugès, ont pensé qu'il suffisait que le sperme fût déposé à l'entrée du vagin pour que, par l'absorption, il fût entraîné dans le torrent circulatoire, et ramené par lui à l'ovaire, où la fécondation s'opérait. Cette hypothèse, qui rend compte de toutes les anomalies, n'est basée, il faut bien le dire, sur aucun fait d'anatomie ni sur aucune expérience directe ; et, de plus, se trouve en contradiction avec les recherches des ovologistes modernes; aussi ne m'y arrêterai-je pas plus longtemps.

L'anatomie comparée pourrait peut-être jeter quelque jour sur la question qui nous occupe. Chez certains mammifères, tels que la truie, la vache, etc., la trompe n'est pas le seul canal qui établisse un passage au sperme. M. Gartner (de Copenhague) avait annoncé que chez ces animaux il existait un canal particulier qui, des parties externes de la génération, se portait jusque dans l'épaisseur des ligaments larges. En 1826, il vint à Paris, et, conjointement avec M. de Blainville, il fit de nouvelles recherches, dont le naturaliste français a consigné les résultats dans les *Bulletins de la Société philomathique*, 1826, t. IX, p. 109.

Si l'on examine attentivement un vagin de jeune truie, on peut découvrir, dit M. de Blainville, un conduit particulier, qui, ayant son orifice extérieur de chaque côté du méat urinaire, se continue dans l'épaisseur des fibres musculaires du vagin, se rétrécit au niveau du col utérin, mais ne se continue pas moins dans l'épaisseur des fibres de la matrice. Ce canal suit le corps de l'utérus, l'abandonne ensuite, et se porte parallèlement à la corne

blesse toujours croissante des parois du kyste, mais encore les congestions locales si ordinaires pendant la grossesse, contribuent à en rendre plus fréquentes les ruptures. Les saignées pratiquées dans les limites indiquées par la santé générale de la malade seraient donc ici réclamées, d'autant plus qu'on n'aurait pas à craindre leur influence fâcheuse sur la vie du fœtus, sa mort étant ce qui pourrait arriver de plus heureux : peut-être ce dernier résultat pourrait-il être obtenu à l'aide de secousses électriques dirigées sur les parois du kyste. Si l'on ne peut mettre obstacle au développement incessant du fœtus, il est évident qu'il faut proscrire à cette époque toute opération qui aurait pour but d'extraire l'enfant du sein de sa mère, opération qui serait au moins aussi grave que l'accident que l'on redoute. Dans les premiers mois, lors même que la rupture

correspondante, dans l'épaisseur du ligament large, à peu près jusqu'à l'origine de la trompe, où il se perd en paraissant s'épanouir, ou se subdiviser en deux ou trois filaments qu'il devient fort difficile de distinguer des vaisseaux, et surtout du tissu propre du ligament large.

M. de Blainville a, dit-il, vainement cherché de pareils canaux chez les femmes ; il n'en a point rencontré. L'analogie rend probable cependant leur existence dans l'espèce humaine ; et cette probabilité acquiert de nouvelles forces quand on rapproche ce fait de celui que M. Baudelocque a présenté à l'Académie de médecine (*Arch. de méd.*, 1826) comme une anomalie unique dans la science, quoique, chose assez singulière, Dulaurens, au rapport de Mauriceau (*Traité des maladies des femmes grosses*, t. 1, p. 12), eût remarqué plusieurs fois que la trompe, arrivée à la corne de la matrice, se séparait en deux conduits, dont l'un, plus gros et plus court, s'insérait dans le fond de la matrice, et l'autre, plus étroit et plus long, allait se terminer au col près de son orifice interne.

De Graaf (*Opera omnia*, p. 212) croit avoir rencontré chez la femme des canaux semblables à ceux décrits par M. Gartner (de Copenhague) chez certains mammifères. Enfin, madame Boivin dit avoir vu des faits analogues au canal bifurqué de M. Baudelocque.

Pour ces cas, au moins, il est permis de supposer que la conception peut avoir lieu lors même que l'orifice interne de la trompe serait complétement oblitéré. Or, si, comme le disent Mauriceau et Dulaurens, dont les auteurs modernes paraissent avoir oublié les recherches, de pareilles anomalies se rencontraient assez souvent à une époque où les dissections étaient beaucoup plus rares, il faut en conclure que si les auteurs de cette époque ont méconnu cette disposition, c'est qu'ils n'ont pas dirigé leurs recherches dans ce but.

Je terminerai ces réflexions en rappelant un fait que M. Reynaud a consigné dans le tome II du *Journal hebdomadaire*, année 1829.

Une jeune fille de vingt et un ans succomba, à la Charité, à la suite d'une carie vertébrale. A l'autopsie, on trouva que l'utérus offrait le volume de celui d'une femme enceinte d'environ six semaines. Sa cavité agrandie était occupée par une fausse membrane de même forme, et dans laquelle n'existait aucune ouverture. Les adhérences avec les parois pouvaient être facilement rompues ; elle renfermait 3 ou 4 onces de liquide jaunâtre. Il n'existait aucune trace de l'orifice intérieur des trompes. A leur extrémité libre elles étaient également oblitérées. Les ovaires avaient plus d'un pouce dans le sens de leur longueur. Leur surface présentait les traces de plusieurs cicatrices. Tous deux contenaient dans leur intérieur un corps arrondi, d'un rouge brunâtre (véritable corps jaune), et dans plusieurs endroits existaient de petites poches fibreuses, à parois froncées et revenues sur elles-mêmes. Plusieurs petits corps ovoïdes de la grosseur d'un grain de chènevis, ayant de la ressemblance avec des ovules, existaient le long du trajet des trompes et dans l'épaisseur du ligament large.

Cette observation nous offre ceci de remarquable : c'est que, malgré une oblitération complète des trompes, on a trouvé les organes de la génération dans un état semblable à celui que l'on observe lorsqu'un commencement de travail générateur a eu lieu. Je n'en tirerai cependant aucune conclusion directe, mais je ne peux m'empêcher de vous faire remarquer combien il confirme les idées développées dans ce rapport. (Rapport de M. Cazeaux, extrait des *Bulletins de la Société anatomique*.)

spontanée du kyste ferait craindre une hémorrhagie mortelle, il n'y a rien à faire qu'à employer les moyens généraux propres à prévenir l'abondance de l'épanchement : repos, réfrigérants, etc.

Si la grossesse extra-utérine bien constatée est arrivée à une époque voisine du terme, et qu'il y ait un commencement de travail, la déchirure du kyste est encore à craindre par suite des efforts d'expulsion. Faut-il, comme on l'a déjà fait avec succès, pratiquer la gastrotomie ? Sans doute, si l'on n'envisage que l'intérêt de l'enfant, la question est résolue bien facilement. Mais la vie de la mère n'est-elle pas presque certainement compromise par cette opération ? Puis comment y décider la malade à une époque convenable, lorsqu'elle ne doute pas du danger qu'elle court en la refusant ? Comment s'y décider soi-même lorsqu'on en prévoit les conséquences possibles, quand l'observation a appris toute la difficulté que présente alors la délivrance, et quand on réfléchit à la nécessité où l'on se trouve de laisser dans l'abdomen ouvert un vaste kyste, dont l'inflammation, la suppuration, si longue, si difficile à tarir, compromettront à elles seules la vie de la malade ? Dans ce cas même, qui doute que si l'on avait un moyen propre à suspendre ce travail commencé, l'humanité ferait un devoir de l'employer ? dit M. Dezeimeris ; et je partage complétement cette opinion. Or, parmi les moyens propres à enrayer les contractions utérines ordinaires, je n'en connais pas de plus héroïques que l'opium à haute dose donné en lavement, et certes je n'hésiterais pas à l'employer en pareille circonstance.

Si, malgré son emploi, le travail continuait, on serait autorisé à pratiquer la gastrotomie. C'est ordinairement à travers la paroi abdominale qu'on pratique l'incision du kyste, et le lieu d'élection est le même que dans l'opération césarienne ordinaire ; mais lorsque, pendant les efforts d'expulsion de la femme, on sent la tête par le vagin, il y a certainement moins de danger à pratiquer une incision à travers la paroi vaginale. La version ou l'application du forceps terminerait, au besoin, l'extraction de l'enfant. Dans deux cas, dont l'un est attribué à Lauverjat, la femme et l'enfant furent sauvés par une semblable opération ; dans trois autres cas, rappelés par Burns, l'enfant fut extrait vivant, mais la mère mourut.

Si enfin la prolongation du travail avait produit la rupture du kyste, il est bien douteux que la gastrotomie puisse être suivie de succès. On s'occuperait d'abord de modérer l'abondance de l'hémorrhagie, et, ces premiers dangers écartés, l'art devrait employer tous les moyens propres à prévenir et à combattre les accidents inflammatoires consécutifs.

Mais les phénomènes primitifs une fois calmés, qu'il y ait eu ou non rupture du kyste, il est évident que l'art peut intervenir pour prévenir les accidents consécutifs que nous avons énumérés, et qui compromettent si gravement la santé et même la vie de la femme. Après la cessation des accidents inflammatoires, il faut encore attendre, et surtout après la rupture du kyste, ne pas se hâter d'agir. Dans ce cas, en effet, le temps nécessaire à la formation du kyste nouveau qui enveloppe les parties déplacées est assez long ; les adhérences qui l'unissent aux parties voisines demandent un certain temps pour se former, et il y aurait grande témérité à troubler ce travail salutaire par une opération inopportune.

Les ressources que l'art présente dans les grossesses extra-utérines anciennes varient suivant les cas. Quelquefois, en effet, un travail éliminatoire est déjà commencé, l'inflammation s'est emparée des téguments placés au devant de la tumeur; l'abcès s'est formé, il ne s'agit que de l'ouvrir ou d'agrandir par des débridements convenables les ouvertures qui se sont faites spontanément. C'est ensuite un vaste abcès qu'il faut vider et modifier par tous les moyens convenables.

Si les parties du fœtus étaient arrivées dans la vessie, et que le cathétérisme en eût donné la certitude, on aurait à pratiquer la taille, soit par l'hypogastre, soit par le vagin.

Enfin, une femme se présente portant depuis une ou plusieurs années un fœtus extra-utérin. L'art peut-il quelque chose pour elle? Si cette grossesse est pour la femme une cause de vives souffrances, et qu'elle la mette dans l'impossibilité de suffire à ses besoins, si surtout la tumeur peut être facilement attaquée par le vagin, nul doute qu'il ne faille pratiquer l'incision vaginale. Mais si la femme est du reste assez bien portante, est-il prudent d'intervenir dans le but de prévenir les accidents auxquels probablement plus tard cette femme sera exposée? Peut-on espérer, par une opération prudente et méthodique, extraire le fœtus en masse? Cette dernière question est plus difficile à résoudre. Dans un cas de cette espèce, où la tête du fœtus, comme enclavée au détroit supérieur, était parfaitement sentie à travers la paroi postérieure et supérieure du vagin, j'ai vu le professeur P. Dubois se décider, malgré une assez vive opposition de plusieurs consultants, à inciser largement la paroi vaginale, ainsi que les parois du kyste, se proposant d'appliquer le forceps sur la tête, et de l'extraire en totalité. Les parois du kyste et du vagin étant incisées, on crut s'apercevoir qu'il existait une adhérence intime entre les parois du kyste et la tête fœtale, et l'on fut obligé de renoncer à continuer l'opération. Elle ne fut pas cependant sans résultat, car elle fut suivie, au bout de quelques jours, d'une fonte putride de toutes les parties molles du fœtus; les os du squelette détachés furent peu à peu extraits à l'aide de longues pinces et d'injections souvent répétées; les parois du kyste revinrent peu à peu sur elles-mêmes; quand il n'y eut plus rien dans la cavité, les parois se détergèrent, l'ouverture se ferma, et deux mois après la malade fut complétement guérie. Au moment de l'opération, la malade était enceinte de vingt-deux mois.

Cette conduite devrait être imitée dans un cas semblable, surtout si la santé de la femme était visiblement altérée.

L'incision par le rectum a été pratiquée dans quelques cas où la vulve était oblitérée.

Enfin, si le fœtus situé très-haut dans l'abdomen, était inaccessible par le vagin ou le rectum, le gastrotomie serait seule praticable; mais l'opération doit alors être considérée comme une ressource extrême à laquelle on ne doit recourir que lorsque la vie de la malade est sérieusement menacée.

———

CINQUIÈME PARTIE

DE LA DYSTOCIE, OU DES ACCOUCHEMENTS CONTRE [NATURE OU LABORIEUX.

—

Bien que l'accouchement soit une fonction naturelle, et que le plus souvent les ressources de l'organisme suffisent à son accomplissement, il est une foule de circonstances qui peuvent troubler l'œuvre de la nature, la rendre difficile, dangereuse, ou même complétement impossible. C'est à l'exposition de ces difficultés, de ces dangers, et plus particulièrement à l'indication des moyens de les prévenir ou d'y remédier, qu'est consacrée la cinquième partie de ce livre où nous exposerons les difficultés et les accidents qui peuvent compliquer l'accouchement et nécessiter l'intervention de l'art.

Les causes qui rendent l'accouchement difficile, impossible ou dangereux, et qui dès lors nécessitent l'intervention plus ou moins active de l'accoucheur, sont nombreuses et variées, et sont loin d'avoir toujours le même mode d'action. Les unes, en effet, n'agissent qu'en affaiblissant ou en exagérant les forces nécessaires à l'expulsion du fœtus; les autres constituent un obstacle à cette expulsion, en donnant lieu à une disproportion entre les dimensions du canal pelvien et le volume du corps qui doit le traverser, et rendent ainsi inutiles les contractions les plus énergiques. Enfin, dans les conditions en apparence les plus heureuses, on peut voir tout à coup se manifester une foule d'accidents qui, par leur gravité, peuvent compromettre les jours de la mère et de l'enfant.

Sous le rapport des causes qui peuvent ainsi troubler l'œuvre de la nature, on peut donc distinguer dans l'accouchement laborieux trois groupes différents : 1° accouchements rendus difficiles, impossibles ou dangereux, par l'insuffisance ou l'excès d'énergie des forces expulsives ; 2° accouchements rendus difficiles, impossibles ou dangereux, par des obstacles qui s'opposent à l'expulsion du fœtus; 3° enfin, accouchements compliqués d'accidents assez graves pour compromettre la vie ou la santé de la mère et de l'enfant.

On réserve plus particulièrement le nom d'*accident* de l'accouchement à tout phénomène morbide capable d'amener rapidement la mort de la mère ou de l'enfant. Ces accidents, en réservant à ce mot le sens restreint que nous venons de lui donner, sont heureusement peu nombreux; du côté de la mère on compte comme accidents : 1° l'éclampsie; 2° les ruptures de l'utérus ; 3° les hémorrhagies. Du côté du fœtus un seul accident est à craindre, c'est la procidence du cordon ombilical et sa compression.

CHAPITRE PREMIER.

ACCOUCHEMENTS RENDUS DIFFICILES, IMPOSSIBLES OU DANGEREUX, PAR L'INSUFFISANCE OU L'EXCÈS D'ÉNERGIE DES FORCES EXPULSIVES.

Il est une foule de cas dans lesquels la position est favorable, les organes de la mère et de l'enfant sont bien conformés ; dans lesquels l'accouchement ne présente aucune de ces complications graves dont nous parlerons plus tard, et qui lui ont fait donner le nom d'accouchement contre nature ; et cependant les différents temps qui le constituent peuvent ne pas s'accomplir avec le calme et la régularité ordinaires. Or, tout semble si bien calculé dans les œuvres de la nature, que le moindre écart suffit pour nuire à leur accomplissement : trop de lenteur, trop de rapidité dans la marche des phénomènes de l'accouchement, peuvent également nuire à la mère ou à l'enfant, et nécessiter aussi impérieusement l'intervention de l'art qu'une hémorrhagie ou un rétrécissement du bassin. Nous croyons donc faire chose utile en traitant, avec un peu plus de détails qu'on ne l'a fait jusqu'à présent, des causes et des moyens de prévenir l'influence fâcheuse que peut avoir la lenteur excessive ou la marche trop précipitée du travail de l'accouchement.

ARTICLE PREMIER.

LENTEUR EXCESSIVE DU TRAVAIL.

En indiquant, page 280, quelle était la durée ordinaire du travail, nous avons eu soin de faire remarquer que l'accouchement se prolongeait souvent au delà des limites fixées, et que dix-huit ou vingt heures de durée, surtout chez les primipares, ne pouvaient être regardées comme inquiétantes ; mais toutes les fois qu'il s'est écoulé plus de vingt-quatre heures depuis le commencement du travail, il peut en résulter pour la mère ou l'enfant des accidents sérieux qu'on doit toujours chercher à prévenir, en détruisant la cause de cette lenteur excessive.

Dans l'accouchement normal, les phénomènes s'accomplissent avec une régularité telle, que, sous le rapport de la durée, la période de dilatation du col est à celle d'expulsion : : 2 ou 3 : 1. Il est bon de noter que la lenteur du travail peut se faire sentir durant le premier ou le second temps, et que dès lors cette proportion n'existe plus. Cette distinction, qui pourrait servir à établir une classification des causes qui retardent l'accouchement, si les mêmes ne pouvaient faire sentir leur influence à toutes les périodes, mérite cependant d'être faite sous le rapport du pronostic : car si la première période peut se prolonger sans danger, la seconde, au contraire, ne peut dépasser certaines limites sans compromettre beaucoup la santé de la mère et souvent la vie de l'enfant. Celui-ci succombe au moins une fois sur quatre, quand la tête séjourne dans l'excavation plus de sept à huit heures après la dilatation complète et la rupture de la poche des eaux, tandis qu'il résiste presque toujours, alors même que la première période se prolonge quarante, cinquante, soixante heures et plus (1). Les symptômes offerts par la mère sont aussi presque nuls dans ce dernier cas : ainsi une grande fatigue causée surtout par la privation du sommeil, et, chez les femmes nerveuses, une grande irritation, du découragement, un effroi très-grand, tels sont à peu près les seuls inconvénients qui en résultent. Du reste, quoique faible, la douleur revient à des intervalles réguliers, et le travail, quoique lent, fait cependant des progrès. Mais, lorsque la période d'expulsion se prolonge au delà de dix à douze heures, on voit, en général, la douleur devenir irrégulière à la fois dans ses retours et dans son intensité; bien qu'elle soit quelquefois plus intense et plus fréquente, elle est en réalité moins efficace, à tel point qu'il semble que le fœtus rétrograde au lieu d'avancer : en un mot, il y a des douleurs, mais il n'y a pas de contraction expulsive.

Ce trouble local est accompagné ou au moins bientôt suivi d'un tremblement violent, la malade a des envies de vomir, et même des vomissements de matières bilieuses ; elle est inquiète, agacée, change à chaque instant de position ; la peau est chaude et sèche, le pouls bat cent et quelquefois cent cinquante pulsations par minute, la langue est sèche et recouverte, ainsi que les dents, d'un enduit noirâtre. Le vagin et le col utérin sont chauds et sensibles au toucher, il s'en écoule un liquide jaunâtre et quelquefois d'une odeur fétide ; la pression que la tête du fœtus exerce sur le col de la vessie s'oppose à l'émission des urines, et les parties qui tapissent le détroit supérieur et l'excavation pelvienne, longtemps comprimées par la tête de l'enfant, peuvent s'enflammer, se gangrener même, complications qui peuvent devenir plus tard la source des accidents les plus graves.

Si la femme n'est pas délivrée, ces symptômes augmentent d'une manière effrayante : les vomissements deviennent plus fréquents, l'abdomen plus tendu ; l'indocilité de la malade ne connaît plus de bornes, son pouls est de plus en plus faible et précipité, et elle tombe dans un état de demi-stupeur ou dans un demi-délire qui bientôt se termine par la mort.

Il est à peine utile de faire remarquer que, dans ce dernier cas, la vie de l'enfant est aussi plus sérieusement compromise.

Nous avons dû signaler ces différences dans la gravité des symptômes pour prouver la nécessité de la distinction que nous avons faite : nous pourrons maintenant étudier les causes qui parfois ralentissent la marche du travail, indiquer les moyens propres à y remédier, sans avoir besoin de rappeler, pour chacune d'elles, que les dangers auxquels elles exposent la mère et l'enfant sont beaucoup plus graves dans la seconde que dans la première période, et que, si l'on peut, dans

---

(1) Le relevé suivant, que j'emprunte à Churchill, est très-propre à confirmer ce que nous venons de dire : Dans cent trente-trois cas, la première période s'est prolongée de vingt-quatre à soixante heures, huit enfants seulement ont succombé; dans huit cas de soixante à cent heures, un seul mort ; dans trois cas de cent à cent soixante-dix-sept heures, pas un mort. (Churchill, 192.)

celle-ci, se confier longtemps aux ressources de l'organisme, dans celle-là, au contraire, l'intervention de l'art est assez promptement nécessaire.

Les causes qui peuvent retarder l'accouchement dépendent de l'état général de la femme, ou d'une modification toute spéciale des organes génitaux. Dans l'un ou l'autre cas, elles peuvent faire sentir leur influence dès le début, ou seulement à une époque plus ou moins avancée du travail ; aussi avons-nous à considérer les trois conditions suivantes : 1° les douleurs ou contractions sont lentes ou faibles dès le commencement du travail ; 2° après avoir débuté avec énergie, elles se ralentissent, s'effacent ou même cessent complétement ; 3° enfin, elles offrent une irrégularité bien grande dans leur durée, leur intensité et leurs retours, irrégularité qui détruit presque complétement leur action expulsive. Dans tous ces cas, les Anglais ont donné au travail le nom de *tedious labour*, travail ennuyeux, et cette dénomination mériterait d'être adoptée, car elle convient parfaitement aux cas dont nous allons nous occuper.

§ 1. — De la lenteur ou faiblesse des contractions.

La *lenteur* ou *faiblesse des contractions* peut exister depuis le commencement du travail, et persister pendant toute sa durée : elle est caractérisée par des douleurs faibles, pendant lesquelles la dilatation du col s'effectue très-lentement, et qui un peu plus tard semblent impuissantes à pousser la tête au dehors. Cette lenteur dans la marche du travail peut tenir à l'état général de la femme, ou à une disposition toute locale de l'utérus. Dans le premier cas, elle se manifeste chez les femmes douées d'une constitution très-grêle et très-débile, et accidentellement affaiblies par de longues maladies. Toutefois, n'oublions pas, comme nous l'avons déjà fait remarquer page 122, que la faiblesse générale du système musculaire n'a que peu d'influence sur la force contractile de l'utérus, et que celle-ci est souvent énergique chez les individus très-faibles, comme les phthisiques par exemple. Le travail marche quelquefois même plus rapidement chez ces individus, car le peu de résistance qu'offre alors le plancher du bassin, lorsque la fibre utérine conserve toute sa contractilité, semble favoriser la rapidité du travail.

Il n'y a alors généralement rien à faire qu'à exhorter la malade à la patience, employer quelques légers stimulants, tels que bouillon, vin de Bordeaux, quelques cuillerées de vin d'Espagne ; en un mot, soutenir autant que possible ses forces. Si, lorsque le col de l'utérus est suffisamment dilaté, la contraction utérine est trop faible pour produire l'engagement et l'expulsion de la tête, il faut avoir recours au seigle ergoté ou mieux au forceps.

Mais, lorsque c'est à une disposition toute locale de la matrice qu'il faut attribuer la lenteur du travail, on doit rechercher avec soin quelles peuvent en être les causes. Celles-ci sont variables et nécessitent l'emploi de moyens variés ; on comprend dès lors l'importance que l'accoucheur doit mettre à les bien distinguer.

A. L'excessive distension des parois utérines, qu'elle tienne à l'hydropisie de l'amnios ou à la présence de plusieurs enfants, doit être placée en première ligne.

Cet excès de distension, en effet, détermine un amincissement considérable des parois utérines, les engourdit en quelque sorte, et diminue leur force de contraction. Indépendamment du développement considérable du ventre et de l'élévation inaccoutumée de la tête vers la fin de la grossesse et au début du travail, qui doivent éveiller l'attention, il y a dans la physionomie des douleurs quelque chose de tout particulier. Aussi les contractions, bien que faibles, laissent la malade dans un état d'anxiété et de souffrance continuelles, et ne reviennent qu'à des intervalles éloignés et irréguliers ; elles semblent envahir seulement le fond de l'utérus, et ne portent pas par en bas, suivant l'expression des femmes ; la poche amniotique, si elle n'est pas encore rompue, bombe à peine pendant la douleur. Il faut bien se garder alors d'avoir recours aux excitants, qui n'auraient ici d'autre résultat que d'augmenter la souffrance des femmes, sans rendre les contractions plus énergiques. Le seul remède consiste dans la rupture des membranes. En facilitant l'écoulement du liquide amniotique, on fait cesser la distension excessive de l'organe, avec elle cette douleur permanente qu'elle occasionnait, et les véritables contractions deviennent plus fréquentes et plus énergiques.

B. Cette faiblesse et cette lenteur des contractions peuvent tenir aussi à l'engorgement sanguin ou à la pléthore des parois utérines. Cet état se reconnaît aux signes suivants : les douleurs sont tout d'abord assez énergiques, mais bientôt elles diminuent en fréquence et en intensité ; le col est mou, souple, peu résistant, mais la partie qui se présente ne s'engage pas durant la douleur ; celle-ci est également répandue dans tout le ventre ; en même temps se manifestent presque toujours des phénomènes de pléthore générale. La respiration est gênée, le pouls est dur et plein et les douleurs sont très-irrégulières, et dans leur fréquence, et dans leur intensité. La saignée du bras, proportionnée à l'état général de la femme, est alors le meilleur remède à employer.

C. Cette lenteur et cette faiblesse des contractions peuvent dépendre de la faiblesse ou de la mauvaise organisation de l'utérus lui-même, quoique, du reste, l'état de la malade soit bon ; en un mot, l'appareil musculaire de l'utérus peut manquer de force quand les autres muscles de l'organisme sont doués de beaucoup d'énergie. La dilatation s'est opérée lentement, le col n'offre plus aucune résistance, mais l'organe paraît impuissant à opérer l'expulsion du corps étranger qu'il renferme. Le seigle ergoté convient alors pour ranimer les contractions affaiblies ; on agit encore plus sûrement avec le forceps quand la dilatation est assez grande pour que cet instrument puisse être appliqué.

Le docteur Franck de Wolfenbutten a tout dernièrement préconisé l'électro-magnétisme dans les cas de faiblesse ou d'absence de contractions, et cite quatre observations dans lesquelles il dit l'avoir employé avec avantage. La lecture de ces faits ne nous a pas convaincu de l'utilité de ce moyen. D'ailleurs, la difficulté d'avoir à sa disposition un appareil convenable ne permettra que rarement de l'employer (1).

______

(1) L'appareil dont l'auteur se sert consiste en une plaque métallique concave, humectée d'eau salée, qu'il applique sur la région lombaire et qu'il met en communication avec le

D. Suivant Baudelocque, la mort de l'enfant aurait la fâcheuse influence de ralentir et d'affaiblir les contractions utérines. M. P. Dubois fait remarquer avec raison, à notre avis, que si la femme est, du reste, bien portante, la mort du fœtus n'a aucune action sur la marche du travail ; que, s'il arrive parfois que les femmes accouchent plus péniblement quand leur enfant a déjà depuis quelque temps cessé de vivre, c'est lorsque seulement les maladies de la mère ont occasionné la mort du fœtus, et que, par conséquent, les forces sont affaiblies par une maladie antécédente.

E. Si la rupture tardive des membranes peut ralentir et affaiblir les douleurs, leur rupture prématurée peut produire le même résultat. Voici, en effet, alors ce qui peut arriver : si la tête est très-volumineuse et très-basse au moment où cette rupture a lieu, elle s'applique exactement sur l'orifice, et retient derrière elle une grande partie des eaux. Si, à ce moment, le col est assez dilaté pour que la tête puisse s'y engager, il ne s'écoule point d'eau même pendant la contraction ; mais si la dilatation est encore peu avancée, les eaux s'écoulent goutte à goutte, dit-on, au commencement et à la fin de chaque douleur ; celle-ci est tout employée à chasser ainsi peu à peu le liquide amniotique, et ne contribue en rien à opérer la dilatation du col. Le même phénomène se reproduit lorsque les membranes se rompent en un point élevé de la poche, point qui ne correspond point du tout au col de l'utérus. Il s'écoule alors un peu d'eau au moment où s'opère cette rupture, et chaque douleur est encore accompagnée ou suivie de l'écoulement du trop-plein, sans accélérer en rien la dilatation. Cette circonstance, suivant M. P. Dubois, ne mérite pas toute l'importance qu'on lui a donnée. Le travail d'expulsion n'est pas à proprement dire, commencé : le fœtus, protégé par le liquide qui l'entoure, n'a pas à souffrir de la lenteur du travail ; il n'y a donc rien à faire dans la plupart des cas. Si cependant l'accouchement languissait trop longtemps, on pourrait, comme on l'a généralement conseillé, introduire deux doigts dans le col et soulever la tête du fœtus, dans le but de favoriser l'écoulement plus prompt du liquide, ou bien déchirer le segment inférieur des membranes qui s'engage dans le col, si la rupture s'était primitivement opérée sur un point très-élevé. Cette manœuvre toutefois ne doit être employée qu'autant que la dilatation du col est déjà très-avancée. Il est évident, en effet, que si toute l'eau s'écoulait longtemps avant la dilatation du col, l'enfant pourrait souffrir d'une compression trop immédiate et trop longtemps prolongée.

§ 2. — Ralentissement ou suspension des douleurs.

Il n'est pas rare de voir un travail qui d'abord marchait bien s'arrêter tout à coup : les douleurs, jusqu'alors fortes et fréquentes, se ralentissent et cessent

conducteur positif d'un appareil électro-magnétique à rotation ; le conducteur négatif est mis en rapport avec un cylindre creux rempli d'eau salée, introduit dans le vagin jusqu'à l'orifice de la matrice, et joue le rôle d'excitateur. L'application de l'électro-magnétisme se fait pendant cinq ou six minutes dans l'intervalle des contractions, et est suspendue pendant leur durée.

même complétement. Les indications que présentent ces phénomènes sont variables suivant les causes qui y ont donné lieu. Aussi le médecin doit-il les recherher avec le plus grand soin. Parmi celles qui peuvent ainsi ralentir ou suspendre les douleurs, on a cité :

A. Les impressions morales vives que la femme peut éprouver pendant le travail : une nouvelle inattendue, une discussion vive, l'annonce d'un enfant d'un sexe autre que celui que la mère désirait, l'arrivée ou la présence d'une ou de plusieurs personnes qui lui déplaisent, telles sont les principales circonstances auxquelles on a eu souvent occasion de rapporter la cessation des douleurs. L'éloignement de la cause est le seul remède à employer dans ces cas : malheureusement il n'est pas toujours facile de la deviner. C'est à la prudence et à la sagacité du médecin à pénétrer le mystère.

B. Une douleur causée par la coïncidence d'une maladie antécédente, ou qui se manifeste pendant le travail. Quelquefois ce seront des vomissements très-douloureux et très-fréquents, des douleurs vives dans les muscles du dos et du ventre, des coliques vives dans les intestins, etc. Dans tous ces cas, les femmes, éprouvant une douleur très-intense, qui est encore exagérée par la contraction utérine, cherchent à suspendre celle-ci autant que cela leur est possible. Le médecin doit alors essayer de calmer la douleur qui trouble ainsi le travail.

Lorsqu'il survient des vomissements très-opiniâtres, il faut, si toutefois la femme supporte facilement les opiacés, administrer quelques gouttes de laudadum ; dans le cas contraire, donner quelques boissons aromatiques ou antispasmodiques, et se contenter de faire quelques lotions narcotiques sur le creux épigastrique. S'il existe des douleurs musculaires vives, on pratiquera des embrocations sur la partie douloureuse avec un liniment opiacé. Un changement de position suffit quelquefois pour les calmer. Si, enfin, comme cela arrive souvent, cette douleur étrangère à la contraction ne peut être calmée, il faut aider la nature en terminant l'accouchement.

Il faut certainement classer parmi les circonstances qui peuvent ralentir, et même suspendre complétement la contraction utérine, les crampes si violentes que produit quelquefois la compression exercée par la tête du fœtus sur les nerfs sacrés. Dans trois cas observés par le professeur Meigs (de Philadelphie), la douleur était tellement violente qu'elle jetait la malade dans une angoisse inexprimable. Au dire des femmes, cette douleur est semblable à celle que produirait le pincement ou la torsion d'un gros tronc nerveux. Les malades réclament à grands cris une prompte délivrance, et le médecin est souvent obligé de céder à leurs instances. Son intervention peut encore être nécessitée par la suspension plus ou moins complète des contractions de l'utérus. Cet organe semble paralysé par la violence de ces douleurs nerveuses, et tout à la fois pour soustraire la malade aux douleurs affreuses qui la tourmentent, et pour aider l'impuissance des efforts utérins, on est souvent obligé d'appliquer le forceps.

L'emploi des inhalations de chloroforme pourrait, dans tous ces cas, avoir une heureuse influence. En paralysant la sensibilité animale, on pourrait rendre à l'utérus l'intégrité de ses fonctions. Les accoucheurs anglais l'ont plusieurs fois employé avec succès dans ce but.

C. Nous avons déjà parlé (page 381) de la fâcheuse influence que l'extrême distension de la vessie pouvait avoir sur la marche du travail. Il est évident que, si la suspension des douleurs pouvait être attribuée à cette circonstance, le cathétérisme devrait être immédiatement pratiqué : si l'engagement de la tête rendait cette opération impossible, on devrait avoir recours à l'application du forceps. L'administration de l'ergot me paraîtrait ici au moins très-imprudente.

D. La pléthore générale, si facilement reconnaissable à la rougeur de la face, à la céphalalgie, aux battements dans la tête, aux vertiges, aux éblouissements, aux tintements d'oreilles, à l'agitation de la malade, à la force et à la plénitude du pouls, aux lassitudes dans les membres, sera combattue par la saignée.

E. La faiblesse propre de l'utérus. Il est des femmes chez qui la force contractile de l'utérus s'épuise facilement. Ainsi les contractions, après avoir suffi aux premiers efforts du travail, diminuent ou cessent tout à coup sans autre cause que cette faiblesse de l'organe. C'est alors surtout qu'il faut conseiller à la femme de se lever et de marcher pendant quelque temps, qu'il faut frictionner le ventre, titiller le col utérin, exercer des pressions sur le périnée, et si ces moyens échouent, administrer le seigle ergoté ou les douches utérines, et terminer au besoin par l'application du forceps.

§ 3. — Irrégularité des douleurs.

Les contractions peuvent être irrégulières dans leur marche ; elles peuvent être partielles, c'est-à-dire qu'un seul point des parois utérines se contracte, tout le reste de l'organe restant dans l'inaction. La structure musculaire de l'utérus explique assez bien cette irrégularité des contractions. Les douleurs de la première espèce se reconnaissent aux signes suivants : il n'y a pas de calme bien complet et bien franc entre les douleurs ; elles sont continues et seulement interrompues par des paroxysmes pendant lesquels l'intensité de la douleur est atroce. Dans la contraction partielle, la douleur revient par intervalles ; mais tantôt c'est seulement le fond de l'utérus, tantôt un de ses angles ; d'autres fois un des points de sa surface qui se contracte spasmodiquement, tandis que le reste se contracte à peine. Les douleurs cependant ne sont pas moins aiguës que si la contraction était générale. Souvent même elles le sont davantage. Mais on les reconnaît facilement à ce qu'elles ont lieu presque en pure perte, ou du moins sans avoir une grande influence sur les progrès du travail. Pendant la contraction, et même dans le moment où la femme souffre le plus, on peut, dans le cas de contraction partielle, en appliquant la main sur l'hypogastre, sentir que l'ovoïde utérin n'est pas régulier, qu'il y a des bosselures, des inégalités. Dans tous les cas, il est facile de constater qu'il n'y a pas d'impulsion imprimée au fœtus, que la partie qui se présente ne s'avance pas ; si les membranes ne sont pas encore rompues, elles ne bombent pas, et se tendent à peine pendant les douleurs. Au plus fort de la douleur, au moment du paroxysme, la partie qui se présente paraît parfois s'avancer un peu ; mais d'une part, ce mouvement de progression n'est pas en rapport avec la violence des douleurs, et, d'autre part, il ne continue pas, bien que la douleur persiste.

La femme est alors dans une agitation extrême : elle pleure, se désespère. Assez souvent le pouls est fréquent, développé, fébrile ; la face est rouge, animée, la peau chaude ; les idées se troublent, et les membres sont convulsivement contractés.

Ces contractions irrégulières, qu'on a désignées sous le nom de *tétanos utérin*, cessent quelquefois d'elles-mêmes, mais souvent aussi se prolongent indéfiniment. Il est important alors de les faire cesser. Or, les meilleurs moyens à employer sont : 1° quand la face est pléthorique, que le pouls est plein, fort, développé, la face rouge et animée : la saignée générale ; 2° chez les femmes nerveuses, très-irritables, chez lesquelles, en général, la saignée n'est pas praticable, il faut employer les bains, les injections émollientes, les lotions laudanisées sur l'abdomen, mais surtout le laudanum à l'intérieur, donné à la dose de vingt ou quarante gouttes dans un ou deux petits lavements de 120 à 150 grammes. Sous l'influence de ces moyens, mais surtout du dernier, les douleurs cessent presque complétement pendant une demi-heure ou une heure ; pendant ce temps, la femme sommeille ; puis les bonnes douleurs, c'est-à-dire les douleurs franches et régulières, se réveillent, et le travail se termine heureusement.

L'action des opiacés est quelquefois beaucoup plus prompte, et se fait sentir un quart d'heure ou dix minutes après leur administration. Chez une jeune dame primipare, en travail depuis dix heures du matin, les contractions marchèrent lentement, mais régulièrement, jusqu'à quatre heures. Alors elles prirent le caractère particulier dont je parle, et dès ce moment, malgré des douleurs presque continues, malgré la dureté permanente du globe utérin, la tête ne descendit pas. A six heures j'administrai les opiacés. Au bout de dix minutes, cette vive agitation se calma, les douleurs cessèrent complétement, puis reparurent quelques minutes après, d'abord lentes et faibles, mais bientôt assez régulières et énergiques pour terminer promptement l'accouchement.

Lorsque le col de l'utérus participe à cet état de spasme, on se trouve bien d'employer la pommade et l'extrait de belladone, comme nous aurons l'occasion de l'indiquer plus loin.

On a reproché à l'emploi de la belladone de suspendre les douleurs, de paralyser l'exercice de la contractilité du tissu après l'accouchement ; c'est une erreur, son action est toujours bornée au col ; celui-ci peut être tout au plus paralysé pendant quelque temps

M. Velpeau dit s'être servi avec succès, dans le cas qui nous occupe, de la potion suivante : Eau de laitue ou de coquelicot, 120 grammes ; eau de fleur d'oranger ou de menthe, 30 grammes ; sirop de pavot blanc, 30 grammes ; extrait d'opium, 5 centigrammes.

Les inhalations anesthésiques me semblent devoir être employées avec avantage dans ces cas de contractions partielles ou irrégulières : je les crois très-propres à modifier la surexcitation utérine, à laquelle elles sont le plus souvent liées ; et, dans plusieurs cas, elles ont, comme l'opium, suspendu momentanément les contractions, pour leur rendre, après quelques instants, leur régularité et leur efficacité normales.

§ 4. — Influence des contractions des parois abdominales.

Chez quelques femmes très-grasses, la seconde partie du travail s'opère quelquefois avec une lenteur excessive. Les contractions utérines ne cessent pas complétement, mais elles paraissent sans action et ne font faire aucun progrès à la tête du fœtus. Cette impuissance des efforts utérins m'a paru tenir beaucoup moins aux résistances que présentait chez elles la partie inférieure du canal pelvien, qu'au défaut d'action des muscles abdominaux. La couche épaisse de graisse qui double en effet les parois antérieures du ventre doit paralyser un peu l'action synergique de ces muscles, et l'utérus se trouve ainsi privé de l'aide qu'il en reçoit habituellement. C'est alors surtout que paraît applicable la compression abdominale tant vantée par quelques personnes : un bandage circulaire appliqué sur tout le ventre remplacerait efficacement le point d'appui que les muscles abdominaux contractés fournissent habituellement à l'utérus. C'est, du reste, ainsi que le dit M. Velpeau, un moyen trop innocent pour ne pas l'employer avant d'avoir recours au seigle ergoté ou à la terminaison artificielle du travail.

Si la contraction de l'utérus est la cause efficiente principale de l'accouchement, ce que démontrent les vivisections faites sur des animaux et les faits pathologiques qu'on a pu recueillir chez la femme, il n'en est pas moins vrai que le concours des contractions des muscles de l'abdomen et les efforts auxquels la femme se livre, est un puissant auxiliaire pour l'expulsion du fœtus. Quelques observations semblent même démontrer que la paralysie des muscles de l'abdomen, que l'impossibilité d'un effort énergique, ont suffi quelquefois pour retarder outre mesure la terminaison de l'accouchement.

M. Depaul a vu une femme paraplégique chez laquelle le travail marchait si lentement, qu'il fut obligé de terminer l'accouchement par une application du forceps. Chez cette malade, l'utérus se contractait régulièrement et aucune cause ne faisait obstacle à l'expulsion du fœtus. Aussi M. Depaul n'hésita pas à rapporter la lenteur excessive du travail à la paraplégie. J'ai moi-même vu un fait analogue : une multipare qui avait toujours eu des accouchements faciles devint paraplégique, ce qui n'empêcha pas une nouvelle grossesse, mais cette fois, malgré des contractions utérines très-fréquentes et très-douloureuses, l'accouchement ne pût être terminé que par une application du forceps.

Un fait d'un autre genre observé par M. Depaul montre l'influence fâcheuse de l'impossibilité dans laquelle se trouve une femme de faire des efforts soutenus. Une jeune dame avait été amputée de la cuisse, elle devint enceinte et au moment de l'accouchement elle ne put s'arc-bouter qu'à l'aide d'une seule jambe ; les efforts auxquels elle se livrait, mal dirigés, semblaient avoir pour effet l'affaiblissement des contractions utérines. Le bassin était bien conformé, aucun obstacle n'arrêtait la sortie du fœtus, et cependant l'accouchement dut être terminé par une application du forceps.

Aux faits que je viens de rapporter on pourrait en opposer d'exactement contraires, je le sais, et j'ai vu moi-même une femme paraplégique accoucher avec une très-grande facilité. Cette différence tient à ce que les faits cliniques varient à l'infini ; les phénomènes pathologiques, au lieu de se montrer isolément, s'associent de mille manières différentes, et c'est ainsi qu'on peut expliquer comment, chez une femme, les contractions utérines suffisent à elles seules pour l'expulsion du fœtus, tandis que chez une autre elles sont besoin d'être aidées par la contraction des muscles abdominaux.

ARTICLE II.

DU TRAVAIL TROP PROMPT.

Bien que plus rares, les accidents qui peuvent résulter d'un accouchement trop prompt sont aussi graves que ceux qui sont produits par un travail trop lent. Aussi croyons-nous réparer une omission grave commise par la plupart des auteurs et par nous-même dans la première édition de ce livre, en consacrant quelques lignes à l'indication des faits qui s'y rattachent.

Il est des femmes qui ont le fâcheux privilége d'accoucher après quelques douleurs, et cette rapidité excessive dans la marche des phénomènes de la parturition se reproduit chez elles à chaque accouchement. Cette particularité semble même être héréditaire dans certaines familles, où elle se perpétue pendant trois ou quatre générations.

La terminaison trop prompte est toujours due à trop d'énergie et de fréquence dans les contractions utérines, ou à un défaut de résistance dans les parois du canal que le fœtus doit traverser.

Quelques auteurs ont cherché à établir une relation entre les phénomènes qui, pendant l'état de vacuité, précèdent ou accompagnent l'écoulement menstruel, et l'activité ou la lenteur des contractions pendant le travail. Si l'écoulement périodique est difficile, pénible, douloureux ; si tous les mois la femme est tourmentée de violentes coliques, avant et pendant la période menstruelle, l'irritabilité de l'utérus est très-grande pendant l'accouchement, et l'énergie des contractions est presque invariablement excessive. On doit s'attendre, au contraire, à des douleurs lentes et faibles, lorsque habituellement la femme n'est avertie du retour des règles que par l'apparition du sang, et que celles-ci se passent sans douleur. Nous ne savons jusqu'à quel point ce rapprochement est exact, et nous pensons au moins que la loi est loin d'être sans exception. Quoi qu'il en soit, c'est, en général, chez les femmes très-nerveuses et impressionnables que se remarquent le plus souvent ces contractions trop énergiques ; elles paraissent dépendre, dit Wigand, d'une grande irritabilité, dont le centre, surtout chez les femmes hystériques, paraît être dans l'utérus. Aussi voit-on souvent es affections morales avoir une grande influence sur la marche du travail : et tout le mode sait qu'il a suffi souvent de proposer sérieusement à la femme l'application du forceps pour voir les douleurs, jusqu'alors languissantes, se réveiller fortes et énergiques, par suite des craintes que lui inspire cet instrument.

Dans certaines fièvres éruptives, et surtout dans la scarlatine, les contractions offrent souvent ce caractère, et l'enfant est alors expulsé avec une très-grande rapidité. Mais il est difficile de savoir si cette circonstance ne tient pas plutôt à la flaccidité des parties molles, dont la force de résistance, comme celle de tout l'appareil musculaire, est diminuée par la maladie.

Le même fait s'observe aussi chez quelques femmes fortes, robustes et pléthoriques; mais ici les contractions sont très-fortes dès le commencement du travail; elles sont très-douloureuses, durent longtemps et sont séparées par de courts intervalles. Pendant la douleur, les femmes ne peuvent résister au besoin de pousser, et elles contractent violemment tous les muscles du corps; elles sont beaucoup plus irritables qu'à l'ordinaire, leur attitude a quelque chose d'étrange, la tête est brûlante, la face est rouge et bouffie, le pouls est plein et accéléré.

Dans quelques cas, les intervalles des douleurs sont à peine perceptibles, et la douleur n'est pas encore terminée qu'une autre commence; quelquefois même l'utérus semble dans un état de contraction permanente qui ne cesse qu'après l'expulsion du fœtus. Alors le ventre est très-dur, tout le corps roide et contracté : la malade retient sa respiration, se contracte avec une violence incroyable, se cramponne à tous les objets qui l'environnent, et poussant un cri ou grinçant des dents, expulse tout à coup le fœtus, et avec lui les matières contenues dans la vessie et le rectum.

Quelques violentes que l'on suppose les contractions utérines, elles expliqueraient difficilement la promptitude avec laquelle l'accouchement se détermine chez certaines femmes, si l'on n'admettait qu'il existe en même temps un défaut de résistance dans les parois du canal pelvien; aussi un bassin trop large, un fœtus avorton, ou un affaiblissement marqué de la résistance normale des parties molles, comme cela se présente souvent chez les personnes épuisées par de longues maladies (1), doivent-ils être considérés comme favorisant singulièrement l'expulsion trop prompte du fœtus.

Lorsque les phénomènes du travail s'accomplissent avec régularité, ce n'est guère que sept à huit heures après la première douleur que l'enfant paraît à la lumière. Cette sage lenteur permet aux parties que le fœtus doit traverser de se préparer à la dilatation qu'elles doivent subir; l'orifice utérin s'entr'ouvre petit à petit, les parties molles qui tapissent l'excavation, le plancher du bassin, longtemps lubrifiés par les liquides qui s'exhalent de l'utérus ou qui se sont sécrétés à la partie supérieure du vagin, s'amollissent, s'assouplissent, et se préparent ainsi à la distension qu'ils éprouveront au moment de la sortie de la tête; leur dilatation, s'opérant sous l'influence de contractions intermittentes et séparées par un intervalle de calme, est lente et graduée : elle s'effectue sans faire éprouver à la femme de trop vives douleurs et sans compromettre la vie du

---

(1) Ce défaut de résistance des parties molles peut se rencontrer chez une femme d'ailleurs bien portante. Une femme douée d'une bonne santé accoucha, dit Rigby, en deux douleurs. La première la réveilla d'un profond sommeil dans lequel elle était plongée, la seconde chassa violemment le fœtus dans son lit.

fœtus. Mais il n'en est pas ainsi dans le cas qui nous occupe ; l'expulsion trop précipitée de l'enfant l'expose, ainsi que sa mère, à de graves accidents. Sans parler,
en effet, de l'inertie de l'organe dont nous traiterons plus tard à propos des accidents qui peuvent compliquer la délivrance, nous devons noter, comme possibles, la déchirure du vagin et de la portion vaginale du col, celle du périnée,
si souvent produites par le passage brusque du fœtus à travers le canal pelvien ; le
prolapsus de la matrice, qui, n'étant pas encore suffisamment dilatée pour permettre au fœtus de traverser son orifice, est entraînée par le fœtus lui-même
jusqu'au dehors de l'anneau vulvaire ; les syncopes si graves et quelquefois mortelles auxquelles la déplétion trop prompte de la matrice expose la femme (1) ;
enfin la mort elle-même, produite uniquement par la violence de l'ébranlement
nerveux causé par de telles douleurs.

L'enfant est aussi exposé à des dangers réels. Si les membranes sont rompues
et les eaux complétement écoulées dès le début du travail, on comprend que,
lorsque les douleurs sont permanentes, le cordon ombilical puisse être comprimé
entre la paroi fœtale et la paroi utérine, que la circulation de l'utérus soit amoindrie
par la contraction trop prolongée de cet organe, ou que le fœtus lui-même puisse
souffrir de la compression directe qu'il subit. D'un autre côté, si la femme, se
croyant seulement au début du travail, est encore debout au moment où elle
est surprise par ces violentes douleurs, le fœtus, brusquement chassé, vient se
heurter contre le parquet et peut être tué par la violence du coup. Dans cette
position, le cordon ombilical est tendu entre l'ombilic et l'insertion placentaire ;
et, si la rupture de la tige omphalo-placentaire n'en est pas la conséquence, la
traction exercée sur le placenta encore adhérent peut être assez forte pour
déprimer, et même pour renverser complétement l'utérus : toutefois ce dernier
fait est assez rare. La rupture du cordon a été plus souvent observée, mais elle
est presque toujours sans danger pour l'enfant : d'abord parce que la déchirure
a le plus souvent lieu à deux ou trois pouces de l'ombilic, et parce que la déchirure par traction des vaisseaux ombilicaux est propre à prévenir une hémorrhagie mortelle pour le fœtus, alors même que la respiration ne s'établirait pas
immédiatement.

Traitement. — Si, vu l'époque peu avancée de la grossesse, on a lieu de croire
au développement incomplet du fœtus, ou si les accouchements antérieurs font
supposer un bassin dont les dimensions sont exagérées, la femme devra, dès la
première douleur, garder la position horizontale ; elle devra, autant que possible,
éviter de pousser pendant la douleur, et de contracter les muscles soumis à l'em-

---

(1) Le mécanisme de la syncope est ici facile à comprendre. L'utérus distendu par le
produit de conception, exerce une compression plus ou moins forte sur les gros vaisseaux.
Lorsque le fœtus est expulsé lentement, la compression exercée par l'organe gestateur
diminue dans la même proportion, et ce n'est que peu à peu que le sang afflue dans les
vaisseaux où son cours était auparavant gêné ; mais dans le cas qui nous occupe, la
déplétion de l'utérus est subite : tout à coup les vaisseaux sont soustraits à la forte pression
qu'ils éprouvaient, le sang s'y précipite en abondance, et ne va plus qu'en petite quantité
au cerveau. Celui-ci, privé de son excitant naturel, n'agit plus sur le cœur, etc.

pire de sa volonté. On se trouvera bien, dans le même but, d'appliquer autour du ventre un bandage de corps modérément serré (Rigby). Enfin, on prendra toutes les précautions pour retarder, autant que possible, la rupture des membranes. Si, malgré ces précautions, on s'aperçoit que la partie inférieure de l'utérus est fortement poussée en bas, et même à travers l'orifice de la vulve, il faut le soutenir avec soin jusqu'à ce que le col soit assez dilaté pour laisser passer librement la tête. On pourrait, à l'exemple de Næegele, appliquer au devant de la vulve et sur la partie saillante de l'utérus un large bandage en T, au centre duquel on ferait une ouverture correspondante à l'orifice du vagin.

Si la femme était déjà accouchée trop vite dans ses grossesses antérieures, on pourrait administrer les opiacés, soit par la bouche, soit en lavements, dans le but de calmer l'irritabilité excessive de la matrice.

Wigand a recommandé la saignée du bras. Peut-être pourrait-elle être employée avec avantage chez les femmes fortes et pléthoriques; mais l'expérience n'a pas encore prononcé sur l'efficacité de ce moyen.

CHAPITRE II

DES VICES DE CONFORMATION DU BASSIN.

Les obstacles matériels qui trop souvent rendent l'accouchement spontané difficile ou impossible sont excessivement nombreux et dépendent tous de la mère ou du fœtus. Parmi les premiers se rangent tout naturellement les maladies et vices de conformation ou de direction du canal que le fœtus doit traverser, et nous devons rattacher aux seconds les maladies, les conformations vicieuses de l'enfant, et les positions défavorables dans lesquelles il peut se présenter à l'ouverture du bassin. Nous commencerons par les obstacles appartenant aux organes de la mère, et nous traiterons d'abord des vices de conformation du bassin.

Toutes les fois que le bassin s'écarte des dimensions que nous avons indiquées comme normales, on dit que le bassin est vicié ou mal conformé. Or, on conçoit facilement que les dimensions du cercle pelvien peuvent être agrandies ou rétrécies, et c'est ce qui explique la division, admise par les accoucheurs, de bassin vicié par excès d'amplitude, et de bassin vicié par excès d'étroitesse. Je dis par excès d'amplitude ou par excès d'étroitesse, car il ne faudrait pas croire qu'un bassin est réputé mal conformé dès qu'il ne présente pas exactement les dimensions que nous avons données comme les plus générales. Le bassin est, en effet, dans son développement, soumis aux mêmes lois qui régissent tout l'organisme et l'on sait combien ces lois souffrent de variétés dans leur accomplissement. Quelques lignes de plus ou quelques lignes de moins ne constituent donc pas un vice de conformation, et nous ne comprendrons sous le titre de bassins mal conformés que ceux qui, par leur largeur excessive ou leur étroitesse, sont susceptibles d'apporter des difficultés notables dans l'exercice des fonctions puerpérales.

Bassin vicié par excès d'amplitude.

Un bassin large n'est pas toujours, comme on pourrait le croire, une circonstance favorable. Quand, en effet, cette amplitude est trop considérable, elle expose la femme à des accidents fâcheux, dans l'état de vacuité, pendant la grossesse, le travail et les suites de couches.

Pendant l'état de vacuité, l'utérus, ne trouvant pas dans les parois du bassin le soutien convenable, libre et flottant dans une cavité trop spacieuse, est exposé aux déplacements connus sous les noms de chute, antéversion et rétroversion. Ces accidents sont d'autant plus fâcheux alors qu'il est plus difficile d'y remédier.

Pendant la grossesse, l'utérus, trouvant dans l'excavation plus d'espace, y séjourne et s'y développe jusqu'à une époque beaucoup plus avancée, et le volume de l'organe, comprimant le rectum et la vessie, détermine souvent dans ces parties un ténesme excessif qui devient très-douloureux pour la femme. Quelquefois même le cours des urines, des matières fécales, est difficile, et l'on voit se développer, par suite de la gêne apportée dans la circulation des extrémités inférieures, des varices, une infiltration considérable et des tumeurs hémorrhoïdales. Si cet excès d'amplitude porte spécialement sur l'excavation, les détroits n'ayant à peu près que leurs dimensions normales, le fond de la matrice se renverse souvent dans la concavité sacrée : plus tard, quand son volume est trop considérable pour qu'elle puisse prolonger son séjour dans le petit bassin, elle rencontre, de la part du détroit supérieur, des difficultés qu'elle ne peut vaincre, et la gêne apportée dans l'un et l'autre cas au développement ultérieur de l'organe détermine souvent l'avortement. A la fin de la grossesse, la tête, s'engageant de bonne heure dans le détroit supérieur, descend profondément dans l'excavation, presse les parties voisines, et l'on voit se renouveler, dans les derniers mois, tous les accidents qui avaient accompagné le début de la gestation.

Pendant le travail, l'excès d'amplitude du bassin expose la femme à tous les accidents qui peuvent résulter d'un accouchement trop prompt. Si la femme, longtemps après la complète dilatation du col, met en jeu les muscles soumis à sa volonté, si elle *pousse* trop fortement pendant la douleur, l'organe, mal soutenu par les parois du canal osseux, peut être poussé jusqu'à la vulve et même complétement chassé hors des parties de la génération, ou bien il peut encore arriver que le pourtour du col cède et se déchire. Lorsque la dilatation est achevée, l'enfant, poussé par des contractions énergiques et répétées, et n'éprouvant pas suffisamment de résistance de la part des détroits, arrive brusquement sur le périnée, qui se déchire, parce qu'il n'a pas eu le temps de se laisser distendre. L'expulsion trop rapide du fœtus peut ainsi survenir à un moment où la malade et les assistants la croyaient encore très-éloignée, et l'absence des précautions ordinaires, l'état de station dans lequel peut se trouver la femme, exposent à la chute de l'enfant sur le parquet, au décollement prématuré du placenta, à la rupture du cordon ombilical, et au renversement de l'utérus. Enfin, la matrice, trop subitement désemplie, est quelquefois frappée d'inertie, et devient le siége d'une hémorrhagie abondante.

Après l'accouchement, un bassin trop large permet à l'utérus de s'abaisser, malgré son volume, dans l'excavation, et la compression qu'il exerce sur les organes voisins peut devenir la cause d'une inflammation toujours redoutable. On comprend encore que cet excès d'amplitude doit favoriser les déplacements de l'organe. Il est infiniment probable que c'est à cette circonstance que sont dus les cas de rétroversion que Martin (de Lyon) et Vermandois ont observés dans les premiers jours qui suivirent l'accouchement (Martin, 158).

Les indications que présentent ces vices de conformation du bassin par excès d'amplitude sont excessivement simples : faire coucher la femme pendant toute la durée du travail, lui recommander de ne pas aider les douleurs, de ne pas *pousser* jusqu'à l'entière dilatation du col. Lorsque le col n'est pas encore complétement dilaté, et que, poussé par la tête, il vient faire saillie à la vulve, il faut chercher à le repousser pendant l'intervalle des douleurs, et le maintenir et s'opposer à sa sortie pendant la contraction.

Pour les indications à remplir pendant la grossesse, nous renvoyons aux pages où nous étudierons les signes rationnels des vices de conformation du bassin et les indications que présentent, pendant le travail, les déplacements de l'utérus.

Bassin vicié par excès d'étroitesse.

Parmi les conditions nécessaires à l'accouchement spontané, il en est une dont personne ne peut contester l'importance : c'est qu'il existe une juste proportion entre les dimensions du canal et celles du corps qui doit le franchir. Toutes les fois que ce rapport convenable n'existe pas, que cela tienne à un rétrécissement du bassin ou à un volume anormal du fœtus, l'accouchement n'est plus possible ; et si cette disproportion est portée à l'extrême, l'homme de l'art n'a plus qu'à choisir entre deux ressources également fâcheuses : diminuer le volume de l'enfant, ou agrandir la voie qu'il doit traverser. Les rétrécissements du bassin sont donc l'accident le plus redoutable qui puisse se présenter dans la pratique de l'art, et leur importance légitime assez les détails dans lesquels nous allons entrer.

Les divers degrés de rétrécissement, les différences dans leur siége, les variétés de formes que revêt alors le bassin, sont tellement nombreux, qu'il faut nécessairement les réunir en faisceaux, en former des groupes, les attacher enfin à certains types principaux faciles à reconnaître, et dont cependant il ne faut pas trop multiplier le nombre, afin de faciliter la mémoire des élèves. Après avoir ainsi classé les diverses variétés de vices par étroitesse, il faudra étudier leurs principaux caractères, chercher à préciser leurs causes, leur mode de développement, les moyens de les reconnaître, et enfin les indications que chacun d'eux présente.

ARTICLE PREMIER.

ANATOMIE PATHOLOGIQUE.

Sous le rapport de leur forme et de leur configuration extérieure, les bassins rétrécis peuvent être divisés en deux classes bien distinctes : ou bien, en effet, le bassin, quoique notablement rétréci dans toutes ses dimensions, est régulièrement conformé, et ne présente dans sa figure extérieure aucune irrégularité ; ou bien le rétrécissement porte seulement sur un seul ou plusieurs de ses diamètres, les autres présentant à peu près leur étendue normale, et cette altération partielle du bassin en change complétement la forme.

§ 1. — Du bassin simplement étroit, sans courbure ni déformation des os
(*étroitesse absolue*, Velpeau).

Avant les recherches de M. le professeur Nægele, dont les principaux travaux sur le bassin sont très-répandus en France, grâce à la traduction qu'en a publiée M. Danyau, il était à peine question, dans la plupart des livres classiques, de l'espèce de rétrécissement dont nous nous occupons. La plupart des auteurs français ou anglais se bornent à dire que rarement l'étroitesse se rencontre dans toutes les parties du bassin en même temps, et que plus rarement encore elle est portée au point de nécessiter l'intervention de l'art.

Il appartenait à Nægele de signaler l'importance que présente cette espèce de rétrécissement du bassin. Il possède dans sa collection quatre bassins généralement rétrécis, et dont les diamètres ont des dimensions inférieures de 2 centimètres et demi aux dimensions normales ; ces bassins ont tous nécessité ou l'opération césarienne, ou la mutilation du fœtus.

Trois de ces bassins provenaient de femmes d'une taille ordinaire ; le quatrième appartenait à une naine de trente et un ans, haute seulement de 1 mètre 16 centimètres, mais d'ailleurs bien conformée.

Tous, sous le rapport des dimensions respectives de leurs différents diamètres et de la forme de l'arcade pubienne, présentent les caractères d'un bassin de femme régulièrement conformé, mais dont les dimensions auraient été réduites. Quant à l'état même des os, c'est-à-dire à leur couleur, à leur force, leur texture, il n'y a aucune différence avec l'état sain. Sur l'une de ces pièces il y a même une tendance à une compacité plus grande du tissu osseux.

Ces bassins n'ont, du reste, rien de commun avec les bassins rachitiques ; la consistance, la densité, l'épaisseur, le volume des os, la forme régulière de l'arcade pubienne, les distinguent suffisamment ; et d'ailleurs les individus dont ils proviennent ne présentèrent, pendant leur vie, aucune trace de cette affection. L'examen des autres parties du squelette a également confirmé cette proposition, prouvée d'une manière plus décisive encore par l'étude des causes et du développement particulier de cette espèce de rétrécissement.

M. Nægele admet deux variétés distinctes dans l'espèce de bassin que nous étudions. Dans l'une, dit-il, le bassin, sous le rapport de l'épaisseur, de la force, de la texture, enfin de tous les caractères physiques des os, le volume excepté, ne diffère point du bassin normal. On l'observe chez les personnes de petite, de moyenne et de grande taille, d'ailleurs bien conformées et grêles. L'habitude extérieure ne laisse pas même soupçonner une semblable disposition du bassin, et ce n'est que par une exploration locale qu'on peut la reconnaître. Dans l'autre, le bassin est tout différent : sous le rapport du volume, de l'épaisseur, de la force, les os ont les caractères de l'enfance ; et ces mêmes caractères se retrouvent presque aussi dans le mode d'union des os entre eux. On n'observe cette espèce que chez les individus très-petits, chez les nains. Les rapports des diamètres entre eux, la forme de l'arcade pubienne, sont d'ailleurs tels qu'on les observe chez la femme quand le système sexuel a reçu tout son développement. Ainsi, chez la femme que nous avons déjà citée, dont la taille n'offrait que 1 mètre 16 centimètres, le bassin avait les dimensions suivantes : du promontoire à la pointe du coccyx, 8 centimètres et demi ; le diamètre antéro-postérieur du détroit supérieur avait 8 centimètres, le transverse 9 centimètres et demi ; le diamètre antéro-postérieur de l'excavation avait 8 centimètres et demi, le transverse 8 centimètres ; le diamètre transverse du détroit inférieur, 8 centimètres ; la hauteur de la symphyse des pubis était de 2 centimètres un quart.

§ 2. — Du bassin rétréci par courbure et déformation des os
(*étroitesse relative*, Velpeau).

Lorsque le bassin est rétréci par courbure et déformation des os qui le constituent, tous les rétrécissements peuvent être rattachés, comme l'a fait M. Dubois, à trois types principaux :

1° L'aplatissement d'avant en arrière ;
2° La compression d'un côté à l'autre ;
3° L'enfoncement des parties antérieures et latérales.

L'aplatissement raccourcit les diamètres antéro-postérieurs ; la compression latérale, les diamètres transverses ; l'enfoncement des parois latérales et antérieures, les diamètres obliques. Chacune de ces espèces de rétrécissements peut affecter isolément le détroit supérieur, le détroit inférieur ou l'excavation ; mais assez souvent les deux détroits sont en même temps rétrécis.

A. *L'aplatissement d'avant en arrière*, rétrécissant le diamètre antéro-postérieur, résulte du rapprochement plus ou moins marqué des parois antérieures et postérieures du bassin. Cette forme de vice de conformation offre plusieurs variétés relativement à l'étendue du rétrécissement, soit en hauteur, soit en largeur.

Le détroit supérieur peut être seul resserré, tandis que l'excavation a conservé sa capacité normale. Ce phénomène dépend de la courbure trop prononcée du sacrum, qui va parfois jusqu'à représenter, dans sa partie moyenne, un angle obtus, et qui porte la base de l'os fortement en avant, de manière à augmenter beaucoup la saillie de l'angle sacro-vertébral. Mais le contraire peut aussi avoir lieu, et le sacrum, au lieu de présenter une concavité antérieure, est tout a fait plan, quelquefois même est convexe en avant, de sorte que l'excavation est, en même temps que le détroit supérieur, rétrécie dans son diamètre antéro-posté-rieur. Il semble alors que le sacrum, ayant perdu sa courbure naturelle, a été en totalité poussé en avant.

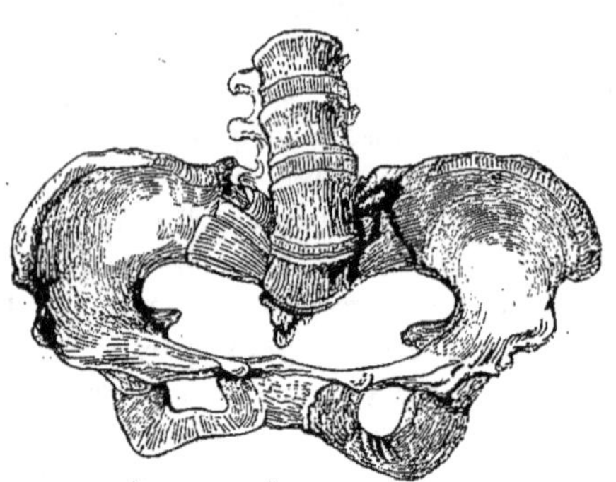

Fig. 93. — Bassin dont le rétrécissement du diamètre sacro-pubien est produit par la saillie trop prononcée de l'angle sacro-vertébral.

Le rétrécissement du diamètre antéro-postérieur du détroit supérieur s'accompagne quelquefois d'un agrandissement du diamètre correspondant du détroit inférieur. C'est même là ce qui est le plus commun et ce qui arrive lorsque le sacrum, cédant sous le poids du corps qui lui est transmis par la colonne vertébrale, éprouve sur lui-même un mouvement de bascule, par suite duquel sa base se porte en avant, en même temps que son extrémité coc-cygienne est fortement repoussée en arrière.

Enfin, les diamètres coccy-pubien et sacro-pubien peuvent être rétrécis en même temps, si le sacrum, au lieu d'éprouver le mouvement de bascule dont nous venons de parler, s'affaisse sur lui-même de manière que ses deux extré-mités soient portées en avant : sa courbure antérieure est alors très-augmentée et agrandit, par consé-quent, le diamètre correspondant de l'excavation.

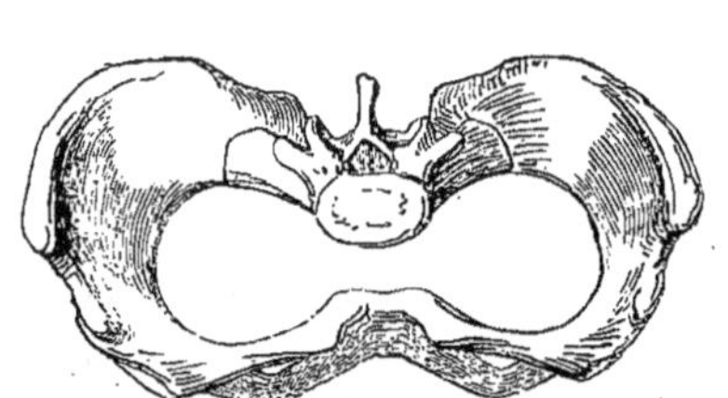

Fig. 94. — Forme du détroit supérieur dans un bassin en huit de chiffre.

Dans le rapprochement des parois antéro-postérieures, c'est presque toujours le sacrum qui est déplacé. Bien que rare, l'aplatissement de la paroi antérieure se rencontre pour-tant quelquefois. La symphyse des pubis, au lieu d'offrir sa convexité en avant, est complétement plate, et même, comme dans un cas figuré par madame Boivin, constitue un enfoncement inté-rieur qui semble aller à la rencontre de la saillie sacrée. Ce double rapproche-ment des pubis et du sacrum donne au détroit supérieur la forme d'un huit de chiffre. Souvent son plan est partagé en deux portions arrondies sur les côtés, et séparées au milieu par un canal plus ou moins large. Pour peu que cette dépres-sion soit considérable, il est évident que les diamètres antéro-postérieurs des deux détroits et de l'excavation participent au rétrécissement.

Mais la symphyse des pubis peut encore concourir d'une autre manière au rétrécissement du bassin ; quelquefois, par exemple, elle a une longueur verticale plus considérable qu'à l'état normal, et cette longueur extraordinaire donne naissance à ce que l'on appelle la *barrure*. Ce n'est pas toujours seulement par sa trop grande longueur, mais encore par sa direction trop oblique d'avant en arrière, que la symphyse des pubis peut raccourcir le diamètre antéro-postérieur du détroit inférieur.

L'arc antérieur du détroit abdominal présente quelquefois des reliefs amincis et tranchants qui peuvent couper les parois utérines comme le ferait une lame de couteau. M. le professeur Depaul, qui a appelé l'attention des accoucheurs sur ce vice particulier de conformation, l'a vu deux fois donner lieu à cette redoutable complication pendant le travail de l'accouchement. Généralement, c'est la crête du pubis qui, grâce à un développement exagéré, constitue la lame tranchante. D'autres fois, c'est l'éminence ilio-pectinée qui s'aplatit en prenant la forme d'une flamme de vétérinaire ; enfin, tout le corps du pubis peut être tellement aplati d'avant en arrière, qu'il peut être comparé, sans exagération, à un tranchant métallique. La rareté de ces saillies n'est pas extrême puisque, sur quatre-vingts bassins de sa collection anatomique, M. Depaul en a trouvé quatre exemples. Cette disposition vicieuse particulière accompagne les autres lésions dues au rachitisme, elle paraît résulter d'une sorte d'arrêt de développement en vertu duquel ces régions, au lieu d'offrir des reliefs plus ou moins arrondis, se présentent à l'état d'arêtes larges et comme acérées.

Enfin, le diamètre coccy-pubien peut, dit-on, être diminué par l'allongement ou la direction presque horizontale du coccyx, et surtout l'immobilité de l'articulation sacro-coccygienne. Cette dernière circonstance a surtout été invoquée pour expliquer, chez certaines femmes vieilles et primipares, la lenteur et les difficultés du travail ; mais, comme le fait remarquer A. Dubois, ce n'est point le plus souvent l'immobilité du coccyx qui s'oppose à la sortie de la tête chez les femmes âgées et qui accouchent pour la première fois, mais bien la rigidité des parties molles qui lui offrent une grande résistance.

B. La *compression des parties latérales*, qui rétrécit le diamètre transversal, est le plus rare de tous les vices de conformation, au moins en ce qui concerne le détroit supérieur et la partie supérieure de l'excavation ; pour le détroit inférieur, au contraire, le rapprochement des deux tubérosités de l'ischion, qui constitue ce genre de difformité, est au moins aussi fréquent que le rétrécissement du diamètre coccy-pubien : la déformation, dans ce cas, résulte du rapprochemen des tubérosités sciatiques et de celui des branches de l'arcade pubienne ; celle-ci prend alors la forme propre au sexe masculin. Les dimensions transversales de la partie inférieure de l'excavation peuvent être notablement diminuées, par la saillie que forment, dans certains cas, les épines sciatiques, qui sont alors fortement déjetées en dedans.

Ce rétrécissement transversal est rarement aussi prononcé que l'aplatissement d'avant en arrière, surtout au détroit supérieur, où il se borne, en général, à diminuer de 1 centimètre à 2 décimètres et demi le diamètre transverse, en allongeant d'autant le diamètre antéro-postérieur. Les os coxaux offrent alors moins de courbure, le sacrum est porté en arrière, et les pubis sont plus prolongés en avant. La forme du détroit supérieur est plus ou moins altérée, suivant le degré de la compression : quand elle est peu considérable, le cercle du détroit supérieur est tout à fait rond ; il représente, au contraire, un ovoïde dont la grosse extrémité est postérieure, lorsqu'elle est plus prononcée.

Une autre espèce de rétrécissement transversal dépend de ce qu'une des moitiés du bassin est en tout moins développée que l'autre, et décrit une courbe moins prononcée. L'articulation du rachis avec le sacrum ne correspond plus, dans ce cas, au milieu du bassin, et la colonne vertébrale est plus rapprochée de la hanche du côté rétréci. Le diamètre transversal du détroit inférieur se trouve diminué aussi en raison de l'obliquité de la partie rentrante de l'os coxal.

L'espèce d'antagonisme que nous avons observé entre les diamètres antéro-postérieurs du détroit supérieur et du détroit inférieur, et par suite duquel l'allongement de l'un coïncide assez souvent avec le raccourcissement de l'autre, existe rarement pour les diamètres transverses. Il n'est guère même qu'une circonstance dans laquelle le diamètre transverse du détroit inférieur augmente, en même temps que le diamètre bisiliaque diminue ; c'est dans le cas où le déplacement congénital des fémurs a produit la difformité. (Voy. article *Causes.*)

L'élargissement de la partie inférieure du bassin, dans ce cas, est marqué par la largeur considérable de l'arcade pubienne, la grande obliquité des branches ischio-pubiennes, l'écartement des tubérosités ischiatiques, etc., etc.

C. L'*enfoncement des parois antéro-latérales,* qui rétrécit les diamètres obliques, est beaucoup plus fréquent que le précédent, mais plus rare que l'aplatissement des parois antéro-postérieures ; il peut exister d'un seul côté ou des deux à la fois. Cette déformation consiste essentiellement dans l'aplatissement ou même la saillie interne de l'os coxal, à la jonction des trois pièces qui le constituent dans le lieu qui correspond à la cavité cotyloïde. L'os rentrant plus ou moins en dedans sur ce point, il en résulte, à un léger degré, le redressement de la courbe que la circonférence du bassin y décrit ; à un degré plus considérable, cette courbe se renverse, et sa convexité se tourne du côté du sacrum, en même temps que le pubis s'éloigne de la direction transversale, et se porte presque directement d'arrière en avant. La difformité tient donc à ce que l'os coxal a pris la forme d'une S, au lieu de présenter un cintre régulier.

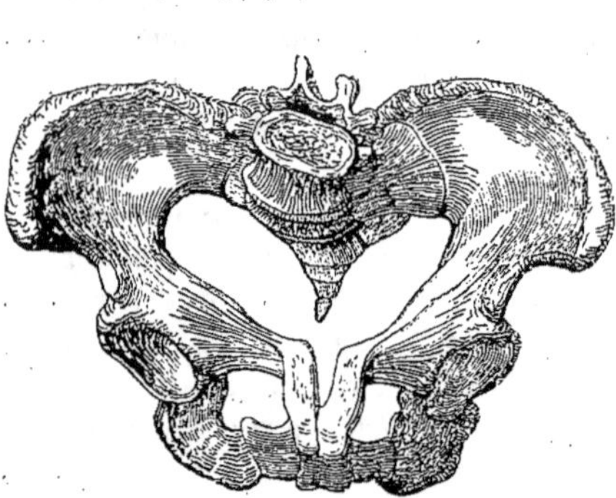

Fig. 95. — Bassin sur lequel l'enfoncement des parois antéro-latérales existe des deux côtés.

Lorsque la flexion s'opère des deux côtés également, le bassin conserve encore une sorte de symétrie, et le détroit supérieur offre trois lobes en forme de trèfle : l'un antérieur, qui répond à l'angle le plus aigu du pubis ; les deux autres postérieurs et latéraux, formés par la jonction des os iliaques avec le sacrum.

Mais il arrive bien plus souvent que la déformation de l'os coxal est plus marquée d'un côté que de l'autre, et la forme du bassin est alors d'autant plus irrégulière que la déformation des os de la hanche est plus prononcée.

Lorsque cette double déformation des os coxaux est portée à un haut degré, et qu'elle siége surtout sur la partie antérieure du bassin, elle vicie en même temps, et les diamètres obliques, et le diamètre antéro-postérieur. Les branches horizontales sont en effet rapprochées parallèlement, et séparées seulement par un léger écartement, dans l'étendue d'environ 4 à 5 centimètres. Le reste du bassin est alors assez régulier ; mais, bien que la symphyse des pubis soit à la distance normale de l'angle sacro-vertébral, il n'en est pas moins vrai que le diamètre antéro-postérieur du détroit supérieur se trouve raccourci de toute sa partie antérieure comprise dans l'espèce de fente que laissent entre elles les deux parois antéro-latérales rapprochées ; car cette portion ne peut servir en rien au passage de la tête fœtale.

Enfin, nous ferons remarquer, avec M. P. Dubois, que comme l'arc antérieur du bassin, dans le point qui correspond à la dépression des parties latérales, a très-peu de hauteur, et comme la surface comprimée par la tête du fémur en occupe la plus grande partie, il est presque impossible qu'il ne soit pas affaissé dans toute son étendue ; aussi ce raccourcissement s'applique à tous les diamètres à la fois, à ceux du détroit abdominal, de l'excavation et du détroit périnéal. Toutefois le rétrécissement est, en général, moins marqué au détroit inférieur, parce que la partie inférieure de l'ischion ne se porte pas autant en arrière que la région cotyloïdienne.

C'est au rétrécissement d'un des diamètres obliques que se rapporte évidemment la variété du bassin décrite dans ces derniers temps par le célèbre professeur de Heidelberg, Nægele, sous le nom de *rétrécissement oblique* ovalaire, que nous décrirons plus loin. (Voy. *Causes.*)

Jusqu'à présent nous avons considéré isolément chacun des modes de déformation qui peuvent altérer les divers diamètres du bassin, et nous avons fait ainsi, parce qu'il en est quelques-uns qui peuvent, en effet, exister isolément et n'altérer que les diamètres qui lui correspondent. Mais, outre que les différents points de l'enceinte pelvienne peuvent être déformés simultanément et rétrécir le bassin dans plusieurs directions, telles sont encore la forme et l'étendue du bassin qu'il est difficile que l'aplatissement, la compression latérale ou l'affaissement des parties antéro-latérales aient lieu, même séparément, sans que le bassin se trouve par cela même rétréci dans le sens de plusieurs de ses diamètres. Ainsi, qu'un des diamètres obliques soit vicié par la dépression du fond de la cavité cotyloïde, il est évident que, pour peu que cette dépression soit considérable, le corps de l'ischion ne pourra être porté en dedans et en arrière, sans entraîner en même temps avec lui une portion plus ou moins considérable de l'arc antérieur du bassin et du cintre qui constitue la moitié latérale, et par conséquent sans rétrécir plus ou moins quelques-uns des diamètres antéro-postérieurs et des diamètres transverses. Lorsque l'angle sacro-vertébral, poussé fortement en avant, diminue l'étendue du diamètre antéro-postérieur du détroit supérieur, nous avons supposé qu'il suivait, dans ce mouvement de progression, la ligne sacro-pubienne ; mais il est facile de prévoir que le plus souvent il ne doit pas en être ainsi, car l'obliquité si fréquente des forces qui lui sont transmises par la colonne vertébrale doit le forcer à se diriger à droite ou à gauche en même temps qu'en avant ; de sorte qu'alors le rétrécissement du diamètre sacro-pubien entraîne celui de l'intervalle sacro-cotyloïdien et rétrécit en conséquence toute la moitié correspondante du bassin.

Enfin, les trois types principaux peuvent se combiner et se trouver réunis sur un même bassin, de manière que celui-ci se trouve vicié très-irrégulièrement dans tous ses diamètres. C'est ce qui arrive particulièrement dans les vices de conformation produits par l'ostéomalacie, mais qui se rencontre quelquefois, et même à un haut degré, dans les cas dus au rachitisme, comme le prouvent très-bien les faits observés par Nægele.

On conçoit dès lors combien doivent varier les formes diverses que peuvent présenter les bassins viciés. Madame Lachapelle, qui a cherché à exprimer ces variétés par les dénominations de *détroits réniformes, triangulaires, bilobés, arrondis, ovalaires et cordiformes, trapézoïdes, pyramidaux et trilobés*, a multiplié beaucoup les espèces sans utilité pratique, et encore convient-elle qu'il est, pour chacun de ses ordres, de nombreuses variétés dont elle n'a pu tenir compte.

Degré du rétrécissement. — 9 centimètres et demi à 10 centimètres et 4 à 6 millimètres, tels sont les deux extrêmes, et entre ces deux extrêmes le bassin peut offrir tous les degrés intermédiaires de rétrécissement. Les causes qui ont produit la déformation du pelvis influent singulièrement sur le degré d'étroitesse, et, sous ce rapport, elles peuvent être à peu près rangées dans l'ordre suivant : l'ostéomalacie, le rachitisme, les luxations congénitales du fémur, les déformations de la colonne vertébrale, etc. ; nous aurons, du reste, occasion de revenir sur la manière d'agir de chacune d'elles.

Des variations dans la hauteur verticale du bassin. — Rarement les vices de conformation dont nous venons de parler existent sans qu'ils modifient plus ou moins la hauteur du bassin. M. Bouvier, dans le travail qu'il a présenté à l'Institut, a particulièrement insisté sur cette circonstance.

La hauteur du bassin peut être augmentée ou diminuée par l'inclinaison variable des ailes iliaques ou des branches de l'arcade pubienne, ainsi que par les variations de hauteur du sacrum.

Ce dernier os est quelquefois très-court, et ce raccourcissement peut tenir à un excès de courbure qui en rapproche les deux extrémités, ou bien à un arrêt de développement.

Assez souvent les fosses iliaques sont redressées comme si elles avaient été fortement poussées de dehors en dedans, donnant au bassin de la femme l'aspect d'un bassin d'homme. Ce redressement peut encore être augmenté par des pressions extérieures et latérales de manière à les rendre tout à fait verticales et à augmenter dès lors beaucoup la hauteur normale du bassin.

Le contraire peut avoir lieu, et les crêtes iliaques, abaissées, fortement déjetées en dehors, élargissent la marge du bassin, mais en diminuant évidemment la hauteur. Il est difficile de méconnaître dans ces cas l'influence du poids des viscères, lorsqu'il ne s'agit pas d'une déformation congénitale. (Bouvier, *op. cit.*)

Enfin, l'élargissement de l'arcade pubienne en diminue évidemment la hauteur, et celle-ci est augmentée ainsi que la hauteur totale du bassin, quand les branches ischio-pubiennes sont rapprochées.

ARTICLE II.

DES CAUSES ET DU MODE DE PRODUCTION DES DIFFORMITÉS DU BASSIN.

Pendant longtemps les vices de conformation du bassin, ainsi que la plupart des difformités du squelette, avaient été attribués à l'influence d'une cause unique, le rachitisme. Grâce aux belles recherches des chirurgiens modernes, il est possible aujourd'hui de faire la part du rachitisme, et d'apprécier l'influence que d'autres maladies générales ou locales peuvent avoir sur la bonne ou mauvaise conformation du bassin. J'aurai encore ici de nombreux emprunts à faire aux beaux travaux de Nægele, Bouvier, Guérin, Sédillot, etc.

L'examen des faits prouve évidemment que le bassin se déforme dans des circonstances où il n'y a pas eu de rachitisme proprement dit, et où des causes purement mécaniques ont altéré la configuration de ses parties constituantes, à une époque où leur force de résistance était peu considérable, non par suite d'un ramollissement pathologique, mais uniquement en raison de l'âge peu avancé des sujets ou de la faiblesse de leur constitution.

Sous le rapport des causes qui peuvent déformer le bassin, nous rattacherons tous les bassins viciés à cinq types principaux :

1. Vices de conformation par étroitesse absolue.
2. Vices de conformation par rachitisme.
3. Vices de conformation par ostéomalacie.
4. Bassin oblique-ovalaire.
5. Vices de conformation consécutifs à la déformation préalable d'une autre partie du squelette.

§ 1. — Bassin vicié par étroitesse absolue.

Pour compléter ce que nous aurons à dire sur les causes des vices de conformation du bassin, nous devons résumer les diverses opinions qui ont été émises sur l'origine des bassins viciés par étroitesse absolue.

Selon la plupart des auteurs, l'étroitesse absolue du bassin résulte d'un arrêt de développement, par suite duquel le bassin conserve, après la puberté, la plupart des caractères qu'il avait dans l'enfance, et se rapproche plus ou moins par sa forme de celui de l'homme. Mais, comme le fait remarquer Nægele, il faudrait, pour qu'il en fût ainsi, que le rapport des diamètres entre eux et la disposition de l'arcade pubienne fussent tels qu'on les observe chez l'enfant ou chez l'homme. Mais c'est tout le contraire que présentent tous les bassins de cette espèce connus.

Ils n'offrent rien de commun non plus avec le bassin des rachitiques : et d'ailleurs le reste du squelette n'a aucun des caractères qui appartiennent à cette maladie.

Le plus sage est certainement de dire, avec l'illustre professeur de Heidelberg, que nous n'avons aucune notion exacte sur les causes qui donnent lieu à l'étroitesse générale du bassin ; que ces bassins semblent devoir être considérés comme un jeu de la nature, tout aussi bien que les bassins trop grands, et de même que le défaut de proportion de la tête, qu'il n'est pas rare de voir trop grande ou trop petite relativement au reste du corps.

§ 2. — Bassin vicié par rachitisme.

Nous n'avons pas à nous occuper ici des causes qui président au développement du rachitisme ; les phénomènes généraux que cette affection produit et surtout le ramollissement, la fragilité et la flexibilité plus grande qu'elle détermine dans le tissu osseux, sont assez connus des pathologistes pour que nous puissions nous contenter de les indiquer. Nous n'avons ici qu'à étudier son influence sur les déformations du bassin.

Ce ramollissement ou défaut de résistance des os ne suffirait pas à lui seul pour expliquer les diverses difformités que peut présenter le bassin. Il est évident, en effet, qu'à l'exception de quelques cas très-rares, où le tissu osseux n'offre plus que la consistance d'une bouillie gélatineuse, les os ne s'affaissent et ne se dévient que par l'action d'une force extérieure, sans laquelle leur conformation resterait intacte, car le rachitisme, quand il les affecte, n'a d'autre effet immédiat que de diminuer leur solidité, et ne tend en aucune manière par lui-même à altérer leurs formes ; il faut pour expliquer la difformité, invoquer, comme nous le faisions tout à l'heure, l'influence d'une force extérieure indépendante de la maladie principale. Or, cette force extérieure réside quelquefois dans l'action musculaire, mais plus souvent encore, quant à ce qui concerne le bassin, dans la pesanteur des parties qu'il a à supporter. Placé, ainsi que nous l'avons déjà indiqué, au-dessous du tronc et au-dessus des membres inférieurs auxquels il transmet, dans la station, le poids des parties supérieures du corps, le bassin se trouve dans les conditions les plus favorables à la production des difformités.

Le poids du corps dans la station, transmis des vertèbres lombaires aux têtes des fémurs suivant deux lignes obliques qui traversent, dans un plan à peu près vertical, les deux côtés du détroit supérieur du bassin, tend manifestement à augmenter la courbure de la partie postérieure de l'os iliaque, et à déprimer de haut en bas le cercle osseux que cette cavité représente. Ce poids, agissant d'abord d'une manière plus spéciale sur la base du sacrum, tend à pousser insensiblement la base du sacrum en avant. Les os pubis doivent être également poussés vers le sacrum, mais de manière cependant que leur extrémité supérieure, la plus voisine de la cavité cotyloïde qui supporte l'effort, se rapproche un peu plus de la saillie sacro-vertébrale que ne le fait leur extrémité antérieure ou symphysienne. On comprend dès lors facilement pourquoi les rétrécissements du bassin affectent plus souvent le détroit supérieur, et pourquoi, dans ce détroit supérieur, les diamètres antéro-postérieur et oblique, l'intervalle sacro-cotyloïdien, sont beaucoup plus fréquemment rétrécis que le diamètre transverse.

On comprendra facilement encore comment la pesanteur, agissant plus spécialement sur un côté du bassin, l'affaissement est plus marqué dans ce sens, si l'on a égard au déplacement qu'éprouve le centre de gravité par l'inclinaison du rachis dont la courbure précède si souvent la déformation du bassin, ainsi qu'à la force très-inégale avec laquelle le poids du corps presse les deux côtés du bassin, lorsque l'inégalité de longueur des membres inférieurs abaisse un des os coxaux ; de telle sorte que d'un côté la cavité cotyloïde est presque directement au-dessous du sacrum, tandis que de l'autre cette même cavité reçoit très-obliquement l'action de la pesanteur (Bouvier). Enfin, il est évident que l'attitude habituelle de l'individu, la nature des exercices auxquels il se livre, doivent ajouter encore à l'irrégularité de la figure du bassin.

Si l'enfant reste ordinairement assis, le poids transmis par les vertèbres lombaires peut encore pousser en avant l'angle sacro-vertébral ; mais souvent aussi le sacrum s'affaisse sur lui-même, la pointe du coccyx est portée en avant en même temps que la base du sacrum, et les diamètres antéro-postérieurs des détroits supérieurs et inférieurs sont également v ciés.

La compression d'un côté à l'autre, beaucoup plus rare que les précédentes, ou le rétrécissement d'un ou de plusieurs des diamètres transverses, suppose une action comprimante diamétralement opposée ; elle résulte le plus souvent d'un effort latéral agissant de dehors en dedans. Cet effort est dû au poids du corps, lorsque les enfants restent habituellement couchés sur le côté, ou à des pressions exercées par un bandage mal appliqué ou par les bras d'une nourrice maladroite : si, au contraire, les enfants restent habituellement assis, ils se penchent alors plus d'un côté que de l'autre : une des tubérosités de l'ischion, supportant un poids plus considérable, pourra se déjeter en dedans ; quelquefois même la pression se fera sentir successivement sur l'une et sur l'autre, et elles se rapprocheront fortement l'une de l'autre.

Le rachitisme fait d'abord sentir son influence sur les os des membres inférieurs, et ne s'élève que peu à peu aux parties supérieures ; en un mot, il a une marche ascendante. De là résulte une conséquence pratique des plus importantes : c'est que toute déformation rachitique d'une portion du squelette implique presque nécessairement la déformation des os situés plus bas.

Le rachitisme est une maladie propre à l'enfance. Cette particularité, qui appartient au rachitisme, de n'exercer son action que pendant les premières années de la vie, explique comment cette maladie a deux modes d'action différents sur le bassin : un qui consiste dans le ramollissement des os, et leur affaissement qui en est la conséquence ; l'autre qui consiste dans une sorte d'arrêt de développement dont les os sont frappés. Il résulte de mes recherches, dit M. Guérin : 1° que la plupart des os du squelette rachitique, comparés aux os du squelette normal, sont frappés d'un arrêt de développement par rapport à leurs différentes dimensions ; 2° que cette réduction, *indépendamment de celle qui résulte de la déformation des os*, peut être portée jusqu'à la moitié de leur étendue ordinaire ; 3° que cette réduction est, en général, d'autant plus grande que la position du squelette est plus inférieure, et qu'elle diminue graduellement de bas en haut, des os de la jambe aux fémurs, des fémurs au bassin, du bassin aux membres supérieurs et à la colonne, etc.

C'est donc particulièrement sur les membres inférieurs et sur les os coxaux, en sont une dépendance, que cet arrêt de développement exerce son action. Or, dit M. Dubois, il résulte de là qu'ils sont beaucoup moins développés en général dans les bassins rachitiques, et que cette disposition doit puissamment concourir, avec la déformation qui l'accompagne ordinairement, à resserrer les limites de la cavité dont ils circonscrivent en grande partie le contour ; et je crois cette remarque d'autant plus importante que dans plusieurs cas de vices de conformation du bassin, chez des individus rachitiques dès leur enfance, il m'a semblé que l'affaissement des os, au degré où il existait, aurait été insuffisant pour créer des difficultés insurmontables, si les os affaissés avaient été aussi complétement développés qu'ils auraient dû l'être (thèse de concours). La femme sur laquelle M. Moreau a pratiqué l'opération césarienne avait un bassin sur lequel le vice rachitique avait la double influence que nous venons de mentionner ; car, quoique peu déformé, il n'offrait pourtant que 6 centimètres dans son diamètre antéro-postérieur.

Cette influence sur le développement des os du bassin tient uniquement à l'âge auquel sévit cette affection : c'est dans l'enfance, avons-nous dit, c'est-à-dire à une époque où le bassin est loin d'avoir acquis son organisation complète ; tandis que l'ostéomalacie, ne se montrant qu'après la puberté, c'est-à-dire à un âge où les os coxaux ont acquis leur développement normal, peut ramollir les os, mais non s'opposer à leur croissance.

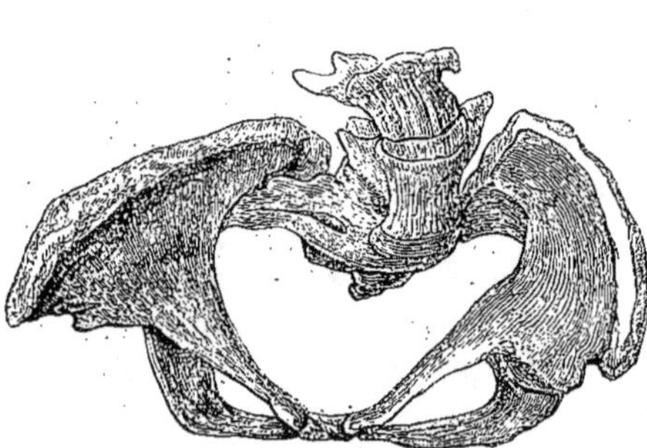

Fig. 96. — Bassin rachitique.

Enfin, et cette remarque est importante pour faire comprendre jusqu'où va l'influence du rachitisme sur le développement des os, cette influence n'est pas éteinte par la guérison de la maladie, mais elle continue à se faire sentir pendant toute la durée de la période d'accroissement. En sorte, dit M. Guérin, que la somme de réduction que présentent les os chez les adultes rachitiques se compose de deux résultats additionnés : de la réduction provenant d'un véritable arrêt, ou simplement d'une diminution d'accroissement pendant la maladie, et d'une diminution d'accroissement postérieur à la maladie.

En résumé le rachitisme altère le bassin de deux façons différentes :
A. Par déformation des os.
B. Par arrêt de développement.
Les caractères les plus frappants d'un bassin rachitique sont les suivants :
1° Le diamètre antéro-postérieur du détroit supérieur est toujours diminué d'étendue ; le plus souvent il en est de même pour le diamètre oblique. Le diamètre transverse est moins fréquemment rétréci ; quelquefois il est normal ou même augmenté.
2° La courbure du sacrum est diminuée.
3° Les diamètres du détroit inférieur sont pour la plupart normaux, et dans un certain nombre de cas le diamètre transversal est plus grand.
4° L'angle formé par l'arcade pubienne est élargi.

§ 3. — Bassin vicié par ostéomalacie.

L'ostéomalacie comme le rachitisme diminue la résistance des os en les ramollissant. Cette maladie, au lieu d'apparaître dans l'enfance, ne se développe que pendant l'âge adulte, et souvent elle n'atteint que les femmes qui ont eu antérieurement un ou plusieurs enfants. Le ramollissement produit par l'ostéomalacie est en général beaucoup plus prononcé que le défaut de résistance produit par le rachitisme, d'où il suit, qu'à part quelques cas exceptionnels, tel que celui cité par Nægele, le rétrécissement le plus considérable serait dû à l'ostéomalacie qui déforme quelquefois le squelette d'une manière incroyable.

L'ostéomalacie peut atteindre indifféremment tous les os du squelette, mais elle débute ordinairement par le bassin.

Une fois ramollis, les os qui constituent la cavité pelvienne se déforment, comme dans le rachitisme, par l'influence de deux causes : le poids des parties qu'ils ont à supporter et l'action contractile des muscles qui viennent s'insérer sur eux. Mais ici le poids du corps étant plus considérable et l'action musculaire plus énergique, les déformations sont plus considérables. Ajoutons que dans l'ostéomalacie il n'y a pas arrêt de développement du système osseux, et que les conditions différentes des habitudes et des mouvements doivent produire une déformation particulière qui a été bien étudiée par Stein et Kilian.

On peut dire d'une manière générale, que le bassin déformé par l'ostéomalacie est caractérisé par la compression de ses parties latérales avec saillie de la symphyse pubienne qui est repoussée en avant

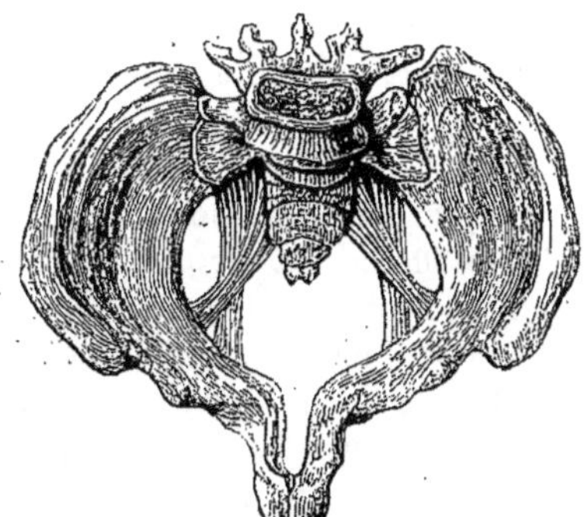

Fig. 97. — Bassin vicié par ostéomalacie.

par le rapprochement des deux branches horizontales du pubis. Les fosses iliaques sont refoulées en dedans, le sacrum offre toujours une courbure plus prononcée qu'à l'état normal. Le détroit inférieur est encore plus déformé que le détroit supérieur ; tous les diamètres y sont viciés, mais on y observe surtout un rapprochement considérable des tubérosités sciatiques et des branches ischio-pubiennes.

Si nous récapitulons les caractères propres au bassin vicié par ostéomalacie, nous dirons :

1° Tous les diamètres du détroit supérieur peuvent être raccourcis ; mais c'est dans le sens antéro-postérieur que la déformation est la moins accusée.

2° La concavité du sacrum est augmentée et le coccyx fait une saillie exagérée vers l'axe du détroit inférieur.

3° Au détroit inférieur le rétrécissement porte sur tous les diamètres ; on y remarque principalement le rapprochement des tubérosités sciatiques.

4° L'angle formé par l'arcade pubienne est beaucoup moins ouvert qu'à l'état normal, ou même à peu près effacé.

§ 4. — Bassin oblique ovalaire.

C'est au rétrécissement d'un des diamètres obliques que se rapporte évidemment la variété du bassin décrite dans ces derniers temps par le célèbre professeur de Heidelberg, Nægele, sous le nom de *rétrécissement oblique*. Son livre vient d'être traduit avec la plus grande exactitude par M. Danyau, qui a enrichi de notes savantes un ouvrage déjà si riche et si précieux par lui-même. Avant la publication de la traduction de M. Danyau, nous avons prié M. le docteur Steege de vouloir bien traduire, pour nous, le chapitre où Nægele résume les caractères principaux de son bassin oblique. C'est à l'obligeance de notre confrère que nous devons la traduction qu'on va lire.

« Les caractères particuliers de ces bassins viciés sont principalement les suivants :

» 1° Ankylose complète d'une des symphyses sacro-iliaques, ou parfaite fusion du sacrum et de l'un des os des iles (¹).

» 2° Arrêt de développement, ou développement défectueux de la moitié latérale du sacrum, et défaut d'amplitude ou lumière moindre des trous sacrés antérieurs du côté de l'ankylose.

» 3° Au même côté, largeur moindre de l'os iliaque et diminution de l'étendue des échancrures ischiatiques de ce dernier, c'est-à-dire que l'écartement entre l'épine iliaque antérieure et supérieure, et l'épine postérieure supérieure, ainsi qu'une ligne qu'on tracerait à l'entrée du bassin, à partir de l'endroit où se trouverait la symphyse sacro-iliaque, si elle existait, et le long de la ligne innominée et de la ligne ilio-pectinée jusqu'à la symphyse pubienne, sont ici plus courts qu'au côté opposé. — De plus, sur l'os ankylosé, la partie correspondante à la surface articulaire, et qui se continue ici sans aucune transition avec le sacrum,

(¹) C'est pour plus de brièveté, et parce qu'elle est plus usitée, que nous nous servons de l'expression *ankylose* pour désigner l'état dont il s'agit ; nous protestons formellement contre l'imputation d'avoir voulu admettre que ces os avaient été primitivement bien conformés, et n'avaient contracté cette continuité que par suite de maladies. Peut-être l'expression *synostosis* ou *synizésis* désignerait-elle mieux la fusion complète dont il est ici question.

est moins haute et descend moins bas qu'elle ne le fait au côté opposé, et qu'elle ne le ferait dans un os iliaque normalement conformé. Ou, pour m'exprimer plus nettement, si du côté ankylosé on suppose l'os iliaque et le sacrum séparés et réunis seulement par l'intermédiaire d'un disque fibro-cartilagineux, ainsi que cela a lieu dans l'état normal, la surface articulaire ou de réunion des deux os se trouverait être moins longue et descendrait moins bas que du côté exempt d'ankylose, ou sur un bassin bien conformé.

» 4° Le sacrum semble être dévié du côté de l'ankylose, et c'est aussi vers ce côté qu'est plus ou moins tournée sa surface antérieure, tandis que la symphyse pubienne est poussée vers le côté opposé ; disposition qui fait que cette symphyse ne se trouve point directement vis-à-vis du promontoire, mais qu'elle affecte une situation oblique.

» 5° Du côté de l'ankylose, la surface interne de l'os iliaque, en tant qu'elle concourt à la formation de la cavité du bassin, est plus aplatie, et même (à un degré plus considérable de viciation) presque entièrement plane; de manière que, par exemple, une ligne tirée du milieu ou même du bout postérieur de la ligne innominée, et se prolongeant le long du corps et des branches transversales du pubis jusqu'à la symphyse, se trouve être presque entièrement droite. Nous n'avons jamais aperçu à la moitié latérale de la paroi antérieure du bassin dont il est ici question, l'inclinaison en dedans ; nous n'avons particulièrement jamais observé l'espèce de brisure en dedans de la branche transversale de l'os pu-

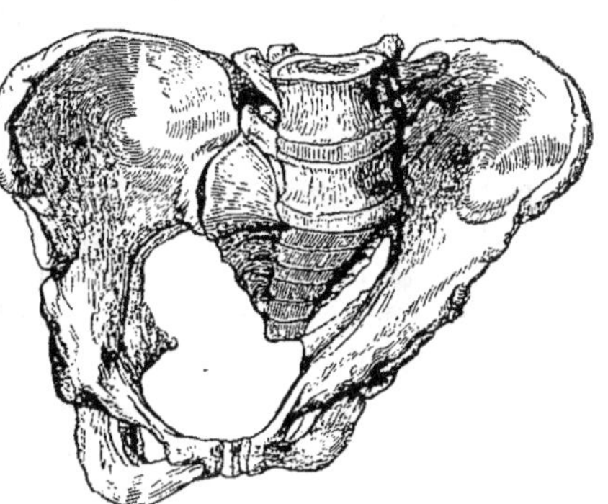

Fig. 98. — Bassin emprunté à l'ouvrage de Nægele, et présentant à un haut degré les caractères du bassin oblique ovalaire.

bis, qu'on trouve dans les bassins viciés par suite de l'ostéomalacie chez les adultes.

» 6° L'autre moitié latérale du bassin, c'est-à-dire celle où existe la synchondrose sacro-iliaque, s'écarte également de la condition normale.

» Au premier abord, en considérant le bassin dont il s'agit, et surtout dans le cas d'une obliquité peu considérable, il est facile de s'abuser et de croire à la conformation normale de la moitié non ankylosée. Mais il n'en est pas ainsi : en effet, en supposant deux bassins viciés pareils, avec la différence seulement que, dans l'un, l'ankylose de la symphyse sacro-iliaque a lieu du côté gauche, tandis qu'elle a lieu du côté droit dans l'autre, et en imaginant une coupe qui partagerait au milieu, et d'avant en arrière, la symphyse pubienne et le sacrum, si l'on voulait adapter la moitié droite du premier de ces bassins à la moitié gauche du second, de manière que les surfaces de section des sacrums se couvrissent, on s'apercevrait que les os pubis se trouvent être écartés l'un de l'autre de 8 à 11 centimètres.

» *Ainsi la moitié latérale du bassin exempte d'ankylose participe non-seulement à la situation et à la direction anormale des os, mais encore à leur forme irrégulière, et cela de manière que de ce côté une ligne qui serait tracée depuis le milieu du promontoire et le long de la ligne innominée et de la ligne iliopectinée du pubis, jusqu'à la symphyse du même nom, serait à sa moitié postérieure, plus, et à la moitié antérieure, moins courbée que sur un bassin non vicié.*

» Il suit de là :

a. *7° Que le bassin est rétréci obliquement, c'est-à-dire dans une direction qui se croise avec celle qu'on imaginerait depuis l'ankylose jusqu'à la cavité cotyloïde du côté opposé, tandis que, dans cette dernière direction (de l'ankylose à la cavité cotyloïde opposée), le bassin n'est point rétréci, ou qu'il est même plus large, quand l'obliquité est plus prononcée.*

» Par conséquent, le détroit supérieur (c'est-à-dire une surface limitée par une ligne tracée le long des deux crêtes des os pubis, ainsi que par les lignes innominées, et qu'on prolongerait imaginairement sur le sacrum) et une surface qu'on admettrait dans le milieu de l'excavation pelvienne (là où l'on admet ordinairement l'ouverture moyenne du bassin, *apertura pelvis media*) ressembleraient, à proprement parler, à un *ovale* oblique vu par devant, dont le diamètre transversal ou petit diamètre serait représenté par le diamètre oblique opposé (¹). En conséquence, on désignerait assez convenablement, sous le rapport de leur forme, les bassins dont il est ici question, par le nom de *bassin oblique ovalaire (pelvis oblique ovata).*

» b. *Que l'écartement du promontoire, au point correspondant à l'une ou à l'autre cavité cotyloïde (distance sacro-cotyloïde) (²), ainsi que la distance de la pointe obtuse du sacrum à l'épine ischiatique de l'un ou de l'autre côté, doivent être moindres du côté où a lieu l'ankylose.*

» c. *Que la distance de la tubérosité ischiatique du côté ankylosé à l'épine postérieure supérieure de l'os iliaque du côté opposé, ainsi que l'écartement entre l'apophyse épineuse de la dernière vertèbre lombaire et l'épine antéro-supérieure de l'os iliaque du côté ankylosé, sont plus petits que les mêmes dimensions au côté opposé.*

» d. *Que la distance du bord inférieur de la symphyse pubienne à l'épine iliaque postérieure et supérieure de l'os iliaque ankylosé est plus grande que celle de ce même bord à l'épine postérieure et supérieure de l'os iliaque opposé.*

» e. *Que les parois de l'excavation pelvienne convergent en quelque sorte, obliquement de haut en bas, et que l'arcade pubienne est plus ou moins rétrécie,*

(¹) D'après cela, il va sans dire que les lignes tirées entre les points entre lesquels on se figure, dans les bassins normaux, les diamètres droits et transverses, ne se croisent pas à angle droit dans notre bassin oblique vicié, et qu'il ne peut être question, pour celui-ci, des diamètres droits ou obliques tels qu'on les admet dans les bassins symétriques.

(²) Pour plus de brièveté, nous nous servirons de cette expression, dans cet écrit, pour désigner la distance dont il s'agit, et que J. Burns a cru devoir mesurer et établir, pour aider à une exacte représentation de la forme de l'ouverture du bassin.

et se rapproche par conséquent de la forme du bassin de l'homme (et cela naturellement à cause de la direction vicieuse de sa branche tournée vers la paroi pelvienne aplatie). Ces deux dispositions, le rétrécissement de l'échancrure ischiatique, la diminution de la distance qui existe entre les deux épines ischiatiques, et le développement unilatéral et défectueux du sacrum, sont en rapport direct avec le degré de l'obliquité. Enfin :

» f. *Que, du côté aplati, la cavité cotyloïde est dirigée en avant d'une manière plus prononcée que cela n'a lieu sur le bassin normal, tandis que du côté opposé elle est presque complétement tournée en dehors.* De manière qu'en considérant le bassin par devant, on peut regarder directement dans la première cavité cotyloïde, tandis que le regard ne fait que raser la deuxième, ou bien qu'il ne frappe qu'une petite partie de son excavation.

.» Pour donner à ceux qui n'ont jamais vu un bassin pareil une idée aussi nette que possible, nous ferons observer qu'au premier abord ces bassins font l'effet d'avoir été déformés par une pression qui aurait porté de bas en haut et de dehors en dedans, dans une direction oblique, sur une des moitiés latérales de la paroi pelvienne antérieure et sur la région cotyloïdienne, tandis qu'en même temps l'autre moitié semble avoir été pressée de dehors en dedans, mais à sa paroi postérieure.

» Une autre particularité de ces bassins, c'est qu'ils ne diffèrent les uns des autres que par le degré de leur obliquité, et du côté seulement où le sacrum s'est soudé à l'os iliaque, tandis que pour tout le reste, c'est-à-dire pour toutes les principales particularités de leur viciation, ils se ressemblent comme deux œufs. C'est à ce point qu'un homme exercé qui ne connaîtrait pas cette circonstance serait tenté de prendre deux exemplaires différents, et qui lui seraient présentés isolément, pour le même, et qu'il est même difficile de lui persuader qu'il a eu tort, comme nous en donnerons un exemple plus tard.

» Pour ce qui concerne les autres conditions des os de ce bassin (c'est-à-dire abstraction faite des déviations citées), leur force, leur volume, leur texture, leur couleur, etc., elles ressemblent à celles des os sains, tels qu'on les rencontre chez de jeunes personnes exemptes de toute déformation. C'est ainsi, par exemple, qu'on n'observe sur les os aucun des signes, ni pour ce qui concerne leur forme ni relativement au reste, qui se rencontrent à la suite de rachitisme ou d'ostéomalacie des adultes. Si l'on faisait disparaître par la pensée les difformités existantes, les bassins que nous avons eu occasion de voir ressembleraient, en général, aux bassins bien conformés : la plupart d'entre eux appartiendraient aux bassins de grandeur moyenne, et les autres à ceux de grandeur inférieure ou supérieure. — Dans aucun des cas que nous avons été à même de connaître plus spécialement, nous n'avons trouvé une constitution rachitique ; dans aucun il n'y a eu des phénomènes, des accidents ou des modifications morbides qui auraient précédé ou suivi la maladie anglaise, ou l'ostéomalacie après la puberté : nulle part on n'a pu constater l'action d'influences nuisibles externes, telles que chutes, coups, etc., et jamais il n'y a eu de douleurs antécédentes. Il n'a été prouvé, dans aucun des cas que nous avons plus spécialement examinés, qu'il y ait eu claudication. Dans un cas seulement, nous croyions, en voyant la personne marcher, remarquer une claudication ; mais d'autres connaisseurs, présents à l'examen, ne l'ont point constatée, et les parents et toute la famille de la personne en question assuraient positivement ne l'avoir jamais remarquée.

» Sur deux des bassins de ce genre pourvus de vertèbres lombaires, la colonne vertébrale est droite dans la région lombaire ; dans les autres, elle se trouve être inclinée du côté exempt d'ankylose ; dans tous les bassins de notre collection pourvus de vertèbres lombaires, la face antérieure des corps de ces vertèbres est plus ou moins tournée vers le côté ankylosé. » Un seul fait nous reste à expliquer, c'est la fusion complète du sacrum et de l'os iliaque, la disparition de la symphyse sacro-iliaque, du côté rétréci. Cette ankylose est-elle congénitale ? Est-elle le résultat d'une inflammation survenue après l'enfance ? Doit-elle être attribuée à la courbure de la colonne vertébrale ? Nous avouons manquer de matériaux suffisants pour décider la question. Nægele paraît penser que cette ankylose ainsi que le mode de déformation dont elle est, d'après lui, le caractère essentiel, résulte d'une anomalie de développement. Du reste, ajoute-t-il en finissant, je ne suis point en mesure de me prononcer d'une manière décisive. » (Voy., pour plus de détails, la traduction de M. Danyau.)

Qu'elle soit congénitale ou la conséquence d'une maladie accidentelle, MM. les professeurs Gavarret et Paul Dubois considèrent cette ankylose comme la cause de l'aplatissement que présente l'os iliaque de ce côté. Lorsque, dit M. Dubois, une des symphyses sacro-iliaques est atteinte d'ankylose, l'os coxal correspondant s'aplatit, et ce genre d'altération se produit des deux côtés, lorsque les deux symphyses se sont également ossifiées. Je ne peux admettre, pour ma part, cette relation de cause à effet, car rien ne démontre que dans les bassins obliques de Nægele l'ankylose ait précédé la déformation de l'os ilium. Nous avons fait remarquer, au contraire, que certains bassins, de l'aveu même de Nægele, offraient tous les caractères du bassin oblique ovalaire, *sauf l'ankylose de la symphyse sacro-iliaque.* Comment donc invoquer cette ankylose comme cause de la déformation ?

Le docteur Falri pense que cette déformation est produite par une compression du bassin pendant la vie intra-utérine, pendant l'accouchement ou pendant le premier âge.

Comme on le peut voir par la description que nous avons donnée, Nægele attache une très-grande importance à l'ankylose de l'articulation sacro-iliaque, dont il fait un caractère pathognomonique du bassin qu'il désigne sous le nom d'*oblique-ovalaire.*

Si j'osais émettre une opinion après une autorité aussi importante, je dirais franchement que je ne puis admettre cette proposition. Il existe, en effet, bon nombre de bassins qui offrent tous les caractères des bassins obliques décrits dans la monographie du professeur de Heidelberg, et chez lesquels on ne rencontre pas de soudure d'aucune symphyse sacro-iliaque ; Nægele lui-même, avec cette franchise qui est la probité du vrai savant, parle, dans son beau travail, de bassins qu'il dit être semblables à ceux qu'il a décrits précédemment, et qui n'en

diffèrent que par l'absence de l'ankylose. Il en cite plusieurs, et sait, dit-il, qu'il
en existe beaucoup d'autres dont on lui a promis la description exacte. Je reviendrai plus tard sur cette circonstance ; mais je ne peux m'empêcher de dire dès à
présent que, si l'on ne fait plus de l'ankylose un phénomène constant, un caractère pathognomonique du bassin dont il s'agit, si, c'est simplement un épiphénomène pathologique qui se retrouve seulement dans la plupart des cas, je ne vois
alors dans le bassin oblique-ovalaire que la réunion de deux des types auxquels
nous avons rapporté toutes les variétés de vices de conformation. En considérant
ce bassin au point de vue pratique, en mettant de côté les particularités anatomiques si extraordinaires qu'il présente, il offrirait tout à la fois la compression
d'une des parois antéro-latérales et la proéminence oblique de l'angle sacro-
vertébral.

§ 5. — Vices de conformation dus à la déformation préalable
d'une autre partie du squelette.

Nous avons déjà fait pressentir l'influence que pouvaient avoir les vices de conformation de la colonne vertébrale et des membres inférieurs sur la conformation
du bassin ; nous allons chercher à préciser leur mode d'action.

A. — Inflexion de la colonne vertébrale.

Pendant très-longtemps on a considéré les déviations du rachis comme produites par le rachitisme. Grâce aux belles recherches de MM. Bouvier, Guérin, etc., il n'est plus possible de conserver aujourd'hui une pareille opinion, et
l'on sait que plusieurs maladies autres que le rachitis peuvent produire des courbures anormales dans la tige rachidienne. Or, si cette distinction est importante
pour les orthopédistes, elle l'est tout autant pour l'accoucheur ; car elle établit
tout d'abord une séparation entre les déviations qui coïncident presque toujours
avec une mauvaise conformation du bassin, et celles qui, au contraire, existent
le plus souvent avec un bassin bien conformé. Les premières sont de nature
rachitique ; les secondes se sont développées sous l'influence d'une autre affection. Sur soixante-neuf cas de déformation de l'épine dont M. Bouvier a donné
la description, cinquante-sept offrent le bassin à l'état normal, et sont presque
tous exempts d'altération des membres, douze sont accompagnés d'une déformation de cette cavité et offrent des membres incurvés.

Il ne faudrait pas croire cependant que les déviations du rachis non rachitiques n'ont aucune influence sur la direction et la conformation du bassin. Mais
ce n'est, en général, que chez les sujets avancés en âge que les courbures de
l'épine survenues après l'enfance finissent par amener des changements dans la
forme et dans la direction du bassin, de sorte qu'elles n'offrent que peu d'intérêt
à l'accoucheur.

Quant aux courbures rachitiques de l'épine, bien qu'elles ne soient pas la
cause essentielle des déformations du pelvis, elles n'en exercent pas moins une

influence fâcheuse sur le degré de rétrécissement et sur l'irrégularité de la forme du bassin. La même action qui donne lieu à ces difformités chez les vieillards est aussi en grande partie celle qui les détermine chez les enfants rachitiques. Dans l'un et l'autre cas, le bassin se dévie sous l'influence de la déviation du rachis. Seulement, ce qui a lieu avec lenteur chez les vieillards s'effectue rapidement chez l'enfant rachitique, parce que le ramollissement des os favorise l'action de la cause.

La principale altération consiste en un renversement d'avant en arrière plus fort du côté de l'angle formé par la jonction de la colonne lombaire avec la base du sacrum, et donne par conséquent au bassin une figure plus ou moins semblable à celle que le professeur Nægele a décrite sous le nom de bassin oblique-ovalaire.

B. — Luxations congénitales du fémur.

M. Sédillot, dans un mémoire très-intéressant sur les luxations congénitales du fémur, a le premier appelé l'attention sur l'influence que ces déplacements exerçaient sur la conformation du bassin. Cette influence se fait sentir sur le grand et le petit bassin. Ainsi, dans un cas de luxation double en haut et en dehors, ou dans la fosse iliaque externe, M. Sédillot, mesurant les principales dimensions du bassin, a trouvé :

1. D'une épine iliaque supérieure et antérieure à l'autre.... 20 centimètres et demi.
2. Du milieu d'une crête iliaque au côté opposé.......... 21 centimètres et demi.
3. Du milieu de la crête iliaque à la marge du détroit abdominal.................................... 8 centimètres.
4. Du milieu de la crête iliaque à la tubérosité sciatique.... 12 centimètres.

Détroit abdominal ou supérieur.

5. Diamètre antéro-postérieur........................ 10 centimètres et demi.
6. Le même diamètre pris du pubis à l'articulation de la première pièce du sacrum avec la seconde (1).......... 11 centimètres et demi.
7. Diamètre iliaque ou transverse .... 11 centimètres.
8. Diamètre oblique............................... 10 centimètres et demi.

(1) Généralement le diamètre antéro-postérieur se mesure de la partie supérieure et interne du pubis au bord supérieur du sacrum. Mais M. Sédillot fait remarquer avec raison que, sur plusieurs bassins porteurs d'une luxation congénitale double, ce bord supérieur du sacrum, vu la saillie très-prononcée de l'angle sacro-vertébral, se trouvait bien au-dessus du pubis, et l'articulation des deux premières pièces du sacrum était la partie qui se présentait au niveau du bord supérieur de cet os. Or, dans ce cas, le véritable diamètre antéro-postérieur du détroit supérieur s'étend du bord supérieur du pubis à la partie du sacrum qui se trouve au niveau de ce bord. C'est donc cet intervalle qui seul est important à constater.

Du reste, cette observation avait déjà été faite par Bland, et elle est reproduite par Merriman dans la note suivante :

Quoique le sacrum soit porté tellement en avant qu'il semble réduire à 2 ou 3 pouces

Détroit périnéal.

9. Diamètre coccy-pubien ....   9 centimètres.
10. Diamètre transversal.............................   13 centimètres et demi.
11. Diamètre oblique................................   12 centimètres.
12. Sommet de l'arcade pubienne.....................   4 centimètres.
13. Base de l'arcade (prise au niveau du bord inférieur du trou
      ovalaire).....................................   10 centimètres et demi.

Excavation pelvienne.

14. Hauteur de la paroi supérieure..................   12 centimètres et demi.
15. Hauteur de la paroi antérieure..................   3 centimètres
16. Épaisseur de la jonction du pubis...............   1 centimètre un quart.
17. Profondeur de la concavité sacrée...............   3 centimètres.
18. Du sommet d'une des tubérosités sciatiques à celle du côté
      opposé.......................................   13 centimètres et demi.

Il résulte évidemment de ces mesures : 1° que les dimensions transversales du grand bassin sont considérablement rétrécies par le redressement vertical des fosses iliaques, qui se trouvent rapprochées l'une de l'autre, au point de ne laisser entre elles qu'un intervalle de 21 centimètres et demi, là où habituellement existe une distance de 27 centimètres;

2° Que le rapport qui existe dans l'état normal entre le diamètre antéro-postérieur et transverse du détroit supérieur est changé, puisque ici le diamètre transverse est un peu plus court que le diamètre antéro-postérieur, qui a ordinairement 2 centimètres de moins ;

3° Qu'au détroit inférieur un changement inverse s'est opéré ; le diamètre biischiatique offre 13 centimètres et demi, tandis que le coccy-pubien n'a que 9 centimètres.

Ces dernières modifications, dit M. Sédillot, s'expliquent facilement, et sont la conséquence de la position vicieuse des fémurs sur les fosses iliaques externes. Les individus porteurs d'une double luxation marchent les jambes écartées, afin de porter la tête des fémurs sur les os iliaques et d'y trouver un point d'appui;

le diamètre antéro-postérieur de l'entrée de l'excavation, il faut, quand on cherche à apprécier le degré de rétrécissement, faire attention à la différence de hauteur qui existe entre l'angle sacro-vertébral et la partie supérieure de la symphyse. Le pubis, en effet, est placé un peu plus bas que le point du sacrum qui est le plus proéminent, et répond à une portion de cet os qui est dirigé fortement en arrière, de sorte que la distance réelle qui existe entre eux peut être plus considérable que le toucher pourrait le faire croire au premier abord. Il peut arriver alors, en effet, que la projection de la partie supérieure du sacrum, en repoussant la tête au-dessus du pubis, constitue un obstacle insurmontable à l'entrée de cette tête dans l'excavation, et que cependant, si cette direction vient à être changée soit par l'application des instruments, ou par un moyen quelconque, de manière que la tête soit poussée dans la direction de l'axe central du bassin, le travail soit terminé avec assez de facilité. (*Bland's Observations.*)

la marche ne se ferait pas ainsi, que l'effet serait encore le même, parce que l'évasement en dehors de la face latérale externe et supérieure de l'os des iles sera toujours pressé par les têtes des fémurs, qui tendent à la redresser et à la reporter en dedans. Dès lors le bassin, ainsi comprimé latéralement, s'allonge d'arrière en avant, et arrive à former dans ce dernier sens un angle plus ou moins aigu. Les fosses iliaques, subissant plus directement la pression, ont cédé d'une manière très-marquée, plus au milieu qu'en avant, parce que la tête des fémurs, portée assez loin en arrière, comprimait plus la partie moyenne des fosses iliaques que leur partie antérieure. L'ilium est souvent redressé et presque vertical, au lieu d'être renversé en dehors. Si ce redressement existe des deux côtés, on comprend qu'il peut s'opposer au développement régulier de l'utérus ; s'il n'existe que d'un seul côté, il peut produire une obliquité utérine en sens inverse.

Le bord antérieur de l'ilium présente aussi une singulière disposition ; elle est due à ce que le tendon des muscles iliaque et psoas réunis, qui s'attache au petit trochanter, se trouve remonté et dévié par l'ascension du fémur, et qu'alors ce tendon creuse plus profondément et change la direction de sa gouttière pubio-iliaque ; enfin, à ce que l'épine iliaque antéro-inférieure est déviée d'une manière plus ou moins sensible.

Le rétrécissement du diamètre transverse au détroit supérieur est dû évidemment à la pression latérale que les têtes des fémurs exercent presque perpendiculairement à ce détroit, et comme l'aplatissement dans le sens transversal s'accompagne nécessairement d'un allongement antéro-postérieur, le diamètre sacro-pubien se trouve augmenté d'autant.

L'examen du détroit inférieur nous permet de constater un résultat très-curieux, car il est tout à fait l'inverse de ce que nous avons rencontré au détroit abdominal. Nous avons, en effet, une augmentation considérable dans l'étendue du diamètre transverse, avec diminution notable dans celle du coccy-pubien. La situation des fémurs va encore l'expliquer facilement : ceux-ci, portés très-loin en dehors, en haut et en arrière, puisque leur extrémité articulaire supérieure est remontée jusque dans la fosse iliaque externe, tirent fortement dans ce sens les muscles qui les entourent, mais principalement ceux qui, de l'éminence ischia-tique, se portent à l'extrémité des fémurs ; les muscles carrés, jumeaux, obtura-teurs internes, fortement allongés, poussent et tirent l'ischion en dehors ; les fibres inférieures de l'obturateur externe, celles des adducteurs, la partie interne de la capsule articulaire, agissent de la même manière sur les branches de l'arcade pubienne : de là l'écartement considérable des ischions que nous avons signalé. Ceux-ci tendant à leur tour les petits et les grands ligaments sacro-scia-tiques, il en résulte une courbure plus forte des dernières pièces du sacrum et du coccyx, et par suite la diminution du diamètre coccy-pubien et la plus grande profondeur de la concavité du sacrum. La même cause explique le peu de hauteur de l'excavation pelvienne ; l'ischion, tiré vers la fosse iliaque, s'est porté dans ce sens en infléchissant l'arcade pubienne, et par suite a diminué la hauteur antérieure du bassin. (Sédillot.)

Le poids du corps dans la station est encore ici l'agent principal de la déformation. Celle-ci résulte essentiellement, comme nous venons de le voir, de l'effort exercé de dedans en dehors, aux deux côtés du bassin, par des ligaments capsulaires des deux aticulations déformées, qui tiennent en quelque sorte le tronc suspendu entre les fémurs. La force avec laquelle ces ligaments tirent sur le bassin égale la puissance avec laquelle la pesanteur tend à les allonger. Le rétrécissement de la cavité cotyloïde entre bien pour quelque chose dans le changement d'étendue que le bassin subit, mais il n'en explique que la moindre partie. (Bouvier.)

Le docteur Lefeuvre (thèse de Paris, 1862) a insisté avec raison sur les changements de l'inclinaison du bassin. L'effet le plus constant, dit ce médecin, des luxations congénitales du fémur, consiste dans une déviation de l'inclinaison normale du bassin. La position des fémurs dans les fosses iliaques externes change les conditions de stabilité du corps, et le bassin se trouvant pressé en haut par le poids des parties supérieures, et soutenu seulement en arrière, bascule en avant. C'est cette inclinaison du bassin qui produit la dépression lombaire, l'ensellure, qui est encore augmentée par la projection en arrière des épaules nécessaire à la stabilité. L'inclinaison normale du détroit supérieur, évaluée par Osiander à 30 degrés, par Levret à 25 degrés, a été étudiée avec un très-grand soin par Nægele, qui l'a portée à 59 degrés. Dans les luxations congénitales, cette inclinaison peut être de 80 à 85 degrés, comme sont les pièces n°ˢ 739, 744, 763 C du musée Dupuytren ; elle peut être plus considérable encore ; devenir verticale, et même aller au delà.

L'inclinaison du détroit inférieur est augmentée en même temps, mais pas toujours dans les mêmes proportions, à cause de la hauteur variable de l'excavation.

Cette inclinaison du bassin en avant fait que la face antérieure du sacrum devient inférieure, et il peut arriver que l'extrémité vertébrale soit plus basse que l'extrémité coccygienne. En même temps, la symphyse du pubis devient horizontale au lieu d'être verticale.

Lorsque la luxation est double, l'inclinaison est assez régulière des deux côtés, et la colonne vertébrale présente une courbure antéro-postérieure. Si la luxation est simple, en même temps qu'il y a une inclinaison du bassin en avant, on trouve une inclinaison latérale due à l'abaissement du côté luxé, qui n'est plus soutenu à la même hauteur par la tête du fémur. Du côté de la colonne vertébrale, on constate une courbure antéro-postérieure avec déviation dirigée du même côté que la luxation. (Lefeuvre.)

Souvent la difformité est irrégulière, non symétrique, parce que les changements survenus dans le bassin sont plus prononcés d'un côté que de l'autre. En général, ils se trouvent en rapport avec le degré d'organisation de l'articulation nouvelle. S'il existe une cavité articulaire accidentelle, ils sont plus développés de ce côté.

On voit au musée Dupuytren un bassin rappelé par Gerdy dans son savant rapport, lu à l'Académie, sur les luxations congénitales, et qui présente des modifications bien singulières : Il ne porte plus qu'un fémur qui est soudé en dehors de l'épine antéro-inférieure de l'ilium du côté gauche. L'os coxal opposé est de 5 centimètres et demi plus élevé que le gauche au niveau de son épine antéro-supérieure, et les os sont fixés avec une égale solidité dans ces deux situations si différentes. Le sacrum est assez large, mais très-court; le détroit supérieur subit une modification semblable à celle que nous venons de signaler. Quant au détroit inférieur, il est immense en tous sens, parce que le sacrum est excessivement court, et que la paroi antérieure du bassin est pour ainsi dire déployée en avant et en bas sur un même plan transversal et vertical, au lieu d'être courbée ou pliée en bas et en arrière comme dans l'état normal. (Voy. n° 252, musée Dupuytren.)

Nous n'avons extrait du mémoire de M. Sédillot que les particularités qu'il nous est important de signaler ; nous en avons cependant assez dit pour prouver que Dupuytren s'était gravement trompé, lorsqu'il a prétendu que les phénomènes de la luxation originelle n'influent en rien sur le développement du bassin, et que celui-ci est aussi favorable à l'accouchement que chez les personnes bien conformées. La fausseté de cette assertion est sans doute suffisamment prouvée par les détails dans lesquels nous sommes entré. Mais il faut convenir cependant que si l'accouchement peut, dans ces cas, présenter quelques difficultés, il sera rarement impossible : au moins n'existe-t-il encore dans la science aucun fait dans lequel l'expulsion du fœtus n'ait pu avoir lieu sans opération sanglante pratiquée sur la mère ou l'enfant, ce qui tient bien certainement à ce que dans les luxations congénitales, le rétrécissement porte sur les plus grands diamètres du détroit supérieur ou du détroit inférieur.

Dans une publication récente, M. Lenoir a émis une opinion contraire à celle de M. Sédillot, et pense que les luxations congénitales doubles ne produisent aucune altération notable dans la conformation du bassin, et il cite à l'appui le bassin d'une jeune femme dont il donne les dimensions. Ces dimensions, excepté celles du détroit inférieur, qui offrent un élargissement de 10 à 12 millimètres, ne diffèrent guère de celles du bassin normal.

Les observations de M. Lenoir prouvent seulement que les remarques de M. Sédillot ne s'appliquent pas à tous les cas ; mais les faits observés par ce dernier chirurgien n'en conservent pas moins une grande valeur, en démontrant que, dans quelques cas, les luxations congénitales peuvent produire une altération notable dans la forme et les dimensions des diverses parties du bassin.

M. Lenoir a beaucoup plus insisté que M. Sédillot sur l'influence que peut avoir la luxation congénitale simple. Dans ce cas, dit-il, il y a arrêt de développement de tout le côté du bassin qui répond au côté luxé, et cette atrophie amène une telle déformation des deux détroits et de l'excavation, que l'on peut assurer que si l'accouchement n'est pas toujours rendu impossible, le travail en est au moins beaucoup plus long et plus difficile.

Cette dernière proposition est, je crois, beaucoup trop absolue, et les faits manqueraient pour la justifier. La déformation consécutive à la luxation simple est beaucoup moins considérable que celle qui résulte d'un double déplacement, et la pièce de M. Pacoud, décrite par M. Lenoir, ne me paraît nullement justifier ses assertions.

M. Lenoir est-il plus heureux en voulant rapprocher le bassin vicié consécutivement à une luxation simple du bassin oblique ovalaire de M. Nægele? Des différences si nombreuses existent entre ces deux bassins, qu'il m'a paru forcer les analogies qu'ils peuvent avoir, en les rangeant dans la même catégorie. Les caractères anatomiques font défaut, et le pronostic surtout est beaucoup moins grave ; enfin, les indications à remplir dans l'un et l'autre cas sont essentiellement différentes.

C. Luxations non congénitales.

L'atrophie de l'os iliaque correspondant au fémur luxé peut se rencontrer dans les luxations survenues après la naissance, que cette luxation ait été le résultat d'un accident, ou consécutive à une altération organique des surfaces articulaires, comme dans la coxalgie. Il suffit pour cela que la luxation n'ait pas été réduite, et qu'elle ait été produite dès les premières années de la vie. Or, cette atrophie étant la cause de difformités pelviennes que nous venons d'étudier dans le paragraphe précédent, elle pourra avoir les mêmes conséquences dans le cas qui nous occupe. On comprend du reste facilement que la déformation du bassin sera d'autant plus considérable, que la luxation sera survenue à un âge moins avancé.

La cause de ces luxations doit d'ailleurs, suivant la remarque de M. Depaul (*Bulletin de la Société de chirurgie*, année 1865), être prise en grande considération. Quand elle est traumatique, elle amène beaucoup plus rarement la déformation du bassin que lorsqu'elle est consécutive à une maladie des os. M. Blot a cité dans le même recueil deux observations de luxation unilatérale produite par une coxalgie datant de la première enfance, dans lesquelles l'accouchement fut laborieux. Dans le premier cas, la céphalotripsie fut nécessaire : le bassin mesurait 8 centimètres dans son diamètre antéro-postérieur ; le diamètre oblique droit, correspondant au membre raccourci, était notablement diminué de longueur. Dans le second cas, le diamètre antéro-postérieur mesurait 7 centimètres et demi ; mais la malade accoucha avant terme, et l'extraction du fœtus put être faite avec le forceps.

D. Lésions des membres inférieurs.

Les courbures que présentent si souvent les membres inférieurs ne diminuent pas également leur longueur, et cette brièveté inégale fait que la pression qu'ils exercent sur le fond des cavités cotyloïdes varie aussi, et peut, par conséquent, vicier le côté du bassin où elle est la plus forte. Il est si vrai qu'alors la mauvaise conformation du pelvis tient à l'inégalité de longueur des membres inférieurs, que ceux-ci sont souvent courbés sans que le bassin soit vicié, lorqu'ils conservent d'ailleurs la même longueur, et que, dans le cas d'inégalité de ces membres, il existe un rapport assez constant entre l'os iliaque déformé et le membre le plus long. Quand une femme boite, si son bassin est déformé, ce sera toujours du côté sain et non du côté malade, comme on serait porté à le croire au premier abord.

On conçoit, du reste, que le raccourcissement d'un des membres inférieurs, qu'il soit le résultat d'une fracture, d'une luxation ou d'une atrophie, peut produire le même résultat, surtout si ces accidents surviennent dans la première enfance, lorsque le bassin est encore loin d'avoir acquis son développement complet. Certains malades affectés de maladies chroniques à l'un des membres, et qui sont par suite dans l'obligation de ne marcher qu'avec des béquilles et de transmettre tout le poids du corps au membre sain, courent le même danger. Toutefois cette dernière circonstance n'a pas toujours sur le bassin cette fâcheuse influence. Ainsi Campbell dit avoir eu occasion d'examiner le cadavre d'une femme, qui, depuis l'âge de quatre ans, n'avait pu marcher qu'à l'aide d'une béquille, et cela par suite d'une maladie de l'extrémité inférieure droite ; cette femme morte quelque temps après ses couches, avait le bassin parfaitement conformé. (Campbell, page 249.)

L'amputation de la cuisse chez une jeune fille, et surtout chez un enfant, est encore capable de vicier le bassin. Chez une femme âgée de dix-huit ans, madame Lachapelle a vu le détroit supérieur réduit à la moitié de son étendue du côté droit seulement, et déjeté en totalité du côté opposé vers la cuisse gauche, qui avait été amputée quatre ans auparavant. On conçoit, en effet, qu'alors le membre artificiel ne prenant son point d'appui que sur l'ischion, la cavité cotyloïde du côté sain continue seule à être comprimée par le poids du corps ([1]).

ARTICLE III.

INFLUENCE DES VICES DE CONFORMATION DU BASSIN SUR LA GROSSESSE ET L'ACCOUCHEMENT.

Nul doute que les vices de conformation ne puissent avoir une influence fâcheuse sur la marche de la grossesse. Nous avons déjà dit, à l'article *Avortement*, que lorsque le rétrécissement des détroits s'accompagne de l'agrandissement de l'excavation, l'utérus, trouvant dans la cavité du petit bassin un espace plus considérable qu'à l'ordinaire, pouvait y séjourner plus longtemps et s'y développer au delà du temps habituel ; et nous avons considéré cette circonstance comme une cause d'avortement, par l'impossibilité où se trouvait plus tard l'utérus de s'élever au-dessus du détroit supérieur. En traitant de la rétroversion de

---

([1]) Suivant Campbell, la difformité du pelvis peut encore être causée par des contusions violentes reçues pendant l'enfance sur la région dorsale. J'en ai rencontré, dit-il, plusieurs exemples. Il y a quelques années, j'ai vu une malade qui, à l'âge de trois ans, reçut un coup violent sur la région lombaire : il existait chez elle une déformation telle du pelvis, que je crus convenable de provoquer l'accouchement à la fin du septième mois. La tête, malgré des douleurs très-énergiques, séjourna sept heures dans l'excavation : l'enfant fut pourtant expulsé. Il vécut huit jours, et succomba à des convulsions. A l'autopsie, on constata plusieurs fractures des os du crâne, et plusieurs ecchymoses sous-cutanées qui étaient évidemment le résultat des pressions qu'avait subies le fœtus pendant le travail. (Campbell, *Introduction of the study of midwifery*, p. 248.)

Cette observation est trop incomplète pour qu'elle suffise à justifier l'opinion de l'auteur. Le bassin était-il réellement rétréci ? La femme n'était-elle pas rachitique ? etc., etc.

l'utérus, nous avons fait remarquer que ce déplacement de l'utérus était singulièrement favorisé par l'agrandissement de la concavité du sacrum.

Même dans le cas où le rétrécissement du détroit supérieur est peu prononcé,
l'espèce d'enclavement que subit l'utérus dès les premiers temps de la grossesse
peut exercer une compression violente des organes placés dans l'excavation. Van
Doeveren cite un cas fort curieux dans lequel, dès le troisième mois de la grossesse, la malade éprouva dans le bas-ventre des douleurs très-vives qui d'abord
firent craindre l'avortement. Malgré l'emploi des moyens les plus rationnels, les
accidents persistèrent. En examinant avec soin, il reconnut une tumeur ovalaire,
douloureuse au toucher, et qui s'élevait au-dessus de l'ombilic. La malade urinait
très-souvent, mais en très-petite quantité. Il crut à une hydropisie de l'utérus.
Les douleurs continuèrent malgré tout ce qu'il put faire. La malade allait de mal
en pis, lorsqu'un matin il la trouva beaucoup mieux et débarrassée de ses atroces
douleurs. Plus de fièvre, plus de gêne dans la respiration ; la tumeur avait disparu : l'abdomen, plus aplati, était plus souple, plus indolent, et offrait une fluctuation obscure. Il crut à une rupture de l'utérus, et, malgré le contentement de
la malade, il porta le pronostic le plus grave. Elle mourut, en effet, deux jours
après. À l'autopsie, il put constater que la vessie, dont la capacité était de beaucoup augmentée, s'était déchirée à sa partie supérieure. L'utérus remplissait tout
le petit bassin si exactement, qu'il n'existait aucun espace entre lui et les parois
pelviennes. Il comprimait les vaisseaux, les nerfs pelviens, ainsi que le rectum et
le canal de l'urèthre contre les pubis. Le diamètre sacro-pubien n'avait que trois
pouces huit lignes.

Lorsque le diamètre transversal du grand bassin est rétréci par le redressement
des crêtes iliaques, comme cela se rencontre dans les luxations congénitales
doubles du fémur, le développement de l'utérus en est considérablement gêné
pendant les derniers mois de la grossesse, et cette difficulté que la matrice éprouve
dans son développement peut, suivant la remarque d'Antoine Dubois, être une
cause d'accouchement prématuré. Lorsque ce redressement n'existe que d'un
côté, la gêne est moins grande; mais on conçoit toutefois qu'elle peut contribuer
à produire une obliquité considérable de l'utérus du côté opposé.

En général, cependant, à l'exception de quelques incommodités qui tiennent
certainement plus à l'obliquité extraordinaire des plans du bassin qu'au rétrécissement de sa cavité, et sur lesquelles nous reviendrons plus tard, les bassins trop
étroits troublent rarement la marche de la grossesse. Ils ont une bien autre influence sur l'accouchement, et c'est d'elle surtout que nous allons parler.

La difficulté de l'accouchement sera, en général, d'autant plus grande, que le
vice de conformation du bassin sera plus considérable. Cette proposition, vraie
dans la plupart des cas, ne l'est pas cependant d'une manière absolue. Le degré
de rétrécissement n'est pas, en effet, le seul point qui doive fixer l'attention de
l'accoucheur. La position du fœtus, le volume de sa tête, la souplesse des os du
crâne, l'énergie des contractions utérines, le relâchement plus ou moins marqué
des symphyses pelviennes, sont autant de circonstances importantes dont il doit
tenir grand compte. Telle femme, en effet, accouche heureusement et à terme,

lorsque telle autre, dont le bassin offre les mêmes dimensions, exigera pour sa délivrance l'intervention de l'art. La même femme peut s'être délivrée spontanément de son premier enfant, et présenter des difficultés telles à son second accouchement, que la mutilation du fœtus soit jugée le seul moyen de lui épargner une opération sanglante, sans qu'on puisse en conclure que son bassin se soit rétréci entre les deux grossesses ; car ces différences tiendront uniquement au volume plus considérable, à la réductibilité moins grande, à la mauvaise position de son second enfant, etc. Tous les accoucheurs ont observé des faits semblables. Une femme qui se présenta à la Clinique en 1838, et dont le bassin n'offrait que 7 centimètres dans le diamètre sacro-pubien, accoucha en dix-huit heures d'un enfant vivant, à terme, et dont les dimensions étaient à peu près normales : la tête était à peine déformée. Baudelocque dit avoir vu, à l'amphithéâtre de Solayres, la tête d'un fœtus qui s'était allongée de manière que son grand diamètre avait près de 22 centimètres, et que le bipariétal s'était réduit à 6 ou 7 centimètres. Il parle d'un autre fait à peu près semblable, et dans ces deux cas la vie de l'enfant n'a pas été compromise un seul instant. M. Martin (de Lyon) dit avoir vu une femme rachitique accoucher à terme d'un enfant bien portant, et par les seuls efforts de la nature. L'autopsie démontra que le diamètre sacro-pubien n'avait que 6 centimètres et demi (page 271). Il existait, en outre, ce qui rend le fait plus extraordinaire, des tumeurs squirrheuses dans l'épaisseur des parois utérines. La réductibilité de la tête est donc quelquefois excessive, et malheureusement il est presque impossible de l'apprécier d'une manière exacte.

A cette cause d'incertitude, dit madame Lachapelle, ajoutez que, chez certaines femmes, la mobilité des symphyses permet, non pas un écartement général qui n'augmenterait que de fort peu l'aire du détroit et de presque rien tous les diamètres, mais bien un glissement mutuel des surfaces articulaires, un chevauchement des pubis tel, que l'un des os innominés s'avance au niveau de l'angle sacro-vertébral, tandis que l'autre recule plus ou moins. Il suit de ce mécanisme que l'un des diamètres obliques du détroit supérieur, celui dans le sens duquel se place le grand diamètre de la tête, est notablement agrandi ; que le diamètre sacro-pubien se trouve aussi agrandi par l'avancement de l'un des os innominés. On conçoit enfin, continue l'habile sage-femme, que les deux os des hanches peuvent glisser simultanément en avant, de manière à agrandir davantage encore le diamètre sacro-pubien.

La position du fœtus est loin d'être indifférente dans la plupart des cas. Lorsque le sacrum, en se portant en avant, est en même temps déjeté de côté, de manière à rétrécir plus un des côtés du bassin que l'autre, qui ne prévoit que l'accouchement pourra s'effectuer spontanément, si la tête se présente de manière à offrir sa grosse extrémité occipitale au côté bien conformé, et qu'au contraire, il deviendra impossible si l'occiput correspond au côté rétréci ?

Lorsque le rétrécissement est tel qu'il peut rigoureusement permettre l'accouchement spontané, une position défavorable du fœtus vient ajouter beaucoup aux difficultés qui tiennent à la mauvaise conformation du bassin. Si, par exemple, au lieu de se présenter par le sommet, le fœtus s'offre au détroit supérieur par son extrémité pelvienne, on a à craindre l'arrêt de la tête au-dessus du détroit abdominal après la sortie du tronc ; la lenteur de son passage à travers le même détroit ne permet pas le plus souvent d'abandonner l'accouchement aux ressources de la nature, tant à cause des dangers que fait courir à l'enfant la compression du cordon ombilical qu'à cause de la faiblesse des contractions de l'utérus qui, presque complétement désempli et revenu sur lui-même, ne conserve presque plus rien de ses facultés contractiles. (Voy. *Accouchement par l'extrémité pelvienne.*)

Enfin, il est à peine besoin d'ajouter que l'énergie des contractions utérines a, dans le résultat de l'accouchement, une part si grande, qu'on ne saurait la méconnaître. Dans certains cas, par exemple, où le bassin peu rétréci rend encore possible la sortie de l'enfant par l'application du forceps, il est évident que des contractions fortes, fréquentes, rendront cet instrument inutile, et l'accouchement se terminera seul, dans un cas où l'accoucheur eût été obligé d'intervenir si les douleurs eussent été trop faibles ou trop lentes.

Concluons donc qu'il est, dans la question qui nous occupe, une foule d'élément qui peuvent influer sur le résultat, et que si le degré d'étroitesse du bassin est le point important à bien connaître, ce n'est pas cependant la seule donnée sur laquelle l'homme de l'art doive baser ses déterminations. Malheureusement, si nous avons des moyens à peu près sûrs d'arriver à la connaissance exacte du degré de rétrécissement, il n'en est point de même pour le volume et la réductibilité de la tête fœtale, la mobilité et l'écartement possibles des symphyses pelviennes ; il est impossible d'apprécier à l'avance toutes les ressources de l'organisme, de savoir jusqu'où pourront aller les efforts utérins. De notre ignorance sur la plupart de ces points naissent des incertitudes, des hésitations souvent fatales à la mère ou à l'enfant : incertitudes, hésitations dont ne se doutent pas les hommes qui n'ont pas approfondi toutes les difficultés de notre art, mais que comprennent très-bien les praticiens instruits et expérimentés qui ont eu de fréquentes occasions de prendre une décision, et de prononcer dans une question dont la solution peut coûter la vie à deux individus que nous avons mission de sauver.

Les réflexions qui précèdent feront assez comprendre, j'espère, que ce que nous allons dire de l'influence des vices de conformation du bassin sur l'accouchement n'a rien d'absolu, mais s'applique seulement à la majorité des cas.

Sous le rapport des difficultés et des indications que présentent les vices de conformation, nous admettrons avec M. P. Dubois trois divisions principales. La première se compose des bassins dans lesquels le rétrécissement, en quelque point qu'il existe, laisse en ce point encore un vide de 9 centimètres et demi au moins dans tous les sens.

La seconde comprend les bassins dans lesquels le rétrécissement ne laisse, au point du canal qu'il occupe, qu'un passage dont l'un ou plusieurs des diamètres auront 9 centimètres et demi au plus et 6 centimètres et demi au moins.

Dans la troisième, enfin, nous rangerons tous les cas dans lesquels le rétrécissement sera tel, que les dimensions du vide restant seront au-dessous de 6 centimètres et demi.

A. *Le bassin a au moins 9 centimètres et demi.* — L'accouchement, quoique en général plus long, plus difficile, et par cela même plus dangereux pour la mère et l'enfant que l'accouchement naturel, peut cependant s'accomplir spontanément, et même, dans la plupart des cas, cette expulsion spontanée doit être espérée.

La lenteur du travail se fait sentir dans la période de dilatation comme dans la période d'expulsion. Pendant la première période du travail, les contractions utérines, bien qu'énergiques et souvent régulières, ont peu d'action sur la dilatation du col : la tête est très-élevée, n'a pas de tendance à s'engager dans l'excavation, et reste au-dessus de la symphyse des pubis contre laquelle elle appuie fortement, repoussée qu'elle est en avant par la saillie de l'angle sacro-vertébral. Il est même infiniment probable que c'est à cette dernière circonstance qu'est due l'extrême lenteur de la dilatation : car la partie inférieure de l'utérus est tellement comprimée, surtout en avant, entre la tête et la symphyse pubienne, que les fibres longitudinales, malgré l'énergie de leurs contractions, peuvent à peine agir sur les fibres circulaires du col. Aussi voit-on souvent après qu'on a, par la perforation du crâne, diminué le volume de la tête, et par conséquent fait cesser au moins en grande partie cette compression, cette dilatation, depuis longtemps stationnaire, marcher très-rapidement.

Quant aux modifications que subit la période d'expulsion, elles varient suivant le siége du rétrécissement. Ainsi, lorsque le détroit supérieur est le siége de la difformité, l'engagement pourra en être retardé : la tête ne franchira l'obstacle que sous l'influence d'efforts très-énergiques ; mais si les contractions se soutiennent, la parturition se terminera heureusement. Si, comme cela s'observe quelquefois, le diamètre correspondant du détroit inférieur est agrandi, la tête du fœtus, ayant surmonté l'obstacle offert par le détroit supérieur, ne trouvera pas au détroit inférieur une résistance suffisante pour modérer la rapidité de sa descente, et pourra heurter violemment et déchirer le périnée, et nous connaissons les conséquences fâcheuses que peut avoir cette brusque expulsion de la tête.

Lorsque le détroit supérieur a conservé ses dimensions normales, l'inférieur étant seul rétréci, la tête descend assez rapidement dans l'excavation, mais ne franchit les dernières parties du canal qu'avec la plus grande difficulté. Les dimensions du détroit inférieur étant en général plus étroites que celles du détroit supérieur, il en résulte que le même degré de rétrécissement est ici beaucoup plus nuisible à l'accouchement, et nécessite plus souvent l'application du forceps.

Enfin, lorsque les deux détroits sont rétrécis au même degré, toutes les causes de difficultés dont nous venons de parler se trouvent réunies. La tête finit le plus souvent par franchir le détroit supérieur, mais arrivée dans l'excavation, et ne pouvant avancer au delà, elle y demeure comme emboîtée, jusqu'à ce que les forces épuisées, ou seulement affaiblies, soient suffisamment réparées. Pendant ce temps, le tête qui, pour franchir le détroit supérieur, avait été fortement comprimée et dont les dimensions s'étaient réduites par le croisement des pariétaux ; la tête, parvenue dans un espace plus large, reprend peu à peu son volume naturel à mesure qu'elle y séjourne davantage, s'éloigne d'autant de la forme qu'elle avait acquise dans le premier temps, et par conséquent rencontre au détroit inférieur des difficultés d'autant plus difficiles à vaincre, que les forces utérines sont déjà plus épuisées.

Ces différences dans le siége du rétrécissement doivent être connues, car elles feront éviter à l'accoucheur une erreur de diagnostic qu'alors il est assez facile de commettre. Dans le cas où le détroit supérieur est seul rétréci, la tête n'arrive dans l'excavation qu'après des douleurs très-longtemps prolongées, mais franchit presque immédiatement après le détroit inférieur. Le contraire arrive dans les cas où ce détroit inférieur est seul rétréci. L'accoucheur, jugeant de la durée probable du travail par sa durée passée, annonce que l'accouchement se terminera plus tôt ou plus tard, suivant que la tête est arrivée plus ou moins rapidement dans l'excavation; il se trompera presque toujours : car, dans le premier cas, la terminaison sera très-rapide alors qu'il la croyait encore très-éloignée ; dans le second, elle se fera attendre bien au delà du terme qu'il avait fixé.

B. *Le bassin a au moins 6 centimètres et demi.* — Entre 8 centimètres et 9 centimètres et demi, l'expulsion spontanée du fœtus est encore rigoureusement possible ; en réfléchissant toutefois à la dimension du plus petit diamètre de la tête, qui, à terme, présente au moins 9 centimètres, on voit qu'il faut, pour rendre l'accouchement possible, que les diamètres de la voûte du crâne présentent une grande réductibilité, que les contractions soient fortes et prolongées ; mais au-dessous de 8 centimètres, l'accouchement, dans l'immense majorité des cas, ne pourra se passer des secours de l'art qu'autant que les parties du fœtus seront ramollies par la putréfaction, ou que l'enfant n'aura pas acquis le développement qu'il présente au terme ordinaire de la grossesse.

C. *Enfin, le bassin a moins de 6 centimètres et demi.* — Ce degré de rétrécissement rend physiquement impossible l'accouchement naturel à terme. Une trop grande disproportion existe entre les dimensions du canal et celles du corps qui doit le traverser, et il ne reste plus à l'accoucheur qu'à augmenter celles-là par la symphyséotomie, ou à diminuer par l'embryotomie le volume du fœtus, s'il n'aime mieux lui frayer une voie nouvelle et plus facile en pratiquant l'opération césarienne.

M. le professeur Depaul cite, il est vrai, dans ses cours, deux exemples dans lesquels l'accouchement se serait heureusement terminé, bien que le bassin n'eût que 5 centimètres et demi dans son diamètre antéro-postérieur ; mais ce sont là des exceptions tellement rares, qu'on peut, en quelque sorte, les oublier dans la pratique ordinaire. On ne doit pas compter sur un accouchement heureux au-dessous de 6 centimètres et demi.

Sous le rapport du pronostic, il est bien important de distinguer les bassins déformés par le rachitisme et ceux dont le rétrécissement est dû à l'ostéomalacie. Si dans le premier cas, en effet, la gravité du pronostic est uniquement en rapport avec le degré du rétrécissement, il n'en est pas tout à fait et toujours de même dans le second. Ici se présente, en effet, une considération importante. L'ostéomalacie a pour premier résultat de produire un ramollissement extrême du tissu osseux, et la déformation du squelette n'est que consécutive ; mais ce ramollissement n'arrive que par degrés à son *summum* d'intensité, et, sous l'influence d'un traitement convenable, la maladie peut être arrêtée dans sa marche ou s'améliorer, et même, dit-on, guérir complétement. On conçoit que, pendant cette période de croissance et celle d'amélioration, qui peuvent durer plusieurs années, le ramollissement passe successivement par des degrés différents. Or, ce ramollissement, quand il existe encore au moment de l'accouchement, offre au praticien une ressource bien précieuse, quel que soit d'ailleurs le degré du rétrécissement. Il résulte, en effet, des faits consignés dans la dissertation de M. Spengel, que souvent les os conservent encore, au moment de l'accouchement, assez de souplesse pour se laisser dilater spontanément et permettre l'expulsion du fœtus, ou du moins son extraction artificielle. Ainsi, dans un cas cité par Homberger, le diamètre sacro-pubien offrait à peine 5 centimètres, et cependant, après avoir constaté la flexibilité que l'ostéomalacie laissait aux os, il annonça que l'accouchement pourrait se faire par les forces de la nature. Il rompit les membranes au bout de vingt-quatre heures, puis, après vingt-quatre heures d'attente, l'engagement était assez prononcé pour qu'on pût appliquer le forceps ; à l'aide de tractions assez fortes, Homberger put amener une fille qui vécut quatre semaines. Chez une autre femme dont le diamètre sacro-pubien avait au plus 2 pouces et quart, Hasslocher, médecin de Landau, parvint, à l'aide de pressions extérieures, à engager la tête du fœtus dans la cavité du bassin ; il put ensuite appliquer le forceps, et il ne lui fallut qu'un assez médiocre effort pour amener un enfant mort du poids de 6 livres et demie. Kilian a cité d'autres faits d'accouchements heureux pendant la grossesse ; le docteur Collineau en a observé un autre dont on trouvera la relation dans son excellente thèse.

Certes, de pareils faits sont consolants, et méritent bien de fixer l'attention. Malheureusement, il est bien difficile de reconnaître le degré précis de flexibilité des os au-dessous duquel il n'y a plus à espérer la dilatation spontanée ; car, entre le début du ramollissement et le moment où les os ont à peine la consistance d'une pulpe gélatineuse, il y a une foule de degrés intermédiaires, et toute la difficulté consiste à bien préciser les cas où l'on peut se fier aux efforts de la nature et ceux où l'on n'en peut rien espérer. Une confiance mal fondée peut avoir les plus graves conséquences : car, d'une part, l'expectation trop longtemps prolongée peut compromettre la vie du fœtus qu'on aurait pu sauver en pratiquant l'opération césarienne au moment le plus favorable, et, d'autre part, les tentatives faites inutilement avec le forceps exposent la mère aux plus grands dangers : les os affectés d'ostéomalacie, en effet, sont le plus souvent ramollis ; mais, quelquefois aussi, la maladie a seulement rendu les os plus friables, et l'on conçoit facilement que les tractions exercées par l'instrument pourraient produire des fractures dangereuses. Il serait donc bien important d'avoir des règles de conduite ; mais, dans l'état actuel de la science, il est impossible de rien préciser d'une manière absolue : c'est seulement sur l'ensemble des phénomènes offerts par la malade que l'accoucheur peut fonder une opinion. Sans penser, dit M. Spengel, qu'il soit permis de reconnaître d'une manière sûre à quel degré se trouve arrivé le ramollissement des os du bassin, nous croyons que, en tenant compte des symptômes qui ont précédé l'accouchement et de ceux qui l'ont accompagné, on peut argumenter d'une manière assez probable. Nous avons réuni quarante observations d'ostéomalacie générale survenue chez des femmes. Dans dix-neuf d'entre elles, le temps où les douleurs produites par l'ostéomalacie ont commencé ne se trouve pas indiqué, on n'en peut donc rien conclure; mais douze fois les premières douleurs ont paru pendant les couches, deux fois peu de temps après l'accouchement, sept fois pendant la grossesse. Toutes les fois qu'on a noté avec soin le moment où les douleurs, après s'être calmées, s'aggravaient de nouveau, on a trouvé que cette exacerbation survenait pendant une nouvelle grossesse. D'où l'on peut supposer que le ramollissement des os est plus considérable à la fin de la grossesse qu'il ne l'était avant elle. Lors donc que l'altération s'est accrue jusqu'au terme de la grossesse, que la difficulté des mouvements ou les douleurs n'éprouvent aucune diminution, nous pensons qu'on peut regarder le degré de ramollissement comme étant en rapport avec la violence et la durée de ces symptômes. Le médecin devra enfin s'éclairer par l'exploration manuelle, et il pourra constater, dans quelques cas, un ramollissement tel, que les os cèdent à la pression d'un ou plusieurs doigts. Nul doute qu'alors il ne puisse compter sur l'accouchement spontané, ou du moins sur le succès d'une application de forceps faite avec ménagement. Il le devra d'autant mieux, que l'opération césarienne, si grave d'ailleurs par elle-même, l'est beaucoup plus encore quand elle est pratiquée sur des femmes affectées d'ostéomalacie.

Indépendamment des difficultés que les rétrécissements du bassin, de quelque nature qu'ils soient, apportent à l'accomplissement des phénomènes mécaniques de l'accouchement, ils deviennent souvent pour la mère la cause d'accidents graves, et font courir au fœtus les plus grands dangers..

En mettant un obstacle invincible au passage de la tête, ils exposent la femme à la rupture de l'utérus et de la vessie, à la contusion violente et à l'inflammation consécutive de ces organes et du péritoine, et enfin à un état fébrile et adynamique assez grave par lui-même pour la faire périr avant l'accouchement. Cet état est la plus fréquente cause de la mort des femmes qui ne sont pas secourues. Alors même que l'accouchement est opéré spontanément ou artificiellement par la voie naturelle, la longueur du travail antécédent, la force avec laquelle la tête du fœtus presse sur toutes les parties molles des détroits et de l'excavation, exposent celles-ci à des contusions longtemps prolongées et suivies le plus souvent de la gangrène; de là des fistules utéro-vésicales, vésico-vaginales, etc., suivant le point qui a été spécialement comprimé. L'engagement forcé de la tête dans un bassin trop étroit détermine souvent l'écartement des symphyses; d'où peuvent résulter, comme conséquences immédiates, des inflammations, des suppurations souvent intarissables, et comme conséquences éloignées, une grande mobilité dans les articulations du bassin, la claudication, quelquefois même l'impossibilité de la marche et de la station. (Lachapelle.)

La lenteur du travail est évidemment une cause de mort pour l'enfant. La tête, dans le cas qui nous occupe, retenue au-dessus du détroit supérieur, ne s'oppose pas, en bouchant le col, à l'écoulement du liquide amniotique, de sorte que celui-ci s'écoule en totalité. Aussitôt après la rupture des membranes, le fœtus reste donc soumis, sans intermédiaire de liquide, à la pression des parois utérines contractées pendant tout le temps nécessaire à la terminaison du travail. Le cordon se trouve aussi très-souvent comprimé, soit dans la cavité de l'utérus entre la paroi de l'organe et le tronc du fœtus, soit plus tard dans l'excavation où il aura glissé. Cette chute du cordon est ici singulièrement favorisée par l'élévation de la tête. Cette tête elle-même, ayant à supporter tout l'effort des résistances offertes par le bassin, est exposée à des pressions inégales qui peuvent fracturer les os qui la protégent, blesser la matière cérébrale. Enfin, lorsque le fœtus se présente par l'extrémité pelvienne, les tractions violentes que l'on pratique quelquefois sur le tronc, pour aider au dégagement de la tête, peuvent produire des luxations des vertèbres cervicales, leur fracture par arrachement, des tiraillements de la moelle promptement mortels.

ARTICLE IV.

DIAGNOSTIC DES VICES DE CONFORMATION.

Les signes au moyen desquels on peut reconnaître l'existence d'un vice de conformation du bassin ont été distingués en *signes rationnels* et en *signes sensibles*. Les premiers sont tous ceux que l'on peut acquérir par l'histoire de la vie antérieure, l'examen général de l'individu, sa constitution, sa taille, sa force physique ; les seconds sont déduits, au contraire, de l'examen extérieur et intérieur du bassin.

§ 1. — Signes rationnels.

Avant de procéder à l'examen du bassin, l'accoucheur qui est appelé à prononcer sur la bonne ou mauvaise conformation d'une femme, doit minutieusement s'informer de toutes les circonstances antérieures qui peuvent éclairer son diagnostic et diriger les recherches. Il s'informera auprès des parents de tous les accidents qu'a éprouvés dans son enfance la jeune femme soumise à son examen, à quel âge elle a pu marcher; si dans les premieres années de la vie la station était possible ou facile; si, après avoir pu d'abord marcher librement, elle a éprouvé ensuite de la faiblesse des membres inférieurs. S'il existe une courbure des membres ou de la colonne vertébrale, il demandera avec soin à quel âge ces incurvations se sont manifestées; si celles des membres inférieurs ont précédé ou suivi celles de la colonne vertébrale. Lorsqu'il existe de la claudication, il verra par lui-même, en cherchant toutefois à s'éclairer des renseignements fournis par la famille, si cette claudication tient à une inégalité dans les courbures des membres inférieurs, à l'atrophie de l'un d'eux, à l'aplatissement de la paroi antéro-latérale du bassin, à une maladie ancienne ou récente de l'articulation coxo-fémorale, à une luxation spontanée et congénitale, suivie d'un déplacement permanent de la tête fémorale ; à une ancienne fracture mal consolidée. La réponse à toutes ces questions rendra beaucoup plus facile l'examen auquel plus tard il sera obligé de se livrer.

Un premier coup d'œil d'ensemble permet, dans le plus grand nombre de cas, de faire un diagnostic différentiel sur les deux causes les plus fréquentes des déforma-

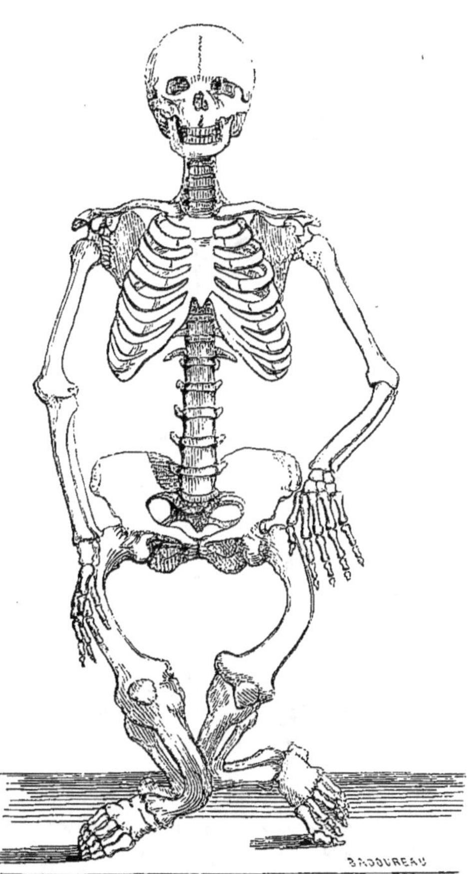

FIG. 99. — Squelette déformé par rachitisme. L'abaissement de la taille tient à l'incurvation des membres inférieurs. La bassin est vicié. — Dessiné d'après nature.

tions du squelette : le rachitisme et les inflexions de la colonne vertébrale par scoliose, cyphose ou lordose.

Sur un squelette rachitique, l'abaissement de la taille de l'individu tient, d'une part à l'arrêt de développement des os, et d'autre part à leur incurvation, qui est surtout manifeste aux membres inférieurs. Il en résulte que chez une femme rachitique le squelette offre des caractères spéciaux. Les membres abdominaux étant incurvés, le bassin descend avec eux et occupe un niveau inférieur à celui qu'il devrait occuper normalement ; il est lui-même rétréci. La colonne vertébrale, moins

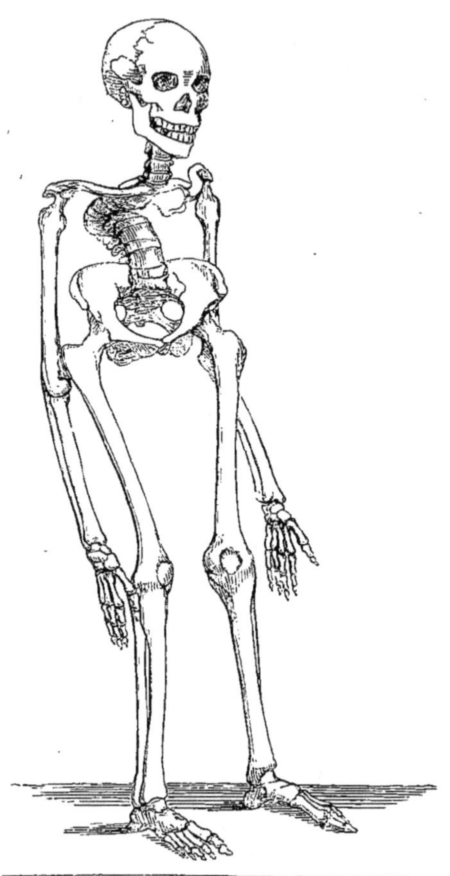

Fig. 100. — Squelette déformé par inflexion de la colonne vertébrale. L'abaissement de la taille tient à l'incurvation du rachis. Les membres inférieurs sont réguliers ; ils paraissent très-longs. Le bassin est bien conformé. — Dessiné d'après nature.

déformée, paraît longue si on la compare aux membres inférieurs. Les bras sont courts, moins à cause de leur courbure qu'en raison de l'arrêt de développement. Nous verrons ci-après que dans les déviations du rachis les déformations sont complétement différentes.

Quand, en effet, la déformation du squelette tient à une courbure de la colonne vertébrale survenue au moment de la puberté, la taille de l'individu peut être très-raccourcie ; mais alors la déformation porte presque uniquement sur le rachis, tandis que les membres inférieurs ont leur direction et leur longueur ordinaires. Le bassin, bien conformé, occupe le niveau qu'il occuperait sur un squelette exempt de toute difformité. La colonne vertébrale est au contraire comme repliée sur elle-même. Les membres supérieurs sont bien conformés, mais ils s'abaissent avec la partie supérieure du tronc, et il en résulte que les mains descendent souvent jusqu'au niveau de la partie inférieure des cuisses ou même des genoux.

Il est très-important de ne pas confondre la déformation rachitique avec la déformation de la colonne vertébrale par scoliose, cyphose ou lordose. Dans le premier cas, en effet, l'accouchement est souvent difficile ou impossible ; dans le second, il est au contraire presque toujours facile. (Voy. les figures 99 et 100.)

L'histoire des premières années de la vie est surtout très-importante à connaître.

Non-seulement elle peut faire soupçonner d'une manière certaine la bonne ou mauvaise conformation du bassin, mais elle peut encore jeter la plus vive lumière sur la nature de l'affection générale qui a présidé à la déformation. Il résulte en effet des recherches des pathologistes modernes que le rachitisme proprement dit est une maladie de l'enfance ; qu'on l'observe rarement chez le fœtus ; qu'elle sévit le plus souvent vers l'âge de dix-huit à vingt mois, et très-rarement après l'âge de la puberté. Sur trois cent quarante-six cas examinés sous ce point de vue par M. Jules Guérin, l'invasion a eu lieu comme il suit : avant la naissance, trois cas ; dans le cours de la première année, quatre-vingt-dix-huit ; dans le cours de la deuxième, cent soixante-seize ; de la troisième, trente-cinq ; de la quatrième, dix-neuf ; de la cinquième, cinquante ; de six à douze ans, cinq.

De ces faits et de beaucoup d'autres observés par MM. Bouvier, Rufz, etc., il résulte que les déformations survenues dans l'enfance sont presque toutes de nature rachitique ; tandis que toutes les espèces de ramollissement des os chez les adultes, et que toutes les difformités qui surviennent exclusivement chez les jeunes filles vers l'âge de la puberté, ne sont point causées par le rachitisme. (Guérin.)

La nature rachitique de la déformation sera donc presque certaine, lorsque la maladie qui en est la cause aura sévi pendant les premières années : cette certitude deviendra complète lorsqu'on apprendra que, conformément à la loi posée par les orthopédistes, mais formulée par M. Guérin, les déformations ont procédé de bas en haut, et que, successivement, les tibias, les fémurs, puis la colonne, ont été viciés.

Si, au contraire, les dix premières années se sont passées sans accident, et si la déformation du squelette ne s'est opérée qu'à l'âge de la puberté seulement, le rachitisme ne doit plus être accusé, et il est probable que le bassin est bien conformé.

Quand enfin le squelette se déforme pendant l'âge adulte, surtout chez une femme qui serait déjà accouchée heureusement et qui aurait présenté depuis cette époque tous les phénomènes d'un ramollissement aigu, l'ostéomalacie devra être accusée d'avoir causé tous les désordres.

Après avoir pris tous ces renseignements, l'accoucheur doit procéder à l'inspection de l'individu. La colonne vertébrale, les membres inférieurs doivent particulièrement fixer son attention. Il se rappellera que les déviations rachitiques de la colonne vertébrale (et elles seront presque toujours rachitiques quand elles datent de la première enfance) entraînent presque constamment une mauvaise conformation du bassin ; que les autres, au contraire, surtout quand elles ne surviennent qu'à l'âge de la puberté, laissent au bassin sa régularité normale. Il se rappellera que le rachitisme peut rigoureusement incurver les membres inférieurs sans altérer le bassin, mais que le plus souvent ces deux parties du squelette sont affectées en même temps. Dans quelques cas rares, le rachitisme porte sur un seul membre pelvien, tandis que l'autre reste bien conformé ; néanmoins le bassin peut être vicié.

On a cherché à établir un certain rapport entre les sens des courbures du rachis ou des membres inférieurs et l'espèce de vice de conformation dont le bassin pouvait être affecté. Ainsi le sacrum, assemblage de vertèbres naturellement soudées, offre quelquefois des courbures qui font suite à celles de l'épine, et que complète encore le coccyx. Tantôt l'inflexion latérale de ces deux os fait suite à la courbure lombaire ; tantôt, et plus souvent, ils décrivent une courbure inverse complète avec une ou deux des dernières lombaires, et la pointe du coccyx se trouve déviée. Suivant M. Holl, l'inflexion latérale de la colonne lombaire entraînerait souvent un resserrement plus grand du côté du bassin correspondant à celui vers lequel penchent les vertèbres lombaires.

Suivant le même auteur, la courbure des fémurs détermine le rétrécissement transversal du bassin et son allongement antéro-postérieur, lorsque ces os sont courbés en avant ; tandis que leur courbure en dehors est suivie d'un élargissement transversal, et que, si l'un des deux se courbe en dehors et l'autre en avant, il résulte de là un rétrécissement correspondant à ce dernier.

Tous ces rapprochements ont besoin de l'expérience pour mériter quelque confiance : on aurait tort toutefois de les négliger complétement.

Quant aux rapports que M. Weber a voulu établir entre les dimensions du crâne et celles du bassin, ils sont trop peu constants pour qu'on puisse y attacher quelque importance dans un examen qui exige tant de précision.

Dans ces derniers temps, M. Guérin, après avoir établi que le rachitisme procède de bas en haut, et que la réduction en dimensions des os suit la même progression, tend à prouver : 1° que, la dimension d'un os rachitique étant connue, la dimension des autres parties du squelette peut être approximativement déterminée 2° que la réduction des trois diamètres du bassin, chez les femmes rachitiques, suit la réduction des dimensions de ses parties composantes, et que le degré de cette réduction est intermédiaire au degré de réduction du fémur et de l'humérus.

Ces résultats, si précieux s'ils étaient la conséquence d'un très-grand nombre de faits, ne reposent malheureusement que sur un trop petit nombre, et n'ont pas, par conséquent, toute l'autorité que, je l'espère, ils acquerront plus tard.

On conçoit, en effet, combien il serait important de pouvoir, le raccourcissement du fémur et de l'humérus étant connu, conclure d'une manière à peu près exacte, non-seulement à la mauvaise conformation du bassin, mais encore au degré d'influence que le rachitisme a eu sur le développement des os pelviens.

On le voit, en définitive, tous les signes rationnels dont nous venons de parler ne peuvent donner que des probabilités. Or, les indications que présentent les vices de conformation demandent une solution rigoureuse et exacte de toutes les questions de diagnostic qui s'y rattachent. Ce n'est pas sur une probabilité que l'accoucheur peut se fonder pour interdire le mariage à une jeune fille, ou pour se déterminer à pratiquer une opération qui mutile le fœtus ou qui expose la mère aux plus graves dangers. Une pareille décision ne peut être prise qu'après un examen complet et minutieux des formes extérieures et des dimensions intérieures du bassin, et cet examen seul peut faire acquérir à l'accoucheur les signes sensibles qui donnent la certitude.

§ 2. — Signes sensibles.

Non content des renseignements précédents, l'accoucheur doit donc chercher, dans la mensuration du bassin, les éléments nécessaires à son diagnostic. Cette mensuration se pratique à l'extérieur du bassin ; elle se pratique également à l'intérieur. Dans le premier cas, elle constitue ce que les accoucheurs ont appelé la *pelvimétrie externe ;* dans le second, on la nomme *pelvimétrie interne.*

Lorsque nous avons décrit le bassin, nous n'avons indiqué que les dimensions dont la connaissance était nécessaire à l'intelligence du mécanisme de l'accouchement naturel ; nous devons maintenant réparer cette omission volontaire. Outre les distances que nous avons indiquées, il en est quelques autres qu'il faut connaître pour pratiquer la pelvimétrie.

Sur un bassin bien conformé il y a :

1. De l'épine iliaque antérieure et inférieure d'un côté à celle du côté opposé.................................... 21 centimètres et demi.

2. De l'épine iliaque antérieure supérieure à celle du côté opposé .... 24 centimètres.

3. Du milieu de la crête iliaque d'un côté au milieu de celle du côté opposé...................................... 27 centimètres.

4. Du milieu de la crête iliaque à la tubérosité de l'ischion.. 19 centimètres.

Le détroit supérieur partage en deux parties égales cette distance, de sorte que les parties latérales du grand et du petit bassin ont chacune..................... 9 centimètres et demi.

5. De la partie antérieure et supérieure de la symphyse des pubis au sommet de la première apophyse épineuse du sacrum. 19 centimètres.

D'où il faut retrancher 6 centimètres et demi pour l'épaisseur de la base du sacrum et 1 centimètre et demi pour l'épaisseur de la symphyse ; il reste donc 11 centimètres pour l'intervalle sacro-pubien.

6. De la tubérosité sciatique d'un côté à l'épine iliaque postérieure et supérieure du côté opposé, l'étendue moyenne,
sur un bassin ordinaire est de,..................   17 centimètres et demi.

7. De l'épine iliaque antéro-supérieure d'un côté à l'épine
iliaque postéro-supérieure de l'autre côté, l'étendue
moyenne est de.......................   21 centimètres.

8. De l'apophyse épineuse de la dernière vertèbre lombaire à
l'épine iliaque antéro-supérieure de l'un et de l'autre
côté, l'étendue moyenne est de..................   17 centimètres et demi.

9. Du grand trochanter d'un côté à l'épine iliaque postéro-
supérieure du côté opposé.....................   25 centimètres.

10. Du milieu du bord inférieur de la symphyse des pubis à
l'épine iliaque postérieure de l'un et l'autre côté....   17 centimètres (¹).

Pour apprécier sur la femme vivante les dimensions que nous venons d'indiquer, ainsi que les modifications principales qu'elles peuvent avoir subies, les
accoucheurs ont inventé une foule d'instruments connus sous le nom de *pelvimètres*. Je ne puis qu'indiquer ceux qui sont le plus généralement employés.

Le *pelvimètre*, ou compas d'épaisseur de Baudelocque (fig. 101), consiste dans
deux tiges métalliques, courbées en demi-cercle de manière à pouvoir embrasser

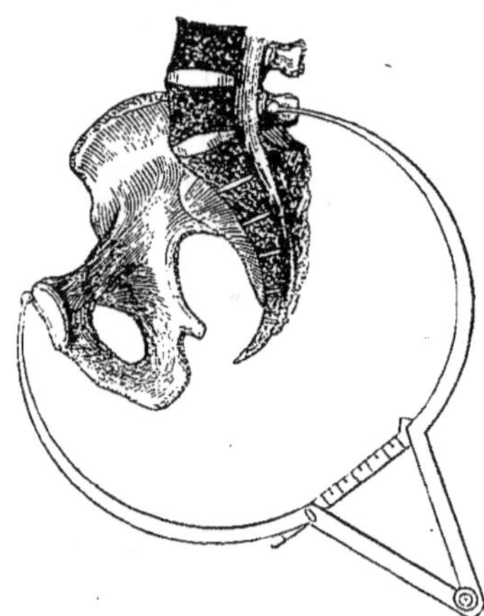

Fig. 101. — Pelvimètre de Baudelocque appliqué à la mensuration du diamètre
antéro-supérieur.

dans leur concavité la plus grande partie du bassin. Les extrémités de ces tiges
sont terminées par des boutons lenticulaires destinés à s'appliquer sur les points
terminaux des lignes dont on veut mesurer l'étendue. Une petite règle portant
une échelle ponctuée traverse les branches à l'endroit où leur portion droite s'unit

(¹) Ces cinq dernières mesures sont extraites des mémoires de M. Nægele, traduits par
M. Danyau. Nous reviendrons plus tard sur le parti qu'on peut en tirer relativement au
diagnostic du bassin oblique ovalaire.

à la portion courbe, et marque exactement le degré d'écartement des pointes. Cette échelle se renferme dans une gouttière creusée profondément, selon la longueur des branches du compas. Cet instrument s'applique à l'extérieur, et peut être très-utile pour évaluer les mesures que nous venons d'indiquer.

Le pelvimètre de Baudelocque, entre des mains habiles, peut donner des résultats assez satisfaisants ; mais, il faut bien l'avouer, il est loin d'offrir le degré de certitude que son auteur s'en est promis, même dans la détermination du diamètre antéro-postérieur du détroit supérieur, celui de tous les diamètres du bassin qui semble se prêter le mieux à ce genre d'exploration. S'il est facile, en effet, d'appliquer une des pointes de l'instrument au devant de la partie supérieure de la symphyse pubienne, après avoir eu soin d'écarter les parties molles, il ne l'est pas autant, à beaucoup près, de placer l'autre juste sur le point correspondant à l'apophyse épineuse de la première vertèbre du sacrum (¹). L'épaisseur des parties molles, la difficulté que l'on éprouve à bien préciser ce dernier point, rendent ce mode de mensuration très-incertain. Ajoutez à cela que, en supposant même qu'on pût convenablement placer son instrument, les résultats qu'il donnerait ne seraient guère plus concluants. Si le bassin est bien conformé, dit-on, on doit obtenir 19 centimètres, dont il faut retrancher 6 centimètres et demi pour l'épaisseur de la base du sacrum, et de 1 centimètre et demi pour celle de la symphyse des pubis. Mais l'épaisseur des os du bassin est-elle donc toujours la même? Dans le rachitisme, où le squelette est frappé d'un arrêt plus ou moins prononcé de développement, faudra-t-il encore retrancher 8 centimètres pour l'épaisseur des os ? Comment savoir jusqu'où a été portée cette influence du rachitisme sur le développement du système osseux ? La base du sacrum, au lieu d'offrir 7 centimètres et demi d'épaisseur, n'en a-t-elle que 5, 4 ou 3 (¹)?

(¹) Je puis assurer avoir plusieurs fois pratiqué de pareilles recherches, et j'ai pu si rarement préciser le point où l'on conseille d'appliquer en arrière la pointe du compas, que je crois que le hasard m'a servi dans les cas où le toucher n'est pas venu contredire mon premier diagnostic. J'ajouterai enfin que j'ai vu souvent M. P. Dubois renoncer, après plusieurs essais, à ce genre d'exploration, pour s'en fier uniquement au toucher.

(²) « Nous avons eu occasion de mesurer un grand nombre de bassins viciés de différentes manières et de divers degrés, dit madame Boivin, qui présentaient, dans l'épaisseur des parois en question, depuis 1 centimètre jusqu'à 2 centimètres et demi en plus ou en moins des 8 centimètres assignés par Baudelocque. Tantôt c'était le pubis, tantôt c'était la base du sacrum ; d'autres fois c'était sur ces deux pièces osseuses en même temps que se faisait remarquer la différence d'épaisseur. Sur plus de cent bassins bien conformés, recouverts de tous leurs tissus que la maladie n'avait pas altérés, nous avons remarqué des différences plus ou moins considérables sur l'épaisseur des parties qui forment le diamètre antéro-postérieur du détroit abdominal.

Madame Lachapelle a trouvé sur plusieurs bassins bien faits près de 8 centimètres pour la seule épaisseur du sacrum, tandis que sur quelques bassins viciés elle n'a trouvé que 5 centimètres.

« Je regarde, ajoute l'habile sage-femme, comme trop infidèles les résultats que l'on obtiendrait dans la mensuration du diamètre transverse et des obliques du détroit, en prenant pour point de départ certains points de la crête iliaque, les grands trochanters, les tubérosités sciatiques, etc. 1° Les crêtes iliaques sont tantôt rapprochées, tantôt renversées en dehors chez les femmes les mieux conformées, de sorte qu'on pourrait distinguer dans les bassins bien faits une variété évasée, une variété cylindroïde. 2° Les grands trochanters sont plus ou moins écartés, suivant la direction et la longueur peu constantes du col du fémur, etc.

Si ces causes d'incertitude existent pour le diamètre sacro-pubien, c'est bien autre chose lorsqu'on veut évaluer par le compas d'épaisseur les diamètres transverses ou obliques. L'intervalle qui sépare les épines iliaques antérieures est-il aussi toujours le même ? Celui qui existe entre le milieu de la crête iliaque d'un côté et celui du côté opposé est, dit-on, de 27 centimètres, juste le double d'étendue de celui du diamètre transverse du détroit supérieur. Mais les fosses iliaques peuvent être plus ou moins concaves, les crêtes iliaques plus ou moins rapprochées de la verticale ou de l'horizontale, sans que la forme du détroit supérieur soit altérée. Le rapport qu'on a voulu établir entre ces deux distances présente donc encore de si fréquentes anomalies, qu'il est impossible d'ajouter aucune confiance aux conclusions qu'on voulait en tirer.

Enfin, quand, pour apprécier les diamètres obliques, on place une olive du compas sur la face externe du grand trochanter, et l'autre sur la partie saillante de l'articulation sacro-iliaque du côté opposé, on ne tient évidemment aucun compte des variations si nombreuses que présentent la longueur et l'inclinaison du col du fémur, la profondeur de la cavité cotyloïde et l'épaisseur des parties molles en arrière.

L'emploi du pelvimètre de Baudelocque ne peut donc donner que des résultats approximatifs ; mais il n'en est pas moins un instrument utile dans le cas où il n'est pas possible d'introduire un corps étranger dans la cavité vaginale. Chez les jeunes filles vierges, l'exploration intérieure n'est pas permise, et il faut avoir recours au compas d'épaisseur. Heureusement qu'alors le diagnostic n'a pas besoin d'être très-rigoureux, et que quelques millimètres de plus ou de moins ne peuvent pas influer sur la réponse de l'accoucheur qui est consulté.

Il n'en est pas ainsi quand on se trouve en face d'une femme enceinte ou en travail, alors qu'il s'agit d'apprécier à quelques millimètres près les dimensions de la cavité pelvienne ; la plus grande exactitude est ici nécessaire. Aussi les accoucheurs ont-ils imaginé des instruments propres à pratiquer cette mensuration, et leur ont-ils donné le nom de *pelvimètres internes*.

Le plus ancien est le pelvimètre de Coutouly. Il ressemble beaucoup à l'instrument dont les cordonniers se servaient, il y a quelques années, pour prendre mesure. Il se compose de deux règles de fer qui glissent l'une sur l'autre, et portent chacune à une de leurs extrémités une petite plaque fixée à angle droit. Lorsqu'il est introduit dans le vagin, on fait glisser les deux règles l'une sur l'autre, de manière qu'une des plaques vient se fixer sur l'angle sacro-vertébral, l'autre derrière la face postérieure de la symphyse des pubis. Une échelle tracée sur une des deux règles indique le degré d'éloignement des plaques, et par conséquent l'étendue du diamètre sacro-pubien.

Cet instrument présente de nombreux inconvénients, qui en ont fait presque complétement rejeter l'emploi. Il est difficile à appliquer : il distend outre mesure la muqueuse vaginale, et cette distension est souvent très-douloureuse pour la femme. L'extrémité de la plaque, qui est destinée à s'appliquer sur l'angle sacro-vertébral, glisse et se déplace avec une très-grande facilité ; enfin, les organes placés dans l'excavation s'opposent à son développement complet.

Madame Boivin a cru éviter la plupart des reproches adressés à Coutouly, en proposant un nouvel instrument qu'elle a nommé *intro-pelvimètre*. S'il a quelque ressemblance avec le pelvimètre de Coutouly, il en diffère essentiellement, en ce que les deux branches qui le constituent, simplement articulées, peuvent se désarticuler et s'introduire séparément : l'une dans le rectum, c'est celle dont la plaque doit s'appliquer sur l'angle sacro-vertébral ; l'autre dans le vagin, c'est celle dont la partie verticale doit être placée derrière la symphyse des pubis.

Cet instrument, quoique peut-être moins douloureux pour la femme, moins susceptible de se déplacer, ne donnerait cependant pas encore des résultats bien sûrs. D'ailleurs, l'introduction d'un corps étranger dans le rectum est une opération qui déplaît tellement à la plupart des femmes, que bien peu voudront s'y soumettre. Quelle est surtout la jeune fille (car madame Boivin conseille son instrument chez les vierges) qui y consentirait ?

Enfin, sans parler ici de tous les autres pelvimètres qu'on a proposés, je citerai seulement le pelvimètre de Stein, que j'adopterais plus volontiers que les précédents, parce qu'il est plus simple et de plus facile application. C'est tout simplement une tige métallique de la longueur et du volume d'une sonde de femme, munie d'un curseur ; il présente sur une de ses faces des divisions métriques. Pour s'en servir, on l'introduit dans le vagin, et son extrémité, dirigée par l'indicateur, vient s'appliquer contre l'angle sacro-vertébral ; on relève ensuite l'extrémité externe jusqu'à ce que la face graduée soit arrêtée par la partie inférieure de la symphyse, et, au moyen du curseur, on marque le point de la tige sur lequel repose cette symphyse. On retire ensuite l'instrument, et tout ce qui est au delà du curseur indique l'étendue du diamètre sacro-sous-pubien, ou plutôt l'intervalle qui existe entre l'angle sacro-vertébral et la partie inférieure de la symphyse. (Voyez plus loin pour la différence.)

On voit, du reste, que le pelvimètre de Stein pourrait être remplacé par une tige droite quelconque sur laquelle le doigt tiendrait lieu de curseur.

Dans les dernières années, on a proposé plusieurs pelvimètres très-ingénieux, et qui ont pour but de parer aux divers inconvénients que nous avons reprochés à ceux que nous venons de mentionner : tels sont ceux de Wellenbergh, dont M. P. Dubois a donné la description dans le XXIII° volume de la nouvelle édition du *Dictionnaire ;* mais tel est surtout celui que M. Van Huevel, professeur à Bruxelles, a proposé tout récemment. Ce dernier me paraît avoir des avantages incontestables sur tous les autres, et je crois faire chose utile en le décrivant avec détail.

Il est composé de deux tiges rondes : l'une *interne* ou vaginale (fig. 102, AA), aplatie en spatule à ses extrémités, portant vers la partie moyenne de sa face supérieure un crochet mousse, ouvert par derrière ; l'autre *externe*, BB, traversée en haut, et perpendiculairement à sa direction, par une longue vis C, que l'on recule en la détournant. Ces tiges sont unies au moyen d'une noix ou boîte articulaire, qui en forme une espèce de compas dont les jambes s'allongent, se raccourcissent et tournent dans tous les sens. Un tour de l'écrou sur la vis centrale de la noix les serre l'une contre l'autre, et les fixe solidement dans leur position.

Pour appliquer cet instrument, on couche la femme sur le dos, les jambes, ainsi que les cuisses, fléchies et écartées. On commence par s'assurer extérieurement et intérieurement de la situation du bord supérieur du pubis, marquant à l'encre sur la peau le point correspondant au milieu de ce bord. On cherche et l'on marque de même l'éminence ilio-pectinée à droite et à gauche, en dehors du passage de l'artère crurale; de manière que l'extrémité antérieure des diamètres sacro-pubien et diagonaux du détroit abdominal est indiquée à l'extérieur par trois taches faciles à retrouver.

Ceci fait, on introduit dans le vagin un ou deux doigts de la main gauche, que l'on place sur l'angle du sacrum; de l'autre, on conduit le sommet courbé de la tige vaginale le long et au-dessous de ces doigts, qui l'appuient contre le promontoire, pendant que la base du pouce, engagée dans le crochet, maintient fixement cette tige au dehors.

La main droite alors l'abandonne, pour saisir la vis de la branche externe, dont on pose le bouton sur la tache d'encre faite au mont de Vénus. Un aide serre l'écrou de la noix articulaire, pendant que l'opérateur tient les deux tiges

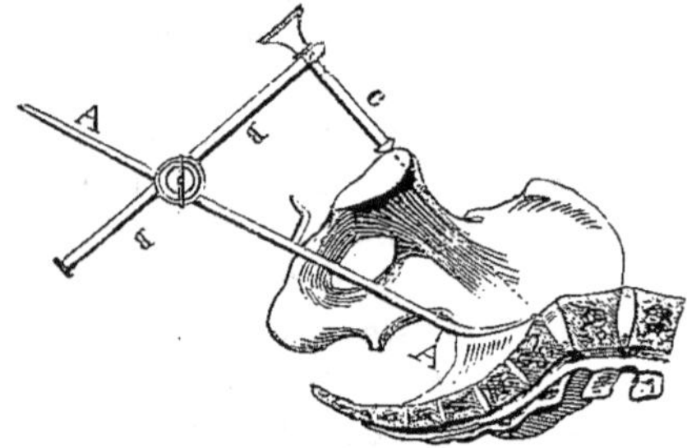

Fig. 102. — Mensuration du diamètre sacro-pubien avec le pelvimètre de Van Huevel.

dans leur position respective. On retire avec précaution l'instrument ainsi fixé (fig. 102); puis, avec un mètre, on mesure l'espace compris entre les deux sommets, c'est-à-dire l'étendue qui sépare le promontoire de la face antérieure du pénil.

Cette distance connue, on rend aux tiges leur mobilité, en desserrant l'écrou de la noix. L'opérateur reporte l'index gauche dans le vagin, derrière la symphyse des pubis, puis il y conduit le sommet de la tige vaginale (concavité en avant), qu'il fait glisser sur la face palmaire de ce doigt; il la soutient d'une main, tandis que de l'autre il replace la vis de la branche externe sur la tache du mont de Vénus. On aura soin de ne point appuyer plus fortement que la première fois; il suffit d'effleurer la peau sans la déprimer. L'aide serre de nouveau l'écrou, et l'opération est terminée (fig. 103) (¹).

(¹) Si le crochet gênait la marche de la tige BB, on pourrait le diviser.

Pour retirer l'instrument, qui comprend maintenant l'épaisseur de la région pubienne, on détourne la vis C de la tige externe, qu'on remet en place après l'extraction. On mesure aussi cette étendue, qui, déduite de la première, donne

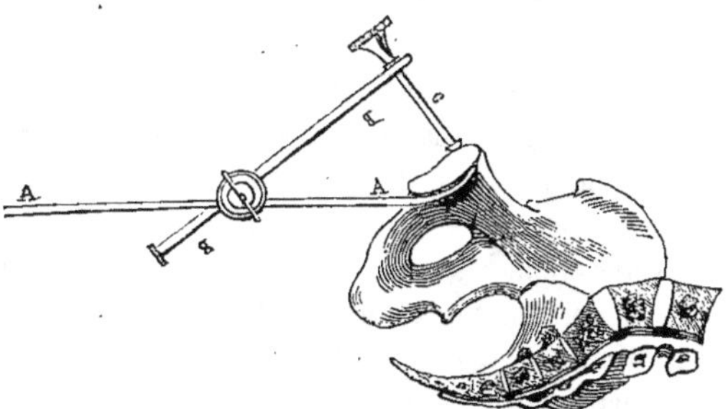

FIG. 103. — Mensuration de l'épaisseur de la symphyse des pubis avec le pelvimètre de Van Huevel.

pour reste celle qui s'étend de l'angle sacro-vertébral à la face postérieure du pubis, ou le diamètre sacro-pubien proprement dit.

Les diamètres diagonaux s'obtiendront absolument de la même manière. On porte le bout des doigts, index et médius, dans le vagin, sur l'une ou l'autre articulation sacro-iliaque, ou même sur le promontoire, si l'on ne peut arriver aux premières. Le sommet de la tige vaginale y est appliqué à son tour; puis on pose le bouton de la vis C sur la tache faite à l'éminence ilio-pectinée, droite ou gauche. Les tiges, ayant été fixées dans leur position, sont retirées doucement des parties de la femme. On prend avec la règle graduée la distance de leurs sommets. Dans une seconde opération, on mesure l'épaisseur de la paroi cotyloïdienne, en conduisant au moyen des doigts la courbure ou l'extrémité droite de la tige vaginale derrière la cavité jusqu'au rebord du bassin, et en posant de

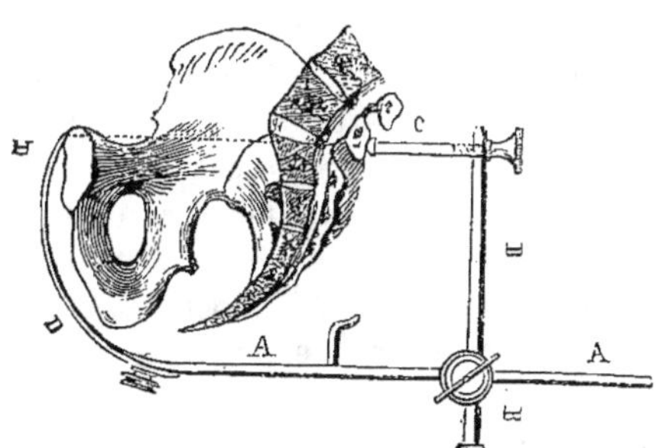

FIG. 104. — Compas d'épaisseur de M. Van Huevel.

nouveau le bouton de la branche externe sur la tache d'encre de l'éminence ilio-pectinée. Est-il besoin de répéter que l'on ne doit point déprimer les chairs de l'aine, pourvu que l'on reste dans le plan du détroit abdominal? Les tiges sont ensuite rendues fixes et extraites en détournant la vis C, comme nous l'avons indiqué plus haut. Déduisant cette seconde épaisseur de la première, on aura pour reste l'étendue du diamètre diagonal, ou celle de l'espace sacro-cotyloïdien, selon que la branche vaginale, au début, aura été placée sur la symphyse sacro-iliaque ou sur l'angle du sacrum.

Observons ici que l'ouverture entre le promontoire et la paroi cotyloïdienne, en cas de viciation diagonale, est la plus essentielle à connaître; car ce n'est jamais l'articulation sacro-iliaque qui se déforme (sauf quand une exostose ou une tumeur quelconque se produit à sa surface), mais bien la base du sacrum ou les cavités cotyloïdes qui s'enfoncent dans le creux de l'excavation. En effet, le bassin soutient en arrière la colonne vertébrale ; en avant et latéralement il s'appuie sur les fémurs : donc il se trouve entre deux forces qui, pendant la station et la marche, tendent à déprimer cet anneau osseux dans les trois points indiqués. De là, s'il y a ramollissement, projection en avant de l'angle sacré, ou répulsion en arrière des cavités cotyloïdes, c'est-à-dire rétrécissement du diamètre antéro-postérieur et de l'espace sacro-cotyloïdien droit et gauche, qui, dans l'état normal, ne présente que 8 à 9 centimètres et demi.

Quant à la mensuration externe, on peut faire de la partie postérieure des deux tiges, et en serrant convenablement la noix, une espèce de compas ordinaire pour le détroit inférieur. Porté sur les tubérosités sciatiques ou sous l'arcade du pubis et la pointe du coccyx, il sert à prendre directement les diamètres transversal et antéro-postérieur de ce détroit.

Enfin, en vissant une ajoute sur le sommet de la tige vaginale (fig. 104, DD), on forme un compas d'épaisseur, dans le genre du mécomètre de Chaussier. Cette ajoute est aplatie, terminée en spatule et recourbée. On la place par sa concavité sur la face antérieure du pubis ; la branche qui la supporte se dirige en arrière entre les cuisses de la femme, et le bouton de la vis C, traversant l'autre branche, est posé sur l'apophyse épineuse de la dernière vertèbre des lombes [1]. L'opérateur tient des deux mains les extrémités de l'instrument, pendant qu'un aide serre l'écrou de la noix articulaire. On le dégage, en détournant au besoin la vis C, qu'on remet en place, avant de mesurer avec le pied français l'ouverture des sommets. (Extrait du mémoire de M. Van Huevel.)

Tout récemment (février 1855), l'ingénieux accoucheur de Bruxelles vient encore de perfectionner ses pelvimètres antérieurs, et en a proposé un autre qui me paraît tout aussi simple, mais d'une application plus générale que le précédent. Je crois donc devoir le faire connaître avec quelques détails.

---

[1] « Si, dit M. Van Huevel, on ne rencontre pas le tubercule de l'apophyse épineuse de la dernière vertèbre lombaire, on emploiera le procédé suivant : Tendez en travers de cette région une ficelle appuyée sur la partie supérieure et moyenne de l'une ou de l'autre crête iliaque ; puis à 4 centimètres au-dessous de cette ligne, sur le milieu du sacrum, faites une marque d'où vous conduirez le cordon obliquement en avant et en bas, vers le haut des parois cotyloïdiennes et du mont de Vénus. Les doigts portés en dedans et en dehors du bassin rectifieront au besoin la position de la ficelle qui doit suivre la direction inclinée du plan du détroit supérieur. Alors avec une plume d'oie non taillée et trempée dans l'encre, on indique le long du cordon les points à conserver. Aux éminences pectinées et au pubis, on fera les marques à 4 ou 6 centimètres plus bas que le contour décrit, afin de mieux rencontrer le resserrement de ce détroit. »

G'est simplement un compas d'épaisseur (fig. 105), composé de deux branches, l'une fixe, l'autre mobile. La première, AB, est longue de 11 pouces (0ᵐ,30), peu courbée et aplatie à son sommet ; elle pénètre dans le vagin pour la mensuration

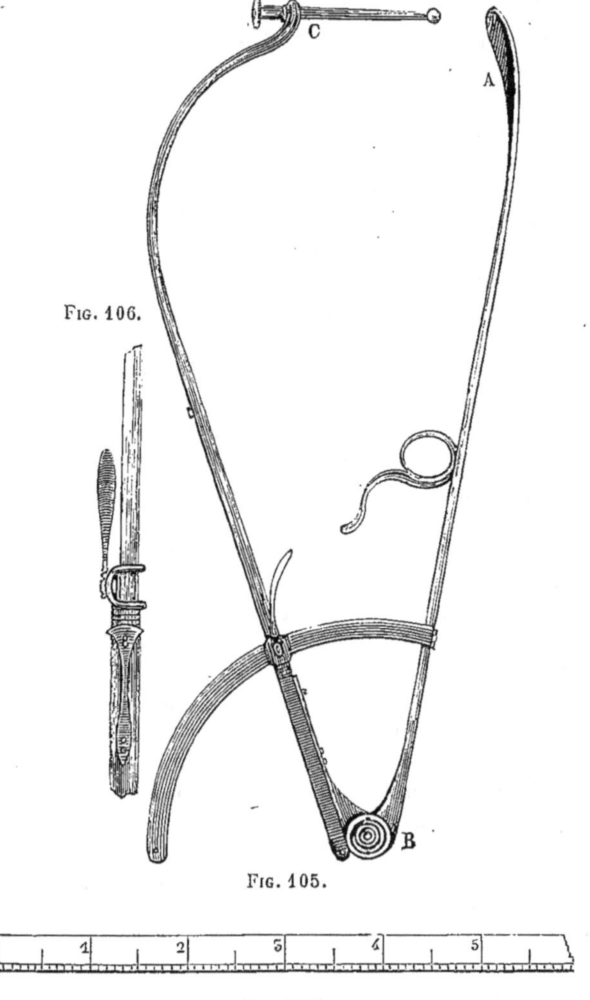

interne, porte un anneau-crochet vers le milieu de sa longueur, plus loin un arc de cercle non gradué, et s'articule en bas, comme un compas ordinaire, avec le prolongement d'une gaîne qui loge l'extrémité inférieure de l'autre tige. La courbure, la longueur et l'anneau-crochet sont les mêmes que dans le petit pelvimètre géométrique.

La seconde branche, BC, ou tige externe, peut s'allonger ou se raccourcir à volonté. Elle porte à son extrémité supérieure une longue vis horizontale, comme le pelvimètre précédent, pour faciliter le dégagement du compas après son application à l'intérieur; de là elle se courbe en dehors, puis en descendant devient droite et quadrangulaire, et pénètre dans la gaîne indiquée ci-dessus. Celle-ci, ouverte à ses deux bouts, présente dans sa paroi externe une rainure pour recevoir une arête de la tige, qui l'empêche de s'échapper de la boîte; sur sa paroi interne se fixe un ressort à pointe, traversant cette paroi et se logeant dans un petit trou de la branche, de manière à en empêcher les mouvements d'élévation et d'abaissement, et à tenir les deux sommets du compas de niveau. Quand on soulève le ressort, la pointe sort du trou pratiqué dans la tige qui devient mobile; lâché et pressant sur sa surface, il la maintient à toute hauteur.

L'arc de cercle, attaché à la branche vaginale, s'applique contre le côté droit de la tige externe. Un curseur à claire-voie (fig. 106) est traversé à angle droit par cette dernière et par l'arc de cercle lui-même. Du côté opposé, passe une vis de pression D à bras de levier qui, en serrant ces deux pièces l'une contre l'autre, arrête tout mouvement. Enfin, une règle graduée (fig. 107) sert à mesurer la distance des sommets, dans chaque position donnée.

Voyons maintenant la manière de se servir du nouveau pelvimètre.

La vis de pression du curseur est desserrée, et la pointe du ressort, engagée dans le petit trou de la tige externe, tient de niveau les sommets de l'instrument pour former compas d'épaisseur. On en applique les extrémités, soit sur les épines supérieures et antérieures des os iliaques, soit sur la crête de ce nom et sur la tubérosité sciatique du même côté, soit sur le bouton de la vis horizontale sur l'apophyse épineuse de la dernière vertèbre lombaire et le bout de la tige vaginale contre le mont de Vénus, en passant entre les jambes de la femme, soit encore l'un sur le bord supérieur du pubis et l'autre sur le bord inférieur, soit enfin sur chaque tubérosité sciatique, ou bien sur le coccyx et sous l'arcade pubienne. On obtiendra ainsi l'étendue du diamètre transversal du grand bassin, la hauteur de toute la cavité, la distance des lombes au pubis, la longueur de cette symphyse, le diamètre transverse et l'antéro-postérieur du détroit périnéal, dont la règle graduée indiquera chaque valeur.

Pour prendre la mesure interne du bassin, on fait coucher la femme sur le dos, en travers de son lit ou sur le lit de travail, de manière que le siége s'avance jusqu'au bord du matelas. Avec un cordon et une plume d'oie, comme il est dit plus haut, on a marqué au dehors les extrémités des diamètres du détroit supérieur. Puis, on porte un ou deux doigts de la main gauche dans le vagin, jusque sur le promontoire. De la main droite on tient le compas desserré, ouvert dans toute sa longueur et la branche externe abaissée dans sa gaîne. Le sommet de la tige vaginale est glissé ensuite dans les organes génitaux, le long des doigts introduits qui le pressent contre l'angle sacro-vertébral, pendant que la base]du pouce gauche s'engage dans le crochet. L'instrument est maintenu immobile dans sa position par une seule main. Alors le pouce, l'index et le médius de la main droite saisissent la branche externe au-dessus de l'arc de cercle, l'abaissent ou l'élèvent dans la gaîne jusqu'à ce que le bouton de la vis horizontale réponde à la tache faite au mont de Vénus. Dès qu'il y est parvenu, *effleurant seulement la peau*, on pousse avec l'annulaire le levier de la vis de pression en avant, pour fixer l'instrument sur place. On le retire enfin des parties de la femme, et l'on tient note de la distance des deux sommets, prise avec la règle graduée.

Ce dernier temps de l'opération terminé, on desserre la vis de pression, et l'on met de niveau les deux extrémités supérieures du compas. On reporte dans le vagin l'index gauche pour l'appliquer cette fois derrière le pubis. Le sommet de la tige vaginale, concavité en avant, y est conduit à son tour, à l'aide de la main droite. Du moment qu'il a atteint le bord supérieur de la symphyse, on empoigne cette branche à pleine main gauche, le petit doigt passé dans l'anneau du crochet. On saisit ensuite avec les trois premiers doigts de la main droite la tige externe au-dessus de l'arc de cercle, et l'annulaire pousse en avant le levier de la vis de pression, quand le bouton de la vis horizontale correspond à la tache du mont de Vénus. Cette seconde application doit se faire aussi légèrement que la première, *en effleurant la peau*. Si l'on éprouve de la difficulté à retirer le pelvimètre, on détourne et recule la vis horizontale, à condition de la remettre en place après l'extraction. La règle mesure cette nouvelle distance des sommets, qu'on doit déduire du premier chiffre, pour avoir l'étendue du diamètre sacro-pubien.

La seule erreur possible, par ce procédé, viendrait de la pression inégale contre la peau dans les deux applications, ou bien de la situation irrégulière de la tige derrière le pubis, plus haut ou plus bas que la ligne sacro-pubienne elle-même. Il suffira d'un peu d'attention pour éviter ces légères causes d'inexactitude.

On agira absolument de là même manière pour les diamètres diagonaux. D'abord le pelvimètre est desserré, ouvert largement de la branche externe abaissée dans sa gaîne. S'agit-il de l'espace sacro-pectiné gauche, on prend encore l'instrument de la main droite ; l'index et le médius de l'autre main sont introduits dans les organes génitaux et placés à gauche de la saillie prévertébrale ; puis on y glisse le sommet de la tige vaginale, qu'on maintient en place avec les doigts de la main droite ; on porte le bouton de la branche externe sur la tache de l'éminence ilio-pectinée gauche, et par l'annulaire on serre la vis de pression. L'instrument en position diagonale est retiré des parties de la femme. Par la règle graduée, on connaîtra la distance des deux sommets.

Après en avoir pris note, on desserre la vis de pression et l'on met les extrémités du compas de niveau. Alors l'index et le médius de la main gauche sont reportés dans le vagin, derrière l'éminence ilio-pectinée gauche, ainsi que le sommet de la tige vaginale, concavité en avant, qu'on saisit ensuite à pleine main gauche, en engageant le petit doigt dans l'anneau du crochet. Le pouce, l'index et le médius droits replacent le bouton de la branche externe sur la tache de l'éminence ilio-pectinée gauche, et l'annulaire pousse le levier de la vis de pression. Même précaution que la première fois, de détourner au besoin la vis horizontale pour retirer l'instrument, et de la remettre en place pour mesurer la nouvelle distance des sommets. Cette quantité étant déduite de l'autre, le restant donne l'étendue cherchée.

L'espace sacro-pectiné droit s'apprécie de même, sauf que ce sont les doigts de la main droite que l'on introduit dans le vagin, et que la main gauche tient l'instrument.

Enfin, pour mesurer le diamètre transversal du détroit supérieur, le procédé ne varie guère. Le compas étant disposé comme d'habitude et tenu de la main droite, on porte deux doigts de la main gauche, tourné fortement en supination, le pouce en bas, sur le côté droit du bassin. La convexité de la tige vaginale est dirigée sur ce point, maintenue par la pression des doigts introduits et par le pouce gauche engagé dans le crochet. La main libre conduit la branche externe, sous la cuisse gauche relevée, sur la tache faite à la hanche correspondante. L'annulaire droit, par sa pression sur le levier de la vis, fixe l'instrument en position transversale, et la règle graduée, après l'extraction, mesure la distance des deux sommets.

Pour faire la seconde application, on desserre la vis de pression, et l'on allonge la branche externe au delà du sommet de la vaginale ; puis on place l'index et le médius gauches dans les organes génitaux, sur le côté gauche du bassin. Le sommet de la tige vaginale y est conduit de la main droite et maintenu par la main gauche, le petit doigt dans l'anneau du crochet. La branche externe est facilement dirigée par la main libre sous la cuisse gauche, sur la hanche du même côté et fixée comme d'habitude. On détourne ensuite la vis horizontale pour retirer le pelvimètre. Après sa restitution, on prend de nouveau la distance des sommets, qu'on déduit du premier chiffre, et le restant représente la valeur du diamètre transversal.

Les diamètres de l'excavation se prennent de la même manière. Il faut seulement avoir la précaution de marquer les taches autour du bassin, entre les limites du détroit supérieur et du détroit inférieur.

La main de l'accoucheur habitué à pratiquer le toucher est certainement le meilleur et le plus sûr de tous les pelvimètres. A l'exception de quelques cas rares, dans lesquels je donnerai la préférence au dernier instrument que je viens de décrire, on pourra toujours, avec elle, apprécier d'une manière exacte, et les formes extérieures du bassin, et surtout, par son introduction dans le vagin, la bonne ou mauvaise conformation de sa cavité.

Le palper extérieur fera connaître la conformation extérieure du bassin, constater l'intervalle qui existe entre les crêtes iliaques d'un côté et celles du côté opposé, mesurer la hauteur de la paroi antérieure, postérieure et latérale du bassin ; et l'on pourrait à la rigueur se contenter des résultats de ces recherches, mais pour la mensuration extérieure, mieux vaut, à notre avis, se servir du compas d'épaisseur de Baudelocque.

C'est surtout pour l'appréciation des dimensions de la cavité de l'excavation et des détroits que la main introduite dans les parties est un guide sûr et fidèle. Il n'est même pas nécessaire d'introduire toute la main dans le vagin, le plus souvent l'introduction d'un seul ou de deux doigts suffit : et il faut s'en contenter lorsque la femme n'est pas en travail, car l'introduction de la main entière serait le plus souvent fort douloureuse pour la femme (¹).

(¹) « C'est une grave erreur de croire, dit M. Guillemiot, qu'il est possible de mesurer la

Voici, du reste, la manière de se servir du doigt. L'indicateur est porté dans le vagin, et dirigé en haut et en arrière vers l'angle sacro-vertébral, que l'on

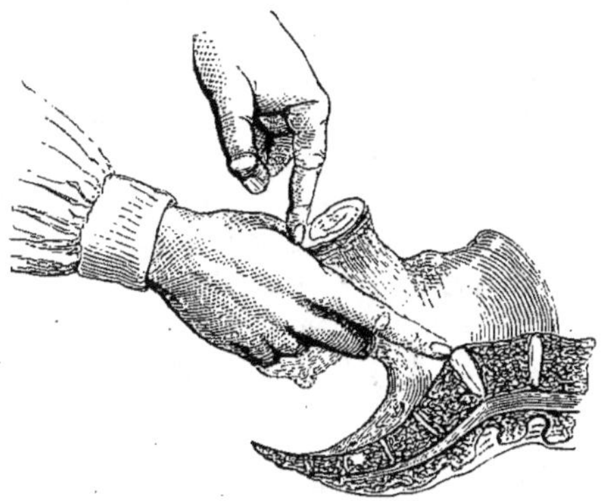

Fig. 108.

reconnaît assez facilement à la saillie qu'il forme et à la dépression transversale que présente l'articulation sacro-lombaire. Lorsque l'extrémité du doigt est bien

grandeur du diamètre sacro-pubien par l'introduction d'un seul doigt dans le vagin. Jamais ce résultat n'a été obtenu quand ce diamètre a dépassé 6 centimètres et demi à 8 centimètres. C'est seulement avec la main tout entière, introduite dans ce détroit, qu'on peut arriver à juger de ses dimensions. »

Comme M. Guillemot, nous pensons que la main doit être introduite toutes les fois que cela peut se faire sans causer trop de douleur à la femme ; mais nous avons déjà dit que cette introduction était trop souvent très-pénible pour la femme dans le moment du travail. Nous ajouterons qu'à une autre époque elle nous paraît inutile, car le doigt seul, en déprimant le périnée, pourra, à moins d'une très-grande résistance, mesurer jusqu'à 8 centimètres et demi. Or, au-dessus, l'accouchement naturel est possible, ou du moins, si l'art est obligé d'intervenir, il pourra toujours le terminer en respectant la vie de l'enfant et de la mère ; il n'y aura, par conséquent, rien à faire jusqu'au moment du travail.

« Pendant le travail, dit M. Velpeau, ou peut, à la rigueur, porter la main entière dans le vagin. On écarte ensuite le pouce et l'indicateur, de manière à les fixer, l'un sur l'angle sacro-vertébral, l'autre derrière les pubis. On retire la main ainsi disposée, et, à l'aide d'un pied de roi, on détermine à une ou deux lignes près, les dimensions du diamètre sacro-pubien. Je me suis servi quelquefois avec avantage de l'indicateur et du médius portés dans le haut du vagin. Après les avoir écartés autant que possible, placés aux deux extrémités du diamètre qu'on veut mesurer, on applique deux doigts de l'autre main entre leurs racines, pour les empêcher de changer de rapport pendant qu'on les retire des parties de la femme. »

Le conseil donné par M. Velpeau m'a paru toujours impraticable au détroit supérieur. C'est tout au plus si l'on peut en tirer quelque parti pour évaluer l'intervalle biischiatique.

Rhamsbotham procède à peu près comme M. Velpeau. Il introduit l'index et le médius dans l'excavation ; l'extrémité de l'indicateur fléchi est exactement appliquée contre la symphyse des pubis, et le médius, fortement étendu, cherche par son extrémité à atteindre l'angle sacro-vertébral ; puis, retirant les *doigts dans la même position,* on mesure à l'aide d'une échelle graduée ou d'un compas, l'intervalle qui existe entre leurs extrémités. On a surtout l'avantage, dit-il, à l'aide de ce procédé, d'obtenir des dimensions exactes, alors même que la tête est engagée dans l'excavation, car un doigt peut glisser derrière elle et l'autre au devant (*Obstetric. med. and surg.*, p. 18). Nous croyons cette manière de faire tout aussi peu sûre que le procédé conseillé par M. Velpeau.

appliquée sur la partie antérieure, on relève le poignet jusqu'à ce que son bord radial soit arrêté par la partie inférieure de la symphyse des pubis (voy. la fi gure 108). L'indicateur de l'autre main vient, en prenant la précaution de bien écarter les grandes et les petites lèvres, s'appliquer par sa face unguéale contre le vestibule sur lequel on le fait glisser, jusqu'à ce que l'extrémité de l'ongle rencontre le doigt introduit dans le vagin. Le point de rencontre des deux doigts doit se faire exactement au niveau de la partie inférieure de la symphyse du pubis. En pressant avec l'ongle, on fait sur le doigt de la main droite une empreinte qu'il est facile de reconnaître. On retire alors ce doigt, et, le plaçant sur un mètre, on apprécie très-bien la distance qui sépare l'angle sacro-vertébral, sur lequel l'extrémité du doigt était appliquée, de la partie inférieure de la symphyse. Mais cette ligne oblique est plus longue que le diamètre antéro-supérieur du détroit supérieur qui aboutit, en avant, à la face postérieure et supérieure de la symphyse ; il faut, en conséquence, en retrancher la quantité dont elle excède. Or, en retranchant 9 à 11 millimètres pour un grand bassin, et 6 à 9 seulement pour un petit, on aura très-exactement l'étendue de l'intervalle sacro-pubien. Dans le nombre de millimètres à retrancher, il faudra, du reste, se diriger sur l'épaisseur, la longueur plus ou moins grande, et l'obliquité plus ou moins prononcée de la symphyse ; circonstance dont il est très-facile de s'assurer par le toucher.

La mensuration avec le doigt est celle qui donne les meilleurs résultats ; mais elle doit être faite avec soin, en suivant exactement le manuel opératoire décrit plus haut. Si l'on néglige d'écarter les grandes et les petites lèvres, ou si l'ongle n'est pas immédiatement appliqué contre la partie inférieure de la symphyse, la mesure obtenue est forcément inexacte.

Le doigt introduit dans les parties pourra encore apprécier l'étendue du diamètre antéro-postérieur de l'excavation ; car il pourra très-facilement parcourir toute la face antérieure du sacrum, et juger par conséquent si sa concavité antérieure est augmentée ou diminuée,

Enfin, son extrémité étant appliquée contre la pointe du coccyx, l'accoucheur relèvera encore le poignet jusqu'à ce que le bord radial de la main soit arrêté par la partie inférieure de la symphyse ; puis, marquant ce point avec l'autre index, il retirera sa main, la portera sur une échelle graduée, et pourra ainsi très-bien apprécier le diamètre coccy-pubien. En pressant un peu sur la pointe du coccyx, on pourra juger du plus ou moins de mobilité de l'articulation sacro-coccygienne. Dans les cas de barrure causée par une longueur excessive ou une trop grande obliquité de la symphyse pubienne, l'attention sera facilement éveillée par la direction de l'ouverture vulvaire : celle-ci est alors située beaucoup plus en arrière que chez les femmes bien conformées.

Si, pour les diamètres antéro-postérieurs les résultats fournis par le toucher sont satisfaisants, il n'en est pas de même pour les diamètres transverses et obliques, au moins au détroit supérieur. Ce n'est plus qu'approximativement qu'on peut juger de l'étendue de ces diamètres, et l'on peut seulement, à l'aide du doigt, contrôler les dimensions données par la mensuration externe. On porte le doigt dans la direction de ces diamètres, et c'est à l'habitude, au tact de l'accoucheur, à juger des différences que présentent les parties latérales et supérieures de l'excavation. Nous aurons, du reste, occasion tout à l'heure de réparer en partie cette lacune, en empruntant aux travaux de M. Nægele et Danyau les résultats de leurs recherches.

Quant aux diamètres transverses du détroit inférieur, on conçoit combien il est facile, à l'aide des doigts d'apprécier leur dimension.

Enfin, le doigt, avec de l'habitude, donnera une idée assez exacte de la longueur de la symphyse des pubis, de l'évasement et de la hauteur de l'arcade pubienne, de la hauteur, de la rectitude ou de la déviation des parois latérales de l'excavation, de la saillie plus ou moins prononcée de l'épine ischiatique.

A l'aide du doigt seulement, on pourra reconnaître l'existence des diverses tumeurs qui peuvent obstruer l'excavation et rétrécir beaucoup la voie préparée au fœtus. Mieux que tout autre instrument, il pourra constater leur nature, leur mollesse ou leur résistance, leur mobilité ou leur adhérence aux parois osseuses ou aux parties molles qui les tapissent.

Pendant le travail, le toucher, qui est d'ailleurs si souvent utile, peut pourtant être insuffisant. Si le rétrécissement n'est pas très-prononcé, la tête, bien que longtemps arrêtée, peut cependant s'engager à la partie supérieure de l'excavation, et faire là une saillie arrondie assez considérable au-dessous du détroit supérieur, pour que le doigt ne puisse pas atteindre l'angle sacro-vertébral ; et si alors, comme cela arrive le plus souvent, le corps du sacrum est fortement repoussé en arrière, de façon à allonger le diamètre antéro-postérieur de l'excavation et du détroit inférieur, la cause de l'arrêt de la tête pourra être méconnue, si l'on ne se rappelle qu'avant de s'engager, cette tête a été longtemps arrêtée au-dessus de la symphyse des pubis. L'attention pourra cependant être éveillée si le doigt, parcourant de haut en bas la face antérieure du sacrum, constate l'absence de courbure qu'elle offre alors. On peut d'ailleurs, assez souvent du moins, atteindre l'angle sacro-vertébral en contournant la tête ; mais le cuir chevelu œdématié descend quelquefois profondément dans l'excavation où il fait saillie, et il devient impossible, à cause de cette saillie, de mesurer la ligne droite qui s'étend du promontoire à la partie inférieure du pubis.

Nous le répétons, le doigt d'un accoucheur est le plus parfait de tous les instruments : il ne faut pas cependant s'exagérer son importance. C'est à tort, en effet, que plusieurs praticiens déclarent, avec madame Lachapelle, que la meilleure preuve d'une bonne conformation du bassin est l'impossibilité d'atteindre avec le doigt l'angle sacro-vertébral. C'est encore à tort que quelques autres, tout en convenant de l'imperfection de nos procédés d'exploration, prétendent qu'on obtiendra, en les mployant simultanément, une évaluation assez certaine pour se diriger sûrement dans la pratique. Il est, en effet, des cas où les meilleures méthodes connues d'exploration ne peuvent convenir, où le doigt ne peut atteindre l'angle sacro-vertébral, et où cependant la mutilation du fœtus, quelquefois même l'opération césarienne, ont été nécessaires.

Le bassin oblique-ovalaire est de ce nombre. Aussi M. Nægele, qui l'a décrit avec tant de soin, après avoir reconnu l'insuffisance des moyens de diagnostic employés jusqu'à lui, a fait des recherches dans le but de combler cette lacune.

Il a pris sur le bassin des points autres que ceux indiqués par la plupart des auteurs, points facilement accessibles et reconnaissables, et il a mesuré avec soin les distances qui les séparent. Nous les avons déjà indiquées (p. 658, nos 6, 7, 8, 9 et 10), ainsi que l'étendue de l'intervalle qui les sépare. Sur quarante-deux bassins de femmes bien faites, nous n'avons trouvé, dit-il, dans la très-grande majorité des cas, pour les distances ci-dessus mentionnées, aucune ou presque aucune différence entre les deux côtés du même bassin. M. Danyau, répondant au vœu exprimé par M. Nægele, a répété ces recherches sur un grand nombre de femmes vivantes et bien conformées. Or, voici les résultats auxquels il es arrivé.

Sur quatre-vingts femmes, il a trouvé que :

1° La distance qui sépare la tubérosité sciatique d'un côté, et l'épine iliaque postérieure et supérieure du côté opposé, était la même des deux côtés sur vingt et une femmes. Sur cinquante et une, la différence entre les deux côtés était de 2 à 7 millimètres, et, sur huit seulement, cette différence s'élevait à 9, 11 et 13 millimètres.

Tandis que, dans les bassins obliques-ovalaires, la plus petite différence était de 2 centimètres et demi, et la plus grande de 5 centimètres et demi.

2° La distance qui sépare l'épine iliaque antérieure et supérieure d'un côté, et l'épine iliaque postéro-supérieure de l'autre côté, était la même pour les deux côtés du bassin chez vingt-deux femmes. Chez cinquante et une, cette même distance, prise sur les deux côtés du bassin, offrait une différence de 2 à 13 millimètres ; sur sept femmes seulement la différence était de 15 à 24 millimètres.

Dans les bassins obliques-ovalaires, la plus petite différence entre les deux côtés était de 2 centimètres ; la plus grande, de 5 centimètres.

3° La distance qui sépare l'apophyse épineuse de la dernière vertèbre lombaire de l'épine iliaque antérieure et supérieure était la même sur vingt-neuf femmes, pour les deux côtés du bassin ; chez cinquante et une, il y avait entre chaque côté du bassin une différence de 2 à 15 millimètres.

Dans les bassins obliques-ovalaires, la plus petite différence est de 18 millimètres ; la plus grande, de 36 millimètres.

4° La distance qui sépare le grand trochanter d'un côté, et l'épine iliaque postérieure et supérieure du côté opposé, était la même sur dix-huit femmes ; cette même distance, mesurée comparativement sur les deux côtés du bassin, offrait, sur cinquante-sept, une différence de 2 à 13 millimètres ; sur cinq seulement, cette différence était de 15 à 20 millimètres.

Tandis que dans les bassins obliques-ovalaires, la plus petite différence était de 1 centimètre et demi ; la plus grande, de 4 centimètres.

5° La distance qui sépare le bord inférieur de la symphyse du pubis de l'épine iliaque postérieure et supérieure, d'un côté, était la même dans les deux côtés du bassin sur trente-deux femmes ; sur quarante-six la différence entre les deux côtés du bassin était, pour la même distance, de 2 à 13 millimètres : sur deux seulement, de 18 à 20 millimètres.

Or, dans les bassins obliques-ovalaires, la plus petite différence entre cette même distance, prise des deux côtés, était de 15 millimètres ; la plus grande, de 2 centimètres et demi.

Il sera donc toujours assez facile, pour peu qu'on veuille y mettre du soin, de reconnaître, à l'aide des mesures que nous venons d'indiquer, le vice de conformation dont il est ici question. En mesurant, en effet, les distances ci-dessus indiquées sur chaque côté du bassin, et en comparant entre eux les résultats obtenus sur chacun de ces côtés, on reconnaîtra facilement le bassin oblique.

« Il est encore un autre moyen, dit Nægele. Si l'on place une femme dont le bassin est bien conformé, le dos appuyé contre un plan vertical, un mur par exemple, de sorte que les épaules et la partie supérieure des fesses soient en contact avec ce plan, et qu'on laisse tomber deux fils à plomb, l'un du point qui correspond à l'apophyse épineuse de la première vertèbre sacrée ou de la dernière lombaire, l'autre du bord inférieur de la symphyse des pubis, le second couvrira plus ou moins le premier, c'est-à-dire qu'une ligne perpendiculaire au mur rencontrera les deux fils. Il n'en est pas ainsi dans le bassin oblique-ovalaire. C'est, en effet, un de ses caractères essentiels que la symphyse des pubis soit dirigée d'un côté et le sacrum de l'autre, de sorte que le milieu de la symphyse pubienne corresponde aux trous sacrés antérieurs, ou même à la symphyse sacro-iliaque du côté non ankylosé. Si l'on donne à une femme dont le bassin offre cette conformation vicieuse la position que nous venons d'indiquer, si on laisse tomber les fils à plomb des points désignés, si l'on regarde ensuite perpendiculairement au mur, on verra que le fil placé en avant ne couvre pas celui placé en arrière : le fil postérieur se déviera à droite ou à gauche, suivant le côté ankylosé, et cette déviation sera d'autant plus considérable que le bassin sera plus mal conformé. » (Traduction de M. Danyau.)

ARTICLE V.

INDICATIONS QUE PRÉSENTENT LES VICES DE CONFORMATION DU BASSIN.

Nous n'avons rien à dire ici des moyens qu'il serait peut-être convenable d'employer pour remédier aux vices de conformation du bassin, lorsqu'ils existent. Ce sujet rentre complétement dans la chirurgie du système osseux. Jusqu'à présent, d'ailleurs, les moyens mécaniques et gymnastiques ne sont d'aucune efficacité pour changer la forme du bassin ; mais si le médecin ne peut rien pour guérir, au moins n'est-il pas complétement impuissant quand il est encore possible de prévenir de pareilles difformités. C'est surtout dans les premières années qu'il doit veiller avec la plus tendre sollicitude sur toutes les circonstances qui peuvent influer sur le développement régulier du squelette. Il devra soustraire les enfants rachitiques aux pressions qui, dans les diverses attitudes, agissent sur la circonférence du bassin. Il recommandera avec soin de les laisser couchés le plus longtemps possible. Il défendra à la nourrice d'avoir toujours son enfant sur les bras, comme elles le font presque toutes. On devra bien se garder de les faire marcher de trop bonne heure, et ils devront conserver la position horizontale jusqu'à ce que les os aient acquis chez eux la solidité convenable. Ce sera par degrés seulement, et à mesure que leurs forces s'accroîtront, qu'on les soumettra à l'action du poids du corps. Il ne faudra point, dit M. Bouvier, se laisser retenir par la crainte chimérique d'augmenter la débilité, en privant les enfants d'un exercice nécessaire. Le repos convient mieux, au contraire, à l'état de langueur dans lequel ils se trouvent, et l'on peut leur procurer par un exercice passif, par l'exposition au soleil, par des mouvements généraux dans l'attitude horizontale, une compensation suffisante à l'inaction dans laquelle on les maintient pendant une partie de la journée.

Les indications que présentent à l'accoucheur les vices de conformation du bassin, considérés seulement sous le rapport de l'influence fâcheuse qu'ils peuvent exercer sur les fonctions puerpérales, varient évidemment suivant le degré de la difformité. En étudiant cette influence, nous avons rangé tous les bassins viciés en trois catégories. Dans la première, nous avons placé les bassins qui avaient, dans leur plus petit diamètre, au moins 9 centimètres et demi ; dans la seconde, ceux qui ont au moins 6 centimètres et demi ; dans la troisième, ceux dont les plus petites dimensions sont au-dessous de 6 centimètres et demi. Nous conserverons, à l'exemple du professeur Dubois, cette division dans l'appréciation des indications que présentent les vices de conformation (¹).

§ 1. — Que convient-il de faire lorsque le rétrécissement est tel que le bassin offre au moins 9 centimètres et demi dans son plus petit diamètre ?

Dans ce cas, il est évident que l'enfant peut se présenter par le sommet, l'extrémité pelvienne, la face ou le tronc.

A. — L'enfant se présente par le sommet.

Nous l'avons déjà dit, dans de pareilles conditions, l'accouchement spontané est possible. Ainsi, attendre et se confier aux efforts de la nature est la conduite la plus sage en pareil cas. Mais, lorsque les contractions utérines se sont vainement exercées pendant longtemps, après la rupture des membranes et l'écoulement d'une partie des eaux de l'amnios, sans que la tête fasse aucun progrès, l'application du forceps est le seul moyen auquel on puisse avoir recours (²).

(¹) Je suis heureux de déclarer que la plupart des considérations et des conseils qui vont suivre sont le résumé de l'excellente thèse que M. P. Dubois a soutenue avec tant d'éclat dans le concours à la suite duquel il a été nommé. Je me félicite d'être le premier à donner de la publicité à une œuvre malheureusement trop peu répandue.

(²) Il est bien important de ne pas confondre la tuméfaction, toujours croissante, du cuir chevelu avec un véritable mouvement de descente de la tête. Lorsque, en effet, le travail se prolonge longtemps, la tumeur séro-sanguine, la tumeur formée par les parties molles, augmenté sans cesse de volume, et son sommet se rapproche de plus en plus de la vulve ; si donc on n'avait l'attention de prendre pour point de ralliement une portion osseuse de cette région, on pourrait croire que la tête chemine dans l'excavation et se rapproche du détroit inférieur, tandis que réellement elle ne bouge pas.

Le moment auquel on doit avoir recours à cette application demande à être déterminé avec plus de précision. En général, on peut attendre six, sept et même huit heures après la rupture des membranes et la complète dilatation de l'orifice; et si, pendant tout ce temps, les contractions fortes et énergiques se sont vainement exercées contre l'obstacle, il faut alors intervenir et introduire le forceps. On devrait agir un peu plus promptement si la tête, depuis longtemps plongée dans l'excavation, était arrêtée par un rétrécissement du détroit inférieur. Il en serait de même si l'arrêt de la tête au détroit inférieur, régulièrement conformé, tenait à la faiblesse des contractions utérines, épuisées par les efforts qu'a dû faire l'organe pour faire franchir à la tête le détroit supérieur rétréci. Enfin, il est inutile de dire que, si un accident susceptible de menacer la santé de la mère ou la vie de l'enfant survenait pendant le travail, il devrait rendre plus prompte l'intervention de l'art. L'auscultation des battements du cœur, souvent répétée, devrait tranquilliser sur le sort de l'enfant, bien que ce soit un signe auquel il ne faut avoir qu'un certain degré de confiance.

B. — L'enfant se présente par l'extrémité pelvienne.

En décrivant l'accouchement naturel, nous avons expressément recommandé de ne pratiquer aucune traction sur l'extrémité pelvienne, afin d'éviter le redressement des bras et l'extension de la tête. Nous recommandons encore le même précepte; toutefois, dans le cas qui nous occupe, si, après la sortie de la plus grande partie du tronc, l'expulsion de la tête se faisait attendre, il faudrait, par quelques tractions modérées, hâter la terminaison du travail, comme on le fait dans la version. Ces tractions, bien entendues et bien dirigées dans le sens des axes du bassin, seront suffisantes dans la plupart des cas. Si elles étaient insuffisantes, il faudrait appliquer le forceps. (Voyez *Version*.)

C. — L'enfant se présente par la face.

Bien que les présentations de la face puissent, dans la plupart des cas où le bassin est bien conformé, se terminer seules, il n'en est pas moins vrai, comme nous l'avons démontré (p. 331), que l'accouchement est un peu plus pénible pour la mère, et surtout plus dangereux pour le fœtus. Si donc ces difficultés qui résultent de la position même, venaient s'ajouter à celles qui sont la conséquence nécessaire du rétrécissement, nul doute que l'expulsion, entièrement confiée à la nature, ne fît courir de grands risques au fœtus. M. P. Dubois conseilla alors de convertir d'abord la présentation du fœtus en position du sommet; puis d'appliquer le forceps, si, après cette conversion, les efforts utérins sont encore impuissants. Longtemps après la rupture des membranes, cette version céphalique nous paraît devoir être tout aussi difficile que la version podalique, et nous préférons celle-ci, qui, le plus souvent, nous dispensera d'avoir recours au forceps. (Voyez *Forceps*.)

D. — L'enfant se présente par le tronc.

Si le rétrécissement est constaté avant la rupture des membranes, ou très-peu de temps après, que le fœtus soit très-mobile, on cherchera à convertir la position de l'épaule en position du sommet, et l'on confiera l'expulsion du fœtus aux efforts de la matrice; mais, après l'écoulement du liquide amniotique, la rétraction de l'organe offre tant de difficultés à l'introduction de la main et à l'évolution céphalique, que je crois l'extraction par les pieds beaucoup plus facile et moins dangereuse.

La version pelvienne, dans le cas qui nous occupe, présente quelques particularités que nous devons mentionner.

Lorsque la saillie trop prononcée de l'angle sacro-vertébral est la cause du rétrécissement, il arrive assez souvent, comme nous l'avons déjà dit, que, en même temps que la base du sacrum est portée en avant, elle est un peu déjetée de côté, de manière à rétrécir un des côtés du bassin beaucoup plus que l'autre. Il est évident qu'alors il faudrait, en opérant l'évolution du fœtus et en tirant sur l'extrémité pelvienne, chercher à retourner le plan postérieur du fœtus vers le côté largement conformé, afin qu'au moment où la tête se présenterait au détroit supérieur, elle offrît sa grosse extrémité occipitale au côté non rétréci.

Nous avons dit plus haut que, lorsque le fœtus se présentait par son extrémité céphalique fléchie, il fallait, si les efforts utérins étaient impuissants à terminer l'accouchement, appliquer le forceps. L'espèce particulière de vice de conformation dont nous parlons peut modifier la règle, peut-être un peu trop absolue, que nous avons posée. Dans ce cas, en effet, la position de la tête doit avoir une grande influence sur la terminaison de l'accouchement. Supposons, par exemple, un bassin dont l'angle sacro-vertébral, tout en proéminant en avant, soit déjeté du côté droit, de manière à rétrécir beaucoup l'intervalle sacro-cotyloïdien de ce côté. Eh bien ! si, l'intervention de l'art étant jugée nécessaire, la tête est placée en position occipito-iliaque gauche, l'application du forceps sera seule praticable ; si, au contraire, l'occiput était dirigé à droite de la mère, il faudrait de préférence recourir à la version pelvienne. Cette dernière opération, en effet, convertissant la seconde position du sommet en première des pieds, aurait l'avantage de diriger la grosse extrémité occipitale du côté le plus large du bassin, et placerait dès lors le fœtus dans une position beaucoup plus favorable. La version pelvienne, pratiquée dans ces conditions, a souvent suffi pour rendre l'accouchement facile, et M. Velpeau cite un cas dans lequel il termina heureusement par cette manœuvre, alors que chez la même femme d'autres praticiens avaient jugé la crâniotomie nécessaire dans un premier accouchement.

Les conseils que nous venons de donner ont le double but d'épargner des souffrances inutiles à la mère, et surtout de soustraire le fœtus au danger que lui fait courir un travail trop longtemps prolongé. Il est évident, dès lors, que la conduite de l'accoucheur ne sera pas tout à fait la même dans les cas où l'on aura la certitude que le fœtus a cessé de vivre. N'ayant rien à ménager du côté de l'enfant, l'accoucheur pourra accorder beaucoup plus de temps aux contractions utérines, d'autant plus qu'alors la tête, ramollie et très-réductible, se prête beaucoup plus que dans d'autres circonstances à une expulsion facile. On ne devra donc, dans ce cas, intervenir qu'autant qu'on aura, par l'expectation, constaté d'une manière non douteuse l'impuissance de la nature.

La mort du fœtus doit encore modifier le précepte que nous avons donné dans les cas de présentation du tronc. La version céphalique avait été conseillée uniquement parce qu'elle est plus avantageuse pour l'enfant ; après sa mort, la version pelvienne, étant beaucoup moins douloureuse pour la mère, devra être préférée.

§ 2. — Que convient-il de faire quand le rétrécissement est tel que le bassin offre 9 centimètres et demi au plus et 6 centimètres et demi au moins ?

Si le fœtus est mort avant ou pendant le travail, nul doute que, lorsque les contractions utérines se sont prolongées sans résultat, il ne faille prévenir les dangers qu'aurait pour la mère la prolongation du travail, et pratiquer l'embryotomie et l'application du forceps ordinaire, ou même du forceps céphalotribe.

Si, au moment où l'on est appelé à donner ses soins à la femme, les membranes sont déjà rompues depuis longtemps, et les eaux écoulées en très-grande partie ou en totalité ; si les contractions utérines se sont exercées uniquement sur le corps du fœtus, ou si plusieurs tentatives d'extraction ont été faites sans succès ; si, en un mot, la vie de l'enfant peut avoir été compromise, soit par la longueur du travail, soit par l'intervention infructueuse de l'art, dans ces cas l'enfant, quoique encore vivant, peut être considéré comme non viable, et, pour la plupart des accoucheurs modernes, le seul moyen proposable est l'embryotomie. Nous-même avons longtemps professé une semblable doctrine ; actuellement nous croyons que, tant qu'il reste quelque chance en faveur de l'enfant, il faut, après avoir épuisé les ressources du forceps, tenter de terminer l'accouchement par la version pelvienne toujours à temps de pratiquer la crâniotomie, si, après le dégagement du tronc, l'extraction de la tête est impossible.

Lorsque le degré de rétrécissement qui nous occupe est constaté au début du travail, avant la rupture des membranes, et par conséquent à une époque où rien ne peut faire supposer que la viabilité du fœtus ait été compromise, que faut-il faire ?

A l'exemple de M. P. Dubois, nous admettrons encore une subdivision. Ou bien le bassin laisse dans son plus petit diamètre une étendue de 9 centimètres et demi au plus, et de 8 centimètres au moins ; ou bien il ne laisse qu'une étendue de 8 centimètres au plus, et de 6 centimètres et demi au moins.

Dans le premier cas, après avoir constaté l'impuissance des contractions utérines, on appliquera le forceps, si le sommet de la tête se présente en position favorable. Si cette tentative est sans résultat, on laissera encore les contractions s'exercer pendant une heure ou deux, et si elles sont infructueuses, on réintroduira l'instrument. Si les tractions faites convenablement sont insuffisantes, on retirera l'instrument et l'on essayera la version pelvienne, qui permet encore d'espérer l'extraction d'un enfant vivant (voy. art. *Forceps, appréciation*). Si cette seconde opération est impossible ou sans résultat, on se trouvera dans les conditions dont nous parlions tout à l'heure, et la vie de l'enfant, certainement compromise, autorisera la crâniotomie de préférence à une opération qui aurait pour la mère les résultats les plus fâcheux et les plus graves : je veux parler de la symphyséotomie ou de l'opération césarienne.

Quand l'enfant se présente par la face, le tronc ou le siége, la version pelvienne est indiquée. (Voy. *Appréciation du forceps*.)

Quand le bassin a de 7 à 8 centimètres, on a d'abord les mêmes indications à remplir; mais la difficulté qu'on éprouve à exécuter l'une de ces manœuvres ne laisse très-souvent de ressource que dans une opération sanglante (Voy. *Symphyséotomie* et *Embryotomie*.)

Les divers degrés de rétrécissement, constatés longtemps avant le terme de la grossesse, offrent au praticien de nouvelles indications : c'est, en effet, dans ces cas que doit être pratiqué l'accouchement prématuré, et c'est encore au degré dont il s'agit, mais surtout aux cas dans lesquels le bassin a au moins 8 centimètres, que se rapporte le conseil de soumettre les femmes enceintes qui en sont affectées à une diète modérée et à des saignées répétées pendant leur grossesse. Nous aurons à apprécier la valeur de ces deux méthodes.

§ 3. — Que convient-il de faire lorsque les dimensions du bassin sont au-dessous de 6 centimètres et demi?

Si l'enfant est vivant, il n'y a évidemment qu'à choisir entre l'opération césarienne et la mutilation du fœtus, car, malgré quelques faits exceptionnels (voy. page 651), on peut dire qu'il est impossible que son expulsion spontanée ou artificielle puisse avoir lieu. (Voy. *Opération césarienne*.)

Si l'enfant est mort, ou si l'on peut croire, vu la durée du travail et les tentatives d'extraction qui ont été faites, que sa viabilité soit tellement compromise qu'on puisse le considérer comme incapable de vivre après sa naissance, les indications sont différentes suivant le degré de rétrécissement.

Lorsque, dans ces dernières circonstances, le bassin offre assez d'espace dans son plus petit diamètre, pour qu'il soit encore possible d'espérer qu'on pourra, en réduisant par la crâniotomie le volume des parties, terminer l'accouchement sans faire courir à la mère de trop graves dangers, on doit se décider à la mutilation du fœtus, et pratiquer son extraction à l'aide du forceps céphalotribe.

Mais, lorsque le bassin offre moins de 27 millimètres, il n'est plus permis de songer à l'extraction du fœtus par les voies naturelles (voy. *Céphalotripsie*). L'opération césarienne est seule admissible dans ce cas. Il faut même qu'on sache bien qu'au-dessous de 5 centimètres, la céphalotripsie est très-difficile, car alors l'extraction de la base du crâne, après la perforation de la voûte et l'évacuation de sa cavité, exige de si nombreux tâtonnements, de si violents efforts, des pressions et des distensions si répétées et si douloureuses, que les chances de salut pour la mère, après ces pénibles tentatives, quelquefois même faites sans résultat, ne sont pas plus favorables que celles qui suivent l'opération césarienne. C'est dans ces circonstances que M. Pajot propose le broiement sans traction. (Voy. *Céphalotripsie.*)

Nous avons supposé précédemment que le fœtus se présentait par son extrémité céphalique ; nous devons, pour complétement remplir le cadre que nous nous sommes tracé, indiquer ce qu'il faut faire lorsque, le bassin offrant au plus 6 centimètres et demi, l'extrémité pelvienne s'est offerte la première. Après la sortie du tronc, la tête y adhérant encore, ou en étant complétement séparée par la décollation, peut se trouver arrêtée au-dessus du détroit supérieur.

Si alors le bassin offrait au moins 5 centimètres, la crâniotomie, l'application du céphalotribe sont évidemment indiquées. Mais si le rétrécissement était plus prononcé, il faudrait, après avoir diminué le volume des parties, et fait sans résultat tous les efforts d'extraction compatibles avec le salut de la mère ; il faudrait, dis-je, séparer la tête du tronc par la section du cou, et abandonner à la nature l'expulsion de cette tête. Malgré tous les dangers auxquels la femme serait exposée, mieux vaudrait cela qu'une opération césarienne pratiquée après la rétraction presque complète de l'utérus.

Si nous n'avons rien dit jusqu'à présent des vices de direction des axes du bassin, c'est que, à l'exemple du professeur Nægele, nous n'attachons pas à ce mode particulier de mauvaise conformation toute l'importance que Lobstein et quelques autres accoucheurs lui ont attribuée.

Le degré d'inclinaison du détroit supérieur et du détroit inférieur peut s'écarter beaucoup du chiffre que nous avons donné comme exprimant l'inclinaison normale. Le plan du détroit supérieur peut être tellement incliné en bas, qu'il est quelquefois tout à fait vertical, comme chez une femme citée par Nægele ; son inclinaison est quelquefois nulle, et alors il est tout à fait horizontal ; enfin la partie supérieure de la symphyse des [pubis étant beaucoup plus élevée que l'angle sacro-vertébral, il peut être incliné du haut en bas et d'avant en arrière, comme dans l'observation de M. Bello (*Transactions médicales*, t. XIII, p. 285).

Le plan du détroit inférieur peut présenter les mêmes irrégularités dans son inclinaison, et le plus souvent même la direction des deux détroits est changée en même temps.

A part quelques incommodités dont la femme souffre pendant la grossesse, incommodités dues spécialement à la direction vicieuse de l'utérus, dont le déplacement est souvent la conséquence du vice de direction de l'axe du détroit supérieur, les fonctions puerpérales sont à peine troublées par l'anomalie que nous mentionnons. Si, dans quelques cas, ce vice de direction du bassin a paru apporter quelque obstacle sérieux à l'accouchement, c'est qu'il coïncide avec une déformation des os et un rétrécissement de sa cavité. Les faits rapportés par MM. Moreau, Bello, quand on les examine sérieusement, confirment pleinement la seconde partie de cette proposition, de même que la première trouve sa preuve dans les observations curieuses de Nægele.

CHAPITRE III.

DES TUMEURS DÉVELOPPÉES DANS LES OS.

Les tumeurs qui peuvent obstruer l'excavation naissent dans les os ou dans les parties molles ; elles sont excessivement nombreuses et variées. Lorsqu'elles ont acquis un volume considérable, elles constituent une des plus graves difficultés de la pratique. Nous ne pouvons, dans cet ouvrage, entrer dans tous les détails que comporte l'importance du sujet. D'ailleurs, tout ce qui concerne l'étiologie, l'anatomie pathologique et la symptomatologie de ces tumeurs appartient bien plus à la chirurgie qu'à l'art des accouchements, et nous devons surtout nous attacher à bien indiquer au praticien les signes au moyen desquels on peut établir leur diagnostic, et surtout à bien mettre en lumière les différentes indications qu'elles présentent. Nous devons déclarer, en commençant, que nous avons beaucoup emprunté, pour la rédaction de ce sujet, à la savante dissertation de M. Puchelt, dont nous reproduisons la classification.

Les tumeurs dont nous avons à étudier l'influence sur la parturition peuvent avoir leur origine dans les parois du canal que le fœtus doit traverser, et alors appartenir aux parties molles ou au parois osseuses, ou bien être une dépendance des organes voisins. Nous renvoyons aux chapitres suivants l'histoire des tumeurs des parties molles pour n'étudier ici que les tumeurs des os qui offrent de nombreux points de ressemblance avec les rétrécissements du bassin.

§ 1. — Exostoses.

« Si l'on écarte, dit M. Danyau, les cas où une saillie plus ou moins considérable de l'angle sacro-vertébral a été prise pour une véritable tumeur osseuse, et dont l'observation écrite aurait laissé de l'incertitude dans l'esprit à cause de l'insuffisance des détails, il n'en reste véritablement que deux dont l'authenticité soit incontestable : ce sont ceux de Leydig et de Mackibbin. » Bien qu'il reste encore des doutes sur la valeur de plusieurs assertions qui n'ont pas été confirmées par l'autopsie, je ne crois pas qu'on puisse rayer ainsi d'un trait de plume la plupart des observations consignées dans la science. Il me paraît difficile, par exemple, de ne pas admettre comme authentique celle que rapporte Gardien, puisque Duret a conservé longtemps dans son cabinet le bassin de la femme qui en était l'objet.

Les faits rappelés par M. Puchelt prouvent que la plupart des exostoses pelviennes naissaient de la face antérieure du sacrum. Cependant quelques autres point en ont aussi été le siége : ainsi on en a vu naître de l'articulation sacro-vertébrale de la première vertèbre lombaire, et de la première du sacrum, de la face postérieure du pubis, soit sur la partie médiane, soit sur un des côtés, et même de la face interne d'un des ischions.

Ce que nous avons dit de l'incertitude des observations publiées fait assez pressentir la difficulté qu'on a parfois à diagnostiquer les exostoses pelviennes, et à les distinguer des saillies formées par les déformations du bassin. La dureté de la tumeur et son adhérence originaire aux parois osseuses sont données comme signes caractéristiques. Sa rudesse et sa fixité sont encore importantes à constater. Toujours recouverte par la paroi vaginale, elle fait saillie à l'intérieur du vagin, en repoussant les organes situés au devant d'elle. Quand elle naît de la face antérieure du sacrum, elle proémine surtout à la partie postérieure ; et si alors on explore le rectum, on trouve celui-ci légèrement poussé en avant par la tumeur, qui est elle-même placée en arrière. Ce dernier signe est très-important, car presque toutes les autres tumeurs sont situées en avant de cet organe.

Le pronostic est nécessairement subordonné au volume, à la situation de ces tumeurs et à l'époque plus ou moins avancée de la grossesse à laquelle s'est manifesté le travail. Il est évidemment plus grave quand la tumeur est volumineuse, quand elle est située de façon à rétrécir un des petits diamètres des détroits, et lorsque la tête de l'enfant est très-volumineuse.

Les indications que nous avons si longuement exposées, en étudiant les vices de conformation, se présentent de nouveau, et nécessitent l'emploi des mêmes moyens : ainsi, abandonner le travail à la nature quand la tumeur est petite et située de manière à rétrécir seulement les grands diamètres ; appliquer le forceps, pratiquer la symphyséotomie, l'opération césarienne ou l'embryotomie, suivant le degré du rétrécissement, et surtout provoquer l'accouchement avant terme, si l'on est consulté à temps. (Voy. page 675 et suiv.)

§ 2. — Enchondromes.

Les enchondromes, ou tumeurs cartilagineuses du bassin, sont assez rares ; leur histoire a fait le sujet d'un excellent mémoire publié par notre collègue et ami le docteur Dolbeau (*Journal le Progrès*, 1860). On y trouve deux observations d'enchondromes coïncidant avec une grossesse ; le plus complet de ces deux faits est celui qu'on doit à d'Outrepont : la tumeur remplissait le côté gauche du bassin, elle était dure et globuleuse, mais elle se ramollit tellement pendant l'accouchement, qu'on put extraire l'enfant qui se présentait par le siége. J'ai observé moi-même, avec M. le professeur Depaul, un cas exactement semblable à celui que je viens d'indiquer ; mais la malade s'étant rétablie après son accouchement et la tumeur n'ayant pas été enlevée, on peut conserver quelques doutes sur sa nature.

Ces enchondromes paraissent adhérer à l'os ou au périoste par une surface large ou un pédicule fort étroit ; d'autres fois ils se développent dans les parties molles, au voisinage seulement des surfaces osseuses. Ils peuvent acquérir un volume considérable. (Voy. le *Traité complémentaire des accouchements* de Lenoir, Sée et Tarnier. Paris, 1864.)

Les indications à remplir dans un cas pareil sont celles que nous avons formulées pour les exostoses (voyez plus haut) ; mais la mobilité possible des tumeurs cartilagineuses, et surtout leur ramollissement doivent faire porter un pronostic moins grave sur l'issue probable de l'accouchement ; ce n'est donc que dans les cas extrêmes qu'on doit songer aux opérations sanglantes.

§ 3. — Ostéostéatomes.

Le nom d'*ostéostéatomes* a été appliqué par M. Lenoir à des tumeurs mal définies, composées tout à la fois de substance fibro-graisseuse et de substance calcaire ; mais on peut lui reprocher d'avoir confondu avec ces tumeurs les enchondromes proprement dits. Les ostéostéatomes se développent toujours dans le tissu cellulaire et restent quelquefois libres de toute adhérence avec les os du bassin, mais le plus souvent ils contractent des adhérences avec ces derniers. Il est très-difficile d'établir un diagnostic certain entre ces tumeurs d'une part et les exostoses ou les enchondromes d'autre part. Heureusement que la conduite du chirurgien doit être la même dans tous ces cas.

§ 4. — De l'ostéosarcome.

L'ostéosarcome du bassin est une maladie rare ; il existe pourtant deux observations dans lesquelles le rétrécissement produit par elle était assez considérable pour nécessiter l'opération césarienne.

On ne pourrait guère distinguer la tumeur qu'elle forme de l'exostose, si ce n'est aux inégalités qu'elle présente, et surtout à la dépressibilité, à la mollesse semi-cartilagineuse, à la sensation de crépitation qu'elle offrirait dans certains points de sa surface.

On comprend que cette dépressibilité de la tumeur rend le pronostic moins grave que dans l'exostose, puisqu'elle permet d'espérer que la tête, fortement poussée par les efforts de l'utérus, finira par l'aplatir et la faire disparaître en partie. Aussi est-il permis d'attendre un peu plus longtemps ; mais si l'expectation suffisamment prolongée avait constaté l'impuissance des efforts de la nature, on devrait recourir aux mêmes moyens que dans les cas de rétrécissement du bassin.

§ 5. — Tumeurs osseuses par des cals difformes.

Les saillies osseuses du bassin peuvent dépendre encore de la consolidation vicieuse d'une ancienne fracture du bassin, ou être constituées par la tête du fémur, qui, à la suite d'une coxalgie, a traversé le fond de la cavité cotyloïde cariée et perforée, et a passé tout entière dans la cavité pelvienne. Je me rappelle avoir vu dans un journal de médecine, que je n'ai pu retrouver, l'histoire d'une opération césarienne pratiquée dans un cas où le seul obstacle à l'accouchement était ainsi formé par la tête du fémur.

On trouve dans l'atlas du professeur Moreau le dessin d'une fracture empruntée au musée Dupuytren. La cavité cotyloïde droite a été enfoncée ; la paroi interne forme une tumeur arrondie qui présente près d'un pouce et demi de saillie ; l'os iliaque est en même temps divisé en dehors de la symphyse sacro-iliaque droite ; en se consolidant, la partie extérieure de la fosse iliaque s'est portée en dedans de manière à se rapprocher beaucoup du sacrum, ce qui ramène près de l'angle sacro-vertébral la tumeur formée par la paroi cotyloïdienne.

Le *Journal des progrès*, 1828, contient une autre observation curieuse de fracture du bassin avec déformation consécutive de l'excavation, suivie d'accident mortel. La femme avait déjà eu cinq couches heureuses. L'opération césarienne a plusieurs fois été pratiquée pour remédier à de pareils obstacles. Burns, Lever, Barlow, en ont cité chacun une observation. On trouvera sur ce sujet des détails très-complets dans l'*Atlas* et le *Traité d'accouchements* de Lenoir (Paris, 1864).

Il est évident que, quel que soit le point d'origine des tumeurs osseuses du bassin, cette cause de dystocie présente encore les mêmes indications.

CHAPITRE IV.

RÉSISTANCE TROP GRANDE DES PARTIES GÉNITALES EXTERNES.

Quand les voies génitales présentent l'apparence d'une conformation parfaite, quand l'exploration la plus complète ne fait reconnaître aucune tumeur qui les déforme, quand rien ne les obstrue, on les voit cependant, dans certains cas, mettre obstacle au passage du fœtus ; ce sont ces cas que nous devons étudier dans ce chapitre.

§ 1. — Étroitesse et rigidité de la vulve.

La rigidité des parties externes de la génération, assez fréquente chez les femmes qui ne deviennent enceintes qu'à un âge avancé, et chez les très-jeunes femmes d'une constitution pléthorique, fortement musclées et un peu grasses, cause souvent un retard considérable dans la marche de la tête lors d'un premier accouchement. Le plus souvent cependant cette étroitesse et cette rigidité naturelles finissent par céder, les parties se laissent distendre : mais cette distension n'est pas toujours aussi complète que le nécessite le volume de la tête. Celle-ci, poussée par la violence des contractions utérines, brise la résistance qui n'a pas voulu céder, et la déchirure de la commissure postérieure de la vulve et d'une partie plus ou moins considérable du périnée en est la conséquence. Dans plusieurs cas, comme nous l'avons déjà indiqué, la contraction s'exerce vainement contre la résistance des parties molles ; elle s'épuise, cesse complétement, et l'art est obligé d'intervenir, d'abord pour réveiller la contraction, puis pour la remplacer par les tractions faites avec le forceps.

Lorsque, dans ces cas, le travail est trop longtemps abandonné aux ressources de l'organisme, on a vu la fourchette, trop solide pour céder, rester intacte, et le périnée distendu, aminci outre mesure, se laisser perforer à son centre, de manière que le fœtus fut expulsé par une ouverture accidentelle, limitée en avant par la commissure postérieure de la vulve, et en arrière par le sphincter de l'anus. Ce fait est aujourd'hui *bien* constaté. Mais le périnée peut se perforer à son centre, et le fœtus, malgré cet accident, suivre la route naturelle. Cela est arrivé particulièrement lorsque la main de l'accoucheur, fortement appliquée sur le périnée, cherchait à repousser la tête dans sa direction normale, et remplaçait ainsi la résistance détruite du plancher du bassin. On ne doit donc pas assurer que l'enfant est sorti par la déchirure du périnée, par cela même qu'on rencontre cette perforation centrale après l'accouchement.

Quelque précaution que l'on prenne, comme on le voit, il est des cas où l'étroitesse extrême de la vulve et la rigidité des parties molles rendent impossible l'expulsion de la tête, sans déchirure plus ou moins étendue du périnée. En 1810, Michaelis conseilla, pour la prévenir, d'inciser la commissure postérieure. On pourrait de préférence, à l'exemple d'Eichelberg, pratiquer une incision sur un ou même sur les deux côtés de l'anneau vulvaire. Cette opération ne doit être pratiquée que lorsque la tête est à la vulve, et que la rupture du périnée paraît imminente. On glisse à plat un bistouri de Pott entre la tête de l'enfant et le rebord de la vulve, et l'on cherche à borner la longueur de l'incision au degré nécessaire pour le passage de la tête. Le grand avantage, dit M. Eichelberg, que l'on trouve à inciser la vulve dans sa partie la plus épaisse, c'est que la plaie se cicatrise très-rapidement et sans le moindre accident.

Les incisions latérales nous paraissent donc préférables ; un seul débridement peut suffire, mais il est quelquefois utile de débrider des deux côtés. Le procédé opératoire le plus simple consiste à se servir de forts ciseaux mousses à leur extrémité : l'une des lames est introduite à plat entre la tête du fœtus et la vulve, à un centimètre environ de profondeur ; on redresse la lame au moment de l'incision. On fait, en un mot, exécuter aux ciseaux un mouvement semblable à celui qui a été vulgarisé par Dupuytren dans l'opération de l'ongle incarné.

Au moment de l'incision, les téguments sont tellement distendus, que la douleur est presque nulle. Les petites plaies ainsi produites se raccourcissent considérablement aussitôt après l'accouchement, quand la vulve revient sur elle-même. La cicatrisation se fait rapidement ; l'incision du rebord vulvaire est donc une très-bonne opération, peu douloureuse et sans gravité, mais néanmoins il ne faut pas l'employer sans nécessité.

§ 2. — Résistance du périnée.

Il est très-fréquent, surtout chez les primipares fortes et bien musclées, ou douées d'un grand embonpoint, de voir le travail marcher d'abord très-régulièrement, la tête franchir le col, descendre dans l'excavation jusqu'à ce qu'elle repose sur le plancher du bassin, puis tout à coup être complétement arrêtée. Les efforts utérins luttent d'abord avec énergie ; mais malgré leur violence, la tête peut rester là pendant plusieurs heures sans avancer d'un millimètre. Cette résistance du périnée est évidemment due à la contraction trop violente des fibres musculaires qui entrent dans sa composition, ou à la présence d'une trop grande quantité de tissu adipeux, qui rend cette paroi du bassin trop peu extensible pour permettre le dégagement de la tête.

Quelle que soit la cause de cette résistance, elle agit sur la marche ultérieure du travail de deux manières bien différentes, et qu'il est bien important de distinguer dans la pratique, car elles nécessitent l'emploi de moyens tout opposés. Quelquefois, en effet, la contraction, d'abord forte et énergique, se soutient au même degré pendant quelques heures ; puis enfin, vaincue par une résistance qu'elle ne peut surmonter, elle s'affaiblit, s'épuise, et cesse complétement. L'indication est facile à saisir ; chercher à réveiller les contractions en faisant marcher la femme, en frictionnant l'abdomen et titillant le col utérin, en administrant l'ergot ; puis enfin appliquer le forceps, si ces moyens étaient infructueux, telle est alors la règle de conduite.

Mais un cas tout différent peut se rencontrer. Il peut arriver que, loin de s'épuiser, les contractions se soutiennent aussi fortes, aussi énergiques qu'au début du travail : seulement, malgré leur violence, elles sont impuissantes à opérer la dilatation des parties molles du périnée ; c'est une résistance insurmontable contre laquelle viennent se briser les efforts les plus violents. On conçoit facilement que, dans ce dernier cas, il faut bien se garder d'employer les moyens propres à activer les contractions, et que le seigle ergoté, par exemple, serait excessivement dangereux. C'est alors surtout qu'on lui voit produire ces contractions tétaniques et irrégulières qui ont été si souvent suivies de la mort du fœtus, et même de la rupture de l'utérus, presque constamment mortelle pour la mère. La matrice fait évidemment tout ce qu'elle peut faire, et l'accoucheur doit ici, non pas exciter des contractions plus énergiques, mais bien aider, par des tractions convenablement pratiquées, ses efforts expulseurs. L'application du forceps est évidemment ici la seule ressource. Nous étudierons à l'article *Forceps* quel est, suivant nous, son mode d'action dans le cas qui nous occupe.

Pour bien établir cette distinction que nous croyons très-importante en pratique, nous supposerons deux femmes en travail. Chez toutes les deux, la tête du fœtus, convenablement située, repose sur le plancher du bassin depuis six ou sept heures. Chez l'une, les contractions, d'abord fortes et fréquentes, sont devenues peu à peu faibles et rares, ou même ont presque complétement cessé ; chez l'autre, au contraire, elles conservent encore toute leur énergie : chez celle-ci nous appliquerons tout de suite le forceps ; chez celle-là nous aurons d'abord recours aux moyens propres à réveiller les douleurs. Le forceps ne sera évidemment employé qu'autant que ces excitations auraient été sans résultat, ou que les douleurs ergotées seraient encore insuffisantes.

Il est important, du reste, de ne pas oublier combien la vie du fœtus peut être gravement compromise par les contractions dues au seigle ergoté. Aussi ne doit-on pas laisser ces dernières se prolonger longtemps. Lorsque après une demi-heure, trois quarts d'heure au plus après le réveil des contractions ergotées, la tête n'est pas expulsée, il me paraît prudent de terminer l'accouchement par l'application du forceps.

Cette insuffisance des douleurs ergotées n'est pas un fait très-rare, dans le cas qui nous occupe. Mais alors même qu'on est obligé d'en venir plus tard à l'application du forceps, l'administration du seigle ergoté aura encore été utile. L'application du forceps sera faite alors, en effet, dans des conditions beaucoup plus favorables : car les contractions dues au seigle ergoté aideront les tractions de l'instrument, et surtout préviendront l'inertie consécutive de la matrice, inertie à laquelle la femme aurait été exposée, si l'instrument avait été appliqué sans qu'on eût préalablement réveillé sa contractilité de tissu.

§ 3. — Déchirure du périnée.

L'étroitesse de la vulve et la résistance du périnée amènent assez souvent une déchirure de la fourchette et du périnée lui-même, sur une plus ou moins grande étendue. Ces déchirures sont incomplètes, centrales, complètes : *incomplètes*, quand, partant de la vulve, elles n'intéressent pas le sphincter anal ; *centrales*, quand la rupture se fait entre l'anus et la vulve, sans se confondre avec l'un ou l'autre de ces orifices ; *complètes*, quand la vulve, le périnée et le sphincter de l'anus sont déchirés, et avec eux la cloison recto-vaginale sur une hauteur variable.

Les déchirures incomplètes ne réclament pas de traitement particulier ; elles guérissent spontanément. On se bornera, dans ce cas, à maintenir les deux membres inférieurs rapprochés au moyen d'une serviette nouée autour des deux genoux. La cicatrisation se fera tantôt par première intention, tantôt après suppuration, et presque toujours le périnée présentera, après la guérison, une étendue suffisante. Dans les déchirures incomplètes qui s'étendent jusqu'au sphincter anal, on a souvent employé quelques points de suture ou l'application de serres-fines, mais nous avons depuis longtemps renoncé à leur emploi, qui est douloureux et souvent compliqué par l'apparition de quelques petits points gangréneux. Toutes les fois que la déchirure est incomplète, je crois qu'il faut s'abstenir de toute opération. Quelques cautérisations avec le nitrate d'argent suffiront.

Ce que nous venons de dire des déchirures incomplètes s'applique également au traitement des déchirures centrales.

Les déchirures complètes sont beaucoup plus graves que les précédentes ; elles sont souvent suivies d'incontinence des matières fécales, et produisent ainsi une infirmité dégoûtante. Il faut savoir pourtant que, dans un certain nombre de cas, et j'en ai vu un exemple, les déchirures complètes sont suivies de guérison spontanée. Les faits de ce genre ne sont pas excessivement rares, puisque M. Huguier, à lui seul, en aurait observé quinze ou vingt cas. Les guérisons spontanées sont cependant loin de constituer la règle générale ; presque toujours l'intervention du chirurgien devient indispensable. On devra donc pratiquer la périnéorrhaphie ; mais à quelle époque convient-il d'opérer ? Dieffenbach voulait que la suture fût faite immédiatement après l'accouchement. A ce moment, les bords de la déchirure sont encore saignants, et l'avivement est inutile ; c'est moins une opération sanglante que l'on fait qu'un simple pansement. Cette conduite n'est cependant pas sans inconvénients : on prive, en effet, les malades des chances d'une guérison spontanée, l'écoulement des lochies gêne la cicatrisation, et les maladies si fréquentes pendant l'état puerpéral compromettent souvent le succès. Mieux vaut, je crois, comme l'ont conseillé Roux et Velpeau, attendre que la femme soit complétement rétablie, et n'opérer qu'après le retour de la première époque menstruelle. M. Nélaton a conseillé de pratiquer la périnéorrhaphie sept ou huit jours après l'accouchement, et d'affronter, sans avivement, les bords de la plaie encore recouverts de bourgeons charnus. Cette méthode a réussi, mais elle a eu aussi ses revers. Après sept ou huit jours, les parties génitales sont souvent encore tuméfiées, et les points de suture traversent des parties enflammées qui se coupent facilement. L'écoulement des lochies, les maladies puerpérales intercurrentes, peuvent d'autre part entraver la guérison.

L'opération faite tardivement est celle à laquelle nous donnons la préférence.

CHAPITRE V.

DES VICES DE CONFORMATION DE LA VULVE ET DU VAGIN.

Les vices de conformation des parties génitales peuvent être congénitaux ou accidentels ; mais, comme les uns et les autres offrent à peu près les mêmes indications, je les confondrai dans la même description. Nous aurons à nous occuper successivement de l'union congénitale ou accidentelle des grandes ou des petites lèvres, de la persistance de l'hymen, des brides, cloisons, cicatrices vicieuses du vagin, de l'étroitesse de ce canal.

§ 1. — Union des grandes et petites lèvres.

Elle peut exister dès la naissance, ou peut être le résultat d'une plaie, d'une ulcération dont on n'aura pas surveillé la cicatrisation avec assez de soin. Denman fait remarquer avec raison que cette union anomale est assez fréquente chez les petites filles, et que si on l'observe si rarement à l'âge de la puberté, cela tient à ce que l'usage libre et constant de leurs membres, quand elles viennent à marcher, produit une séparation spontanée. Cette union, lorsqu'elle est congénitale, peut être plus ou moins complète, plus ou moins intime ou résistante. Elle n'est jamais complète, quand elle est le résultat d'un accident ; car le passage continuel de l'urine s'oppose à ce que l'adhésion ait lieu au point correspondant au méat urinaire. L'écoulement du sang menstruel, quand les règles surviennent avant la cicatrisation complète, s'oppose encore à l'adhésion des lèvres dans une assez grande étendue.

§ 2. — Persistance de l'hymen.

L'hymen peut persister quelquefois après la copulation, et constituer un obstacle à l'expulsion du fœtus. Nous avons indiqué, dans la description anatomique de cette membrane, les diverses variétés de forme qu'elle pouvait présenter. Cette persistance de l'hymen ne s'oppose pas toujours à la conception, et tous les auteurs racontent des faits dans lesquels ils ont été obligés d'inciser l'hymen au moment du travail, pour livrer un libre passage à l'enfant. On a même cité des femmes grosses chez lesquelles on a trouvé un second hymen à quelque distance au-dessus du premier. Enfin, l'hymen a pu persister après l'accouchement, comme le prouve le fait observé par Meckel aîné et rapporté par Tolberg. Une femme, après avoir mis au monde un fœtus de cinq mois enveloppé de toutes ses membranes, n'en conserva pas moins son hymen intact, circulaire et tendu.

§ 3. — Cicatrices vicieuses.

L'étroitesse et la rigidité des parties externes peuvent dépendre de brides, de cicatrices résistantes et inextensibles, suites de plaies, de déchirures survenues le plus souvent à la suite d'accouchements laborieux ou difficiles. Les faits de ce genre ne sont pas rares. De la Motte en cite une observation assez remarquable. Auguste Bérard, dans le *Dictionnaire* en 30 volumes, rapporte qu'après une périnéoraphie, la vulve fut si rétrécie, que les rapprochements sexuels devinrent impossibles. On trouve aussi dans le tome V de la *Gazette médicale* (avril 1837, p. 13) une observation de dystocie par une cicatrice suvrenue à la suite d'une opération d'épisiorrhaphie. Tous les faits de ce genre se ressemblent, et la conduite de l'accoucheur est des plus simples quand il se trouve en face d'un fait semblable : quelques incisions, et, s'il le faut, une simple application de forceps, terminent l'accouchement ([1]).

([1]) Aux exemples cités dans les auteurs, je puis joindre le suivant qui m'est propre. Pendant que je remplissais les fonctions de chef de clinique à l'hospice de la Faculté, une jeune femme de trente ans fut apportée à la Clinique, dans le commencement de janvier 1838. Elle était enceinte pour la seconde fois et arrivée au terme de sa grossesse. Elle était en travail depuis le vendredi soir : c'était le dimanche matin. Elle nous raconta que les membranes s'étaient rompues le samedi, à huit heures du matin ; que la tête parut descendre dans l'excavation assez rapidement, mais qu'elle fut arrêtée au passage. L'accoucheur qui lui donna des soins fit appeler un de ses confrères, et tous les deux tentèrent inutilement une application du forceps à deux heures de l'après-midi. A huit heures du soir, les choses étant dans le même état, ils renouvelèrent l'application de l'instrument, qui fut encore infructueuse. Ils attendirent jusqu'au dimanche matin, et firent porter la femme à l'hôpital. Le professeur P. Dubois étant absent j'examinai la femme. La tête, plongée dans l'excavation, reposait sur le plancher du bassin, dont le détroit inférieur nous parut légèrement rétréci. Il existait à la commissure postérieure de la vulve une bride transversale de l'épaisseur d'une grosse plume d'oie, formée par un tissu très-dur et comme cartilagineux. (Cette femme nous dit alors que le travail, dans son premier accouchement, n'avait pu se terminer que par une application de forceps ; qu'il en était résulté une déchirure considérable du périnée.) A chaque contraction, qui était, du reste, assez rare et assez faible, la tête du fœtus appuyait fortement contre cette bride ; mais celle-ci ne se laissait nullement distendre, et pendant deux heures, durant lesquelles nous voulûmes suivre le travail avant de prendre un parti, la tête n'avança pas d'un millimètre. La vulve ne s'entr'ouvrit pas. La bride était toujours aussi dure, aussi résistante, aussi peu élastique. J'allais pratiquer une incision sur la commissure antérieure du périnée ; mais un nouvel examen des parties m'ayant convaincu que le détroit inférieur était légèrement rétréci, que les douleurs étaient très-faibles, par conséquent que l'arrêt de la tête pouvait dépendre de ces deux circonstances aussi bien que de la résistance de la bride, je me décidai à tenter une nouvelle application du forceps. La tête était presque en position occipito-pubienne, toutefois l'occiput encore un peu dirigé à gauche ; les branches furent appliquées et articulées sans aucune difficulté ; mais les premières tractions furent complétement infructueuses. Au bout d'un quart d'heure d'efforts, je parvins à engager franchement la tête à travers le détroit osseux ; la partie postérieure du périnée commençait à bomber, mais la commissure résistait toujours. La pression exercée sur les parties molles réveilla les contractions utérines ; la femme, à partir de ce moment, aida par ses efforts les tractions que je pratiquai. Sous l'influence de ces deux forces réunies, la tête força la vulve à s'entr'ouvrir, la bride céda peu à peu, se laissa amincir et distendre, et, après trois quarts d'heure de tractions et de douleurs presque continuelles, la tête franchit enfin la vulve. Le périnée, très-bien soutenu par un aide, n'offrit pas la moindre déchirure.

Toutes les femmes chez lesquelles la fourchette, détruite par un accouchement antécédent, et dont la bride, résultat de la cicatrice vicieuse, constituait l'obstacle à l'accouchement, n'ont pas été aussi heureuses que celle dont je viens de raconter l'histoire. Quelquefois une nouvelle déchirure a eu lieu, ou même, la bride résistant, l'enfant a été expulsé à travers une déchirure centrale du périnée.

§ 4. — Vices de conformation du vagin.

Le vagin peut manquer complétement ou seulement dans sa moitié supérieure : nous avons cité un cas (page 79) dans lequel il n'existait que le quart inférieur du vagin. Ce vice de conformation coïncide assez souvent avec l'absence de l'utérus, mais alors l'accoucheur n'a évidemment rien à faire.

Il peut être complétement ou incomplétement oblitéré dans un des points de son trajet, soit par agglutination partielle ou complète de ses parois, soit par des cloisons. L'agglutination du vagin peut être congénitale, et le vagin exister sous la forme d'un cordon dense, solide, non canaliculé : il est réduit à une simple trame cellulaire. Elle peut être aussi accidentelle, et résulte alors le plus souvent des déchirures, des lésions produites par les accouchements antécédents, de plaies ou de blessures accidentelles. M. Lombard (de Genève) a vu chez une femme qui, dans le but coupable de se faire avorter, s'était injecté un demi-litre d'acide sulfurique, la vessie réunie immédiatement au rectum, le vagin ayant été détruit dans un de ses points. M. Cruveilhier a vu le vagin se terminer en cul-de-sac à un pouce du méat urinaire, à la suite d'injections vaginales faites avec une solution de sublimé corrosif.

Les cloisons du vagin peuvent être transversales ou longitudinales. C'est probablement aux premières qu'il faut rapporter la plupart des cas d'hymen double ou triple qu'on trouve dans les auteurs. Celles-ci peuvent être complètes, c'est-à-dire diviser le vagin en deux cavités bien distinctes; le plus souvent alors, cependant, elles présentent un petit pertuis par lequel suintent les liquides [1];

[1] Dans le cours de l'année 1837, il se présenta à l'hospice des cliniques de la Faculté une jeune femme arrivée au dernier mois de sa grossesse. En pratiquant le toucher, on sentit que le doigt était arrêté à 3 ou 5 centimètres de profondeur, par une cloison parfaitement lisse et n'offrant aucune ouverture sensible au doigt. En l'examinant au spéculum, on put s'assurer que l'obstacle qui arrêtait le doigt était une membrane adhérente aux parois du vagin, dont elle obstruait, en ce point, complétement la cavité. En poussant l'instrument et en la distendant avec son extrémité, sa surface présentait à peu près un pouce de diamètre. Vers le tiers supérieur et droit de cette cloison, on distingua un petit pertuis, par lequel suintaient quelques gouttelettes d'un liquide séro-purulent. Ce ne fut qu'avec peine qu'on parvint à faire pénétrer l'extrémité d'un stylet mousse par cette petite ouverture obliquement dirigée de bas en haut et d'avant en arrière : l'instrument arriva alors dans une espèce de chambre postérieure qui constituait la partie supérieure du vagin. Dès lors on s'attendit à quelques difficultés au moment de l'accouchement; aucun accident, du reste, n'avait entravé la marche de la grossesse. Cette femme fut prise tout à coup et pendant la nuit de douleurs assez faibles pour qu'elle ne crût pas à un commencement de travail; mais vers les cinq heures du matin survinrent des douleurs très-énergiques et très-rapprochées, qui suffirent à l'expulsion du fœtus. Les suites des couches furent très-heureuses. Quinze jours après, je constatai que la cloison avait été déchirée en trois lambeaux distincts, un inférieur et deux supérieurs. Depuis j'ai examiné plusieurs fois cette femme, et j'ai pu m'assurer que les lambeaux sont restés isolés.

elles peuvent être incomplètes et n'oblitérer qu'en partie le vagin. Leur forme es
alors très-variable.

Un cas très-curieux de dystocie par bride vaginale m'a été communiqué pai
mon excellent ami le docteur Pignant, médecin au Creuzot. Au moment de
l'expulsion du fœtus, la tête passa au-dessus d'une bride, tandis que le tronc se
dégageait au-dessous, de sorte que le cou de l'enfant resta appliqué contre la vulve,
retenu et comme étranglé par cette bride. La sage-femme qui assistait à cet accouchement n'osa pas couper cette bride qui était arrondie, d'apparence musculeuse
et grosse comme le petit doigt. L'enfant succomba. Vérification faite, il fut constaté
que la bride était longitudinale, et qu'elle s'insérait par ses deux extrémités sur le
vagin.

Quand les cloisons sont longitudinales, tantôt elles ne divisent le vagin que dans
une partie de son étendue, tantôt elles le séparent dans toute sa longueur. Dans
ce dernier cas, la continuité de la cloison peut être interrompue vers un de ses
points, et les deux vagins qui résultent de sa présence communiquent par cette
ouverture. La cloison du vagin, quand elle est complète, se prolonge assez souvent dans l'utérus, qu'elle divise alors en deux cavités. Cependant cela n'arrive
pas toujours.

Le vagin peut être originairement très-étroit, ou bien avoir éprouvé une coarctation ou un rétrécissement remarquable. On a vu cette angustie poussée au point
de permettre à peine l'introduction d'une sonde de femme. M. Moreau a observé
une jeune femme enceinte de quatre à cinq mois, chez laquelle le vagin rétréci
pouvait à peine admettre le tuyau d'une plume à écrire. Cette disposition, qui
donnait beaucoup d'inquiétude, céda, comme cela arrive presque toujours, aux
progrès naturels de la grossesse ([1]).

Enfin, le vagin peut être dévié de son trajet habituel, et ne point présenter
d'ouverture aux parties naturelles de la génération. Les points auxquels il vient
aboutir sont alors très-variés. On l'a vu s'ouvrir au-dessous du nombril par deux
petites ouvertures séparées par une forte membrane, et dont l'une donnait issue
aux urines, et l'autre aux menstrues ; souvent il vient aboutir dans le rectum.
Portal raconte qu'une jeune fille, à la vulve de laquelle il n'y avait qu'une petite
ouverture pour l'écoulement des urines, et dont les règles coulaient par l'anus,
devint enceinte : l'ouverture s'agrandit assez pendant les derniers temps de la
grossesse, et surtout pendant le travail, pour que l'accouchement se terminât seul.
M. Rossi, appelé auprès d'une femme en travail, constata l'absence complète des
organes génitaux externes. Il crut d'abord à une rétention des menstrues ; il pra-

---

([1]) Plenk raconte que, appelé auprès d'une femme en travail, il trouva le vagin tellement étroit, que le plus petit doigt ne pouvait être introduit, et que depuis trois ans de ménage son mari n'avait pu consommer le coït suivant l'usage ordinaire. Cependant, au bout de
dix-huit heures, la dilatation du vagin était suffisante, et l'expulsion du fœtus s'opéra sans
causer aucune déchirure du vagin ou des parties génitales externes. (*Elementa artis obste-
tricæ*, page 113.)

Dans un cas où l'introduction du doigt était à peine possible, Merriman dit avoir vu le
travail se terminer spontanément après trente-six heures. La femme mourut le surlendemain, et à l'autopsie on trouva une petite déchirure du vagin. (*Synopsis*, p. 59.)

tiqua une incision de la longueur de deux pouces dans la direction du vagin, et bientôt, au lieu de sang menstruel, il vit sortir par cette ouverture un fœtus mâle qui ne vécut que sept heures. En recherchant par où avait pu s'opérer la fécondation, il découvrit, après avoir interrogé le mari, près du sphincter de l'anus et à la partie interne, une petite ouverture qui pouvait à peine recevoir un stylet très-fin.

Tous les obstacles que nous venons d'étudier sont surmontés assez souvent par les seuls efforts de la nature ; aussi ne faut-il pas se presser trop, en général, d'en venir à l'instrument tranchant. Si cependant on jugeait convenable, avant l'accouchement, d'avoir recours à l'opération pour diviser les parties agglutinées, ou pour inciser l'hymen, ou pour détruire une cloison ou une adhérence vaginale, il faudrait attendre que les quatre ou cinq premiers mois de la grossesse fussent révolus. A cette époque, on aurait moins à craindre, en effet, l'influence que l'ébranlement causé par l'opération pourrait avoir sur la marche de la grossesse. L'hymen ou les cloisons vaginales présentant presque toujours une ouverture, on y introduirait une sonde cannelée, sur laquelle on dirigerait le bistouri qui devrait inciser les parties. Lorsqu'il s'agit de diviser les lèvres réunies, on peut, cette agglutination étant presque toujours incomplète, se servir de ciseaux ; mais, dans tous les cas, il faut prolonger l'incision le plus bas possible, afin de ménager aux lochies un libre passage. Quand on veut détruire un hymen ou une cloison, on conseille généralement de faire une incision cruciale, et même d'en exciser les lambeaux pour empêcher qu'ils ne se réunissent. On se comporterait de la même manière au moment du travail. Seulement, on ne devrait pas attacher la même importance à l'excision des lambeaux, l'écoulement de lochies s'opposant à leur réunion.

Quant aux brides et rétrécissements partiels dans un des points de la longueur du canal, le plus souvent il faut attendre, et ils finissent par se ramollir, s'assouplir, et permettent encore l'accouchement. Dans le cas contraire, il faudrait évidemment les inciser.

Enfin, l'oblitération accidentelle et complète de la vulve survenue pendant la grossesse obligerait de créer à la tête une voie, dès qu'elle ferait saillir le périnée. L'incision devrait être pratiquée alors sur le lieu qu'occupe ordinairement l'ouverture vulvaire.

§ 5. — Renversement du vagin.

Le renversement du vagin survient quelquefois pendant le travail. La membrane muqueuse, refoulée par la tête du fœtus, renversée plus ou moins complétement en dehors, forme, hors de la vulve ou entre les lèvres, un bourrelet fongueux, livide, et d'un volume considérable, qui s'oppose au passage de la tête. La compression que celle-ci exerce sur la muqueuse renversée en produit assez souvent la gangrène. Pour s'opposer à cet accident fâcheux, il faut appliquer le forceps. Un accouchement long et difficile, un volume considérable de la tête, un relâchement marqué de la muqueuse, telles sont les causes qui prédisposent les femmes au renversement du vagin. Si ce renversement du vagin est constaté avant l'engagement de la tête, on pourra prévenir les accidents en repoussant la membrane du vagin dès le commencement du travail, et en la maintenant réduite jusqu'à la fin de l'accouchement.

CHAPITRE VI.

TUMEURS DE LA VULVE ET DU VAGIN.

Les tumeurs dont la vulve et le vagin peuvent être le siége sont très-variées : ainsi nous avons à noter l'œdème des grandes lèvres, le thrombus de la vulve et du vagin, les kystes, les abcès, les tumeurs fibreuses pédiculées ou non, les dégénérations cancéreuses et les végétations de toute espèce.

§ 1. — Œdèmes des grandes lèvres.

L'*œdème des grandes lèvres*, dont nous avons déjà parlé à propos des complications fâcheuses de la grossesse, est quelquefois tellement considérable au moment du travail, qu'il oblitère presque complétement l'ouverture du vagin. En s'opposant à la distension nécessaire de la vulve, il peut rendre l'accouchement très-difficile, mais surtout très-douloureux. La compression que la tête du fœtus exerce, au moment de son passage, sur des parties ainsi tuméfiées, peut en causer la gangrène, ou tout au moins la rupture profonde. Il faut donc prévenir ces accidents en pratiquant des mouchetures avec la lancette sur toutes les parties tuméfiées. Le nombre des mouchetures doit nécessairement varier suivant l'étendue des parties tuméfiées et suivant le degré de l'engorgement.

L'œdème de toutes les parties molles de l'excavation, surtout chez les femmes qui ont naturellement beaucoup d'embonpoint, produit une sorte de rétrécissement des voies génitales qui met obstacle à l'accouchement naturel, et gêne singulièrement l'opérateur quand il est obligé d'intervenir. Cette cause de dystocie est assez rare, mais elle n'en est pas moins réelle, et tout dernièrement, à l'hôpital Saint-Antoine, elle a rendu très-laborieuse l'extraction d'un fœtus chez une femme éclamptique très-bien conformée.

§ 2. — Tumeurs sanguines ou thrombus.

Le thrombus de la vulve et du vagin est un épanchement de sang qui se fait dans les parties molles du petit bassin ou de la vulve. On le voit quelquefois dépasser les limites du détroit supérieur, et remonter très-haut dans l'abdomen. Le thrombus est donc une véritable hémorrhagie, et à ce titre il y aurait quelque avantage à le décrire avec les autres pertes de sang qui compliquent le travail de l'accouchement, mais les causes qui le produisent, la tumeur qu'il forme habituellement dans le vagin, le traitement qu'il réclame, le distinguent si nettement des hémorrhagies utérines, qu'il nous a paru plus convenable de le classer avec les tumeurs de la vulve et du vagin. Cette place est d'ailleurs justifiée par le nom même de la maladie.

Le tissu qui double l'entrée du vagin, qui constitue les lèvres de la vulve, se compose de veinules, d'artérioles, de filaments celluleux et de pelotons graisseux tellement entrecroisés et combinés, que le sang qui s'y épanche le fait presque toujours abondamment. D'un autre côté, la stagnation des fluides dans la vulve et l'état variqueux des veines du vagin, si fréquent chez les femmes enceintes, disposent toutes ces parties au thrombus. Pendant la grossesse, en effet, ces veines très-tuméfiées, surtout dans les derniers mois, se crevassent, soit spontanément, soit à la suite d'une violence extérieure, et le sang s'épanche dans le tissu cellulaire ; une tumeur plus ou moins considérable se développe ; au bout d'un temps variable, la gangrène s'empare des parties distendues, et une hémorrhagie quelquefois abondante, quelquefois même mortelle, a lieu ([1]).

Ces thrombus de la vulve n'appartiennent pas exclusivement aux femmes enceintes ; ils peuvent se manifester aussi pendant l'état de vacuité. Suivant M. Velpeau, ils seraient même plus fréquents alors que pendant la grossesse. Il faut avouer néanmoins que, pendant la gestation, la gêne apportée par le développement de l'utérus dans la circulation des parties inférieures doit nécessairement favoriser la production de cet accident, et que pendant l'état de vacuité les thrombus vulvaires sont loin d'offrir la même gravité.

Le thrombus de la vulve affecte le plus souvent les grandes lèvres ; on l'a observé cependant dans les petites. Il n'envahit ordinairement qu'une seule lèvre : il y a pourtant quelquefois une double tumeur, car l'épanchement peut envahir les deux grandes lèvres à la fois. Baer a eu tort de penser que la lèvre droite en était le siége le plus exclusif. Il se montre indifféremment dans l'un et l'autre côté.

Il se manifeste très-rarement dans les premiers mois de la grossesse, on l'a observé plus souvent dans les derniers temps ; mais c'est surtout pendant le travail ou après l'accouchement qu'on a eu l'occasion de l'étudier. Pendant la grossesse, les causes les plus fréquentes de ces thrombus sont les coups, les chutes, les commotions violentes, etc. Dans quelques cas, il n'a pas été possible de les rattacher à aucune violence extérieure, et la rupture toute spontanée ne pouvait évidemment s'expliquer que par une distension excessive d'une des veines du vagin. Pendant le travail, ils se manifestent presque toujours lorsque la tête ou les fesses, parvenues au détroit inférieur, font effort pour franchir la vulve. Évidemment la rupture des veines est alors causée par la distension qu'elles éprouvent comme toutes les autres parties, distension à laquelle elles peuvent se prêter beaucoup plus difficilement, et par l'accumulation trop considérable du sang dont le retour est gêné par l'obstacle que la présence de la tête apporte dans la circulation. Aussi le séjour trop prolongé de la tête au détroit inférieur, l'étroitesse du bassin, son volume excessif, les efforts immodérés auxquels se livre alors la femme, en sont les causes les plus ordinaires. Quelques auteurs ont encore considéré comme pouvant les

______

([1]) En 1647, Vestingius a décrit assez exactement cet accident. « J'ai déjà observé deux fois, dit-il, dans un accouchement difficile, un épanchement de sang entre les tuniques du vagin. Les lèvres de la vulve étaient distendues par une tumeur considérable, et après l'avoir ouverte, il s'en échappa une assez grande quantité de sang. »

produire, l'obliquité de la matrice, et les attouchements trop fréquents et trop brusques des parties de la génération ; mais il est évident que ces circonstances ne peuvent avoir l'action que les auteurs leur ont attribuée qu'autant qu'il existe une prédisposition variqueuse.

Ces tumeurs ne se montrent souvent qu'après la délivrance ; c'est même alors qu'elles sont le plus dangereuses, d'abord parce qu'elles peuvent plus facilement passer inaperçues, puis parce que le relâchement des parties leur permet d'acquérir un volume très-considérable.

Il est toutefois important de remarquer, avec M. Deneux, que la plupart des thrombus, constatés seulement après l'accouchement, avaient commencé à se former pendant le travail, ou que du moins la rupture vasculaire, sinon l'épanchement, avait eu lieu durant les dernières douleurs expulsives. Dans beaucoup de cas, en effet, où une des veines est déchirée, la tête, plongée dans l'excavation, comprime assez le vaisseau ouvert pour s'opposer à tout épanchement ; et ce sera seulement après la complète terminaison du travail que le sang pourra librement s'en échapper. Comme après la délivrance on a rarement occasion de porter la main dans le vagin, la tumeur ne sera reconnue que lorsque son volume deviendra gênant pour la malade, ou que déjà les phénomènes généraux de l'hémorrhagie éveilleront la sollicitude du médecin. Or, un temps assez considérable peut s'écouler entre ce moment et le début de l'accident.

Une autre condition peut encore retarder l'apparition du thrombus : c'est que l'ouverture un peu étroite de la veine soit bouchée par du sang coagulé.

Enfin, il peut arriver, comme le pense M. Dubois, que les parois des vaisseaux violemment contus, peut-être même mortifiés, ne se rompent que plus tard, alors seulement que la partie qui a subi l'attrition se détache. La muqueuse, plus extensible que les parois veineuses, pourra fuir pour ainsi dire devant la violence subie par le vaisseau distendu, et ne pas en subir elle-même un aussi fâcheux effet : d'où épanchement tardif du sang dans le tissu cellulaire sous-muqueux, et formation de tumeur sanguine.

M. Perret (thèse de Paris, 1864) admet de plus que, dans certains cas, la tête du fœtus peut faire subir aux parois du vagin une sorte de glissement sur les tissus voisins, glissement qui aura pour résultat de décoller ces parois dans une plus ou moins grande étendue, de déchirer les cloisons du tissu cellulaire, en produisant une cavité plus ou moins spacieuse. Tous les capillaires rompus pourraient fournir du sang qui s'accumulerait dans la cavité ainsi toute préparée pour le recevoir. M. Perret, à l'appui de son opinion, vit dans une autopsie l'eau d'une injection poussée dans la veine fémorale sourdre en nappe à la surface du foyer ; il en conclut qu'aucune veine un peu importante n'était rompue.

Il est probable que c'est par la rupture d'une ou plusieurs veines qu'il faut expliquer le mécanisme ordinaire de la formation des thrombus pendant l'accouchement. Il en est de même après l'accouchement ; dans ce dernier cas l'épanchement seul est consécutif à l'expulsion du fœtus. On comprend pourtant que les choses puissent se passer différemment ; car souvent les parois veineuses ayant été très-affaiblies, soit par une distension excessive, soit par le tiraillement qu'elles ont subi pendant le travail, il est possible que sous l'influence d'un mouvement brusque, d'un effort violent d'inspiration ou de toux, il se fasse tout à coup dans ces vaisseaux un afflux de liquide assez considérable pour en produire la déchirure spontanée, même plusieurs heures après la délivrance.

L'apparition des tumeurs sanguines est ordinairement précédée d'une douleur très-vive dans la partie qui en est le siége, douleur causée sans doute par la rupture de quelques vaisseaux. Bientôt l'une des grandes lèvres, quelquefois les deux, ou bien seulement les petites, se gonflent, se distendent rapidement, et forment une tumeur plus ou moins volumineuse. Cette tumeur peut acquérir un volume considérable, et la quantité de sang épanché être assez grande pour que la malade en soit affaiblie, et même tombe en syncope. Cette tumeur parvient quelquefois instantanément au volume qu'elle doit avoir, quelquefois elle continue à augmenter pendant vingt-quatre heures. Elle peut se borner aux parties extérieures, ou s'étendre profondément dans le bassin et jusqu'aux fosses iliaques.

Dans un mémoire publié en 1860, M. Laborie, en étudiant le siége du thrombus, a pris pour base de sa classification la description des aponévroses du périnée. Aussi admet-il les variétés suivantes :

1° Le thrombus superficiel qui peut s'étendre au loin sous la peau, se prolonger en arrière jusqu'auprès de l'anus, remonter en avant jusqu'aux parois abdominales, envahir latéralement la région fessière.

2° Le thrombus situé entre les aponévroses superficielles et moyennes, qui se trouve limité dans la loge où il a pris naissance.

3° Le thrombus situé entre les aponévroses moyenne et supérieure, qui sera toujours fort petit.

4° Le thrombus placé entre l'aponévrose périnéale supérieure et l'aponévrose pelvienne. Dans cette variété le sang peut fuser au loin, gagner latéralement les fosses iliaques, en arrière le sacrum et même la région lombaire.

5° Le thrombus dont le siége est au-dessus de l'aponévrose pelvienne. Dans cette variété, le sang s'épanche dans le tissu cellulaire sous-péritonéal et peut envahir tout le bassin, les ligaments larges, remonter dans l'épaisseur des mésentères et même jusqu'au diaphragme.

6° Enfin, M. Laborie décrit comme sixième variété un épanchement de sang qui se ferait dans l'épaisseur même de la paroi vaginale, sans déchirer sa tunique fibreuse. Dans ce cas, l'épanchement dissèque le vagin qu'il refoule en dedans.

Toutes ces divisions sont plus anatomiques que cliniques; nous les avons cependant reproduites pour montrer nettement que le siége du thrombus peut être très-variable.

J'ai eu l'occasion, en 1846, d'observer un cas dans lequel l'épanchement avait pris une extension très-considérable. L'autopsie me permit de constater que, dans toute la moitié inférieure et droite des parois antérieures du ventre, il existait entre les muscles et le péritoine qui les tapisse une couche de sang coagulé et comme étalé en nappe. Cette couche avait à peu près 5 millimètres d'épaisseur, et s'étendait de bas en haut jusqu'à deux travers de doigt au-dessous de l'ombilic, et occupait en travers tout l'espace qui sépare la ligne blanche de la crête iliaque.

Au niveau de la crête de l'os des iles, cette couche sanguine se continait avec un caillot de 9 à 10 millimètres d'épaisseur, aussi situé au-dessous du péritoine : elle tapissait toute la fosse iliaque, et venait, en bas et en dedans, contourner le bord du détroit supérieur, et se perdre dans un foyer assez large, où le sang entièrement coagulé constituait la tumeur qui, pendant la vie, nous avait particulièrement occupé. En cet endroit, le caillot, dans sa partie centrale, avait au moins 17 millimètres d'épaisseur, allait en s'amincissant du centre à la circonférence, de manière à envahir toute la partie droite de l'excavation : tout le reste du tissu cellulaire pelvien était fortement coloré par du sang infiltré.

Là pourtant ne se bornait pas le désordre ; car, remontant, en décollant le péritoine, sur la partie postérieure et latérale droite du ventre, le sang coagulé s'étalait en nappe jusque dans l'hypochondre droit, de manière à baigner tout le tissu cellulaire qui entoure le rein, se glissait même entre les replis du péritoine qui forment l'origine du mésentère, s'élevait enfin jusqu'aux attaches du diaphragme aux fausses côtes droites, attaches qui, seules, semblaient s'opposer à sa progression. L'épaisseur de cette large couche coagulée variait dans les points différents entre 4 et 6 millimètres. Somme toute, la quantité de sang épanché fut évaluée à un kilogramme par les personnes présentes à l'autopsie (¹).

Il arrive fréquemment que l'épanchement commence dans le bassin, et vient ensuite se montrer au dehors. La tumeur prend bientôt une teinte violacée livide. Lorsque le thrombus a son siége très-bas, la teinte violacée ou bleuâtre de la peau permet rarement de le méconnaître ; mais en haut et dans la profondeur ou au-dessus des grandes lèvres, il peut au contraire n'être accompagné d'aucune ecchymose. On n'y sent ni pulsation ni frottement. Dure, lorsque le sang est seulement infiltré dans les mailles du tissu cellulaire, la tumeur devient molle et fluctuante quand ce tissu est déchiré et qu'il existe un foyer. Enfin, il arrive assez souvent que la peau ou la muqueuse, graduellement amincie, finit par se rompre ; il en résulte alors un écoulement de sang plus ou moins considérable, avec une diminution instantanée des douleurs. Cette hémorrhagie peut être assez abondante pour produire rapidement la mort, surtout quand la tumeur était volumineuse et que sa rupture est survenue pendant les efforts du travail. On a vu des cas dans lesquels, à la suite de la rupture, le sang a jailli avec tant de violence, qu'il a été projeté à plusieurs pieds de la malade, et avec tant d'abondance, que les personnes présentes ont cru à la rupture de la poche amniotique et à l'écoulement très-abondant des eaux. Toutes les fois que l'accident a été méconnu et que les moyens appropriés n'ont pas été employés, la malade a succombé en quelques instants.

____

(¹) Voyez, pour les détails de cette observation, le journal *la Gazette médic.-chirurgicale* (20 février 1846).

On a vu quelquefois une hémorrhagie abondante exister pendant qu'il se formait un thrombus. Cette circonstance peut avoir lieu toutes les fois que la muqueuse est déchirée en même temps qu'une ou plusieurs veines. Pour peu qu'il n'y ait pas un parallélisme exact entre les deux ouvertures, une partie du sang s'écoule dans le vagin, tandis que l'autre s'infiltre dans le tissu cellulaire.

Lorsque les thrombus ont acquis un volume considérable, ils peuvent, cela se conçoit sans explication, s'opposer au passage de la tête, et, après l'accouchement, à celui du délivre et des lochies.

Madame Lachapelle rapporte une observation très-curieuse dans laquelle un thrombus, qui avait commencé à se développer pendant l'accouchement, prit après l'expulsion du fœtus un développement considérable. La tumeur obstruait tellement le vagin, qu'elle s'opposa à l'écoulement du sang des lochies. Celui-ci s'accumula dans l'utérus, et devint un peu plus tard la cause d'une hémorrhagie des plus abondantes. Heureusement, dit-elle, que dans les efforts que je fis pour introduire la main dans l'utérus, afin d'en extraire les caillots, je rompis involontairement la tumeur vers l'entrée du vagin ; il en sortit beaucoup de sang coagulé : elle s'affaissa, et tous les accidents qu'elle avait fait naître se dissipèrent avec elle sans aucun traitement particulier.

Enfin, la compression que la tumeur exerce sur le col de la vessie, sur le rectum, peut occasionner une rétention des urines et des matières fécales.

Lorsqu'il s'est manifesté à une époque peu avancée de la grossesse, et qu'à l'aide d'une incision on a vidé le foyer, et guéri la malade, le thrombus peut se reproduire quelque temps après et dans le même lieu. M. Montgomery raconte un exemple d'une semblable récidive. La tumeur, survenue au septième mois de la grossesse, dans la lèvre gauche, causait des douleurs telles que l'auteur crut devoir la ponctionner le 18 juin, et évacuer les liquides qui y étaient contenus. Mais le 13 juillet il fut appelé de nouveau, constata une tumeur beaucoup plus grosse que la précédente, et, pour soulager la malade, fut encore obligé d'en pratiquer la ponction. Elle ne se renouvela plus jusqu'au 24 août, époque à laquelle accoucha la jeune femme.

Le diagnostic de ces tumeurs est en général assez facile : leur apparition brusque, leur développement rapide, leur dureté lorsque le sang est simplement infiltré, leur fluctuation quand il est réuni en foyer, les douleurs violentes qu'elles déterminent, leur coloration bleuâtre, suffisent toujours pour les faire reconnaître. Cependant elles ont été quelquefois confondues avec quelques autres tumeurs, telles que les simples tumeurs variqueuses, le renversement du vagin, la chute ou le renversement de la·matrice, les hernies vaginales formées, soit par l'intestin, l'épiploon ou la vessie. Comme nous aurons plus loin l'occasion de parler de chacune de ces tumeurs et des signes qui leur sont propres, je crois inutile de résumer ici leur diagnostic différentiel.

Le pronostic est en général grave. Sur soixante-deux faits parvenus à ma connaissance, dit M. Deneux, vingt-deux fois la femme a succombé, soit pendant la grossesse, soit pendant ou après l'accouchement. Et, à l'exception d'un cas, tous les enfants de ces vingt-deux femmes ont succombé. L'abondance de l'hémorrhagie est la cause la plus ordinaire de la mort des femmes ; mais celle-ci peut encore être occasionnée par la gangrène ou la suppuration qui succèdent assez souvent aux premiers accidents.

La gravité du pronostic, établie par Deneux, a été confirmée par M. Blot, dans sa thèse de concours (Paris, 1853). Ce dernier auteur, en dressant un relevé de 19 observations publiées depuis 1830, trouva en effet que sur ces dix-neuf malades, cinq moururent. Quant aux enfants, ils étaient tous morts au moment de la naissance chez les femmes qui ont succombé.

Ces tumeurs peuvent se terminer par résolution, suppuration, rupture, et par gangrène ; dans tous ces cas, la marche de la maladie ne présentant rien de particulier, nous ne ferons que les indiquer.

Le traitement du thrombus varie nécessairement suivant l'époque à laquelle il se manifeste, suivant son volume et les souffrances qu'il occasionne.

Il est évident que, si la femme est en travail au moment où se montre la tumeur, et que celle-ci soit assez considérable pour gêner d'une manière sérieuse le passage de la tête, il faudra évacuer le liquide épanché par une large incision. Cette incision sera pratiquée sur le point le plus déclive du foyer, et son étendue sera proportionnée au volume de la tumeur.

Si l'on opère longtemps avant l'engagement de la tête dans l'excavation, il faut, après avoir vidé le foyer, prendre la précaution de tamponner, afin de prévenir l'hémorrhagie ; si, au contraire, on n'ouvre la tumeur qu'au moment où cet engagement de la tête s'opère, on pourra se dispenser d'appliquer le tampon ; car la tête, par son volume, comprimera suffisamment les vaisseaux divisés pour s'opposer à l'écoulement ultérieur du sang. Dans ce dernier cas, il faudrait, après l'accouchement, prendre les précautions que nous indiquerons plus bas.

Mais la question n'est plus aussi facile à résoudre quand le thrombus se montre pendant la grossesse ou après la délivrance, et les auteurs sont loin d'être d'accord sur la conduite à suivre. Pour mettre plus de précision dans nos conseils thérapeutiques, nous distinguerons les cas dans lesquels il faut : 1° inciser tout de suite ; 2° inciser plus tard ; 3° ne pas inciser du tout.

1° *Il faut inciser tout de suite.* — La tumeur est quelquefois tellement volumineuse qu'elle remplit en grande partie l'excavation et paraît pouvoir s'opposer par sa masse à l'écoulement des lochies. En l'examinant avec soin, on voit alors que la peau ou la muqueuse qui la recouvre à sa face interne est très-amincie par la distension, et présente une coloration violette très-prononcée, à tel point que la gangrène partielle de cette paroi, ou sa rupture spontanée, peuvent survenir d'un instant à l'autre. D'un autre côté, la quantité du liquide épanché, et les désordres qu'il a dû nécessairement produire dans le tissu cellulaire au milieu duquel il s'est creusé un vaste foyer, en rendent la résorption très-peu probable ; la fluctuation bien évidente, constatée sur la plus grande partie de la tumeur, fait croire avec raison qu'il n'existe dans celle-ci aucun caillot volumineux, et que rien dès lors ne s'oppose à la continuation incessante de la perte interne ; des douleurs vives sont ressenties par la malade ; enfin la faiblesse toujours croissante de la femme, la petitesse du pouls, la décoloration de la peau, etc., portent à penser que tout le mal n'est pas circonscrit dans la tumeur de l'excavation, mais que bien probablement le sang reflue vers la partie supérieure du ventre. Certes, ce serait folie de compter alors sur les ressources de l'organisme, et l'incision immédiate nous paraît indispensable.

2° *Il faut inciser plus tard.* — Mais si la tumeur est peu volumineuse et ne dépasse pas, par exemple, le volume d'un gros œuf; si les parois conservent leur coloration normale et une épaisseur assez grande; si elle est peu douloureuse; si son volume paraît ne pas augmenter; si, le fluide épanché se coagulant, la fluctuation y devient de plus en plus obscure; si, en un mot, tout fait espérer non-seulement l'arrêt de l'hémorrhagie interne, mais encore l'impossibilité de sa reproduction, puisque le sang coagulé comprimera lui-même les vaisseaux ouverts, je n'hésite pas à penser qu'il faut tout faire pour en faciliter la résolution, et, par conséquent, n'avoir recours à l'instrument que lorsque quelques accidents, possibles, il est vrai, en pareille occurence, le rendront nécessaire.

Cette méthode, je le sais, offre ses avantages et ses inconvénients ; mais je crois que les premiers l'emportent sur les seconds. Parmi ses avantages, je signalerai : 1° la possibilité de la résorption : certes, on voit tous les jours de plus vastes épanchements se résorber ; 2° la rareté des hémorrhagies consécutives. Nous aurons plus tard à discuter ce dernier point.

Les partisans de l'incision immédiate reprochent à l'expectation d'exposer à la suppuration et à la gangrène de la tumeur, et pensent que l'incision tardive ne met pas toujours à l'abri de l'hémorrhagie. Voyons la valeur de ces objections.

Les tentatives de résolution ne dispensent pas d'une surveillance active : or, avant d'être frappées de gangrène, les parois de la tumeur offriraient à l'œil attentif du chirurgien certaines modifications qui l'avertiraient du danger. D'un autre côté, lorsque le sang, devenu au milieu de nos tissus corps étranger, sollicite autour de lui une irritation, puis une inflammation intense, la suppuration n'arrive pas sans avoir été précédée de chaleur, de rougeur, de tension plus vives dans la tumeur, et de douleurs plus ou moins perçues par la malade : or, on ne peut supposer assez de négligence dans le médecin pour laisser passer inaperçus tous les phénomènes d'une inflammation suppurative. Eh bien ! dès que, loin de tendre vers une résolution complète, la tumeur offrira quelques-uns de ces symptômes préliminaires, il sera temps alors d'en venir à l'opération. Mais n'eût-il pas mieux valu la pratiquer tout de suite ? Non ; car, indépendamment des chances que vous aviez d'obtenir la résolution, vous avez l'avantage de faire l'incision dans des conditions plus propres à prévenir une hémorrhagie consécutive.

Il me semble incontestable, en effet, que, lorsque l'hémorrhagie aura cessé depuis plusieurs jours, lorsque la plus grande partie du sang sera convertie en un coagulum solide, et que, soit par la compression directe, soit en se prolongeant dans l'ouverture du vaisseau divisé, le caillot l'aura oblitéré, l'incision du foyer pourra être faite sans danger probable d'hémorrhagie. Je connais pourtant les observations sur lesquelles s'appuient M. Deneux et quelques autres, pour dire que la perte secondaire n'est pas impossible ; mais, pour moi, ces faits ne sont pas concluants contre l'opinion que je soutiens.

Certes, si l'hémorrhagie est jamais à craindre à la suite de l'incision des tumeurs sanguines de la vulve et du vagin, je maintiens que c'est surtout lorsqu'elle est pratiquée immédiatement ; alors, en effet, la crevasse des veines variqueuses est encore récente, rien ne s'oppose à l'issue du sang à l'extérieur ; le raptus sanguin, qui peut avoir contribué à la rupture vasculaire, existe encore, et, pendant la grossesse, la gêne que l'utérus développé et élevé au-dessus du détroit abdominal apporte au retour du sang dans les gros troncs veineux, favorise singulièrement l'hémorrhagie veineuse. Je sais bien qu'on peut tamponner, et que c'est surtout sur le tampon que comptent les partisans de l'incision immédiate ; mais tous ceux qui ont employé le tamponnement savent quelles angoisses il détermine quand on est obligé de le laisser en place plusieurs jours, et combien, malgré les moyens proposés à cet effet, il est difficile, après l'accouchement, de conserver aux lochies une issue suffisante.

M. Velpeau, qui traite de chimériques les craintes manifestées par quelques auteurs au sujet de l'hémorrhagie, me paraît avoir pensé beaucoup plus aux thrombus qu'il a souvent observés chez les femmes en vacuité, qu'à ceux qui se manifestent pendant l'état puerpéral : *car on ne trouve, suivant lui, dans cette région, aucun vaisseau assez volumineux pour inquiéter.* Cette dernière proposition me semble erronée, si au moins elle s'applique aux femmes enceintes ; les artères et les veines du vagin participent, comme on le sait, au développement considérable de tout l'appareil générateur, et tout le monde a senti, pendant la grossesse, des veines variqueuses se dessiner sous la muqueuse vaginale, et des artères assez volumineuses battre sous le doigt : cette dernière sensation est tellement manifeste, qu'elle a été désignée par Osiander sous le nom de *pouls vaginal.*

Enfin, dira t-on que, en ne pratiquant pas l'ouverture de la tumeur, on s'expose à voir l'épanchement s'étendre, en décollant le péritoine dans une très-grande étendue, ce qu'on éviterait en lui ouvrant une issue facile à l'extérieur. Sans doute, cela est possible ; mais, en réfléchissant aux conditions que nous avons mises à l'expectation et aux tentatives de résolution, on verra que nous sommes à l'abri d'un danger semblable : et d'ailleurs, si après l'incision immédiate, on est obligé d'avoir recours au tampon, celui-ci, en s'opposant à l'issue du sang au dehors, ne pourra-t-il avoir la même influence ? Malheureusement ce n'est pas une hypothèse, et une observation de M. Deneux lui-même vient à l'appui de cette assertion.

Quelle que soit l'époque à laquelle on pratique l'incision, il ne faut pas insister trop vivement pour enlever tous les caillots jusqu'au dernier. Il faut respecter au premier pansement ceux qui paraissent avoir contracté des adhérences trop intimes avec les parties voisines ; car, en les décollant quand même, on s'exposerait à la reproduction de l'hémorrhagie : ils se détacheront petit à petit aux pansements suivants. A la rigueur, on pourrait faciliter leur décollement en faisant chaque jour des injections détersives.

Une dernière question est relative au point de la tumeur sur lequel il faut pratiquer l'incision. La plupart des auteurs s'accordent à faire l'incision en dehors, du côté des téguments : ils y trouvent l'avantage de rendre les pansements plus faciles ; de ne pas exiger l'introduction dans le vagin de corps étrangers qui pourraient gêner l'écoulement des lochies ; de soustraire la plaie à l'irritation produite par les liquides utérins. J'ajouterai que la cicatrice sera moins tiraillée dans les accouchements ultérieurs, et sera, par conséquent, moins exposée à se déchirer au moment où les parties extérieures de la génération sont fortement distendues par la tête du fœtus. J'adopte donc l'incision extérieure, mais à une condition, c'est qu'elle soit possible, et elle ne l'est pas toujours : quand, en effet, la tumeur occupe les grandes ou les petites lèvres, elle offre une surface muqueuse, une autre cutanée ; et à moins qu'il n'existe un point très-aminci et très-altéré (¹), et qui, par cela même, ne laisse plus le choix au chirurgien, celui-ci peut inciser en dehors ou en dedans. Mais le thrombus n'est pas toujours situé aussi bas dans ce cas, je rappellerai celui dont j'ai raconté les détails : la tumeur, tout entière dans l'excavation et limitée en dehors par les parois osseuses du bassin, n'offre alors à l'instrument qu'une surface muqueuse. Si l'incision est jugée nécessaire, on ne peut donc la pratiquer alors que sur la paroi du vagin.

J'ai fait cette remarque, parce qu'elle constitue, à mon avis, une raison de plus pour légitimer les incisions tardives. Une large plaie faite à la paroi vaginale n'offre pas dans l'état ordinaire un danger sérieux, mais chez une nouvelle accouchée elle aura d'assez grands inconvénients ; car, sans parler des graves accidents qui résulteraient de l'introduction dans le foyer des liquides utérins, tout le monde comprendra les difficultés qu'on aura à faire un pansement convenable et suffisamment protecteur, tout en laissant aux lochies une issue facile.

Lorsque l'incision est décidée, il faut en général lui donner une certaine étendue : une simple ponction permettrait seulement au sang liquide de s'écouler, et laisserait certainement des caillots plus ou moins considérables dans le foyer. Une incision trop étroite aurait en partie les mêmes inconvénients ; il faut donc inciser largement, et sur le point le plus favorable à l'écoulement des liquides. Très-étendue au moment où on la pratique, à cause de la distension très-grande subie par les téguments, cette incision diminue beaucoup quand, après l'évacuation des matières épanchées, les parois de la tumeur sont revenues sur elles-mêmes. Elle aura d'ailleurs l'immense avantage de rendre plus facile l'extraction des caillots.

Après l'incision et l'évacuation partielle des caillots, il est très-ordinaire de voir une inflammation plus ou moins vive s'emparer du tissu cellulaire au milieu duquel s'était fait l'épanchement. Cette inflammation sera combattue par les moyens appropriés ; mais en première ligne nous placerons, avec M. Deneux, les soins de propreté, les lotions souvent répétées, et les injections, d'abord émollientes, puis plus tard légèrement chlorurées, poussées avec ménagement dans l'intérieur du foyer.

____

(¹) Inutile de dire, en effet, que si, sur un point de la tumeur, les téguments étaient très-aminucis, ou déjà frappés de gangrène, c'est sur eux que devrait être faite l'incision.

3° *Il ne faut pas inciser du tout.*—Il est bien évident que, lorsque les moyens employés pour seconder les forces résolutives de la nature paraîtront avoir une influence heureuse sur le volume de la tumeur, sur sa consistance, qui deviendra de plus en plus compacte et solide, il faudra persévérer dans leur emploi et se garder de l'instrument tranchant.

§ 3. — Tumeurs diverses.

Les autres tumeurs que l'on rencontre aux parties externes de la génération sont des squirrhes, des phlegmons, des kystes dans l'épaisseur des grandes lèvres, enfin des excroissances et des végétations syphilitiques ou autres. Quelle que soit la nature de ces tumeurs, la conduite du praticien est toujours la même : ne rien faire quand elles ne sont pas, par leur volume, de nature à s'opposer à la dilatation de la vulve ; dans le cas contraire, ponctionner les kystes, inciser les abcès, extirper les végétations ou les parties dégénérées, si l'on ne peut pas faire autrement. Quant au manuel opératoire, il est, dans ces cas, trop simple pour que nous ayons à nous en occuper ; cependant on n'oubliera pas que des hémorrhagies graves sont à redouter. (Voyez ce que nous avons dit page 257.)

Pour les polypes, il ne faudrait pas trop se presser d'agir ; car, à moins d'avoir un très-grand volume, ils opposent rarement un obstacle insurmontable aux efforts expulseurs de la matrice. Quand ils adhèrent au vagin, ils sont en effet souvent repoussés au dehors de la vulve. Dans le cas où l'on jugera leur masse trop considérable, on devra en pratiquer la résection. M. Gensoul, ayant été obligé d'appliquer le forceps, saisit en même temps la tête et le corps fibreux dont le pédicule adhérait à la partie supérieure du vagin, et les amena tous deux à l'extérieur. Le polype pesait vingt-deux onces.

CHAPITRE VII.

OBSTACLES SIÉGEANT AU COL DE L'UTÉRUS.

Les obstacles que le col de l'utérus peut présenter sont dus à l'agglutination de ses lèvres, à son oblitération complète, à la rigidité de l'orifice, à sa rétraction spasmodique, à son obliquité, à différentes tumeurs, et à la dégénérescence squirrheuse ou autre de son tissu.

§ 1. — Agglutination de l'orifice externe de l'utérus.

Cette agglutination de l'orifice utérin est une complication très-rare. On en trouve peu d'exemples dans les auteurs ; mais peut-être, comme le fait remarquer M. Nægele, auquel j'emprunte les détails qui suivent, cette rareté des observations tient-elle à ce que les divers degrés de cette agglutination ont échappé au médecin, la nature triomphant seule de l'accident dans beaucoup de cas.

On doit en soupçonner l'existence lorsque, dès le commencement du travail, le segment inférieur descend profondément dans l'excavation pelvienne, et n'offre aucune trace d'orifice, ou lorsque l'orifice se présente sous la forme d'un pli ou d'un creux un peu déprimé à son centre, et ne correspondant pas le plus souvent à l'axe du bassin. Le centre de ce petit creux est ordinairement occupé par une trame filamenteuse, des filaments charnus, une toile celluleuse, au centre de laquelle se trouve une petite ouverture très-rétrécie : quelquefois les lèvres sont agglutinées par un mucus consistant. A mesure que les contractions prennent plus d'énergie, le segment inférieur de l'utérus est poussé dans l'excavation, et s'amincit à un tel degré, qu'à la première exploration, on croirait que les membranes seules séparent le doigt de la tête. Malgré la violence des douleurs, l'orifice de l'utérus n'est pas seulement étroitement fermé, mais encore il paraît s'élever davantage et se porter latéralement. Sous l'influence de contractions énergiques, l'orifice peut s'ouvrir spontanément ; mais s'il résiste, et que l'accoucheur méconnaisse la cause de la difficulté, il peut en résulter une rupture de la matrice, ou une paralysie qui n'offre pas moins de dangers.

Quelle est la nature de cette agglutination de l'orifice ?

Il est certain que cette agglutination de l'orifice ne peut se compléter qu'après la fécondation ; il est probable qu'elle succède à une inflammation du col et de la partie supérieure du vagin. Le tissu pseudo-membraneux ou fibreux qui la constitue est semblable, dit Nægele, à cette matière qui sert de moyen d'union entre le placenta et la matrice, à celle qui unit les poumons avec la plèvre costale, ou les intestins entre eux et avec la paroi abdominale, lorsque l'inflammation se termine par adhérence. Dans un cas où l'autopsie d'une femme morte pendant le travail permit d'en constater la nature, on trouva que la coarctation du col était tellement résistante, qu'elle ne put être déchirée ni rompue par une forte impulsion ; la membrane qui le bouchait était comme de nature aponévrotique.

On ne peut pas préciser à quelle époque elle commença à se former. Chez une femme qui présenta pendant le travail cette particularité, l'orifice était encore ouvert six semains avant l'acccouchement.

La curation de l'agglutination de l'orifice n'a offert aucune difficulté dans le plus grand nombre des cas. A l'aide du doigt ou d'un instrument obtus, la membrane a été facilement rompue. Le plus souvent, pendant l'opération, quelques gouttes de sang ont paru. L'index doit être préféré à tout autre instrument : car si le doigt ne suffit pas pour lever l'obstacle, on doit attendre peu de secours de l'instrument.

Il n'est pas possible de savoir pourquoi cette agglutination de l'orifice, qui cède le plus souvent à la pression du doigt, peut résister à la violence de fortes douleurs.

J'ai observé deux faits d'agglutination de l'orifice externe. Dans le premier cas, chez une femme de l'hôpital des Cliniques, j'avais constaté cette agglutination en pratiquant le toucher pendant la grossesse. Je fus prévenu quand le travail se déclara : l'orifice résista d'abord, mais quand les douleurs devinrent très-énergiques, les adhérences cédèrent spontanément et l'accouchement se termina naturellement. Dans le second cas, je fus appelé par un médecin de la ville, pour une primipare chez laquelle les douleurs de l'accouchement duraient depuis trois jours, sans que le travail eût fait aucun progrès. Je pus m'assurer, en touchant cette malade avec le plus grand soin et à plusieurs reprises, qu'il n'existait aucun orifice sur le segment inférieur de la matrice ; je crus cependant reconnaître la place de l'orifice externe à une très-petite dépression. Pendant une contraction, j'essayai de détruire les adhérences avec mon doigt que je poussai fortement, en le faisant tourner rapidement. Après quelques tentatives infructueuses, je réussis à déchirer les adhérences. L'ouverture que je venais de créer s'agrandit rapidement, et l'accouchement eut lieu régulièrement.

§ 2. — Oblitération complète du col.

Il est aujourd'hui prouvé que le col peut être complétement oblitéré au moment de l'accouchement, et que les adhérences peuvent être assez solides pour qu'il soit impossible de les déchirer avec le doigt. Ce cas est d'ailleurs excessivement rare, et il ne faudrait pas s'en laisser imposer par une obliquité très-prononcée du col, qui le rendrait difficilement accessible, ou par l'agglutination des lèvres de l'orifice. Une disposition qui pourrait aussi faire croire à une oblitération du museau de tanche, c'est le croisement de ses deux lèvres. Plusieurs fois, dit Dugès, nous avons senti l'antérieure couverte et embrassée par la postérieure qui masquait ainsi l'orifice, de sorte que le doigt n'y pouvait pénétrer que dans une position très-oblique. Cette introduction donnait moyen de rectifier promptement l'erreur, et de réduire les parties à un état plus favorable.

L'oblitération réelle du col n'est pas douteuse ; elle ne diffère, à vrai dire, de la simple agglutination de l'orifice externe, que par une résistance plus grande des adhérences qui ne pourraient être détruites que par une opération. C'est là, on le voit, une différence bien peu importante au point de vue de la nature de l'affection.

Le travail le plus complet que nous possédions sur l'oblitération du col de l'utérus a été publié en 1860, par M. Depaul, qui a ajouté trois observations personnelles aux faits déjà connus.

L'oblitération porte habituellement sur l'orifice externe; exceptionnellement elle a lieu à l'orifice interne. Le travail morbide qui produit l'oblitération débute quelquefois après la fécondation, mais il paraît probable que le plus souvent il existait antérieurement; qu'il avait déjà notablement rétréci l'ouverture du col, et que la grossesse, intervenant, a créé des conditions favorables pour compléter la soudure. De l'étude attentive des faits, M. Depaul conclut que les violences que subit le col de l'utérus pendant un premier accouchement, surtout lorsqu'il est long, pénible, et qu'il nécessite l'intervention des instruments, peuvent être le point de départ de ces oblitérations complètes. Toutes les inflammations, toutes les altérations du col peuvent être suivies d'oblitération; aussi les primipares n'en sont pas exemptes, quoique moins exposées peut-être que les multipares.

Dans l'oblitération du col, le travail débute régulièrement; les contractions utérines se soutiennent pendant plusieurs heures, ou plusieurs jours, puis elles finissent par s'éloigner et même par disparaître. Le vagin présente.souvent de la chaleur et de la sécheresse. Le segment inférieur de l'utérus, aminci, descend très-bas, mais il est impossible d'y trouver un orifice. Le diagnostic exige, pour être certain, une grande habitude du toucher ; on devra explorer le vagin dans toute son étendue, jusqu'à son insertion sur l'utérus, sans quoi on est exposé à prendre pour une oblitération une simple obliquité de l'orifice. C'est là une erreur qui a été souvent commise, contre laquelle on ne saurait donc être trop en garde.

Le seul traitement à employer est l'hystérotomie vaginale. Toutes les fois que la chose est possible, c'est sur le point oblitéré lui-même qu'il faut pratiquer l'incision ; on le reconnaîtra souvent à une petite dépression correspondante au tissu cicatriciel qui est très-aminci.

Le manuel opératoire est assez simple. « Dans un cas, dit M. Depaul, je m'étais » servi avec succès d'une paire de longs ciseaux ; mais je préfère un bistouri » ordinaire, suffisamment long, pointu ou arrondi, qu'on garnit de linge jusqu'à un » centimètre de son extrémité. Il doit être conduit sur les doigts de la main gauche, » préalablement introduits jusqu'à la partie sur laquelle on veut pratiquer l'ouver- » ture. C'est dans le sens transversal qu'il faut faire agir son tranchant, de ma- » nière à diviser les tissus, couche par couche, dans l'étendue de 8 à 10 millimètres » seulement. » (Depaul.)

On pourrait encore procéder autrement, et saisir la partie à inciser entre les mors d'une pince à griffes très-courtes. Le pli que l'on ferait saillir en tirant sur la pince serait facilement incisé avec des ciseaux droits, sans aucune crainte de blesser l'enfant.

Le premier temps de l'opération est terminé quand on a pénétré jusqu'à l'œuf. Dans un second temps, on fait des débridements multiples avec un bistouri boutonné et des ciseaux courbes. L'accouchement est ensuite abandonné à la marche ordinaire.

§ 3. — Rigidité du col.

La rigidité du col, qu'on appelle encore *rigidité anatomique*, *mécanique*, est beaucoup plus rare que le spasme du col utérin, que l'on désigne souvent par le nom de *rigidité spasmodique*. Dans la rigidité anatomique, dont nous nous occupons ici, les fibres du col semblent avoir une résistance extraordinaire, que nulle altération ne peut expliquer ; c'est une espèce de résistance passive en vertu de laquelle le col ne cède pas à la dilatation. Son tissu paraît dense et pourrait être comparé à du cuir imbibé de graisse. Le travail se prolonge sans que l'orifice se dilate ; celui-ci conserve au contraire une certaine épaisseur, et c'est en vain que les contractions utérines se succèdent, et que la femme s'épuise en d'inutiles efforts. Il ne faut pas confondre cet état anatomique de l'orifice avec un col qui reste simplement épais, parce que les contractions utérines sont insuffisantes, mal dirigées, ou annihilées par un obstacle mécanique à l'engagement du fœtus.

Dans certaines circonstances, les fibres du col de l'utérus semblent donc avoir une résistance extraordinaire. Bien qu'elles n'offrent aucun des caractères que nous allons indiquer comme appartenant à une rétraction inflammatoire et spasmodique, leur dilatation ne s'opère pas : suivant Dewees, cette résistance du col se rencontre surtout chez les femmes très-jeunes, chez celles qui sont âgées et qui accouchent pour la première fois, ou bien lorsque le travail s'est déclaré prématurément. Il est un symptôme qui pourra faire soupçonner cette rigidité du col : c'est celui que l'on appelle ordinairement douleurs de reins, douleurs qui ont toujours paru à madame Lachapelle une conséquence de la rigidité de l'orifice externe, soit qu'elle éprouve alors une sorte de crampe, soit que, soutenant par sa rigidité l'effort de contractions utérines, il souffre plus que quand il est ramolli. Les bains longtemps prolongés et employés dès le début du travail, et la saignée du bras, si l'état général ne s'y oppose pas, sont tous les moyens qu'on doit alors employer.

Du reste, cette lenteur excessive se manifestant dès le début du travail, c'est-à-dire à une époque où les membranes sont encore intactes, ne compromet en rien la vie du fœtus, et est seulement pour la mère la cause d'une fatigue excessive. Aussi, à moins de complication accidentelle et grave, il n'y a guère qu'à prendre patience. On comprend cependant que si le travail se prolongeait par trop, et de manière à compromettre gravement par sa durée la vie de la femme, il serait opportun de pratiquer quelques incisions sur les parties latérales du col.

§ 4. — Rétraction spasmodique du col.

D'autres fois il arrive qu'après avoir offert déjà un degré de dilatation assez considérable, le col est affecté d'un resserrement spasmodique, et que sa dilatation ultérieure est ralentie ou complétement suspendue pendant plusieurs heures. L'orifice présente alors un bord tranchant et aminci, plus chaud, plus sec, beaucoup plus sensible à la pression du doigt, en un mot, beaucoup plus irritable que dans l'état ordinaire.

Cet état, qu'on a désigné sous le nom de contraction spasmodique de l'orifice externe, *de rigidité spasmodique*, peut être confondu avec la simple rigidité dont nous avons parlé plus haut, et avec la rétraction assez naturelle qu'éprouve le col, lorsque après la rupture des membranes une partie de l'enfant ne vient pas s'engager dans son ouverture. Mais dans ce dernier cas, les bords de l'orifice épais, mou, facilement dilatables, permettront toujours d'éviter l'erreur. Dans le premier, le diagnostic est souvent plus difficile, si l'on n'a pas observé tous les phénomènes du travail, et la sensibilité excessive du col, qui ne se rencontre pas, en général, dans la rigidité, permettra seule de reconnaître qu'on a affaire à la rétraction spasmodique [1].

Cet état de spasme n'est pas, en général, de très-longue durée ; mais, pendant qu'il existe, la dilatation est excessivement lente, et quelquefois à peu près nulle : le plus souvent, cependant, les efforts du corps de la matrice finissent par surmonter cette résistance, et la tête du fœtus franchit l'orifice ; mais, dans quelques cas, il arrive que, n'étant plus soutenu, le col revient aussitôt sur lui-même, embrasse plus ou moins fortement le cou du fœtus, et doit se dilater de nouveau pour le passage des épaules. Cette dilatation secondaire n'est pas aussi facile qu'on pourrait le supposer.

Ce spasme de l'orifice externe peut se rencontrer chez les femmes fortes et pléthoriques, mais aussi chez les individus lymphatiques, nerveux, très-irritables,

---

[1] La rigidité est une force passive par laquelle les fibres de l'orifice résistent à la dilatation qu'elles doivent subir. La contraction spasmodique est une force active par laquelle les fibres se rétractent, diminuent le diamètre de l'ouverture que présentait auparavant l'orifice.

à fibre blanche et molle. Dans le premier cas, la saignée du bras est un des premiers moyens à employer ; dans le second, elle pourrait être nuisible. Dans les deux circonstances, on pourra recourir avec avantage aux fumigations émollientes, aux bains, à l'administration du laudanum en lavement, mais de préférence à l'application de la belladone sur le col de l'utérus. Chaussier, qui a surtout insisté sur l'emploi de ce dernier médicament, se servait d'une pommade qu'il préparait en triturant et mélangeant 4 grammes d'extrait ou de suc de belladone avec 32 grammes d'axonge. L'emploi de la pommade est assez difficile, et M. le professeur P. Dubois aime mieux se servir de l'extrait sec. On en forme une petite boulette, grosse comme un pois, que l'on place sur l'ongle de l'indicateur, puis on porte le doigt jusque sur le col de l'utérus. La chaleur et l'humidité des parties ramollissent l'extrait de belladone, de manière qu'il est assez facile, au bout de quelques minutes, d'en barbouiller la surface externe et interne du col.

La belladone, tant vantée par quelques accoucheurs, est regardée par quelques autres comme un médicament sans efficacité. Cette divergence d'opinions me paraît tenir à ce que l'on a confondu la simple rigidité et la rétraction spasmodique. Sans action dans le premier cas, elle me paraît très-avantageuse dans le second.

Si tous ces moyens étaient sans action, ou si un accident compromettant la vie de la mère ou de l'enfant nécessitait une prompte terminaison du travail, l'accoucheur devrait choisir entre l'introduction forcée de la main et les débridements multiples sur le col. (Voy. *Difficultés de la version pelvienne.*)

Le débridement du col, ou hystérotomie vaginale, est certainement préférable. Pour pratiquer cette opération, on place un bistouri boutonné sur l'index, et on le conduit jusque sur l'orifice que l'on coupe en sciant et en pressant tout à la fois. La plus grande partie de la lame de l'instrument aura été préalablement recouverte d'une bandelette de toile pour protéger le vagin. Les incisions multiples se présentent ici avec tous leurs avantages, et exposent beaucoup moins à une déchirure consécutive qu'une seule incision ; il est rare qu'on soit obligé de leur donner plus d'un centimètre d'étendue, et même moins, car presque toujours on se contente de faire sur le pourtour de l'orifice une plaie de quelques millimètres seulement. On incisera de préférence les parties latérales du col ; en cas de besoin, on peut néanmoins porter l'instrument sur la lèvre antérieure, et enfin sur la lèvre postérieure.

Cette opération est simple dans la grande majorité des cas ; on peut y rencontrer cependant quelques difficultés pour le maniement d'un bistouri boutonné ordinaire. C'est alors qu'on emploie un bistouri boutonné, courbé en forme de croissant, tranchant sur un bord concave. Pour mon compte personnel, je donne, presque dans tous les cas, la préférence à des ciseaux coudés en bec de corbin. On guide cet instrument avec l'index ; on l'entr'trouve au niveau de l'orifice, et l'on engage l'une des lames entre l'œuf et l'orifice, après quoi l'on incise.

Mais ce n'est pas seulement l'orifice externe qui peut s'opposer à la complète expulsion du fœtus. Bien souvent aussi l'orifice interne, ou mieux le point des parois utérines qui correspond à celui où se trouve l'orifice interne dans l'état de vacuité se resserre violemment sur le cou, avant même que la tête ait franchi l'orifice externe, de sorte que celle-ci, retenue dans la portion de l'organe qui appartient au col après l'accouchement, ne peut plus avancer. Cette contraction de l'orifice interne ne survient que lorsque déjà depuis longtemps les eaux sont écoulées : elle résulte évidemment, comme le fait remarquer Dewees, de la double tendance de l'utérus à reprendre sa forme primitive et à s'accommoder à la forme des parties contenues dans sa cavité.

On peut soupçonner que telle est la cause du ralentissement survenu dans la marche de la tête, lorsque, malgré l'énergie des douleurs, et en l'absence de toute autre cause de dystocie, on ne la voit faire aucun progrès. Pendant la contraction, elle se rapproche de l'orifice vulvaire ; mais, aussitôt après, elle remonte à sa place primitive. Enfin, si l'on glisse la main au-dessus de la tête, on sent qu'elle est libre dans l'excavation ; mais on trouve un des orifices, le plus souvent l'interne, fortement resserré autour du cou.

La saignée, les bains généraux, le laudanum en lavement, seraient encore ici utilement employés ; mais quelquefois la rétraction de l'orifice interne persiste malgré leur emploi. Si la version était alors jugée nécessaire, on éprouverait les plus sérieuses difficultés pour faire pénétrer la main à travers la partie rétractée ; si l'on croyait devoir appliquer le forceps, comme il faudrait le faire si la tête, déjà engagée, était retenue par la rétraction de l'orifice interne, celui-ci rendrait le dégagement impossible en arrêtant les épaules. C'est alors qu'on devrait avoir recours à la saignée du bras poussée jusqu'à la syncope, moyen tant vanté et si souvent employé avec succès par Dewees. Pour n'être pas obligé de tirer une trop grande quantité de sang, on devrait, si cela était possible, faire tenir la femme debout : dès que l'évanouissement survient, on la place sur son lit, et, au dire de l'accoucheur américain, le relâchement, produit par la syncope dans l'orifice rétracté, est tel qu'on peut toujours avec facilité, soit pratiquer la version pelvienne, soit extraire la tête avec le forceps. Dans les cas, enfin, où l'état général ne permet pas d'avoir recours à la saignée, on pourrait employer avec avantage les opiacés à haute dose, soit par la bouche, soit en lavement. Le chloroforme peut rendre de très-grands services.

On conçoit que, dans l'accouchement naturel par le pelvis, cette rétraction de l'un des orifices puisse encore arrêter la tête. Si l'orifice externe rétracté est seul cause de la difficulté ; on aura recours aux incisions multiples pratiquées sur le pourtour du col, mais si c'est l'orifice interne, il est évident que le conseil de Dewees devrait être suivi : il faut d'ailleurs se décider assez promptement, au moins si l'enfant est encore vivant ; car, bien que la strangulation du fœtus par compression directe soit difficile à admettre, il n'en est pas moins vrai que le cordon ombilical, presque toujours comprimé dans ces fâcheuses circonstances, expose le fœtus à une mort assez prompte. Si l'enfant a cessé de vivre, on peut avec avantage employer la belladone ou les opiacés à l'intérieur, suivant l'orifice qui est rétracté.

L'usage des anesthésiques pourrait rendre ici quelques services en faisant cesser le spasme partiel des fibres utérines ; M. Dubois y avait recours quelquefois avec avantage, on en trouvera un exemple dans l'excellente thèse que le docteur Tissier a publiée sur ce sujet. (*Thèses de Paris*, 1860.) Dans tous les cas on devra essayer le chloroforme avant d'avoir recours à la saignée poussée jusqu'à la syncope.

§ 5. — Obliquité de l'orifice.

Par suite de la direction habituelle de l'utérus, le col est légèrement tourné en bas et en arrière. Cette obliquité postérieure peut, dans quelques cas, être beaucoup plus considérable ; dans quelques autres, l'orifice peut être dirigé fortement en avant ou vers un des côtés du bassin. Nous aurons plus loin, en traitant des inclinaisons vicieuses du corps de la matrice, à parler de l'influence que les rétroversions et les obliquités latérales ont sur la direction du col. Nous voulons, pour le moment, signaler l'obliquité postérieure de l'orifice, qui est de toutes la plus fréquente.

L'obliquité postérieure du col peut tenir à l'antéversion exagérée du corps de l'organe ; mais elle peut aussi être très-prononcée, bien que le fond de la matrice ne soit pas porté plus en avant qu'à l'ordinaire. Cette direction vicieuse de l'orifice peut se produire pendant le travail ; mais elle peut aussi exister dès les derniers temps de la grossesse.

Dans le premier cas, l'obliquité tient à ce que la dilatation de l'orifice s'opérant plus aux dépens de sa lèvre postérieure, le plan de cette ouverture se trouve, dans la majorité des cas, naturellement porté en arrière du grand axe de l'organe. Cette dilatation irrégulière peut, en dehors de toute déviation du fond de la matrice, produire une obliquité telle du col, que le plan de son ouverture, au lieu d'être horizontal, a une direction presque verticale ; de sorte qu'il est tourné vers la face antérieure du sacrum, que son bord antérieur est devenu bord inférieur, et que son bord postérieur est maintenant supérieur. Quand elle existe avant le début du travail, le mécanisme de sa production est tout différent. Nous savons que, dans les présentations du sommet, la tête du fœtus s'engage, dès le dernier mois, dans l'excavation du bassin, en poussant au-dessous d'elle la partie inférieure de l'utérus. Or, grâce à la direction normale de cet organe, il est évident que la tête doit particulièrement appuyer sur la portion antérieure à l'orifice, et que c'est cette portion antérieure qu'elle doit pousser au-dessous d'elle, il est dès lors facile de comprendre que l'ouverture externe du col doit forcément être placée tout à fait en arrière de la saillie qu'elle forme dans le petit bassin.

Quoi qu'il en soit du mécanisme et de l'époque de sa production, son influence sur la marche du travail est toujours la même. La tête du fœtus, chassée par la contraction, pousse devant elle la paroi antérieure et inférieure de l'utérus. On conçoit combien cette circonstance peut retarder l'accouchement. La dilatation du col doit, en effet, être fort lente et ne se faire qu'imparfaitement ; de plus les efforts expulsifs viennent se briser contre la partie antérieure du col, partie antérieure qui, répondant au vide du bassin, et distendue par la tête, est entraînée quelquefois jusqu'à la vulve, et menace de se rompre. Le plus souvent le temps suffit pour rectifier cette situation vicieuse du col utérin : toutefois, il faut engager la femme à rester couchée le plus longtemps possible ; car on conçoit que, pendant la station, le corps de l'utérus, se portant en avant, augmente toujours un peu cette obliquité postérieure du col. On peut encore hâter la terminaison du travail en ramenant avec le doigt l'orifice à sa position naturelle ; pour cela, on accroche, pendant l'intervalle des douleurs, la lèvre antérieure du col, et on la ramène avec grand ménagement au centre du vagin, puis on la maintient dans cette position jusqu'à ce qu'il survienne une nouvelle contraction. Alors la tête, fortement poussée, s'engage dans l'ouverture du col et ne lui permet plus de reprendre sa position primitive. Après cette petite manœuvre, on voit quelquefois le travail se terminer avec une très-grande rapidité.

Il arrive quelquefois que le col de l'utérus est déjà très-dilaté, mais que cette dilatation n'est pas encore assez considérable pour permettre aux bosses pariétales de le traverser. Les choses restent longtemps dans cet état, malgré de vives et longues souffrances. On peut alors singulièrement hâter l'engagement de la tête, en exerçant une légère pression avec l'extrémité de l'index sur tout le pourtour du col que l'on contourne rapidement.

Enfin, souvent la dilatation est déjà complète, la tête est déjà plongée dans l'excavation, et, malgré les efforts expulseurs de l'utérus, elle est retenue par la lèvre antérieure du col qu'elle repousse au devant d'elle. La tête ne peut surmonter la résistance que lui offre l'espèce de bandeau que forme la lèvre antérieure, et plusieurs heures peuvent se passer ainsi sans aucun progrès dans la marche du travail. Il suffit, pour voir la tête s'engager rapidement au détroit inférieur, de suivre le conseil suivant : Profitant de l'intervalle d'une douleur, l'accoucheur accroche avec son doigt la lèvre antérieure, et l'attire vers la symphyse des pubis jusqu'à ce que la douleur se manifeste : alors l'extrémité du doigt est placée sous cette portion du col, la repousse au-dessus de la partie de la tête qui s'avance, et cela assez haut pour dépasser la bosse occipitale : on voit presque immédiatement l'occiput s'engager dans l'arcade pubienne, et l'accouchement se termine deux ou trois heures plus tôt qu'il ne l'aurait fait sans cette manœuvre. Quelquefois il est nécessaire de répéter ces tentatives plusieurs fois ; mais comme, faites avec prudence, elles n'offrent aucun inconvénient, on peut y revenir sans crainte. Nous ajouterons que le moment le plus convenable pour agir ainsi est celui où la tête, arrivée sur le plancher du bassin, est sur le point de franchir le détroit inférieur, où les douleurs sont énergiques, et où le col de l'utérus est assez dilaté pour permettre à la tête de passer, si l'axe de son ouverture est parallèle à l'axe de la tête.

§ 6. — Tuméfaction et allongement de la lèvre antérieure.

Il n'est pas rare de voir la tête s'engager bien avant l'entière dilatation du col. La lèvre antérieure se trouve nécessairement alors comprimée entre la tête et la symphyse pubienne. Le plus souvent cette compression et la douleur qu'elle détermine cessent par la prompte terminaison du travail ; mais si celui-ci se prolonge, si surtout le bassin offrant à peine ses dimensions normales, la compression est très-violente, il en résulte une tuméfaction considérable de la portion de la lèvre antérieure placée au-dessous. Duclos (de Toulouse) a observé trois cas semblables, dont deux sur la même femme. M. Nægele en a publié un autre, M. Lever deux, et M. Danyau dit en avoir observé un septième. M. Blot a observé un cas dans lequel la tumeur, formée par la lèvre antérieure, avait 3 centimètres d'épaisseur, et fut poussée jusqu'à la vulve. L'application du forceps permit seule la terminaison du travail. Voici un des cas cités par Duclos : Une femme de trente-quatre ans, en travail de son cinquième enfant, éprouva tout à coup, après vingt-qnatre heures de douleurs modérées, une souffrance aiguë, et poussa un cri perçant. Un corps allongé parut entre les lèvres de la vulve, et cette apparition fut accompagnée d'une légère hémorrhagie, de pâleur et de faiblesse. A son arrivée, il trouva une tumeur cylindrique, faisant hors de la vulve une saillie de quatre travers de doigt, large de deux pouces à l'endroit de sa sortie, inégale résistante, d'une couleur vineuse. Après quelque hésitation, il reconnut qu'elle était formée par la lèvre antérieure allongée et tuméfiée.

Il pensa d'abord à l'application du forceps, mais il se contenta d'aider à la sortie de la tête, en attirant l'occiput d'une part, et de l'autre le front à l'aide de l'index préalablement introduit dans le rectum. L'accouchement se termina seul dans les cas observés par MM. Nægele et Danyau. Il en fut de même chez une des femmes citées par Lever. Le plus souvent il n'y a donc rien à faire. Si pourtant la tumeur était considérable, fortement tendue, noire et comme menacée de gangrène, on pourrait, à l'exemple du chirurgien anglais que je viens de citer, pratiquer un certain nombre de mouchetures dans le but d'évacuer les liquides infiltrés et de déterminer l'affaissement de la tumeur.

En résumé, je ferai remarquer, avec M. Danyau, que cette sorte de tumeur ne peut guère être considérée comme un obstacle mécanique à l'accouchement. C'est bien plutôt à la douleur extrême dont elle est le siége, au trouble et à l'irrégularité que cette douleur détermine dans les contractions utérines, qu'il faut attribuer la longueur excessive du travail.

C'est certainement aux faits de cette nature qu'il faut rapporter les cas cités récemment par M. Montgomery, et dont nous parlerons plus bas (voyez page 714, § 8) sous le nom de *thrombus des lèvres du col*. Les observations de l'accoucheur irlandais nous paraissent semblables à celle que nous venons de citer. Seulement, au point de vue du pronostic, il est important de distinguer la simple infiltration du véritable épanchement.

Suivant M. Montgomery, cette circonstance a pu faire croire dans un cas à l'insertion du placenta sur le col, le tissu de la lèvre ainsi infiltrée ayant une assez grande ressemblance avec le tissu placentaire. Mais, comme il le fait remarquer, il sera toujours assez facile de constater que la tumeur n'est pas seulement appliquée à la face interne de la matrice, mais bien dans l'épaisseur même de son propre tissu. Le doigt ne pourra jamais se loger entre la tumeur et la paroi interne de l'utérus.

§ 7. — Abcès des lèvres du col.

De véritables abcès se développent parfois dans l'épaisseur des lèvres du museau de tanche. Indépendamment de l'influence fâcheuse qu'ils peuvent avoir sur la grossesse, ils troublent nécessairement la marche régulière du travail. Quand ils envahissent une portion considérable du col, ils rendent sa dilatation très-douloureuse et très-lente ; et leur volume peut être assez grand pour s'opposer au passage de la tête. On trouve dans Bonet (*Sepulchretum*, vol. II, lib. III, sect. 38, obs. 2) l'histoire d'une femme qui mourut sans avoir été délivrée après cinq ou six jours de douleurs. A l'autopsie, on vit qu'un large abcès, rempli d'un pus putride, occupait le col de l'utérus. L'incision de la tumeur, si la fluctuation avait permis d'établir le diagnostic, serait évidemment le meilleur moyen à employer dans un cas semblable.

§ 8. — Tumeurs sanguines ou thrombus des lèvres du col utérin.

Nous avons vu plus haut que pendant le travail, la lèvre antérieure du col devient quelquefois le siége d'une tuméfaction considérable : cette tuméfaction peut être formée par une infiltration sanguine. Cette infiltration, qui peut devenir un obstacle mécanique à l'expulsion de la tête, est certainement le premier degré d'un accident beaucoup plus grave : car le sang, simplement infiltré d'abord peut, écartant les mailles des tissus du col, se réunir en foyer, et celui-ci, s'ouvrant un peu plus tard, suivant le mécanisme propre au thrombus vulvaire, peut produire une hémorrhagie mortelle. Le docteur Johnston a communiqué à la Société obstétricale de Dublin une observation de ce genre, et le fait est assez remarquable pour que nous en donnions une courte analyse.

Une femme, déjà mère de six enfants, accoucha pour la septième fois, après quatre heures d'un travail facile. L'enfant s'était présenté par le siége. La délivrance eut lieu sans difficulté, et, pendant les trois premiers jours, la malade fut parfaitement bien ; mais, vers le cinquième jour, elle fut prise subitement et sans cause connue, d'une perte abondante.

L'utérus était parfaitement rétracté, et pourtant, malgré l'emploi des moyens les plus appropriés, elle mourut au bout d'une heure et demie. A l'autopsie, on constata l'intégrité de tous les organes abdominaux thoraciques. L'utérus était bien rétracté ; seulement, sur le côté gauche du col, et à 2 centimètres et demi de l'orifice, on remarqua une déchirure à bords irréguliers et fortement colorés en noir. Cette ouverture assez large pour permettre facilement l'introduction de deux doigts, conduisait dans une cavité creusée dans l'épaisseur du col et capable de contenir une petite orange. A la face interne de cette cavité, on aperçut cinq ou six vaisseaux béants, et assez larges pour y introduire une petite bougie. Par l'insufflation, on put s'assurer que ces vaisseaux communiquaient avec les sinus utérins. « Après avoir bien examiné la pièce, dit M. Montgomery, je ne doute pas qu'on ait eu affaire à un thrombus, dans lequel l'enveloppe extérieure, formée,

soit par une mince couche de tissu utérin, soit seulement par la muqueuse utérine, s'est peu à peu amincie, puis enfin a été rompue. A la suite de cette rupture, le sang liquide ou coagulé s'est échappé, et l'hémorrhagie s'est continuée. »
(*The Dublin quarterly Journal*, 1851.)

C'est bien probablement pendant le travail que se développent ces thrombus,
et voilà sous quelles conditions. Lorsque le col est à moitié dilaté, et que le liquide
amniotique est écoulé, on voit la lèvre antérieure se tuméfier, s'épaissir, faire
saillie, et descendre au-dessous de la partie qui s'engage le plus souvent de la
tête, au dégagement de laquelle elle oppose parfois un obstacle insurmontable. Il
se forme bientôt, dans l'épaisseur de cette lèvre, une infiltration sanguine qui peut
se convertir en foyer sanguin. Celui-ci s'agrandit sans cesse, et ses parois finissant par se rompre donnent lieu à une hémorrhagie : la perte peut se montrer
alors pendant le travail même, mais bien plus souvent elle n'apparaîtra qu'à une
époque plus ou moins éloignée de celle de l'accouchement. Dans ce dernier cas,
elle sera d'autant plus grave que l'accoucheur, rassuré par le retrait du globe
utérin, ne pourra que très-difficilement en soupçonner la véritable cause.

Le tamponnement du vagin serait certainement alors le moyen le plus utile.

§ 9. — Tumeurs fibreuses et polypes du col.

Indépendamment de l'induration, du gonflement œdémateux, des dégénérescences cancéreuses dont le col utérin peut être le siége et dont nous parlerons
dans les paragraphes suivants, il est quelques tumeurs qui, tout en obstruant l'excavation, ont leur origine ou leur siége dans l'épaisseur même du col. Il en est
d'autres, qui, nées en un point du corps même de la matrice, auquel elles tiennent encore par un pédicule plus ou moins allongé, n'en descendent pas moins
dans le col qu'elles obstruent.

A. *Tumeurs fibreuses du col.* — Des tumeurs fibreuses peuvent se développer
dans le col comme dans l'épaisseur des parois du corps de la matrice. Chez une
femme observée par madame Lachapelle, l'excavation du bassin était presque
complétement obstruée par une tumeur qui paraissait renfermée dans les parois
latérale et postérieure du col ; elle avait, dit-elle, la grosseur de la tête d'un
fœtus à terme, et aurait pu d'autant mieux en imposer à une personne inattentive,
qu'on y sentait une dépression semblable à une fontanelle. Malgré le volume de
la tumeur, le fœtus, fort petit et mort depuis longtemps, put s'aplatir et passer à
travers l'étroit passage qui restait libre. Sur le cadavre d'une femme morte de
péritonite à la suite d'un accouchement très-pénible, mais spontané, madame Boivin et Dugès trouvèrent un corps fibreux du volume du poing dans la paroi du
col : l'enfant, mort-né, avait eu le crâne fracturé. Dans un autre cas, Rhamsbotham fut obligé de pratiquer l'embryotomie. La femme se rétablit.

Les tumeurs fibreuses s'observent assez souvent pendant la grossesse ; elles peuvent occuper tous les points de l'utérus, mais elles sont plus graves quand elles en
occupent le segment inférieur, parce qu'alors elles sont en rapport avec le petit
bassin dans l'excavation duquel elles descendent quelquefois profondément.

Elles peuvent d'ailleurs être distinguées en sous-muqueuses interstitielles et sous-péritonéales. Ces dernières sont tantôt sessiles, tantôt pédiculées, et dans ce dernier cas elles descendent quelquefois dans le cul-de-sac recto-utérin et peuvent s'y immobiliser par la formation d'adhérences.

Habituellement les tumeurs fibreuses n'exercent pas d'influence fâcheuse sur la marche de la grossesse ; dans quelques cas, cependant, elles provoquent des douleurs extrêmement vives, des troubles intestinaux, des rétentions d'urine, et la santé des malades a pu être assez gravement compromise pour exiger l'accouchement prématuré et même l'avortement comme dans un cas observé par M. le professeur Depaul.

La grossesse exerce une influence manifeste sur l'évolution de ces tumeurs fibreuses. Des exemples qui paraissent incontestables semblent démontrer que ces tumeurs peuvent s'accroître rapidement ; elles semblent quelquefois marcher à l'unisson avec l'hypertrophie du tissu utérin pour s'atrophier après l'accouchement. Mais il ne faut pas toujours compter sur un aussi heureux résultat. J'en ai cependant observé un cas qui m'a paru convaincant.

Il faut savoir aussi que pendant la grossesse, les tumeurs fibreuses se ramollissent quelquefois au point de simuler à merveille des tumeurs liquides. Ce ramollissement est tantôt central et comparable au ramollissement de certaines tumeurs encéphaloïdes, tantôt il consiste en un simple assouplissement du tissu morbide qui s'aplatit sous la pression du doigt. Ce ramollissement doit être pris en sérieuse considération pour le pronostic, car il facilite l'aplatissement de la tumeur au moment de l'accouchement, mais il ne faut pas en exagérer l'importance, car, dans un cas récent, j'ai vu une tumeur semblable, ramollie à un très-haut degré, devenir un obstacle presque invincible à la terminaison de l'accouchement.

Quand ces tumeurs égalent ou dépassent le volume d'un œuf de poule, elles peuvent apporter un sérieux obstacle à l'accouchement si elles sont en rapport avec le petit bassin.

Dans une récente discussion, soulevée à la Société de chirurgie, j'ai pu, avec MM. Depaul, Blot, Guéniot, citer un assez grand nombre de ces faits. Dans quelques-uns d'entre eux, la tumeur était si volumineuse et plongeait si profondément dans l'excavation que l'accouchement avait paru impossible par les voies ordinaires, et cependant, malgré des circonstances aussi défavorables, plusieurs femmes ont pu accoucher heureusement. C'est là un point important à bien établir, parce qu'il démontre quelle réserve il faut apporter dans le pronostic, même dans les cas qui paraissent les plus graves. Le col en s'effaçant entraîne avec lui les tumeurs qui lui adhèrent et celles-ci en se rapprochant du grand bassin finissent par y glisser et laissent l'excavation libre pour l'engagement de l'enfant. Si le déplacement de la tumeur est incomplet on aura recours à une application de forceps ou à la version. Il ne faut d'ailleurs jamais recourir à une opération plus grave sans avoir préalablement tenté de réduire la tumeur en la refoulant avec la main introduite en entier dans le vagin. Cette manœuvre a été plusieurs fois couronnée de succès.

Dans un cas, j'ai eu recours avec avantage pour la malade à l'accouchement prématuré, mais il est difficile d'en préciser l'indication, parce qu'il est impossible de savoir à l'avance si le déplacement de la tumeur au moment de l'accouchement sera complet, incomplet ou nul.

Il ne faut cependant pas être trop confiant sur l'issue heureuse de l'accouchement dans ces faits qui constituent en réalité des cas très-graves de dystocie. Dans bon nombre d'observations, les malades n'ont pu être délivrées que par l'embryotomie ou l'opération césarienne, à laquelle il ne faut songer néanmoins qu'en dernière ressource.

M. Danyau a communiqué à l'Académie (1851) un cas dans lequel il fut plus heureux. Il parvint à énucléer une tumeur considérable développée dans la lèvre postérieure du col. Encouragé par cette pensée que s'il ne l'enlevait pas tout entière, il en emporterait du moins une assez grande partie pour frayer au fœtus un libre passage, il se décida à l'opération et fut assez heureux pour l'enlever en totalité. La tumeur offrait toutes les apparences d'un corps fibreux de l'utérus, pesant 650 grammes, et mesurait 15 centimètres dans son plus grand diamètre. Après l'énucléation complète la tumeur fut attirée en bas, mais son extraction ne put être complète qu'après qu'on l'eut préalablement divisée en deux parties égales.

Sur 42 cas de graves tumeurs fibreuses de l'utérus, que j'ai pu réunir et dans lesquelles l'accouchement était empêché par la présence de ces tumeurs au niveau du détroit supérieur et dans l'excavation, j'ai compté 13 guérisons et 27 femmes ont succombé; pour deux autres, la terminaison est incertaine. Ces 42 observations sont ainsi réparties : accouchement spontané, 8 cas, 6 guérisons ; forceps, 6 cas, 2 guérisons ; version, 6 cas, 2 guérisons ; accouchement prématuré, 1 cas, 1 guérison ; embryotomie, 1 cas, 1 mort ; énucléation, 1 cas, 1 mort ; opération césarienne, 14 cas, 2 guérisons ; mort avant l'accouchement, 5 cas.

Une remarque curieuse que l'on peut faire en analysant ces observations, c'est que les présentations de l'extrémité pelvienne n'y sont guère moins fréquentes que la présentation du sommet. Ce résultat est, sans aucun doute, dû à la déformation de la cavité utérine par les tumeurs fibreuses et montre quelle est l'importance réelle de l'adaptation de l'ovoïde fœtal à l'ovoïde utérin dans l'étiologie des présentations.

Après l'accouchement, les tumeurs fibreuses quelle que soit leur position, gênent la rétraction utérine et provoquent ainsi, assez souvent, des hémorrhagies graves. Leur présence paraît aussi prédisposer les femmes à la métro-péritonite.

Un fait non moins curieux que le précédent à signaler, c'est la possibilité de l'expulsion spontanée d'une tumeur fibreuse sous-muqueuse après l'accouchement. Plusieurs faits authentiques de ce genre ont été cités, on les explique par l'ulcération de la muqueuse, et la tumeur mise à nu peut être spontanément énucléée, après quoi elle est expulsée comme un corps étranger.

En février 1853, je fus appelé à donner des soins à une jeune dame à terme de sa troisième grossesse, et chez laquelle les eaux s'étaient écoulées depuis quatre jours. En pratiquant le toucher, je fus très-étonné de trouver toute l'excavation remplie par une tumeur qui paraissait avoir le volume de la tête d'un fœtus à terme. Il me fut tout d'abord impossible de trouver l'orifice, et ce ne fut qu'en portant le doigt très-haut, en avant à gauche, que je pus glisser l'index dans une espèce de doigt de gant qui me parut être le col avec toute sa longueur. Pénétrant plus profondément, j'arrivai enfin à l'orifice interne au-dessus duquel je sentis la tête fœtale.

Quelle était la nature de cette énorme tumeur, qui avait ainsi dévié le col et s'était opposée à l'effacement qu'il doit subir dans les dernières semaines de la grossesse? Quel était son siége?

J'avais d'abord espéré avoir simplement affaire à une obliquité antérieure très-exagérée du col, et je me demandais si ce qui arrive quelquefois pour la lèvre antérieure ne se présentait pas ici pour la lèvre postérieure, et si celle-ci, fortement abaissée par la partie fœtale, ne constituait pas à elle seule la tumeur qui remplissait l'excavation. Mais cette tumeur offrait une consistance toute particulière, et une apparence de fluctuation qui ne ressemblait guère à la dureté de la tête; et cette hypothèse n'expliquait pas la persistance et l'exagération de la longueur du col. Un nouvel examen me disposait à croire à une tumeur solide développée dans l'épaisseur du col.

Les eaux continuaient à couler depuis quatre jours sans aucune douleur, je résolus d'attendre. Le lendemain, les choses étant dans le même état, je fis prier M. Dubois d'examiner la malade.

Après un examen prolongé, M. Dubois crut à l'existence d'un kyste liquide dans l'épaisseur d'une des lèvres, en conséquence [il conseilla d'attendre et de ponctionner si, après une certaine durée du travail, la tumeur paraissait constituer un obstacle insurmontable.

Je n'acceptai pas d'abord ce diagnostic; mais attendre les douleurs me parut aussi ce qu'il y avait de plus sage. Celles-ci se manifestèrent franchement le lendemain soir, cinq jours après la rupture des membranes; elles durèrent toute la nuit sans produire aucune modification, ni dans la tumeur, ni dans la situation et la longueur du col; pour éclairer le diagnostic, j'introduisis toute la main dans l'excavation, et, embrassant toute la tumeur, je déclarai avec joie à mon confrère, M. Parchappe, que je m'étais trompé, que M. Dubois avait raison, et que fort heureusement nous avions affaire à un kyste.

Armé d'un long trocart qui avait au moins 3 millimètres de diamètre, je fis une ponction, et, à ma grande surprise, il ne sortit rien. En vain je cherchai à déboucher la canule : rien.

Mes sensations étaient si nettes, et j'étais tellement convaincu que j'avais affaire à un kyste, que je n'hésitai pas à ponctionner de nouveau; même résultat. Il fallut bien renoncer à cette idée.

En l'absence de M. Dubois, je priai mon confrère et ami, M. Danyau, de venir m'aider de ses conseils. Je lui racontai tout ce qui s'était passé, j'insistai surtout sur le résultat de mes deux ponctions, et malgré cela, M. Danyau, après avoir examiné la malade, resta convaincu de l'existence d'un kyste. Il n'y avait aucun inconvénient à ponctionner de nouveau. Il pratiqua deux ponctions successives, il ne s'écoula pas la moindre goutte de liquide. Il fallut bien se rendre à l'évidence : ce n'était pas un kyste.

Mais que faire alors? Nous n'entendions plus les battements de cœur. Après avoir constaté notre impuissance à établir un diagnostic rigoureux sur la nature de la tumeur, nous pensâmes que, grâce à sa consistance molle et comme fongueuse, il nous serait possible de l'inciser dans toute son épaisseur, et de nous frayer ainsi un passage pour arriver jusqu'au fœtus et l'extraire. Après l'incision, pensions-nous, le sang ou les liquides infiltrés dans cette espèce d'éponge s'écouleront, le volume de la tumeur diminuera et nous permettra peut-être l'extraction de l'enfant. La tumeur fut donc divisée en deux portions latérales, et nous pûmes arriver jusqu'sur la tête.

Le forceps fut d'abord appliqué avec beaucoup de peine, mais, malgré la diminution qu'avait subie la tumeur, elle obstruait l'excavation tout entière, et l'extraction de la tête fut impossible. La crâniotomie et l'application du céphalotribe ne furent pas plus heureuses.

Le sang s'échappait en nappe de la tumeur incisée. La malade, pâle et décolorée, était à bout de ses forces. Les efforts utérins s'affaiblissaient de plus en plus. Un bien faible espoir nous restait : la version pelvienne. Elle fut immédiatement pratiquée, et le tronc du fœtus, entraînant la tumeur tout entière au dehors, nous permit enfin d'extraire le fœtus.

L'opération avait duré deux heures : la malheureuse dame était épuisée. Avant d'extraire le délivre, le seigle ergoté fut administré, l'utérus frictionné vivement, et le placenta fut presque chassé spontanément. Mais, malgré toutes nos précautions, malgré l'emploi des toniques et excitants de toute sorte, la matrice laissa encore échapper un peu de sang, et chez une femme déjà épuisée par le sang perdu pendant l'opération, il n'en fallut pas davantage pour causer une terminaison fatale. Elle expira une demi-heure environ après l'accouchement.

L'autopsie fut faite. La tumeur, plus grosse que la tête d'un enfant à terme, était développée dans la *lèvre antérieure* du col. Son poids très-considérable avait, pendant la vie, imprimé au col un mouvement de torsion, par suite duquel la lèvre postérieure était devenue antérieure, ce qui explique la situation de l'orifice, comme le siége de la tumeur explique la longueur du col persistant malgré les progrès de la grossesse.

La tumeur était formée par un tissu mollasse et comme raréfié, une véritable éponge, ressemblant au tissu placentaire raréfié, et dont les mailles circonscrivaient de nombreuses cavités dans lesquelles nous n'avons trouvé aucun liquide. L'examen le plus attentif ne nous fait voir aucun élément nouveau, aucun produit pathologique de nouvelle formation ; c'était tout simplement une énorme hypertrophie du tissu du col. Telle a été l'opinion de plusieurs professeurs qui ont pu examiner la pièce à l'École de médecine.

Tout porte à croire que cette tumeur s'était développée pendant cette dernière grossesse, car dix-huit mois avant ce dernier accouchement cette dame avait fait une fausse couche pour laquelle elle avait réclamé mes soins, et à cette époque le col utérin ne m'a offert aucune anomalie de structure et de forme.

B. Les *polypes*, ou tumeurs fibreuses pédiculées, qu'elles aient leur origine sur le col ou le corps, n'apportent d'obstacle à l'accouchement qu'au niveau du col ; nous les réunissons donc ici dans une même description. Elles n'offrent pas autant de gravité que les tumeurs précédentes ; car leur extirpation est le plus souvent possible, alors qu'elles semblent par leur volume devoir constituer un obstacle insurmontable.

Le diagnostic de ces tumeurs est en général assez facile. Les auteurs citent cependant à leur sujet quelques erreurs assez singulières. Le docteur Merriman relate un cas dans lequel un médecin instruit crut, en touchant un polype, sentir la tête d'un fœtus ; Smellie raconte deux observations semblables : on ne doit donc pas s'en rapporter à un examen trop superficiel.

L'influence des polypes utérins sur le travail varie suivant une foule de circonstances. Quand la tumeur est petite, elle peut être comprimée contre une des parois de l'excavation par la tête du fœtus, et celle-ci passe quelquefois au-devant d'elle : le pédicule étant très-long, la masse fibreuse est poussée par la tête jusqu'en dehors de la vulve, et ne retarde que faiblement l'expulsion du fœtus. Appelé auprès d'une femme en travail, dit Francis Rhamsbotham, je trouvai une tumeur du volume d'un œuf d'oie pendante dans le vagin (fig. 109).

Je reconnus facilement un polype, dont le pédicule était attaché au-dessus du col, à la paroi interne de l'organe. La dilatation s'opéra rapidement, les membranes se rompirent; puis, en moins d'une heure, la tête, violemment poussée par la contraction, chassa le corps du polype à l'extérieur de la vulve, et

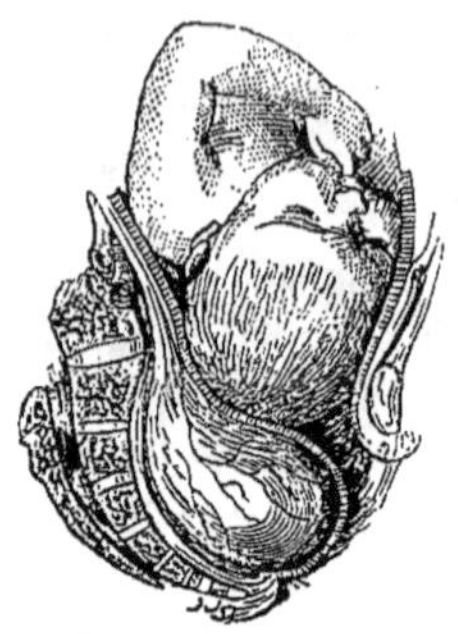

FIG. 109. — Cette figure, empruntée à Rhamsbotham, représente la situation du polype observé par cet auteur.

se dégagea (*Obstetrics med. and surg.*, p. 239). Après avoir traité avec son père la question de savoir s'il fallait procéder tout de suite à l'excision du polype, ils se décidèrent pour la négative. On peut donc, dans beaucoup de cas, se fier aux ressources de l'organisme, en se rappelant toutefois qu'une expectation trop longtemps prolongée n'est pas sans danger pour la mère et l'enfant. Quand on a suffisamment constaté l'impuissance des contractions utérines, la section du pédicule de la tumeur nous paraît la seule ressource. Si son volume rendait ensuite son extraction trop difficile, on pourrait le couper en plusieurs fragments, comme je l'ai vu faire deux fois, ou le saisir fortement avec un petit forceps armé de dents. La version pelvienne, conseillée par quelques accoucheurs, ne pourrait être pratiquée que dans les cas où la longueur du pédicule laisserait à la tumeur une grande mobilité et permettrait de la repousser au-dessus du détroit supérieur. Il est inutile de dire que si, pendant les derniers mois de la grossesse, l'existence d'un polype dans le vagin était reconnue, on devrait, dès le début du travail, procéder à son excision, si son volume était de nature à rendre la parturition difficile.

§ 10. — Tumeurs fongueuses, choux-fleurs, etc.

Ces tumeurs, qui se présentent sous la forme de choux-fleurs, peuvent naître de l'une ou de l'autre lèvre : elles acquièrent parfois un volume considérable, peuvent masquer l'orifice et le rendre presque inaccessible. Elles produisent souvent des hémorrhagies, et comme le tissu fongueux qui les constitue offre quelque analogie avec le tissu placentaire, elles ont fait croire, dans quelques cas, à l'insertion du placenta sur le col. Madame Lachapelle, Denman, citent des erreurs de ce genre. J'ai été témoin d'un cas encore plus singulier : j'ai vu les internes à l'hôpital de Lourcine faire appeler M. Nélaton, qui était le chirurgien de cet hôpital, pour faire la version dans un prétendu cas de présentation de la main. M. Nélaton me pria de l'accompagner, et à notre arrivée, nous constatâmes que ce que ces messieurs avaient pris pour une main était un énorme chou-fleur qui naissait de la lèvre antérieure du col. Son pédicule avait au moins 3 centimètres de longueur et sa base offrait cinq ou six petites végétations qui avaient été prises pour de véritables doigts.

Ces tumeurs sont souvent assez peu volumineuses pour permettre l'accouchement spontané : il en fut ainsi dans le cas que je viens de citer, mais dans beaucoup d'autres cas on a été beaucoup moins heureux. C'est ainsi que, sur les sept cas cités par Puchelt, il a fallu une fois pratiquer sur une autre partie du col dure et squirrheuse des incisions qui permissent d'introduire la main ; dans un autre cas, enlever à l'aide de ciseaux la tumeur qui, fixée à la lèvre antérieure, occupait tout le vagin ; dans un troisième, faire, à cause de la rupture de l'utérus, la gastrotomie, qui ne sauva pas même l'enfant ; dans un autre, enfin, malgré la perforation du crâne, l'extraction de l'enfant fut impossible, et la femme succomba avant d'être délivrée. Une seule mère survécut !

§ 11. — Tumeurs enkystées.

Des tumeurs enkystées, adhérentes au col utérin ou aux parois vaginales, peuvent encore exister dans l'excavation. Elles sont en général arrondies, bien circonscrites, mobiles, élastiques, s'affaissent un peu sous une pression modérée, et quelquefois offrent de la fluctuation. La membrane muqueuse qui les recouvre n'est point altérée. S'il restait quelques doutes sur la nature, une ponction exploratrice les dissiperait, si au moins elles contenaient un liquide ; et dans le cas où elles contiendraient une masse solide, caséeuse ou butyreuse, on en retrouverait quelques parcelles dans la canule.

Avant l'engagement de la tête on pourrait essayer de repousser la tumeur audessus du détroit supérieur. On se hâterait ensuite de rompre les membranes, pour déterminer l'engagement du fœtus. Dans le cas contraire, il faudrait, par une simple ponction, faire évacuer le liquide, ou bien faire une incision assez étendue pour pouvoir en exprimer par la compression les matières qu'elles contiennent.

§ 12. — Induration avec hypertrophie du col.

La lèvre antérieure en est beaucoup plus souvent le siége que la postérieure ; mais la maladie peut affecter les deux lèvres. Dans aucun cas, le volume de la partie indurée n'est assez considérable pour gêner mécaniquement l'expulsion de l'enfant ; mais l'altération retarde très-souvent et quelquefois même rend impossible la dilatation. La saignée, les bains, ont été conseillés avec avantage. Quelques praticiens anglais vantent surtout l'émétique à dose suffisante pour produire des nausées. Je n'ai pas eu occasion d'en constater l'efficacité. Si ces moyens étaient infructueux, ou si une circonstance plus grave nécessitait la prompte terminaison du travail, on devrait recourir aux incisions multiples pratiquées sur le col.

§ 13. — Du col cancéreux.

Le col utérin comme tous les organes de l'économie, peut être affecté de squirrhe, de tumeur encéphaloïde. Le pronostic est alors très-grave pour la mère et pour l'enfant : ainsi sur vingt-sept femmes dont Puchelt a recueilli l'observation, cinq moururent pendant le travail, neuf peu de temps après l'accouchement, dix se rétablirent; on ignore le sort des trois autres. Toutefois, si la maladie est encore au premier degré, si l'état général de la femme n'est pas gravement altéré, si surtout la maladie est peu étendue ou la tumeur peu volumineuse, le danger est moins grand, et l'expulsion du fœtus peut se faire assez régulièrement. Mais alors même que l'accouchement s'est opéré spontanément, il n'a pas moins une bien fâcheuse influence sur la marche ultérieure de la tumeur : dans la plupart des cas, en effet, la pression à laquelle a été exposée la partie malade semble activer son développement, et, que le travail ait été naturel ou artificiel, ses progrès sont ensuite beaucoup plus rapides. Les enfants succombent aussi très-souvent dans les cas dont nous parlons. Des vingt-sept femmes citées plus haut, quinze accouchèrent d'un enfant mort, dix seulement d'un enfant vivant : il n'est rien dit de l'état des deux autres.

Les indications qui se présentent, dans les cas où le col est affecté de cancer, varient nécessairement suivant le siége et le volume de la tumeur. Si elle est peu volumineuse si surtout c'est la lèvre postérieure qui est malade, si le bassin est largement conformé, il y a tout lieu d'espérer que les efforts de la nature suffiront à la dilatation et à l'expulsion du fœtus. J'ai vu la dilatation s'opérer aux dépens de la lèvre antérieure restée saine, l'autre était envahie en totalité par un cancer qui s'étendait aussi sur la paroi postérieure du vagin (¹) : il ne faut donc pas trop se presser d'agir; mais si la dégénérescence est plus étendue, il ne faut pas oublier que la nature est presque toujours impuissante.

Quelques auteurs ont conseillé de larges saignées : avantageuses dans les cas de rigidité du col ou de simple induration, les émissions sanguines ne feraient ici qu'affaiblir la malade, sans avoir aucune influence sur l'état de l'orifice. La seule ressource de l'art est encore dans les incisions multiples pratiquées sur le pourtour de la masse cancéreuse. La version ou l'application du forceps, conseillée par quelques accoucheurs, n'est évidemment praticable qu'autant que le bis-

---

(¹) Ce cas me paraît trop remarquable pour ne pas être rappelé, au moins en abrégé. Une femme, âgée de quarante-cinq ans, ayant eu déjà plusieurs enfants, entra à la Clinique au commencement du dernier mois de sa grossesse. En la touchant, on s'aperçut que la paroi postérieure du vagin était occupée dans toute sa hauteur par une tumeur allongée, recourbée en serpentin, et qui, naissant de la lèvre postérieure du col, s'étendait jusqu'à un travers de doigt de la vulve. La lèvre postérieure avait au moins 2 centimètres d'épaisseur dans toute son étendue transversale, qui était aussi plus considérable qu'à l'ordinaire. Elle avait contracté des adhérences, par sa face postérieure, avec le vagin. La tumeur offrait à peu près la même épaisseur dans toute son étendue. Sa surface intérieure était inégale, bosselée, et ses inégalités et ses bosselures existaient aussi sur la lèvre postérieure du col. La surface postérieure adhérait, ou plutôt était confondue avec la cloison recto-vaginale. Cette femme étant arrivée à son terme, le travail commença. La dilatation fut très-lente; mais elle finit par s'opérer complétement aux dépens de la lèvre antérieure. La tumeur, dont le volume paraissait devoir offrir un obstacle insurmontable au passage de la tête, rendit seulement la seconde partie du travail un peu plus lente : repoussée par la tête du fœtus, elle devint presque transversale, et formait sur le périnée un bourrelet, une espèce de croissant dont la convexité était inférieure, et la concavité, dirigée en haut, arrêtait la tête; enfin, sous l'influence de contractions violentes, la tête repoussa la tumeur en arrière en déprimant fortement lle périnée, passa au-devant d'elle, et franchit bientôt les parties extérieures.

touri aura préalablement facilité l'entrée de l'utérus. Sans cette précaution, il se forme nécessairement une ou plusieurs fissures qui partagent les lobes du squirrhe, et, au moment du passage de la tête, ces fissures peuvent s'élever très-haut et envahir même le corps de l'utérus. Si ces fissures ne se forment pas, le col, ne se dilatan pas, met obstacle à l'accouchement, et la femme est exposée à la rupture de l'organe, aux convulsions, à toutes les conséquences enfin des accouchements rendus laborieux par un obstacle mécanique, à moins qu'il n'y ait rupture de la portion sous-vaginale de l'utérus et passage du fœtus à travers cet orifice accidentel.

Dans les cas enfin où, même après les débridements, l'application du forceps est encore impossible, une grave question peut se présenter. En supposant l'enfant vivant, on n'a plus qu'à choisir entre l'embryotomie et l'opération césarienne. Quelque grave que soit cette dernière opération, elle me semble pourtant ici préférable à la première ; pratiquée en temps opportun. elle donne de grandes chances de sauver l'enfant, et la vie de la mère est déjà si gravement compromise par la maladie dont elle est affectée, qu'on ne doit pas, à mon avis, hésiter à tout sacrifier au salut de son enfant.

CHAPITRE VIII

OBSTACLES DUS AU CORPS DE L'UTÉRUS.

§ 1. — De l'obliquité utérine.

En étudiant les phénomènes de la grossesse, nous avons indiqué les causes qui forçaient l'utérus à s'éloigner plus ou moins de la direction de l'axe du bassin. Nous avons établi que le plus souvent la matrice, dans les derniers mois de la grossesse, se portait, sous l'influence de ces causes, en avant et à droite. Ce n'est donc pas de cette inclinaison antéro-latérale droite que nous voulons parler, en traitant ici de l'obliquité utérine comme cause de dystocie. Lorsqu'elle est peu considérable, en effet, et telle que nous l'avons supposée, quand nous l'avons considérée comme résultat normal du développement de l'utérus, elle n'occasionne aucune difficulté dans la parturition. Mais, lorsque l'obliquité utérine est exagérée, elle peut s'opposer à l'expulsion spontanée du fœtus : nous avons donc à nous en occuper.

Deventer, et, depuis lui, la plupart des auteurs qui ont traité de cette obliquité, en ont considéré quatre espèces : 1° l'obliquité antérieure ; 2° l'obliquité postérieure ; 3° l'obliquité latérale droite ; 4° l'obliquité latérale gauche. Les accoucheurs modernes, Baudeloque, Gardien, Desormeaux, P. Dubois, ont regardé comme impossible l'obliquité postérieure. La saillie du sacrum et des vertèbres, disent-ils, s'oppose à ce que l'utérus puisse se porter en arrière. Nous nous croyons autorisé, d'après les faits cités par Deventer, Levret, Merriman, Dugès et M. Velpeau, à conserver ces quatre variétés.

1° Obliquité antérieure.

La résistance offerte par le plan postérieur de l'abdomen oblige tout naturellement la matrice à se porter en avant, où elle ne rencontre que les muscles abdominaux, paroi molle et extensible. Quand cette obliquité n'est pas trop considérable, l'art n'a rien à faire qu'à rester simple spectateur des efforts de la nature : mais, lorsqu'elle est exagérée, elle devient, pendant les derniers mois de la gestation, la cause d'incommodités, de douleurs, auxquelles il est bon de remédier, et, pendant le travail, produit des difficultés qu'il faut prévoir ou corriger.

Cette obliquité est favorisée par une inclinaison trop grande du plan du détroit supérieur et par une laxité très-prononcée des parois abdominales. Lorsque cette laxité est portée à l'extrême, les muscles du ventre cèdent et se relâchent peu à peu, la matrice se porte de plus en plus en devant et en bas, son fond passe par-dessus les pubis, et tombe en forme de sac renversé sur les cuisses. C'est à ce déplacement qu'on a donné le nom de ventre en besace, et c'est lui que les auteurs latins désignent sous le nom de *venter pependulus*. Pendant la grossesse, si l'on ne soutient pas l'abdomen par un bandage approprié, elle produit des douleurs vives dans les aines, les lombes et le devant des cuisses. Pendant le travail, le col de la matrice, qui est dirigé fortement en arrière et appliqué contre un des points de la face antérieure du sacrum, se dilate avec la plus grande difficulté ; si la rupture des membranes s'opère prématurément, si le bassin est un peu large, il arrive presque toujours que la tête du fœtus pousse au-devant d'elle la partie antérieure et inférieure du corps de la matrice, qui vient se montrer à la vulve pendant que son orifice est fortement placé en haut et en arrière. Si le bassin est étroit, cet engagement de la tête n'a pas lieu, mais la paroi utérine antérieure se trouve alors fortement pressée entre la tête, qui est fortement chassée par la contraction, et l'un des points du détroit supérieur. Dans le premier cas, la distension énorme, dans le second, la compression que subit la paroi inférieure de l'utérus, exposent cette partie de l'organe à la déchirure ou à la gangrène.

L'exploration abdominale et le toucher vaginal peuvent seuls nous éclairer sur la cause des difficultés et des douleurs que ressent la femme. L'examen extérieur fera facilement reconnaître l'obliquité du corps. Le doigt, introduit dans le vagin, trouvera, si la tête est engagée dans l'excavation, une tumeur volumineuse, partout lisse et arrondie, qui remplit toute la cavité du petit bassin, et sur laquelle on ne rencontrera aucune ouverture qui représente celle du col de l'utérus ; mais en le dirigeant en arrière et en haut, vers l'angle sacro-vertébral, on atteindra, quelquefois très-difficilement, le bord antérieur du col ; il sera le plus souvent impossible de sentir la lèvre postérieure. Plusieurs fois cette circonstance a été prise pour une oblitération complète du col ou une imperforation de la matrice, et plusieurs fois aussi l'opération césarienne vaginale a été pratiquée là où il ne fallait que remédier à l'obliquité du corps de l'utérus. Si la tête n'est pas encore engagée, on ne trouvera pas la tumeur dans l'excavation, mais on aura la même difficulté pour atteindre le col.

Le palper abdominal et le toucher par le vagin doivent être employés tous les deux. Nous avons déjà vu, en effet (page 711), que le col pouvait être oblique, le corps conservant sa rectitude naturelle, et l'on conçoit alors que le toucher employé seul pourrait faire croire à une obliquité qui n'existe réellement pas. D'un autre côté, l'exploration interne peut seule nous mettre à l'abri des erreurs que l'aspect difforme du ventre de la femme pourrait faire commettre ; c'est elle seule, en effet, qui pourra nous faire distinguer l'obliquité de ce vice de conformation dont nous avons déjà parlé sous le nom d'antéflexion, et qui donne à la matrice la forme d'une cornue. Dans le premier cas, le col utérin sera senti vers le plan postérieur du bassin en arrière et en haut ; dans le second, au contraire, l'orifice correspondra au centre du bassin, malgré la forte inclinaison du corps de la matrice en avant.

2° Obliquité postérieure.

L'obliquité postérieure doit être attribuée à une très-grande résistance des parois abdominales, qui empêche l'utérus de suivre la direction de l'axe du détroit supérieur, et de se porter en avant : aussi se rencontre-t-elle presque exclusivement chez les femmes primipares. Elle a été niée à tort par quelques auteurs, qui l'ont considérée comme impossible. Ce n'est pas, en effet, relativement à l'axe du corps qu'il faut juger de la direction de l'axe utérin, mais relativement à l'axe du détroit supérieur. Or il est incontestable que, dans quelques cas, au lieu d'être dirigée de haut en bas et d'avant en arrière, la matrice a son grand axe dirigé d'arrière en avant, et quelquefois même presque parallèlement au plan du détroit abdominal, de sorte que son fond étant couché sur le plan postérieur et inférieur du ventre, son col est placé au-dessus des pubis.

La déviation de l'orifice vers le pubis est incontestable dans un certain nombre de cas, nous accorderons cependant volontiers qu'au lieu de chercher dans ce fait une obliquité de l'utérus, il vaudrait peut-être mieux l'expliquer par une irrégularité dans le développement de l'utérus, dont la moitié postérieure se serait abaissée outre mesure, pendant que la moitié antérieure aurait résisté.

Je ne crois pouvoir mieux faire connaître les signes qui appartiennent à cette obliquité que d'en rapporter quelques exemples. Ces citations auront, en outre, l'avantage de constater le fait et d'établir sa possibilité.

« J'ai eu, dit Merriman, à qui j'emprunte l'observation suivante, l'occasion d'observer deux fois cette singulière et inusitée position de l'utérus, dans laquelle l'orifice du col est si porté au-dessus de la symphyse des pubis, qu'il est inaccessible au doigt, et le corps de la matrice remplit tellement la partie postérieure du bassin, qu'il est impossible de toucher le sacrum. Un cas semblable avait déjà été publié par le docteur Jackson ; mais il s'agissait d'une femme qui n'était pas encore arrivée au terme de sa grossesse. Dans la première de mes observations, la femme était à terme, le travail dura plusieurs jours ; mais, après des efforts très-énergiques, l'utérus se rétablit dans sa position ordinaire, et l'accouchement se termina spontanément. L'enfant naquit sans vie, mais la femme se rétablit. L'autre a déjà été publiée depuis longtemps dans une dissertation sur la rétroversion de l'utérus, qui a été si vivement critiquée par le docteur Dewees. En voici un extrait.

» Madame F... éprouva les premières douleurs de l'enfantement le 16 juin 1806. Presque au même instant, elle perdit un peu d'eau, et dès lors ses douleurs revinrent à des intervalles éloignés, mais fortes et énergiques. Lorsque, dans le cours de la journée, la malade fut examinée, voici ce que l'on constata ; toute la partie postérieure du bassin était remplie par une tumeur globuleuse qui empêchait le doigt de se diriger vers le coccyx et le sacrum ; l'index était obligé, en suivant la surface de cette tumeur, de se porter vers les os pubis, et il pouvait, dans cette direction, se porter au-dessus de la crête pubienne ; mais ni là ni ailleurs il ne pouvait sentir le col de l'utérus.

» En introduisant le doigt dans le rectum, il semblait que la tumeur était formée par l'utérus, à travers la paroi duquel on sentait quelque partie volumineuse de l'enfant ; mais il était impossible de distinguer si c'était la tête ou les fesses.

» Le 17, l'écoulement du liquide amniotique continua, les douleurs étaient toujours très-vives, et la tumeur plus rapprochée du périnée. La femme fut prise de convulsions, de fièvre et de délire ; mais la saignée et les purgatifs mirent fin à ces accidents.

» Le 18 et le 19 ne présentèrent rien de particulier à noter ; les douleurs continuèrent, cependant elles furent moins fortes que les jours précédents.

» Le 20, on fit un nouvel examen. La tumeur présentait la même forme et le même volume, masquant complétement la face antérieure du sacrum ; car le coccyx lui-même ne put être senti qu'en introduisant un doigt dans le rectum. Lorsque le doigt était porté en avant, la seule direction dans laquelle il pût pénétrer, il atteignait au-dessus des pubis ; mais là encore il ne put retrouver le col ; cependant, en retirant le doigt, on sentit quelque chose d'inégal qui fit croire que le col se trouvait au-dessus de la symphyse, et nous fit espérer qu'un changement était sur le point de se faire dans la position de l'utérus (*that an alteration in the state was at hand*).

» Notre espoir ne fut pas trompé ; car, dans le jour suivant, le 21, on aperçut un changement très-remarquable dans la situation de la tumeur globuleuse qui occupait le bassin ; les douleurs étaient devenues plus énergiques, et la tumeur, qui auparavant appuyait sur le périnée, sembla s'être un peu portée en arrière, tandis qu'une masse aplatie (la tête du fœtus dans un état complet de putréfaction) était fortement poussée en bas entre le pubis et la tumeur utérine. Après quelques heures d'actives douleurs, la tumeur remonta au-dessus du détroit supérieur, et ne put plus être sentie ; mais alors le col de l'utérus fut aisément distingué, quoique encore très-élevé.

« On jugea convenable de pratiquer la perforation du crâne, et quelques douleurs, aidées de quelques tractions, terminèrent le travail. La malade se rétablit parfaitement ; mais n'a pas eu d'enfants depuis. »

« Sur une femme, dit M. Velpeau, qui vint faire ses couches à mon amphithéâtre en 1828, le fond de l'utérus était plutôt incliné en arrière qu'en avant. La tête du fœtus formait au-dessous du détroit une saillie considérable qui descendait jusqu'auprès de la vulve, et se trouvait au devant de la symphyse du pubis. Les parois du ventre étaient d'ailleurs si minces, qu'on sentait aisément la tête, les fontanelles et les sutures à travers leur épaisseur. L'occiput était à droite, la face à gauche. Le pariétal droit appuyait contre la face antérieure de la symphyse pubienne, et le gauche se trouvait en avant. Le col utérin, qu'il fallait aller chercher au niveau du détroit supérieur, semblait être creusé dans l'épaisseur de la matrice, ce qui lui donnait beaucoup plus de longueur en arrière que dans le sens contraire. Pour trouver l'orifice et pénétrer vers la tête de l'enfant, je fus obligé de recourber le doigt, de manière à le faire passer horizontalement au-dessus des pubis. Après sept jours de douleurs et de contractions assez fortes, le col, quoique très-mou et très-dilatable, ne s'était que très-légèrement entr'ouvert. Desormeaux pensa comme moi qu'il fallait, à l'aide de l'action de la main et de la position convenablement combinées, tâcher de reporter la tête dans le centre du détroit supérieur, en la faisant glisser de bas en haut, et d'avant en arrière par-dessus les pubis. Cette manœuvre fut commencée à huit heures et demie, et à neuf heures il n'y avait plus de tumeur au-dessous de la symphyse. Dès lors le travail marcha si rapidement, qu'en moins d'une heure on vit l'enfant sortir, et la délivrance se terminer. »

Le docteur de Billi, professeur à Milan, a rapporté (*Ann. de chirurg.*, 1845, p. 113) un cas dans lequel la rétroversion était tellement complète, que l'orifice était situé à cinq travers de doigt au-dessus des pubis, tandis que la partie postérieure de l'excavation était remplie par la tête du fœtus. Le fond de l'utérus, sous la forme d'une tumeur dure et arrondie, était placé entre le vagin et le rectum, qu'il comprimait violemment.

Je pourrais encore ajouter quelques exemples empruntés à Dugès, mais ceux-ci suffisent, je pense, pour faire bien comprendre ce qu'on doit entendre par obliquité postérieure de la matrice.

En résumant les symptômes si bien décrits par Merriman, nous aurons 1° élévation très-considérable du col de l'utérus, qui est fortement porté en haut et en avant au-dessus de la symphyse pubienne ; 2° lenteur de la dilatation du col ; 3° tumeur constituée par une partie du fœtus (probablement l'épaule), poussant devant elle la partie inférieure et postérieure du corps dont elle était coiffée, fortement engagée dans l'excavation et occupant toute la cavité du petit bassin (¹) ; 4° tête située au-dessus de la symphyse des pubis. En résumant également les caractères principaux de l'observation de M. Velpeau, nous retrouvons : 1° élévation très-considérable de la partie qui se présente ; 2° élévation très-marquée du col de l'utérus, dont l'orifice, tourné directement en devant, est situé au-

---

(¹) Il est infiniment probable que c'est à la putréfaction du fœtus qu'est dû l'engagement de l'épaule dans l'excavation. Merriman n'a pas noté la saillie formée par la tête au-dessus de la symphyse ; l'absence de cette saillie, si remarquable dans l'observation de M. Velpeau, est certainement due à cet engagement de l'épaule. La tête était probablement renversée sur l'épaule opposée. Il s'est opéré une version spontanée céphalique.

dessus de la symphyse des pubis, et très-difficilement accessible au doigt ; 3° enfin, tumeur considérable formée par la tête du fœtus, et située au devant de la face antérieure de la symphyse. Cette tumeur avait déjà été signalée par Dugès dans plusieurs de ses observations (1).

Les conséquences de l'obliquité postérieure sont rarement aussi fâcheuses que dans l'exemple de Merriman. Le plus souvent, de fortes douleurs, une vive énergie de la femme, une ampleur suffisante du bassin, parviennent à surmonter sans aide extérieur sa fâcheuse influence. Il arrive assez souvent que, lors de la rupture des membranes, la tête se précipite avec les eaux qui s'écoulent dans l'excavation. D'autres fois, comme dans l'observation de Merriman, la déviation du fœtus et de la partie qu'il présente augmente de plus en plus, et peut nécessiter la version.

Nous avons déjà dit que l'obliquité postérieure, difficile à comprendre dans son mécanisme, s'explique facilement si l'on veut n'y voir qu'une irrégularité du développement de l'utérus, dont le segment postérieur serait dilaté outre mesure, pendant que le col serait refoulé en avant, M. le professeur Depaul a adopté cette explication dans le fait suivant : Une dame de la province, multipare, arrivée au terme de sa grossesse, avait des douleurs depuis plusieurs jours sans que le travail eût fait de progrès. Quand M. Depaul fut appelé, il constata que l'utérus n'offrait aucune inclinaison appréciable. Dans le toucher vaginal, le doigt rencontrait une tumeur assez volumineuse qui remplissait une partie de l'excavation, et surtout la région postérieure. Le col était refoulé en avant et situé derrière la symphyse pubienne. Il se présentait sous la forme d'une fente transversale ; ses deux lèvres faisaient saillie, et sa cavité ne s'était pas confondue avec celle du corps de l'utérus. Le doigt, introduit entre ces deux lèvres, reconnaissait que la face interne de la lèvre antérieure offrait une concavité regardant en arrière. Quant à la postérieure, elle se tuméfiait à son extrémité supérieure, et présentait là, au niveau de l'orifice interne, un renflement transversal, arrondi, et un peu convexe en avant. Ce renflement paraissait gros comme le doigt à peu près ; sa dureté et sa tension étaient excessives, comparables à celles d'un tendon rétracté. En contournant cette corde, M. Depaul parvint à recourber son doigt en crochet et à le mettre à cheval sur elle, et il fut dès lors convaincu que cet obstacle était formé par la moitié postérieure de l'orifice interne dont les fibres étaient hypertrophiées et rétractées. Il reconnut en outre que la cavité utérine, anormalement développée en arrière, offrait là une sorte d'infundibulum qui descendait bien au-dessous du col, et dans lequel se trouvait engagée une portion de l'extrémité pelvienne. L'orifice interne fut débridé, à gauche et à droite, sur une profondeur de quelques millimètres seulement. Aussitôt le col s'entr'ouvrit et la main de l'opérateur, pénétrant sans peine dans l'utérus, put saisir l'extrémité pelvienne avec la plus grande facilité. L'extraction d'un fœtus très-volumineux, déjà en voie de putréfaction, ne présenta aucune difficulté. La malade se rétablit rapidement.

De quoi s'agissait-il donc dans ce cas singulier ? Pour MM. Devilliers et Depaul, tout

(1) Dans plusieurs cas on a remarqué que la tête du fœtus offrait, après la naissance, une trace rouge, longitudinale, entre l'une des bosses pariétales et la suture sagittale. Cette impression, étroite et allongée, paraît être due à la contusion exercée sur la peau du crâne par le bord supérieur du pubis. Dans un cas de ce genre, rapporté par Paislay, la sage-femme ne put sentir la tête de l'enfant qu'après l'écoulement des eaux. Cette tête ne descendit pas : la femme mourut d'épuisement, et, à l'ouverture du cadavre, on trouva l'os frontal et le pariétal du côté droit appliqués contre les os pubis, qui y avaient fait une impression, laquelle occupait l'étendue d'environ 2 à 5 centimètres.

s'explique par un développement exagéré de la paroi postérieure du segment inférieur de l'utérus, en y ajoutant une autre particularité qu'on ne rencontre pas toujours, c'est-à-dire l'hypertrophie et la tension d'une partie des fibres circulaires qui
appartiennent à l'orifice interne (*Bulletin de l'Académie de médecine*, 1865).

3° Obliquité latérale.

L'obliquité latérale droite est, pour les raisons que nous avons déjà indiquées (p. 711), beaucoup plus fréquente que l'obliquité latérale gauche, dont
on trouve à peine quelques exemples. Rarement ces variétés dans la direction de
l'utérus sont de nature à constituer un obstacle sérieux à la parturition. Elles
agiront surtout en rendant irrégulière ou en changeant quelquefois complètement la présentation. Supposons, en effet, dit Dugès, que la matrice soit assez
oblique pour porter la tête du fœtus sur le bord de l'une des fosses iliaques, ainsi
que je l'ai vu deux fois ; il est difficile qu'elle reste en ce point ; ou bien, en effet,
elle sera repoussée dans l'excavation, ou bien elle glissera plus en avant et en
dehors, et le fœtus, de plus en plus oblique, finira par présenter une épaule au
détroit supérieur.

4° Traitement.

Dans l'immense majorité des cas, l'obliquité de la matrice, quelle que soit sa
variété, ne présente aucune indication spéciale. C'est une cause de ralentissement dans la marche du travail, mais presque jamais une cause sérieuse de
dystocie. Aussi, dans ce cas comme dans tous les accouchements lents, *savoir
attendre* est la première règle à suivre. Dans quelques cas, rares toutefois, où
une obliquité trop prononcée ne se corrige pas sous l'influence des seuls efforts
de la nature, l'art est obligé d'intervenir. Les indications qui se présentent alors
sont : 1° de ramener la matrice à sa position normale ; 2° de l'y maintenir ; 3° et
de remédier aux accidents qui se sont développés.

Le décubitus sur le dos dans l'obliquité antérieure, sur le côté opposé à celui
qu'occupe le fond de la matrice dans l'obliquité latérale, l'action des mains employées à soulever et maintenir l'organe dévié, un bandage large et convenablement appliqué pour produire le même effet, tels sont les moyens à l'aide desquels
on remplira les deux premières indications. On recommandera à la femme de ne
point faire valoir les douleurs jusqu'au moment où l'on aura remédié au déplace-
cement. Si ces moyens ne suffisent pas, il faudra, en même temps qu'on agira
sur le corps, agir sur le col, et pour cela introduire deux doigts dans l'orifice
utérin, et, profitant de l'intervalle d'une douleur, l'attirer doucement vers le centre
du bassin, pendant qu'avec l'autre main on soulèvera en sens inverse le fond de
l'organe.

Ces moyens réussissent le plus souvent, et l'on doit insister sur leur usage autant de temps que le permettra le double intérêt de la mère et de l'enfant. Mais
s'ils étaient sans succès, et si la réduction et l'accouchement devenaient impossibles, il n'y aurait plus qu'à se frayer un chemin artificiel, en pratiquant une

incision sur la portion des parois utérines qui ferait saillie dans le vagin (opération césarienne vaginale). Bien entendu que c'est là une ressource extrême, à laquelle il ne faut avoir recours qu'après l'impossibilité bien constatée d'introduire la main dans l'utérus pour opérer la version pelvienne.

Dans l'obliquité postérieure, il faudra faire tenir la femme assise ou debout, s'il est possible même un peu inclinée en avant. Si, comme dans le cas de M. Velpeau et les observations citées par Dugès, la tête fait une saillie au-dessus et en avant des pubis, c'est surtout sur l'hypogastre que la main doit appuyer, et, avec de la persévérance, elle parviendra à repousser la tête au centre de l'excavation. Cette manœuvre sera rendue plus facile par la station verticale, la marche, ou, s'il le faut, par une attitude telle que le fond de l'utérus pende, pour ainsi dire, en avant, la femme s'appuyant sur les mains et sur les genoux. Il s'ensuit un mouvement de bascule qui, abaissant la partie du fœtus qui occupe le fond de la matrice, relève celle qui avoisine le col. Enfin, en cas d'insuccès, il faudrait avoir recours à la version pelvienne.

§ 2. — De la hernie de matrice.

La plupart des observations de hernie de la matrice se rapportent à ce que nous venons de décrire sous le nom d'obliquités antérieures. Ce sont de véritables éventrations. Il est excessivement rare que l'utérus, s'échappant par une des ouvertures naturelles de l'abdomen, tel que l'ouverture inguinale ou crurale, ait constitué une hernie proprement dite. On en trouve cependant quelques exemples bien constatés dans la science... Simon, dans son mémoire sur l'opération césarienne, et Sabatier, dans son travail sur les déplacements de la matrice et du vagin, tous deux insérés dans la riche collection de l'Académie de chirurgie, en ont consigné plusieurs cas fort curieux.

Dans la plupart des cas, le déplacement de l'utérus avait eu lieu avant la fécondation, et l'organe situé en dehors de l'enceinte abdominale s'était développé jusqu'au terme de la grossesse. Dans quelques autres plus difficiles à admettre, la matrice, déjà arrivée à une dernière période de son développement, aurait dilaté peu à peu un des anneaux cruraux ou inguinaux, et serait venue faire hernie à l'intérieur. Ces derniers faits adoptés par Desormeaux, sont rejetés par M. Moreau, qui les considère comme de véritables éventrations. Nous sommes assez porté à admettre cette dernière opinion, au moins en ce qui regarde l'observation de Ruysch. Quelquefois pourtant une hernie antérieure a semblé favoriser la hernie de l'utérus (1).

_____

(1) La nommée Ramus, âgée de vingt-quatre ans, ayant eu six enfants, portait depuis quelque temps avant son mariage une entérocèle inguinale droite. Au troisième mois d'une septième grossesse, elle sentit tout à coup un tiraillement incommode du côté gauche du bas-ventre. La tumeur qu'elle observait déjà dans le bas-ventre disparut et elle rendit du sang par le vagin. Sa main, portée sur la hernie inguinale, y rencontra un corps dur, insolite et douloureux à la pression. Elle essaya plusieurs fois la réduction sans succès. Sept semaines après elle y sentit des mouvements; le médecin appelé constata, en bas et à droite du ventre, une tumeur descendant sur la cuisse de ce côté, tombant sur le pubis, et allant

La hernie de la matrice a, pendant la grossesse et le travail, des caractères trop tranchés pour que nous insistions sur les moyens de la reconnaître. Avant d'en venir à l'opération césarienne, seule ressource conseillée par plusieurs accoucheurs, il faudrait, par une expectation suffisamment prolongée, avoir bien constaté l'impuissance des efforts de la nature. Dans un cas, en effet, rapporté par Ruysch, une sage-femme, en soulevant la tumeur, parvint à faire rentrer le fœtus dans l'abdomen, et l'accouchement eut lieu par les voies naturelles.

§ 3. — Du prolapsus utérin.

Le prolapsus de la matrice peut exister chez une femme en vacuité, et celle-ci peut concevoir, comme le prouve l'observation de Marrigues, rapportée par Chopart : une femme affectée d'un prolapsus utérin avait subi l'imprégnation par l'introduction directe et immédiate du principe fécondant dans l'utérus à travers son orifice graduellement dilaté. La conception une fois opérée, l'utérus peut se développer jusqu'au terme, et se présenter, au moment de l'accouchement, sous la forme d'une tumeur énorme pendante entre les cuisses de la femme. Cette chute peut n'arriver que pendant la grossesse. Enfin, elle peut survenir tout à coup pendant le travail, lorsque les femmes, abandonnées à elles-mêmes ou assistées par des personnes peu expérimentées, restent longtemps debout, se promènent, font des efforts violents pour accélérer leur délivrance avant que le col de l'utérus soit suffisamment dilaté.

Pendant le travail de l'accouchement, le prolapsus utérin peut être la cause de difficultés assez sérieuses. L'expérience a prouvé que cet accident pouvait amener non-seulement de longs retards, mais encore un danger réel ; peut-être même pourra-il rendre impossible l'expulsion spontanée du fœtus, soit, comme on l'a depuis longtemps fait remarquer, parce que la matrice, descendue au plus bas de l'abdomen et même hors de l'enceinte abdominale, et comme soustraite à l'influence des contractions des muscles abdominaux, soit parce que, serrée entre la surface du tronc du fœtus et les parois du bassin, elle a perdu, par suite de cette pression longtemps continue, une grande partie de son énergie.

Les difficultés que l'accoucheur aura à surmonter varieront encore suivant que le prolapsus sera récent ou très-ancien. Dans ce dernier cas, en effet, le contact longtemps prolongé de l'organe avec la face interne des cuisses et avec les vêtement peut avoir déterminé un état d'induration du col de l'utérus qui s'oppose à sa facile dilatation : souvent même celle-ci a été impossible, et l'accoucheur s'est vu obligé de pratiquer des incisions pour vaincre la résistance offerte par les parties indurées. Lorsqu'au contraire l'accident est survenu depuis peu de temps, ou mieux encore pendant le travail, la dilatation du col s'est quelquefois opérée

---

même jusqu'à la cuisse gauche : cette tumeur offrait 59 centimètres de largeur, 66 centimètres de circonférence au milieu, et 60 centimètres à sa jonction avec l'abdomen. Plusieurs tentatives de réduction furent pratiquées sans succès. Au huitième mois, des douleurs se manifestèrent. On pratiqua l'hystérotomie. Après la délivrance, la réduction fut encore impossible ; l'utérus fut laissé à l'extérieur. La mère et l'enfant furent sauvés. (Ledisma, de Salamanque, *Gazette médicale*, 1840, p. 715.)

spontanément, et le rôle de l'accoucheur s'est borné à la faciliter par l'emploi des moyens appropriés.

Les indications spéciales que présente le chute de l'utérus, lorsqu'elle survient pendant la grossesse, ont déjà été indiquées page 527.

Pendant le travail, toute tentative de réduction serait dangereuse. Il faut se contenter de hâter autant que possible la dilatation du col, et de prévenir, par des incisions convenables, les déchirures dont il deviendrait le siége, dans le cas où il serait induré.

L'extraction du placenta exige beaucoup de circonspection : il est aisé de sentir qu'on ne doit pas confier son expulsion à la nature, et encore moins tirer sur le cordon, à la méthode accoutumée; il faudra alors décoller artificiellement le placenta. Immédiatement après son extraction, l'utérus revient sur lui-même, et sa réduction est souvent assez facile (¹).

§ 4. — Tumeurs du corps de l'utérus.

Puchelt cite dix observations dans lesquelles une dégénérescence cancéreuse occupait le corps de l'utérus, le col étant resté sain. Une fois, la dégénérescence cancéreuse occupait la totalité du corps de l'utérus. Ces tumeurs n'apportent guère d'obstacle mécanique à l'expulsion du fœtus; nous nous contenterons de faire remarquer qu'elles sont une cause d'irrégularité des contractions utérines, et qu'elles prédisposent aux ruptures de l'utérus.

De toutes les tumeurs, les plus fréquentes sont les tumeurs fibreuses, qu'on divise suivant leur siége, en tumeurs sous-muqueuses, interstitielles et sous-péritonéales. Ces trois variétés de corps fibreux peuvent entraver l'accouchement en empêchant la régularité des contractions utérines, mais surtout en constituant un obstacle mécanique à l'expulsion du fœtus.

Les corps fibreux, pédiculés ou non pédiculés, qui se développent sur le segment inférieur de l'utérus, doivent être rapprochés des tumeurs fibreuses et des polypes du col. Nous n'avons donc rien à ajouter ici à ce que nous avons dit précédemment (voy. *Tumeurs fibreuses du col*, page 714).

Les corps fibreux du segment supérieur sont d'autant plus graves qu'ils ont des pédicules plus allongés. En effet, les corps fibreux non pédiculés, occupant le fond de l'utérus, n'auraient aucune tendance à s'engager dans l'excavation au-dessous de la tête du fœtus, tandis que les polypes fixés par un long pédicule au fond de l'organe pourraient, lorsque leur extrémité inférieure s'engage au-dessous de la tête, constituer un obstacle sérieux. Dans ce dernier cas, la seule conduite à tenir serait de couper le pédicule et d'enlever la tumeur.

Tous les corps fibreux, sous-muqueux, exposent à une hémorrhagie pendant la

----

(¹) C'est surtout, comme le dit M. Moreau, dans les cinq ou six premières semaines qui suivent l'accouchement que les femmes sont exposées à ces sortes de déplacements. L'utérus qui a été distendu par le produit de la conception, encore imbibé de sucs, en quelque sorte hypertrophié, a un volume plus grand, une pesanteur plus considérable que dans le cas ordinaire; les ligaments, qui ont été tiraillés, n'ont encore repris ni leur consistance, ni leur force habituelle. Or, si d'un côté il y a plus de poids dans l'organe qui doit être soutenu, de l'autre plus de faiblesse dans les ligaments qui doivent le soutenir, on concevra facilement que telle cause qui, dans l'état habituel de la vie, serait insuffisante pour amener un déplacement, le produise dans les circonstances que nous venons d'indiquer. C'est pour ces motifs qu'on ne saurait trop engager les femmes à garder la position horizontale dans les premiers temps de leurs couches, et à s'abstenir de toute espèce d'efforts pendant les premières semaines qui suivent leur délivrance.

délivrance, parce qu'ils gênent le retrait de l'utérus par leur volume. Ces hémorrhagies peuvent même prendre une gravité exceptionnelle quand le placenta s'insère directement sur la muqueuse utérine qui recouvre la tumeur fibreuse. Cette disposition malheureuse, en s'opposant à l'action rétractile des fibres musculaires, favorise, on le conçoit, l'écoulement du sang par l'ouverture des vaisseaux utéro-placentaires restés béants.

Le travail particulier qui survient à la face interne de l'utérus pendant les suites de couches, a quelquefois une singulière influence sur l'existence des corps fibreux sous-muqueux. Quelques exemples prouvent que la muqueuse utérine peut s'ulcérer, et le corps fibreux laissé à nu, énucléé, pour ainsi dire, est chassé dans le vagin. C'est là un mode de guérison spontanée que j'ai déjà, pour mon compte personnel, observé deux fois.

Les tumeurs fibreuses sous-péritonéales sont, en général, moins graves que les tumeurs sous-muqueuses; elles peuvent cependant créer un obstacle très-sérieux lorsqu'elles occupent une partie de l'excavation. J'en ai rapporté, dans ma thèse de concours (1), une observation qui m'avait été communiquée par M. Blot : Une femme d'Argenteuil fut apportée à la Clinique, après d'inutiles tentatives pour accou-

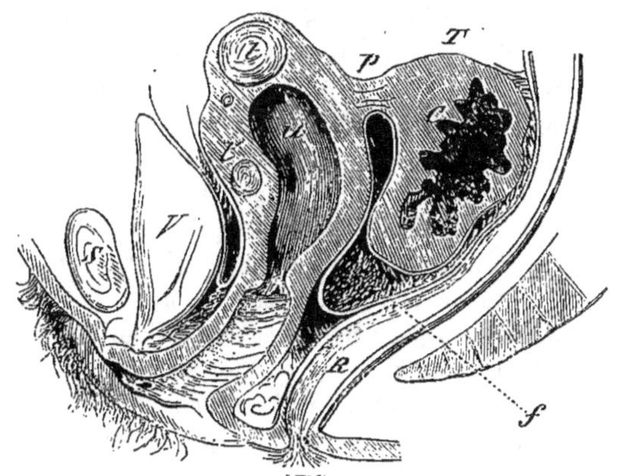

FIG. 110. — Coupe de la tumeur fibreuse.

S. Symphyse du pubis. — V. Vessie. — t. Petite tumeur fibreuse. — t'. Autre petite tumeur fibreuse. — T. Tumeur principale. — c. Cavité centrale de la tumeur. — r. Rectum. — f. Cul-de-sac utéro-rectal. — p. Pédicule de la tumeur au point où il se confond avec la face postérieure de l'utérus.

cher. Le fœtus se présentait par l'épaule ; la main gauche et une anse de cordon pendaient hors de la vulve. La version fut très-difficile ; la tête fut un moment arrêtée au détroit supérieur, qu'elle franchit brusquement. La malade succomba à une métro-péritonite, et à l'autopsie on trouva trois tumeurs fibreuses. L'une d'elles partait de la partie moyenne de la face postérieure de l'utérus, par un pédicule de 5 à 6 centimètres. Elle se renflait bientôt, pour acquérir un volume plus grand que celui d'une tête de fœtus à terme ; elle remplissait, d'une part, le cul-de-sac utéro-rectal, dépassait le détroit supérieur, et s'élevait, d'autre part, jusqu'au fond de l'utérus. Elle adhérait au cul-de-sac recto-utérin en de nombreux points. Une incision antéro-postérieure fit voir que le centre de la tumeur était ramolli, et contenait une bouillie grisâtre (voy. fig. 110).

(1) Tarnier, *Des cas dans lesquels l'extraction du fœtus est nécessaire*, Paris, 1860.

CHAPITRE IX

DES TUMEURS PROVENANT DES PARTIES VOISINES DU CANAL PELVIEN ET DU TISSU CELLULAIRE DE L'EXCAVATION.

Ces tumeurs sont très-variées : elles peuvent appartenir à l'ovaire, à la trompe, au rectum, à la vessie, à l'intestin, au tissu cellulaire du bassin.

§ 1. — Tumeurs de l'ovaire.

L'ovaire peut être affecté d'une foule de maladies qui, presque toutes, ont pour résultat d'augmenter singulièrement son volume. On y observe très-souvent des kystes remplis de matières solides ou liquides : on y a vu des abcès ; il peut s'hypertrophier, être envahi par le squirrhe, l'encéphaloïde : nous n'avons pas à traiter de ces dernières maladies, mais seulement à examiner l'influence qu'elles peuvent avoir sur les fonctions puerpérales. Sous ce rapport, il est très-important de faire attention au siége de la tumeur : quelquefois l'ovaire malade est resté dans la cavité abdominale au-dessus du détroit supérieur ; assez souvent, au contraire, il a été déplacé et est tombé dans l'excavation pelvienne. Dans le premier cas, il peut sans doute, par sa masse, gêner le développement de l'utérus et déterminer un accouchement prématuré ; il peut aussi, en forçant l'utérus à se porter du côté opposé à celui qu'il occupe, déterminer une obliquité de l'organe qui pourra devenir cause de dystocie : mais c'est surtout lorsqu'il est situé dans le petit bassin qu'il mérite toute l'attention de l'accoucheur. Alors il peut, en effet, obstruer tellement les voies de la parturition, que celle-ci devient complétement impossible.

Presque toujours les tumeurs formées par l'ovaire déplacé tombent dans le cul-de-sac que forme le péritoine, en se réfléchissant de la face postérieur du vagin sur la face antérieure du rectum. Dans un seul cas cité par Jackson, elle était située derrière le rectum, qu'elle refoulait au-devant d'elle. Cette anomalie singulière doit être notée avec soin.

Le volume et la forme de ces tumeurs ovariennes varient beaucoup, depuis le volume d'une petite orange jusqu'à celui de la tête d'un enfant. Tantôt elles n'occupent qu'une partie de l'excavation, tantôt elles l'emplissent tellement, qu'il est à peine possible de glisser le doigt entre elles et les parois du bassin.

Il est important de constater ces différences de siége et de volume ; mais il ne l'est pas moins de s'assurer de la nature de la tumeur, de la matière qui la constitue. Dans quelques cas d'hydropisie de l'ovaire, la fluctuation est si évidente, que le doute n'est pas possible ; mais quelquefois cette sensation n'est pas clairement perçue, et la surface lisse et polie de la tumeur, sa forme arrondie, comparées aux inégalités, aux bosselures qu'elle présente dans les dégénérations cancéreuses de cet organe, pourront seules éclairer le diagnostic. La densité de la tumeur liquide, la résistance élastique et la fluctuation qu'elle présente, sont singulièrement modifiées pendant la contraction. Pressée violemment alors par la tête du fœtus, la tumeur, d'abord molle et facilement fluctuante, devient dure, tendue, résistante ; aussi est-il bon de l'examiner pendant et après la douleur, car les différences qu'elle présente sont encore un des éléments du diagnostic. L'exploration sera faite à la fois par le vagin et le rectum ; c'est le meilleur moyen de distinguer les tumeurs de l'ovaire de celles qui appartiennent à l'utérus ou au vagin. Cette double exploration ne permet de les confondre qu'avec les tumeurs de la cloison recto-vaginale ; mais l'erreur serait alors peu grave, puisque les deux cas présentent les mêmes indications.

La présence de semblables tumeurs est toujours un accident très-fâcheux. Leur pronostic varie nécessairement suivant leur volume, leur siége, leur mobilité, leur nature, et suivant aussi l'époque à laquelle le médecin est appelé à donner des soins à la femme. Sur trente et un cas rappelés par Puchelt, quinze furent mortels pour la femme, vingt-trois pour l'enfant. Vingt et un enfants et une femme succombèrent pendant le travail.

La conduite à suivre, dans les cas dont nous parlons, n'est pas toujours la même. Si le volume et le siége de la tumeur permettent d'espérer l'accouchement spontané, il n'y a évidemment rien à faire. Lorsque la tumeur est mobile, que la tête n'est pas encore engagée, il est de précepte de chercher à la refouler au-dessus du détroit supérieur. Si, après cette répulsion, la tumeur avait encore quelque tendance à retomber, il faudrait la maintenir pendant qu'on irait chercher les pieds, ou qu'on pratiquerait l'application du forceps.

Mais, dans quelques cas plus graves, l'engagement de la tête ou les adhérences de la tumeur rendent son refoulement impossible. C'est ici surtout qu'il importe d'être bien fixé sur sa nature ; et si les signes indiqués plus haut n'avaient pas suffi pour éclairer le diagnostic, il faudrait pratiquer une ponction exploratrice, qui fixerait sur l'état liquide ou solide de la tumeur. Si l'on constate une hydropisie de l'ovaire, on pratique une ponction avec un trocart un peu plus gros que celui qui a servi à la ponction exploratrice. Une incision serait évidemment nécessaire, si le kyste était multiloculaire, ou contenait une espèce de bouillie dont l'issue ne pourrait avoir lieu par la canule du trocart.

En permettant l'évacuation du liquide, cette incision aura le double avantage de faciliter l'accouchement quand la tumeur est très-volumineuse, et de prévenir l'inflammation consécutive du kyste, lorsque celui-ci, trop peu volumineux pour s'opposer d'une manière absolue à l'expulsion du fœtus, est assez gros cependant pour la retarder longtemps. Dans ce dernier cas, en effet, la compression qu'il subit pendant le travail peut y causer une inflammation violente, et dans quelques cas même en produire la rupture. A la suite de cette rupture, le liquide peut s'écouler à l'extérieur à travers une perforation du vagin, ou s'épancher dans la cavité péritonéale.

Cette incision ou cette ponction se pratique ordinairement par le vagin. C'est en effet par là que l'évaporation des matières est plus facile. Quelques personnes cependant, craignant que l'incision pratiquée sur la paroi vaginale ne s'agrandisse au moment du passage de la tête de l'enfant, ont proposé d'introduire l'instrument par le rectum. Ce procédé, qu'on doit en général rejeter, devrait être certainement suivi dans le cas, très-rare d'ailleurs, où la tumeur serait placé entre la face antérieure du sacrum et la face postérieure du rectum.

Enfin la tumeur est solide, ne peut être refoulée, et son volume est tellement considérable, qu'elle rend impossible l'extraction du fœtus. Le cas est alors des plus graves, puisqu'on n'a plus à choisir qu'entre l'extirpation de la tumeur, l'embryotomie ou l'opération césarienne. Si l'on pouvait s'assurer que là tumeur n'a pas contracté de larges et nombreuses adhérences avec les parties voisines, j'adopterais volontiers l'opinion de Merriman, qui conseille de procéder à son extirpation. Si l'on jugeait celle-ci impraticable, on aurait recours à l'embryotomie, dans le cas où la tumeur laisse entre elle et la paroi du bassin assez d'espace pour donner passage au fœtus saisi par le céphalotribe; dans le cas contraire, l'opération césarienne nous paraît la seule proposable.

J'emprunte à M. Puchelt le relevé suivant, qui pourra faire comprendre la gravité des opérations que nous avons conseillées : dans cinq cas, où l'on crut devoir abandonner l'accouchement aux ressources de l'organisme, quatre des mères moururent, et deux enfants seulement naquirent vivants. Le refoulement simple de la tumeur n'a été qu'une fois suivi de succès pour les deux individus : dans un autre cas, l'enfant est né mort. Deux fois on a fait la version, après avoir refoulé préalablement : cette double opération n'a été heureuse pour la mère qu'une fois, et, dans ce cas, l'enfant extrait vivant succomba peu après; dans l'autre, la mère et l'enfant périrent. La ponction simple de la tumeur fut faite une fois avec succès; dans deux autres cas, elle ne prévint pas la nécessité de l'embryotomie : les deux femmes moururent. L'incision, pratiquée trois fois, ne fut heureuse pour les deux individus que dans un seul cas; dans les deux autres, les enfants succombèrent; dans un quatrième, la version fut pratiquée après l'incision, et la mère et l'enfant moururent. Il en fut de même du forceps appliqué une seule fois. Sur six cas dans lesquels la perforation du crâne fut nécessaire, trois femmes seulement se rétablir. Celles qui furent délivrées avec les crochets guérirent toutes deux.

§ 2. — Tumeurs appartenant à la trompe de Fallope.

Les tumeurs de la trompe, plus rares que celles de l'ovaire, constituent plus rarement aussi un obstacle mécanique à l'accouchement. On ne connaît qu'un cas raconté par Chambry de Boulaye, dans l'ancien *Journal de médecine, chirurgie, pharmacie:* il s'agissait d'une tumeur dure, ronde et inégale, en partie osseuse, et dont l'autopsie permit de constater le véritable siége. Si un cas semblable se présentait, il offrirait les mêmes indications que les tumeurs ovariennes.

§ 3. — Tumeurs du rectum.

A. Des matières fécales dures peuvent s'accumuler dans le rectum, et s'endurcir de plus en plus, au point de donner lieu à des accidents graves et de manière à simuler quelquefois une maladie de l'intestin. Une pareille accumulation à la fin de la grossesse peut, en rétrécissant les voies que le fœtus doit parcourir, rendre l'accouchement difficile ou même impossible. Dans plusieurs des cas rapportés, il a été impossible d'administrer des lavements, et les laxatifs donnés par la bouche ont été sans efficacité. « Nous fûmes contraint, dit Guillemeau, devant que de l'accoucher, de lui tirer tous ses excréments qui remplissaient ledit gros boyau. » « J'introduisis, raconte Lauverjat, mon doigt dans le vagin ; j'appuyai sur les matières, afin d'en diminuer la solidité ; je donnai ensuite deux lavements qui vidèrent l'intestin sur-le-champ ; les douleurs qui, depuis six heures, avaient complétement cessé, se réveillèrent, et l'accouchement fut terminé en moins d'un quart d'heure. » En pareil cas, je ne connais rien de mieux à faire que d'imiter la conduite de ces deux praticiens.

Un fait curieux sous plusieurs rapports est cité par Fournier. « Je fus appelé par trois élèves en chirurgie qui, depuis cinq jours, essayaient vainement d'accoucher une femme. Ayant appris d'elle qu'elle était constipée et n'avait pas eu de garderobe depuis huit jours, j'ordonnai un lavement. L'élève chargé de ce soin s'évertuait en vain à trouver l'anus. En allant à son secours, je reconnus que l'anus était imperforé ; nul vestige ne l'indiquait : une ligne semblable au raphé partait du coccyx et se terminait à la vulve. J'introduisis le doigt dans le vagin, où je trouvai le rectum flottant et comprimant la matrice, attendu qu'il était rempli d'excréments. La canule y fut introduite, et le lavement pénétra dans l'intestin, d'où il sortit sur-le-champ une prodigieuse quantité de noyaux de cerises agglomérés avec des matières fécales. Après cette évacuation, je terminai l'accouchement. » (*Dict. des sciences médic.*, t. IV, p. 155. Cas rares.)

B. *Squirrhe.* — Le docteur Lever dit avoir vu une fois le travail difficile par suite de la tumeur formée par un cancer situé à trois pouces au-dessus de l'anus. Rarement ces tumeurs acquièrent un volume considérable, et l'application du forceps me paraît devoir être toujours suffisante.

§ 4. — Tumeurs de la vessie.

Les tumeurs de l'excavation dépendant de la vessie sont constituées par la procidence de la vessie, les cancers de cet organe, les calculs urinaires. Nous avons déjà parlé de l'influence d'une distension énorme que ce réservoir peut avoir sur les fonctions puerpérales.

A. *Procidence de la vessie.* — Quelques auteurs ont décrit, sous ce titre, un déplacement peu prononcé de la vessie, mais qui n'en constitue pas moins une véritable hernie. Nous renverrons donc ce que nous avons à en dire à l'article où nous traiterons des tumeurs herniaires.

B. *Cancer de la vessie.* — Puchelt emprunte un cas à Oberteufer, et Lever en raconte un autre, qui tous deux semblent prouver que les parois vésicales, envahies par le cancer, peuvent constituer dans l'excavation une tumeur assez volumineuse pour mettre obstacle à la parturition. Cette tumeur présente évidemment les mêmes indications que toutes les tumeurs solides dont nous avons parlé.

C. *Calculs urinaires.* — Les exemples de calculs descendus dans l'excavation, et s'opposant au libre passage de la tête, ne sont pas rares. Les faits nombreux consignés dans la science prouvent qu'ils sont toujours situés au-dessous de la tête, ou placés entre elle et la symphyse des pubis. Dans un seul cas cité par Lauverjat, le calcul était au-dessus des pubis, mais il est difficile de comprendre, ainsi que le fait remarquer M. Velpeau, en quoi il put arrêter l'expulsion du fœtus.

Le volume des calculs est excessivement variable et a une grande influence sur le pronostic. Il en est de même de leur forme.

Le diagnostic n'est pas toujours facile. On pourra soupçonner l'existence d'un calcul, si la tumeur que l'on sent derrière la symphyse des pubis est dure, circonscrite, si elle détermine des douleurs par la pression du doigt ou de la tête, si elle est située en dehors du vagin : si, fixée fortement pendant la contraction, elle est mobile pendant le relâchement de la matrice. Ces soupçons devront nécessairement conduire à pratiquer le cathétérisme, et l'on parviendra presque toujours alors à sentir avec la sonde le corps étranger.

Traitement. — Avant le travail et même pendant le travail, avant l'engagement de la tête, il faut s'empresser de refouler le calcul au dessus du détroit supérieur. Si, quoique engagée, la tête était encore mobile, il faudrait la soulever et reporter le calcul au-dessus d'elle. Malheureusement il n'est pas toujours possible de refouler le calcul, soit parce que la tête est trop avancée pour pouvoir être refoulée, le calcul étant placé au-dessous d'elle, soit parce qu'il est fortement engagé comme un coin entre elle et la symphyse. Dans ces cas, l'extraction du calcul paraît être la seule ressource. Il ne faudrait pourtant pas trop se presser d'agir. Quelques faits prouvent que leur expulsion spontanée peut avoir lieu, alors même que leur volume paraîtrait devoir ôter toute espérance. La femme d'un porteur de charbon, dit Smellie, qui depuis longtemps souffrait de la présence d'un calcul de la vessie, devint enceinte. Une sage-femme, appelée au moment du travail, fut surprise de sentir un corps dur au-devant de la tête. Les ressources de la malade ne permettant pas d'appeler un accoucheur en consultation, la sage-femme se contenta de l'encourager pendant ce long et pénible travail. Enfin elle sentit sortir quelque chose : c'était une pierre de la forme et du volume d'un gésier d'oie, qui pesait 150 à 180 grammes. Immédiatement après sa sortie, l'enfant fut expulsé. La femme s'est bien rétablie, mais a conservé une incontinence d'urine.

Ce sont probablement les faits dont je parle qui ont engagé quelques chirurgiens à tenter l'extraction des calculs par l'urèthre préalablement dilaté ; mais c'est une opération qui exige trop de temps pour pouvoir être pratiquée pendant le travail. Si le volume du calcul ne laissait aucune espérance de réussir par le forceps ou la version pelvienne, il faudrait évidemment se décider à la lithotomie vaginale, et inciser l'urèthre directement sur la pierre, à travers la paroi antérieure du vagin.

§ 5. — Des tumeurs herniaires.

Une portion plus ou moins considérable de l'intestin, de l'épiploon ou de la vessie, peut s'engager dans les culs-de-sac que forme le péritoine, en se réfléchissant de la vessie sur l'utérus et du vagin sur le rectum, et constituer une véritable hernie *vaginale*. Lorsque les parties déplacées et engagées entre le rectum et le vagin descendent davantage, et viennent faire saillir le périnée, on donne à la hernie le nom de *périnéale*.

Enfin, on a décrit sous le titre de hernie *vagino-labiale* une tumeur herniaire dont le siége se trouve dans l'épaisseur de la lèvre ou du pli cutané qu'elle forme, là où ce pli cutané est le plus saillant et le plus déclive.

A. *Hernie intestinale ou épiploïque.* — Le siége de l'entérocèle ou de l'épiplocèle vaginale est quelquefois entre le vagin et la vessie, mais le plus souvent entre le rectum et la paroi postérieure du canal, et toujours un peu de côté, à cause des adhérences du vagin en arrière et en avant. L'organe déplacé constitue là une tumeur très-variable en volume, et qui présente la mollesse pâteuse de l'épiplocèle, ou l'élasticité et les gargouillements de l'entérocèle. Quoique assez faciles à reconnaître, ces tumeurs ont cependant donné lieu à quelques méprises, qui ont failli être bien funestes aux malades. « J'ai été appelé, dit Levret, pour un cas semblable : on discutait sur la question de savoir s'il fallait enlever la plus grande partie de la tumeur ; mais je démontrai palpablement qu'il s'était glissé quelque portion d'intestin dans l'épaisseur de la cloison, par le fond du cul-de-sac qui se trouve entre le col de la matrice et la partie supérieure du rectum. » (Levret, *Abus des règles.*)

Le pronostic n'est pas seulement grave par l'obstacle que la tumeur peut opposer à l'expulsion de l'enfant, mais encore par le danger de la compression que la tête peut exercer sur l'intestin hernié. Une inflammation toujours grave, quelquefois même la gangrène, peuvent en être la conséquence. Aussi tous les auteurs ont-ils recommandé de réduire la hernie le plus promptement possible.

Pour obtenir ce résultat, il convient de faire mettre la femme sur les genoux et sur les coudes, afin de faciliter la rentrée de l'intestin et l'engagement de la tête. Cette position eut le plus heureux résultat dans le cas que nous avons cité plus haut. Stubss se contenta de comprimer la tumeur herniaire ; il parvint à la réduire par le taxis, et la tête s'engagea. Le taxis devrait, je pense, être préféré au procédé de Levret. Si la hernie était volumineuse, on devrait, en même temps, soutenir un peu la tête avec l'autre main. Si la réduction était impossible, il faudrait terminer l'accouchement le plus promptement possible à l'aide du forceps ou pour la version.

B. *Hernies vulvaires ou périnéales.* — Qu'on nous permette de signaler succinctement les hernies vulvaires ou périnéales, qui ne constituent pas, il est vrai, un obstacle mécanique à la parturition, mais peuvent pourtant devenir pendant la grossesse et l'accouchement la source de quelques indications spéciales. Ces tumeurs, qui siégent dans la partie la plus inférieure et postérieure de la grande lèvre, peuvent être formées par l'issue d'une anse d'intestin et quelquefois d'une portion de la vessie. Elles ont été observées plus souvent pendant la grossesse qu'à toutes les autres époques de la vie, et peuvent acquérir à la longue un volume très-considérable. Papus dit en avoir disséqué une qui avait la forme d'une grosse bouteille, pendante au côté droit de l'orifice de l'anus, et se prolongeant jusqu'à la jambe. Dans un des cas observés par Smellie, la tumeur, qui, vers la fin de la grossesse, avait le volume du poing, s'étrangla et se gangrena.

Le siége de la tumeur, constamment placée dans la partie inférieure de la grande lèvre, entre la marge de l'anus et la tubérosité de l'ischion, la facilité de la réduction dans la position horizontale, et la promptitude avec laquelle elle reparaît quand la femme se lève et fait le moindre effort, feront reconnaître sa nature. Le gargouillement qui accompagne la réduction distinguera l'entérocèle de la cystocèle. Celle-ci diminuera d'ailleurs souvent après la miction ou le cathétérisme, et la pression exercée sur la tumeur, dans ce dernier cas, provoquera le besoin d'uriner.

On comprend facilement que les efforts du travail pourraient augmenter beaucoup le volume de la hernie, et même en produire l'étranglement. La maintenir réduite par une pression convenable est donc ce qu'il convient de faire.

C. *Hernie vésicale ou cystocèle.* — Le bas-fond de la vessie descend quelquefois au-dessous de la tête pendant le travail, et vient constituer, à la partie supérieure et antérieure du vagin, une tumeur plus ou moins volumineuse. Cette procidence est probablement due à la pression qu'exerce sur le fond de cet organe la tête de l'enfant ou la partie inférieure de l'utérus.

La malade éprouve un sentiment de pesanteur, de plénitude dans le bassin, et une sensation de tiraillement à l'ombilic. Elle ressent constamment le besoin d'uriner sans pouvoir le satisfaire complétement, bien que parfois chaque contraction utérine soit suivie de l'émission d'une certaine quantité d'urine; le toucher fait reconnaître, à la partie supérieure et antérieure du vagin, une tumeur plus ou moins ovale, lisse, molle, fluctuante pendant l'intervalle des douleurs, dure et tendue pendant la contraction : on distingue souvent la tête au-dessus d'elle; le doigt peut facilement se glisser derrière cette tumeur et atteindre le col, mais il ne peut pénétrer entre elle et la symphyse.

La tumeur formée par la cystocèle est quelquefois très-considérable. « La première chose qui nous frappa, dit madame Lachapelle, fut une tumeur pédiculée, du volume d'un œuf, qui, sortant peu à peu de la vulve,

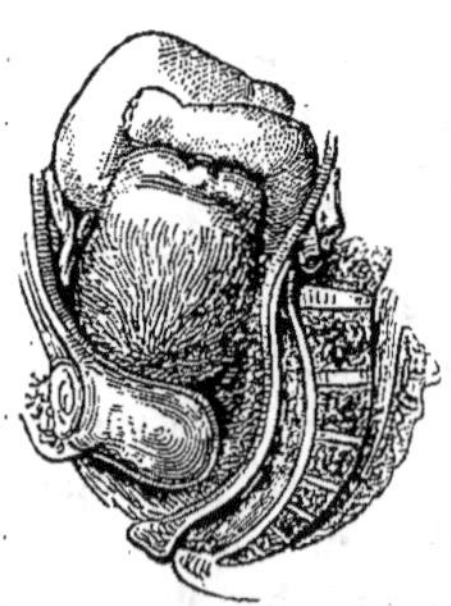

Fig. 111. — Cystocèle vaginale observée par Rhamsbotham.

paraissait attachée à la paroi antérieure et droite du vagin, vers le milieu de sa hauteur. Le pédicule avait environ un pouce et demi d'épaisseur, et la tumeur contenait un liquide qu'on pouvait repousser en totalité à travers le pédicule :

alors on sentait une ouverture à bords épais et qui me paraissait communiquer avec la vessie. En effet, au rapport de la femme, la tumeur augmentait par la station directe, souvent disparaissait après l'émission de l'urine, et rentrait constamment lors d'un bain froid. Les douleurs utérines augmentaient le volume de la hernie, et la tête en descendant la poussait et la tendait fortement. Je la réduisis après avoir vidé la vessie, et je recommandai aux élèves de la soutenir avec deux doigts pendant chaque contraction de la matrice. La tête franchit bientôt le passage, maintint elle-même la hernie, et l'accouchement se termina heureusement.

La tumeur siége presque toujours à la partie antérieure du vagin ; dans un seul cas rapporté par Sandiford, elle était placée entre le rectum et le vagin.

Il est une variété de tumeur formée à l'intérieur du bassin par la vessie distendue, et qui est d'autant plus digne d'attention, que sa situation singulière peut faire méconnaître sa véritable nature. Elle dépend d'un déplacement latéral de ce réservoir. M. Christian lui assigne les caractères suivants : On reconnaît ce déplacement de la vessie à une plénitude particulière sur l'un des côtés du bassin, remarquable surtout pendant les contractions utérines, qui donne à la tumeur de la tension et une élasticité évidente. Quoique les limites de cette tumeur soient en général circonscrites, sa base est pourtant un peu diffuse ; elle s'étend sur le côté du bassin jusqu'au sacrum. Son volume varie en raison de la quantité de fluides accumulés dans la poche ; on l'a vu égaler le tiers du diamètre transverse du bassin. Après le cathétérisme, la tumeur s'affaise complétement, et l'on peut, en dirigeant en bas la concavité de la sonde, sentir à travers ses parois le bec de l'instrument, qu'on fait facilement mouvoir d'avant en arrière dans une direction horizontale. La tumeur étant recouverte par le vagin, et la base étant diffuse, il n'y a pas à craindre qu'elle soit prise pour la poche des eaux, d'autant plus qu'elle n'empêche pas le doigt d'atteindre l'orifice de l'utérus.

La cystocèle disparaît quelquefois par la pression, presque toujours par le cathétérisme. Son volume varie suivant l'étendue de la portion de l'organe déplacé et suivant la quantité d'urine qu'il renferme...

Ces cas méritent d'autant plus de fixer l'attention, que cette sorte de hernie peut être confondue avec d'autres tumeurs, et que cette erreur de diagnostic pourrait conduire à la pratique d'une opération inutile et peut-être dangereuse. Merriman (*Synopsis*, page 202) raconte qu'un chirurgien, croyant avoir affaire à une tête hydrocéphale, pratiqua une ponction : la même faute fut commise, au rapport de Hamilton, par un autre praticien qui croyait ouvrir la poche des eaux. Le cathétérisme est, dans tous les cas obscurs, le meilleur moyen de diagnostic. Il est bon de remarquer toutefois que, pour être concluant, il doit être pratiqué de manière que le bec de la sonde plonge dans le liquide que contient la poche, c'est-à-dire qu'après son introduction, l'instrument doit être retourné de manière que sa concavité regarde en bas et en arrière. C'est aussi le seul remède à employer. La sonde doit être laissée dans la vessie jusqu'après l'engagement de la tête. Malheureusement, il n'est pas toujours facile d'introduire l'instrument, surtout quand la tête est depuis longtemps engagée : il faut alors essayer de la repousser pendant l'intervalle des douleurs ; mais si cela était impossible, et que la distension excessive de la vessie pût en faire craindre la rupture, je ne vois guère de ressource que dans la ponction de l'organe, ponction qu'on devrait pratiquer avec un trocart très-délié.

§ 6. — Des tumeurs développées dans le tissu cellulaire du bassin.

Parmi les tumeurs qui peuvent se développer dans le tissu cellulaire du petit bassin, nous avons encore à noter des masses graisseuses, fibreuses ou cancéreuses, des abcès ou des tumeurs enkystées. Presque toutes se trouvent habituellement placées dans l'épaisseur de la cloison recto-vaginale, quelquefois pourtant sur les côtés du vagin. Dans un seul cas rapporté par Ed. Meier, l'accouchement fut rendu impossible par un kyste du volume de la tête d'un enfant, situé entre l'utérus et la vessie. Quant aux tumeurs stéatomateuses ou cancéreuses, elles sont ordinairement en contact avec les parois osseuses ou ligamenteuses du bassin, parois auxquelles elles semblent appartenir (voy. page 683).

Comme on le voit, il y a entre ces tumeurs du tissu cellulaire et celles de l'ovaire, identité de nature et de siége, et la réductibilité des unes, quand elles ne sont pas adhérentes, et l'irréductibilité des autres, constituent la seule différence tranchée. Aussi le diagnostic est-il en général difficile après l'engagement de la tête, ou quand la tumeur ovarienne est maintenue en place par des adhérences anciennes ; mais heureusement qu'alors une erreur serait de peu d'importance, puisqu'elles présentent toutes les mêmes indications.

Il est plus facile de distinguer les tumeurs du tissu cellulaire de celles qui appartiennent aux organes dont nous avons déjà parlé, et nous renvoyons aux signes déjà indiqués à propos de chacune d'elles.

On comprend que le pronostic varie encore ici suivant le volume, le siége, la densité et la nature de la tumeur. Si elle est petite, compressible, située dans la direction d'un des plus grands diamètres du bassin, elle permettra le plus souvent la terminaison spontanée. Le résultat sera encore quelquefois heureux, si, quoique dure et un peu plus volumineuse, elle jouit d'une certaine mobilité. Même dans les cas, en effet, où il est impossible de la refouler au-dessus du détroit supérieur, on peut espérer que, poussée violemment par la tête du fœtus, elle permettra à celle-ci de passer. J'ai vu, pendant mon séjour à la Clinique, une femme chez laquelle la tête fut longtemps arrêtée au détroit supérieur par une tumeur probablement fibreuse, située au-devant et à la hauteur de la symphyse sacroiliaque. On pensait déjà à l'application du forceps, lorsque, sous l'influence de contractions violentes, la tumeur, située dans la cloison recto-vaginale, fut peu à peu abaissée par la tête jusqu'au niveau du plancher du bassin ; elle fut alors refoulée en arrière, en refoulant elle-même le périnée, et l'accouchement se termina par la naissance d'un enfant vivant.

Dans beaucoup de cas, le volume et la fixité de ces tumeurs ne permettent pas d'espérer un résultat aussi heureux. Il faut agir, et l'indication à remplir varie suivant les cas : ponctionner la tumeur pour en évacuer le liquide, quand on a reconnu un abcès ou une tumeur enkystée ; l'inciser quand la matière ne peut être extraite par une simple ponction ; si la tumeur est solide, si elle est facilement accessible, et qu'elle n'ait pas contracté des adhérences trop intimes avec le vagin ou le rectum, il faut pratiquer son extirpation. Deux procédés opératoires ont été conseillés : les uns incisent seulement la paroi vaginale ; les autres arrivent jusqu'à la tumeur, en fendant le périnée. Les succès obtenus par Drow et Burns plaident en faveur de ce dernier procédé. Dans les cas plus graves où la situation de la tumeur, des adhérences nombreuses et fortes, rendent l'extirpation impraticable, il ne reste plus de ressources que dans les manœuvres obstétricales proprement dites : l'application du forceps ou les tractions sur les pieds, si la tumeur est peu volumineuse ; l'opération césarienne ou l'embryotomie, si l'excavation est tellement obstruée que l'extraction d'un enfant vivant soit impossible.

CHAPITRE X

DES RUPTURES DE L'UTÉRUS ET DU VAGIN.

ARTICLE PREMIER.

DES RUPTURES DE L'UTÉRUS.

La rupture de l'utérus est un des plus graves accidents qui puissent arriver à la femme dans l'état puerpéral. Assez rare pendant les premiers mois de la grossesse, elle est un peu plus fréquente dans la seconde moitié de la gestation ; mais c'est surtout pendant la seconde période du travail qu'elle survient le plus souvent.

La rupture de l'utérus a été rarement observée dans une première grossesse. Ainsi sur soixante-quinze cas cités par Churchill, neuf eurent lieu chez des primipares ; quatorze des femmes étaient à leur seconde grossesse, treize à leur troisième, trente-sept à leur quatrième ou suivante.

L'âge des femmes ne paraît pas avoir d'influence sur la production de cet accident. Toutefois, comme les altérations organiques sont plus rares dans la jeunesse, c'est une prédisposition de plus dans l'âge avancé.

Le volume en général plus considérable de l'enfant mâle serait, suivant Clarke, une circonstance prédisposante : sur vingt cas de rupture cités par le docteur M. Keewes, quinze fois les femmes ont accouché d'enfants mâles, et sur trente-quatre observations de Collins on compte vingt-trois garçons.

La rupture de l'utérus peut siéger sur le corps ou le col de l'organe. Lorsqu'elle affecte le col, il est bien important de distinguer celle qui ne comprend que la portion sous-vaginale du col, de celle qui envahit la partie située au-dessus de l'insertion du vagin. La première, en effet, est aussi peu dangereuse qu'elle est fréquente; elle s'opère presque à chaque accouchement, au moment où la tête franchit l'orifice, et elle n'est presque jamais suivie d'accidents. La dernière offre, au contraire, les mêmes dangers, et a les mêmes conséquences que celles du corps. Aussi ne ferons-nous que mentionner ici les déchirures bornées à l'orifice et qui ne s'étendent pas au delà de l'insertion du vagin. Tout ce que nous allons dire se rapporte exclusivement aux ruptures du corps de l'utérus et de la portion sus-vaginale du col. Ces dernières sont, du reste, les plus fréquentes, et siégent un peu plus souvent sur la face postérieure que sur l'antérieure.

§ 1. — Causes.

La rupture de l'utérus suppose toujours une distension de l'organe, et cette distension est le plus souvent due à la grossesse. Par suite des modifications que subissent les parois utérines, elles sont ramollies, leur épaisseur est en quelques points un peu diminuée; quoique plus souples, plus élastiques, et par conséquent plus propres à supporter une pression lente et graduée (car elles peuvent, grâce à leur souplesse, ployer sans se rompre), leur distension les rend pourtant moins aptes à supporter une violence brusque et énergique. Par cette distension et l'augmentation de volume à laquelle elle donne lieu, la grossesse force l'utérus à s'élever au-dessus du détroit supérieur. Dès lors il n'est plus protégé par les parois osseuses du bassin : il est plus exposé aux violences extérieures, à l'abri desquelles il était placé pendant l'état de vacuité : se trouvant par sa situation immédiatement en contact avec les parois abdominales, il est soumis sans intermédiaire aux pressions inégales que peut exercer sur lui la contraction brusque et irrégulière dont les muscles abdominaux sont le siége pendant les efforts violents.

La grossesse et les modifications qu'elle imprime à l'utérus sont donc des prédispositions essentielles, pour ainsi dire, aux ruptures utérines : mais indépendamment de ces conditions qui existent chez toutes les femmes, il est une foule de circonstances qui ont une action plus immédiate sur la production de cet accident, et que les auteurs ont désignées sous le nom de *causes prédisposantes* et *déterminantes*.

1° *Causes prédisposantes.* — Comme causes prédisposantes, nous devons noter tout ce qui peut augmenter la distension ou diminuer la résistance des parois utérines.

A. Une grande abondance de liquide amniotique, la présence de plusieurs enfants, etc.

B. Un amincissement extrême des parois utérines qui se rencontre chez certaines femmes, sans qu'il soit possible de l'expliquer.

L'amincissement des parois utérines se rencontre surtout chez les multipares qui ont eu un grand nombre d'enfants et les prédispose par conséquent aux ruptures spontanées; chez les mêmes femmes la version est plus dangereuse que chez les primipares, parce que pendant les manœuvres l'utérus très-aminci peut se déchirer plus facilement.

C. L'affaiblissement des parois utérines, dépendant de causes qui ont agi à une époque plus ou moins antérieure, comme coup, chute, etc. ; ces parois, contuses, meurtries, s'enflamment, se ramollissent et s'ulcèrent : tantôt alors la rupture survient pendant la même grossesse ; tantôt plusieurs grossesses peuvent se succéder sans accident, et la rupture survenir seulement à une grossesse subséquente. L'affaiblissement des parois peut encore être le résultat des ramollissements divers désignés par M. Dezeimeris sous le nom de ramollissements atrophique, apoplectiforme, inflammatoire, par altération et gangréneux. Il faut ajouter une circonstance, bien rare à la vérité, mais dont plusieurs faits bien observés ont démontré l'influence. Les femmes qui ont subi l'opération césarienne, et qui ont eu le rare bonheur d'échapper aux graves dangers qui en sont la conséquence, paraissent plus exposées que les autres aux ruptures de l'utérus dans la grossesse suivante. Ainsi, le docteur Kaiser a cité, dans son excellente thèse, six cas dans lesquels les femmes, opérées déjà une première fois heureusement, ont dû subir de nouveau la gastrotomie à cause de la rupture de l'utérus : trois de ces femmes ont succombé.

D. Toutes les altérations organiques, toutes les dégénérescences de tissu dont l'utérus peut être le siége : ainsi les tumeurs squirrheuses fibreuses ou encéphaloïdes. Le ramollisement, l'ulcération de ces masses morbides, peuvent rendre plus minces et faibles les points qu'elles occupent ; mais le plus souvent, au contraire, elles augmentent l'épaisseur et même la consistance du tissu utérin, et n'en sont pas moins encore des causes prédisposantes aux ruptures, au moins pendant le travail de l'accouchement : ces points, en effet, ne se contractent pas, tandis que tous les autres sont en contraction, la résistance qu'oppose la partie altérée est toute passive : quelle que soit son intensité, elle ne peut lutter contre les contractions de tout le reste de l'utérus, dont l'action, aidée de celle des parois abdominales, pèse, pour ainsi dire, de toute sa force sur la partie qui ne peut participer à cette action générale ; et si l'on suppose qu'un obstacle quelconque s'oppose à l'engagement facile du fœtus, l'effort utérin, impuissant à vaincre la résistance que rencontre la tête à franchir le détroit supérieur, se fait sentir sur le point qui ne se contracte pas, et celui-ci cède et se rompt. C'est par le même mécanisme que les contractions irrégulières ou partielles, en laissant un des points des parois utérines dans l'inertie, pendant que tous les autres sont en contraction, peuvent en produire la rupture.

Pendant le travail, il faut ajouter tout ce qui peut rendre l'accouchement difficile, et nécessite de la part de l'organe des contractions très-énergiques et très-longtemps répétées. Sous ce rapport, les rétrécissements du bassin, les tumeurs qui obstruent l'excavation, les résistances offertes par le col, qu'elles soient dues à une agglutination des lèvres, à une dégénérescence de son tissu, à un état de spasme ou à une obliquité considérable ; les positions vicieuses, ainsi que les vices de conformation du fœtus, peuvent devenir causes de rupture de l'utérus.

Les ruptures de l'utérus qui surviennent pendant le travail se produisent presque toujours après la rupture de la poche amniotique. Cependant James Hamilton rapporte un cas de rupture utérine dans lequel l'autopsie *démontra l'intégrité* des membranes.

2° *Causes déterminantes.* — Sous l'influence de l'une de ces prédispositions, une foule de causes peuvent déterminer la rupture et toutes ces causes peuvent être rangées sous deux chefs principaux : *causes externes* ou *traumatiques, causes internes.*

3° *Causes externes ou traumatiques.* — Ce n'est pas sans quelque hésitation qu'à propos de rupture de l'utérus, je me décide à dire quelques mots des lésions traumatiques auxquelles cet organe est exposé. A toutes les époques, en effet, l'utérus peut être atteint par un projectile lancé par la poudre à canon, par un instrument meurtrier ou par la corne d'un animal furieux; mais cependant il faut convenir que le volume de la matrice, considérablement augmenté pendant la grossesse, l'expose alors plus que jamais à ce genre de lésions : les conséquences et les indications sont d'ailleurs à peu près les mêmes. Il faut bien ajouter, enfin, que les manœuvres obstétricales mal dirigées ne produisent que trop souvent des perforations et des déchirures de l'utérus.

La matrice, développée par le produit de la conception, est encore très-exposée à la compression ou à la contusion violente de ses parois. Cette compression peut être médiate, c'est-à-dire due à des causes extérieures, comme des coups et des chutes sur l'abdomen, la pression de cette région par le reculement d'une voiture contre un mur, ou le passage de ses roues sur le ventre ; elle peut être immédiate, c'est-à-dire due à la contraction violente des muscles abdominaux.

Les effets de la compression médiate sont le plus souvent nuls, grâce à la mobilité de l'utérus, à la souplesse de ses parois, au point d'appui que celles-ci trouvent dans les parties environnantes. Toutefois ils ont eu quelquefois les conséquences les plus fâcheuses : ainsi on lit dans l'ancien *Journal de médecine* qu'une femme éprouva une rupture de l'utérus, au septième mois de sa grossesse, pour avoir été pressée entre une muraille et une voiture qui reculait. Comme nous l'avons déjà dit, la contusion des parois du ventre produit rarement une rupture immédiate; mais la meurtrissure et l'inflammation consécutive des parois utérines peuvent déterminer une ulcération, puis une perforation à une époque plus ou moins éloignée.

Les ruptures par compression immédiate, c'est-à-dire dues à la contraction violente des muscles abdominaux, supposent presque toujours, dans les parois de la matrice, l'existence d'une des altérations que nous avons considérées plus haut comme causes prédisposantes. Elles succèdent le plus souvent aux accès de toux, à l'éternument, aux efforts de vomissement, à un accès de colère. Elles peuvent encore être occasionnées par un effort fait pour lever un fardeau, par le renversement forcé du tronc en arrière; renversement qui ne peut avoir lieu sans que les muscles droits de l'abdomen se rapprochent fortement de la colonne vertébrale, enfin par la courbure du tronc en avant : tous mouvements dans lesquels la matrice se trouve fortement pressée entre les muscles abdominaux, qui se contractent vigoureusement, et le plan postérieur du ventre. Sous l'influence d'une de ces causes, on a vu la rupture s'opérer à toutes les époques de la grossesse, depuis les premiers mois jusqu'à une époque voisine du terme.

4° *Causes internes.* — Les auteurs ont à tort considéré la distension énorme de l'utérus comme pouvant, pendant la grossesse, occasionner la rupture; cette distension, quelque considérable qu'elle soit, est une cause prédisposante, mais ne saurait par elle-même, et sans l'existence préalable d'une altération organique, produire un pareil accident. Il en est de même des mouvements violents et convulsifs du fœtus, dont la faiblesse est trop grande, et contre lesquels d'ailleurs la matrice est suffisamment protégée par le liquide amniotique et la souplesse de ses parois.

Pendant le travail, la contraction utérine est la cause déterminante la plus fréquente, et si, durant la grossesse, les parois utérines sont à l'état de repos, elles jouent ici le principal rôle dans la production de la rupture utérine.

Là, en effet, après la rupture des membranes, les eaux se sont écoulées en totalité, les parois utérines viennent s'appliquer directement sur l'ovoïde fœtal. Or, dans l'état de pelotonnement où se trouvent les diverses parties de l'enfant, elles offrent des saillies et des anfractuosités nombreuses qui rendent très-inégale la résistance de l'utérus en ses différents points. Aussi quelques parties de l'utérus sont plus ou moins tendues sur les parties saillantes, et, suivant l'expression de madame Lachapelle, il en résulte que certains faisceaux musculaires portent à faux, tandis que d'autres prennent un point d'appui plus solide et se contractent avec plus d'énergie.

L'équilibre des forces, dit M. Taurin, est alors rompu sur les divers points de la matrice, et cet organe se contracte irrégulièrement : les parties non comprimées et restées saines et plus épaisses se contractent avec plus de violence, et tiraillent les parties voisines : ces dernières, déjà distendues par les saillies fœtales, s'amincissent encore, leur résistance diminue de plus en plus, et, incapables de résister plus longtemps, elles cèdent aux contractions plus énergiques des parties voisines.

Les choses se passeront surtout ainsi, si le fœtus se présente dans une position vicieuse, en présentation de l'épaule, par exemple.

Ajoutez, enfin, que lorsque le travail se prolonge outre mesure, la pression exercée par les saillies du fœtus sur les parois utérines peut en déterminer l'inflammation, l'ulcération, la gangrène même, toutes circonstances très-propres à en faciliter la rupture.

Les vices de conformation du bassin constituent, ainsi que nous l'avons dit, une prédisposition à la rupture, par l'obstacle mécanique qu'ils opposent au passage du fœtus, mais alors c'est encore la contraction qui est la cause déterminante. Dans quelques autres cas, les saillies dures et plus ou moins inégales qu'offre le cercle pelvien irrégulièrement rétréci peuvent produire directement la rupture du segment inférieur de l'utérus ou des parois du col. On comprend, en effet, que la saillie antérieure trop prononcée de l'angle sacro-vertébral, que la crête si saillante que présente parfois la face supérieure ou postérieure de la symphyse pubienne, puissent confondre, meurtrir, déchirer même le point de l'utérus qui se trouve fortement comprimé entre la tête fœtale et cette saillie osseuse. M. Taurin cite dans sa thèse un cas dans lequel M. P. Dubois crut pouvoir attribuer à cette compression une déchirure qui comprenait une partie du vagin, toute la face antérieure de la largeur du col, et qui remontait sur la partie gauche du corps de l'utérus.

Quant aux mouvements violents du fœtus, ils sont aussi étrangers à la rupture qui survient pendant le travail qu'à celles qui sont produites pendant la grossesse : car, suivant l'observation de M. Duparcque, si ce mouvement est opéré pendant le relâchement des parois, leur souplese et leur extensibilité leur permettent de céder à cette violence ; si, au contraire, ce mouvement a lieu pendant la contraction, la résistance qu'elles présentent alors exigerait, pour être vaincue, une violence bien autrement forte que celle qui peut résulter d'un mouvement même convulsif du fœtus. La contraction est donc la seule cause déterminante ; mais pour qu'elle produise la rupture, il faut que son action soit favorisée par une des causes prédisposantes que nous avons indiquées, et dont il est facile de comprendre l'influence.

Ces ruptures spontanées n'ont guère lieu que dans les accouchements à terme, et elles semblent impossibles dans un avortement de quatre à cinq mois. M. Castelnau a communiqué pourtant à M. Danyau un fait qui ne laisse pas le moindre doute sur la possibilité d'un pareil accident dans les six premiers mois de la gestation. Chez une femme morte presque subitement à la suite d'une hémorrhagie abondante, on trouva que le col de l'utérus et le vagin avaient été le siége d'une déchirure qui intéressait toute la hauteur du col et la partie supérieure du vagin. Celle-ci s'était produite, suivant toutes les probabilités, pendant quelques contractions, qui avait eu pour résultat l'expulsion très-rapide de l'œuf ; car, bien qu'il n'en existât plus aucune partie dans l'utérus, l'organe offrait tous les caractères d'une matrice développée par une grossesse de cinq mois.

Pendant le travail, il ne faut pas oublier que souvent la rupture de la matrice a succédé aux manœuvres imprudentes pratiquées dans le but de terminer l'accouchement. Que de fois une application de forceps, une version, extraction difficile du placenta, pratiquées par des mains inexpérimentées, ont-elles été suivies de la mort prompte des malades, mort que l'autopsie venait expliquer en faisant constater une déchirure de l'organe. Tous les auteurs contiennent des faits à l'appui de cette assertion. J'ai entendu dire à madame Legrand, sage-femme en chef de la Maternité, que, chaque année, plusieurs femmes venaient mourir à l'hospice, victimes de pareilles tentatives faites en ville. J'ai vu un utérus dont les deux tiers inférieurs et droits du corps avaient été enlevés par le forceps céphalotribe ; dans un autre cas, j'ai constaté à l'autopsie qu'une perforation de la partie supérieure droite du corps de la matrice avait été produite par les efforts qu'un médecin avait pratiqués pour décoller un placenta fortement adhérent. On ne saurait trop souvent citer de pareils faits ; car ils sont bien propres à rendre prudents les jeunes gens qui se proposent d'exercer les accouchements, et à les convaincre qu'il ne suffit pas d'avoir assisté deux ou trois fois des femmes en travail pour être aptes à pratiquer les manœuvres les plus difficiles de notre art.

Je répète donc encore que les ruptures spontanées de l'utérus sont rares, tandis que les déchirures produites par les manœuvres de la version ou l'introduction d'un instrument sont relativement très-fréquentes. Une seule fois j'ai observé une rupture spontanée de l'utérus tandis que j'ai malheureusement vu un assez grand nombre de ruptures traumatiques à la suite d'une opération mal conduite. L'opérateur le plus habile, sans commettre aucune faute, peut être la cause involontaire d'une rupture et personne n'a le droit de le blâmer, mais il n'en est pas moins vrai que presque toujours lee ruptures de l'utérus sont le résultat immédiat de l'inhabileté et d'un déploiement trop grand de forces dans l'introduction de la main ou d'un instrument.

<h2 style="text-align:center">§ 2. — Symptômes.</h2>

Les signes de la rupture utérine sont assez faciles à constater. Le plus souvent, à la suite d'un effort violent, qui a nécessité une contraction très-énergique des muscles abdominaux, la déchirure se fait brusquement, et se manifeste par une douleur vive, intense, dans le lieu même où s'opère la crevasse, douleur que la femme exprime en poussant un cri perçant. Cette douleur vive, poignante quelquefois, dit Desormeaux, comme *angoissante* et semblable à une crampe (¹), s'accompagne d'un bruit de déchirement ou de craquement assez intense pour être perçu, dans certains cas, par les personnes qui se trouvent auprès de la malade. Cette douleur se change bientôt en une sensation d'engourdissement ; elle est presque immédiatement suivi d'évanouissement. La malade pâlit, son pouls s'affaiblit, et elle tombe en syncope.

Ces premiers phénomènes sont les seuls qui se manifestent lorsque la grossesse est très-peu avancée et l'utérus trop élevé pour être facilement accessible, ou bien lorsque l'œuf, engagé dans la crevasse, l'a bouchée de manière à empêcher tout épanchement dans la cavité abbominale. Un calme trompeur peut succéder alors à ce premier orage, et les accidents ne se renouveler qu'après plusieurs heures, plusieurs jours même, seulement alors que l'utérus se contractant, expulsera dans la cavité abdominale les parties qu'il renfermait. Dans le cas contraire, et surtout à une époque plus avancée, on peut facilement constater, par l'examen de la malade, le ramollissement et l'affaissement des parois hypogastriques : au lieu de sentir dans cette région la tumeur dure, globuleuse, arrondie, formée par l'utérus, on ne trouve plus que des parois abdominales souples, dépressibles, et plus profondément le corps utérin plus ou moins réduit et déjeté. La malade, qui, au moment de la rupture, ou peu de temps après, a senti une chaleur douce se répandre dans l'abdomen, perçoit des mouvements ou un poids insolite dans un point où elle ne les sentait pas auparavant. L'accou-

---

(¹) Suivant M. Roberton, la rupture par suite d'étroitesse du bassin est précédée de douleurs sous forme de crampe (*crampy pain*), et de sensibilité à la pression. Dans un point circonscrit de l'hypogastre, cette *crampy pain* est causée par la compression de l'utérus entre la tête du fœtus et saillie du sacrum, ou de toute autre partie osseuse proéminente. Une douleur de cette nature existait à un haut degré chez une femme dont la lèvre antérieure du col utérin, considérablement tuméfiée, était située beaucoup plus bas que la tête. Le docteur Roberton fit cesser cette douleur en faisant remonter, dans l'intervalle des contractions, la lèvre tuméfiée au-dessous du rebord du bassin.

cheur lui-même constate la présence de l'enfant dans un lieu où il ne devrait pas être, et distingue beaucoup plus facilement les mouvements, ou bien simplement les saillies qu'il offre. Les mouvements actifs du fœtus cessent bientôt de se faire sentir, mais leur disparition complète est ordinairement précédée d'une agitation inaccoutumée et presque convulsive. Un peu de sang s'écoule ordinairement par la vulve; toutefois ce dernier phénomène peut manquer, surtout pendant la grossesse des primipares, et, quand il existe, il est dû le plus souvent au décollement du placenta. Pendant le travail, les douleurs, jusqu'alors fortes et énergiques, cessent tout à coup.

Les signes fournis par le toucher sont les plus concluants. Pendant la grossesse, le doigt peut constater que la matrice a changé de position, mais surtout a perdu le volume qu'elle devrait avoir à l'époque à laquelle la femme croit être arrivée. Il pourra quelquefois sentir une des parties du fœtus situé en dehors de l'utérus, et déprimant la partie supérieure du vagin. Pendant le travail, on remarque que la poche des eaux s'est tout à coup affaissée, qu'elle ne bombe plus à travers l'ouverture du col, sans que cependant il se soit écoulé aucun liquide par le vagin. La partie de l'enfant qui se présentait, et qui, quelques instants auparavant, était facilement accessible au doigt, a tout à coup remonté, et même disparu complétement; le col de l'utérus est revenu sur lui-même, et est beaucoup moins dilaté qu'auparavant. Si la main cherche à pénétrer dans la cavité utérine, elle trouve quelquefois cette cavité complétement effacée par le retrait de ses parois; d'autres fois elle y rencontre des intestins, ou seulement quelques parties du fœtus : elle découvre assez facilement alors le siége et l'étendue de la crevasse, et sent qu'elle pourrait pénétrer jusque dans la cavité abdominale.

Lorsque tous ces phénomènes se rencontrent, ils suffisent bien certainement pour reconnaître l'accident; mais il n'est pas toujours possible de les constater. Si le fœtus n'est pas déplacé, et reste après la rupture dans la cavité utérine, on conçoit que tous les signes fournis par le toucher vaginal et le palper abdominal manquent complétement. Le diagnostic est alors très-difficile, et l'autopsie vient seule, le plus souvent, éclairer sur la cause de la mort.

L'expérience, ou si l'on veut l'habitude, peut faire soupçonner une déchirure dans un grand nombre de cas. Supposons un accoucheur appelé près d'une femme chez laquelle on a tenté de faire la version ou d'appliquer, soit le forceps, soit le céphalotribe, il s'assurera avant tout qu'une déchirure n'a pas été produite dans ces tentatives. Il devra donc se renseigner sur le nombre et la nature des manœuvres employées avant son arrivée et procéder lui-même à l'examen de la malade. Quand une rupture a eu lieu, la femme est presque toujours dans une grande prostration, pâle, le visage altéré. La respiration est fréquente, le pouls est très-accéléré, petit. En palpant le ventre on détermine une très-vive douleur sur l'un des côtés de l'utérus, celui qui correspond à la déchirure. En touchant la malade on fait écouler un peu de sang dont l'aspect a pour nous une certaine importance; il nous a semblé, en effet, que dans ces cas il était brunâtre, comme sirupeux. Quand une rupture se produit, la partie fœtale qui se présentait remonte souvent et devient mobile; l'élévation et la mobilité de la présentation doivent donc être prises en grande considération, surtout quand elles se produisent à une période avancée du travail. C'est ainsi qu'une version rendue très-laborieuse par la rétraction de l'utérus devient tout à coup très-facile après une rupture. Pendant le toucher, en portant le doigt très-haut, on trouve quelquefois la plaie utérine au travers de laquelle on sent les intestins ; alors le doute est levé, mais souvent il est impossible d'avancer jusqu'au siége de la rupture et l'accoucheur doit se laisser guider par les signes indiqués plus haut pour établir son diagnostic qu'il vérifiera après l'accouchement en introduisant la main dans l'utérus.

§ 3. — Pronostic et terminaison.

Le pronostic des ruptures utérines est excessivement fâcheux. Presque toujours mortelles pour le fœtus, elles exposent aussi la femme à une mort presque certaine. Toutefois la gravité du pronostic varie suivant l'étendue de la lésion, suivant son siége, et suivant les phénomènes consécutifs auxquels elle donne lieu.

On a cité des cas dans lesquels le trouble profond produit dans l'organisme par la rupture et le passage du sang, des eaux, du fœtus dans l'abdomen, a causé la mort instantanée de la femme. Mais, le plus souvent, des phénomènes particuliers, symptômes des accidents consécutifs à la lésion première, précèdent la terminaison fatale. Celle-ci peut être le résultat de l'hémorrhagie, des inflammations et suppurations produites par le séjour longtemps prolongé d'un corps étranger dans la cavité péritonéale, ou des opérations nécessaires à son extraction.

A. *Hémorrhagie.* — La perte est le plus fréquent et en même temps le plus promptement mortel de tous ces accidents. Elle a évidemment sa source dans les vaisseaux utérins déchirés, surtout quand la rupture s'est opérée dans le point où était inséré le placenta ; mais lorsque ce point d'insertion a été respecté, elle provient en grande partie des vaisseaux utéro-placentaires que le décollement du placenta a déchirés. Les bords de la rupture, quand celle-ci occupe un point éloigné du placenta, fournissent, en général, peu de sang. Ordinairement il ne s'en écoule qu'une faible quantité à l'extérieur : il s'en épanche, au contraire, une grande quantité dans le ventre ; et ce liquide, mêlé à l'eau de l'amnios et au tronc du fœtus passés en grande partie dans le péritoine, distend outre mesure l'abdomen. Cet épanchement n'est pas moins grand lorsque les eaux se sont écoulées, et que l'enfant est situé dans la matrice de manière à ne pas pouvoir être expulsé. Les bords de la rupture ne pouvant alors être rapprochés par la contraction, les vaisseaux déchirés continuent à verser le sang à grands flots jusqu'à ce que les parois du bas-ventre opposent à l'épanchement une résistance toujours trop tardive pour empêcher la mort. Celle-ci peut ainsi survenir sans qu'aucun signe ait fait soupçonner la rupture. Il peut arriver enfin, même lorsque l'accouchement est terminé sur-le-champ, que la contraction ne soit pas assez énergique pour oblitérer complétement le calibre des vaisseaux, et que l'hémorrhagie continue assez longtemps pour tuer la femme.

C'est ordinairement dans le péritoine que s'opère l'épanchement. Mais lorsque cette tunique séreuse n'est pas comprise dans la solution de continuité, le sang filtre entre elle et l'utérus, gagne la duplicature des ligaments larges, et peut ainsi parvenir jusque dans le tissu cellulaire du bassin et des lombes. C'est dans ces cas surtout que l'on trouve une couche de sang noir interposée entre le péritoine et l'utérus, épanchement qui, se modelant exactement à la surface externe de l'organe, en prend la forme, et peut ainsi en imposer par la couleur livide pour un état gangréneux de ce viscère (Duparcque).

Toutefois l'utérus peut se rompre sans que cet accident soit nécessairement suivi d'une hémorrhagie grave. Souvent la rupture a lieu dans un point peu pourvu de vaisseaux : au voisinage du col, par exemple. D'autre part, il peut arriver que l'œuf restant intact après la rupture, la crevasse se trouve plus ou moins exactement comblée, soit par une des portions des membranes, une portion du placenta, ou une partie du fœtus. Les bords de la crevasse peuvent être resserrés sur le tronc de l'enfant en partie chassé dans le ventre, et la compression salutaire qui en résulte s'opposer à la continuation de l'hémorrhagie. Enfin, lorsque l'œuf entier est rapidement chassé à travers la crevasse jusque dans la cavité du péritoine, l'utérus, se rétractant promptement, empêche la perte, ou du moins la rend très-peu abondante, en opposant par cette rétraction une digue assez puissante à l'écoulement du sang.

B. *Inflammation.* — Lorsque la femme ne succombe pas à la perte qui succède immédiatement à la rupture, tout se calme momentanément, mais bientôt la présence de corps étrangers dans le péritoine détermine une inflammation d'autant plus grave qu'ils sont plus volumineux. Lors même qu'on est parvenu à enlever par une voie quelconque le fœtus et le délivre, l'inflammation, bien que moins à craindre, peut encore résulter des opérations ou des efforts nécessaires à cette extraction, et se terminer promptement par la mort.

C. *Passage et étranglement d'un intestin à travers la rupture.* — On a vu une portion plus ou moins considérable de l'intestin faire hernie à travers la crevasse de l'utérus, et être étranglée par la rétraction de l'organe. Cet accident, qu'il serait impossible de soupçonner si le fœtus était encore renfermé dans la matrice, ou si celle-ci était complétement revenue sur elle-même, pourrait cependant l'être immédiatement après la délivrance. On conçoit, du reste, qu'un pareil accident méconnu se termine infailliblement par la mort, comme dans l'observation citée par Percy et reproduite par M. Deneux ; aussi toutes les fois qu'on soupçonne une rupture de l'utérus, faut-il, immédiatement après la délivrance, porter la main dans l'intérieur de l'organe, et, imitant la conduite de Rungius, repousser les intestins, tenir la main dans la cavité utérine jusqu'à ce que cet organe se soit assez rétracté, et la déchirure assez rétrécie pour empêcher la reproduction de la hernie.

D. *Guérison.* — Cependant quelques femmes ont échappé à tous ces dangers : quelques-unes ont même supporté la gastrotomie, et ont survécu aux accidents consécutifs ; chez d'autres, le fœtus et ses annexes, complétement passés dans la cavité péritonéale, ont donné lieu à des accidents inflammatoires qui se sont peu à peu calmés. Il s'est formé, par suite de cette inflammation, des adhérences protectrices : le fœtus et les annexes se sont trouvés enfermés par un kyste pseudo-membraneux qui les isolait d'une partie voisine : celles-ci se sont peu à peu habituées à ce nouveau voisinage, qui a persisté pendant un temps plus ou moins long, et quelquefois pendant toute la vie. Ce kyste, comme celui qui environne le reste des grossesses extra-utérines, peut devenir le siége d'un nouveau travail inflammatoire ; ses parois contractent alors des adhérences avec les organes voisins, et l'on voit quelquefois après de longues années, des ulcérations, des perforations faire communiquer la cavité du kyste avec la cavité de l'intestin, de la vessie, et les dernières pièces du squelette être expulsées par l'urèthre, le rectum ou le vagin (¹).

Lorsque, malgré la rupture, le fœtus est resté dans la cavité de l'utérus, et que les contractions ne l'expulsent pas immédiatement, par les voies naturelles, les mêmes phénomènes peuvent plus tard se manifester. Le tissu utérin, enflammé, ulcéré, contracte des adhérences avec les parois abdominales ou celles de quelque organe voisin, et les débris du fœtus sont expulsés à travers la paroi ulcérée et perforée, ou bien par les ouvertures naturelles des organes excréteurs (Duparcque).

§ 4. — Anatomie pathologique.

Tous les points de l'utérus peuvent devenir le siége des ruptures. Il est cependant quelques parties qui en sont le plus souvent affectées : tels sont les parties inférieures, le fond, les côtés du corps ou les parties supérieures ou sous-vaginales du col. Du reste, le siége de la rupture varie suivant la cause qui y a donné lieu, suivant aussi l'époque à laquelle elle survient. Pendant la grossesse, c'est toujours le corps de l'organe qui est rompu, et pendant le travail, au contraire, c'est vers le col ou la partie inférieure du corps, en général plus aminci et moins soutenu, qu'on rencontre ces solutions de continuité. Lorsque l'accident a été produit par une compression extérieure, les parois éclatent et se déchirent en général vers les parties latérales; lorsqu'il a été la conséquence d'une contusion, le point meurtri est ordinairement celui qui plus tard se déchire. Si la rupture a été précédée d'une altération organique, c'est vers le point qui en était le siége qu'existe la déchirure. Mais il peut se faire, dit M. Dubois, que ce point de l'utérus anciennement malade, au lieu d'être plus faible, soit plus fort au contraire, et résiste plus que les parties saines qui se déchirent à côté (Taurin, thèse). Les parois postérieures, protégées par le plan posté-

(¹) Voyez pour les cas de guérison : Peu, *Pratique des accouchements*, 341 ; Hamilton, *Outlines of midwifery*; James Hamilton, *Select cases in midwifery*, 136 ; Jos. Clarke, *Trans. of association*, vol. I ; Douglas, *Essays on rupture of uterus*, p. 7 ; Labatt, *Dublin med. essays*, 343 ; Frizell, *Trans. of association*, vol. II, p. 15 ; Roos, *Annals of med.*, vol. III, p. 877 ; Kite, *Mem. of med. Society*, vol. IV, p. 253 ; Powel, *Med.-chir. Transact.*, vol. XII, p. 357 ; Birch, *ibid.*, vol. XIII, p. 357 ; Smith, *ibid.*, p. 373 ; MacIntyre et Brook, *Med. Gazette*, vol. VII et janvier 1829 ; Hendrie, *Amer. Journ. méd. science*, vol. VI, p. 351 ; Davis, *Obs. med.*, vol. II, p. 1070.

MM. Keevar et Collins en ont chacun rapporté deux cas ; M. Duparcque en a cité quatre appartenant aux auteurs français. Oslander dit qu'il a observé plusieurs faits semblables ; enfin, M. Velpeau en a cité quelques autres.

rieur de l'abdomen, semblent devoir être complétement à l'abri de pareils accidents. Il n'en est pas cependant toujours ainsi, et les auteurs ont cité des faits qui prouvent la possibilité de semblables ruptures. Suivant M. Roberton, lorsque la rupture est causée par l'étroitesse du bassin, elle peut occuper toutes les parties de l'utérus, mais plus souvent peut-être la partie postérieure et inférieure; ce qui s'explique, dit-il, par la pression que la saillie sacro-lombaire exerce sur cette région. Quelquefois aussi elle survient dans la région inférieure et antérieure : elle est due alors aux projections osseuses situées à la face interne de la symphyse pubienne. Quant à la paroi antérieure et supérieure, c'est elle qui est le plus souvent atteinte par les corps vulnérants, et c'est sur elle que, presque exclusivement, on observe les plaies.

Rien n'est plus variable que l'étendue, la forme et la direction des ruptures utérines. Quelquefois ce n'est qu'un petit trou capable d'admettre le doigt, d'autres fois une large déchirure qui s'étend dans les deux tiers du fond ou du pourtour du col, ou qui occupe la presque totalité de l'organe. Elle peut offrir une direction longitudinale, transversale ou oblique, affecter une forme circulaire, comme cela arrive souvent au col, ou bien être en ligne droite ou en zigzag. Si l'on examine les bords de la division, on voit qu'ils présentent rarement une coupe nette et bien régulière : le plus souvent on les trouve inégaux, comme hachés, contus, ecchymosés, dans une profondeur plus ou moins grande. Si la rupture a été la conséquence d'une altération organique, on retrouve dans le point qui en est le siége les traces anatomiques des maladies antécédentes. Si la malade n'a succombé que plusieurs jours après l'accident, on constate à l'autopsie la présence des matières épanchées dans le péritoine, les marques non équivoques d'une inflammation violente de cette séreuse, et les bords de la crevasse utérine sont quelquefois alors rouges, livides, enflammés, quelquefois même gangrenés.

Les déchirures de la matrice n'entament pas toujours toute l'épaisseur de l'organe. Les tuniques qui entrent dans la composition de la paroi utérine ne jouissent pas de la même élasticité, de sorte que l'on conçoit facilement qu'elles puissent se rompre isolément. Fort souvent, par exemple, dit madame Lachapelle, une fissure de l'orifice, propagée jusqu'au col et même jusqu'au corps de l'organe, a divisé toute la couche musculaire en laissant intacte la membrane séreuse. C'est surtout sur les côtés qu'elle a observé de pareilles fissures, et c'était alors la duplicature du ligament large qui recouvrait la plaie et l'empêchait de pénétrer dans l'abdomen. M. Duparcque cite un cas absolument semblable, et le docteur Collins rapporte neuf cas dans lesquels le péritoine ne fut pas intéressé, bien que la couche musculaire du col fût déchirée dans une grande étendue. J'ai eu moi-même l'occasion d'observer un cas identique dans le service de M. le professeur Velpeau, et j'ai pu constater la vérité de la remarque faite par M. Cruveilhier : c'est que la laxité de l'adhérence du péritoine au niveau du col et des bords de l'utérus explique pourquoi, dans ces cas de déchirure considérable du col utérin, le péritoine participe rarement à la déchirure, et pourquoi l'épanchement de sang se fait alors entre le tissu de l'utérus et la séreuse péritonéale. Dans quelques cas il a pu s'accumuler une très-grande quantité de sang, et le fœtus lui-même, chassé de la cavité utérine, a été retrouvé tout entier dans l'espèce de sac formé par la séreuse décollée.

Dans quelques circonstances beaucoup plus rares, la paroi musculaire résiste, et la séreuse péritonéale cède seule. La maladie est alors fort difficile à reconnaître pendant la vie, car les phénomènes qui précèdent la mort sont ceux de l'hémorrhagie ou d'une péritonite violente; mais à l'autopsie on trouve ordinairement une grande quantité de sang, et, en cherchant d'où il a pu provenir, on trouve sur la séreuse utérine une ou plusieurs fissures d'une étendue variable. Au cas cité par Ramsbotham, on peut maintenant en ajouter plusieurs autres récemment publiés ; un des plus curieux est celui rapporté par Henri Partridge (*Arch. de méd.*, t. XIX), dans lequel on trouva à l'autopsie sur la surface postérieure de l'utérus un grand nombre de déchirures dirigées transversalement, plus ou moins recourbées, variables pour la profondeur, et offrant depuis 1 jusqu'à 5 centimètres en longueur. Un lambeau de péritoine, complétement détaché, pendait au dedans de l'abdomen, et laissait voir à nu le tissu charnu dont il avait été arraché.

§ 5. — Traitement.

Les moyens proposés contre les ruptures de l'utérus sont prophylactiques et curatifs. Les premiers ont pour but d'éloigner l'influence des causes que nous avons considérées comme prédisposantes, et nous renvoyons pour celles dont il est possible de prévoir l'existence, tels que les obstacles divers à l'accouchement, aux différents chapitres de la dystocie. Quant aux autres causes, comme il est le plus souvent impossible de les soupçonner, nous n'en dirons rien.

La rupture utérine n'est grave que par les conséquences fâcheuses dont elle est suivie; aussi n'est-ce pas contre elle, mais bien plutôt contre les accidents consécutifs, que les moyens de traitement doivent être dirigés. Le meilleur moyen de les prévenir est de faciliter la rétraction de l'utérus, d'extraire immédiatement le fœtus et ses annexes; car nous avons vu que c'était surtout l'hémorrhagie et les acccidents inflammatoires consécutifs au déplacement du fœtus et à son séjour dans le ventre que nous devions particulièrement redouter.

Pour préciser les indications qui se présentent alors, nous supposerons la rupture survenant pendant le travail, pendant les derniers mois de la grossesse, et pendant la première période de la gestation.

1° *Pendant le travail.* — Ou bien l'enfant est resté en place, ou bien il a été poussé hors de la cavité utérine.

A. *Si l'enfant est resté en place*, son extraction par la version pelvienne ou l'application du forceps est évidemment la seule opération proposable. Quand on applique le forceps, il est très-important, suivant la remarque de M. Dubois, de fixer le fœtus avec la main d'un aide, appliquée sur les parois abdominales, pour l'empêcher de remonter dans la cavité du péritoine à travers la crevasse. On doit aussi porter une attention toute spéciale à l'introduction des cuillers, quand la déchirure du col est transversale, afin d'éviter de les pousser dans le ventre à travers la crevasse. Dans le cas où un obstacle appartenant au bassin ou aux parties molles s'opposerait à l'extraction du fœtus par les voies naturelles, il faudrait évidemment pratiquer la gastrotomie s'il était vivant et bien viable; la crâniotomie, s'il était mort, ou s'il avait dû souffrir beaucoup de la lenteur du travail.

B. *L'enfant est passé en partie dans la cavité abdominale.* — Toutes les fois qu'une partie de l'enfant est renfermée dans l'utérus, l'autre étant engagée dans l'abdomen à travers la crevasse, on doit encore chercher à l'extraire par les voies naturelles, en agissant sur la partie qui est restée dans l'utérus, ou qui est déjà engagée dans le col ou dans le vagin. Si la partie qui se présente était très-éloignée et que la main ou les instruments n'eussent pas sur elle une prise suffisante, il faudrait aller, à travers la crevasse, chercher les pieds de l'enfant que l'on ramènerait dans le vagin. Le passage des eaux et d'une partie du fœtus peu avoir déterminé la rétraction de la matrice, et les bords de la rupture, participant à cette rétraction, peuvent se trouver resserrés sur le tronc de l'enfant et rendre le passage de la main impossible; on pourrait alors, suivant le conseil de quelques accoucheurs, se servir de l'instrument tranchant et agrandir la plaie de l'utérus pour se frayer un passage : mieux vaudrait cela que de pratiquer l'opération césarienne.

C. *L'enfant est tombé complétement dans la cavité abdominale.* — Si l'organe n'est pas revenu sur lui-même, si le col est suffisamment dilaté ou dilatable, si la rupture utérine est assez large encore pour laisser passer la main et le fœtus, conditions qui ne se rencontrent guère que quand la rupture s'est faite au col de l'utérus, on doit, comme dans le cas précédent, aller chercher les pieds jusque dans la cavité du ventre, les ramener par la crevasse, le col, le vagin, et extraire le fœtus par les voies naturelles. Après cette extraction, la main serait introduite de nouveau dans la cavité utérine, pour extraire le délivre, déterminer la rétraction de l'organe, et prévenir l'étranglement d'une anse intestinale, s'il en restait une portion engagée dans la crevasse.

Si par hasard le placenta était tombé dans la cavité péritonéale, il faudrait s'empresser de l'en extraire en introduisant de nouveau la main par la crevasse. Il faudrait aussi en même temps chercher à extraire les caillots sanguins formés dans le ventre.

Dans les cas où une pareille manœuvre est impossible, on n'a de ressource que dans l'opération césarienne, à moins que, effrayé par les conséquences fâcheuses de cette opération, on n'aime mieux abandonner le fœtus dans la cavité péritonéale, et laisser courir à la femme tous les dangers auxquels l'expose une pareille détermination. La mort de l'enfant bien constatée, l'arrêt de l'hémorrhagie pourrait *peut-être* légitimer cette dernière façon d'agir, surtout si l'on n'arrivait auprès de la femme que quelques heures après l'accident : elle ne serait jamais excusable si le fœtus était vivant, et si l'on n'avait pas la conviction que l'utérus, complétement rétracté, ait oblitéré les vaisseaux qui fournissaient le sang ; la gastrotomie devra être pratiquée sur-le-champ.

2° *Pendant les derniers mois de la grossesse.* — L'extraction de l'œuf est encore ici ce qu'il y a de plus sage à faire. Elle est même impérieusement indiquée quand l'enfant est vivant et que la grossesse a dépassé le septième mois. La gastrotomie, la dilatation forcée du col, les débridements pratiqués sur le col, sont alors les moyens proposés. L'opération césarienne sera pratiquée lorsque le fœtus aura été déplacé (voy. *Opérations césariennes*). S'il est resté dans la cavité utérine, on cherchera à dilater artificiellement le col, ce qui sera souvent possible lorsque la femme sera près du terme, lorsque surtout elle aura déjà eu plusieurs enfants. On pourrait encore rendre plus facile l'introduction de la main, par des incisions pratiquées sur le pourtour du col. Mais ces tentatives doivent être faite avec la plus grande prudence, et pour peu qu'elles offrent de difficultés et qu'elles nécessitent un temps très-long, il faut y renoncer et se frayer un passage à travers la paroi abdominale.

3° *Pendant les premiers mois de la grossesse.* — La plupart de nos maîtres donnent le conseil d'abandonner, dans ce cas, la malade aux ressources de la nature, de s'abstenir de toute opération, et de se borner à combattre les accidents consécutifs. Or, dit M. Duparcque, trois nouvelles indications se présentent : 1° prévenir ou arrêter les troubles de l'innervation, en relevant le moral de la femme instinctivement frappée de craintes et d'inquiétudes, en administrant les antispasmodiques diffusibles par la bouche, la peau et les voies respiratoires; 2° combattre ou prévenir l'hémorrhagie par la compression abdominale, la compression de l'aorte, les réfrigérants, etc. ; 3° prévenir et combattre l'inflammation qui succède ordinairement aux déplacements de l'œuf, par l'emploi des antiphlogistiques locaux et généraux.

ARTICLE II.

DES RUPTURES DU VAGIN.

Les parois du vagin peuvent se déchirer pendant l'accouchement. Mais, à cause des différences qu'elles présentent suivant le point du canal que ces ruptures occupent, on a l'habitude d'étudier séparément les déchirures de l'extrémité supérieure, de la partie moyenne et de l'extrémité inférieure.

Les deux dernières sont assez peu graves en général, ou du moins les dangers et les indications qu'elles présentent sont plutôt du ressort du chirurgien que de l'accoucheur. A l'exception, en effet, du thrombus de la vulve, qui peut, comme nous l'avons vu, nécessiter pendant le travail l'intervention de l'art, toutes les autres déchirures ne sont fâcheuses pour la femme qu'autant qu'elles l'exposent à des fistules vésico-ou recto-vaginales, dont nous ne devons pas traiter ici d'une manière spéciale. Au contraire, les déchirures qui occupent l'extrémité supérieure du canal vulvo-utérin méritent de fixer un instant notre attention, car elles peuvent, comme les ruptures de la partie inférieure de l'utérus, devenir causes de la dystocie.

Les déchirures de la partie supérieure du vagin peuvent être le résultat de tractions ou de pressions directes. Les tractions exercées sur la partie supérieure du vagin peuvent être dues à la contraction utérine, au refoulement artificiel de la matrice ou de la partie de l'enfant qui se présente ; enfin, à tout acte des parois abdominales ou tout mouvement du tronc ayant pour effet de redresser, de remonter la matrice. Voilà comment, suivant M. Duparcque, la contraction utérine peut seule produire une déchirure transversale du vagin. La tête de l'enfant étant bloquée sur le détroit supérieur ou plus ou moins engagée dans l'excavation, et ne pouvant pénétrer plus avant à cause des résistances qu'elle rencontre, la matrice, continuant de se contracter, se retire, pour ainsi dire, de l'enfant. Les bords de l'orifice, attirés vers le fond de l'organe, remontent donc et abandonnent graduellement et quelquefois complétement la tête engagée. Il en résulte conséquemment que le vagin se trouve soumis à une traction active, proportionnée à l'énergie des contractions utérines, et que, n'opposant qu'une résistance passive, peu à peu affaiblie par la distension et la compression qu'il subit, il finit par céder en se rompant.

Il est facile de comprendre comment agissent, dans la production de ces déchirures, les efforts que l'on pratique quelquefois dans la version pour refouler la partie qui se présente, ou pénétrer de vive force dans le col, et porter la main jusqu'au fond de l'utérus ; du reste, une fois commencée, cette rupture transversale peut aller au point de séparer presque en entier l'utérus du vagin. Quant aux déchirures et perforations vaginales, résultats de pression directe, elles sont ordinairement produites par une application du forceps mal faite, ou par le séjour longtemps prolongé de la tête à la partie supérieure de l'excavation.

Les signes de cette rupture et les accidents auxquels elle donne lieu sont les mêmes que ceux de la rupture utérine, seulement ils sont moins graves et moins intenses. La douleur est moins vive au moment où l'accident se manifeste : quelquefois même elle est confondue avec la douleur causée par la contraction, et l'on ne se doute de l'existence de la déchirure qu'en recherchant un peu plus tard quelle peut être la cause de l'arrêt du travail. Du reste, l'enfant peut encore ici conserver la place qu'il occupait, passer en partie ou en totalité dans l'abdomen. Si la tête est déjà engagée dans l'excavation, et que la rupture ait lieu au point de jonction du vagin avec le col, ou seulement dans un point plus élevé que celui où se trouve la tête, le plus souvent il n'y a pas de déplacement. Toutefois, quand la déchirure est très-étendue, la tête peut rester fixée dans l'excavation ; mais le tronc peut être repoussé dans la cavité du ventre par le retrait subséquent de la matrice, dont l'orifice, n'étant plus retenu par les liens vaginaux, remonte et se retire vers le fond de l'organe, abandonnant ainsi le fœtus qu'il ne peut expulser. Quant au passage complet de l'enfant dans l'abdomen, il a rarement lieu, et il est toujours la conséquence du refoulement de la tête par les tentatives mal exécutées de délivrance. Dans tous les cas, ce passage, qu'il soit complet ou incomplet, a ordinairement lieu de manière que l'extrémité pelvienne s'engage le premier dans la crevasse.

On a vu quelquefois une portion assez considérable d'intestin s'échapper à travers une déchirure du vagin ; il est évident que la réduction de la portion herniée doit être pratiquée le plus tôt possible. Malgré la facilité que la réduction paraît devoir présenter dans ces cas, elle a parfois été impossible, et Burns cite, d'après le docteur Kerver, une rupture du vagin compliquée d'une hernie intestinale qui avait une aune de long. La réduction fut impossible, et l'intestin se gangrena. Les matières fécales passaient par le vagin ; mais au bout de quelque temps, elles sortirent par l'anus. La malade se rétablit.

Le pronostic est beaucoup moins grave que celui des ruptures utérines. L'hémorrhagie et les inflammations consécutives sont, en effet, beaucoup moins à craindre ; et, de plus, il sera toujours possible d'extraire le fœtus par les voies naturelles.

Cette extraction par le vagin est alors la seule indication qui se présente. Si la tête est restée en place, il faut appliquer le forceps. Si ce n'est pas elle qui se présente, on ira chercher les pieds à travers la crevasse du vagin, que l'on agrandirait au besoin avec l'instrument, si elle n'était pas assez étendue ou si elle offrait quelque résistance. On ne doit avoir recours à l'opération césarienne, même quand le fœtus est passé tout entier dans la cavité péritonéale, qu'autant qu'un rétrécissement du bassin rend impossible le passage du fœtus par les voies naturelles.

CHAPITRE XI.

DE L'HÉMORRHAGIE PUERPÉRALE.

L'hémorrhagie est certainement un des accidents les plus fréquents et en même temps les plus graves qui puissent se manifester chez les femmes enceintes, avant, pendant ou après le travail de l'accouchement. Le plus souvent mortelle pour le fœtus, quand elle survient à une époque peu avancée de la grossesse, elle expose toujours la femme aux plus grands dangers, quelle que soit l'époque à laquelle elle se manifeste. Sous le double rapport du salut de la mère et de la vie de l'enfant, c'est donc un phénomène pathologique qui doit intéresser au plus haut degré, non-seulement tout médecin qui se livre spécialement à la pratique des accouchements, mais encore tous ceux qui exercent la médecine, car tous peuvent être appelés dans un danger pressant, et tous peuvent, par des soins mal ou bien administrés, compromettre ou sauver les jours de deux êtres également chers. L'importance du sujet légitime donne donc les détails dans lesquels nous nous proposons d'entrer au sujet de l'hémorrhagie.

Nous nommons *hémorrhagie puerpérale* (ou hémorrhagie qui survient pendant l'état puerpéral) tout accident hémorrhagique dont les femmes peuvent être atteintes pendant la grossesse comme pendant le travail et les suites de couches : comprenant sous cette dénomination, non-seulement les pertes de sang qui ont leur source et leur siége dans les organes génitaux, le fœtus et ses annexes, mais encore tous les épanchements qui peuvent se faire dans le tissu des principaux viscères, et qui reconnaissent pour cause l'exagération des modifications que la grossesse imprime à la circulation générale. Nous avons déjà décrit les hémorrhagies qui sont produites par la rupture d'une varice (voy. page 482), celles qui accompagnent l'avortement (voy. *Avortement*), et nous avons consacré un long article aux hémorrhagies de la vulve et du vagin (voy. *Thrombus de la vulve et du vagin*, page 694). Les hémorrhagies qui accompagnent la délivrance seront étudiées avec les autres difficultés qui compliquent l'expulsion du placenta (voyez le dernier chapitre de la *Dystocie*). Ici, nous ne nous occuperons donc d'une manière spéciale que des pertes qui surviennent pendant les trois derniers mois de la grossesse ou pendant le travail, et qui ont leur source dans les vaisseaux de l'utérus, du fœtus ou de ses annexes. Quant aux autres hémorrhagies, quels que soient d'ailleurs leur source et le siége de l'épanchement, elles présentent, pendant la grossesse, les mêmes indications qu'à toute autre époque de la vie, et par conséquent nous n'avons pas à les étudier ici. Pendant le travail, que l'hémorrhagie ait sa source dans les poumons, l'estomac ou le cerveau, il n'y a évidemment qu'à la combattre par les moyens appropriés, si la dilatation du col est trop peu avancée pour terminer artificiellement le travail ; dans le cas contraire, on devrait se hâter d'appliquer le forceps ou de faire la version, et soustraire le plus promptement possible la femme au danger qui la menace.

ARTICLE PREMIER.

DES CAUSES DE L'HÉMORRHAGIE UTÉRINE.

Les causes des hémorrhagies utérines ont été distinguées en *causes prédisposantes*, en *causes déterminantes* et en *causes spéciales*.

§ 1. — Causes prédisposantes.

Au premier rang, il faut placer les troubles que la grossesse détermine dans la circulation générale, et qui se manifestent par les palpitations, la gêne de la respiration, le gonflement variqueux des troncs veineux inférieurs, la plénitude du pouls et son activité plus grande ; mais surtout il faut tenir grand compte, lorsqu'on veut comprendre le mode d'action des causes que nous étudierons plus bas, des changements survenus dans la structure de l'utérus ; changements que nous avons étudiés avec détail en décrivant les phénomènes anatomiques de la grossesse, mais que nous croyons devoir rappeler sommairement pour l'intelligence complète du sujet que nous traitons.

La conception produit, dans le organes génitaux et en particulier dans l'utérus, un état d'orgasme qui détermine un afflux considérable de liquides vers toutes ces parties. Chez quelques femmes excessivement sanguines, cet état d'irritation ne se borne pas à l'hypertrophie de la muqueuse ; souvent le développement de son appareil vasculaire se complique ou est suivi d'exhalation sanguine; et il survient, dans les jours qui suivent, une hémorrhagie utérine qui semble n'être qu'un retour menstruel, mais qui occasionne en réalité l'interruption d'une grossesse commençante. Dans certains cas, la fluxion sanguine ne se borne pas aux vaisseaux utérins : quand elle est trop considérable, elle produit un gonflement anévrysmatique ou variqueux dans les parties voisines, telles que les vaisseaux des ligaments larges qui se rendent à la trompe ou à l'ovaire. Ces vaisseaux se crèvent quelquefois, et déterminent une perte mortelle, comme Al. Leroy dit l'avoir observé chez deux femmes qui moururent peu de jours après leur mariage.

Pendant le premier mois de la vie intra-utérine, l'œuf n'occupe qu'une très-petite partie de la cavité de la matrice; tout le reste est occupé par le développement de la caduque épichoriale et la muqueuse pariétale. Libre et flottant, n'ayant encore contracté que de faibles adhérences avec la paroi utérine, l'œuf ne peut se développer qu'en s'imbibant des sucs sécrétés à la face interne de l'utérus (voy. *Nutrition du fœtus*) : cette sécrétion nécessite une activité beaucoup plus grande dans la circulation de l'organe, et peut devenir cause productrice de perte sous l'influence du plus léger trouble. Plus tard, le placenta commence à se développer, et avec lui ses vaisseaux nombreux qui, partant de la face interne de l'utérus et de la face externe du chorion, semblent, pour ainsi dire, aller à la rencontre les uns des autres, puis s'entrelacer sans s'aboucher ensemble, et finissent enfin par être unis et former une masse qui vient consolider une lymphe couenneuse, résultat de la sécrétion utérine. Or, qui ne voit dans ce travail d'organisation vasculaire, dans cette sécrétion abondante qui s'opère sans cesse, et qui nécessite dans la circulation de l'organe tant d'activité, une prédisposition incessante à l'hémorrhagie? Qu'une impression morale vive, qu'une commotion physique violente, viennent, par le dérangement circulatoire qu'elles produisent, troubler un seul instant l'harmonie qui préside à cette création nouvelle, et aussitôt les justes rapports qui s'établissent entre l'œuf et l'utérus sont dérangés; le sang, pressé trop fortement dans ces vaisseaux de nouvelle formation, brise la résistance que lui opposent leurs faibles parois, et la perte se manifeste.

A une période plus avancée de la gestation, le placenta est organisé. La double circulation dont il est le siége, le développement si considérable de l'appareil vasculaire de l'utérus, et la structure particulière des vaisseaux utéro-placentaires, favorisent singulièrement encore la production d'accidents hémorrhagiques. Dans ces derniers temps, M. Jacquemier a particulièrement fixé l'attention sur chacune de ces circonstances : nous allons faire connaître ses recherches.

Lorsque l'utérus a subi ses transformations et qu'on l'examine dans les dernières périodes de la grossesse, on est frappé du développement du système vasculaire sanguin. Les troncs des quatre artères qui alimentent l'utérus se sont accrus, mais leurs ramifications, leurs divisions dans l'épaisseur de l'organe, se sont singulièrement multipliées. Celles qui existaient avant la grossesse ont plus que doublé leur calibre, et un grand nombre d'autres, qui n'existaient pas ou n'étaient pas visibles, se sont successivement formées, accrues, et offrent un diamètre considérable. Nous avons déjà mentionné (art. *Grossesse*) le développement si extraordinaire du système veineux, et il nous suffit de rappeler la faiblesse de ces parois veineuses qui sont composées d'une seule tunique, leur adhérence au tissu de l'utérus, et les divisions nombreuses qu'elles envoient dans la cavité de l'organe, et qui pénètrent directement ou indirectement dans le tissu même du placenta. Il résulte de cette disposition que, dans le système artériel, le sang passe de troncs assez peu volumineux dans des cavités très-multipliées et très-spacieuses relativement au volume des troncs, cavités constituées par les ramifications si nombreuses qu'elles fournissent dans l'épaisseur de l'organe ; que, dans l'appareil veineux, une disproportion bien plus grande existe entre les troncs des veines utérines et ovariques et leurs branches, de manière que le sang passe de cavités très-spacieuses dans des tubes plus étroits.

Cette condition a été considérée par M. Jacquemier comme une cause de ralentissement dans la circulation utérine, et comme propre à produire la stase veineuse, puis l'engorgement du système veineux, et, par suite, la rupture des vaisseaux et l'hémorrhagie : cette rupture veineuse est favorisée encore par le défaut de résistance que présentent les veines utéro-placentaires. Pour lui, toutes les causes sous l'influence desquelles on voit survenir les pertes n'agissent qu'en produisant cet engorgement de l'appareil veineux utérin, et la cause immédiate de l'hémorrhagie est la rupture d'un des vaisseaux qui lui appartiennent.

Nous ne saurions partager complétement cette manière de voir, au moins pour les hémorrhagies qui surviennent pendant la grossesse. Le ralentissement de la circulation ne nous paraît pas d'abord aussi considérable qu'a bien voulu le dire M. Jacquemier. Si en effet le sang, arrivant par les artères utérines, passe dans les cavités plus larges constituées d'abord par les ramifications artérielles, puis par les ramifications des veines (sinus utérins), cette cause de ralentissement nous paraît devoir être compensée par la rapidité avec laquelle le sang contenu dans ces capillaires veineux doit passer dans les troncs auxquels ils viennent aboutir, et cela en vertu même de cette loi d'hydraulique invoquée par M. Jacquemier en faveur de sa théorie : « Lorsqu'un liquide coule à plein tuyau, la quantité de ce liquide qui, dans un instant donné, traverse les différentes sections du tuyau, doit partout être la même. *Ainsi, quand le tuyau va en s'élargissant, la vitesse diminue ; elle s'accroît quand le tuyau va en se rétrécissant.* » Si donc le cours du sang est ralenti dans les artères par son passage des troncs dans les ramifications artérielles, il doit être accéléré dans les veines par son passage des ramifications dans les troncs. Il doit donc y avoir compensation.

Mais une infinité de circonstances peuvent détruire cette harmonie. Quels sont alors les vaisseaux qui seront le siége de la congestion, puis de la rupture ? qui cédera le premier ? « Tous les points, dit-il, du cercle circulatoire utérin ne sont pas également exposés à ce genre de rupture. *Les artères doivent même en être complétement exemptes, à moins qu'elles ne soient le siége de lésions morbides.* Les artères utéro-placentaires elles-mêmes doivent rarement être le siége primitif de rupture par l'effort du sang. Les veines utéro-placentaires, par leur situation et leur organisation, ne peuvent opposer qu'une résistance *médiocre*

qui sera fréquemment surmontée. » Sans aucun doute, les parois veineuses sont
moins résistantes que les parois artérielles; mais quelles sont celles qui ont le
plus d'efforts à supporter? Est-ce que toutes les causes sous l'influence desquelles
se produisent les congestions utérines, et plus tard les hémorrhagies, n'agissent
pas d'abord sur le système artériel avant de se faire sentir sur le système veineux?
La pléthore ne se manifeste-t-elle pas d'abord par la plénitude du pouls? M. Jacquemier suppose que, la circulation étant gênée dans la veine cave inférieure,
il doit s'opérer un reflux du sang contenu dans ces vaisseaux, reflux qui se fait
sentir dans les veines utérines, puis dans leurs ramifications : ce reflux serait encore favorisé par la structure particulière des veines utérines, qui sont dépourvues
de valvules.

Certainement cette absence de valvules doit favoriser le reflux du sang veineux,
et l'on comprend que, sous l'influence de quelques-unes des causes invoquées
par M. Jacquemier, la congestion, puis la rupture veineuse, soient le fait primitif,
mais nous ne pouvons admettre que ce soient les cas les plus ordinaires dans les
hémorrhagies qui surviennent pendant la grossesse. Tout en reconnaissant que
notre confrère a rendu un véritable service, en appelant l'attention sur un mécanisme particulier de la production des pertes utérines, nous persistons à considérer sa théorie comme applicable seulement à un petit nombre de cas. (Voyez,
du reste, son travail dans les *Archives générales de médecine*, 1839.)

Il me reste à rappeler une dernière circonstance anatomique qui pourrait
peut-être concilier deux opinions depuis longtemps en présence. Toutes les hémorrhagies utérines proviennent du décollement du placenta, disent les uns; il en
est beaucoup, disent les autres, qui sont tout simplement le résultat d'une exhalation sanguine qui s'opère sur les points de la face interne de l'utérus étrangers
à l'insertion placentaire. Sans aucun doute, les pertes qui surviennent pendant
la grossesse sont le plus souvent le résultat de la rupture d'un ou de plusieurs
vaisseaux utéro-placentaires. Mais il faut bien se garder de croire que cette rupture en soit seule cause. Nous avons déjà vu, en effet, que, dans les premiers mois,
l'œuf n'occupait qu'une partie de l'utérus, dont tout le reste était rempli par la
muqueuse tuméfiée et très-vasculaire, et que, par suite de l'activité plus grande
survenue dans la circulation de l'organe, il pouvait se faire une exhalation sanguine à la face interne de l'utérus (voy. page 552). Cela n'est pas douteux;
mais même, après la formation complète du placenta, lorsque l'œuf occupe toute
la cavité de la matrice, il existe en dehors de la masse placentaire des vaisseaux
artériels, et surtout veineux, que nous avons déjà décrits et qui peuvent fournir
à une hémorrhagie dans laquelle les rapports utéro-placentaires proprement dits
ne seraient nullement intéressés.

Il résulte de tout ceci que, pendant la grossesse, l'hémorrhagie peut avoir lieu :
1° par exhalation sanguine, au travers de capillaires déchirés, surtout dans les
premiers temps; 2° par rupture des veines, et plus souvent des artères utéro-
placentaires proprement dites; 3° par rupture des veines et des artérioles qui
rampent dans l'épaisseur de la membrane caduque, en dehors du placenta.

Parmi les modifications anatomiques de l'utérus, le développement de la structure musculaire a été, dans ces derniers temps, signalé par M. Gendrin, comme cause prédisposante à l'hémorrhagie. A la fin de la grossesse, l'utérus est formé de trois couches évidentes. Les rapports de ces trois couches de muscles avec les vaisseaux rendent compte, dit M. Gendrin, de l'influence qu'elles exercent sur la production des pertes. Sous l'influence d'excitations externes ou internes, cette triple couche musculaire peut devenir le siége de spasmes qui produisent des contractions irrégulières de quelque partie de l'organe. Suivant M. Gendrin, ces contractions spasmodiques sont très-fréquentes, passé le troisième mois. Elles arrivent souvent à l'occasion d'impressions extérieures ou morales ou physiques, à la suite de mouvements tumultueux du fœtus, ou bien encore quand il a cessé de vivre. La femme en est d'abord seule avertie par des sensations particulières, des mouvements qu'elle éprouve dans le globe utérin. Quand la grossesse est plus avancée, la main, appliquée sur l'abdomen, permet de constater que les sensations de mouvement éprouvées par la femme dépendent de contractions réelles des parois utérines, parois sur lesquelles il se produit des bosselures irrégulières qui glissent et se déplacent sous la main, par un mouvement comme péristaltique dont la femme a toujours la sensation très-distincte. Assez souvent ces contractions accompagnent l'hémorrhagie; mais assez souvent elles la précèdent et semblent être le premier phénomène qui succède à l'action de la cause pathologique. Si dans le premier cas elles peuvent être considérées comme le résultat de l'écoulement du sang, et peut-être de la formation de caillots dont la présence gêne et irrite l'utérus, elles sont bien évidemment, dans le second, une cause active dans la production de la perte.

Il est impossible, en effet, que des contractions de la couche musculaire externe surviennent sans que la circulation soit modifiée dans les couches vasculaires sous-jacentes. Le plexus vasculaire des couches internes étant pressé irrégulièrement par ces contractions vasculaires, le sang doit refluer dans quelques points du disque placentaire. De là une congestion partielle qui peut produire la rupture d'une de ces faibles ramifications veineuses, et par suite une extravasation sanguine.

Mais là ne se borne pas encore l'influence des contractions utérines. Opérant des resserrements limités à des segments du globe utérin, elles produisent nécessairement le tiraillement des adhérences placentaires, et peuvent en déterminer la rupture.

En dehors de ces modifications locales, dont il est impossible de nier l'influence sur la provocation des hémorrhagies, combien ne nous reste-t-il pas d'autres faits à signaler? Qu'il nous suffise de rappeler les modifications physiologiques et pathologiques que la grossesse imprime à toutes les fonctions, et que nous avons étudiées sous les titres de *Physiologie* et de *Pathologie de la grossesse*. Qu'on se rappelle cet état presque continuel de polyémie séreuse, cette plénitude habituelle du pouls, cette coloration de la face, cette activité plus grande de la nutrition et de la circulation, qui se manifestent dès les premiers mois chez la plupart des femmes pléthoriques; qu'on se rappelle cette susceptibilité que la moindre émotion éveille et irrite, cette délicatesse de sensation, naturelle chez la plupart des femmes nerveuses, mais qui est portée au plus haut degré chez les femmes enceintes ; qu'on se rappelle enfin que, pendant la grossesse, l'utérus est, pour ainsi dire, le centre commun où viennent aboutir tous les troubles généraux causés par les émotions morales ou physiques, et l'on concevra alors : 1° pourquoi la plupart des auteurs ont considéré une constitution pléthorique, une menstruation normalement abondante, et le tempérament lymphatique qu'accompagne si souvent une grande irritabilité nerveuse, comme causes prédisposantes des hémorrhagies puerpérales ; 2° pourquoi les femmes pléthoriques sont si souvent affectées de perte au retour de la période menstruelle, puisqu'à cette époque l'habitude entretient dans l'utérus une activité plus grande, une congestion plus intense ; 3° pourquoi les excès de plaisirs de l'amour ont souvent été suivis de pertes abondantes, en entretenant dans tous les organes génitaux une excitation trop vive et trop longtemps continuée ; pourquoi enfin toutes les circonstances propres à déterminer ou à entretenir une grande activité dans la circulation générale, et surtout des afflux plus considérables de liquides vers l'organe gestateur, ont été de tout temps considérées comme prédisposant les femmes à l'hémorrhagie : ainsi la fatigue, la fréquentation des bals, des spectacles, des réunions nombreuses, où la température est élevée et l'air impur ; les veilles trop longtemps prolongées, une nourriture trop excitante, l'usage des boissons alcooliques ; dans une autre classe, les irritants locaux : ainsi l'abus des purgatifs drastiques qui, par l'irritation trop vive qu'ils produisent sur les intestins, peuvent réagir sur l'utérus, les bains de siége, l'application fréquemment renouvelée de sangsues à la vulve, l'existence d'une altération organique ou d'une inflammation aiguë dans les organes voisins ou dans l'utérus lui-même, toutes circonstances propres à entretenir un état habituel de congestion vers la matrice.

§ 2. — Causes déterminantes.

L'action trop longtemps prolongée des dernières causes prédisposantes que nous venons d'énumérer peut, à la longue, produire une hémorrhagie, et, après avoir été longtemps prédisposantes, ces causes peuvent être définitivement déterminantes. Mais d'autres circonstances, que l'on pourrait désigner sous le nom de *causes déterminantes accidentelles*, ont été indiquées par les auteurs. Celles-ci sont si nombreuses et si variées, que, pour en retracer le tableau, il faudrait rappeler presque toutes les observations particulières qui ont été publiées. Toutes ces causes peuvent, du reste, se rattacher aux émotions morales vives et aux commotions physiques : un chagrin violent, l'arrivée subite d'une personne ou d'une nouvelle inattendue ; un accès de colère, une discussion trop vive, etc. ; le cahotement d'une voiture mal suspendue, l'exercice du cheval ; une chute sur les pieds, le siége ; les coups reçus sur la région abdominale, les efforts pour porter ou lever un fardeau ; la toux, le vomissement, etc. (Voy. article *Avortement.*)

Ces causes, dont j'aurais pu augmenter beaucoup la liste, n'ont pas toutes le même mode d'action. Les unes, comme la plupart des causes morales, agissent d'abord sur tout l'organisme, et ne réagissent sur la matrice que secondairement; les autres, comme la plupart des causes physiques, s'adressent, pour ainsi dire, directement à l'organe gestateur, et tendent, par l'ébranlement qu'elles lui communiquent, à troubler les rapports qui existent entre lui et le produit de la conception. Les premières, et tout le monde est d'accord sur ce point, déterminent un afflux plus considérable de sang vers l'utérus, puis l'engorgement des vaisseaux utéro-placentaires, puis enfin la rupture des vaisseaux; ou, si la grossesse est peu avancée, l'afflux trop considérable du sang est suivi d'une exhalation sanguine à la face interne de l'organe. Mais à la suite d'une chute, d'un coup, d'une commotion physique quelconque, comment se produit l'hémorrhagie, surtout à une époque avancée de la grossesse? Le décollement du placenta, qui est le fait le plus constant alors, est-il le phénomène primitif, et a-t-il causé la rupture vasculaire, ou bien cette rupture vasculaire a-t-elle précédé, et l'épanchement de sang entre le placenta et l'utérus, qui en a été la conséquence, a-t-il produit le décollement du placenta? Cette dernière opinion me paraît la plus probable. Sans doute, à la suite de commotions très-violentes, de chutes d'un lieu élevé, on conçoit que les faibles moyens d'union qui attachent le placenta à l'utérus soient d'abord rompus, puisque, dans ces mêmes circonstances, les organes pleins, le foie en particulier, ont pu être déchirés dans l'épaisseur même de leur tissu. Mais certainement cela n'arrive pas ainsi dans l'immense majorité des cas : l'œuf forme une vessie pleine en contact immédiat avec les parois de la cavité qui le renferme; le placenta est donc soutenu en dedans par les eaux et le fœtus, en dehors par la paroi utérine. Le contenant et le contenu forment un tout que les commotions, à moins d'être excessivement violentes, ne pourront diviser. Tant que les membranes ne sont pas rompues, on conçoit difficilement que ce décollement puisse être opéré autrement que par l'effort du sang qui cherche à s'épancher dans l'intérieur de la matrice.

De ce que ces commotions physiques et morales sont signalées par tous les auteurs comme pouvant produire une hémorrhagie, il ne faut pas croire qu'elles aient constamment ce facheux résultat; leur influence est même loin d'être toujours en proportion de leur violence et de leur intensité. Le plus souvent elles n'agissent et ne sont suivies de perte que parce qu'il existe chez la femme une prédisposition que la cause déterminante est venue réveiller et mettre en jeu. Je pourrais citer des femmes chez lesquelles la moindre contrariété a été suivie d'une hémorrhagie fatale au fœtus, tandis que d'autres ont supporté sans accident les chagrins les plus cuisants. J'ai déjà cité à l'article *Avortement* plusieurs faits qui prouvent également que souvent les secousses les plus violentes ne donnent lieu à aucun accident. Il faut donc admettre, dans le plus grand nombre des cas, l'intervention d'une cause prédisposante, cause qui souvent même a la plus grande part dans la production des accidents.

§ 3. — Causes spéciales.

Indépendamment des causes générales que nous venons d'étudier, il en est quelques-unes que l'on pourrait appeler *causes spéciales*, parce qu'elles tiennent à quelques particularités dans la position et la structure de l'œuf. Elles exercent surtout leur influence à une époque déjà avancée de la grossesse : nous voulons parler de l'insertion anormale du placenta, de la rupture du cordon ombilical, et de quelques autres particularités.

1° Insertion du placenta sur le segment inférieur de l'utérus.

Presque tous les anciens auteurs avaient eu occasion de rencontrer, au moment du travail, le placenta sur le col. Mais les uns avaient méconnu complétement la cause de cette disposition, et l'avaient attribuée à ce que le placenta, détaché en totalité du point où il s'insérait, était tombé par son propre poids sur le col de la matrice. Les autres, qui l'avaient trouvé encore adhérent par un de ses bords à un point du pourtour du col, avaient pensé que cette adhérence n'était qu'accidentelle et occasionnée seulement par du sang caillé, *qui colle quelquefois si étroitement le placenta à l'orifice, qu'on le prendrait pour une excroissance de la partie*, dit Deventer. Il en est enfin qui avaient noté le fait avec beaucoup de bonne foi, sans chercher à donner aucune explication. Levret est un des premiers qui aient fixé l'attention sur ce point important, qui en aient démontré la fréquence, les dangers, étudié les causes et les moyens propres à le reconnaître. Bien avant Levret, pourtant, cette insertion anormale avait été signalée ; car Giffart, racontant un cas d'hémorrhagie, écrit en 1730 : « Je ne peux accepter comme toujours vraie l'opinion de tous les auteurs, qui disent que le placenta est toujours inséré sur le fond de l'utérus; car, dans ce cas comme dans beaucoup d'autres, j'ai toute raison de penser qu'il adhérait sur l'orifice interne, ou tout auprès, et qu'en se dilatant, celui-ci occasionna la séparation du délivre, et, par suite, l'hémorrhagie. » (Observations 115 et 116.) Heister (*Institutions chirurgicales*, chap. CLIV, part. I) dit : « Quelques modernes pensent que l'adhésion du placenta sur le col est une cause d'hémorrhagie, et qu'alors plus le col se dilate, plus la perte est abondante. » Enfin on trouve dans Portal, dont le livre parut en 1685, des observations qui ne permettent plus l'hésitation, et c'est vraiment à lui qu'il faut attribuer l'honneur d'avoir le premier signalé cette insertion vicieuse. Dans six de ses observations, *le placenta se présentait et touchait l'orifice de la matrice de tout côté avec adhérence en toutes ses parties.* L'auteur cherche même à faire comprendre le mécanisme de l'hémorrhagie dans ces cas, et donne déjà l'explication qui plus tard fut acceptée par Levret et beaucoup d'autres.

En étudiant l'anatomie du placenta, nous avons exposé quelles étaient, suivant la plupart des auteurs, les circonstances qui déterminaient le lieu d'insertion de cette masse vasculaire ; nous n'y reviendrons pas. Ajoutons seulement que les rapports du placenta avec l'orifice ne sont pas toujours les mêmes, et que sous ce rapport on a admis plusieurs nuances ou variétés d'insertions vicieuses. Ainsi, le placenta peut se fixer au voisinage de l'orifice, sur cet orifice lui-même qu'il recouvre en partie ou en totalité. Ces diverses insertions ont reçu différents noms : *marginale*, quand le placenta s'étend très-près de la circonférence de l'orifice; *incomplète* ou *partielle*, quand il n'en recouvre qu'une partie; *complète* ou *centrale*, quand il le recouvre en totalité; on lui donne enfin le nom d'*insertion intra-cervicale*, lorsque, ainsi que tendent à le prouver quelques faits de madame Lachapelle, l'œuf est venu s'insérer dans la cavité même du col. Pour être admise définitivement, cette dernière variété nécessite encore de nouvelles observations.

D'après le docteur Sirelius, le placenta, en se développant sur l'orifice de l'utérus subit des changements de forme importants. Quelquefois, mais rarement, il s'étale en membranes sur presque toute la surface du chorion (placenta membraneux); d'autres fois il y aurait deux placentas séparés, l'un plus gros, l'autre plus petit; le plus souvent enfin le placenta, divisé incomplétement par un sillon allant du bord libre jusqu'au milieu, aurait la forme d'un fer à cheval. Dans ces deux derniers cas, le sillon qui divise le placenta en deux moitiés complétement séparées ou encore réunies en croissant, serait formé par l'oblitération des villosités choriales et correspondrait toujours à l'orifice interne de l'utérus. Cette remarque d'anatomie pathologique peut être utilisée dans le traitement.

L'insertion du placenta sur le col de l'utérus a été, depuis Levret, considérée comme une cause inévitable d'hémorrhagie pendant les trois derniers mois de la grossesse et pendant le travail de l'accouchement. La perte est alors, dit Gardien, de l'essence même de la grossesse et surtout de l'accouchement. La plupart des auteurs modernes, pensant que les modifications que la grossesse détermine, vers les derniers mois, dans la disposition du col, sont l'unique cause des hémorrhagies qui surviennent alors, ont admis la même opinion. Voici quel est, selon eux, le mécanisme suivant lequel se produit la perte : Jusqu'au cinquième mois le corps seul de la matrice éprouve des changements nombreux; mais, à dater de cette époque, le col y participe (voy. *Grossesse*). La diminution qu'il subit dans sa longueur s'accompagne d'un élargissement plus considérable de sa base, au niveau de l'orifice interne. Le placenta, fixe et immobile sur le lieu où il est planté, ne peut suivre cet évasement de la partie supérieure du col : dès lors les moyens d'union qu'il a contractés avec la matrice se trouvent naturellement rompus, ainsi que les vaisseaux utéro-placentaires, et cette rupture produit nécessairement une perte plus ou moins considérable.

Il suffit de rappeler ce que nous avons dit à l'article *Grossesse* pour se convaincre que cette explication, reposant sur un fait faux, quoique généralement admis jusqu'à présent, doit être rejetée. Puisque c'est par la partie inférieure du col que commence, au moins chez les femmes qui ont déjà eu des enfants, l'évasement de sa cavité; puisque chez toutes l'orifice interne reste fermé souvent jusqu'aux dernières semaines, la partie supérieure du col ne s'évase donc pas, et, par conséquent, ce n'est pas là la cause qui produit la perte, lorsque le placenta est inséré sur le col. L'explication suivante donnée par M. Jacquemier avec une grande netteté, me paraît devoir être admise : Dans les six premiers mois de grossesse, l'utérus se développe particulièrement aux dépens des fibres de la partie supérieure du corps ou du fond de l'organe. Dans les trois derniers mois, les fibres appartenant au tiers inférieur du corps de l'utérus se développent d'une manière rapide, et la cavité de l'organe s'agrandit surtout par suite de la distension et du développement de cette partie inférieure; ce qui le prouve, c'est que le corps de l'utérus, qui est piriforme dans les premiers mois, présente, à la fin de la grossesse, un ovoïde parfait. Je ferai remarquer, d'un autre côté, que le développement du placenta est beaucoup plus rapide dans les six premiers mois que dans les trois derniers. Or, cette double circonstance paraît suffire à la production de l'hémorrhagie. Lorsqu'en effet le placenta est inséré sur le fond de l'utérus, l'accroissement du placenta s'opère en même temps que se développe la portion des parois utérines sur laquelle il est implanté, et dès lors on conçoit qu'il n'y ait pas d'hémorrhagie ; mais lorsque le placenta est inséré sur le col ou sur un point voisin du col, le contraire doit nécessairement avoir lieu. Alors, en effet, l'accroissement du placenta est à peu près complet, lorsque s'opèrent le développement et l'extension plus considérable du tiers inférieur du corps de l'organe. Le placenta ne peut donc plus participer à ce développement rapide, pour se prêter à l'ampliation de l'utérus, et suivre, jusqu'à son plus grand développement, l'élargissement de la paroi sur laquelle il est implanté : il s'étale de son centre à sa circonférence, les sillons intercotylédonaires s'agrandissent, et ses différents lobes sont ainsi fortement écartés; mais le développement de la paroi inférieure de l'utérus est si rapide, dans les derniers mois, que cet élargissement mécanique du placenta, sur lequel a surtout insisté M. Jacquemier, ne suffit plus pour prévenir le tiraillement des vaisseaux utéro-placentaires, ainsi que du tissu celluleux au milieu duquel ils rampent ; et ce tiraillement étant enfin porté à l'extrême, toutes ces adhérences cellulo-vasculaires finissent par céder et se rompre : de là production de l'hémorrhagie. Par cette explication, comme on le voit, on n'a pas besoin d'invoquer la diminution dans la longueur du col et l'évasement de la partie supérieure, qui réellement n'ont pas lieu. A son aide, on se rend parfaitement compte d'un fait que n'explique pas la théorie généralement adoptée ; je veux parler des hémorrhagies qui se manifestent lorsque le placenta est inséré seulement à la partie inférieure de l'utérus, sur un point plus ou moins voisin de l'orifice interne. Car ce n'est pas parce que le placenta est inséré sur l'orifice interne, mais bien parce qu'il est en rapport avec le tiers inférieur de l'utérus, que l'hémorrhagie survient pendant les derniers mois de la grossesse.

L'explication généralement admise n'est vraie que pour les pertes qui surviennent pendant les dernières semaines de la grossesse ou pendant le travail de l'accouchement. Alors, en effet, l'évasement du col de l'utérus, son effacement complet, doivent nécessairement avoir une grande influence sur la production et l'abondance de la perte, dans les cas où un des points de la circonférence du placenta a des rapports immédiats avec le col, mais surtout dans ceux où l'insertion a lieu, comme on dit, centre pour centre.

C'est, du reste, presque toujours dans les dernières semaines ou pendant le travail que le plus fréquemment se produisent les hémorrhagies dont nous parlons.

L'hémorrhagie, qu'on a généralement considérée comme inévitable dans ces circonstances, peut cependant ne pas se montrer, même pendant le travail de l'accouchement, et la dilatation du col peut s'opérer sans qu'il s'écoule une goutte de sang. C'est un fait rare sans doute que l'absence de la perte, mais dont des observations assez nombreuses pourtant établissent aujourd'hui l'authenticité. Les auteurs varient seulement sur l'explication qu'ils en donnent. Walter pense que, dans ces cas, il y a probablement une communication plus large et plus facile entre les radicules veineuses et artérielles de l'utérus, de sorte que le sang peut passer des artères dans les veines sans s'écouler au dehors. Mercier prétend alors que les vaisseaux exhalants de l'utérus sont dans un état de constriction, de perversion de leur sensibilité, capable de s'opposer au cours du sang. Ces deux explications me paraissent inadmissibles. M. Moreau fait remarquer que, dans les cas cités, les enfants étaient morts, et sans doute depuis plusieurs jours. Or, dit-il, lorsque le fœtus succombe dans la matrice, il survient, dans la circulation de cet organe, des changements nécessités par la cessation de la circulation fœtale ; le sang, arrêté dans les vaisseaux, s'y coagule ; ceux-ci se resserrent, et plusieurs d'entre eux doivent même s'oblitérer ; il n'arrive plus à la matrice que le sang nécessaire à sa nutrition ; le stimulus qui en appelait une plus grande quantité n'existe plus, et c'est pour cela que la dilatation de l'orifice peut se faire sans hémorrhagie considérable, quoique les vaisseaux qui unissent les bords au placenta soient déchirés. Malgré les objections qui lui ont été faites, cette opinion me paraît admissible, au moins pour quelques cas. Dans quelques autres, on peut dire, avec M. Jacquemier, que si l'accouchement a pu se faire sans accident, c'est que le placenta avait été complétement décollé, ou au moins qu'il l'avait été d'un seul côté jusqu'au delà de l'orifice utérin, de manière que la dilatation a pu s'opérer sans étendre davantage le décollement, les vaisseaux déchirés antérieurement ayant été bouchés par du sang coagulé. C'est ainsi qu'on peut expliquer les faits dans lesquels la perte, après s'être reproduite plusieurs fois pendant la grossesse, ne se reproduit plus pendant le travail.

Enfin, si la rupture des membranes s'opérait dès le début du travail, on conçoit que la rétraction de l'utérus qui suivrait l'écoulement du liquide, que la compression que la tête exercerait sur la portion décollée du placenta, puissent oblitérer complétement les vaisseaux déchirés, et mettre ainsi fin à l'hémorrhagie, bien que le fœtus soit vivant.

2° Rupture du cordon ou des vaisseaux du cordon.

La rupture des vaisseaux ombilicaux ou de la tige omphalo-placentaire dans toute son épaisseur est aujourd'hui incontestable. Un fait, tout inexplicable qu'il est, ne peut pas être révoqué en doute lorsqu'il est successivement observé par des hommes tels que Delamotte, Levret, Baudelocque, Nægele, etc. Cette rupture, et l'hémorrhagie à laquelle elle donne nécessairement lieu, peuvent dépendre d'une maladie des tuniques vasculaires, d'une disposition particulière des vaisseaux du cordon, et, enfin, de la brièveté du cordon, que cette brièveté soit naturelle ou dépende de circulaires nombreux du cordon autour des diverses parties du fœtus.

A. Les vaisseaux ombilicaux se déchirent quelquefois, dit M. Velpeau, et j'en possède plusieurs exemples; mais c'est parce qu'ils étaient préalablement malades. Dans un cas cité par M. Deneux, le sang provenait de la veine ombilicale, qui était variqueuse en plusieurs endroits. C'est probablement à un état de maladie des ramifications des vaisseaux du cordon qu'il faut attribuer le cas curieux que j'ai rapporté dans ma thèse inaugurale, et dans lequel l'hémorrhagie eut lieu entre le chorion et la face fœtale du placenta, par suite de la déchirure de toutes les ramifications des vaisseaux ombilicaux. Ce fait unique, je crois, et jusqu'à présent peu connu, a été généralement mal interprété par ceux qui l'ont cité. Je crois donc devoir le rappeler (¹). J'avoue que ce n'est pas sans quel-

(¹) Rocques-Marie-Joseph Herce, âgée de vingt-neuf ans, enceinte pour la cinquième fois, était arrivée au septième mois de sa grossesse, lorsque, le 5 mai, elle fut apportée à l'Hôtel-Dieu. Il était alors minuit. La sage-femme qui la conduisit nous apprit qu'elle avait de vives douleurs depuis cinq heures du soir. Cette malade paraissait très-affaiblie : la face était pâle, légèrement jaunâtre. Cette faiblesse avait été déterminée, nous apprit encore la sage-femme, par une hémorrhagie qui durait depuis le quatrième mois de la grossesse. Cette perte avait considérablement augmentée depuis le moment où les douleurs s'étaient manifestées. Elle était due, ajouta la sage-femme, à l'implantation du placenta sur le col de l'utérus. La malade fut couchée dans la salle Saint-Benjamin. Nous la touchâmes alors, et voici ce que nous pûmes constater : Le col était dilaté du diamètre d'une pièce de cinq francs; il était mou, complétement effacé, ne se contractait nullement. Le doigt, introduit dans l'orifice utérin, nous fit reconnaître un corps ovoïde, dur, résistant, que nous reconnûmes être la tête du fœtus en première position. Aucun corps mollasse n'était interposé entre notre doigt et les téguments crâniens : nous pensâmes que si le placenta était inséré sur le col, il ne l'était pas au moins par son centre. Nous cherchâmes, en promenant le doigt légèrement fléchi sur le pourtour interne du col, à voir si le placenta ne s'insérait pas sur une des lèvres de l'orifice, et nous ne trouvâmes rien. Dès lors l'erreur de la sage-femme nous fut démontrée, et, sans pouvoir toutefois déterminer la cause de l'hémorrhagie, nous n'hésitâmes pas à rejeter son opinion. Par suite, sans doute. de l'irritation produite par le toucher, la matrice se contracta légèrement : notre doigt, encore dans le col, nous en donna l'assurance. L'hémorrhagie était arrêtée, la tête engagée au détroit supérieur ; la malade, quoique faible, conservait cependant encore assez de force pour seconder la nature. Nous pensâmes qu'il n'y avait rien à faire qu'à rassurer la malade sur son état, et l'engager à seconder autant que possible les contractions utérines qui commençaient à se faire sentir assez vivement. Le travail marcha très-bien, en effet, sans reproduction de l'hémorrhagie, et à quatre heures cette femme accoucha d'un enfant mort, de sept mois. Il n'offrait aucun signe de putréfaction; il était seulement pâle et décoloré. La sortie du fœtus fut suivie de l'expulsion de trois gros caillots de sang, chacun du volume du poing; mais la perte ne se renouvela pas. Le cordon, qui avait sa longueur à peu près habituelle, n'offrait pas de circulation. Nous ne fûmes pas peu surpris, après l'avoir coupé, de voir qu'il ne tenait plus à la mère, mais qu'il portait, à l'extrémité opposée à celle qui tenait au ventre de l'enfant, une espèce de membrane, au centre de laquelle il paraissait implanté. Cette membrane avait à peu près le diamètre d'un placenta ordinaire, et se continuait évidemment avec les débris de la poche des eaux. Nous crûmes d'abord à un de ces placentas membraneux dont parlent quelques auteurs. Cette opinion nous parut d'autant plus probable que quelques vaisseaux, nés évidemment de la ramification du cordon, se ramifiaient dans son épaisseur. Dès lors nous adoptâmes comme possible l'opinion de la sage-femme; car, si nous n'avions pas senti le placenta, c'est que son peu

que hésitation que j'attribue dans ce cas la perte à une maladie préalable et à la rupture des vaisseaux ombilicaux. Cette rupture, en effet, ne pourrait-elle pas être consécutive à un épanchement de sang provenant d'un des vaisseaux utéro-placentaires, dont les ramifications, comme nous l'avons vu, arrivent jusqu'au-dessous des membranes qui recouvrent le placenta? Cet épanchement aurait opéré le décollement du chorion, puis la rupture des vaisseaux ombilicaux. L'abondance et le retour de l'hémorrhagie, la persistance de la vie du fœtus jusqu'au début du travail, seraient certainement plus faciles à comprendre dans cette dernière hypothèse que dans la première. On a cherché à dénaturer ce fait depuis sa publication. On a dit que probablement des circulaires nombreux du cordon existaient, ou que des tractions avaient été opérées artificiellement sur le cordon. Je puis assurer que rien de tout cela n'a eu lieu et que le fait s'est présenté à moi tel que je viens de le raconter.

B. La distribution anormale des vaisseaux ombilicaux, que nous avons signalée dans la description du cordon, peut, pendant le travail, produire une hémorrhagie mortelle pour le fœtus. L'observation que M. Benckiser a recueillie à la clinique de M. Nægele ne laisse pas de doute à cet égard (¹).

d'épaisseur ne nous permettait pas de le reconnaître. Lorsqu'à huit heures du matin nous retournâmes auprès de la femme, elle se trouvait parfaitement bien; mais quel fut notre étonnement, lorsque la fille de service nous présenta un placenta que la malade avait expulsé après notre départ? Dès lors toutes nos suppositions étaient sans fondement, et il nous fallut chercher dans l'examen des pièces une meilleure explication des phénomènes offerts par la malade. Voilà ce que nous vîmes, et ce que tous les membres de la Société anatomique ont pu constater : La face utérine du placenta était lisse et dans l'état normal; mais sa face fœtale était entièrement privée de la portion de membrane chorion qui la recouvre. Elle était inégale, bosselée, et laissait voir facilement les anfractuosités qui séparent les cotylédons. Elle était recouverte de caillots assez épais. On pouvait y reconnaître facilement les débris de vaisseaux déchirés et décollés, qui ordinairement rampent à sa surface. Cette extrémité flottante des vaisseaux avait pour quelques-uns 2 centimètres et demi de longueur. En examinant, en outre, avec soin cette portion de la poche attenante au cordon, et que nous avions prise pour un placenta membraneux, nous pûmes reconnaître, sur celle de ses faces qui recouvrait le placenta, des débris vasculaires qui devaient se continuer avec ceux observés sur la face fœtale du gâteau placentaire. La cavité de ces vaisseaux était béante, et dans quelques-uns obstruée par des caillots fibrineux de nouvelle formation. Les divisions principales étaient intactes, perméables au sang.

De cet examen nous avons dû conclure : 1° que le placenta n'était pas inséré sur le col; 2° que l'hémorrhagie n'était pas produite par un décollement de la face utérine du placenta, mais qu'elle était le résultat d'un décollement survenu entre la portion de la poche des eaux qui recouvre le placenta et ce placenta lui-même; que ce décollement s'était opéré, d'abord dans un point de la surface fœtale du placenta, puis dans une plus grande étendue, et avait enfin totalement séparé le placenta des enveloppes fœtales ; 3° qu'étant de plus en plus considérable, ce décollement avait produit une hémorrhagie de plus en plus forte, et que ce n'est que lorsqu'il a été complet que l'hémorrhagie étant devenue excessive, les douleurs s'étaient manifestées, et que l'avortement avait eu lieu, toute communication étant interrompue entre la mère et l'enfant. Cet examen a pu nous rendre encore compte de la cessation de l'hémorrhagie au moment de l'arrivée de la malade à l'hôpital, et de la quantité de sang coagulé sortie après l'expulsion du fœtus. Lorsque nous touchâmes, en effet, la femme au moment de son entrée, la tête commençait à s'engager dans l'excavation pelvienne, de manière à faire l'office du tampon. De là absence de perte externe; mais le sang ne continuait pas moins à couler et à s'accumuler à l'intérieur. De là formation de caillots et leur sortie après l'accouchement.

(¹) Une femme de la campagne, âgée de vingt-six ans, fut admise à l'hôpital en novem-

C. La brièveté du cordon peut, non-seulement après la rupture des membranes, mais même avant le début du travail et l'écoulement du liquide amniotique, être cause de sa déchirure, et produire une hémorrhagie, qui a été désignée sous le nom d'*intra-amniotique*. Je le répète, je ne sais pas nier un fait, quelque extraordinaire qu'il soit, lorsqu'il est avancé par des observateurs instruits et consciencieux, qui assurent avoir pris toutes les précautions pour éviter l'erreur. Aussi, malgré les négations de mesdames Lachapelle, Boivin et de M. Velpeau, j'admets que cette rupture puisse avoir lieu. Dans ces cas, la rupture a pu sans

bre 1830. Le travail commença le 7 décembre à midi. A trois heures, le col était dilaté d'un pouce, et l'on pouvait facilement sentir la saillie formée par la poche des eaux. En explorant avec le doigt, on sentit une corde anormale égalant le volume d'une plume à écrire, qui, placée dans l'épaisseur des membranes, se portait d'arrière en avant, et ne présentait aucun battement. Après la rupture de la poche, les eaux s'échappèrent, et furent suivies de quelques gouttes de sang. La tête se trouvait dans l'excavation en première position, et l'on s'aperçut alors qu'une anse du cordon se trouvait placée entre elle et la symphyse sacro-iliaque droite. On n'y sentait qu'une pulsation très-faible ; on essaya, mais vainement, de la repousser ; et, le travail continuant avec activité, le professeur Nægele termina l'accouchement par le forceps. Lorsqu'on plaça la branche droite, il s'écoula une grande quantité d'eau mêlée de sang. Pendant les quatre heures qui s'étaient écoulées depuis la rupture de la poche jusqu'à la terminaison du travail, le sang n'avait cessé de couler ; la femme pouvait en avoir perdu 160 à 200 grammes ; la délivrance eut lieu une demi-heure après. L'enfant, pâle et décoloré, présentait encore quelques signes de vie, mais il mourut peu d'instants après. Il pesait 2900 grammes. On ne retrouva, à l'autopsie, que des signes d'anémie ; tout prouva que l'hémorrhagie avait causé la mort du fœtus.

L'examen du délivre fit découvrir la source de l'hémorrhagie. Le placenta avait sa texture et sa forme habituelles. Les membranes étaient un peu plus dures et plus épaisses, et leur déchirure était juste ce qu'il fallait pour permettre la sortie du fœtus. Le cordon ombilical s'insérait sur les membranes, à 6 centimètres du rebord placentaire ; à partir de ce point, les vaisseaux du cordon n'étaient plus réunis, mais se séparaient, en se ramifiant çà et là sur les membranes ; et après que ces diverses ramifications des artères et de la veine avaient parcouru à leur surface interne un trajet plus ou moins considérable, mais variable pour chacune d'elles depuis 4 centimètres jusqu'à 27 centimètres, elles entraient dans le placenta, les unes par le centre, le plus grand nombre par son bord. L'auteur de la thèse que j'ai citée décrit avec soin la disposition et le trajet de ces divers rameaux. Les bornes de ce travail ne me permettent pas de reproduire toute cette description : j'arrive au fait principal. Le premier rameau, naissant de la division de la veine ombilicale au point de son insertion dans les membranes, se portait à droite, parcourait un trajet considérable à leur surface interne, et venait enfin se prolonger dans le bord opposé du placenta. C'est précisément sur le point de ce trajet le plus éloigné du placenta qu'a eu lieu la rupture des membranes ; cette rupture a dû nécessairement produire celle du rameau veineux que nous venons de décrire ; et c'est à elle, sans aucun doute, qu'est due la perte qui a occasionné la mort de l'enfant, ainsi que le prouva l'autopsie. La chute du cordon n'est pour rien, en effet, dans cette mort, car, dans ce dernier cas, les symptômes de congestion sont ceux que fournit l'ouverture du cadavre.

M. le docteur Panis, professeur d'accouchement à l'école de médecine de Reims, a bien voulu me communiquer un fait semblable.

« Madame H..., de Reims, âgée de trente-six ans, a eu quatre enfants ; ses couches ont été très-heureuses, et ses enfants sont tous nés vivants et très-forts. Sur le point d'accoucher du cinquième, madame H... me fit appeler le 17 janvier dernier, à six heures du matin. J'appris, à mon arrivée, que les eaux s'étaient écoulées à cinq heures, et qu'au moment de la rupture des membranes il s'était écoulé du sang avec les eaux. Les mouvements de l'enfant s'étaient fait sentir la veille jusqu'au soir ; madame H.., avait dormi toute la nuit, et ne s'était éveillée qu'au moment de la rupture des membranes. Je pratiquai le toucher, et je trouvai le sommet de la tête en position occipito-iliaque gauche postérieure, et une dilatation de 3 centimètres. Le travail marcha d'une manière régulière, mais un peu lente ; l'écoulement du sang continua, mais avec peu d'abondance, et à dix

doute être favorisée par une faiblesse anormale des parois vasculaires, par le peu de résistance de la gaîne qui environne les vaisseaux ; mais elle doit être surtout attribuée aux tiraillements du cordon. Or, ce tiraillement peut être produit avant la rupture des membranes par des mouvements désordonnés du fœtus, mouvements suscités probablement par la gêne même que les circulaires du cordon lui font éprouver. Après l'écoulement des eaux et pendant l'expulsion du fœtus, le cordon, raccourci, se trouve tendu comme une corde ; sa tension augmente à mesure que la tête se rapproche de la vulve, et alors sa rupture peut seule, le plus souvent, permettre à cette expulsion de se compléter (1).

La brièveté trop grande du cordon peut, suivant la plupart des accoucheurs, produire une perte, en déterminant le décollement prématuré du placenta. Ce décollement par tiraillement du cordon me paraît assez difficile à concevoir. Pendant la contraction utérine, en effet, le placenta est fortement pressé en dehors par l'utérus, en dedans par la liqueur amniotique, ou mieux encore par le tronc du fœtus après l'écoulement des eaux. Or, ces parties doivent évidemment réagir sur la face fœtale du placenta, de toute la force d'impulsion qui leur est imprimée par la contraction. Le fœtus ne peut progresser, et par conséquent la tension du cordon ne peut avoir lieu que sous l'influence de cette contraction ; et, je le répète, pendant cette contraction, le placenta est moulé et fortement pressé contre

heures du matin madame H... mit au monde un enfant mort qui se dégagea en position antérieure.

» Etonné de la mort de cet enfant, dont la face était peu colorée, dont le développement était parfait, dont les mouvements n'avaient cessé d'être sentis qu'au moment où la mère s'était endormie, je cherchai la cause de cet accident, et je la trouvai dans le cordon ombilical, aussitôt que j'eus extrait le placenta. En effet, ce cordon était inséré sur les membranes à 8 centimètres du placenta : les vaisseaux qui le constituaient, s'étant séparés, rampaient dans les membranes et venaient se rendre à la circonférence du placenta ; un de ces vaisseaux appartenant à la veine ombilicale était déchiré à 3 centimètres de son insertion au placenta, c'était précisément en cet endroit que les membranes elles-mêmes avaient été rompues. Je conclus dès lors que la mort était due à l'hémorrhagie causée par la rupture du vaisseau veineux, et je m'expliquai alors pourquoi cet écoulement de sang avait commencé au moment même de la rupture des membranes. J'ai conservé cette pièce, qui sera placée dans le musée de l'école de médecine de Reims. »

Ce fait, quoique très-rare, pourrait cependant se reproduire, puisque cette disposition des vaisseaux du cordon a été mentionnée déjà un assez bon nombre de fois. Il ne peut amener de danger pour l'enfant qu'autant que la rupture de la poche a lieu sur le trajet d'une des ramifications veineuses ou artérielles. Si, comme dans le cas qui nous occupe, le rameau vasculaire existait sur la portion de membrane engagée dans le col, on pourrait prévoir ce qui va arriver ; mais alors quel moyen employer pour éviter la perte ? Eh bien ! retarder autant que possible la rupture des membranes, si elles sont intactes, et terminer l'accouchement le plus promptement possible, aussitôt après leur rupture, nous paroît être ce qu'il y a de plus convenable. Dans le premier cas, on permettra au col de se dilater suffisamment ; dans le second, on cherchera à terminer l'accouchement avant que la perte ait été assez abondante pour causer la mort de l'enfant. On conçoit que l'on devrait apporter encore beaucoup plus de soins ou d'activité, si, au lieu d'un rameau veineux sans pulsations, c'était un rameau artériel, reconnaissable d'ailleurs à ses battements, qui, par sa position sur les membranes, était menacé de déchirure.

(1) Voyez, pour les détails relatifs à la rupture du cordon, les observations de Portal, *Pratique des accouchements*, p. 267 ; Lamotte, *Traité des accouchements*, p. 362 ; Levret, *Accouchements laborieux*, p. 199 ; Baudelocque, *Recueil périodique de la Société de médecine de Paris*, t. III, p. 1 ; Nægele, *Annales cliniques d'Heidelberg*, 1826 ; Busch, *Siebold's Journ.*, année 1828.

les parties renfermées dans la poche, et ne peut, par conséquent, être décollé. Pendant la contraction, je crois donc ce décollement du placenta par tiraillement du cordon à peu près impossible; mais avant le travail ou pendant le travail, et avant la sortie des eaux, ce décollement peut avoir lieu, si, le cordon étant très-court, le fœtus se livre à des mouvements violents.

Dans les cas où, comme on le dit vulgairement, l'enfant naît coiffé, cas où la tête du fœtus pousse devant elle les membranes, il peut arriver que le tiraillement éprouvé par les membranes, se prolongeant jusqu'au placenta, puisse, surtout lorsque ce corps n'est pas implanté directement au fond de l'utérus, donner lieu à sa séparation prématurée et à une hémorrhagie utérine.

3° Rétraction brusque de l'utérus.

La *rétraction brusque et rapide de l'utérus* peut encore, en détruisant les attaches cellulo-vasculaires du placenta, produire une hémorrhagie fâcheuse. Cette rétraction, en effet, qui, renfermée dans ses limites convenables, est une condition physiologique de l'accouchement, devient une cause du décollement prématuré du placenta, quand elle s'opère trop brusquement et à une époque encore peu avancée du travail. Or, c'est ce qui arrive lorsque, dans un cas d'hydropisie de l'amnios, il s'écoule tout à coup une grande quantité de liquide amniotique; l'utérus passe alors dans un état d'ampliation exagéré au volume beaucoup plus circonscrit que comportent les dimensions du fœtus sur lequel il s'applique. C'est ce qui arrive encore après l'expulsion d'un premier fœtus dans les grossesses gémellaires; la rétraction qui suit cette expulsion peut, décollant le placenta de l'autre jumeau, causer une hémorrhagie qui deviendra funeste pour la mère et l'enfant, si un long intervalle s'écoule entre les deux accouchements.

Quant aux hémorrhagies qui compliquent si souvent la rupture du corps ou du col de l'utérus, celles qui constituent les thrombus de la vulve et du vagin, il en a été question dans autant d'articles distincts : nous n'en parlerons pas ici.

ARTICLE II.

SYMPTÔMES DE L'HÉMORRHAGIE UTÉRINE.

Les symptômes des hémorrhagies utérines peuvent être distingués en *symptômes généraux* et *symptômes locaux*.

1° *Symptômes généraux.* — Dans quelques cas, la perte débute d'une manière brusque et soudaine; l'écoulement du sang est le premier phénomène qui se manifeste. C'est ce qui arrive dans quelques-uns des cas où l'hémorrhagie survient à la suite de l'action violente d'une cause externe. Mais le plus souvent la femme éprouve, pendant les jours qui précèdent l'accident, des inquiétudes dans les membres, un malaise général et inaccoutumé, de la pesanteur, de l'engourdissement dans le bassin, une douleur obtuse et gravative dans les lombes, les aines, et la partie supérieure des cuisses; douleur qui augmente pendant la station, dans les efforts pour uriner et aller à la garderobe. Dans beaucoup de cas, il survient de fréquentes envies d'uriner. Ces phénomènes, qui annoncent une pléthore locale utérine, s'accompagnent assez souvent des symptômes de la pléthore générale, c'est-à-dire douleurs de tête, vertiges, éblouissements, coloration de la face, fréquence et plénitude du pouls. Il n'est pas rare, lorsque les troubles généraux ont duré pendant quelques jours, que les mouvements actifs du fœtus deviennent plus rares et plus faibles, et cessent d'être perçus par la femme. Après une durée qui varie depuis quelques heures jusqu'à plusieurs jours, ces phénomènes précurseurs font place aux symptômes généraux de l'hémorrhagie. Ce sont ceux qui accompagnent toute perte de sang : pâleur de la peau, faiblesse du pouls, froid des extrémités ; et il n'est pas besoin de dire que leur intensité varie suivant l'abondance et la rapidité de la perte, les forces de la femme, etc.

2° *Symptômes locaux.* — Sous le rapport des symptômes locaux qui signalent son existence, l'hémorrhagie utérine a été distinguée en externe et en interne. La perte est dite externe, quand le sang s'écoule à l'extérieur ; on l'appelle interne quand le sang s'épanche à l'intérieur des organes. Nous verrons plus tard qu'elle peut être à la fois perte externe et perte interne.

A. *Perte externe.* — L'écoulement du sang à l'extérieur est à lui seul un signe suffisant pour caractériser l'hémorrhagie pendant la grossesse ou le travail de l'accouchement; mais il est quelques caractères particuliers qui se rapportent aux diverses causes que nous avons indiquées plus haut. Nous les exposerons avec détail dans l'article suivant (voy. *Diagnostic*).

B. *Perte interne.* — Si pendant la grossesse, et surtout dans les premiers mois, la perte interne est très-peu abondante, elle passe souvent inaperçue : pour peu cependant que la quantité du sang épanché soit considérable, le caillot qu'il forme constitue, en se coagulant, un corps étranger dont la présence entretient les coliques, les douleurs de reins, et le sentiment de pesanteur vers le fondement; de sorte que ces accidents persistent avec opiniâtreté jusqu'au moment où s'effectue la fausse couche. Du reste, comme le fait remarquer M. Baudelocque, il est des circonstances où les symptômes des hémorrhagies occultes sont précédés, accompagnés ou suivis d'un écoulement extérieur du sang.

Dans le premier cas, le sang, trouvant une issue libre au dehors, s'échappe jusqu'à ce que la formation du caillot, s'opposant à la sortie, le force de s'accumuler à l'intérieur; dans le dernier, le sang s'épanche à l'intérieur, jusqu'à ce qu'il soit parvenu à l'orifice de la matrice, en décollant petit à petit les membranes; enfin, la perte externe accompagne la perte cachée, quand une partie du sang a une issue libre, l'autre ayant plus de facilité à séjourner à l'intérieur.

A une époque avancée de la gestation, aux signes précurseurs, il faut ajouter, quand l'hémorrhagie est très-abondante, un développement considérable et rapide du ventre, une résistance, une tension et une dureté plus grandes de l'utérus. Quelquefois même il présente une forme très-irrégulière, et semble partagé en deux parties, l'une occupé par l'œuf, l'autre par le sang épanché; dans certains cas, on a pu constater une fluctuation bien évidente ; le plus souvent les mouvements actifs du fœtus cessent de se faire sentir.

Enfin, lorsque la perte survient pendant le travail, l'intervalle de chaque douleur est signalé par la sortie de caillots plus ou moins abondants. Cette sortie de caillots a lieu, en effet, parce que, dans l'intervalle de chaque douleur, la tête de l'enfant ne bouche plus aussi hermétiquement le col, laisse libre son orifice et permet au sang de s'écouler.

Siége de l'épanchement. — Le lieu où se fait l'accumulation du sang, dans les hémorrhagies internes qui surviennent à une période avancée de la grossesse, doit nécessairement varier, suivant le point de l'appareil vasculaire utéro-fœtal qui a été la source de la perte.

1° Le sang peut s'épancher d'abord entre la face utérine du placenta et la paroi utérine correspondante ; puis, la perte continuant, il décolle ordinairement le placenta jusqu'à un des points de sa circonférence, et s'épanche, en décollant les membranes, tout autour de l'œuf ; mais il peut arriver aussi que toute la circonférence du placenta reste adhérente, sa portion centrale étant complétement décollée, et l'épanchement est alors limité par les bords du placenta. Le fait de Laforterie prouve, quoi qu'on dise, que, dans ces cas, l'hémorrhagie peut être assez abondante pour tuer très-rapidement la femme.

On lit dans le *New medical and physical Journal* (1813), un fait qui, moins connu en France que celui de Laforterie, n'en est pas moins extraordinaire. Une femme d'une constitution faible et délicate, arrivée au dernier mois de sa grossesse, eut, par la vulve, un léger écoulement de sang. Il s'en était à peine écoulé 32 grammes qu'elle eut une syncope ; le col de l'utérus était à peine dilaté de la largeur d'un *sixpence* (un centimètre), et offrait une telle rigidité, que l'introduction de la main fut complétement impossible. La malade mourut, et à l'autopsie on trouva que le centre du placenta était seul décollé des parois utérines, pendant que les bords étaient encore complétement adhérents, de manière à former un cul-de-sac, dans lequel une pinte et demie de sang coagulé se trouvait renfermé. (*On examination after death, it was found that a separation of the centre of the placenta — from the parietes of the uterus had taken place, whilst its edges were completely adherent, forming a kind of* cul-de-sac, *into which blood had been pourred*, etc.)

2° Le sang peut s'épancher dans le tissu même du placenta, et constituer ces foyers sanguins désignés dans ces derniers temps sous le nom d'*apoplexie placentaire*. La vie de la femme n'est jamais compromise par une semblable perte, mais la mort du fœtus, et par suite, son expulsion prématurée, en est bien souvent la conséquence.

3° Le sang peut s'épancher à la face fœtale du placenta, comme dans l'observation que j'ai citée plus haut. Ici évidemment la perte a pu être interne avant d'être externe : d'ailleurs plusieurs observateurs ont dit avoir trouvé des caillots entre le chorion et une portion de cette face fœtale du placenta.

4° Les nombreuses observations citées dans ce mémoire de M. C. Baudelocque prouvent que, à toutes les époques de la grossesse, du sang peut s'épancher entre les divers feuillets membraneux qui constituent la poche amniotique.

5° Enfin, malgré les critiques dont ils ont été l'objet, les faits racontés par Delamotte, Levret, Nægele, Baudelocque, etc., nous obligent à admettre les ruptures partielles ou complètes du cordon ombilical, à la suite desquelles l'épanchement du sang s'est fait dans l'intérieur même de l'amnios.

ARTICLE III.

DIAGNOSTIC.

A. — Perte externe.

A une époque avancée de la grossesse, les difficultés que nous avons signalées (voy. *Avortement*, article *Diagnostic*) dans le diagnostic de l'hémorrhagie des six premiers mois, ne se présentent guère plus. Il est tellement rare, en effet, de voir des femmes réglées jusque dans les trois derniers mois, qu'à cette époque on peut considérer tout écoulement de sang par la vulve comme un accident qu'il faut combattre. On ne pourrait d'ailleurs confondre tout au plus qu'une hémorrhagie très-légère avec un retour d'écoulement menstruel, et, dans ces deux cas, les précautions à prendre sont les mêmes; ou du moins sans inconvénients dans l'un, ces précautions pourraient être très-utiles dans l'autre.

Lorsqu'une hémorrhagie survient dans les trois derniers mois de la grossesse, ou pendant le travail, quelle en est la cause? Cette question, très-importante sous le rapport du pronostic et du traitement, est quelquefois fort difficile à résoudre. Nous avons vu que souvent, et même le plus souvent, suivant quelques auteurs, elle est due à l'insertion du placenta sur le col utérin ou sur un point voisin du col. La plupart se sont attachés à indiquer quels étaient les signes au moyen desquels on pouvait reconnaître cette situation anormale du délivre; quand ils manquent, on est en droit de penser que l'hémorrhagie est due à un simple décollement du placenta, ou à la rupture de quelques vaisseaux utéroplacentaires. Pour qu'on puisse établir ce diagnostic par exclusion, il nous reste à décrire les signes de l'insertion vicieuse du placenta.

Hémorrhagie par insertion vicieuse du placenta.

On peut distinguer les signes qui annoncent l'existence de cette anomalie en signes rationnels et en signes sensibles. Les premiers résultent de l'examen du mode de développement de l'accident et des circonstances qui l'accompagnent; les seconds sont fournis par le toucher.

Lorsque la perte survient à une époque avancée de la gestation, et surtout chez une femme qui a déjà eu des enfants, il est le plus souvent possible de constater par le toucher la présence du placenta sur l'orifice. Alors, dit Levret, on a quelquefois de la peine à trouver le col, quoiqu'il soit en quelque sorte à la portée du doigt : on trouve ordinairement dans le vagin une grande quantité de caillots dont une partie est adhérente, au fond de cette gaîne, à une tumeur charnue, molle, comme pulpeuse ; on fait augmenter la perte en les détachant (¹). Si avec l'extrémité du doigt on fait des recherches sur cette tumeur, il semble que l'on touche la tête d'un petit chou-fleur, et l'on y reconnaît ces anfractuosités qui sont propres à la face utérine du placenta. Si l'on cherche la circonférence de la tumeur, on trouve l'orifice de la matrice, qui l'entoure vers sa partie supérieure. Si l'on fait des tentatives pour passer le doigt entre la tumeur et l'orifice, on ne peut y réussir sans faire violence et décoller la tumeur du lieu où l'on tente de passer le doigt ; ou bien, si l'on trouve un point libre, il n'en est pas de même sur tout le pourtour du col.

Un caillot un peu volumineux situé dans le col pourrait en imposer et faire croire à la présence du placenta. Mais, avec un peu d'attention, on verra assez facilement que le caillot est en général beaucoup moins résistant, plus friable et plus mobile que la masse placentaire, dont on peut difficilement changer la position, et dont il est difficile de séparer une partie. Quelquefois une couche assez épaisse de sang coagulé recouvre la surface externe du placenta, et ne permet pas au doigt d'arriver sur son propre tissu. Avec quelques légers efforts, on parvient toujours à détacher le caillot et à distinguer les intervalles intercotylédonaires. Des tumeurs fongueuses ou cancéreuses du col, des végétations syphilitiques, des polypes, des tumeurs hydatiques plus ou moins considérables, ont pu être prises pour le placenta inséré sur le col ; mais le souvenir des antécédents de la malade, les symptômes généraux qu'elle aura éprouvés et surtout un examen minutieux et attentif, feront, je crois, éviter facilement de pareille erreurs.

Ainsi que nous l'avons dit plus haut, la perte peut être due à l'insertion vicieuse du placenta, et celui-ci être assez éloigné de l'orifice interne, pour que le doigt introduit dans le col ne puisse sentir que les membranes à nu : il faut alors, si l'on examine la femme pendant le travail, contourner, avec l'extrémité de l'index, toute la partie voisine de l'orifice. Le plus souvent on sentira le bord du placenta ou du moins on trouvera des membranes plus épaisses que de coutume, et surtout un épichorion plus mou et d'une épaisseur triple et quadruple, vers un des côtés de l'orifice utérin, celui où est inséré le placenta.

Dans certains cas, l'examen de la partie inférieure du corps de l'utérus peut, même quand le col ne permet pas l'introduction du doigt, faciliter encore le diagnostic. Chez une femme qui servait au toucher dans mon cours, et qui était arrivée au cinquième mois de sa grossesse, je remarquai les particularités suivantes : Toute la partie supérieure de l'excavation était occupée par une tumeur

---

(¹) Il faut mettre, en général, dans cet examen, la plus grande réserve. Souvent, en effet, le décollement des caillots cause le retour de l'hémorrhagie. Si le col de l'utérus n'était pas encore assez dilaté pour ne pas permettre, sans efforts, l'introduction du doigt, il faudrait attendre que la perte eût duré assez longtemps pour en produire le relâchement. En général, à moins que l'hémorrhagie ne soit assez abondante pour rendre l'accouchement prématuré inévitable, qu'il n'y ait un commencement de travail, ou que la femme ne soit très-près du terme régulier de sa grossesse, il faut suspendre toute exploration, et employer les moyens généraux propres à enrayer les accidents.

épaisse, charnue, assez molle, et qui présentait à peu près la consistance des parois utérines dans les deux ou trois premiers mois de la grossesse. Quel que fût le point du détroit supérieur vers lequel mon doigt se dirigeât, je trouvai partout la même résistance, et il me fut impossible de sentir le ballottement ni aucune partie du fœtus. Sur ce seul fait je soupçonnai l'insertion du placenta sur le col. Je n'ai pu vérifier moi-même mon diagnostic, mais j'ai appris que cette femme était accouchée six semaines après, à la suite d'une perte peu abondante. M. Gendrin paraît du reste avoir fait, de son côté, la même remarque, car il dit que, dans le cas d'implantation du placenta sur le col, le seul phénomène insolite que l'on puisse recueillir, c'est l'absence du ballottement.

Lorsque l'hémorrhagie survient chez une primipare, ou à une époque peu avancée de la grossesse, lorsqu'en un mot le col n'est pas assez dilaté pour permettre l'introduction du doigt, on pourra encore, à l'aide des signes suivants, reconnaître la cause de la perte :

1° L'hémorrhagie causée par l'insertion du placenta sur le col ne survient presque jamais avant la fin du sixième mois, le plus souvent même elle n'apparaît que dans les quatre ou six dernières semaines de la grossesse.

Il est, du reste, infiniment probable que l'époque à laquelle survient l'hémorrhagie est le plus souvent subordonnée à l'étendue plus ou moins grande du placenta qui correspond au col; que, dans le cas d'insertion centrale, elle se manifeste beaucoup plus tôt que dans ceux où le placenta correspond seulement par un de ses bords à l'orifice. Toutefois il y a d'assez nombreuses exceptions à cette règle, que M. Nægele considère comme à peu près générale; car, dans un assez grand nombre de cas d'insertion centrale, l'hémorrhagie ne s'est montrée qu'au début du travail.

2° Elle débute spontanément, sans cause appréciable et sans phénomènes précurseurs. C'est assez souvent au milieu de la nuit que la femme est réveillée tout à coup par le sang qui s'écoule des parties génitales.

3° La première fois qu'elle se manifeste, elle est, en général, peu abondante, dure peu; après avoir cessé complétement, elle revient quelquefois au bout de quelques jours, quelquefois au bout de quelques heures seulement : à chaque récidive, la perte est un peu plus abondante et dure un peu plus longtemps.

4° Le col utérin, vu l'époque de la grossesse, est en général plus épais, plus mou, plus spongieux, parce que le placenta, en se fixant sur ce point, détermine un afflux de liquide considérable.

5° Si le travail est commencé, et les membranes encore intactes, la perte augmente constamment pendant les contractions utérines; elle diminue dans l'intervalle des douleurs. Le contraire arrive lorsque la perte est occasionnée par un décollement du placenta inséré sur tout autre point : alors, en effet, la matrice, en se contractant, oblitère les vaisseaux, soit par le resserrement de son propre tissu, soit par la compression qu'exercent sur eux les parties renfermées dans sa cavité; mais, dans le cas qui nous occupe, les contractions, opérant la dilatation du col, détruisent de plus en plus les adhérences vasculaires qui l'unissent au placenta, et multiplient les sources de l'hémorrhagie. Ce signe est d'une assez grande valeur, mais seulement avant la rupture des membranes ; car, après l'écoulement des eaux, la tête du fœtus presse sur l'orifice pendant la contraction, et empêche le sang de s'écouler.

6° Dans les cas d'insertion complète ou centrale, la poche des eaux ne se forme pas comme dans le travail ordinaire : car l'insertion du placenta sur le col bouche son orifice, empêche le segment inférieur de l'œuf de s'y engager et d'être accessible au doigt. Mais, lorsque le placenta ne recouvre qu'une partie de l'orifice, le doigt retrouve les membranes sur une étendue plus ou moins considérable ; un seul point de l'orifice est occupé par le bord du placenta.

7° Enfin, suivant Dewees, au début de l'hémorrhagie, le sang a une couleur plus vermeille que lorsqu'il provient de l'utérus, et jamais il ne s'échappe de caillots que lorsque la perte dure déjà depuis longtemps ou est sur le point de cesser.

Hémorrhagies par rupture de vaisseaux ombilicaux.

Dans le cas que j'ai cité, et où la perte était produite par la rupture des vaisseaux ombilicaux, causée elle-même par la séparation du chorion d'avec la face fœtale du placenta, les symptômes ont ressemblé beaucoup à ceux qui accompagnent l'hémorrhagie produite par insertion du placenta sur le col. Ainsi, la perte avait commencé vers le milieu de la grossesse, s'était renouvelée plusieurs fois à intervalles inégaux, et toujours avec plus d'abondance ; elle s'était manifestée de nouveau au début du travail. Le toucher, permettant de constater l'absence du placenta sur le col, pouvait seul éclairer le diagnostic.

Enfin, dans l'observation de Benckiser, avant la rupture des membranes, on avait remarqué une espèce de corde qui croisait à angle aigu l'ouverture du col. Cette corde était sans battements ; mais elle eût certainement offert des pulsations, si, au lieu d'un rameau veineux, c'eût été une des ramifications des artères ombilicales. Si un cas semblable se représentait, la présence de ce cordon vasculaire sur les membranes devrait éveiller l'attention et faire croire à la possibilité d'une hémorrhagie.

B. — Perte interne.

Plus la grossesse avance, plus le diagnostic des hémorrhagies internes devient facile. Les phénomènes généraux qui accompagnent toutes les pertes abondantes éveilleront d'abord l'attention, et le développement brusque et rapide du ventre, quelquefois sa forme irrégulière, viendront confirmer les soupçons. Toutes les fois que l'hémorrhagie offrira quelque danger pour la mère, elle sera facilement reconnue. Mais il faut avouer qu'il peut s'épancher entre la matrice et le placenta une quantité de sang assez considérable pour opérer le décollement presque entier du placenta, pour faire périr l'enfant, sans qu'il en résulte d'autre phénomène que la manifestation du travail. Les pertes internes sont surtout redoutables après la rupture de la poche des eaux, parce que le sang peut s'épancher en abondance dans l'intérieur de l'œuf ou refouler aisément les membranes.

On serait, dans ce cas, averti du danger, par les symptômes généraux; le diagnostic serait ensuite confirmé si l'utérus, qui s'était rétracté après l'écoulement du liquide amniotique, reprenait son volume primitif ou un volume exagéré.

Le développement considérable du ventre est un signe de première valeur; seulement il ne faut pas oublier qu'il peut être dû à toute autre cause. Ainsi la tympanite, l'hydropisie de l'amnios, peuvent le produire; mais la sonorité dans le premier cas, la lenteur du développement du ventre dans le second, jointes à l'absence des phénomènes généraux de l'hémorrhagie, suffiront toujours pour éviter l'erreur. Pendant le travail, les femmes peuvent éprouver des syncopes complétement étrangères à toute perte de sang; mais alors le volume du ventre n'augmentera pas. Ainsi, en résumé, phénomènes généraux, augmentation rapide du volume du ventre, sont les deux signes caractéristiques de l'hémorrhagie interne qui survient dans les derniers temps de la grossesse ou pendant le travail.

Enfin, pendant le travail, l'hémorrhagie interne est suivie assez souvent de l'affaiblissement et même de la suspension des douleurs. Le ventre devient quelquefois douloureux (Levret), et, dans certains cas, on peut sentir une fluctuation sourde (Leroux).

Toutefois M. Henning a fait observer que, dans certaines circonstances, le ballonnement du ventre pouvait manquer, et la syncope être bien due à une hémorrhagie interne. La malade, dit-il, est d'abord prise de violentes douleurs utérines qui se produisent à certains intervalles, et dont chacune amène après elle un léger écoulement de sang par la vulve; puis, au moment où l'on s'y attend le moins, on voit survenir les symptômes d'une syncope des plus alarmantes; cependant on trouve à peine du sang sur les draps, et l'utérus est à peine distendu. Mais, par un examen attentif, on reconnaît que si cet organe ne contient qu'un caillot volumineux, et si le sang ne s'est pas abondamment écoulé au dehors, c'est qu il existe dans le vagin distendu un caillot du volume de la tête d'un enfant. « Je crois nécessaire, ajoute-t-il, d'insister, dans ces cas d'hémorrhagie *intra-vaginale*, sur l'existence des douleurs; car on les regarde, en général, comme indiquant qu'on n'a rien à craindre de l'hémorrhagie, tandis que souvent, au contraire, elles sont un caractère distinctif de l'hémorrhagie dont il s'agit. »

ARTICLE IV.

PRONOSTIC.

Pronostic des hémorrhagies externes et internes.

En général, le pronostic d'une hémorrhagie est toujours fâcheux. Dans un seul cas, peut-être, la perte qui survient chez une femme enceinte est avantageuse : c'est lorsque cette femme, étant fatiguée par tous les symptômes d'une pléthore générale ou locale, il survient une perte peu abondante qui débarrasse du surplus qui causait tous ces accidents. Mais, comme on n'est pas toujours le maître de modérer à son gré une perte déjà commencée, il vaudrait mieux que des saignées révulsives vinssent à la fois soulager la femme et prévenir la ménorrhagie.

La gravité du pronostic dépend beaucoup de l'époque à laquelle survient l'hémorrhagie, de son abondance, ainsi que de la rapidité avec laquelle elle se fait. Dans tous les cas, elle est d'autant plus fâcheuse pour la mère et pour l'enfant que le sang s'écoule en plus grande quantité. Mais, toutes choses étant égales d'ailleurs, la vie de l'enfant sera plus gravement compromise si l'hémorrhagie survient à une époque plus rapprochée de la conception; pour la mère, le pronostic est en général beaucoup plus grave à une époque avancée. Il est bon de remarquer pourtant que cette gravité est plus grande dans les septième et huitième mois que vers la fin du neuvième. Ainsi, sur 137 cas observés dans les septième et huitième mois, 38 furent mortels; tandis que sur 78 femmes, chez lesquelles l'hémorrhagie se manifesta dans le courant du neuvième mois, 10 seulement succombèrent. La lenteur avec laquelle s'opère la dilatation du col dans le premier cas est certainement la cause du résultat.

Pendant le travail de l'enfantement, cet accident sera plus grave et pour la mère et pour l'enfant, quand il arrivera à une époque plus éloignée du moment où doit s'opérer l'expulsion de fœtus; plus grave encore chez une primipare que chez une femme qui a déjà eu des enfants. On conçoit, en effet, que si la perte survient dès le début du travail, longtemps avant la dilatation complète du col, avant que les parties extérieures de la génération soient convenablement préparées pour le passage libre et facile du fœtus, les moyens convenables et propres à terminer l'accouchement seront d'une application beaucoup plus difficile, plus longue, et que, par conséquent, il pourra s'écouler une plus grande quantité de sang. Enfin la gravité dépend de la résistance différente des malades : la même quantité de sang perdue peut être peu dangereuse chez une femme très-vigoureuse, tandis qu'elle sera très-grave pour une femme plus faible.

L'hémorrhagie interne est, en général, plus fâcheuse que l'externe, parce que, passant le plus souvent inaperçue à son début, elle peut, dans le commencement de la grossesse, tuer le fœtus, et à une époque plus avancée, compromettre la vie de la mère, avant d'avoir donné lieu à quelque symptôme qui puisse faire reconnaître son existence d'une manière certaine, de sorte qu'il est souvent trop tard pour y remédier quand on s'en aperçoit.

Lorsque le sang s'accumule dans la cavité utérine, cette accumulation ne peut avoir lieu sans décoller une nouvelle portion du placenta, et ce décollement secondaire devient une nouvelle cause de rupture vasculaire, qui par conséquent augmente les chances de perte. En supposant que l'hémorrhagie s'arrête, soit spontanément, soit sous l'influence des moyens employés, il n'en reste pas moins dans l'utérus un caillot plus ou moins volumineux, véritable corps étranger dont la présence irritera les parois utérines, y excitera des contractions prématurées, une fluxion sanguine plus considérable, et pourra devenir la cause d'une perte nouvelle.

Enfin, pendant le travail, l'hémorrhagie interne sera moins à craindre avant qu'après la rupture des membranes. Dans le premier cas, en effet, l'utérus, déjà distendu par le liquide amniotique, se prêtera moins facilement à une nouvelle distension, et s'opposera à un épanchement considérable du sang; de plus, l'intégrité des membranes permettra de pratiquer leur rupture artificielle, qui, par la rétraction salutaire dont elle est suivie, est une des ressources les plus précieuses de l'art dans ces cas malheureux. Il est inutile de dire qu'elle nous manque quand les eaux se sont écoulées prématurément.

Ce n'est pas tout, pour la femme, d'échapper au danger qui la menace pendant la durée de l'hémorrhagie, et il ne faut point croire que sa constitution et sa santé ne soient pas, et pour longtemps, fortement ébranlées par ces graves accidents. Le travail de l'accouchement est ordinairement languissant, les douleurs sont courtes et rares, et l'inertie de l'utérus est une conséquence de la faiblesse générale. Après l'accouchement, quand toute hémorrhagie est arrêtée, quelques femmes sont tellement épuisées qu'elles tombent en syncope à chaque instant; qu'elles vomissent chaque fois qu'un aliment solide ou liquide est introduit dans l'estomac, et souvent elles succombent quelques heures ou même quelques jours après la délivrance. Lorsque, en effet, les malades ont le bonheur de ne pas y succomber, elles languissent habituellement très-longtemps : elles sont tourmentées par des maux de tête habituels : la digestion est pénible, la vue et l'ouïe sont faibles (¹); il existe souvent des douleurs vagues dans les membres, des tremblements, etc. Pendant les suites de couches, les femmes qui ont été affectées d'hémorrhagies abondantes sont beaucoup plus prédisposées que toutes les autres aux inflammations aiguës, et surtout à la péritonite; et ces inflammations ont une marche d'autant plus rapidement funeste alors, que l'état général de la malade ne permet pas de leur opposer le traitement antiphlogistique.

La céphalalgie, notée par tous les observateurs, et que j'ai eu moi-même souvent occasion de constater, ne disparaît en général qu'au bout d'un temps très-long, et lorsque la répartition du sang et le rétablissement des forces ont lieu. Baudelocque croit avoir remarqué que la douleur a surtout son siége à la partie postérieure de la tête. Leroux attribuait cette céphalalgie à la diminution de la quantité du sang renfermé dans les vaisseaux, qui en est la conséquence immédiate. J'aimerais mieux l'expliquer, avec Baudelocque, par l'influence que la perte doit exercer sur le système nerveux.

La mort du fœtus n'est pas une conséquence nécessaire de l'hémorrhagie; quand celle-ci est peu abondante, la grossesse n'en continue pas moins son cours. On a même vu le sang couler au point d'inspirer de justes craintes pour la vie de la mère, et l'avortement ne pas avoir lieu.

Mais alors même qu'il résite à la violence des premiers accidents, il ne faut pas croire qu'il n'en subit aucune influence fâcheuse. Si peu considérable que soit la portion décollée du placenta, le fœtus n'en est pas moins désormais privé d'une partie de ses éléments de respiration et de nutrition, et cette privation même partielle peut, à la longue, nuire à son complet développement, et même le faire périr avant le terme de la grossesse. Aussi, quand il est expulsé vivant, est-il assez souvent grêle et plus faible que dans les conditions ordinaires, et cette

____

(¹) Dans un cas rapporté par Ingleby, la malade devint subitement aveugle. Elle resta cinq jours sans pouvoir rien distinguer. La vision ne fut rétablie qu'au bout de six mois.

faiblesse congénitale, généralement considérée par les auteurs comme la conséquence de l'état anémique de la mère, doit être bien plus attribuée, à mon avis, au décollement partiel du placenta.

Lorsque la mère a le bonheur d'échapper au danger dont elle était menacée, et que la grossesse continue son cours, comment s'arrête l'hémorrhagie ? Le mode de terminaison varie un peu, suivant la cause qui avait produit l'accident. Lorsque la perte a été précédée d'une pléthore, d'une congestion utérine, il peut arriver que l'écoulement de sang fasse cesser cet état de congestion, et remédie lui-même aux accidents. Il en doit être presque toujours ainsi lorsque la perte a été le résultat d'une exhalation sanguine. Lorsqu'il y a eu crevasse d'un des vaisseaux utéro-placentaires, on conçoit que l'écoulement faisant cesser l'état de distension de ces vaisseaux, ceux-ci se laissent facilement aplatir et déprimer par la double pression de l'œuf et de la matrice, et que dès lors l'hémorrhagie s'arrête. Lorsque le placenta a été décollé seulement dans une petite partie de son étendue, l'hémorrhagie ne peut cesser que par la formation d'un caillot qui, placé entre l'utérus et le placenta, met lui-même obstacle à l'issue ultérieure du sang. Pendant que le sang s'efforce de glisser vers le col, dit M. Velpeau, un point plus ou moins étendu de la masse placentaire s'en imbibe : un premier caillot se forme, puis un second, puis un troisième, et les dernières couches sont bientôt assez épaisses et assez nombreuses, si l'énergie de la fluxion hémorrhagique se ralentit, pour exercer une pression qui aide à retenir le sang dans les vaisseaux. Tous les tubes vasculaires correspondant au point où s'est formé ce caillot, deviennent inutiles à la circulation utéro-placentaire, qui ne peut plus évidemment s'opérer que par ceux qui n'ont pas été déchirés.

Les auteurs du *Dictionnaire de médecine* (art. HÉMORRHAGIE UTÉRINE) paraissent croire, d'après une observation citée par Noortwyk, que la portion du placenta décollée peut contracter de nouvelles adhérences avec la paroi de l'utérus. D'après ce que nous venons de dire sur la formation du caillot dont la présence met fin aux accidents, il est impossible d'admettre que ce recollement puisse avoir lieu sans l'intermédiaire d'un caillot fibrineux, qui rend évidemment impossible le rétablissement des rapports circulatoires. Il est d'ailleurs facile de s'en convaincre au moment de l'accouchement ; car, en examinant alors la surface utérine du placenta, on peut y remarquer une ou plusieurs plaques fibrineuses d'une largeur variable et d'une dégénération variable aussi, suivant l'époque à laquelle s'est fait le décollement ; souvent aussi on trouve la portion du placenta qui avait été détachée, atrophiée, privée de sucs : en un mot, un état de flétrissure complète de toute l'épaisseur des cotylédons placentaires correspondants.

Pronostic de l'hémorrhagie produite par insertion vicieuse du placenta.

Relativement à la cause qui produit l'hémorrhagie, celle qui est due à l'implantation du placenta sur le segment intérieur est la plus grave de toutes. Grave pour la mère, parce qu'elle se renouvelle plusieurs fois pendant les derniers mois

50

de la grossesse, avec une abondance de plus en plus grande ; et parce que, se reproduisant toujours pendant le travail, elle nécessite le plus souvent l'intervention de l'art; grave pour le fœtus, car cette intervention n'est pas sans danger pour lui, et l'interruption de la circulation utéro-placentaire résultant du décollement du placenta l'expose à une asphyxie rapidement mortelle (¹). J'emprunte au docteur Simpson le résultat suivant, qui prouve toute la gravité de cette complication. Sur 399 femmes sur lesquelles fut observée cette insertion vicieuse du placenta, 134 succombèrent.

Lorsque le placenta sera inséré centre pour centre sur le col, il est évident que l'hémorrhagie devra être beaucoup plus abondante que dans le cas où il n'est en contact avec l'orifice que par un des points de sa circonférence. Ajoutons avec M. Dunal que l'œuf ne pouvant alors se diviser que très-difficilement, parce que la partie du chorion qui porte les vaisseaux ombilicaux est très-résistante, le travail se prolonge outre mesure, les contractions inutiles finissent par s'affaiblir, et l'inertie de la matrice vient encore faciliter l'hémorrhagie.

Dans les cas d'insertion centrale, il peut se présenter une circonstance fort singulière. La dilatation graduelle du col peut opérer le décollement complet du placenta, et l'œuf s'étant divisé sur un point plus ou moins éloigné de la circonérence du délivre, celui-ci peut être chassé au dehors de la vulve plusieurs heures avant que s'opère l'expulsion du fœtus. Cet accident, au premier abord, semble devoir avoir les conséquences les plus graves, et pourtant, en consultant les faits connus, on voit que s'il est le plus souvent mortel pour le fœtus, il ne compromet que rarement la vie de la mère (²).

(¹) Le fœtus meurt alors par asphyxie, et non par hémorrhagie, comme on l'a dit et comme on l'a répété tout récemment dans le livre de M. Gendrin. Le fœtus ne peut perdre du sang qu'autant que la cause de l'hémorrhagie est une lésion des vaisseaux ombilicaux. Dans le cas de décollement simple de la face utérine du placenta, le fœtus ne meurt que parce que la circulation étant interrompue dans les vaisseaux utéro-placentaires, la respiration fœtale ne peut plus s'opérer (voyez *Fonctions du fœtus*): le sang renfermé dans les vaisseaux ombilicaux ne peut plus se mettre en contact médiat avec le sang maternel; dès lors le fœtus se trouve placé dans la position d'un adulte privé d'air respirable; il doit, comme lui, mourir par axphyxie. L'autopsie permet, en effet, de constater, dans ces cas, les caractères anatomo-pathologiques de l'asphyxie.

(²) Chapman rapporte un fait dans lequel le placenta fut ainsi expulsé quatre heures avant le fœtus. Perfect cite un cas à peu près semblable. « Je fus consulté, dit Merriman, pour une femme récemment accouchée et affectée d'une fièvre puerpérale. L'accoucheur me raconta que le placenta avait été chassé au dehors plusieurs heures avant la naissance de l'enfant; que l'on n'avait employé aucun moyen pour terminer l'accouchement, suivant le conseil d'un autre confrère, qui avait jugé convenable de se confier complétement à la nature. Dans un cas semblable, ajoute Merriman, serait-il toujours prudent de repousser l'intervention de l'art ? » (*Synopsis.*)

Smellie a cité trois cas semblables ; Lamotte, trois (obs. 321, 322, 323); Lee, trois (*Med. Gaz.*, 1839); Rhamsbotham père, cinq (*Practic. observ.*, cas 153): Baudelocque et Barlow, chacun un. M. Collins (*Practic. Treatise*, p. 94) raconte un fait dans lequel le placenta fut expulsé dix-huit heures environ avant le fœtus. Les membranes s'étaient rompues, et les eaux écoulées quinze jours avant l'entrée de la malade à l'hôpital : depuis ce moment jusqu'à la veille de son entrée, la perte avait toujours continué avec plus ou moins d'abondance. « Nous nous assurâmes alors, dit-il, que le placenta avait été extrait la veille au soir, par la sage-femme qui lui donnait des soins. Cette femme se rétablit bien, et quitta l'hôpital le treizième jour. »

Ces faits sont d'ailleurs beaucoup plus fréquents qu'on ne pourrait le penser ; ainsi, le

Il est quelques cas rares dans lesquels la tête, violemment poussée par des contractions énergiques, a perforé le placenta par son centre et s'est frayé un passage à travers cette perforation centrale. Les choses se passèrent ainsi dans la 29e observation de Portal; et M. W. Withe rapporte que, dans un cas où le placenta paraissait inséré centre pour centre sur le col, la femme éprouva deux ou trois douleurs très-intenses, pendant lesquelles la tête perfora le placenta et fut expulsée. L'enfant naquit mort, mais la femme s'est rétablie. Enfin le docteur Ingleby ayant eu occasion de faire l'autopsie d'une femme morte d'hémorrhagie au moment où l'enfant allait être expulsé, trouva la tête engagée dans le vagin et sortie à travers une déchirure centrale du placenta.

Lorsque le placenta sera situé seulement au voisinage du col, la perte pourra ne pas se montrer pendant le travail, bien qu'elle ait eu lieu plusieurs fois pendant les derniers temps de la grossesse. Si en effet les membranes se rompent prématurément, et que la tête se présente, celle-ci, en s'engageant, pourra exercer sur les vaisseaux déchirés une compression suffisante pour s'opposer à l'écoulement du sang [1].

ARTICLE V.

TRAITEMENT.

Le traitement des hémorrhagies peut être divisé en traitement préservatif et traitement curatif. Les moyens prophylactiques sont aussi nombreux que les causes prédisposantes ; ils consistent à prévenir l'action de ses causes, et ce serait nous obliger à des répétitions que de vouloir en faire l'histoire. Ils rentrent tous

docteur Simpson en a réuni 141 observations bien authentiques, et, pour mieux apprécier l'influence de ce décollement prématuré, il a classé tous ces faits en quatre catégories. Dans les faits de la première, qui sont au nombre de 47, il y eut 41 mort-nés et 10 enfants sur lesquels les renseignements manquent, mais toutes les femmes, excepté trois, se rétablirent. Dans tous, l'hémorrhagie cessa ou diminua beaucoup immédiatement après l'expulsion du délivre, bien qu'il se fût écoulé dix heures au plus, et dix minutes au moins, entre l'expulsion du délivre et la naissance de l'enfant. Dans la seconde, sont rangés 24 faits. Dans tous, il s'est écoulé un peu moins de dix minutes entre l'expulsion du placenta et celle du fœtus; 9 enfants mort-nés, 2 putréfiés, 11 vivants ; pas de renseignements sur les 2 autres. Toutes les mères se rétablirent, excepté trois. Le troisième contient 29 observations dans lesquelles l'expulsion de l'enfant suivit immédiatement celle du délivre : 14 mort-nés, 11 enfants vivants ; pas de renseignements sur les autres ; toutes les mères, excepté une, se rétablirent. Enfin, dans 10 cas, le temps qui a séparé la sortie du délivre n'a pas été noté. Trois mères seulement moururent, et 9 enfants survécurent.

Ainsi, d'après ces faits, le décollement prématuré du placenta, qui ne paraît pas avoir eu sur les mères une influence bien grave, est excessivement fâcheux pour le fœtus, puisque tous les enfants de la première série ont succombé, la moitié seulement de la seconde, et 11 de la troisième catégorie ont vécu.

Nous reviendrons plus tard sur ces chiffres pour apprécier les conséquences pratiques que le docteur Simpson croit pouvoir en déduire.

[1] Quand l'orifice, dit Plenk, est à moitié couvert par le placenta adhérent, il faut abandonner cette circonstance à la nature; car la tête de l'enfant pousse de côté la portion du placenta qui se présente, comprime les vaisseaux sanguins, et empêche ainsi l'hémorrhagie. Ce précepte trop absolu prouve au moins que Plenk avait déjà fait la remarque que nous venons de mentionner.

d'ailleurs dans les moyens hygiéniques et la thérapeutique générale de la grossesse. Nous ne nous y arrêterons pas davantage.

Mais, soit que, malgré tous les moyens employés pour la prévenir, l'hémorrhagie se manifeste, soit qu'elle survienne sous l'influence des causes qu'on ne pouvait prévoir, que faut-il faire pour la combattre? La fréquence de cet accident, sa gravité dans certains cas, ont de tout temps éveillé l'attention des médecins. Pour faciliter l'étude des nombreux moyens proposés contre l'hémorrhagie, nous les diviserons en moyens généraux et en moyens spéciaux. Les premiers, applicables dans tous les cas, sont à peu près toujours les mêmes; les seconds varient suivant que la perte survient pendant la grossesse ou pendant le travail, suivant l'abondance ou le peu de gravité de la perte.

Les moyens destinés à combattre une hémorrhagie ne doivent pas être appliqués au hasard; chacun d'eux a une action particulière qu'on doit bien connaître avant d'y avoir recours. C'est ainsi que la saignée et les moyens généraux, tels que les boissons acidulées, le repos absolu, l'abaissement de la température, ont pour but de modérer l'activité de la circulation générale. Cette sédation est utile dans les hémorrhagies utérines comme elle le serait dans toute autre perte de sang. L'application du froid sur l'hypogastre et les cuisses, les lavements froids, l'élévation du siége sur un coussin, s'adressent, au contraire, directement à la circulation utérine qu'elles amoindrissent. Le seigle ergoté, dont l'usage est excellent, peut être employé dans un double but : pour quelques auteurs, en effet, il agit comme un véritable spécifique qui aurait la propriété de modifier les qualités du sang ou d'exciter la contractilité des vaisseaux; pour d'autres, le seigle ergoté n'aurait d'action hémostatique qu'en faisant contracter l'utérus; or, nous savons que la circulation utérine est amoindrie quand la matrice se contracte. La rupture des membranes, en donnant issue au liquide amniotique, provoque la rétraction des parois utérines, qui se resserrent et rétrécissent par conséquent le calibre des vaisseaux qu'elles contiennent; l'écoulement du liquide amniotique devient ainsi un moyen précieux à opposer aux hémorrhagies. Nous avons déjà dit, en traitant de l'avortement (voyez *Avortement*), que le laudanum employé en lavement pouvait arrêter les contractions utérines; ce médicament pourrait donc rendre des services incontestables, si l'hémorrhagie était produite par des contractions irrégulières de la matrice. Enfin, le tampon est une sorte de digue artificielle qu'on oppose à l'écoulement du sang, qui se coagule de proche en proche et oblitère les vaisseaux déchirés.

Chacun des moyens que nous venons d'énumérer trouve son application spéciale suivant le but que l'on veut atteindre; il ne faut pas les appliquer au hasard. Ce que nous venons de dire suffira, je pense, pour guider dans le choix que l'on devra faire, et simplifier l'exposé des détails du traitement que nous voulons décrire complétement.

§ 1. — Moyens thérapeutiques généraux.

Toutes les fois qu'on est appelé auprès d'une femme enceinte affectée de perte, il faut prendre certaines précautions que nous allons d'abord indiquer.

On donnera à la femme une position horizontale, en ayant soin d'élever un peu plus le bassin que le reste du tronc. On la couchera, autant que possible, sur un matelas de crin un peu dur; on enlèvera tout le lit de plume. Son lit sera placé dans une chambre vaste et bien aérée, et de manière qu'on puisse facilement circuler autour. En été, on pourra même arroser la chambre. La malade sera médiocrement couverte. Il est avantageux d'entretenir dans la chambre un peu d'obscurité. On doit recommander aux personnes chargées du service de le faire sans bruit et de garder le plus grand silence. On doit chercher à rassurer la femme sur son état, à éloigner d'elle tout chagrin et toute contrariété ; car le calme de l'âme n'est pas moins essentiel que le repos du corps, surtout quand la perte a été déterminée par des passions violentes ou par des affections morales vives.

Les boissons froides, légèrement acidulées avec le sirop de limon, de vinaigre, de groseille, ou bien avec les sucs de citron, d'orange, sont celles qui conviennent. On doit épargner à la femme les efforts qu'elle pourrait faire en allant à la garderobe, parce qu'ils augmenteraient la perte : dans ce but, on lui tiendra le ventre libre par des lavements ou par des laxatifs doux, si les lavements ne suffisaient pas pour remédier à la constipation. Pour peu que la femme eût quelque difficulté à uriner, il faudrait aussi avoir soin de vider la vessie en pratiquant le cathétérisme.

§ 2. — Moyens thérapeutiques spéciaux.

Ils varient, avons-nous dit, suivant l'abondance ou le peu de gravité de l'écoulement, et suivant que la perte se montre pendant la grossesse ou pendant le travail. Nous les examinerons d'abord pendant la grossesse.

A. Hémorrhagie légère pendant les trois derniers mois de la grossesse.

Si la perte a été précédée des phénomènes généraux de pléthore ; si surtout, au moment où l'on examine la femme, on trouve le pouls plein, fort et développé, la face colorée, etc. ; en un mot, si l'hémorrhagie paraît causée et entretenue par le trop-plein ou par l'action des vaisseaux, il faut avoir recours à la saignée du bras, qui agira à la fois comme révulsif et comme antiphlogistique. Toutefois c'est un moyen qui est conseillé seulement dans le cas où le travail n'est pas encore commencé, et où l'hémorrhagie est peu considérable et dure depuis peu de temps. La saignée doit être proscrite dans les circonstances opposées, ainsi que dans les cas où la perte n'est point évidemment liée à la pléthore.

Lorsque l'hémorrhagie est peu abondante, et lorsque, par conséquent, on doit avoir l'espérance de voir la grossesse continuer son cours, il faut administrer les opiacés. Ils peuvent être donnés par la bouche ; mais il vaut beaucoup mieux, en général, les administrer en lavements, à la dose de vingt gouttes de laudanum de Sydenham dans une petite quantité de véhicule. Ces lavements peuvent être renouvelés jusqu'à deux ou trois fois, à une heure au plus d'intervalle, lorsque les premiers n'ont pas suffi pour arrêter les accidents. « Une longue expérience, dit Burns, me permet de recommander ce moyen dans tous les cas où la saignée n'est pas praticable. »

Enfin on tiendra la femme à la diète pendant les premières vingt-quatre heures.

Tels sont les moyens à employer dans le cas d'hémorrhagies qui surviennent dans les trois derniers mois de la grossesse, lorsque la perte est peu abondante. Ils devront être continués jusqu'à ce qu'elle ait complétement cessé.

Après la cessation complète des accidents, la malade devra prendre les plus grandes précautions pour éviter une récidive. Elle devra garder le lit pendant une huitaine de jours au moins, manger peu, et des aliments peu succulents, surtout si l'hémorrhagie a pu être attribuée à la pléthore, etc.

B. Hémorrhagie grave pendant les trois derniers mois de la grossesse.

Lorsque l'hémorrhagie est plus grave, les moyens que nous devons employer sont aussi plus actifs. Aux moyens déjà proposés, excepté la saignée que nous avons dit devoir être rejetée dans les cas de perte abondante, on joindra : 1° L'application de compresses trempées dans un liquide très-froid sur la partie supérieure des cuisses, l'hypogastre, les reins : dans un cas, M. Gendrin a donné avec succès un lavement opiacé à la température de la glace fondante. Lorsque la chaleur est très-forte, on peut également éponger avec de l'eau froide les jambes, les bras et même le tronc. L'action du froid, cependant, ne doit pas être employée sans discernement. En général, il ne faut pas la prolonger trop long-temps. Si l'application du froid est utile au début de l'accident, lorsque les phé-nomènes de congestion locale sont manifestes, elle serait certainement nuisible si l'hémorrhagie, très-abondante et trop longtemps prolongée, avait déjà affaibli la malade, et que l'on pût craindre que les forces ne diminuassent trop vite, et que la malade ne tombât dans un état de prostration complète. Lorsque la peau est froide, le pouls petit et faible, il ne faut pas employer les réfrigérants, ou en sus-pendre promptement l'usage si l'on s'en était déjà servi.

2° Dans ce dernier cas, si la perte continuait et si l'état de prostration de la femme augmentait, il faudrait avoir recours aux révulsifs appliqués aux parties supérieures. J'ai vu, dit Baudelocque, un bain de mains très-chaud suspendre presque instantanément une hémorrhagie très-abondante.

C'est à ce titre de révulsifs que, depuis Hippocrate, on a conseillé de poser des ventouses sur ou sous les mamelles et entre les deux épaules. M. Velpeau recommande d'appliquer un sinapisme à la partie supérieure du dos : ce moyen paraît lui avoir réussi dans un très-grand nombre de cas, et à toutes les périodes de la grossesse ; cependant, dit-il lui-même, il serait peu sage de compter sur lui pour faire cesser une hémorrhagie déjà grave et inquiétante. C'est toutefois un auxiliaire qu'il ne faudrait pas négliger, car il ne peut avoir aucun résultat fâ-cheux ; mais il n'en est pas de même, à mon avis, des révulsifs appliqués sur les mamelles, car il n'est pas certain qu'ils ne puissent pas être nuisibles. Plusieurs auteurs, en effet, s'appuyant sur la sympathie même qui existe entre l'utérus et les mamelles, ont prétendu que tout stimulant appliqué sur celles-ci réveille l'action de celui-là, et tend, par conséquent, à renouveler et à augmenter l'hé-morrhagie.

3° Si les moyens précédemment conseillés pour arrêter la perte ne suffisent pas, on donnera le seigle ergoté à la dose de 2 grammes, en trois doses, à dix minutes d'intervalle. Le seigle ergoté, recommandé dans ces cas par M. P. Dubois, lui paraît devoir produire une action seulement hémostatique. Si l'on objecte, dit-il, que ce médicament pourra donner lieu à des contractions utérines et provoquer l'accouchement prématuré, nous répondrons que, jusqu'à ce moment, aucun fait bien probant ne démontre que le seigle ergoté ait la vertu de provoquer des contractions utérines. Il les accroît quand elles existent déjà, ou les ranime quand elles viennent à s'éteindre ; mais il ne les fait pas naître quand l'utérus est dans un calme complet. D'une autre part, lors même qu'il aurait cette vertu, ce ne serait pas un motif d'exclusion, car il ne faut pas oublier qu'il s'agit ici d'arrêter un accident grave qui ne peut persister sans préjudice pour l'enfant et pour la mère, et qu'il ne reste plus de ressource que dans l'application du tampon, laquelle exposera beaucoup plus encore que le seigle ergoté à la chance d'un accouchement avant terme. (*Journ. de méd. et de chir. prat.*, 1836.)

4° Malgré l'emploi des réfrigérants, du seigle ergoté, la perte continue, la femme pâlit, se décolore ; le pouls est petit, filiforme ; la malade éprouve des vertiges, etc., et la violence des accidents menace à la fois les jours de la mère et de l'enfant. L'accoucheur, dans ces cas graves, n'a plus qu'à choisir entre l'application du tampon et la provocation de l'accouchement par la rupture des membranes.

A. *Tamponnement.* — En parlant de la terminaison naturelle des hémorrhagies qui surviennent pendant la grossesse, nous avons dit que la cessation de la perte avait lieu par suite de la formation de caillots qui, s'appliquant sur les orifices des vaisseaux, peut-être même se continuant dans ces orifices, s'opposaient à l'issue ultérieure du sang. C'est dans la formation de ces caillots salutaires qu'on doit placer son espoir, tant qu'on peut croire conserver l'enfant. C'est dans ce but que les anciens employaient les injections astringentes, et surtout des pessaires formés avec des étoupes de linge trempées dans ces liqueurs. Mais ils ne comptaient pas seulement sur la vertu coagulante et astrictive de ces substances, ils comptaient encore sur leur effet mécanique pour retenir le sang. C'est aussi dans ce but qu'en 1776, Leroux (de Dijon) proposa son tampon (voyez *Opérations*). Ce moyen, dit-il, est des plus simples : il consiste à opposer une digue à l'écoulement du sang par le secours de plusieurs lambeaux de linge ou d'étoupe imbibés de vinaigre pur, dont on remplit le vagin. Je pense, dit Desormeaux, qu'il vaut mieux porter d'abord jusqu'au fond du vagin le milieu d'un linge fin assez grand, et remplir ensuite l'espèce de sac formé par ce linge avec des morceaux de charpie, d'étoupe et autres substances mollettes qu'on pourra se procurer. M. Moreau rejette ce procédé, parce que, dit-il, il est difficile, douloureux et qu'il sera presque impossible de ne pas laisser un certain intervalle entre le tampon et le col. Ce professeur conseille de varier le mode d'application du tampon suivant les cas. Ainsi, si le col est peu dilaté, il conseille de prendre une bande à saignée, roulée en cône, serrée, bien cousue ; de porter dans le col même de l'utérus l'extrémité conique du rouleau, et de le maintenir avec le doigt. Lorsque la dilatation est un peu plus avancée, il emploie un citron : il enlève l'écorce qui recouvre une de ses extrémités, le porte dans le col de la matrice qu'il oblitère par sa masse, et qu'il irrite par le suc dont il est imbibé. Enfin, quand le col est extrêmement dilaté, il conseille de bourrer le vagin avec des linges trempés dans du vinaigre, et de maintenir le tout avec un sous-cuisse. Leroux avait aussi l'habitude d'imbiber le tampon de vinaigre. Desormeaux considère les astringents comme inutiles. C'est uniquement, dit-il, sur l'action mécanique du tampon qu'il faut compter, et non pas sur l'irritation que son contact, et celui des acides dont quelques personnes l'imbibent, peuvent produire sur la paroi de la matrice. On serait bien heureux, en effet, si le tampon n'agissait jamais qu'en s'opposant à l'issue du sang et en déterminant sa coagulation ; car, en arrêtant l'hémorrhagie, on pourrait conserver beaucoup plus souvent qu'on ne le fait la vie du fœtus ; mais malheureusement, il a aussi une autre action. Le plus souvent il irrite l'organe par sa présence, et, en forçant le sang à se coaguler dans la cavité utérine, il renferme un caillot plus ou moins volumineux qui ajoute encore l'irritation qu'il produit lui-même : bientôt les contractions se manifestent, et le plus souvent la matrice chasse au dehors le tampon, le sang et le fœtus. C'est même là, pour le dire en passant, le reproche le plus sérieux qu'on a fait à l'application du tampon, reproche qu'il mérite souvent, mais surtout quand on l'imbibe de vinaigre.

Malgré ces inconvénients, le tampon est après tout un moyen qu'on aurait tort de bannir de la pratique : et nous ne saurions mieux faire, pour préciser les cas dans lesquels il peut être utile, que de citer un extrait du mémoire que Gardien a publié dans le neuvième volume du Journal de Leroux, Boyer et Corvisart.

Le tampon peut être appliqué : 1° Pour arrêter une hémorrhagie qui dépendrait d'une rupture d'une varice au col de la matrice ou dans l'intérieur du vagin. 2° Dans le cas de déchirure opérée à l'orifice de la matrice pendant le travail, on doit le porter alors jusque sur le lieu déchiré. 3° Dans le cas d'insertion centre pour centre du placenta sur le col : le sang, retenu par le tampon, forme un caillot qui est resserré entre lui et le placenta. La partie séreuse en est exprimée, et il se forme une concrétion qui contracte des adhérences et suspend l'écoulement, jusqu'à ce que la rupture de quelques autres vaisseaux renouvelle l'hémorrhagie. Il n'y a pas à craindre, dans ce cas, l'hémorrhagie interne ; car, quoique nous en ayons cité quelques exemples, ils sont tellement rares, qu'ils ne peuvent pas balancer tous les avantages du tampon. Son emploi, d'ailleurs, ne dispense pas de surveiller attentivement la malade. 4° Le tampon convient encore dans les pertes qui accompagnent les avortements survenant dans les trois premiers mois, soit avant, soit après la délivrance impossible, ou au moins très-difficile ; après, on n'aurait pas à craindre l'hémorrhagie interne : nous avons déjà dit pourquoi. 5° Il peut convenir dans les cas où la dilatation du col est impossible ou nulle, et qu'il est par conséquent impossible d'aller percer les membranes. 6° Enfin, dans le cas où, après avoir percé les membranes, la perte continue, et qu'il est impossible de pratiquer l'accouchement forcé, comme Lamotte et Smellie en citent des exemples. Toutefois son emploi doit alors être surveillé avec la plus grande attention ; car l'utérus, dans lequel, à la suite de l'écoulement des eaux, il s'est fait un vide, est susceptible de se laisser distendre, et une hémorrhagie interne peut survenir, auquel cas il faudrait pratiquer l'accouchement forcé.

Mais il faudra rejeter le tampon lorsque : 1° On pourra espérer de prévenir l'avortement. Leroux lui-même, avant d'en venir à ce moyen, mettait en usage les moyens ordinaires. Le tampon, en effet, en retenant dans la matrice le sang qui devait s'écouler, distend cet organe en formant un caillot qui peut augmenter le décollement des membranes et du placenta. Ce caillot peut aussi, par sa présence, irriter la matrice et en solliciter les contractions. 2° Lorsque, le placenta étant inséré sur le col, le travail est assez avancé pour qu'on puisse terminer l'accouchement par la version ou une application de forceps.

B. *Rupture des membranes.* — Lorsque l'hémorrhagie est abondante, et qu'elle est survenue dans les derniers mois de la grossesse, lorsque surtout il y a déjà un commencement de travail, la rupture des membranes doit, en général, être préférée à l'application du tampon. Alors, en effet, la vie du fœtus nous est presque aussi précieuse que celle de la mère, et nous devons nous hâter de le soustraire au danger qui le menace. C'est le but que se proposaient les anciens en pratiquant l'accouchement forcé. Mais Puzos proposa un procédé qui réunit les avantages de l'accouchement naturel à ceux de l'accouchement forcé. Pour cet effet, il faut, dit-il, introduire un ou plusieurs doigts dans l'orifice, avec lesquels on travaille à l'écarter par des degrés de force proportionnés à sa résistance : cet écartement gradué, interrompu de temps en temps par des repos, fait naître des douleurs; la matrice se contracte, et pendant sa contraction les membranes sont tendues et s'engagent un peu à la partie supérieure du col : l'attention alors doit être d'ouvrir celles-ci le plus tôt que l'on peut, pour procurer l'écoulement des eaux. Il faut avoir soin, surtout quand c'est la tête qui se présente, de soulever cette partie avec le doigt pendant quelques instants, afin de permettre au liquide de s'écouler. Le résultat qu'on se propose d'obtenir est facile à comprendre : c'est de provoquer l'écoulement des eaux, de réveiller par cette évacuation la contractilité du tissu de l'utérus, et de solliciter sa rétraction, grâce à laquelle les vaisseaux situés dans l'épaisseur de ses parois éprouvent des modifications favorables à l'arrêt de l'hémorrhagie. De plus, il est incontestable que, lorsque la matrice sera bien rétractée sur le tronc du fœtus, quelques parties de celui-ci, fortement appliquées sur les vaisseaux ouverts qui fournissent le sang, pourront suspendre la perte par cette compression.

Cette méthode, adoptée par Rigby, en Angleterre, a été hautement blâmée par son compatriote Duncan Steward, qui cherche à défendre son opinion par les observations suivantes : En rompant les membranes avant que l'utérus soit dilaté, on retarde l'expulsion de l'enfant plutôt qu'on ne l'accélère; on n'est nullement sûr, et l'expérience le démontre, que ce moyen arrêtera l'hémorrhagie; on s'ôte souvent la chance de sauver la vie de la mère et de l'enfant en rendant la version beaucoup plus difficile, si plus tard cette opération devient nécessaire.

Malgré ces objections, qui n'ont pas, après tout, une grande valeur, la rupture des membranes n'en est pas moins adoptée aujourd'hui par la plupart de nos maîtres dans presque tous les cas de perte abondante survenant à une époque avancée de la grossesse. Presque tous cependant veulent, pour la pratiquer, qu'il y ait un commencement de travail manifesté par des contractions utérines évidentes. Mais, comme le fait remarquer M. P. Dubois, il importe de ne pas oublier que, quand une perte considérable a lieu, les contractions utérines sont souvent faibles, et que le travail peut être déclaré sans que les douleurs en aient manifestement signalé le début : d'un autre côté, l'écoulement d'une quantité abondante de sang et la sortie de caillots volumineux relâchent et dilatent l'orifice de l'utérus; et ces circonstances, jointes sans doute à quelques contractions utérines qui ne sont pas douloureuses, peuvent dilater le col sans que la malade en ait la conscience, et sans qu'on puisse le soupçonner. Ce phénomène n'est pas rare, surtout dans les cas d'hémorrhagie et chez les femmes qui ont déjà eu des enfants. Aussi quel que soit du reste l'état du corps de l'utérus, qu'il y ait ou non des contractions apparentes, doit-on s'assurer avec soin de l'état du col. Le plus souvent, dans les cas de perte abondante, on le trouvera assez entr'ouvert pour permettre au moins l'introduction du doigt : on sentira alors les membranes bomber par intervalles, et cette saillie des membranes est une preuve certaine que la matrice commence à se contracter. Or, la rupture des membranes pourra alors être pratiquée avec le plus grand avantage. Cette opération n'exclut pas d'ailleurs l'emploi des excitants propres à solliciter les contractions. Des frictions abdominales devront être pratiquées ; le doigt, introduit dans le col, devra, avant d'opérer cette rupture, agacer, irriter cette partie ; il sera même très-prudent, mais seulement lorsqu'il est ramolli et paraît devoir offrir très-peu de résistance, d'administrer à la femme deux ou trois doses de seigle ergoté.

Lorsque la perte est produite par l'insertion du placenta sur le col, la plupart des accoucheurs conseillent l'application du tampon, et nous n'hésitons pas à dire que c'est à ce moyen que nous accordons la préférence. M. P. Dubois professe qu'alors la conduite à suivre varie suivant le degré de cette insertion ; que, lorsqu'elle a lieu centre pour centre, c'est-à-dire lorsque le placenta couvre toute la partie supérieure de l'orifice, que les membranes sont inaccessibles, ou qu'on ne pourrait arriver jusqu'à elles qu'en décollant un des points de la circonférence du placenta encore adhérente, on doit avoir recours au tampon ; mais lorsque le placenta ne répond à l'orifice que par un de ses bords, et surtout lorsqu'il est seulement inséré sur un point voisin de cet orifice, il conseille encore la rupture artificielle des membranes, convaincu qu'après l'écoulement des eaux, la tête du fœtus, venant s'appliquer sur la partie du placenta décollée, mettra fin, par cette compression, à l'écoulement du sang.

Dans ces derniers temps, M. Gendrin a eu l'idée d'appliquer la méthode de Puzos même au cas où le placenta correspondait, par son centre, au col de l'utérus. Déjà Rigby, dans un fait à peu près semblable, avait jugé convenable de traverser avec le doigt le centre du placenta, et d'arriver ainsi jusque dans la cavité amniotique. Voici, du reste, les observations de M. Gendrin à ce sujet : Les auteurs, dit-il, ont conseillé de provoquer alors le travail de l'accouchement par des manœuvres directes qui consistent à forcer la dilatation, et à arriver dans la matrice au travers même du placenta, ou en renversant cet organe sur un des côtés du col. Ces manœuvres sont très-difficiles, très-longues, et si le sang continue à s'écouler, la femme, déjà affaiblie, peut perdre ses dernières forces. Nous conseillons le procédé suivant, qui a le grand avantage de maintenir, autant que possible, les rapports du placenta avec l'utérus. Il consiste à évacuer les eaux par une ponction pratiquée au travers du placenta appliqué sur le col et à l'aide d'une sonde de femme que l'on dirige sur le doigt dans le col et à travers le placenta, jusque dans les membranes. Dans deux cas où il a employé ce procédé, l'hémorrhagie a cessé immédiatement : c'est donc un moyen à utiliser lorsque l'abondance de l'hémorrhagie nécessite la méthode de Puzos, et que la présence du placenta inséré par son centre sur le col est le seul obstacle à l'emploi de cette méthode. Toutefois, nous pensons que si la dilatation est peu avancée, il vaut mieux appliquer le tampon.

Hémorrhagie interne. — Dans les pertes internes assez graves pour compromettre la vie de la femme, on ne peut espérer se rendre maître du sang qu'en vidant la matrice, et cela en terminant l'accouchement. Mais deux états différents peuvent alors se rencontrer : ou bien le travail n'est pas commencé, le col est complétement fermé, les bords en sont durs et épais ; ou bien, au contraire, il y a des douleurs, le col est ramolli, plus ou moins entr'ouvert. Dans ce dernier cas, l'indication est précise : rompre les membranes en employant tous les moyens propres à accélérer les contractions (frictions, titillations du col, seigle ergoté), surveiller avec soin le corps de l'utérus après cette rupture, telle est la conduite à suivre si la dilatation du col est seulement peu avancée ; si, au contraire, le col est dilaté ou dilatable, terminer tout de suite l'accouchement par la version ou l'application du forceps, suivant les circonstances. (Voy. *Version* et *Application du forceps.*)

Mais lorsque l'accident survient à une époque encore un peu éloignée du terme de la grossesse, surtout chez une primipare, l'oblitération complète du col peut mettre un obstacle sérieux à l'introduction du plus petit instrument. Dans les cas graves, après avoir inutilement employé les moyens propres à modérer l'épanchement du sang, les irritations portées sur le col et le corps dans le but de déterminer les contractions, il faudra bien, quoi qu'il en coûte, pratiquer la perforation des membranes, et si l'hémorrhagie continuant, la femme s'affaiblit de plus en plus et menace de succomber, avoir recours à l'introduction forcée de la main. Heureusement que, dans la majorité des cas, de légers efforts suffisent pour vaincre les résistances ; car on conçoit bien difficilement qu'il se fasse dans l'utérus un épanchement considérable, sans qu'il en résulte le développement de quelques contractions, ou au moins un affaiblissement marqué dans la résistance du col. Mais si malheureusement cette résistance ne pouvait être vaincue, je crois qu'on devrait employer les incisions multiples pratiquées sur le col. On pourrait peut-être, si les accidents n'étaient pas aussi pressants, avoir recours à la compression abdominale, qui aurait pour but d'empêcher la matrice de se laisser distendre outre mesure. C'est un procédé qui paraît avoir réussi assez souvent pour qu'on doive le recommander en pareille occasion.

C. Hémorrhagie légère pendant le travail.

Quand la perte ne se manifeste que lorsque le travail est déjà commencé, les indications qu'elle présente varient encore suivant l'intensité de l'accident et le degré de dilatation du col de l'utérus.

Lorsque le sang s'écoule en petite quantité, et qu'on est sûr qu'il ne s'accumule pas à l'intérieur de l'organe, on emploiera encore les mêmes moyens que nous avons conseillés contre l'hémorrhagie légère qui se manifeste dans les derniers temps de la grossesse, sauf la saignée, qui ne devra être pratiquée qu'autant qu'il existerait des phénomènes évidents de pléthore; sauf encore l'opium, qui aurait ici le grave inconvénient de suspendre les contractions utérines. Les moyens généraux suffiront quand la dilatation du col sera encore peu avancée, et l'hémorrhagie légère.

Si le col est complétement ouvert ou tellement ramolli qu'il ne doive offrir aucune résistance, on devra, si les membranes sont encore intactes, les rompre; et si, après cette rupture, la perte continuait, le travail languissait; si les douleurs, d'abord énergiques, s'étaient peu à peu affaiblies, ralenties, on devrait les réveiller par l'administration du seigle ergoté.

D. Hémorrhagies graves pendant le travail.

Que l'hémorrhagie soit interne ou externe, elle offre toujours les mêmes indications, et celles-ci sont encore basées sur le degré plus ou moins avancé de la dilatation du col utérin. Si la dilatation est très-peu avancée, qu'en un mot le col ne soit ni dilaté ni dilatable, les moyens que nous avons conseillés contre l'hémorrhagie grave des derniers mois doivent encore être mis en usage. Ainsi, réfrigérants, seigle ergoté, tampon, rupture des membranes si elles sont encore intactes. Si, après la rupture des membranes, la perte continuait, et que le resserrement du col rendît toujours impossible l'introduction de la main, on appliquerait le tampon, et l'on prendrait la précaution, surtout s'il y avait inertie de l'utérus, d'exercer une compression sur la paroi abdominale antérieure, afin de prévenir une accumulation de sang dans l'intérieur de l'organe. Si, enfin, malgré l'emploi des moyens précités, la perte, continuant, menaçait gravement les jours de la mère, et si en même temps le col non dilaté et non dilatable rendait impossible l'introduction de la main, faudrait-il, suivant en cela la pratique de quelques auteurs, faire l'accouchement forcé, et introduire la main coûte que coûte? Quand on commente les faits semblables qui ont été publiés, on est vivement impressionné par les résultats qu'a donnés l'accouchement forcé. Presque toutes les femmes ont succombé (24 sur 25, d'après un relevé fait par Simpson), et tous les auteurs s'accordent à regarder cette opération comme des plus graves. Nous croyons donc prudent de ne pas s'exposer aux lésions du col qui sont si souvent la conséquence de l'introduction forcée de la main; et si après quelques efforts modérés la rigidité ne pouvait être vaincue, nous aimerions mieux, dans un cas urgent d'hémorrhagie par implantation vicieuse du placenta, employer le procédé de M. Simpson, et décoller, puis extraire le placenta. Cette méthode, que son auteur a certainement trop généralisée, nous paraît, dans ce cas, pouvoir être appliquée avec avantage, quoique l'application du tampon soit, suivant nous, préférable.

Se fondant sur les faits que nous avons déjà mentionnés, M. Simpson croit pouvoir proposer le décollement complet et l'arrachement du placenta dans les cas où son insertion vicieuse sur le col a produit une perte sérieusement compromettante pour la vie de la mère. Un peu trop absolu d'abord, M. Simpson, cédant enfin aux nombreuses et valables objections qu'avait soulevées son précepte, a cru devoir en restreindre l'application aux conditions suivantes : 1° Lorsque la perte a résisté aux principaux moyens, et en particulier à l'évacuation des eaux de l'amnios; 2° lorsque le peu de dilatation ou de développement du col, le rétrécissement du bassin, rendent la version ou toute autre délivrance artificielle dangereuse ou impossible; 3° lorsque la mort, la non-maturité du fœtus n'imposent d'autre devoir à l'accoucheur que de veiller au salut de la mère. C'est donc surtout chez les primipares, dans le cas de travail prématuré, de rigidité du col, de contraction convulsive de cet organe, de rétrécissement organique du bassin ou des voies de la génération, de mort ou de non-viabilité du fœtus, et enfin d'épuisement extrême de la mère, que le décollement artificiel peut être pratiqué. Il est bien entendu, ajoute-t-il, que, dans le cas de décollement ou d'extraction du placenta, l'extraction du fœtus doit être pratiquée immédiatement, à moins que l'hémorrhagie ne se suspende, ce qui, du reste, a lieu dans l'immense majorité des cas.

Même avec cette réserve, nous ne saurions approuver le conseil donné par M. Simpson. Nous pensons, en effet, que si, après l'évacuation du liquide amniotique, la perte persiste, et si la non-dilatabilité du col ne permet pas l'introduction de la main, l'application du tampon laisse encore quelques chances de sauver la mère et l'enfant, en ayant, bien entendu, le soin de compresser le ventre pour empêcher la formation d'une hémorrhagie interne; nous pensons encore que lorsqu'un obstacle dépendant du col, des parties molles ou du bassin, s'oppose à la terminaison du travail, le tampon peut être employé avec avantage jusqu'à ce que la dilatation du col rende possible l'intervention de l'art : car je ne vois pas en quoi, dans ces conditions, l'extraction du placenta rendrait plus facile l'extraction du fœtus que M. Simpson recommande de pratiquer immédiatement après. Les obstacles qui empêchaient d'agir avant n'en existeraient pas moins après. C'est donc seulement, pour peu qu'on prenne quelque souci de la vie de l'enfant, dans les cas de mort ou de non-viabilité de ce dernier, qu'on pourrait, pour épargner à la mère les douleurs du tamponnement, procéder au décollement et à l'extraction du placenta, si l'hémorrhagie était grave.

Enfin, il n'est pas besoin d'ajouter que, la dilatation du col étant suffisante, il faudrait terminer l'accouchement le plus promptement possible par la version ou l'application du forceps. En décrivant ces deux opérations, nous indiquerons avec soin les cas où il faudrait avoir recours à l'une ou à l'autre.

Je n'ai pas parlé d'une foule de médicaments qui tous ont été successivement préconisés, parce que je n'ai jamais eu occasion de les employer ni de les voir employer, et que d'ailleurs la théorie ne me rend guère compte de leur mode d'action. Leur énumération aurait, à mon avis, l'inconvénient de surcharger inutilement la mémoire des élèves.

§ 3. — Traitement de l'hémorrhagie par l'insertion vicieuse du placenta.

Nous avons décrit, dans les paragraphes précédents, le traitement qu'il convient d'opposer aux hémorrhagies produites par l'insertion vicieuse du placenta sur l'orifice, nous y renvoyons le lecteur qui y trouvera l'exposé des différents moyens hémostatiques applicables en pareil cas; nous n'avons rien à ajouter à ce que nous avons dit (voyez p. 785 et suivantes). L'importance du sujet, le danger inhérent à cette cause d'hémorrhagie, nous font cependant un devoir de résumer en peu de mots la meilleure conduite à tenir.

Quand une perte, causée par l'insertion vicieuse du placenta se déclare, elle est habituellement peu abondante au début; mais chaque fois qu'elle récidive, elle devient de plus en plus grave, et la malade se trouve progressivement affaiblie, par conséquent dans de mauvaises conditions pour résister à l'hémorrhagie inévitable qui acompagnera l'accouchement. Nous ne conseillons donc pas une expectation trop prolongée, et nous n'hésitons pas à recommander le tamponnement dans le but de mettre fin à ces hémorhagies successives, sans attendre que le travail ait débuté. Que peut-on, en effet, reprocher au tampon? Serait-ce de provoquer le travail? Mais, quand le placenta est inséré sur l'orifice, le tamponnement est encore le meilleur moyen à opposer à l'hémorrhagie qui accompagne alors l'accouchement. Avant le travail comme pendant l'accouchement, le tamponnement est, selon nous, le meilleur moyen d'arrêter la perte. On l'appliquera donc de bonne heure, malgré la gêne qu'il peut produire; de temps en temps, quoique le moins souvent possible, il sera retiré pour permettre à la femme d'uriner et pour qu'on puisse surveiller les progrès du travail qui ne tardera pas ordinairement à se déclarer. Il sera réappliqué jusqu'à ce que la dilatation soit suffisante pour qu'on puisse terminer promptement l'accouchement par la version. Si le travail tardait à se déclarer, si le tampon était difficilement supporté, on pourrait suspendre son application jusqu'à l'apparition d'une nouvelle hémorrhagie. Dans cette dernière hypothèse, le tamponnement aurait été inutile sans avoir été nuisible; on aurait donc de nouveau recours à son emploi aussitôt qu'une nouvelle hémorrhagie apparaîtrait.

La rupture des membranes est, après le tamponnement, le moyen qui offre le plus d'avantages. Mais pour qu'on puisse rompre les membranes avec sécurité, il faut que les contractions utérines soient évidentes, il faut que le sommet se présente; il est à désirer enfin que l'insertion du placenta ne soit pas centrale. Malgré la réunion de toutes ces conditions favorables, si la perte continue après la rupture des membranes, cette opération a l'inconvénient d'exposer à une perte interne par suite de l'accumulation possible du sang dans l'intérieur de l'œuf. Quand le placenta est seulement au voisinage du col, quand le travail est nettement déclaré, la rupture des membranes donne presque toujours d'excellents résultats; mais pour peu que la situation soit grave, nous accordons la préférence au tampon.

Le tamponnement est pour nous le moyen héroïque à opposer aux hémorrhagies produites par l'insertion vicieuse du placenta sur le col ou à son voisinage. En seconde ligne nous plaçons la rupture des membranes. Quant aux autres moyens, y compris le décollement et l'arrachement du placenta, nous leur accordons moins de confiance, et nous renvoyons à ce que nous en avons dit aux pages précédentes. (Voy. *Traitement des hémorrhagies*, page 785 et suivantes.)

§ 4. — Résumé du traitement.

Je ne crois pas pouvoir mieux terminer ce que j'avais à dire sur les hémorrhagies qui peuvent affecter les femmes pendant les derniers mois de la grossesse et le travail, qu'en plaçant sous les yeux du lecteur un petit tableau que M. P. Dubois fit distribuer aux élèves qui suivaient sa clinique. On peut, comme le dit ce professeur, considérer ce tableau comme une espèce de *vade-mecum*. On verra d'ailleurs par là combien j'ai emprunté aux idées acceptées par M. P. Dubois dans le traitement des hémorrhagies dont je viens de m'occuper.

Quand l'hémorrhagie est arrêtée, si la perte a été très-abondante, les femmes restent tellement affaiblies, que tout danger n'a pas disparu. Les malades succombent quelquefois plusieurs heures après l'arrêt de tout écoulement sanguin, au milieu d'accidents que nous décrirons avec les hémorrhagies qui compliquent la délivrance. Nous indiquerons en même temps le traitement à instituer en pareil cas (voy. *Accidents de la délivrance*).

TABLEAU SYNOPTIQUE

POUR LE TRAITEMENT DES HÉMORRHAGIES UTÉRINES AVANT ET PENDANT LE TRAVAIL DE L'ACCOUCHEMENT.

AVANT LE TRAVAIL.

HÉMORRHAGIE LÉGÈRE A.
- Situation horizontale.
- Repos absolu.
- Air frais.
- Boissons acidules fraîches.
- Diète.
- Saignée s'il y a des symptômes de pléthore.
- Vider la vessie et le rectum.

HÉMORRHAGIE GRAVE B.
- Mêmes moyens qu'en A, excepté la saignée.
- D'abord applications froides.
- Puis seigle ergoté, 2 grammes en 3 doses, à dix minutes d'intervalle.
- Et si ces moyens sont insuffisants, appliquer le tampon ou faire la perforation des membranes.

PENDANT LE TRAVAIL.

HÉMORRHAGIE LÉGÈRE..

Orifice non dilaté et non dilatable.
- Membranes entières.. — Mêmes moyens qu'en A, sauf la saignée, qui ne convient que si l'état pléthorique est extrêmement prononcé.
- Membranes rompues. — — —

Orifice dilaté....
- Membranes entières.. — Mêmes moyens qu'en A, puis attendre, ou rompre les membranes.
- Membranes rompues. — Mêmes moyens qu'en A, et attendre ; si les douleurs sont faibles et lentes, donner le seigle ergoté.

HÉMORRHAGIE GRAVE...

Orifice non dilaté et non dilatable.
- Membranes entières.. — Mêmes moyens qu'en A, sauf la saignée, puis les réfrigérants ; et en cas d'insuffisance et si les douleurs sont faibles, seigle ergoté, puis rompre les membranes ; enfin si l'orifice ne permettait pas la version, appliquer le tampon.
- Membranes rompues. — Mêmes moyens qu'en A, puis les réfrigérants, puis seigle ergoté si les douleurs sont faibles et lentes ; puis, en cas d'insuffisance, compression de l'utérus, tampon, accouchement forcé.

Orifice dilaté ou dilatable......
- Membranes entières.. — Rompre les membranes ; si cette rupture ne suffit pas, faire la version ou appliquer le forceps.
- Membranes rompues. — Version si la tête est au-dessus de l'orifice ; forceps si la tête est dans l'excavation ; extraction simple si l'extrémité pelvienne se présente.

CHAPITRE XII

DE L'ÉCLAMPSIE.

Parmi les maladies convulsives qui peuvent se présenter pendant la grossesse, le travail ou les suites de couches, il en est une qui a des caractères tellement tranchés, une physionomie si particulière, que je comprends à peine la confusion qui règne encore aujourd'hui dans la plupart des ouvrages classiques. Cette confusion vient évidemment de ce que les auteurs qui ont écrit sur les convulsions puerpérales ont réuni sous ce titre toutes les affections dont la convulsion est le caractère principal, oubliant que cette épithète de *puerpérale* doit s'appliquer, non pas à toute maladie qui se manifeste avant, pendant ou après l'accouchement, car, à ce titre, on pourrait admettre une pneumonie ou une pleurésie puerpérale, mais seulement à celle qui est intimement liée à cet état, et ne se produit que pendant sa durée. Cette confusion tient encore, à mon avis, à ce qu'on a nommé convulsions des maladies qui ne méritent pas ce nom. Ces deux propositions seront facilement prouvées par l'exposé des distinctions admises par les auteurs.

Suivant eux, en effet, les convulsions qui surviennent pendant la grossesse peuvent être partielles ou générales.

Ils ont décrit, sous le nom de convulsions partielles, des affections dont le caractère principal est bien une contraction brusque, anomale, involontaire d'un ou de plusieurs organes musculaires, et qui sont par conséquent convulsives, mais qui, du reste, diffèrent tellement de ce qu'on a l'habitude de comprendre sous la dénomination de convulsions des femmes enceintes, que c'est avec quelque répugnance, et seulement pour éviter le reproche d'avoir omis quelques faits importants, que je m'en occupe ici. C'est ainsi qu'on a rangé parmi les convulsions puerpérales les contractions violentes de l'estomac chez certaines femmes qui, pendant leur grossesse, sont affectées de vomissements intenses et opiniâtres, et qu'on appelle aussi convulsions puerpérales les palpitations dont souffrent certaines autres.

M. P. Dubois dit avoir vu chez une femme enceinte de cinq à six mois, les parois du ventre se contracter avec une telle force, que l'utérus en était complétement refoulé dans l'excavation. On voyait ensuite cet organe revenir brusquement à sa place, et rebondir à la manière d'une balle élastique qu'on a lancée sur le sol. D'autres bosselures se montraient aussi dans les flancs, l'épigastre, la région ombilicale, et semblaient dépendre de la contraction spasmodique des viscères autant que de celle des parois du ventre. Cette femme guérit sans avorter.

M. Velpeau, dans son excellente thèse, à laquelle j'ai emprunté le fait précédent, rapporte qu'une villageoise de vingt-deux ans fut effrayée, le *dixième jour* après son accouchement, des mouvements qui s'opéraient dans son ventre. On voyait, à travers les téguments et les muscles, comme un globe qui se serait promené tantôt vers l'excavation, tantôt aux flancs, tantôt vers l'ombilic. Cette espèce de boule se transformait parfois en plusieurs bosselures qui traversaient avec bruit l'abdomen, dont les parois semblèrent conserver toujours leur souplesse normale. Cette femme mourut folle *deux ans après, sans que ces singuliers mouvements eussent complétement cessé.* En vérité, peut-on rattacher ce fait aux convulsions puerpérales ?

Les parois du vagin se sont quelquefois contractées assez violemment, au dire de quelques accoucheurs, pour s'opposer à la sortie de l'enfant, et même pour engourdir par leur contraction la main de l'accoucheur.

De toutes les convulsions partielles, celles de l'utérus sont les moins douteuses. Nous nous sommes déjà occupés du resserrement spasmodique de l'orifice externe et de l'orifice interne du col, qui peut retarder beaucoup le travail, ou causer, dans l'accouchement par le pelvis, l'extension de la tête, et rendre son extraction difficile. Nous verrons plus loin (article *Délivrance*) quelle influence ce resserrement des orifices, qui est évidemment dû à la contraction convulsive de la partie supérieure ou inférieure du col, ainsi que la contraction partielle de certaines fibres du corps de la matrice, peuvent exercer sur la délivrance.

Nous nous contenterons de mentionner ici les faits semblables à celui observé par M. Dubois, et dans lesquels on a vu l'utérus se porter rapidement en haut, en bas, sur les côtés de l'abdomen, et s'élancer avec tant de violence vers la vulve, qu'il fallut le soutenir avec les doigts pour l'empêcher de sortir. (Voyez, pour plus de détails, les thèses de Baudelocque, Miquel.)

Sans aucun doute, les faits que je viens de rappeler ont bien quelques-uns des caractères de la maladie que nous allons décrire sous le nom d'*éclampsie*, en ce sens qu'ils sont caractérisés par une contraction brusque, anomale, involontaire ; mais ils en diffèrent tellement, sous le triple point de vue de la symptomatologie, du pronostic et du traitement, qu'on ne peut, à mon avis, sans confondre les choses essentiellement dissemblables, les ranger sous la même dénomination.

Qu'a-t-on fait encore pour les convulsions générales des femmes enceintes ? L'hystérie, le tétanos, la catalepsie, l'apoplexie même, étaient-ils observés pendant la grossesse et le travail, on les décorait aussitôt du nom de maladies puerpérales ; et, bien que ces affections offrissent les mêmes symptômes que lorsqu'elles se montrent pendant l'état de vacuité, bien qu'elles fussent essentiellement différentes de l'éclampsie proprement dite, ou les considérait seulement comme des variétés, des formes particulières de cette dernière maladie. Sans aucun doute, l'hystérie, le tétanos, etc., se ressentent bien des conditions particulières dans lesquelles se trouve la femme enceinte, et comme toutes les autres maladies qui surviennent pendant la période puerpérale, le danger qu'elles font courir à la femme s'accroît de celui auquel elles exposent le fœtus : mais l'hystérie n'en est pas moins toujours une hystérie, et la convulsion tétanique n'en a pas moins la persistance si caractéristique qui lui est propre. Ce sont donc évidemment autant de maladies distinctes.

Je dois ajouter pourtant que la convulsion peut varier dans sa forme, et qu'un accès dont les débuts ont présenté tous les caractères de l'éclampsie peut revêtir à la fin la forme tétanique ou même la forme cataleptique. En supposant qu'il n'y ait pas eu d'erreur dans le diagnostic, ce sont là des faits exceptionnels dans lesquels il est difficile de dire si la même maladie a revêtu successivement deux physionomies différentes, ou si une maladie, la catalepsie, a succédé à une autre, l'éclampsie. Le docteur Schmidt, de Paderborn, et M. Danyau, ont publié chacun un exemple d'une semblable transformation (*Journ. de chirurgie*, 1844).

Quant à l'apoplexie, elle peut se montrer durant l'état puerpéral comme maladie principale, ou comme terminaison ou complication de l'éclampsie. Souvent, en effet, comme nous le dirons plus loin, les convulsions puerpérales déterminent un épanchement cérébral ; mais celui-ci est alors évidemment un effet, et non la cause des accidents : il est des cas aussi dans lesquels, sour l'influence des modifications si remarquables que subit, pendant la grossesse, la circulation générale, il s'opère vers le cerveau un raptus violent qui peut aller jusqu'à l'épanchement. Celui-ci est quelquefois précédé de convulsions légères ou d'une roideur tétanique dans un ou plusieurs membres ; mais celles-ci cessent aussitôt pour ne plus reparaître. L'apoplexie est bien ici la maladie, mais ce n'est pas autre chose.

A mon avis, donc, il faut admettre que, pendant la grossesse, le travail ou les suites de couches, les femmes peuvent avoir des attaques d'hystérie, de tétanos, de catalepsie, ou être frappées d'apoplexie ; mais ce sont autant de maladies distinctes qui n'ont avec l'éclampsie qu'un symptôme commun, la convulsion. Les détails dans lesquels nous allons entrer mettront en lumière leurs nombreuses différences.

Pour moi, je comprendrai seulement sous le nom d'éclampsie une affection puerpérale caractérisée par une série d'accès dans lesquels presque tous les muscles de la vie de relation, souvent aussi ceux de la vie organique, sont convulsivement contractés ; accès le plus ordinairement accompagnés ou suivis de l'abolition plus ou moins complète et plus ou moins prolongée des facultés sensorielles ou intellectuelles.

Les convulsions générales (éclampsie proprement dite) sont une maladie assez rare. M. Velpeau n'en a rencontré aucun cas sur mille accouchements qu'il a suivis à la Clinique. C'est là bien certainement une circonstance exceptionnelle ; car en consultant les relevés fournis par madame Lachapelle, Merriman, Ryan, Pacoud, de Bourg, etc., il y aurait à peu près un cas de convulsion sur deux cents accouchements.

D'un autre côté, la pratique des principaux accoucheurs de la Grande-Bretagne fournirait environ un cas d'éclampsie sur quatre cent quatre-vingt-cinq accouchements (¹).

(¹) Blaud.... sur 1 897 femmes, a vu 2 cas.   Collins.. sur 16 654 femmes, a vu 30 cas.

Jos. Clarke	10 387	19	Beatty..	399	1
Merriman.	2 947	5	Ashwell.	1 266	3
Grandville.	640	1	Mantel..	2 510	6
Cusack ...	398	6	Churchill.	600	2
Maunsel..	846	4			

Nous aurons donc 79 cas de convulsions sur 38 306 cas de travail : environ 1 sur 485.

Il est, du reste, à peu près impossible d'établir une proportion exacte en ne consultant que la pratique d'un seul homme; car les différentes années de sa pratique offrent des variantes très-nombreuses : pour moi, par exemple, qui, pendant mon internat à l'Hôtel-Dieu et mon clinicat à la Faculté, n'avait observé que 3 cas sur 2000 accouchements, « j'en ai rencontré 7 pendant les mois de juillet, août, septembre et octobre 1846, durant lesquels j'ai été chargé du service de la Clinique ».

L'éclampsie se montre indifféremment à toutes les époques de l'année. Quelques auteurs ont paru penser, à tort je crois, que certaines conditions atmosphériques n'étaient pas étrangères à sa production, et qu'elle est plus fréquente dans une saison que dans l'autre : madame Lachapelle, qui semble assez disposée à admettre cette opinion, et qui cependant donne un résumé qui ne l'appuierait guère, se fonde sur ce que, à l'hospice de la Maternité, plusieurs sujets sont presque toujours atteints en même temps. Cette circonstance n'est-elle pas due plutôt à l'influence de l'imitation qu'à celle de l'atmosphère? Je serais assez porté à le croire.

Cette maladie est très-rare dans les premiers mois de la gestation. M. Danyau père a eu cependant l'occasion de l'observer chez une jeune fille arrivée seulement à la sixième semaine de sa grossesse, et chez laquelle l'extraction de l'œuf put seule faire cesser les accidents. A une grossesse suivante et au même terme, l'éclampsie survint encore et fut suivie de la fausse couche; mais, cette fois, les accès persistèrent encore quelque temps après l'avortement.

Une dame de Ferrare, âgée de vingt-huit ans, d'une constitution bilieuse, et mère de trois enfants, avait périodiquement des convulsions dès qu'elle avait conçu et les attaques se renouvelaient tous les quinze jours pendant toute sa grossesse, de sorte que leur apparition était pour elle un signe de grossesse; mais il est douteux qu'il se soit agi d'éclampsie vraie.

En général, elles sont assez rares jusqu'au sixième mois. Elles sont fréquentes, surtout pendant le travail, et se montrent un peu plus souvent après l'accouchement que pendant la grossesse. Mais l'époque à laquelle elles peuvent survenir après l'accouchement est très-variable; et si le plus souvent l'éclampsie se manifeste quelques heures ou seulement quelques jours après la délivrance, il n'est pas sans exemple de ne la voir apparaître que huit, dix et même douze jours plus tard.

§ 1. — Causes.

Toutes les causes de l'éclampsie ont été distinguées en causes prédisposantes et en causes déterminantes.

Lorsqu'on recherche avec soin les conditions individuelles dans lesquelles on voit le plus souvent apparaître l'éclampsie, on est vivement impressionné par un fait fort singulier qui avait échappé à tous les anciens observateurs : c'est la présence presque constante de l'albumine dans l'urine des femmes éclamptiques. Je dis presque constante, car en-dehors des six ou sept faits cités par MM. Depaul et Mascarel, faits sur lesquels nous aurons à revenir, je ne connais pas d'exception. Cette coïncidence, au moins fort singulière, constatée aujourd'hui par un grand nombre de médecins, et que j'ai moi-même invariablement retrouvée sur toutes les femmes que j'ai eu l'occasion d'observer depuis huit ans, domine évidemment l'étiologie des convulsions puerpérales. Puisque, en effet, on retrouve à peu près constamment l'albumine dans l'éclampsie, l'esprit le plus sévère ne peut se défendre d'établir entre ces deux faits une relation plus ou moins intime de causalité.

Mais, a-t-on fait remarquer, l'albuminurie ne constitue pas une maladie; elle n'est que l'expression symptomatique d'une lésion locale ou d'une affection générale de l'organisme. Celles-ci peuvent sans doute causer l'éclampsie, comme elles avaient déjà produit l'albuminurie; mais le plus souvent elles bornent leur influence à modifier la sécrétion urinaire, sans déterminer aucun trouble nerveux. Cela est vrai, et sous ce rapport M. Blot a eu raison de considérer ces deux états morbides comme seulement concomitants, et de ne pas regarder l'un comme la conséquence de l'autre. Au point de vue clinique cependant, cette remarque de M. Blot n'a pas toute l'importance qu'il a voulu lui donner. Si, en effet, c'est bien à la lésion organique des reins ou à l'altération des liquides, dont l'albuminurie est le symptôme, qu'il faut aussi attribuer la cause de l'éclampsie, toujours est-il que ces lésions locales ou générales étant toutes deux fort difficiles à reconnaître pendant la grossesse, tandis que la présence de l'albumine est toujours facile à constater, on a bien fait d'insister sur l'importance de l'albuminurie qui, seule le plus souvent, peut faire soupçonner l'état organique auquel l'éclampsie paraît liée.

Puisque l'albuminurie se trouve chez l'immense majorité des femmes éclamptiques, on peut donc à bon droit la considérer, ou mieux considérer la maladie dont elle est le symptôme, comme la seule cause prédisposante des convulsions éclamptiques. Je dis la seule cause prédisposante connue : car depuis que l'attention est fixée sur ce point, les albuminuriques sont, de toutes les femmes enceintes, les seules, quelques cas exceptés sur lesquels nous reviendrons plus loin, chez lesquelles on ait observé l'éclampsie.

Si toutes les éclamptiques sont albuminuriques, hâtons-nous d'ajouter que l'albuminurie, quelle que soit son abondance, n'est pas toujours suivie de l'éclampsie; il n'est heureusement pas rare de voir des femmes enceintes donner des urines très-chargées d'albumine et n'offrir aucun symptôme convulsif : sur 41 femmes dont l'urine était albumineuse, M. Blot n'a observé que sept cas de convulsions, et des 20 albuminuriques citées par MM. Devilliers et Regnault, 11 seulement eurent des accidents convulsifs. Il est vrai que ces derniers n'ont examiné que les urines des femmes infiltrées, et qu'il est certain que beaucoup d'albuminuriques ne sont pas infiltrés. Mais en prenant une moyenne entre des résultats si différents et en tenant compte de ce que j'ai observé moi-même, je crois exprimer la vérité en disant que, sur 4 ou 5 albuminuriques, l'éclampsie sera probablement observée une fois.

La quantité d'albumine trouvée dans l'urine augmente beaucoup pendant l'attaque convulsive et diminue généralement après. Cette particularité a porté quelques personnes à se demander si l'éclampsie, loin d'être due à l'altération de l'urine, n'en était pas la cause. Je comprendrais l'hésitation si l'on pouvait citer un seul cas dans lequel on eût, pendant plusieurs semaines avant le début des accidents, constaté l'absence complète d'albumine dans l'urine; mais cela, je crois, n'a pas été fait, et souvent, au contraire, on a vu l'albuminurie exister depuis un certain temps, quand les convulsions se sont manifestées. En réfléchissant d'ailleurs à la gêne que l'éclampsie produit dans la circulation veineuse, on s'explique très-facilement la congestion très-active dont les organes intérieurs et les reins en particulier peuvent être le siége pendant l'accès ; et l'hypérémie rénale augmente, on le sait, la sécrétion albumineuse.

Les conditions organiques qui produisent l'albuminurie sont certainement les plus favorables, je dirai même les seules favorables à la production de l'éclampsie. Cette proposition aujourd'hui incontestable, explique l'influence de certaines circonstances que la plupart des auteurs ont admises comme causes prédisposantes ; ainsi l'œdème considérable des membres inférieurs, mais surtout l'infiltration générale qui envahit successivement le tronc, les membres thoraciques et la face, a été signalé comme une des prédispositions les plus influentes. Or, on sait aujourd'hui que cet œdème général est presque toujours lié à une altération de la sécrétion urinaire, et que c'est seulement lorsqu'il s'accompagne d'albuminurie qu'il paraît lié à l'éclampsie.

Si, comme le pense M. Rayer, la compression que la tumeur utérine exerce sur la veine rénale peut produire à la longue une hypérémie, puis une inflammation des reins, on comprend le mode d'action de toutes les circonstances qui peuvent rendre cette compression plus intense : ainsi on s'expliquera l'influence que peuvent avoir : 1° la distension excessive de l'utérus, qu'elle tienne à une hydropisie de l'amnios ou à la présence de plusieurs enfants; 2° l'état de primiparité, dans lequel les parois abdominales, très-résistantes, maintiennent la matrice fortement appliquée contre les parois postérieures du ventre (¹) ; 3° comment, suivant les observations de M. P. Dubois, le rachitisme est souvent lié à la production de l'éclampsie, puisque, chez les femmes affectées de cette maladie, la petitesse de la taille, le peu d'étendue de l'enceinte abdominale, gênent le développement de l'utérus, et que celui-ci réagissant à son tour sur les parties qui l'environnent, constitue un obstacle mécanique plus grand à l'accomplissement régulier de toutes les fonctions, et de la circulation veineuse en particulier. (Voy. *Albuminurie*, page 489.)

Quelle qu'en soit la cause, l'albuminurie longtemps prolongée produit nécessairement une diminution très-notable dans la quantité d'albumine qui entre dans la composition normale du sang. Il est dès lors infiniment probable que ce liquide, ainsi altéré, détermine dans le centre cérébro-spinal une excitation particulière qui devient elle-même la cause directe des convulsions, ou du moins,

---

(¹) Les sept huitièmes des cas d'éclampsie ont été observés chez les femmes primipares (Lachapelle) ; sur 38 cas relatés par Merriman, 28 étaient primipares. Plus des deux tiers des observations de Ramsbotham, et 29 sur 30 de Collins, se rapportent à des femmes qui accouchaient pour la première fois.

ce qui arrive le plus souvent, le rend plus impressionnable aux excitations qui lui arrivent, soit de l'extérieur, soit des organes intérieurs probablement irrités. Ces excitations, qui n'auraient aucune influence dans toute autre circonstance, deviennent, dans ces conditions, autant de causes déterminantes d'un accès éclamptique. (Voy. *Urémie.*)

Une altération dans la quantité ou les qualités du sang devient quelquefois, en dehors de l'état puerpéral, la cause d'accidents convulsifs. M. Rayer, et plusieurs autres observateurs, ont signalé les symptômes épileptiformes comme un des modes de terminaison de l'albuminurie due à la néphrite albumineuse, et l'on sait que les convulsions se manifestent assez souvent dans les derniers instants des malheureux qui succombent à une hémorrhagie abondante. Il n'est donc pas étonnant que l'altération du sang produite par l'albuminurie puisse, pendant la grossesse, avoir les mêmes conséquences. Si ces accidents nerveux sont plus fréquents chez les femmes enceintes dont l'urine est albumineuse que dans les autres maladies ou l'albuminurie est observée, c'est qu'à la seule cause qui produit l'épilepsie chez les albuminuriques ordinaires, viennent s'ajouter les congestions fréquentes dont les centres nerveux sont si souvent le siége pendant la grossesse et le travail.

Si les convulsions sont le plus souvent spontanées et peuvent seulement être attribuées aux conditions dont nous venons de parler, il en est quelques-unes dont la manifestation paraît se rattacher à une cause plus facilement appréciable, et qu'on peut, à juste titre, considérer comme une cause déterminante.

Au nombre des causes occasionnelles, quelques auteurs ont compté les circonstances les plus banales et les plus indifférentes, et dont nous épargnerons la nomenclature au lecteur; nous mentionnerons seulement les émotions morales vives dont l'influence incontestable, dans quelques cas, est assez difficile à expliquer : mais il en est quelques-unes qui, au point de vue du traitement, méritent d'être signalées avec soin, car c'est surtout alors qu'en faisant disparaître la cause on peut faire cesser l'accès, ou du moins en diminuer la gravité.

Les circonstances auxquelles nous faisons allusion n'exercent d'abord une influence que sur les organes plus ou moins éloignés des centres nerveux, et ce n'est que secondairement que l'irritation, transmise à ceux-ci, les excite et produit la convulsion. C'est ainsi que l'excitation produite sur les nerfs de l'utérus, du vagin, du rectum, de la vessie ou de l'estomac, peut devenir la cause déterminante des convulsions générales.

A. *Utérus.* — Toutes les causes de dystocie essentielle qui nécessitent de la part de la matrice des efforts plus énergiques et plus longtemps soutenus peuvent produire, dans les nerfs sensitifs de cet organe, une excitation qui, transmise à la moelle épinière, est de nature à provoquer l'action réflexe des nerfs moteurs. A ce titre, nous devons noter la mauvaise conformation ou l'obstruction du bassin, l'oblitération partielle ou complète du vagin ou de la vulve, les altérations organiques et le spasme du col ou du corps de la matrice, les vices de conformation ou les monstruosités du fœtus, etc. Quant aux positions défavorables de l'enfant, elles n'ont certainement pas l'influence qu'on pourrait leur supposer au premier abord. On a beaucoup exagéré, dit Churchill, l'influence des positions vicieuses : car, sur 48 397 accouchements, les docteurs Clarke, Labatt et moi, n'avons observé qu'un seul cas de convulsion coïncidant avec une position vicieuse. Presque toujours l'éclampsie se manifeste dans les présentations du sommet ; mais, suivant la remarque de Tyler Smith, ce n'est pas au moment où a tête appuie sur le col ou franchit son orifice que survient le premier accès, mais bien plus souvent lorsqu'elle fait bomber le périnée et entr'ouvre l'anneau vulvaire : ce qui s'explique facilement par la sensibilité beaucoup plus vive des ramifications nerveuses qui se distribuent aux parties molles du périnée et de la vulve. C'est alors surtout que la terminaison prompte du travail, faisant cesser la compression que subissent les parties molles, met fin à l'attaque éclamptique.

Pendant ou après la délivrance, il faut signaler encore comme pouvant produire la même excitation, toutes les circonstances fâcheuses qui peuvent la compliquer et rendre nécessaire l'introduction de la main : ainsi, l'enkystement du placenta, ses adhérences anomales, sa rétention partielle ou complète, la présence de caillots volumineux, le renversement de l'utérus, etc.

B. *Tube intestinal.* — L'irritation produite par la distension du canal intestinal, mais surtout par l'accumulation d'une grande quantité de matières fécales, et la présence de vers ou de corps étrangers dans le gros intestin, est quelquefois aussi la cause déterminante de l'éclampsie.

Merriman et Chaussier ont particulièrement insisté sur l'état saburral des premières voies dont l'influence est suffisamment prouvée, disent-ils, par l'état de la langue et par la douleur épigastrique que les malades accusent presque toujours au début de l'accès.

La présence dans l'estomac d'aliments d'une digestion difficile paraît avoir été, dans quelques cas, la cause des convulsions. Ainsi John Clarke raconte l'histoire de plusieurs femmes qui en furent affectées après la délivrance, pour avoir mangé des huîtres en grande quantité.

C. *Vessie.* — Il en est de même enfin de l'irritation que produit dans les parois de la vessie la distension exagérée de ce réservoir par une quantité trop considérable d'urine. Tout le monde connaît la curieuse observation de Mauriceau, et le docteur Vines a cité un fait absolument semblable. Dans ce dernier cas, les convulsions, qui avaient résisté deux jours à la terminaison du travail et à tous les moyens les plus généralement conseillés, cessèrent aussitôt après que, par le cathétérisme, on eut retiré de la vessie cinq pintes et demie d'une urine bourbeuse et d'une odeur fortement ammoniacale.

On a admis encore, tantôt à titre de prédisposition, tantôt comme déterminantes, beaucoup d'autres causes, mais dont l'influence, il faut l'avouer, est beaucoup plus difficile à apprécier : ainsi, M. Baudelocque indique dans sa thèse l'habitation dans les villes, les vêtements trop étroits ou trop serrés, une nourriture trop succulente, l'abus des spiritueux, la constipation, la rétention des urines signalée par Delamotte, le coït, la suppression d'un flux habituel, le sommeil trop prolongé, le défaut d'exercice, la fréquentation des bals, des spectacles, la colère, la jalousie, les contrariétés vives, les chagrins violents, etc. Sans doute, toutes ces causes, pouvant ou gêner ou troubler la circulation et la rendre plus active, facilitent le raptus sanguin vers le cerveau ; mais évidemment elles ne doivent être considérées que comme une prédisposition secondaire, qui vient s'ajouter à quelques-unes de celles que nous avons mentionnées plus haut.

L'épilepsie a été à tort regardée comme une prédisposition à l'éclampsie ; car bien que ces deux maladies aient entre elles beaucoup d'analogie, les femmes enceintes qui, avant leur grossesse, étaient épileptiques, sont en général moins sujettes à des attaques que dans tout autre temps. Il est même quelques auteurs qui ont prétendu que la grossesse suspendait complétement les accès d'épilepsie ; mais cela n'est pas rigoureusement exact, ils sont seulement beaucoup plus rares.

Le docteur Tyler Smith raconte l'histoire assez curieuse d'une dame épileptique qui eut un accès d'épilepsie immédiatement après le coït pendant lequel, d'après elle, s'est opérée la fécondation, et qui n'en a plus eu dans tout le reste de sa grossesse.

Répétons, en terminant cette étude étiologique de l'éclampsie, que ces diverses causes déterminantes se rencontrent un très-grand nombre de fois sans donner naissance aux convulsions. C'est que par elles-mêmes elles sont presque toujours impuissantes à les produire, et qu'elles n'ont véritablement d'influence que lorsqu'elles agissent chez un individu offrant à un degré plus ou moins prononcé l'état général ou la lésion locale propre à produire l'albuminurie.

En résumant toutes les causes, il est facile de comprendre leur mode d'action. Il est évident que toutes tendent à produire une irritation des centres nerveux. Cette irritation est directe lorsqu'elle est due au contact immédiat d'un sang vicié, elle est indirecte ou par action réflexe lorsqu'elle est consécutive à l'excitation d'un organe plus ou moins éloigné comme la vessie, l'utérus, etc. Je suis heureux de trouver dans l'ouvrage de Scanzoni la confirmation de ces idées professées par moi depuis longtemps. C'est en effet en partant de ces idées que Scanzoni a cru devoir diviser l'éclampsie en : 1° *convulsion réflexe*, provenant de l'extrémité périphérique des nerfs sensitifs qui sont irrités ; 2° *convulsion spinale*, provenant de la moelle épinière directement irritée, et dont l'irritation retentit aux extrémités périphériques ; et 3° *convulsion cérébrale* quand l'irritation provient du cerveau et retentit sur la moelle. Cette dernière forme est peut-être contestable, et, pour nous, nous sommes très-disposé à croire que l'irritation spinale est toujours le point de départ de l'éclampsie. C'est en effet un fait expérimentalement établi par les physiologistes, que l'irritation de la moelle épinière, de la moelle allongée ou des tubercules quadrijumeaux, cause seule des convulsions, tandis que toutes les excitations portées sur tous les autres points du cerveau ou du cervelet ne produisent rien de semblable. Les lésions cérébrales peuvent bien détruire les mouvements volontaires, mais les contractions involontaires, celles dont l'excès et le désordre constitue l'éclampsie, leur échappent complétement : ces dernières peuvent encore être déterminées par l'irritation de la moelle épinière ou de ses nerfs, alors que le cerveau et le cervelet ont été complétement détruits.

§ 2. — Symptômes.

A l'exemple de madame Lachapelle, nous distinguerons dans l'éclampsie trois ordres de phénomènes, qui, sous le triple point de vue du diagnostic, du pronostic et du traitement, ont une grande importance. Ce sont les symptômes précurseurs, ceux qui caractérisent les accès, et ceux qui se montrent quelquefois dans leurs intervalles.

A. *Phénomènes précurseurs.* — L'accès d'éclampsie ne débute presque jamais à l'improviste : le plus souvent il est précédé de phénomènes qui peuvent en faire prédire l'invasion prochaine. Chaussier pensait même que dans les cas exceptionnels où les observateurs ne les ont pas mentionnés, ils ont été de courte durée, et, par cela même, méconnus ou inaperçus. Mais cette opinion est un peu trop absolue. Ces symptômes précurseurs manquent quelquefois, et, suivant la remarque de M. Wieger, la fréquence comparée des prodromes diffère selon les périodes où l'éclampsie débute. Celles qui éclatent avant le travail, dit-il, ont des prodromes environ dans 40 pour 100 des cas ; celles qui éclatent pendant le travail ou la délivrance ont des prodromes dans 30 pour 100 des cas ; et celles qui éclatent dans les couches ont des prodromes dans 20 pour 100 des cas.

Ces symptômes précurseurs ont une durée très-variable : ainsi, pendant les jours qui précèdent l'invasion de l'épilepsie puerpérale, quelquefois seulement pendant quelques heures, les malades se plaignent de malaise, d'agitation ; elles sont facilement agacées, impatientes et promptes à s'irriter. Elles éprouvent une gêne assez marquée dans la respiration, mais surtout une douleur de tête excessivement vive et poignante, qui, comme la migraine, n'occupe qu'une des moitiés du crâne, quelquefois même est plus localisée encore, et paraît fixée sur une des bosses coronales ou sur un autre point aussi circonscrit. Cette douleur de tête, qui est un des phénomènes les plus importants, résiste le plus souvent à tous les moyens ordinairement employés contre cette indisposition. Elle s'accompagne de nausées et même de vomissements, de vertiges, d'éblouissements et de tintements d'oreille et quelquefois d'une vive douleur épigastrique (Chaussier, Denman).

Lorsque ces premiers phénomènes ont duré un certain temps, ils acquièrent une plus grande intensité qu'à leur début, et se compliquent assez souvent de troubles plus ou moins marqués des facultés sensoriales et intellectuelles. La vue se trouble et semble obscurcie par d'épais brouillards, la malade distingue moins les objets, quelquefois même, comme l'a observé M. Meigs (de Philadelphie), ne voit que la moitié des objets qui lui sont présentés (¹). L'ouïe est aussi moins nette, le toucher moins fin et moins délicat ; la figure de la femme pré-

____

(¹) Ces troubles de la vision ne me semblent pas devoir être rattachés, comme on l'a fait jusqu'à présent, à la congestion cérébrale qui précéderait l'éclampsie. Dans la plupart des cas au moins ils sont la conséquence de la lésion qui a produit l'albuminurie. On sait en effet que l'altération de la vue et même la cécité ne sont pas rares dans la maladie de Bright.

sente un air d'hébétude inaccoutumé ; le regard est fixe, les traits immobiles ; la malade semble plongée dans de profondes réflexions d'où on la tire difficilement ; elle comprend à peine les questions qu'on lui adresse, et répond souvent à contre-sens. Chez la femme pléthorique, le pouls est plein, lent et dur ; la face est quelquefois rouge et animée. Lorsqu'au contraire la malade est affectée d'anasarque, surtout si elle est d'une constitution nerveuse très-irritable, le pouls est petit, dur, serré, la face est pâle, la peau froide, surtout celle des membres ; il y a quelquefois un léger frisson, une horripilation incomplète. Certaines éprouvent des fourmillements, des picotements dans les membres.

Lorsque l'éclampsie se manifeste pendant le travail, elle est souvent précédée d'une extrême indocilité, d'une vive agitation, et surtout les contractions utérines offrent quelquefois, pendant un temps plus ou moins long, ce caractère particulier d'irrégularité et de continuité qui leur a fait donner le nom de tétanos utérin.

La malade rit et pleure alternativement, elle parle avec volubilité, puis à cette agitation excessive succède parfois un état d'hébétude et de stupeur.

B. *Phénomènes de l'accès.* — Après une durée et une intensité très-variables des prodromes que nous venons d'indiquer, quelquefois même brusquement, survient un premier accès. M. Prestat (*Dissertation inaugurale*) en a tracé un tableau des plus exacts ; on croirait y lire la description d'un accès d'épilepsie, tant est frappante la ressemblance des deux affections. C'est donc avec raison que le docteur de Soyre (*Thèse inaugurale*), auquel nous devons de très-bons travaux sur cette maladie, a divisé l'accès d'éclampsie en un certain nombre de périodes comme notre regretté maître le docteur Beau l'avait fait pour l'épilepsie. Nous leur reprocherons seulement d'avoir fait figurer le coma au nombre des stades de l'accès, tandis qu'il n'en est que la terminaison. Nous admettrons donc trois périodes dans l'accès éclamptique : 1° période de convulsions d'invasion ; 2° période de convulsions toniques ; 3° période de convulsions cloniques.

1° *Période de convulsions d'invasion.*—C'est presque toujours par la face que débutent les convulsions. Les muscles du visage sont le siége de petits mouvements choréiques très-peu étendus et très-rapides qu'on aperçoit facilement à travers la peau. Les paupières sont agitées par un clignotement très-rapide, mais assez étendu pour laisser voir le globe de l'œil qui roule en haut, puis en bas, et cela plusieurs fois de suite. Les muscles des ailes du nez fortement contractés tirent en dehors la base des narines ; la bouche est entr'ouverte et bientôt déviée par l'abaissement de l'une des commissures labiales. Ces convulsions de la face sont presque toujours plus prononcées d'un côté que de l'autre, habituellement du côté gauche. Puis la tête s'incline dans le même sens et se rapproche de l'épaule.

En même temps surviennent, dans les membres et surtout dans les bras, des secousses convulsives. Les avant-bras se tournent en pronation forcée, les poings se ferment, le pouce fléchi dans la face palmaire, ou bien étendu et placé entre l'index et le médius. Cette période dure rarement plus d'une minute.

2° *Période de convulsions toniques.* — Tout à coup le regard devient complétement fixe ; la face comme surprise et immobilisée au milieu de son expression grimaçante, est à peine animée par quelques contractions fibrillaires peu étendues ; la langue est projetée hors de la bouche ; les masséters rapprochent vivement les mâchoires et la langue est profondément mordue, mutilée, lorsqu'on ne prend pas la précaution de la faire rentrer ou de s'opposer au rapprochement des arcades dentaires.

Les membres et le tronc se roidissent dans l'attitude précédemment décrite ; la respiration se suspend ; il y a un moment d'immobilité générale. La mort paraît imminente. Cette période est très-courte ; sa durée n'est que de quelques secondes.

3° *Période de convulsions cloniques.* — Une détente survient bientôt ; la convulsion tonique disparaît pour faire place aux convulsions cloniques qui se manifestent simultanément dans les différentes parties du corps où elles produisent des secousses qui correspondent à des mouvements alternatifs de contraction et de relâchement de tous les muscles.

La face qui était déviée vers l'un des côtés revient sur la ligne médiane. La tête se balance d'un côté à l'autre. Les paupières s'ouvrent et se ferment brusquement avec une régularité rhythmique. Les muscles orbiculaires des lèvres, canin et zymotique, se convulsent cloniquement. La malade mâchonne ou semble marmotter quelques mots. La respiration est incomplète, accélérée. La face se congestionne, se bouffit, devient bleuâtre et livide. L'air se mélange à la salive et au sang qui coule des morsures de la langue ; ainsi se trouve produite une écume sanguinolente qui remplit la bouche et sort entre les lèvres. L'aspect des malades est alors hideux.

Les mouvements convulsifs du membre sont en général assez peu étendus ; la femme couchée sur le dos conserve cette position, sans qu'il soit besoin de la maintenir ; il suffit de prendre quelques précautions pour l'empêcher de tomber hors de son lit.

Les convulsions cloniques se répètent deux, trois, quatre fois et même plus par seconde. Cette période de l'accès éclamptique est habituellement courte, mais elle se prolonge quelquefois ; on a cité des cas où elle avait duré dix minutes ; je puis même assurer que je l'ai vue continuer pendant vingt minutes, montre en main.

Les muscles des organes creux ne restent pas étrangers au trouble de l'appareil musculaire extérieur, et l'on voit souvent les matières fécales, les urines et les aliments contenus dans l'estomac être rejetés par la contraction convulsive des réservoirs où ils s'étaient accumulés.

La respiration est irrégulière, bruyante, s'exécute par secousses continuelles et sans aucun ordre ; quelquefois même, comme l'a observé madame Lachapelle, elle est complétement suspendue par la contraction spasmodique du diaphragme et des autres muscles du thorax.

Suivant le docteur Tyler Smith, les muscles du larynx eux-mêmes sont convulsivement contractés, et oblitèrent presque complétement la glotte : de là suspension de la respiration, ou du moins bruyante, et inspiration courte et précipitée, et par conséquent suspension ou diminution de l'hématose. Cette asphyxie momentanée explique suffisamment la coloration bleue et même noirâtre qu'offrent la face et les extrémités, le gonflement de la tête, du cou, qui sont gorgés de sang noir, ainsi que la turgescence effrayante de la peau, des yeux et de langue. Les carotides battent violemment, les veines jugulaires prennent un volume considérable. La congestion des glandes salivaires augmente leur sécrétion. Les mâchoires sont fortement contractées : par suite du rapprochement des dents, de la quantité de salive qui est dans la bouche, l'air expiré s'échappe en produisant une espèce de sifflement aigu, et, agitant la salive, en forme une écume épaisse qui est continuellement expulsée de la bouche. Cette écume est assez souvent colorée par du sang provenant des morsures faites à la langue.

Le spasme du pharynx rend la déglutition impossible, et les substances placées sur la base de la langue y restent et risquent de produire l'asphyxie. Dans un cas de cette espèce, le docteur Simpson (de Stamford) a excité la déglutition en plaçant la substance à avaler à la partie supérieure du pharynx, et en aspergeant la figure avec de l'eau froide.

Suivant le docteur Smith, les fibres musculaires du cœur pourraient aussi participer aux convulsions générales. L'excessive lividité et la turgescence de toute a surface du corps sont quelquefois, en effet, plus considérables dans l'éclampsie que dans l'asphyxie ordinaire, et tout le corps est dans l'état où se trouve la tête des pendus. Cela lui semble devoir être attribué à la circulation veineuse : Ne peut-on se demander, dit-il, s'il n'existe pas une contraction spasmodique de l'oreillette droite qui congestionnerait tout le système veineux de la veine cave jusqu'aux capillaires? L'autopsie ne vient-elle pas confirmer cette supposition, en montrant les ventricules et les oreillettes complétement vides de sang?

Un fait fort remarquable et qui me paraît une preuve de la nature urémique de l'éclampsie, c'est la suspension plus ou moins prolongée de la sécrétion urinaire. Plusieurs fois il m'est arrivé de sonder les femmes pendant la durée de l'attaque et de trouver la vessie assez fortement rétractée et complétement vide. Dans la plupart des cas, j'ai pu avoir seulement une demi-cuillerée d'urine ; dans d'autres il ne m'a pas été possible d'en extraire quelques gouttes. Cette anurie est, comme on le sait, un des symptômes de l'empoisonnement urémique.

Au commencement de l'accès, le pouls est plein et dur ; il devient plus tard petit et presque insensible : la peau, chaude et sèche, se couvre bientôt d'une sueur abondante. Cette transpiration coïncide habituellement avec une diminution dans la fréquence et l'intensité des secousses, et annonce la terminaison prochaine de l'accès.

Les fonctions sensoriales et intellectuelles sont complétement abolies pendant toute sa durée : la malade ne perçoit aucun son, aucune lumière ; la sensibilité est complétement éteinte, et l'on peut impunément pincer, inciser ou brûler la peau, sans que la malade en ait la conscience, sans même qu'elle s'en souvienne après l'accès.

L'influence des convulsions sur la contractilité utérine est excessivement variable. Pendant la durée de l'accès, l'utérus reste quelquefois inerte, et comme étonné du désordre général, tandis que, dans quelques circonstances, que l'éclampsie se soit manifestée pendant le travail ou qu'elle l'ait précédé, les contractions continuent avec leur régularité ordinaire. Parfois aussi il semble participer à l'irritation générale, et expulse très-facilement le fœtus, alors que le peu de dilatation du col devait faire considérer la terminaison du travail comme très-éloignée. Cette délivrance si brusque, et dont la femme n'a nullement la conscience, peut échapper à l'observation de l'accoucheur, et, dans quelques cas, l'enfant est mort asphyxié entre les cuisses de la femme, faute de soins convenables.

Toutefois cette rapidité de l'accouchement me paraît beaucoup plus rare que ne le croient quelques accoucheurs. Si l'on a cru que le travail se terminait plus promptement qu'à l'ordinaire, c'est qu'on a négligé de constater l'état du col, dont la dilatation s'était opérée sans que la femme éclamptique en eût la conscience. Toutes les fois que j'ai pu suivre les progrès du travail, le col m'a paru se dilater avec une grande lenteur; souvent il m'a semblé être spasmodiquement contracté, comme s'il eût participé aux convulsions générales. Quant à la période d'expulsion, je crois aussi qu'elle s'opère avec plus de rapidité, ce qui s'explique facilement par l'énergie des contractions utérines et par le peu de résistance offert par le périnée, dont les muscles sont, pendant le coma, dans un état de résolution.

Le plus souvent les accès convulsifs, bien que ne se produisant pas à chaque douleur, se manifestent presque toujours au début de l'une d'elles : et ce fait est tellement constant, dit Dewees, que je puis sans exploration vaginale annoncer ce qui se passe au col de l'utérus. Il n'en est pas toujours ainsi cependant, et, dans quelques circonstances rares, la contraction ne se manifeste qu'alors que la convulsion a gagné les extrémités inférieures. Si donc, dans le premier cas l'action utérine semble déterminer l'accès convulsif, elle paraît, dans le second, en être la conséquence : peut-être trouvera-t-on dans cette différence l'explication de l'influence très-variable qu'a, sur la durée de l'éclampsie, la terminaison du travail.

La cessation de l'accès convulsif n'est jamais soudaine. Les mouvements et les spasmes deviennent peu à peu moins violents; la respiration est moins courte et plus profonde; la face perd de sa lividité; les muscles ne sont plus agités que par intervalles, et leur contraction ressemble beaucoup à celle qui est déterminée par des chocs électriques.

Ce premier accès est en général peu violent et de courte durée; mais le plus souvent les accès sont multiples, et les symptômes deviennent de plus en plus effrayants, à mesure qu'ils se renouvellent. Celui qui doit suivre, disent MM. Merriman et Velpeau, est assez souvent annoncé par une lenteur très-considérable du pouls. Dans les derniers accès, madame Lachapelle croit avoir remarqué que les secousses convulsives sont moins considérables et moins prolongées : je crois que cela n'est pas exact; mais il est vrai que les symptômes soporeux sont plus graves et plus persistants.

La durée totale de l'accès convulsif est très-variable. Les premiers sont, en général, les plus courts; ils se prolongent davantage en se multipliant. D'abord d'une à deux minutes, ils durent ensuite de trois à quatre : il est rare qu'ils atteignent et surtout dépassent six à huit minutes. On dit cependant en avoir observé qui ont duré une demi-heure, une heure même. Les auteurs qui prétendent en avoir vu continuer plusieurs heures et plus, ont évidemment confondu, dans l'accès, la période convulsive et la période comateuse.

Le nombre et le rapprochement des accès sont également variables : presque toujours il y en a plus de deux, quelquefois on en a compté jusqu'à soixante. Tantôt ils laissent entre eux plusieurs heures, une demi-journée; tantôt au contraire, ils sont à peine séparés par quelques minutes d'intervalle.

C. *Intervalle des accès.* — Dans l'intervalle des trois ou quatre premiers accès, la malade reste d'abord dans un état de prostration complète; mais bientôt elle se réveille, ouvre les yeux et regarde avec étonnement autour d'elle. Elle reconnaît difficilement les personnes et les objets qui l'environnent ; elle ne comprend rien à l'agitation et à l'inquiétude de ses amis et de sa famille ; car elle n'a aucune conscience des événements qui se sont passés pendant la durée de l'accès. Bientôt ses idées deviennent un peu plus nettes ; elle recouvre enfin complétement connaissance. Ces intervalles lucides sont assez prolongés après les premiers accès ; mais quand ceux-ci se sont renouvelés plusieurs fois, les moments de lucidité deviennent de plus en plus courts pendant leur intervalle, et la femme finit par rester continuellement plongée dans un coma profond, un état de mort apparente, d'où elle n'est tirée que par l'apparition de nouveaux mouvements convulsifs.

Cet état comateux présente tous les caractères d'une congestion cérébrale violente, dont il est bien certainement la conséquence. Pendant la convulsion, en effet, en supposant même que les fibres musculaires des oreillettes ne s'opposent pas au retour du sang veineux, la contraction violente des muscles du cou exerce certainement une compression sur les veines du cou, et, s'opposant au retour du sang, cause une congestion cérébrale qui produit l'insensibilité pendant l'accès, et le sommeil qui succède à l'attaque convulsive. L'assoupissement est profond, la face injectée, la respiration stertoreuse ; les membres sont dans un état de résolution complète. La sensibilité, fortement émoussée, n'est que rarement tout à fait éteinte ; ainsi, quand on pince la malade ou qu'on la frictionne rudement, elle donne des signes de mécontentement ; elle grogne à peu près comme les individus qui ont une forte commotion du cerveau. Toutefois, la torpeur peut être telle que la sensibilité soit complétement nulle ; mais, même alors, les femmes paraissent percevoir la douleur causée par la contraction utérine ; car, lorsque celle-ci se manifeste, on voit la malade grimacer, et témoigner par ses grognements des souffrances qu'elle éprouve. Quant aux facultés intellectuelles, elles paraissent complétement abolies. Les pupilles sont dilatées et insensibles. Le pouls est en général fort et développé.

Lorsque cet état comateux est sur le point de se terminer, il se change en une somnolence dont on peut tirer la femme en lui parlant ; peu à peu elle recouvre ses facultés sensoriales. Lorsque la torpeur est dissipée, la femme se plaint d'une grande fatigue, d'un sentiment de courbature ; puis, au bout d'un certain temps cette prostration fait place à une vive anxiété, prélude d'un nouvel accès.

§ 3. — Terminaisons de l'éclampsie.

L'éclampsie peut se terminer par la guérison, la mort, ou en faisant naître une autre maladie qui lui succède.

Lorsque la malade doit guérir, les accès sont en général de courte durée, très-éloignés et peu nombreux. Dans l'intervalle qui les sépare, la malade recouvre plus ou moins complétement l'usage de ses membres et de ses facultés sensoriales et intellectuelles.

Quand l'accès ne doit plus se reproduire, les facultés intellectuelles sont d'autant plus lentes à reprendre leur état normal qu'elles ont été plus troublées, ou qu'elles ont été anéanties pendant un temps plus long. La mémoire est surtout très-affaiblie, quelquefois même complétement abolie. Non-seulement les femmes ne se rappellent pas ce qui s'est passé pendant l'accès, mais encore elles ont oublié les événements qui ont précédé de plusieurs jours l'invasion des accidents. Cette mémoire ne se rétablit que peu à peu et par degrés, et chaque heure ajoute quelques faits aux faits dont la malade avait déjà recouvré le souvenir. Une chose singulière ; c'est que, assez souvent, cette perte de mémoire ne porte que sur des mots isolés. On a vu des femmes avoir oublié complétement le nom des personnes qui leur étaient le plus chères ; d'autres ne se rappelaient plus le nom de la rue ou le numéro de la maison qu'elles habitaient ; quelques autres enfin avaient complétement perdu la mémoire des dates.

Alphonse Leroy cite une femme qui, après des phénomènes convulsifs qui pendant plusieurs jours mirent sa vie en question, présenta une aberration fort singulière de la vue : tous les objets qui lui étaient présentés, toutes les personnes qui l'entouraient lui semblaient noirs.

La vue et l'ouïe demandent aussi un certain temps pour recouvrer leur intégrité parfaite ; quelquefois la cécité reste complète pendant dix et quinze jours ; mais enfin peu à peu l'état de la malade va en s'améliorant, jusqu'à ce qu'elle soit dans un état de santé complète.

Lorsqu'au contraire la maladie doit se terminer par la mort, on voit les accès convulsifs durer pendant quatre, cinq ou six minutes, avec une grande intensité ; ils sont fréquents, et dans l'intervalle qui les sépare, la femme est plongée dans une torpeur que ne peuvent interrompre tous les excitants externes. L'époque à laquelle la mort arrive est alors très-variable. C'est, en général, entre douze et quarante heures après l'invasion des premiers accidents. Mais quelquefois elle est beaucoup plus prompte et survient dès le début des accidents. La tête commençait à distendre le périnée et à apparaître à la vulve, dit M. Depaul, rien ne faisait craindre une issue funeste, lorsque tout à coup je remarque dans la figure de la malade un changement caractérisé par des mouvements convulsifs, certaines grimaces, signes avant-coureurs de l'éclampsie, et immédiatement la femme meurt.

L'enfant fut extrait vivant par le forceps, mais mourut quelques instants après de convulsions éclamptiques.

La mort, du reste, peut survenir pendant la période convulsive comme pendant la période du coma. Dans le premier cas, elle est évidemment due à l'asphyxie, produite elle-même par la paralysie ou plutôt par la contraction permanente des muscles de la poitrine et de la glotte (¹) ; dans le second, elle est le résultat de la congestion cérébrale, et quelquefois même d'une véritable apoplexie.

____

(¹) Cette asphyxie pourrait être aussi, d'après la remarque de Boër, la conséquence de l'obstruction des ramifications bronchiques, dans lesquelles il s'accumule quelquefois une quantité considérable de mucosités écumeuses.

Enfin rien ne répugne d'admettre avec M. Aran que la mort peut résulter d'un arrêt subit dans les mouvements du cœur (1).

L'éclampsie qui n'est pas assez grave pour entraîner la mort peut causer plusieurs maladies fort graves. Lorsque l'éclampsie se montre dès le début du travail, les contractions violentes de l'utérus peuvent, quand elles surviennent avant une dilatation suffisante du col, causer une rupture de l'organe. On conçoit que les troubles de l'hématose puissent occasionner la congestion cérébrale, et que l'engorgement des vaisseaux cérébraux soit tel, qu'il en résulte une rupture vasculaire, un épanchement apoplectique, et, par suite, l'hémiplégie. Cette lésion anatomique peut succéder aux premiers accès chez les femmes pléthoriques, et c'est probablement ainsi qu'il faut interpréter la plupart des faits observés et décrits par M. Menière, sous le nom d'apoplexie puerpérale. Le *raptus hœmorrhagicus* peut se faire vers le poumon et produire la congestion de cet organe.

Comme conséquence possible de cet état de congestion du cerveau et de ses enveloppes, il faut encore noter un état d'irritation qui cause et entretient pendant plus ou moins longtemps un délire complet ou incomplet, et parfois même les caractères d'une véritable méningite ou méningo-encéphalite. Parmi les sept femmes éclamptiques traitées dans le service de la Clinique d'accouchement pendant que j'en étais chargé, quatre nous ont offert après la cessation complète du coma des symptômes évidents de méningite; deux ont succombé, et les caractères anatomiques de cette dernière affection ont pu être constatés à l'autopsie.

Enfin, indépendamment de ces complications si fâcheuses, et qui constituent autant de maladies nouvelles que le médecin doit combattre, il en est une autre moins immédiate, mais qui n'est pas moins rare, dit madame Lachapelle, c'est la péritonite puerpérale.

Des inflammations cutanées ou intestinales peuvent être la suite des moyens énergiques employés contre l'éclampsie, et plusieurs fois une entéro-colite a compromis sérieusement la vie des malades. Les sinapismes qu'on multiplie sur les extrémités inférieures ne sont pas sentis par la femme, et sont quelquefois oubliés au milieu de l'agitation générale; ils restent alors appliqués un temps très-long, et peuvent produire des érysipèles, de véritables brûlures. Une dame, citée par M. Velpeau, fut prise, le deuxième jour de sa convalescence, d'un violent

---

(1) Le cœur, dit M. Aran, est un organe musculaire, et comme tel il peut être certainement frappé dans son innervation et dans les propriétés qu'il possède en tant qu'agent contractile, c'est-à-dire dans son irritabilité, dans sa motricité, dans sa ténacité.

Qui ne comprend, par exemple, que si le cœur, que l'on voit parfois se déchirer dans sa contraction, venait à être paralysé par l'interruption de l'action nerveuse, ou par la perte de quelques-unes de ses propriétés musculaires, la mort serait immédiate? Ne le serait-elle pas également, si, au lieu de cesser sa contraction, il se trouvait frappé de contracture, comme cela arrive à quelques-uns de nos muscles extérieurs? Ne pourrait-on pas supposer que plusieurs névroses convulsives, dans lesquelles la mort survient quelquefois subitement, l'épilepsie, l'éclampsie, le spasme de la glotte, etc., ne tuent pas tant par le défaut d'hématose que par la suspension complète et immédiate des battements du cœur?

érysipèle sur toute l'étendue de la jambe, parce qu'on y avait appliqué des sinapismes qui n'avaient d'abord produit aucun effet.

§ 4. — Diagnostic.

L'étendue que nous avons donnée à la description des symptômes de l'é-
clampsie nous dispenserait, à la rigueur, de revenir sur ses principaux caractères : cependant, comme il est quelques affections qui ont avec elle beaucoup
d'analogie, nous allons rappeler les signes aux moyens desquels on pourra l'en
distingüer.

Considérée dans son ensemble, l'éclampsie est tellement facile à diagnostiquer,
les symptômes sont tellement tranchés, qu'il nous semble inutile de les reproduire ; mais elle se compose de périodes bien différentes, et pendant la durée
de chacune d'elles le médecin peut être appelé à se prononcer sur la nature de
l'affection.

L'hystérie, l'épilepsie, la catalepsie, le tétanos, peuvent être confondus avec
l'éclampsie durant la période convulsive ; l'apoplexie, la commotion cérébrale,
le coma de l'ivresse, peuvent être confondus avec les convulsions puerpérales
pendant la période comateuse.

Mais dans l'hystérie, il y a quelquefois altération, mais jamais abolition des
facultés intellectuelles ; les facultés sensoriales ont un degré de finesse et de perfection qu'elles n'ont pas habituellement : il n'y a pas de coma après l'accès : les
mouvements convulsifs sont de tout autre nature que dans l'éclampsie ; ainsi les
membres se fléchissent fortement pour se tordre ensuite avec violence ; il y a une
tendance continuelle au déplacement, et la malade se jetterait sûrement hors de
son lit si elle n'était maintenue par des bras vigoureux : presque toujours l'accès
d'hystérie est précédé ou accompagné de la sensation d'une boule qui, remontant
de l'hypogastre jusqu'à la gorge, fait éprouver à la malade une sensation d'étouf-
fement semblable à celle produite par la strangulation. La déglutition est très-
gênée ou impossible, mais les muscles du cou sont beaucoup moins contractés,
et, au lieu de cette respiration sifflante qui témoigne d'une constriction de la
gorge, il y a des cris très-bruyants qui prouvent une grande liberté des ouvertures du larynx. Il n'y a presque jamais d'écume à la bouche comme dans
l'éclampsie. Le pouce, au lieu d'être fléchi dans la face palmaire de la main, est
étendu au dehors des autres doigts fléchis. Enfin, l'hystérie se manifeste surtout
dans les premiers mois, tandis que l'éclampsie appartient plus spécialement à la
fin de la grossesse.

L'épilepsie est, de toutes les affections, celle qui peut le plus facilement être
confondue avec l'éclampsie ; toutefois il est rare que les malades poussent un
cri au commencement d'un accès d'éclampsie, tandis que le cri initial est fréquent dans l'épilepsie ; c'est là une première différence qui a été notée par
Chailly, de Sailly, et dont j'ai remarqué moi-même la justesse. Après l'accès
d'épilepsie, il n'y a que peu ou point de coma ; il existe toujours plus ou moins
après les convulsions puerpérales ; mais l'épilepsie offrant quelquefois un coma

assez profond, l'examen de l'urine sera nécessaire : elle présentera rarement l'albuminurie qu'on y trouvera presque toujours dans l'éclampsie.

De plus, dans cette dernière maladie, l'examen microscopique des urines pourra, pendant les premières vingt-quatre heures après l'évacuation, faire constater dans le dépôt formé par l'urine, outre les globules sanguins et muqueux, et les cellules épithéliales des uretères, ces cylindres fibrineux décrits par les auteurs allemands.

Toutefois il est bon de se rappeler qu'il en est de ces masses cylindriques dans les urines, comme de l'albumine et du sang : tantôt on en trouvera une quantité considérable, tantôt l'examen le plus minutieux n'en fera découvrir que quelques-unes ou même pas du tout : cela a été observé dans la maladie de Bright, quelle que soit sa forme : Weld, en effet, a démontré que les exsudations arrivent par attaques intermittentes, et que, par conséquent, il est des moments où les reins en sont dépourvus. Cette intermittence expliquera pourquoi certains observateurs, tels que M. Blot, ne les auraient pas rencontrées.

La persistance de la roideur convulsive des membres distingue le tétanos de toute autre affection. Enfin, la catalepsie présente, pour caractère essentiel, cette singulière particularité, que les membres conservent souvent, tout le temps de l'attaque, la position qu'ils avaient au début, ou celle qu'on parvient à leur faire prendre pendant cet état convulsif.

La période comateuse se distinguera de l'apoplexie par les signes suivants : elle a toujours été précédée de phénomènes convulsifs ; cela n'a lieu que très-exceptionnellement dans l'apoplexie : tous les membres sont dans un état de résolution complète, ils ont entièrement perdu leur sensibilité et leur motilité ; il n'y a ordinairement qu'hémiplégie à la suite de l'épanchement cérébral : il faut cependant remarquer que, lorsque les accès éclamptiques se sont renouvelés un grand nombre de fois, et que depuis longtemps déjà la malade a perdu connaissance, la congestion cérébrale qui entretient le coma peut déterminer un épanchement dans la substance du cerveau. Aussitôt les phénomènes hémiplégiques se manifesteront, et bien que les membres de l'autre côté soient dans un état de résolution, il sera possible de constater, dans le côté opposé à celui où s'est fait l'épanchement, une perte plus complète de la sensibilité et de la motilité. On comprend pourtant que, si l'on manquait de renseignements, le diagnostic serait alors fort difficile.

La perte de connaissance est toujours complète et constante dans l'éclampsie, tandis que ce phénomène peut manquer dans l'apoplexie, ou se borner à un simple étourdissement.

Dans la commotion cérébrale, l'absence de convulsions antérieures, l'existence des traces d'une chute, d'un coup violent sur la tête, suffiront pour établir le diagnostic.

Enfin, les renseignements antécédents, les vomissements d'aliments mêlés à une grande quantité de liqueurs alcooliques, l'odeur vineuse qu'exhale l'haleine des individus ivres, feront distinguer le coma de l'ivresse du coma de l'éclampsie.

§ 5. — Pronostic.

L'éclampsie est une affection grave, mais pourtant nous ne saurions admettre avec madame Lachapelle que la moitié des femmes qui en sont affectées succombent. Pour comprendre ce résultat de la pratique de l'illustre sage-femme, il faut se rappeler les conditions particulières dans lesquelles sont placées les malades de la Maternité. En consuttant les faits, aujourd'hui assez nombreux, que j'ai pu observer, je crois être dans le vrai en disant que lorsque les malades reçoivent assez promptement les soins convenables, la mortalité n'est guère que de 1 sur 3 et peut-être 4.

Ce pronostic varie toutefois suivant la cause à laquelle les convulsions ont succédé, suivant l'époque de la période puerpérale à laquelle elles se manifestent, suivant enfin la marche particulière des accidents.

La pléthore séreuse, l'infiltration partielle ou générale, est, dit madame Lachapelle, de toutes les causes prédisposantes, celle qui doit faire porter le plus fâcheux pronostic. Cette proposition de l'illustre sage-femme nous paraît aujourd'hui beaucoup trop absolue. Sans doute l'infiltration générale doit être considérée comme prédisposant beaucoup plus que l'œdème partiel à l'éclampsie; mais une fois déclarée, l'infiltration générale ou partielle n'ajoute rien à la gravité du pronostic. Cela résulte clairement des observations de MM. Blot, Regnault et Devilliers. Ainsi, sur quatre éclamptiques sans œdème, observées par M. Blot, trois moururent, tandis qu'aucune ne succomba parmi les éclamptiques avec œdème, citées par le même auteur : de même MM. Regnault et Devilliers, qui ont eu deux morts sur deux éclamptiques non infiltrées, n'ont eu que cinq décès sur neuf œdématiées, et encore trois ont succombé aux complications tardives qui ont suivi l'éclampsie. En somme les éclamptiques et albuminuriques sans œdème donnent une mortalité de 7 sur 15 ; celles avec l'œdème une mortalité de 11 sur 51.

L'albuminurie préexistant presque toujours à l'éclampsie ne peut avoir d'influence que par sa durée plus ou moins ancienne et par sa quantité. L'albuminurie de fraîche date ou celle dite passagère, et qui donne seulement par les réactifs un très-léger nuage, pourrait faire porter un pronostic moins défavorable que lorsqu'elle remonte à plusieurs mois et que l'urine donne un précipité albuminurique très-abondant. Une albuminurie ancienne suppose toujours, en effet, soit une lésion rénale avancée, soit une altération considérable des liquides. Les faits observés par MM. Devilliers et Regnault prouvent, en effet, que la mort est alors beaucoup plus fréquente, soit pendant le coma, soit par suite de complications ultérieures; et voici un tableau de Braun qui conduit à la même conclusion. M. Braun donne, en effet, le tableau suivant de 36 cas :

ALBUMINURIE.	NOMBRE DES CAS.	MÈRES GUÉRIES.	MORTES	
			DANS LES CONVULSIONS	DE COMPLICATIONS.
Extrêmement considérable.........	3	1	2	0
Très-considérable................	7	3	3	1
Considérable.....................	14	9	4	1
Modique..........................	8	7	0	1
Peu considérable.................	4	4	0	0

Les convulsions qui se manifestent chez les femmes hystériques, épileptiques, ou d'une grande susceptibilité nerveuse, celles qui succèdent à une émotion morale vive, sont moins redoutables que celles qui n'ont aucune analogie avec l'état nerveux antérieur de la femme. Enfin l'éclampsie qu'on ne peut expliquer que par l'altération générale du sang produite par l'albuminurie est beaucoup plus grave que celle dont l'apparition paraît liée aux excitations d'un organe, comme l'utérus, la vessie, l'intestin, etc. ; car, dans ce dernier cas : *sublata causa, tollitur effectus.*

La déplétion de l'utérus étant quelquefois une des conditions les plus avantageuses à la guérison des accès, il est évident que, toutes choses égales d'ailleurs, l'éclampsie qui survient au début du travail est beaucoup plus grave que celle qui ne se manifeste qu'à une époque où la dilatation des parties rend possible et facile la terminaison spontanée ou artificielle du travail. Celle qui se manifeste à une époque peu avancée de la grossesse est aussi plus grave, d'abord parce que la femme, en cas de guérison, est exposée à de nouveaux accès pendant le reste de la gestation, mais aussi parce que l'oblitération complète, la dureté, la longueur du col, rendront impossible la déplétion de l'utérus. Il est inutile d'ajouter que, sous ce rapport, les primipares seront beaucoup plus exposées que les femmes qui ont eu déjà des enfants. On a, dans ces derniers temps, contesté la vérité de cette assertion. Je suis heureux de trouver, dans le mémoire de M. Wieger, un résumé qui la confirme pleinement. Sur soixante-cinq femmes plus ou moins avancées dans leur grossesse et qui furent prises d'éclampsie, vingt-cinq succombèrent, soit pendant l'accès, soit par les complications qui survinrent. D'après Dugès, celle qui survient après la délivrance est la moins fâcheuse. Je crois, avec Rhamsbotham, qu'elle est alors beaucoup plus grave. L'auteur anglais fait encore remarquer, et je suis alors de son opinion, que lorsque les convulsions surviennent dans les dernières périodes du travail, et qu'elles continuent après la délivrance, la femme succombe le plus souvent ; mais si elles sont arrêtées par l'accouchement, elles reviennent rarement, et un doux sommeil, qui leur succède alors, est le signal d'une prompte convalescence.

La marche et l'intensité des symptômes de l'attaque convulsive influent beaucoup sur sa terminaison. Lorsque les accès sont violents, nombreux et rapprochés ; lorsque surtout, pendant tout l'intervalle qui les sépare, l'état comateux se prolonge; lorsque la femme ne recouvre pas, durant cet intervalle, l'usage de ses facultés sensoriales et intellectuelles, le pronostic est des plus graves, car la mort est ordinairement la conséquence des accidents.

Lorsque le travail est terminé, que les convulsions ont complétement cessé, tout danger n'a pas encore disparu ; car, suivant l'opinion de Denman, de Collins, etc., les femmes sont trop exposées alors aux inflammations abdominales consécutives, qui, comme on le sait, compromettent si souvent leur existence.

Après la cessation complète des accidents, on voit, en général, l'albuminurie diminuer très-promptement, et quelquefois même cesser complétement au bout de quatre ou cinq jours. C'est là une heureuse condition, et qui peut faire supposer un rétablissement prochain. Mais lorsque l'urine continue à être chargée d'albumine dix ou quinze jours encore après la terminaison de l'éclampsie, on peut redouter le retour des accidents, comme je l'ai observé une fois au quinzième jour, ou bien on peut craindre que l'altération de sécrétion soit alors liée à une dégénérescence rénale plus avancée, et qui par elle-même peut porter une atteinte grave à la vie de la femme.

Si le pronostic est grave pour la mère, il est au moins aussi grave pour le fœtus. Celui-ci succombe très-souvent aux convulsions qui surviennent pendant la grossesse ou dès le début du travail ; car les troubles apportés dans la circulation maternelle doivent nécessairement influer sur celle de l'enfant.

Celui-ci peut, dans le sein de la mère, être affecté d'éclampsie mortelle. Dans quelques cas, il a offert, immédiatement après son expulsion, un état de contracture de tous les muscles des membres ; il n'est même pas nécessaire, pour que ce dernier fait se présente, que les convulsions de la mère se soient prolongées longtemps. J'ai vu (octobre 1846) une femme primipare très-infiltrée, et chez laquelle l'entière dilatation du col et de vives contractions expulsives devaient, malgré un léger rétrécissement du bassin (0,085), faire espérer une prompte délivrance, être prise tout à coup d'un premier accès éclamptique. J'appliquai immédiatement le forceps, et l'enfant, dont le cœur battait encore quelques instants avant, fut extrait sans difficulté. Il était mort, et les membres supérieurs et inférieurs, mais surtout ceux du côté droit, étaient violemment contracturés. Les muscles biceps offraient une dureté excessive. Un fait à peu près semblable a été cité par M. Prestat.

Après avoir échappé à l'influence fâcheuse que les convulsions peuvent exercer sur lui pendant qu'il est encore renfermé dans le sein de la mère, le fœtus n'est pas encore à l'abri de tout danger ; il subit aussi, pendant les premiers jours de la vie, une espèce d'influence héréditaire, et on l'a vu plus d'une fois offrir, après sa naissance, des convulsions semblables à celles dont sa mère avait été affectée. C'est ainsi que Schmitt (de Paderborn) raconte qu'une femme, chez laquelle une attaque d'éclampsie avait présenté, pendant plus de trois heures, la forme cataleptique la plus prononcée, accoucha par le forceps d'un enfant vivant. Le lendemain, à cinq heures, ce dernier offrit des symptômes de catalepsie exactement semblables à ceux de la mère, et succomba malgré l'emploi des moyens les plus rationnels.

Mais ce ne sont pas les seuls dangers auxquels l'éclampsie expose le fœtus : il

est évident, en effet, que la version ou l'application du forceps, si souvent nécessaire, compromettent toujours plus ou moins son existence. Sur cinquante et un
enfants cités par Merriman, trente-quatre succombèrent, et dix-sept seulement
naquirent vivants. Ce chiffre, tout fâcheux qu'il est, prouve au moins que, contrairement à l'opinion de quelques accoucheurs, l'enfant ne succombe pas toujours, et qu'on ne doit pas faire si bon marché de sa vie dans les cas où l'art est
obligé d'intervenir.

Malgré la gravité de phénomènes généraux de l'éclampsie, elle n'a pas toujours
sur la marche de la grossesse une influence fâcheuse, et l'on a vu celle-ci continuer son cours malgré des accès nombreux et prolongés. Le plus souvent, pourtant,
l'avortement ou l'accouchement prématuré en sont la conséquence, que le fœtus
soit vivant ou qu'il ait succombé aux secousses violentes éprouvées par la mère.
Quelque grave que soit l'attaque, il est bien rare que la femme succombe sans
être accouchée, à moins qu'un obstacle mécanique ne s'oppose à l'expulsion du
produit. Cependant une terminaison aussi promptement fatale a été plusieurs fois
observée, et M. Wieger en cite quatre exemples empruntés aux accoucheurs
allemands. L'opération césarienne fut pratiquée sur le cadavre.

§ 6. — Anatomie pathologique.

Jusqu'à ces dernières années les autopsies cadavériques n'ont rien appris sur
la nature de l'éclampsie, car, le plus souvent, cette maladie ne laisse après elle
aucune lésion anatomique appréciable. Le plus souvent on n'a mentionné, en
effet, qu'un peu de sérosité dans les ventricules ou la cavité arachnoïdienne, ou
qu'une congestion plus ou moins notable des vaisseaux encéphaliques. Lorsque la
maladie s'est terminée par une apoplexie, la dissection a constaté, soit un foyer
apoplectique au milieu de la substance cérébrale, soit un épanchement en nappe
à sa surface. Mais ce sont là évidemment des lésions secondaires, des effets et non
la cause des convulsions.

Sur une femme qui a succombé à l'épilepsie puerpérale, M. Prestat a trouvé
un petit corps de consistence pierreuse, gros comme un petit pois et situé dans
le corps strié du côté droit; dans un cas semblable, M. Baudelocque a constaté
l'ossification de la dure-mère. Mais, certainement, M. Prestat a raison de regarder ces lésions anatomiques comme de simples coïncidences. Rien n'autorise à
établir entre elles et les convulsions une relation de cause à effet.

Ce que nous avons dit de la coïncidence à peu près constante de l'albuminurie
et de l'éclampsie, et des rapports si ordinaires de l'albumine avec les lésions rénales,
fait assez pressentir que, désormais, c'est dans le rein qu'il faudra rechercher les
lésions anatomiques. Pour notre part, nous n'y avons jamais manqué depuis plus
de dix ans, et nous n'hésitons pas aujourd'hui à considérer la néphrite albumineuse
comme une des lésions les plus fréquentes après l'éclampsie puerpérale. Ainsi que
nous l'avons déjà dit, les reins nous ont offert, dans presque tous les cas, les caractères anatomiques de la néphrite, caractères dont les degrés, plus ou moins avancés, semblaient concorder avec l'ancienneté et l'abondance de l'albuminurie.

D'autres observateurs, parmi lesquels je citerai MM. Blot et Depaul, disent que le plus souvent ils n'ont rencontré aucune lésion rénale, et considérant comme très-exceptionnels les faits cités plus haut, soutiennent que, dans la très-grande majorité des cas, la maladie de Bright n'a aucun rapport avec l'éclampsie.

D'abord je rappellerai que, pour moi, la maladie de Bright n'est pas tout entière dans la lésion rénale (voyez page 487), et qu'alors même qu'on n'a rien trouvé dans les reins, l'altération des liquides suffit pour établir son existence. Je pourrais donc, à la rigueur, ne tenir aucun compte des faits cités par mes adversaires; mais voyons si, même en dehors de l'opinion que je soutiens, les faits de MM. Blot et Depaul ont une grande valeur. Ils n'ont rien trouvé, disent-ils, mais c'est peut-être leur faute, car ils n'ont pas suffisamment examiné, et je dois avouer que jusqu'à présent j'ai commis la même faute. Les travaux récemment publiés en Allemagne ont en effet démontré que l'œil nu était complétement insuffisant pour constater anatomiquement le début de la néphrite albumineuse, et que l'examen microscopique seul pouvait faire apercevoir les premiers degrés des altérations rénales.

La nature de ce livre ne me permet pas d'entrer dans les détails anatomiques et microscopiques dont on pourra lire l'exposé dans l'ouvrage de Frerichs, mais les recherches dont je parle prouvent évidemment le peu de valeur des faits dans lesquels le microscope n'a pas été employé. Tous les faits négatifs doivent donc momentanément être considérés comme non avenus, et des observations plus complètes sont nécessaires pour établir s'il y a ou non des cas dans lesquels manquent absolument les lésions rénales.

Désormais c'est donc sur les reins qu'il faut spécialement diriger son attention.

§ 7. — Nature de l'éclampsie.

Grâce aux travaux des pathologistes modernes qui ont suivi l'impulsion donnée par M. Rayer, l'éclampsie, rangée si longtemps dans la classe des névroses, c'est-à-dire dans la classe des maladies dont la nature est complétement inconnue, commence à s'éclairer d'un jour tout nouveau. Ceux qui auront lu avec attention ce que nous avons dit de l'albuminurie puerpérale (page 488) et de ses rapports avec l'éclampsie (page 805) peuvent déjà pressentir qu'il ne nous est plus possible aujourd'hui de taire notre opinion sur la nature de l'éclampsie.

Et d'abord rappelons un premier fait qui nous paraît dominer toute la question. Les femmes éclamptiques sont presque toutes albuminuriques. Or, la présence de l'albumine dans l'urine dénote toujours, pendant l'état puerpéral, une altération générale de la sécrétion urinaire. Cette altération, comme nous l'avons dit (page 488), consiste d'abord dans une modification des éléments du sang, puis elle se complique bientôt d'une lésion rénale qui est son expression anatomique, comme l'albuminurie et plus tard l'éclampsie en seront l'expression symptomatique. L'éclampsie est donc le phénomène ultime de l'albuminurie, qu'elle soit simplement généralisée ou plus spécialement localisée dans les reins.

Les faits cliniques démontrent, avec la dernière évidence, qu'il y a une liaison intime entre l'albuminurie et l'éclampsie. Mais comment remonter de l'éclampsie à l'albuminurie ? C'est ici qu'intervient la théorie de l'urémie, que nous avons exposée dans une autre partie de ce livre, à laquelle nous renvoyons (voy. p. 494). Nous avouerons, il est vrai, que cette pathogénie est loin d'être établie sur des bases inébranlables, mais si l'explication manque, il n'en reste pas moins acquis à la science qu'il y a une relation de cause à effet entre l'albuminurie et l'éclampsie.

MM. Blot, Depaul et quelques autres ont fait, à cette opinion, plusieurs objections dont il est utile d'apprécier la valeur :

« 1° On ne trouve pas d'albumine chez toutes les femmes éclamptiques, dont l'éclampsie n'est pas nécessairement liée à l'albuminurie et à la maladie de Bright. »

En supposant bien faites les observations sur lesquelles s'appuie cette première objection, et quelques-unes au moins me paraissent mériter toute confiance, elles ne prouveraient pas sans réplique ce qu'on veut leur faire prouver. L'albumine ne se trouve pas d'une manière constante et invariable chez tous les individus qui, en dehors de l'état puerpéral, sont sûrement affectés de néphrite albumineuse : très-abondante à certaines époques, elle diminue beaucoup dans d'autres, et même parfois disparaît complétement pendant un temps plus ou moins long, pour reparaître un peu plus tard. Ces mêmes intermittentes peuvent aussi se rencontrer pendant la grossesse, et l'on conçoit qu'à moins d'avoir examiné plusieurs fois et pendant longtemps l'urine de la même femme, qui plus tard présente un accès d'éclampsie, on ne peut pas conclure qu'elle n'était pas albuminurique, surtout si l'albumine se montre pendant l'attaque convulsive.

Bien mieux, il est des faits observés par Mazoun, médecin russe, faits rappelés par M. Imbert-Gourbeyre, qui me semblent plus complétement encore répondre à l'objection. Mazoun cite trois cas dans lesquels l'autopsie cadavérique a permis de constater une fois le type anatomique du deuxième degré du mal de Bright, une fois des reins lardacés, et une troisième fois les caractères du premier degré de Bright, et cependant les malades observées quotidiennement pendant plusieurs semaines n'ont jamais offert d'albumine dans les urines. A moins d'admettre que les reins graisseux ne sont point une lésion rénale de Bright, il faut accorder que cette maladie peut exceptionnellement exister sans albumine. J'ai moi-même observé un fait du même ordre qui a été relaté dans la thèse de notre collègue et ami le docteur Fournier (thèse de concours). Or, s'il en est ainsi, que peut-on conclure des faits si rares dans lesquels l'éclampsie n'a été ni précédée ni accompagnée d'albuminurie ?

« 2° Lorsqu'à l'autopsie les reins n'offrent aucune altération, peut-on dire encore que l'éclampsie est la conséquence de l'albuminurie ? »

J'ai déjà répondu à cette objection : Oui, si l'on tient compte, ce qu'il faut faire, de l'altération générale des liquides; oui encore, si le microscope n'a pas été employé, car lui seul peut permettre de dire aujourd'hui qu'il n'existe aucune altération rénale.

« 3° On connaît la difficulté et la rareté des guérisons dans la maladie de

Bright; comment expliquer, si l'albuminurie puerpérale tenait à la même cause, la prompte disparition de l'albumine après l'accouchement, et la guérison rapide des malades? »

Il est vrai que, dans un certain nombre de cas, l'albuminurie cesse assez rapidement; mais en général il n'y a pas eu d'éclampsie, ou au moins les malades ont guéri; et, comme je l'ai dit, il est probable que l'altération du sang était peu prononcée, et que la congestion active ou passive des reins, produite par la gêne de la circulation veineuse, a contribué, pour une certaine part, à la production de l'albuminurie. On conçoit alors que, après l'accouchement, une des causes cessant, l'autre soit insuffisante à entretenir le trouble fonctionnel; mais il n'est pas vrai de dire qu'en dehors de ces conditions favorables, l'albuminurie cesse en quelques heures. J'ai déjà cité la statistique de M. Imbert-Gourbeyre. Il en résulte évidemment que lorsque la maladie se termine par la mort, l'albumine persiste jusqu'à la fin; que dans un certain nombre de cas, dont le chiffre augmentera probablement, lorsqu'on suivra les malades avec plus de soin, elle passe à l'état chronique. J'aurais pu ajouter, avec M. Wieger, que, pour les cas non mortels, la durée de l'albuminurie est, en moyenne, de huit à dix jours après l'accouchement.

Comme on le voit, ces objections n'ont pas une grande valeur, et ne sont pas de nature à infirmer toutes les bonnes raisons qui militent en faveur de notre opinion.

Nous ne voudrions pas nier d'une manière absolue la possibilité de voir des convulsions d'*apparence éclamptique* survenir chez une femme en travail qui n'offrirait ni albuminurie, ni aucun des symptômes de la maladie de Bright. Nous croyons, en effet, que dans quelques cas très-rares l'irritation réflexe produite par un travail excessivement pénible, ou la congestion violente des veines rachidiennes produite par les efforts excessifs auxquels se livre la femme, peuvent surexciter la moelle outre mesure et produire des convulsions partielles et même des convulsions générales. Mais nous considérons ces cas comme très-exceptionnels; nous serions même très-disposé à ne pas les ranger sous le titre d'éclampsie, et à les considérer comme de simples convulsions hystériques, ou autres. C'est au moins l'impression que nous ont laissée les deux faits semblables que nous avons observés, et la lecture des observations publiées me porte à croire que dans la plupart de ces cas ou n'a pas eu affaire à de véritables éclampsies.

§ 8. — Traitement.

Le traitement de l'éclampsie doit être nécessairement distingué en traitement préventif et en traitement curatif.

1.° Traitement préventif.

Nous avons assez insisté sur l'étiologie de l'éclampsie pour bien faire comprendre l'importance que nous attachons à l'albuminurie, ou plutôt à la maladie dont elle est le symptôme. La présence de l'albumine dans l'urine d'une femme enceinte démontre chez elle une prédisposition des plus marquées aux convulsions puerpérales, et le meilleur traitement préventif serait celui qui aurait pour résultat de modifier avantageusement l'état du sang, ou d'améliorer l'affection rénale dont l'albuminurie paraît être la conséquence. Malheureusement les essais thérapeutiques, tentés jusqu'à présent en dehors de l'état puerpéral, n'ont donné que des résultats peu concluants. La médication tonique paraît cependant avoir eu quelquefois une influence assez heureuse pour encourager à faire de nouvelles expérimentations, surtout pendant la grossesse, durant laquelle, ainsi que nous l'avons vu, la diminution de l'albumine s'accompagne de la diminution de tous les principes solides du sang. C'est donc à une alimentation animale, à la médication ferrugineuse, que j'aurais volontiers recours dans un cas d'albuminurie compliquant la grossesse.

Les recherches récentes de M. Mialhe, ayant démontré que l'excès d'eau dans le sang est une des causes les plus influentes de l'albuminurie, sont évidemment de nature à nous faire persister dans les conseils thérapeutiques que nous avons donnés depuis longtemps.

Mais, nous l'avons déjà fait remarquer, les convulsions ne se manifestent presque jamais, chez une femme enceinte albuminurique, qu'autant qu'une circonstance accidentelle vient, pour ainsi dire, en solliciter la manifestation. Le plus souvent elles sont liées à des congestions cérébro-spinales dues à des circonstances accidentelles, à la pléthore séreuse, ou à la gêne mécanique que rencontre, pendant la grossesse et le travail, la circulation veineuse : c'est donc à prévenir cette congestion qu'on doit d'abord s'appliquer. C'est à ce titre que, parmi les moyens préventifs, la saignée doit être placée au premier rang. On pourra la pratiquer plusieurs fois pendant les derniers mois de la grossesse chez les femmes qui accuseront quelques symptômes propres aux congestions cérébrales (¹) ; mais elle pourra aussi être pratiquée avec le plus grand succès chez les femmes infiltrées, surtout dès que les phénomènes précurseurs de l'éclampsie se manifesteront. Chez ces dernières, on devra encore mettre en usage les moyens propres à diminuer le volume des parties distendues par l'infiltration, tels que les dérivatifs sur le canal intestinal et l'appareil urinaire, les applications de compresses trempées dans de l'eau froide ou dans une décoction aromatique, enfin les mouchetures pratiquées avec la lancette. Les femmes nerveuses, irritables, à fibres sèches, se trouveront également bien d'une petite saignée du bras, de bains tièdes souvent répétés pendant les derniers mois de la grossesse. Elles éviteront avec le plus grand soin toutes les émotions morales vives, etc.

(¹) Pour faire comprendre l'importance de la saignée comme moyen préventif, Devees rapporte le fait suivant :

Une dame primipare qui, vers la fin de sa grossesse, éprouvait de fréquentes douleurs de tête, négligea de se faire saigner, et éprouva, dès le début du travail, une attaque d'éclampsie grave, à laquelle toutefois elle survécut. Pendant sa seconde grossesse, elle fut saignée assez abondamment et accoucha sans accidents. A sa troisième et à sa cinquième grossesse, la saignée ne fut pas pratiquée, et elle fut prise de convulsions, tandis qu'aux autres gestations elle eut recours à ce moyen et accoucha très-heureusement.

Les diurétiques ne doivent être employés qu'avec une certaine réserve, car si dans certains cas ils ont été utiles, ils peuvent dans d'autres avoir une influence fâcheuse sur les progrès de la maladie. En général, quand la quantité de l'urine excrétée n'est pas diminuée, il ne faut pas les employer; car en augmentant la sécrétion urinaire, on angmenterait la déperdition d'albumine, et par conséquent l'appauvrissement du sang; mais quand la malade urine peu, il est important d'augmenter la sécrétion, afin d'empêcher les principes de l'urine de se mêler au sang et de diminuer ainsi les chances d'intoxication urémique. Les préparations de scille, de digitale, la reine-des-prés, le genièvre, seront alors utilement employés.

Après la saignée et les purgatifs, MM. Collins et Johnson vantent beaucoup l'émétique administré de manière à produire des nausées sans vomissement. Dans ce but on donne chaque demi-heure une cuillerée à bouche de la potion suivante :

Eau de pouliot...................................	90 grammes.
Émétique	40 centigrammes.
Teinture d'opium.................................	30 gouttes.
Sirop simple.....................................	10 grammes.

La quantité d'émétique est augmentée ou diminuée, suivant l'intensité des symptômes et l'imminence de la maladie. La même potion est aussi fortement conseillée comme moyen curatif, après l'invasion des accès éclamptiques.

Bien que l'accouchement ne mette pas fin d'une manière certaine aux accès d'éclampsie, il n'en est pas moins vrai que souvent les accès se ralentissent et disparaissent après la délivrance. Aussi, les accoucheurs sont unanimes pour reconnaître que l'accouchement est une circonstance favorable dans l'éclampsie. On doit donc se demander si pour arrêter une albuminurie gravidique et prévenir des convulsions possibles, on ne doit pas songer à l'accouchement prématuré? Cette question a presque toujours été résolue par la négative. En effet, les observations ne manquent pas pour démontrer qu'après un traitement convenable, surtout après l'emploi des saignées, l'albuminurie peut diminuer, que l'éclampsie même, après avoir éclaté, peut disparaître, et il n'est pas rare de voir dans ces circonstances la grossesse continuer son cours et se terminer par un accouchement heureux. Ces réflexions, jointe à la remarque que des femmes albuminuriques à un haut degré n'ont pas été atteintes d'éclampsie, indiquent qu'on ne doit aborder qu'avec une grande réserve la question de l'accouchement prématuré comme traitement préventif de l'éclampsie; nous croyons cependant que l'accouchement prématuré artificiel pourrait rendre quelques services dans des cas exceptionnels. Supposons d'abord une femme enceinte de huit mois, albuminurique, menacée d'éclampsie, chez laquelle le travail commencerait prématurément et spontanément. Il est bien certain que cette dernière circonstance paraîtrait favorable à la majorité des accoucheurs et que rien ne serait tenté pour arrêter l'accouchement. Ceci admis on sera bien près d'accepter l'accouchement provoqué. Il ne faut pas croire d'autre part, que l'éclampsie attend le travail pour éclater et que les accidents surgiront presque à coup sûr avec l'accouchement. Souvent au contraire, l'éclampsie débute avant la fin de la grossesse, le travail ne survient qu'après, et encore le pronostic devient d'autant moins grave que l'accouchement est plus avancé. Pour toutes ces raisons nous croyons qu'il ne faut pas repousser d'une manière absolue l'accouchement prématuré ; mais pour qu'on soit autorisé à proposer cette opération nous demandons la réunion des conditions suivantes : 1° que la grossesse ait atteint la fin du huitième mois afin que l'enfant nouveau-né puisse s'élever sans trop de difficultés ; 2° que l'albuminurie soit parvenue à un haut degré ou que la malade ressente quelque signe précurseur de l'éclampsie ; 3° que la femme soit primipare ou qu'elle ait été atteinte d'éclampsie à un accouchement précédent ; 4° qu'on ait constaté l'inefficacité du traitement médical, et en particulier de la saignée. Dans ces conditions l'accouchement prématuré me paraît rationnel, et je me déclare disposé à y avoir recours, à moins que des faits ultérieurs ne viennent donner un démenti formel à ma manière de voir.

Pendant le travail, l'accoucheur s'appliquera à prévenir l'influence de toutes les causes de dystocie : si les contractions prennent le caractère de douleurs irrégulières tétaniques, il s'empressera, par des bains, des opiacés, la belladone, la saignée du bras, de les ramener à leur type normal et régulier ; car on sait que, pour une femme nerveuse et irritable, l'agitation excessive que produisent ces douleurs est souvent le prélude de l'éclampsie.

Inutile de rappeler l'influence favorable que pourront alors exercer les inhalations du chloroforme, tant en modifiant le caractère des contractions qu'en diminuant l'irritabilité des centres nerveux.

Il faudra, dès le début du travail, avoir la précaution de vider la vessie, le gros intestin, et, en sollicitant les vomissements, débarrasser l'estomac des aliments indigestes dont on pourrait redouter l'influence.

Toutes ces précautions devront surtout être prises quand la femme à qui l'on donne des soins a déjà éprouvé des convulsions dans ses accouchements antécédents ; car elle est, par cela même, prédisposée à en avoir encore.

Après l'accouchement, on préviendrait souvent cet accident en explorant attentivement, après l'expulsion de l'enfant et du placenta, l'état de l'utérus en s'assurant qu'il est bien revenu sur lui-même, qu'il ne contient pas de corps étranger, tels que caillots ou portions de membranes ou de placenta.

2° Traitement curatif.

Le traitement curatif se compose de moyens généraux ou applicables dans tous les cas, et de moyens spéciaux, qui doivent varier suivant l'époque à laquelle se manifestent les convulsions puerpérales.

A. *Moyens généraux.* — Au premier rang des moyens curatifs, il faut placer les émissions sanguines, qui ont été pratiquées sous toutes les formes. C'est donc à elles qu'il faudra d'abord avoir recours ; mais plusieurs questions importantes, sous le point de vue pratique, se présentent à résoudre dans l'emploi de ce moyen. Faut-il pratiquer la saignée générale ou la saignée locale ? Quelle veine faut-il ouvrir ? Quelle quantité de sang faut-il retirer ?

« Après avoir vu employer, dit M. Depaul, et après avoir employé moi-même, » dans des cas très-nombreux, les différents modes de traitement qui ont été con-

» seillés contre l'éclampsie, je n'hésite pas, et cela avec une entière conviction, à
» mettre en première ligne les émissions sanguines générales, portées assez loin,
» pour faire perdre aux malades, dans l'espace de quelques heures, 1000 grammes
» 1500 grammes et 2000 grammes de sang, selon les cas et l'effet produit. »

La saignée générale sera donc préférée d'abord dans l'immense majorité des
cas, et ce ne sera que dans ceux où l'éclampsie aura succédé à une hémorrhagie
abondante que l'application révulsive des sangsues ou des ventouses scarifiées
sera mise en usage. Lorsqu'on a usé des saignées assez largement, et que pourtant le coma continue pendant tout l'intervalle des accès, et annonce une congestion intense vers l'encéphale, on pourra alors avec avantage placer des sangsues
aux apophyses mastoïdes, à la nuque, et aussi peut-être autour des malléoles.

Les auteurs ont beaucoup discuté sur le vaisseau qu'il faut ouvrir. L'artério-
tomie de la temporale, la saignée du bras, du pied, de la jugulaire, ont été tour
à tour préconisées. Quel que soit le vaisseau qu'on ouvre, les avantages sont à
peu près les mêmes; mais comme la saignée du bras est beaucoup plus facile,
comme on peut toujours obtenir autant de sang qu'on le juge convenable, c'est
celle qui est généralement pratiquée, et celle aussi qu'il faut préférer.

Il est très-important que la veine soit largement ouverte, et que le sang coule
à plein jet. S'il s'échappe en bavant, ou que le jet soit très-petit, dit Rhamsbotham, l'efficacité de la saignée est presque nulle, et il vaut mieux ouvrir immédiatement une autre veine.

La quantité de sang à tirer varie suivant la constitution de la malade, la violence des accès, etc. Chez les individus lymphatiques, il faudra, en général, se
contenter d'une ou deux saignées de 400 à 500 grammes, et si, après cela, les
accidents comateux continuent, et qu'on croie nécessaire d'insister sur les émissions sanguines, on devra se borner à appliquer quinze, vingt ou trente sangsues
derrière chaque oreille.

Chez les femmes pléthoriques, on pourra, après une forte saignée (un demi-
kilogramme), en pratiquer, deux ou trois heures après, une seconde de 300 à
400 grammes, peut-être encore une troisième; mais rarement devra-t-on s'en
permettre une quatrième, et, de préférence, on pourra appliquer des sangsues
aux mastoïdes, ou des ventouses à la nuque.

La saignée a le double avantage de faire cesser la congestion ou l'irritation dont
la moelle peut être le siége, et de prévenir en même temps la congestion cérébro-
spinale qui se produit pendant l'accès, et peut occasionner des désordres quelquefois mortels, ou du moins devenir la cause indirecte de nouveaux accès.

La saignée générale, même portée au point d'affaiblir beaucoup la malade,
n'est pas un moyen sûr de prévenir la congestion cérébrale, et même l'épanchement; car ces altérations anatomiques ont été constatées chez des femmes mortes
après d'abondantes émissions sanguines obtenues par la lancette. D'un autre côté,
poussée au delà de certaines limites, elle pourrait bien devenir elle-même une
cause nouvelle d'excitation pour la moelle épinière, comme cela s'observe à la
suite des grandes hémorrhagies, dont les symptômes ultimes sont presque toujours ceux des convulsions. C'est surtout pour remédier à leur insuffisance, et

pour prévenir l'influence fâcheuse qu'elles pourraient avoir, qu'on se servira avec avantage des sangsues ou des ventouses scarifiées, appliquées à la nuque ou derrière les oreilles.

Si la gravité des accidents, la crainte des congestions et des épanchements vers le cerveau et la moelle épinière autorisent souvent des saignées, il ne faut pas oublier pourtant que l'appauvrissement considérable du sang chez la plupart des éclamptiques est une contre-indication aux émissions sanguines trop abondantes. Saigner assez pour faire cesser la congestion des centres nerveux, et prévenir les suffocations sanguines et les épanchements apoplectiques, est donc une chose utile, mais aller trop loin dans cette voie serait s'exposer aux conséquences les plus graves.

En même temps qu'on emploie la saignée, il faut chercher à produire une dérivation salutaire sur le canal intestinal et sur la peau.

Nous avons déjà dit (voy. *Traitement préventif*) que MM. Collins et Jonhson avait préconisé l'emploi de l'émétique à haute dose. Ce médicament administré à doses rasoriennes a même donné de bons résultats dans l'éclampsie confirmée, entre les mains du docteur Legroux. J'en ai moi-même retiré un excellent effet dans un cas grave. Malheureusement l'action salutaire de l'émétique n'est pas constante.

Les vomitifs, en général, me paraissent devoir être proscrits pendant l'accès, comme propres à augmenter les mouvements convulsifs et la congestion cérébrale par les efforts de vomissements qu'ils déterminent. Cependant si l'on avait quelque raison pour croire que le séjour dans l'estomac d'aliments mal digérés est pour quelque chose dans la production des accidents, on devrait en solliciter le vomissement, soit mécaniquement par des titillations sur la luette, soit par l'administration d'un émétique.

Les purgatifs sont toujours préférables, surtout quand des matières durcies remplissent le gros intestin.

Si la malade recouvre la connaissance entre les accès, et qu'on puisse la faire boire, on pourra donner par la bouche de l'huile de ricin, à la dose de 32 ou 64 grammes, ou mieux encore du calomélas à la dose de 10 centigrammes tous les quarts d'heure, jusqu'à effet purgatif. Si, au contraire, la malade ne peut pas boire, il faut avoir recours à un moyen conseillé par Merriman : c'est de placer entre les lèvres et les arcades alvéolaires, ou bien dans la bouche, un mélange de poudre de calomel et de sucre à parties égales, et de le renouveler jusqu'à ce qu'on obtienne plusieurs selles. M. le professeur Paul Dubois fait prendre à ses malades un purgatif composé de calomel et de jalap, 60 centigrammes de chaque, divisé en six doses administrées d'heure en heure. Si ce dernier moyen était sans résultat, il faudrait agir sur la partie inférieure du canal intestinal, en administrant des demi-lavements que l'on aurait rendus purgatifs par l'addition de 50 à 60 grammes d'huile de ricin, de miel de mercuriale, et, au besoin, en y incorporant quelques gouttes d'huile de croton ou d'épurge.

Il suffit que, dans quelques cas, la distension excessive de la vessie ait paru être la cause déterminante de l'accès, pour qu'on doive toujours s'assurer par la percussion de l'état de la vessie, et si par hasard on la trouvait distendue, il faudrait immédiatement pratiquer le cathétérisme.

Les sinapismes successivement appliqués sur les cuisses, les mollets et les pieds; les vésicatoires, les ventouses sèches, placés à la nuque et aux extrémités inférieures, sont des moyens sur lesquels il ne faut pas assez compter pour les employer seuls, mais qu'il est impossible de négliger. Je les applique, dit M. Velpeau, aux deux cuisses et à la nuque, afin que leur action se développe pendant qu'on s'occupe de la saignée ou des sangsues. Ils m'ont surtout paru utiles, dit M. Prestat, chez les femmes infiltrées ; seulement on est obligé, dans les jours suivants, de surveiller leur action, dans la crainte que leur surface ne se gangrène.

Au premier rang des révulsifs, et comme le plus puissant et le plus promptement actif, je placerai l'application sur les membres inférieurs des grandes ventouses du docteur Junod. Dans un cas d'éclampsie survenue cinq heures après la délivrance, les accidents duraient depuis treize heures, et l'état de la malade devenait de plus en plus grave, malgré l'emploi de tous les moyens dont je viens de parler : dès la première application, les accès convulsifs cessèrent; à la seconde, le coma devint moins profond; à la troisième, la malade reprit connaissance. Dans trois autres cas, l'effet n'a pas été si prompt, mais elles ont paru avoir encore une heureuse influence.

Ces ventouses seront surtout appliquées avec succès, lorsque, malgré les saignées générales faites largement, les applications de sangsues ou de ventouses scarifiées n'auront pas fait cesser les accidents. Elles ont alors l'immense avantage de s'opposer à la cause qui semble pousser les liquides vers le cerveau, en maintenant dans les membres inférieurs une grande quantité de sang.

Les aspersions froides sur la face et la poitrine, les chatouillements à l'intérieur des narines, ont eu quelquefois pour résultat de rendre l'inspiration plus facile et plus complète, et d'éloigner beaucoup les accès convulsifs. Harvez cite une femme en travail que le chatouillement de l'intérieur des narines réveilla d'un état comateux des plus approfondis. Denman rapporte l'histoire d'une dame chez laquelle les convulsions se répétaient à chaque douleur, et chez laquelle il les fit cesser jusqu'à la fin du travail, en aspergeant la face, au commencement de chaque contraction, avec un petit plumeau trempé dans l'eau froide. C'est, du reste, un moyen trop innocent, s'il n'est pas utile, pour ne pas y avoir recours.

Depuis l'introduction des anesthésiques dans la pratique obstétricale, plusieurs accoucheurs ont cru devoir employer les inhalations anesthésiques contre l'éclampsie. Comptant sur la propriété qu'ont l'éther et le chloroforme d'anéantir l'action des muscles de la vie animale, ils ont espéré qu'ils agiraient de même sur les contractions involontaires et spasmodiques qui résultent des convulsions puerpérales.

A priori nous étions disposé à les rejeter dans le traitement d'une maladie qui se complique si souvent de congestion cérébrale et même d'apoplexie. Peut-être est-ce avec un esprit prévenu que nous avions lu et analysé la plupart des observations publiées. Aussi, dans notre dernière édition, avions-nous proscrit leur usage dans la plupart des cas, excepté celui dans lequel le début de l'éclampsie paraît se rattacher à l'irritation toute locale d'un organe, dont l'excessive sensibilité aurait réveillé l'action réflexe des nerfs spinaux. Des faits nouveaux publiés par plusieurs de nos collègues, ceux que nous avons pu observer nous-même, ont singulièrement modifié notre opinion : nous sommes aujourd'hui convaincu qu lorsque l'éclampsie survient, soit pendant la grossesse, soit pendant le travail, alors que la non-dilatation ou la non-dilatabilité du col rend impossible la terminaison de l'accouchement, alors que les accès, après avoir résisté aux saignées et aux révulsifs, sont très-rapprochés et menacent, par leur intensité toujours croissante, les jours de la mère et du fœtus, nous sommes convaincu que l'emploi du chloroforme peut rendre quelques services. Nous l'avons vu chez deux femmes suspendre complétement les accès convulsifs : dans un de ces cas, l'éclampsie avait résisté à deux saignées, aux purgatifs administrés par la bouche et le rectum, etc., etc. Le col n'était pas suffisamment dilaté. A cinq heures du matin j'eus recours au chloroforme. Je renouvelai les inhalations au début de chaque douleur, et jusqu'à neuf heures, époque à laquelle il me fut possible d'appliquer le forceps, pas un accès ne se manifesta. Après l'accouchement, je crus devoir cesser les inhalations. La femme reprit incomplétement connaissance. Quelques tentatives infructueuses furent faites pour extraire le placenta, et quand, une heure après la naissance de l'enfant, l'extraction du délivre fut pratiquée, un nouvel accès se manifesta. Immédiatement je repris le chloroforme, et la convulsion cessa pour ne plus se reproduire. Il est vrai que de courtes inhalations furent encore faites, à plusieurs reprises, pendant la première heure qui suivit. La mère et l'enfant sortirent sain et sauf de cette affreuse crise. Je pourrais emprunter à la thèse de M. Blot et à d'autres quelques faits semblables ; mais je n'insisterai pas davantage sur ce point, me réservant de traiter ce sujet avec plus de détails dans le chapitre spécial consacré à l'étude de l'anesthésie obstétricale (voy. *Opération*).

Tels sont les moyens qu'il faut d'abord mettre en usage ; mais il en est quelques autres qui, sans avoir la même efficacité, peuvent cependant être très-utiles. C'est ainsi que, lorsque les intervalles des accès sont au moins d'une heure, et que, durant tout ce temps, la femme a recouvré la connaissance, on se trouve bien de la placer dans un bain tiède ; et pendant qu'elle est dans le bain, on doit maintenir constamment sur sa tête des compresses trempées dans un liquide à la glace. Cette application du froid sur la tête doit être continuée pendant toute la durée de l'accès ; c'est un moyen qui, entre nos mains, dit madame Lachapelle, a semblé plusieurs fois seconder utilement la saignée. Il est surtout utile, quand aux accès de l'éclampsie succède un coma fébrile, ou bien un délire qui annonce le commencement d'une fièvre cérébrale.

Les antispasmodiques, que M. Velpeau conseille dans la forme hystérique de l'éclampsie, c'est-à-dire dans l'hystérie des femmes enceintes, me paraissent devoir être inutiles dans la plupart des cas d'éclampsie, et ce serait tout au plus comme moyens préventifs, ou seulement dans une attaque très-légère, qu'on pourrait y recourir. Ce serait d'ailleurs perdre un temps précieux que d'y avoir recours dans les cas graves.

La compression des deux carotides primitives, conseillée dans ces derniers temps contre la plupart des affections convulsives, a été pratiquée avec succès dans quelques cas d'éclampsie; c'est donc un moyen auquel on pourrait avoir recours, sans y attacher toutefois une trop grande importance, car il a plusieurs fois échoué. (*Journal de Trousseau*, novembre 1840, p. 186.)

Les opiacés me semblent devoir être complétement bannis du traitement d'une maladie qui se termine si souvent par des congestions cérébrales, au moins tant que l'état de la malade permettra de recourir aux émissions sanguines; mais, chez une femme anémique, ou qui déjà aurait été saignée très-abondamment, l'opium, agissant comme sédatif des centres nerveux, pourrait avoir peut-être quelques avantages.

Pendant l'accès, il faut prendre les précautions nécessaires pour contenir les mouvements dangereux de la malade, mais il ne faut pas, comme le conseillent quelques personnes, employer pour cela la violence. Nous l'avons déjà dit, la tendance au déplacement est presque nulle, et il suffit de surveilller la malade, sans chercher à empêcher les mouvements convulsifs dont on pourrait ainsi augmenter l'intensité.

Il faut mettre une attention toute particulière à ce que la langue ne soit pas mordue. Elle est le plus souvent projetée en avant des arcades alvéolaires, et se trouve très-souvent blessée par la contraction convulsive des masséters. On avait conseillé, pour éviter cet accident, de placer entre les dents un corps dur, comme le manche d'une cuiller, pour les tenir écartées; mais, dit madame Lachapelle, c'est un moyen presque infaillible de casser les incisives. Gardien voulait qu'on plaçât entre les molaires un morceau de liége, qui n'aurait pas cet inconvénient, mais qui pourrait échapper aux doigts, et, dans un mouvement d'inspiration, être entraîné sur l'ouverture de la glotte, et suffoquer la malade. Il est beaucoup plus simple, au commencement de chaque accès, de repousser la langue, avec les doigts eux-mêmes, derrière les arcades alvéolaires; les mâchoires une fois serrées, la langue ne sort plus : elle peut être contuse entre les dents, mais elle ne peut plus être mutilée. On peut très-bien apprendre ce procédé aux assistants, qui l'exécutent facilement aussitôt qu'ils ont surmonté la crainte chimérique d'être mordus.

Depuis longtemps j'ai vu employer à la Clinique un procédé plus simple encore dans son application : il consiste à saisir le bord d'une serviette et à le tendre entre les deux mains sur une longueur de 20 ou 25 centimètres. Le bord de la serviette ainsi tendue est placé sur le dos de la langue qu'il repousse fortement dans la bouche, et quand les mâchoires se ferment, les dents étreignent le linge sans aucun inconvénient pour les malades et sans aucun risque pour les assistants. La serviette est retirée après l'accès.

B. *Moyens spéciaux.* — Le traitement que nous venons d'indiquer pourrait être considéré comme la partie médicale du traitement de l'éclampsie.

Mais lorsque, malgré l'emploi de ces moyens, les convulsions persistent et augmentent d'intensité, que faut-il faire? L'existence de la grossesse étant la cause première de l'éclampsie, il était tout naturel d'espérer trouver dans l'évacuation de la matrice la plus puissante ressource. C'est aussi l'opinion de presque tous les praticiens. C'était la nôtre il y a quelques années; mais depuis que nous avons vu si souvent les convulsions persister encore plusieurs jours après l'expulsion spontanée ou l'extraction du fœtus, nous avons beaucoup moins de confiance dans les résultats immédiats de la cessation de la grossesse. Ainsi que nous l'avons déjà dit, en effet, c'est dans une modification générale de l'organisme que se trouve la cause principale de l'éclampsie : or, cette modification, quoique due aux progrès de la grossesse et entretenue par elle, ne saurait disparaître aussitôt après l'accouchement. Elle persiste plus ou moins longtemps, et ce n'est que lentement que la femme revient aux conditions normales de l'état de vacuité. Quoique diminuée, elle peut cependant faire sentir son influence, comme le prouvent les accès éclamptiques qui se manifestent parfois plusieurs heures et même plusieurs jours après la délivrance. Désemplir l'utérus, c'est donc s'attaquer seulement à une des causes éloignées de l'éclampsie, nullement à la cause immédiate. Malgré toutes ces restrictions, nous ne repoussons pas d'une manière absolue l'accouchement prématuré ; nous aurons soin d'indiquer plus loin les cas où nous le croyons applicable.

Pour bien faire comprendre notre pensée, nous devons successivement examiner les indications que présente l'éclampsie grave, suivant qu'elle se manifeste pendant la grossesse, le travail, ou après l'accouchement.

1° *Pendant la grossesse.* — Avant le septième mois, c'est-à-dire avant l'époque à laquelle le fœtus est viable, il nous paraît évident qu'on doit se borner à l'emploi des moyens médicaux.

A une époque plus avancée, deux circonstances opposées peuvent se présenter.

Ou bien, en effet, sous l'influence des convulsions générales, les contractions utérines se sont prématurément et spontanément développées, ou bien l'utérus est resté complétement étranger aux troubles généraux produits par l'éclampsie. Dans le premier cas, le travail est commencé, et nous nous occuperons plus bas des moyens à employer, moyens sur le choix desquels la plupart des accoucheurs sont d'accord ; mais, dans le second, la conduite à tenir est loin d'être aussi nettement tranchée.

Que convient-il donc de faire, lorsque l'éclampsie a résisté à la saignée, aux révulsifs intestinaux et cutanés, etc., et que la femme étant arrivée au huitième ou au neuvième mois, le travail n'est pas commencé, que les accès continuent et menacent la vie de la mère ?

L'accouchement provoqué et l'accouchement forcé ont été conseillés dans ces circonstances graves. Pour le premier, on peut dire que les moyens mis ordinairement en usage pour provoquer les contractions utérines sont trop lents à agir dans un cas où nous supposons la vie de la femme menacée par des convulsions qui durent déjà depuis longtemps et contre lesquelles on a vainement épuisé toutes les ressources de la thérapeutique.

L'accouchement prématuré artificiel a donc trouvé peu de partisans, parce qu'il réclame un temps assez long, tandis que l'éclampsie a une marche rapide, et que sa terminaison par la guérison ou par la mort aura lieu avant qu'on ait obtenu la délivrance. Cette réprobation n'a cependant pas été partagée par tout le monde ; Chailly, Krause, avec bien d'autres, ont obtenu des succès et n'hésitent pas à recommander l'accouchement prématuré artificiel. Il est juste de dire aussi, qu'aujourd'hui nous possédons des moyens très-rapides de provoquer le travail (voyez *Accouchement prématuré artificiel*) et que cette considération doit peser dans la balance en faveur d'une intervention active. Les chances de réussite sont sans aucun doute très-faibles, aussi nous croyons qu'on doit réserver l'accouchement provoqué pour les cas où les accidents progressent malgré l'emploi de copieuses saignées, et des autres moyens.

Il est des femmes chez lesquelles, pendant la grossesse, l'éclampsie se renouvelle à intervalles plus ou moins éloignés, chez lesquelles aussi chaque accès nouveau est plus grave que ceux qui l'ont précédé. Ces attaques survenant tous les huit ou quinze jours compromettent de plus en plus la vie de la femme et de l'enfant, et l'on doit rationnellement craindre qu'un nouvel accès ne devienne fatal aux deux individus. L'accouchement provoqué serait assurément indiqué dans les cas dont nous venons de parler. Seulement c'est dans l'intervalle que laissent entre elles chaque attaque d'éclampsie qu'il faut y recourir.

L'accouchement forcé paraît aussi offrir quelques chances favorables en permettant d'opérer promptement la déplétion de l'utérus. Mais à une époque encore assez éloignée du terme, la longueur du col, la résistance offerte par son orifice interne non ramolli, rendront bien difficile l'introduction forcée de la main. Les efforts nécessaires pour pénétrer dans l'intérieur de la matrice seront très-propres à agacer, à irriter cet organe, et par conséquent à augmenter les convulsions générales.

Ces résistances et l'irritation générale qu'elles déterminent sont telles dans la plupart des cas, qu'on a cherché à les détruire en pratiquant des incisions multiples sur le pourtour de l'orifice. Sans doute, lorsque le col est effacé, soit par les progrès de la grossesse, soit par des contractions prématurées, ces débridements me paraissent utiles et peu dangereux, car ils ne seront pratiqués que sur la portion sous-vaginale ; mais dans le huitième mois, alors que le col conserve encore toute sa longueur, c'est à l'anneau interne et à la moitié supérieure du col que se trouveront les plus grandes difficultés : inciser l'anneau externe, c'est n'en détruire que la plus faible partie, et je ne crois pas qu'un chirurgien soit assez hardi pour porter l'instrument tranchant jusque sur l'orifice interne. Je n'ai pas encore rencontré de cas semblables ; mais je suis convaincu que lorsque ces incisions ont réussi, on avait affaire à une grossesse très-avancée, ou à un utérus dont les contractions, jusqu'alors méconnues, avaient, pendant l'accès convulsif, dilaté la partie supérieure du col. C'est fort heureusement, du reste, ce qui arrive dans la plupart des cas où l'éclampsie s'est prolongée longtemps, mais ce qui nous place en dehors des conditions que nous avons supposées.

En admettant pourtant que l'introduction forcée de la main, préparée ou non par les incisions, puisse être faite sans beaucoup de difficultés, il ne faut pas croire que l'extraction du fœtus soit alors sans danger. Nous avons supposé l'utérus inerte ; or, bien que l'irritation produite par la main de l'accoucheur et les mouvements imprimés au fœtus pendant son extraction soient de nature à provoquer des contractions, ne peut-on pas craindre qu'une inertie de l'organe ne soit la conséquence de cette déplétion trop brusque et ne devienne la source de nouveaux accidents ?

Si, enfin, après avoir vaincu toutes ces difficultés, on était sûr de voir cesser l'éclampsie, je comprendrais qu'on entreprît un pareil travail ; mais comme l'expérience prouve le contraire, je crois que pendant la grossesse, quelque grave que soit l'attaque convulsive, il faut repousser l'accouchement forcé.

2° *Pendant le travail.* — La terminaison prompte du travail, généralement conseillée, ne doit être pratiquée pourtant qu'avec une certaine réserve. Pour mettre de la clarté dans ce résumé des indications, nous chercherons successivement à résoudre les questions suivantes :

Que faut-il faire quand le col est dilaté ou dilatable ? Que faut-il faire lorsque le col n'est ni suffisamment dilaté ni dilatable pour permettre promptement la terminaison artificielle du travail ?

a. *Le col est dilaté ou dilatable.* — Si la tête est plongée dans l'excavation, et distend le périnée ou appuie fortement sur le pourtour de l'orifice utérin, s'il n'y a eu encore qu'un ou deux accès, si surtout on a quelque raison de supposer que la sensibilité excessive du col ou des parties molles peut avoir été pour quelque chose dans le début de l'éclampsie, il faut immédiatement appliquer le forceps. C'est alors surtout que la terminaison immédiate du travail prévient le retour des accidents.

Si l'éclampsie, qui dure déjà depuis un certain temps, est légère, c'est-à-dire si les abcès convulsifs sont peu violents, l'intervalle qui les sépare est long ; si la femme recouvre toute sa connaissance pendant cet intervalle ; si alors le travail est avancé, la dilatation complète et le col franchi par la tête du fœtus, qui est descen lue très-avant dans l'excavation ; si les contractions utérines sont fortes et énergiques, si le périnée n'offre pas une résistance trop énergique, nous pensons qu'il faut attendre des efforts naturels l'expulsion du fœtus.

Si, dans les mêmes conditions, les douleurs sont faibles, lentes et peu efficaces, ou si, les contractions étant énergiques, les convulsions sont fréquentes, prolongées, le coma profond pendant l'intervalle des accès, nous pensons qu'il faut immédiatement soustraire la femme, et surtout l'enfant, aux dangers qui les menacent, par l'application du forceps.

Lorsque, loin d'avoir franchi le col, la tête est encore retenue au-dessus du détroit supérieur, la version pelvienne nous paraît, en général, préférable à l'application du forceps, surtout si les membranes sont encore intactes (voyez les raisons qui motivent notre opinion, à l'article *Forceps*). Nous disons que la version nous paraît, *en général*, et non pas toujours, préférable, car nous savons que parfois elle est impraticable, même lorsque la tête est encore au-dessus du détroit supérieur. L'écoulement presque complet du liquide amniotique, la violence des contractions de l'utérus, qui participe assez souvent aux convulsions générales, les violences très-irritantes que cet organe aurait à supporter pendant l'introduction de la main et l'évolution du fœtus, motivent suffisamment notre réserve, ainsi que la préférence que nous accordons à l'application du forceps dans ce cas particulier.

Lorsque la face se présentera, et qu'elle sera descendue fort avant dans l'excavation, nous appliquerons encore le forceps. Nous aurons recours à la version pelvienne, au contraire, quand elle sera encore au-dessus du détroit supérieur, ou bien lorsque, engagée dans le détroit, elle sera placée en position mento-postérieure.

Dans les présentations de l'extrémité pelvienne, nous hâterons la terminaison du travail en pratiquant des tractions sages et bien ménagées sur cette extrémité.

Dans les présentations du tronc, nous irons à la recherche des pieds; nous n'aurions recours à la version céphalique, de préférence à la version pelvienne, qu'autant qu'il existerait un rétrécissement très-prononcé du bassin. Cette version céphalique devrait être évidemment suivie d'une prompte application du forceps, et si le forceps échouait, du céphalotribe.

b. *Que faut-il faire quand le col n'est ni dilaté ni dilatable?* — Si les membranes ne sont pas rompues, et que l'utérus paraisse très-distendu par une très-grande quantité d'eau, il faut rompre les membranes et faciliter, en soulevant avec le doigt la partie qui se présente, l'écoulement du liquide et la déplétion partielle de l'utérus. Cette rupture des membranes a quelquefois suffi pour diminuer la fréquence et l'intensité des accès convulsifs, et pour permettre à l'accoucheur d'attendre la complète dilatation du col; mais si la distension de la matrice est à peu près normale, nous croyons, dans l'intérêt du fœtus, devoir respecter l'intégrité de la poche amniotique, et attendre la dilatation spontanée; si celle-ci était trop lente à se faire, on devrait employer la pommade, ou mieux encore l'extrait de belladone, que l'on porterait jusque sur la face externe et interne de l'orifice.

Mais l'éclampsie est grave, la rupture des membranes n'a pas rendu les convulsions moins vives, le coma moins profond, et pourtant le col, non encore suffisamment dilaté ou convulsivement contracté, s'oppose à l'introduction de la main et des instruments. Faut-il, dans ces circonstances difficiles, abandonner, comme le veulent quelques accoucheurs, la délivrance à la nature? Faut-il, au contraire, se frayant une route par la violence ou l'instrument tranchant, pénétrer forcément dans la cavité utérine?

Sans doute, au début du travail, et même dans les quatre ou cinq premières heures, il ne faudrait pas avoir recours à ces moyens extrêmes : mais quand les convulsions persistent, malgré l'emploi des médicaments les plus rationnels; quand dix, vingt et trente heures se sont écoulées depuis le début des accidents, quand la vie de la femme est compromise par la durée et l'intensité toujours croissante des accès, on n'a plus d'espoir que dans la déplétion de l'utérus, et l'intérêt de l'enfant, plus encore que celui de la mère, nous paraît autoriser l'accouchement forcé.

Deux moyens ont été proposés : l'introduction forcée de la main et le débridement du col à l'aide de l'instrument tranchant. En décrivant les difficultés qui peuvent se présenter dans la version pelvienne, nous reviendrons plus loin sur le procédé opératoire que l'on doit suivre dans la pratique de ces deux opérations. Nous dirons seulement ici que, par la lenteur qu'elle exige, l'agacement et l'irritation qui en résultent, et qui sont bien propres assurément à augmenter les convulsions, par les déchirures auxquelles elle donne lieu, quelle que soit la prudence avec laquelle on la pratique, l'introduction forcée de la main est très-dangereuse et doit être rejetée ; et que, à moins d'avoir à vaincre une faible résistance de l'orifice, les incisions multiples, pratiquées sur divers points de la circonférence du col, nous paraissent devoir être exclusivement préférées.

Quel que soit, du reste, le procédé opératoire qu'on emploie, la résistance du col une fois vaincue, on terminera l'accouchement par l'application du forceps, ou l'évolution pelvienne, suivant qu'on se trouvera dans des conditions plus ou moins favorables à la pratique de l'une ou de l'autre opération. Ces conditions seront précisées avec soin quand nous traiterons de la version et du forceps.

L'expectation, que nous avons conseillée lorsque le col n'est ni dilaté ni dilatable, hors le cas de danger imminent pour la mère, étant contraire à l'opinion généralement adoptée, a besoin d'être justifiée. Tout en considérant d'une manière générale la terminaison du travail comme une condition favorable, nous sommes loin de lui accorder l'influence heureuse que quelques auteurs lui ont prêtée. Dans tous les cas, en effet, où l'éclampsie durait déjà depuis longtemps lorsque nous avons été appelé auprès de la malade, nous n'avons jamais vu que la terminaison du travail fît cesser les accidents, et rarement même en diminuât l'intensité. Les accidents convulsifs se sont continués après la délivrance avec la même fréquence et la même gravité qu'auparavant. Trois fois seulement nous les avons vu cesser après l'application du forceps ; mais il faut dire que, témoin du début de l'éclampsie, nous avons pu extraire le fœtus aussitôt après le premier accès.

Si donc nous n'envisageons que les intérêts de la mère, nous pensons que l'intervention de l'art n'est justifiable que lorsque la dilatation du col la rend facile et peu irritante pour les organes maternels ; mais si le fœtus est vivant, sa vie est sérieusement compromise par un séjour trop longtemps prolongé dans la cavité utérine, surtout après la rupture des membranes, et puisque la terminaison du travail pratiquée avec prudence n'augmente pas sensiblement les dangers auxquels la femme est exposée, nous pensons qu'on doit extraire l'enfant le plus promptement possible.

3° *Après l'accouchement.* — Après l'expulsion du fœtus, la seule indication spéciale que présente l'éclampsie est d'extraire le délivre et tous les caillots ou toutes les portions des membranes que l'utérus peut contenir, et d'enlever, par des injections détersives poussées jusque dans la matrice, les matières sanieuses, les détritus qui pourraient s'y trouver ; mais si l'introduction de la main était par trop difficile et douloureuse, il faudrait s'abstenir, car la rétention du corps étranger serait beaucoup moins irritante, et par conséquent moins pénible que les tentatives inopportunes d'introduction.

CHAPITRE XIII.

DE QUELQUES MALADIES DE LA MÈRE QUI PEUVENT COMPLIQUER LE TRAVAIL.

Indépendamment des accidents que nous venons d'étudier, et qui se rattachent d'une manière toute spéciale à la grossesse et à l'accouchement, il est encore quelques affections dont l'existence, au moment du travail, peut rendre l'accouchement difficile, impossible ou dangereux sans l'intervention de l'art. Ainsi, l'hémoptysie, l'hématémèse, une tumeur anévrysmale, l'asthme, la présence d'une hernie, la syncope, l'épuisement des forces chez une femme affaiblie par une longue maladie, l'emphysène traumatique, la fracture du sternum, sont autant de circonstances qui doivent fixer l'attention de l'accoucheur.

A. *Hémoptysie, hématémèse.* — Lorsque la femme à laquelle on donne des soins est affectée d'une hémoptysie ou d'une hématémèse, il n'y a rien à faire si l'hémorrhagie est peu abondante. Mais si elle continue d'être violente ou qu'elle augmente tout à coup pendant les douleurs de l'enfantement, il faut se hâter de soustraire la femme au danger qui la menace, en terminant l'accouchement aussitôt que la dilatation ou la dilatabilité du col le permettra. L'application du forceps ou la version pelvienne, suivant les conditions particulières dans lesquelles se trouveront les parties du fœtus et de la mère, devront être immédiatement employées.

B. *Tumeur anévrysmale.* — La même indication se présente encore lorsqu'il existe un anévrysme un peu considérable, surtout quand il occupe un des gros vaisseaux du ventre et de la poitrine. On prévoit, en effet, combien la tumeur serait exposée à se rompre pendant les efforts violents auxquels la femme se livre dans la seconde période du travail.

Les anciennes maladies du cœur, qu'elles consistent dans une hypertrophie de l'organe, ou simplement dans une altération des valvules ou rétrécissement des ouvertures, sont trop souvent, ainsi que l'a démontré récemment M. Aran, cause de mort subite, pour qu'elles n'offrent pas pendant le travail quelques indications spéciales. Il me paraît très-imprudent de laisser la période d'expulsion se prolonger longtemps chez les malades, et la terminaison artificielle du travail me semble devoir être pratiquée le plus tôt possible [1].

---

[1] Je fus requis pour assister à l'autopsie d'une femme âgée de quarante ans, et qui était morte subitement pendant le travail. Elle avait déjà eu trois enfants. Elle avait eu depuis sept années la respiration très-gênée, et toussait habituellement. La dyspnée et la toux avaient augmenté depuis peu, et les crachats offraient parfois quelques stries sanguinolentes : quelques heures après la rupture des membranes et pendant que durait une douleur, elle s'appuyait d'une main sur le bord d'un lit et de l'autre sur le bras d'une garde ; elle tomba morte sans pousser un cri. A l'ouverture, on trouva à peu près trois pintes de sérosité dans les deux plèvres ; les poumons, sauf la compression qu'ils avaient subie, étaient sains ; le péricarde contenait aussi une quantité considérable de sérosité.

Dans une autre occasion, je fus prié par un de mes élèves d'assister à l'autopsie d'une

C. *Asthme*. — On devrait agir de la même manière dans tous les cas où il existerait une gêne considérable de la respiration, comme cela arrive chez les asthmatiques, chez les femmes d'une petite taille chez lesquelles l'utérus, énormément distendu, a refoulé le diaphragme et les poumons dans les parties supérieures de la poitrine, et chez lesquelles les fonctions respiratoires ont été troublées pendant les derniers mois de la grossesse.

D. *Hernies*. — Lorsqu'il existe une hernie, dit Desormeaux, il n'est personne qui ne comprenne tout ce que des efforts aussi violents que ceux du dernier temps de l'accouchement peuvent produire de fâcheux sur ces tumeurs : combien alors elles doivent être exposées à augmenter et à s'étrangler. L'accoucheur doit prévenir par lui-même de pareils accidents. Si la hernie est réductible, il la réduira aussitôt que possible, cherchant à la faire rentrer pendant l'intervalle d'une douleur, et, dès que la contraction se réveillera, il exercera avec les doigts, mais mieux encore avec une pelote convexe, une compression forte sur l'ouverture herniaire. Si elle est irréductible, il appliquera sur la tumeur une pelote concave, ou seulement la concavité palmaire de sa main, afin d'empêcher l'expulsion de nouvelles parties pendant la douleur. Enfin, si, malgré toutes ces précautions, que l'accoucheur doit prendre lui-même, à moins d'avoir un aide sur lequel il puisse compter, la hernie s'étranglait, il devrait immédiatement terminer l'accouchement.

E. *Syncopes*. — Certaines femmes très-faibles ou très-irritables tombent en syncope aux moindres douleurs. Lorsque ces évanouissements sont dus à une diète excessive, une hémorrhagie antérieure ou à une maladie antécédente, il faut relever par quelques aliments légers, un peu de bouillon, un peu de vin généraux, quelques cordiaux, les forces de la femme. Si ces moyens ne suffisent pas, et que les syncopes se renouvellent au point de menacer les jours de la malade, il faut terminer l'accouchement. On ne doit pas trop se presser cependant d'en venir à ce moyen extrême. Ces syncopes peuvent, en effet, tenir à une cause passagère, à un état nerveux, sans qu'il y ait pour cela faiblesse extrême, qui peut seule, dit Gardien, autoriser à prendre ce dernier parti. Chez une femme enceinte de deux enfants, j'ai vu, dit Desormeaux, ces syncopes se renouveler à chaque douleur, et durer pendant tout l'intervalle d'une douleur à l'autre : de sorte que cette femme ne sortait de cet état que par l'effet et pendant le temps des

femme, âgée de vingt-huit ans, et morte subitement aussitôt après être accouchée de son quatrième enfant. Elle éprouvait depuis trois ou quatre ans des palpitations violentes, et le plus léger exercice, surtout l'action de monter, même très-lentement, un escalier, l'essoufflait beaucoup ; elle toussait constamment, et crachait de temps en temps un peu de sang. Le travail ayant été facile et prompt, elle ne paraissait pas fatiguée, et s'informa du sexe de son enfant. Pendant que l'accoucheur liait le cordon, il s'aperçut qu'elle avait quelques légers mouvements convulsifs ; mais il eut à peine le temps d'accourir auprès d'elle qu'il la trouva morte.

L'utérus était fortement contracté. Les viscères abdominaux étaient sains ; les poumons sains aussi, mais gorgés de sang : le cœur était petit, très-flasque ; la valvule mitrale était très-épaisse, et l'ouverture *aurico-ventriculaire pouvait à peine admettre l'extrémité du petit doigt :* il y avait à peine cinq onces de sérosité dans le péritoine. (Francis Ramsbotham. *Obs. med. surg.*, p. 608.)

contractions ; cependant l'accouchement se termina seul et avantageusement pour la mère et les enfants.

Baudelocque cite une femme qui mourut pendant le travail à la suite de syncopes répétées ; mais, dit-il, l'autopsie prouva que les syncopes, ainsi que les vomissements et la diarrhée qui les accompagnaient, étaient dues non pas au travail, mais à la présence d'un calcul de la grosseur d'une petite noix que l'on trouva dans la vésicule du fiel. Il est vraiment bien difficile d'accepter une semblable interprétation, surtout quand on trouve dans la science des exemples de mort aussi prompte, mort qui ne trouve son explication que dans les phénomènes du travail.

Davis raconte le fait suivant : « Une pauvre femme de l'hospice de la Charité était en douleurs depuis cinq heures : les membranes se rompirent, une très-grande quantité d'eau s'écoula, et à dater de ce moment elle se sentit excessivement faible : éprouvant le besoin d'aller à la garderobe, elle s'assit sur un vase, se livra à quelques efforts et tomba évanouie ; on se hâta de la placer dans une position horizontale ; mais on eut à peine le temps de la mettre au lit, elle était déjà morte. A l'autopsie, on ne trouva rien qui pût expliquer la mort. »

F. *Épuisement des forces.* — Chez les femmes épuisées par une maladie antérieure, soit aiguë, soit chronique, chez celles chez qui des vomissements souvent et longtemps répétés ont profondément altéré la nutrition et notablement affaibli les forces, je crois très-prudent de ne pas laisser se prolonger plus d'une heure ou deux la période d'expulsion. Les efforts nécessaires à la terminaison de cette seconde période peuvent, dans quelques cas, épuiser ce qui leur reste de forces, et quelques-unes tombent, aussitôt après la terminaison du travail, dans un collapsus rapidement mortel.

Aux faits déjà connus, je pourrais en ajouter un nouveau. La jeune femme d'un de nos confrères fut affectée, pendant les trois derniers mois de sa grossesse, de vomissements tellement opiniâtres, qu'elle ne pouvait rien garder. Il en résulta un mouvement fébrile continu, avec paroxysmes nocturnes, un amaigrissement et un affaiblissement excessifs. Elle arriva enfin au terme de cette très-pénible grossesse. Le travail dura dix heures en tout, et la période d'expulsion, pendant laquelle un devoir impérieux m'obligea à m'absenter, se prolongea quatre heures. Immédiatement après la terminaison spontanée du travail, la malheureuse dame eut une première syncope, et bien que l'utérus convenablement rétracté ne permît pas d'hémorrhagie, elle expira après trois quarts d'heure, malgré l'usage intérieur et extérieur des toniques les plus énergiques.

G. *De l'emphysème pulmonaire et sous-cutané.* — L'air violemment comprimé dans l'appareil respiratoire pendant les efforts de l'accouchement peut, dans quelques cas rares, occasionner la rupture des conduits aériens et déterminer un emphysème plus ou moins considérable.

M. le professeur Depaul a publié sur ce sujet un mémoire que nous avons sous les yeux pour la rédaction de cet article ; nous mettrons aussi à profit le travail plus récent du docteur de Soyre.

Si la déchirure a lieu dans le larynx ou la trachée, c'est au cou qu'apparaît la tumeur emphysémateuse ; tantôt elle reste limitée dans cette région, tantôt elle envahit la face et la tête ; plus rarement enfin, elle se propage au tronc où elle acquiert quelquefois des proportions énormes. Si l'emphysème est peu étendu il n'est accompagné, pour ainsi dire, d'aucun accident ; mais quand il envahit le tronc et les membres, il peut produire de l'oppression et une suffocation qui paraît imminente. Je ne citerai cependant aucune observation de mort survenue dans ces circonstances ; la guérison s'opère progressivement par l'absorption de l'air.

Quand ce sont les vésicules pulmonaires qui se rompent, l'emphysème peut sans doute gagner le médiastin et de là se faire jour au cou, mais l'air peut aussi s'infiltrer dans le tissu cellulaire intervésiculaire, interlobulaire et sous-pleural, envahir ainsi les deux poumons, sans dépasser cependant leurs limites. C'est alors que l'emphysème peut déterminer une mort rapide. M. Depaul en a publié un remarquable exemple. La malade, dont il s'agit, à aucune époque de sa vie n'avait éprouvé le moindre accident qui pût faire soupçonner une lésion même légère des organes respiratoires. Pendant la plus grande partie de son second accouchement, la respiration se montra libre et facile ; mais les dernières périodes de la parturition furent rendues difficiles par une déformation du détroit périnéal et par l'exagération de dimension de la tête fœtale. La malade se livrait à de violents efforts d'expulsion, quand tout à coup sa respiration devint courte et pénible, le pouls petit et extrêmement fréquent. Dans cet état de choses M. Depaul termina l'accouchement par une application du forceps. L'état précédent s'aggrava jusqu'à la mort qui eut lieu quarante-six heures après la délivrance. A l'autopsie on trouva de l'emphysème dans le tissu cellulaire des deux poumons.

L'emphysème ne réclame pas en général de traitement spécial ; si l'air envahissait le tronc et gênait la respiration, on pratiquerait des ponctions avec une lancette, ou même, on ferait quelques incisions à la peau. Dans tous les cas on doit craindre que la maladie ne fasse des progrès si le travail se prolonge ; on devra donc terminer promptement l'accouchement par une application du forceps.

H. *Fractures du sternum.* — Pendant l'effort de la parturition le sternum peut être fracturé par action musculaire. Chaussier en a vu deux exemples survenus chez des femmes primipares de vingt-quatre à vingt-cinq ans ; toutes deux, au moment de la rupture, avaient la tête renversée fortement en arrière, et s'appuyaient à la fois sur les bras et sur les talons. Ces fractures sont simples, transversales et divisent le sternum en deux fragments. Les symptômes sont d'abord une douleur vive à l'endroit de la lésion ; l'une des malades de Chaussier entendit en même temps un craquement qui lui fit dire qu'elle s'était rompu probablement quelque chose dans la poitrine. A cela se joint une mobilité anormale ; quelquefois même on trouvera de la crépitation. Le diagnostic est cependant loin d'être toujours facile. Dans l'un des cas observés par Chaussier, la fracture ne fut reconnue que le sixième jour ; dans l'autre, seulement à l'autopsie. Le traitement consiste en un bandage de corps destiné à immobiliser la poitrine.

CHAPITRE XIV.

DYSTOCIE DUE AUX ANNEXES DU FOETUS.

Les membranes qui forment les parois de l'œuf, le cordon ombilical, le placenta, le liquide amniotique, peuvent, en s'écartant du type normal, devenir cause de dystocie. C'est ainsi que des membranes trop résistantes retardent le travail et nécessitent la rupture artificielle de la poche des eaux (voy. p. 384) ; des membranes trop minces ou trop fragiles exposent au contraire à l'écoulement prématuré du liquide amniotique qui n'est pas sans inconvénients (voy. p. 279). L'abondance excessive des eaux de l'amnios constitue pendant la grossesse une véritable maladie (voy. p. 541) et cause quelquefois une lenteur excessive du travail (voy. p. 609). Enfin, le placenta, par son insertion vicieuse sur le col, détermine trop souvent des hémorrhagies extrêmement redoutables (voy. p. 766 et suivantes). Toutes ces causes de dystocie, de nature fort différente, comme on le voit, ont déjà été étudiées dans différents articles que nous venons d'indiquer ; nous n'y reviendrons pas. Pour compléter ce qui est relatif à la dystocie qui, par son siége, appartient aux annexes du fœtus, il nous reste à faire l'histoire de la procidence et de la brièveté du cordon ombilical.

ARTICLE PREMIER.

CHUTE OU PROLAPSUS DU CORDON.

La chute du cordon est un accident assez rare. Madame Lachapelle dit n'en avoir rencontré que quarante et un cas sur quinze mille six cent cinquante-deux accouchements ; mais il est probable, comme elle paraît le craindre elle-même, qu'il y a eu erreur dans ses registres, car les relevés faits par les autres observateurs en fournissent une bien plus grande proportion. Je me contenterai de citer un compte rendu de Michaelis, qui dit avoir constaté cinquante-quatre cas de procidence du cordon sur deux mille accouchements, et un relevé de quatre-vingt-dix mille neuf cent quatre-vingt-trois accouchements, sur lesquels le docteur Churchill a trouvé trois cent vingt-deux cas de chute de cordon, un sur deux cent quatre-vingt-deux à peu près. (Rigby.)

C'est dans les présentations du sommet que se montrent le plus souvent les procidences du cordon, et l'on s'explique facilement cette circonstance par la fréquence de cette situation du fœtus. Mais, en tenant compte de la rareté des autres présentations, elles sont plus fréquentes dans les positions du siége, et surtout dans celles du tronc.

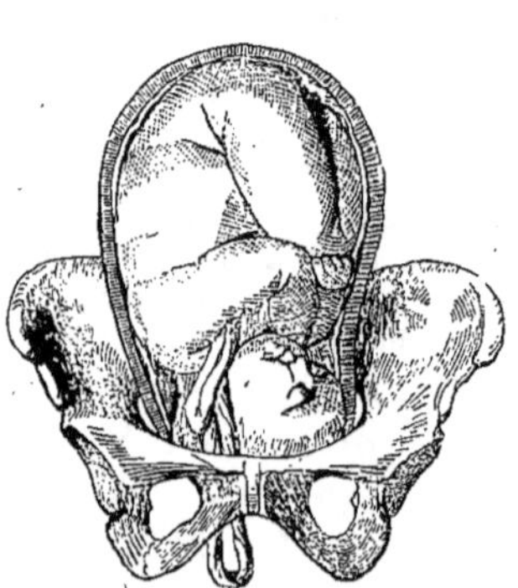

Fig. 112. — Position occipito-iliaque droite postérieure compliquée de la procidence du cordon.

Dans les présentations du sommet, celles qui sont obliques et inclinées, ou dans lesquelles le vertex vient appuyer sur un des points du pourtour du détroit supérieur, de manière à laisser libre l'entrée du canal pelvien et à permettre une saillie considérable de la poche des eaux, sont celles qui se compliquent le plus souvent de procidence du cordon.

Sur trente-trois cas d'accouchements à terme compliqués de chute du cordon, Mauriceau a noté dix-sept présentations du sommet, une de la face, une des pieds, neuf de la main ou des bras, trois avec une main et un pied, une avec une fesse et une main, une avec la tête et une main. Sur seize mille six cent cinquante-deux accouchements, le docteur Collins a rencontré quatre-vingt-dix-sept cas de prolapsus du cordon : douze fois dans des grossesses doubles, et sept fois sur ces douze, le cordon prolabé était celui du second enfant; neuf fois avec une présentation des pieds; deux fois avec une présentation du siége, quatre fois avec l'épaule, sept fois alors que l'issue de la main compliquait la présentation de la tête, sept fois avec un enfant mort et putréfié ; enfin, dans trois cas, l'accouchement avait lieu avant terme, deux fois à sept, une fois à huit mois ; les autres étaient des présentations simples du sommet.

Quelques auteurs ont voulu distinguer le prolapsus ou présentation de la procidence proprement dite, désignant sous la première dénomination les cas dans lesquels le cordon, placé dans l'orifice utérin, est encore contenu dans la poche amniotique sur la partie inférieure de laquelle il est comme couché, et, sous la seconde, seulement les cas dans lesquels, après la rupture des membranes, il pend dans le vagin, ou en dehors de la vulve. Évidemment cette distinction est puérile ; elle ne peut servir qu'à distinguer deux degrés du même accident.

A. Les *causes* qui peuvent être considérées comme prédisposantes sont : la longueur du cordon ombilical, la quantité trop considérable du liquide amniotique, les vices de conformation du bassin, l'obliquité de la matrice et les positions vicieuses du fœtus qui s'opposent à ce que la partie qui se présente la première puisse s'engager facilement dans le détroit supérieur et l'excavation. L'insertion du placenta sur un des points voisins du col prédispose encore au prolapsus du cordon, en le maintenant tout près de l'orifice de l'utérus. Au premier rang des causes déterminantes, il faut placer la rupture subite des membranes, et la sortie brusque d'une grande quantité de liquide qui entraîne le plus souvent avec lui une anse du cordon ; aussi, lorsque le col de la matrice est presque complétement effacé, que la tête n'est pas engagée dans l'excavation, et que la poche des eaux est très-saillante, il ne faut pas percer les membranes pendant une contraction ; car le flot du liquide, qui s'écoule alors avec force, entraîne presque toujours une anse du cordon qui vient précéder la partie qui s'offre la première (Martin, de Lyon, *Compte rendu*, p. 13). Ajoutons enfin, la procidence d'un pied ou d'une main qui semble, pour ainsi dire, servir de guide au cordon et lui ouvrir la voie.

B. Les *signes* auxquels ont peut reconnaître cet accident varient selon que les membranes sont déjà rompues ou encore intactes. Dans le dernier cas, le diagnostic est assez difficile : toutefois, on peut assez souvent sentir, à travers la portion des membranes qui recouvre le col, une espèce de corde molle, peu volumineuse, fuyant devant la moindre pression, mais dont on ne reconnaîtra facilement la nature qu'aux pulsations très-fréquentes dont elle sera le siége. La rapidité de ces pulsations, que madame Lachapelle compare avec raison aux battements d'une montre, pourra seule les faire distinguer des pulsations que présentent quelquefois certaines artères qui rampent dans l'épaisseur des lèvres du col, et qui sont isochrones au pouls de la mère. L'erreur serait plus difficile à éviter, si le doigt, appliqué sur les membranes, rencontrait une des ramifications artérielles du cordon, qui, comme dans les faits cités par Benckiser (voy. *Cordon ombilical*), viendrait se ramifier sur les membranes, avant de se plonger dans l'épaisseur même du placenta. Le volume et surtout la mobilité du cordon prolabé pourraient cependant éclairer le diagnostic. Enfin, l'épaisseur et l'état fongueux des membranes, les inégalités qu'elles offrent parfois, les plis du cuir chevelu, pourraient faire croire à la chute du cordon, si l'absence de pulsations, bien et longtemps constatée, ne redressait promptement l'erreur. Après la rupture des membranes, toute difficulté disparaît le cordon pend dans le vagin, souvent même hors de la vulve, et peut, par conséquent, être toujours facilement exploré.

Les deux branches de l'anse prolabée n'ont pas toujours entre elles des rapports constants ; le plus souvent elles se touchent ou sont simplement rapprochées; quelquefois elles sont séparées par toute l'épaisseur de la partie qui se présente. Cette anse n'a pas non plus toujours la même longueur; tantôt elle ne fait qu'embrasser la tête qu'elle tient bridée en forme de fronde, tantôt elle paraît au dehors entre les cuisses de la femme, mais le plus souvent elle est contenue dans le vagin, ou du moins ne s'avance au dehors que dans les derniers temps du travail. On l'a vue très-rarement remonter et se réduire spontanément (Guillemot). Le plus souvent elle est située au devant d'une des symphyses sacro-iliaques, ou derrière l'éminence ilio-pectinée.

Le prolapsus est donc toujours facile à constater ; mais ce qui est beaucoup plus difficile, et ce qui pourtant est très-important, c'est de se prononcer après cette seule exploration sur l'état de vie ou de mort de l'enfant. La disparition momentanée des pulsations n'est pas un signe suffisant; car il arrive assez souvent que, pendant la contraction, la pulsation cesse, parce que le cordon est trop fortement pressé, et qu'elle reparaît aussitôt que la douleur a cessé. Cette absence de circulation dans les vaisseaux du cordon peut exister pendant cinq ou six minutes (on l'a même vue, dit-on, durer un quart d'heure), sans que la mort en soit nécessairement la conséquence. Ce n'est donc que pendant l'intervalle des douleurs seulement qu'on doit se livrer à ce genre de recherches, et l'on ne croira à la mort du fœtus que lorsque cette exploration, plusieurs fois répétée dans de pareilles conditions, aura toujours fourni un résultat négatif. Un cordon flétri, mou, verdâtre, froid, appartient sans aucun doute, le plus souvent, à un fœtus mort, mais ce n'est pas toujours vrai, et, d'un autre côté, comme la compression du cordon peut, dans quelques cas, causer la mort très-promptement, celui-ci peut être chaud et très-frais, bien que le fœtus ait cessé de vivre.

Par contre, on pourrait croire à l'existence de pulsations du cordon alors que le fœtus est mort depuis longtemps : en effet, lorsqu'on palpe le cordon pour y sentir le pouls fœtal, il arrive quelquefois qu'une ondée sanguine, très-manifeste, gonfle les vaisseaux ombilicaux et soulève le doigt; mais on remarquera bientôt que ce soulèvement coïncide avec le début d'une contraction utérine et qu'il est dû aux reflux du sang qui est chassé du placenta. On ne confondra donc pas ce soulèvement avec de véritables pulsations.

C. *Pronostic.* — La chute du cordon n'est un accident grave que pour le fœtus ; mais sa gravité est grande, puisque, en quelques instants, la mort peut en être la conséquence. Sur trois cent cinquante-cinq cas recueillis par Churchill, deux cent vingt enfants ont succombé, c'est-à-dire presque les deux tiers. Mais il est bon de remarquer que, dans plusieurs de ces cas, les femmes n'ont été apportées à l'hôpital que quelque temps après la chute du cordon, et lorsque déjà il avait cessé de battre.

La compression du cordon et l'interruption de la circulation fœto-placentaire sont au moins la principale, si elles ne sont l'unique cause de la mort. Quelques auteurs, parmi lesquels je citerai MM. Velpeau et Guillemot, pensent que, lorsque le cordon pend à l'extérieur de la vulve, le sang, refroidi par la température extérieure, peut perdre de sa fluidité, se coaguler même, et que le ralentissement de la circulation qui en résulte peut, ajoutant son influence à celle d'une pression légère, interrompre complétement la circulation, qui jusqu'alors n'était que ralentie. Delamotte, Baudelocque, madame Lachapelle, n'admettent pas cette influence du froid. « J'ai vu, dit l'illustre sage-femme, le cordon pendre hors de la vulve durant plusieurs heures, sans que le fœtus en ait aucunement souffert, parce que la compression était nulle, et pourtant, dans quelques-uns de ces cas, les femmes avaient fait à pied ou en voiture une route plus ou moins longue de leur domicile à notre hospice. »

Quelle que soit l'opinion que l'on admette, c'est à la compression qu'il faut attribuer la plus grande part dans la mort du fœtus ; et, sous ce rapport, la position du cordon prolabé a une grande influence sur le pronostic. Les points dans lesquels il est le moins exposé à la compression sont au devant des apophyses sacro-iliaques ; et, comme l'a très-bien fait remarquer M. Nægele, la fréquence des positions de la tête, dans lesquelles le diamètre occipito-frontal est parallèle au diamètre oblique gauche, fait que le danger est en général bien moindre si l'anse du cordon est placée en arrière et à gauche.

L'influence de cette compression a été diversement interprétée. Suivant les uns, le fœtus succomberait à l'apoplexie par suite de l'excès du sang qui, continuant à arriver par la veine, ne pourrait plus retourner au placenta par les artères ombilicales ; suivant d'autres, la veine étant seule oblitérée, la circulation serait libre dans les artères et les fœtus mourrait par anémie, par syncope : il suffit d'avoir constaté l'entortillement que présentent les vaisseaux du cordon, pour comprendre que cette compression partielle ne peut être qu'accidentelle, et que le plus ordinairement la circulation doit être interrompue dans les trois vaisseaux. L'opinion la plus vraisemblable, et, il faut bien le dire, le seule admissible, c'est que l'asphyxie est la seule cause de la mort. Le placenta, nous l'avons dit, est, pour le fœtus, le seul organe d'hématose, jusqu'au moment où la respiration pulmonaire s'établit ; si donc, avant la naissance, la compression interrompt la circulation dans le cordon, le sang du fœtus ne peut plus aller dans le placenta puiser, par son contact médiat avec le sang de la mère, les éléments nécessaires à sa régénération : dès lors le fœtus se trouve placé dans les mêmes conditions que l'adulte privé d'air respirable, comme lui il meurt asphyxié.

On admet généralement que c'est seulement après la rupture des membranes que la procidence expose le cordon à une compression suffisante pour compromettre la vie de l'enfant. Si même on en jugeait par quelques observations de madame Lachapelle, la pression que le cordon subit ne suffit pas pour oblitérer les vaisseaux ombilicaux, tant que la tête ne s'est pas engagée dans le détroit supérieur. Quant à nous, nous sommes porté à penser que, même avant l'écoulement du liquide amniotique, la simple pression de la tête sur le cordon peut être assez considérable pour interrompre la circulation fœto-placentaire. D'Outrepont cite deux faits qui confirme cette manière de voir : et les cas si nombreux dans lesquels on voit, au moment de la rupture des membranes, du méconium mélangé en assez grande quantité au liquide amniotique, ne nous paraissent pouvoir être expliqués que par la compression momentanée du cordon ombilical.

D. *Traitement*. — On pourra confier l'accouchement à la nature : 1° toutes les fois qu'on aura la certitude que l'enfant a cessé de vivre ; 2° lorsque, bien que l'enfant soit vivant, les membranes ne sont rompues qu'au moment où la tête s'est engagée fort avant dans l'excavation, et que les contractions étant énergiques, on pourra espérer qu'elles suffiront seules à terminer promptement l'accouchement, comme cela arrive le plus souvent chez les femmes qui, ayant eu déjà des enfants, ont un périnée peu résistant ; 3° quand la tête sera petite, le bassin large et le cordon placé au-devant d'une des symphyses sacro-iliaques : on doit, en effet, se contenter de faire alors rentrer le cordon dans le vagin pour le soustraire au contact de l'air. Mais, malgré ces conditions favorables, il faudra surveiller attentivement l'état du cordon, et appliquer le forceps aussitôt qu'on sentira les pulsations s'affaiblir ou devenir intermittentes. Dans toutes les autres circonstances, l'art devra intervenir.

Si la présentation est telle qu'elle rende l'accouchement impossible, ou bien si, quoique possible, l'expulsion du fœtus doit nécessiter un travail long et pénible, il faut, sans hésiter, opérer la version pelvienne ou appliquer le forceps : cette dernière opération serait seule praticable si l'on avait affaire à une position du sommet ou à une présentation de la face, toutes deux fortement engagées dans l'excavation, et si les tentatives de réduction avaient été infructueuses. On croit, en général, que la version podalique est préférable toutes les fois que la partie n'est pas trop engagée.

Dans une présentation du siége on ira chercher les pieds, ou l'on accrochera les aines avec le crochet mousse, suivant que le siége sera encore au-dessus du détroit supérieur, ou déjà engagé dans l'excavation.

Dans une présentation du sommet ou de la face non engagés dans l'excavation, on cherchera d'abord à réduire le cordon. Plusieurs procédés ont été conseillés pour opérer cette réduction. La méthode manuelle, la plus ancienne de toutes, est encore celle qui est préférée, malgré le nombre considérable d'instruments proposés à cet effet. C'est toujours en arrière et sur les côtés, vis-à-vis des symphyses sacro-iliaques, qu'on opérera avec le plus de facilités. On se servira de la main droite si le cordon est à gauche, de la gauche, s'il est à droite. Lorsque l'anse est peu considérable, il suffit de la refouler par son milieu ; dans le cas contraire, on la pelotonnera, et on la repoussera partie par partie, comme on opère le taxis dans la réduction des hernies. Il ne suffit pas de pousser le cordon jusque dans l'utérus, il faut encore le porter jusqu'au-dessus du détroit supérieur, et maintenir la main dans le vagin pendant plusieurs contractions, pour s'assurer qu'il ne retombera pas. Quelques accoucheurs, craignant encore, malgré cette précaution, de ne pouvoir maintenir le cordon réduit, ont conseillé d'introduire la main tout entière dans l'utérus, et d'aller accrocher le cordon à un des membres du fœtus : cette précaution, inutile dans la plupart des cas, serait pourtant préférable à la version pelvienne, dit M. Guillemot, dans les cas où il y a un léger rétrécissement du bassin.

Ce qu'il y a de certain, c'est que le cordon a une très-grande tendance à descendre de nouveau quand on ne le repousse pas très-profondément ; nous n'hésiterions donc pas à porter la main jusqu'au fond de l'utérus pour y refouler l'anse abaissée. C'est là une pratique qui a donné d'excellents résultats à l'hôpital de la Clinique ; mais il sera inutile de chercher à enrouler le cordon autour de l'un des membres du fœtus, il suffira de le maintenir réduit pendant quelques instants et d'attendre que la main soit, pour ainsi dire, chassée par une contraction utérine qui comprimera les parties et retiendra le cordon dans sa nouvelle position.

Lorsque l'étroitesse des parties extérieures, le peu de dilatation du col, etc., rendent l'introduction de la main trop difficile ou insuffisante, la méthode instrumentale doit être essayée. On peut alors se servir de quelques-uns des instruments proposés jusqu'à ce jour. Celui de M. Dudan me paraît, ainsi qu'à M. Guillemot, le plus simple. On a une sonde de gomme élastique n° 9, armée de son mandrin et d'un morceau de ruban étroit dont une des extrémités est passée dans l'œil le plus rapproché de l'extrémité de la sonde et fixée par l'extrémité du mandrin. On attache à ce ruban le cordon ombilical, sans le comprimer. Si l'anse est courte, on l'attache par son milieu ; si elle est trop longue, on la plie en double ; puis, dirigeant la sonde sur une main préalablement introduite, on porte son extrémité et le cordon qu'elle soutient dans la cavité utérine. La main, placée dans le vagin, aide à l'introduction du cordon, en empêchant qu'il ne glisse dans la boucle du ruban. Quand son refoulement est complet, on attend, avant de retirer l'instrument, que la tête se soit engagée ; puis on retire le mandrin d'abord, et la sonde ensuite.

Dans un cas pareil, j'ai employé une autre manœuvre qui a été très-heureuse : chez une jeune femme multipare, le travail était peu avancé, la dilatation incomplète, quand le liquide amniotique s'écoula en entraînant une anse de cordon. Le sommet se présentait. La dilatation était trop peu avancée pour qu'on pût songer à introduire la main afin d'entraîner le cordon jusqu'au fond de l'utérus. J'essayai à plusieurs reprises de réduire l'anse abaissée, comme on réduit une hernie, et de la faire remonter au-dessus de la tête ; mais après chaque tentative le cordon retombait. Pour éviter la compression de la tige ombilicale, je pris le parti de faire pénétrer ma main tout entière dans le vagin, de glisser deux doigts dans l'orifice, entre le sommet et le pourtour du détroit supérieur et de les maintenir ainsi à côté du cordon qu'ils protégeaient et dont ils percevaient les pulsations. Mes doigts supportaient donc l'effort à chaque contraction ; heureusement le travail progressa ra-

54

pidement ; au bout d'une heure la dilatation était complète. Je retirai alors la main pour procéder rapidement à une application du forceps qui se termina par la naissance d'un enfant vivant.

La version si la tête est élevée, le forceps si elle est déjà engagée, sont les seules ressources quand la réduction est impossible. Toutes les fois qu'on pratique la version, il faut avoir soin, en allant chercher les pieds, de reporter le cordon dans l'utérus (Boer), afin d'éviter qu'il ne soit comprimé par le bras de l'accoucheur, et plus tard par les hanches et le tronc de l'enfant.

ARTICLE II.

BRIÈVETÉ DU CORDON.

Le cordon peut être naturellement très-court : on l'a vu, comme nous l'avons déjà dit, n'offrir que 10 à 12 centimètres ; mais ces cas sont très-rares, et le plus souvent la brièveté du cordon est accidentelle, c'est-à-dire qu'elle résulte de circulaires nombreux que la tige omphalo-placentaire forme autour du tronc, des membres et du cou de l'enfant. La formation de ces circulaires est favorisée par une grande longueur du cordon.

Dans un cas cité par Baudelocque, le cordon, qui faisait sept tours sur le cou du fœtus, avait 1 mètre 50 centimètres. Schneider a vu un cordon de 3 mètres qui faisait six fois le tour du cou du fœtus. Rien n'est si commun que d'observer des enfants dont le tronc et le cou sont enlacés par deux ou trois circulaires.

La brièveté accidentelle du cordon peut rendre l'accouchement laborieux, soit en retardant sa marche ou le rendant tout à fait impossible, soit en causant la mort du fœtus. Celle-ci peut être produite par la constriction que les vaisseaux du cou éprouvent lorsque le cordon est fortement serré autour de cette partie ; mais elle peut dépendre aussi de l'interruption de la circulation des vaisseaux ombilicaux, interruption produite uniquement par la compression que le cordon éprouve quand il est fortement serré autour d'un membre (1) ; enfin, ces deux causes peuvent agir simultanément, et la mort du fœtus être alors beaucoup plus rapide.

Ces circulaires se rencontrent, du reste, assez fréquemment. Sur 3587 accouchements qui ont eu lieu de 1828 à 1844, dit M. Mayer dans sa thèse inaugurale,

---

(1) Cette constriction est quelquefois excessivement forte et l'on a eu tort de nier qu'elle pût jamais être assez considérable pour étrangler le fœtus. Ce n'est pas seulement au moment de l'accouchement et par suite de tiraillements produits par les efforts d'expulsion qu'un pareil résultat peut être observé, mais ces circulaires peuvent encore se former pendant la grossesse, et leur constriction être assez grande pour occasionner la mort. M. Monod a vu un fœtus sur les membres duquel ils avaient laissé des rainures très-profondes, non-seulement sur les parties molles, mais encore sur les os eux-mêmes. Le cou des enfants en a souvent offert des traces non douteuses : l'enfant examiné par M. Taxil avait autour du cou trois circulaires si serrés, que celui-ci n'avait plus que 4 millimètres d'épaisseur. C'est à ces circulaires que M. Montgommery attribue ces amputations spontanées que M. Richerand et quelques autres avaient cru devoir rapporter à une gangrène de la partie.

685 enfants sont nés entourés de circulaires : 564 sont nés vivants, 72 dans un état d'asphyxie qui a été dissipée par des moyens appropriés, 49 morts. Chez 18 parmi ces derniers, la mort ne pouvait être attribuée qu'à l'entortillement du cordon.

M. C. Devilliers, qui a écrit un mémoire très-complet sur la brièveté du cordon ombilical, pense que dans certains cas, dès le début du travail, on peut reconnaître cette anomalie aux signes suivants : « La persistance de l'élévation du fond de » l'utérus jusque dans la région épigastrique, même jusqu'à la dilatation avancée de » l'orifice de l'utérus, chez une femme ne présentant aucun vice de conformation » des parties osseuses du bassin, dont l'enfant ne présente pas un volume excep- » tionnel ou une position anormale, chez laquelle le liquide amniotique est modéré- » ment abondant, chez laquelle le segment inférieur de l'utérus a subi les modifi- » cations ordinaires de la grossesse. » Un trouble suivi d'un amoindrissement presque subit et persistant des mouve- » ments du fœtus à une époque plus ou moins rapprochée du terme de la grossesse » lorsqu'il y a brièveté accidentelle, ou des mouvements peu étendus du fœtus » pendant une partie de la grossesse et surtout vers la fin lorsqu'il y a brièveté » naturelle et simple, amoindrissement et gêne des mouvements qui coïncident avec » le symptôme précédent. » (Devilliers, Paris, 1862.)

En général, la lenteur du travail produite par la brièveté de cordon ne com- mence à se faire sentir qu'au moment où commence la période d'expulsion pro- prement dite. M. Guillemot fait remarquer avec raison que les phénomènes qui se manifestent alors varient suivant le lieu d'insertion du placenta : 1° Lorsqu'il est inséré sur le fond de l'utérus, il s'abaisse à chaque contraction, et semble se rapprocher du col comme la paroi sur laquelle il est inséré; après la contrac- tion il s'en éloigne, et suit le fond de la matrice dans son retour à son élévation première, Dans les cas ordinaires, la main seule, placée sur le fond de l'utérus, peut constater le fait que nous signalons; mais quand le cordon très-court est for- tement tendu entre le placenta et une des parties du tronc de l'enfant, un phéno- mène particulier peut être constaté par le toucher : le doigt, appliqué sur la tête, la sent progresser pendant la douleur, et remonter aussitôt que la contraction a cessé, parce que, à ce moment, le fond de l'utérus, abaissé par la contraction, reprend sa position primitive, et entraîne avec lui le placenta, le cordon et le fœ- tus. 2° Lorsque le placenta est inséré sur les parties latérales de l'utérus, il est facile de comprendre que ce signe doit manquer.

Nous avons observé un cas dans lequel la brièveté du cordon, long seulement de 23 centimètres, avait évidemment arrêté la tête au-dessus du détroit supérieur, quinze heures après la rupture de l'œuf et l'entière dilatation du col, et nous affir- mons n'avoir pu constater, malgré la plus grande attention, aucun des signes que nous empruntons aux auteurs qui nous ont précédé. Il est vrai que la rapidité avec laquelle s'est opérée la délivrance, après l'expulsion du fœtus, ne nous a pa permis de reconnaître le lieu d'insertion du placenta.

Avant la rupture des membranes, ce phénomène pourrait être confondu avec l'élévation et l'abaissement successif de la tête, qui a lieu dans presque tous les cas. Mais il suffit de remarquer, pour éviter l'erreur, qu'alors l'ascension de la tête a lieu pendant la contraction, et qu'elle ne retombe qu'après la douleur, ce qui est tout le contraire de ce qui se passe quand le cordon est tiraillé. Enfin, dans les cas ordinaires, lorsque la tête s'engage au détroit périnéal, pour peu que le plancher du bassin offre de la résistance, que les douleurs soient faibles, on voit la tête proéminer pendant la douleur, et aussitôt après, elle remonte sous l'influence de la réaction du périnée qui, après avoir été fortement distendu pendant la douleur, revient fortement sur lui-même, et tend à la refouler dans le vagin. Mais, comme l'ont fait remarquer Delamotte et M. Guillemot, lorsque ces mouvements de progression et de répulsion ne tiennent qu'à l'élasticité du périnée, ils ne se montrent : 1° que lorsque la tête s'engage au détroit périnéal, et sont d'autant moins prononcés que les douleurs sont plus énergiques et plus rapprochées; au contraire, dans la brièveté du cordon, ils commencent beaucoup plus tôt. Il est bien vrai qu'ils deviennent plus sensibles à mesure que la tête se rapproche de la vulve, parce qu'alors le tiraillement du cordon augmente; mais ils persistent, quelle que soit la violence des contractions, et sont d'autant plus marqués que celles-ci deviennent plus énergiques.

2° Lorsque, au contraire, le placenta est inséré sur les parois latérales de la matrice, ces mouvements sont très-peu marqués, et le diagnostic est très-difficile. Dans les deux cas, la brièveté du cordon s'accompagne, surtout dans les derniers moments du travail, d'une douleur ressentie au lieu d'insertion du placenta, d'une sensation de tiraillement ou de déchirement qui coïncide le plus souvent avec les mouvements de progression et de répulsion qui peuvent être comparés à ceux que la femme éprouve quand on tente de la délivrer avant le décollement complet du placenta (Guillemot). Quelquefois, dit M. Devilliers, il y a répression ou suspension subite de la contraction au moment où elle devrait acquérir son plus haut degré d'intensité. Suivant M. Nægelé père, on pourrait reconnaître ces circulaires, pendant la grossesse ou le travail, à l'aide de l'auscultation. Car on devrait entendre alors un bruit de soufflet accompagnant la pulsation fœtale. Je crois, avec M. Danyau, que de nouvelles recherches sont encore nécessaires pour établir la valeur absolue de ce nouveau moyen de diagnostic. (Voy. *Bruit de soufflet.*)

Comme on le voit, la brièveté du cordon peut retarder la marche de la tête, lorsqu'elle est encore au détroit supérieur, lorsqu'elle a franchi l'excavation et qu'elle est sur le point de s'engager au détroit inférieur; nous devons ajouter que les circulaires qu'un cordon trop court forme parfois autour du cou de l'enfant peuvent encore, après le dégagement complet de la tête, arrêter les épaules, et s'opposer à l'expulsion du tronc. Nous avons été témoin d'un fait semblable qui s'est présenté à la Clinique, en 1838, et où la section du cordon, pratiquée seulement deux heures après la sortie de la tête, put seule permette à l'accouchement de se terminer. Le fœtus était mort.... Delamotte (page 305) raconte une observation tout à fait semblable.

L'art est donc quelquefois obligé d'intervenir. Assez souvent pourtant l'expulsion du tronc est spontanée, seulement son mécanisme n'est pas le même dans les cas de brièveté naturelle et dans ceux de brièveté accidentelle.

1° Dans les cas de brièveté naturelle, la tête peut, après son dégagement, rester collée contre la vulve sans de trop grands inconvénients. La respiration extra-utérine peut s'établir et continuer. Bientôt la matrice se resserre peu à peu sur les parties de l'enfant qu'elle contient encore, descend elle-même dans le vagin, poussée par les efforts de la femme, et se rapprochant ainsi de l'orifice vulvaire, peut facilement chasser le tronc au dehors.

Quelquefois cet abaissement de l'utérus ne s'opère pas ou n'est pas suffisant, et la rupture du cordon ou le décollement du placenta peut seul permettre aux efforts utérins de compléter l'expulsion du fœtus. Ainsi, dans le cas observé par Malgouyré, aussitôt après l'écoulement des eaux, le fœtus et le placenta furent expulsés en même temps; et le fait suivant est raconté par le docteur Rigby : Après deux ou trois heures de douleurs violentes, le fœtus fut tout à coup chassé à l'extérieur; le cordon était rompu à 5 centimètres de l'ombilic. Lorsque la sage-femme voulut délivrer, elle ne trouva pas l'autre bout du cordon; ayant porté la main dans la matrice, elle trouva le placenta dont elle pratiqua l'extraction, et sur lequel on vit l'autre bout du cordon rompu à son point d'insertion.

2° Dans l'accouchement compliqué de la brièveté accidentelle du cordon, la tête de l'enfant, parvenue au dehors du vagin, conserve cette position jusqu'au renouvellement de la douleur. Lorsque celle-ci se manifeste, on voit la tête se porter sur les côtés de la vulve, pendant que les épaules, le dos et les fesses se dégagent.

Cette expulsion s'opère quelquefois si promptement, qu'il est difficile de la suivre; mais, pour peu qu'elle tarde, l'art doit se hâter d'intervenir; car, ainsi que nous l'avons dit plus haut, la compression que les circulaires exercent sur le col peut assez promptement tuer le fœtus.

3° Dans la présentation des fesses, si le travail est abandonné à lui-même, l'accouchement se termine de la manière suivante : les fesses, poussées à la vulve par les contractions utérines, se relèvent du côté où le cordon est situé, puis le tronc descend en s'infléchissant sur lui-même, de façon que, au moment où la tête arrive dans l'excavation, le corps du fœtus forme une courbe dont la concavité répond à peu près à la symphyse des pubis.

Indépendamment du retard qu'elle peut causer dans la marche du travail, et des chances fâcheuses qu'elle fait courir au fœtus, la brièveté du cordon peut encore produire d'autres accidents très-fâcheux pour la mère. C'est à elle surtout qu'il faut attribuer, dans la plupart des cas, la rupture du cordon, le décollement prématuré du placenta, sur lesquels nous reviendrons en faisant l'histoire de l'hémorrhagie utérine. La gravité de ces accidents varie beaucoup, suivant l'époque à laquelle ils surviennent. Au début du travail, l'hémorrhagie qu'ils occasionnent peut compromettre sérieusement la vie de la mère et de l'enfant, si l'art n'intervient promptement. Mais si la rupture du cordon ou le décollement du placenta n'ont lieu qu'au moment où la tête est près de franchir l'orifice vulvaire, ils peuvent être considérés comme une circonstance favorable, car c'est, ainsi que nous venons de le voir, une des ressources que la nature emploie pour terminer l'accouchement.

Enfin, on conçoit que, si le cordon et les adhérences du placenta résistent, le renversement, ou du moins la dépression de l'utérus peut être la conséquence immédiate de l'expulsion du fœtus. C'est vers la fin du travail que ce renversement a lieu; alors, en effet, la femme, sollicitée, par l'état de distension des parties, à faire valoir les douleurs, pousse encore violemment après la cessation de toute contraction utérine, et la matrice relâchée cède d'autant plus facilement à l'action des muscles abdominaux qui tendent à déprimer son fond, que le cordon ombilical, trop court, entraîne dans le même sens la région utérine où le placenta est fixé.

Traitement. — Les conséquences facheuses de la brièveté du cordon présentent des indications différentes, suivant l'époque du travail à laquelle on s'aperçoit de son existence. 1° Lorsque les membranes ne sont pas encore rompues, si le col est largement dilaté, les contractions énergiques, et qu'on soupçonne, aux signes que nous avons indiqués, que le tiraillement du cordon est la cause de la lenteur du travail, il faut rompre les membranes; après l'écoulement des eaux, l'utérus reviendra sur lui-même, son fond se rapprochera de son col, et le cordon, n'étant plus tiraillé, permettra à la tête de descendre dans l'excavation. 2° Si la tête est au détroit inférieur, au moment où les mouvements alternatifs d'élévation et de progression commencent à être perçus pendant et après la contraction, il faut appliquer le forceps. 3° Si la tête n'a plus à vaincre que la résistance des parties molles, il faut se contenter de s'opposer, autant que possible, à ce qu'elle puisse remonter après chaque douleur, et, pour cela, appliquer fortement la main sur les parties extérieures du périnée, et tout en soutenant celui-ci, favoriser l'issue de la tête en la repoussant en haut, comme pour aider à son mouvement d'extension ou du dégagement. Il est bon en même temps qu'un aide comprime le bas-ventre, pour empêcher l'utérus de remonter pendant l'intervalle des douleurs. 4° Enfin, après la sortie de la tête, il faut se hâter de relâcher les circulaires que le cordon forme autour du cou, et de les faire passer par-dessus la tête; si ces circulaires trop serrés résistent aux tractions, il faut les couper, mais ne pas trop se presser de faire la ligature de l'extrémité ombilicale du cordon. Dans la plupart des cas, en effet, il est nécessaire, après la naissance, de laisser saigner un peu le cordon pour remédier à l'état apoplectique du fœtus; en pratiquant immédiatement la ligature on se priverait de cette ressource. Si, d'un autre côté, l'expulsion est trop lente à se terminer, on serre légèrement entre deux doigts le bout fœtal du cordon que l'on reconnaît aux jets saccadés de sang qu'il fournit.

Dans l'accouchement naturel par le siége, ou après la version pelvienne, le tiraillement du cordon entortillé autour du tronc ou des membres est chose assez fréquente. Il faut y remédier en pratiquant quelques tractions sur son extrémité placentaire, et, si elles ne suffisent pas, couper le cordon, et terminer le plus promptement possible.

Lorsque la brièveté du cordon est naturelle, les mêmes préceptes sont applicables, et si l'on est obligé de porter la main dans l'utérus pour constater la nature de l'obstacle, il faut en profiter pour faire la version pelvienne. On tire sur l'en fant jusqu'à ce que la base de la poitrine paraisse à la vulve : puis on coupe le cordon, on le lie et on le comprime avec les doigts et l'on termine sur-le-champ l'extraction du fœtus.

Après la délivrance, il importe d'introduire la main dans l'utérus, pour s'assurer que le fond de l'organe n'est ni déprimé ni renversé.

CHAPITRE XV.

DES OBSTACLES DUS AU FOETUS.

Pour que l'accouchement s'opère spontanément et sans danger, il n'est pas nécessaire seulement que la mère soit bien conformée et que le travail ne se complique d'aucun des accidents que nous avons déjà étudiés, il faut encore que le volume du fœtus et la conformation de ses différentes parties ne détruisent pas les justes rapports qui doivent exister entre lui et le canal qu'il doit franchir ; il faut enfin qu'il se présente par une des extrémités de son grand axe, qu'il soit régulièrement placé par rapport au bassin. Malheureusement ces conditions favorables ne se rencontrent pas toujours. Au moment de la naissance, le fœtus peut aussi être affecté de maladies, offrir des vices de conformation qui augmentent sensiblement ses dimensions. Nous devons donc nous occuper dans ce chapitre des indications que présentent son volume exagéré, ses présentations et ses positions vicieuses, ses maladies, ses monstruosités..

ARTICLE PREMIER.

EXCÈS DE VOLUME.

Que le bassin soit rétréci, ou que le volume du fœtus soit augmenté, les proportions relativement nécessaires à une expulsion facile cessent d'exister, et l'accouchement devient laborieux.

Il est rare que les dimensions du fœtus dépassent une certaine limite et rendent l'accouchement impossible. Dugès consacre cependant le premier chapitre de son mémoire à des faits de ce genre ; mais il n'a pu en trouver qu'un très-petit nombre dans sa pratique. Nous en avons cité un autre exemple dans ce livre (p. 193).

Nul doute qu'un volume trop considérable ne puisse rendre le travail plus long et plus douloureux ; mais si toutes les autres conditions sont favorables, l'accouchement se terminera vraisemblablement par la seule force de la nature. « C'est donc » principalement lorsqu'on se voit forcé de pratiquer la version sur un enfant de » grand volume, qu'on peut éprouver les difficultés les plus grandes, et c'est alors » qu'il faut redoubler de soin, pour éviter la décussation des bras sur la nuque, pour » tourner la face d'abord vers un des côtés du bassin, puis vers le sacrum, et pour » abaisser le menton de manière à rendre les diamètres sous-occipito-bregma-» tique et bipariétal parallèles à ceux du détroit pelvien et des organes génitaux » externes. » (Dugès.)

L'excès de volume au lieu d'être général, peut porter particulièrement sur l'une des parties fœtales. Pour compléter ce qui précède, nous dirons donc quelques mots de l'excès de volume de la tête et des épaules.

Excès de volume de la tête. — Notre collègue le docteur Joulin, agrégé de la

Faculté de médecine de Paris, a consacré un long chapitre de sa thèse de concours à cette cause de dystocie.

D'après cet auteur, les Allemands admettent que l'obstacle peut résider dans le volume seul de la tête, et ils signalent, outre l'excès de grosseur, un phénomène d'ossification peu étudié en France, et qui complique encore la situation : c'est le développement d'os wormiens qui ossifient les fontanelles.

La conduite à tenir dans ces cas de dystocie est fort embarrassante ; le volume du fœtus ne peut guère être apprécié lorsqu'il est encore dans la cavité utérine, et le praticien qui constate l'arrêt du travail dans un bassin paraissant bien conformé, se décidera probablement à agir activement avant que la véritable cause de dystocie lui soit connue ; il interviendra au moyen du forceps ou du céphalotribe, selon les difficultés que le volume du crâne présentera à l'extraction. (Joulin.)

Excès de volume des épaules. — L'accouchement peut être rendu difficile par la dimension trop considérable du diamètre bi-acromial. Cette cause de dystocie entrevue depuis longtemps, a été, de la part de Levret. sous le nom d'enclavement des épaules, l'objet de recherches remarquables qui auraient dû le garantir de l'oubli. De notre temps, elle a été de nouveau affirmée et mise hors de doute par M. Jacquemier, qui lui a consacré un excellent mémoire. Il est à peine besoin de dire qu'il s'agit moins du volume propre des épaules que de celui de la poitrine elle-même ; néanmoins, par leur situation et leur saillie, les épaules concourent à former l'obstacle et en font partie. Les épaules et la partie supérieure de la poitrine, dit M. Jacquemier, retenues à l'entrée du bassin, après s'être opposées à la sortie de la tête hors des parties génitales, s'opposent encore à la sortie du tronc, après avoir été entraînées dans le fond de l'excavation pelvienne. Mais il peut arriver aussi que l'obstacle à la sortie de la tête formé par la présence des épaules à l'entrée du bassin une fois surmonté, le reste du corps sorte sans peine. Le contraire peut également se présenter, et l'obstacle formé par les épaules ne se fera sentir qu'après l'expulsion de la tête.

Aux exemples cités par M. Jacquemier, je pourrai en ajouter trois autres observés par moi-même. Dans ces trois derniers cas, je fus appelé pour terminer l'accouchement dans les conditions suivantes : la tête du fœtus étant dégagée et des tractions ayant été faites sur elle, il fut impossible d'extraire le tronc. Je fus plus heureux, mais je déclare que je dus déployer d'assez grands efforts.

Il importe de connaître cette cause de dystocie et d'y obvier rapidement, parce qu'elle entraîne promptement la mort des enfants. Lorsque les épaules, dit encore M. Jacquemier, arrêtées au détroit supérieur, retiennent la tête au fond de l'excavation. ou sont plus ou moins engagées dans le détroit inférieur, l'obstacle résidant dans le volume de la poitrine plutôt que dans la position des épaules, il n'y a pas indication de chercher à déplacer celles-ci ; on devra avoir recours au forceps. Si cet instrument est insuffisant, qu'y a-t-il à faire ? Dès que le fœtus aura cessé de vivre, ou dès que sa vie sera gravement compromise, il ne faut pas compromettre l'existence de la mère par une expectation trop prolongée. On devra donc se décider à faire la crâniotomie, puis la céphalotripsie, diminuer en un mot assez le volume de la tête pour que la main de l'accoucheur puisse pénétrer profondément dans les parties, saisir les bras du fœtus et les abaisser ; des tractions exercées sur eux suffisent ensuite pour amener le tronc au dehors.

Quand le volume exagéré des épaules n'arrête l'accouchement qu'après le dégagement de la tête, quelle conduite faut-il tenir ? Tout d'abord il paraît rationnel de tenter quelques tractions sur la tête ; cette manœuvre suffira dans les cas simples, mais elle sera inutile pour peu que les difficultés soient considérables. Elle expose d'ailleurs à l'arrachement de la tête, qui a été souvent observé ; mieux vaut alors engager deux doigts sous les aisselles, les recourber en crochet, et abaisser ainsi les épaules ; au besoin il ne faut pas hésiter à aller saisir la racine du bras à pleine main, car c'est alors seulement que la main jouit de toute sa puissance.

Les tractions sur les aisselles sont un acheminement au procédé qui consiste à dégager successivement les deux bras, puis à tirer sur eux, pour extraire le tronc au dehors. C'est à ce dernier moyen que M. Jacquemier accorde la préférence ; celui qu'il regarde comme le plus efficace, parce qu'il a pour effet, non-seulement de donner un point d'appui solide, mais encore de faire disparaître de la poitrine l'épaisseur des bras et les saillies abruptes que forment les moignons des épaules. (Jacquemier.)

ARTICLE II.

PRÉSENTATIONS ET POSITIONS IRRÉGULIÈRES OU COMPLIQUÉES ; ANOMALIES DU MÉCANISME DE L'ACCOUCHEMENT.

Les anciens donnaient le nom de *présentations vicieuses* à toutes celles dans lesquelles le sommet de la tête ne correspondait pas au col de l'utérus. Mais, comme nous l'avons démontré, l'accouchement, quoique un peu plus difficile, se termine presque toujours heureusement pour la mère et le fœtus dans la présentation de la face et dans celle du siége. L'observation a même prouvé qu'il était rigoureusement possible dans les présentations du tronc. Toutefois les trois premières présentations offrent certaines anomalies, certaines irrégularités qui peuvent rendre l'accouchement difficile parfois, et nécessiter l'intervention de l'art. Les présentations du sommet, de la face et du siége sont habituellement franches et régulières, mais elles peuvent être irrégulières ou inclinées. Ces dernières apportent si rarement obstacle à la terminaison spontanée du travail, que nous n'avons pas hésité à les faire rentrer dans la description que nous avons donnée du mécanisme de l'accouchement naturel : la seule modification, en effet, qu'elles apportent dans ce mécanisme, c'est que la tête, en franchissant le détroit supérieur ou en parcourant l'excavation, exécute un mouvement de redressement par suite duquel la circonférence occipito-frontale ou sous-occipito-bregmatique devient parallèle au plan du détroit. Mais ce mouvement de redressement est nécessaire ; car si la tête a son volume normal, l'accouchement n'est possible qu'à cette condition ([1]). Lorsqu'il ne s'opère pas, l'art est donc obligé d'intervenir. Il est encore, dans les mouvements exécutés par la tête, quelques anomalies qui peuvent entraver son expulsion. Voyons quelles sont les indications que présentent ces cas particuliers.

([1]) Nous avons vu pourtant cette conversion d'une position inclinée, en position franche, ne s'opérer qu'au détroit inférieur chez une femme primipare ; la tête, placée en position occipito-iliaque gauche antérieure, était en même temps inclinée sur son pariétal droit. Elle descendit en conservant cette position, de manière qu'au moment où elle reposait sur le plancher du bassin, on sentait l'oreille. Après quelques douleurs énergiques, elle se redressa tout à coup, et franchit le détroit inférieur immédiatement après avoir éprouvé ce mouvement de redressement. La tête était peu volumineuse, quoique le fœtus fût à terme.

§ 1. — Positions inclinées du sommet; anomalies du mécanisme de l'accouchement.

Nous appelons ainsi les positions que Baudelocque désignait sous les noms de positions des côtés de la tête, des oreilles, des tempes et de l'occiput. Les côtés de la tête se reconnaissent à la présence de l'oreille, de l'angle de la mâchoire ou de la bosse pariétale; l'occiput, à la forme triangulaire de la fontanelle postérieure, aux sutures lambdoïdes et au voisinage du cou.

Quand on constate une semblable inclinaison dès le début du travail ou peu après la rupture des membranes, il n'y a, en général, rien à faire ; car nous savons que dans le plus grand nombre des cas, la conversion s'opère spontanément ; mais si cinq, sept ou huit heures après l'écoulement du liquide, la tête conserve encore sa position primitive, et que celle-ci s'oppose à son mouvement de descente, il faut opérer le redressement artificiel. On peut y réussir avec la main seule, et l'on doit le tenter avant d'en venir à l'introduction du levier ou du forceps. Il est inutile de dire qu'il faudrait d'abord corriger l'obliquité de l'utérus, si elle se rencontrait dans le cas où l'on aurait à opérer. On peut établir, comme règle générale, qu'il faut introduire la main dont la face palmaire embrasse le plus facilement le vertex. La main introduite dans l'utérus (voy. *Version*), saisit l'occiput pour

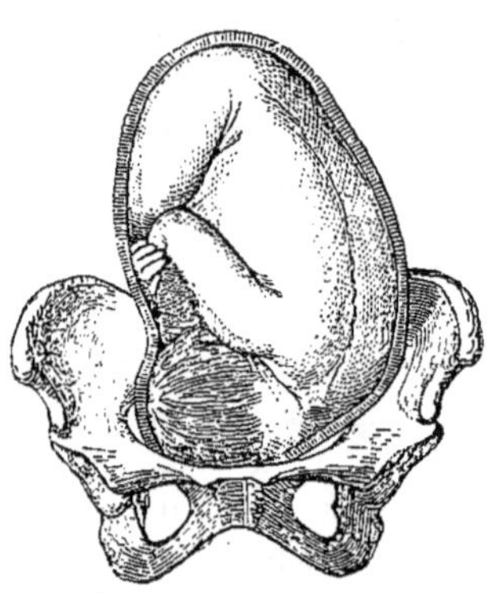

Fig. 113. — Position occipito-iliaque gauche fortement inclinée sur son pariétal postérieur.

l'entraîner, après l'avoir d'abord éloigné de la fosse iliaque, tandis que l'autre main presse sur la région hypogastrique pour obliger la tête à descendre. Lorsque la main ne peut réussir à opérer ce redressement, la plupart des accoucheurs conseillent l'emploi du levier ; nous préférerions avoir tout de suite recours à l'emploi du forceps, dont les branches agiraient d'abord comme levier et redresseraient la tête, et à l'aide duquel on terminerait immédiatement l'accouchement. Si, en effet, comme nous en avons donné le précepte, on a d'abord espéré que la nature suffirait à redresser l'inclinaison; si, après sept ou huit heures d'attente inutile, on a vainement essayé d'opérer avec la main seule ce redressement, il est évident que la terminaison prompte est indiquée dans le double intérêt de la mère et de l'enfant, et que le forceps doit être par conséquent préféré au levier. A l'aide du forceps, on ne réussit pas toujours à saisir convenablement la tête et à l'entraîner dans l'excavation. La version pelvienne peut alors être très-utile, au moins m'a-t-elle réussi dans deux cas où le forceps avait échoué. J'avoue même que je serais assez disposé à la tenter tout de suite dans le cas où l'utérus, peu rétracté, contiendrait encore une certaine quantité de liquide amniotique.

Les positions occipito-postérieures qui ne se convertissent pas naturellement en antérieures ou pubiennes permettent encore le dégagement spontané de la tête ; mais, ainsi que nous l'avons vu, elles offrent parfois des difficultés sérieuses, et peuvent même constituer un obstacle insurmontable à la terminaison du travail. Nous avons déjà déclaré que nous avions peu de confiance dans les efforts faits avec les doigts pour opérer ce mouvement de rotation, et l'application du forceps nous semble le moyen le plus efficace. (Voy. *Forceps.*)

Une remarque importante à faire, c'est que cette persistance de l'occiput en arrière s'oppose quelquefois à l'engagement de la tête, et celle-ci reste, malgré des contractions assez énergiques, au niveau du détroit supérieur, longtemps encore après la rupture des membranes. La tuméfaction du cuir chevelu masque alors les caractères de la fontanelle postérieure, et, pour établir le diagnostic, il faut porter le doigt en avant et en haut, où l'on trouve la fontanelle antérieure. Le vertex vient, à chaque contraction, arc-bouter contre la branche horizontale du pubis, et la présentation tend alors à se convertir en présentation dite de la *nuque* par les anciens accoucheurs. C'est particulièrement dans les positions occipito-postérieures gauches que j'ai observé cette anomalie, et j'ai toujours été obligé d'avoir recours au forceps : l'extraction de la tête nécessite en général des efforts assez violents.

Les positions du sommet peuvent encore, sans inclinaison, offrir certaines anomalies dans leur mécanisme. Le mouvement de rotation qui, dans les positions transversales, doit ramener l'occiput sous la symphyse, se fait quelquefois attendre très-longtemps, ce qui retarde beaucoup le travail. Ce retard peut tenir à la faiblesse des contractions utérines, et l'application du forceps est alors ce qu'il y a de mieux à faire ; mais cela peut dépendre aussi, suivant la plupart des auteurs, de ce que Levret appelait l'*enclavement* des épaules. Celles-ci présentent alors leur grand diamètre biacrominal au plus petit diamètre du détroit supérieur, s'y engagent fortement, s'y *enclavent* de matière à ne pouvoir descendre plus avant, et arrêtent par conséquent la marche de la tête. Cet enclavement des épaules, qu'il est difficile de concevoir sans un rétrécissement léger du détroit supérieur ou une étendue très-considérable du diamètre biacromial, a été constaté par Levret, Delamotte, Ruysch, etc., est admis par Desormeaux, Dugès, et doit être, en conséquence, regardé comme possible (voy. p. 856). Il serait difficile de soupçonner pendant le travail cette cause de dystocie, et la mobilité de la tête dans l'excavation (Fried) est le seul signe qui pourrait éveiller l'attention, si l'on avait constaté la bonne conformation du détroit inférieur, et si d'ailleurs les contractions étaient fortes et soutenues. Levret conseille alors, et Desormeaux paraît approuver ce conseil, de faire mettre la femme sur les genoux et sur les coudes, la tête baissée, afin de faire cesser le poids des épaules contre les parties de la mère ; puis de glisser la main entre la tête et les parois du bassin, saisir l'épaule qui est accrochée au niveau de l'angle sacro-vertébral, pour la tirer de côté et pour faire changer sa position. Cette manœuvre, quoique difficile, est pourtant la seule praticable si le fœtus est vivant : on devrait aplatir la tête par la crâniotomie s'il était mort, afin de se frayer un passage facile jusqu'aux épaules.

Sans doute, en supposant ce diagnostic bien établi, il paraît convenable de suivre le conseil de Desormeaux ; mais ce diagnostic est tellement difficile, que, suivant la remarque judicieuse de M. Jacquemier, le forceps, bien qu'en réalité irrationnel, est la seule ressource qui reste.

Le mouvement de rotation de la tête, par suite duquel l'occiput vient sous la symphyse des pubis, peut encore être rendu difficile et même complétement impossible par le volume de la tumeur séro-sanguinolente qui se forme lorsque la tête séjourne longtemps dans l'excavation. En s'engageant, en effet, dans la vide de l'arcade des pubis (Tarnier), cette tumeur peut évidemment rendre impossible le mouvement de rotation : il faut alors appliquer le forceps.

Les positions occipito-pubiennes ou occipito-sacrées directes sont très-rares, mais certainement on a eu tort d'en nier l'existence. Nous avons déjà dit que l'occiput pouvait se trouver en rapport avec les différents points du pourtour du détroit supérieur. Dans l'immense majorité des cas, ces positions directes se convertissent, dès le début du travail, en positions diagonales ; car la convexité du front, dans les positions occipito-pubiennes, celle de l'occiput dans les occipito-sacrées, ayant à glisser sur la saillie de l'angle sacro-vertébral, sont presque toujours déjetées à droite ou à gauche. Dans quelques cas pourtant, les positions primitives persistent, et l'accouchement se termine à peu près comme à l'ordinaire. Mais quelquefois, si la tête est volumineuse, et le bassin peu développé, quoique bien conformé, la tête est arrêtée au détroit supérieur et comme enclavée par les deux extrémités de son diamètre occipito-frontal. L'application du forceps est alors la seule ressource.

2. — Positions inclinées du pelvis ; anomalies du mécanisme de l'accouchement.

Tantôt une des hanches, tantôt la région lombaire ou la partie inférieure de l'abdomen peuvent, suivant le sens de l'inclinaison, s'engager les premières, surtout quand l'obliquité de l'utérus est très-prononcée. Il faudra donc corriger cette obliquité, qui est la première cause de cette anomalie ; puis, si cela ne suffit pas pour replacer le siége horizontalement, on ira chercher les pieds ou l'on accrochera une des aines avec l'index recourbé en crochet. (Voy. *Mécanisme de l'accouchement par le siége.*)

§ 3. — Positions inclinées de la face ; anomalies du mécanisme de l'accouchement.

Les positions de la face peuvent aussi être irrégulières, soit que, par suite d'une inclinaison latérale, une des joues s'engage seule, soit que, la tête étant peu étendue, le front se trouve placé au centre du détroit supérieur, soit enfin que cette extension étant portée à l'extrême, le menton et le devant du cou soient seuls accessibles au doigt : la nature se suffit ordinairement à elle-même dans ces cas comme dans les précédents. Les cas dans lesquels le front est d'abord placé au centre du détroit supérieur sont très-fréquents, et c'est au moment de s'engager dans l'excavation que, l'extension se complétant, la face devient complète-

ment horizontale. (Voy. *Mécanisme de l'accouchement par la face.*) Il en est de
même des positions *malaires*, dont le redressement s'opère, comme pour les positions *pariétales* du sommet, pendant le mouvement de descente. Dans les cas
rares où cette inclinaison résiste aux contractions utérines, le redressement manuel d'abord, puis, en cas d'insuccès, l'application du forceps si la tête est déjà
engagée et immobile, la version pelvienne si elle est encore élevée et peut être
facilement déplacée, nous paraissent être pratiquées.

La réduction spontanée, que nous venons d'indiquer comme la terminaison la
plus ordinaire des positions frontales ou malaires, est beaucoup plus difficile dans
le cas où, par suite d'un excès d'extension de la tête, c'est le menton qui tend à
s'engager le premier et à se rapprocher du centre de l'excavation. En effet, non-
seulement, suivant la remarque de madame Lachapelle, la tête présente des diamètres défavorables, mais encore le tronc tend à descendre avec la face, en même
temps qu'il la repousse du passage, et met ainsi obstacle à son expulsion. La contraction transmise par le rachis tend plutôt à augmenter l'inclinaison qu'à la redresser. Aussi, dans ces cas, faut-il être moins confiant aux efforts de la nature,
et se hâter de convertir la position par la version pelvienne.

Ces inclinaisons latérales sont habituellement primitives, et, comme nous
l'avons déjà dit, se réduisent spontanément en position franche. Mais il peut arriver aussi qu'une position bien régulière au début du travail se transforme spontanément en position inclinée que rien ne pourra redresser. Ainsi, le docteur
Birnbaum (de Bonn) a parlé d'une position mento-iliaque droite transversale bien
régulière qui se convertit en occipito-iliaque gauche antérieure, fortement inclinée sur son pariétal droit. L'application du forceps fut indispensable à la terminaison du travail.

Les positions de la face doivent, on le sait, se convertir en positions mento-
pubiennes, pour que l'accouchement puisse se terminer spontanément. Ce mouvement de rotation, facile dans les positions mento-antérieures, c'est-à-dire dans
les cas où le menton était en rapport avec un des points de la moitié antérieure
du bassin, est plus difficile dans les positions mento-postérieures, quelquefois
même ne s'exécute pas ; et, il faut bien en convenir, l'engagement de la face non
réduite et sa non-tendance à la réduction constituent une des difficultés sérieuses
de l'art obstétrical.

Or, pour bien préciser les indications qui peuvent se présenter dans cette circonstance, nous supposerons quatre cas :

1° Une femme est depuis longtemps en travail, les membranes sont rompues
et les eaux écoulées depuis cinq ou six heures ou plus. Les contractions utérines
ont été très-énergiques depuis l'écoulement des eaux ; le toucher fait reconnaître
une bonne conformation du bassin, une dilatation complète et aucune résistance
du col de l'utérus ; et cependant la partie qui se présente reste toujours élevée et
ne s'engage pas davantage dans l'excavation ; mais en cherchant quelles peuvent
être, au milieu de circonstances aussi favorables, les causes qui retiennent la
partie qui se présente engagée au détroit supérieur, on s'aperçoit que la face se
présente en position mento-postérieure. On est, je crois, en droit de conclure que

la lenteur du travail est due à la non-réduction de la position mento-postérieure en antérieure. Dans ce cas, plusieurs auteurs conseillent de convertir la position de la face en position du sommet, et, pour cela, introduire la main dont la face palmaire embrasse plus facilement le vertex, la droite dans le cas où le menton serait dirigé à droite et en arrière, la gauche dans le cas opposé; puis, après avoir saisi la face à pleine main, essayer de la refouler au-dessus du détroit supérieur, et, si l'on y réussit, contourner le vertex avec la face palmaire des quatre doigts, et fléchir la tête sur la poitrine. La position de la face ainsi convertie en position du sommet, les contractions utérines feront le reste. Mais je suis convaincu aujourd'hui que cette manœuvre réussira rarement, aussi faut-il y mettre une grande prudence et recourir assez promptement à la version pelvienne.

2° Si à la position mento-postérieure engagée, ou encore au-dessus du détroit supérieur, se joignait *un accident qui nécessitât la prompte terminaison de l'accouchement,* il est évident que la version pelvienne serait seule praticable avec avec avantage.

3° Si la position mento-postérieure coïncide avec un rétrécissement modéré du bassin, la plupart des auteurs conseillent d'opérer la conversion de la position faciale en position du sommet, puis d'appliquer le forceps sur l'extrémitité céphalique fléchie. Cette version céphalique préalable nous semble devoir être très-difficile longtemps après la rupture des membranes, et peut-être on devrait lui préférer la version podalique. Nous aurons plus tard à résoudre cette question, lorsque nous apprécierons l'utilité du forceps dans les rétrécissements du bassin. (Voy. *Forceps.*)

L'application du forceps sur la face en position mento-postérieure nous paraît un moyen extrême qu'il ne faut employer que lorsqu'on ne peut faire autrement, comme dans les cas suivants :

4° Il est des cas malheureux, en effet, où le refoulement étant impossible, soit parce que la tête a franchi le col, soit parce que la violente rétraction de l'utérus rend tout effort inutile, la version pelvienne et la version céphalique sont évidemment impossibles. L'accoucheur doit nécessairement alors avoir recours aux instruments. Le levier, le forceps, les crochets aigus et céphalotribes ont tour à tour été proposés : avant d'employer ces derniers, on doit mettre les premiers en usage.

Le levier peut être très-utile dans certains cas, et, appliqué sur le vertex et l'occiput, il a pu quelquefois abaisser ce dernier et convertir la présentation de la face en présentation du sommet. Quand la tête est un peu élevée, il est même souvent plus facile à manier que le forceps, dont la seconde branche est alors si difficilement introduite à la hauteur et au lieu convenables. Il m'a beaucoup servi chez une femme auprès de laquelle je fus appelé par M. le docteur Fournier, et chez laquelle la tête, engagée dans l'excavation en position mento-postérieure droite, n'avait pu être refoulée ni saisie convenablement par le forceps; et je crois que j'ai eu tort, à l'exemple de beaucoup d'autres contemporains, de le proscrire presque complétement de la pratique. Dans les positions postérieures qui se rapprochent de la transversale encore peu élevée, cas dans lesquels l'application du forceps est très-difficile, le levier peut, je crois, rendre d'importants services. (Voy. *Levier*.)

Quant au forceps que madame Lachapelle proscrit dans le cas dont nous parlons, il peut être tenté comme ressource extrême; mieux vaut encore cela que l'embryotomie, lorsque le fœtus est vivant; seulement il faut s'entendre sur les mouvements qu'on se propose d'imprimer à la tête à l'aide de l'instrument. En supposant les cuillers convenablement appliquées sur les côtés de la tête, on sait combien cela est difficile (voy. *Forceps*), doit-on chercher à ramener le menton en avant (Smellie)? ou bien vaut-il mieux, laissant le menton en arrière, chercher à abaisser le front et l'occiput, puis à dégager d'abord ces parties au-dessous des pubis? En me fondant sur les faits publiés par nos devanciers, je n'hésitais pas dans les éditions précédentes à me prononcer pour cette dernière manœuvre. De l'aveu de tous les praticiens, ai-je dit, la rotation du menton en avant expose le fœtus à trop de dangers par l'étendue du mouvement imprimé à l'articulation atloïdo-axoïdienne, et les deux faits signalés par M. P. Dubois, et qu'il considère lui-même comme exceptionnels, ne peuvent nous faire oublier tous ceux dans lesquels cette rotation exagérée a coûté la vie à l'enfant ([1]).

Je serai aujourd'hui moins exclusif; les faits de M. Blot et quelques autres m'ont convaincu que la rotation artificielle du menton en avant peut se faire dans certains cas sans compromettre nécessairement la vie du fœtus. On peut se borner, en effet, à ramener le menton au niveau de la branche ischio-pubienne, et alors, si la position était sacro-iliaque, sa rotation ne dépassera guère le quart du cercle, et si elle était primitivement mento-sacrée, on peut espérer que, sous l'influence des contractions utérines, le tronc participera au mouvement de rotation que le forceps fait exécuter à la tête, et qu'on évitera ainsi la torsion du cou.

Nous verrons plus loin jusqu'à quel point les modifications, dans le procédé

([1]) J'ai eu l'occasion de constater, d'une manière évidente, le danger de ce mouvement de rotation exagérée.

Pendant le mois de juillet 1845, une femme primipare nous offrit une position mento-sacro-iliaque droite dont la persistance rendit l'accouchement impossible, et nécessita l'intervention de l'art. Après avoir inutilement tenté le refoulement de la tête, nous fûmes obligé d'avoir recours au forceps. Le fœtus était encore vivant. Après avoir appliqué les cuillers sur les côtés de la tête, nous essayâmes d'abaisser le vertex, mais cette fois cela nous fut complétement impossible. L'application comme levier sur le sommet d'une des branches du forceps ne fut pas plus heureuse. Avant d'en venir à l'embryotomie, nous crûmes convenable d'essayer de ramener le menton en avant. Replaçant les deux cuillers du forceps, nous fîmes tourner la tête de manière à ramener le menton à l'extrémité droite du diamètre transverse, puis, après quelques légers déplacements des cuillers, derrière la cavité cotyloïde droite. La face était alors au tiers inférieur de l'excavation, et la vulve était entr'ouverte par l'instrument, nous vîmes distinctement la langue du fœtus et les lèvres exercer les mouvements. Le mouvement de rotation fut alors complété, et une fois le menton en avant, la tête fut dégagée par la flexion ordinaire. Mais le fœtus, dont le cœur offrait encore quelques légères pulsations, ne put être rappelé à la vie, malgré les soins les mieux entendus et les plus longtemps prolongés.

J'ai la conviction que, dans ce fait, la mort du fœtus est uniquement due à la torsion exagérée du cou.

opératoire, proposées par MM. Champion, Baumers et Danyau, peuvent rendre plus facile ce mouvement de rotation.

Si la rotation est impossible, que faut-il faire? M'appuyant sur les observations de Smellie (t. XI, p. 579), Meza (*Acta regiæ Societatis med. Hauniensis*, t. XI, p. 379), Siebold (*Siebold's Journal*, 1830, p. 209), je crois que l'on peut, après avoir, autant que possible, appliqué les cuillers sur les côtés de la tête, tirer directement en bas et en arrière dans le but d'abaisser le sommet.

Je sais fort bien ce qu'on peut objecter à cette manière de faire. Nécessairement, dira-t-on, pendant le mouvement de flexion que vous imprimerez à la tête, le grand diamètre occipito-mentonnier devra franchir en entier un des diamètres de l'excavation, et de là un obstacle souvent insurmontable. Je ne me dissimule pas la force de l'objection, et j'avoue que la théorie est impuissante à y répondre d'une manière complétement satisfaisante. Mais là où des faits existent, qu'importe l'impuissance des idées théoriques? Il y a des faits, je viens d'en citer quelques-uns; et l'autorité un peu brutale des faits n'est pas la seule que je puisse invoquer. La raison ne dit-elle pas que, lorsque la pratique nous offre quelques-uns de ces cas, heureusement assez rares, qui semblent en dehors des idées théoriques, et dans lesquels le praticien en est réduit à faire ce qu'il peut et non pas ce qu'il veut, le plus sage est de se rapprocher autant que possible des voies tracées par la nature? Or, combien de fois n'a-t-on pas vu, dans les positions mento-postérieures de la face, le menton rester en arrière, et cependant l'accouchement se terminer seul? Quel a été alors le mécanisme? Consultons les observations, et nous verrons que la contraction utérine, ne suffisant pas à abaisser le menton, a semblé reporter son action sur l'occiput, et que successivement le front, le vertex et l'extrémité occipitale, glissant derrière la symphyse, ont apparu dans le milieu de l'arcade pubienne. N'est-il pas dès lors logique de conseiller de chercher à imprimer à la tête le même mouvement de flexion, dans l'espoir que les tractions de l'instrument, venant s'ajouter aux efforts expulseurs de l'utérus, parviendront à obtenir ce que ces derniers isolés ne pouvaient faire?

Ce que nous avons dit de l'impossibilité de la conversion spontanée, dans les positions mento-sacrées directes, et de son application assez naturelle dans les positions mento-postérieures diagonales, trouve ici son application pratique. Il en résulte, en effet, que si le menton était directement tourné vers la face antérieure du sacrum, on devrait, avant de fléchir la tête avec le forceps, imprimer à celle-ci un léger mouvement de rotation qui porterait le menton vers une des symphyses sacro-iliaques, de préférence vers la droite, pour éviter la compression du rectum à gauche.

Mon expérience, celle des autres, ont, sur ce point de pratique, modifié mes convictions, et je reconnais volontiers que, jusqu'à présent, j'avais été trop exclusif en conseillant les tractions directes au détriment des essais de rotation. Je crois donc que les deux méthodes peuvent réussir dans quelques cas; et comme il est impossible de préciser à priori quels sont ces cas dans lesquels l'une ou l'autre réussira le mieux, il est sage de les essayer l'une après l'autre.

Aussi j'ai dû déclarer que les accoucheurs de notre époque, encouragés par quelques succès obtenus dans ces dernières années, pensent qu'on doit tout d'abord essayer de ramener le menton sous la symphyse pubienne.

Enfin, il est des cas malheureux dans lesquels, après avoir inutilement tenté les diverses manœuvres que nous venons d'examiner, la crâniotomie devient la seule ressource ([1]).

Les suppositions que nous venons de faire et qu'il nous aurait été facile de justifier par des faits puisés dans les auteurs, en nous faisant connaître les difficultés qui peuvent se présenter dans ces cas, ne porteraient-elles pas à admettre, pour les positions mento-postérieures, les préceptes posés par Baudelocque, Gardien, etc., pour toutes les positions de la face? Et si, dans l'état actuel de la science, les positions mento-antérieures doivent être abandonnées à la nature, en est-il entièrement de même des positions mento-postérieures? En un mot, cette dernière position bien constatée avant ou très-peu de temps après la rupture des membranes, ne devrait-on pas avant l'engagement de la face, et alors que la tête est encore mobile, chercher à la convertir en position du sommet, ou pratiquer la version pelvienne et prévenir ainsi les difficultés qui pourront naître plus tard? J'avoue que si j'avais à me prononcer en pareille matière, je résoudrais la question par l'affirmative.

§ 4. — Présentation du tronc.

L'accouchement naturel dans les présentations du tronc est un fait très-exceptionnel, et sur lequel il ne faut jamais compter. Aussi est-il de précepte absolu de chercher, aussitôt que possible, à ramener au détroit supérieur une des deux extrémités du fœtus, en pratiquant, soit la version pelvienne, soit la version céphalique. (Voyez, pour les divisions, les causes, le diagnostic de ce mécanisme, l'accouchement naturel, les pages 355 et suivantes, et pour les indications qu'ils présentent, le chapitre consacré à la version.)

______

([1]) J'ai été tout récemment témoin d'un fait semblable. M. le docteur Letannelet me fit prier de venir l'aider de mes conseils dans les soins qu'il donnait à une jeune dame primipare. J'arrivai auprès d'elle à huit heures du soir. Je constatai, comme l'avait déjà fait mon honorable confrère, une position mento-postérieure droite (variété frontale) déjà fortement engagée depuis trois heures de l'après-midi. Depuis cette heure la tête n'avait pas avancé d'un millimètre. A onze heures, aucun changement n'était survenu dans la position ni dans l'élévation de la tête. Le refoulement fut inutilement tenté. M. Letannelet et moi essayâmes vainement aussi le levier et le forceps ; avant d'en venir à la crâniotomie, que nous jugions indispensable, nous fîmes prier M. Dubois de voir la malade. Il arriva à une heure de la nuit, renouvela sans plus de succès les tentatives que nous avions déjà faites. La crâniotomie fut dès lors décidée. Mais la malade avait grand besoin de repos, nous manquions des instruments nécessaires, et l'opération fut remise à huit heures du matin. Elle ne fut pas sans difficultés, car, malgré sa grande habileté, M. Dubois eut les plus grandes peines à extraire la tête avec le céphalotribe.

§ 5. — Présentations compliquées.

Sous le nom de procidences, madame Lachapelle a décrit la chute intempestive d'une partie quelconque du fœtus, qui, vu sa ténuité ou sa mobilité, ne pourra constituer par elle-même une présentation particulière, mais qui viendra compliquer la présentation d'une région plus étendue. Ainsi le cordon ombilical, les pieds, les mains, soit isolément, soit simultanément, peuvent se présenter au dehors en même temps que la tête et les fesses. Le toucher fera très-facilement reconnaître cette complication, et il est inutile de revenir sur des signes propres à faire distinguer chacune de ces parties.

Nous avons déjà parlé de la procidence du cordon et des moyens d'y remédier. Lorsqu'une seule main a glissé au-dessous de la tête ou des fesses, que, du reste, le bassin est bien conformé et les contractions énergiques, l'accouchement peut se terminer seul, et l'on doit attendre. La présence des deux mains placées sur les parties latérales de la tête n'a pas toujours été un obstacle insurmontable à la terminaison spontanée du travail ; car on a vu quelquefois toutes ces parties être expulsées en même temps ; mais, pour peu que le passage fût étroit, les parties molles résistantes, il faudrait terminer artificiellement le travail par l'application du forceps ou la version, suivant que la tête aurait ou n'aurait pas franchi le détroit supérieur ; il faudrait aller chercher les pieds dans la présentation du pelvis. Ce dernier conseil doit encore être suivi, si, au lieu d'une main, c'est un pied, ou en même temps un pied avec une main qui accompagnent la tête. Toutefois, avant d'en venir à la terminaison artificielle du travail, l'accoucheur doit essayer de repousser la main ou le pied dans l'utérus, jusqu'au-dessus de la tête. Il suffirait même souvent de les soutenir pendant la douleur qui pousse la tête, pour voir celle-ci descendre seule et arriver au détroit supérieur. On peut alors abandonner le travail à la nature. Nous devons faire remarquer, toutefois, que le pied est beaucoup plus difficile à refouler que la main, et qu'à cause de son volume, il constitue un obstacle souvent insurmontable par les ressources ordinaires. La crâniotomie est quelquefois indispensable à la terminaison du travail, comme le prouvent plusieurs observations.

La procidence du pied n'a été, je crois, observée que dans les présentations de l'extrémité céphalique fléchie. J'ai eu l'occasion de la rencontrer avec une présentation de la face, et la rareté du fait, jointe aux difficultés qu'il présenta, m'engage à le rapporter ici avec détail :

Le 4 novembre 1842, à cinq heures du matin, je fus subitement réveillé par M. X..., charcutier de la rue du Cadran, qui venait en toute hâte me prier de me rendre auprès de sa femme, depuis deux jours en travail, et auprès de laquelle se trouvait M. le docteur Lorne, son médecin et accoucheur. Arrivé après de la malade, je reçus de mon honorable confrère quelques renseignements, après lesquels je procédai à l'examen. Mais avant d'en faire connaître le résultat, je crois devoir transcrire une petite note qui m'a été remise par M. Lorne lui-même ; elle précise beaucoup mieux que je n'aurais pu faire, sur mes simples souvenirs, ce qu'il savait des antécédents de cette femme, et ce qu'il avait cru observer depuis le commencement du travail :

« Le 2 novembre 1842, à six heures du soir, je suis appelé rue du Cadran n° 7, pour assister madame X... dans son accouchement. J'apprends de la malade qu'elle a eu sept enfants. A son dire, voilà comment se sont terminés les accouchements antérieurs :

» 1° Premier enfant : travail long et pénible de trois jours ; présentation de l'extrémité céphalique ; accouchement naturel. Mort de l'enfant quelques jours après la naissance.

» 2° Deuxième et troisième enfant : présentation de l'extrémité pelvienne, accouchement spontané ou à l'aide de simples tractions ; fœtus morts.

» 3° Quatrième enfant : après la rupture de la poche des eaux, les contractions utérines cessent pendant vingt-quatre heures ; expulsion de l'enfant en l'absence de l'accoucheur.

» 4° Cinquième et sixième enfant : présentation de l'extrémité céphalique ; travail long et pénible ; accouchement naturel. Un seul de ces enfants a vécu quelques mois.

» 5° Septième enfant : présentation de l'épaule, issue du bras. M. P. Dubois, appelé en consultation, constate la mort du fœtus, pratique l'embryotomie. A la suite de cet accouchement, inflammation d'un ou de plusieurs organes abdominaux.

» Madame X..., âgée de trente-deux ans, est d'une taille moyenne, d'un tempérament sanguin, et offre tous le caractères d'une bonne santé. Rien dans son organisation extérieure ne peut faire soupçonner l'existence d'un vice de conformation du bassin. La grossesse normale paraît être arrivée à son terme régulier. La nuit précédente, elle éprouve quelques douleurs qui cessent au jour pour reparaître à six heures du soir. Aussitôt après mon arrivée, je constate, par le toucher, une dilatation du col utérin de la largueur d'une pièce de cinq francs : je distingue facilement la poche des eaux qui, relâchée pendant l'intervalle des douleurs, est tendue et proémine à travers le col pendant la contraction ; mais je ne peux distinguer aucune partie du fœtus. A minuit, la poche amniotique fait saillie dans le vagin en forme de boudin et arrive près de la vulve : tout à coup elle se rompt spontanément et laisse échapper plus d'un litre de liquide.

» Après l'écoulement des eaux, je ne peux encore atteindre aucune partie de l'enfant, quelle que soit la hauteur à laquelle je porte le doigt. Tout à coup la scène change : les douleurs, jusqu'alors énergiques, cessent ; mais, comme au dire de la malade, dans un accouchement précédent (le quatrième), les contractions utérines avaient ainsi été suspendues pendant vingt-quatre heures, puis avaient repris avec assez d'énergie pour terminer l'accouchement, je fais remettre la femme dans son lit.

» Le lendemain, 3 novembre, à huit heures du matin, je retrouve la malade dans le même état. Quelques douleurs se font sentir dans l'aine et le flanc gauches : les parties du fœtus sont toujours inaccessibles ;..... aucun changement notable dans la journée. — Neuf heures du soir. Je reconnais, au niveau du détroit supérieur, la jambe et le pied gauches couchés en travers du col. Des douleurs très fortes existent, mais n'ont pas le caractère des douleurs expulsives.

» Le 4 novembre, les douleurs sont plus fortes, mais le travail n'avance pas. Je me détermine à aller chercher le second pied. Le col utérin est convenablement dilaté; mais il est rigide et laisse difficilement pénétrer la main. Je constate, au-dessus du pied d'abord senti, une tumeur arrondie et dure que je soupçonne être la tête. Je fais de vains efforts pour la repousser et aller chercher le pied droit, et je me décide à envoyer chercher M. Cazeaux. »

A ces renseignements je procédai à l'examen de l'état des parties. Je trouvai, à la partie supérieure du vagin, un pied : c'était le pied gauche dont le calcanéum était dirigé en arrière et un peu à droite. En amenant mon doigt derrière la symphyse du pubis, je trouvai une tumeur volumineuse fortement pressée contre l'arc antérieur du bassin, car il me fut impossible de glisser mon doigt entre elle et la symphyse ; au premier abord, je la crus constituée par la fesse droite, et je diagnostiquai une position postérieure droite du siége. Le membre gauche était resté pelotonné sur le plan antérieur du ventre ; l'autre, au contraire, en entier relevé sur le plan abdominal et thoracique du fœtus. Les contractions étaient de nouveau fortes et énergiques ; mais la partie ne s'engageait pas, malgré la complète dilatation du col. Cherchant quelle pouvait être la cause de son non-engagement, j'examinai le bassin et je constatai une saillie considérable de l'angle sacro-vertébral. Le diamètre antéro-postérieur n'avait au plus que 8 centimètres. Je me décidai à opérer quelques tractions sur le pied ; mais, à ma grande surprise, ces tractions furent complétement infructueuses. En portant ma main sur la tumeur que j'avais d'abord cru être la fesse antérieure, je la trouvai beaucoup plus volumineuse et beaucoup plus dure que je ne l'avais d'abord pensé, et je reconnus la tête, surmontée par une tumeur molle, considérable (*caput succedaneum*, tumeur sanguine). Je cherchai vainement les sutures ou fontanelles ; mais, en glissant doucement les doigts entre cette tumeur et la jambe dont le pied était au-dessous d'elle, je sentis une surface très-inégale, et bientôt je reconnus distinctement les yeux et les paupières, puis les autres signes de la présentation de la face. C'était en effet une présentation de la face irrégulière. Le menton était dirigé en arrière et à gauche (position mento-iliaque gauche non complétement étendue, quatrième position du front de Baudelocque), déjà un peu engagé au détroit supérieur. En résumé, je me trouvais en face d'une femme dont le diamètre sacro-pubien était de 8 centimètres au plus, chez laquelle le fœtus se présentait en position mento-iliaque gauche postérieure, irrégulière ou frontale, position qui se compliquait de la procidence du pied gauche. Les eaux étaient complétement évacuées depuis trente-deux heures, et l'utérus fortement rétracté. Je ne fus pourtant pas découragé par toutes ces difficultés. Ma première pensée fut de refouler le pied engagé au-dessous de la tête ; mais tous mes efforts furent inutiles; j'appliquai alors, non sans peine, un lacs sur le pied, et essayai de repousser la tête, en tirant en même temps sur le lacs ; même insuccès : la tête, fortement maintenue par des contractions violentes, ne bougeait pas. Le fœtus étant encore vivant, je me décidai à l'application du forceps. L'introduction des branches, leur articulation, furent choses faciles et peu douloureuses pour la femme : elles furent placées sur les côtés du bassin. Mais, malgré les tractions les plus énergiques et continuées pendant une demi-heure, je ne parvins pas à imprimer à la tête le plus léger mouvement de progression. Après quelques instants de repos, je retirai l'instrument pour le réintroduire ; mais, cette fois, je fus assez heureux pour placer les cuillers directement sur les côtés de la tête, puis j'imprimai aux cuillers un mouvement de rotation, de manière à placer la face dans une position transversale. Efforts impuissants ! Je tirai violemment ; M. Lorne me succéda : tous deux nous épuisâmes inutilement nos forces. Je retirai le forceps, puis laissai reposer la femme une heure. Je priai mon confrère d'aller, pendant ce temps-là, chercher les ciseaux de Smellie et un céphalotribe, bien décidé à pratiquer la crâniotomie, si une troisième application du forceps était encore infructueuse.

Une heure après, nouvelle introduction du forceps, application facile, tractions faites encore par M. Lorne et par moi, pendant une demi-heure, sans succès.

Convaincus dès lors de l'impossibilité de l'accouchement naturel, de l'impuissance de nos efforts ; convaincus d'un autre côté que, malgré l'existence de battements du cœur, la prolongation du travail (trente-deux heures après la rupture de la poche amniotique) et les compressions exercées par l'instrument avaient dû nécessairement compromettre et même détruire la viabilité du fœtus, n'ayant plus à choisir qu'entre une opération sanglante sur la mère et la mutilation du fœtus, je me décidai à pratiquer l'embryotomie. Les ciseaux de Smellie, garnis à leur extrémité d'une boule de cire, furent glissés dans la concavité palmaire de ma main gauche, dirigés perpendiculairement sur la tête ; ils eurent à traverser des parties molles de 2 centimètres d'épaisseur avant de rencontrer la résistance de la voûte osseuse. Je leur imprimai alors quelques mouvements de rotation, et ils pénétrèrent sans difficulté dans l'intérieur du cerveau. J'en écartai alors les lames dans deux directions différentes, de manière à pratiquer une incision cruciale dont les rayons avaient à peu près 15 millimètres. Puis pénétrant plus avant dans la substance cérébrale, je portai l'instrument en différents sens pour morceler le cerveau. La branche mâle du forceps céphalotribe, puis la branche femelle, furent introduites et articulées sans difficulté, comme sans douleur pour la femme. La partie articulaire touchait les lèvres de la vulve : à l'aide de la vis de pression, je serrai l'instrument assez pour qu'il n'y eût plus que 2 centimètres d'écartement entre les deux extrémités des manches. Les tractions furent commencées, et je sentis bientôt l'instrument glisser. Il fallut recommencer l'opération : une seconde fois le même accident se reproduisit. La troisième fois, je ne

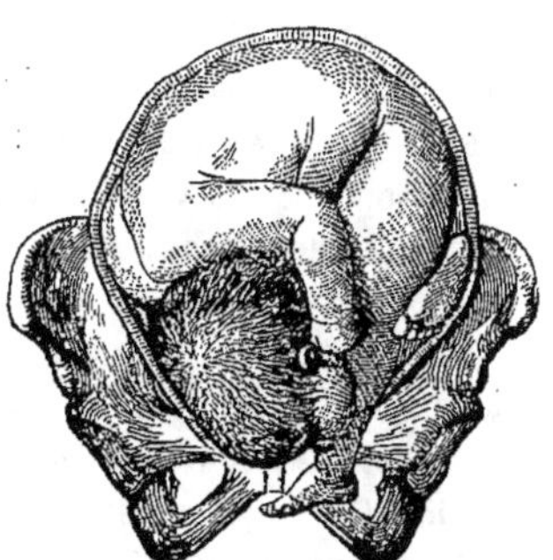

Fig. 114. — Position mento-iliaque gauche postérieure compliquée de la procidence du pied gauche.

parvins à arrêter ce glissement, déjà commencé, qu'en suspendant mes tractions et en serrant davantage le forceps. La tête fut enfin extraite; mais la poitrine fut arrêtée par le détroit supérieur, et des efforts énergiques furent encore nécessaires pour l'extraction du reste du tronc. La délivrance, immédiatement opérée, n'offrit aucune difficulté.

Dans un cas d'accouchement de jumeaux dont M. le docteur Leflem (de Pontrieux) a bien voulu me communiquer les détails, le second enfant s'offrit en position mento-pubienne compliquée de la procidence du pied droit, dont le talon était tourné vers le pubis, et de la main droite. Il est vrai de dire que des tentatives de version ayant été faites par une sage-femme, il est impossible de savoir si ces procidences avaient été spontanées, ou étaient le résultat de manœuvres mal dirigées. Quoi qu'il en soit, tout refoulement de la tête fut impossible, et vainement M. Leflem eut-il recours au forceps. Manquant des instruments nécessaires à l'embryotomie, il fut obligé de quitter la femme pendant quelques heures; à son retour la malade avait succombé.

Peut-être que si, après avoir constaté la résistance que l'utérus fortement rétracté opposait à la version, on eût employé la saignée poussée jusqu'à la syncope, et, si l'état de la malade ne permettait pas la saignée, les opiacés à haute dose ou les anesthésiques, eût-on pu parvenir à délivrer la femme.

La déflexion des membres inférieurs dans la présentation de l'extrémité pelvienne, le déploiement du bras dans celle de l'épaule, ne sont qu'un épiphénomène de la présentation principale, et ne doivent pas être considérés comme un accident fâcheux. La déflexion du bras, ou la présentation de *la main ou du bras de certains auteurs*, a été considérée par eux comme une des complications les plus graves. Nous avons déjà vu, à l'article *Évolution spontanée*, que l'issue du bras ne faisait que favoriser l'évolution spontanée; nous verrons plus tard que ce n'est que par des circonstances étrangères à la présence du bras lui-même qu'elle rend parfois la version plus difficile. (Voy. *Version pelvienne*.)

ARTICLE III.

MALADIES DU FŒTUS.

Les maladies du fœtus qu'il nous importe de signaler ici sont celles qui peuvent, en augmentant beaucoup le volume d'une de ces parties, mettre un obstacle à son passage à travers le canal pelvien. Nous n'avons donc à parler que de l'hydrocéphalie, de l'hydrothorax, de l'ascite et des tumeurs accidentelles qui, pendant la vie intra-utérine, peuvent se développer sur les divers points de la surface du corps.

§ 1. — Hydrocéphalie.

On distingue sous ce nom toutes les hydropisies de la tête, tout épanchement ou infiltration de sérosité à l'intérieur ou à l'extérieur de la boîte crânienne.

Sous le rapport du siége de l'épanchement, les auteurs distinguent l'hydrocéphale en externe et interne, et l'on range généralement dans l'hydrocéphale externe toutes les infiltrations séreuses ou séro-sanguinolentes qui se trouvent placées sous le cuir chevelu ou sous le péricrâne. Mais jamais cette dernière maladie n'a été jusqu'à présent assez considérable pour mettre un obstacle insurmontable à la parturition. Elle se lie le plus souvent, en effet, à un état d'infiltration générale qui tue le fœtus à une époque encore éloignée du terme de la grossesse, et par conséquent son expulsion s'opère sans difficulté, quelle que soit d'ailleurs l'épaisseur considérable que présente alors le cuir chevelu. J'ai vu, en 1838, à la Clinique, un enfant né à sept mois, dont le cuir chevelu offrait un travers de doigt d'épaisseur : la mère était très-infiltrée. Desormeaux cite deux cas à peu près semblables. L'accouchement eut lieu sans difficulté.

Je ne connais dans la science aucun cas d'hydrocéphale externe constituée par une véritable collection liquide, et cependant j'ai eu l'occasion de voir deux fois un pareil épanchement. J'y reviendrai tout à l'heure avec quelques détails.

L'hydrocéphale interne est une maladie assez rare pour que, sur quarante-trois mille cinq cent quarante-cinq accouchements, madame Lachapelle n'en ait observé que quinze cas. C'est toujours une affection grave aux yeux des pathologistes, par les dangers auxquels elle expose le fœtus après sa naissance, mais grave surtout aux yeux de l'accoucheur, par les difficultés qu'elle apporte dans l'accouchement. Ces difficultés et ces dangers varient, du reste, suivant la quantité du liquide épanché dans le crâne. Quand elle est peu considérable, l'accouchement est encore possible, grâce à la flexibilité et à la mollesse de la tête, dont les parois sont alors presque totalement membraneuses; de sorte que, se moulant peu à peu au passage, la tête s'allonge, et l'accouchement se termine par les seules forces de la nature, ou est opéré sans de grandes difficultés par l'application du forceps ou la version pelvienne; mais quand l'eau est en trop grande quantité abondance, les dimensions de la tête sont trop au-dessus des diamètres du bassin (¹), et l'accouchement est impossible, si l'eau n'est évacuée par aucune ponction artificielle ou une rupture spontanée des sutures ou des fontanelles.

Voici, suivant Dugès, quels sont les signes à l'aide desquels on pourra reconnaître l'hydrocéphale pendant le travail : le doigt rencontre une surface large et peu convexe qui recouvre tous les points du détroit supérieur sans s'y engager; cette surface a une consistance variée dans les divers points de son étendue; mais partout dure et résistante pendant les douleurs, elle est, au contraire, molle et fluctuante en quelques points, pendant l'intervalle des contractions. En procédant ensuite régulièrement, on pourra reconnaître des portions d'os séparés par des intervalles membraneux, des commissures molles de la largeur du doigt, des fontanelles quelquefois comparables pour l'étendue au creux de la main. Si l'en-

____

(¹) Dans un cas cité par Wrisberg, la tête de l'enfant avait 27 centimètres de long et 84 centimètres de circonférence. Meckel rapporte que la tête d'un fœtus hydrocéphale dont il possède le squelette a pour diamètre transversal 43 centimètres, et le contour vertical mené par le vertex et le trou occipital donne 40 centimètres. Burns cite un cas d'hydrocéphalie avec 59 centimètres de circonférence.

fant a présenté quelque autre partie que le vertex, si la tête n'est accessible au toucher que par la base, l'écartement des os, constaté par le doigt, sera beaucoup moindre, mais souvent pourtant aisément appréciable. Enfin, si l'hydrocéphale est peu considérable, les mêmes caractères seront observés, seulement ils seront moins prononcés, et en outre la tête, alors plus convexe, sera aussi moins molle et s'engagera davantage dans l'excavation pelvienne.

L'élévation de la tête rend quelquefois le diagnostic difficile, mais celle-ci étant bien constatée, la bonne conformation du bassin et la situation des pulsations fœtales entendues au niveau ou même au-dessus de l'ombilic, peuvent faire supposer l'hydrocéphalie. (Blot.)

Les signes fournis par le toucher, suivant Dugès, ne se rencontrent pas toujours, et j'ai observé deux cas dans lesquels ils manquaient complétement Ces deux faits uniques, si j'en crois mes recherches, sont deux cas d'hydrocéphale dans lesquels existait un double épanchement, l'un intra-crânien, l'autre extra-crânien.

Une femme bien conformée, et qui était déjà une fois accouchée heureusement, était depuis trente-six heures en travail, lorsque, sur la demande M. le docteur Bassereau, je fus appelé à lui donner mes soins. La dilatation du col était complète, les membranes rompues, mais les douleurs, longtemps très-énergiques, s'étaient peu à peu ralenties et, à mon arrivée, le travail était à peu près suspendu.

Je reconnus au détroit supérieur une tumeur volumineuse et molle n'ayant aucun des caractères de la tête, et rappelant plutôt une présentation du siége : elle se tendait et devenait rénitente pendant les contractions, mais n'offrait nulle part de résistance osseuse. Dans l'intervalle des douleurs, j'introduisis ma main tout entière dans le vagin, et, saisissant la tumeur, je pus, pressant inégalement sur quelques points de sa surface, sentir çà et là de la fluctuation, et constater que j'avais bien affaire à la tête surmontée d'une poche liquide. Je me rappelai alors avoir, dix ans auparavant, constaté un fait semblable et je n'hésitai pas à diagnostiquer une hydrocéphalie externe coïncidant sans doute avec une hydrocéphalie interne.

L'auscultation ne fit rien entendre. Le fœtus avait cessé de vivre. Une petite incision de 3 millimètres fut alors faite sur le sommet de la tumeur : un verre de liquide s'écoula. La tumeur molle et fluctuante disparut : le cuir chevelu seul séparaît mon doigt des os du crâne.

Le forceps fut alors appliqué, mais sans résultat. Trois quarts d'heure après je me décide à pratiquer une nouvelle ponction : cette fois il s'écoule un litre de liquide, et peu après la tête s'engage et l'accouchement se termine spontanément.

Dix ans auparavant j'avais été appelé par M. le docteur Saint-Ange auprès d'une femme en travail depuis trente-six heures, et dont la délivrance ne s'effectuait pas, malgré l'emploi d'excitants divers et entre autres du seigle ergoté. Au début du travail, mon confrère avait constaté une présentation du sommet; mais, sentant une large tumeur molle, je crus d'abord à une présentation du siége. Profitant de l'intervalle des douleurs, je touchai de nouveau, et, pressant brusquement sur la tumeur, je sentis nettement la surface résistante des os et du crâne.

Deux fois le forceps fut appliqué sans résultat. Une ponction alors pratiquée donna issue à deux verres de liquide. Cette évacuation fut suivie d'une nouvelle application du forceps qui amena sans peine un enfant mort.

Les sutures étaient larges; une collection de liquide siégeait à l'intérieur du crâne; une incision faite sur une suture lui donna issue : il y avait donc à la fois hydrocéphalie interne et externe.

Je n'ai pas besoin de faire remarquer combien cette anomalie modifie les signes diagnostiques indiqués par les auteurs. La dépression brusque opérée sur la tumeur peut seule, en écartant le liquide extra-crânien, faire sentir les os du crâne.

Mais comment expliquer cette double collection? 1° On peut supposer que toutes deux se sont formées isolément, l'une en refoulant le tissu cellulaire sous-cutané, l'autre dans les cavités intra-crâniennes; mais cela paraît peu probable. 2° Il est possible qu'une hydrocéphale interne seulement existât avant le travail, et que, sous l'influence des pressions diverses subies par la tête, pressions que la forme et les dimensions du bassin rendent nécessairement inégales et partielles, un point des sutures ou fontanelles soit le siége d'une fissure, à travers laquelle le liquide passe de l'intérieur à l'extérieur et s'épanche au dehors de la boîte osseuse, de manière à former une tumeur surajoutée à sa surface.

Cette dernière théorie est justifiée par ce fait, que, dans le second cas, M. Martin Saint-Ange avait facilement reconnu au début du travail une tête que plus tard je reconnus difficilement, masquée qu'elle était par une tumeur molle et fluctuante. Mais comment expliquer, avec une communication entre les deux poches, qu'après l'évacuation du contenu de la première, la seconde ne se vide pas? Comment se rendre compte de la nécessité d'une double ponction dans la première observation, de la persistance de l'hydrocéphale interne dans la seconde, alors que la compression énergique du forceps avait comprimé la tête? C'est un fait à examiner de nouveau. Mais, quoi qu'il en soit du mécanisme de sa formation, il n'en est pas moins curieux au double point de vue du diagnostic et des indications opératoires.

Les indications que présente l'hydrocéphalie varient suivant le degré de la maladie, et suivant l'état de vie ou de mort de l'enfant. Ce n'est pas, du reste, seulement sur le volume de la tête, comme fait remarquer Dugès, mais encore sur sa flexibilité, sur la propension qu'elle semble montrer à s'engager dans l'excavation, que l'accoucheur doit baser sa détermination.

Lorsque la tête est d'un volume médiocre, molle, réductible, et que, sous l'influence de contractions fortes et énergiques, elle parvient à se rapprocher de plus en plus du détroit inférieur, on doit attendre et se contenter de favoriser, par l'emploi des moyens convenables, la terminaison spontanée du travail.

Si l'accouchement est trop long, que les contractions s'affaiblissent et s'épuisent inutilement contre des résistances insurmontables, il faut appliquer le forceps. La pression et les tractions que l'accoucheur exercera sur la tête devront être lentes et graduées, afin de prévenir une rupture qu'on évitera presque toujours en procédant avec douceur, dans la crainte de voir l'instrument lâcher prise.

Les présentations de l'extrémité pelvienne ou du tronc sont beaucoup plus fréquentes parmi les fœtus hydrocéphales, puisque, d'après un relevé fourni par Scanzoni, sur 152 hydrocéphales, 30 ont offert une autre présentation que la tête, 1 fois sur 5. Or, dans ces conditions, il est évident que les difficultés ne se feront sentir qu'après la sortie spontanée ou l'extraction artificielle d'une grande partie ou de la totalité du tronc, alors que la circonférence occipito-frontale, considérablement agrandie, viendra s'engager dans le détroit supérieur.

Dans les présentations du tronc, on ferait sans doute la version pelvienne; mais si par hasard on avait été assez heureux pour reconnaître à la tête un volume considérable, avant d'aller chercher les pieds, on devrait, je crois, chercher à ramener l'extrémité céphalique au détroit supérieur.

Lorsque le volume de la tête est tel que l'accouchement spontané est impossible, et que l'application du forceps ou la version pelvienne n'est pas praticable, il n'y a plus de ressource pour sauver la mère que dans la ponction, qui seule peut donner issue à la sérosité accumulée dans le crâne : cette ponction doit être pratiquée avec un trocart, un bistouri ou un couteau pointu quelconque, après avoir pris la précaution de l'envelopper d'une bandelette de linge, de manière à ne laisser à découvert que l'extrémité de la lame. Cette simple ponction est toujours préférable à la mutilation du fœtus; car, bien que l'affaissement subit du cerveau, qui suit l'évacuation du liquide, occasionne presque certainement la mort du fœtus, celui-ci peut rigoureusement survivre à une pareille opération, puisqu'une semblable ponction pratiquée après la naissance a été quelquefois suivie d'une guérison complète. Il faut donc proscrire les ciseaux de Smellie ou de Stein, et ne se décider à les enfoncer dans un cerveau intact, que lorsque l'ouverture pratiquée avec un instrument plus étroit n'aura pas été assez grande pour laisser le liquide s'écouler. Dans les cas de double hydrocéphale il peut arriver qu'une première ponction ayant permis l'évacuation du liquide extérieur, l'accouchement puisse se terminer spontanément ou par le forceps, mais s'il en était autrement, il faudrait recourir évidemment à une nouvelle ponction qui porterait cette fois sur les sutures ou fontanelles. Dans aucun cas il ne faut pratiquer une opération sanglante sur la mère. La vie des enfants est alors trop gravement compromise par le fait seul de l'hydrocéphalie, pour qu'on puisse penser à la ménager aux dépens de celle de la femme.

Si l'enfant est mort, la céphalotomie nous paraît préférable, pour peu qu'on éprouve quelques difficultés sérieuses.

Lorsqu'on se décide à la céphalotomie, la ponction du crâne peut, si l'enfant s'est présenté par l'extrémité pelvienne, offrir quelques difficultés. Faire pénétrer l'instrument à travers la voûte palatine est souvent chose possible, mais je préférerais, comme je l'ai déjà fait dans un cas, pour lequel N. Ducros m'avait appelé en consultation, introduire le crochet mousse dans l'orbite et pénétrer

ainsi dans la boîte crânienne à travers le trou optique. Ce procédé avait, du reste,
été déjà préconisé par M. Dujardin dans une note adressée, en 1851, à l'Académie
de médecine : il n'est évidemment praticable que lorsque l'enfant a cessé de
vivre.

Dans une présentation du siége, l'hydrocéphalie acquiert un surcroît de gravité
parce qu'on est exposé à méconnaître la cause de dystocie, et parce qu'en supposant
le diagnostic établi, il est plus difficile de perforer le crâne qui n'est accessible que
par sa base. En pareil cas, pour se tirer d'embarras, on peut encore pratiquer une
incision transversale entre les apophyses épineuses des vertèbres, ouvrir le canal
rachidien et introduire par cette ouverture une sonde de gomme élastique munie de
son mandrin, qu'on poussera jusque dans la cavité crânienne, où elle ira chercher le
liquide qui s'écoulera bientôt au dehors. La tête s'affaissera aussitôt et n'offrira plus
aucune difficulté d'extraction. J'ai rapporté dans ma thèse de concours plusieurs
observations où cette opération a réussi. (Tarnier, thèse de concours, 1860.)

§ 2. — Hydrothorax et ascite ; rétention d'urine.

L'hydropisie ascite est une maladie plus rare que l'hydrocéphalie, mais qui
se rencontre un peu plus fréquemment que l'hydrothorax. Le développement
considérable du thorax, l'écartement des intervalles intercostaux et la fluctuation
évidente dans ces intervalles élargis, tels sont les signes qui appartiennent à
l'hydropisie de poitrine. Le volume extraordinaire du ventre, la distension de ses
parois, la fluctuation qu'on y perçoit, caractérisent au contraire l'ascite. Le fœtus,
retenu par l'ampleur de l'une ou de l'autre de ces cavités, est arrêté dans sa
marche à travers le bassin, et l'accoucheur sent l'excavation remplie par une
tumeur large, molle, fluctuante. Dans quelques cas de distension extrême de
l'abdomen, on a vu les parois de cette cavité céder, de sorte qu'une grande
partie de la tumeur restait au-dessus du détroit supérieur, tandis que le tronc
descendait peu à peu dans l'excavation ; et lorsqu'une fois une partie de l'abdomen
était arrivée au dehors, le liquide se précipitait vers ce point où la résistance est
moindre, le volume de la partie restée à l'intérieur diminuait progressivement,
et l'accouchement se terminait naturellement. Frank parle d'un enfant hydropique qui présentait les fesses, et dont l'abdomen avait déversé une partie de son
liquide dans le scrotum ; une incision pratiquée sur cette partie procura l'évacuation de tout le liquide : c'est ce qu'on devrait faire en pareil cas. Mais, lorsque
la tumeur aqueuse, qu'elle ait son siége dans la poitrine ou l'abdomen, est assez
considérable pour être arrêtée au-dessus d'un des détroits, il faut avoir recours
à la ponction faite avec le trocart.

Une particularité qui peut facilement être prise pour une ascite est l'accumulation d'une grande quantité d'urine dans la vessie du fœtus.

Nous avons déjà dit (page 167) que très-certainement, pendant la vie intra-
utérine, le fœtus excrétait une certaine quantité d'urine, et nous avons cité à
l'appui de cette opinion quelques faits dans lesquels l'oblitération de l'urèthre
avait déterminé une distension énorme et même une rupture de la vessie. Dans
un fait communiqué par M. Depaul à l'Académie de médecine, la distension du

réservoir urinaire était telle, qu'elle devint un obstacle insurmontable à l'extraction du fœtus.

Cette observation, réunies à deux autres faits du même genre, a fourni à M. Depaul les matériaux d'un excellent mémoire qu'il a publié dans la *Gazette hebdomadaire de 1860*. Ce professeur pense que souvent on a pris la rétention d'urine pour une ascite ; selon lui, cette dernière maladie serait même fort rare. Nous renvoyons le lecteur au travail de M. Depaul.

Qu'on ait reconnu la véritable cause des difficultés ou qu'on hésite entre une ascite et une distension excessive de la vessie, il est évident que si les tractions convenablement faites sont sans résultat, l'évacuation du liquide est la seule ressource dans les deux cas. Nous ajouterons seulement, avec M. Depaul, que, puisqu'on peut quelquefois après la naissance rétablir la perméabilité de l'urèthre, il est rigoureusement indiqué de pratiquer la ponction avec tout le soin qu'on donne à cette opération chez l'adulte. L'insertion abdominale du cordon sera un guide sûr pour le choix du point le plus favorable.

Dans un cas observé par M. Moreau, il existait à la fois une ascite et une distension considérable des parois vésicales. Après une première ponction qui évacua une grande quantité du liquide péritonéal, les tractions furent encore infructueuses, et il fallut en pratiquer une seconde pour évacuer l'urine accumulée dans la vessie. Aussitôt après, l'extraction de l'enfant fut faite sans aucune difficulté.

§ 3. — Etat emphysémateux du fœtus.

Merriman fait observer que, lorsque le fœtus est mort depuis longtemps, il peut, par suite de la putréfaction, se développer une assez grande quantité de gaz pour augmenter beaucoup le volume et la distension du ventre, et gêner par conséquent l'expulsion du fœtus. « J'ai vu, dit-il, deux cas dans lesquels la rupture du vagin fut la conséquence des tractions violentes et téméraires pratiquées sur le tronc d'un enfant énormément distendu par des gaz putrides. Dans un de ces cas le vagin fut complétement déchiré. Les deux femmes moururent en quelques heures. Une ponction de l'abdomen eût prévenu ce terrible accident. »

M. Depaul a publié récemment un cas dans lequel, non-seulement des gaz s'étaient développés en grande quantité dans la cavité abdominale et thoracique, mais encore les membres du fœtus offraient une infiltration telle que leur volume était au moins doublé. Après l'extraction de la tête par le forceps, l'application du forceps céphalotribe fut jugée nécessaire, l'instrument serré de manière à obtenir sur le tronc une réduction considérable et un moyen de traction solide. Pendant qu'on agissait ainsi, il s'échappa avec bruit une grande quantité de gaz d'une odeur très-fétide, et ce ne fut qu'après des tractions très-énergiques, qu'on parvint à dégager la poitrine et à extraire l'enfant. L'utérus, en se rétractant, expulsa des gaz pareils aux précédents.

En supposant le diagnostic bien établi, nous pensons, avec Merriman, que la ponction préalable de l'abdomen et de la poitrine aurait certainement facilité et peut-être rendu inutile l'action du céphalotribe.

§ 4. — Tumeurs diverses.

Les tumeurs de diverse nature que le fœtus peut apporter en naissant, et dont le volume est quelquefois assez considérable pour s'opposer à son expulsion spontanée, ne sont susceptibles d'être soumises à aucune règle générale. Les moyens à employer varient pour chacune d'elles. Quand elles sont pédiculées, il arrive assez souvent que leur pédicule se rompt sous l'influence des efforts expulseurs de l'utérus ou des tractions de l'accoucheur. Quand elles ne présentent pas une grande dureté, elles s'affaissent parfois, comprimées qu'elles sont entre la paroi fœtale et utérine ou les parois osseuses du bassin. Du reste, les enlever quand elles sont accessibles, les ponctionner pour les vider quand elles contiennent un liquide, tels sont les conseils à suivre. Malheureusement on ne peut guère soupçonner leur existence que lorsque le travail est déjà fort avancé, et par conséquent lorsqu'il n'est guère possible d'agir sur elles. De sorte que, lorsque le volume est excessif, la mort du fœtus est presque toujours la suite des lenteurs et des difficultés du travail, et la conduite à suivre est dès lors tout naturellement tracée.

Il existe aussi parfois à l'intérieur des grandes cavités, et en particulier de la cavité abdominale, certaines tumeurs qui peuvent rendent très-difficile et parfois impossible l'accouchement spontané. Dans un cas fort curieux, cité par MM. Guilleton et Ollier, et dans lequel l'obstacle à l'accouchement était causé par un développement anormal des deux reins, dû lui-même à une hypertrophie hydatiforme de l'élément glandulaire des glomérules de Malpighi, on ne put, malgré des tractions assez fortes pour arracher les membres pelviens, extraire l'enfant; grâce au réveil spontané des douleurs, l'accouchement se termina spontanément quelques heures après.

L'enfant s'était présenté par l'extrémité pelvienne, dans un autre cas, cité par Siebold : la tête, qui s'offrait la première, fut expulsé sans trop de difficultés, mais pour opérer le dégagement du tronc, il fallut pratiquer assez longtemps de très-fortes tractions. On y réussit enfin. L'abdomen avait un volume énorme, 17 pouces de circonférence, et mesurait 8 pouces de l'appendice xiphoïde au pubis. A l'autopsie, les reins constituaient deux énormes tumeurs : ils pesaient 1 kilogramme : chaque rein avait 6 pouces de long, 4 pouces de large et 3 pouces d'épaisseur. (Voy. dans le *Journal hebdomadaire*, 1855, l'indication bibliographique de plusieurs cas semblables ; voy. aussi Tarnier, thèse de concours.)

Enfin M. Noeggerait a rapporté un autre cas de dystocie dû au développement énorme d'un foie cancéreux. Malgré l'application du forceps, l'extraction de la tête exigea toutes les forces de l'opérateur. Après sa sortie, les épaules ne purent être chassées spontanément, malgré des contractions très-énergiques; et, après avoir inutilement tiré sur la tête, ou fut obligé de porter les doigts en crochet sous les épaules et de tirer avec beaucoup de violence.

La masse principale du fœtus était formée par l'abdomen qui avait le quadruple de son volume normal. Une énorme tumeur remplissait sa cavité ; c'était le foie : il pesait 2 livres 1/4, mesurait 8 pouces 3/4 en largeur, 6 pouces de bas en haut, et 3 pouces d'épaisseur ; le tissu propre du foie se rencontrait de distance en distance, mais dans sa plus grande partie, il était remplacé par une masse hétéromorphe, semblable à la substance grise de l'encéphale.

Différentes autres tumeurs ont été observées à la tête, au cou, à la région lombaire et sacrée.

A la tête se développent quelquefois des tumeurs de volume variable, parmi lesquelles on remarque surtout les encéphalocèles et les méningocèles. Ces dernières tumeurs sont moins rares que les précédentes ; elles acquièrent parfois une grosseur qui égale ou dépasse celle de la tête elle-même. J'en ai vu un exemple à l'hôpital des Cliniques : l'enfant se présentait par l'épaule ; en faisant la version je sentis à côté de la tête une tumeur arrondie et résistante que je pris pour la tête d'un second enfant. Je continuai mon opération en allant chercher les pieds. L'extraction fut d'abord facile, mais quand le tronc fut sorti j'éprouvai une résistance insolite pour dégager la tête, elle s'abaissa tout à coup pendant une nouvelle traction et je vis sortir avec elle une tumeur volumineuse qui lui adhérait au niveau de la région occipitale. J'ai recueilli le moule de plâtre de cette lésion ; il fait aujourd'hui partie de la collection anatomique de M. Depaul à l'hôpital des Cliniques. La dissection montra que la tumeur était formée par une méningocèle.

Le cou peut aussi présenter des tumeurs volumineuses ; c'est ainsi que M. Monod a publié dans les *Archives* un cas de dystocie, causé par une tumeur grosse comme le cerveau d'un fœtus à terme, qui était attachée au cou par un pédicule qui lui permettait de se replier de tous côtés. Le sommet se présentait ; après vingt-deux heures de travail on fut obligé d'appliquer le forceps ; l'enfant naquit vivant, mais il succomba au bout de cinq heures. La tumeur parut être de nature cancéreuse. D'autres fois on trouve au cou une tumeur formée par l'hypertrophie de la glande thyroïde ; j'en ai vu récemment un exemple. La tumeur était du volume du poing.

Les régions scrotales, sacrées et lombaires sont assez souvent occupées par des tumeurs volumineuses parmi lesquelles on remarque les hydrocèles, le spina-bifida avec hydrorachis, le cancer, l'inclusion fœtale, qui peuvent apporter une gêne plus ou moins considérable à l'extraction du fœtus. M. Depaul raconte dans une note,

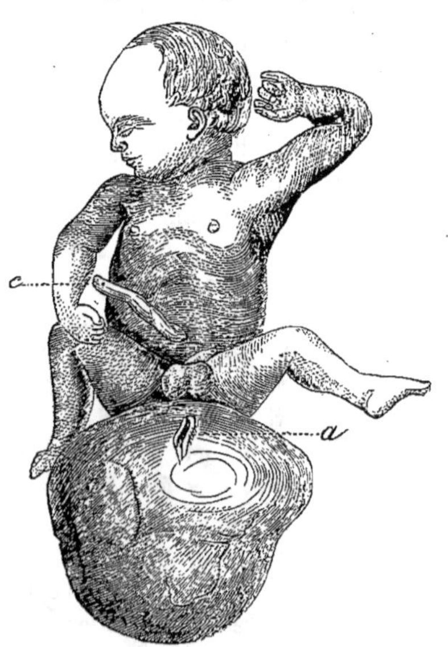

Fig. 115.

qu'il a vu à la Clinique deux enfants dont la naissance avait offert quelques difficultés, et qui présentaient entre les cuisses une tumeur ovalaire presque aussi volumineuse que leur tête, entièrement distincte des parties génitales, naissant et paraissant se perdre dans le tissu cellulaire profond du périnée, et qu'une dissection attentive lui fit reconnaître être constituée par du tissu encéphaloïde.

Le spina-bifida avec hydrorhachis peut occuper toute la hauteur de la colonne vertébrale, mais ce n'est guère qu'à la région lombaire qu'il forme une tumeur assez volumineuse pour entraver l'accouchement. J'en ai rapporté deux exemples dans ma thèse de concours; l'un d'eux m'avait été communiqué par M. Guibout, médecin des hôpitaux. J'en ai fait faire un dessin que je reproduis ici (voy. fig. 115).

Une inclusion fœtale peut encore former dans les régions scrotale et sacrée une tumeur assez volumineuse pour nécessiter une intervention active. On trouvera plusieurs faits de ce genre dans un mémoire publié par le docteur Constantin Paul; notre collègue M. Joulin leur a également consacré un long chapitre de sa thèse de concours (Paris, 1863).

Dans tous ces cas, on ne peut prévoir la difficulté, car il n'est possible de la soupçonner qu'au moment même où elle exerce son influence sur le travail. Des tractions sur la tête, les bras ou les aisselles, dans les cas de présentation de l'extrémité céphalique, sur les membres inférieurs dans les autres circonstances, seront faites d'abord avec modération, puis plus tard avec énergie : si elles étaient encore infructueuses et que le fœtus eût cessé de vivre, il vaudrait mieux pratiquer l'embryotomie que de continuer trop longtemps ces tractions et exposer à des déchirures des organes maternels. Il est évident que si la tumeur était liquide, on essayerait avant tout de la vider par une ou plusieurs ponctions.

§ 5. — Ankylose des articulations du fœtus; gibbosités.

Le docteur Husch a dernièrement eu occasion d'observer un singulier cas de dystocie due à l'ankylose des articulations des membres; le forceps avait été appliqué, mais après l'extraction de la tête le tronc ne put être expulsé. Ne pouvant découvrir la cause de la difficulté, on pratiqua quelques tractions d'abord faibles, puis bientôt plus énergiques. Tout à coup un craquement se fit entendre, la partie supérieure du tronc franchit l'orifice externe, et la partie inférieure fut encore arrêtée. Comme l'enfant était mort, on tira sans aucun ménagement, et le même bruit de craquement s'étant reproduit, le reste du tronc fut extrait. A l'autopsie, on trouva que les articulations des membres étaient ankylosées dans la position ordinaire qu'affecte le fœtus dans la matrice, et que les os des bras et des cuisses étaient fracturés. (*British and foreign med. Review*, avril 1838, page 579.)

Notre collègue M. Joulin a cité quelques autres faits semblables. Dans quelques cas plus rares encore, l'acccouchement a été rendu difficile par une déformation de la colonne vertébrale, une véritable gibbosité.

ARTICLE IV.

FŒTUS MONSTRUEUX.

Les fœtus anencéphales, acéphales, cyclopes, anopses, etc., naissent aussi facilement que les fœtus bien conformés ; nous n'avons rien à en dire.

Nous ferons seulement remarquer que dans ces cas le diagnostic de la présentation est rendu difficile par la déformation des parties que le.doigt cherche à reconnaître. L'anencéphalie fournit cependant quelques signes particuliers qu'il est intéressant de connaître. Chaque fois que le doigt cherche à atteindre la partie qui se présente, le fœtus exécute dans l'utérus des mouvements convulsifs et désordonnés qui attirent bientôt l'attention ; ces mouvements sont probablement dus à l'irritation directe du moignon qui surmonte ordinairement le cuir chevelu dans l'anencéphalie. À l'aide de ce signe j'ai pu diagnostiquer une anencéphalie avant la rupture des membranes, au grand étonnement des élèves de l'hôpital des Cliniques où l'accouchement avait lieu.

ARTICLE V.

DYSTOCIE DUE A DES FŒTUS MULTIPLES.

§ 1. — Fœtus multiples et isolés.

Nous avons indiqué à l'article *Grossesse* (voy. p. 251), les signes au moyen desquels on pouvait, pendant la gestation, reconnaître la présence de plusieurs enfants dans la cavité utérine, et décrit l'accouchement gémellaire normal dans un autre chapitre (voy. p. 362). Il nous reste à exposer les difficultés propres à cet accouchement.

Habituellement, avons-nous dit, la naissance du second enfant suit de près la naissance du premier ; en cas de retard, quelques frictions faites sur le corps et le col de la matrice suffisent pour provoquer des contractions qui achèveront bientôt le travail. En général, il faut savoir attendre que l'utérus se contracte (voy. p. 365). Mais faut-il abandonner complétement le travail à la nature, faut-il dans certaines conditions pratiquer une prompte délivrance ? Il est des cas où il ne peut y avoir d'hésitation. Ainsi : 1° quand la naissance du premier enfant a été longue, difficile, a nécessité l'intervention de l'art, et que les forces de la mère paraissent épuisées par ce premier travail ; 2° lorsque, après ou pendant la naissance du premier enfant, il survient un accident qui menace les jours de la mère ou du second jumeau ; 3° lorsque celui-ci se présente au détroit supérieur dans une position défavorable (¹), et qui, par elle-même, exige la version, il faut immédiatement la pratiquer. Mais, dans tous ces cas, il ne faut nullement

______

(¹) Il n'est pas très-rare de voir le second enfant se présenter par l'épaule, et cela tient probablement au vide qui existe dans l'utérus après l'expulsion du premier enfant, vide qui facilite singulièrement son déplacement.

hâter l'expulsion ; on tirera très-lentement sur l'extrémité pelvienne, afin de ne pas trop rapidement désemplir l'utérus, et éviter l'inertie et l'hémorrhagie qui pourrait être la conséquence de cette déplétion trop rapide. Il sera même très-prudent, lorsque par l'évolution on aura converti la position défectueuse en position du pelvis, de confier le reste du travail aux efforts expulseurs de l'utérus. L'application du forceps sera alors rarement nécessaire ; car, si la tête est trop engagée pour rendre possible la version pelvienne, l'accouchement se terminera probablement seul. Toutefois, dans un cas où l'impuissance de l'utérus coïnciderait avec un accident assez grave pour compromettre la vie de la mère ou du fœtus, il faudrait bien, si la tête était arrivée au détroit inférieur, avoir recours à l'instrument ; mais, dans tous les autres cas, la version pelvienne doit être préférée, car l'introduction de la main et l'évolution du fœtus ne manqueront pas de solliciter, par l'irritation qu'elles déterminent, la rétraction des parois utérines, et préviendront ainsi l'inertie consécutive.

Lorsqu'un des jumeaux, mort depuis plusieurs mois, a séjourné dans l'utérus, pendant que l'autre a continué à se développer, le petit avorton est expulsé ordinairement en même temps ou peu après le premier enfant ; mais si l'on n'y prend garde, son séjour peut se prolonger. Le volume que conserve alors la matrice après la délivrance pourrait éveiller l'attention. Nul doute que, dans ce cas, il ne fallût porter la main dans l'utérus pour en extraire le fœtus avorton ; mais cela ne sera pas toujours facile. Dans un cas semblable, que m'a communiqué le docteur Casaubon, l'orifice interne du col s'était fortement rétracté aussitôt après l'extraction du délivre, et ce ne fut qu'avec beaucoup de peine qu'il parvint à vaincre sa résistance, et à pénétrer dans la cavité utérine. Le petit fœtus fut alors extrait : c'était un avorton de quatre mois. L'autre enfant n'avait été expulsé qu'à la fin du huitième mois.

La présence de deux fœtus peut, dans certains cas, rendre l'accouchement difficile, et nécessiter quelques précautions particulières : 1° Il peut arriver que les deux fœtus se présentent simultanément au détroit, et gênent réciproquement leur expulsion ; il faut avoir le soin de repousser la tête la plus mobile, afin que l'autre puisse pénétrer la première. Le cas serait beaucoup plus difficile si les deux têtes étaient simultanément engagées dans l'excavation, et ne pouvaient être repoussées. L'application du forceps sur la tête qui paraît la plus engagée, puis la perforation d'une d'elles, si la première opération ne réussissait pas, me semblent les seules opérations praticables. Il ne faudrait pas pourtant trop se presser d'agir ; car il pourrait arriver, si les deux têtes étaient petites, qu'elles fussent expulsées naturellement, comme Allan en rapporte un exemple dans les *Transactions médico-chirurgicales*, vol. XII. On agirait de la même manière si, au lieu de deux têtes, c'était le siége ou les pieds de deux enfants qui se fussent présentés ensemble.

2° Le premier enfant peut se présenter par l'épaule : la version pelvienne est évidemment indiquée ; mais, en la pratiquant, il faut prendre garde de ne saisir que les pieds du même enfant avant d'en opérer l'évolution ; car si les deux poches étaient rompues, rien ne serait aussi facile que de saisir deux pieds appartenant à deux fœtus différents. Mieux vaudrait faire la version en tirant sur un seul pied. (Voy. *Version.*)

3° Lorsque le premier enfant se présente par les pieds, soit spontanément, soit à la suite de la version, la plus grande partie du tronc est extraite facilement, mais la tête seule peut être arrêtée dans l'excavation ou au-dessus du détroit supérieur. Dans la vingtième observation du quatrième mémoire de madame Lachapelle, la tête du premier-né avait entraîné au-dessous d'elle la tête de son frère, qui tendait à se présenter par le vertex, en sorte que celle-ci fermait tout passage à celle-là, et que celle-là empêchait celle-ci de remonter au-dessus du deuxième jumeau sorti spontanément avec le cou du premier, puis celle du premier sortit avec le cou du deuxième. Le docteur Dewees emprunte au docteur Erwin un fait absolument semblable. C'est encore un fait analogue que nous avons fait représenter (fig. 116). Il est évidemment certain que, si ces

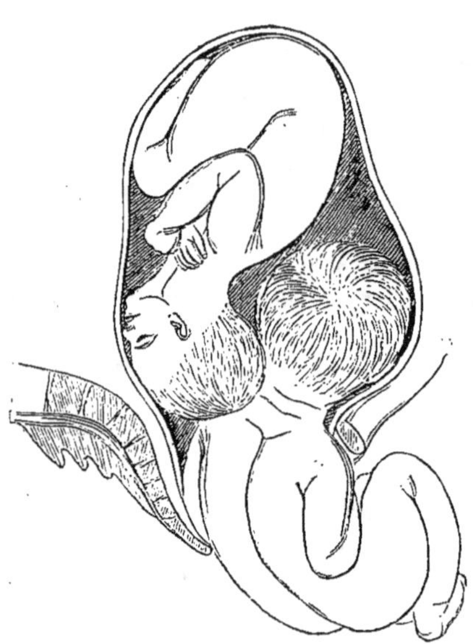

Fig. 116.

deux enfants avaient eu un volume ordinaire, leur expulsion n'aurait pu se faire qu'après que la crâniotomie d'une ou peut-être des deux têtes eût, en les aplatissant, permis leur sortie. La mutilation d'un des fœtus me paraît être, dans ces cas difficiles, la seule ressource que l'on puisse invoquer : aussi a-t-on conseillé avec raison d'opérer la section du cou du premier enfant, ce qui rendrait possible l'expulsion spontanée du second jumeau, ou du moins permettrait son extraction à l'aide du forceps, après quoi on irait à la recherche de la tête de l'enfant sacrifié. On devrait pourtant, avant d'en venir à cette cruelle opération, tenter une application du forceps sur la première tête descendue, comme paraît l'avoir fait avec succès un chirurgien de Dijon.

En tenant compte, en effet, de la petitesse des enfants, on concevra que la seconde tête n'opposera assez souvent qu'un faible obstacle au passage du tronc de l'enfant que l'on cherche à extraire par l'instrument.

4° M. Jacquemier rapporte un fait curieux observé par lui à la Maternité. Une femme en travail depuis neuf jours fut apportée mourante à l'hospice ; les eaux étaient écoulées depuis trois jours, et le forceps avait été appliqué sans succès. A l'autopsie, on trouva deux fœtus dans la cavité utérine. Une tête plongeait dans l'excavation en position occipito-cotyloïdienne gauche et avait franchi l'orifice utérin. Le second enfant était en seconde position de l'épaule gauche ; sa tête reposait dans la fosse iliaque droite, et le devant de son cou, situé au-dessous de l'épaule antérieure du premier fœtus, embrassait exactement son cou dans un demi-anneau, de manière à empêcher le tronc de descendre davantage : ce qui explique l'inutilité des tractions exercées par le forceps. Les deux enfants étaient volumineux.

5° Quelquefois, enfin, deux pieds se présentent à l'orifice : si l'accoucheur croit utile d'aider, par ses tractions, aux efforts expulseurs de l'utérus, il pourra penser qu'ils appartiennent au même enfant, tirer sur tous deux, et engager à la fois des parties qui ne peuvent pas sortir ensemble : aussi, pour peu qu'on ait des doutes, faut-il, avant toute traction, s'assurer que les deux membres appartiennent réellement au même individu, et pour cela glisser sa main dans la matrice jusqu'au niveau des hanches. Du reste, ce diagnostic offre souvent beaucoup de difficulté ; mieux vaut donc tirer sur un seul pied.

Pleesman raconte que, dans un cas, il trouva l'orifice bouché par des parties engagées, qui lui semblèrent, au premier examen, des mains et des pieds *en quantité*. Un toucher plus exact lui fait distinguer quatre extrémités inférieures, sorties jusqu'au jarret, et un bras. « Je fus, dit-il, alors dans une grande perplexité : 1° parce que je ne trouvai aucune possibilité d'introduire ma main dans la matrice pour aller chercher et distinguer les deux pieds de chaque enfant ; 2° parce que tous mes efforts furent inutiles pour faire rentrer même une seule de ces extrémités ; 3° parce que, en tirant sur deux seulement, je pouvais confondre et amener à la fois les pieds des deux fœtus différents ; 4° parce que enfin, même en saisissant deux pieds appartenant au même fœtus, je pouvais, en tirant sur eux, entraîner les autres parties et augmenter les difficultés. Fort embarrassé et pressé d'agir, il me vint dans l'idée de me servir d'un moyen recommandé par Hippocrate dans des circonstances différentes ; c'est de faire suspendre la femme par les pieds, espérant que la tête et le tronc des enfants entraîneraient par leurs poids une ou plusieurs extrémités au fond de la matrice encore distendue par les eaux. Le mari et le beau-frère de la femme passèrent leurs bras sous les jarrets et la tinrent ainsi suspendue, de manière que la tête et les épaules seulement portèrent sur le chevet. Aussitôt je montai debout sur le lit ; je voulais essayer de repousser dans la matrice une ou plusieurs extrémités sorties, mais déjà deux étaient rentrées par la seule position de la mère, et les trois autres les suivirent à l'aide de mes doigts. Aussitôt je pus introduire ma main dans l'utérus, et en retirer successivement trois enfants par les pieds. »

En citant cette observation, je désire seulement confirmer ce que je disais de la difficulté du diagnostic. Je dois aussi faire remarquer l'impossibilité de la réduction, et le singulier procédé employé avec un succès qui semble en autoriser l'emploi dans un cas semblable.

§ 2. — Fœtus multiples et adhérents.

Les signes qui permettent de reconnaître une grossesse gémellaire ne peuvent servir en rien à distinguer, soit l'adhérence, soit la fusion plus ou moins intime de deux êtres vivants. Pendant le travail le diagnostic est encore bien difficile, et une fois qu'on aura constaté la grossesse gémellaire, ce n'est guère que par exclusion qu'on pourra arriver à soupçonner l'adhérence des deux fœtus.

Si l'on sent deux poches, si l'on est obligé de rompre deux fois les membranes, si les eaux de l'amnios s'écoulent en deux fois bien distinctes et bien séparées, la présence de jumeaux distincts est certaine, car jamais il n'y a deux enveloppes pour un monstre double. Si, avec une tête, descendent deux ou même un seul pied, si surtout ces pieds cèdent aux tractions et paraissent au dehors sans que la tête tende à remonter, on peut affirmer qu'il y a deux enfants, car jamais un monstre n'est composé de deux individus accolés de manière que l'un ait la tête du côté des pieds de l'autre ; mais s'il se présente plusieurs membres à la fois, ce n'est qu'en portant la main dans l'utérus qu'on pourra savoir si les individus auxquels ils appartiennent sont soudés ou libres (Dugès, *Mém. de l'Académie*).

Que la monstruosité soit ou non reconnue, convient-il d'intervenir dans tous les cas, ou faut-il abandonner, pendant un certain temps, l'accouchement à la nature ? Trop d'exemples prouvent aujourd'hui que l'accouchement spontané est alors possible, pour qu'on ne doive intervenir qu'après avoir laissé aux contractions utérines tout le temps nécessaire à cette expulsion. Le mécanisme d'après lequel s'opère l'accouchement varie, du reste, suivant l'espèce particulière de monstruosité.

Lorsque les deux fœtus sont unis par le siége ou la tête, leur expulsion se fait sans aucune difficulté ; le plus souvent, en effet, ils sortent l'un à la suite de l'autre, surtout quand ils sont unis par le siége. Mais, s'ils sont collés par l'occiput, le point d'union est rarement assez flexible pour permettre aux deux têtes de descendre à la fois, et si les fœtus sont à terme, l'art est obligé d'intervenir.

Lorsqu'il y a deux têtes pour un seul tronc, le mécanisme varie suivant que le monstre se présente par le sommet ou par le siége ; mais l'accouchement est encore possible, lorsque les jumeaux sont adhérents et assez mobiles pour ne pas être invariablement parallèles, de sorte que les deux têtes puissent s'engager successivement et non simultanément. Dans les présentations du sommet, la tête antérieure, étant la plus inférieure à cause de l'obliquité du tronc du fœtus qui se trouve placé dans la direction de l'axe du détroit supérieur, s'engage la première, et la seconde, d'abord arrêtée par l'angle sacro-vertébral, la suit ensuite. Lorsque, au contraire, l'enfant est né par le siége, c'est la tête postérieure qui, par le seul effet de l'inclinaison imprimée au tronc par l'axe du canal pelvien, s'engagera la première, et l'antérieure, après avoir été d'abord arrêtée par la symphyse des pubis, s'engagera immédiatement après elle.

Lorsque chaque tête a son tronc, mais que les deux troncs sont unis par leurs faces latérales, antérieures ou postérieures, dans toute leur étendue ou seulement dans une partie, l'accouchement spontané est plus difficile ; mais quand il a lieu, il s'opère absolument de la même manière.

S'il n'y a qu'une seule tête pour deux troncs, ceux-ci sont chassés simultanément et les seules difficultés .qui puissent se présenter tiennent alors au volume quelquefois très-grand de la tête.

Les choses ne se passent pas toujours aussi heureusement que nous venons de le dire, et assez souvent une des têtes, dans l'état de duplicité totale ou bornée à la tête, est arrêtée au-dessus de l'angle sacro-vertébral ou de la symphyse pubienne, et s'oppose à la descente ultérieure de celle qui est déjà engagée ou sur le point de s'engager.

Ce que nous venons de dire du mécanisme suivant lequel l'expulsion des fœtus bicéphales s'opère fait prévoir que, toutes les fois qu'une des deux têtes aura été arrêtée au-dessus du détroit supérieur, on devra recourir à la version pelvienne, lorsque le monstre se présentera par l'extrémité céphalique, ou une des régions de sa partie moyenne ; dans les présentations du siége, il faudra tirer sur les membres inférieurs. Mais, dans l'un et l'autre cas, il faudra, lorsque la plus grande partie du tronc sera dégagée, relever le tronc au devant de la symphyse, de manière à favoriser l'engagement de la tête postérieure avant celui de l'antérieure. Si la tête qui s'est présentée la première était engagée trop avant dans l'excavation pour qu'il fût possible de la refouler et d'aller chercher les pieds, il faudrait, si le fœtus était vivant, tenter une application du forceps. Celle-ci sera le plus souvent infructueuse, car les tractions exercées par l'instrument ne changeront rien aux résistances offertes par la seconde tête. Il n'y a donc plus à choisir ici qu'entre une opération sanglante sur la mère et la section du cou de l'enfant qui permettra d'extraire la tête qui s'est offerte la première, et rendra possible la version pelvienne : malgré d'imposantes autorités, je n'hésite pas à me prononcer pour la mutilation du fœtus, et, dans ces cas, je ne balancerai pas à sacrifier la vie de l'enfant au salut de la mère.

CHAPITRE XVI.

DE LA DÉLIVRANCE ARTIFICIELLE.

Nous avons décrit (page 369) la délivrance naturelle. Il nous reste à étudier les difficultés et les accidents de la délivrance que nous grouperons en deux articles différents.

ARTICLE PREMIER.

DIFFICULTÉS DE LA DÉLIVRANCE.

Les difficultés qui, pendant la délivrance, peuvent nécessiter l'intervention de l'art, sont l'inertie de l'utérus, le volume excessif du placenta, la faiblesse du cordon ombilical, la contraction irrégulière de la matrice, les adhérences trop intimes du placenta.

Lorsque après plusieurs tentatives d'extraction faites suivant les règles que nous avons tracées (voy. p. 369), en étudiant la délivrance naturelle, on ne peut pas extraire l'arrière-faix, il faut s'assurer par le palper abdominal et par le toucher vaginal de la cause de la difficulté. De deux choses l'une alors : ou bien le doigt introduit trouvera le placenta reposant sur l'orifice interne, ou bien il ne pourra l'atteidre. Dans le premier cas, l'obstacle à la délivrance, en supposant que les premières tractions ont été bien faites, ne pourra tenir qu'au volume du placenta, à la faiblesse du cordon ombilical, à la rétraction de l'orifice utérin ; dans le second, le placenta est évidemment retenu au fond de la matrice par des adhérences anomales ou la rétraction irrégulière d'une portion des parois de la matrice : ce premier diagnostic établi, on n'aura plus qu'à distinguer l'une de l'autre les diverses circonstances que nous venons de grouper.

§ 1. — Inertie de l'utérus.

Nous avons déjà fait remarquer qu'après l'expulsion du fœtus l'utérus rétracté forme, dans la région sous-ombilicale, une tumeur volumineuse, dure et résistante. Or il peut arriver que, soit faiblesse générale de la femme, soit faiblesse ou atonie particulière à l'organe, la contractilité du tissu ne s'exerce pas, et que celui-ci reste, après l'accouchement, dans un état plus ou moins complet d'inertie.

Cette inertie de la matrice, dont nous nous occuperons d'une manière spéciale quand nous étudierons l'hémorrhagie qui l'accompagne si souvent après l'accouchement, peut être simple ou compliquée de perte. Nous n'avons ici à nous occuper que de la première.

On reconnaît que la matrice est inerte lorsqu'en appliquant la main sur le ventre, on la trouve large, développée, molle et insensible.

Lorsque l'inertie de la matrice ne s'accompagne pas de perte, c'est une preuve que la placenta n'est pas encore décollé, et il faut bien se garder alors, par des tractions imprudentes, d'opérer ce décollement avant d'avoir remédié à l'inertie. On produirait, en effet, infailliblement une hémorrhagie foudroyante qui compromettrait en quelques instants les jours de la femme ; ou bien, si les adhérences du placenta résistaient aux tractions, la matrice serait entraînée avec le placenta, et l'on produirait un renversement plus ou moins complet de l'organe. C'est donc un vrai bonheur quand l'inertie se déclare avant que le placenta ait commencé à se décoller. On aurait encore à craindre cependant une hémorrhagie par les vaisseaux ombilicaux ; mais cet accident est excessivement rare, et il serait d'ailleurs facile d'y remédier en appliquant une ligature sur le cordon.

Ce qu'il y a de mieux à faire dans le cas d'inertie simple, c'est d'attendre que l'utérus reprenne son énergie. On peut, du reste, favoriser le retour des contractions par de légères frictions sur la paroi antérieure de l'abdomen, la titillation des lèvres du col, au moyen d'un ou deux doigts introduits dans le vagin, l'application de compresses froides sur la partie supérieure des cuisses et la région hypogastrique. Dans les cas d'inertie incomplète, quelques auteurs anglais, et M. Murphy en particulier, ont conseillé (*Gazette médicale de Londres*) d'appliquer un bandage serré autour du ventre, ou mieux encore d'exercer une pression immédiate sur l'utérus en appliquant ses mains sur les côtés de l'organe. M. Guillemot dit avoir réussi souvent à réveiller et à soutenir les contractions en plongeant l'extrémité du cordon dans un verre d'eau froide. Nous avouons franchement ne guère comprendre ce singulier résultat. Il faut en même temps soutenir les forces de la femme par de légers bouillons, peut-être un peu de bon vin ou d'eau étendue d'eau-de-vie.

§ 2. — Volume excessif du placenta.

Le *volume excessif du placenta* peut tenir à ce que le placenta est réellement trop volumineux, mais aussi à ce que son volume et sa masse sont augmentés par des caillots nombreux accumulés dans l'espèce de poche que l'œuf a formée en se renversant lorsqu'il est tombé sur le col de l'utérus.

On reconnaîtra assez facilement cette cause de difficulté en voyant l'utérus conserver un volume plus qu'ordinaire au-dessus des pubis et en constatant par le toucher que le placenta décollé est tombé sur l'orifice.

Le plus souvent les contractions utérines, aidées de quelques légères tractions sur le cordon, suffisent à l'expulsion du délivre ; mais quelquefois il a fallu porter la main dans le vagin, deux doigts dans l'utérus, et saisir le placenta. Quand le volume du placenta tient à des caillots de sang accumulés dans la poche que forment les membranes renversées, ou peut déchirer les membranes si elles sont à la portée du doigt, ou percer le placenta lui-même, pour donner issue à la partie fluide du sang, diminuer la masse totale, et faciliter son expulsion ou son extraction.

Le plus simple est d'aller saisir le placenta à pleine main, de le serrer pour en expulser les caillots et de l'entraîner au dehors.

§ 3. — Faiblesse du cordon.

La *faiblesse du cordon ombilical*, qu'elle tienne, comme cela arrive dans les accouchements prématurés, au peu de développement du cordon, ou au mode particulier de distribution des vaisseaux ombilicaux, si bien décrits par Benckiser dans sa thèse inaugurale (voy. *Cordon ombilical*), peut faciliter sa rupture, et doit, par conséquent, rendre très-circonspect dans les tractions que l'on pratique sur la tige omphalo-placentaire. La rupture du cordon pendant la délivrance peut encore tenir à ce que le cordon s'implante obliquement sur le placenta. Toutes les fois, règle générale, qu'en tirant sur le cordon la main sent qu'il se déchire (la main perçoit alors une sensation particulière qui l'avertit), on doit cesser toute traction, et, à moins d'indications spéciales, confier la délivrance à la nature, ou aller saisir le placenta lui-même, si l'on juge convenable de l'extraire immédiatement.

Il est évident, du reste, que si, malgré les précautions que la prudence exige, le cordon vient à se rompre, il n'y a qu'à introduire la main dans le vagin, quelques doigts dans l'utérus, et saisir et extraire le placenta.

Il est quelquefois difficile alors de distinguer le placenta de la paroi même de l'utérus, et l'on est exposé à exercer sur cette dernière des tractions dangereuses.

Les signes suivants pourront faire éviter une semblable erreur : 1° Les doigts appliqués sur la face fœtale du placenta pourront y distinguer la saillie formée par les vaisseaux qui rampent à sa surface fœtale. 2° La pression exercée sur la masse placentaire sera à peine perçue par la malade ; elle sera, au contraire, douloureuse sur a paroi utérine. 3° Enfin, l'autre main appliquée sur la région hypogastrique, pourra distinguer entre elle et la main introduite dans l'organe une épaisseur de parties plus grande que l'épaisseur des parois de l'utérus réunies aux parois abdominales.

§ 4. — Contractions irrégulières ou spasmodiques de l'utérus.

Les causes du spasme de l'utérus sont assez obscures. La prédisposition (Stoltz) existe dans l'organe lui-même, et si des causes venant du dehors peuvent contribuer à le produire, ce sont surtout celles qui agissent sur lui d'une manière spéciale : des frictions ou des manipulations inconsidérées, le tiraillement du cordon, l'abus des remèdes excitants, et en particulier du seigle ergoté. On remarque aussi plus fréquemment les contractions irrégulières de l'utérus après un accouchement de jumeaux.

Les auteurs modernes qui ont particulièrement étudié ce sujet ne sont pas d'accord sur les résultats divers fournis par ces contractions irrégulières. Suivant M. Guillemot, les différentes formes que prend alors l'utérus peuvent se réduire à deux espèces principales : les unes tiennent à la conformation de la matrice, les autres sont dues à une irritation toute locale, et souvent à la présence d'un corps étranger dans ce viscère. Les premières sont désignées par lui sous le nom de *hour-glas*, ou contraction spasmodique du col à son orifice interne ; les autres sous celui d'*enchatonnement*, ou contractions irrégulières du corps.

A l'exemple de M. Stoltz, nous admettrons quatre variétés de spasme utérin : 1° la contraction spasmodique de l'orifice externe du col ; 2° celle de l'orifice interne ; 3° celle d'une ou de plusieurs portions du corps de l'utérus (enchatonnement) ; 4° enfin, la contraction spasmodique de la totalité de la matrice.

1° *Contraction spasmodique de l'orifice externe.* — Lorsqu'on a souvent eu occasion de constater l'état de mollesse, de flaccidité, dans lequel se trouve la partie inférieure du col utérin après l'accouchement, on a peine à comprendre le spasme de l'orifice externe. Aussi la plupart des auteurs ont-ils rejeté son existence. On conçoit, du reste, que si cet état de l'orifice externe se présentait, il opposerait un obstacle momentané à la délivrance. On devrait alors attendre que le spasme de l'orifice cédât aux contractions du corps et du fond de l'organe. S

un accident nécessitant la prompte délivrance survenait, on parviendrait facile-
men à vaincre la résistance du col.

Contraction spasmodique de l'orifice interne. — C'est celle que M. Guillemot
appelle *hour-glas*. Nous lui empruntons en grande partie l'excellente description
qu'il en donne. Si l'on porte la main dans les parties génitales, on découvre dans
le vagin un col si défiguré, qu'il ressemble à une portion flottante du gros intestin : à 12 à 15 centimètres au-dessus, le doigt rencontre une espèce d'étranglement
ment qui est l'orifice interne froncé et presque entièrement fermé. Suivant madame Boivin, le col utérin, dans cet état de flaccidité, présente quelquefois 13
à 15 centimètres de longueur sur 11 à 13 de diamètre ; au-dessus de cette partie
rétrécie se trouve la cavité du corps dont les parois, embrassant le placenta, sont
quelquefois fortement rétractées ; d'autres fois, au contraire, dans un état d'inertie plus ou moins complète. La cavité utérine s'est ainsi partagée en deux portions.
Lorsque la portion supérieure s'est contractée de toutes parts sur le placenta, ce
qui est le cas le plus ordinaire, elle n'offre plus que la moitié du volume de l'organe en totalité ; de sorte que le rétrécissement, quoique siégeant à l'orifice interne, se trouve cependant situé à peu près à la partie moyenne ; c'est ce qui a pu
faire croire à plusieurs accoucheurs qu'ils avaient affaire à une contraction irrégulière du corps de l'utérus.

Le placenta est ordinairement contenu tout entier dans la cavité supérieure ;
mais il n'en est pas cependant toujours ainsi. On a vu quelquefois, au contraire,
cette masse vasculaire, étranglée en quelque sorte par le resserrement du col,
être en partie contenue dans la portion supérieure et en partie dans la cavité
inférieure.

Il peut arriver alors : 1° qu'une très-petite portion du placenta soit saillante
au-dessous du point rétracté ; 2° que le délivre soit étranglé par sa partie
moyenne ; 3° enfin que plus de la moitié de cette masse vasculaire soit pendante
au-dessous de l'orifice interne rétracté : nous verrons que ces différentes circonstances doivent être distinguées dans le traitement.

Cette variété se reconnaît à la forme que la matrice contracte et à la résistance
que l'orifice utérin présente, soit à l'extraction du placenta, soit à l'introduction
du doigt de l'accoucheur. A travers la région hypogastrique on peut sentir l'utérus fortement rétracté et dur : si l'on pratique quelques tractions sur le cordon,
on voit qu'elles sont infructueuses, et cependant, en pratiquant le toucher, on sent
le placenta au-dessus de l'orifice interne ; mais on peut facilement constater le resserrement de cet orifice, auquel on n'arrive qu'après avoir senti les parois du col
flasques, mollasses et pendantes dans la cavité vaginale. Enfin, il ne s'échappe pas
de caillots, quelquefois même il ne s'écoule presque pas de sang.

Si ce resserrement de l'orifice interne ne s'accompagne pas d'accidents, on
attend, et le plus souvent, au bout de quelques heures, quelquefois plus tôt, le
spasme cesse, l'utérus reprend sa forme régulière, et le placenta est expulsé. S'il
persistait après quatre ou cinq heures, il faudrait avoir recours aux préparations
opiacées d'abord ; puis, s'il y avait des phénomènes généraux de pléthore, on
emploierait la saignée : les bains peuvent encore être utiles, mais la difficulté de

surveiller l'utérus, pendant leur administration, commande une grande réserve ; enfin, si, malgré l'emploi de ces moyens, le spasme ne cédait pas, ou qu'il se compliquât de perte inquiétante, il faudrait opérer la dilatation du col. Pour cela, on commence à engager un doigt, puis deux, puis trois, avec le soin d'élargir par degrés l'orifice jusqu'à ce qu'il puisse admettre la main. Il serait utile, suivant la recommandation de M. Stolz, de graisser la main avec la pommade de belladone. Il est évident que si une portion du placenta était engagée à travers l'orifice rétracté, la conduite à suivre serait différente, dans les trois circonstances que nous avons distinguées plus haut. Lorsqu'une très-petite portion du délivre est seulement engagée, il faut chercher à la repousser, et pénétrer, comme nous l'avons dit, dans le corps de l'utérus ; si le placenta est étranglé par sa partie moyenne, les doigts, glissant entre lui et le pourtour du col, doivent tirailler petit à petit la partie qui est au-dessus ; si enfin, presque toute la masse placentaire est déjà dégagée, il faut, saisissant toute cette portion, la comprimer fortement, chercher aussi à réduire par la compression le volume de la partie étranglée, et extraire le tout.

3° *Contractions irrégulières du corps* (*enchatonnement* de M. Guillemot). — La matrice, en revenant sur elle-même, s'applique exactement sur le corps enfermé dans sa cavité. Lorsque le placenta n'est pas encore expulsé, la matrice se resserre sur lui, les contractions s'étendent sur toute sa masse, et les parois de cet organe, vis-à-vis de la circonférence du placenta, ne rencontrant pas de résistance, se rapprochent en formant autour de lui un cercle qui l'emprisonne.

On appelle *enchatonnement par enkystement* celui où le placenta est cerné de tous côtés et emprisonné tout entier, excepté à l'ouverture d'entrée qui donne passage au cordon ombilical. On nomme *enchatonnement par encadrement* celui dans lequel les parois utérines, en se rétractant autour de la circonférence du placenta, constituent autour de ses bords une espèce de bourrelet qui l'encadre, à peu près comme la conjonctive boursouflée encadre la cornée dans le chémosis.

Ces deux espèces d'enchatonnements peuvent être complets ou incomplets. L'enchatonnement par enkystement est complet quand le placenta est en entier renfermé dans la cellule ou l'espèce de kyste formé par les parois utérines rétractées ; il est incomplet lorsqu'une portion plus ou moins considérable du placenta déborde l'ouverture de la cellule. Dans ce dernier cas, la cellule contient le centre du placenta qui la tapisse entièrement dans toute son étendue, tandis que toutes les autres parties de ce placenta, situées en dehors de la cellule, s'insèrent sur les points voisins des parois utérines.

L'enchatonnement par encadrement est complet lorsque le bourrelet formé par les fibres utérines rétractées encadre toute la circonférence du placenta ; il est incomplet lorsqu'il n'existe que sur une partie de la circonférence de cette masse vasculaire.

Dans quelques cas, la matrice ne se borne pas à se mouler sur la circonférence du placenta. Si, dit M. Velpeau, le délivre était solide et régulier comme la tête, la matrice, en se rétractant, conserverait nécessairement la forme d'une ampoule ;

mais, en se détachant, les cotylédons peuvent s'isoler, et le placenta, dès lors, offrir plus de résistance dans quelques points que dans d'autres. L'utérus en pareil cas, ne tarde pas à se diviser en plusieurs loges, et à former divers compartiments plus ou moins distincts les uns des autres, qui tous embrassent une portion du délivre. Dans ces cas très-rares, la main, obligée d'opérer artificiellement la délivrance, doit nécessairement franchir, après les avoir dilatés, quatre, cinq, quelquefois même six rétrécissements circulaires.

L'enchatonnement peut se compliquer du resserrement de l'orifice (fig. 117); mais, dans la plupart des observations, cette résistance a été facilement vaincue.

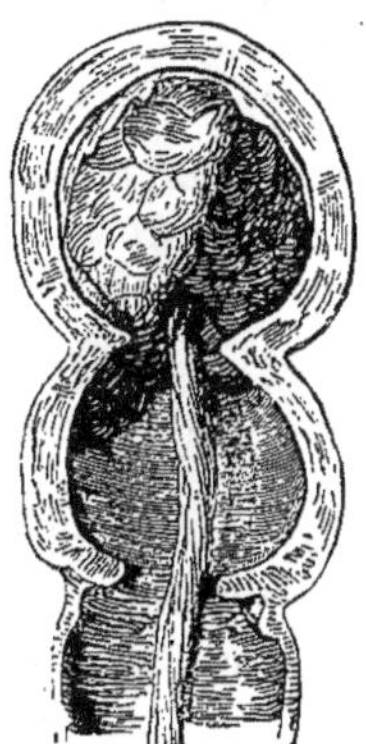

FIG. 117.

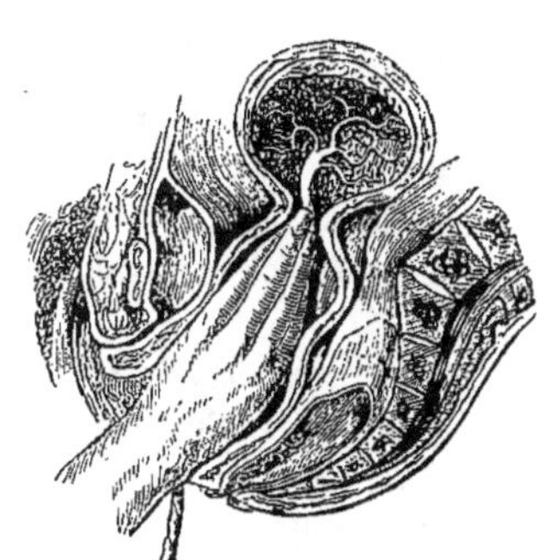

FIG. 118.

Il peut avoir lieu sur toutes les parties de l'utérus, mais le fond en est très-rarement le siége. Cela tient probablement à ce que, la contraction des fibres de cette région étant énergique, le décollement du placenta est beaucoup plus rapide quand il est inséré vers la partie supérieure de l'organe.

L'enchatonnement du placenta est assez faeile à reconnaître. En palpant la paroi abdominale inférieure, on trouve que le corps de l'utérus, couché au-dessus des pubis, présente deux tumeurs, dont l'une plus grande, semblable au cul d'une assiette, contient le placenta; l'autre, placée au-dessous ou à côté, s'unissant à la première par une espèce de collet, constitue l'autre portion du globe utérin. Par le toucher vaginal, on arrive, en suivant le cordon, jusque dans une portion de la cavité utérine peu contractée; et de là on parvient à une petite ouverture arrondie (ouverture du chaton) à travers laquelle passe le cordon; au delà on s'aperçoit, en y portant le doigt, qu'il existe une poche à parois plus ou moins inégales et où se trouve le placenta.

Attendre est encore la conduite à suivre quand l'enchatonnement du placenta n'est pas compliqué d'accidents; pendant cette expectation, on peut faciliter le retour de l'utérus à sa forme régulière par les mêmes moyens que nous avons conseillés précédemment. Quand un danger menace les jours de la femme, il faut dilater avec les doigts l'ouverture du chaton et pénétrer avec précaution dans l'intérieur du kyste (fig. 118). Pendant ces efforts d'introduction, l'autre main, placée sur la paroi hypogastrique, embrassera le fond de l'organe et le maintiendra en position. Douglas, qui a particulièrement étudié ce sujet, dit qu'on trouve le plus souvent le placenta encore adhérent ; Rhamsbotham, Dewees et plusieurs autres prétendent, au contraire, qu'il est le plus souvent décollé. Dans le premier cas, il faudra d'abord chercher à le décoller, en prenant les précautions que nous indiquerons plus bas. Pour l'extraire, on le saisira par un de ses bords, afin de lui faire plus facilement franchir l'ouverture du chaton : s'il n'est que partiellement enchatonné, on porte le doigt indicateur dans l'ouverture du chaton, on le promène autour de la portion du placenta étreinte par la circonférence de cette ouverture, et par ce moyen on fait cesser l'étranglement, et l'on dégage la partie enchatonnée. Au lieu de chercher à dilater l'ouverture du chaton, ce qui est souvent fort difficile, M. Dubroca (de Bordeaux) a proposé une méthode qu'il appelle *méthode par érosion*. Elle consiste à introduire un doigt dans l'ouverture du chaton, et, à l'aide de ce doigt, à déchirer et à réduire en bouillie le placenta, qui est ainsi expulsé par fragments. Ce procédé paraît lui avoir réussi dans plusieurs cas où il n'avait pu faire pénétrer plusieurs doigts dans le kyste.

4° *Contraction spasmodique de la totalité de l'utérus*. — M. Stoltz raconte qu'il fut appelé auprès d'une femme qui venait d'accoucher une heure auparavant, après l'administration de 2 grammes et demi de seigle ergoté donnés par une sage-femme : celle-ci, ne pouvant opérer la délivrance, crut devoir, avant de le faire appeler, administrer une sixième dose de 5 décigrammes. A son arrivée, l'état général de la femme était bon ; le fond de l'utérus s'élevait près de l'ombilic, l'organe entier était développé comme au cinquième mois de la grossesse, mais *ferme, presque dur*, tellement il était contracté. En suivant le cordon, on arrivait jusqu'à l'orifice externe, qui était très-resserré, et permettait à peine l'introduction de la première phalange. Tout ce que M. Stoltz put explorer de la matrice était ferme, contracté comme le fond et le corps. Il était impossible d'opérer la délivrance ; aucun accident n'en indiquait d'ailleurs la nécessité. Il était alors deux heures et demie du matin. Une potion avec 2 grammes de liqueur anodine d'Hoffmann et 1^{gr},25 de teinture d'opium simple fut administrée. A neuf heures, le fond de la matrice ne paraissait pas moins contracté. En procédant avec précaution, il parvint à dilater l'orifice et à faire pénétrer trois doigts jusqu'à la racine du cordon ; mais, ne pouvant aller plus loin, il retira sa main et ordonna des injections avec une décoction d'herbes de belladone et de jusquiame. A la cinquième injection (elles étaient faites de demi-heure en demi-heure), la sage-femme sentit une portion du placenta engagée dans le vagin ; elle tira dessus, et parvint sans peine à l'extraire, douze heures après l'expulsion du fœtus.

Nul doute que si un fait semblable se renouvelait, on ne dût imiter la conduite si sage du professeur de Strasbourg. Si l'état pléthorique de la femme autorisait les saignées, les bains, etc., on devrait y avoir recours.

Si la contraction spasmodique de la totalité de l'utérus, y compris l'orifice externe, est rare, il est assez commun d'observer la rétraction tétanique de l'orifice interne et du corps, l'orifice externe restant très-dilatable. Toutes les causes qui s'opposent à l'expulsion du placenta, tous les obstacles qui le font séjourner trop longtemps dans l'utérus prédisposent à la rétraction tétanique, mais c'est surtout après l'administration intempestive du seigle ergoté qu'elle se produit. Chaque fois que j'ai vu un fait de ce genre, il m'a semblé que le fond de l'utérus remontait très-haut, comme si le corps de cet organe s'était allongé en se moulant sur le placenta qu'il comprime fortement. Aussi quand on est assez heureux pour dilater l'orifice interne avec un ou deux doigts, il faut les faire pénétrer très-haut pour atteindre la partie la plus élevée du placenta; on recourbe alors les dernières phalanges en forme de crochet, et l'on extrait le placenta en retirant la main. C'est à cette pratique que nous accordons la préférence.

En résumé, nous voyons que la contraction irrégulière est le plus souvent partielle, mais qu'elle peut aussi siéger sur tous les points de l'organe; que tous ces cas sont traités de la même manière : 1° attendre; 2° au bout de quelques heures, frictions sur le corps, opiacés en frictions, en lavements; belladone sur le col, en extrait, en décoction; saignées du bras, bains généraux, bains locaux. Burns recommande l'application subite de compresses froides. En général, les antispasmodiques à l'intérieur, tels que l'éther sulfurique, la jusquiame, la belladone, l'opium, sont d'une utilité incontestable. 3° Quand il y a accident, introduction forcée, mais lente, graduée et prudente, de la main, et extraction du placenta.

<h3 style="text-align:center">§ 5 — Adhérences anomales.</h3>

Il est fort difficile, dans l'état actuel de la science, d'indiquer d'une manière précise les causes de ces adhérences anomales du placenta. Suivant la plupart des auteurs, elles seraient dues à une transformation fibreuse des linéaments celluleux qui unissent le placenta à l'utérus, transformation qui leur donnerait une solidité telle qu'ils résisteraient aux efforts utérins. Les dégénérescences du tissu propre du placenta, des concrétions osseuses et calcaires, ont été aussi signalées comme causes de ces adhérences (¹). Dans un cas cité par M. Stoltz, l'adhérence du placenta était évidemment formée par une couche de sang coagulé qui avait arrêté une hémorrhagie au quatrième mois de la grossesse. M. P. Dubois paraît accepter cette opinion (*Leçons orales*), et attribue ces adhérences à des plaques blanchâtres plus ou moins dures, qu'il croit de nature fibrineuse, dont la dureté augmenterait avec l'ancienneté de l'épanchement sanguin, dont elles seraient les derniers vestiges. Suivant M. Gendrin, c'est par le cercle que la caduque réfléchie forme autour du placenta que se fait l'adhérence. Seulement elle

---

(¹) Le docteur Dubois raconte que, dans un cas d'adhérences anomales du placenta, celui-ci était recouvert d'une substance osseuse et crétacée. Mais Gooch, qui rapporte le fait, dit avoir rencontré trois fois sur la même femme le placenta en partie ossifié et n'avoir jamais eu aucune difficulté à opérer la délivrance.

Enfin, dans plusieurs cas cités par Monro et Merriman, dans lesquels ils ont remarqué des points ossifiés sur la surface utérine du placenta, celui-ci adhérait peut-être, disent-ils, un peu plus qu'à l'ordinaire.

est quelquefois étendue sous le placenta dans quelques points de la surface utérine, par la conversion de quelque partie de l'organe en un tissu cellulo-fibreux peu vasculaire, résultat de l'atrophie accidentelle de quelque mamelon placentaire, atrophie qu'il n'est pas très-rare de rencontrer. Une opinion longtemps admise, c'est que ces adhérences anomales étaient la conséquence d'une inflammation du placenta ou de la paroi utérine, inflammation survenue pendant la grossesse, et qui se sera terminée par l'exsudation d'une lymphe plastique et coagulable entre les surfaces auparavant contiguës. Pour nous, nous pensons que ces adhérences sont dues à l'altération fibro-graisseuse, à l'atrophie des villosités choriales et des cotylédons qu'elles forment. (Voy. *Lésions fibreuses du placenta. — Maladies du placenta.*) Quoi qu'il en soit de la cause qui produit ces adhérences, certaines personnes paraissent être douées d'une fâcheuse prédisposition, car elles éprouvent cet accident à chaque couche.

Cette adhérence peut être plus ou moins étendue ; quelquefois elle a lieu sur toute la surface du placenta ; d'autres fois elle est partielle : dans ces cas, elle peut occuper le bord ou la circonférence du placenta, le centre étant décollé (¹), ou bien seulement un ou plusieurs points de sa surface. Elle offre aussi plusieurs degrés de résistance : quelquefois elle est si faible, que le placenta semble simplement retenu à sa place, et les moindres efforts suffisent pour le détacher, quoique pourtant les contractions spontanées de l'utérus et les tractions faites sur le cordon aient été infructueuses ; parfois elle présente tant de solidité, que le placenta semble faire partie intégrante des parois utérines dont il est difficile de le distinguer, et que le tissu du placenta ou de l'utérus se laisse déchirer plutôt que de laisser rompre leur union. Ces adhérences sont quelquefois si serrées, que, même après la mort, on ne parvient à les détruire qu'avec la plus grande difficulté. Sur une femme morte treize jours après l'accouchement, Morgagni trouva une portion du placenta décollée et pendante dans le col ; mais l'autre était tellement adhérente, qu'il put à peine la détacher avec le scalpel. La portion adhérente était indurée, et des traces d'inflammation se voyaient sur le point correspondant de la matrice.

Lorsqu'il s'est écoulé un certain laps de temps après l'accouchement sans que l'arrière-faix ait été expulsé, que cependant la forme globuleuse de l'utérus (²), sa dureté, ses contractions manifestes, montrent que cet organe travaille à détacher et à expulser le délivre, et que, portant le doigt à travers le col, on n'y trouve pas le placenta, on devra supposer une adhérence contre nature. On sera

---

(¹) Il arrive assez souvent, dit Leroux (p. 306, *Traité des pertes de sang*), que le placenta se détache ainsi par son milieu, et reste adhérent par les bords. Cette remarque a été faite par Albinus, sur une femme dont il a dessiné la matrice. « La femme, dit-il, dont la matrice est représentée sur plusieurs planches, avait le placenta détaché, et entre lui et la matrice, il y avait beaucoup de sang caillé. Il était encore cependant adhérent dans tout le bord de la circonférence, et c'est aussi ce qui avait empêché qu'il n'arrivât une perte. » (Voy. traduction de Van Swieten, par Louis, t. VII, p. 145. — Hester, t. II, chap. CLV, p. 459.)

(²) Je crois, dit John Rhamsbotham, avoir remarqué une légère altération dans la forme de l'utérus. Son globe n'est pas aussi régulier, et offre aussi quelquefois dans son fond une certaine conicité. (*Obs. on Midwi'ery.*)

confirmé dans ces soupçons par les signes suivants : en exerçant quelques tractions sur le placenta au moyen du cordon, on verra celui-ci, fortement tendu, remonter un peu aussitôt qu'on le relâche. Pendant la contraction, le globe utérin se raffermit et diminue de volume ; mais après la contraction il revient à son premier état, beaucoup plus promptement et plus complétement que dans les autres cas. Enfin, en portant la main dans l'utérus, on acquiert la certitude de l'existence de cette complication.

Les adhérences contre nature du placenta peuvent exister seules ou être compliquées d'accident. L'adhérence partielle s'accompagne presque constamment d'une hémorrhagie plus ou moins abondante. Dans les cas où il n'y a pas d'accident, il faut d'abord attendre , et quelques heures de contractions suffisent souvent pour opérer ce décollement. Après deux heures d'attente, on excite l'utérus à se contracter par tous les moyens que nous avons indiqués. S'ils sont insuffisants, on pratique une injection d'eau froide dans la veine ombilicale. Après avoir coupé le bout du cordon, et exercé quelques pressions sur la veine pour la vider entièrement du sang qu'elle peut contenir, on injecte dans ce vaisseau un liquide froid ; et cette injection est assez fortement poussée pour qu'elle se répande dans toute la masse placentaire. Cette injection doit être répétée, avec le soin de retenir le liquide dans le placenta pendant quelques minutes, par une pression faite sur le cordon. Cette injection agit évidemment de deux manières différentes sur le placenta et l'utérus : elle distend le placenta par l'accumulation d'un nouveau liquide dans ses vaisseaux, elle en augmente le volume et le poids ; de plus, l'impression du froid qu'elle cause sur la paroi interne de l'utérus en détermine la contraction et le resserrement. C'est donc une ressource qu'il ne faut pas négliger.

Si ce moyen échoue, il faut pratiquer quelques tractions sur le cordon ombilical ; mais, suivant la remarque de Levret, il faut que ces tractions soient faites perpendiculairement à la surface du placenta. Si, en effet, lorsque deux feuilles de papier mouillées sont collées l'une à l'autre, disait Levret pour faire comprendre l'importance de ce précepte, vous cherchez à les séparer en les faisant glisser l'une sur l'autre, c'est-à-dire en les tirant parallèlement à leur plan, vous les déchirerez plutôt que de les séparer ; tandis qu'en les écartant l'une de l'autre perpendiculairement à leur plan, vous les séparerez sans effort et sans déchirure. Pour obtenir cet effet, on pousse fortement le cordon ombilical du côté opposé à celui de l'insertion du placenta, au moyen de deux doigts portés dans le vagin et poussés au delà de l'orifice de l'utérus. MM. Velpeau et Guillemot font remarquer, avec quelque raison, que cette règle est impossible à suivre, car le délivre touche les parois de l'utérus et par sa face fœtale et par sa face utérine : les doigts ne soutiennent le cordon qu'au-dessous du col, et par conséquent, de quelque manière qu'on s'y prenne, le cordon sera toujours parallèle et non perpendiculaire au grand axe de l'utérus. Il est tout aussi bon, suivant eux, de tirer sur le cordon sans poulie de renvoi. Quelle que soit la manière suivant laquelle on pratique ces tractions, on ne doit jamais employer assez de forces pour rompre le cordon, et il faut les cesser aussitôt qu'on s'aperçoit qu'il cède.

Que faut-il faire alors que les excitants locaux et généraux, les injections dans la veine ombilicale, les tractions sur le cordon, ont été sans résultat? Si les adhérences se compliquent d'un accident hémorrhagique, tous les accoucheurs sont d'accord qu'il faut insister sur les tentatives d'extraction. Mais on ne trouve plus la même unanimité pour les cas d'adhérences simples. Les uns, craignant tous les phénomènes fâcheux qui peuvent résulter de la rétention, de la putréfaction du placenta, de la résorption des matières putrides, veulent qu'à tout prix on achève la délivrance. D'autres, au contraire, redoutant plus encore les conséquences des manœuvres nécessaires à la décortication du placenta, conseillent d'abandonner son expulsion à la nature, recommandant de prévenir et de combattre par les moyens appropriés les accidents ultérieurs.

L'opinion de M. Levret, de Baudelocque, de Desormeaux, de M. P. Dubois, nous paraît celle qui doit nous diriger en pareil cas. Après avoir employé les moyens dont nous avons parlé, on portera la main dans la cavité utérine. Le cordon est alors le meilleur guide pour arriver sûrement au placenta. S'il avait été arraché, on reconnaîtrait le placenta aux ramifications vasculaires qui sillonnent sa face fœtale, à la saillie qu'il forme sur la face interne de l'utérus, à sa consistance, et à la sensation obtuse que la femme éprouve lorsque les doigts portent sur lui. Le lieu d'insertion du placenta étant reconnu, on s'assure d'abord si l'adhérence est complète ou incomplète : dans ce dernier cas, les auteurs conseillent de glisser la main à plat entre la face externe du placenta et la paroi utérine, et d'agir avec elle comme quand on veut d'un livre non coupé décoller deux feuillets avec un couteau à papier (fig. 119); mais il est certain que c'est là un conseil impossible à suivre. M. P. Dubois préfère alors empoigner la partie déjà détachée à pleine main, et exercer sur elle des tractions dans le but d'achever de décoller le reste; si l'on n'y parvient pas, il veut qu'on le déchire et qu'on enlève toute la portion détachée. C'est en grattant

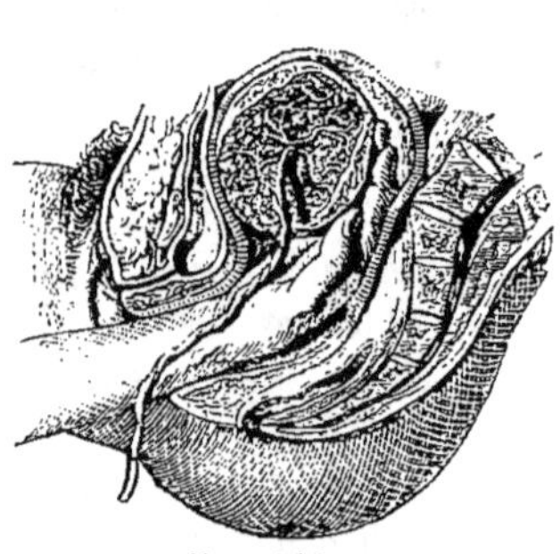

FIG. 119.

avec le bout des doigts, à petits coups, qu'on détruit le plus sûrement ces adhérences anormales. Mais toutes ces tentatives doivent être faites avec beaucoup de prudence : il faut, sans trop d'insistance, abandonner à la nature l'expulsion ultérieure de toutes les parties qu'on n'aura pu entraîner. Nous pourrions citer de nombreux faits pour prouver toute la sagesse de ce précepte. Nous avons vu un chirurgien imprudent perforer complétement l'utérus pendant les efforts qu'il fit pour séparer un placenta adhérent; et Leroux (de Dijon), malgré toute son habileté, eut le malheur, dans un cas d'adhérence incomplète, de détacher un lambeau considérable du plan musculaire interne, en tiraillant trop violemment une portion supérieure du placenta déjà décollée, dans le but de détacher la partie inférieure fortement adhérente. La mort survint rapidement dans le cas dont nous avons cité l'observation. Le chirurgien de Dijon n'eut à combattre qu'une hémorrhagie abondante, qu'il arrêta heureusement par l'application du tampon.

Si le placenta est décollé dans sa partie centrale, les bords étant encore adhérents, il existe ordinairement en ce point une cavité où s'amasse le sang; on peut alors percer le centre du placenta et introduire les doigts par cette ouverture pour achever le décollement. Telle a été la conduite de Heister et de Leroux dans cette circonstance. Enfin, si le placenta est adhérent dans toute son étendue, on agit sur le placenta par sa face externe. On glisse la main derrière les membranes, et lorsqu'elle est arrivée sur un des points de la circonférence du placenta, on cherche à en détacher une partie, et quand on y est parvenu, on se conduit comme dans le cas d'adhérence primitivement partielle.

Dans le cas, enfin, ou une portion où même la totalité du placenta résisterait aux tentatives sagement faites que nous conseillons, il ne faudrait pas insister; son expulsion aurait probablement lieu plus tôt ou plus tard, soit tout à la fois, soit morceau par morceau.

Comme le placenta, les membranes présentent quelquefois des adhérences anormales sur un point de leur étendue. Voici à quels signes on reconnaît cet obstacle : au début tous les phénomènes de la délivrance se succèdent régulièrement et le placenta décollé est chassé sur l'orifice interne ou dans la partie supérieure du vagin, mais ce n'est qu'avec peine qu'on parvient à l'amener jusqu'à la vulve. On s'aperçoit alors qu'il résiste, qu'il est retenu en arrière, et en glissant un doigt derrière la symphyse pubienne on sent les membranes qui sont tendues. Tout effort brusque amènerait infailliblement le placenta au dehors en laissant une partie des membranes dans la cavité utérine ; aussi pour prévenir ce fâcheux résultat, il faut savoir temporiser, ne faire que des tractions très-douces quoique longtemps continuées, faire exécuter au placenta plusieurs mouvements de rotation pour enrouler les membranes et leur donner plus de résistance ; enfin, au besoin, on glissera la main dans le vagin et en suivant les membranes on ira décoller la partie restée adhérente. La rétention d'un lambeau de membranes, moins grave que la rétention d'un cotylédon placentaire, peut cependant produire une hémorrhagie secondaire. (Voy. *Hémorrhagie secondaire*.)

§ 6. — De la rétention d'une partie ou de la totalité du placenta.

En se conformant aux règles que nous venons de tracer, il est bien rare qu'on ne parvienne pas à extraire complétement le placenta ; mais nous avons vu pourtant que, dans quelques cas, on se voyait obligé d'abandonner une partie plus ou moins considérable du délivre, et de confier son expulsion aux ressources de l'organisme. Que cet abandon soit forcé, ou qu'il soit le résultat de tractions mal faites sur le cordon, ou de tentatives inopportunes pour décoller le placenta adhérent, il peut donner lieu à des conséquences très-variées et dont quelques-unes sont très-graves. Il est donc très-important de constater le fait, ce qu'il est presque toujours possible de faire par un examen un peu attentif du placenta. Cette constatation ne serait difficile qu'autant qu'une adhérence très-intime du placenta aurait nécessité son morcellement.

A. L'*hémorrhagie* est presque toujours la conséquence immédiate de la rétention d'une portion un peu considérable du placenta, et son abondance est en général proportionnée au volume de la masse abandonnée. Quelquefois pourtant il n'y a pas de perte, soit parce que l'utérus s'est convenablement rétracté après le décollement du placenta, soit parce que les portions du délivre restées ont conservé leur adhérence avec la paroi utérine. Dans le premier cas, la perte diminue après quelques heures, grâce à la rétraction de la matrice, et pendant les premiers jours, à l'exception des coliques violentes que font éprouver à la femme les efforts faits par l'utérus pour se débarrasser du corps étranger, celle-ci n'éprouve guère que les malaises résultant d'une hémorrhagie peu abondante. Mais bientôt ces tranchées fréquentes semblent déterminer dans le globe utérin une sensibilité inaccoutumée, et une pression même légère finit par y déterminer de la douleur. Les lochies, qui jusqu'alors étaient purement sanguines, changent de nature. Elles sont mélangées d'une eau sanieuse, très-fœtide, et deviennent très-irritantes pour les parties génitales. Pour peu que la température soit élevée, et surtout si les soins les plus scrupuleux de propreté ne sont pas observés, elles répandent une odeur tellement infecte, que la chambre de la malade est inhabitable, et, comme l'a observé M. Jacquemier, les personnes chargées de lui donner des soins peuvent en recevoir de fâcheuses atteintes.

Cette altération des lochies est la conséquence de la putréfaction de quelque portion du placenta. A mesure, en effet, que de la masse adhérente se détachent quelques parties, celles-ci tombent dans la cavité utérine, où elles peuvent séjourner quelque temps. Le contact avec l'air, qui arrive facilement jusque dans l'utérus, en produit assez promptement la putréfaction, et ces lambeaux putréfiés communiquent aux lochies l'odeur qu'elles exhalent.

B. *Résorption putride du placenta.* — Il est fort rare que ces phénomènes locaux se manifestent sans que la santé générale de la femme soit sensiblement altérée. Après un temps plus ou moins long, survient un violent frisson, accompagné d'une agitation et d'une anxiété excessives; le pouls devient fréquent, précipité; la peau est sèche et brûlante; la face est alternativement pâle et colorée, quoique le plus habituellement pâle; la respiration est anxieuse et fréquente; la langue, toujours sèche, est tantôt blanche, tantôt rouge; la malade accuse des douleurs, quelquefois avec battements dans la tête; et bientôt le délire, intermittent d'abord, puis continu, vient s'ajouter aux autres symptômes. Ceux-ci deviennent de plus en plus graves : le ventre se ballonne et offre une grande sensibilité; des envies de vomir, des vomituritions, quelquefois même des vomissements abondants, parfois aussi des évacuations alvines plus ou moins nombreuses et involontaires, témoignent de la part que le tube digestif prend à l'affection générale. Enfin le pouls s'altère de plus en plus, est filiforme, ondulant; la faiblesse et l'agitation sont extrêmes, le délire ne cesse plus et la mort termine cette horrible scène, cinq, dix, quinze jours après l'invasion des premiers accidents.

La péritonite, que dans quelques cas annoncent la sensibilité et le ballonnement du ventre, n'existe pas toujours, et la mort peut être seulement la conséquence de l'espèce d'empoisonnement qui résulte de l'absorption des débris putréfiés du placenta. Les symptômes offerts par la malade sont alors uniquement ceux des fièvres nommées autrefois fièvres adynamiques et ataxiques.

La terminaison n'est pas toujours funeste, et surtout alors que la maladie ne sè complique pas de péritonite, la malade peut échapper aux dangers dont elle était menacée.

Après un certain temps, la portion du placenta retenue peut se détacher tout à coup, être expulsée en masse, et faire presque subitement cesser les graves symptômes auxquels donnait lieu sa putréfaction.

Quelquefois, et sous l'influence d'injections fréquemment répétées, l'écoulement semble perdre de sa fétidité et de ses qualités irritantes, il devient plus franchement purulent. Çà et là il charrie quelques parcelles détachées du placenta, et chaque injection en entraîne aussi quelques parties ; de temps en temps une portion un peu plus volumineuse vient se présenter au col, et le doigt introduit dans l'orifice peut l'amener au dehors. Pendant que la matrice se débarrasse ainsi des matières putrides qu'elle renferme, les accidents généraux s'amendent, ou du moins ne s'aggravent pas. L'organisme paraît résister à l'influence délétère à laquelle il est soumis. La malade peut rester ainsi, pendant plusieurs semaines, avec un mouvement fébrile presque continu, offrant çà et là quelques exacerbations précédées de légers frissons, quelques troubles légers du côté des organes digestifs, et lorsque enfin la totalité du placenta est expulsée, la fièvre cesse, les forces renaissent, les fonctions nutritives se rétablissent, et la malade revient à la santé.

Ces accidents graves, toujours à redouter quand une portion plus ou moins considérable du placenta a été retenue dans la matrice, ne sont pourtant pas toujours la conséquence de cette rétention. Celle-ci peut se continuer longtemps après l'accouchement sans compromettre sérieusement la santé de la femme, et se terminer de deux manières différentes, mais également remarquables : je veux parler de l'expulsion tardive et de la résorption du placenta.

C. *Expulsion tardive du placenta.* — La rétention d'une portion du placenta est très-souvent accompagnée d'une hémorrhagie abondante. Il n'en est pas toujours ainsi quand la totalité du délivre est restée dans la cavité utérine, ce qui n'arrive guère qu'à la suite des avortements. Si, en effet, les adhérences ne sont en aucun point détruites, et si les vaisseaux utéro-placentaires ne sont en aucun point déchirés, on conçoit facilement l'absence d'hémorrhagie, et souvent même l'absence d'écoulement lochial qu'on observe dans ces conditions. La perte ne survient alors qu'au moment où l'utérus, tendant enfin à se débarrasser de ce corps étranger, se contracte pour l'expulser.

Cette expulsion peut s'opérer en une seule fois, et le placenta, complétement décollé, est chassé en entier. L'hémorrhagie, qui dure quatre, cinq, et même dix jours, temps quelquefois nécessaire à ce décollement, cesse aussitôt après comme par enchantement. Cette hémorrhagie, du reste, est beaucoup moins abondante quand le décollement du placenta s'opère à une époque très-éloignée de l'expulsion de l'enfant. La rétraction toujours continuelle de l'utérus, qui tend sans cesse à reprendre les dimensions de l'état de vacuité, a dû nécessairement diminuer, et presque effacer le calibre de ses vaisseaux, de manière à rendre alors leur rupture peu dangereuse. En examinant le placenta, on voit qu'il n'est nullement altéré, qu'il n'offre aucune mauvaise odeur, et que, bien qu'il ait séjourné plusieurs jours, plusieurs semaines, quelquefois même plusieurs mois dans la cavité utérine, après l'expulsion de l'enfant, il est aussi frais que si l'enfant venait de naître. L'intégrité de ses connexions vasculaires avait maintenu la vie, et explique l'innocuité de la rétention prolongée.

C'est ce que je viens d'avoir l'occasion de constater chez une jeune femme qui, depuis vingt-quatre jours, avait fait une fausse couche de trois mois et demi. Le délivre était resté depuis ce temps dans la cavité utérine, et, une hémorrhagie grave étant survenue à la suite du décollement du placenta, je fus obligé de l'extraire artificiellement. Il était du reste déjà engagé dans le col, et son extraction n'a présenté aucune difficulté sérieuse ; mais la faiblesse excessive de la malade ne permettait pas de temporiser. Il n'offrait aucune apparence de putréfaction.

J'ai vu le même fait chez deux femmes qui étaient accouchées à terme, et chez lesquelles la délivrance avait été incomplète. Elles furent prises toutes deux, l'une au neuvième, l'autre au dix-septième jour seulement, d'hémorrhagie grave. Dans les deux cas je trouvai le col entr'ouvert et je pus extraire un cotylédon placentaire dont le tissu n'offrait aucune trace de putréfaction.

Malheureusement la lenteur avec laquelle parfois s'opère le décollement du placenta peut prolonger la perte et devenir ainsi la cause d'un autre accident. Lorsqu'en effet un cotylédon est ainsi détaché, il cesse de participer à la circulation des parties adhérentes, il reste suspendu dans la cavité de la matrice. Après un certain temps, il se sépare du reste du placenta, et si son volume ou la rétraction de l'orifice s'oppose à sa sortie immédiate, il se putréfie, et peut devenir la cause de quelques-uns des accidents indiqués plus haut. Le plus souvent pourtant son expulsion ne se fait pas longtemps attendre, ou du moins l'homme de l'art juge convenable d'en opérer l'extraction ; mais ce qu'il est impossible d'éviter, ce sont les hémorrhagies, qui, se répétant chaque fois que se reproduisent ces décollements partiels, finissent par affaiblir beaucoup la malade et par compromettre même son existence.

D. L'*absorption complète du placenta* est un fait si extraordinaire, que les premières observations publiées furent accueillies avec une grande réserve. Il ne fallut rien moins que la grande autorité de noms comme celui de Nægele ; il ne fallut rien moins que les détails minutieux avec lesquels ces faits sont racontés, pour les introduire dans la science. Et pourtant il est facile en pareille matière de s'abuser, que même après les observations de Nægele, de Salomon, de Velpeau, le doute naît parfois dans l'esprit. N'est-il pas possible, en effet, que, malgré la surveillance la plus active, l'expulsion du placenta soit passée inaperçue ? N'est-il pas possible que l'espèce de détritus sanieux auquel donne lieu sa putréfaction se soit mélangé aux lochies putrides qui s'écoulent dans ces cas ? Ne se peut-il pas enfin que sa rétention longtemps prolongée et son expulsion tardive aient été considérées comme des cas de résorption ? qu'une femme, en effet, ait ainsi gardé son placenta pendant plusieurs mois, sans que sa santé ait été notablement altérée, et il peut arriver que son décollement ait lieu sans hémorrhagie abondante, et que, pendant des efforts de garderobe, le délivre, ratatiné, peu volumineux, soit chassé au dehors sans que la femme elle-même s'en aperçoive.

La plupart des cas publiés peuvent, sans aucun doute, recevoir une de ces interprétations, mais il faut avouer pourtant qu'il en est quelques-uns dans lesquels la résorption réelle du placenta paraît incontestable. Après tout, ce fait n'est pas sans analogues. Dans les grossesses extra-utérines avancées, n'a-t-on pas trouvé souvent le fœtus réduit à ses portions osseuses, toutes les autres parties solides ou liquides ayant été résorbées? N'a-t-on pas vu le même phénomène se produire dans l'utérus, alors que le fœtus mort y avait séjourné pendant un long temps? La résorption d'un placenta n'est certes pas plus extraordinaire, surtout lorsqu'il s'agit d'avortements, c'est-à-dire de placentas peu volumineux, incomplétement formés, comme dans la majorité des cas cités. C'est donc un fait dont il est impossible aujourd'hui de constater la possibilité d'une manière absolue, mais qu'on ne doit admettre qu'avec une certaine réserve.

Indications. — Nous avons assez insisté sur les moyens propres à prévenir la rétention d'une partie ou de la totalité du placenta, et nous n'avons qu'à ajouter un mot sur la prudente insistance qu'on doit mettre dans les tentatives d'extraction. Si, en effet, les graves accidents auxquels la femme est exposée nous obligent à faire tout ce qu'il est humainement possible de tenter pour compléter cette extraction, nous devons rappeler que des efforts trop longtemps prolongés, soit pour introduire la main à travers un orifice rétracté, soit pour déchirer les adhérences trop intenses, peuvent avoir des conséquences tout aussi graves; que les inflammations post-puerpérales, les déchirures même de l'utérus, ont été fréquemment observées à la suite de ces décollements forcés; qu'enfin un placenta resté en partie ou en totalité dans l'utérus peut n'être expulsé qu'après plusieurs mois, ou être résorbé sans altérer sensiblement la santé de la mère. Ces derniers faits, quoique rares, suffisent à justifier et à commander même l'abandon de toute tentative violente et de nature à compromettre la vie. Il est impossible de formuler ici une règle absolue, et c'est à la sagacité, à la prudence du praticien, à poser des limites à son intervention.

Quant aux indications à remplir lorsque volontairement ou par maladresse une portion du placenta est restée dans l'intérieur, elles varient suivant l'époque à laquelle on est appelé à donner des soins à la malade.

Très-souvent une hémorrhagie assez abondante est le premier accident qui se manifeste. On doit tout d'abord chercher à en modérer l'abondance par des applications froides sur le bas-ventre, les aines et les cuisses, par les excitations portées sur le corps et le col utérin, et, dans le but de solliciter plus énergiquement encore la rétraction de l'organe, par l'administration du seigle ergoté. Il est fort rare que ces moyens ne suffisent pas quand l'utérus est convenablement rétracté, et si l'inertie utérine vient aggraver l'accident, on devra recourir aux moyens que nous indiquerons plus bas.

Quant aux violentes tranchées utérines dont la femme est tourmentée, il faut se garder de chercher à les calmer par l'administration des opiacés, car les contractions dont elles sont l'effet tendent à décoller et à expulser la masse adhérente.

Dans sa conduite ultérieure, le praticien se dirigera suivant les événements. Si le col utérin semble très-fortement rétracté, si les lochies sont peu abondantes, si surtout elles ne présentent aucune altération dans leur composition, leur couleur, leur odeur, il devra se borner à surveiller attentivement la malade, sans troubler par une intervention intempestive les tendances de la nature.

Dès que les lochies deviendront sanieuses et fétides, il devra recourir aux moyens les plus propres à prévenir leur influence fâcheuse sur l'économie. Des injections intra-vaginales et intra-utérines faites fréquemment, et continuées jusqu'à ce que le liquide injecté ne soit plus imprégné de l'odeur putride, sont très-utiles. On pourrait avec avantage les faire à grande eau, comme le conseille M. Vullyamos. Toutes les cinq minutes, il fait, avec une grosse seringue à lavement, une injection d'eau tiède; s'il y a perte, il préfère l'eau froide. Cette injection se fait à l'aide d'une longue canule de gomme élastique, dont une extrémité est placée à demeure dans le col, l'autre dépasse la vulve et même le pied du lit pour empêcher de découvrir la malade. Le liquide est reçu dans un bassin placé sous la femme. Je crois plus prudent de se servir d'une sonde à double courant.

Il faut aussi souvent toucher les malades pour s'assurer si aucune portion du placenta ne se présente au col, car on devrait immédiatement en pratiquer l'extraction, soit avec les doigts, soit avec la pince à faux germe de Levret, ou la curette de M. le professeur Pajot. Les injections sont, en effet, souvent insuffisantes et ne peuvent entraîner des portions un peu volumineuses.

L'extrême fétidité des lochies peut autoriser l'emploi d'injections légèrement chlorurées.

La malade sera soumise d'ailleurs à toutes les prescriptions hygiéniques. L'air de la chambre sera souvent renouvelé et purifié par tous les moyens appropriés; les linges dont elle est environnée seront changés le plus souvent qu'on le pourra.

Si, malgré ces précautions, sur lesquelles on ne saurait trop insister, les phénomènes d'infection générale se manifestent, on aura d'abord recours aux purgatifs, aux bains, au calomel et aux frictions mercurielles s'il y a complication de péritonite; mais, dès qu'apparaîtront les symptômes adynamiques ou ataxiques, la médication tonique et excitante de la dernière période des fièvres graves sera seule applicable. L'eau vineuse, les préparations de quinquina, d'acétate d'ammoniaque, pourront rendre de véritables services.

ARTICLE II.

DES ACCIDENTS QUI PEUVENT COMPLIQUER LA DÉLIVRANCE.

L'hémorrhagie, le *renversement* et la *rupture de l'utérus*, les *convulsions*, tels sont les principaux accidents qui peuvent compliquer la délivrance.

§ 1. — De l'hémorrhagie.

La perte est, de tous les accidents qui peuvent précéder, accompagner ou suivre la délivrance, un des plus terribles et certainement le plus fréquent. Elle peut coïncider avec chacune des difficultés que nous avons étudiées dans l'article précédent, et alors les indications que nous avons établies doivent être seulement suivies avec plus de célérité. Mais, en dehors de ces circonstances, l'hémorrhagie peut encore survenir après l'expulsion du fœtus, et nous devons étudier d'une manière spéciale celle qui, presque toujours, accompagne l'inertie partielle ou complète de l'utérus. Nous avons à examiner successivement les causes, les symptômes, le diagnostic, le pronostic et le traitement de cette inertie considérée surtout comme cause de l'accident qui nous occupe. Ce que nous en dirons complétera l'histoire de l'hémorrhagie puerpérale, que nous n'avons jusqu'à présent étudiée que pendant les six premiers mois (voy. art. *Avortement*), pendant les trois derniers mois, et durant le travail de l'accouchement (voy. *Dystocie accidentelle*).

A. *Causes.* — Après l'expulsion du fœtus, et même pendant que cette expulsion s'opère, le tissu de l'utérus, se rétractant, revient peu à peu sur lui-même, et, par l'exercice de cette contractilité de tissu, diminue considérablement la cavité de l'organe, mais surtout aplatit les vaisseaux qui rampent dans l'épaisseur de ses parois, oblitère plus ou moins complétement leur cavité, y interrompt la circulation, et s'oppose ainsi à ce que les vaisseaux utéro-placentaires, déchirés par le décollement du placenta, ne soient la source d'une hémorrhagie abondante. Or, dans certaines circonstances, cette contractilité du tissu est très-faible; dans d'autres elle est complétement nulle : dans le premier cas, l'inertie de l'utérus est incomplète; elle est complète dans le second; elle est enfin partielle ou totale, suivant qu'elle affecte seulement une partie ou la totalité des parois de l'organe. Ces divers degrés de la maladie peuvent se montrer sous l'influence des mêmes causes.

Les causes de l'hémorrhagie par inertie sont prédisposantes ou déterminantes. Parmi les premières, les auteurs ont noté : 1° une constitution sanguine et pléthorique, une menstruation précoce et habituellement très-abondante, lorsque surtout aucune saignée préventive n'a été pratiquée dans les derniers mois de la grossesse; 2° un tempérament lymphatique : les femmes à fibre molle et lâche, douées de très-peu de force musculaire, chez lesquelles prédomine le système nerveux, sont, plus que les autres, exposées à l'inertie de l'utérus; 3° enfin, l'existence de pertes abondantes après les accouchements antérieurs. On pourrait citer un grand nombre de faits qui prouvent l'influence fâcheuse de ces antécédents : aussi, par cela même qu'une femme a déjà eu des pertes à un ou plusieurs de ses accouchements, l'accoucheur doit-il prendre toutes les précautions propres à les prévenir.

Parmi les causes dites déterminantes, on pourrait signaler : 1° un travail trop long et trop pénible par l'épuisement qui le suit : à cette cause se rattachent évidemment tous les obstacles à l'expulsion naturelle du fœtus ; 2° un travail trop court et un accouchement trop précipité par la *stupeur* des parois, stupeur que produit la déplétion trop brusque et trop rapide de l'utérus : ainsi un bassin trop vaste, une déchirure du col, un défaut de la résistance du périnée, qui facilitent l'expulsion rapide du fœtus, peuvent, par cela même, être cause d'inertie ; 3° la distension outrée de l'utérus, qu'elle soit le résultat d'une hydropisie de l'amnios ou d'une grossesse gémellaire, peut paralyser, pour ainsi dire, la contractilité du tissu utérin ; 4° enfin, il faudrait ajouter, selon madame Lachapelle, le tiraillement de l'utérus par suite d'adhérence contractée avec l'épiploon pendant la grossesse, tiraillement qui s'oppose, suivant elle, au retrait complet de l'organe, après l'accouchement.

Sans aucun doute, les circonstances dont nous venons de parler peuvent à elles seules causer l'inertie de l'utérus ; mais, en général, leur influence sera de courte durée et facile à combattre si elle n'est pas favorisée par la préexistence des causes prédisposantes. C'est, comme l'a fait remarquer M. Guillemot, à celles-ci surtout qu'il faut rapporter la plus grande part dans la production des hémorrhagies qui surviennent après l'accouchement. Lorsqu'elles existent, en effet, réunies chez la même femme, on a toute raison de redouter cet accident, tandis qu'en leur absence les prétendues causes déterminantes sont le plus souvent sans action. Ces causes font le plus ordinairement sentir leur influence peu d'instants après l'accouchement ; mais quelquefois l'inertie est, pour ainsi dire, secondaire, et ne survient que plusieurs heures, quelquefois même plusieurs jours après. La matrice, après s'être rétractée convenablement aussitôt après la sortie du fœtus ou du délivre, se relâche ensuite de manière à permettre une hémorrhagie foudroyante.

B. *Symptômes.* — Lorsque, à la suite de l'accouchement, l'utérus revient complétement sur lui-même, ont sent, dans la région sous-ombilicale, une tumeur dure, globuleuse, arrondie, qui occupe presque tout l'espace qui sépare l'ombilic des pubis. Cette tumeur est le siége de douleurs intermittentes plus ou moins vives, douleurs qui coïncident avec une dureté plus grande de la tumeur. L'inertie de l'utérus se reconnaît précisément à l'absence des caractères que nous venons d'indiquer. En palpant la région abdominale inférieure, on ne sent partout que mollesse et flaccidité. Les parois abdominales et utérines se laissent déprimer avec facilité jusqu'à ce qu'elles soient appliquées contre la paroi postérieure du ventre. Si l'inertie est complète, il est même impossible de distinguer les parois utérines des parois abdominales : en portant la main dans l'utérus, elle pénètre ordinairement aisément à travers le col, et trouve les parois utérines partout mollasses, plissées sur elles-mêmes comme un morceau de vieux ligne. Si l'inertie est incomplète, les parois utérines semblent offrir un peu plus d'épaisseur, un peu plus de consistance, mais elles se laissent encore distendre facilement, et l'on reconnaît qu'elles n'ont pas la résistance qu'elles offrent ordinairement.

Cet état d'inertie peut exister sans hémorrhagie, si le placenta n'est décollé dans aucun des points de sa surface utérine. Mais on comprend que la perte est inévitable, alors que ce décollement a déjà eu lieu ; il est, du reste, facile de prévoir qu'elle sera d'autant plus considérable que ce décollement sera plus avancé ou déjà terminé au moment où survient l'inertie.

Les signes au moyen desquels on peut reconnaître l'existence de l'hémorrhagie sont très-faciles à constater ; mais l'écoulement est quelquefois si abondant et si rapide, qu'on ne s'aperçoit de son existence qu'à un moment où déjà les jours de la femme sont bien gravement menacés. Les femmes qui en sont atteintes accusent ordinairement un sentiment de pesanteur vers l'estomac : bientôt après la pâleur du visage, les éblouissements, la petitesse du pouls, les faiblesses, les syncopes et tous les symptômes généraux plus graves se manifestent. A ces signes s'ajoutent quelques symptômes particuliers à la perte utérine : tels sont les douleurs de reins, un frisson spasmodique et un sentiment de tiraillement à l'épigastre, quelquefois tout semblable à la sensation produite par la faim ; dans les derniers moments il survient assez souvent quelques accès d'hystérie ou même des mouvements convulsifs. Quant aux phénomènes locaux, ils varient ; et, sous ce rapport, la perte a été distinguée en externe ou en interne. Lorsque l'hémorrhagie est externe, le sang, qui inonde le lit de la femme, traverse les matelas et coule jusqu'à terre, ne permet pas de méconnaître la cause des phénomènes généraux que nous venons d'indiquer. Mais, lorsque le sang s'accumule dans l'intérieur de la cavité utérine, la nature de ces accidents peut passer inaperçue, ou, du moins, on peut ne la reconnaître que lorsque déjà il n'est plus temps d'y remédier.

Toutes les circonstances qui peuvent opposer un obstacle à l'écoulement facile du sang à travers le col peuvent causer une hémorrhagie interne : ainsi, une obliquité très-considérable de l'utérus, dans laquelle le col sera porté fortement en haut et en arrière ; l'occlusion de l'orifice par la totalité ou une partie de la masse placentaire, par un caillot volumineux ; l'occlusion de la vulve par des linges, un tampon mal appliqué ; enfin, la contraction spasmodique du col de l'utérus. Bien que cette rétraction soit, dans un cas d'inertie du corps, rarement assez considérable pour oblitérer par elle-même complétement le col, on conçoit qu'elle doit nécessairement favoriser la formation d'un caillot qui pourra facilement boucher un orifice déjà rétracté. Ajoutons, enfin, que la position élevée dans laquelle on place le bassin, dans le but d'arrêter une hémorrhagie externe, peut devenir la cause d'une perte interne.

Lorsqu'un obstacle quelconque s'oppose à l'écoulement du sang, celui-ci s'accumule dans l'intérieur de la cavité, dont les parois se laissent distendre avec une grande facilité. La main, portée sur le ventre, trouve alors l'utérus volumineux, distendu ; quelquefois même il s'élève à la hauteur à laquelle il était parvenu dans les derniers mois de la grossesse : elle ne rencontre plus, à la hauteur ordinaire, la boule formée par la matrice revenue sur elle-même ; celle-ci a beaucoup plus de volume et moins de dureté ; un doigt introduit dans le vagin trouve l'orifice utérin obstrué par un caillot ou par le placenta, dévié fortement en arrière, ou resserré spasmodiquement. La main, introduite dans la matrice, y trouve une grande quantité de caillots et de sang liquide. (C. Baudelocque.)

C. *Diagnostic.* — Lorsque l'hémorrhagie est externe, il est à peu près impossible de se tromper sur la nature de l'accident. Mais il n'en est pas de même quand le sang s'accumule dans l'intérieur de l'organe. Nous avons donné, comme signes pathognomoniques de la perte, la faiblesse générale, la syncope, les douleurs de reins, etc., et le développement du ventre : or ces circonstances peuvent se rencontrer sans qu'il y ait une hémorrhagie.

Le développement du ventre peut être dû à ce que les intestins, longtemps comprimés par l'utérus, cèdent tout à coup à l'effort des gaz qu'ils contiennent, se laissent distendre, et rendent à l'abdomen, dont les parois sont molles et flasques, tout le volume qu'il avait auparavant. La sonorité du ventre à la percussion, le toucher vaginal et le palper du globe utérin mettraient à l'abri de toute erreur.

Quelquefois, dit madame Lachapelle, grâce à l'extensibilité du vagin, la matrice se laisse élever par la vessie distendue et remplie d'urine, de manière à augmenter singulièrement le volume du ventre. Dans un cas que j'ai observé, dit-elle, mes élèves avaient conçu de vives inquiétudes que je dissipai à l'instant par l'application de la sonde. La proéminence de la vessie, si aisée à reconnaître par une personne exercée, m'avait rassurée au premier abord ; et, d'ailleurs, il n'existait aucun des symptômes généraux.

L'accoucheur doit savoir aussi que les syncopes qui surviennent après l'accouchement ne sont pas toujours le résultat d'une perte. Assez souvent on en observe à la suite d'accouchements très-prompts. La matrice étant, en effet, désemplie subitement, les vaisseaux hypogastriques cessent tout à coup d'être comprimés comme ils l'ont été pendant les derniers mois de la grossesse ; la circulation y devient libre et facile, et la rapidité avec laquelle le sang abandonne la tête et les extrémités supérieures pour se porter dans les vaisseaux du bas-ventre détermine souvent des syncopes. L'application d'un bandage modérément serré sur le ventre, une position horizontale, suffisent ordinairement pour faire cesser cet accident.

Un accès hystériforme survenant après le travail pourrait être pris pour les phénomènes nerveux qui signalent si souvent la terminaison fâcheuse des hémorrhagies graves.

Dans tous ces cas, le toucher vaginal et le palper de la région sous-ombilicale, en faisant constater le resserrement de l'utérus, rassureront pleinement l'accoucheur.

D. *Pronostic*. — C'est un accident excessivement grave que la perte qui survient après l'accouchement. Quelques minutes peuvent, en effet, décider de la vie de la femme. La perte sera d'autant plus abondante que l'inertie sera plus complète, le décollement du placenta plus avancé. Toutes choses étant égales d'ailleurs, l'hémorrhagie interne étant en général reconnue beaucoup plus tard que l'hémorrhagie externe, est par cela même un accident plus redoutable. Parmi les symptômes communs à ces deux espèces de pertes, il en est qui annoncent plus particulièrement un danger imminent et même une mort prochaine : de ce nombre sont les frissons violents, une dyspnée toujours croissante, les convulsions, les syncopes prolongées, les douleurs de reins violentes et continues, et, de plus, les éblouissements et une cécité plus ou moins complète ; et il est à remarquer aussi que la pupille est ordinairement dilatée, qu'elle est parfois agitée de mouvements oscillatoires, mais qu'elle se dilate surtout beaucoup dans l'instant de la syncope la plus profonde. (Lachapelle.)

E. *Traitement.* — Le traitement de l'hémorrhagie utérine par inertie est *préservatif* ou *curatif.*

Le *traitement préservatif* consiste à détruire les prédispositions que nous avons indiquées, et à prévenir l'action des causes que nous avons dit pouvoir déterminer l'inertie de l'utérus après l'accouchement. Chez les femmes d'une constitution pléthorique, abondamment réglées, et chez lesquelles des phénomènes de pléthore se manifesteront pendant la grossesse, il faudra avoir recours à la saignée répétée plusieurs fois pendant les derniers mois, et même pendant le travail si la plénitude du pouls, la coloration de la face, la céphalalgie, l'exigeaient. Chez les femmes d'une constitution faible et délicate, qui ont eu déjà des pertes à leurs accouchements antécédents, on devra, pendant les derniers temps du travail, employer les moyens propres à réveiller la contractilité de tissu, stimuler l'action de l'utérus par des pressions et des frictions faites à l'extérieur, par l'application sur le ventre de compresses trempées dans un liquide froid et vinaigré, mais, surtout en donnant, vingt ou trente minutes avant l'expulsion du fœtus, 1 ou 2 grammes de seigle ergoté en trois doses.

Le docteur Robert Lee (*London med. Gaz.*, 1839, p. 713) conseille la pratique suivante : Chez les femmes dont les antécédents font craindre un hémorrhagie abondante après la délivrance, il recommande de rompre les membranes dès le début du travail, sans attendre la dilatation de l'orifice ou au moins les fortes douleurs ; puis il applique un bandage autour du ventre, et il le serre graduellement à mesure que le travail fait des progrès. Il abandonne ensuite le travail à la nature, en évitant d'employer toute espèce de stimulant, et en ayant soin de tenir l'appartement frais. J'ai, dit-il, plusieurs fois suivi cette pratique avec succès.

Il est d'autres soins prophylactiques et dont l'application est encore très-utile quand on craint l'inertie de l'utérus. Ainsi, s'opposer autant que possible à la trop prompte terminaison d'un travail trop rapide, surtout chez les femmes molles et lymphatiques ; accélérer, au contraire, un travail long et pénible ; aider ou suppléer la nature impuissante avant que la femme soit complétement épuisée, et la matrice tombée dans le collapsus, tels sont les meilleurs moyens de détruire l'action des causes déterminantes. M. Clarke conseille avec raison de placer la main, pendant l'expulsion de l'enfant, sur le fond de l'utérus, de manière à lui procurer un point d'appui pendant et après la contraction. Burns ajoute qu'un bon moyen de maintenir et de stimuler l'action de l'utérus, c'est d'exercer une douce pression sur le ventre après la délivrance.

« Mais, ajoute madame Lachapelle, si, malgré vos soins, malgré le repos le plus absolu, malgré la défense expresse faite à la femme de seconder l'effort des douleurs par des efforts volontaires, vous voyez l'accouchement s'accélérer avec une fâcheuse célérité, il vous reste encore une ressource, c'est de laisser le placenta dans la matrice jusqu'à ce que de nouvelles douleurs se réveillent. Le placenta n'est pas ordinairement alors entièrement décollé, et il s'oppose à la perte tant que dure la stupeur de l'utérus après cette trop prompte évacution.

» Dans le cas contraire, c'est-à-dire quand le travail a été trop long, le placenta est ordinairement détaché, ou au moins en grande partie ; il ne peut donc plus s'opposer à l'épanchement du sang : sa présence ne peut qu'entretenir la langueur de l'utérus, et le fatiguer en l'irritant sans fruit ; il faut donc procéder au plus tôt à la délivrance, débarrasser complétement la matrice et profiter du peu d'énergie qui lui reste pour en procurer le resserrement. » (*Pratique des accouchements*, t. II.)

Les accoucheurs anglais ont tiré parti de la sympathie qui paraît exister entre les mamelles et l'utérus, pour combattre la tendance à l'inertie que l'utérus présente chez certaines femmes. Se fondant sur ce fait bien connu que la succion exercée par l'enfant détermine souvent des tranchées utérines dans les premiers jours qui suivent l'accouchement, ils conseillent, comme moyens préventifs, de placer l'enfant au sein immédiatement après la délivrance. Leur confiance en ce moyen est si grande, qu'au dire de Marshall-Hall, rien ne saurait justifier le praticien qui, auprès d'une femme dont l'utérus aurait une disposition à l'inertie, la quitterait sans lui conseiller un moyen aussi simple et aussi sûr dans ses résultats. Indépendamment de l'excitation sympathique produite sur la matrice, la succion aurait encorce l'avantage de détourner le sang de l'utérus en l'attirant vers les mamelles (1).

Je ne saurais trop insister sur l'administration de 1 à 2 grammes de seigle ergoté, toutes les fois qu'après la délivrance on constate une tendance à l'inertie de l'utérus. C'est un médicament toujours innocent et qui, j'en suis convaincu, a souvent prévenu une perte.

Traitement curatif. — Après l'accouchement, une indication spéciale se présente : c'est de solliciter, autant que possible, les contractions utérines, qui seules peuvent mettre un terme à l'hémorrhagie. Les moyens employés pour obtenir ce résultat sont excessivement variés ; nous allons en apprécier la valeur.

De tous les moyens conseillés contre l'hémorrhagie produite par l'inertie de l'utérus, le plus sûr et le plus facile est une excitation directe portée à la fois sur le corps et le col de la matrice. La main, placée sur la paroi abdominale inférieure, frictionnera, pressera, serrera vivement la paroi utérine ; d'un autre côté, deux doigts introduits dans le vagin agaceront, titilleront le col de l'utérus. Si ces moyens ne suffisent pas, on porte la main tout entière dans la cavité de l'organe. En effet, en admettant que le placenta ait été expulsé, les caillots accumulés dans la cavité de l'utérus empêchent le retrait de sa couche musculaire et le

---

(1) Dans le cas où il croyait avoir à redouter une hémorrhagie par inertie, après l'accouchement, Rigby faisait approcher l'enfant du sein de la mère aussitôt qu'elle avait été changée et recouchée, et il assure que, dans plusieurs cas graves où tous les autres moyens avaient échoué, il a obtenu, aussitôt que l'enfant eut saisi le sein, une contraction forte et permanente de l'utérus : dans un seul cas l'effet habituel n'eut pas lieu. M. Rigby pense que c'est parce qu'on avait présenté à la femme un autre enfant que le sien !

premier soin à prendre est de les retirer avec la main qu'il ne faut pas craindre d'introduire dans les parties aussi souvent que cela est nécessaire, puis on stimule, on agace avec les doigts sa surface interne, tandis qu'avec l'autre main, appliquée sur l'hypogastre, on continue les frictions. On est quelquefois obligé de comprimer, de masser, de pétrir, pour ainsi dire, les parois de l'organe, en appuyant fortement à travers les parois abdominales, pendant que l'autre main, qui se trouve à l'intérieur, sert de point d'appui.

Ce moyen est préférable à tous les autres. On peut toujours l'employer et sans effrayer la femme ; il n'est pas susceptible de déterminer l'imflammation de la matrice, comme la plupart des astringents et des stimulants que quelques auteurs ont conseillés. Ainsi, il faut exclure de la pratique l'injection, dans la matrice, d'alcool rectifié, d'huile de térébenthine, d'esprit de vitriol, etc., que Pasta recommande d'employer comme caustiques dans ces cas. Il ne faut même user du vinaigre pur qu'avec une grande discrétion.

Si l'irritation avec les mains ne suffisait pas pour réveiller la contractilité du tissu, il faudrait avoir recours à l'application du froid, qui agit à la fois comme sédatif sur le système circulatoire et comme astringent sur les fibres musculaires : des compresses froides seraient appliquées sur l'abdomen, les organes génitaux et les cuisses ; on pourrait en même temps injecter une certaine quantité d'eau froide dans le vagin, en ayant soin que l'extrémité de la canule pénètre jusque dans la cavité utérine, ou diriger sur le col une forte douche d'eau froide. Dans un cas grave, on pourrait imiter M. Evrat, qui portait dans la matrice un citron dépouillé de son enveloppe, qui l'exprimait fortement dans sa main, afin que l'acide citrique, lancé de toutes parts contre les parois de l'utérus les excitât à se contracter ; ou bien, à l'exemple de M. Desgranges, imbiber une époque de vinaigre, la porter dans l'utérus, en exprimer le liquide qu'elle contient, et l'abandonner après avoir toutefois pris la précaution de la traverser avec un cordonnet de soie, afin de la retirer aisément si on le juge convenable.

Quelques personnes ont enfin conseillé de porter dans l'utérus un morceau de glace, qu'on laisse pendant quelques instants en contact avec les parois utérines. C'est un moyen dont il ne faut pas trop prolonger l'emploi. Il en est de même, du reste, de l'application extérieure du froid. Suivant la remarque judicieuse de madame Lachapelle, ce n'est pas sans de graves inconvénients que l'on soumet pendant trop longtemps la femme à l'application de la neige, de la glace, à ces irrigations froides, à ces douches, à ces bains d'eau très-froide, préconisés par quelques auteurs ; le froid ne doit être employé que dans certaines limites. Au bout de cinq ou six minutes, il devient le plus souvent inutile ; souvent même il devient nuisible, en précipitant la femme dans une torpeur mortelle, ou en l'exposant à une réaction inflammatoire violente.

Dans certains cas d'hémorrhagie opiniâtre, on voit échouer tous les moyens dont nous venons de parler. On en a conseillé quelques autres que nous allons examiner : c'est le tamponnement, l'introduction d'une vessie dans l'utérus, le rapprochement des parois utérines par la compression immédiate, la compression de l'aorte, le seigle ergoté, l'opium, la transfusion.

1° *Tamponnement.* — Leroux cite un grand nombre de cas d'inertie de matrice où l'application du tampon a arrêté une perte qui paraissait inévitablement mortelle. Mais, comme le fait remarquer Desormeaux, les hommes même de bonne foi obtiennent souvent, des remèdes de leur invention, des succès que les autres ne peuvent obtenir. Le plus souvent, en effet, le tampon n'aurait pour effet que de convertir une perte externe en interne. Pour remédier à cet inconvénient, on a proposé de joindre à l'emploi du tampon la compression exercée avec les mains sur les parois de l'utérus M. Chevreul, partisan du tampon après l'accouchement, ajoute qu'il fait agacer, autant que possible, l'extérieur de la matrice. Mais, comme le fait remarquer M. Baudelocque, dans les cas cités par MM. Chevreul et Leroux, et où le tampon paraît avoir réussi, ce n'est pas tant en empêchement l'issue du sang, en déterminant sa coagulation, qu'en irritant la surface interne de la matrice, en produisant le resserrement des vaisseaux, que ce tampon aurait eu un effet salutaire. Ce tampon lui-même, ces substances irritantes dont M. Chevreul l'imbibe, jointes aux irritations extérieures, peuvent bien, dans beaucoup de cas, déterminer la contraction. Bourrer le vagin, comme le conseillait Leroux, est donc chose au moins inutile, souvent même dangereuse, parce qu'elle transforme une hémorrhagie externe en hémorrhagie interne ; malgré d'aussi graves inconvénients, si l'on se décidait à recourir au tamponnement, il faudrait, de toute nécessité, y joindre la compression du bas-ventre, le frottement et l'agacement de la matrice au-dessus des pubis.

2° L'introduction dans la matrice d'une vessie de cochon que l'on aura assouplie en la tenant quelque temps dans l'eau est encore un très-mauvais moyen. Il est étonnant que Gardien paraisse en approuver l'emploi. Il est évident que le séjour de cette vessie est un obstacle continuel au retrait de la matrice sur elle-même. En vain a-t-on fait valoir beaucoup la compression qui serait exercée sur les orifices vasculaires : cet effet fût-il constant, ce qui est loin d'être vrai ; puisqu'on n'est jamais assez sûr de remplir exactement la cavité utérine, on n'aurait fait que reculer la difficulté, car l'hémorrhagie pourra reparaître au moment où l'on retirera la vessie, et il faudra toujours en venir au resserrement de l'utérus.

3° Dans un cas désespéré, M. Deneux eut l'heureuse idée d'appliquer l'une contre l'autre les parois de la matrice à l'aide d'une serviette pliée en plusieurs doubles, appliquée sur l'hypogastre, et maintenue par un bandage de corps serré. Ce moyen suspendit complétement l'écoulement du sang. Ce moyen, dont M. Baudelocque fait honneur à M. Deneux, avait été conseillé depuis longtemps, surtout par les accoucheurs anglais. C'est à tort que quelques praticiens ont blâmé ce procédé : il peut certainement être utile dans un cas désespéré. En disant que, d'après la disposition du plan postérieur du tronc, le contact des parois de l'utérus ne peut avoir lieu que sur le point qui correspond à l'angle sacro-vertébral, madame Boivin a évidemment confondu le squelette décharné avec le squelette pourvu de parties moelles.

4° M. d'Ornellas a soutenu récemment une thèse sur la compression de l'aorte, employée dans les pertes utérines. Il cite plusieurs observations à l'appui.

M. Baudelocque lui-même m'a assuré avoir plusieurs fois réussi à arrêter des pertes qui paraissaient devoir se terminer promptement par la mort. Ce médecin, qui, avec le docteur Tréhan, se dispute l'honneur d'avoir le premier fait revivre la compression de l'aorte, paraît compter beaucoup sur l'efficacité de ce moyen. Un très-grand nombre de faits militent aujourd'hui en faveur de son opinion. Voici comment M. Baudelocque neveu conseille de faire cette compression : Faites fléchir les parties supérieures et inférieures de la femme sur le bassin ; déprimez avec les quatre derniers doigts de l'une des mains la paroi abdominale immédiatement au-dessus du fond de la matrice ; vous sentez alors les pulsations de l'aorte avec plus de facilité que l'on ne sent celles de la radiale. La durée de la compression peut être fort considérable sans que la femme en éprouve aucune espèce d'inconvénient. M. Baudelocque dit l'avoir pratiquée pendant plus de quatre heures. Cette compression n'est d'ailleurs considérée, par son auteur lui-même, que comme un moyen de gagner du temps. Il administre presque aussitôt la potion ergotée, dont l'action détermine bientôt la contraction utérine. La compression de l'aorte, conseillée depuis longtemps, avait été généralement proscrite, parce que les procédés étaient essentiellement mauvais. Les uns voulaient la comprimer à travers la paroi du ventre et la double paroi utérine ; les autres introduisaient la main dans la cavité de l'utérus même, et comprimaient le vaisseau à travers la paroi postérieure de l'organe. Ces deux derniers procédés, qui s'opposent au resserrement de l'utérus, doivent être rejetés.

Malgré les succès nombreux qui lui ont été attribués, plusieurs auteurs, et M. Jacquemier un des premiers, en contestent l'utilité, et vont même jusqu'à la considérer comme nuisible. « Dans les pertes abondantes qui succèdent à l'accouchement, le sang qui s'écoule, dit M. Jacquemier, provient en grande partie des veines, et la compression du tronc aortique ne peut que favoriser le reflux du sang veineux dans la veine cave et les branches qui y aboutissent. » Sans doute, les artères utéro-placentaires ne pourraient fournir l'énorme quantité de sang que parfois perd en quelques instants une femme récemment accouchée, et certainement ce sang s'échappe en grande partie des larges bouches veineuses que le décollement du placenta laisse béantes à la face interne de l'utérus. D'accord sur ce fait avec M. Jacquemier, je ne le suis plus quant à la conclusion qu'il en tire. Tels sont, en effet, les rapports de l'aorte et de la veine cave, qu'il est à peu près impossible, à moins de vouloir le faire exprès, de comprimer l'une sans aplatir l'autre en même temps. J'accorde très-volontiers qu'on s'est trompé sur la nature du service qu'on rend alors, et qu'on devrait attribuer à l'aplatissement de la veine cave, ce dont on glorifiait la compression de l'aorte ; mais que m'importe quant au résultat pratique, l'arrêt de l'hémorrhagie n'en est pas moins la conséquence. M. Jacquemier a rendu un véritable service en signalant une erreur théorique, mais je l'en blâmerais presque s'il privait le praticien d'une ressource précieuse. J'accepte donc la théorie de M. Jacquemier, mais je n'en continuerai pas moins à comprimer l'aorte, bien convaincu qu'en même temps je comprimerai la veine cave.

Un autre objection a encore été faite. La compression de l'aorte, a-t-on dit, empêche bien le sang d'arriver par les artères utérines, mais elle doit nécessairement augmenter la quantité de celui qui arrive par les ovariques, car elle est ordinairement exercée au-dessous de l'origine de ces dernières... L'objection perd beaucoup de sa valeur, puisque l'hémorrhagie est surtout veineuse. Mais de quatre artères qui fournissaient le sang, deux seulement sont perméables après la compression de l'aorte. C'est donc un avantage marqué.

M. Jacquemier considère comme inutile et irrationnel d'administrer l'ergot pendant qu'on exerce la compression. « Comment admettre, dit-il, que cet agent, dont les effets sont prompts, mais passagers, puisse aller stimuler l'utérus *pendant que le sang artériel a cessé d'y arriver?* » C'est en agissant d'abord sur les centres nerveux et en réveillant l'action excito-motrice des nerfs utérins que le médicament exerce sur l'utérus l'action spéciale qu'on lui reconnaît : croire qu'après avoir été absorbé dans l'estomac, le médicament, transporté dans le torrent circulatoire, n'agit que lorsqu'il est mis en contact avec la fibre utérine, c'est, je crois, admettre une erreur physiologique.

Jusqu'à présent, la compression de l'aorte n'a été conseillée que dans le but de suspendre l'écoulement du sang, et de donner le temps d'agir aux moyens propres à réveiller la contractilité utérine. Je pense qu'elle peut rendre de grands services, même après la suspension de la perte et la rétraction de la matrice. Dans les cas, en effet, où la perte a été considérable, tout danger ne cesse pas dès qu'on est parvenu à arrêter l'hémorrhagie et à déterminer le resserrement de l'organe gestateur. Bien qu'il ne s'écoule plus une goutte de sang, la quantité de ce liquide restée dans l'organisme n'est plus suffisante pour distribuer à tous les organes, en même temps qu'au cerveau, l'excitation nécessaire pour maintenir l'intégrité de leurs fonctions, et quelquefois les femmes s'éteignent deux ou trois heures après l'arrêt de la perte. La mort survient alors, parce que la masse sanguine est également répartie dans toute l'étendue de l'arbre circulatoire, et que le cerveau et la moelle allongée en particulier, n'en recevant qu'une trop faible partie, manquent de l'excitant qui leur est nécessaire pour entretenir la respiration et par suite les mouvements du cœur. Ceci étant admis, il est facile de comprendre que si, en comprimant l'aorte abdominale, on empêche le sang lancé par le ventricule gauche de descendre dans les parties inférieures du tronc et dans les membres abdominaux, on le forcera nécessairement à refluer vers le cerveau en plus grande quantité, et l'on conservera ainsi à cet organe l'excitation dont il a besoin pour réagir à son tour sur les fonctions du cœur et des poumons.

En plaçant la femme sur un plan incliné, de manière que la tête occupe le point le plus déclive, on viendra puissamment aider la compression de l'aorte.

Je pense donc que la compression de l'aorte et de la veine cave est utile pendant que la perte est abondante; mais que, dans les cas où la malade a perdu une grande quantité de sang, elle doit être continuée encore pendant plusieurs heures après l'arrêt de l'hémorrhagie et la rétraction complète des parois utérines. Seulement, dans ce dernier cas, il importe d'isoler l'aorte de la veine cave, de manière à exercer seulement la compression sur le premier de ces vaisseaux (¹).

5° Le *seigle ergoté* a été conseillé, ainsi que nous l'avons déjà dit, comme un des moyens propres à prévenir l'hémorrhagie chez les femmes qui, par leur constitution et leurs antécédents, semblent en être inévitablement menacées. C'est encore un moyen auquel il faut avoir recours dans le traitement curatif. Malheureusement le temps nécessaire pour se le procurer, et pour que son action se fasse sentir, est toujours trop considérable pour qu'on puisse l'administrer assez promptement (²); et l'on conçoit que, dans une hémorrhagie grave, dans un cas d'inertie complète, par exemple, la malade succomberait infailliblement avant qu'on puisse rien espérer de l'ergot. C'est alors qu'il serait très-utile de comprimer l'aorte en attendant. Mais, à l'exception de ces cas foudroyants où quelques minutes décident de la vie, le seigle ergoté doit être employé, et le sera presque toujours avec succès. (Voy. THÉRAPEUTIQUE, article *Seigle ergoté*.)

L'hémorrhagie utérine a, chez quelques femmes, une tendance marquée à récidiver. Aussi, dès qu'elle a eu lieu, qu'elle paraisse ou non définitivement arrêtée, il faut donner quelques grammes de cette substance. Dans le premier cas, il n'en peut résulter aucun inconvénient; dans le second, on préviendra le retour de l'inertie, même légère, et cela n'est pas indifférent pour une femme qui, déjà épuisée, peut succomber à une nouvelle perte, quelque peu abondante qu'elle soit.

6° Les auteurs anglais (Burns, Bigeschi) conseillent l'opium à haute dose, comme moyen préventif et curatif dans les cas de perte par inertie. Ils citent quelques faits à l'appui de cette opinion; mais je ne les crois pas concluants, car, dans tous les cas cités, ils ont ajouté à l'opium l'emploi des moyens généraux que nous avons indiqués comme propres à faire cesser l'hémorrhagie. Je ne conçois pas, du reste, l'influence que l'opium, administré seul, pourrait avoir sur le resserrement de l'utérus, qui est ici le seul espoir de salut.

7° La *transfusion*, tant vantée par quelques auteurs anglais, entre les mains desquels elle paraît avoir réussi un bon nombre de fois, n'a pas eu en France les mêmes succès. C'est un moyen extrême qu'on pourrait cependant employer dans quelques cas désespérés, mais sur lequel il ne faut pas trop compter; car la gravité de la perte, la faiblesse excessive de la malade et la lenteur de l'opération, la rendent le plus souvent inutile, sans compter encore les accidents nerveux et inflammatoires, la phlébite, qui suivent souvent l'opération. Il est évident d'ailleurs qu'elle ne pourrait être employée avec quelques chances de succès qu'après

---

(¹) Roux a pratiqué une fois cette compression sur l'aorte, sur un blessé épuisé par des pertes multipliées; mais je crois être le premier qui l'ait proposée et pratiquée après les hémorrhagies des nouvelles accouchées. En mars 1845, dans une communication faite à la Société de médecine du département de la Seine, j'en fis la proposition formelle, après avoir développé les données physiologiques sur lesquelles je me fondais. Je tiens d'autant plus à constater ce fait, que depuis cette époque on a reproduit cette proposition sans me citer.

(²) Les accoucheurs, et surtout ceux des campagnes, doivent toujours prendre la précaution d'avoir avec eux un peu de seigle ergoté.

la cessation de la perte et la complète rétraction de l'utérus, et alors je pense que la compression de l'aorte aurait presque tous ses avantages sans offrir aucun de ses nombreux dangers. Je l'ai vu pratiquer une fois à l'Hôtel-Dieu sans aucun avantage. Dans quelques-uns des cas relatés, il a suffi le plus souvent d'une très-faible quantité de sang (70 à 100 grammes) pour amener une amélioration notable. Dans d'autres il a été nécessaire d'en injecter jusqu'à 300, et même 400 grammes.

Dans le cas cité par M. Nélaton, ce chirurgien injecta d'abord 200, puis cinq minutes après 250 grammes de sang. Voici, du reste, le procédé opératoire suivi par ce chirurgien : A l'aide d'une incision de 2 centimètres, il découvrit la veine médiane basilique, la disséqua et la souleva avec une anse de fil, de manière à l'aplatir et à y interrompre la circulation, pour n'avoir pas à redouter l'écoulement du sang. Saisissant alors avec une pince la paroi antérieure de la veine, il la divisa obliquement de bas en haut dans la moitié de son diamètre, de manière à avoir un lambeau en forme de V, que l'on pouvait relever et abaisser à volonté. Le sang retiré à un interne fut reçu dans une palette chauffée environ à 25 degrés centigrades et immédiatement versé dans une seringue à hydrocèle, tenue à la même température.

Tout étant ainsi disposé, on expulsa avec soin l'air que la seringue pouvait contenir, on introduisit la canule dans la veine, par-dessous le petit lambeau en V, que l'opérateur relevait avec sa pince, et l'injection fut poussée avec lenteur. Cinq minutes après la seconde injection faite, on ferma la plaie du bras avec une bandelette de collodion.

8° Jusqu'ici nous avons supposé que l'hémorragie débute après l'extraction de l'arrière-faix ; mais l'inertie de l'utérus et l'hémorrhagie qui en est la conséquence surviennent souvent avant la délivrance, et la rétention du placenta présente ici quelques indications particulières qu'il est important de préciser. Lorsqu'une hémorrhagie a lieu, il y a évidemment une portion plus ou moins considérable du placenta détachée ; quelquefois même le placenta est complétement séparé de la paroi utérine, et est libre dans la cavité de l'organe. Or, les conseils donnés dans cette circonstance par les auteurs sont très-variables : les uns veulent qu'on s'occupe d'abord d'extraire de la cavité utérine le placenta et les caillots qu'elle peut contenir ; les autres prescrivent de remédier d'abord à l'inertie de l'utérus, qui seule est la cause de l'accident. Nous n'hésitons pas à accepter ce dernier avis quand l'hémorrhagie est légère. Si, en effet, le placenta est partiellement décollé, il est évident qu'en achevant son décollement, on augmente les sources d'hémorrhagie. Aussi regardons-nous comme une bonne pratique de n'opérer cette extraction, et de n'achever le décollement, que lorsque, après avoir agacé, irrité l'organe avec la main, on a déterminé son resserrement, sa contraction, de manière qu'il chasse, pour ainsi dire, au dehors la main, les caillots et l'arrière-faix.

Si l'adhérence du placenta était trop difficile à détruire, on pourrait employer les injections dans la veine ombilicale ou les autres moyens dont nous avons parlé dans le chapitre précédent.

Mais quand l'hémorrhagie est abondante, et que le décollement du placenta est complet ou qu'il n'adhère plus à l'utérus que par une petite partie de surface, il faut l'extraire en même temps que les caillots qui peuvent s'être accumulés dans la cavité utérine. Leur présence empêche, en effet, d'agir énergiquement sur les parois de la matrice, et peut s'opposer à leur rétraction. Vider rapidement l'utérus de tout ce qu'il contient est le meilleur moyen d'arrêter l'écoulement du sang.

Lorsque, par l'emploi des moyens dont nous venons de parler, on a été assez heureux pour se rendre maître de l'hémorrhagie, il faut rester auprès de la malade pendant plusieurs heures, surveiller attentivement l'écoulement qui se fait par la vulve, placer la main sur l'hypogastre, afin de s'assurer que le globe utérin n'augmente pas de volume. Si l'utérus se relâche, si son volume augmente de nouveau, on peut être certain que des caillots remplissent encore sa cavité, et, dans ce cas, il faut, sans hésiter, introduire la main, malgré les supplications de la malade, et aller vider la matrice qu'on excitera en même temps en titillant sa face interne. On renouvellera cette opération jusqu'à ce que la perte soit définitivement arrêtée. Il faut prendre la précaution d'appliquer sur le ventre des linges plus ou moins imbibés de vinaigre, d'alcool et même d'eau froide, et de les soutenir par un bandage de corps modérément serré ; puis recommander le silence le plus absolu, entretenir un demi-jour autour de la malade. On lui fera donner quelques légers cordiaux, bouillon, vin sucré, etc.

Dans les circonstances ordinaires, la malade est ordinairement transportée dans son lit une heure après l'accouchement ; mais, après les pertes abondantes, il faut se garder de lui imprimer aucune secousse, et il est souvent nécessaire de la laisser dans la même position huit, dix et douze heures. Le moindre mouvement peut alors causer une syncope mortelle.

Lorsqu'une femme a eu une hémorrhagie abondante, elle est naturellement portée au sommeil. Quelques personnes veulent alors l'empêcher de dormir, craignant que, pendant ce sommeil, la perte ne se renouvelle à l'insu de la malade. Il ne faut pas s'opposer à ce repos, qui répare les forces épuisées ; mais il ne faut pas quitter la femme, et surveiller très-attentivement le pouls, l'utérus et l'écoulement vaginal.

Après les pertes considérables, les malades sont souvent tourmentées par des vomissements ou au moins des faiblesses d'estomac, des nausées et des envies de vomir excessivement fatigantes. Indépendamment de la douleur qu'ils occasionnent, ces accidents gastriques ne sont pas tout à fait sans danger. Quand les femmes vomissent, les efforts auxquels elles se livrent peuvent, par la fatigue qu'ils occasionnent, produire la syncope, syncope pendant laquelle la perte peut se renouveler avec abondance. S'il y a seulement des nausées, des envies de vomir, les femmes en sont tellement tourmentées, qu'elles s'agitent au point d'épuiser le peu de forces qui leur restaient. Cet épuisement de forces musculaires est une très-fâcheuse condition, dans une circonstance où la contraction utérine est si nécessaire. Rien n'est alors propre, dit Dewees, à calmer cette agitation de l'estomac, comme l'administration de l'opium donné en pilules, à la dose de 2 ou 3 centigrammes toutes les deux heures. Le même auteur dit s'être encore très-bien trouvé de l'application d'un sinapisme sur le creux épigastrique.

Les opiacés en potion pourront être aussi administrés avec avantage. Lorsque, à la suite des pertes abondantes, les malades sont inquiètes, agacées ou tourmentées par un malaise extrême, quelques cuillerées à café de sirop diacode suffisent le plus souvent pour calmer leur anxiété, et leur procurer le sommeil réparateur dont elles ont tant besoin.

Si la perte de sang a été très-abondante, tout danger n'est pas passé quand l'hémorrhagie est arrêtée. Les syncopes restent fréquentes et menacent à chaque instant la vie. Dans ces circonstances, on se trouvera bien d'imiter la pratique anglaise et d'administrer des boissons alcooliques : eau-de-vie, rhum, madère, etc... Ces boissons peuvent être coupées avec de l'eau ou données pures ; les malades peuvent en prendre de grandes quantités sans éprouver aucun symptôme d'ivresse. C'est ainsi qu'en moins de deux heures une femme peut boire de 100 à 500 grammes d'eau-de-vie, sans aucun inconvénient. Un mélange d'eau et d'eau-de-vie, additionné de jus de citron, est quelquefois fort utile parce que sa saveur agréable le fait bien supporter par l'estomac.

Rien ne relève mieux les forces d'une femme épuisée par une hémorrhagie rapide que les boissons alcooliques et les bouillons froids ; malheureusement les vomissements sont fréquents et souvent l'estomac rejette tout ce qui a été ingéré. Pour calmer ces vomissements on donnera quelques fragments de glace ; ils sont habituellement recherchés avec avidité par les malades. Malgré tout, si les vomissements persistent, si l'estomac rejette indistinctement toutes les boissons, on doit essayer de faire absorber les liquides par le gros intestin. Dans ce but on prescrira un lavement composé de bouillon et de vin, qu'on additionnera avec 15 ou 20 gouttes de laudanum. M. le docteur Charrier, ancien chef de Clinique de la Faculté, a publié plusieurs faits qui semblent démontrer l'utilité de ces lavements, et j'en ai moi-même reconnu l'utilité. Il faut donc songer à leur emploi dans les cas graves.

Lorsque la faiblesse excessive qui succède immédiatement aux pertes abondantes commence à diminuer, on voit se manifester quelques phénomènes de réaction fébrile : le pouls est petit, précipité, quelquefois dur, quelquefois dépressible; la chaleur et la sécheresse de la peau sont augmentées, la langue est sèche et les traits grippés; la malade éprouve une soif vive et a du dégoût pour les aliments solides; elle est très-impressionnable au moindre bruit ou à une lumière un peu vive; elle se plaint d'une violente céphalalgie, parfois de palpitations et de dyspnée. Elle ne peut dormir, ou si elle s'assoupit, elle est presque toujours réveillée en sursaut.

Cet état résulte évidemment de l'excitation produite par la perte sur le système nerveux, et c'est cette vive excitabilité qu'avant tout il faut chercher à calmer.

Réparer les pertes de l'organisme par une alimentation facile à digérer et administrée fréquemment et en petite quantité à la fois, est évidemment la première indication à remplir. De petits bouillons, quelques potages légers, conviendront à merveille.

Pour diminuer l'excitabilité du système nerveux, le repos complet, quelques aspersions froides sur les mains, sur la face, mais surtout les préparations opiacées données souvent et à petite dose, constituent la médication la plus utile.

§ 2. — De l'hémorrhagie secondaire.

Pour compléter l'histoire des hémorrhagies puerpérales, il me reste à mentionner quelques accidents qui ne se manifestent qu'à une époque plus ou moins éloignée de l'accouchement, et qui, à cause de cette circonstance, ont reçu le nom d'*hémorrhagies secondaires*.

Ces pertes, assez graves pour compromettre sérieusement la santé, quelquefois même la vie de la femme, n'ont été que très-incomplétement mentionnées dans les livres les plus récents, et nous-même avons eu le tort de n'en dire que quelques mots dans les premières éditions de cet ouvrage. Elles peuvent reconnaître des causes très-variées, et le docteur Clintock a rendu un véritable service en appelant récemment l'attention sur les diverses circonstances qui peuvent y donner lieu. Tantôt ces causes diverses font sentir leur influence très-peu de temps après la délivrance et la rétraction complète de l'utérus, tantôt seulement après trois ou quatre jours, parfois même après trois, cinq ou six semaines. Mais, quelle que soit l'époque à laquelle elles agissent, leur mode d'action est à peu près toujours le même qu'aux autres époques de l'état puerpéral, et l'hémorrhagie peut alors s'expliquer, soit par une inertie secondaire, soit par une congestion trop active, un véritable *molimen hæmorrhagicum*, soit enfin par une altération du sang qui aura eu pour résultat d'augmenter beaucoup la fluidité de ce liquide.

L'hémorrhagie, ou plutôt l'inertie qui l'a produite, ne se manifeste pas seulement pendant ou immédiatement après la délivrance. Et sous le rapport du moment auquel elle se montre, on pourrait distinguer une inertie primitive, c'est celle que nous venons de décrire, et une inertie secondaire sur laquelle Rhamsbotham a particulièrement appelé l'attention, et dont nous avons observé plusieurs exemples.

A. *Inertie secondaire.* — Quelques instants, quelques heures, et même parfois plusieurs jours après la délivrance (¹), l'utérus, qui s'était convenablement rétracté et s'était tenu rétracté pendant tout ce temps, peut tout à coup se relâcher. Ses parois sont plus molles et son volume augmente. En même temps la malade s'affaiblit, pâlit, le pouls perd de sa force et s'accélère; en examinant attentivement les parties génitales, on ne voit s'écouler que peu de sang, et les

____

(¹) M. Fergusson (septembre 1850, New-York, *Journal of medicine*) cite un cas d'hémorrhagie grave survenue treize jours après la délivrance. La cause était une inertie secondaire. A ce propos l'auteur a consulté plusieurs statistiques. En voici les résultats : sur 16 654 accouchements observés par Collins à l'hôpital de Dublin, il y a eu 43 cas d'hémorrhagie immédiatement après la délivrance, 40 douze heures après. Dans un cas la perte ne se manifesta que le quatrième, dans un autre le sixième, dans un dernier le dixième jour.

Les docteurs Clintock et Hardy en ont observé un au septième jour, et le docteu Stimeyer un autre au dixième.

linges sont modérément salis. Mais si l'on comprime légèrement la tumeur utérine, ou si, par quelques frictions sur l'hypogastre, on force l'organe à se contracter, il s'échappe tout à coup du vagin une assez grande quantité de sang coagulé. Après cette évacuation, l'utérus est moins volumineux, plus dur, et reste dans cet état tant que la main continue à le comprimer; mais si l'on cesse cette compression, on voit bientôt les parois ramollies se laisser distendre de nouveau, pour se rétracter encore en chassant à l'extérieur une nouvelle quantité de caillots, si l'accoucheur exerce encore une fois sur son fond une compression et les excitations propres à réveiller leur contractilité. Cette série de faits peut se reproduire plusieurs fois si l'accoucheur cesse trop tôt l'emploi des moyens propres à rendre permanente la contraction de l'utérus, et, si la cause de l'hémorrhagie est méconnue, elle peut entraîner la mort de la femme.

Or, plusieurs circonstances facilitent l'erreur. Le médecin a déjà constaté l'état de la matrice, et il ne suppose pas tout d'abord qu'après être restée longtemps convenablement rétractée, elle ait pu se relâcher secondairement : l'absence d'écoulement extérieur exclut de son esprit la pensée d'une hémorrhagie grave; enfin, trop souvent la malade, épuisée par les fatigues du travail, s'est endormie, et ne s'aperçoit elle-même de sa faiblesse extrême que lorsque déjà l'accident est au-dessus des ressources de l'art.

L'examen de l'utérus peut seul éclairer le diagnostic. On le trouve alors mollasse, beaucoup plus volumineux qu'il ne l'était après la délivrance, et en portant le doigt jusqu'à l'orifice interne, on le trouve bouché par un caillot plus ou moins volumineux.

L'accoucheur doit employer les moyens propres à solliciter la rétraction des parois utérines, mais surtout à la rendre permanente. Le meilleur moyen d'obtenir ce dernier résultat, c'est de prolonger soi-même la compression qu'on exerce avec la main sur le fond de la matrice, et de la remplacer ensuite par une compression permanente. Pour cela, on met sur le fond de la matrice plusieurs serviettes pliées les unes sur les autres, et, à l'aide d'un bandage de corps fortement serré, on maintient l'organe très-fortement pressé contre l'entrée du détroit supérieur. J'ai l'habitude de faire immédiatement avaler à la malade 1 gramme de seigle ergoté, puis toutes les demi-heures ou toutes les heures, suivant la tendance de l'organe au relâchement, j'administre 30 à 40 centigrammes du même médicament.

B. *Congestions utérines.* — Sous ce nom, madame Lachapelle a décrit une perte qui survient à une époque plus ou moins éloignée de la parturition, et qui, suivant elle, est produite sous l'influence d'un *molimen hœmorrhagicum* particulier. Ce molimen a quelquefois produit la perte même sans inertie. Nous avons vu, dit-elle, une femme périr sept à huit jours après l'accouchement, d'une abondante perte de sang séreux qui transsudait de toutes parts de la surface utéro-vaginale, et qui pénétrait par imbibition le tampon le plus serré. La matrice était molle, mais non distendue par le sang. J'ai vu deux fois, dit M. Velpeau, l'hémorrhagie se manifester après la délivrance, quoique la matrice fût, depuis quatre et même sept heures, revenue sur elle-même et contractée. C'est d'ailleurs un accident qui n'est pas rare, ajoute le même auteur, après les premières vingt-quatre heures.

Ces congestions que, dans certains cas rares, rien ne peut expliquer, peuvent être le plus souvent rattachées à des causes locales ou générales assez faciles à apprécier.

Nous avons déjà parlé (page 895) de l'influence que pouvait avoir, dans la production de ces hémorrhagies, la rétention d'une portion plus ou moins considérable du placenta. Nous ajouterons seulement que la présence dans l'intérieur d'un caillot volumineux peut avoir le même résultat. Collins, madame Lachapelle, ont rapporté des cas de pertes survenues huit ou dix jours après l'accouchement, et qui n'ont cessé qu'après l'extraction artificielle des caillots.

L'afflux sanguin peut encore être causé par la rétraction d'une portion des membranes, comme dans le cas suivant :

J'ai été mandé par un de nos confrères auprès d'une dame du Gros-Caillou. Lorsque j'arrivai auprès de la malade, je trouvai M. P. Dubois qui, appelé en même temps, était arrivé avant moi, et était occupé à extraire une portion considérable des membranes qu'on avait eu l'imprudence de ne pas extraire avec le placenta. La malade, accouchée à neuf heures du soir, avait, une demi-heure après, été prise d'une hémorrhagie que rien n'avait pu arrêter, et qui ne cessa qu'à une heure et demie du matin, après l'extraction du corps étranger. Pendant tout ce temps, l'utérus était resté dans un état de parfaite rétraction. (Voy. aussi page 897.)

Dans ce dernier cas, l'extraction du corps étranger fait ordinairement cesser les accidents : dans le premier, il est évident que les révulsifs sur les parties supérieures du tronc, les applications froides sur le ventre, doivent être employés.

Dans tous, le repos absolu, la position horizontale et quelquefois la compression prolongée des gros troncs abdominaux seront encore très-utiles.

Les polypes intra-utérins sont devenus plusieurs fois la cause d'hémorrhagie mortelle deux ou trois semaines après l'accouchement. On a pensé qu'ils ne produisaient l'hémorrhagie qu'en s'opposant à la rétraction de l'utérus. Nous sommes disposé à rejeter son opinion; car, suivant la remarque de Oldham, il est alors facile de sentir au-dessus des pubis l'utérus fortement rétracté : d'ailleurs la cessation de la perte après la ligature, sans excision du polype, porte à penser que celui-ci n'agit pas seulement comme corps étranger; car, s'il en était ainsi, la perte devrait continuer encore après la ligature.

L'irritation des organes voisins peut déterminer dans l'utérus une congestion hémorrhagique. M. Moreau cite un cas d'hémorrhagie survenue le huitième jour après l'accouchement, qu'il attribue avec raison à l'accumulation de fèces durcies dans le gros intestin. Les lavements étant sans résultat, il fut obligé d'évacuer le rectum avec une espèce de curette. Aussitôt après, la perte s'arrêta.

L'utérus reste encore, longtemps après l'accouchement, le centre de fluxion vers lequel viennent converger les troubles généraux de l'organisme. On ne peut guère s'expliquer autrement ces pertes qui paraissent succéder à une violente émotion morale, l'abus des stimulants, etc.

C. *Altération du sang.* — M. Blot, dans son excellente thèse, a cité également l'observation d'une femme dont l'utérus était bien rétracté, et qui mourut sans que rien pût arrêter l'écoulement séro-sanguin qui succéda à une perte survenue après l'accouchement. M. Blot essaye de rattacher cette hémorrhagie à l'albuminurie et à l'appauvrissement du sang qui en est la conséquence. J'ai eu l'occasion de faire remarquer que, pour être admise, cette assertion a besoin d'être appuyée sur de nouvelles recherches.

Je ne crois pas pourtant, avec madame Lachapelle, qu'on puisse attribuer ces pertes à une congestion accidentelle, à une espèce de molimen hémorrhagique. Je pense, au contraire, qu'elles sont la conséquence d'un état séreux du sang qui, s'opposant à la formation de caillots oblitérateurs, permet au liquide de s'écouler en nappe à la face interne de l'utérus. Cela arrive quelquefois à la surface des plaies chez certains sujets anémiques, scorbutiques ou autres..... Mais de là à admettre avec M. Blot que l'albuminurie en est la cause, il y a loin.

Le tamponnement aidé de la compression du globe utérin à l'aide d'un bandage fortement appliqué autour de l'abdomen serait alors fort utile. Le seigle ergoté a souvent été employé sans aucun succès dans ces graves circonstances, et quelques médecins anglais vantent beaucoup l'emploi des styptiques à l'intérieur. Dans un cas de perte survenu neuf jours après la délivrance, M. Clintock a employé avec succès la teinture de chanvre indien. L'oxyde d'argent est également recommandé à la dose d'un demi-grain à un grain, trois ou quatre fois par jour, associé à une petite quantité d'opium. Un large vésicatoire a été encore appliqué avec succès sur la région sacrée.

§ 3. — Hémorrhagie par le cordon ombilical.

Dans les accouchements de jumeaux, il peut se faire une hémorrhagie, après la naissance du premier enfant, par l'extrémité placentaire du cordon que l'on vient de couper. Bien qu'il n'existe habituellement entre les deux placentas aucune communication vasculaire, cet accident a été constaté trop souvent pour qu'on puisse aujourd'hui le mettre en doute. Aussi tous les accoucheurs l'admettent-ils. On trouve dans Méry, Baudelocque, Solayrès, des faits qui prouvent que, même dans un cas de grossesse simple, il peut se faire, après la section du cordon, une hémorrhagie suffisante pour compromettre la vie de la mère, et que la veine ombilicale est seule la source de cette perte. Quant à la perte qui survient par l'extrémité placentaire du cordon, hors le cas de jumeaux, je puis assurer, dit M. Chevreul, l'avoir observée chez trois femmes que j'avais accouchées avec le forceps. J'avais coupé le cordon avec précipitation sans y faire aucune ligature. Pendant que je donnais aux enfants les soins que leur état réclamait, le sang continua de couler avec une abondance extrême par la portion qui tenait au placenta. J'employai tous les moyens d'irritation conseillés en pareil cas pour faire contracter la matrice ; je fus obligé, pour arrêter la perte, de lier le cordon. La délivrance s'opéra peu de temps après, et ne fut suivie d'aucun accident. Le docteur Albert (de Wiesentheid) vit le sang jaillir de la grosseur

d'un fétu de paille, de l'extrémité du cordon. L'hémorrhagie, déjà très-considérable, ne s'arrêta qu'après une pression exercée sur les vaisseaux ombilicaux; on
fut obligé d'en pratiquer la ligature. M. Guillemot a récemment eu occasion
d'observer un fait à peu près semblable.

Si nous nous rappelons le mode de connexion vasculaire que nous avons
étudié dans le placenta, il nous sera certainement impossible de comprendre
comment le sang de la mère peut passer en nature dans lés ramifications de la
veine ombilicale, et s'écouler ainsi en grande abondance. Mais doit-on rejeter les
faits avancés par des hommes instruits et de bonne foi, par cela seul qu'on ne
peut pas les expliquer? Je ne le pense pas : il suffit d'ailleurs, pour rendre le fait
très-simple, de supposer quelque anomalie ou quelque déchirure vasculaire qui
rendrait facile l'intelligence de ces cas exceptionnels. Je considère donc cette
hémorrhagie par l'extrémité placentaire du cordon comme possible; car je ne
puis complétement récuser des témoignages aussi imposants que ceux que je viens
de citer. Il est évident que la ligature du cordon serait la seule ressource de l'art
dans ces circonstances.

§ 4. — Du renversement de l'utérus.

Le renversement de l'utérus est un accident dans lequel le fond de l'organe,
fortement déprimé, est plus ou moins renversé dans l'intérieur de sa cavité, et
quelquefois même a traversé le col pour pendre dans le vagin ou à l'extérieur de
la vulve.

Le renversement de la matrice présente plusieurs nuances, depuis la simple
dépression jusqu'au renversement complet, dans lequel la face interne est
devenue face externe, et *vice versa*. On en admet trois degrés principaux : le
premier est une simple dépression du fond, qui s'approche du col sans s'y engager; le second est le renversement incomplet, qui a lieu lorsque le fond s'engage
dans l'orifice et fait saillie dans le vagin ; le troisième est le renversement complet, dans lequel l'utérus est entièrement retourné et se montre à la vulve ou
même à l'extérieur.

1° La dépression peut commencer par le fond de l'utérus, et alors la portion
déprimée forme une espèce de cul-de-lampe au-dessus du pubis, dont les bords
sont plus élevés du côté de cet os que du côté du sacrum. Elle peut commencer
par les parois antérieure ou postérieure; et lorsque c'est l'antérieure qui se
déprime, le bord postérieur est bien plus élevé que l'antérieur. Si le contraire a
lieu, c'est la paroi postérieure qui s'est affaissée : enfin, l'espèce de cul-de-lampe
que forme la matrice renversée est très-incliné d'une fosse iliaque à l'autre, si
c'est un des côtés qui s'enfonce. Si le placenta n'est pas détaché et que l'on
exerce quelques tractions sur le cordon ombilical, on augmente la dépression.
Dans tous les cas, le doigt introduit dans l'orifice sent le fond de la matrice à
1 centimètre, plus ou moins, de profondeur.

2° Lorsque le renversement est incomplet, on reconnaît, en touchant la
femme, une tumeur demi-sphérique, plus ou moins volumineuse, suivant que

le placenta est décollé ou encore adhérent à la matrice : cette tumeur est entourée à sa partie supérieure par le col de la matrice, comme par un bourrelet. En palpant la région hypogastrique, on n'y sent pas la tumeur formée habituellement par le globe utérin, on n'y découvre qu'une dépression plus ou moins profonde.

3° Enfin, dans le renversement complet, la tumeur peut remplir le vagin sans franchir la vulve, ou pendre entre les cuisses de la femme. Dans le premier cas, toute la cavité vaginale est occupée par une tumeur volumineuse, dont il est très-difficile d'atteindre la partie supérieure. Dans le second, qui est le plus grave de tous, la cavité pelvienne est complétement vide, et la main n'y peut rien sentir : on trouve entre les cuisses de la malade une tumeur considérable à laquelle adhère encore en totalité ou en partie le placenta. Le sommet de cette tumeur remonte dans le vagin, ou est simplement caché par les lèvres de la vulve. Le vagin a été entraîné par l'utérus déplacé; il est aussi renversé en grande partie : de sorte que la tumeur est alors d'une longueur considérable. Rigoureusement parlant, dit Burns, on ne peut dire que l'inversion soit complète; dans la plupart des cas, en effet, les lèvres de l'orifice sont pendantes, et l'inversion se termine à la partie inférieure du col. Quelques auteurs prétendent cependant que les lèvres peuvent être complétement renversées.

Le renversement de la matrice est toujours accompagné de phénomènes généraux d'autant plus graves qu'il est lui-même plus considérable. La malade éprouve une douleur plus ou moins vive, accompagnée d'efforts pour uriner et pour aller à la garderobe, efforts qui suffisent quelquefois pour rendre complète une inversion qui, sans eux, n'eût été qu'incomplète; la douleur devient dès lors très-intense. La malade, effrayée, pâlit, tombe en syncope; le pouls est faible, quelquefois même imperceptible. L'intensité des phénomènes généraux varie, du reste, suivant le degré du renversement, et suivant le resserrement ou l'état de relâchement du col. Ainsi, elle est beaucoup moindre dans la simple dépression que dans le renversement complet : et, dans ce dernier cas, les douleurs et les dangers sont beaucoup plus grands quand le col est violemment contracté que lorsqu'il est un peu resserré. Enfin, si au moment où l'accident arrive, le placenta est en partie décollé, il y a une hémorrhagie très-abondante; si, au contraire, toutes les adhérences du placenta sont intactes, il n'y a point de perte : celle-ci ne commence qu'avec le décollement du délivre, et augmente à mesure qu'il s'achève. Lorsque l'inertie alors complique le renversement, comme cela arrive malheureusement le plus souvent, l'hémorrhagie est foudroyante, et ne peut-être modérée que par la rétraction de l'utérus.

L'inversion de l'utérus est quelquefois le résultat de tractions imprudentes faites trop tôt sur le cordon ombilical, dans le but d'opérer la délivrance avant le complet décollement du placenta. Elle peut aussi être le résultat d'un accouchement trop rapide, surtout si la femme est debout au moment où l'expulsion brusque du fœtus a lieu; car si le cordon ombilical est court ou entortillé autour du tronc de l'enfant, le fond de l'utérus peut être entraîné par les tiraillements du cordon, et se renverser.

Le renversement de l'utérus produit par le tiraillement du cordon, dans le dernier cas dont nous parlons, est un fait beaucoup plus rare qu'on ne pourrait le penser. Le plus souvent le cordon se rompt alors, ce qui est assez difficile à comprendre, surtout si l'on réfléchit à la force qu'il faut employer pour rompre le cordon. La rareté du renversement s'explique pourtant par la violence de la contraction qui expulse subitement le fœtus, mais surtout par la différence qui existe entre la direction des axes des deux détroits. L'axe du détroit supérieur forme presque un angle droit avec celui du détroit inférieur, et surtout avec celui de la vulve. Le cordon tourne autour de la partie postérieure de la symphyse des pubis comme autour d'une poulie, de sorte que la plus grande partie de la force de traction vient se perdre sur cette symphyse avant d'arriver au fond de l'utérus.

Après l'accouchement, il peut arriver que, l'utérus étant momentanément dans l'inertie, la pression exercée sur son fond par la masse intestinale le déprime comme le fond d'une bouteille. Enfin, lorsque le placenta est inséré directement sur la partie supérieure de l'utérus, son poids seul peut, dans les cas d'inertie complète, entraîner le fond de l'organe. Ce renversement se redresse ordinairement de lui-même par la contraction de l'organe ; mais si l'on tire sur le cordon avant de s'être aperçu de la dépression, on peut l'augmenter beaucoup, et la convertir en renversement incomplet (¹).

Suivant le docteur Tyler Smith, le renversement de l'utérus serait toujours la conséquence de contractions irrégulières de l'organe ; même dans les cas qu'on attribue généralement aux tractions pratiquées prématurément sur le cordon, celles-ci n'agiraient pas mécaniquement, mais seulement en produisant sur le fond de la matrice, où est inséré le placenta , une excitation qui deviendrait la cause d'une contraction irrégulière, et par suite d'une simple dépression. Ce premier degré de renversement serait immédiatement suivi de la contraction brusque

(¹) Bien que je ne m'occupe ici du renversement de l'utérus que relativement aux difficultés dont il peut compliquer la délivrance, je ne puis m'empêcher de rappeler l'exemple fort curieux, raconté par Ané à la Société de médecine, d'une femme qui eut un renversement complet de l'utérus, seulement douze jours après l'accouchement, à la suite d'efforts violents pour aller à la selle. Ce fait, constaté par Baudelocque qui fut appelé en consultation, ne laisse pas le moindre doute sur la possibilité d'un pareil accident, quelque extraordinaire qu'il paraisse. Un cas beaucoup plus extraordinaire est raconté par M. Ebenezer Shae, c'est celui d'une dame chez laquelle il se fit un renversement complet de l'utérus deux jours après un avortement survenu au quatrième mois de la grossesse (*The northern Journal of medicine*). Je rappellerai, enfin, qu'il résulte des observations de Sabatier que ce renversement peut avoir lieu non-seulement lorsqu'un polype déprime et entraîne par son poids le fond de la matrice, mais encore dans l'état complet de vacuité. Je laisse à l'auteur la responsabilité de son assertion.

M. Roussel a communiqué à M. Martin une observation dans laquelle le renversement ne survint que neuf heures après la délivrance. La femme avait eu une perte effrayante au moment de l'extraction du placenta. M. Roussel y remédia par les moyens ordinaires, et ne quitta la femme qu'après s'être assuré de la rétraction de l'utérus. Il était alors huit heures du soir. A cinq heures du matin il fut appelé en toute hâte. La malade avait voulu se lever pour aller à la garderobe, et la matrice s'était précipitée du côté de la vulve. A son arrivée, la malade était sans connaissance ; le pouls était imperceptible ; le doigt, introduit dans le vagin, y rencontra une tumeur volumineuse formée par le fond de l'utérus renversé ; l'orifice, fortement contracté sur la portion qui l'avait franchi, avait sans doute diminué l'abondance de l'hémorrhagie.

des fibres placées au-dessus du point déprimé, et, par leur action, ces fibres tendraient à chasser à travers le col la partie déprimée, absolument comme elles agiraient sur un corps étranger.

Le mécanisme du renversement indiqué par M. Smith peut être vrai dans quelques cas ; mais, lorsque les parois utérines sont dans nn relâchement complet, il est difficile d'admettre que des tractions violentes exercées sur le cordon d'un placenta adhérent ne puissent pas en produire le renversement.

Lorsque la simple dépression a lieu après l'accouchement, on ne peut guère s'en apercevoir que lorsque le placenta est décollé, et que ce décollement produit une hémorrhagie. Il faut réduire aussitôt qu'on s'en aperçoit. On fera d'abord coucher la femme sur le dos, de manière que les fesses et le ventre soient plus élevés que la poitrine, les cuisses et les jambes fléchies et un peu écartées, et la tête légèrement penchée sur la poitrine ; puis on introduit la main dans la matrice, et l'on repousse doucement le fond avec les doigts.

M. Chevreul résume très-bien les indications que présentent, relativement à la délivrance, les renversements incomplet et complet. Je ne crois pouvoir mieux faire que de transcrire ici ce qu'il dit à ce sujet. Le renversement incomplet se réduit facilement lorsqu'on s'en aperçoit peu de temps après qu'il a lieu. Mais alors le placenta peut être entièrement séparé de la matrice, ne l'être qu'en partie, ou être encore complétement adhérent.

Si le placenta est séparé en entier, l'hémorrhagie est très-abondante. Il faut se hâter de remédier à l'accident : pour cela, la femme étant dans une position convenable, on introduit la main dans le vagin, on embrasse avec les doigts la partie de la matrice qui est renversée, et on la repousse en faisant rentrer le premier ce qui est sorti le dernier. Si le placenta est en partie décollé, et que le reste soit peu adhérent, il faut achever son décollemeuent en passant ses doigts entre lui et la paroi utérine, et réduire ensuite comme dans le premier cas. Si enfin le placenta est encore attaché en entier à la matrice, on replacera le tout ensemble, et l'on attendra l'expulsion spontanée du délivre, ou bien on le séparera avec la main.

Il arrive quelquefois, lorsque le renversement a eu lieu depuis plusieurs heures, que la portion de la matrice sortie se trouve comme étranglée par l'orifice qui s'oppose puissamment à sa réduction. Il n'est pas prudent de faire alors des efforts très-violents pour réduire la matrice, vu qu'ils peuvent causer des accidents graves. Il faut avoir recours aux saignées, aux bains émollients, aux fomentations de même nature, à la pommade ou à l'extrait de belladonne, aux opiacés ; enfin, à tous les moyens propres à calmer la constriction du col et à modérer la violence des accidents inflammatoires. Les inhalations de chloroforme si heureusement utilisées dans des cas analogues par MM. Barrier, Valentin, Charles West et G. Gonney, pourraient rendre d'incontestables services. Après ces précautions, on pourra revenir aux tentatives de réduction. Mais, dans quelques cas, elles seront encore sans résultat, et la malade est alors condamnée à garder toute sa vie cette dégoûtante infirmité (¹).

(¹) La réduction spontanée d'une matrice complétement renversée depuis un espace

Si le renversement est complet, et que le placenta soit décollé, il faut appliquer d'abord un linge fin et sec sur la tumeur, l'enfoncer ensuite dans son milieu avec les doigts réunis en forme de cône, afin de faire repasser peu à peu le fond et le corps du viscère à travers son orifice, et le retourner ainsi dans sa position primitive. Si les doigts réunis offraient un volume trop considérable, on pourrait se servir avec avantage du bâton repoussoir de M. Depaul. La matrice réduite, on ôte le linge qu'on y avait appliqué. Si le placenta est partiellement décollé, on achève son décollement, et l'on se conduit comme nous venons de l'indiquer. Enfin si le placenta est complétement adhérent, ou au moins dans la plus grande partie, il faut essayer de réduire tout ensemble, en s'y prenant comme dans le premier cas, excepté qu'il ne faut pas appliquer de linge. Mais si l'orifice de la matrice n'était pas assez dilaté pour laisser passer la matrice avec le placenta, il faudrait d'abord séparer celui-ci de la matrice et réduire le plus promptement possible.

Quel qu'ait été le degré de renversement, il faut toujours, après la réduction, tenir la main dans la matrice pendant quelque temps, pour empêcher qu'elle ne se renverse de nouveau, et solliciter sa rétraction ; s'il y avait inertie, il faudrait la combattre par les moyens appropriés.

Le renversement de la matrice a de la tendance à se renouveler lorsqu'il a déjà eu lieu à un premier accouchement. Il faut donc éviter, chez les femmes qui ont déjà offert cet accident, de pratiquer des tractions sur le cordon ombilical pour extraire le placenta. Plusieurs praticiens se sont bien trouvés, dans ces cas, d'introduire la main dans l'utérus, afin d'agir directement sur le placenta lui-même.

On doit aussi recommander à ces femmes de rester couchées longtemps après la délivrance, et prévenir par des laxatifs doux tout effort violent pour aller à la garderobe.

§ 5. — Rupture de l'utérus.

La rupture de l'utérus est un des accidents les plus terribles qui puissent se manifester pendant la grossesse et l'accouchement; nous ne reviendrons pas sur ce que nous en avons dit dans la cinquième partie de cet ouvrage (voy. page 743) : nous n'avons à nous occuper ici que des difficultés qu'elle peut apporter dans la délivrance. Plusieurs circonstances peuvent alors se présenter : 1° l'enfant, passé en partie ou en totalité dans la cavité utérine, a permis à l'utérus de revenir sur lui-même, et cette rétraction des parois a pu chasser le placenta dans le vagin,

<hr>

de temps très-long est prouvée par deux exemples cités, l'un par M. Delabarre (*Acad. de chir.*), l'autre par Baudelocque. M. Baillies, dans son excellente thèse, cherche à expliquer cette réduction par la tonicité des trompes, des ligaments ronds et des ligaments larges, qui, fortement tiraillés au moment de l'accident, doivent nécessairement, au bout d'un certain temps, revenir sur eux-mêmes, réagir ainsi sur la partie qui les entraîne, s'efforcer de la relever, et la ramener peu à peu à sa position primitive.

puis à l'extérieur de la vulve (¹) ; 2° après le passage de l'enfant dans la cavité péritonéale, le placenta est resté adhérent à la face interne de la matrice ; 3° ou bien enfin il est, ainsi que le fœtus, passé tout entier dans la cavité du ventre. Dans le premier cas, il n'y a évidemment rien à faire : dans le second, si la gastrotomie est pratiquée, et qu'à cause du resserrement des lèvres de la déchirure utérine il soit impossible de retirer le placenta à travers la double plaie du ventre et de la matrice, il faudra d'abord, après l'extraction de l'enfant, couper le cordon ; puis, avec une longue tige, solide et flexible, on cherchera à ramener le cordon à travers la rupture, le col et le vagin, jusqu'à la vulve, et terminer ensuite la délivrance par les moyens ordinaires ; enfin, lorsque le délivre est passé avec le fœtus dans la cavité péritonéale, il faudra l'extraire immédiatement après le fœtus, soit par les voies naturelles, si cela a déjà été possible pour l'enfant, soit à travers l'incision abdominale, si la gastrotomie a été jugée nécessaire.

§ 6. — Éclampsie.

Pour ce qui a trait aux convulsions qui accompagnent la délivrance, voyez l'article où nous avons décrit l'éclampsie (page 801).

(¹) Cette expulsion spontanée peut s'opérer peu de temps après l'accident ou seulement quelques jours après, comme cela eut lieu dans le cas cité par Saucerotte (*Mélang   d chirurgie*, t. II, p. 295).

SIXIÈME PARTIE

THÉRAPEUTIQUE.

—

Nous avons eu soin d'indiquer dans les différents chapitres de ce livre les médicaments les plus utiles pour chaque cas particulier; c'est ainsi que nous avons souvent conseillé l'emploi du laudanum. Nous n'avons rien à ajouter à ce que nous avons dit, mais nous avons réservé un article particulier au seigle ergoté que nous avons si souvent recommandé comme propre à ranimer les contractions affaiblies ou suspendues, et surtout comme un moyen héroïque à opposer aux hémorrhagies. On a, il est vrai, vanté plusieurs succédanés de ce médicament, mais aucun d'eux ne peut lui être comparé avec avantage, et ce livre ne gagnerait rien à leur énumération. Notre premier chapitre sera donc consacré à l'histoire naturelle et thérapeutique du seigle ergoté. Dans un deuxième chapitre, nous placerons l'exposé de l'influence que peuvent avoir une médication et un régime débilitants sur le développement du fœtus.

CHAPITRE PREMIER.

DU SEIGLE ERGOTÉ.

Nous étudierons d'abord la nature et les caractères physiques de l'ergot, puis son action thérapeutique.

1° Histoire naturelle de l'ergot.

Le seigle ergoté, dont on fait maintenant un si grand usage en médecine, a de tout temps été considéré comme une altération du grain; les auteurs seulement ont différé d'opinion sur les causes de cette altération. Les un l'ont fait dépendre de circonstances atmosphériques ou locales, comme des pluies abondantes, des brouillards, des rosées malfaisantes, ou d'un sol trop maigre ou trop humide; les autres l'ont regardé comme produite par la piqûre de quelques insectes : cette opinion conserve même encore un grand nombre de partisans. Maintenant on considère cette maladie comme un champignon. Paulet l'a rangé parmi les clavaires, et de Candolle parmi les sclérotes, sous le nom de *Sclerotium clavus*, en raison de sa forme. L'opinion du célèbre professeur était généralement adoptée, lorsque le docteur Léveillé, dans un mémoire publié en 1826 dans les *Annales de la Société linnéenne de Paris*, annonça qu'en effet l'ergot était une altération du grain, mais qu'elle était produite par la présence d'un champignon parasite qu'il nomma *Sphacelia segetum*, voulant rappeler par ce nom, et la couleur du grain malade, et les tristes accidents qui en résultent quand il est mélangé avec le pain. Les observations de mon confrère lui ont prouvé que ce champignon se manifeste principalement en été, après les pluies accompagnées d'orage, et qu'il se développe dans le grain lui-même entre les téguments et le périsperme. Invisible d'abord, il augmente bientôt de volume et rompt les enveloppes du grain : le périsperme, qui était d'un très-petit volume et blanc, se colore en violet, puis s'allonge, grossit, devient dur et cassant, sort d'entre les balles, et pousse devant lui la sphacélie que l'on trouve à son extrémité libre. Elle est jaune, molle, d'une odeur désagréable et d'une saveur mielleuse; formée de plusieurs lobes réunis au centre, sa surface présente de petites ondulations semblables aux circonvolutions du cerveau. Si l'on met un morceau de ce corps dans l'eau sous le microscope, on voit à l'instant même qu'il se liquéfie en partie, et que l'eau tient en suspension un nombre immense de petites graines ou spores, qui sont infiniment petites, ovales et transparentes. Ces faits, dont mon savant ami, le docteur Léveillé, a bien voulu me rendre témoin, ne me laissent aucun doute sur la nature de la sphacélie : c'est bien véritablement un champignon et une partie parfaitement distincte du *Sclerotium clavus*. Rarement on rencontre la sphacélie sur le seigle ergoté que l'on trouve dans les pharmacies; elle en a été détachée par le frottement des épis les uns contre les autres, ou par le battage des grains. Mais comme ce champignon est mou et diffluent, il s'étend sur les balles et sur l'ergot, se dessèche ensuite, et forme une couche légère d'un blanc sale ou jaunâtre et fendillée, qui se dissout quand elle est en contact avec de l'eau. Est-ce à cette portion de sphacélie ou à sa propre substance que l'ergot doit ses propriétés? L'expérience n'a pas encore prononcé sur les doutes de M. Léveillé; mais comme, à l'aide de cette théorie, on explique très-bien pourquoi le seigle ergoté est si souvent sans résultats avantageux, nous pensons que le choix de cette substance n'est pas indifférent. On devra donc rejeter les ergots dont la surface est lisse et brillante, ainsi que ceux qui présentent de nombreuses gerçures : les uns ont été dépouillés de la sphacélie par le frottement, et les autres altérés par les pluies et les chaleurs successives. On donnera la préférence à ceux qui portent encore le champignon à leur sommet, et dont la surface est entière, d'une couleur violette, sale, et comme recouverte de poussière.

2° Action thérapeutique.

L'action de ce médicament est aujourd'hui trop bien constatée pour qu'il soit permis de la révoquer en doute. Nous n'avons ici à en parler que sous le rapport obstétrical. Les accoucheurs conseillent l'ergot pendant le travail pour réveiller, accélérer les contractions utérines; après l'accouchement, pour prévenir ou remédier à l'inertie utérine et à l'hémorrhagie qui la complique si souvent.

Cette action est prompte et se reconnaît à des signes certains. Dix à quinze minutes au plus après l'administration de ce médicament, on voit les contractions utérines devenir plus actives, plus fréquentes et plus énergiques si elles étaient lentes et faibles, ou se réveiller si elles étaient suspendues. Or, on ne peut pas dire, avec les auteurs qui proscrivent ce médicament comme inutile, que ce n'est là qu'une simple coïncidence, et que le travail se serait ranimé sans lui. Des milliers de faits dans lesquels son administration a été suivie du même résultat toujours constant ne permettent pas de le considérer comme l'effet du hasard. Du reste, tous ceux qui ont fait usage de ce médicament savent que les contractions qui succèdent à l'emploi de l'ergot ont un caractère particulier qui ne permet pas de les méconnaître. Ces contractions, en effet, sont permanentes aussitôt que l'action du seigle se fait sentir. Le globe utérin reste contracté, dur, les douleurs sont continuelles; elles ont, à la vérité, des exacerbations, des redoublements; il existe, comme dans le travail ordinaire, des moments où la femme ne paraît pas souffrir, d'autres où elle pousse des cris, où elle fait des efforts; mais les moments de calme ne sont qu'apparents : l'utérus est constamment resserré sur le produit de la conception; la main, appliquée sur le ventre, trouve continuellement cet organe dans un état de dureté remarquable; il n'y a pas ces alternatives de relâchement et de contraction qui s'observent lorsque le travail de l'enfantement est spontané. Ajoutons enfin que les femmes elles-mêmes reconnaissent une grande différence entre les douleurs que le médicament excite et celles qu'elles éprouvaient auparavant ou dans leurs accouchements antécédents. En général, elles les supportent plus impatiemment; elles se plaignent surtout de n'avoir pas de relâche. Après une heure, une heure et demie, l'action de ce médicament décroît et cesse bientôt de se faire sentir; il faut alors, si besoin est, renouveler le médicament, ou avoir recours aux moyens artificiels de terminer l'accouchement.

La permanence des contractions ergotées les rend très-dangereuses pour l'enfant, quand elles se prolongent outre mesure. La rétraction violente des fibres musculaires de l'utérus rend alors difficile, et parfois même impossible, la circulation dans les vaisseaux qui rampent entre leurs diverses couches, et l'on comprend que les fonctions fœto-placentaires en doivent être singulièrement gênées. Aussi est-il prudent de ne l'administrer que lorsqu'on peut prévoir une terminaison assez prompte du travail.

Ce médicament ne doit être donné, pendant le travail, que lorsque le bassin est bien conformé, que l'enfant se présente par son extrémité céphalique ou pelvienne, et par conséquent que cette position de l'enfant est bien connue; qu'aucun obstacle sérieux n'existe à l'orifice utérin, au vagin et aux parties génitales externes, c'est-à-dire que le col de l'utérus est suffisamment dilaté ou au moins assez souple, assez mou, entr'ouvert pour être suffisamment dilatable; que les membranes sont rompues. On doit, autant que possible, éviter de l'administrer : 1° aux femmes primipares, et, si l'on croyait devoir y recourir, soutenir avec le plus grand soin le périnée qui, pour peu que l'accouchement fût rapide, serait exposé chez elles à une rupture considérable; 2° aux femmes très-irritables qui ont déjà été affectées de convulsions, soit pendant la grossesse, soit pendant leurs accouchements antécédents ; car le seigle ergoté cause souvent un état d'agacement nerveux qui va quelquefois jusqu'à la fureur ; 3° aux femmes pléthoriques chez lesquelles il existe un état de congestion vers la tête, caractérisé par la coloration et la turgescence du visage, l'injection des yeux, la céphalalgie, etc. ; en un mot, dans les cas où la saignée est nécessaire ; 4° enfin, aux femmes dont la matrice, douée d'une vive sensibilité, est habituellement le siége de douleurs et d'un état d'irritation, ou qui, dans une couche précédente, auraient été affectées d'une inflammation de l'utérus.

Le seigle ergoté a encore été employé avec succès : 1° dans les hémorrhagies abondantes qui succèdent à l'avortement, et qui sont causées par la rétention et le décollement tardif du placenta ; dans les hémorrhagies qui surviennent après l'expulsion du fœtus, avant, pendant ou après la délivrance. Nous avons eu l'occasion, à l'article *Hémorrhagie*, d'insister sur son emploi dans cette circonstance.

Le seigle ergoté qui jouit à un si haut degré de la propriété de ranimer les contractions affaiblies, ou de les réveiller, même quand elles ont été suspendues, peut-il développer des contractions qui n'ont pas encore existé? Si nous en jugions par quelques expériences qui ont été faites devant nous, dans ce but, à la Clinique, en 1837, par M. le professeur Dubois, nous répondrions à cette question par la négative (¹). Mais ces expériences n'ont pas été assez nombreuses pour que nous puissions décider définitivement la question. Du reste, si dans quelques cas le seigle ergoté a paru posséder la propriété abortive, dans beaucoup d'autres il a été inefficace. On n'a pas remarqué que l'avortement fût plus fréquent dans les pays où le pain des habitants contient une certaine quantité d'ergot; mais l'habitude pourrait ici expliquer son manque d'action.

Le seigle ergoté s'emploie sous diverses formes : la poudre, l'infusion, la décoction, l'extrait aqueux, l'extrait alcoolique, la teinture éthérée ou le sirop peuvent être à peu près indifféremment employés. En France, on ne l'emploie guère qu'en poudre, en infusion et en décoction : habituellement on administre deux ou trois doses de poudre de 50 à 60 centigrammes chacune, que l'on délaye, au moment de les faire prendre à la malade, dans 60 grammes d'eau pure ou sucrée, d'eau rougie, ou d'une infusion légèrement aromatique ; ces doses sont données à dix minutes d'intervalle. Si après la seconde dose la contraction se réveillait, ce qui arrive le plus souvent, on ne donnerait pas la troisième. Quelques accoucheurs l'administrent dans une petite dose de vin blanc, d'esprit de cannelle et autres excitants. Un accoucheur veut que pour empêcher le médicament

---

(¹) Telle était aussi à cette époque l'opinion que professait l'honorable professeur dont nous parlons. Depuis lors, de nouvelles expérimentations ont modifié son opinion. Car nous l'avons entendu, au mois de mars 1850, dire à l'Académie de médecine que le seigle ergoté pouvait, dans certains cas, provoquer le développement de douleurs régulières, et ranger ce médicament parmi les moyens propres à provoquer l'accouchement prématuré artificiel. Cette opinion ne nous paraît pas basée sur un assez grand nombre de faits pour pouvoir être admise définitivement dans la science.

d'être vomi, on l'associe à une certaine quantité d'opium. Il vaut mieux chez les femmes qui vomissent pendant le travail, ou qui paraissent disposées au vomissement, l'administrer, comme le conseille M. Dubois, en lavement. On pourrait alors en augmenter un peu la dose.

En infusion, l'ergot se prépare en faisant infuser pendant dix minutes 3 grammes de poudre d'ergot dans un verre d'eau. Quand on emploie l'ergot simplement concassé, on peut en faire infuser 4 à 6 grammes.

Nous ne rappellerons pas ce que nous avons dit, en commençant, sur les caractères physiques qui doivent servir à distinguer le bon et le véritable ergot. Nous ajouterons seulement qu'il faut, en général, recommander aux pharmaciens que l'ergot qu'ils emploient soit fraîchement pulvérisé ; et comme, malgré cette observation, ils ne prennent pas tous cette précaution, l'accoucheur ferait bien d'avoir toujours sur lui quelques grains d'ergot pour s'en servir au besoin.

CHAPITRE II

DE L'INFLUENCE DE LA SAIGNÉE ET D'UN RÉGIME DÉBILITANT SUR LE DÉVELOPPEMENT DE L'ENFANT.

Le fœtus devant nécessairement, pendant la vie intra-utérine, emprunter à sa mère les matériaux de nutrition, il était assez naturel de penser que l'amaigrissement de la mère, résultant d'une nourriture incomplète et d'évacuations souvent répétées à l'aide des saignées ou des purgatifs, aurait pour résultat de nuire au développement de l'enfant. L'expérience pourtant n'a pas toujours confirmé ces prévisions, car on a vu assez souvent des femmes, épuisées par la maladie ou la diète forcée la plus sévère, avoir des enfants très-gros et très-forts, et d'autres qui, pendant leur grossesse, avaient acquis de la force et de l'embonpoint, et dont la masse s'était accrue de 15 kilogrammes, donner le jour à des enfants d'un volume très-ordinaire. (Baudelocque.)

Cette observation de Baudelocque, dont on a, du reste, souvent l'occasion de constater la justesse, a éloigné l'idée d'utiliser les purgatifs, la saignée et le régime dans les cas de rétrécissement du bassin ; et à l'exception de M. Moreau, personne en France n'avait eu la pensée d'avoir recours à ce moyen, lorsque M. Depaul, tout récemment, publia deux observations très-intéressantes, et qui tendent à prouver l'efficacité de cette méthode. Quelques autres avaient déjà signalé des résultats heureux. Ainsi Dewees, qui a vu, dit-il, des enfants très-robustes naître de mères dans un état de consomption, et qui, dès lors, n'est pas à priori bien disposé en faveur de cette méthode, cite pourtant une lettre, à lui adressée par le docteur Holcombe, dans laquelle ce dernier rapporte cinq observations. Quatre parmi ces cinq femmes n'avaient jamais pu avoir d'enfants vivants, une sur ces quatre en avait déjà perdu onze. Ces cinq femmes furent soumises de très-bonne heure à l'usage quotidien des purgatifs, et accouchèrent toutes d'enfants vivants. Le docteur Ritter raconte l'histoire d'une femme qui, ayant un bassin rétréci, fut délivrée trois fois avec peine d'enfants morts. A partir du quatrième mois elle fut, dans sa quatrième et sa cinquième grossesse, soumise à des saignées répétées, à l'usage d'une eau minérale légèrement purgative, et à une diète sévère ne consistant qu'en une petite quantité de légumes. de lait, de pain et de fruits sans viande, ni œufs ni légumes secs. Les enfants, beaucoup plus petits qu'à l'ordinaire, furent extraits avec assez de facilité, mais vinrent morts. L'un se présenta par les pieds, succomba pendant que la tête était retenue par le rétrécissement, et fut expulsé spontanément. L'autre offrit le bras, et nécessita la version pelvienne. Le forceps fut nécessaire pour l'extraction de la tête.

Ces faits sont certainement encourageants, mais ne me paraissent pas assez nombreux pour se prononcer sur la valeur de cette méthode.

En admettant, pour un instant, qu'un régime sévère, aidé par les saignées et les purgatifs répétés, aura toujours sur le développement de l'enfant l'influence qu'il paraît avoir eue dans les observations précitées, devrait-on préférer ce moyen à l'accouchement prématuré?

Cette dernière opération, presque toujours innocente pour la mère, est assez souvent fatale à l'enfant : sur 225 cas relatés par M. Lacour, 73 enfants moururent. D'après M. Stoltz, on ne sauve que la moitié des enfants, et si j'en juge par les faits qui me sont propres et ceux dont j'ai été témoin, la mortalité des enfants est plus considérable.

Malheureusement nous n'avons pas encore un assez grand nombre de cas dans lesquels le régime ait été employé pour établir une comparaison. Toutefois, sur les dix cas que nous avons rappelés, nous avons seulement deux enfants morts, et encore le mode de présentation a-t-il été pour quelque chose dans ces deux insuccès. Cette méthode paraît donc offrir aux enfants des chances plus favorables.

Il est bien à craindre qu'il n'en soit pas de même pour les mères. Il est bien difficile, en effet, de supposer qu'une femme enceinte, qui, assez souvent, a un appétit beaucoup plus grand qu'avant sa grossesse, sera, pendant cinq ou six mois, impunément privée des trois quarts de son alimentation habituelle, soumise quelquefois, en outre, à des saignées répétées et à des purgations plus ou moins fréquentes. Ne doit-on pas craindre que l'affaiblissement, l'altération des solides et des liquides qui résultent d'un semblable régime, prolongé si longtemps, ne la prédisposent singulièrerement aux accident post-puerpéraux, et même ne puissent avoir sur sa santé future une influence fâcheuse? Je sais bien que, dans les faits cités, rien de semblable n'a été signalé ; mais ils sont encore bien peu nombreux, et sont dès lors, pour l'avenir, une garantie insuffisante.

Dans la préférence à accorder à une méthode, il faut tenir compte aussi des souffrances qu'elle impose à la malade. Celles que détermine l'accouchement prématuré sont à peu près nulles et de courte durée. Il n'en est pas de même du régime prolongé, de l'aveu même de ses partisans. On comprendra facilement, dit M. Depaul, en parlant de sa première malade, tout ce qu'elle eut à souffrir, surtout dans les premiers temps. Pendant les *deux premiers mois*, dit-il de la seconde, elle eut beaucoup à souffrir de douleurs épigastriques et d'un sentiment de faim extrême ; elle sentit ses forces s'affaiblir, et elle devint incapable de faire une course un peu longue ou de se livrer à un exercice violent.

Toutes ces angoisses seraient facilement supportées, et, comme le fait remarquer M. Depaul, la femme puiserait, dans cet ardent désir de maternité qui la domine, la force de tout braver, si l'on pouvait lui garantir le résultat... Mais quand la plupart des auteurs ont considéré cette méthode comme très-peu sûre, quand une foule de faits bien observés, mais dans d'autres conditions, il est vrai, tendent à faire douter de son efficacité, quand, à côté d'elle surtout, se trouve une opération qui ne compromet en rien la vie et la santé de la mère, et sauvegarde une fois sur deux à peu près la vie des enfants, j'avoue que s'il s'agissait de ma femme ou de ma sœur, je préférerais cette dernière.

Quels sont d'ailleurs les cas de rétrécissement qui se prêtent à l'emploi de cette méthode ? Je ne doute pas, dit M. Depaul, qu'elle n'ait un plein succès lorsque le bassin aura perdu depuis quelques millimètres jusqu'à près de 3 centimètres ; je n'oserais l'affirmer, si le diamètre antéro-postérieur n'avait que 7 à 8 centimètres.

C'est donc aux bassins qui ont au moins de 8 à 9 centimètres que M. Depaul limite les cas favorables à l'emploi du régime. Mais, placée sur ce terrain, la question change de face, et les résultats de la méthode ne peuvent plus être comparés à ceux de l'accouchement prématuré ; car cette dernière opération se pratique dans les rétrécissements beaucoup plus prononcés. Tous les accoucheurs sont unanimes pour considérer l'accouchement spontané ou l'extraction d'un enfant comme possibles, lorsque le diamètre sacro-pubien a au moins 9 centimètres ; nous avons même vu qu'au-dessous de cette limite l'expulsion d'un enfant vivant est souvent possible ; l'accouchement prématuré artificiel serait donc préférable.

Chez une multipare, si, effrayé par le souvenir des accouchements antérieurs, vous craignez que l'enfant n'offre, comme ses aînés, une tête trop volumineuse, et si vous voulez absolument intervenir, n'allez pas imposer à une pauvre mère le martyre de votre long régime. Quand le bassin aura 9, 10 ou 11 centimètres, vous pourrez reculer de beaucoup l'époque à laquelle on pratique l'accouchement prématuré : au lieu de provoquer des douleurs à sept mois ou sept mois et demi de grossesse, vous pourrez attendre huit mois ou même huit mois et une ou deux semaines. L'opération donnera bien probablement alors un enfant vivant : car il est d'autant plus apte à vivre de la vie indépendante, qu'il a prolongé davantage sa vie intra-utérine. Le chiffre de la mortalité des enfants, si justement reproché à l'accouchement provoqué, diminue beaucoup à mesure qu'on se rapproche du terme de la gestation. Par cette opération, vous épargnerez à la mère les longues souffrances du régime, et probablement vous offrirez à l'enfant la même sécurité.

Au-dessous de 7 à 8 centimètres, rien ne démontre les avantages du régime sur l'accouchement prématuré. Cette dernière opération donnerait-elle des résultats plus avantageux si, longtemps avant de la pratiquer, on soumettait la mère à une diète sévère ? Il suffit de se rappeler que la faiblesse excessive des enfants nés avant terme est la cause la plus ordinaire de leur mort, pour éloigner une méthode dont le résultat est de les affaiblir encore davantage.

Dans l'état actuel de la science, je pense donc que de nouveaux faits sont nécessaires pour admettre le régime diététique et les saignées. Toutefois, pour mettre le praticien en mesure de juger par lui-même cette question, je crois devoir donner en résumé les préceptes posés par M. Depaul pour la direction du régime.

1° Plus l'obstacle est considérable, plus il sera nécessaire de diminuer la quantité des aliments et de multiplier les saignées. Ainsi, quand le bassin a perdu de *deux ou trois centimètres*, la méthode doit être appliquée dans *toute sa rigueur*. (La première malade de M. Depaul avait une nourriture réglée ainsi qu'il suit : les potages en faisaient la base ; des légumes une fois par jour, de la viande une fois par semaine et en très-petite quantité : une demi-livre de pain dans les vingt-quatre heures, en y comprenant celui des potages. — Une première saignée à trois mois, une seconde à six, une troisième à huit, puis une dernière à huit et demi. Chaque saignée était de 400 grammes.) 2° C'est vers trois ou quatre mois qu'il faut commencer. 3° Il peut être bon de diminuer progressivement la quantité des aliments. 4° Il faut s'abstenir, du moins en grande partie, des viandes noires et fortement réparatrices. 5° Quant à la saignée, on se guidera sur la constitution et sur l'état de la circulation ; elle sera d'autant plus utile qu'elle sera pratiquée dans les derniers mois.

Il est à peine nécessaire d'ajouter que si l'obstacle était moins considérable, il conviendrait d'agir avec moins de rigueur, de commencer plus tard le traitement, et d'augmenter la quantité des aliments en proportion du but qu'on a besoin d'atteindre.

M. Delfraysse (de Cahors) a conseillé dans le même but l'administration de l'iode pendant les deux derniers mois de la grossesse. Indépendemment d'expériences faites sur les animaux, et dont les résultats paraissent favorables à sa proposition, il cite l'exemple de deux femmes. L'une d'elles, dont le bassin offrait un peu moins de 8 centimètres, était déjà accouchée trois fois et très-péniblement d'enfants morts. Dans les deux grossesses subséquentes et durant les deux derniers mois, elle prit chaque matin six et plus tard huit gouttes de la solution suivante :

Iode pur..........................	1 gramme.
Iodure de potassium	2 —
Eau distillée......................	30 —

Elle accoucha spontanément d'enfants vivants, mais pesant l'un 728 grammes, l'autre 736 grammes de moins que leurs aînés.

C'est à l'expérience à prononcer sur cette nouvelle méthode, qui ne paraît avoir aucun inconvénient pour les mères.

SEPTIÈME PARTIE

DES OPÉRATIONS OBSTÉTRICALES.

—

Nous avons précisé avec le plus grand soin les indications que présentent à remplir les diverses causes de dystocie que nous venons d'étudier : chacune d'elles, comme on l'a vu, nécessite une opération différente. C'est à l'étude du manuel opératoire qu'est consacrée la septième partie de ce livre. Dans notre premier chapitre nous traiterons du chloroforme, dont l'emploi est un moyen adjuvant très-précieux pour le plus grand nombre des opérations obstétricales. Dans le second chapitre nous décrions le tamponnement qui, par son utilité, peut être assimilé à une opération importante. Viendront ensuite les manœuvres et les opérations proprement dites que nous classerons dans les chapitres suivants.

CHAPITRE PREMIER

DE L'EMPLOI DES MOYENS ANESTHÉSIQUES DANS LA PRATIQUE DES ACCOUCHEMENTS.

Après les admirables résultats obtenus par l'éthérisation dans la pratique chirurgicale, il était tout naturel de se demander si, propres à annuler la douleur des opérations, les inhalations anesthésiques ne pourraient pas être utilement employées contre la douleur physiologique qui accompagne la parturition dans l'espèce humaine. Mais, avant de songer aux avantages qu'on pouvait en espérer, il était sage d'en prévoir les inconvénients. La résolution des muscles volontaires produite par l'éthérisation ne s'étendrait-elle pas aux muscles de la vie organique, et ne paralyserait-elle pas l'action de la matrice dont la contraction est nécessaire à la terminaison heureuse du travail ? En supposant que l'utérus, au milieu de la paralysie générale, conservât ses facultés contractiles, il ne pourrait plus être aidé par les contractions volontaires des muscles abdominaux, et cette synergie d'action si utile dans la dernière partie du travail ne rendrait-elle pas impossible ou au moins très-difficile l'expulsion du fœtus ? La santé et même la vie de l'enfant ne pourraient-elles pas être compromises par les vapeurs inhalées ? et celles-ci, qui plusieurs fois déjà avaient déterminé des accidents sérieux dans la pratique chirurgicale, n'ajouteraient-elles pas encore à tous les dangers qui menacent une femme, soit pendant le travail, soit pendant les suites de couches ? La solution préalable de toutes ces questions est de la plus haute importance, et l'on comprend combien tous ces points d'interrogation ont dû inspirer de prudence aux hommes qui, les premiers, ont appliqué l'anesthésie aux douleurs de l'enfantement. Parmi ces questions, il en est que le souvenir de certains faits pathologiques pouvait élucider, il en est d'autres dont l'expérience seule pouvait donner la solution, et cette expérience il fallait la tenter.

M. Simpson, professeur à l'université d'Édimbourg, est le premier qui osa employer les inhalations éthérées. C'était le 19 janvier 1847. La femme avait le bassin mal conformé. Décidé à pratiquer chez elle une version podalique, il crut l'occasion favorable pour décider l'influence que les inhalations éthérées pouvaient avoir sur la contraction utérine, car, en supposant que l'anesthésie paralysât la contractilité de l'organe, elle ne pourrait que faciliter l'introduction de la main et l'évolution du fœtus. Le résultat fut des plus satisfaisants, car il convainquit M. Simpson que, malgré l'abolition complète de la sensibilité, l'action de la matrice peut conserver toute son intégrité. Encouragé par ce premier essai, il répéta l'expérimentation dans plusieurs cas d'accouchements naturels et laborieux, et le 10 février, il communiquait ces faits à la Société obstétricale d'Édimbourg.

Presque aussitôt après avoir eu connaissance de ses observations, plusieurs accoucheurs anglais, Murphy (de Londres), Protheroe Smith, Lansdowne, pratiquèrent l'éthérisation avec le même succès. En France, Fournier Deschamps l'employa le premier, et seulement huit jours après la publication de la première observation de M. Simpson. Dans le mois de février de la même année, le professeur P. Dubois communiquait à l'Académie de médecine le résultat de ses observations dans six cas d'accouchements. Dans le mois de mars, M. Stoltz l'employa à Strasbourg, M. Delmas à Montpellier. Dans le mois d'août, j'en fis moi-même, conjointement avec M. Smith, quelques applications à la Clinique d'accouchements dont j'étais alors chargé ; mais les premiers essais avec l'éther ne me parurent pas encourageants. Plus tard, enfin, MM. Chailly, Colrat, Villeneuve, Roux, Male et plusieurs autres publièrent quelques observations isolées. En Allemagne, le professeur Martin (d'Iéna) d'abord, puis le professeur Siebold, le professeur Grenser (de Leipzig), ont employé l'éther dans plusieurs accouchements naturels ou laborieux. En Amérique, enfin, les docteurs Channing, Clark, Putnam ou autres praticiens ont, les premiers, fait connaître les résultats de leurs expériences.

Au mois de novembre 1845, la substitution du chloroforme à l'éther, proposée par M. Simpson, imprima une impulsion nouvelle à l'anesthésie obstétricale. La rapidité d'action de ce nouveau médicament, la facilité de son administration, firent peut-être trop promptement oublier les dangers qu'il peut déterminer, et furent certainement la cause de l'enthousiasme avec lequel il fut accepté, au moins par un grand nombre d'accoucheurs anglais. Aujourd'hui, malgré quelques oppositions, le chloroforme est presque exclusivement employé dans les accouchements comme en chirurgie.

Parmi les questions qui devaient naturellement se présenter à l'esprit de celui qui, le premier, eut la pensée d'appliquer aux accouchements les inhalations anesthésiques, il en est, avons-nous dit, quelques-unes sur lesquelles les notions physiologiques et les faits pathologiques déjà connus pouvaient jeter quelques lumières. Telles sont celles relatives à la persistance probable des contractions utérines, malgré la résolution complète des muscles volontaires, et à la part plus ou moins grande que prennent, dans l'accouchement, les muscles abdominaux.

Des faits aujourd'hui assez nombreux autorisaient à penser que la paralysie momentanée du sentiment et des mouvements volontaires n'entraverait pas sensiblement l'action de la matrice. M. Simpson connaissait ces cas de paraplégie complète dans lesquels l'accouchement s'est accompli avec la régularité normale et presque sans douleur ; il n'ignorait pas que plusieurs femmes étaient accouchées dans un état comateux produit d'une ivresse profonde ; il avait vu souvent des éclamptiques accoucher pendant la période du coma ou pendant la période convulsive, sans avoir en aucune façon conscience de ce qui se passait, et, dès qu'elles avaient repris leurs sens, manifester l'étonnement que leur causait leur délivrance. Les exemples de femmes accouchées pendant une léthargie assez profonde pour faire croire à une mort réelle ne sont pas très-rares. Tous ces faits prouvaient évidemment que, malgré la privation momentanée ou définitive de la volonté, du sentiment et des mouvements volontaires, la contractilité organique pouvait persister et suffire à l'expulsion du fœtus. Il était dès lors bien probable que l'état produit par les inhalations, état semblable, sous bien des rapports, au sommeil de l'ivresse ou au coma de l'éclampsie, bornerait, ainsi que ces derniers, son influence à la sensibilité et aux muscles de la vie animale.

Quant aux muscles antérieurs du ventre, on devait craindre qu'ils ne participassent à la paralysie de ceux des membres, et que leur défaut d'action ne ralentît un peu la période d'expulsion. Mais les femmes paraplégiques heureusement délivrées, celles qui, malgré un prolapsus complet de l'utérus, ont pu se débarrasser du produit de la conception, se présentaient naturellement à l'esprit et permettaient de ne pas s'arrêter devant la paralysie même probable des muscles abdominaux. D'ailleurs, lorsque pour la première fois M. Simpson employa les anesthésiques, il se proposait de faire la version, et de suppléer au besoin par les tractions à la faiblesse des forces expulsives.

Plus heureux que M. Simpson, qui, lors de ses premiers essais, ne pouvait s'appuyer que sur les inductions très-rationnelles fournies par la physiologie et l'anatomie pathologique, nous pouvons aujourd'hui interroger l'expérience. Cherchons donc, à l'aide des faits nombreux que la science possède, à élucider les diverses questions qui se rattachent à l'emploi des anesthésiques dans la pratique des accouchements.

1° *Influence des anesthésiques sur la contraction utérine.* — Sur ce point comme sur beaucoup d'autres les accoucheurs ont émis des opinions très-diverses. Pour les uns, le chloroforme ou l'éther n'aurait aucunement le pouvoir de suspendre l'action de l'utérus ; pour les autres, au contraire, il ralentirait presque toujours les contractions, et assez souvent même il les ferait cesser complétement. Au milieu de ces assertions et de ces faits contradictoires, il est possible cependant de découvrir la vérité. En lisant, en effet, les observations avec soin, on voit qu'à l'exception de M. Paul Dubois, presque tous les auteurs s'accordent à reconnaître les modifications profondes que, dans certains cas, ces inhalations impriment à la contraction. Ces modifications sont, du reste, très-diverses : ainsi, pendant que M. Stoltz a cru remarquer un accroissement de fréquence et d'intensité; que M. Murphy, pratiquant une version, dit n'avoir jamais rencontré autant de difficultés, bien que la malade fût *complétement endormie*, on voit MM. Bouvier, Siebol, Montgomery, etc., déclarer qu'il ralentit et quelquefois même suspend complétement le travail, et le docteur Denham affirmer que, dans dix cas où le chloroforme avait été administré avant de pratiquer la version, l'usage du médicament lui avait facilité l'opération ; que cette influence heureuse fut surtout sensible chez une femme chez laquelle l'introduction de la main, inutilement tentée avant l'inhalation, fut très-facile aussitôt après avoir endormi la malade. Nous chercherons plus tard à expliquer ces différences.

Quoi qu'il en soit, pour tout homme de bonne foi, des faits nombreux prouvent qu'à doses modérées, c'est-à-dire suffisantes pour engourdir et annuler presque complétement la sensibilité, mais non pour ôter à la malade tout mouvement et toute conscience du moi, le chloroforme n'a, le plus ordinairement, aucune influence sur la puissance contractile de l'utérus ; mais que, dans l'anesthésie complète, les contractions peuvent diminuer de fréquence et d'intensité, et même cesser complétement. M. Simpson lui-même accorde ce dernier fait, et il le considère même comme possible dans certains cas d'anesthésie légère. Le degré, dit-il, que peuvent supporter certaines malades sans que la matrice en soit affectée est excessivement variable. Quelques-unes sont très-profondément endormies sans que l'action de l'utérus soit affectée; chez quelques autres, les contractions sont interrompues par un degré beaucoup plus léger d'anesthésie. Ces prédispositions individuelles expliquent comment M. Montgomery peut avoir vu plusieurs fois les contractions de la matrice être manifestement diminuées par l'action sédative du chloroforme, et pourtant la femme être encore sensible à la douleur. Du reste, suivant la plupart des praticiens anglais, l'affaiblissement et la suspension du travail sont toujours l'indice que, dans le cas particulier, on a dépassé la dose du médicament que la malade aurait pu supporter sans inconvénient, et le meilleur moyen, dit M. Simpson, de rendre à l'utérus toute son énergie, c'est de cesser les inhalations pendant quelques instants, et de les reprendre à doses plus modérées aussitôt que la malade accuse de la sensibilité. D'après l'accoucheur d'Édimbourg, le retour des contractions, quand on a supprimé le chloroforme, se fait attendre à peine quelques minutes ; c'est aussi l'avis de Murphy, de Denham et autres. M. Montgomery n'a pourtant pas une confiance aussi grande dans ce prompt retour des contractions. Dans un cas très-récent, il a vu le travail être interrompu par une dose de chloroforme assez faible pour que la malade continuât à exprimer avec volubilité les sensations délicieuses qu'elle éprouvait ; et malgré la suspension des inhalations, l'utérus fut quelques heures inerte avant de reprendre son activité première. J'ai vu, dit le professeur de Dublin, plusieurs cas semblables.

En résumé : 1° dans la majorité des cas, les contractions ne sont pas influencées par les inhalations du chloroforme ; 2° quand l'anesthésie est poussée trop loin, le travail est souvent suspendu ; 3° chez certains individus, le même résultat peut être produit par doses modérées du médicament et avant la perte de sensibilité et de connaissance.

Cette différence dans les résultats, en mettant de côté certaines idiosyncrasies tout exceptionnelles et jusqu'à présent inexplicables, tient manifestement au degré et à la durée de l'éthérisation. Les divers faits, dit M. Bouisson, qui ont servi de base à tant d'opinions différentes, ne font qu'exprimer simplement des degrés plus ou moins avancés de l'anesthésie, et les phénomènes que présente l'utérus sous le rapport de la sensibilité et de la contractilité rentrent eux-mêmes dans la sphère des lois générales de l'anesthésie. On sait parfaitement, en effet, que la participation des mouvements organiques à la dépression que produisent les inhalations dans toutes les forces de l'économie compte parmi les phénomènes ultimes de l'éthérisation.

2° *Influence des anesthésiques sur la contraction des muscles abdominaux.* — On sait que, dans la dernière période du travail, la matrice semble appeler à son aide l'action des muscles volontaires, et que les efforts de la femme concourent à vaincre les obstacles que rencontre le fœtus sur son passage. Il semble que, dépendante de la vie animale, l'action des muscles qui accomplissent l'effort, sera annihilée par l'éther ou le chloroforme comme celle des muscles des membres. Eh bien ! suivant la plupart des accoucheurs, il n'en est pas généralement ainsi, et, à moins que l'anesthésie ne soit portée au delà des limites de la prudence, la puissance auxiliaire des muscles abdominaux ne fait pas défaut aux contractions utérines. Mon ami M. Longet a cherché à expliquer cette singulière exception ; il a fait remarquer qu'au milieu du collapsus complet, les mouvements respiratoires s'accomplissent encore. Or, l'effort en général, et celui qui accompagne l'accouchement en particulier, ne sont qu'une modification, un changement passager de l'acte respiratoire ; c'est un état dans lequel doivent énergiquement se contracter les muscles de la poitrine, le diaphragme et ceux des parois abdominales. Puisque dans l'éthérisation, en l'absence de la volonté, la respiration persiste dans toute son intégrité, et que le bulbe rachidien continue d'exciter tous les muscles qui concourent à son accomplissement, l'effort résultant de ces mêmes muscles, y compris les muscles abdominaux, doit aussi se produire encore. J'ajouterai volontiers, avec M. Bouisson, que, puisqu'il est aujourd'hui démontré que le pouvoir réflexe ou excito-moteur de la moelle épinière, qui détermine des mouvements sans la participation de la volonté, n'est aboli dans l'éthérisation qu'autant que celle-ci est poussée à un degré très-avancé, la part que prennent à l'accouchement les muscles abdominaux pourrait bien tenir à une action réflexe. Leur relation manifeste avec les viscères du bas-ventre conduit, en effet, naturellement à penser que l'excitation émanée de l'utérus pendant l'acte est directement réfléchie par la moelle sur les plans musculeux de l'abdomen. Ce qui tendrait à la prouver, c'est que les muscles abdominaux peuvent refuser leur contingent de force qu'ils apportent à cet acte, si l'éthérisation est assez profonde pour abolir le pouvoir réflexe, tandis qu'ils fonctionnent plus faiblement, il est vrai, comme muscles respiratoires (Bouisson). J'ai pu une fois vérifier la justesse de cette observation du professeur de Montpellier.

3° *Influence des anesthésiques sur la résistance du périnée.* — Un des avantages généralement attribués à l'éther ou au chloroforme, c'est de diminuer la résistance offerte par le périnée, de faciliter dès lors l'expulsion du fœtus, et de prévenir presque sûrement les déchirements dont il est si souvent le siége à la suite de l'accouchement. En ne tenant compte que des faits qui me sont personnels, il me serait très-difficile de formuler une opinion très-nette. J'ai été témoin, en effet, de résultats très-différents. Ainsi, comme MM. Dubois, Chailly, et autres, j'ai vu quelquefois le périnée se laisser distendre et amincir avec une très-grande facilité; mais plus souvent je l'ai vu, même avec l'anesthésie complète, conserver toute sa force de résistance, et même, comme dans le cas signalé par M. Villeneuve (de Marseille), être trois fois le siége d'une déchirure très-étendue (¹). Tout récemment encore, chez une femme parfaitement endormie, nous avons été, M. Danyau et moi, obligés de pratiquer une incision profonde de chaque côté de l'anneau vulvaire. A quoi tiennent ces différences ? Je n'en sais trop rien, car l'anesthésie était complète chez les femmes dont je viens de parler, et l'on ne pourrait guère invoquer ici les degrés différents de l'éthérisation. Peut-être qu'il conviendrait de se rappeler combien est variable la résistance du périnée chez les divers individus, et combien il est difficile de prévoir ce qu'elle sera dans un cas déterminé. A chaque instant dans la pratique, l'événement vient démentir nos prévisions.

En supposant d'ailleurs que, sous l'influence de la pression que ces muscles ont à supporter, l'action réflexe de la moelle ne puisse déterminer leur contraction dans tout effort même involontaire, en les supposant paralysés chez la femme éthérisée, il ne faut pas croire que toute résistance du périnée soit pour cela même suspendue. Cette résistance, en effet, dans les cas ordinaires, est due tout autant aux plans aponévrotiques du plancher du bassin, à la quantité quelquefois très-grande du tissu graisseux placé entre les différentes couches, qu'aux fibres musculaires elles-mêmes. Chez les multipares, en effet, dont le périnée est si peu résistant, les muscles de cette région sont au moins aussi développés et aussi forts que chez les primipares. A quoi tiendrait donc la facilité avec laquelle s'opère l'expulsion du fœtus, si ce n'est à l'élasticité plus grande des plans aponévrotiques, qui, déjà distendus dans les accouchements antérieurs, ont acquis par cela même une souplesse plus grande ? Puisque le chloroforme ne peut exercer sur eux aucune influence, il ne faut pas s'étonner de voir le périnée résister encore après son administration.

(¹) La déchirure du périnée ne prouve pas, du reste, que l'emploi du chloroforme n'a nullement affaibli sa résistance. Dans deux cas, au contraire, cette déchirure m'a paru facilitée par la rapidité avec laquelle le périnée s'est laissé distendre et amincir. Cet amincissement, entièrement semblable à celui que subirait un tissu de caoutchouc, a été, sous l'influence de contractions très-énergiques, tellement prompt, qu'il s'est produit d'abord une véritable éraillure, puis une déchirure étendue du périnée.

On peut donc conclure de ce que nous venons de dire : 1° que, convenablement administrés et à doses modérées, les agents anesthésiques ne troublent pas la marche régulière des contractions utérines, et que toutes les fois que leur administration est suivie de la cessation ou de l'affaiblissement des efforts utérins, il faut l'attribuer non au médicament, mais à l'abus qu'on en a fait ; 2° qu'il paraît que pendant le sommeil anesthésique les muscles abdominaux continuent à aider par leur contraction l'effort expulsif de la matrice ; 3° qu'enfin de nouvelles observations sont nécessaires pour prouver définitivement l'influence du chloroforme sur la résistance du périnée.

Avant de déterminer les cas qui indiquent ou contre-indiquent l'emploi du chloroforme, il nous reste à dire quelle a été, d'après les faits connus, l'influence des inhalations sur la santé de la mère et sur celle du fœtus.

Quand on étudie avec impartialité les faits, aujourd'hui très-nombreux, dans lesquels le chloroforme a été inhalé pendant le travail de l'accouchement, on ne tarde pas à être convaincu que si ce médicament a été souvent employé sans nécessité, il n'a jamais été manifestement nuisible.

1° *Influence sur la santé de la mère.* — Tous les accoucheurs qui ont employé souvent le chloroforme sont presque unanimes pour déclarer qu'il n'a jamais eu la moindre influence fâcheuse sur la santé de la mère. Dans tous les cas, il a eu l'immense avantage de leur épargner les douleurs causées par les dernières contractions expulsives. « Aucune de mes malades, dit M. Simpson, n'en a eu conscience ; plusieurs d'entre elles, confiantes dans l'éthérisation, n'ont plus éprouvé les craintes que leur inspirait pendant les dernières semaines de leurs précédentes grossesses l'arrivée prochaine du travail. Épargnant aux femmes l'angoisse des dernières heures, l'anesthésie ménage leurs forces, leur épargne cet épuisement nerveux qui suit un travail pénible, et parmi celles qui déjà avaient été mères, plusieurs exprimaient vivement leur reconnaissance, et déclaraient que leur état n'était pas comparable à celui dans lequel elles se trouvaient après leurs autres couches. Leur rétablissement, continue le même auteur, est aussi plus prompt et les inflammations consécutives beaucoup plus rares ou moins fâcheuses.

Je ne crois pas, au moins en ce qui concerne l'accouchement naturel, que cette dernière proposition soit parfaitement démontrée, et rien dans les faits connus jusqu'à ce jour, y compris ceux de M. Simpson, ne me paraît de nature à en prouver l'exactitude. Dans l'accouchement naturel, en effet, la fatigue produite par le travail est très-modérée, et le souvenir en est bientôt effacé par la joie et le bonheur d'être mère. Les suites de couches exigent toujours les mêmes précautions, qu'on ait fait ou non usage du chloroforme, et l'époque des relevailles est toujours à peu près la même. Enfin la fièvre puerpérale, qui, à une certaine époque, régnait à Édimbourg, n'épargna pas plus les femmes qui avaient été soumises aux inhalations que celles qui n'avaient pas fait usage du chloroforme.

J'ajouterai même que dans les accouchements laborieux le chloroforme n'a pas diminué sensiblement la gravité des accidents consécutifs. Il n'a en effet pour résultat incontestable que d'annuler la douleur et de prévenir par conséquent l'ébranlement nerveux si considérable qui en est parfois la conséquence : c'est bien quelque chose, sans doute, mais, à part quelques cas très-exceptionnels, ce n'est pas la douleur elle-même qui cause la mort, et la femme échappe le plus souvent à la sidération nerveuse. Les métrites, les suppurations profondes, l'inflammation et les eschares gangréneuses des parties molles du bassin sont la conséquence des efforts violents auxquels s'est livré l'utérus. Or, comme le fait remarquer M. Montgomery, le chloroforme n'enlève que la douleur et laisse intactes toutes les autres conséquences d'un travail pénible.

Un autre avantage incontestable du chloroforme, c'est de rendre plus facile l'exécution d'un certain nombre d'opérations obstétricales. Malgré la meilleure volonté, en effet, la femme, en proie aux souffrances les plus atroces, se livre à des mouvements désordonnés qui gênent beaucoup l'opérateur. Le sommeil pénible dont elle jouit pendant l'inhalation, l'insensibilité complète de tous les organes, lui font supporter sans agitation aucune les opérations les plus douloureuses.

Annuler la douleur dans tous les cas, et dans les accouchements laborieux prévenir la sidération nerveuse qui parfois est la conséquence d'un travail trop pénible ou trop longtemps prolongé, rendre plus faciles les opérations obstétricales, tels sont les seuls avantages incontestables du chloroforme.

Ces avantages ne sont-ils pas compensés par des inconvénients sérieux? Quelques accoucheurs l'ont pensé ; mais, à notre avis, ils en ont exagéré la fréquence et la gravité. Nous savons déjà ce qu'il faut croire de son influence sur la suppression des douleurs pendant le travail : administré avec prudence, il n'altère en rien la régularité et l'intensité des contractions ; mais en est-il tout à fait de même de la contractilité du tissu, et la rétraction de la matrice après l'accouchement ne peut-elle pas être légèrement modifiée par l'administration préalable des anesthésiques ? J'avoue ne pas être sur ce point complétement rassuré, et je suis porté à croire que, au moins dans quelques cas, ils n'ont pas été complétement étrangers à l'inertie et à l'hémorrhagie consécutive. Ainsi Duncan a cité deux cas dans lesquels il y eut une petite hémorrhagie. L'un d'eux, sans doute, succédait à un accouchement double avec distension extrême des parois utérines, ce qui suffisait pour l'expliquer ; mais l'autre, survenu six heures après la délivrance, n'avait aucune cause appréciable. Le docteur Channing, sur 78 cas d'anesthésie, a observé 4 fois l'hémorrhagie. Dans le premier cas, une perte interne survint une heure après la délivrance ; dans le second, la femme eut une demi-syncope aussitôt après la délivrance, et il trouva l'utérus très-développé et rempli par des caillots : immédiatement après leur extraction, l'organe se rétracta, et la perte ne reparut plus. Dans un troisième, une hémorrhagie grave survint immédiatement après la délivrance. Une quatrième observation est moins concluante, en ce que la femme avait eu déjà des pertes après les couches antérieures, et qu'une adhérence contre nature du placenta rendit la délivrance laborieuse. Le docteur Montgomery déclare que, d'après son expérience personnelle, lorsque l'influence du chloroforme se fait sentir à la fin du travail, la malade reste plus ou moins exposée à une hémorrhagie par inertie après l'accouchement et à la rétention du placenta. Plusieurs de mes confrères, ajoute-t-il, ont eu des résultats semblables.

Je sais bien que, dans tous ces cas, l'hémorrhagie peut tenir à des circonstances très-diverses, et rien ne démontre que le chloroforme en soit la cause nécessaire ; mais il est au moins utile de les connaître, ne fût-ce que pour inspirer une sage réserve dans l'administration du médicament ; car, puisqu'une dose trop élevée a quelquefois suspendu l'exercice de la contractilité organique, pourquoi la même dose ne pourrait-elle pas diminuer aussi l'action de la contractilité du tissu ? Ces faits ne doivent pas être perdus pour la pratique, et je crois que, immédiatement après la terminaison du travail, il est prudent d'administrer à la femme une certaine quantité de seigle ergoté.

Dans certaines opérations chirurgicales, la mort a été la conséquence immédiate de l'administration du chloroforme. N'est-il pas probable et raisonnable de croire, dit M. Montgomery, qu'un pareil malheur peut arriver chez une femme en travail ? Sans doute cela est possible, mais fort heureusement, bien que le nombre des femmes soumises aux inhalations soit déjà très-considérable, on ne peut citer aucun cas dans lequel la mort subite puisse raisonnablement leur être attribuée ; car je ne saurais accepter comme tel le fait suivant raconté par Gréam. «Une jeune personne venait d'accoucher d'un premier enfant, on lui administre le chloroforme avant l'expulsion du second, elle meurt au bout d'une demi-heure. » Aucun autre détail... Dans deux autres cas cités par le même auteur, la mort survint plus longtemps encore après la délivrance. Ce n'est pas ainsi, en effet, que sont morts les individus que les chirurgiens ont eu le malheur de perdre. C'est pendant l'administration du médicament qu'ils ont tout à coup cessé de vivre ; et par cela même que, dans les observations de Gream, il s'est écoulé un temps plus ou moins long entre le moment où l'on a cessé les inhalations et celui où la mort est survenue, je ne peux considérer le chloroforme comme la cause de ce fatal résultat.

- C'est avec moins de raison encore qu'on a reproché au chloroforme de pouvoir causer l'éclampsie, en facilitant la congestion cérébrale, que les efforts de l'accouchement avaient déjà de la tendance à produire. Car si Wood a cité un cas d'éclampsie survenue chez une femme éthérisée à la dernière période du travail, des faits assez nombreux prouvent aujourd'hui que l'administration du chloroforme pendant les attaques éclamptiques a diminué la fréquence des accès, et même les a fait cesser complétement.

On a encore reproché aux inhalations de produire la folie ; or, dit Channing, il n'y a pas un seul fait bien prouvé. A ce sujet il cite le cas suivant, observé par un de ses compatriotes. Une folle avait été pendant une précédente couche dans une agitation excessive, et cette agitation était devenue la cause de difficultés assez sérieuses. Dans son dernier accouchement, l'éther fut administré : grâce à lui, la malade se tint parfaitement tranquille, et tout se passa admirablement bien.

2° *Influence du chloroforme sur la santé et la vie du fœtus.* — Si quelques dissidences existent encore sous l'influence exercée par le chloroforme sur la santé de la mère, tout le monde est aujourd'hui d'accord sur sa complète innocuité relativement au fœtus. Dans l'immense majorité des cas, le nouveau-né offre son aspect ordinaire, ses cris ne sont ni moins forts ni moins prompts à se faire entendre, et sa viabilité ne paraît nullement compromise. Ainsi se trouvent démenties par l'observation les tristes prévisions de certains physiologistes. Les conclusions qu'Amussat avait cru pouvoir tirer de ses expériences avaient, du reste, été contredites par les recherches ultérieures de M. Renault.

Indications. — Quels sont les cas dans lesquels l'accoucheur peut employer le chloroforme? Cette question est très-diversement résolue dans les différents pays. M. Simpson et un grand nombre de ses compatriotes n'hésitent pas à le conseiller dans tous les accouchements naturels ou laborieux; en France, au contraire, on le réserve presque uniquement pour les parturitions difficiles, et nous n'hésitons pas à adopter cette dernière pratique. Quelques mots nous suffiront pour motiver notre opinion.

Tout en considérant l'emploi du chloroforme comme sans danger dans la plupart des cas, nous ne pouvons complétement oublier les malheurs arrivés à certains chirurgiens, qui pourtant avaient pris les précautions les plus propres à les éviter. Or, s'il est permis de faire courir au malade quelque danger pour lui épargner les atroces douleurs d'une amputation ou de toute autre opération sanglante, est-on suffisamment autorisé à le faire quand il s'agit de l'accomplissement régulier d'une fonction? Et après tout, la douleur de l'enfantement est-elle donc, dans les cas simples, si grave et si terrible? Ne voyons-nous pas des femmes accoucher presque sans douleur? Pour ne parler que des faits les plus ordinaires, les femmes ne conservent-elles pas souvent jusqu'à la fin du travail un grand calme et toute leur gaieté? Ne les voit-on pas souvent se plaindre du repos que leur laisse l'intervalle des contractions, et désirer ardemment leur retour, convaincues que chaque douleur est un pas fait vers la délivrance? Pourquoi, dans le simple but de leur épargner quelques angoisses, qu'elles supportent après tout avec courage, les priver des caresses de leur mari, des consolations de leurs parents, et engourdir cette imagination qui rêve déjà toutes les joies de la maternité? Pourquoi surtout les priver du bonheur ineffable d'entendre ce premier cri du nouveau-né? Au lieu de cette causerie agréable à laquelle se livrent si souvent les femmes, au lieu de ces aspirations maternelles et de tous ces rêves d'avenir qui bercent la jeune mère, que voyons-nous après les inhalations anesthésiques? Un sommeil profond qui ressemble plus ou moins au coma de l'ivresse ou de la commotion cérébrale, un anéantissement complet des facultés sensoriales et intellectuelles, voilà pour la mère; une inquiétude toujours croissante, voilà pour les assistants. Ajoutons enfin qu'en supposant le médecin à l'abri de toute crainte, il est obligé de rester constamment auprès de sa malade, d'administrer lui-même le médicament, de surveiller attentivement l'état du pouls, de la respiration et du cœur.

Pour motiver l'emploi des anesthésiques dans les accouchements ordinaires, on a dit que le chloroforme accélérait la dilatation du col, et, en diminuant la résistance du périnée, rendait aussi plus courte la période d'expulsion. Nous avons déjà vu que la diminution de la résistance périnéale n'était pas suffisamment démontrée; il en est de même, je crois, de la rapidité avec laquelle s'opérerait la dilatation de l'orifice. Quoi qu'il en soit, en consultant avec soin les observations publiées, on ne voit pas que, dans les cas où le chloroforme a été employé, la durée du travail ait été sensiblement moindre que dans les autres accouchements. D'ailleurs, la durée du travail ne commence à devenir dangereuse pour la mère ou l'enfant qu'autant qu'elle dépasse les limites de l'accouchement naturel, et nous ne parlons en ce moment que de ce dernier.

Mais il n'en est plus de même lorsqu'une complication fâcheuse vient troubler ou enrayer la marche de la nature. On a déjà pu voir, en lisant cet ouvrage, que nous étions très-souvent alors partisan du chloroforme, et nous allons présenter un résumé des différents cas dans lesquels nous croyons pouvoir le conseiller.

Il pourra être particulièrement utile : 1° Chez les femmes très-nerveuses, pour calmer l'agitation excessive et les troubles intellectuels que souvent détermine chez elles le travail. 2° Chez celles dont le travail paraît suspendu ou singulièrement ralenti par une douleur causée par une maladie antérieure, ou celle qui se manifeste pendant l'accouchement (vomissements, crampes musculaires, coliques vives, compressions du nerf sciatique). M. Montgomery, qui n'est certes pas enthousiaste, dit avoir vu un cas dans lequel il eût certainement employé le chloroforme s'il l'eût connu à cette époque; le sphincter anal était affecté d'une douleur spasmodique si vive, que la malade en était presque folle. 3° Il nous paraît particulièrement indiqué contre ces contractions irrégulières ou partielles qui, malgré les douleurs atroces et presque continuelles qu'elles déterminent, n'avancent en rien le travail. Il est permis de penser, en effet, avec M. Bèle, que le chloroforme, qui a besoin d'être poussé à des doses très-élevées pour suspendre les contractions normales et rhythmiques de l'utérus, agirait plus promptement pour faire cesser les contractions irrégulières. 4° Enfin la rétraction spasmodique et la rigidité du col de l'utérus ont été quelquefois favorablement modifiées par les inhalations. Cette partie de l'utérus, recevant en effet quelques filets rachidiens, rentre, en partie au moins, dans l'appareil musculaire de la vie animale, et semble devoir participer à l'anesthésie générale; mais les faits sont encore trop peu nombreux pour décider la question.

Lorsque parut la dernière édition de cet ouvrage, je n'étais pas suffisamment édifié sur l'utilité des inhalations anesthésiques dans le traitement de l'éclampsie. Je n'avais pas encore d'expériences personnelles, et les faits que j'avais lus et que Channing avait cités en assez grand nombre, m'avaient laissé des doutes dans l'esprit sur les avantages qu'on pouvait en retirer. Aussi, sans me prononcer définitivement, je laissai à l'avenir le soin de décider la question. Depuis cette époque, de nouveaux faits ont été publiés; j'en ai vu moi-même un certain nombre, et je n'hésite pas à conseiller l'emploi du chloroforme. Ces inhalations me paraissent surtout avoir de grands avantages lorsque l'éclampsie se manifeste pendant la grossesse ou à une époque peu avancée du travail, alors qu'on a déjà épuisé les émissions sanguines, purgatifs, révulsifs cutanés, etc., et que les convulsions persistent avec la même intensité. Il en est de même quand elle se manifestera seulement après l'accouchement, ou que les accès continueront encore après la délivrance après avoir commencé pendant le travail. Seulement je crois qu'il importe dans ce cas de ne pas cesser trop tôt les inhalations après la cessation des accès. Tout au moins est-il prudent de se tenir tout prêt à les recommencer si les convulsions se renouvelaient.

Opérations obstétricales. — Non-seulement le chloroforme annule la douleur si vive, produite par les diverses opérations obstétricales, et met les femmes à l'abri des craintes que ces opérations leur inspirent, mais encore il plonge la malade dans une immobilité qui rend la manœuvre beaucoup plus facile pour l'accoucheur. C'est donc un auxiliaire qu'il ne faut pas dédaigner, à la condition toutefois de bien s'entendre sur la nature des services qu'on veut lui demander.

Dans la version, par exemple, l'immobilité et l'insensibilité de la malade faciliteront certainement la manœuvre ; mais cette facilité plus grande ne dépend pas de la suspension de la contraction physiologique : seulement l'organe, dont la sensibilité et l'irritabilité sont détruites, ne s'irrite pas de la présence de la main, et ne se contracte pas spasmodiquement, comme cela a lieu si souvent dans les cas ordinaires. Vouloir obtenir davantage du chloroforme, vouloir, par exemple, à son aide, faire cesser les difficultés qu'on rencontre parfois de la part d'un utérus depuis longtemps et fortement rétracté, c'est lui demander plus qu'il ne peut donner.

Si l'on se décidait jamais à pratiquer la symphyséotomie, ou l'opération césarienne, je crois le chloroforme aussi utile que dans les autres grandes opérations de la chirurgie.

Enfin, les difficultés que présente la délivrance dans les cas d'enchatonnement ou d'adhérence contre nature du placenta, nécessitent parfois des manœuvres très-douloureuses pour la femme. L'emploi des anesthésiques pourrait avoir ici les mêmes avantages que dans la version. Seulement il faut prendre garde de les administrer à dose trop élevée, car, indépendamment des dangers dont nous avons parlé, on pourrait craindre qu'en paralysant les forces rétractiles de l'utérus, le médicament n'exposât les femmes à une inertie et à une hémorrhagie consécutive.

Nous ne terminerons pas l'étude des indications du chloroforme sans dire quelques mots de l'emploi des anesthésiques chez les femmes enceintes et chez les nourrices.

Pendant la grossesse, les inhalations un peu prolongées peuvent-elles déterminer des contractions prématurées, ou exercer sur la santé ou la vie du fœtus une influence fâcheuse? M. Blot cite dans sa thèse trois cas. Deux appartiennent à M. Chassaignac : dans le premier, la femme éprouva, *trois jours après* l'opération, quelques coliques utérines et des douleurs lombaires qui cédèrent facilement aux opiacés ; la grossesse, du reste, suivit sa marche régulière. Une autre malade grosse de cinq mois n'en parut éprouver rien de particulier. La troisième observation, empruntée à Robinson, concerne une jeune femme qui, arrivée au cinquième mois d'une troisième grossesse, fut prise d'une odontalgie pour laquelle elle se soumit aux inhalations de chloroforme. Elle resta dans un état demi-soporeux pendant une demi-heure. Peu après, douleurs abdominales qui augmentèrent et se terminèrent en peu de jours par l'avortement. Ce dernier fait seul me paraît avoir une certaine importance, et s'il se renouvelait un certain nombre de fois, il devrait imposer une grande réserve dans la pratique des inhalations pendant la grossesse.

Pendant l'allaitement. — M. Blot cite encore dans sa thèse deux faits qui tendent à prouver que le chloroforme inhalé peut passer dans les produits de sécrétion, et que chez une nourrice, par exemple, il peut en résulter pour le nouveau-né des accidents, si l'on ne laisse écouler un certain temps entre le moment où l'enfant tette et celui où la nourrice a été soumise à l'inhalation. Un premier enfant teta sa mère trois heures après que celle-ci eut été soumise au chloroforme : en peu d'instants il tomba dans un sommeil profond qui persista pendant huit heures. Puis ce sommeil fut remplacé par une agitation qui dura encore deux jours (Scanzoni). M. Chassaignac raconte un fait analogue. Il est donc prudent de ne faire teter les enfants que longtemps après, sept, huit, dix heures par exemple.

Mode d'administration. — Le procédé indiqué par M. Simpson est encore celui qui est le plus généralement employé. Il consiste, comme on le sait, à placer très-près des narines et de la bouche une éponge concave ou un mouchoir replié sur lui-même, de manière à lui faire représenter un cône, et à verser dans la partie concave 8 à 10 grammes de chloroforme. L'éponge doit être placée à une petite distance des narines, d'abord pour laisser un libre passage à l'air, et pour éviter que le médicament ne touche la peau et la muqueuse. Quand on ne prend pas cette précaution, il en résulte pour la patiente de petites phlyctènes, et quelquefois même de petites eschares superficielles. Dans l'intervalle des inhalations, on empêche l'évaporation du chloroforme en fermant le creux du mouchoir avec ses propres chefs ou avec la main.

M. Simpson conseille de débuter par une forte inhalation et d'en faire d'abord respirer assez pour endormir complétement. C'est en effet à ce que le médicament a été administré tout d'abord à dose trop faible qu'il attribue la loquacité, le délire, les spasmes, l'agitation excessive, en un mot, qu'on observe chez certains sujets. Ce conseil, très-sage quand on employait l'éther, n'a plus la même importance quand il s'agit du chloroforme. Ce dernier détermine en général une excitation beaucoup moindre et produit presque immédiatement un sommeil paisible. Quant à la toux, à l'irritation pulmonaire, que les malades présentent parfois, elles dépendent ou de la mauvaise qualité du médicament, ou de ce que tout d'abord, rapprochant trop l'éponge des narines, on en fait respirer une trop grande quantité à la fois.

Lorsqu'on se propose de pratiquer une opération qui doit être terminée en quelques minutes, il faut, comme en chirurgie, endormir profondément la malade et continuer l'inhalation pendant toute la durée de l'opération. Mais lorsqu'on veut simplement modérer l'exaltation générale de la femme, faire cesser une douleur étrangère au travail, ou modifier des contractions irrégulières, partielles ou tétaniques, il faut, après avoir obtenu l'immobilité, éloigner l'éponge pour laisser respirer librement la malade, et se contenter de faire faire quelques petites inhalations au début de chaque contraction. On peut même souvent laisser passer trois ou quatre douleurs sans rapprocher l'éponge, et ne s'en servir que lorsque la malade accuse une sensation douloureuse. Ces inhalations répétées suffisent pour la tenir dans un état où elle n'a plus conscience d'elle-même, état qui peut ainsi se prolonger plusieurs heures sans inconvénient. Ce qu'il faut surtout éviter, ajoute M. Simpson, c'est trop ou trop peu. Une trop forte dose peut suspendre les contractions, une dose trop faible détermine une vive excitation. Pour faire cesser l'excitation, augmentez la dose ; pour remédier à la suspension des douleurs, éloignez pendant quelque temps le chloroforme.

Une remarque singulière, c'est que les inhalations à haute dose sont moins propres à suspendre les contractions dans la seconde que dans la première période du travail, et par conséquent il y a alors moins d'inconvénients à en donner une plus grande quantité. Qu'on ne s'imagine pas, néanmoins, que pour produire une anesthésie complète, il faille pousser l'inhalation jusqu'au point de rendre la respiration bruyante, comme en chirurgie ; rarement il est besoin d'aller jusque-là. Les quantités nécessaires pour produire le sommeil et l'immobilité sont d'ailleurs très-variables suivant les individus.

Les malades sont calmes pendant l'intervalle des douleurs ; seulement au retour des contractions, elles se remuent plus ou moins et font entendre quelques petits grognements qui avertissent l'accoucheur que la sensibilité n'est plus complétement abolie et qu'il est bon de revenir aux inhalations.

Pendant toute leur durée, le plus grand silence doit régner auprès du lit de la femme, car le bruit augmente parfois l'excitation générale et la loquacité produite par les premières doses.

CHAPITRE II.

DU TAMPONNEMENT.

Le tamponnement du vagin est une sorte de digue qu'on oppose à l'écoulement du sang. Par sa simplicité, il peut être regardé comme un pansement, tandis que par son importance il doit être assimilé à une véritable opération. Il est comparable au tamponnement des fosses nasales.

Dans plusieurs passages de ce livre et particulièrement aux pages 586, 791, 798 et 910, nous avons déjà longuement précisé les cas dans lesquels il fallait y recourir ; il nous reste à décrire son mode d'application.

C'est à Leroux (de Dijon) que revient l'honneur d'avoir introduit le tampon dans la pratique (1776). Cet auteur remplissait le vagin avec du linge ou de l'étoupe qu'il imbibait de vinaigre avant de les mettre en place ; il pensait que ce liquide avait pour avantage de rendre la coagulation du sang plus prompte et plus parfaite. Voici la manière dont on exécute aujourd'hui cette opération. On dispose d'abord de la charpie en assez grande quantité pour remplir une cuvette ordinaire. Cette masse paraît énorme, mais en réalité elle est à peine suffisante, d'une part parce que la charpie diminue considérablement de volume quand on la comprime, et que, d'autre part, le vagin distendu est susceptible d'acquérir une capacité très-grande. Avec cette charpie on prépare des bourdonnets qu'on roule en petites pelotes médiocrement serrées ; chaque bourdonnet est attaché à l'extrémité d'un fil à ligature, pour qu'on puisse facilement retirer le tampon quand on juge à propos de l'enlever.

A défaut de charpie on pourra se servir d'étoupe ou de coton. Dans tous les cas, il faut du temps pour disposer un tampon, aussi fera-t-on bien de tout préparer à l'avance dès qu'on soupçonnera qu'une hémorrhagie grave est à craindre.

Pour appliquer ce tampon, on fait placer la malade en travers du lit, le siége au niveau du bord des matelas, les jambes maintenues écartées par deux aides. Les bourdonnets seront ensuite introduits, un par un, dans l'intérieur du vagin ; les premiers seront appliqués directement sur le col de la matrice où on les maintient en place pendant qu'on remplit les deux culs-de-sac avec d'autres bourdonnets qu'on serre fortement les uns contre les autres. On bourre ainsi le vagin depuis son extrémité postérieure jusqu'à l'ouverture vulvaire, en ayant soin de ne laisser aucun espace libre. Pour que le tamponnement soit bien fait, il faut que le vagin soit distendu et plein de charpie comprimée. D'épais gâteaux de charpie appliqués sur la vulve soutiennent les bourdonnets et les empêchent de sortir. Puis on maintient le tout en place avec quelques compresses et un bandage en T qu'il faut avoir soin de serrer vigoureusement. C'est à dessein que je m'appesantis sur tous ces détails, parce qu'un tampon bien appliqué est un moyen héroïque à opposer à certaines hémorrhagies ; mal ou incomplétement appliqué, il n'empêche pas l'écoulement du sang et fait perdre du temps. L'introduction des bourdonnets dans le vagin peut se faire de deux façons différentes : tantôt, en effet, on se sert d'un spéculum au fond duquel on porte la charpie, tantôt on se contente d'introduire deux doigts dans le vagin et de faire glisser sur eux les bourdonnets. C'est à ce dernier procédé que nous accordons la préférence.

Leroux donnait le précepte d'imbiber la charpie de vinaigre pur ; on a généralement renoncé à ce moyen et l'on se contente d'enduire les bourdonnets d'une légère couche de cérat qui facilite leur introduction et les rend moins perméables au sang. Dans le cas d'implantation vicieuse du placenta sur le col, il peut être utile de tremper les premiers bourdonnets dans une solution de perchlorure de fer. L'usage de ce dernier médicament n'est pas sans inconvénient : il est d'ailleurs rarement nécessaire quand le tampon ordinaire est soigneusement appliqué.

Le tamponnement a pour effet d'arrêter le sang qui se coagule de proche en proche jusqu'à l'orifice des vaisseaux utéro-placentaires déchirés et l'hémorrhagie s'arrête bientôt. La présence de la charpie dans le vagin agit encore d'une autre façon : elle irrite le col de l'utérus et cet organe ne tarde pas à se contracter. Ces contractions concourent donc pour une certaine part à l'arrêt du sang, mais elles préparent en même temps l'expulsion de l'œuf. C'est là un avantage vers la fin de la grossesse, un inconvénient grave dans les premiers mois ; aussi le tampon est surtout applicable quand le fœtus est viable ; avant cette époque il ne faut l'employer que dans le cas où la déplétion de la matrice paraît nécessaire pour sauver la vie de la femme.

Une fois appliqué, le tampon produit des souffrances très-variables : quelques femmes peuvent le supporter pendant plusieurs jours, tandis que d'autres éprouvent une douleur intolérable après quelques heures. On tiendra compte de ces différences pour décider à quel moment il deviendra opportun de retirer le pansement. L'application du tampon produit encore un autre résultat : les bourdonnets en comprimant le canal de l'urèthre deviennent la cause mécanique d'une rétention d'urine. On y remédiera, deux ou trois fois en vingt-quatre heures, en pratiquant le cathétérisme qui n'est possible que lorsqu'on a enlevé les bourdonnets les plus rapprochés de la vulve. La vessie vidée, on remet le tout en place sans toucher à la charpie qui remplit le fond du vagin.

En général, il convient de laisser le tampon au moins vingt-quatre heures en place ; on le retire alors pour examiner l'effet produit et l'état du col. On en profite pour laver le vagin avec une injection. Un second tampon, préparé d'avance, remplace le premier si on le juge utile. Si le travail est déclaré, on retire un peu plus souvent le tampon pour suivre les progrès de l'accouchement. Il arrive d'ailleurs quelquefois que les bourdonnets sont chassés au dehors par la tête de l'enfant qui les repousse malgré le bandage qui les assujettissait. On comprend que ce pansement est plus nuisible qu'utile quand la période d'expulsion commence.

En général, mieux vaut laisser le tampon trop longtemps en place que l'enlever prématurément. Pour le retirer, il suffit de saisir l'un après l'autre les fils attachés par une de leurs extrémités à chaque bourdonnet et qui pendent par l'autre chef au dehors de la vulve ; on commence par les derniers placés. Rien n'est plus facile ; cependant les fils sont souvent mélangés et l'on ne réussit qu'après quelques tâtonnements. C'est en vue de remédier à ce petit inconvénient qu'on a imaginé le tampon dit en queue de cerf-volant : dans celui-ci les bourdonnets sont tous attachés à un même fil, de distance en distance, ce qui lui donne une certaine ressemblance avec une queue de cerf-volant. Ce dernier tampon serait assurément très-facile à retirer, mais son application est moins facile, aussi nous préférons le tampon ordinaire.

En terminant, je répète qu'un tamponnement bien fait est rarement inefficace ; mais bien souvent il est mal appliqué. Cette opération est souvent longue ; on n'a d'ailleurs pas toujours sous la main les objets nécessaires. Aussi a-t-on cherché à remplacer le tampon ordinaire par un autre moyen. C'est dans ce but que Chailly s'est servi d'une vessie de caoutchouc qu'il introduit dans le vagin et qu'il gonfle avec de l'air lorsqu'elle est placée. De cette façon le vagin est distendu et rempli comme par un tampon ; cependant la vessie de caoutchouc, par sa forme arrondie, s'adapte moins bien que les bourdonnets aux anfractuosités que présente le museau de tanche et les deux culs-de-sac du vagin ; la surface polie de la vessie de caoutchouc est, d'autre part, moins favorable à l'arrêt et à la coagulation du sang que les brins de charpie. Pour remédier en partie à ces inconvénients, les Anglais se servent d'une vessie de caoutchouc revêtue d'une chemise faite avec de petits morceaux d'éponge. Ce dernier perfectionnement n'est pas indispensable. La vessie de caoutchouc a l'avantage de pouvoir être très-rapidement appliquée ; son maniement est si simple, qu'il peut être indiqué à une garde-malade placée près d'une femme menacée d'hémorrhagie. Ce sont là les raisons qui nous empêchent de rejeter son usage ; seulement nous recommandons de choisir une vessie à parois très-souples, de la rendre très-malléable en la malaxant et en l'insufflant plusieurs fois pour qu'elle puisse mieux s'adapter à la forme du vagin. Enfin, nous préférons une injection d'eau à une injection d'air parce que ce dernier se laisse comprimer trop facilement. Malgré toutes ces précautions, il est bien entendu que nous préférons le tamponnement fait avec de la charpie ; la vessie de caoutchouc peut surtout rendre des services à titre de tampon provisoire.

CHAPITRE III.

DE LA VERSION.

La version est une opération par laquelle on ramène au détroit supérieur une des extrémités du fœtus. Il y a donc deux espèces de versions : une dans laquelle on se propose de ramener l'extrémité pelvienne, c'est la version *pelvienne* ou *podalique* ; une autre dans laquelle on se propose de ramener la tête, c'est la version *céphalique*.

Depuis Hippocrate jusqu'à Ambroise Paré, c'est-à-dire jusqu'à la dernière moitié du xvie siècle, la version céphalique fut presque exclusivement pratiquée. Cependant Celse veut que lorsque l'enfant est mort et qu'il est trop difficile d'arriver jusqu'à la tête, on aille chercher les pieds. Aétius et Paul d'Égine sont les premiers qui, parmi les anciens, ont recommandé la version pelvienne, même quand l'enfant est vivant. Depuis Ambroise Paré, mais surtout depuis Guillemeau, son élève, la version pelvienne fut conseillée comme applicable à tous les cas, et la réduction céphalique était presque complétement oubliée, lorsqu'à la fin du dernier siècle, Flamand, et un peu plus tard Osiander, exagérant sans aucun doute les inconvénients, les difficultés et les conséquences fâcheuses de la version pelvienne, proposèrent de revenir aux préceptes d'Hippocrate, et conseillèrent la version céphalique dans presque tous les cas où la main peut suffire à la terminaison de l'accouchement. La doctrine du professeur de Strasbourg, favorablement accueillie en Allemagne, fut trop sévèrement jugée par l'école de Paris. Baudelocque en parle à peine, Gardien restreint son application à un très-petit nombre de cas, et madame Lachapelle la rejette formellement. Nous verrons plus tard, en cherchant à apprécier la valeur de ces deux opérations, qu'on aurait tort aujourd'hui d'embrasser exclusivement l'une ou l'autre de ces deux opinions ; que si certains faits se prêtent mieux à la version céphalique, il en est d'autres, au contraire, où la version pelvienne est seule praticable ; qu'enfin ces deux opérations doivent être conservées dans la pratique, et que c'est à la sagacité de l'accoucheur à distinguer les cas où l'une ou l'autre doit être préférée.

Ces deux opérations peuvent être pratiquées un peu avant le travail, et, pendant le travail, avant la rupture des membranes, ou bien pendant le travail et seulement après la rupture des membranes. Dans ce dernier cas, elles nécessitent presque toujours l'introduction de la main dans l'intérieur de la matrice. Dans le premier, au contraire, cette introduction est très-rarement nécessaire, et c'est surtout par une position convenable donnée à la femme, et à l'aide de pressions extérieures pratiquées à travers les parois abdominales, qu'on opère le changement de présentation. C'est la version par manœuvres externes.

ARTICLE PREMIER.

DE LA VERSION PAR MANŒUVRES EXTERNES.

Bien qu'indiquée vaguement par Hippocrate, bien que conseillée plus nettement par Jacob Rueff et Mercurius Scipio, la version par manœuvres externes était complétement oubliée, lorsqu'au commencement de ce siècle (1812), Wigand adressa aux Académies de Berlin et de Paris un mémoire dans lequel il faisait une histoire complète de cette opération. Ce mémoire fut probablement égaré en France, car il n'en est parlé dans aucun de nos livres classiques, et les sages conseils donnés par l'accoucheur allemand restèrent ignorés parmi nous. Je dois ajouter pourtant que, contrairement à Baudelocque, madame Lachapelle, Capuron et autres, M. Velpeau avait signalé les manœuvres externes comme propres à opérer, dans quelques cas, la version céphalique (1835) ; que M. Lécorché-Colombe avait plusieurs fois, à la Clinique, conseillé et pratiqué cette opération (1836) ; et que, dans les éditions précédentes, j'avais plus nettement que mes compatriotes discuté les cas dans lesquels elle me semblait pouvoir être pratiquée avec avantage (¹). Je dois ajouter pourtant que personne parmi nous n'avait traité la question aussi longuement que M. Matti, qui, tout en exagérant les avantages de cette opération et en multipliant à l'excès ses indications, a eu au moins la mérite d'appeler de nouveau l'attention sur une question fort négligée. C'est probablement aux exagérations de notre compatriote que nous devons de pouvoir lire en notre langue l'excellente traduction que MM. Belin et Herrgott ont donnée du mémoire de Wigand.

Deux élèves de l'école de Paris, les docteurs Ducellier et Nivert, ont depuis peu consacré leur thèse inaugurale à l'étude de cette question. Grâce à tous ces travaux, grâce aussi aux leçons cliniques du professeur Stoltz, les préceptes du professeur de Hambourg sont aujourd'hui bien connus.

Ces manœuvres externes, pratiquées dans le but de ramener au détroit supérieur une des deux extrémités du fœtus qui en était plus ou moins éloignée, ont été conseillées :

1° Avant le travail ;

2° Pendant le travail et avant la rupture des membranes ;

3° Pendant le travail et après la rupture des membranes.

A. *Avant le travail.* — Quelques accoucheurs ont conseillé de pratiquer ces manœuvres externes dans la dernière quinzaine de la grossesse, et nous l'avons fait nous-même deux fois comme nous l'avions vu faire à M. Lécorché-Colombe. M. Mattei, dans ces dernières années, conseille de faire la version dès le sixième

___

(¹) Aussi suis-je étonné de lire dans la traduction de M. Belin, que, dans son édition de 1853, M. Cazeaux laisse ignorer quand et comment on doit faire cette opération, et que je me contente de dire, en parlant de la version céphalique, que des manœuvres externes sagement dirigées ont suffi assez souvent à modifier la position du tronc. Cinq pages de mon livre sont consacrées à discuter les indications de cette opération.

ou le septième mois. Nous croyons la chose facile dans le plus grand nombre des cas, au moins pour les présentations transversales ou obliques ; mais nous pensons que, le plus souvent, on aura fait une opération inutile. En remplaçant, en effet, l'axe longitudinal du fœtus dans la direction de l'axe du détroit supérieur, on n'a pu changer la forme de l'utérus, qui très-probablement, comme l'a démontré M. Herrgott, est la cause de la position vicieuse de l'enfant; et celle-ci persistant, il reprendra peu à peu sa position primitive et, et peu de jours après, on ne retrouvera plus au détroit supérieur l'extrémité qu'on y avait ramenée. C'est ce que j'ai vu plusieurs fois. Aussi croyons-nous, avec Wigand, qu'il vaut mieux attendre le début du travail; car les bandages proposés pour exercer une compression sur les côtés du ventre, dans le but de diminuer son diamètre transverse et de maintenir le fœtus dans la position qu'on lui a donnée, ne me paraissent pas pouvoir être supportés pendant deux mois. Je ne veux pas dire pourtant qu'il ne soit pas utile, pendant le dernier mois de la grossesse, d'examiner avec soin toutes les femmes, afin de constater la forme et les obliquités de la matrice, la position du fœtus, l'abondance plus ou moins considérable du liquide et les autres circonstances qui pourraient avoir une influence sur la présentation de l'enfant au moment du travail. Fait avec soin, cet examen ne nécessitera que rarement une opération immédiate, mais au moins aura souvent l'avantage d'éveiller l'attention de l'accoucheur sur des difficultés que, plus tard, il pourra corriger à temps.

Cet examen devra surtout être fait quand, dans les grossesses antérieures, on aura constaté une présentation vicieuse; car, si l'on reconnaissait que l'enfant se présentait mal, on recommanderait à la femme d'éviter les secousses, les fatigues trop prolongées, afin d'éviter la rupture prématurée des membranes ; on lui recommaderait surtout de se tenir dans le repos le plus complet dès les premières douleurs, et de faire appeler son accoucheur le plus tôt possible.

S'il y avait une antéversion très-prononcée, l'utérus serait relevé pendant le jour par une vaste ceinture abdominale soutenue par des bretelles, et la nuit, la malade resterait dans la supination. Dans les cas d'obliquité latérale, elle se coucherait sur le côté opposé à l'obliquité.

Nous n'aurons donc plus à parler de cette opération.

B. *Pendant le travail et avant la rupture des membranes.* — C'est dans cette dernière condition que la version par les manœuvres externes a surtout été vantée par Wigand et les auteurs allemands : c'est alors seulement qu'elle nous paraît avoir d'incontestables avantages. On comprend, en effet, que la mobilité dont jouit le fœtus, alors qu'il nage encore au milieu du liquide amniotique, doit singulièrement faciliter les mouvements qu'on cherchera à lui imprimer, et que, d'un autre côté, la possibilité de rompre la poche aussitôt après le succès de l'opération nous fournit un sûr moyen d'éviter la récidive.

A l'exception de quelques cas particuliers dont nous aurons à parler, l'intégrité de la poche nous paraît, en général, indispensable aux succès des manœuvres externes. Une seconde condition que Wigand considère comme très-importante, c'est la persistance et la régularité des contractions utérines. Si elles sont trop faibles, spasmodiques ou irrégulières, il faut, avant tout, les exciter dans le premier cas, les régulariser par l'opium ou le chloroforme dans le second. Je me rappelle plusieurs cas, dit-il, où, pendant des contractions très-violentes, la tête, qui avait été poussée en bas, remontait au-dessus du détroit supérieur, jusqu'à ce que j'eusse administré l'opium pour régulariser les contractions, jusque-là très-irrégulières. »

Contre-indications. — Indépendamment de ces irrégularités de contractions, auxquelles il est toujours facile de remédier, toutes les circonstances qui nécessitent une prompte terminaison du travail excluent naturellement la version par manœuvres externes, ainsi les hémorrhagies, les convulsions, les syncopes, les ruptures de l'utérus, etc., la procidence du cordon, les monstruosités fœtales, etc., sont autant de contre-indications de l'opération. Il en est de même de la grossesse gémellaire, qui rend le diagnostic de la présentation des deux enfants fort difficile, et qui ne permettrait pas toujours de distinguer si les pressions sont exercées sur les deux extrémités du même fœtus.

Positions du fœtus dans lesquelles on doit pratiquer la version par manœuvres externes. — Ainsi que nous l'avons dit (p. 857 et suiv.), les présentations du sommet et du siége peuvent offrir certaines irrégularités ou inclinaisons qui, dans la grande majorité des cas, se redressent spontanément au moment de la rupture des membranes; mais qui, assez souvent, persistent ou facilitent la production de présentations plus défavorables encore. La partie du fœtus qui se présente, tête ou siége, ne tend pas alors à s'engager dans le détroit supérieur, mais vient arc-bouter contre un des bords de ce détroit. L'axe longitudinal du fœtus, au lieu d'être placé dans la direction de l'axe du bassin, est plus ou moins oblique. D'autres fois, ce qui est plus grave, il est couché transversalement, de manière à constituer une présentation du tronc.

Or, c'est surtout dans ces situations obliques ou transversales de l'axe fœtal que la version par manœuvres externes peut être pratiquée avec avantage, et nous allons emprunter à Wigand le manuel opératoire.

· 1° *Précautions préliminaires.* — La première précaution à prendre, c'est de s'assurer, autant que possible, de la position du fœtus et de la situation exacte de la tête et du siége. Sans entrer dans les détails que nous avons donnés à propos de chaque présentation, nous rappellerons sommairement que l'accoucheur doit se servir successivement du palper abdominal, à l'aide duquel il reconnaîtra les inégalités fœtales, du toucher pratiqué dans la station et la supination, enfin de l'auscultation; il tiendra compte surtout de la forme du globe utérin, de la saillie plus ou moins considérable de la poche des eaux, de l'impossibilité d'atteindre avec le doigt vaginal aucune partie de l'enfant.

· La position à donner à la femme varie suivant les cas. En général, il faut faire coucher la femme sur le côté dans lequel se trouve la partie fœtale que l'on veut faire arriver sur l'orifice. Ainsi si cette partie est la tête, et si celle-ci repose sur l'os iliaque gauche, c'est le décubitus latéral gauche que l'on prescrira. Il ne faut pas exagérer ce décubitus latéral, mais le modérer assez pour que l'ombilic soit légèrement dirigé à gauche. Pour que le ventre trouve un point d'appui solide, on placera dessous un coussin épais et dur, ou un drap plié en plusieurs doubles, contre lequel la femme aura le soin de s'appuyer fortement en s'aidant de ses mains. Ce changement de position doit s'opérer dans l'intervalle des douleurs, de crainte que le déplacement de l'enfant, joint à la contraction de la matrice, ne cause la rupture de la poche des eaux.

Lorsqu'on n'a pu établir nettement le diagnostic, la femme se couchera sur le côté gauche, car c'est la position qui convient dans les cas les plus ordinaires.

S'il y avait une antéversion prononcée, si la tête appuyait sur la crête du pubis, c'est le décubitus dorsal qu'il faudrait préférer, en élevant un peu le bassin et en ayant soin de faire soutenir le ventre par des aides qui le redresseront avec une large cravate.

Quant à la position de l'accoucheur elle varie suivant les cas, et se trouve suffisamment indiquée par l'opération qu'il se propose de faire.

Inutile de dire qu'il faut vider la vessie et le rectum.

Manuel opératoire. — Dans quelques cas de simple obliquité fœtale, la position, aidée du coussin placé sous le côté du ventre, a suffi pour opérer la réduction, mais le plus souvent, et surtout dans les présentations transversales, les manœuvres externes sont nécessaires.

L'accoucheur doit toujours chercher à faire descendre dans le détroit l'*extrémité fœtale qui est la plus rapprochée de l'orifice.* Les présentations du pelvis ne sont pas tellement défavorables qu'on ne puisse dans quelques cas, pour éviter des manœuvres trop longtemps prolongées et peut-être nuisibles, renoncer à faire descendre la tête la première.

Supposons donc le fœtus en position céphalo-iliaque gauche de l'épaule droite. L'opérateur, placé à droite du lit, voulant abaisser la tête, applique sa main droite sur la tête et tâche de la faire descendre, tandis qu'il fera remonter le pelvis en le repoussant avec sa main gauche; par des légères frictions sur les deux extrémités du fœtus, il agira en sens inverse avec ses deux mains, et tâchera de faire concorder ses mouvements. Si ces frictions légères ne suffisent pas, il pressera plus fortement et toujours en même temps sur les deux extrémités.

Aussitôt qu'on aura ramené au détroit supérieur l'extrémité céphalique, on attendra quelques instants pour s'assurer qu'elle y est bien fixée, puis on rompra la poche afin de fixer le fœtus dans cette nouvelle position par la rétraction des parois utérines.

Dans le cas où la tête se trouve dans le voisinage de l'orifice utérin, comme dans les positions obliques ou inclinées au sommet, il suffit de presser avec une seule main contre le point de l'abdomen où sont les fesses, tandis que deux doigts de l'autre main, introduits dans le col, peuvent faire glisser la tête du rebord du détroit sur l'orifice et rompre la poche en temps opportun.

Il est facile de comprendre quelles sont les modifications que doit subir l'opération lorsqu'au lieu de la tête, c'est le siége qu'on croit devoir ramener au détroit supérieur.

La conversion opérée, on abandonne l'accouchement aux efforts de la nature. Si quelques difficultés se présentaient ensuite, on les combattrait par les moyens ordinaires.

Ces manœuvres externes peuvent être pratiquées quel que soit le degré de dilatation du col, mais en général il faut ne rompre les membranes que lorsque cette dilatation est un peu avancée. Aussi quand, dès le début du travail, l'accoucheur constate une position oblique de la tête ou du siége, ou une position du tronc, il devra se contenter d'abord de donner à la femme une position convenable, et d'exercer à l'aide d'un drap roulé ou d'un coussin dur placé sous le côté du ventre une pression sur la partie fœtale qu'il désire voir s'engager. Il recommandera en même temps l'immobilité la plus absolue, surtout pendant la contraction. Si, après cinq ou six heures d'attente, ces précautions n'avaient pas changé la présentation, il en viendrait aux pressions extérieures que nous avons décrites: après la conversion, les membranes seront immédiatement rompues, si la dilatation du col est avancée, mais dans le cas contraire il se contentera de maintenir la femme dans le décubitus latéral, et d'exercer sur les parois de l'abdomen une pression convenable. Malgré ces précautions, le fœtus reprend parfois sa position vicieuse, il faut alors recommencer les mêmes manœuvres et rompre la poche aussitôt après.

C. *Pendant le travail et après la rupture des membranes.* — La version par manœuvres externes n'est alors proposable que dans les positions obliques, alors que la tête ou le siége sont très-rapprochés du col, que les membranes sont rompues depuis peu de temps, qu'il reste encore une certaine quantité d'eau dans l'utérus, enfin, que le fœtus jouit encore d'une certaine mobilité. Encore convient-il d'y mettre une grande réserve et de ne pas insister longtemps sur des tentatives dont le moindre inconvénient serait de faire perdre un temps précieux. Pour ma part, si la dilatation du col le permettait, j'aimerais mieux profiter de ces conditions favorables pour pratiquer la version pelvienne. A plus forte raison suis-je disposé à conseiller cette pratique dans les présentations transversales du tronc.

Flamand ne bornait pas aux cas que nous venons d'indiquer le précepte de ramener la tête dans la position du tronc; il voulait que, même après la rupture des membranes et l'écoulement du liquide amniotique, on pratiquât la version céphalique. Il a minutieusement indiqué la manœuvre à faire dans chacune des présentations distinctes qu'il admettait sur les plans antérieur, postérieur et latéraux du fœtus. Nous croyons inutile de reproduire les longs détails dans lesquels il est entré (*Journal complémentaire des sciences médicales*); ils peuvent tous se réduire au précepte suivant : « Saisir la partie qui se présente, la soulever au-dessus du détroit, la porter, autant que possible, du côté opposé à celui où se trouve la tête, et aller saisir celle-ci, si les efforts faits par l'autre main, à travers les parois abdominales, n'ont pas suffi pour la faire tomber dans l'excavation. »

De l'aveu même de Flamand, cette manœuvre ne réussit guère que lorsque c'est une région du cou ou de la partie supérieure du thorax qui se présente.

Quant à nous, nous la croyons difficile même dans ces cas; elle est pourtant rigoureusement possible, surtout s'il reste encore de l'eau dans l'utérus et si les contractions sont peu énergiques, et nous croyons alors convenable de faire quelques tentatives dans ce but; mais longtemps après la rupture des membranes et l'écoulement complet du liquide amniotique, avec un resserrement énergique du viscère, nous n'hésitons pas même dans ce cas, et à fortiori dans celui où une région de la moitié inférieure du tronc se présentera au centre du détroit, à lui préférer une version pelvienne par manœuvres internes.

La crainte des difficultés auxquelles expose l'arrêt de la tête au-devant du détroit supérieur nous avait porté, à l'exemple de beaucoup d'auteurs contemporains, à recommander la version céphalique dans les cas de rétrécissement du bassin. Un mémoire très-curieux de M. Simpson ayant de nouveau fixé notre attention sur les avantages et les inconvénients de la version pelvienne, nous avons examiné avec soin les faits connus, et nous pensons que cette lecture attentive a singulièrement modifié notre opinion. Nous sommes aujourd'hui convaincu qu'on a exagéré les dangers de la version podalique dans les rétrécissements du bassin, et nous n'hésitons pas à conseiller cette opération de préférence à la version céphalique, qui serait très-difficile après l'évacuation complète du liquide amniotique, et nécessiterait encore une application du forceps.

A plus forte raison donnerions-nous la préférence à la version pelvienne, si le bassin était de ceux dans lesquels le rétrécissement porte beaucoup plus sur un des côtés que sur l'autre, c'est-à-dire dans lequel l'angle sacro-vertébral, fortement poussé en avant, est en même temps déjeté de côté, comme dans le bassin oblique ovalaire de M. Nægele, car elle permettrait de diriger plus facilement le dos et la grosse extrémité occipitale de la tête vers le côté le plus large du bassin.

Lorsque la présentation du tronc se complique de la sortie du bras, la version céphalique conseillée par Ruffus (*humeri repellendi ut cadat caput*), Rhodion, etc., me paraît devoir être complétement rejetée. La nécessité de la rétropulsion préalable du bras rendrait alors la version céphalique très-difficile, si déjà, comme nous l'avons dit précédemment, la rupture prématurée des membranes ne portait à la rejeter. Aussi, dans ces cas, la version pelvienne me paraît être très-préférable.

Présentations de l'extrémité pelvienne. — « Tout partisan que nous sommes de la version par la tête, dit Flamand, nous n'oserons pas cependant la proposer d'emblée dans ce cas, quoique nous y soyons disposé. Mais, d'après les suppositions suivantes, nous ne doutons pas que tout accoucheur sans prévention ne suive notre avis et ne tente cette opération.

» Si un fœtus monstrueux était privé des membres inférieurs, ou ne présentait que de petits moignons près des fesses, qui ne fourniraient point assez de prises aux mains de l'accoucheur pour tirer en dehors l'extrémité inférieure, et que la mobilité du fœtus laissât entrevoir la possibilité de faire descendre la tête, qui hésiterait à tenter l'opération? » Pour nous, nous n'hésiterions pas à laisser l'accouchement se terminer seul. A quoi bon tirer sur l'extrémité pelvienne?

Les préceptes de madame Lachapelle, Desormeaux, Dubois, etc., ne nous ont-ils pas appris que toute traction sur l'extrémité pelvienne est plus nuisible qu'utile; et le plus grand nombre des inconvénients que Flamand et consorts reprochent à l'accouchement par le siége, et sur lesquels ils se fondent pour conseiller la version céphalique, ne sont-ils pas la conséquence de ces tractions imprudentes?

» Si une femme n'a que 3 pouces 3 lignes de diamètre sacro-pubien, si elle a perdu plusieurs fœtus venus par les fesses, si l'on est obligé de rompre les membranes, ou si, peu de temps après leur rupture, le fœtus paraît assez mobile, toute tentative pour la version par la tête est de rigueur. » Nous pensons que, le fœtus étant très-mobile, on serait autorisé à faire cette tentative avant la rupture des membranes; mais après l'écoulement des eaux, cette opération nous paraît devoir être, dans l'immense majorité des cas, impossible, et nous aimerions mieux les tractions bien ménagées sur le tronc, en faisant tous nos efforts pour maintenir la flexion de la tête au moment où celle-ci arriverait au détroit supérieur. Les observations de madame Lachapelle et celles que, plus récemment, M. Simpson a publiées, motivent assez notre préférence, même dans le cas où le rétrécissement du bassin est le résultat de la saillie directement antéro-postérieure de l'angle sacro-vertébral : à plus forte raison, ce précepte devrait-il être suivi si l'on avait affaire à un de ces bassins que M. Nægele a décrits sous le nom de bassin oblique ovalaire; car les tractions faites alors sur le siége devraient avoir pour but de retourner le dos du fœtus, et par conséquent la grosse extrémité occipitale de la tête, vers le côté du bassin largement conformé.

En résumé, la version par manœuvres externes ne doit être tentée, dans les positions obliques ou transversales du tronc du fœtus, que pendant le travail et, autant que possible, avant la rupture des membranes. Si pourtant la rupture de la poche ne s'est opérée que depuis très-peu d'instants, s'il reste encore dans l'utérus une certaine quantité d'eau; si, en un mot, le fœtus est encore mobile et que la partie qu'il s'agit de faire descendre soit très-rapprochée du col, on peut encore faire quelques tentatives; mais, pour peu qu'on rencontre quelque résistance, il faut revenir à la version pelvienne.

Avant le travail, on doit se borner, après avoir constaté la mauvaise position du fœtus, aux mesures préventives que nous avons déjà indiquées, et attendre le travail pour pratiquer les manœuvres externes.

ARTICLE II.

DE LA VERSION PELVIENNE PAR MANŒUVRES INTERNES.

C'est une opération dans laquelle l'extrémité pelvienne est ramenée au détroit supérieur dont elle était plus ou moins éloignée.

Nous avons déjà vu, dans l'article précédent, que ce résultat pouvait être obtenu par les manœuvres externes pratiquées avant la rupture des membranes;

mais à cette dernière opération, nous avons posé quelques contre-indications formelles, alors même que les membranes sont intactes. De plus, il arrive assez souvent que l'accoucheur n'est appelé auprès de la femme et ne peut constater la position vicieuse que lorsque les eaux sont écoulées depuis longtemps. La version pelvienne par manœuvres internes est dans tous ces cas indispensable ; aussi devons-nous l'étudier avec le plus grand soin.

Nous indiquerons d'abord les règles générales applicables à tous les cas de version par l'extrémité pelvienne ; ensuite, les particularités relatives à chacune des positions du sommet, de la face et du tronc. Mais avant d'agir, il est bon de prendre certaines précautions qui peuvent, plus tard, faciliter le manuel opératoire ; il est indispensable surtout de se rappeler quelles sont les conditions nécessaires à la pratique de cette opération.

§ 1. — Précautions à prendre.

Avant d'étudier séparément les règles générales de la version pelvienne, nous allons rapidement indiquer certaines précautions que l'accoucheur doit prendre, et qui s'appliquent à tous les cas.

1° Avant toute chose, l'accoucheur doit prévenir la femme de l'opération qu'il va pratiquer, lui en faire comprendre, autant que possible, la nécessité, calmer ses inquiétudes et la rassurer complétement sur les conséquences fâcheuses qu'elle peut avoir pour elle et pour son enfant.

2° Aussitôt que la malade aura consenti à l'opération, elle sera placée dans une position convenable. Cette position varie beaucoup suivant les pays et même suivant les accoucheurs. En France, celle qui est généralement préférée est la suivante : La femme se place en travers sur son lit, dont un des bords est appuyé contre un mur ou un meuble élevé ; plusieurs oreillers sont accumulés derrière son dos, de manière à tenir la partie supérieure du corps modérément élevée, et de manière aussi que le sacrum de la femme appuyant sur le bord du lit, la vulve et le périnée soient complétement à découvert. Les membres inférieurs sont modérément fléchis, les pieds appuyés sur deux chaises et maintenus par deux aides placés en dehors de ces membres. Si la femme est très-indocile, ou craint de ne pouvoir maîtriser ses mouvements, un autre aide, saisissant les crêtes iliaques, maintient le bassin en position fixe.

En Angleterre, les femmes accouchent ordinairement couchées sur le côté. C'est aussi dans cette position qu'on les place toutes les fois que l'art est obligé d'intervenir. On prend seulement alors la précaution de rapprocher le siége du bord du lit, et de placer un coussin entre les genoux pour les tenir écartés.

Il serait à désirer de voir, dans quelques cas au moins, préférer cette position : lorsque, en effet, la région dorsale du fœtus est dirigée en arrière, le décubitus latéral de la femme permettrait quelquefois à la main d'arriver plus facilement jusqu'aux pieds, tandis que dans les positions dorso-antérieures la version est plus facile quand la femme est couchée sur le dos.

3° Le petit lit sur lequel les femmes accouchent est souvent très-peu élevé, et par cela même, incommode pour l'opérateur. Quelques accoucheurs veulent, en conséquence, qu'on place un matelas sur une commode ou un autre meuble de la même hauteur, et qu'on y porte la femme. Sans aucun doute, dans la plupart des cas, l'accoucheur est obligé de se mettre à genoux ou de s'asseoir sur une petite chaise ; cette position est souvent gênante et nuit à la manœuvre opératoire. Si le lit est trop bas il faut donc le faire élever avec un matelas plié en doubles ou faire placer la femme sur un meuble plus élevé. Dans les conditions ordinaires, retourner le lit de manière qu'un de ses bords soit appuyé contre le mur, placer la femme en travers en prenant la précaution, si cela est nécessaire, de lui élever le siége par un oreiller glissé sous le premier matelas, est chose tellement simple, que la femme s'en aperçoit à peine et qu'elle ne s'en inquiète nullement.

4° L'accoucheur doit ôter son habit. L'avant-bras devant être introduit dans les parties jusqu'au coude, cette précaution est indispensable. Enfin il fera préparer des linges en assez grande quantité pour en placer au pied du lit, essuyer ses mains, et envelopper convenablement le tronc du fœtus à mesure qu'il sera extrait.

5° Il faut ensuite reconnaître la position du fœtus. Nous n'avons ici qu'à renvoyer aux signes diagnostiques que nous avons indiqués en décrivant l'accouchement naturel dans chaque présentation.

5° La position étant reconnue, il faut se décider sur le choix de la main avec laquelle on se propose de pratiquer la version. Dans les présentations du sommet, de la face et du siége, nous introduisons la main qui, placée entre la pronation et la supination, à la face palmaire tournée vers le plan antérieur du fœtus ; dans celles du tronc, nous introduirons la main homonyme du côté du fœtus qui se présente, toutes les fois que nous voudrons pratiquer la version pelvienne. Quant à la version céphalique, il est difficile de fixer par une règle générale la main à introduire ; cela varie suivant les cas particuliers.

La main et l'avant-bras que l'on a choisis sont enduits d'un corps gras dans le but de faciliter leur introduction et de les mettre à l'abri de la contagion des maladies dont la femme pourrait être infectée. Il faut avoir soin de ne graisser que la face dorsale de la main, qui seule doit être en contact avec les parties de la mère, la face palmaire devant s'appliquer et saisir les parties du fœtus qui ne sont déjà que trop glissantes.

7° Dans tous les cas où la version est nécessitée par un accident qui menace les jours de la mère ou de l'enfant, il est évident que l'accoucheur doit opérer dès que son intervention est exigée par la gravité de l'accident, et que, par conséquent, il n'est possible de choisir le moment ; mais dans ceux où une position vicieuse constitue toute la difficulté, comme dans les présentations du tronc, par exemple, l'accoucheur, s'il assiste la femme depuis le commencement du travail, doit se rappeler que lorsque la poche des eaux est encore intacte, ou rompue depuis assez peu de temps pour qu'il reste encore beaucoup d'eau dans la cavité utérine, l'introduction de la main et l'évolution du fœtus sont beaucoup plus faciles, et que c'est par conséquent l'instant qu'il doit préférer, si toutefois le col est suffisamment dilaté.

§ 2. — Conditions nécessaires.

Il faut, pour qu'on puisse pratiquer la version pelvienne, que le col soit dilaté ou dilatable ; que la partie qui se présente ne soit pas engagée trop avant dans l'excavation, et surtout n'ait pas franchi le col de l'utérus ; enfin, excepté dans les présentations du tronc, la plupart des auteurs exigent qu'il n'existe aucune disproportion entre le volume de la tête et les dimensions du bassin.

1° Il faut, disons-nous, que le col soit suffisamment dilaté ou dilatable pour permettre l'introduction facile de la main et le libre passage des parties du fœtus. On peut considérer le col comme étant suffisamment dilaté, lorsque son ouverture offre à peu près 5 centimètres de diamètre ; mais le col peut être bien moins ouvert, et cependant la version être encore possible, c'est qu'alors il est souvent dilatable ; dans ce dernier cas, le col est épais, mou, souple, facile à distendre ; il n'est point tendu, serré, et le doigt, porté sur les divers points de sa circonférence, sent qu'il ne résiste pas au moindre effort et se laisse facilement dilater. Cette dilatabilité de l'orifice utérin se rencontre surtout lorsque, après la rupture des membranes, la partie qui se présente ne peut, à cause de son volume ou de sa mauvaise position, s'engager dans l'ouverture du col : celui-ci retombe en effet sur son centre, n'étant plus soutenu, et se rétrécit.

2° La seconde condition est que la partie qui se présente ne soit pas engagée trop avant dans l'excavation, et surtout n'ait pas franchi le col. Nous verrons tout à l'heure que, avant de chercher à pénétrer dans l'utérus, la main de l'accoucheur doit repousser au-dessus du détroit supérieur la partie déjà plus ou moins engagée dans l'excavation. Or, on conçoit que si cette partie avait franchi le col, on ne pourrait la refouler sans repousser en même temps l'utérus, et sans s'exposer à déchirer ses attaches utéro-vaginales.

3° Lorsque le bassin est rétréci, la plupart des accoucheurs français proscrivent la version pelvienne. Cette proscription, que nous avions adoptée d'une manière absolue, me semble devoir être réservée aux cas dans lequels le bassin est rétréci dans tous ses diamètres, ou à ceux dans lesquels le rétrécissement, portant sur le diamètre sacro-pubien, est excessivement prononcé. Un examen plus attentif de cette question m'a convaincu que madame Lachapelle, M. Simpson (d'Édimbourg) et M. Radfort (de Manchester) ont raison, dans quelques cas, de croire la version préférable à l'application du forceps. Dans le chapitre suivant, nous discuterons ce point important de pratique ; mais nous croyons pouvoir dire, dès à présent, que la version nous semble pouvoir être employée avec avantage : 1° dans les rétrécissements obliques-ovalaires de M. Nægele ; 2° dans les rétrécissements antéro-postérieurs du détroit inférieur qui se compliquent d'une étroitesse considérable de l'arcade sous-pubienne. (Voy. *Forceps.*)

Au-dessous de 5 centimètres, le diamètre antéro-postérieur du bassin est tellement étroit que l'introduction de la main serait impossible. Avec un rétrécissement aussi prononcé, il sera donc inutile d'insister beaucoup sur les tentatives de version.

§ 3. — Règles générales de la manœuvre.

La manœuvre, dans la pratique de la version podalique, se compose de trois temps principaux : l'introduction de la main, l'évolution du fœtus, l'extraction du fœtus.

1° *Introduction de la main.* — La femme étant convenablement placée, l'accoucheur, étant debout ou à genoux devant elle, présente sa main à l'entrée de la vulve, et cherche à l'introduire en la poussant un peu de haut en bas et d'avant en arrière. Si la vulve est très-large, les doigts rapprochés sont d'abord introduits à plat, en ayant soin d'abaisser avec le bord cubital de la main la commissure antérieure du périnée; si au contraire elle est très-étroite, les doigts sont introduits l'un après l'autre, puis on les réunit en gouttière, de manière que le pouce vient se glisser dans leur concavité palmaire et passe inaperçu. La main forme ainsi un cône dont la base est encore à l'extérieur, et dont on cherche à faire pénétrer le sommet dans l'excavation vaginale : le poignet est alors légèrement abaissé pour accommoder la direction de la main à celle de l'axe du détroit inférieur, et on l'abaisse de plus en plus à mesure que les doigts pénètrent plus profondément, pour faire décrire à la main la courbe à concavité antérieure que représente l'axe pelvien. Pour faciliter l'introduction, il faut imprimer à la main des mouvements de rotation sur son axe, afin d'effacer les plis du vagin.

Il faut, autant que possible, introduire la main dans la vulve pendant l'intervalle des douleurs. Antoine Dubois avait donné un précepte contraire, et professait qu'il était préférable de pratique cette introduction pendant la contraction. La femme, disait-il, occupée par la douleur utérine, ne s'apercevra pas de celle que lui cause l'entrée de la main. Mais il suffit d'avoir assisté des femmes et de les avoir touchées pendant la contraction, pour rejeter complétement l'opinion du célèbre accoucheur.

Les doigts, arrivés au haut du vagin, peuvent trouver le col largement dilaté ou seulement suffisamment dilatable. Dans le premier cas, ils pénètrent sans aucune difficulté en se plaçant entre la paroi interne de l'organe et la partie qui se présente ; mais, dans le second, les doigts doivent s'introduire l'un après l'autre, de manière à former un cône dont l'extrémité est placée dans l'orifice. Puis on pousse doucement la main en lui imprimant des mouvements de rotation, et en écartant un peu les doigts, afin d'exercer une pression douce et égale sur les divers points du pourtour du col. Lorsqu'on peut disposer d'un aide, il faut lui faire placer les deux mains sur le fond de l'utérus, afin d'empêcher l'organe d'être refoulé par les efforts que l'on fait pour introduire la main; si l'on n'a pas d'aide, l'autre main de l'accoucheur appuie sur le fond de l'utérus pour remplir le même office, sans cette précaution on serait exposé à une déchirure du vagin dont les attaches à l'utérus se rompraient.

C'est pendant l'intervalle des douleurs qu'il faut pénétrer dans le col de l'utérus. Dès que la main arrive dans le col de l'utérus, il faut s'assurer qu'on ne s'est pas trompé sur la position. Dans le cas où l'on aurait commis une erreur, et où l'on aurait introduit la main opposée à celle qu'il aurait fallu introduire, on devra la retirer pour introduire l'autre, si l'on prévoit beaucoup de difficultés, c'est-à-dire si les membranes sont rompues depuis longtemps, les eaux complétement écoulées et les contractions utérines très-énergiques ; alors, en effet, on ne doit pas, par le choix d'une main défavorable, ajouter aux difficultés qui existent déjà. Mais, dans le cas contraire, on pourra utiliser la main d'abord introduite, afin d'épargner à la femme la douleur et les répugnances que lui fait toujours éprouver l'introduction d'une seconde main.

Au moment où la main arrive dans le col, les membranes peuvent être encore intactes ou rompues depuis longtemps. Dans le premier cas, faut-il les rompre avant de passer outre? Vaut-il beaucoup mieux glisser la main entre la surface externe des membranes et la face interne de l'utérus, la diriger jusqu'au point où l'on sait, d'après la position, devoir trouver les pieds, et ne rompre les membranes qu'au moment où l'on saisit les membres inférieurs, ou du moins quand toute la main est introduite dans la cavité utérine ? Les deux procédés ont leurs avantages : le premier est plus expéditif et n'expose guère, malgré l'assertion contraire, à l'écoulement trop rapide du liquide amniotique, car l'avant-bras, placé dans l'ouverture du col, l'oblitère à peu près complétement. Avec le second, en ne rompant les membranes qu'au moment où la main saisit les pieds, on a l'immense avantage d'arriver beaucoup plus facilement au fond de l'utérus, de tourner plus promptement les pieds, et enfin de pratiquer le second temps ou l'évolution du fœtus, celui-ci étant encore mobile au milieu du liquide. Si, en cheminant entre la face interne de l'utérus et la face externe des membranes, la main rencontre le placenta inséré sur un des côtés de l'utérus, il faut bien se garder de le décoller : on essayera de contourner la circonférence du placenta, et si c'était trop difficile, on rompra les membranes au bord inférieur du placenta (1).

Lorsque les membranes sont rompues, l'introduction de la main est beaucoup plus difficile. La présence de ce nouveau corps étranger irrite les parois utérines et augmente beaucoup l'énergie de leurs contractions : au moment de leur plus grande violence, il serait insensé de vouloir vaincre leur résistance ; il est prudent alors de suspendre toute tentative d'introduction, de se contenter de maintenir la main à la hauteur à laquelle elle était parvenue, et de ne renouveler ses efforts que lorsque les douleurs sont un peu calmées : avant toute chose, la main saisissant la partie qui se présente, la refoule d'abord un peu au-dessus du détroit supérieur, puis la pousse vers une des fosses iliaques, où elle est maintenue d'abord par la paume de la main, puis par la face antérieure de l'avant-bras : facile quand le fœtus conserve un peu de mobilité, ce refoulement est impossible quand les

----

(1) C'est le conseil donné par Peu, Smellie, Deleurye, Hamilton, Boër, Nægele et madame Lachapelle. L'illustre sage-femme a même soin de recommander une autre précaution : c'est de ne rompre les membranes que pendant le relâchement de l'utérus, de peur que sa contraction n'expulse une grande partie des eaux.

eaux sont complétement écoulées; il faut se borner alors à glisser sa main entre le col et la partie qui se présente. Le chemin à suivre pour arriver jusqu'aux pieds varie suivant les positions. Quelques accoucheurs ont établi comme règle générale de contourner le côté du fœtus qui est dirigé vers les lombes de la mère, et de glisser la main sur le dos, sur le siége de l'enfant, puis sur la face postérieure des membres inférieurs avant d'arriver jusqu'aux pieds; car, en la posant à plat sur la face antérieure du fœtus, et la glissant ainsi directement jusqu'aux pieds, rien n'est si facile, dans l'état de pelotonnement où se trouvent les membres supérieurs et inférieurs, que de prendre un pied pour une main, un coude pour un genou. C'est, en effet, un conseil qu'on peut suivre dans quelques cas; mais dans beaucoup d'autres, il est inutile ou impossible de prendre cette précaution : inutile, alors qu'il reste encore beaucoup d'eau dans l'utérus; impossible, quand les membranes sont rompues depuis longtemps et les parois utérines violemment rétractées sur le tronc du fœtus : il faut alors se contenter de glisser sa main à plat sur le plan antérieur du fœtus, en évitant avec soin de confondre un pied avec une main.

2° *Évolution du fœtus.* — La main, arrivée à la hauteur des pieds, les saisit de manière que l'index soit placé entre les deux malléoles internes, le pouce sur le bord externe d'un des membres, et les trois autres doigts sur le côté externe de l'autre jambe. Tel est au moins le conseil donné par la plupart des auteurs. Mais il est vrai de dire qu'on ne fait pas toujours ce qu'on veut, et qu'il faut seulement s'assurer qu'on les tient solidement (fig. 120). Il est quelquefois diffi-

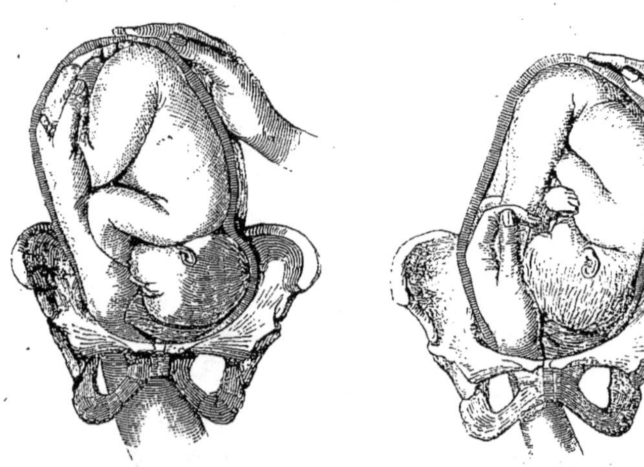

FIG. 120.   FIG. 121.

cile de saisir les deux pieds en même temps : on peut, à la rigueur, se contenter d'un seul, quand la recherche du second présente trop de difficultés. On tire ensuite sur les pieds de manière à pelotonner le fœtus sur son plan antérieur. Pendant qu'on pratique cette évolution, l'autre main, placée sur le point de l'abdomen où se trouve la tête, cherche à repousser celle-ci et à la faire remonter vers le fond de la cavité utérine. Cette évolution doit toujours être pratiquée pendant l'intervalle des douleurs. Il arrive quelquefois, avons-nous dit, qu'on n'a pu amener qu'un pied dans le vagin. Si ce pied est le membre antérieur ou sous-pubien, on pourra terminer l'opération sans aller à la recherche de l'autre ; mais, si au contraire, c'est le membre postérieur ou périnéal, on devra, après l'avoir fixé avec un lacs ([1]), introduire de nouveau la main, suivre le bord interne du membre déjà extrait, arriver ainsi jusqu'à la racine du membre opposé, en parcourir toute la longueur, et saisir le pied que l'on ramène dans l'adduction ; il faut savoir cependant que la version est possible et souvent facile, même lorsqu'on n'a réussi qu'à saisir le pied postérieur ; nous indiquerons plus loin la conduite à tenir en pareil cas.

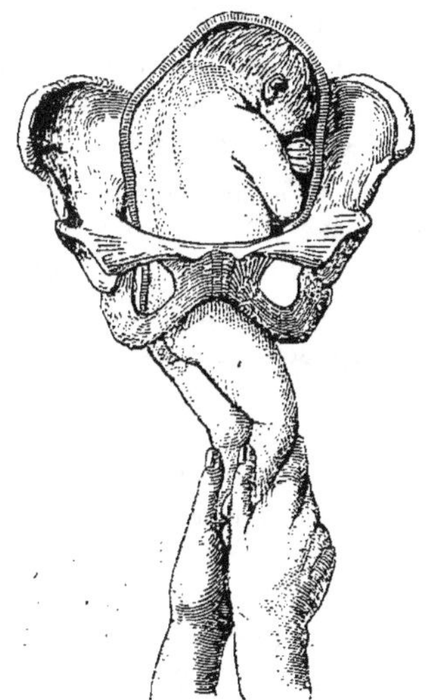

Fig. 122.

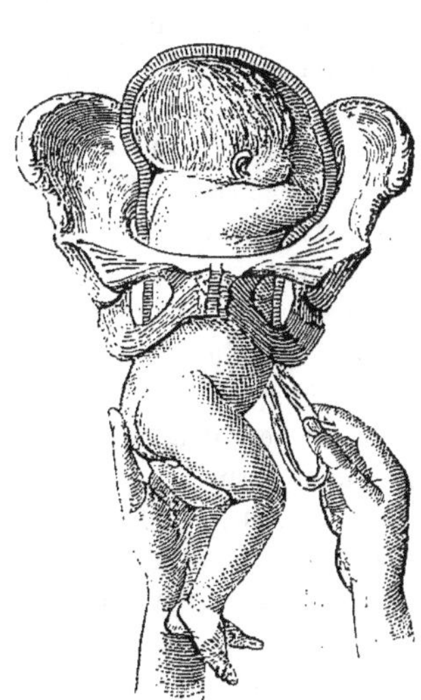

Fig. 123.

Il est beaucoup plus facile, dans quelques cas, de saisir les genoux qui viennent s'offrir à la main de l'accoucheur ; on pourrait alors, sans aucun inconvénient, tirer sur eux pour pratiquer l'évolution, on les abandonne pour saisir les pieds aussitôt que ceux-ci ont été suffisamment abaissés.

([1]) Pour faire un lacs, on se sert d'un ruban de fil, d'un ou de deux travers de doigt de largeur et d'un mètre de longueur. On en forme un nœud coulant que l'on applique au-dessus des malléoles. Quand le pied est encore dans le vagin, on place ce nœud sur l'extrémité des doigts, et allant saisir le pied, on fait glisser le nœud jusqu'au-dessus des malléoles, et on le serre ensuite en tirant sur les deux extrémités du ruban qui pendent à l'extérieur. Lorsque le pied est encore haut dans le vagin, l'application des lacs est souvent difficile : M. Van Huevel a proposé alors de le remplacer par une longue pince, dont les branches se terminent supérieurement par un demi-anneau placé à angle droit sur sa tige : en fermant la pince, on a un anneau complet au moyen duquel on saisit la jambe au-dessus des malléoles. Pourquoi multiplier autant les instruments sans nécessité absolue ?

3° L'*extraction* est le seul temps de la version qu'on pratique pendant la contraction utérine. Celui-ci facilite en effet les tractions que l'on opère sur l'extrémité pelvienne, et maintient la tête fléchie sur le devant de la poitrine. Ce n'est qu'autant qu'il y aurait inertie complète de l'utérus avec un accident qui nécessiterait la prompte terminaison du travail, qu'on serait autorisé à terminer sans attendre le réveil des contractions.

Il faut d'abord tirer autant que possible sur le membre sous-pubien. En tirant, en effet, spécialement sur le pied antérieur, on facilite la rotation du plan antérieur du fœtus vers les lombes de la mère, et l'on dirige plus facilement les tractions en arrière, c'est-à-dire qu'on se rapproche autant que possible de la direction de l'axe du détroit supérieur que les parties ont à franchir. Si le pied postérieur est le seul qu'on ait été dégager, on peut, même avec ce seul pied, mener la version à bonne fin. Pour cela, tout en tirant sur lui, il faut imprimer au membre pelvien un mouvement de rotation sur son axe, soit à droite, soit à gauche, mouvement habituellement suivi par le siége qui descend alors en offrant son grand diamètre au diamètre transverse du bassin. De nouvelles tractions, dirigées dans le même sens, finissent enfin par ramener sous le pubis le pied qui primitivement était en arrière, et la version rentre dans les conditions ordinaires.

A mesure que les membres inférieurs sont extraits, on embrasse avec les deux mains toute l'étendue des parties dégagées, en ayant soin de placer le pouce sur le plan postérieur des membres, l'index et le médius sur le plan externe, l'annulaire et le petit doigt sur la face intérieure. Lorsque le siége apparaît à la vulve, il faut s'assurer de l'état du cordon ombilical, et pour cela glisser un doigt jusqu'à son insertion ombilicale. Si on le trouve tiraillé, le pouce se joint au doigt précédement introduit, et tous deux, exerçant une traction légère sur son extrémité placentaire, agrandiront l'anse qu'il forme (fig. 123). Si le cordon était passé en sautoir entre les cuisses, il faudrait encore, après avoir tiré légèrement sur lui, dégager le membre postérieur du fœtus, et placer le cordon en contact avec le périnée.

Lorsque la version a été nécessitée par une position défavorable, et que, par l'évolution pelvienne, on a placé le fœtus dans une position naturelle, on confie le reste du travail à la nature, si toutefois l'énergie et la fréquence des douleurs permettent d'espérer une prompte délivrance. Mais, si les contractions sont faibles ou lentes, il faut chercher à les réveiller par les moyens ordinaires, et ne pratiquer de tractions qu'après qu'elles auront repris une certaine activité : si, enfin, la gravité des accidents met en danger la vie de la mère ou de l'enfant, il faut continuer les tractions, en engageant la femme à les aider de toutes les forces qui lui restent. Bientôt les hanches, les lombes, et la partie inférieure de la poitrine se dégagent, et à mesure que ce dégagement s'opère, les mains de l'accoucheur doivent embrasser le plus de parties possible, et saisir toujours celles qui sont les plus voisines de la vulve, agir toujours sur les os et non sur les parties molles.

Les bras, relevés sur les côtés de la tête, arrivent avec elle dans l'excavation. Il faut opérer leur dégagement : on commence par le bras postérieur, qui,

n'ayant à vaincre que la résistance des parties molles du périnée, offrira moins
de résistance que le bras sous-pubien. Pour dégager le bras postérieur, on se sert
de la main qui a fait la version. L'index et le médius de cette main sont placés
sur le plan postérieur et externe du bras, jusqu'au delà de l'articulation huméro-
cubitale ; le pouce sur le plan antérieur et interne
de l'humérus seulement, où il fait l'office d'une
attelle. Le creux axillaire se trouve ainsi logé
dans l'intervalle qui sépare le pouce des autres
doigts (fig. 124). Le tronc, enveloppé d'un linge,
est relevé par l'autre main ou par un aide au
devant de la symphyse pubienne. Alors l'index
et le médius, agissant sur toute l'étendue du bras
et une partie de l'avant-bras, fléchiront celui-ci
en le ramenant d'abord sur le côté de la tête, de
la face, puis sur la partie antérieure de la face
et de la poitrine, sur le côté de laquelle il est
enfin placé après son dégagement complet. Le
tronc du fœtus est alors couché sur l'autre avant-
bras, et cette fois abaissé un peu au devant de
l'anus, et la main opposée à celle qui a dégagé
le bras postérieur opère l'extraction du bras

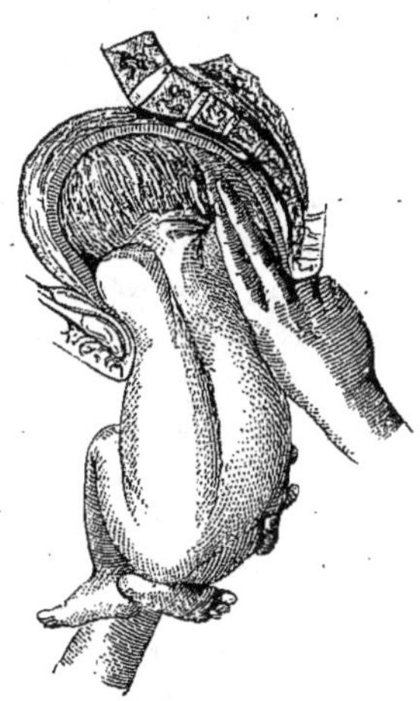

Fig. 124.

sous-pubien. Mais pour que cette dernière partie de l'opération n'offre pas trop
de difficultés, il faut porter la main dans la pronation forcée, la renverser sur
son bord radial, de manière à pouvoir encore appliquer le pouce sur le plan interne, l'index et le médius sur le plan postérieur du bras. Le membre est encore
ramené sur le côté de la tête, de la face, et le devant de la poitrine.

Dans les cas ordinaires, la tête arrive fléchie dans l'excavation, l'occiput tourné
vers un des points voisins de la symphyse des pubis : lorsqu'il y a des contractions
utérines un peu énergiques, le dégagement s'opère seul, et il suffit, pour le facili-
liter, de relever le tronc au devant de la symphyse ; mais, pour peu que l'expulsion de la tête se fasse attendre, il faut l'aider en introduisant deux doigts sur
l'occiput, deux autres doigts sur les côtés du nez. Alors l'opérateur, poussant avec
les deux doigts placés sur l'occiput, tire au contraire avec ceux qu'il a placés sur
les côtés du nez, et détermine ainsi le mouvement de flexion par lequel la tête
doit se dégager. Si, au contraire, la face était tournée en avant et l'occiput en
arrière, la difficulté serait plus grande. On pourrait pourtant, si la tête était peu
volumineuse et le bassin large, achever son dégagement en inclinant le tronc sur
le périnée, et en abaissant la face dans l'arcade pubienne avec les doigts portés
sur les côtés du nez, de manière à fléchir la tête ; ou bien encore, dans quelques
cas exceptionnels, en relevant le tronc au devant des pubis, et laissant l'occiput
se dégager le premier au devant du périnée. (Voy. *Mécanisme de l'accouchement
par le siége.*)

§ 4. — Des difficultés qui peuvent se rencontrer dans la pratique de la version pelvienne.

Nous venons de décrire la manœuvre dans les cas simples, mais, assez souvent, l'opérateur rencontre des difficultés que nous devons maintenant étudier. Ces difficultés peuvent dépendre de la mère ; elles peuvent dépendre du fœtus. Celles que les organes de la mère peuvent offrir sont : l'étroitesse excessive de la vulve, la résistance de l'orifice utérin, l'insertion du placenta sur le col, la rétraction spasmodique et la mobilité du corps de la matrice ; celles qui appartiennent au fœtus sont : la brièveté du cordon ombilical, le volume des épaules, la croisement d'un bras derrière la nuque, l'extension de la tête.

A. *Étroitesse de la vulve.* — A moins que l'étroitesse de la vulve ne résulte d'anciennes adhérences, elle est rarement assez considérable, même chez les primipares, pour opposer un obstacle sérieux à l'introduction de la main. La seule précaution à prendre, c'est d'introduire les doigts les uns après les autres, et de faire pénétrer la main avec douceur et ménagement.

B. *Résistance de l'orifice utérin.* — Nous avons déjà étudié les causes et les principales indications des résistances que peut offrir le col utérin à l'expulsion spontanée du fœtus (pages 707 et suivantes), et l'on conçoit que ces mêmes difficultés puissent se rencontrer dans la pratique de la version. Ici encore le resserrement peut siéger à l'orifice externe ou à l'orifice interne du col. Lorsque l'orifice externe est seul affecté, deux circonstances peuvent se présenter : ou bien l'évolution pelvienne est nécessitée par une présentation du tronc, ou bien par un accident qui, compromettant la vie de la mère ou du fœtus, rend urgente la prompte terminaison du travail. Dans le premier cas, quelle que soit d'ailleurs la cause du resserrement ou de la non-dilatation de l'orifice, on mettra en usage tous les moyens propres à faciliter cette dilatation : saignée, si la femme est pléthorique ; bains, fumigations, onctions sur le pourtour du col avec l'extrait de belladone. Si ces médicaments ont été employés sans succès, il faut agir comme dans le cas suivant. Dans ce second cas, la nécessité de terminer promptement l'accouchement ne permet pas de compter sur l'emploi des moyens ci-dessus indiqués, moyens dont l'action ne commence à se faire sentir qu'après un temps plus ou moins long, et l'introduction forcée de la main ou les débridements pratiqués sur le col sont les seules ressources. Nous avons déjà dit que, toutes choses étant égales d'ailleurs, les incisions multipliées nous paraissaient préférables à l'introduction forcée de la main, qui est toujours une opération difficile, lente, très-douloureuse, tandis que l'instrument n'est pas même senti par la femme, et donne des résultat bien plus sûrs et nullement dangereux. Toutefois il est très-important de tenir compte de la nature de l'accident qui, dans cet état du col, nécessite l'intervention de l'art ; et, sous ce rapport, une hémorrhagie ou une éclampsie peut présenter des indications différentes. Dans le premier cas, en effet, il est très-probable que la rétraction de l'orifice est peu considérable et pourra être surmontée sans grande difficulté ; si l'on échoue, d'ailleurs, les tentatives d'introduction forcée auront pour résultat d'agacer, d'irriter l'organe, et de déterminer la contraction des fibres du fond, dont l'inertie était probablement la cause de la perte à laquelle on veut opposer la terminaison du travail. Mais, pendant une attaque d'éclampsie, on a toute raison de penser que la rétraction de l'orifice est liée aux convulsions dont sont affectés tous les muscles du corps : dès lors elle n'est pas de nature à céder facilement aux efforts d'introduction, et, en cas d'insuccès, on doit craindre que ces tentatives, irritant les fibres très-sensibles du col, aient pour résultat d'augmenter les convulsions générales auxquelles on voulait remédier. C'est donc de préférence aux incisions qu'il faut alors avoir recours.

Lorsque la contraction spasmodique porte exclusivement sur cette portion des parois utérines qui, dans l'état de vacuité, constitue l'orifice interne, la main, qui a franchi l'orifice externe sans difficulté, est tout à coup arrêtée par un obstacle qu'elle ne peut vaincre. Ce resserrement se rencontre sans doute quelquefois dans les présentations de l'extrémité céphalique, et c'est alors sur le col de l'enfant qu'il s'observe ; mais il se remarque plus souvent dans les présentations du tronc. Les moyens que nous indiquerons tout à l'heure pour combattre la contraction spasmodique du corps de l'utérus sont ici parfaitement applicables.

C. *Insertion du placenta sur le col.* — Cette circonstance est, comme on le sait, une cause habituelle d'hémorrhagie, et nécessite souvent la version pelvienne. Lorsque le placenta est inséré par un de ses bords seulement sur un des points du col de l'utérus, la main passe par la partie qui n'en est pas recouverte, et la version ne présente rien de particulier. Mais, quand l'insertion a lieu centre pour centre, et qu'aucun des points de la circonférence du placenta n'est décollé, des conseils différents ont été donnés relativement à l'introduction de la main. Perforer le centre du placenta et passer à travers cette proforation centrale nous paraît un procédé difficile et dangereux ; car : 1° on déchire nécessairement alors un grand nombre de ramifications ombilicales, et l'on produit une hémorrhagie qui peut être, pour le fœtus, rapidement mortelle. 2° Les efforts nécessaires à cette perforation sont quelquefois suffisants pour tirailler, puis détacher le pourtour du placenta encore adhérent. 3° Enfin, l'ouverture pratiquée au centre du placenta sera rarement assez spacieuse pour laisser passer librement le tronc et la tête, et les frottements exercés par les parties mobiles du fœtus contre les bords de cette ouverture faciliteront le déplacement des bras et l'extension de la tête. Peut-être, dans les cas où les forces de la malade seraient épuisées par la perte, pourrait-on tenter ce procédé ; mais, en général, nous préférons décoller un des points de la circonférence du placenta, et faire glisser la main entre sa face externe et la paroi interne de l'utérus. Sans doute, en agissant ainsi, nous déchirons un certain nombre de vaisseaux utéro-placentaires, et nous ajoutons quelques sources nouvelles à celles qui déjà versaient le sang ; mais nous ménageons le sang de l'enfant, et, d'une autre part, la main et l'avant-bras d'abord, puis le tronc du fœtus un peu plus tard, appliqués sur ces vaisseaux, les compriment, font l'office de tampon, et mettent fin à l'hémorrhagie.

D. *Rétraction violente du corps de l'utérus.* — C'est une condition qui rend toujours la version très-pénible et très-difficile, et qui même, dans certains cas, peut la rendre impossible. Aussi est-ce une raison suffisante pour lui préférer l'application du forceps, lorsque l'extrémité céphalique se présente. Mais, dans un cas de présentation du tronc, la version est seule praticable, et la rétraction de l'utérus peut cependant la rendre complétement impossible. Je me suis bien trouvé dans ces cas d'introduire les deux mains, l'une après l'autre, à plusieurs reprises, et de leur faire exécuter des efforts très-modérés pour pénétrer profondément dans l'utérus. La fibre utérine finit quelquefois par se fatiguer et le relâchement qui suit permet d'atteindre les pieds. La saignée du bras, les bains, sont encore ici très-utiles; mais un moyen qu'il ne faut pas négliger, c'est l'emploi des opiacés. Administré en lavements ou par l'estomac, à la dose de 5, 10 et 15 centigrammes, l'extrait aqueux ou une dose équivalente de laudanum suffit le plus souvent pour vaincre la résistance du corps de la matrice. Dewees, dans ces circonstances, se loue beaucoup de la saignée portée jusqu'à la syncope. Pour rendre celle-ci plus prompte, il fait placer la femme debout pendant l'opération toutes les fois que cela est possible.

Chez une dame de la rue du Four-Saint-Germain, auprès de laquelle j'avais été appelé en consultation par M. le docteur Trèves, j'eus l'occasion de mettre pour la première fois en pratique le conseil de l'accoucheur américain. L'enfant se présentait par l'épaule gauche; par suite d'une erreur de diagnostic, le seigle ergoté avait été administré, et l'utérus était tellement resserré sur le tronc de l'enfant, que l'introduction de la main fut complétement impossible. Je fis lever la femme et la fis soutenir par deux aides. La veine fut ouverte, et je laissai couler le sang jusqu'au moment où la malade se sentit défaillir. Aussitôt elle fut replacée sur son lit, et la version fut faite sans difficulté.

Si ces moyens échouent, et que l'enfant soit encore vivant, on ne peut évidemment qu'attendre et espérer l'évolution spontanée des efforts expulseurs de l'utérus. Si l'enfant est mort, la section du cou, suivant la méthode de Celse, et l'extraction séparée du tronc, puis de la tête, doivent être immédiatement pratiquées, afin d'éviter à la femme les conséquences fâcheuses d'un travail trop longtemps et le plus souvent inutilement prolongé. (Voy. *Embryotomie.*)

La rétraction de l'utérus rend encore très-souvent infructueux les efforts que l'on fait pendant les tractions pour retourner en arrière le plan antérieur du fœtus. Il ne faut pas alors, comme l'ont conseillé quelques accoucheurs, repousser et tirer alternativement sur le tronc, en cherchant à lui imprimer chaque fois une légère rotation; cela serait le plus souvent impossible, et l'on s'exposerait, en y mettant trop d'insistance, à tordre le cou de l'enfant; car la tête, maintenue par la contraction du fond de l'utérus, pourrait bien ne pas participer à la rotation imprimée au tronc. Mieux vaut y renoncer et laisser la face venir en dessus.

L'emploi des inhalations de chloroforme a été préconisé par quelques personnes comme ayant l'immense avantage de calmer ces contractions spasmodiques de l'utérus, et de rendre faciles des versions qui auparavant étaient impossibles.

Je n'ai pas sur ce point d'expérience personnelle, mais, en interrogeant celles des autres, j'ai vu qu'ils avaient obtenu des résultats très-différents. Ainsi, pendant que M. Stolz a cru remarquer un accroissement de fréquence et d'intensité dans les contractions, et que M. Murphy, pratiquant une version, dit n'avoir jamais rencontré autant de difficulté, bien que la malade *fût complétement endormie*, on voit le docteur Denham affirmer que, dans dix cas où le chloroforme avait été administré avant de pratiquer la version, l'usage du médicament lui avait facilité l'opération, et que cette influence heureuse fut surtout très-sensible chez une femme chez laquelle l'introduction de la main, inutilement tentée avant l'inhalation, fut très-facile aussitôt après avoir endormi la malade.

Les faits connus sont trop contradictoires pour juger l'efficacité du chloroforme dans ces cas. Car même pour ceux dans lesquels il a été suivi d'une détente dans la rétraction de l'utérus, est-on bien sûr que ce relâchement de l'organe, qui survient souvent spontanément et tout à coup, ne fut pas une simple coïncidence? On est peu disposé à le croire quand on se rappelle les faits dans lesquels il n'a produit aucun résultat. C'est donc une question à juger. Toutefois je me hâte d'ajouter que, de l'aveu de M. Simpson et des hommes les plus consciencieux, pour que l'influence des inhalations de chloroforme se fassent sentir sur les muscles de la vie organique, il faut les pousser très-loin et les prolonger longtemps. C'est à l'abus et à l'excès des vapeurs inhalées que M. Simpson attribue la suspension du travail normal. S'il en est ainsi, ne doit-on pas penser que pour faire cesser des contractions anomales et presque tétaniques, il ne faille porter le chloroforme au delà des limites de la prudence, et dès lors ne peut-on avoir à redouter un de ces terribles malheurs que quelques chirurgiens ont eu à déplorer?

E. *Mobilité du corps de l'utérus.* — C'est une difficulté sur laquelle on n'a pas assez insisté, professe M. P. Dubois, et qui pourtant, quand on n'y fait pas attention, met l'accoucheur dans l'impossibilité de pénétrer jusqu'au fond de l'utérus. Sa main, pressée fortement entre la paroi utérine et la paroi fœtale, fait de vains efforts pour arriver jusqu'aux pieds. L'utérus, la main et le tronc du fœtus ne forment plus qu'un tout qui tourne sur lui-même, mais la main ne chemine pas dans l'intérieur de la cavité utérine. Il suffit, pour remédier à cette difficulté, de faire fixer le fond de l'organe en plaçant les deux mains d'un aide sur des parties supérieures et latérales.

F. *Brièveté du cordon.* — Quelle que soit la cause de sa brièveté, le cordon, quand il est très-court, peut être tiraillé pendant qu'on exerce des tractions sur l'extrémité pelvienne, et ce tiraillement peut être porté assez loin pour occasionner sa rupture. Il faut prévenir cet accident en le coupant, lorsque les tractions pratiquées sur son extrémité placentaire sont insuffisantes pour le relâcher.

G. *Volume des épaules.* — Au moment où les lombes se dégagent de la vulve, les épaules s'engagent au détroit supérieur : dans certains cas, les tractions, qui jusqu'alors avaient été efficaces, cessent de l'être, et l'on éprouve quelque résistance à terminer l'accouchement. Cette résistance tient uniquement à ce que le diamètre bis-acromial des épaules s'offre parallèlement au petit diamètre du détroit supérieur, et rencontre, à cause de son étendue, quelques difficultés à le franchir.

Il suffit alors d'imprimer aux parties déjà dégagées du fœtus des mouvements obliques qui portent le siége successivement au-devant de l'aine d'un côté, et au-devant du ligament sacro-sciatique du côté opposé. On incline ainsi le diamètre bis-acromial, et l'on fait que ses deux extrémités s'engagent l'une après l'autre dans l'excavation.

H. *Croisement des bras derrière la nuque.* — Il arrive quelquefois qu'un des bras, ordinairement le bras sous-pubien, se trouve croisé derrière la nuque au moment où l'on veut en opérer le dégagement. Nous avons donné le conseil de chercher à ramener en avant le plan postérieur du fœtus : mais si, pour y parvenir, on a besoin de faire éprouver au tronc une évolution considérable, les bras, frottant contre la matrice, pourront bien se déplacer pendant ces efforts qui ne portent pas sur eux, mais seulement sur le tronc, et venir se croiser entre la nuque et la face postérieure de la symphyse des pubis. Or il est bien important de se rappeler alors que, suivant la remarque de Dugès, ce croisement du bras peut avoir lieu de deux manières : le bras peut se croiser derrière la nuque après s'être d'abord relevé sur les côtés de la tête, et ce croisement s'opère alors de haut en bas, et d'avant en arrière, relativement au fœtus; mais ce croisement peut encore s'opérer de bas en haut : le bras remonte alors sur le plan postérieur du fœtus et vient se placer au-dessous de l'occiput. Ce dernier mode mérite quelques détails. Les bras sont habituellement placés sur les côtés du thorax : pendant qu'on fait effort pour ramener le plan antérieur du fœtus vers les lombes de la mère, le tronc seul reçoit l'impulsion, et le bras peut ne pas participer au mouvement de rotation imprimé au tronc. Il se trouve dès lors placé sur le plan dorsal du fœtus. L'accoucheur continue les tractions, et, pendant que le tronc descend ou est extrait, le bras est arrêté contre la symphyse des pubis, de manière à s'y trouver encore quand la nuque vient s'y placer. Il est d'ailleurs assez facile de distinguer chacun de ces deux cas. Lorsque le croisement du bras a eu lieu d'avant en arrière, l'angle inférieur de l'omoplate est très-éloigné de la ligne médiane du rachis; il en est, au contraire, très-rapproché quand le croisement s'est opéré de haut en bas sur le dos du fœtus. Il est évident que, dans ces deux cas, le dégagement du bras croisé ne peut s'opérer de la même manière : règle générale, le bras doit être ramené en sens inverse du chemin qu'il a suivi pour se déplacer. Ainsi, dans ce dernier cas, on le fera descendre de haut en bas sur le dos en accrochant le coude avec un ou deux doigts. Dans le premier, on le ramènera d'abord sur l'occiput, puis sur le côté de la tête, la face et le sternum.

Ce dernier dégagement est quelquefois excessivement difficile. L'occiput, fortement pressé contre la symphyse, laisse rarement assez d'espace libre entre lui et l'os pubis : on a conseillé alors de refouler fortement la poitrine, afin de repousser en haut l'occiput et de permettre le dégagement du bras. Mieux vaudrait certainement, après avoir dégagé le bras postérieur, imprimer à la tête du fœtus un mouvement de rotation sur son axe longitudinal, mouvement qui porterait dans la concavité du sacrum l'occiput et le bras qu'on veut dégager.

I. *Arrêt de la tête.* — Les rétrécissements du bassin, l'extension de la tête, sont deux circonstances qui peuvent rendre difficile le dégagement de l'extrémité céphalique. Nous avons déjà dit ce qu'il convenait de faire quand le bassin était mal conformé ; nous n'y reviendrons pas.

Lorsque les contractions utérines ont eu la plus grande part dans l'expulsion du fœtus, la tête arrive modérément fléchie dans l'excavation, et le plus souvent son dégagement ne présente aucune difficulté. Mais lorsque, par suite de tractions mal dirigées, la tête est étendue, ses grands diamètres se présentent alors aux diamètres du bassin, et l'accouchement est impossible. Or, dans cet état d'extension, l'occiput peut se trouver en avant, ce qui est rare; il peut se trouver en arrière, la face étant en dessus, ce qui est beaucoup plus fréquent (¹).

L'occiput est en avant. — La flexion de la tête est alors assez facile; il suffit, le plus souvent, de placer deux doigts sur les côtés du nez ou sur la mâchoire inférieure, après les avoir introduits dans la bouche, et d'exercer des tractions qui ont pour but d'abaisser le menton, tandis que deux autres doigts, placés

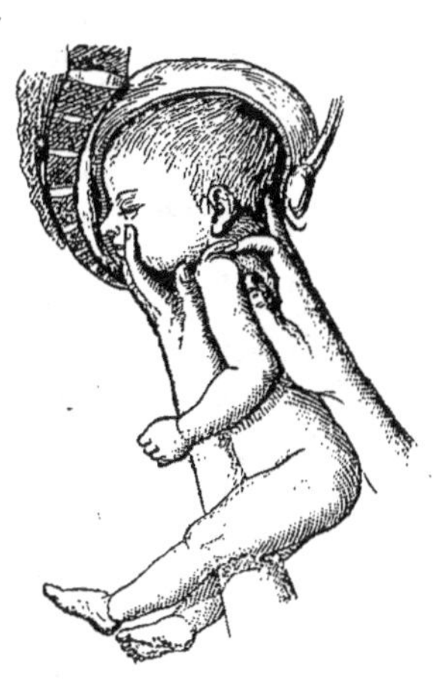
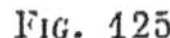
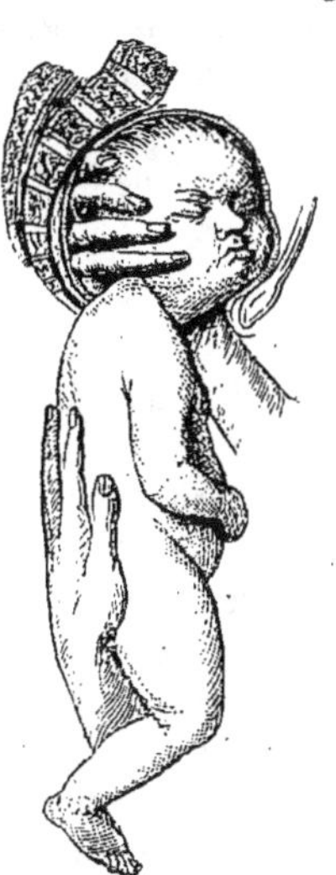

<table>
<tr><td align="center">Fig. 125.</td><td align="center">Fig. 126.</td></tr>
</table>

au-dessous de la symphyse et poussant sur l'occiput, cherche à l'élever au-dessus du détroit supérieur (fig. 125). Quand cette manœuvre est insuffisante,

(¹) L'extension de la tête, dans la version, est beaucoup plus fréquente dans les cas où l'occiput est dirigé vers le sacrum, et l'on s'en rendra facilement raison en faisant attention aux circonstances suivantes : les tractions sont naturellement faites en bas et en avant ; le col de l'utérus, qui tend toujours à revenir sur lui-même, est un peu dirigé en bas et en arrière ; il en résulte que la lèvre antérieure presse fortement sur le plan du fœtus qui est tourné vers le pubis. Quand l'occiput est en avant, la résistance offerte par la lèvre antérieure tend à fléchir davantage la tête ; quand, au contraire, il est en arrière, le menton est presque inévitablement accroché par la lèvre antérieure, et la tête consécutivement étendue.

quelques personnes ont conseillé, avant d'avoir recours au forceps, d'introduire une main dans la cavité au sacrum, d'embrasser avec la concaxité palmaire la face et le vertex, et de ramener, par un mouvement de flexion forcé, la tête dans sa position normale.

Lorsque l'*occiput est en arrière*, et que son dégagement par flexion ou extension n'est pas possible (voy. p. 126), il faut, dit madame Lachapelle, changer la position de la tête et reporter la face en arrière : pour cela, introduire dans la concavité du sacrum la main dont la paume embrasserait plus facilement l'occiput (la droite, quand la face, en même temps qu'en avant, est un peu à droite ; la gauche, quand elle est un peu à gauche ; si la face était tout à fait au-dessus de la symphyse pubienne, le choix de la main serait indifférent) ; les doigts glissent sur un des côtés de la tête, après avoir passé derrière elle, et parviennent assez aisément jusque dans la bouche en glissant sur la joue la plus voisine (fig. 126). La main est alors fortement inclinée sur son bord cubital, la face palmaire en avant ; puis se portant vivement en pronation, elle entraîne en arrière et en bas, vers le coccyx, les parties sur lesquelles l'extrémité des doigts est appliquée, c'est-à-dire, la face ; il ne reste plus alors qu'à fléchir la tête et à l'extraire comme dans les cas ordinaires.

§ 5. — Appréciation de la version.

La version pratiquée dans les conditions favorables, alors que les membranes sont intactes ou seulement rompues depuis peu de temps et que l'enfant, environné d'une couche assez considérable de liquides, conserve encore une certaine mobilité, est en général une opération facile, peu grave pour la mère et pour son fruit. Malheureusement, il faut en convenir, il est rare que ces conditions heureuses se rencontrent dans la plupart des cas où nous pourrons avoir une version à pratiquer. A l'exception, en effet, des présentations de l'épaule, toutes les positions vicieuses de l'enfant n'exigent l'intervention de l'art que lorsqu'une expectation plus ou moins prolongée après la rupture des membranes et la complète dilatation du col, a constaté l'impuissance des efforts de la nature. Les présentations de l'épaule elle-même sont rarement reconnues d'une manière certaine avant ou très-peu de temps après la rupture des membranes, et à moins qu'un accoucheur expérimenté n'assiste la femme dès le début du travail, il n'est appelé en consulation que lorsque déjà les eaux sont écoulées depuis longtemps. Le plus souvent donc on agit dans des circonstances fâcheuses. Eh bien ! il ne faut pas oublier que les manœuvres nécessaires, graves pour les organes maternels, sont surtout fatales à la vie de l'enfant. Tandis que la version pelvienne fait périr une femme sur 10,4, suivant Riecke ; 1 sur 11,4 d'après Hüter, nous voyons la mortalité des enfants beaucoup plus élevée ; la statistique de madame Lachapelle donne 1 enfant mort sur 3,96, celle de Carus, Osiander, Michaelis, Kiwisch, plus de la moitié ; enfin, elle donne une mortalité des deux tiers d'après Hüter. Cette moralité des enfants est vraiment effrayante, et pourtant, tout en tenant compte des accidents qui dans certains cas ont eux-mêmes déterminé à pratiquer la version, et qui par eux-mêmes ont tué le fœtus, je crois encore ces résultats exacts en ce qui concerne purement l'influence de l'opération. J'ai souvent entendu dire au vénérable Capuron que, dans les cas difficiles, les deux tiers, peut-être même les trois quarts des enfants succombaient, et les résultats de ma pratique sont parfaitement conformes à cette observation. Churchill, qui a réuni 542 cas de version, donne une mortalité de 1 sur 3 pour les enfants et de 1 sur 15 pour la mère. Il est vrai qu'il ne distingue pas les cas difficiles des autres.

Du reste les difficultés signalées plus haut, et qui malheureusement sont très-fréquentes, font assez comprendre ce résultat. Avec une certaine habitude, et surtout une très-grande prudence, on parvient à les vaincre toujours, en épargnant à la mère les lésions graves du vagin, du col et du corps de l'utérus qu'une main inexpérimentée et brutale détermine souvent ; mais on ne peut pas toujours empêcher que l'organe, violemment contracté, ne soit vivement irrité par l'introduction forcée de la main, que cette irritation ne devienne le point de départ d'inflammations puerpérales, et que parfois enfin l'ébranlement physique et moral de la femme ne soit assez considérable pour détruire en elle les sources de la vie.

Quant au fœtus, il suffit d'avoir suivi la manœuvre dans les cas difficiles pour comprendre combien il est exposé. Pendant toute la durée de l'opération, le cordon ombilical est très-exposé à une compression plus ou moins violente. Les efforts faits pour dégager les membres inférieurs et supérieurs les exposent beaucoup à des fractures. Enfin, les tractions exercées sur l'extrémité pelvienne peuvent très-facilement, dans les cas où un obstacle quelconque s'oppose à l'engagement facile de la tête, produire à la partie supérieure du cou et de la moelle des lésions incompatibles avec l'établissement régulier de la respiration extra-utérine.

En consultant les résultats statistiques publiés, il est fort difficile de se faire une idée exacte de la fréquence des cas qui peuvent nécessiter la version. Ces cas, en effet, ne sont pas les mêmes dans tous les pays, et dans le même pays pour tous les accoucheurs. D'un autre côté, ces relevés ayant été faits pour la plupart dans les hospices, il est évident qu'en fixant la moyenne sur le chiffre des versions pratiquées dans une même maternité, on a une proportion très-inexacte, car ce chiffre se compose des versions nécessitées par les femmes déjà admises dans l'établissement, plus des cas difficiles qui ont été apportés de la ville au dernier moment.

Le résultat suivant, auquel je n'attache qu'une importance très-secondaire, peut au moins servir à démontrer les variantes de la statistique suivant les localités. Ainsi, pendant qu'en Angleterre on n'a signalé que 145 cas de version sur 39 539 accouchements, ou 1 sur 269, la pratique française donne 400 versions sur 37 479, ou 1 sur 93 1/2, et les Allemands l'ont pratiquée 337 fois sur 21 516, c'est-à-dire 1 fois sur 63 2/3.

§ 6. — De la version dans les différentes présentations.

Après les détails dans lesquels nous venons d'entrer en décrivant les préceptes généraux applicables à tous les cas de version, nous n'avons plus qu'à indiquer les particularités que peut offrir cette opération dans chacune des présentations et des positions que nous avons admises.

Présentations du sommet.

Lorsque le sommet se présente, le fœtus peut être placé de manière que l'occiput soit dirigé vers un des points de la moitié latérale droite et de la moitié latérale gauche du bassin.

1° *Position occipito-iliaque gauche.* — Nous introduirons la main gauche en nous conformant aux préceptes ci-dessus indiqués ; la main, arrivée dans le col de l'utérus, saisira la tête de manière que la face palmaire des quatre doigts soit placée sur son côté postérieur, le pouce sur le côté antérieur, le sinciput logé dans la cavité palmaire. On cherche à refouler la tête pendant l'intervalle des douleurs vers la fosse iliaque gauche, et après que le pouce est venu se placer à côté de l'index, la main parcourt successivement le côté gauche de la tête, de la nuque, passe derrière l'épaule, le coude, parcourt tout le plan latéral gauche du fœtus, et arrive sur les fesses. En cheminant ainsi, on doit maintenir la tête dans la fosse iliaque où on l'a placée, en la repoussant sans cesse, d'abord avec l'éminence thénar, plus tard avec la face antérieure de l'avant-bras. Arrivée sur les fesses, la main, qui jusqu'alors avait été maintenue dans un état voisin de la supination, se porte dans la pronation pour contourner le siége, et descendant sur le plan postérieur des membres inférieurs, étend les jambes et arrive aux pieds qu'elle saisit aussi solidement que possible. On pourrait encore, ainsi que nous l'avons dit plus haut, glisser sa main sur le plan antérieur du fœtus et aller directement jusqu'aux pieds (fig. 120).

En tirant sur les pieds, on courbe le tronc du fœtus dans le sens de sa flexion naturelle, pendant que l'autre main, placée sur la fosse iliaque gauche, repousse la tête vers le fond de l'utérus, et facilite ainsi l'évolution du fœtus. Cette évolution une fois opérée, la position occipito-iliaque gauche se trouve convertie en lombo-iliaque droite. L'extraction n'offre aucune indication spéciale.

2° *Position occipito-iliaque droite.* — La main droite est celle qu'on doit choisir de préférence. La tête, saisie comme dans le cas précédent, sera repoussée vers la fosse iliaque droite ; la main parcourt le plan latéral droit ou le plan antérieur du fœtus, et après avoir saisi les pieds, convertit la seconde position du sommet en première du siége ou lombo-iliaque gauche.

La rapidité avec laquelle sera terminée l'extraction dépendra de la gravité de l'accident qui l'aura rendue nécessaire.

Présentations de la face.

La main gauche dans les positions mento-iliaques droites, la droite dans les positions mento-iliaques gauches. Les quatre doigts seront appliqués sur la joue postérieure, le pouce sur l'antérieure. La face sera logée dans la concavité palmaire ; la tête, refoulée au-dessus du détroit supérieur, sera repoussée, si cela est possible, vers la fosse iliaque gauche dans les positions mento-iliaques droites, vers la fosse iliaque droite dans les positions mento-iliaques gauches. L'évolution convertira la première de ces positions en lombo-iliaque droite, la seconde en lombo-iliaque gauche.

Présentations de l'extrémité pelvienne.

Lorsque l'extrémité pelvienne se présente, et qu'une circonstance quelconque nécessite la prompte terminaison du travail, ce n'est pas, à proprement parler, une version que l'accoucheur doit pratiquer, mais seulement de simples tractions sur la partie qui se présente.

Si les pieds ou les genoux s'offrent au col de l'utérus, ou pendant déjà dans le vagin, on les saisit tout simplement, et l'on tire sur eux en se conformant aux règles que nous avons données ; mais quand les membres inférieurs sont relevés sur la plan antérieur du fœtus, et que le siége seul se présente, la conduite à tenir varie un peu, suivant que la partie est plus au moins engagée dans l'excavation. Lorsque les fesses sont encore au-dessus du détroit supérieur, ou au moins si peu engagées qu'il est facile de les repousser, on doit agir de la manière suivante : On introduira la main gauche dans les positions lombo-iliaques gauches, la droite dans les positions opposées. Les fesses seront saisies à pleine main et légè- rement refoulées dans la fosse iliaque, vers la- quelle est tourné le dos du fœtus ; puis on va à la recherche des pieds, en suivant le plan postérieur

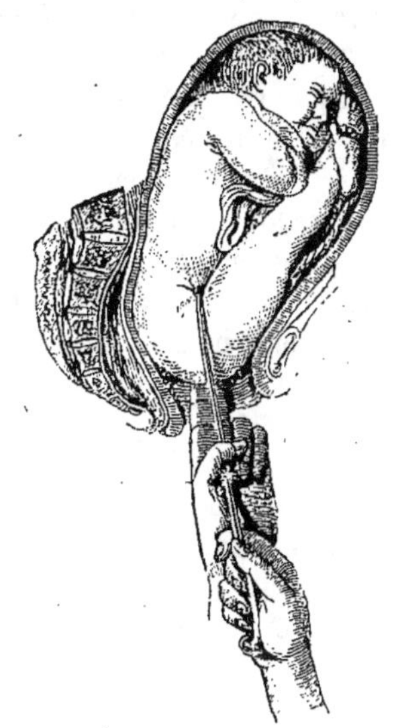

Fig. 127.

des membres inférieurs, et on les abaisse pour tirer sur eux et déterminer le troi- sième temps de la version. Lorsque les fesses sont arrivées jusque sur le plancher du bassin, on place l'indicateur d'une main sur l'aine postérieure, et l'indicateur de l'autre main sur l'aine antérieure, et avec les deux doigts recourbés en crochet on tire sur les fesses jusqu'à ce que les pieds soient complétement dégagés. Enfin, si le siége est déjà assez engagé pour ne plus être refoulé au-dessus du détroit supérieur, et que cependant il ne soit pas encore descendu assez bas pour pou- voir être accroché avec les doigts, on emploie le crochet mousse que l'on applique sur l'aine antérieure, de dehors en dedans, en le faisant glisser, si cela est possible, entre la hanche antérieure et la symphyse des pubis (fig. 127) : dans le cas con- traire, on le glisse entre les deux cuisses, et on le fait pénétrer de dedans en dehors par la partie interne du membre ; mais, dans ce dernier cas, il faut avoir soin de protéger avec quelques doigts, préalablement introduits, les parties génitales, le scrotum en particulier, qui pourrait se trouver pris dans le sinus de l'instrument. (Voy. aussi *Forceps*.)

Présentations du tronc.

Nous l'avons déjà répété souvent, les présentations du tronc nécessitent par elles-mêmes l'intervention de l'art, et il faut se hâter de changer la position du fœtus aussitôt que se rencontrent les conditions nécessaires à cette évolution. Nous avons indiqué dans l'article précédent les conditions dans lesquelles nous croyons devoir conseiller les tentatives de version céphalique; mais, soit que celles-ci aient été infructueuses, soit qu'on n'ait pas jugé convenable d'y avoir recours, la version pelvienne est très-souvent pratiquée.

Toutefois, avant d'indiquer les règles de la manœuvre, nous devons faire remarquer que, dans les présentations du tronc, l'accoucheur ne pratique la version que pour remédier à une présentation vicieuse; aussi, dès qu'il aura converti cette présentation en une présentation de l'extrémité pelvienne, il devra abandonner le reste du travail aux efforts expulseurs de l'utérus, à moins qu'un accident assez grave pour menacer les jours de la mère ou de l'enfant ne nécessite la prompte terminaison de l'accouchement.

Les présentations du tronc sont au nombre de deux, et chaque côté du fœtus peut s'offrir au détroit supérieur dans deux positions différentes. Dans la première, la tête est dans la fosse iliaque gauche; dans la seconde, dans la fosse iliaque droite.

La règle que nous avons suivie jusqu'à présent dans le choix de la main à introduire n'est plus applicable aux présentations du tronc. Nous introduirons la main droite dans les positions du plan latéral droit, la gauche dans les positions du plan latéral gauche. Voici, du reste, la manière de procéder à cette opération :

A. *Première position de l'épaule droite* (céphalo-iliaque gauche). — La main

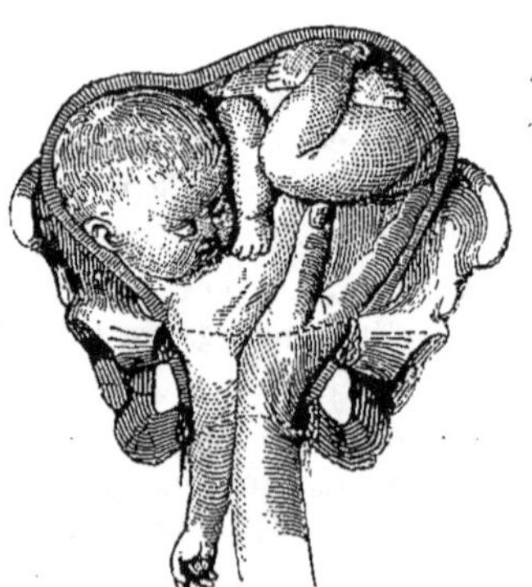

Fig. 128. — Version dans la deuxième position de l'épaule droite; introduction de la main.

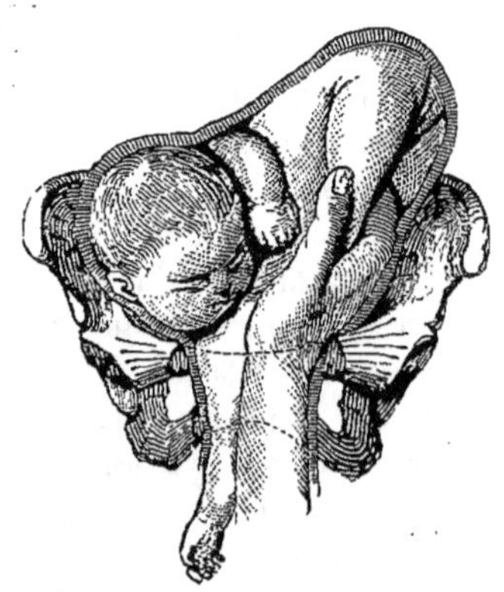

Fig. 129. — Version dans la deuxième position de l'épaule droite : saisie des pieds.

droite sera introduite en supination, et, après avoir cherché à repousser l'épaule au-dessus du détroit supérieur et un peu vers la fosse iliaque gauche, elle est

dirigée vers la symphyse sacro-iliaque droite, au-dessus de laquelle se trouvent
les pieds de l'enfant. Ceux-ci seront saisis et amenés dans le vagin; il n'est pas
nécessaire, comme dans les positions du sommet et de la face, de fléchir le fœtus
dans le sens de la flexion naturelle; mais on peut immédiatement tirer sur les
pieds et les traîner dans l'excavation. Cette évolution latérale, ou sur le côté, est
beaucoup plus prompte et sans aucun inconvénient. Les pieds, arrivés dans le
vagin, l'opération est terminée, comme dans tous les autres cas.

B. *Seconde position de l'épaule droite* (céphalo-iliaque droite). — La main
droite est introduite encore en supination. L'épaule est saisie et refoulée vers la
fosse iliaque droite; la main parcourt ensuite le plan postérieur du fœtus, en se
dirigeant à gauche et en arrière, arrive sur les fesses, les contourne en se portant
en pronation, et vient en avant et à gauche empoigner les pieds qu'elle attire
dans le vagin (fig. 129).

C. *Première position de l'épaule gauche* (céphalo-iliaque gauche). — La main
gauche est introduite en supination, repousse l'épaule en haut et un peu à gauche,
et se dirige, en glissant sur le dos de l'enfant, vers le côté droit et postérieur du
bassin, contourne le siége, et vient en avant et à droite, en se portant en pronation, saisir les pieds.

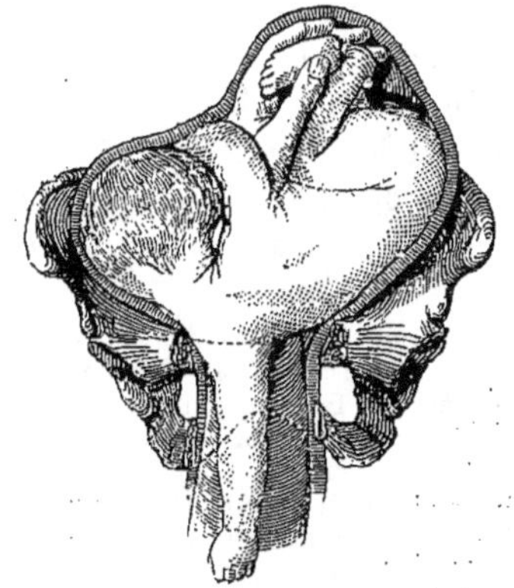

Fig. 130. — Version dans la deuxième position de l'épaule gauche : saisie des pieds.

D. *Seconde position de l'épaule gauche* (céphalo-iliaque droite). — La main
gauche, introduite en supination, repousse l'épaule au-dessus du détroit supérieur
et un peu à droite, et, se dirigeant vers le côté gauche et postérieur de l'utérus,
va saisir les pieds qui s'y trouvent placés (¹).

(¹) Comme on le voit, cette manœuvre est extrêmement simple. Nous devons convenir,
cependant, que dans les cas où le plan dorsal du fœtus est tourné en avant, elle expose,
après l'évolution du fœtus, à le diriger en arrière; et, par conséquent, lorsqu'on ne parvient pas, pendant les tractions, à retourner le ventre en arrière; elle donne lieu à tous
les inconvénients que nous avons signalés dans les cas où la face est tournée vers les pubis.
Pour remédier à ces difficultés et aux dangers qu'elles entraînent, M. Velpeau veut que,
avant de pratiquer l'évolution, on convertisse les positions dans lesquelles le dos est en

Présentations du tronc avec issue du bras (présentations du bras ou de la main des auteurs).

Nous l'avons déjà dit, l'issue de la main dans une présentation de l'épaule n'est qu'un épiphénomène de cette dernière présentation. Aussi, que la main, pendant dans le vagin ou à la vulve, ait été entraînée par le flot de liquide qui s'est échappé au moment de la rupture des membranes, ou attirée par l'accoucheur pour s'assurer plus facilement du diagnostic, c'est là une circonstance à peu près insignifiante, et qui même rend plus facile la version pelvienne. Loin de chercher à repousser le bras dans l'utérus, l'accoucheur appliquera un lacs sur le poignet, non pas, bien entendu, pour tirer sur lui, mais pour l'empêcher de remonter pendant qu'il ira chercher les pieds suivant la méthode ordinaire.

Notre but, en appliquant ce lacs, dit madame Lachapelle, est de le maintenir en dehors, dans la crainte que le bras ne prenne une mauvaise direction ; que, déployé comme il est, il ne suive pas la rotation qui tournera le sternum du fœtus en arrière, et que, retenu par les pubis, et remontant le long du dos de l'enfant, il ne vienne à croiser la nuque. Ajoutons enfin que cette main ou plutôt ce bras sert merveilleusement bien à diriger la rotation du tronc, qu'il offre une prise de plus pour les tractions qu'on exerce sur le tronc, et qu'enfin on s'épargne l'opération souvent trop pénible du dégagement d'une épaule.

Après ce que nous venons de dire, on sera sans doute étonné, en lisant les anciens auteurs, de voir l'effroi que leur inspirait cette présentation dite *de la*

avant (la première de l'épaule droite et la seconde de l'épaule gauche) en positions dans lesquelles il est dirigé en arrière. Ainsi, dans la seconde position de l'épaule gauche, il cherche à convertir en première de l'épaule gauche, en faisant passer la tête au-dessus des pubis, si elle était d'abord plus rapprochée de l'arc antérieur du bassin ; et au-dessus de l'angle sacro-vertébral, si elle était d'abord plus près de la symphyse sacro-iliaque droite ; puis il termine ensuite comme dans la première de l'épaule gauche primitive. Si, ajoute M. Velpeau, les membranes sont rompues depuis longtemps, si la matrice est fortement rétractée et qu'on ne puisse que très-difficilement faire mouvoir le fœtus, il est une autre manœuvre que l'on doit préférer. Elle consiste à refouler l'épaule avec la main droite, d'arrière en avant, comme pour faire rouler le rachis sur son axe ; à tenter ensuite de gagner le côté droit en glissant sur le devant de la poitrine, pendant qu'avec la main gauche on renverse fortement l'utérus en arrière, et à convertir enfin la présentation du plan latéral gauche en première position du plan latéral droit.

Nous n'avons rappelé cette manœuvre, décrite dans le livre de M. Velpeau, que parce que le nom de l'auteur pourrait lui donner quelque crédit auprès des jeunes praticiens. Mais elle nous paraît devoir être complètement rejetée. De deux choses l'une, en effet : ou bien l'utérus est fortement rétracté, et alors cette conversion nous semble impraticable et dangereuse si l'on y persiste : ou bien l'utérus est inerte, et alors elle nous paraît inutile. Nous l'avons déjà dit, ce qui nous fait redouter que le plan antérieur du fœtus reste tourné en avant, ce n'est pas que nous ne puissions, pendant les tractions, le retourner en arrière, mais c'est que nous craignons que la tête, arrêtée par la contraction du fond de l'utérus, ne suive pas le mouvement de rotation imprimé au thorax, et qu'il en résulte une torsion du cou. Mais si l'organe est assez inerte pour rendre possible la conversion préliminaire conseillée par M. Velpeau, il le sera bien assez, sans aucun doute, pour permettre à l'accoucheur de diriger les tractions de manière à ramener sans crainte l'occiput en avant et la face dans la concavité du sacrum.

main ou *du bras.* On s'étonnera bien plus encore des procédés barbares qu'ils employaient pour y remédier. Ils s'étaient évidemment trompés sur la cause des difficultés que l'on rencontre souvent alors dans la pratique de la version. Mais ces difficultés sont réelles; car si la *présentation de la main* n'est autre que la présentation de l'épaule, l'issue presque complète de l'avant-bras, et surtout du bras en dehors de la vulve, est un signe pronostique excessivement fâcheux. Pour qu'en effet le membre thoracique pende presque tout entier à l'extérieur, il faut nécessairement que l'épaule qui se présente soit déjà fortement engagée dans l'excavation, engagement qui n'a pu avoir lieu sans que la totalité des eaux soit écoulée depuis longtemps, sans que depuis longtemps aussi les contractions utérines se soient exercées sur le tronc du fœtus, et sans que les parois de l'utérus soient fortement resserrées sur les parois fœtales. C'est alors surtout que le contact longtemps prolongé des inégalités fœtales détermine les contractions spasmodiques tétaniques ou du corps ou du col de l'utérus que nous avons considérées comme une des difficultés les plus sérieuses; car elles s'opposent tout à la fois à la répulsion de la partie qui se présente, à l'introduction de la main et à l'évolution du fœtus.

Aussi n'est-ce pas sur la partie qui se présente qu'il faut agir dans ces cas difficiles. Repousser le bras dans la cavité utérine est chose alors impossible et peu utile: tirer sur lui avec force dans l'espoir d'engager le tronc en double dans l'excavation, et lui faire exécuter une espèce d'évolution artificielle, c'est commencer une opération qu'on ne pourra pas terminer, et qui augmentera beaucoup les difficultés : aller chercher l'autre bras pour tirer ensuite sur lui dans l'espoir de faire remonter l'épaule engagée est une manœuvre qui suppose possible l'introduction de la main, et qui serait presque aussi difficile que la recherche des pieds : sacrifier le bras, l'amputer, sont enfin des procédés barbares et inexcusables quand le fœtus est vivant, et le plus souvent inutiles quand il est mort. Nous le répétons, les véritables obstacles ne sont pas là ; c'est contre la rétraction violente du corps, et quelquefois de l'orifice interne du col qu'il faut agir, en employant les moyens que nous avons conseillés plus haut. Si ces moyens échouent, la conduite à suivre varie nécessairement suivant que le fœtus est vivant ou mort. Si le fœtus est encore vivant, et que l'état de la femme n'exige pas une prompte délivrance, il faut attendre et espérer l'évolution spontanée (voy. *Accouchement naturel*). Mais si la vie de la femme est gravement compromise, bien que le fœtus soit encore vivant, on peut considérer sa viabilité comme éteinte, et pratiquer l'embryotomie (voy. *Embryotomie*). A plus forte raison devra-t-on agir ainsi quand on aura la certitude qu'il a cessé de vivre.

CHAPITRE IV

DU FORCEPS.

Le forceps est une espèce de pince composée de deux branches à peu près semblables, et destinée spécialement à s'appliquer sur la tête du fœtus.

Plusieurs personnes se sont disputé l'honneur de l'invention du forceps, mais il est bien établi aujourd'hui que cet instrument fut inventé par un des membres de la famille Chamberlen, qui, pendant la première moitié du XVIIe siècle, eut le tort fort grave de l'exploiter comme un secret à l'aide duquel il promettait de terminer les accouchements les plus laborieux. Il paraît cependant qu'il fut assez vite connu d'un certain nombre de praticiens anglais; car Drinkwater, qui exer-çait l'art des accouchements de 1668 à 1728, employait des instruments qui, s'il faut en juger par la description qu'en a donnée Johnson, ressemblent beaucoup à ceux des Chamberlen.

En 1670, un des Chamberlen vint à Paris avec l'intention de vendre son secret, puisque, au rapport de Mauriceau, il avait proposé au premier médecin du roi de faire connaître son instrument si l'on voulait lui donner 10 000 écus de ré-compense. Malheureusement Chamberlen, croyant son procédé applicable dans tous les cas, promit de terminer l'accouchement chez une femme dont le bassin était vicié à un degré extrême, et pour laquelle Mauriceau avait jugé l'opération césarienne nécessaire. Ainsi que l'avait prévu l'accoucheur de Paris, les tenta-tives de Chamberlen furent infructueuses, et il retourna en Angleterre, renon-çant à toutes les belles espérances de fortune qu'il croyait réaliser en arrivant à Paris. Vers 1693, Chamberlen fit un voyage en Hollande, et communiqua ou plutôt vendit quelques-uns de ses instruments à plusieurs accoucheurs, parmi lesquels on cite particulièrement Roonhuysen, Ruysch et Bockelman : il est à peu près sûr que le fameux levier du premier de ces accoucheurs n'avait pas d'autre origine et n'était qu'une légère et malheureuse modification de l'instru-ment qu'il tenait de Chamberlen. Quoi qu'il en soit, le forceps fut pendant long-temps encore exploité comme un secret en Hollande; car ce ne fut que soixante ans après, c'est-à-dire vers 1753, que de Visscher et Van de Poll firent connaître le levier de Roonhuysen [1].

Palfyn, accoucheur de Gand, a passé à tort pour le véritable inventeur du forceps. Il avait fait plusieurs voyages à Londres et en Allemagne, dans le but de connaître ce fameux secret, qui, au dire de Mauriceau, a fait gagner à Chamberlen

---

[1] Il est bon de noter que l'instrument décrit par ces derniers auteurs sous le nom de *levier de Roonhuysen* n'était pas l'instrument que ce dernier avait acheté de Chamberlen, car il est composé d'une seule branche de fer recourbé. Rathlauw avait publié, en 1747, la description d'un instrument qu'il avait reçu de Van der Swam, élève de Roonhuysen, instrument composé de deux cuillers, fenêtrées, unies à leur extrémité au moyen d'une cheville.

plus de 30 000 livres de rente (somme énorme pour l'époque); et il est probable que ce fut à la suite des informations qu'il recueillit dans ces deux pays qu'il imagina le tire-tête qu'il présenta plus tard à l'Académie des sciences de Paris ([1]).

Le forceps de Chamberlen, après être tombé dans le domaine public, subit une foule de modifications en général très-peu importantes; heureux encore quand les prétendus perfectionnements ne le rendirent pas plus incommode et plus dangereux. Mais le milieu du XVIIIe siècle ouvre une ère nouvelle à l'histoire du forceps. A cette époque, deux accoucheurs illustres, Levret en France, Smellie en Angleterre, eurent la même pensée, celle d'accommoder la forme de l'instrument à la direction et à la forme de l'axe pelvien, et par conséquent ils agrandirent ainsi le champ de son application. Le forceps de Chamberlen était droit, et seulement applicable alors que la tête, fortement engagée dans l'excavation, se rapprochait du périnée. Tous deux tentèrent de le rendre applicable sur une tête encore élevée au-dessus du détroit supérieur, et pour cela le courbèrent sur son grand axe, de manière que le bord antérieur offrît une concavité antérieure, le postérieur une convexité postérieure. Il est impossible de dire quel est celui des deux qui eut le premier l'idée d'imprimer au forceps cette importante modification; car s'il est certain que Levret possédait un forceps ainsi courbé dès 1747, et que Smellie ne fit connaître le sien qu'en 1751, ce dernier déclare expressément qu'il l'avait inventé depuis plusieurs années; néanmoins, comme son idée n'avait pas été publiée, la priorité reste acquise à Levret.

Depuis Levret et Smellie, des centaines de modifications ont été proposées; elles sont presque toutes tombées dans l'oubli : les unes, assez heureuses, n'ont que très-imparfaitement atteint le but que leurs auteurs s'étaient proposé, les autres étaient sans importance ou sans utilité. Nous décrirons d'abord le forceps généralement employé en France, et qui n'est autre que celui de Levret très-légèrement modifié.

Le forceps est composé de deux branches : chacune d'elles se divise en trois parties, la cuiller, le manche et le point de jonction ou la partie articulaire. La cuiller est destinée à être introduite dans les parties de la mère et à embrasser la tête du fœtus; elle présente en conséquence : 1° une courbure sur le plat, dont la concavité interne est destinée à s'accommoder à la convexité de la tête

---

([1]) Cette présentation, faite à une époque où le forceps de Chamberlen était peu connu en France, valut à Palfyn le titre d'inventeur du forceps que lui donnèrent à tort quelques personnes; mais la question ne saurait aujourd'hui être douteuse; car, indépendamment des preuves sans nombre qui établissent les titres des Chamberlen, elles viennent, dit Edward Rigby, d'être confirmées par une trouvaille faite en 1830 dans le comté d'Essex. Dans une maison qui depuis 1683 jusqu'en 1715, avait appartenu à la famille des Chamberlen, et qui, aujourd'hui, appartient à une dame amie de l'auteur, on découvrit dans un grenier une armoire secrète; on parvint enfin à l'ouvrir, et l'on y trouva un grand nombre de boîtes vides, mais aussi un petit coffre contenant une collection de vieille. monnaies, de gants, bracelets, lunettes, un grand nombres de lettres du docteur Chamberlen adressées à divers membres de sa famille, et des instruments d'obstétrique, parmi lesquels figuraient plusieurs forceps plus ou moins perfectionnés. Ces instruments, figurés par Rigby, témoignent des essais auxquels ont dû se livrer les Chamberlen avant d'arriver à confectionner celui qui leur parut remplir les meilleures conditions.

fœtale, et dont la convexité externe glisse sur les parois concaves du bassin ; 2° une
courbure sur le bord à concavité antérieure, qui est destinée à accommoder la
forme de l'instrument à la direction de l'axe pelvien, et à rendre l'application du
forceps possible encore quand la tête est retenue au-dessus du détroit supérieur.
La cuiller offre ordinairement une fenêtre, et cette ouverture, tout en diminuant
le volume et la masse de l'instrument, a encore l'avantage de permettre aux
bosses pariétales de s'engager dans le vide qu'elle offre, et cet engagement com-
pense jusqu'à un certain point l'épaisseur des branches de l'instrument. Sur les
anciens forceps, on voyait sur le pourtour et à la face interne des cuillers une
espèce d'arête assez saillante, destinée à prévenir le glissement de la tête. Mais
les contusions qui en résultaient pour le cuir chevelu ont engagé à la retrancher,
et l'on se contente aujourd'hui de polir à la lime la face interne des cuillers. Le
manche de l'instrument se termine ordinairement par une extrémité légèrement
recourbée en forme de crochets. L'un de ces crochets, beaucoup plus recourbé
que celui du côté opposé, qui ne l'est guère qu'à angle droit, porte à son extrémité une olive creuse qui se dévisse, et qui sert à loger un crochet aigu : de sorte
que, sur le même instrument, se trouvent réunis le forceps, le crochet mousse et
le crochet aigu. Les manches et les cuillers sont semblables dans les deux branches, et celles-ci ne diffèrent que par leur partie moyenne ou articulaire. L'une

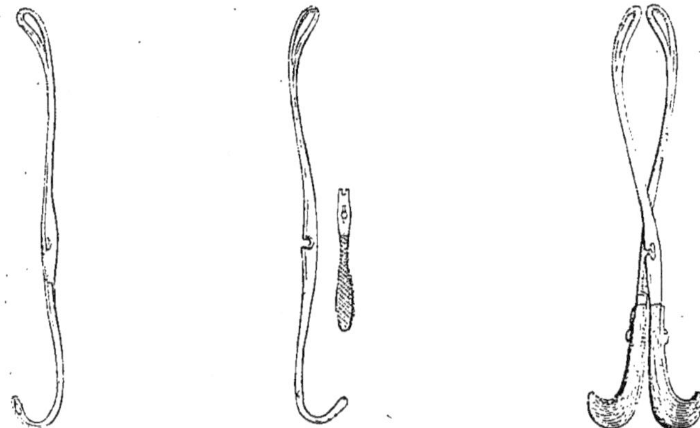

Fig. 131. — Branche mâle.   Fig. 132. — Branche femelle.   Fig. 133. — Forceps articulé.

d'elles, en effet (fig. 131), porte un pivot ; l'autre une mortaise creusée dans le
centre, ou seulement sur le côté de l'instrument, à l'aide desquels on peut les
réunir solidement après leur application. La branche qui porte le pivot a reçu
le nom de branche *mâle ;* celle qui offre la mortaise, celui de branche *femelle*
(fig. 132). La susceptibilité de quelques accoucheurs a été éveillée par ces dénominations, et ils ont cherché à les remplacer par les noms de branche *gauche* et
de branche *à pivot* et branche *à mortaise ;* mais j'accepterais volontiers ceux de
branche gauche et de branche droite, si l'on s'entendait sur celle qu'il faut appe-

ler gauche ou droite. Malheureusement il n'en est pas ainsi, et M. Velpeau appelle droite celle que madame Lachapelle nomme branche gauche, et *vice versâ*. Cette différence dans les noms donnés aux branches jette une grande confusion dans l'esprit du lecteur, et, pour l'éviter, nous croyons devoir conserver les noms de branche mâle et de branche femelle.

De toutes les parties du forceps, l'articulation est peut-être celle qui a été le plus souvent modifiée. Dans le forceps de Levret, la mortaise est longitudinale et percée au centre même de la branche femelle. Quand on veut articuler l'instrument, on soulève la branche femelle pour faire pénétrer le pivot dans l'ouverture de la mortaise; pour assujettir les deux branches l'une contre l'autre, le pivot est ensuite tourné en travers. Les doigts suffisent ordinairement pour faire exécuter au pivot ce mouvement de rotation. En cas de résistance, on pourrait employer une espèce de clef dont on se sert comme d'un tourne-vis (fig. 132).

Dans le forceps de Siebold, la mortaise au lieu d'être percée au centre de la branche femelle, est creusée sur le côté, et l'articulation se fait simplement en rapprochant les deux branches jusqu'à ce que le pivot entre dans la mortaise latérale, qui est à fraisure et où on le fixe en le faisant descendre comme une vis qui entrerait dans un écrou. Ce mode d'articulation est celui dont on se sert le plus communément aujourd'hui.

L'articulation du forceps de Bruninghausen se rapproche de la précédente, mais le pivot y est remplacé par un simple clou, qui entre dans une mortaise latérale, où il se trouve assez solidement fixé, quand la main presse sur les deux manches pour les rapprocher. Le forceps de Smellie présente une articulation par emboîtement ou par double encochure ; la branche gauche présente une sorte de fourche dans laquelle est reçue la partie articulaire de la branche droite.

Dans les différents forceps que nous venons de décrire, les branches sont croisées et l'articulation n'est possible qu'à la condition que la branche mâle soit placée au-dessous de la branche femelle, afin que le pivot puisse entrer dans la mortaise. Pour remédier à cet inconvénient, dont on a bien à tort exagéré l'importance, Thenance décrivit, en 1804, un forceps non croisé : les branches y sont parallèles et l'articulation ne se fait qu'à l'extrémité des manches, à l'aide d'une charnière avec goupille; les deux branches sont en outre percées en leur milieu d'une ouverture ovalaire, destinée à recevoir un lacs qui complète l'articulation en assujettissant plus solidement les deux branches l'une contre l'autre (voy. fig. 134).

Ce forceps est encore fort employé dans le midi de la France, où on le connaît sous le nom de *forceps lyonnais*. C'est sur ce modèle que notre collègue M. U. Trélat a fait construire un forceps de même forme, mais de volume très-réduit, qui se fait remarquer en outre par la flexibilité et l'élasticité de ses branches.

Le désir de prévenir le décroisement des branches, quand la branche mâle est par hasard placée au-dessus de la branche femelle, a aussi conduit le docteur Tarsitani à imaginer un forceps

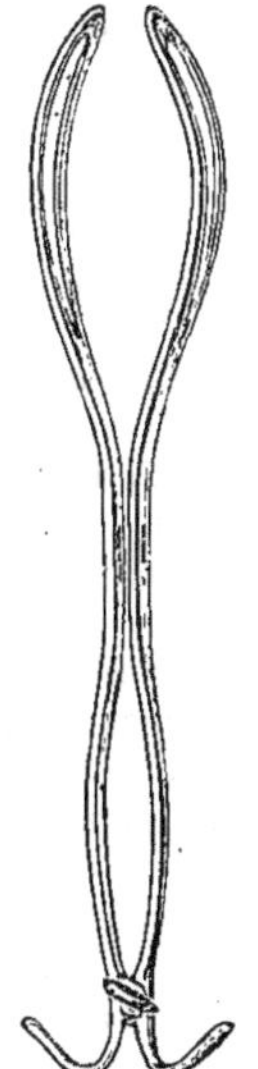

FIG. 134.

particulier : les branches y sont croisées comme dans le forceps de Levret, mais le pivot traverse de part en part la branche mâle, de telle sorte, que la branche femelle peut aussi bien être placée dessous que dessus. L'articulation est aussi facile dans le premier que dans le second cas, seulement les manches n'ont plus une direction parallèle, et pour les y ramener le docteur Tarsitani a été obligé de briser l'un des manches, et de placer au niveau de cette brisure une charnière qui permet d'abaisser ce manche à volonté pour rétablir le parallélisme.

Le forceps, en saisissant la tête du fœtus, la comprime ; si les efforts de l'opérateur sont très-énergiques, qu'il serre trop fortement les manches de l'instrument, cette compression peut devenir dangereuse pour l'enfant. Pour éviter une compression exagérée, Petit imagina de placer entre les manches de son forceps une crémaillère qui limite le rapprochement des cuillers et permet en quelque sorte de mesurer le degré de compression auquel la tête sera soumise. Lauverjat et d'autres accoucheurs firent subir au forceps des modifications analogues qui sont encore renouvelées de temps en temps, et c'est peut-être un tort de ne pas leur accorder d'importance pour la fabrication de nos forceps actuels. C'est sans doute conduit par la même idée, que M. Mattéi a, dans ces dernières années, décrit un instrument qu'il désigne sous le nom de *leniceps ;* on y retrouve les deux cuillers du forceps de Levret, mais les branches sont coupées au niveau de l'articulation ordinaire et les cuillers fixées dans un manche transversal ; des échancrures échelonnées sur ce manche, de distance en distance, permettent d'écarter ou de rapprocher les deux cuillers l'une de l'autre. Le principal avantage de cet instrument serait d'avoir un manche transversal qui s'adapte bien à la main de l'opérateur ; de prévenir une compression trop forte sur la tête de l'enfant, mais il a l'inconvénient de donner une prise moins solide que le forceps de Levret ; de plus, l'écartement des cuillers y est déterminé à l'avance par les échancrures du manche, il est imposssible de proportionner exactement le rapprochement des cuillers au volume de la tête. Sous ce rapport, on devrait préférer les forceps qui présentent une crémaillère ou une vis qui permet d'en graduer le rapprochement à volonté.

Dans les rétrécissements du bassin, en s'appliquant sur les côtés de l'excavation, le forceps comprime la tête d'un côté à l'autre et l'allonge, par conséquent, dans le sens du diamètre antéro-postérieur. Pour obvier à cet inconvénient, Baumers (de Lyon) fit construire un forceps particulier avec une courbure telle, que l'une des branches peut s'appliquer directement en avant, derrière les pubis, et l'autre directement en arrière. C'est dans le même but sans doute que Leake avait fait ajouter aux deux branches latérales une troisième branche qui s'appliquait en avant.

Dans ces dernières années, le docteur Chassagny (de Lyon) et notre collègue, M. Joulin, agrégé de la Faculté de médecine de Paris, ont pensé qu'il serait avantageux, dans un accouchement difficile, de suppléer aux efforts musculaires que l'accoucheur doit faire par une machine à traction continue.

M. Chassagny, après avoir appliqué son forceps, y adapte une corde qu'il fixe par une de ses extrémités, à deux crochets spéciaux qui sont placés à la jonction des manches et des cuillers ; l'autre extrémité de la corde est attachée au milieu d'une traverse métallique qu'on place au devant des genoux de la femme, qui lui servent de point d'appui. Une vis de rappel raccourcit la corde qui entraîne avec elle le forceps et l'enfant. La machine imaginée par M. Chassagny a le mérite de la priorité, mais elle a le tort d'exiger un forceps particulier. L'instrument de M. Joulin, qui le désigne sous le nom d'aide-forceps, repose sur le même principe que celui de M. Chassagny ; il se compose d'une traverse métallique rembourrée, destinée à prendre son point d'appui, non plus sur les genoux, mais sur les ischions de la femme dont les cuisses ont été légèrement fléchies. Le forceps ordinaire étant appliqué on passe dans les fenêtres des cuillers un lacs qui vient s'attacher à une vis de rappel que présente la traverse métallique. Lorsqu'on met en mouvement le pas de vis, le lacs se raccourcit et entraîne le forceps qui embrasse la tête de l'enfant. Ce lacs, en passant par les fenêtres du forceps, tend à rapprocher les cuillers avec une énergie proportionnelle à la résistance et augmente la solidité de leur prise. Un petit dynamomètre indique, en kilogrammes, la force employée, de manière qu'on ne dépasse pas les limites d'une intervention prudente. Les instruments de MM. Chassagny et Joulin agissent de la même manière, en produisant une traction mécanique, conti-

nue et progressive, dont les effets n'avaient pas encore été utilisés dans les accouchements. Cette action est-elle utile, est-elle nuisible ? Malgré de louables efforts tentés
par quelques accoucheurs de Lyon, rien jusqu'ici ne démontre l'utilité de ces ma-
chines, et notre collègue et ami M. Bailly, qui a savamment comparé leurs avantages
et leurs inconvénients, en condamne l'emploi. (Bailly, thèse de concours 1866.)

Pour terminer ce qui est relatif à la description du forceps, nous ajouterons, enfin,
que tous les fabricants d'instruments font actuellement des forceps, dont les branches
se désarticulent vers leur milieu ; c'est là un véritable progrès de coutellerie qui rend
le forceps beaucoup plus portatif sans rien lui faire perdre de sa force et de sa solidité.

Depuis quelque temps, le docteur Simpson a proposé un nouveau forceps qui,
au moins par son originalité, mérite d'être connu. Tout le monde a vu ces
rondelles de cuir qui, après avoir été mouillées, sont fortement appliquées sur
un pavé, par exemple, et permettent aux enfants de soulever des poids considérables. Eh bien ! l'ingénieux professeur d'Édimbourg a eu l'idée d'appliquer
sur la tête du fœtus une rondelle de cuir à peu près semblable, adaptée préalablement à un corps de pompe. Lorsque la plaque de cuir est fortement collée à la
convexité de la tête saillante dans l'excavation, il fait le vide et rend ainsi beaucoup plus intime l'adhérence de la rondelle avec le cuir chevelu. Dès lors il se
sert du corps de pompe lui-même pour exercer des tractions et amener la tête
au dehors des parties génitales.

Cet instrument est très-ingénieux sans doute, mais je doute fort qu'il soit
généralement adopté. Lorsque, en effet, la tête est dans l'excavation, je crois le
forceps ordinaire beaucoup plus facile à appliquer, et je pense que la forme de
l'instrument donnerait aux premières tractions une direction peu convenable.
J'ajouterai que, si des tractions violentes étaient nécessaires, il pourrait en
résulter un décollement plus ou moins considérable du cuir chevelu, et une
suffusion sanguine dangereuse.

Nous diviserons tout ce que nous avons à dire du forceps en trois articles
distincts. Dans le premier, nous rappellerons les précautions qu'il faut prendre
avant de procéder à l'application de cet instrument ; dans le second nous indiquerons les règles générales applicables à tous les cas ; dans le troisième, nous
signalerons les règles particulières à chaque position. Nous terminerons enfin
par quelques considérations générales sur l'emploi et le mode d'action de l'instrument.

ARTICLE PREMIER.

PRÉCAUTIONS PRÉLIMINAIRES.

Il faut placer la femme dans la même position que pour la version, faire soutenir les membres inférieurs par deux aides placés en dehors, et bien solidement
maintenir le bassin, afin d'empêcher la malade de se livrer à des mouvements
involontaires qui pourraient gêner l'opérateur. Le siége doit dépasser le bord du
lit. Cette situation, indispensable quand la tête est très-élevée et qu'il faut d'ail-

leurs donner à la femme toutes les fois que rien ne s'y oppose, n'est pas aussi nécessaire quand la tête est au détroit inférieur. On pourrait alors, en effet, si la femme était dans l'impossibilité de changer de position, la laisser coucher horizontalement dans son lit, en prenant la précaution de faire élever le siége à l'aide d'un coussin un peu dur. L'ancien forceps droit ou petit forceps de Smellie, qui est très-court, et dont la courbure est très-peu marquée, serait alors employé avec avantage. Les Anglais placent la femme sur le côté gauche, position dans laquelle accouchent ordinairement les femmes de leur pays, et rapprochent toutefois le bassin plus près du bord du lit. Un aide placé du côté opposé du lit maintient la malade; un autre aide supporte et soulève le genou et la cuisse droits. Quelle que soit la position donnée à la femme, un aide est spécialement chargé de préparer et d'offrir à l'accoucheur les branches à mesure qu'il les lui demande.

Pour éviter à la femme la sensation désagréable que produit l'impression du froid, on a l'habitude de chauffer l'instrument en le plongeant dans de l'eau chaude. Il faut prendre garde de l'y laisser séjourner trop longtemps, et il faut avoir soin de l'empoigner à pleine main pour s'assurer qu'il n'est pas capable de brûler les parties de la vulve. Puis on graisse avec du beurre, du cérat ou de l'huile, la face externe des cuillers, afin de rendre leur introduction plus facile. Baudelocque a donné un précepte qu'ont suivi la plupart des accoucheurs qui lui ont succédé, et auquel il est bon de se conformer : c'est de montrer le forceps aux femmes, de leur expliquer à peu près son usage, son but et son mécanisme, de leur en faire comprendre l'innocuité. Je n'en ai vu aucune, dit madame Lachapelle, que cette démonstration ne tranquillise, et j'en rencontre souvent qui, à leur second accouchement, sollicitent l'application du forceps qui les a débarrassées du premier.

Tout étant préparé, il faut reconnaître avec le plus grand soin la position de la tête. Lors même qu'on l'aurait reconnue dès le début du travail, il faut confirmer son premier diagnostic par un examen nouveau; car la tête peut avoir changé de position depuis les dernières douleurs. Ce toucher servira à apprécier, aussi bien que possible, le volume de la tête, sa réductibilité et sa mollesse, la bonne ou la mauvaise conformation du bassin, le degré du rétrécissement, quand il en existe, etc.; la dilatation ou la dilatabilité du col étant encore plus indispensable ici que pour la version, il faut bien s'assurer que cette condition existe; puis on procédera enfin à l'introduction des branches.

Ainsi que nous l'avons fait en étudiant la version pelvienne, nous indiquerons d'abord les règles générales de la manœuvre, et nous étudierons ensuite dans un second article les particularités relatives à chaque cas particulier.

ARTICLE II.

RÈGLES GÉNÉRALES.

1° *L'instrument ne doit être appliqué que sur la tête du fœtus*, que celle-ci soit fléchie ou étendue, c'est-à-dire dans les présentations du sommet et de la face, ou bien que, restée seule après l'extraction du tronc, elle se présente par sa base. Quelques accoucheurs ont donné le conseil d'appliquer l'instrument sur le bassin, lorsque, dans les présentations de l'extrémité pelvienne, il peut être urgent de terminer promptement l'accouchement; mais les os du pelvis ont trop peu de solidité, leurs articulations sont trop peu résistantes pour pouvoir ssupporter sans inconvénient la pression exercée par l'instrument. Il serait difficile d'ailleurs de saisir le siége dans la concavité des cuillers, sans que leur extrémité portât au-dessus des crêtes iliaques, sur les parois molles de l'abdomen, et sans qu'il en résultât une pression plus ou moins grave pour les organes abdominaux. Les présentations du siége me paraissent donc devoir, en général, exclure l'emploi du forceps. Je crois pourtant que M. Stolz en conseille l'usage, et je crois que M. P. Dubois ne serait pas éloigné d'y recourir dans quelques cas où les tractions directes sur l'extrémité pelvienne seraient difficiles.

2° *Il faut que les cuillers soient appliquées autant que possible sur les côtés de la tête, et de manière que la concavité des bords soit dirigée vers le point de la tête qu'on veut ramener sous la symphyse des pubis.* — Ce précepte n'est pas toujours applicable, car nous verrons que, dans certains cas de positions transversales, il est impossible de s'y conformer, et qu'on est obligé de saisir la tête du front à l'occiput; mais ces exceptions sont rares, et l'on doit, dans tous les cas, s'efforcer de le suivre. Lorsque le forceps est ainsi appliqué, chaque cuiller porte sur les parties latérales; les bosses pariétales se trouvent logées dans l'ouverture des fenêtres, à l'endroit du plus grand écartement des branches, et le diamètr occipito-mentonnier suit à peu près une ligne tirée de l'extrémité des cuillers vers le pivot.

3° *La branche postérieure est celle qu'il faut, en général, introduire la première.* — Dans l'immense majorité des cas, la tête étant placée en position transversale ou diagonale, un des côtés sera dirigé en avant, l'autre en arrière. Puis nous venons de dire qu'il faut appliquer les cuillers sur les côtés de la tête, une d'elles le sera en avant, l'autre en arrière du bassin. C'est celle-ci qu'en général nous conseillons d'appliquer la première; c'est même la règle absolue que nous admettons en théorie, car c'est elle que nous considérons comme le plus souvent applicable. De l'aveu de tous, c'est dans ce cas la branche postérieure qu'il faut introduire la première. Mais il faut bien se rappeler qu'en pratique il n'y a pas de principe absolu, et que celui que nous posons souffre de très-nombreuses exceptions.

Si l'on voulait pourtant établir un principe invariale, il faudrait dire qu'il faut toujours introduire la première celle qui probablement doit présenter le plus de difficultés dans son application. C'est donc à l'habitude, au tact de l'accoucheur, qu'il appartient seulement de prononcer, au lit de la femme, sur la branche qu'il doit introduire la première. Il est impossible de prévoir dans un livre, ou de simuler même sur le mannequin toutes les particularités qui peuvent influer sur ce choix. Ainsi, quand la tête est élevée dans l'excavation, on aura quelquefois plus d'avantage à introduire la branche antérieure la première.

4° La branche mâle se tient toujours de la main gauche, et s'applique toujours sur le côté gauche du bassin ; la branche femelle se tient toujours de la main droite, et s'applique toujours sur le côté droit du bassin. — Dans ces dernières années, M. Hatin a proposé un procédé qui ressemble beaucoup à celui qu'employait Flamand dans quelques cas exceptionnels. Il consiste à introduire les deux branches avec la même main. Dans ce procédé, la main gauche de préférence est portée jusqu'au fond de l'utérus, ou au moins jusqu'aux parties avec lesquelles la cuiller du forceps doit être en rapport. La première branche du forceps ayant été introduite le long de la main qui lui a servi de guide, celle-ci, sans désemparer, contourne la tête du fœtus, et va se placer du côté opposé pour recevoir et guider la seconde branche de l'instrument.

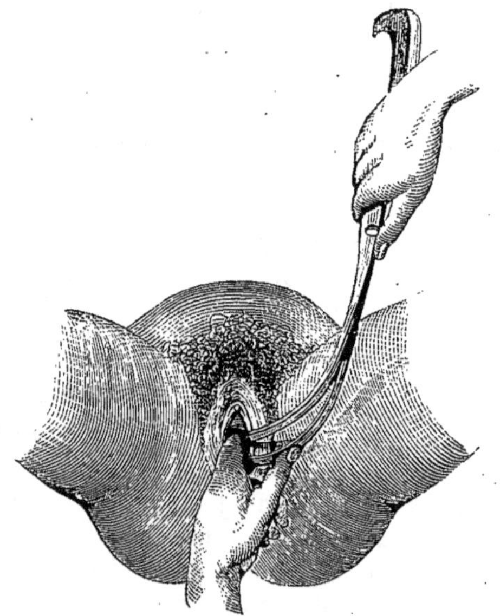

Fig. 135. — Introduction de la première branche.

Ce procédé, que M. Hatin donne comme beaucoup plus facile, et surtout comme moins dangereux pour la mère et pour l'enfant, ne me paraît pas avoir toute la valeur que lui prêtent Flamand et M. Hatin. Suivant la remarque judicieuse de M. Stoltz, il ne peut avoir quelque avantage que lorsque la tête est mobile ou rendue préalablement mobile au-dessus du détroit supérieur, et, dans ce cas, nous avons vu que la version pelvienne était préférable, même dans les rétrécissements modérés du bassin.

Lorsque la tête est enclavée au détroit supérieur, ou plus ou moins engagée dans l'excavation, le procédé ordinaire me semble incontestablement préférable.

5° *La main opposée à celle qui tient la cuiller doit toujours être introduite avant elle pour la diriger*. — Lorsque la tête est au détroit inférieur, il suffit le plus souvent d'introduire deux ou trois doigts entre les côtés de la tête et les côtés du bassin (voy. fig. 135); mais toutes les fois que la tête est élevée, la main tout entière doit être introduite dans le vagin, avec la précaution de placer l'extrémité des doigts entre la tête et le col, afin d'être bien sûr que la cuiller, glissant sur la face palmaire de la main, pénétrera dans la cavité utérine, et n'ira pas en dehors du col perforer le cul-de-sac du vagin et pénétrer jusque dans le péritoine. La face convexe des cuillers glisse sur la face palmaire, et le bord convexe sur le bord cubital de la main ; en un mot, cette introduction préalable de la main a pour but de mettre la paroi vaginale à l'abri du contact de l'instrument.

6° *Quel est le point du bassin sur lequel il faut d'abord introduire la cuiller*? Cette question est diversement résolue. Ainsi Baudelocque veut que dans presque tous les cas on dirige tout de suite la cuiller sur le point où elle doit rester après la jonction des deux branches. Levret (M. Velpeau admet à peu près le précepte de Levret) veut que les deux branches soient introduites sur le quart postérieur du bassin ; qu'une d'elles, dans les positions diagonales, soit laissée au-devant de la symphyse sacro-iliaque, mais que l'autre soit ramenée en avant, derrière la cavité cotyloïde qui répond au côté antérieur de la tête, en lui faisant parcourir d'arrière en avant toute la moitié latérale du bassin. Enfin, madame Lachapelle a proposé une méthode mixte, et qui tient un peu des deux précédentes. Les deux branches sont d'abord introduites au-devant du ligament sacro-sciatique ; la branche qui doit rester en arrière est poussée directement au-devant de l'articulation sacro-iliaque ; mais celle qui doit être portée en avant est ramenée d'emblée derrière la cavité cotyloïde de la manière suivante : « J'insinue l'extrémité de la cuiller au-devant du ligament sacro-sciatique ; puis, à mesure que j'enfonce, j'abaisse le crochet et je le ramène un peu entre les cuisses, jusqu'à l'incliner fort bas au-dessous du niveau de l'anus : par ce mouvement, je fais décrire à l'extrémité de la cuiller un mouvement de spirale que les doigts introduits dans le vagin dirigent et perfectionnent. Ce mouvement porte la cuiller en même temps en avant et en haut; il lui fait cerner la tête par un trajet oblique que représenterait une ligne étendue du ligament sacro-sciatique à la branche horizontale du pubis, et tracée à l'intérieur du bassin. » C'est, en définitive, la manière de faire de M. P. Dubois, et celle qui nous paraît la plus facile. Il faut se rappeler toutefois qu'elle n'est applicable que lorsque la tête est déjà engagée dans l'excavation. Nous verrons plus loin qu'au-dessus du détroit supérieur on applique les branches sur les côtés du bassin, sans s'inquiéter de la position de la tête. Enfin, quelques accoucheurs allemands veulent que, dans tous les cas, les cuillers soient placées sur les côtés du bassin, sans avoir aucun égard à la position de la tête. Ce précepte est forcément suivi quand la tête est élevée. Mais, dans la majorité des cas où elle est engagée dans l'excavation, mieux vaut la règle que nous avons donnée.

7° *La seconde branche est toujours introduite au-dessus et en avant de la première ;* de sorte que, dans quelques cas, la branche mâle se trouve au-dessus de la branche femelle, comme dans la figure 136 : il faut alors, pour articuler, dé-

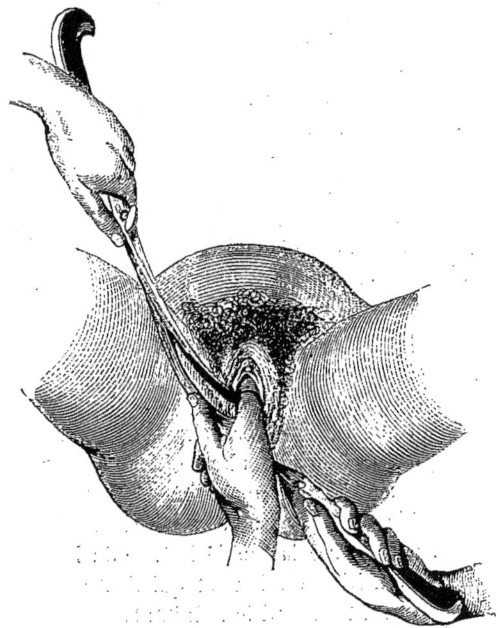

Fig. 136. — Introduction de la seconde branche.

croiser lentement les branches, en faisant passer la femelle au-dessus de la mâle. Dans ces derniers temps, on a voulu éviter ce décroisement des branches, et dans ce but, MM. Tureaux, Tarsitani et quelques autres, ont imaginé des forceps qui peuvent s'articuler, quelle que soit la position relative des branches. C'est sans doute un avantage, mais dont on a certainement exagéré l'importance (voy. page 985).

8° *Il ne faut jamais pousser les branches avec force.* — Les obstacles que l'on rencontre pendant leur introduction tiennent presque toujours à certains replis du cuir chevelu ou du vagin, dans lesquels l'extrémité de la cuiller vient s'engager, ou bien à ce que la cuiller, mal dirigée, n'est plus poussée dans la direction de l'axe du bassin, et vient en heurter les parois. On les surmonte facilement en variant un peu la direction de l'instrument, en portant le manche vers l'une ou l'autre cuisse, en l'abaissant ou l'élevant un peu. Toute violence peut être nuisible et est toujours inutile. Si c'est contre un des plis formés par les téguments du crâne qu'est venu s'arrêter le bec de la branche mâle, par exemple, on retirera un peu l'instrument et l'on rapprochera son manche de la cuisse droite, de manière à écarter un peu de la tête l'extrémité de la cuiller et de passer ainsi par-dessus l'obstacle ; si c'était, au contraire, contre un des plis transversaux du vagin, on rapprocherait le manche de la cuisse gauche pour faire glisser sur la tête l'extrémité vaginale.

La seconde branche est en général celle qui présente le plus de difficultés dans son introduction, et ces difficultés sont surtout prononcées quand on aurait dû l'introduire la première. Lorsque les tentatives faites avec prudence sont infructueuses, il ne faut pas hésiter à retirer les deux branches, et à commencer par celle que d'abord on avait voulu introduire la dernière. Mieux vaut recommencer deux, trois fois l'opération, que de lutter avec insistance contre des difficultés qu'on ne surmonte jamais sans compromettre plus ou moins gravement la vie du fœtus ou l'intégrité des organes maternels.

Pour retirer les branches introduites, il faut leur faire décrire en sens inverse la courbe qu'elles ont suivie pendant leur introduction, et le manche de la branche mâle, par exemple, sera graduellement relevé au-devant des pubis et couché obliquement au-dessus de l'aine gauche.

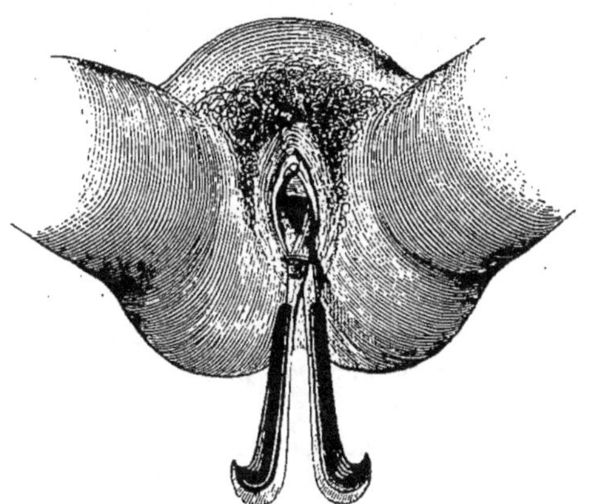

Fig. 137. — Forceps appliqué et articulé.

9° *Manière d'articuler.* — L'articulation est en général assez facile ; pour l'opérer, il suffit, dans les cas les plus simples, de rapprocher les deux branches introduites et d'engager le pivot dans la mortaise (voy. fig. 137) : un aide tourne alors celui-ci ; mais cela nécessite un parallélisme très-exact entre les deux portions du forceps, et malheureusement il n'en est pas toujours ainsi. Dans bien des cas, le pivot ne correspond pas exactement à la mortaise, soit parce que les deux branches se sont renversées sur leur face externe, ou seulement une d'elles ; soit parce que l'une est plus enfoncée que l'autre. Dans le premier cas, il faut, saisissant les manches à pleine main, redresser avec douceur les branches sur leur bord ; dans le second, il faut retirer ou enfoncer l'une d'elles. Mais jamais il ne faut mettre dans ces tentatives trop de force ; quand on éprouve trop de difficultés, cela tient à ce que l'instrument est mal appliqué, et mieux vaut mille fois retirer une des branches, et même toutes les deux, que de vouloir articuler quand même.

10° *Il faut s'assurer que la tête est bien saisie, et qu'elle est seule saisie par l'instrument.* — Il suffit, pour se convaincre qu'aucune partie des organes de la mère n'est pincée entre la tête et le forceps, d'exercer, après l'articulation, une certaine pression sur l'extrémité des manches. Si la femme n'accuse pas de douleur, on peut continuer sans danger l'opération ; dans le cas contraire, il faut désarticuler le forceps et chercher à dégager avec le doigt la partie pincée. Pour s'assurer que la tête est bien prise, il faut exercer sur le forceps quelques légères tractions sans trop serrer la tête : on sent alors qu'elle tient fortement.

11° *Les tractions doivent être pratiquées dans la direction de l'axe du bassin.* — Si la tête est au détroit supérieur, on tirera d'abord autant en bas et en arrière que possible : à mesure qu'elle descendra dans l'excavation, on relèvera peu à peu les branches de l'instrument, de manière qu'au moment où elle arrive au détroit inférieur, il se trouve dirigé en avant et un peu en bas : puis les tractions seront d'abord faites dans cette dernière direction ; mais pendant que la tête exécutera son mouvement d'extension, l'accoucheur relèvera l'instrument au-devant de la symphyse, puis au-devant de l'abdomen, de telle sorte, enfin, qu'après le dégagement complet de la tête, le forceps soit presque couché horizontalement sur la ventre de le femme.

Pour pratiquer les tractions, la main droite est placée à l'extrémité des cuillers et en dessus de l'instrument, la main gauche en avant de l'articulation et en dessous. Mais dès qu'on veut faire exécuter à la tête le mouvement de dégagement, en relevant l'instrument au-devant des pubis, il faut changer la position des mains, et placer la gauche toujours en avant du pivot, mais en dessus, et la droite en dessous de l'extrémité des branches.

Les tractions seront faites autant que possible pendant la douleur, et l'on engagera la femme à joindre la contraction des muscles abdominaux aux contractions de l'utérus et aux efforts de l'accoucheur. Lorsque la tête a franchi le détroit inférieur, qu'elle n'a plus à vaincre que la résistance des parties molles, et que la vulve est déjà largement entr'ouverte, il faut, en général, cesser toutes tractions et confier aux efforts de la nature le reste du travail. La présence de la tête à la vulve, par les ténesmes qu'elle occasionne, déterminera sûrement des contractions suffisantes. Contentez-vous alors de faciliter le mouvement d'extension en relevant, pendant les efforts de la mère, les branches au devant des pubis : la dilatation de la vulve, étant ainsi lente et graduée, s'opérera sans déchirure, surtout si vous avez bien soin de soutenir ou, mieux encore, de faire soutenir le périnée par un aide ; et cette déchirure vous l'auriez difficilement évitée si vous aviez continué les tractions. Madame Lachapelle conseille même de retirer l'instrument. Je pense qu'il vaut mieux le laisser en place, dans le double intérêt de la femme et de l'accoucheur : dans l'intérêt de la femme, car, dans certains cas, quelques tractions peuvent encore être nécessaires ; dans l'intérêt de l'accoucheur, car il pourrait passer, aux yeux de la femme et des assistants, pour un maladroit qui a manqué l'opération, si, dans un but de prudence et pour ménager les parties, il retirait l'instrument avant la complète sortie de la tête. Il faut donc le laisser en place, mais ne pas tirer, et laisser la femme expulser à la fois et le forceps et la tête.

Dans les cas difficiles, il faut sans doute tirer avec une certaine force, mais il faut se garder avec soin d'imiter certains accoucheurs qui, prenant un point d'appui en plaçant un pied contre un corps solide, se pendent pour ainsi dire aux branches du forceps sur lequel ils tirent de toute leur force. Il faut seulement tirer des bras ; le corps doit être tout prêt à résister à un glissement rapide de l'instrument, et c'est précisément en cela que l'application du forceps est quelquefois excessivement fatigante pour l'accoucheur.

12° *Dans les positions diagonales ou transversales, il faut imprimer à la tête un mouvement de rotation qui tourne la concavité des bords de l'instrument directement en avant.* — Ce mouvement de rotation doit être opéré pendant les tractions et en même temps que la tête se rapproche du détroit inférieur ou le franchit. Mais il n'est pas besoin d'efforts violents, et le plus souvent la tête tourne à mesure qu'elle descend, entraînant l'instrument dans sa rotation. Quelquefois même l'application d'une ou des deux cuillers suffit pour faire opérer ce changement.

ARTICLE III.

RÈGLES PARTICULIÈRES.

Le forceps peut être appliqué, avons-nous dit, dans les présentations du sommet, de la face et sur la tête restée seule après l'extraction du tronc. Nous avons à étudier cette application dans ces trois circonstances ; et, comme l'élévation plus ou moins considérable de la tête influe beaucoup et sur les procédés à suivre, et sur la facilité plus ou moins grande avec laquelle on les exécute, nous examinerons successivement les cas dans lesquels la tête est au détroit inférieur, engagée déjà au détroit supérieur, ou bien tout à fait au-dessus de ce détroit supérieur.

§ 1. — Application du forceps dans les positions du sommet quand la tête est arrivée au détroit inférieur.

Le sommet, arrivé au détroit inférieur, peut se trouver en rapport avec les divers points du pourtour de ce détroit, et, pour prévoir tous les cas possibles, nous admettrons huit positions principales. Ainsi l'occiput peut se trouver en rapport : 1° avec les deux extrémités du diamètre coccy-pubien (occipito-antérieure, occipito-postérieure) ; 2° avec les deux extrémités de chaque diamètre oblique (occipito-iliaque gauche antérieure, occipito-iliaque droite postérieure ; occipito-iliaque droite antérieure, occipito-iliaque gauche postérieure); 3° enfin, avec les deux extrémités du diamètre transverse (occipito-iliaque gauche transversale, occipito-iliaque droite transversale).

A. *Position occipito-antérieure.* — Dans cette position, l'occiput est placé derrière ou sous la partie inférieure de la symphyse des pubis : les côtés de la tête répondent aux côtés du bassin. La branche mâle sera introduite la première, parce que c'est elle qui doit se trouver en dessous pour l'articulation. Saisie par la main gauche, soit comme une plume à écrire, soit et mieux encore à pleine main, mais toujours assez près du pivot, la branche mâle est couchée obliquement au-devant de l'aine droite, et quelques doigts de la main droite étant préalablement introduits dans les parties, on présente l'extrémité de la cuiller à la vulve dans la direction de son axe, puis on fait glisser l'instrument sur la face palmaire des doigts, et à mesure qu'on poussse la cuiller dans le vagin, on abaisse peu à peu le manche de l'instrument entre les cuisses de la femme, en le rapprochant de la ligne médiane, de manière à bien diriger son extrémité dans la direction de l'axe de l'excavation. Celle-ci est ainsi portée du même coup sur le côté de la tête et sur le côté du bassin, où elle doit, en définitive, se trouver placée. Pendant ce mouvement, le bord convexe de la cuiller doit appuyer et glisser sur le doigt annulaire de la main qui est dans le vagin, en même temps que sa surface concave doit porter exactement sur la convexité de la tête et en suivre les contours. Pour l'introduction de la branche femelle, on procède absolument de la même manière. Quelques doigts de la main gauche sont d'abord introduits sur le côté droit du bassin. La branche femelle, saisie par la main droite, est couchée au devant de l'aine gauche, et l'extrémité de la cuiller, appuyée sur la face palmaire de la main gauche, est présentée à l'ouverture vulvaire ; à mesure qu'on fait pencher le bec de l'instrument, on abaisse peu à peu son manche en le rapprochant encore de la ligne médiane, et on le porte enfin sur le côté droit du bassin avec les précautions indiquées pour la première branche.

Quand les deux branches sont introduites à la même hauteur, elles doivent être parallèles, et le pivot correspond exactement à la mortaise. L'articulation est alors facile.

La tête est au détroit inférieur, les premières tractions doivent donc être faites dans la direction de l'axe de ce détroit, c'est-à-dire un peu en bas et en avant. Puis, dès que l'occiput s'est dégagé au-dessous du ligament sous-pubien et que la tête commence à exécuter son mouvement d'extension, l'accoucheur relève peu à peu l'instrument au devant de la symphyse et de l'abdomen.

B. *Position occipito-postérieure.* — L'application des cuillers et leur articulation se font comme dans le cas précédent. Quoique la tête soit au détroit inférieur, il ne faut pas tirer dans la direction de l'axe de ce détroit : dans ces positions occipito-postérieures, en effet, c'est l'occiput qui doit venir le premier se dégager au-devant de la commissure antérieure du périnée (voy. *Accouchement naturel*). Pour obtenir ce résultat, il faut, dès le début des tractions, relever un peu en haut les branches de l'instrument, afin de fléchir fortement la tête et de faire en sorte que les tractions portent particulièrement sur la grosse extrémité de la tête. Lorsque l'occiput est arrivé au niveau de la commissure périnéale, on cesse toute traction, ou bien, si besoin est, on tire légèrement en abaissant le manche de l'instrument au-devant de l'anus.

On doit procéder à l'extraction de la tête avec une très-grande lenteur, car le périnée, fortement distendu, fait une voussure considérable au niveau de l'occiput et se déchirerait infailliblement, si l'on voulait extraire trop rapidement la tête. Cette extraction est beaucoup plus pénible que lorsqu'il s'agit d'une position occipito-antérieure; elle nécessite plus d'efforts, exige beaucoup de soins et de prudence, si l'on veut éviter toute déchirure.

C. *Position occipito-iliaque gauche antérieure.* — Dans cette position, un des côtés de la tête regarde en avant et à droite, l'autre en arrière et à gauche; une des branches sera donc appliquée en avant et à droite, l'autre en arrière et à gauche, puisque nous avons dit que les cuillers devaient être appliquées sur les côtés de la tête. La branche postérieure, que nous devrons appliquer la première, sera en même temps à gauche; c'est donc la branche qui s'applique toujours sur le côté gauche du bassin, c'est-à-dire la branche mâle, que nous appliquerons la première. La branche mâle, saisie par la main gauche, sera couchée au devant de l'aine droite; l'extrémité de la cuiller, placée au devant du ligament sacro-sciatique gauche, sera poussée directement en arrière au devant de l'articulation sacro-iliaque, pendant que l'accoucheur, abaissant le manche, le rapprochera de la ligne médiane. Il est bien important, en abaissant l'instrument entre les cuisses de la femme, de maintenir la cuiller renversée légèremeut sur sa face convexe.

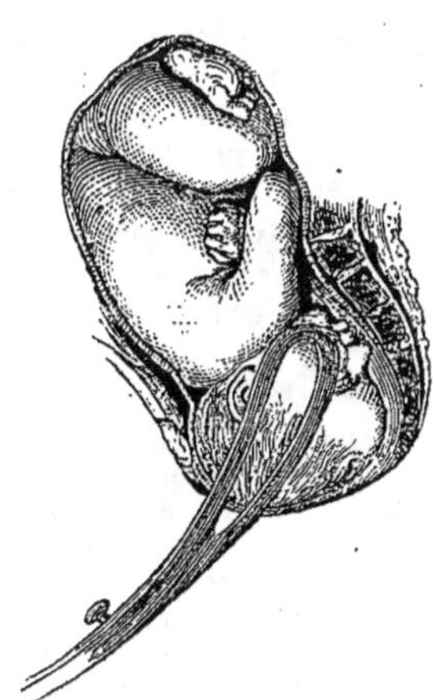

FIG. 138.

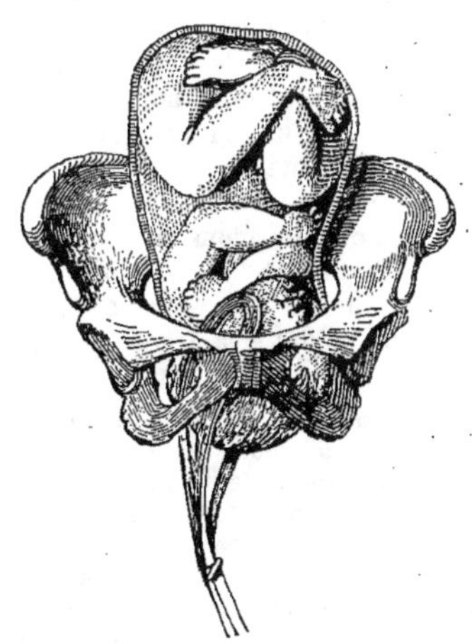

FIG. 139.

Une fois introduite, la branche est confiée à un aide, qui la reporte un peu vers la face interne de la cuisse gauche.

La branche femelle doit être placée derrière la cavité cotyloïde droite où correspond le côté de la tête. C'est elle qui doit exécuter le mouvement de spirale que nous avons décrit dans les généralités. L'accoucheur, la saisissant avec la main droite, présente l'extrémité de la cuiller au devant du ligament sacro-sciatique droit, la fait pénétrer dans cette direction de 2 à 3 centimètres, puis tout à coup il change la position de la main droite et prend la branche en dessus, et abaissant fortement le manche de l'instrument sur la face interne de la cuisse gauche, fait basculer la cuiller qui se porte d'emblée du ligament sacro-sciatique droit derrière la cavité cotyloïde du même côté (voy. fig. 139).

Puis on procède à l'articulation. Dès les premières tractions, il faut imprimer à la tête son mouvement de rotation qui doit ramener l'occiput derrière, puis sous la symphyse pubienne. L'opération se termine ensuite comme dans le premier cas (A.).

D. *Position occipito-iliaque droite postérieure*. — L'application du forceps est absolument la même que dans le cas précédent. Les branches sont encore appliquées, l'une en arrière et à gauche, l'autre en avant et à droite (voy. fig. 139). La concavité des bords étant dirigée vers le front, qui doit être ramené vers la symphyse, le mouvement de rotation a pour but de ramener le front derrière la symphyse des pubis, et l'occiput dans la concavité sacrée et l'accouchement se termine comme dans la position primitivement occipito-postérieure (B.).

Les efforts qu'on est obligé de faire sont parfois si considérables, que quelques opérateurs ont pensé qu'il serait préférable, quand on rencontre de grandes difficultés, d'imprimer au forceps un mouvement de rotation sur son axe, pour faire tourner la tête dans l'excavation, comme elle tourne quelquefois elle-même tout spontanément, et de faire rouler, par conséquent, l'occiput d'arrière en avant pour le ramener d'abord sur le côté du bassin, puis enfin jusque derrière les pubis. Cette pratique a rencontré de nombreux adversaires; on lui reproche de faire exécuter à la tête plus d'un quart de rotation pendant que le tronc est immobilisé par le resserrement de l'utérus, d'exposer ainsi à des lésions mortelles qui se produiraient dans la région cervicale de la colonne vertébrale. Ces reproches sont plus théoriques que vrais, et nous avons cherché à les réfuter dans un autre travail (*Accouchements*, par Lenoir, Sée et Tarnier). D'ailleurs, les faits cliniques sont venus démontrer que dans une position occipito-postérieure, on peut ramener l'occiput en avant et extraire un enfant vivant (¹).

(¹) Une jeune femme primipare, arrivée sans accident au terme de sa grossesse, fut prise des premières douleurs, le 29 octobre, à neuf heures du soir. Les douleurs, quoique faibles, étaient assez rapprochées pour l'empêcher de dormir toute la nuit. A six heures du matin, le 30, je trouvai le col complétement effacé, et les bords amincis circonscrivaient un orifice du diamètre d'une pièce de 50 centimes; les douleurs se répétaient toutes les dix minutes. Je constatai une présentation du sommet, mais je ne pus distinguer la position. Les contractions persistèrent pendant toute la journée du 31, mais aussi faibles et aussi éloignées. A quatre heures du soir, elles devinrent plus vives et plus rapprochées. A huit heures, l'orifice offrait le diamètre d'une pièce de 2 francs. Les membranes plates et appliquées sur la tête me permirent de constater que la suture bipariétale était directement antéropostérieure, et *à plusieurs reprises* je sentis manifestement la fontanelle antérieure qui correspondait directement en avant et à peu près au tiers supérieur de la face postérieure des pubis. J'avais affaire, chose qui ne m'était jamais arrivé, à une position *occipitosacrée directe*, engagée au tiers supérieur de l'excavation. J'espérai la conversion spontanée en position diagonale postérieure, mais inutilement, car, malgré des contractions très-fréquentes et très-énergiques, le lendemain 31, à six heures, les choses étaient dans

Quand dans une position occipito-iliaque postérieure, on éprouve de grandes difficultés pour abaisser l'occiput en arrière, on est donc autorisé à le ramener en
avant. Pour obtenir ce résultat, on imprime au forceps un mouvement de rotation,
qui porte d'abord l'occiput sur le côté du bassin en position occipito-iliaque transversale. A ce moment l'une des cuillers se trouve directement en avant et l'autre
directement en arrière, si l'on a primitivement saisi la tête d'une oreille à l'autre ;
on désarticule alors l'instrument, on en retire les branches pour les appliquer de
nouveau comme s'il s'agissait d'une position occipito-iliaque transversale primitive ;
nous dirons dans l'un des paragraphes suivants, comment il faut procéder à cette
application. (Voy. *Application du forceps dans les positions transversales.*) Quelques
opérateurs ne craignent cependant pas de compléter le mouvement de rotation sans
désarticuler le forceps, qui se trouve alors anormalement dirigé la petite courbure
en arrière, la grande courbure convexe en avant, la branche à pivot ramenée à droite
et la branche à mortaise à gauche, sans qu'il en résulte de grands inconvénients si
l'opérateur est habile. Néanmoins, c'est là une direction pour laquelle le forceps de
Levret n'est pas fait.

E. *Position occipito-iliaque droite antérieure.* — C'est la branche femelle
qu'il faut ici appliquer la première au-devant de l'articulation sacro-iliaque

le *statu quo*. L'orifice offrait le diamètre d'une pièce de 5 francs. A midi, la dilatation
était presque complète ; à deux heures enfin, la tête devint diagonale : je constatai très-
positivement la fontanelle antérieure en avant et à gauche, et j'espérai que ce mouvement
de rotation allait se compléter, mais il n'en fut rien. Je rompis les membranes. Il s'écoula
à peine une ou deux cuillerées de liquide. A quatre heures, la fontanelle antérieure me
parut se rapprocher davantage de l'extrémité gauche du diamètre transverse, et je fis espérer à la pauvre patiente qu'elle approchait du but ; mais malheureusement, au lieu de
continuer à se porter en arrière, la fontanelle antérieure subit un mouvement en sens
inverse, et, malgré les efforts que je tentais pour la repousser, elle revint en avant se
placer à peu près au niveau du milieu de la branche horizontale des pubis ; elle ne
bougea plus. A dix heures du soir, les choses étant dans le même état, je me décidai à
appliquer le forceps, autant dans l'intérêt de la mère, dont les forces étaient épuisées, et
qui me suppliait de la délivrer, que dans l'intérêt de l'enfant.

La tête était alors très-près du détroit inférieur. Le forceps fut appliqué sans difficulté
sur les côtés de la tête. Je tirai dans le but de dégager l'occiput au devant du périnée,
mais les contractions utérines étaient faibles ; la femme, épuisée de fatigue, n'aidait nullement les efforts utérins, et, réduit ainsi aux seuls efforts de traction que j'exerçais avec
l'instrument, il me fut impossible de faire cheminer la tête. Malgré tous mes efforts, je
ne pus vaincre la résistance très-grande du périnée, qui était très-épais et très-dur. Mes
efforts furent complétement infructueux. En abandonnant l'opération, il ne me restait
qu'à me confier aux efforts, hélas ! bien impuissants de l'organisme, ou à pratiquer la
crâniotomie. J'avais assez attendu pour constater l'impuissance de la nature, et d'ailleurs
une expectation plus prolongée n'était pas sans danger pour la mère et l'enfant ; et, avant
d'en venir à la crâniotomie, je voulus voir s'il ne me serait pas possible de ramener l'occiput en avant. Je cessai mes tractions et imprimai au forceps une rotation sur son axe ;
entraînant la tête dans ce mouvement, j'eus bientôt dirigé la concavité des bords de
l'instrument vers la face interne de la cuisse gauche. Je retirai alors l'instrument et
constatai que la suture longitudinale était complétement transversale. Introduisant la
branche femelle en arrière et à droite, je m'en servis comme d'un levier, et parvins, à son
aide, à ramener l'occiput presque derrière la cavité cotyloïde droite. La branche mâle
fut alors portée derrière la cavité cotyloïde gauche. Le forceps articulé après avoir dé-
croisé les branches, je ramenai l'occiput, d'abord derrière, puis sous la symphyse des
pubis, et terminai l'extraction de la tête par le mouvement d'extension ordinaire.

L'enfant naquit dans un état évident de congestion. Je laissai saigner le cordon avant de
le lier ; il fut assez promptement ranimé. Quinze jours après il était fort et bien portant.
Les suites de couches ont été heureuses, et la mère s'est promptement rétablie. Le travail avait duré cinquante heures.

droite ; c'est la branche mâle dont la cuiller, placée d'abord au devant du ligament sacro-sciatique gauche, décrira le mouvement de spirale indiqué, et viendra
se placer derrière la cavité cotyloïde gauche. Les manches seront ensuite décroi-
sés. Le mouvement de rotation s'exécutera de droite à gauche, et ramènera l'occiput derrière les pubis.

F. *Position occipito-iliaque gauche postérieure.* — Les branches seront introduites dans le même ordre et de la même manière que dans le cas précédent.
Le mouvement de rotation se fera dans le même sens, et ramènera le front derrière la symphyse pubienne.

Dès lors l'accoucheur, relevant un peu l'instrument au devant des pubis, cherchera à dégager l'occiput le premier au devant de la commissure antérieure du
périnée. Après ce dégagement, il abaissera l'instrument au devant de l'anus pour
faire éprouver à la tête son mouvement d'extension.

En cas de difficultés, pour dégager l'occiput en arrière, on pourrait faire tourner
la tête en sens inverse et ramener l'occiput derrière les pubis ; suivre, en un mot, la
même conduite que celle que nous avons indiquée pour la position occipito-iliaque
droite postérieure (D.). Il est bien entendu qu'ici on ferait tourner la tête d'arrière
en avant et de gauche à droite, dans le sens qu'elle suit ordinairement dans l'accouchement naturel.

G. *Position occipito-iliaque gauche transversale.* — Dans cette position
l'occiput répond à l'extrémité gauche du diamètre transverse ; un des côtés de la
tête regarde directement en avant, l'autre directement en arrière. La branche
postérieure sera encore celle que nous appliquerons la première. Pour distinguer
ici quelle sera la branche qu'il faut placer en arrière, il faut prévoir le côté du
bassin vers lequel, après le mouvement de rotation, sera tourné le côté de la tête
qui est en arrière. Il est évident que ce mouvement de rotation devant toujours,
dans les positions transversales, ramener l'occiput en avant, le côte de la tête qui
est en arrière, et par conséquent la branche qui sera placée en arrière, seront,
dans le cas qui nous occupe, dirigés vers le côté gauche du bassin : c'est donc la
branche qui s'applique toujours sur le côté gauche, c'est-à-dire la branche mâle,
qu'il faut appliquer ici la première. La branche mâle sera donc poussée d'abord
au devant de l'articulation sacro-iliaque gauche ; puis, lorsqu'elle sera arrivée à
la hauteur convenable, on la repoussera, en appuyant sur son bord concave, avec
les doigts, qui sont dans les parties, au devant de la face antérieure du sacrum.

La branche femelle sera d'abord portée, à l'aide du mouvement de spirale, derrière la cavité cotyloïde droite ; puis, appuyant fortement sur son bord convexe,
la main cherchera à le repousser derrière la ligne médiane de la symphyse des
pubis.

L'étendue du mouvement de rotation doit engager l'accoucheur à l'opérer lentement et avec douceur.

Lorsque la tête est en position transversale, elle est quelquefois assez élevée dans
l'excavation, quoique ayant déjà en grande partie franchi le détroit supérieur. Or,
quand la tête est ainsi élevée, il est très-difficile d'appliquer une des branches en

avant, l'autre en arrière. On est même, dans certains cas, obligé de placer les cuillers sur les côtés du bassin, c'est-à-dire de saisir la tête du front à l'occiput. C'est toujours là une circonstance fâcheuse. Cependant voici ce qui peut arriver : l'application des cuillers suffit quelquefois seule pour donner à la tête une direction diagonale et même complétement antéro-postérieure ; mais, lorsque ce mouvement ne s'est pas exécuté au moment de l'introduction des branches, il s'exécute souvent pendant leur articulation ou pendant les premières tractions. Enfin, la tête peut quelquefois franchir le détroit inférieur en position transversale ; mais, arrivée à l'anneau vulvaire, elle tourne alors dans l'intervalle des cuillers ; ou, comme je l'ai vu plusieurs fois, elle entraîne avec elle l'instrument dans son mouvement de rotation, de telle façon que l'occiput étant tourné en avant, la concavité des bords du forceps est dirigée de côté. Quelques personnes conseillent, dans ce dernier cas, de retirer l'instrument dès que la tête n'a plus à vaincre que la résistance des parties molles, ou, si besoin est, de le réappliquer sur les côtés de la tête. Je pense qu'il vaut mieux ne retirer que la branche sous-pubienne dont la présence peut s'opposer au mouvement d'extension, mais laisser la *branche* périnéale dont, au besoin, on peut se servir comme d'un levier pour aider à ce mouvement d'extension.

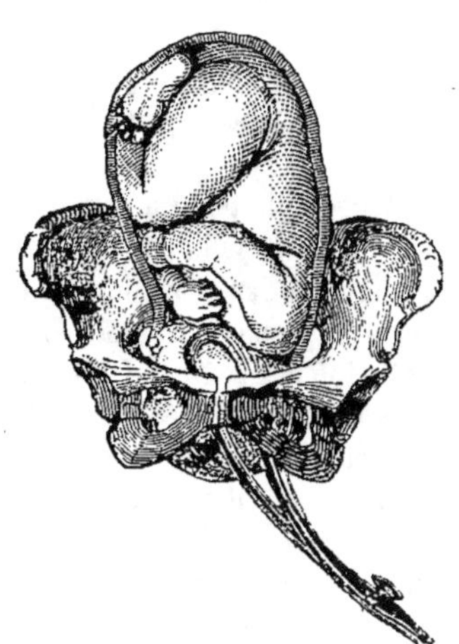

Fig. 140. — Forceps appliqué dans la position occipito-iliaque gauche transversale.

La difficulté que l'on éprouve à appliquer le forceps sur les bosses pariétales, dans les positions transversales engagées dans l'excavation, devient assez souvent (voyez plus bas) une impossibilité, quand la tête est arrêtée au détroit supérieur ou au-dessus de ce détroit. Pour rendre possible l'application bipariétale, M. Baumers (de Lyon) a fait construire un nouveau forceps, que j'ai eu l'occasion d'essayer, et qui me paraît résoudre la difficulté que nous signalons. Je me suis convaincu que l'application bipariétale des cuillers, impossible avec le forceps ordinaire, est quelquefois facile avec celui de M. Baumers, et je crois devoir le conseiller dans les positions transversales. (Voyez, pour plus de détails sur cet instrument et sur le procédé de son application, la *Gazette médicale* des 14 et 21 juillet 1849.)

Du reste, cette modification de M. Baumers est tout à fait semblable à celle qu'a proposée Uytterhoeven. Ce chirurgien belge fit confectionner, il y a quarante ans, dit M. van Huevel, un forceps courbé par devant sur ses faces, comme les autres le sont sur les bords. (Voyez l'atlas joint à l'édition belge de cet ouvrage, fig. 194.)

H. *Position occipito-iliaque droite transversale.* — Dans cette position, l'application du forceps ne diffère presque pas de celle que nous venons de décrire ; seulement, c'est la branche femelle qui sera introduite la première et en arrière. Le mouvement de rotation se fera de droite à gauche et d'arrière en avant ; puis, l'occiput étant arrivé derrière la symphyse pubienne, on terminera l'accouchement de la même manière que dans le cas précédent.

§ 2. — Applications du forceps dans les positions du sommet, quand la tête est seulement engagée au détroit supérieur.

Lorsque la tête est engagée et fixée au détroit supérieur, de telle façon que le sommet occupe la partie supérieure de l'excavation, les règles qui doivent diriger l'opération dans l'application du forceps sont les mêmes que celles que nous venons de proposer comme applicables, lorsque la tête est descendue jusqu'au détroit inférieur. Nous ferons remarquer toutefois que l'élévation de la tête rend, plus que jamais, nécessaire l'introduction de toute la main dans l'excavation ; que l'accoucheur doit placer avec soin l'extrémité de ses doigts entre la tête et le pourtour du col, afin d'être bien sûr que la cuiller, glissant sur la face palmaire de la main, pénétrera dans l'intérieur de la cavité utérine ; que, puisque la tête est plus élevée, il faut que les branches de l'instrument soient poussées assez avant dans les parties pour pouvoir suffisamment l'embrasser ; qu'enfin, puisque la tête n'a pas encore franchi le détroit supérieur, il faut que les premières tractions soient faites dans la direction de l'axe du détroit supérieur, c'est-à-dire, autant que possible, en bas et en arrière.

Si les règles théoriques ne changent pas, il ne faut pas croire que les difficultés soient les mêmes. La hauteur de la tête rend l'application du forceps beaucoup moins facile et beaucoup moins sûr. Il est difficile d'appliquer les branches du forceps sur les côtés de la tête, dans les positions diagonales, mais surtout dans les positions transversales. En un mot, plus la tête est élevée et plus nous retrouvons des difficultés et des dangers que nous allons signaler, dans l'application du forceps sur une tête mobile au-dessus du détroit supérieur.

§ 3. — Applications du forceps dans les positions du sommet, quand la tête est mobile au-dessus du détroit supérieur.

Lorsque la tête est encore au-dessus du détroit supérieur, plusieurs circonstances peuvent nécessiter l'intervention de l'art ; et, comme la nature de ces causes de dystocie influe sur le procédé opératoire à employer pour terminer l'accouchement, nous devons ici en tenir compte.

L'intervention de l'art peut être rendue nécessaire par un accident qui menace les jours de la femme ou la vie de l'enfant, comme hémorrhagie, convulsions, chute du cordon, etc. ; ou bien par un obstacle dû au rétrécissement du bassin ou à un volume excessif de la tête. Dans le dernier cas, l'application du forceps peut être convenable, pourvu que la disproportion qui existe entre les dimensions du bassin et celles de la tête ne soit pas trop considérable. Nous avons vu, en effet (voy. *Vices de conformation du bassin*), que toutes les fois que le bassin avait au moins 8 centimètres dans son plus petit diamètre, on pouvait espérer terminer l'accouchement à l'aide du forceps. Mais lorsque, le bassin étant bien conformé, un accident rend urgente la terminaison du travail, est-ce à la version ou à l'application du forceps qu'il faut avoir recours ? Nous n'hésitons pas ici à préférer la version pelvienne ; et comme cette opinion n'est pas admise par tout le monde, nous croyons devoir emprunter à madame Lachapelle les motifs de notre préférence.

L'application du forceps sur une tête encore au-dessus du détroit supérieur est une opération difficile et dangereuse. *Difficile*, car 1° la hauteur de la tête rend le diagnostic de la position difficile, et fait que souvent on agit en aveugle ; 2° la mobilité de la tête fait qu'elle fuit devant l'instrument, et qu'elle est assez souvent saisie seulement par le bout du forceps, ou bien seulement par un de ses bords ; de sorte que, dès les premières tractions et les premières résistances, elle glisse entre les cuillers comme un noyau de cerise que l'on presse entre les doigts ; 3° enfin, il est impossible à cette hauteur d'appliquer les cuillers sur les côtés de la tête : celle-ci, en effet, se trouve ordinairement placée en position diagonale, et même souvent transversale ; il faudrait, pour nous conformer au précepte généralement donné, qu'une des cuillers fût appliquée en avant, l'autre en arrière : or, c'est ce qui est impossible, car la courbure des axes du bassin empêche le forceps de s'enfoncer, si les branches ne sont pas introduites sur les côtés (¹). *Dangereuse*, avons-nous dit, car la prise de la tête étant mal assurée par suite des difficultés que nous venons de mentionner, l'instrument peut glisser sur la tête ; et si ce glissement a lieu brusquement et pendant de fortes tractions, les bords du forceps peuvent, agissant sur le col comme un instrument sciant, le couper plus ou moins profondément.

Nous préférons donc la version dans le cas qui nous occupe. Un cas, cependant, nous paraît exiger l'application du forceps : c'est celui où l'utérus très-fortement rétracté sur le tronc de l'enfant après l'écoulement complet du liquide amniotique, rendrait impossibles l'introduction de la main et l'évolution du fœtus : heureusement que, pendant cette contraction violente de l'organe, la tête, fortement fixée sur le détroit, serait très-peu mobile.

En résumé, l'application du forceps au-dessus du détroit supérieur nous paraît

____

(¹) Quand on veut appliquer le forceps sur les côtés de la tête, le périnée repousse en avant le forceps, et lui donne une obliquité telle, par rapport au détroit supérieur, qu'il n'y a plus, entre les cuillers, assez d'espace pour contenir la plus petite tête. La tête, placée au-dessus du détroit supérieur, a son grand diamètre placé à peu près dans la direction de l'axe du détroit ; comme ce grand axe de la tête doit être placé suivant l'axe des cuillers, il faudrait donc que cet axe du forceps fût lui-même placé dans la direction de l'axe du détroit supérieur, et, par conséquent, que le point de jonction de l'instrument pût être repoussé au delà de la pointe du coccyx. Or, c'est ce que la résistance du périnée rend évidemment impossible, quand on persiste à placer une branche derrière le pubis, l'autre au devant du sacrum : et c'est ce qui oblige à saisir la tête du front à l'occiput dans les positions transversales, et d'une bosse coronale à une bosse occipitale dans les positions diagonales. Le forceps de M. Baumers peut dans quelques cas remédier à ces difficultés.

devoir être réservée pour les cas de vice de conformation du bassin et les cas de rétraction très-forte du corps de l'utérus.

Manuel opératoire. — A moins que la position ne soit directement antéro-postérieure, ce qui est excessivement rare, on renonce à appliquer les cuillers sur les bosses pariétales, et on les dirige sur les côtés du bassin. Mais il est fort rare qu'on suive ce précepte dans la pratique et qu'elles soient réellement placées sur les deux extrémités du diamètre transversal : quand, en effet, la tête est diagonale, tout naturellement les cuillers sont dirigées vers les deux extrémités d'un des diamètres obliques. Eh bien ! dans les positions franchement transversales, il en est presque toujours ainsi, alors même que le chirurgien veut les placer sur les côtés du bassin : à cette hauteur, en effet, et surtout dans les rétrécissements sacro-pubiens qui sont les plus ordinaires, la tête est presque toujours en position trans-versale : or, suivant la remarque de Rhamsbotham et de Simpson, malgré le pré-cepte formel de diriger les cuillers sur les côtés du bassin, on voit après l'accou-chement que la tête n'a pas été saisie du front à l'occiput. Presque toujours les traces de chaque branche se retrouvent sur une des bosses occipitales et sur la bosse coronale opposée : ce qui prouve évidemment que, malgré lui, l'accou-cheur a placé l'instrument dans une position oblique. Naturellement, en effet, si la tête est transversale, le grand diamètre de la tête répond au diamètre trans-versal du bassin. Or, celui-ci étant rétréci d'avant en arrière, les cuillers ne pourront se placer facilement qu'autant qu'on les dirigera l'une derrière la ca-vité cotyloïde, l'autre au devant de la symphyse sacro-iliaque : seuls points où la tête laisse un espace vide. C'est donc cette direction que dans tous les cas il faut leur donner.

Aussitôt après l'application du forceps, il serait bon, dans la plupart des cas, de lier les crochets ensemble avant de commencer à tirer. Les tractions seront faites d'abord autant en arrière que possible, et l'on relèvera le manche de l'in-strument à mesure que la tête descendra dans l'excavation. La tête, saisie d'une bosse coronale à une bosse occipitale opposée, arrivera bientôt jusqu'au détroit inférieur. Il est possible qu'en parcourant ainsi toute l'excavation, la tête tourne dans l'intervalle des cuillers, et se place en position antéro-postérieure; mais il peut arriver aussi que cette conversion spontanée n'ait pas lieu. Si alors l'obstacle existe seulement au détroit supérieur, et que les efforts utérins paraissent devoir suffire à la terminaison prompte du travail, il faut retirer l'instrument et confier le reste à la nature; mais, dans le cas contraire, on devrait, je crois, chercher à ramener les branches sur les côtés de la tête, ou bien à les réappliquer en se con-formant aux préceptes que nous avons indiqués pour leur application sur une tête arrivée au détroit inférieur. Il est évident qu'à l'aide du forceps de M. Baumers, on éviterait ce dernier inconvénient.

§ 4. — Application du forceps dans les positions de la face.

Lorsque la face se présente, la tête, au moment où l'intervention de l'art est nécessaire, peut être arrivée au détroit inférieur, être seulement engagée au détroit supérieur, enfin être mobile encore au-dessus du détroit supérieur.

1° *La tête est au détroit inférieur.* — Si la tête et le bassin ont leurs dimensions normales, la face ne peut être arrivée au détroit inférieur qu'en position mento-antérieure directe ou du moins légèrement diagonale (voy. *Mécanisme de l'accouchement par la face*). L'application du forceps ne diffère en rien, dans ces trois cas, de celle que nous avons décrite dans les positions correspondantes du sommet. Nous croyons donc inutile d'y revenir. Mais, sans être au niveau du détroit inférieur, la face peut être descendue fort avant dans l'excavation, et le mouvement de rotation qui, dans tous les cas, doit ramener le menton sous la symphyse des pubis, peut être complet, incomplet ou nul. Nous pourrons donc avoir à appliquer le forceps dans une des positions mento-antérieure ou pubienne, mento-iliaque gauche ou droite antérieure, mento-iliaque gauche ou droite transversale.

Puisque, dans l'accouchement par la face, il est absolument nécessaire que le menton soit ramené vers le pubis, c'est toujours vers le menton que doit être dirigée la concavité des bords de l'instrument ; du reste, il faut toujours appliquer la branche postérieure la première.

Pour donner un exemple, supposons la face fortement descendue dans l'excavation, et placée en position mento-iliaque gauche antérieure.

En se conformant aux règles déjà décrites, la branche mâle sera placée en arrière et à gauche au devant de la symphyse sacro-iliaque gauche, la branche femelle derrière l'arc antérieur droit du bassin. Une fois articulé, l'instrument aura la concavité de ses bords dirigée en avant et à gauche. On lui imprime alors un mouvement de rotation de gauche à droite et d'arrière en avant, de manière à ramener le menton derrière la symphyse. On tire directement en avant et un peu en bas pour forcer le menton à se dégager au-dessus du pubis, et, après avoir opéré ce dégagement préliminaire du menton, on relève peu à peu le forceps en exerçant des tractions modérées pour faire éprouver à la tête son mouvement de flexion ou de dégagement.

2° *La tête est engagée au détroit supérieur.* — La face peut se trouver placée dans tous les rapports possibles avec les différents points du détroit supérieur. Si le menton est en rapport avec des points de la moitié antérieure du bassin, l'application du forceps peut être faite et ne présente ici rien de particulier. Mais si la face est en position mento-postérieure, la version pelvienne ou la version céphalique devront être préférées toutes les fois qu'elles seront possibles. Il est évident, en effet, que le forceps une fois appliqué, on devrait chercher à ramener le menton derrière la symphyse des pubis ; or, il est à craindre que le tronc maintenu par la contraction utérine ne participe pas au mouvement de rotation imprimé à la tête par l'instrument, d'où résulterait la luxation atloïdo-axoïdienne.

Un seul cas, avons-nous dit, oblige à avoir recours à l'instrument, c'est celui où la face, placée en position mento-postérieure, est tellement engagée dans l'excavation, qu'il est impossible de la refouler au-dessus du détroit supérieur pour opérer la version céphalique ou la version pelvienne. Dans ce dernier cas, nous appliquerons donc le forceps pour soustraire la femme au danger qui la menace, non, disions-nous dans les précédentes éditions, dans le but de ramener le menton en avant, mais seulement avec l'intention de fléchir la tête et de convertir la position de la face en position du sommet. Pour cela, les cuillers étant portées sur les côtés de la tête, on tirera en arrière autant que possible, afin d'agir prin-

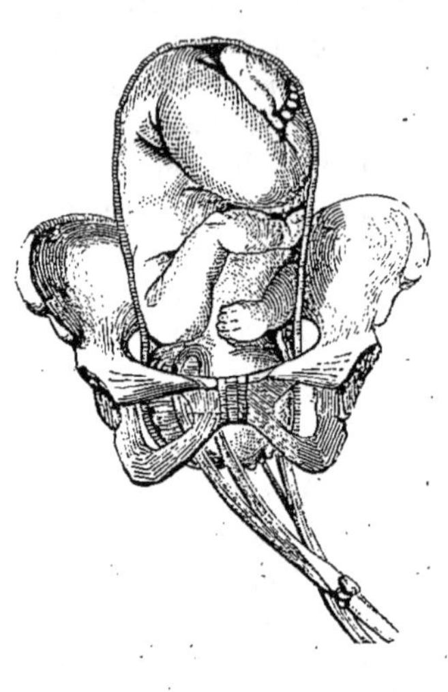

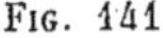

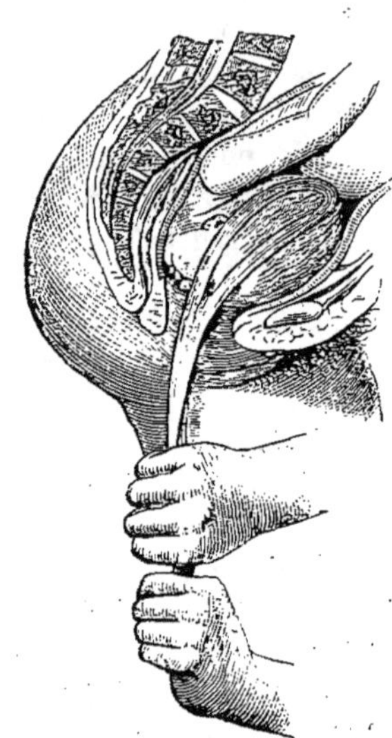

Fig. 141.   Fig. 142.

cipalement sur le vertex, jusqu'à ce que l'occiput ait été abaissé au-dessous de la symphyse des pubis. Si la position était mento-sacrée directe, on devrait imprimer à la tête un mouvement de rotation qui, avant toute traction, porterait le menton dans la grande échancrure ischiatique droite ou gauche. Tel est le procédé qui nous paraissait le plus sûr il y a quelques années. Cependant j'avais déjà fait remarquer qu'au dire de M. Mascaret (*Thèse*, p. 84), M. P. Dubois en propose un autre : il se demande s'il ne serait pas possible de convertir une position mento-postérieure en mento-antérieure. On pourrait objecter, dit-il, qu'on ferait exécuter à la tête un mouvement de rotation trop considérable, et que si le tronc ne tourne pas en même temps, on pourra tordre le cou de l'enfant; mais si l'on ne réussit pas, on ne peut, ajoute M. Dubois, que faire la perforation du crâne, et par conséquent sacrifier l'enfant : le premier moyen lui paraît donc préférable. Du reste, le menton pourrait se dégager sous la branche ischio-pubienne sans qu'il soit nécessaire de l'amener immédiatement sous les pubis. Je sais que ce procédé a réussi quelquefois, et tout récemment M. Blot me disait avoir trois fois terminé l'accouchement en ramenant le menton en avant.

Peut être que la forme de l'instrument est ici une des principales causes de la difficulté que l'on rencontre, et qu'en se servant d'un forceps droit la manœuvre deviendrait plus facile. Ce conseil qui, je crois, a été donné par M. P. Dubois, mérite d'être pris en considération.

M. Danyau a lu, en 1850, à l'Académie, un mémoire dans lequel il donne la préférence à ce procédé; seulement il conseille, quand il ne se sert pas du forceps droit, de diriger, à l'exemple de Champion, la courbure des bords vers le menton. Il dit avoir réussi plusieurs fois, et même avoir pu amener des enfants vivants.

Tout récemment encore, nous avons pu, M. Danyau et moi, convertir à l'aide du forceps une position mento-postérieure en mento-antérieure, et nous avons eu un enfant vivant. Il est vrai que, dans ce cas, la face avait commencé sa rotation de telle sorte, qu'au moment de l'application du forceps, il était assez rapproché de l'extrémité droite du diamètre transverse. Ces faits, depuis quelques années surtout, se sont donc assez multipliés pour ne pouvoir être considérés comme exceptionnels; et, si le menton est exactement en rapport avec la symphyse sacro-iliaque, si surtout il a déjà éprouvé un léger mouvement en avant, on peut très-raisonnablement espérer que cette rotation spontanée secondera celle que le forceps imprimera lui-même au menton, et que l'extraction pourra se terminer en position mento-pubienne, le tronc ayant, sous l'influence des contractions uté-rines, participé au mouvement imprimé à la tête par l'instrument.

Mais il ne faut pas oublier que, dans les positions mento-postérieures directes, ce mouvement de rotation exagéré peut tuer le fœtus. J'en ai cité un exemple. Il ne faut pas oublier surtout que, malgré l'habileté de l'accoucheur, il a été souvent impossible; que MM. Dubois, Danyau, Cazeaux et beaucoup d'autres n'ont pu réussir; que Smellie lui-même, qui depuis longtemps avait déjà donné le conseil de ramener le menton en avant, a souvent échoué. En consultant, en effet, le volumineux recueil d'observations qu'il a publié, je n'ai trouvé que quatre cas de présentation de la face fortement engagée dans l'excavation en po-sition mento-postérieure; dans tous, il essaya d'abord de repousser la tête, et, ne pouvant y parvenir, il eut recours au forceps. Eh bien, sur ces quatre faits, un seul lui permit de ramener le menton en avant; dans un autre, il ne put que fléchir la tête avec l'instrument, et parvint seulement à dégager le vertex et l'occiput les premiers en dessous des pubis; dans les deux autres, il eut forcé-ment recours aux crochets aigus; il en fut de même dans un cas qui lui fut com-muniqué par un de ses anciens élèves. Ainsi, sur cinq cas, un seul permit la rotation en avant; dans tous les autres, elle fut impossible.

Est-il convenable de dire qu'après l'insuccès d'une tentative de rotation, la crâniotomie soit la seule ressource? Je ne le pense pas, et je crois prudent de tenter auparavant la flexion de la tête par le forceps. J'ai eu par ce dernier pro-cédé un enfant vivant. Smellie a réussi aussi, après avoir inutilement cherché à ramener le menton en avant. On a d'autres observations semblables dans les jour-naux de médecine. C'est donc une ressource qu'il faut se réserver avant d'en venir à la crâniotomie.

Dans l'appréciation qu'on veut faire des procédés divers qui ont été indiqués pour terminer l'accouchement dans ces cas difficiles, il ne faut pas être trop exclusif. L'expérience démontre, en effet, que celui qui réussit dans un cas échoue dans l'autre, sans qu'il soit possible de se rendre un compte exact de ces différences ; souvent même, après les avoir inutilement employés tous, on est obligé d'en venir à la crâniotomie.

Je crois surtout que, pour bien juger de l'utilité de chacun d'eux, il faut tenir grand compte, au moment d'opérer, du rapport exact du menton avec le plan postérieur, de l'énergie des contractions et de la tendance que paraît avoir la tête à exécuter son mouvement de rotation. La position mento-postérieure presque directe, l'immobilité de la tête et la persistance de cette position après un travail longtemps prolongé, la faiblesse des contractions qui succède si souvent à cette durée exagérée du travail, sont évidemment des conditions défavorables à la rotation artificielle.

En résumé : appliquer le forceps ; tenter d'abord la rotation en faisant coïncider ses efforts avec la contraction utérine ; chercher à fléchir la tête en cas d'insuccès ; pratiquer la crâniotomie si l'on échoue.

3° *La face est encore au-dessus du détroit supérieur.* — L'application du forceps ne doit être tentée que lorsque la version pelvienne est tout à fait impossible. La face, en effet, est le plus souvent, comme on le sait, placée en position transversale. D'un autre côté, nous avons démontré qu'à cette hauteur les cuillers sont nécessairement appliquées sur les côtés du bassin : une d'elles, par conséquent, porterait sur le vertex, l'autre sur le cou de l'enfant, et la pression que celle-ci exercerait sur cette dernière partie compromettrait sûrement la vie du fœtus. Nous avions donc raison de dire que le forceps ne doit être introduit qu'autant qu'on ne peut faire autrement, et encore, dans ce dernier cas, faudrait-il essayer, à moins de se servir du forceps de M. Baumers, de convertir la position de la face en position du sommet à l'aide de la version céphalique, et appliquer le forceps sur cette position du sommet.

§ 5. — Application du forceps sur la tête retenue encore dans les parties le tronc étant à l'extérieur.

L'application du forceps est rarement indispensable quand, après la version pelvienne ou l'accouchement naturel par le pelvis, la tête est retenue dans les parties de la mère. Presque toujours la main seule suffit pour l'extraire. Cela est vrai dans la plupart des cas où l'extension de la tête est la seule cause des difficultés ; mais si le dégagement manuel n'a pas réussi, ou s'il existe un rétrécissement du bassin, il est évident que le forceps peut être très-utile, quoi qu'en dise madame Lachapelle.

Lorsque l'application de l'instrument est jugée nécessaire, les règles de la manœuvre sont à peu près les mêmes que dans les positions du sommet ; c'est encore sur les côtés de la tête, autant que possible, qu'il faut placer les cuillers, c'est toujours vers le point qui doit être ramené sous la symphyse des pubis que doit être dirigée la courbure des bords, etc. Nous ajouterons toutefois que l'instrument doit être insinué sur le plan sternal du fœtus ; qu'ainsi on doit faire relever le tronc du côté vers lequel est tourné l'occiput, directement en avant et en haut dans les positions occipito-pubiennes, en avant et à gauche dans les positions occipito-iliaques gauches antérieures, etc., etc. Les branches une fois introduites suivant les règles, on doit, en général, chercher à dégager la tête par un mouvement de flexion qui a pour centre la nuque placée tantôt au-dessous de la symphyse des pubis, tantôt au devant de la commissure antérieure du périnée. Dans un seul cas, peut-être, on serait autorisé à appliquer le forceps sur le plan dorsal du fœtus, et à dégager la tête par un mouvement de rotation. Nous voulons parler du cas où la face est venue en dessus, l'occiput étant en arrière. La manœuvre qu'a conseillée madame Lachapelle ne réussit pas toujours ; il n'a pas toujours été possible à tous les praticiens d'être aussi heureux que l'habile sage-femme, et de retourner la face dans la concavité du sacrum, et force a bien été alors d'appliquer l'instrument. Eh bien ! nous pensons, avec M. Velpeau, qu'on pourrait, se rappelant les faits cités par MM. Eckard et Michaelis, chercher, par des tractions bien dirigées, à faire d'abord dégager l'occiput au devant de la commissure antérieure du périnée, et à compléter par l'extension le dégagement de la tête.

Mais un cas beaucoup plus difficile peut se présenter : la tête peut être arrêtée au-dessus du détroit supérieur, soit par un état d'extension auquel on n'a pu remédier par la manœuvre de madame Lachapelle, soit par un rétrécissement du bassin assez peu considérable pour permettre par lui-même l'application du forceps. Smellie, Baudelocque, aussi heureux qu'habiles, ont réussi dans cette application ; mais, malgré l'autorité de ces grands noms, combien ne doit-ont pas être effrayé par des cas semblables, lorsque des hommes comme Dewees ont toujours échoué ! Que d'obstacles en effet ! Sans parler de la difficulté que le tronc, remplissant l'orifice vulvaire, apporte dans l'opération, ne doit-on pas remarquer : 1° que lorsque la tête est dirigée transversalement relativement au bassin, ce qui arrive souvent, l'inclinaison du détroit supérieur rend impossible (Dewees,

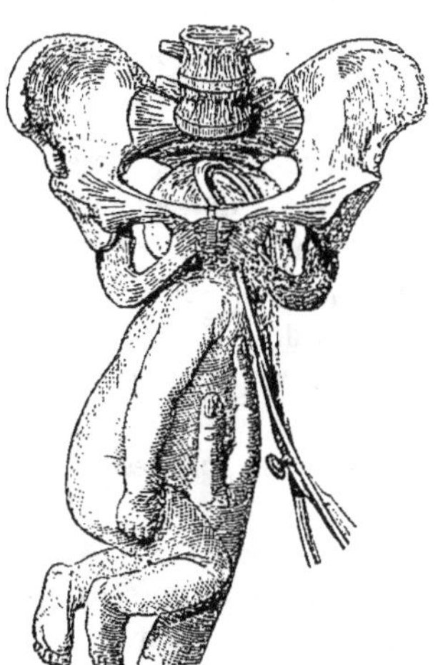

Fig. 143.

Lachapelle) l'application des cuillers sur les côtés de la tête ; 2° que le diamètre vertical de la tête se trouvera nécessairement placé dans la direction de l'axe des cuillers, et que celles-ci se trouveront nécessairement sur les deux extrémités d'un grand diamètre, ce qui compromet beaucoup le succès de l'opération ; 3° qu'enfin l'élévation, la position de la tête, font souvent qu'elle n'est saisie qu'incomplétement par l'instrument, et que celui-ci, dès les premières tractions, peut glisser et déchirer les parties de la mère. C'est pourtant la ressource extrême qu'il faut tenter, lorsque les tractions compatibles avec la vie du fœtus ont été infructueuses. Les règles de la manœuvre sont fort simples : faire relever le tronc vers le point que regarde l'occiput; abaisser autant que possible le menton pour remédier à l'extension de la tête; appliquer les cuillers sur les côtés du bassin, et tirer enfin en suivant autant que possible la direction des axes pelviens.

Si la base du crâne se présentait à la suite de la détroncation volontaire ou involontaire de la tête, il faudrait, si le bassin était assez bien conformé, appliquer le forceps, après avoir pris la précaution de disposer convenablement la tête, c'est-à-dire, l'avoir placée de telle façon qu'elle offrît ses plus petits diamètres au plan du bassin, et que son diamètre occipito-mentonnier fût dans la direction des axes. S'il y avait un vice de conformation trop considérable, le forceps céphalotribe nous paraîtrait seul applicable. (Voy. *Crâniotomie.*)

§ 6. — Considérations générales sur l'emploi du forceps.

Instrument éminemment utile quand il est employé à propos et par des mains habiles, le forceps peut causer les désordres les plus graves quand il est mal dirigé ou appliqué dans des cas où son usage n'est pas indiqué. Il est donc bien important, en finissant cet article, de préciser les cas dans lesquels il peut être employé avec avantage. Cette espèce de revue nous donnera l'occasion d'apprécier les conseils qui ont été donnés à ce sujet, et de faire bien comprendre le mode d'action de cet instrument.

Le forceps a été conseillé : 1° dans les cas de position inclinée ou irrégulière de la face et du sommet, qui, ne se corrigeant pas spontanément, n'ont pu l'être avec la main seule; 2° dans les cas où il existe une disproportion entre les dimensions de la tête et celles du bassin, que cette disproportion tienne à un volume excessif de la tête ou à un rétrécissement du bassin; 3° dans les cas où un accident, de nature assez grave pour compromettre la vie de la mère et du fœtus, survient pendant le travail, et où la version n'est plus possible; 4° enfin, dans les cas où la tête, arrivée sur le plancher du bassin, est arrêtée par la résistance des parties molles, ou par la brièveté du cordon.

1° *Positions inclinées du sommet ou de la face.* — Nous l'avons déjà dit, l'application du forceps nous paraît ici préférable à celle du levier quand l'impuissance de la nature a été bien constatée par une attente de sept ou huit heures.

La rétraction de l'utérus rendrait la version trop difficile.

La terminaison prompte du travail nous paraît, en effet, exigée dans le double intérêt de la mère et de l'enfant, et le forceps peut seul procurer ce résultat. Du reste, les positions inclinées latéralement ou pariétales étant presque toujours transversales, il est inutile d'ajouter, après ce que nous avons dit plus haut, que les branches seront appliquées sur les côtés du bassin, et que la tête exécutera probablement, en descendant dans l'excavation, un mouvement de rotation (¹),

---

(¹) C'est ce qui arriva chez une dame de la rue Saint-Paul, auprès de laquelle je fus appelé par M. le docteur Ducros. Il était sept heures du soir. Les membranes étaient rompues depuis huit heures du matin. La tête placée en position occipito-iliaque transversale, inclinée sur son pariétal antérieur, n'avait pas avancé d'un millimètre depuis le matin, et

qui la replacera dans une position antéro-postérieure. En agissant ainsi, on éviterait, suivant la remarque de Dugès, les difficultés d'une application antéro-posté-rieure quant au bassin, et le danger d'une application bipariétale quant au fœtus. Il faut remarquer, en effet, que si l'inclinaison était considérable, une des cuillers contondrait le haut du cou.

2° *Rétrécissement du bassin*. — C'est à 8 centimètres que nous avons fixé la limite ordinaire de l'application du forceps. Au delà, la réduction que l'on peut espérer obtenir dans les diamètres de la tête ne sera pas, en général, assez considérable pour lui permettre de traverser le diamètre rétréci du bassin. Il résulte, en effet, des expériences de Baudelocque que, lorsque le forceps est appliqué sur les deux extrémités du diamètre bipariétal, on ne peut obtenir, sans compromettre la vie de l'enfant, plus de 9 à 11 millimètres de réduction. Or, le diamètre bipariétal a, sur une tête bien conformée, 9 centimètres à 9 centimètres et demi; en supposant qu'on le réduise de 1 centimètre, il conservera encore 8 centimètres au moins.

Quelques praticiens ayant vu, dans des cas où le bassin offrait moins de 8 centimètres, la tête se mouler peu à peu à la forme et aux dimensions de la cavité pelvienne sous l'influence des seuls efforts de la matrice, ont pensé que l'art pouvait faire alors ce que la nature fait quelquefois seule, que le forceps pouvait obtenir la même réduction dans les diamètres de la tête, et que dès lors l'instrument devait toujours être utile dans les rétrécissements au-dessous de 8 centimètres. Mais ils ont comparé deux faits complétement dissemblables. Sans aucun doute, les efforts expulseurs ont pu pousser la tête à travers certains bassins qui n'avaient que 7 à 7 centimètres et demi, mais ce résultat n'a été obtenu qu'après un travail de trente, quarante, soixante heures même; la pression à laquelle la tête a été soumise a été une pression lente et graduée à laquelle le cerveau a pu peu à peu s'habituer. La réduction obtenue par le forceps est, au contraire, le résultat d'une pression qui n'a duré qu'une demi-heure, qu'une heure au plus. Or, tout le monde sait que certaines tumeurs, dont le développement demande plusieurs années, peuvent exister à l'intérieur de la boîte crânienne sans produire aucun accident, tandis qu'une gouttelette de sang subitement épanchée détermine instantanément la paralysie. La pression qu'exerce le forceps, pression presque instantanée, peut donc tuer le fœtus, bien qu'elle n'obtienne qu'une réduction moindre que celle obtenue quelquefois par la nature après plusieurs heures de travail.

Lorsque le bassin a plus de 8 centimètres, le forceps peut être très-utile; mais on a, je crois, mal apprécié la nature des services qu'il rend alors, en le considérant tout à la fois comme un instrument de traction et comme un instru-

était si peu engagée au détroit supérieur, que je fus obligé d'introduire presque toute la main pour reconnaître la position. Les eaux étaient complétement écoulées; je tentai vainement la réduction. L'application du forceps, pratiquée comme je viens de l'indiquer, eut le plus heureux résultat. La tête descendit, tourna dans l'intervalle des cuillers, et en moins de cinq minutes l'enfant fut extrait. Il cria immédiatement après sa naissance. La mère a eu les suites de couches les plus heureuses.

ment de pression propre à réduire les dimensions de la tête. Le forceps n'agit ici que comme un instrument de traction. Le plus souvent, en effet, le rétrécissement existe au détroit supérieur et porte spécialement sur le diamètre antéro-postérieur de ce détroit. La tête, retenue au-dessus, est placée en position transversale ou diagonale, mais le plus souvent transversale ; car elle a toujours de la tendance à offrir ses plus grands diamètres aux plus grands diamètres du bassin. C'est donc alors le diamètre bipariétal qui correspond au plus petit diamètre ; d'où il résulte que c'est sur les deux extrémités du diamètre bipariétal qu'il faudrait que fussent appliquées les cuillers du forceps. Or, nous avons démontré que cela n'était possible dans aucun cas ; mais cette impossibilité est encore plus évidente dans le cas de rétrécissement. Car, suivant la remarque du docteur Collius, si le diamètre sacro-pubien n'a que 8 centimètres, il sera impossible d'y placer un instrument qui, lorsque ses branches sont rapprochées, laisse encore entre chacune d'elles un intervalle de près de 9 à 9 centimètres et demi.

Le forceps sera donc appliqué latéralement. Mais qui ne voit qu'alors la pression qu'il exercera portera sur le diamètre occipito-frontal ; et si les expériences de Beaudelocque ont prouvé que la tête, aplatie dans un sens, ne s'allongeait pas sensiblement dans l'autre, au moins ne peut-on pas admettre que la réduction obtenue dans le diamètre occipito-frontal diminue en même temps le bipariétal qui lui est perpendiculaire ? Comment donc agit le forceps ? Évidemment, il n'est encore ici qu'un instrument de traction dont les efforts, se joignant aux contractions de l'utérus, tendent à engager la tête dans l'excavation, et par conséquent à engager les bosses pariétales dans le diamètre antéro-postérieur ; c'est par la résistance opposée par le pubis et le sacrum qu'est comprimé le diamètre bipariétal : c'est le bassin lui-même qui est ici l'agent compresseur, et non point le forceps qui ne peut agir que par les tractions qu'il facilite. La pression exercée par l'instrument serait certainement plus nuisible qu'utile, en s'opposant à l'allongement que le diamètre occipito-frontal peut subir pendant la réduction violente obtenue dans le diamètre bipariétal. Cette manière de considérer le forceps a cet avantage qu'elle démontre l'inutilité, si ce n'est le danger, des efforts violents que pratiquent certains accoucheurs pour comprimer la tête et réduire son volume. Quand la tête est bien embrassée par l'instrument, il suffit de le serrer assez pour qu'il ne glisse pas pendant les tractions. Si jamais le forceps peut agir comme instrument de réduction, c'est uniquement lorsque la tête est arrêtée par un rétrécissement du diamètre bi-ischiatique.

Les limites que nous venons d'assigner à l'application du forceps sont la conséquence d'expériences sur le cadavre des faits le plus généralement observés ; mais, nous aurons l'occasion de le prouver plus loin, ces limites n'ont rien d'absolu. Lorsque le bassin rétréci offre moins de 8 centimètres dans son plus petit diamètre, on se trouve encore presque forcément conduit à tenter une application du forceps avant d'en venir à la crâniotomie ou à la symphyséotomie (voy. *Symphyséotomie*), et plusieurs fois on a réussi à extraire un enfant vivant alors que le bassin n'offrait que 7 centimètres, par exemple.

Mais dans les cas de rétrécissements, le forceps est-il la seule ressource avant de recourir à une opération sanglante ? Nous l'avons longtemps pensé ; et, malgré l'impression qu'avait faite sur notre esprit la lecture des observations de madame Lachapelle, nous partagions, sur ce point important de pratique, l'opinion de la plupart des accoucheurs français, et nous proscrivions la version pelvienne dans les cas de rétrécissements, excepté dans les bassins obliques-ovalaires dans lesquels, de l'aveu de tous, elle offre d'incontestables avantages.

La publication récente de MM. Simpson et Radfort nous a fait examiner de nouveau la question.

« En lisant les observations de rétrécissements, dit M. Simpson, j'ai été frappé de ce fait, que, chez certaines femmes mal conformées, le travail avait été beaucoup plus facile et plus heureux quand l'enfant s'était présenté par les pieds, que lorsque la tête s'était offerte la première. Dans plusieurs cas même, dans lesquels la crâniotomie aurait été nécessaire, la présentation des pieds ou une version pelvienne permirent de terminer l'accouchement dans une nouvelle grossesse. Smellie raconte cinq observations de ce genre. »

« D'après mes tableaux, dit madame Lachapelle, sur les quinze enfants extraits par le forceps pour un rétrécissement du bassin, sept ont vécu, huit sont morts ; tandis que sur vingt-cinq amenés par les pieds, seize ont vécu. » La proportion des succès est donc des deux tiers pour la version, et un peu moins de la moitié pour le forceps. « Ces résultats heureux de la version, ajoute l'illustre sage-femme, sont dus sans doute à la facilité plus grande avec laquelle on peut, durant les tractions sur l'extrémité pelvienne, diriger la tête du fœtus de manière à mettre son diamètre transversal en rapport avec le diamètre antéro-postérieur rétréci. Quand, au contraire, la tête se présente la première, elle est, il est vrai, le plus souvent placée transversalement ; mais elle peut être, à la rigueur, dans des rapports beaucoup plus défavorables, et que le forceps ne saurait en rien modifier. »

En supposant la tête transversalement placée au-dessus du rétrécissement sacro-pubien, traversera-t-elle plus facilement l'obstacle quand elle s'offrira par le sommet que lorsque l'extraction ou la sortie spontanée du tronc présentera la base du crâne au rétrécissement ? La théorie, sur ce point, paraît assez d'accord avec les faits rappelés plus haut. En effet, le tête, considérée dans son ensemble, représente un cône dont la base est constituée par le diamètre bipariétal qui offre 9 à 9 centimètres et demi, et le sommet par le diamètre bimastoïdien qui n'a que 7 centimètres et demi à 8 centimètres. Ce dernier diamètre est irréductible, tandis que le premier peut, sous l'influence d'une compression plus ou moins prolongée, être diminué de 1 et même de 1 centimètre et demi. Eh bien ! quand le sommet de la tête s'offre le premier, la base du cône qu'elle représente vient s'offrir à un diamètre plus étroit qu'elle, et les efforts de la matrice, ainsi que les tractions exercées sur le forceps, ne peuvent avoir qu'un résultat, c'est d'aplanir la voûte du crâne contre l'entrée du bassin, et par conséquent d'augmenter au lieu de diminuer le diamètre bipariétal. Si nous supposons, au contraire, que le cône représenté par la tête s'engage par sa pointe, c'est-à-dire par son diamètre bimastoïdien, les tractions pratiquées sur le tronc de l'enfant pourront avoir les résultats suivants : si le diamètre rétréci du bassin offre au moins 7 à 8 centimètres, il n'opposera aucun obstacle sérieux à l'engagement de ce diamètre bimastoïdien; dès lors, la résistance offerte par la symphyse pubienne et l'angle sacro-vertébral, exerçant une compression sur les côtés des bosses pariétales, tend à les rapprocher l'une de l'autre, c'est-à-dire à réduire le diamètre bipariétal, et la tête, sous l'influence des tractions de l'accoucheur, s'engagera dans la partie rétrécie du bassin, comme un coin dont la base est compressible. En un mot, dans la présentation du sommet, la résistance offerte par les os du bassin tend à diminuer le diamètre occipito-frontal ou occipito-mentonnier, tandis que dans les présentations podaliques, elle tend à diminuer le diamètre transverse, c'est-à-dire le seul qu'il soit important de réduire. (Simpson).

Parmi les conditions les plus dangereuses pour la mère et pour l'enfant, il faut incontestablement placer en première ligne la durée trop considérable du travail; car leur vie est d'autant plus compromise que la période d'expulsion se prolonge davantage; or la version offre encore pour M. Simpson l'immense avantage de terminer plus promptement l'accouchement. Quelle est, en effet, la conduite généralement suivie quand on propose d'appliquer le forceps dans des cas de rétrécissement ? On attend évidemment pour agir qu'on ait pu constater l'impuissance des efforts utérins, et ce n'est qu'après cinq, six ou huit heures d'expectation qu'on se sert de l'instrument; pendant ce temps la tête est violemment comprimée, et les organes maternels assez gravement contus pour exposer aux gangrènes, ou du moins à ces inflammations de l'utérus ou du tissu cellulaire du bassin qui compliquent si gravement les suites de couches. Lorsqu'on se propose de pratiquer la version, au contraire, on peut, dans biens des cas, choisir le moment le plus favorable : aussitôt après la rupture des membranes et la complète dilatation du col, l'art peut intervenir. L'expectation est de bien plus longue durée encore quand on est en présence d'un bassin dont le rétrécissement exige l'embryotomie; car, à moins d'avoir constaté la mort du fœtus, on attend, pour pratiquer l'opération, que l'enfant ait cessé de vivre, ou tout au moins que le travail ait duré assez longtemps pour qu'on ait des raisons de douter de sa viabilité.

En ne considérant que les intérêts de la mère, la version, permettant d'agir aussitôt après la rupture des membranes, serait donc préférable; mais en est-il de même relativement au fœtus ? Si l'on compare les résultats de la version podalique à ceux de l'embryotomie, la réponse est facile, car les faits cités par madame Lachapelle et par quelques auteurs laissent au moins espérer de sauver quelquefois l'enfant par la version, tandis que sa mort est la conséquence inévitable de l'autre opération. Mais le forceps, dans les limites rationnelles que nous avons fixées à son emploi, n'offre-t-il pas au fœtus des chances plus favorables que l'extraction par les pieds? Même à ce point de vue, madame Lachapelle, MM. Radfort et Simpson, n'hésitent pas à se prononcer pour la version. Tout en tenant compte des faits observés par l'illustre sage-femme, tout en admettant, avec les accoucheurs anglais, que la compression est moins nuisible pour le fœtus quand elle s'exerce sur les côtés de la tête, que lorsqu'elle tend à réduire le diamètre occipito-frontal, nous avouons ne pas partager leur préférence, lorsque le sommet de la tête se présente en position favorable. L'arrêt de la base du crâne au-dessus du rétrécissement, l'extension possible de la tête, le tiraillement que forcément les tractions, faites sur le tronc, feront subir à la région cervicale, la compression possible du cordon ombilical pendant tout le temps nécessaire à l'extraction de l'enfant, sont en effet pour ce dernier des conditions très-défavorables, et malheureusement fort à craindre pendant la version podalique. Mais lorsque avec un rétrécissement de 8 centimètres coïncide une présentation défavorable comme celles de la face ou du tronc, et qu'avant d'appliquer le forceps il faudrait d'abord opérer la version céphalique; ou lorsque le sommet de tête se présentant, celle-ci est placée de telle façon que son diamètre longitudinal répond au diamètre rétréci, nous sommes de leur avis, et préférons la version à l'application de l'instrument.

Lorsque le bassin n'offre que 7 à 8 centimètres dans son diamètre antéropostérieur, et que l'enfant, encore vivant, est placé dans des conditions défavorables au forceps que nous venons d'indiquer, nous croyons la version préférable.

Si, après plusieurs tentatives infructueuses, faites avec le forceps, sur une tête favorablement placée, on entend distinctement et régulièrement les battements du cœur, il faut, si le bassin a au moins 7 centimètres, tenter la version pelvienne avant d'en venir à la crâniotomie.

Nous ajouterons, avec madame Lachapelle, que la version est encore préférable à l'emploi de l'instrument, dans les cas où le détroit inférieur est transversalement rétréci, et que l'arcade pubienne est étroite et anguleuse. Lorsqu'en effet la tête sort la première, c'est l'occiput qui se dégage d'abord sous le pubis, dégagement qui devient fort difficile, parfois même impossible dans ce cas; quand, au contraire, l'extraction a lieu par les pieds, l'occiput vient se placer derrière les pubis, le front sort le premier au devant du périnée, et la *nuque seule* s'engage dans l'arcade pubienne.

Notre collègue, M. Joulin, a formulé une opinion beaucoup plus absolue. Il déclare, en effet, qu'on doit repousser la version et préférer le forceps toutes les fois qu'il pourra être appliqué, excepté dans les cas de bassin obliquement déformés. On trouvera dans le mémoire de cet auteur (*Du forceps et de la version dans les rétrécissements du bassin*) des expériences cadavériques d'une valeur incontestable ; mais, c'est bien à tort que, dans un historique très-bien fait d'ailleurs, M. Joulin a cru trouver dans les éditions précédentes de ce livre (Cazeaux, 1858) des contradictions à propos du sujet qui nous occupe. Ce reproche n'est pas fondé, et il suffit de consulter le texte complet pour lui rendre sa signification véritable. Nous y renvoyons le lecteur qui voudra juger par lui-même. La contradiction apparente n'est en réalité que de la réserve dans le jugement porté.

En résumé, lorsque le bassin est rétréci dans son diamètre sacro-pubien, on aura recours au forceps, si le sommet de la tête se présente en position transversale. La version pelvienne sera préférée : 1° dans les positions directement antéro-postérieures ; 2° dans les positions inclinées où irrégulières du sommet ; 3° dans les présentations de la face et du tronc ; 4° dans les rétrécissements du détroit inférieur qui se compliquent d'une étroitesse de l'arcade sous-pubienne.

Inutile de rappeler la distinction importante que nous avons établie pour les bassins obliques-ovalaires où la version sera la règle.

3° *Accidents*. — Pour faire la part du forceps dans les accidents qui nécessitent la prompte terminaison du travail, il nous suffira de rappeler les conditions dans lesquelles la version est praticable. Nous ne dirons rien de la dilatation du col qui est une condition nécessaire aux deux opérations. Si, au moment où la terminaison de l'accouchement est jugée nécessaire, la tête a franchi le col ou est trop avant engagée dans l'excavation, nous appliquerons le forceps ; si, au contraire, la tête est peu ou point engagée au détroit supérieur, la version sera préférée, à moins qu'il n'y ait un rétrécissement très-prononcé du bassin, ou que l'utérus, trop fortement rétracté, ne rende impossible ou trop pénible l'introduction de la main.

4° La *résistance des muscles du périnée* est une des causes les plus fréquentes de l'emploi du forceps. Sur dix applications, neuf sont pratiquées dans le but d'extraire une tête arrêtée depuis quatre, cinq, sept heures, par le plancher du bassin. Si, en effet, les moyens proposés (page 686) ont été sans résultat, l'application du forceps est la seule ressource. Mais peut-être encore ici les accoucheurs se sont-ils mépris sur le mode d'action de l'instrument. Tous ceux qui ont eu l'occasion de l'employer dans cette circonstance ont dû être frappés, comme je l'ai été moi-même, du peu d'efforts, qu'il est alors nécessaire de pratiquer pour opérer le dégagement de la tête. Celle-ci, malgré les contractions les plus énergiques, est arrêtée au même point depuis sept ou huit heures. Tous les efforts utérins sont venus se briser contre une résistance en apparence insurmontable. En s'armant de l'instrument, l'homme de l'art peut se croire obligé à employer de violents efforts ; et cependant, à peine quelques légères tractions sont-elles exercées, que cette grande résistance semble céder tout à coup ; les contractions utérines, si longtemps impuissantes, suffisent désormais, et l'on voit bientôt la femme chasser en même temps à l'extérieur et la tête et l'instrument. Certes, il en serait bien autrement si la cause de l'arrêt de la tête avait été tout entière dans un périnée trop résistant : on sait très-bien quels efforts il faut employer dans les cas où des brides, des cicatrices vicieuses, ont rendu ce périnée moins extensible. Sans doute cette résistance du plancher du bassin est la cause première de la difficulté, mais elle est loin d'être la difficulté tout entière.

Voici, à mon avis, comment les choses se passent : lorsque la tête, poussée par les contractions utérines, arrive sur le plancher du bassin, elle est déjà assez fortement fléchie ; mais tout le monde comprendra facilement que cet état de flexion augmentera d'autant plus que la contraction sera plus violente et le périnée plus résistant ; car cette tête, placée entre deux forces opposées, devra nécessairement se fléchir autant que possible sur le devant de la poitrine. Eh bien ! c'est cette flexion exagérée qui devient alors la plus sérieuse difficulté : dans cette position de la tête, en effet, la ligne rachidienne vient directement aboutir à l'occiput, et tout l'effort expulseur transmis par elle tend à abaisser l'occiput et à fléchir la tête; or, c'est par extension seulement que peut s'opérer son dégagement. Que fait alors le forceps ? C'est tout simple : dès les premières tractions il défléchit un peu la tête, la place dans une position plus favorable relativement au rachis, et rend ainsi aux contractions utérines toute leur efficacité; aussi suffisent-elles ensuite à la complète terminaison du travail. On le voit donc, la résistance du périnée est sans doute le cause première de l'arrêt de la tête ; mais dans l'immense majorité des cas, elle n'agit qu'en produisant une flexion exagérée, et dès que cette flexion existe, elle constitue à elle seule toute la difficulté : la preuve se trouve naturellement dans la facilité et la promptitude avec lesquelles l'accouchement se termine après que les premières et légères tractions exercées par l'instrument ont opéré un commencement d'extension.

5° Enfin, nous avons vu comment la brièveté du cordon pouvait devenir cause de dystocie. Le forceps est une ressource fâcheuse qu'il faudrait alors éviter ; mais on ignore le plus souvent la cause du retard, et, la connût-on, je ne vois pas ce qu'il y aurait de mieux à faire, si la tête était fortement engagée dans l'excavation.

L'époque du travail à laquelle il faut appliquer le forceps varie suivant la cause qui nécessite son application. Lorsque c'est un accident qui rend urgente la terminaison prompte du travail, et que le forceps est jugé nécessaire, le moment d'opérer est indiqué par la gravité de l'accident lui-même, et il faut évidemment intervenir aussitôt qu'on croit la vie de la femme ou de l'enfant en danger. Lorsque c'est un rétrécissement du bassin qui arrête la tête au-dessus du détroit supérieur, nous avons déjà dit qu'on pouvait, dans les cas ordinaires, attendre six, sept et même huit heures après la rupture des membranes et la complète dilatation du col; mais une expectation plus prolongée exposerait la femme et l'enfant aux plus graves dangers. Lorsque enfin l'arrêt de la tête est dû à une résistance des parties molles, la compression que la tête fœtale exerce sur les parois du vagin, et quelquefois même sur les parois de la matrice, peut, à la longue, déterminer la gangrène de ces parties, et exposer la femme aux fistules vésico- ou recto-vaginales, qui en sont souvent la conséquence. Le fœtus, trop longtemps comprimé, peut souffrir de cette compression et du trouble qu'elle apporte dans la circulation omphalo-placentaire; l'utérus, ayant épuisé ses forces contre des résistances qu'il ne peut vaincre, tombe dans un état d'inertie où il reste encore après la délivrance, et qui devient alors cause d'hémorrhagie; enfin, l'inflammation de l'utérus, des parois du vagin, peut se propager au péritoine après ou pendant l'accouchement même, et déterminer rapidement la mort. Tous ces dangers sont facilement prévenus par une application du forceps faite à propos; et s'il ne faut pas, à l'exemple de certains praticiens, abuser des instruments en y recourant trop vite, il ne faut pas davantage, trop confiant dans les efforts de la nature, s'en interdire complétement l'usage. Nous rappellerons ici ce que nous avons déjà dit de l'importance qu'il y a à distinguer la période du travail sur laquelle a porté la lenteur. Le temps écoulé avant la rupture des membranes ne peut avoir que peu d'influence sur la santé de la mère, et cette influence est nulle sur le fœtus : il n'y a donc rien à faire, alors même que le travail est commencé depuis trente à trente-six heures ; mais que, depuis cinq ou six heures, la tête, engagée profondément dans l'excavation, n'ait fait aucun progrès, il faut appliquer le forceps. Cette règle, applicable dans la plupart des cas, souffre pourtant d'assez nombreuses exceptions, et il est sans doute inutile d'ajouter que l'état de santé ou de maladie de la femme, la faiblesse ou l'énergie des contractions utérines, le ralentissement et l'intermittence ou l'irrégularité des pulsations fœtales, etc., devront faire retarder ou avancer le moment de l'intervention. On serait donc coupable de ne pas agir assez tôt ; mais on le serait tout autant en recourant trop vite à l'emploi des instruments.

Fréquence et appréciation générale de l'opération. — Comme pour la version pelvienne, il est fort difficile de se faire une idée exacte de la fréquence des cas qui peuvent requérir l'application du forceps ; car ces cas sont très-variables suivant les pays, et même suivant les accoucheurs de la même localité. Tel, en effet, appliquera le forceps là ou tel autre croira plus convenable de se servir du levier ou de pratiquer la version. Ainsi, si l'on consulte les statistiques dressées par Churchill, on trouve en Angleterre 120 cas de forceps sur 42 196 accouchements, ou environ 1 sur 351 ; tandis qu'en France, sur 44 776 accouchements, l'instrument a été employé 277 fois, ou environ 1 sur 162 ; et en Allemagne, 1702 fois sur 261 224 accouchements, ou environ 1 sur 153.

Il est encore plus difficile d'apprécier exactement la gravité de l'opération pour la mère et pour l'enfant ; car la plupart des relevés statistiques se contentent d'indiquer le nombre de mères et d'enfants qui ont succombé, sans préciser la cause qui a nécessité l'intervention de l'art ; et sans pouvoir, par conséquent, rien apprendre sur la gravité probable de l'opération dans un cas déterminé. Ainsi, le danger auquel sont exposés et la mère et l'enfant, lorsque la résistance des parties molles nécessite seule l'emploi du forceps, n'est pas comparable à celui qui les menace lorsque la tête est arrêtée par un rétrécissement du bassin. Le temps qui s'est passé depuis l'écoulement du liquide amniotique jusqu'au moment où l'art est intervenu, a dû avoir nécessairement une grande influence sur le résultat de l'opération : or, à l'exception du docteur Collins, dont les relevés, trop peu nombreux malheureusement, prouvent que la mortalité est d'autant plus considérable que l'opération est pratiquée plus tard, bien peu d'auteurs ont tenu note de cette particularité (¹).

Incontestablement, l'emploi du forceps ajoute aux dangers de l'accouchement (²). Outre qu'il est toujours fâcheux de troubler l'œuvre de la nature

---

(¹) Le docteur Collins donne pour les mères le résultat suivant : lorsque le travail fut terminé dans les vingt-quatre heures, une seule femme mourut sur 13 ; entre la 25ᵉ et la 30ᵉ heure, une mort sur 6 ; entre la 37ᵉ et la 48ᵉ, une mort sur 4 ; au delà de 48, une mort sur 2.

(²) La mortalité a été, dans les accouchements naturels, chez les mères de 1 sur 346, chez l'enfant de 1 sur 31 ; dans les accouchements terminés avec le forceps, elle a été pour les mères de 1 sur 22, et pour les enfants de 1 sur 4, 3.

quand elle s'accomplit régulièrement, l'application du forceps, en apparence la plus simple, peut être dangereuse pour la mère et surtout pour le fœtus. La déplétion trop rapide de l'utérus expose la femme aux hémorrhagies par inertie ; la dilatation des parties molles s'opère beaucoup moins régulièrement quand la tête est extraite par le forceps ; la rupture du périnée est aussi beaucoup plus à craindre, à moins d'apporter les plus grands ménagements dans l'extraction de la tête. Enfin je ne dirai rien des lésions du col, de la perforation du vagin, qu'il est toujours possible d'éviter en se conformant aux préceptes que nous avons donnés plus haut.

Aussi ne doit-on recourir à l'instrument que lorsque l'impuissance des efforts de la nature est bien constatée, et qu'on a la conviction qu'une expectation plus longtemps prolongée serait nuisible à la mère ou à l'enfant.

La position postérieure de la tête dans la présentation du sommet ajoute aussi aux difficultés et aux dangers de l'opération. Mais c'est surtout quand l'occiput est directement en arrière, ou en arrière et à gauche, que l'opération est plus laborieuse. J'ai déjà cité un cas de position postérieure directe dans lequel je fus obligé de ramener l'occiput en avant (page, 998 note). Dans deux autres cas où la position était diagonale gauche postérieure, le dégagement ne s'opéra qu'après les plus grands efforts. L'occiput avait exercé une si violente compression sur le plexus sciatique, que ces deux dames ressentirent longtemps après une douleur des plus vives dans le trajet du nerf sciatique, et l'une d'elles ne put marcher qu'après plus d'une année.

D'un autre côté, la compression que l'instrument exerce sur la tête du fœtus peut nuire à sa santé et parfois à sa vie, et nous devons principalement signaler les épanchements cérébraux, les fractures et les enfoncements des os du crâne, l'exophthalmie, la contusion, la déchirure et le décollement du cuir chevelu, la compression du cordon ombilical compris entre la tête et la branche du forceps, enfin la paralysie du nerf facial dont nous allons dire quelques mots.

M. Landouzy a, dans ces derniers temps, étudié avec soin la paralysie faciale qui succède souvent chez les nouveau-nés à une application du forceps ; M. P. Dubois avait également, dans ses leçons, signalé le fait. Cette paralysie, qui n'existe que d'un seul côté de la face, reconnaît pour cause la compression de la septième paire par une des branches de l'instrument. Cette compression du nerf facial, à sa sortie du trou stylo-mastoïdien, est rendue très-facile par l'absence presque complète de l'apophyse mastoïdienne et le peu de développement du conduit auditif. Elle est très-facilement reconnaissable immédiatement après la naissance. Ainsi, la commissure des lèvres est fortement déviée, l'aile du nez est moins ouverte et moins mobile que celle du côté sain ; les paupières du côté malade restent ouvertes, celles de l'autre côté restent closes ; tout un côté de la face est entraîné par l'autre, et cette difformité, exagérée par les cris de l'enfant, donne à sa figure un aspect très-bizare. Lorsque les cris ont cessé, si l'œil du côté sain est ouvert, il ne reste plus que des nuances fort légères et presque impossibles à saisir ; mais dès que les cris recommencent, le défaut de symétrie des traits se fait remarquer de nouveau. Cette différence entre les phénomènes de maladie, dans l'état de repos et dans l'état d'agitation de la face, est bien plus marquée que chez l'adulte affecté d'une hémiplégie de la face. Cette différence est frappante, surtout dans le moment qui précède les pleurs : il y a alors des alternatives de repos et d'agitation qui font passer tour à tour la face de l'enfant par les états qui viennent d'être décrits. Au bout de huit à dix jours, ces symptômes ont beaucoup diminué, et peu à peu l'équilibre finit par s'établir entre les deux côtés. Quand la compression du nerf a été légère, l'hémiplégie dure beaucoup moins et disparaît quelquefois au bout de quelques heures; mais, dans le cas opposé, elle peut persister pendant deux mois. Jusqu'à présent elle n'a jamais été suivie de la mort, et elle s'est toujours heureusement terminée, bien qu'on n'ait employé contre elle aucune médication active.

Soustraire l'œil à l'action de la lumière, favoriser la succion que la paralysie d'un côté rend quelquefois difficile, en donnant à l'enfant une nourrice dont le mamelon est bien formé, telles sont les seules précautions à prendre dans ce cas.

§ 7. — Du rétroceps.

Pour quiconque a l'habitude des accouchements, le forceps est un instrument excellent; chaque fois qu'on l'emploie on doute qu'aucune invention de ce genre puisse jamais rendre des services aussi nombreux et aussi évidents. Toutefois il est nécessaire de déterminer avec soin les cas dans lesquels il est applicable, il faut le manier avec une certaine habileté, et malgré tout on doit s'attendre à échouer quand les obstacles sont trop grands. A l'impossible nul n'est tenu, pourrait-on dire du forceps.

Le docteur Hamon, aujourd'hui médecin à la Rochelle, aux prises avec les difficultés de la pratique, a porté un jugement contraire au nôtre et à celui de tous les accoucheurs ; bien moins frappé des avantages que des inconvénients ou de l'insuffisance du forceps, il déclare que cet instrument est très-imparfait, difficile à appliquer, à articuler, impropre à opérer sur la tête des tractions bien dirigées et par conséquent efficaces. En un mot, le forceps serait, d'après notre honorable confrère, un assez mauvais instrument dont on ne pourrait tirer parti qu'avec une très-grande habileté, « *une arme tellement dangereuse, d'un si difficile emploi, que les* » *accoucheurs, mêmes les plus habiles, ne peuvent se résoudre à en faire usage que* » *lorsqu'il y a réellement péril en la demeure. Voilà cependant où nous en sommes,* » *hélas! dans la dernière moitié de ce siècle de progrès et de lumière!* » (Dr Hamon.)

Je m'inscris en faux, de toutes mes forces, contre un pareil jugement, qui pourrait égarer les jeunes médecins et leur faire perdre la confiance légitime qu'ils doivent accorder au forceps. Je dois cependant rendre cette justice à M. Hamon qu'il ne s'est pas épuisé en de stériles récriminations, il s'est mis courageusement à l'œuvre et il a imaginé un instrument nouveau auquel il a donné le nom de *rétroceps*, ou de *forceps asymétrique*. L'invention faite, comment s'étonner que l'inventeur ait été sévère jusqu'à l'injustice pour le forceps, indulgent jusqu'à l'aveuglement pour le rétroceps !

Le rétroceps se compose de deux cuillers étroites, fortement courbées sur le plat, supportées par deux tiges assez courtes qui s'articulent sur un manche transversal commun. L'instrument, dans son ensemble, ressemble au *léniceps* de M. Mattei; il présente ceci de particulier que la branche gauche est supportée par une tige arrondie qui pivote dans le manche, où l'on peut la fixer définitivement dans toutes les positions possibles, quels que soient l'inclinaison de la cuiller gauche

et ses rapports avec la branche droite. Dans le forceps, les deux cuillers, au moment de l'articulation, doivent être symétriquement placées aux deux côtés du bassin ;
dans le rétroceps, l'articulation se fait sans que la branche gauche ait besoin d'être
placée en regard de sa congénère ; quelle que soit l'asymétrie, l'articulation peut
se faire en fixant la tige dans le manche et cela dans toutes les inclinaisons possibles (forceps asymétrique).

La femme est placée sur un lit comme pour une autre opération obstétricale. Les
deux cuillers sont introduites séparément en suivant les règles d'une application de
forceps, mais on les laisse toutes deux en arrière, sans chercher à les ramener
sur les côtés du bassin. Leur engagement s'effectue en avant de la lèvre postérieure du col, en arrière de la tête qu'elles embrassent comme une main qu'on
introduirait dans la cavité du sacrum (*retro capio*). Les deux cuillers étant placées,
tantôt elles sont plus ou moins écartées l'une de l'autre, tantôt elles se touchent
par leurs bords ; elles sont alors immobilisées dans le manche sur lequel elles s'articulent.

Si l'instrument affecte une prise solide, il suffit d'utiliser deux ou trois doigts
pour opérer des tractions dont la durée ne doit jamais excéder quelques secondes. Contrairement à ce qui a lieu pour l'instrument classique, ce n'est nullement le sens des axes du bassin qu'il faut avoir en vue, pour donner une direction aux tractions manuelles. Quelles que soient la position, la hauteur de la tête,
règle générale, il convient toujours de tirer dans le sens, quel qu'il soit, de la résistance ; on s'efforcera de trouver un point d'appui solide. D'ordinaire, lorsque la
tête est encore à une hauteur quelconque, au-dessus du plancher du bassin, les
tractions doivent s'effectuer dans une direction souvent inférieure au sens de l'axe
du corps de la femme. Si, dans de telles conditions les cuillers ont tendance à lâcher
prise, il faut chercher une meilleure direction. Les cuillers affectant une prise solide, a-t-on besoin d'un plus grand déploiement de force ? Il faut saisir la poignée
à pleines mains. La tête une fois descendue sur le plancher périnéal, il devient indispensable de porter le manche plus en avant, en évitant toutefois d'exagérer ce
mouvement qui aurait pour effet d'entraîner à vide les cuillers. Quelle que soit la
position du sommet sous l'influence des tractions effectuées au moyen du rétroceps,
la rotation de la tête s'opère, l'occiput est ramené en avant, et ce mouvement s'exécute d'autant plus facilement que la tête ne subit aucune entrave, n'étant nullement
emprisonnée dans les cuillers ainsi que cela a lieu avec tous les instruments de pré-
hension bilatérale (Hamon).

Tel est le résumé de la *rétrocepsie* qui repose sur deux principes : l'asymétrie des
branches de l'instrument et l'application de deux cuillers en arrière de la tête.
Nous examinerons ces deux principes l'un après l'autre.

Dans certains cas, très-rares, l'articulation du forceps ordinaire est rendue impossible par le défaut de parallélisme des branches ; il est certain que dans un cas
pareil un forceps asymétrique serait utile, mais ici je donnerai la préférence, sur le
rétroceps, au forceps asymétrique de M. Mattei, dont on trouvera la description dans
le *Traité de l'accouchement physiologique* publié par cet auteur il y a longtemps
déjà. Comme instrument asymétrique le forceps de M. Mattei est en effet plus
simple et mieux conçu que le rétroceps, il a de plus sur celui-ci l'avantage d'être
à volonté symétrique et asymétrique. Ces deux instruments, au point de vue de
l'asymétrie, peuvent trouver, il est vrai, leur application, mais leur emploi sera
très-exceptionnel, car les cas où l'articulation du forceps ordinaire est impossible
sont extrêmement rares. D'ailleurs le rétroceps n'est pas ici sans reproche ; en
admettant, en effet, qu'il puisse s'articuler là où le forceps de Levret aurait échoué,
dans tel autre cas la réciproque est vraie et l'on réussit avec le forceps après avoir
échoué avec le rétroceps, précisément parce qu'il est constamment symétrique. Ce
n'est pas là, de ma part, une simple supposition, mon opinion repose sur une
observation personnelle.

Avec le forceps ordinaire on s'efforce de tirer sur la tête en lui faisant suivre l'axe du bassin ; avec le rétroceps, on place les deux cuillers en arrière de la tête et l'instrument agit bien moins comme un forceps que comme un levier postérieur. Les chirurgiens hollandais ont reconnu depuis longtemps que le levier antérieur ne vaut pas le forceps comme instrument d'extraction. Il en est de même pour le rétroceps malgré tous les raisonnements imaginés contre la règle qui veut à bon droit que dans tout accouchement les efforts de l'extraction soient dirigés autant que possible suivant l'axe des voies génitales. Aussi nous verrons bientôt que le rétroceps lâche souvent prise, ce qui marque qu'il n'agit pas sur la tête dans le sens de la résistance.

Ce que je viens de dire s'applique à la tête descendue dans l'excavation, mais le rétroceps ne trouvera-t-il pas une meilleure application quand elle est arrêtée au détroit supérieur par un rétrécissement ? Tout d'abord j'avais pensé qu'en appliquant le rétroceps pour le cas précité, on repousserait la tête au-dessus des pubis ; mais dans certaines circonstances, le sommet est en partie engagé, et M. Hamon assure que son instrument peut alors avoir une prise assez solide pour entraîner la tête dans l'excavation. Le rétroceps agirait comme le levier, mais il aurait alors l'avantage de s'appliquer plus facilement. Je réserve mon appréciation sur ce point ; j'ai déjà depuis plusieurs années exprimé une opinion favorable sur le levier hollandais, mais j'ai trouvé dans la pratique que son application était difficile ; si le rétroceps est aussi puissant que le levier antérieur, il aura sur ce dernier l'avantage d'être plus facilement appliqué.

La manœuvre opératrice du rétroceps est presque identique avec celle du forceps et comprend trois temps.

1° L'introduction des branches n'est ni plus facile, ni plus difficile, ni plus ni moins dangereuse que celle du forceps. La comparaison fera trouver le même mérite et le même inconvénient aux deux instruments dont les cuillers sont calquées sur le même modèle.

2° L'articulation du rétroceps est aussi facile, quelquefois aussi difficile, exceptionnellement même impossible, comme l'est celle du forceps. Sur ce point, je fais appel à mon expérience personnelle, et je pourrais étayer mon jugement sur des preuves puisées dans les observations publiées par M. Hamon. Je dois dire en outre que l'articulation du rétroceps est plus douloureuse que celle du forceps, en raison même de l'asymétrie de ses branches ; dans le mouvement de rotation qu'on imprime à la branche gauche, le bord postérieur des cuillers s'éloigne de la tête et vient presser sur l'orifice de l'utérus, où il produit assez souvent une vive douleur.

3° Au point de vue de l'extraction, tout l'avantage reste au forceps ; en effet, le rétroceps lâche prise très-facilement, il a l'inconvénient de déraper, comme le dit M. Hamon. C'est là un défaut que j'ai constaté par moi-même et dont on trouve la preuve dans plusieurs observations, entre les mains de l'inventeur lui-même.

Au moment où parut le rétroceps, sur un simple examen, j'aurais été disposé à exprimer un jugement peu favorable, mais M. Hamon ébranla mon opinion quand il me fit l'honneur d'assister à l'une de mes leçons où il voulut bien démontrer à mes élèves quel était le maniement et les principes de son instrument ; il défendit d'ailleurs sa cause avec tant de zèle et de conviction, je lisais les adhésions de prosélytes si enthousiates que je me promis de mettre le rétroceps à l'épreuve. J'essayai avec le désir de réussir et mon collègue, M. de Saint-Germain, pourrait dire que les assertions de M. Hamon m'avaient bien disposé, que j'opérais avec foi et confiance. Je ne tardai pas à être désabusé. Quelquefois le rétroceps donne des résultats aussi complets que le forceps, sans faire plus de merveilles que ce dernier, mais, d'autres fois, le rétroceps est un instrument infidèle et l'on est heureux de retrouver le forceps classique.

Somme toute, le rétroceps, s'il eût été imaginé avant le forceps, aurait constitué une invention remarquable, mais ce serait faire reculer la science que de le préférer au forceps, qui, plus vieux de deux cents ans, conserve aujourd'hui encore une supériorité incontestable.

Reste la question de l'*Accouchement physiologique artificiel*. Sous ce titre étrange, M. Hamon décrit une méthode qui consiste à accélérer la marche de tous les accouchements avec le rétroceps. Au début du travail M. Hamon dilate l'orifice avec le doigt, dès que son ouverture mesure 4 centimètres environ. Il place en arrière de la tête les deux cuillers du rétrocéps, fait d'abord quelques tractions sans articuler, et procède à l'articulation dès que cela est possible. L'instrument placé, on fait pendant quelques secondes des tractions modérées et méthodiques, on les répète à un intervalle de trois à cinq minutes. Grâce à cette intervention qui n'aurait aucun inconvénient, ni pour la mère ni pour l'enfant, l'accouchement marcherait rapidement et se terminerait promptement.

Malgré les succès enregistrés par M. Hamon, j'ai reculé devant cette méthode qui me semblait dangereuse *à priori* parce qu'elle doit produire la contusion des organes maternels et la compression du cordon ombilical quand celui-ci fait des circulaires autour du cou. Mon collègue, M. de Saint-Germain, a été plus confiant que moi, il a essayé la méthode de l'*Accouchement physiologique artificiel*, mais bientôt il fut obligé d'y renoncer à cause des douleurs vives qu'il produit et des dangers qui l'accompagnent.

Le rétroceps fait honneur à l'esprit inventif de M. Hamon ; cet instrument occupera une place honorable dans notre arsenal chirurgical, il trouvera, je pense, une application utile dans certains cas exceptionnels, mais je crois exprimer une opinion impartiale en disant qu'il est loin de valoir le forceps dans la pratique ordinaire.

CHAPITRE V

DU LEVIER.

Le levier, que M. Burns propose de nommer le *tractor*, est un instrument fort usité autrefois, et dont on se sert à peine aujourd'hui. Le forceps peut en effet le remplacer avec avantage dans presque tous les cas où il a été conseillé. Il était destiné à opérer le redressement de la tête dans les cas d'inclinaison des présentations du sommet, à abaisser l'occiput dans les positions de la face, à forcer la tête à descendre et à l'entraîner hors des organes génitaux. L'époque précise de l'invention du levier est inconnue ; vraisemblablement cet instrument fut imaginé à peu près en même temps que le forceps ; si Roonhuysen n'en fut pas le véritable inventeur, il fut du moins l'un des premiers à s'en servir, et son emploi lui attira une grande réputation. Du reste, le levier a subi, depuis qu'il a été rendu public, de très-nombreuses modifications. Celui dont on se sert actuellement est une espèce de cuiller de forceps, fenêtrée, courbée seulement sur une de ses faces pour s'accommoder à la convexité de la tête du fœtus, et terminée par une racine plate, allongée, qui se rétrécit et s'arrondit peu à peu pour se fixer sur un manche de bois placé dans la même direction qu'elle ou légèrement renversé du côté de sa face convexe.

Nous devons ajouter, avec le docteur Coppée, que si le levier est appliqué au détroit supérieur, il doit être peu courbé, sans quoi on rencontre dans son application des difficultés dont on accuse la méthode, tandis qu'elles ne dépendent que du mauvais choix de l'instrument.

Le levier s'introduit dans les parties maternelles comme une branche de forceps ; le manuel opératoire est à peu près le même. La vessie sera donc préalablement vidée ; ce soin est ici plus important encore que dans une application de forceps. La femme sera placée en travers sur son lit ; tous les partisans du levier attachent une très-grande importance à ce qu'elle y soit très-horizontalement couchée.

L'instrument étant chauffé, graissé, la main ou quelques doigts seront introduits dans le vagin pour guider la cuiller autour de la tête. De l'autre main l'opérateur saisira le manche de l'instrument et fera pénétrer la cuiller dans la vulve. On peut placer tout d'abord la cuiller en avant, au niveau du point même où elle doit s'appliquer sur la tête, nous croyons cependant qu'il est préférable d'opérer comme s'il s'agissait d'une véritable application de forceps, de la faire pénétrer d'abord en arrière, de la pousser jusqu'au niveau du ligament sacro-sciatique, pour lui imprimer ensuite un mouvement de spirale qui la ramènera plus ou moins en avant, suivant les circonstances. Pour que l'application soit bien faite, il faut que le levier se trouve, en définitive, placé derrière le segment le plus antérieur du bassin, en rapport avec le corps même du pubis, car il doit toujours agir sur la tête d'avant en arrière.

Il est indispensable, avant tout, de s'être rendu un compte exact de la présentation et de la position, car le levier ne doit être appliqué que sur la partie osseuse du crâne, sur l'occiput, la tempe ou l'apophyse mastoïde ; c'est habituellement sur l'occiput ou sur la région mastoïdienne qu'il est le plus avantageux de le placer.

Quant au côté du bassin, sur lequel il convient d'appliquer le levier, le choix dépendra surtout de la position de l'occiput, des mouvements que l'opérateur veut faire exécuter à la tête, en prenant pour modèle le mécanisme de l'accouchement naturel. Dans les positions occipito-iliaques antérieures et transversales, par exemple,

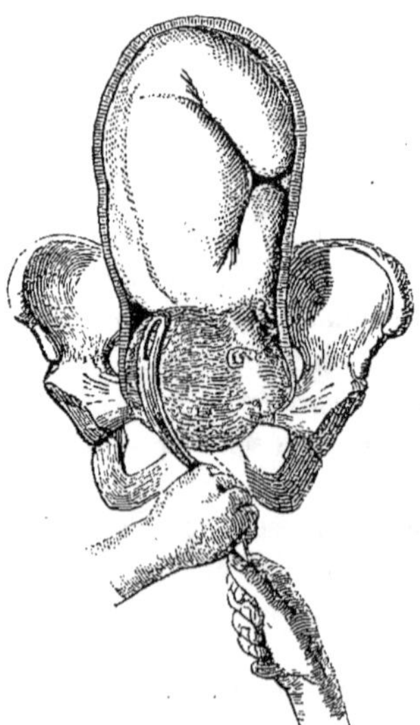

Fig. 144.

la cuiller de l'instrument sera toujours portée sur le côté du bassin où se trouve l'occiput, pour s'appliquer sur lui, l'entraîner en bas et le diriger du côté du pubis. Nous aurons plus loin l'occasion de revenir sur ce sujet.

On évitera de faire pénétrer le levier trop profondément, car il pourrait alors atteindre la face ou les côtés du cou et y produire de graves désordres. Il suffit qu'il soit introduit à la profondeur de 3 pouces environ pour qu'il soit appliqué sur la partie sur laquelle il doit agir.

Quand le levier est convenablement placé, on relève le manche, et l'instrument, en prenant un point d'appui sous l'arcade du pubis, agit comme un levier du premier genre. La tête est donc abaissée par la puissance qui se trouve appliquée à l'extrémité du manche ; en combinant ce mouvement de bascule avec quelques tractions, la tête est amenée au dehors.

Pour éviter la contusion du canal de l'urèthre, il faut avoir le soin de garnir le levier avec une bande de linge ou de caoutchouc, de le placer un peu sur le côté de la ligne médiane ; mais appliqué comme nous venons de le dire, il glisse facilement, et la pression qu'il exerce sur la branche ischio-pubienne corrrespondante, y produit encore une contusion plus ou moins forte ; aussi, pour prévenir ces inconvénients, la main gauche saisit solidement l'instrument par son milieu pour empêcher tout glissement, et le repousse en même temps vigoureusement en arrière pour renforcer en quelque sorte son point d'appui et diminuer la pression exercée contre l'arcade du pubis.

Tour à tour attaqué ou vanté jusqu'à l'excès, l'usage du levier, vivement combattu par Baudelocque, est aujourd'hui à peu près oublié en France ; c'est à peine si nos auteurs classiques actuels lui consacrent quelques lignes. Cette indifférence pour un instrument qui compte de nombreux partisans en Belgique et en Hollande me paraît injuste : nous trouvons, d'ailleurs, dans quelques auteurs français des appréciations favorables sur le levier ; parmi eux nous pouvons citer Desormeaux qui raconte qu'il s'en est servi avec avantage dans deux cas où l'emploi du forceps aurait été difficile.

Le sujet est important : je me propose, en le traitant, de mettre à profit les aperçus théoriques et les faits cliniques qui abondent dans l'excellent mémoire de Boddaert. Pour moi, j'ai été témoin d'une expérience qui m'a convaincu qu'on peut employer dans quelques cas le levier avec le plus grand avantage ; qu'avec cet instrument on peut réussir là où l'on aurait échoué avec le forceps. En 1863, le professeur Fabri (de Bologne), qui a écrit un important mémoire sur le levier, étant à Paris, je répétai avec lui quelques expériences sur le cadavre. Un rétrécissement du bassin ayant été simulé avec une plaque de tôle ajustée sur le promontoire, et un fœtus ayant été placé comme s'il se fût présenté par le sommet, j'appliquai le forceps sur cette tête : j'usai de toutes mes forces, et il me fut impossible de l'entraîner dans l'excavation. Le docteur Fabri appliqua à son tour le levier et abaissa aussitôt la tête dans le petit bassin.

Je renouvelai l'expérience, j'appliquai de nouveau le forceps tout aussi infructueusement que la première fois, après quoi j'eus recours moi-même au levier ; je déclare qu'avec cet instrument je fis descendre la tête dans l'excavation avec une étonnante facilité. On conviendra qu'un pareil résultat est bien fait pour commander l'attention.

Si l'on compare le levier et le forceps, on trouve que ces deux instruments agissent d'une façon différente : le forceps est avant tout un instrument de traction, et, sous ce rapport, il est bien supérieur au levier. On peut, sans doute, avec le levier extraire la tête, puisque les faits sont là en grand nombre pour le prouver ; son pouvoir d'extraction semble même être proportionnel au degré de sa courbure ; mais sa puissance d'extraction nous paraît bien inférieure à celle du forceps. Le levier agit, au contraire, en comprimant la tête d'avant en arrière, et au point de vue d'une compression exercée dans ce sens, il paraît l'emporter sur le forceps.

Vouloir se servir exclusivement du forceps ou du levier, n'est-ce pas se priver d'une ressource puissante ? Le levier n'est pas destiné à remplacer le forceps, mais il doit être employé dans certains cas particuliers qu'il est important de bien préciser, car le plus sûr moyen de faire douter de son utilité serait de l'appliquer sans discernement. Nous étudierons l'action du levier : 1° dans la présentation du sommet ; 2° dans la présentation de la face ; 3° dans la présentation du siége, quand le tronc étant dégagé, la tête reste dans les parties génitales.

Du levier dans la présentation du sommet. — Nous examinerons successivement l'emploi du levier au détroit inférieur dans l'excavation et au détroit supérieur, car les résultats qu'on obtient avec lui varient avec chacune de ces trois conditions.

Quand la tête est au détroit inférieur, qu'elle est arrêtée par l'insuffisance des contractions utérines ou par la résistance trop grande du périnée, le forceps a le grand avantage d'agir comme un puissant moyen d'extraction, de permettre à l'opérateur de faire suivre à son instrument l'axe central des voies génitales. Le forceps est ici à l'abri de tout reproche ; son emploi est bien préférable à celui du levier, qui aurait le désavantage de refouler la tête du côté du coccyx, de l'éloigner du centre de la vulve ; il a de plus l'inconvénient d'exposer à la déchirure du périnée, que tous les opérateurs ont signalé comme fréquente dans ces cas. Rien ne légitime donc l'emploi du levier au détroit inférieur. Nous ne ferons qu'une réserve pour les cas rares où ce détroit serait transversalement rétréci par le rapprochement des branches ischio-pubiennes ou des tubérosités sciatiques; car dans cette espèce de rétrécissement l'application du forceps est rendue difficile par l'étroitesse de l'arcade du pubis, et les tractions dirigent la tête trop en avant. Le levier a, au contraire, l'avantage de s'appliquer aisément, grâce à son petit volume, et en refoulant la tête en arrière, il la dirige vers la partie du bassin qui n'est point rétrécie. Herbiniaux Boddaert, ont cité des observations qui semblent prouver que dans un cas pareil, le levier peut être avantageux; mais c'est le seul où au détroit inférieur le levier peut être préféré au forceps.

Si la tête est dans l'excavation, le forceps est encore presque toujours préférable pour les mêmes raisons. Rien n'est, en effet, plus rationnel et plus facile que de faire tourner avec cet instrument la tête dans une direction convenable, pour l'extraire ensuite en suivant l'axe des voies génitales. Le levier serait, sans aucun doute, moins utile suivant nous; il serait même particulièrement nuisible dans les positions occipito-postérieures, car cet instrument, obligé de glisser derrière le pubis, y rencontrerait la face sur laquelle il pourrait produire des désordres graves, surtout si son extrémité comprimait les yeux. Boddaert a cependant appliqué le levier avec succès dans l'excavation, mais il le recommande surtout dans les cas où le sommet est défléchi et dans lesquels la fontanelle antérieure se rapproche du centre du bassin. Suivant cet auteur, appliquer le forceps sur une tête ainsi défléchie, c'est l'immobiliser dans sa direction vicieuse, l'engager dans le bassin par des diamètres défavorables, tandis que le levier, appliqué sur l'occiput, l'abaisse et force le menton à se rapprocher de la poitrine. Cette conduite peut être exceptionnellement utile, mais nous pensons que, dans l'immense majorité des faits, on doit préférer le forceps au levier, quand la tête est dans l'excavation.

Au niveau du détroit supérieur, le levier semble avoir, au contraire, d'incontestables avantages sur le forceps. Pour juger en connaissance de cause, il ne sera pas inutile de rappeler d'abord comment la tête se présente au détroit supérieur, de quelle manière le levier et le forceps peuvent agir sur elle.

La tête se présente au détroit supérieur : 1° dans une direction oblique ou transversale; 2° son mouvement de flexion est incomplet et le diamètre occipito-frontal correspond à l'ouverture du détroit abdominal; 3° la direction qu'elle doit suivre pour descendre dans l'excavation est parallèle à l'axe du détroit et, par conséquent, oblique de haut en bas et d'avant en arrière. Ajoutons que ces dispositions sont exagérées dans les rétrécissements du bassin, qui forment l'une des causes les plus fréquentes de dystocie, par conséquent, d'intervention chirurgicale.

Dans ces conditions, si l'on applique le forceps, on est, malgré soi, obligé d'agir en sens inverse de toutes les indications. Ainsi : 1° on est forcé d'appliquer chacune des cuillers sur les parties latérales du bassin, car à cette hauteur les applications obliques sont difficiles; on saisit, par conséquent, la tête du front à l'occiput, suivant son grand diamètre, ce qui rendra l'extraction difficile; 2° en serrant les deux branches du forceps pour lui donner une prise solide, on immobilise la tête et l'on empêche son mouvement de flexion; 3° enfin, il est impossible d'imprimer aux tractions une direction convenable : la tête, au lieu d'être entraînée suivant l'axe du détroit, est toujours dirigée trop en avant. Ajoutons que tous ces désavantages augmentent quand il y a rétrécissement du bassin; qu'il est souvent difficile ou impossible d'appliquer la seconde branche; que les cuillers, en comprimant la tête latéralement, l'allongent d'avant en arrière, précisément dans le sens du diamètre antéro-postérieur, qui est le point le plus rétréci du bassin.

Le levier a sur le forceps l'avantage de son petit volume, car il ne se compose que d'une seule branche; il agit, d'ailleurs, tout différemment : il n'appuie que sur l'occiput, qu'il tend à abaisser, il facilite, par conséquent, le mouvement de flexion.

Appliqué derrière le pubis, il comprime en outre la tête d'avant en arrière, dans le sens même de l'obstacle à franchir, tandis qu'elle s'allonge dans la direction du diamètre transversal qui n'est point rétréci.

Ces réflexions nous semblent importantes et justes. Elles trouvent, d'ailleurs, leur sanction dans les faits cliniques ; le mémoire de Boddaert en contient à lui seul un assez grand nombre qui paraissent convaincants, en montrant que des accouchements, rendus laborieux par un vice de conformation du bassin, ont été heureusement terminés par le levier, après l'emploi inutile du forceps. « C'est donc par une aveugle obstination, que presque tous les partisans du forceps continuent à se servir de cet instrument, et rejettent l'emploi du levier, qui pouvait être employé beaucoup plus avantageusement. On pourrait excuser l'accoucheur de se servir exclusivement du forceps et de rejeter le levier, si c'était une affaire de peu d'importance ; mais comme il arrive souvent que lorsqu'on a recours au premier, on ne peut délivrer la femme, et qu'alors celle-ci et l'enfant se trouvent dans le plus grand danger de mort, il est impossible d'alléguer des motifs plausibles pour excuser la conduite de ceux qui persistent à immoler autant de victimes. » (Boddaert.)

Si l'application du levier a des avantages, c'est surtout au détroit supérieur et dans les rétrécissements du bassin qu'ils sont manifestes ; nous avons vu qu'il remplit en effet toutes les indications : sa puissance d'action ne saurait être révoquée en doute, car on trouve dans quelques observations que la tête s'est enfoncée brusquement dans l'excavation, en produisant un craquement particulier, qui annonçait la dépression du crâne sur l'angle sacro-vertébral.

Pour appliquer le levier au détroit supérieur, on suivra les règles ordinaires : on placera donc la cuiller sur l'occiput dans les positions occipito-iliaques antérieures, sur la région mastoïdienne dans les positions transversales ; le maniement de l'instrument est alors des plus simples. Les difficultés augmentent quand il s'agit d'une position occipito-iliaque postérieure, car dans cette position on est exposé à blesser la face, en plaçant le levier en avant. Il faut donc agir avec prudence, se rendre un compte exact des rapports de la tête avec les différents points du bassin, conduire la cuiller sur la région frontale, qu'on repoussera en arrière pour ramener l'occiput en avant. Prenons pour exemple une position occipito-iliaque droite postérieure : le levier devra être appliqué sur la tempe gauche, pour repousser le front en arrière et à gauche pendant que l'occiput tournera d'arrière en avant, en se rapprochant du pubis.

Une fois la tête abaissée dans l'excavation, on peut sans doute l'extraire à l'aide du levier, mais nous avons dit que le forceps est plus avantageux ; dans un cas pareil, nous n'hésiterions pas à employer successivement ces deux instruments.

Le levier peut, nous sommes disposé à le croire, rendre de grands services, mais il faut s'attendre à trouver des difficultés dans son application : nous devons citer, en premier lieu, la mobilité de la tête au-dessus du détroit supérieur, mobilité qui expose au glissement de l'instrument quand on en relève le manche, ou qui fait fuir la tête quand elle est pressée par la cuiller. Celui qui a recours au levier dans un bassin rétréci se rappellera aussi que l'accouchement est impossible au-dessous de certaines limites, qu'il ne faut pas s'obstiner à terminer quand même l'accouchement par le levier. Des manœuvres trop violentes ou trop longtemps prolongées, exposeraient les femmes à des ruptures, à des fistules vésico-vaginales, et compromettraient la vie ; les dangers, en un mot, sont à peu près les mêmes pour le levier et pour le forceps.

Du levier dans les présentations de la face. — Dans les présentations de la face, faut-il avoir recours au forceps ou au levier ? Chaque cas particulier exige une solution différente, et les principes qui nous ont guidé dans l'emploi de ces instruments pour les présentations du sommet sont applicables aux présentations de la face.

Quand la face est arrêtée au niveau du détroit supérieur, quand surtout sa progression est empêchée par un rétrécissement du bassin, on peut, comme pour le sommet, préférer le levier qui dirige mieux la tête dans l'axe du détroit, et réduit son volume d'avant en arrière, dans le sens du plus petit diamètre du bassin. Le forceps serait ici passible du même reproche que dans la présentation du sommet, et l'on peut y ajouter l'inconvénient suivant : c'est que la tête étant transversalement dirigée, le forceps, en s'appliquant sur les parties latérales du bassin, saisirait la tête dans une direction défectueuse, et que l'une des cuillers serait appliqué sur la partie antérieure du cou, où la compression pourrait être dangereuse.

Si le levier est préféré on l'appliquera avec les mêmes précautions que dans la présentation du sommet; on placera donc cet instrument au-dessus de la face, dont il faut éviter la compression ; on le fera glisser plus haut, pour l'appliquer sur les parties latérales du crâne ou sur l'occiput ; on imprimera ensuite à la tête tous les mouvements qu'elle doit subir dans le mécanisme de l'accouchement naturel.

Quand la face est dans l'excavation ou au détroit inférieur, le levier n'a aucun avantage sur le forceps ; son emploi serait même dangereux quand le menton regarde en avant, parce que, appliqué sous le pubis, il serait en rapport avec le menton ou avec le cou de l'enfant. On pourrait, il est vrai, l'employer dans les positions mento-iliaques postérieures, pour faire tourner la tête dans le bassin et ramener le menton en avant; mais à part ce cas particulier, on devra préférer le forceps.

De l'application du levier sur la tête, après la sortie du tronc. — Dans l'accouchement par le siége ou pendant une version, il arrive souvent que le fœtus succombe par l'arrêt de la tête au niveau du détroit supérieur, ou dans l'excavation. Les manœuvres faites avec la main, quand elles sont bien dirigées, réussissent le plus souvent, mais le temps presse, et en cas d'insuccès, il faut songer à appliquer le forceps ou le levier. Disons tout de suite que le forceps a l'inconvénient d'avoir deux branches, que leur application est rendue difficile par la présence du tronc ; le levier a, au contraire, l'avantage de ne se composer que d'une seule lame.

Le docteur Coppée s'est surtout déclaré partisan du levier dans ces circonstances : « C'est la pratique, dit-il, qui nous a appris les avantages de cette manière de faire. Dans l'accouchement par l'extrémité pelvienne, il nous est arrivé de voir mourir des enfants parce que la main ne parvenait pas à extraire assez rapidement la tête. En réfléchissant à ces cas, et en nous rappelant tous les services que nous a rendus le levier dans les différentes po-itions du sommet et de la face, l'idée nous est venue de nous servir également de cet instrument après la sortie du tronc, pour peu qu'il y eût d'obstacle au dégagement de la tête. Le succès a dépassé nos espérances. Tout le monde admettra que ce qu'il faut dans ces cas, c'est une manœuvre rapide. Si le bassin est bien conformé, essayez le procédé manuel décrit par les auteurs; mais s'il ne réussit pas aussitôt, recourez au levier sans perdre un temps irréparable. Là où il faudrait tirer longtemps avec la main, le moindre effort du levier suffit pour extraire la tête, et dans les cas difficiles, à cause de l'angustie pelvienne, l'action de cet instrument est des plus efficaces. » (Coppée.) Cette pratique sera à coup sûr accueillie avec plaisir par les partisans de la version dans les rétrécissements du bassin.

Le manuel opératoire se fait ici d'après les règles générales ; la femme étant placée en travers sur son lit, le tronc du fœtus est abaissé vers le périnée, pendant qu'on fait glisser le levier derrière le pubis.

Que la tête soit au détroit supérieur ou dans l'excavation, la conduite est à peu près la même ; si l'occiput est dirigé transversalement ou en avant, c'est sur lui ou sur la région mastoïdienne qu'on applique le levier. Mais quand le front regarde l'arc antérieur du bassin, il faut craindre de blesser la face, c'est donc sur la tempe qu'on agira, et l'on aura d'autant moins de chance de blesser la face, qu'on introduira l'instrument plus profondément ; la tête occupe, en effet, une position inverse de celle qu'elle a dans les présentations du sommet, et quand le levier a pénétré un peu loin, il dépasse la face et s'applique sur le front ou sur le sinciput. Ici encore on imitera l'accouchement naturel, et tantôt on devra refouler le front en arrière pour le faire rouler dans la concavité du sacrum, tantôt on l'abaissera directement sous l'arcade pubienne. La flexion ou la déflexion de la tête indiquent la conduite à tenir.

Quand la tête est arrivée au détroit inférieur, à plus forte raison quand elle n'est plus arrêtée que par la résistance du périnée ou de la vulve, la main doit suffire pour terminer l'extraction; en tout cas le forceps serait préférable au levier.

CHAPITRE VI.

DE L'ACCOUCHEMENT PRÉMATURÉ ARTIFICIEL.

On donne le nom d'*accouchement prématuré artificiel* à l'accouchement provoqué par l'art, avant le terme ordinaire de la grossesse, mais à une époque où le fœtus est déjà viable.

De toutes les opérations obstétricales, c'est sans contredit celle dont l'opportunité a été le plus vivement et le plus longuement discutée. Dans chaque pays, en effet, elle a été proposée ou blâmée par l'élite des accoucheurs, et de cette lutte entre les maîtres de l'art il est résulté qu'aucune partie en obstétrique n'a été étudiée avec plus de soin. Si l'on voulait recueillir la première idée de la parturition provoquée avant terme, il faudrait, à travers les tâtonnements qui caractérisent toutes les œuvres humaines, remonter, à l'exemple de quelques auteurs, jusqu'aux manœuvres d'Aspasie, à la dilatation forcée du col de l'utérus conseillée par Louise Bourgeois et J. Guillemeau, ou au procédé plus naturel de Puzos. Mais, quelle que soit celle de ces méthodes qu'on compare avec l'opération qui est ici en cause, le principe en diffère totalement, car, «dans l'accouchement *prématuré*, la nature fait presque tout, l'art ne lui communique qu'une impulsion légère, mais sûre; tandis que, dans l'accouchement *forcé*, l'art agit presque seul, et tout ce que la nature cède, il faut le lui arracher par de nouveaux efforts » (Ritgen).

Aussi, grâce à cette distinction importante, nous pensons qu'il n'est plus permis de douter que l'accouchement provoqué par l'art ait pris naissance en Angleterre. Suivant un petit nombre d'écrivains, une sage-femme de ce pays, Marie Dünally, aurait pris l'initiative en 1738; mais la plupart des auteurs anglais regardent cette assertion comme tout à fait gratuite. Suivant le judicieux Denman, ce fut en 1756 que les praticiens les plus considérés de Londres se réunirent pour savoir si cette opération «était une chose avantageuse et approuvée par la morale». Ils se décidèrent pour l'affirmative. Macaulay eut le premier l'occasion de justifier authentiquement la décision de ses compatriotes, et il ne tarda pas à trouver de nombreux imitateurs (¹).

(¹) On trouve dans Raphaël Moxius (liv. II, chap. XVI, p. 495) la première idée de l'accouchement prématuré; il permet de provoquer l'expulsion du fœtus, pour sauver la

De la Grande-Bretagne, l'accouchement prématuré artificiel passa bientôt en Allemagne, où il fut proposé en 1799 par A. Mai (de Heidelberg). Mais ce fut Wenzel, en 1804, qui le mit le premier en pratique, et depuis ce succès et la publication du livre remarquable de Reisinger, cette opération a trouvé de nombreux et zélés partisans. En Hollande, elle fut pratiquée plusieurs fois par Salomon, Welenberg et Schow. En Italie, Lovati ne fut pas moins heureux. En Danemark, en Amérique, en Suisse et en Pologne, les recueils périodiques ont fait connaître des observations pleines d'intérêt, relatives à la parturition avant terme.

En France, l'importation de cette opération dans la pratique fut plus tardive, et avant d'être acceptée comme une ressource précieuse, elle fut très-longtemps repoussée : c'était un crime, disait-on. Proposée pour la première fois en 1779, par Roussel de Vauzesme, on y fit alors peu d'attention ; elle resta pendant longtemps fort mal connue, et c'est sans doute à ce qu'on n'avait pas une idée nette et précise de ce qu'on devait attendre d'elle, qu'il faut attribuer l'opposition aveugle et passionnée de Baudelocque et de ses élèves. Toutefois, malgré l'anathème lancé par cette école célèbre, Fodéré n'en persista pas moins, à plusieurs reprises, à recommander l'accouchement provoqué. En 1830, M. Burckhardt soutint, à Strasbourg, une thèse remarquable sur ce sujet. Enfin, en 1831, le professeur Stoltz pratiqua le premier en France cette opération, et il eut le bonheur d'avoir un succès complet. Depuis cette époque, les doutes se sont peu à peu dissipés, et la plupart des accoucheurs français n'ont pas tardé à adopter une pratique qui rendait depuis près d'un siècle de grands services à l'humanité.

En 1832, deux ans après la thèse de Burckhardt, Dezeimeris, dans un article du *Dictionnaire* en 30 volumes, prend à son tour la défense de l'accouchement prématuré dans les cas de vices de conformation du bassin, en faisant des réserves pour les autres indications. M. P. Dubois, dans sa thèse de concours (1834), recommande aussi la même pratique dans certains cas déterminés d'étroitesse pelvienne, et, en 1840, il communiquait à l'Académie de médecine l'observation d'une mère chez laquelle il avait provoqué l'accouchement prématuré avec un succès complet. Depuis cette époque ses nombreux élèves ont vu à l'hôpital des Cliniques un grand nombre d'opérations semblables. En 1847, ce professeur fit, en outre, publier un travail sur l'opportunité de provoquer l'accouchement dans certains cas de maladies de la femme enceinte. Depuis cette époque, de nombreux mémoires ont été publiés sur ce sujet, de nombreuses thèses soutenues devant les Facultés de Paris, Strasbourg, Montpellier. Nous citerons au premier rang celles de MM. Lacour et Lazare Sée qui renferment des documents aussi nombreux qu'importants. Aujourd'hui tout le monde est bien convaincu que l'accouchement prématuré artificiel est l'une des plus belles opérations de l'art obstétrical et son application deviendra de plus en plus fréquente.

mère à deux époques différentes de la grossesse : dans les premiers mois, avant l'âge d'animation du fœtus, et dans les deux derniers mois, parce qu'alors « *fœtus* etiam si per vim » ab utero extrudatur, vivere tamen potest, aut saltem non defraudatur vita animæ, quia » vivus nascitur et baptizari potest. »

Débarrassés de la question de morale qui a si longtemps arrêté des praticiens qui ne se laissaient pas effrayer par l'opération césarienne et la symphyséotomie (¹), nous n'avons plus aujourd'hui qu'à résoudre les deux questions suivantes : Quels sont les cas dans lesquels on doit provoquer l'accouchement? Quel est le meil-leur procédé opératoire?

ARTICLE PREMIER.

CAS QUI RÉCLAMENT L'ACCOUCHEMENT PROVOQUÉ.

A. En résumant les indications que présentent les vices de conformation du bassin, nous avons déjà dit que l'accouchement provoqué offrait une ressource précieuse; il nous reste à développer cette proposition.

Il ne faut pas oublier tout d'abord que cette opération est pratiquée dans le but de sauver la vie de l'enfant, et d'épargner à la mère une opération qui, le plus souvent, compromet très-gravement son existence : c'est dire assez qu'elle ne peut être tentée qu'à une époque de la grossesse où la viabilité du fœtus est assurée, et seulement dans le cas où le rétrécissement du bassin est tel, que l'accouchement à terme est impossible sans le secours d'une opération sanglante sur la mère ou de la mutilation de l'enfant. La loi française, dont la sagesse a voulu prévenir toutes les anomalies possibles, a fixé la fin du sixième mois comme l'époque à laquelle l'enfant pouvait être déclaré viable; mais tous les médecins savent qu'à part quelques rares exceptions dont on ne peut tenir compte dans la question qui nous occupe, ce n'est qu'à la fin du septième mois que le fœtus est apte à jouir de la vie extra-utérine. C'est donc à sept mois révolus seulement qu'il est possible de songer à provoquer l'expulsion prématurée du fœtus. La question, facile à résoudre en ce qui concerne les intérêts de l'enfant, ne l'est pas autant quand il s'agit de discuter ceux de la mère. Dire en effet tout simplement que l'opération doit être pratiquée toutes les fois que l'accouchement à terme aura été reconnu impossible, c'est laisser trop de vague et d'incertitude dans une question aussi importante. Ce qu'il faut établir avec la plus grande précision, c'est : 1° le degré de rétrécissement au delà duquel l'accouchement provoqué n'est plus praticable; 2° et jusqu'à quel degré du rétrécissement on peut en appliquer l'usage.

Puisque l'opération n'est proposable qu'après le septième mois de la grossesse, il fallait nécessairement rechercher quelle est, à cette époque, l'étendue des diffé-rents diamètres de la tête. Car l'étendue du diamètre bipariétal, qui dans l'immense majorité des cas correspond au diamètre vicié du bassin (antéro-posté-rieur), indique nécessairement à quel degré extrême de rétrécissement du bassin

(¹) Il est vraiment étrange qu'on se soit laissé effrayer si longtemps par les suites de cette opération : sur deux cent cinquante cas recueillis au commencement de 1844 par M. Lacour, plus de la moitié des enfants ont survécu, et une femme sur seize à peine a succombé. Que l'on compare ces résultats à ceux fournis par la symphyséotomie ou l'opé-ration césarienne !

l'accouchement est encore permis. Or, il résulte des recherches de madame Lachapelle et de MM. P. Dubois et Stoltz, qu'à la fin du septième mois le diamètre
bipariétal a, en terme moyen, de 6 centimètres et demi à 7 centimètres : la réductibilité de la tête permet d'espérer 4 à 5 millimètres de réduction. Il faudrait donc
que le plus petit diamètre du bassin offre au moins 6 centimètres et demi, pour
qu'on puisse songer à l'accouchement provoqué avec la probabilité de réussir.

Quelques exceptions rares et heureuses d'accouchements ayant eu lieu au travers
d'un rétrécissement de 5 centimètres et demi (voy. page 651) semblent cependant
démontrer qu'on pourrait peut-être abaisser la limite indiquée plus haut et la reporter à 5 centimètres et demi. Je sais bien que les exceptions ne justifient pas l'oubli
des règles générales, mais je pense que dans un rétrécissement de 5 centimètres et
demi on devrait tenter l'accouchement prématuré; si, avec lui, l'extraction d'un fœtus
vivant est impossible, l'embryotomie offrira une dernière ressource, d'autant plus
applicable qu'elle sera facilitée par le peu de développement de l'enfant.

Au-dessous de 5 centimètres et demi il devient impossible de songer à l'accouchement prématuré, à moins que ce ne soit comme opération préliminaire destinée
à rendre l'embryotomie plus facile. Reste à établir la limite au-dessus de laquelle il
est inutile de provoquer l'accouchement, ainsi que l'époque à laquelle il sera effectué
de préférence. La solution de cette double question dépend du développement graduel du fœtus, après la fin du septième mois de la vie intra-utérine. On peut fixer
approximativement les dimensions de la tête fœtale de la façon suivante : le diamètre
bi-pariétal, ou grand diamètre transversal, mesure 7 centimètres à sept mois,
7 centimètres et demi à sept mois et demi, 8 centimètres à huit mois, 8 centimètres
et demi à huit mois et demi, 9 centimètres à neuf mois. On peut compter, en outre,
sur un certain degré de réductibilité qui varie, suivant les sujets, de 5 millimètres à
1 centimètre. Pour prendre un seul exemple entre tous, on devrait donc, en tenant
compte de cette réduction, provoquer l'accouchement à huit mois et demi dans un
bassin de 8 centimètres et fixer à 8 centimètres et demi la limite au-dessus de laquelle il est inutile de provoquer l'accouchement.

Malheureusement ces mesures ne servent que de moyenne, car dans chaque cas
particulier elles varient avec le volume du fœtus, le degré de réductibilité de la tête,
et rien dans la clinique ne peut faire prévoir ces différences.

Bon nombre d'accoucheurs pensent que chez une primipare on ne doit pas songer
à l'accouchement prématuré quand le bassin a plus de 8 centimètres et demi. La
primiparité a même été regardée comme une contre-indication formelle de l'opération. Nous dirons franchement notre opinion à cet égard : nous ne comprenons pas
qu'on s'abstienne dans le doute. L'accouchement prématuré artificiel est une opération innocente; à quel regret ne s'exposerait-on donc pas si, après avoir attendu le
terme de la grossesse, on était obligé de pratiquer l'embryotomie sur un enfant
qu'on aurait pu sauver par l'accouchement prématuré ! Dans l'intérêt même de l'enfant, ne vaut-il pas mieux lui faire supporter les inconvénients d'une naissance prématurée, que les dangers d'une application laborieuse de forceps? Nous conseillerons donc l'accouchement prématuré, chez une primipare, chaque fois que nous
serons incertain sur la terminaison de l'accouchement à terme, au risque d'être
accusé de l'avoir entrepris inutilement ; à plus forte raison, nous le conseillerons
quand le rétrécissement est tel qu'il doit probablement rendre l'accouchement à
terme très-laborieux ou impossible.

Chez une multipare on est renseigné plus complétement par le résultat des accouchements précédents. Pour elle, si l'accouchement à terme a été impossible ou
très-laborieux, il est indiqué de provoquer l'accouchement prématuré, quelque
faible que soit le rétrécissement. Mais en supposant chez une multipare les accou-

chements précédents faciles malgré un rétrécissement de 8 centimètres, que convient-il de faire? Presque tous les accoucheurs répondront qu'il faut attendre parce qu'il est probable que tous les accouchements se feront de la même manière. Je serai moins affirmatif, parce que après un accouchement heureux on peut observer, comme je l'ai vu, un accouchement tellement difficile qu'on sera obligé de recourir à l'embryotomie ; je conseillerai donc volontiers l'accouchement prématuré dans le cas supposé.

Plus le fœtus prolonge son séjour dans l'intérieur de la cavité utérine, plus sa vie extra-utérine est assurée. Cette proposition, reconnue vraie pour tous, fait une loi à l'accoucheur de retarder autant que possible l'accouchement prématuré. Évidemment, on ne doit y recourir que si l'intérêt de la mère ou de l'enfant l'exige ; ce serait une mauvaise action que d'opérer à la légère, sans motif sérieux ; mais il ne faut pas reculer par timidité, d'autant plus que rien ne la justifie. On se console vite quand un accouchement spontané se fait prématurément ; on sait, en effet, qu'avec des soins, un grand nombre d'enfants peuvent être élevés. Que l'accouchement prématuré ait lieu spontanément ou qu'il soit provoqué artificiellement, les conditions matérielles sont les mêmes ; pourquoi donc trop hésiter quand il s'agit de l'accouchement provoqué?

Il est à propos de dire ici notre opinion relativement à certaines circonstances qui ont été invoquées par quelques accoucheurs comme des contre-indications à la provocation de l'accouchement. Je veux parler des grossesses doubles et des présentations vicieuses. Dans un cas de grossesse gémellaire bien constatée, on pourrait retarder beaucoup l'époque de l'opération, et même on pourrait abandonner l'accouchement à la nature, si le rétrécissement n'était pas très-considérable. D'une part, en effet, les jumeaux parviennent ordinairement à un moindre développement, et d'un autre côté, leur organisation est rarement assez parfaite, quand ils naissent avant terme, pour que la vie extra-utérine puisse s'établir et persister.

Quant à la mauvaise présentation du fœtus, s'il fallait en tenir compte, on se priverait souvent des avantages de l'opération, parce que cet obstacle se présente assez fréquemment ; et comme une attente de quelques jours seulement peut compromettre le succès de la tentative, on doit, comme l'a fait M. Stoltz, essayer de changer la présentation par des manipulations extérieures. Dans le cas où l'on n'aurait pu, par ce moyen, modifier la mauvaise présentation du fœtus, on n'en chercherait pas moins à faire naître la contraction utérine, sauf à pratiquer la version dès que le col sera suffisamment dilatable.

Avoir constaté une présentation du sommet n'est pas d'ailleurs une garantie suffisante pour se croire à l'abri d'une position défavorable. Dans une des six opérations que j'ai pratiquées, bien que le rétrécissement fût antéro-postérieur, la tête s'est offerte après la rupture des membranes en position occipito-pubienne ; et cette circonstance ayant nécessité l'application du forceps et des tractions considérables, l'enfant est venu mort.

B. Les rétrécissements du bassin ne sont pas les seules circonstances dans lesquelles on ait conseillé l'accouchement provoqué. Les maladies si nombreuses et si graves auxquelles les femmes sont sujettes pendant les derniers mois de la grossesse sont souvent causées ou tout au moins très-aggravées par la gestation, et le meilleur et souvent le seul moyen de les faire disparaître, est la déplétion de l'utérus : c'est elle aussi que quelques accoucheurs ont conseillée dans certaines affections qui menaçaient les jours de la femme. M. Ferniot, dans une thèse soutenue sous la présidence du professeur Stoltz, a cherché à prouver que l'accouchement provoqué est alors tout aussi licite que dans les rétrécissements du bassin. Depuis longtemps l'accouchement forcé avait été conseillé dans les hémorrhagies abondantes, surtout celles qui sont dues à l'insertion du placenta sur le col ; et la rupture artificielle des membranes, recommandée de nos jours, n'est autre chose qu'une méthode à l'aide de laquelle on provoque le développement des contractions utérines. Plusieurs fois aussi, en présence d'attaques convulsives rebelles à tous les moyens les mieux appropriés, ou qui, après s'être calmées, se reproduisaient toujours de plus en plus graves à quelques jours d'intervalle, des praticiens habiles n'ont pas hésité à provoquer l'accouchement (voy. pages 828 et 835). Pourquoi n'en serait-il pas de même dans les cas où une maladie grave et préexistante à la grossesse a tellement augmenté pendant la gestation, qu'elle semble devoir se terminer promptement par la mort, si la réplétion de l'utérus ne vient rapidement enrayer sa marche? L'Académie de médecine a certainement eu tort de traiter d'*inconvenante* la proposition que lui fit M. Costa en 1827, et dans laquelle ce médecin demandait s'il n'y avait pas lieu à provoquer l'accouchement toutes les fois que la grossesse est compliquée d'une maladie qui menace prochainement la vie de la mère, en supposant que le fœtus soit viable. Sans aucun doute cette question a besoin d'être mûrie avant d'être résolue, et la proposition de M. Costa avait le tort d'être trop générale ; mais, resserrée dans certaines limites fixées par l'observation, elle recevra et a déjà reçu de nombreuses applications ; une maladie du cœur très-avancée, une infiltration générale, avec épanchement dans les grandes cavités, une suffocation imminente, l'existence d'une tumeur anévrysmale considérable, et qui menacerait de se rompre par suite de la gêne que le développement de l'utérus produit dans la circulation générale, sont certainement des accidents aussi graves qu'une perte ou un état convulsif ; et lorsque toutes les ressources thérapeutiques ont été vainement épuisées, l'accouchement provoqué me semble praticable. Toutefois il est important de ne prendre une pareille détermination qu'avec une grande prudence, et autant que possible après s'être entouré de confrères éclairés.

En décrivant les accidents auxquels la grossesse pouvait donner naissance, nous avons déjà dit que, lorsqu'ils sont arrivés à une gravité telle que la vie de la femme est sérieusement compromise, nous pensions que la provocation du travail prématuré était suffisamment justifiée. C'est ainsi que les vomissements très-opiniâtres et rebelles à tous les moyens thérapeutiques, l'hydropisie de l'amnios portée à un degré extrême, l'ascite compliquée d'hydropisie de l'amnios et menaçant la malade de suffocation, le retour d'accidents éclamptiques qui se manifestent à des intervalles plus ou moins éloignés et toujours avec plus de gravité, sont, avons-nous dit, des motifs suffisants de recourir à l'opération.

Mais ce ne sont pas les seuls cas dans lesquels l'opération a été proposée, et nous avons encore quelques autres indications à préciser.

1° *Tumeurs abdominales.* — En parlant des diverses tumeurs qui compliquent si souvent la grossesse et le travail, le docteur Ashwell propose l'accouchement prématuré comme le plus sûr moyen de prévenir les dangers si graves auxquels sont alors exposées les femmes, soit pendant l'accouchement, soit pendant les suites de couches. Cette opinion ne nous paraît admissible que pour les cas suivants : 1° Lorsqu'une tumeur volumineuse, quelle qu'en soit la nature, existe dans le ventre et peut gêner le développement de l'utérus, ou être elle-même soumise à une compression qui l'expose presque nécessairement à une inflammation consécutive ; 2° lorsqu'une tumeur développée dans l'excavation pelvienne est tellement fixe et adhérente aux parois de l'excavation qu'elle ne peut être refoulée au-dessus du détroit supérieur, ou attirée au dehors de la vulve, et que son volume est de nature à s'opposer à l'expulsion d'un fœtus à terme.

2° *Étroitesse de la cavité abdominale.* — Chez certains individus de très-petite taille, la capacité de la cavité abdominale est si peu considérable, qu'elle ne saurait suffire au développement même normal de l'utérus, et qu'arrivé à un certain degré de volume, cet organe pourra rendre impossible l'accomplissement régulier des grandes fonctions. Ainsi M. Depaul a cité un cas d'asphyxie chez une femme rachitique qui offrait une difformité de ce genre. On comprend donc qu'en présence d'un fait semblable, on puisse et l'on doive songer à l'accouchement prématuré. Mais rarement sera-t-on obligé de recourir à l'opération : car, chez ces individus, l'élasticité des parois molles de l'abdomen permet à l'utérus de se développer, pour ainsi dire, en dehors des parois du ventre, et si ces parois étaient par trop résistantes, il est infiniment probable que, violemment comprimé, l'utérus entrerait spontanément en action.

3° *Accidents nerveux.* — Les accidents nerveux qui se développent pendant la grossesse peuvent parfois acquérir une gravité telle, qu'on peut se demander s'il n'est pas prudent de faire cesser la grossesse qui les a produits. M. Dubois fut consulté par une jeune dame, enceinte de trois mois, et qui, depuis six semaines, avait été prise d'accidents de forme choréique. D'abord bornés aux muscles volontaires, les spasmes envahissaient ceux de la vie organique, et déjà la déglutition, puis la parole, devenaient difficiles. Tous les antispasmodiques avaient été employés sans succès. M. Dubois répondit qu'il approuvait les moyens employés, mais que, dans le cas où les convulsions envahiraient des organes importants, il entrevoyait la nécessité de provoquer l'accouchement.

Nous donnons des soins à une jeune dame qui, dans l'état de santé ordinaire, éprouve très-rarement, et presque toujours à la suite d'une émotion ou d'une douleur physique, quelques courts accès d'asthme. Pendant ses grossesses, ils sont beaucoup plus fréquents et beaucoup plus pénibles. Arrivée à quatre mois d'une cinquième grossesse, elle vient d'avoir une petite varicelle précédée de six jours d'une fièvre très-intense. Les étouffements ont pris pendant ces six jours une telle gravité que MM. Andral et P. Dubois, appelés en consultation, ont porté le pronostic le plus grave. Tous ces accidents ont disparu après l'apparition d'une dizaine de très-petits boutons, et dont deux seulement ont présenté la dépression ombilicale. L'idée de l'accouchement prématuré pourrait certainement se présenter à l'esprit, si ces accidents se reproduisaient avec quelque persistance à une époque plus avancée de la grossesse ; mais on ne doit pas oublier, suivant la remarque de M. Laboric, qu'il ne faut pas se presser d'agir, car la terminaison de ces phénomènes nerveux est souvent instantanée ; et l'on ne devra recourir à l'opération que lorsque l'état de la malade le réclamera impérieusement.

4° *Maladies aiguës intercurrentes.* — La plupart des affections aiguës qui surviennent pendant la grossesse semblent recevoir une influence fâcheuse de l'avortement et de l'accouchement spontanés. Nous avons déjà dit que, dans le choléra, dans lequel l accouchement et l'avortement provoqués ont été conseillés comme moyen thérapeutique, rien ne démontrait d'une manière concluante l'heureuse influence de l'expulsion du fœtus. Nous pensons donc que, dans l'état actuel de la science, le plus sage est de s'abstenir.

5° *Mort du fœtus dans les grossesses antérieures.* — Il est des femmes qui, parvenues au huitième ou neuvième mois d'une grossesse des plus heureuses, voient tout à coup les mouvements actifs diminuer et l'enfant succomber. Ce malheureux événement se reproduit chez quelques femmes pendant plusieurs grossesses successives, et l'on en a vu quelques-unes accoucher ainsi prématurément, et toujours d'un enfant mort, cinq et six fois de suite. Denman et plusieurs autres ont cru qu'en provoquant l'accouchement avant l'époque à laquelle avait succombé le fœtus dans les grossesses antérieures, on avait la chance d'obtenir des enfants vivants. Dans deux cas cités par l'auteur anglais, l'opération fut couronnée de succès. C'est donc une indication à ne pas rejeter complétement. Toutefois il est bon de faire remarquer, avec M. P. Dubois, que, malgré la terminaison fatale des grossesses précédentes, on peut toujours espérer, pour celle qu'on est chargé de diriger, une issue plus heureuse, et qu'il est par conséquent impossible d'établir sur ce point une règle invariable. C'est un de ces cas où la responsabilité du médecin est gravement engagée (voy. page 558).

6° Enfin, l'accouchement prématuré a été encore conseillé dans les cas de mort du fœtus et dans les grossesses tardives. De nos jours, et en France surtout, on ne croit plus aux prétendus accidents attribués par Mai et Fodéré à la mort du fœtus dans le sein de sa mère. On attend parce qu'on sait que la mère ne court aucun danger, et que la nature se débarrasse elle-même du fœtus mort sans qu'il soit besoin d'intervenir. Quant à la grossesse tardive, ses dangers ne sont pas moins illusoires.

ARTICLE II.

PROCÉDÉ OPÉRATOIRE.

Les procédés à l'aide desquels on s'est proposé de provoquer l'expulsion prématurée du fœtus sont assez nombreux ; ils s'adressent tous à la contractilité utérine, qu'ils ont pour but de mettre en jeu jusqu'à ce que l'œuf soit expulsé. Nous les diviserons en trois classes : à la première appartiennent les médicaments qui, impressionnant d'abord l'organisation générale, ont pour effet consécutif d'exciter les contractions utérines; à la seconde se rattache l'excitation d'un organe, la mamelle, qui retentit par action réflexe sur la contractilité utérine ; dans la troisième se rangent tous les moyens qui agissent mécaniquement et directement sur la matrice pour la faire entrer en action.

L'influence des moyens qui appartiennent à la première classe est trop incertaine pour qu'on puisse y recourir dans les cas où il faut agir promptement et sûrement ; et quoique les bains, la saignée, les drastiques, etc., aient quelquefois été suivis de l'accouchement prématuré, il n'est aujourd'hui personne qui songe à les employer dans ce but. C'est à peine si l'ergot conserve encore quelques partisans ; car si l'influence de ce dernier médicament n'est pas douteuse quand on se propose de rendre plus énergiques des contractions faibles et languissantes, rien ne prouve d'une manière décisive qu'il soit propre à faire naître des contractions qui n'existaient pas.

La seconde classe comprend les moyens capables d'exciter la matrice par action réflexe. Pour cela, on utilise l'étroite sympathie qui existe entre les mamelles et l'utérus; on sait, en effet, que toute excitation portée sur l'un de ces organes est réfléchie sur l'autre. Cette remarque a conduit Friederich à proposer l'application de sinapismes et de vésicatoires volants sur les seins, pour provoquer les contractions utérines. Scanzoni reprit plus tard cette idée, il conseilla d'appliquer sur les mamelles des ventouses de caoutchouc, et fit connaître plusieurs cas de réussite; mais il vit plusieurs fois survenir des accidents lipothymiques. Chiari, Kilian, Stohl, n'ont pas été heureux dans cette voie. C'est un moyen infidèle sur lequel il ne faut pas compter.

C'est donc seulement par les moyens de la troisième classe qui agissent directement sur l'œuf ou la matrice, qu'on peut provoquer sûrement les contractions utérines. Nous les diviserons en cinq catégories suivant le lieu même de leur application : A, excitation externe du corps de l'utérus; B, excitation portée sur la périphérie du museau de tanche; C, dilatation du col; D, excitants placés entre les parois utérines et l'œuf; E, perforation des membranes.

A. Excitation externe du corps de l'utérus.

Frictions sèches sur l'abdomen. — Les frictions souvent renouvelées sur la partie antérieure du ventre et sur le fond de la matrice, conseillées d'abord par le professeur d'Outrepont, et auxquelles Ritgen joignait l'excitation directe portée sur le col à l'aide d'un ou de plusieurs doigts introduits dans le vagin, constituent un procédé généralement abandonné. L'irritation qu'il produit est en effet trop faible et de trop courte durée pour déterminer sûrement un vrai travail.

Électricité. — L'emploi de l'électricité a été proposé et tenté sans résultat satisfaisant par Kilian et Schreiber. L'un des pôles d'une pile de Volta est mis en rapport avec le fond de l'utérus, l'autre avec la portion vaginale. On peut aussi se servir d'un appareil électro-magnétique ; M. P. Dubois a essayé la machine des frères Lebreton sans aucun succès. On avait fondé de grandes espérances sur l'emploi de l'électricité, mais l'expérience a bientôt démontré qu'il fallait y renoncer.

B. **Excitation portée sur la périphérie du museau de tanche.**

Ces agents comprennent les différents modes de tamponnement et les douches, soit avec de l'eau tiède, soit avec du gaz acide carbonique.

Procédé de Hüter. — Hüter introduit dans le vagin, jusqu'au col utérin, une vessie remplie d'eau ou de décoction de seigle ergoté, dans l'espérance que ce médicament pourrait transsuder par exosmose et aider à l'action mécanique de la vessie. Le professeur Busch remplaça la vessie de veau par une vessie de chien ; il conseille de la retirer toutes les six heures pour laver le vagin par quelques injections. Ce procédé manque d'une force d'irritation suffisante, et dans la plupart des observations il fallut recourir à des moyens plus énergiques.

Procédé de Schœller. — Tout récemment, M. le docteur Schœller (de Berlin) vient de faire connaître une méthode, nouvelle quant au but qu'elle veut atteindre, mais bien ancienne pourtant dans la chirurgie obstétricale. Tous les accoucheurs, en effet, savent quelle est la principale objection faite à l'emploi du tampon, tant vanté par Leroux (de Dijon) contre les hémorrhagies utérines : eh bien ! M. Schœller a eu l'idée de faire servir l'irritation qu'il détermine à la provocation de l'accouchement prématuré. On sait, en effet, que le plus souvent son application est suivie de contractions utérines. C'est en 1839 qu'il en fit le premier essai, et il réussit complétement. Depuis lors il a fait cinq opérations semblables, et quatre fois les enfants sont venus vivants. Voici d'ailleurs, d'après la traduction de M. Stoltz, comment il décrit l'opération (*Gazette médicale de Strasbourg*, janvier 1843) :

On commence par vider le rectum et la vessie ; puis on introduit dans le fond du vagin un tampon composé de plusieurs boules de charpie trempée dans l'huile ou cératée, et dont la première doit être garnie d'un ruban pour en faciliter l'extraction. On pourrait aussi se servir d'éponge préparée, mais il faudrait la maintenir en place par une éponge simple. Il n'est pas nécessaire que tout le vagin soit rempli ; il y aurait même de l'inconvénient à le faire : on gênerait ainsi l'excrétion de l'urine et des matières fécales. Enfin, il est avantageux de commencer le soir lorsque la femme est couchée, parce qu'elle se tient plus tranquille pendant les premiers temps de l'action du tampon.

L'effet de ce moyen se révèle bientôt par des douleurs dans le ventre et aux reins, et par une certaine tension de la matrice. Comme moyen accessoire, on peut alors faire des frictions répétées sur le fond de l'utérus. Comme les mucosités vaginales ne tardent pas à souiller le tampon et à répandre une mauvaise odeur, il est bon de le renouveler au moins une fois par jour, et deux fois même si la sensibilité des parties le permet. Avant d'en introduire un nouveau, on fait quelques injections dans le vagin. Lorsque le tampon a éveillé la contractilité de l'utérus et que l'orifice s'entr'ouvre, on peut le retirer. Si le travail n'est pas définitif, si les douleurs faiblissent et se ralentissent, il faut réappliquer le tampon, et faire avaler à la femme 50 centigrammes de seigle ergoté de demi-heure en demi-heure. On peut aussi ranimer les douleurs en dilatant l'orifice avec l'indicateur.

On doit surtout se garder de rompre les membranes avant que la dilatation soit presque complète.

Malheureusement le tampon de Schœller est un moyen infidèle et douloureux. D'après les relevés d'Hoffman, sur 20 cas, 12 fois seulement ce procédé réussit seul, 1 fois il fallut y joindre la dilatation du col, et 7 fois il n'eut aucun résultat.

Procédé de Braun. — Braün (de Vienne) propose de remplacer le tampon de charpie de Schœller et la vessie animale de Hüter, par une poche de caoutchouc vulcanisé, de 5 à 10 centimètres de diamètre, munie d'un robinet. Cet instrument a reçu le nom de *Colpeurynter*. Son emploi est des plus faciles; il se manie comme un pessaire à air de Gariel. Le colpeurynter est vidé et introduit dans le vagin, après quoi on le distend avec une injection d'eau tiède. La vessie de caoutchouc ne se détériore pas comme les vessies animales, et Braün lui reconnaît, en outre, l'avantage de ne distendre que l'extrémité supérieure du vagin sans comprimer l'extrémité inférieure.

Le colpeurynter, dit le professeur Stoltz, n'a été employé que cinq fois dans des cas de rétrécissement pelvien et douze fois dans des cas de maladie pendant la grossesse. Il s'est montré insuffisant dans les premiers, il a mieux réussi dans la seconde série des cas, probablement parce qu'il y avait déjà disposition au travail.

Douches utérines. — Enfin, il est un procédé plus récent, mais qui a sur ceux qui précèdent des avantages incontestables; je veux parler de celui qui consiste à diriger sur le col utérin des douches d'eau chaude. C'est le professeur Kiwisch qui, le premier, a eu l'honneur de l'introduire dans la pratique obstétricale. L'appareil dont il se servait était tout simplement une boîte de fer-blanc munie d'un long tuyau garni d'un robinet, et dont l'extrémité introduite dans le vagin, était dirigée sur le col utérin. La température de l'eau doit être de 34 à 35 degrés Réaumur, et le jet doit être fort et puissant.

La durée des injections doit être de douze à quinze minutes sans interruption.

M. P. Dubois a substitué à l'appareil de Kiwisch l'appareil du docteur Éguisier pour les irrigations et injections continues. Ce dernier, contenant 6 litres de liquide, suffit pour une seule douche d'un quart d'heure, et l'on n'a pas besoin de renouveler l'eau comme dans l'appareil de Kiwisch. En outre, il n'a pas besoin, comme celui-ci, d'être très-élevé, ce qui le rend beaucoup plus commode à manier. C'est la pompe Éguisier dont je me suis servi dans les trois cas dans lesquels j'ai employé des douches utérines. Malheureusement il est d'un prix très-élevé et assez difficile de se le procurer en province. Aussi est-il bon de se rappeler que tout réservoir pouvant contenir 8 à 10 litres d'eau, placé à sept ou huit pieds de hauteur, et muni d'un tuyau flexible et suffisamment long, peut remplir le même but. Le tuyau est garni d'un robinet placé à 25 ou 30 centimètres de son extrémité libre. A cette extrémité s'adapte une canule de gomme élastique à orifice unique, ayant un millimètre de diamètre. En variant du reste le calibre de ces canules, on peut augmenter ou diminuer à volonté la force du jet.

Le siége de la femme est placé sur le bord du lit, qu'on a préalablement recouvert d'une toile cirée afin que l'eau qui a servi à la douche puisse, sans mouiller les vêtements ou le lit, tomber dans le vase qui doit le recevoir. L'index de la main gauche introduit jusqu'au col sert à diriger l'extrémité de la canule que l'accoucheur tient de la main droite.

Dans les cas ordinaires, il suffit de pratiquer deux ou trois injections par jour ; mais si l'on est pressé d'obtenir un résultat, il faudrait les renouveler plus souvent.

Le nombre de douches nécessaires est du reste très-variable. Quelquefois les contractions se manifestent dès la troisième ou quatrième douche ; dans une des observations qui me sont propres, ce fut après la seconde douche que se manifestèrent les premières douleurs ; mais en général il en faut un beaucoup plus grand nombre. Dans les dix observations de Kiwisch, il fut obligé de les répéter quatre fois au moins et dix-huit fois au plus : la moyenne pour ces dix cas fut de dix douches.

La durée du temps écoulé depuis le commencement de l'opération jusqu'au moment de l'accouchement fut à peu près en moyenne de trois jours et demi. Dans un cas, il ne s'écoula que vingt heures ; dans deux autres, l'accouchement se fit attendre sept jours.

Pour augmenter l'efficacité des douches utérines, il suffit de diriger l'extrémité de la canule sur l'ouverture du museau de tanche ; l'eau est alors projetée directement dans l'intérieur du col utérin. M. Blot a même plusieurs fois introduit directement la canule dans le col, de manière que le jet d'eau pût arriver jusqu'aux membranes et les décoller ; cette dernière modification du procédé de Kiwisch aurait pour avantage de provoquer très-rapidement le travail.

La méthode de Kiwisch a une efficacité incontestable ; aussi jouit-elle d'une très-grande vogue. L'appareil à douches peut être facilement construit en tous lieux ; les femmes se soumettent sans répugnance à une opération aussi simple, dont elles comprennent le mécanisme, et qui n'est point douloureuse.

Sur quatre-vingt-un cas, cités par M. Stoltz, dans lesquels la douche vaginale fut employée pour provoquer le travail de l'accouchement, elle réussit seule dans soixante-huit ; mais dans treize cas, il fallut recourir à des moyens accessoires ou plus énergiques. La douche utérine a donc aussi quelques insuccès ; mais on peut lui faire des reproches plus graves. Pour mon compte personnel, j'ai déjà eu l'occasion d'employer assez souvent les douches utérines, tant à la Maternité de Paris qu'à l'hôpital des Cliniques, et je ne partage pas l'enthousiasme qu'elles ont excité. C'est un moyen presque toujours lent, qui fatigue la patience de l'opérée et de l'opérateur, qui compromet quelquefois la réussite de l'opération, en retardant, outre mesure, le moment de l'accouchement. Ce n'est pas tout encore : les douches sont dangereuses, elles peuvent tuer rapidement, quoi qu'on ait dit de leur innocuité. Dans un mémoire lu à l'Académie de médecine, j'ai rapporté l'observation d'une femme dont le vagin fut déchiré par une douche utérine, au niveau de son cul-de-sac postérieur, et je me suis assuré sur le cadavre qu'un pareil accident est très-possible avec un appareil puissant. J'ai rapporté aussi plusieurs cas de mort subite survenue pendant la durée même de la douche utérine, entre les mains de MM. Depaul, Salmon (de Chartres), Simpson, dont l'habileté ne peut être mise en doute. M. le professeur Depaul, en communiquant le fait qui lui est personnel à la Société de chirurgie, a cru pouvoir l'expliquer par l'introduction accidentelle de quelques bulles d'air dans les sinus utérins ; je crois son explication bonne, car dans tous ces cas malheureux, les symptômes observés ont été ceux de l'introduction de l'air dans les veines. On conviendra que de pareils malheurs doivent rendre les accoucheurs plus circonspects dans l'emploi des douches utérines.

Douches d'acide carbonique. — Scanzoni (de Wurtzbourg) a conseillé d'employer l'acide carbonique en douches, et de les porter sur le col de l'utérus, au moyen d'un appareil approprié. Employé par son auteur, ce procédé n'est pas destiné à être vulgarisé.

C. Dilatation du col.

Dilatation par l'éponge préparée. — Plusieurs accoucheurs ont cherché à solliciter les contractions utérines en maintenant dans l'intérieur du col un corps étranger qui pût à la fois agir comme irritant et comme dilatateur mécanique. Kluge doit être considéré comme l'auteur de la méthode par dilatation, et le procédé qu'il employait est encore généralement préféré. Il consiste, comme on le sait, à introduire dans l'intérieur du col un cône d'éponge préparée, et à l'y maintenir par le tamponnement vaginal jusqu'au moment où les douleurs se déclarent franchement. Voici la manière de pratiquer l'opération :

Après avoir obtenu le consentement de la femme et pris l'avis de plusieurs confrères, quand cela est possible, l'accoucheur prépare la femme à l'opération en lui faisant prendre, pendant les jours qui précèdent le jour fixé, quelques injections vaginales émollientes et narcotiques : immédiatement avant l'opération, on vide la vessie et le rectum, on constate de nouveau le degré de rétrécissement du bassin, on cherche aussi à reconnaître la position du fœtus.

La femme étant placée à peu près dans la même position que pour l'application du forceps, l'opérateur s'assure d'abord de la position du col qu'il ramène vers la ligne médiane dans le cas où il le trouve dévié : on pourrait, introduisant un spéculum plein (Dubois), chercher à embrasser le col dans son extrémité utérine ; mais cela n'est pas toujours facile, surtout quand le col est un peu dirigé en avant : le doigt est en général un conducteur suffisant. Un cône d'éponge préparée, qui offre à peu près 5 centimètres de longueur et 1 centimètre et demi de diamètre à sa base, et qui est fixé par un cordonnet de 25 ou 30 centimètres de longueur, est saisi par sa base avec une longue pince : on le dirige vers l'orifice de la matrice

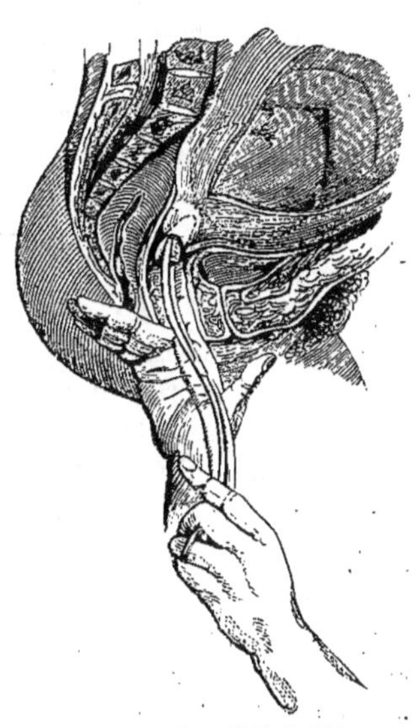

Fig. 145. — Procédé de Kluge.

dans lequel on l'engage ; on le pousse lentement dans le col, et on l'y fixe pendant cinq ou six minutes ; puis, après avoir retiré la pince et le spéculum, on place dans le fond du vagin une grosse éponge ou des tampons de charpie destinés à y retenir la première éponge introduite. On soutient le tout avec un sous-cuisse : la femme est replacée dans son lit.

Il est facile de comprendre le mode d'action du corps étranger introduit dans

66

le col : en s'imbibant des sucs sécrétés à la face interne de l'orifice et à la partie supérieure du vagin, l'éponge préparée se dilate ; par cette dilatation, elle irrite le col en le forçant à se dilater, et cette irritation, réagissant sur les fibres du corps, détermine souvent, au bout de cinq à six heures, des contractions. Si, après vingt-quatre heures, les douleurs n'étaient pas régulièrement établies, si la dilatation du col n'était pas commencée, on renouvellerait l'opération, en ayant soin, cette fois, d'introduire une éponge plus volumineuse que la première ; il est rare que cette seconde opération ne soit pas suivie d'un travail franchement déclaré. Si pourtant les contractions sont encore trop faibles ou trop éloignées, on peut employer les excitants locaux, tels que les frictions sur l'abdomen, titillations du col de l'utérus, mais surtout les excitants généraux, et de préférence le seigle ergoté.

La nécessité de pratiquer le tamponnement du vagin, et de maintenir le tampon pendant deux ou trois jours et quelquefois plus longtemps, devient pour la femme une cause de souffrances très-vives. Ayant été témoin des angoisses causées par le séjour prolongé du tampon, j'ai fait construire, en 1845, un instrument à l'aide duquel je maintiens l'éponge préparée dans l'intérieur du col. Il se compose : 1° d'une ceinture hypogastrique à la partie moyenne et antérieure de laquelle est fixée par une vis une tige métallique longue d'environ 20 centimètres et recourbée à son extrémité libre : celle-ci porte une canule de 4 centimètres de longueur ; 2° d'une tige de baleine, de 15 à 18 centimètres de longueur et de 4 à 5 millimètres de diamètre, portant à son extrémité une forte pince à griffes qu'on peut serrer à volonté à l'aide d'un anneau semblable à ceux des porte-crayons. L'éponge préparée est d'abord fixée dans la pince à griffes, puis dirigée comme à l'ordinaire dans l'intérieur du col : la tige de baleine est alors introduite dans la canule, et rendue immobile à l'aide d'une vis de pression.

On évite ainsi le tamponnement, toujours si douloureux ; l'éponge ne peut se déplacer et sortir du col, comme cela arrive souvent dans le procédé de Kluge ; les fonctions de la vessie et du rectum ne sont gênées en rien. La malade n'est pas condamnée au repos absolu qu'on lui prescrit habituellement ; elle peut, sans inconvénient, se mouvoir dans son lit. C'est donc, à mon avis, une modification qui fait disparaître la plupart des inconvénients justement reprochés à ce procédé.

L'éponge préparée a pour avantage d'agir avec une grande douceur, d'être exempte de danger pour la mère et l'enfant ; aussi cette méthode de dilatation était adoptée par tous les accoucheurs avant que la méthode de Kiwisch fût connue. Malheureusement, cette opération, si simple en apparence, présente, en réalité, d'assez grandes difficultés : le col est souvent si élevé, qu'il est difficile de le fixer avec les doigts, d'y faire pénétrer l'éponge, et dans un cas, Kluge lui-même, après des tentatives infructueuses, se vit contraint de renoncer à son procédé.

Un autre inconvénient de l'éponge, c'est d'agir parfois avec une très-grande lenteur, quelquefois même elle manque de la force d'excitation nécessaire pour déterminer des contractions utérines.

Le professeur Hoffmann a donné l'analyse de 70 observations qui ont fourni les résultats suivants : 56 fois l'éponge a suffi seule à provoquer définitivement l'accouchement, et l'on ne fut que rarement obligé d'en répéter l'emploi ; 7 fois elle a été employée concurremment avec d'autres procédés ; 7 fois elle est restée impuissante, mais alors même elle a opéré un commencement de dilatation très-favorable à la ponction des membranes. La durée du travail est indiquée dans le même nombre d'observations : 9 fois la durée du travail a été de vingt-quatre heures, 14 fois de quarante-huit heures, 10 fois de trois jours, 12 fois de trois à huit jours, 3 fois de neuf à treize jours.

Les résultats observés ont été très-favorables pour les enfants et leurs mères.

L'emploi de l'éponge préparée peut donc être comparé sans désavantage avec les douches utérines ; il a sur elles l'immense avantage de ne pas exposer à une mort subite.

Dilatateur de Busch. — Busch imagina un dilatateur à trois branches qui, lorsqu'il est fermé, présente le volume d'une pince à pansements ; son extrémité effilée pénètre facilement dans l'orifice utérin. Ce dilatateur est introduit dans le col à une profondeur de 15 millimètres seulement, puis ouvert à différentes reprises jusqu'à ce qu'il ait provoqué une contraction ou une douleur locale assez vive. L'instrument de Busch est beaucoup moins avantageux que l'éponge ; il agit d'une manière intermittente, ses valves en s'écartant n'agissent que sur des points limités ; il en résulte nécessairement des tiraillements douloureux.

Les résultats obtenus par ce procédé sont peu nombreux et peu encourageants. Hayn, il est vrai, prétend avoir obtenu des douleurs au bout de onze heures, mais Busch lui-même ne parvint à ce résultat qu'après trois jours, et dans deux cas après huit jours seulement de tentatives énergiques et pénibles. Ce procédé présente donc des inconvénients graves ; on ne devra l'employer que pour rendre plus facile l'introduction d'un cône d'éponge préparée.

Les dilatateurs de Meade et Krause ont la plus grande analogie avec celui de Busch, ils sont passibles des mêmes reproches.

Sphéno-siphon. — Schakenberg inventa un dilatateur tout différent des précédents. Son instrument, qui porte le nom de *sphéno-siphon*, se compose d'une seringue sur laquelle s'adapte une canule longue de 5 centimètres, percée de deux fenêtres latérales ; celle-ci est recouverte d'un sac résistant de peau préparée, qui, dans sa plus grande extension, a un diamètre de 4 à 5 centimètres. L'opérateur fait pénétrer doucement la canule dans l'intérieur du col, et quand elle est placée, il enfonce le piston qu'une vis de pression maintient en place. L'opération est alors terminée pour le premier jour et l'instrument est attaché à un bandage de corps. Le deuxième jour, on enfonce le piston plus profondément ; une plus grande quantité de liquide est alors poussée dans le sac et le gonfle. On continue de la même façon le troisième jour.

Le sphéno-siphon doit, comme l'éponge préparée qu'il est destiné à remplacer, dilater mécaniquement le col et provoquer les contractions utérines. Cet instrument est assez compliqué, gênant pour la malade ; il paraît être resté à l'état de simple proposition. On trouvera la figure qui le représente dans l'atlas de Busch.

Dilatateur de Barnes. — En 1862, le docteur Barnes a fait connaître un nouveau moyen de dilatation ; l'instrument qu'il emploie se compose d'une poche de caoutchouc, de la forme d'un violon, terminée par un tube allongé. Les dilatateurs du docteur Barnes sont de trois grandeurs différentes ; le plus petit a 2 ou 3 centimètres de largeur. Aussi l'auteur de ce procédé commence par provoquer quelques contractions utérines par les douches utérines, le calpeurynter de Brün ou l'éponge préparée, et aussitôt que la dilatation du col est suffisante, il y introduit son dilatateur, qu'il conduit sur une sonde dont l'extrémité entre dans une petite poche destinée à cet usage. La portion centrale de ce dilatateur doit mesurer toute la longueur du col, son extrémité supérieure dépasse l'orifice interne, tandis que l'extrémité inférieure fait saillie dans le vagin. La forme particulière de cet instrument a pour but de prévenir son glissement, car lorsqu'il est distendu, sa partie centrale est cylindrique, tandis que ses deux extrémités se renflent, en forme de champignon. L'instrument étant placé, on pousse avec une seringue une injection d'eau qui distend le caoutchouc; le col subissant une pression de dedans en dehors, se dilate largement; dès qu'il a cédé, on place un dilatateur plus volumineux, et bientôt l'orifice est assez grand pour qu'on puisse terminer l'accouchement par la version.

La méthode du docteur Barnes est complexe; son instrument n'intervient que lorsque déjà le travail a été provoqué par d'autres moyens, mais il a pour but de l'accélérer; aussi a-t-il intitulé son mémoire : *De la nouvelle méthode de provoquer l'accouchement prématuré à une heure déterminée.* Voici, d'ailleurs, comment s'exprime cet auteur : « Toutes les méthodes de provoquer l'accouchement sont très-
» incertaines, vu le temps qu'elles mettent à produire le résultat que l'on a en vue.
» Cette longueur du temps entraîne d'autres objections : pendant que l'accoucheur
» est occupé pendant des heures et des jours à attendre l'expulsion du contenu de
» l'utérus, la femme est torturée par ces délais et tourmentée par la peur. Ses
» forces morales et physiques sont cruellement éprouvées, et quand enfin le moment
» de l'accouchement arrive, le médecin peut être absent. Mère et enfant sont ainsi
» exposés à un danger inutile.

» La position du médecin n'est pas plus digne d'envie : quand il a commencé
» une opération qui doit provoquer le travail, il se trouve lié par une responsabilité
» professionnelle et ses inquiétudes propres. Il est forcé de rester à la disposition de
» la malade jusqu'à ce qu'elle soit délivrée; il ne peut ainsi prendre d'autres enga-
» gements. L'impossibilité du médecin d'être libre, et cela pour un temps indéter-
» miné, est un grave inconvénient, non-seulement pour lui-même, mais encore
» pour ses autres clientes. La malade aussi bien que le médecin peuvent être déli-
» vrés de toutes ces incertitudes, de tous ces inconvénients, par l'opération que j'ai
» proposée et qui a été menée à bien dans plusieurs occasions. Le travail peut être
» commencé à sa volonté et terminé suivant son désir, à une heure fixée avec autant
» de précision que toute autre opération chirurgicale. En adoptant cette nouvelle
» méthode, il peut prendre des engagements à quelque distance que ce soit de son
» domicile, et finir son opération en une seule séance comme pour l'opération de la
» taille. L'opération est faite avec le contrôle entier de l'opérateur, qui n'est plus
» l'esclave des circonstances et n'a pas à attendre avec anxiété les efforts de la
» nature. Il est le maître de la position, et détermine d'avance, en ayant en vue les
» exigences des cas, l'époque où la malade se trouvera hors des dangers de l'accou-
» chement, et il pourra lui annoncer avec confiance le terme de son anxiété. »
(Barnes.)

Nous ne partageons pas, sous plus d'un point de vue, la manière de voir du docteur Barnes, mais son instrument nous paraît appelé à rendre des services réels. Nous l'avons employé avec succès dans un cas d'avortement provoqué où la marche du travail traînait par trop en longueur; son application a certainement hâté de beaucoup le moment de la délivrance.

D. Excitants placés entre les parois utérines et l'œuf.

Décollement des membranes. — On attribue cette opération à Hamilton, qui, en 1800, aurait proposé de forcer le col avec le doigt, de franchir l'orifice interne et de décoller les membranes dans une aussi grande étendue que possible. Cet auteur avait en effet remarqué que, si l'œuf est largement décollé des parois utérines, son séjour dans la matrice ne saurait se prolonger et qu'il est bientôt expulsé. Mais son procédé est grossier, violent, souvent inapplicable, surtout chez les primipares, aussi a-t-il été bientôt abandonné.

Mampe, imité par Pfenniger, Billeter, Campbell, a pensé qu'on pourrait substituer au doigt un instrument plus facile à introduire, il proposa donc l'emploi d'une sonde élastique, arrondie à son extrémité pour prévenir la déchirure des membranes. Ce procédé doit être d'un emploi assez facile et exempt de tout danger pour la mère et l'enfant.

D'autres accoucheurs se sont servis, pour décoller les membranes, d'un cathéter de corne ou de métal.

En 1848, le professeur Lehmann (d'Amsterdam) conseilla d'introduire dans l'utérus une bougie de moyenne grosseur, qui doit pénétrer de 20 à 25 centimètres et qu'on retire aussitôt après une introduction. On renouvelle le cathétérisme jusqu'à ce que le travail soit franchement établi. L'auteur se propose d'atteindre avec cette méthode le double but de décoller l'œuf et d'exciter l'utérus. En 1852, il publia huit observations de réussite ; dans un cas, la sonde doit être introduite deux fois et trois fois dans un autre. La durée du travail fut de un à cinq jours. L'accouchement fut heureux pour les mères et leurs enfants. Ce procédé a été adopté en Angleterre, où il est souvent employé encore aujourd'hui. Sa simplicité, sa facilité d'exécution méritent qu'on le prenne en considération, mais il est loin de donner toujours des résultats aussi certains et aussi prompts que ceux observés par Lehmann.

Procédé de Cohen. — Doit-on attribuer plus de valeur à l'injection utérine que le docteur Cohen (de Hambourg) a tout récemment proposée pour provoquer l'accouchement prématuré artificiel ? C'est à l'expérience à prononcer. Toutefois son procédé est si simple, il donne, d'après l'auteur, des résultats si prompts et s'accompagne de si peu de dangers, que nous croyons devoir le mentionner : « Je pratique, dit-il, les injections de la manière suivante : Je me sers d'une petite seringue ordinairement d'étain, contenant 60 à 80 grammes d'eau de goudron, et dont la canule, longue de 20 à 22 centimètres, a de 3 à 5 millimètres de diamètre à son extrémité et présente une courbure semblable à celle d'une sonde de femme. Je fais coucher la malade à plat sur le dos, le siége élevé ; puis, glissant deux doigts jusqu'à la lèvre postérieure, je m'en sers pour guider la canule que j'introduis entre la paroi antérieure de l'utérus et l'œuf, et je la fais pénétrer de 5 centimètres dans l'utérus. C'est alors seulement que je commence l'injection : je la pousse doucement et avec lenteur, ayant soin de relever un peu la seringue pour éviter que l'ouverture ne s'applique sur la paroi utérine, et de varier au besoin la direction de l'instrument toutes les fois qu'il y a quelque obstacle à la sortie du liquide. La seringue est retirée peu à peu : dix minutes après la femme peut se lever et marcher ; si, au bout de six heures, il n'y a pas signe de travail, on renouvelle l'injection... » Puisque M. Cohen a réussi six fois, ce procédé est tellement inoffensif qu'il est à désirer qu'on l'essaye encore.

Procédé de Krause. — Ce professeur recommande de se servir d'une algalie flexible qu'on doit introduire dans l'utérus à une profondeur de 20 à 25 centimètres, et laisser en place jusqu'à ce que l'effet soit obtenu. Ce procédé a donné de bons résultats à Gröningue ; il est donc à désirer que sa valeur soit vérifiée et comparée à celle du dilatateur intra-utérin.

Dilatateur intra-utérin. — J'ai proposé à mon tour un nouvel instrument que j'ai nommé *dilatateur intra-utérin.* Voici sur quel principe il repose : introduire dans le col et faire pénétrer au-dessus de l'orifice interne, un tube de caoutchouc du volume d'une plume d'oie, qui se gonfle à son extrémité utérine et forme une vessie de la grosseur d'une noix, quand on y pousse une injection. Cet appareil est laissé en place jusqu'à ce qu'il soit expulsé par les contractions utérines.

La première observation fut publiée dans la *Gazette des hôpitaux* du 9 janvier 1862. Je me servais à cette époque d'une sonde métallique de moyenne grosseur, que je coiffais à son extrémité par un tube élastique de 4 centimètres de long. Un robinet placé près du pavillon du dilatateur et une seringue à injection complétaient l'appareil, qui est représenté dans le catalogue que M. Charrière a publié à l'occasion de l'Exposition de Londres. On comprendra facilement l'usage de cet instrument : quand il s'agit de provoquer l'accouchement, on introduit le dilatateur dans le col jusqu'à ce que la partie dilatable, c'est-à-dire celle qui est recouverte de caoutchouc, ait dépassé l'orifice interne et pénétré dans la cavité même du corps de l'utérus ; à ce moment, on pousse une injection d'eau tiède dans la sonde, le caoutchouc se dilate en boule, le robinet est fermé et l'instrument tient en place sans aucun bandage, l'orifice interne empêchant la sortie de la sphère dilatée qui couronne l'instrument.

La direction que prend ce dilatateur, quand il est placé, est à peu près celle de l'utérus : on voit la tige métallique sortir du vagin en appuyant sur la commissure postérieure de la vulve et faire saillie en arrière des deux cuisses. Les femmes, gênées par cette espèce d'appendice caudal, ne peuvent ni se coucher sur le dos, ni s'asseoir sans risquer de déplacer brusquement l'instrument ; elles sont obligées de rester debout ou de se coucher sur le côté. C'était là un inconvénient réel que j'ai fait disparaître en modifiant le dilatateur de la façon suivante : j'ai fait couper la sonde à 5 centimètres au-dessous du caoutchouc. A l'extrémité de ce tronçon s'adaptent, d'une part, un manche mobile qu'on peut retirer quand l'instrument est appliqué, et d'autre part, un tube de tissu flexible, qui traverse le vagin et se termine au dehors par un robinet sur lequel s'ajuste la seringue à injections. Avec un dilatateur ainsi modifié, les femmes peuvent prendre toutes les attitudes qui leur conviennent, rester couchées ou marcher dans leur chambre, sans aucune gêne et sans aucun danger. C'est ce dernier instrument que j'ai présenté à l'Académie de médecine au mois de novembre 1862 ; on en trouvera la figure dans le compte rendu de la *Gazette des hôpitaux* du même mois.

Aujourd'hui je me sers d'un instrument plus parfait et plus simple, quoiqu'il paraisse au premier abord assez compliqué dans sa construction. Il se compose de deux parties fondamentales : un tube de caoutchouc et un conducteur.

1° D'un tube de caoutchouc gros comme une plume d'oie, long de 30 centimètres, fermé à l'une de ses extrémités (fig. 146, B). Ce tube est épais et résistant dans la plus grande partie de son trajet (fig. 146, B) ; ses parois deviennent, au contraire, plus minces à son extrémité, sur une longueur de 3 à 4 centimètres au plus (fig. 146, b). Quand on pousse une injection dans ce tube, l'épaisseur inégale des parois fait que la partie amincie se dilate (fig. 148).

J'attache sur l'extrémité de ce tube (fig. 146) un ruban de fil de 50 centimètres de longueur environ. Ce ruban doit être solide quoique assez fin ; le meilleur que j'aie trouvé est celui que les femmes connaissent sous le nom de soutache en soie blanche. Quoi qu'on fasse, ce fil glisse facilement ; c'est pour prévenir ce glissement que je me sers de deux grains de plomb soudés ensemble que je laisse tomber dans le tube au fond duquel ils pénètrent, et en faisant ma ligature j'ai soin de la faire tomber précisément au niveau de la rainure qui sépare les deux grains de plomb. De cette façon, le fil ne glisse jamais. A l'autre extrémité du tube est adaptée une douille à robinet (fig. 148, C), destinée à recevoir la canule d'une seringue à injections (seringue à hydrocèle).

2° D'un conducteur métallique, à extrémité mousse, creusé d'une gouttière dans toute sa longueur comme une sonde cannelée, courbé comme un hystéromètre (fig. 146, A). On en aura une assez bonne idée en le comparant à une sonde d'homme qu'on aurait fendue en deux parties dans toute sa longueur pour enlever la moitié convexe.

Ce conducteur est percé de part en part par trois yeux. Les deux premiers sont placés près de l'extrémité de cette sonde, à 1 centimètre l'un de l'autre, le troisième se trouve placé près du manche sur lequel le conducteur est fixé.

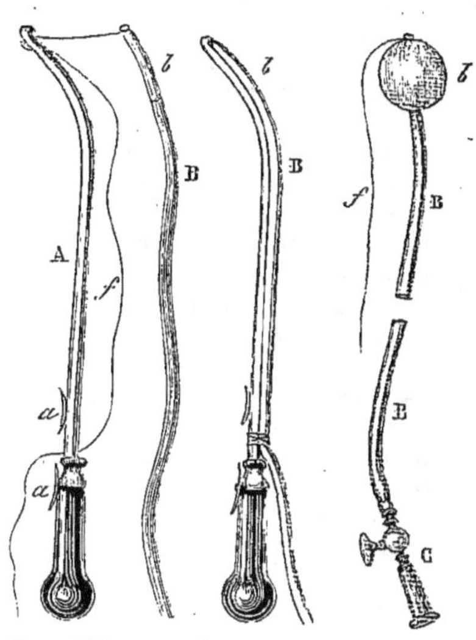

FIG. 146.   FIG. 147.   FIG. 148.
Dilatateur intra-utérin.

Pour monter le tube sur son conducteur, j'engage l'extrémité libre du fil dans l'œil le plus rapproché de l'extrémité du conducteur, en allant de la face cannelée à la face convexe ; je le fais rentrer dans la cannelure par l'œil placé immédiatement au-dessous (fig. 146) ; il longe ensuite toute la gouttière et en ressort encore par l'œil placé près du manche. En tirant fortement sur le ruban, la tête du tube vient se loger dans l'extrémité du conducteur, et on la maintient dans ce rapport en arrêtant le fil sous un ressort destiné à cet usage (fig. 146, a).

Le corps du tube est enfin couché dans la gouttière, où on le fixe par quelques circulaires opérés avec la partie du fil qui restait encore disponible. On termine en assujettissant l'extrémité du ruban sous le ressort déjà indiqué (fig. 147). L'appareil tout monté n'est pas plus volumineux qu'une sonde ordinaire (fig. 147).

Quand je veux me servir de cet appareil, voici comment je procède : quand le tube a été garni de son fil, je pousse dans son intérieur une injection d'essai, pour m'assurer qu'il ne présente aucune fissure. Cela fait, le tube est tenu verticalement, le robinet en haut, et celui-ci est ouvert. On voit d'abord sortir quelques bulles d'air : l'eau vient ensuite ; on la laisse s'écouler librement. Quand le tube a repris son volume ordinaire, il se trouve amorcé, c'est-à-dire que l'air en a été chassé, et je ferme le robinet pour empêcher qu'il n'y rentre. Je prends cette précaution pour qu'aucune bulle d'air ne soit projetée dans l'utérus, au cas où la vessie de caoutchouc viendrait à se rompre.

Le tube, ainsi amorcé, est ensuite monté sur son conducteur comme nous l'avons dit. Pour le lubrifier, on aura encore le soin de se servir de glycérine, car les corps gras altèrent le caoutchouc très-rapidement et font éclater l'appareil.

La femme étant placée en travers sur son lit, le siége élevé, débordant le matelas, les jambes maintenues écartées par deux aides, l'opérateur introduit deux doigts de la main gauche dans le vagin et applique l'extrémité de l'index sur l'orifice externe du museau de tanche. On fait glisser le dilatateur dans le vagin, en le tenant de la main droite; son extrémité est dirigée dans le col, et en abaissant le manche, elle pénètre ordinairement sans aucune difficulté dans l'utérus, en passant entre l'œuf et la paroi antérieure de la matrice. L'instrument doit dépasser l'orifice interne de 3 centimètres au moins; on se guide sur un petit relief placé sur le conducteur à 1 décimètre de son extrémité.

L'instrument est maintenu en place pendant qu'on déroule les circulaires qui liaient le tube sur le conducteur. Un aide charge une seringue d'eau tiède, la purge d'air, et introduit la canule dans la douille qui pend à l'extérieur. L'injection doit être poussée avec une grande lenteur; il faut y mettre assez de force, surtout au début. 50 grammes de liquide donnent à la vessie de caoutchouc le volume qu'elle doit acquérir. L'injection faite, on ferme le robinet, puis on dégage le fil du ressort qui le maintenait, et l'on retire doucement le conducteur qui sort sans difficulté. Le tube maintenu par la boule qui le termine reste seul en place; le fil pend à côté de lui.

Il ne reste plus qu'à prendre quelques précautions pour prévenir l'ouverture du robinet, que l'on fixe à un bandage de corps ou à une bande; j'aime cependant mieux lier fortement le tube à sa sortie du vagin et retirer tout à fait le robinet; les femmes sont ainsi libres de toute entrave; on les laissera vaquer dans leur chambre à leurs occupations habituelles; il est même bon qu'elles restent levées, car, dans cette attitude, la vessie de caoutchouc presse directement sur l'orifice interne et le travail se déclare plus rapidement.

Les douleurs naissent quelquefois pendant qu'on applique l'instrument; en moyenne, c'est trois ou quatre heures après l'opération qu'elles apparaissent; d'abord, peu intenses, elles deviennent peu à peu plus énergiques, se rapprochent comme dans l'accouchement naturel. Le col s'efface et s'entr'ouvre, et l'instrument tombe dans le vagin. Cette expulsion a lieu en moyenne en dix ou douze heures, quelquefois beaucoup plus tôt ou un peu plus tard. Je me réserve de donner ultérieurement le relevé de toutes les observations.

Au moment de l'expulsion du dilatateur, le col s'est effacé, déjà largement entr'ouvert; les membranes bombent à l'orifice. Le travail, dans la plupart des cas, continue sa marche, mais d'autres fois il se suspend. J'ai remarqué souvent qu'il suffisait de faire marcher les femmes et de laisser l'instrument dans le vagin, où il agit sans doute comme le colpeurynter de Braun, pour assurer la marche progressive des contractions. Quand, malgré ces précautions, le travail s'arrête, on est obligé de renouveler l'introduction du dilatateur et de lui donner un volume plus considérable.

Une seule fois, entre les mains de M. Depaul, ce moyen fut insuffisant; chaque fois que l'instrument était expulsé de l'utérus dans le vagin, le travail s'arrêtait. M. Depaul fut obligé de rompre les membranes, et encore sa cliente n'accoucha que longtemps après. Je suis convaincu que dans cette circonstance on aurait eu un succès rapide, en appliquant l'instrument de Barnes aussitôt après la sortie du dilatateur intra-utérin. Je crois même que l'association de ces deux instruments sera fort utile dans bon nombre de cas, par la rapidité qu'elle imprimera au travail, et qu'elle est destinée à réaliser un véritable progrès.

J'attribue l'efficacité du dilatateur à un mode d'action tout spécial, à la présence d'un corps étranger dans l'utérus, qui se contracte pour le chasser au dehors. Il agit aussi par le décollement des membranes; mais cette dernière influence doit être moindre, puisqu'il résulte de quelques-unes de mes observations que le travail s'arrête quand l'instrument est trop tôt retiré, bien que le décollement des membranes ait été produit par son application.

J'ai réuni aujourd'hui un assez grand nombre d'observations : je suis en droit, les faits en main, de dire que l'opératiou ne présente aucune difficulté, je puis en prendre à témoin les docteurs Danyau, Depaul, Pajot, Blot, qui l'ont chacun plusieurs fois pratiquée avec succès. Elle est, en outre, complétement inoffensive pour la mère et l'enfant, elle donne des résultats plus certains et plus rapides qu'aucune autre. Un avantage non moins grand de cette opération, c'est son extrême simplicité comparée aux embarras qu'on rencontre dans l'emploi de l'éponge préparée et des douches utérines ; elle se termine, en outre, en une seule séance ; ce n'est qu'exceptionnellement qu'on a besoin d'y revenir ; l'instrument une fois appliqué, on n'a plus qu'à attendre le moment de l'accouchement.

À priori, on pouvait penser que ce procédé exposait à la rupture des membranes; il me suffira de dire que dans vingt cas elle n'a jamais été observée. Une autre objection plus fondée se présente : c'est la déchirure possible de la vessie de caoutchouc; j'ai observé quatre fois cette rupture dans les dix premières observations recueillies ; mais depuis cette époque, je me suis servi d'un dilatateur plus parfait, et je ne l'ai observée qu'une seule fois. On fait involontairement dans ce cas une injection intra-utérine, comme dans le procédé de Cohen; aussi il n'en résulte ni douleur ni accident, et l'opération n'est interrompue que pendant le temps nécessaire pour monter sur le conducteur un tube de rechange qu'on fera bien d'avoir à sa disposition.

Le seul reproche important qu'on puisse adresser au dilatateur intra-utérin, c'est que son introduction dans l'utérus sera impossible, dans quelques cas rares, il est vrai, d'après ce que je peux prévoir. Si la tête est trop profondément engagée ou le col fortement dévié, le cathétérisme pourra présenter des difficultés insurmontables. C'est un reproche que j'accepte néanmoins en faisant remarquer qu'il s'adresse également aux différents moyens de décollement, aux injections intra-utérines de Cohen et à tous les procédés de perforation des membranes.

E. Perforation des membranes.

Procédé ordinaire. — La perforation des membranes est certainement le procédé le plus sûr, et celui qui a dû d'abord se présenter à l'esprit; aussi est-ce celui qu'a employé Macaulay, lorsque, le premier, il eut l'occasion de juger par la pratique les conseils donnés en 1756 par les médecins les plus célèbres de Londres. La plupart des accoucheurs qui, depuis, ont pratiqué la même opération, ont aussi ponctionné l'œuf. Les modifications qu'ils ont proposées ne portent guère que sur la forme, la longueur, la courbure de l'instrument perforateur, et méritent à peine d'être notées : il est évident, en effet, que toute canule assez recourbée pour s'accommoder à la courbe de l'axe pelvien, assez longue pour atteindre facilement le col (21 à 22 centimètres) et armée d'un trocart dont l'extrémité est cachée ou dépasse seulement de quelques millimètres l'extrémité de la canule, pourra toujours suffire. Les seules précautions à prendre consistent à diriger l'instrument de manière à éviter la lésion des parties de la mère, et à ne pousser le trocart sur aucune partie du fœtus.

Nous l'avons déjà dit, ce procédé est le plus sûr, car l'écoulement du liquide amniotique amène nécessairement la rétraction des parois utérines, et plus tôt ou plus tard la manifestation des douleurs : nous pouvons ajouter qu'il est aussi plus facile et moins douloureux pour la mère que la plupart de ceux dont nous avons parlé; mais il faut convenir qu'il compromet beaucoup plus l'existence du fœtus.

L'écoulement partiel ou complet du liquide amniotique n'est pas en effet immédiatement suivi de l'apparition des premières douleurs : il faut quelquefois quarante et soixante heures pour que l'utérus, irrité de son contact trop longtemps prolongé avec les inégalités fœtales, commence à se contracter. Une fois le travail commencé, la période de dilatation du col marche avec une lenteur excessive, car au septième et au huitième mois les fibres du col n'ont pas encore subi complétement les modifications qui rendent au terme ordinaire cette dilatation facile. Vingt-quatre, trente-six heures, sont souvent encore nécessaires pour que le col présente une ouverture suffisante. Or, pendant tout ce temps, le fœtus n'est plus protégé par le liquide amniotique, et se trouve soumis directement à la pression des parois utérines contractées; le cordon ombilical peut très-facilement être comprimé, et de cette compression résulte inévitablement l'interruption des rapports circulatoires nécessaires à l'entretien de la vie fœtale; le placenta, enfin, peut lui-même être partiellement décollé par suite du retrait de la matrice. Tous ces dangers évidents avaient éloigné la plupart des accoucheurs de la perforation des membranes, lorsque M. Meissner (de Leipsig) a proposé une modification qui prévient heureusement les accidents que nous venons d'indiquer, et qui ne permet pas de renoncer, sans nouvel examen, à la ponction de l'œuf. Déjà on avait cherché les moyens de modérer, pour ainsi dire, l'écoulement du liquide amniotique, et de n'en laisser couler que la quantité nécessaire à la manifestation des douleurs, mais personne n'était encore arrivé au but que M. Meissner vient d'atteindre si heureusement. Voici en quoi consiste son procédé :

Procédé de Meissner. — Au lieu de ponctionner l'œuf à son extrémité inférieure, il le perfore à sa partie la plus élevée, tout près du fond de l'utérus : il se sert à cet effet d'un instrument composé d'une canule et de deux mandrins. La canule d'argent, longue de 32 centimètres et demi et de 3 à 4 millimètres d'épaisseur, est courbée exactement comme une portion de cercle de 40 centimètres de diamètre. Au côté convexe de l'extrémité inférieure de cette canule se trouve un anneau destiné à faciliter le maniement de l'instrument et à indiquer la direction de sa courbure après qu'il a été introduit. A cette canule s'adaptent deux mandrins dont l'un est terminé supérieurement par un bouton olivaire, l'autre par un trocart; à leur extrémité inférieure se trouve un bouton plat pour servir de point d'arrêt. L'extrémité olivaire du premier mandrin ne doit dépasser la canule que de 4 millimètres ; celle du second, terminée en trocart, doit faire une saillie d'au moins 1 centimètre. Le premier mandrin sert à faciliter l'introduction de la canule; le second à faire la ponction.

M. Meissner procède à l'opération de la manière suivante : La femme est debout; l'opérateur, à genoux devant elle, s'assure d'abord de la position du col. Si celui-ci est difficile à atteindre et porté fortement en arrière, la femme doit être assise sur le bord d'une chaise ou couché sur un canapé. Alors l'accoucheur dirige la canule armée du mandrin mousse sur la face palmaire de l'index, jusque dans la partie supérieure de la cavité du col, et la pousse jusqu'à ce qu'elle ait franchi l'orifice interne. Bien entendu que la convexité de la sonde est dirigée vers le sacrum. Lorsque l'extrémité de la canule a dépassé l'orifice interne, on la fait glisser avec facilité entre les parois utérines et les membranes, jusqu'à la hauteur d'environ 27 centimètres au-dessus du col. Après s'être assuré que l'extrémité de la sonde n'appuie sur aucune partie du fœtus, on remplace le mandrin olivaire par le trocart, avec lequel on perfore les membranes. On retire alors le trocart, on laisse écouler par la canule une cuillerée de liquide, et l'on en retire la canule elle-même. On peut, après cette opération, permettre à la femme de marcher ou de s'asseoir à volonté. Le liquide s'écoule goutte à goutte, lubrifie et prépare les voies. Au bout de vingt-quatre ou quarante-huit heures, les douleurs se déclarent. En général, la dilatation s'opère promptement, les contractions sont énergiques, et l'accouchement est terminé en trente-six ou quarante-huit heures. Si le travail ne marche pas régulièrement, si la résistance offerte par le bassin rétréci est trop grande, M. Meissner intervient comme dans l'accouchement à terme.

Dans les quatorze premières observations recueillies par l'auteur, il est dit que la mère et l'enfant furent sauvés : certes, un pareil résultat, comparé à ceux obtenus par tous les autres procédés, mérite de fixer l'attention et doit encourager les praticiens à le mettre en usage.

L'introduction de la canule de Meissner expose au décollement partiel du placenta, et par conséquent rend possible la lésion d'un de ses vaisseaux. C'est ce qui arriva dans un cas observé par Kiwisch (de Wurzbourg) : la canule ne put parvenir qu'à la hauteur de 13 centimètres, et après la ponction il ne s'écoula qu'un peu de sang et un peu de sérosité. N'ayant plus obtenu d'écoulement d'eau, on se décida, deux heures après, à la ponction de l'œuf par le procédé ordinaire... Pourquoi donc n'avoir pas dirigé la canule sur un autre point ?

M. Villeneuve (de Marseille) a substitué au double mandrin de Meissner un mandrin unique terminé en crochet pour saisir et rompre les membranes. Ce *perce-membranes* à tous les avantages du trocart et n'expose pas à blesser le fœtus.

Quel que soit l'instrument employé, la perforation des membranes sur un point élevé donne de bons résultats, puisque sur vingt-quatre observations enregistrées jusqu'à ce jour, toutes les opérées furent sauvées et vingt-deux enfants naquirent vivants.

La méthode de Meissner est peu employée, probablement parce qu'on a été retenu par la crainte de pénétrer aussi profondément dans la matrice, de blesser les parois utérines ou le fœtus, et à juste titre de décoller le placenta. Elle restera une opération exceptionnelle.

Appréciation.

Les moyens de provoquer l'accouchement prématuré sont, on le voit, extrêmement nombreux; ils ont tous été employés avec des succès divers qui tiennent nonseulement à la nature même du procédé mis en usage, mais encore à la grande différence d'excitabilité que présente l'utérus chez les femmes enceintes. Tantôt la matrice se contracte sous l'influence de la cause la plus légère et tous les procédés réussissent à merveille, tantôt, au contraire, elle reste inerte malgré l'emploi des stimulants les plus actifs, et les meilleurs procédés paraissent insuffisants.

La meilleure opération est celle qui donne les résultats les plus constants et les plus rapides, tout en sauvegardant le mieux la vie de la mère et de l'enfant. A

moins d'indications spéciales, fournies par la clinique, trois méthodes nous parais
sent préférables aux autres : 1° décollement des membranes ; 2° dilatation du col
3° excitation de la périphérie du museau de tanche.

1° Nous emploierons de préférence le *décollement des membranes,* toutes les foi
que l'orifice interne pourra être franchi.

2° Nous aurons recours à la *dilatation du col,* quand l'orifice interne offrira u
obstacle insurmontable à l'introduction des instruments.

3° L'*excitation de la périphérie du museau de tanche* sera notre dernière res
source, quand les deux méthodes précédentes seront impraticables.

Reste la comparaison à établir entre chacun des procédés que comprennent ce
trois méthodes ; nous ne voulons pas rentrer dans l'étude de ce sujet que nou
avons déjà traité en décrivant chaque procédé. Nous appellerons plus particulière
ment l'attention sur le *dilatateur intra-utérin,* la *sonde à demeure de Krause*
l'*éponge préparée* et les *douches utérines.*

Ce n'est pas tout que d'avoir réussi à provoquer l'accouchement avant terme, i
faut encore donner une grande attention à l'enfant dont le développement incomple
réclame des soins particuliers, d'autant plus nécessaires que la grossesse aura été
interrompue à une époque moins avancée. Les enfants nés à terme s'élèvent at
milieu des conditions ordinaires, mais il faut entourer les enfants nés avant terme
de précautions exceptionnellement favorables ; de l'exécution de ces dernières
dépend le succès : avec elles on réussit souvent, sans elles la vie des enfants es
bientôt compromise.

Tous les enfants nés avant terme ont besoin d'être minutieusement protégés
contre le froid : indépendamment du maillot ordinaire, on devra donc entourer leu
corps, surtout la tête et les membres, d'une couche de coton cardé. Des bouteille
d'eau chaude seront en outre placées dans le berceau, pour qu'ils y trouvent une
source permanente de chaleur artificielle. La chambre qui leur est réservée doit être
maintenue à une température égale de 18 degrés environ. Si malgré ces précau
tions la circulation s'amoindrit dans les téguments, si le tissu cellulaire sous-cutané
s'infiltre, il faut prescrire des bains stimulants, à la tête desquels se rangent les
bains de vin. De temps en temps les enfants seront déshabillés devant la flamme
d'un feu assez vif ; on profitera de ce moment pour faire avec la main de douces
frictions sur tout le corps.

L'alimentation n'est pas moins importante : l'allaitement par la mère ou par une
nourrice est indispensable. Quand les enfants sont assez forts pour teter, il suffit
de leur présenter souvent le sein ; mais quand ils sont trop faibles ou trop engour-
dis, il faut y suppléer en faisant couler le lait de la nourrice dans une cuiller à
café et le leur faire avaler. On leur donne ainsi du lait douze ou quinze fois par jour
dans les premiers jours on se contente de leur faire avaler deux ou trois cuillerées
à café de lait à chaque reprise. On augmente ensuite progressivement la quantité
jusqu'à ce que l'enfant soit assez fort pour teter lui-même. C'est à l'ensemble de
tous ces soins qu'on doit la vie d'un très-grand nombre d'enfants nés avant terme
leur omission est, au contraire, presque toujours une cause de mort.

CHAPITRE VII.

DE L'AVORTEMENT PROVOQUÉ.

L'accouchement prématuré artificiel nécessite, comme on vient de le voir, certaines dimensions dans les diamètres du bassin ; mais lorsque le rétrécissement est tel que le plus petit diamètre du bassin a moins de 5 centimètres et demi, il se présente une question du plus haut intérêt, c'est celle de l'avortement provoqué.

Lorsqu'une femme, enceinte de trois à quatre mois, porte un bassin tellement étroit qu'il ne permet pas d'espérer la possibilité de l'expulsion ou de l'extraction du fœtus viable, peut-on songer à provoquer l'avortement? Cette question, déjà posée en 1768 par W. Cooper au docteur Hunter, fut, peu de temps après, résolue par l'affirmative par la plupart des praticiens anglais. L'opportunité de l'opération fut également acceptée en France par Fodéré (1813), Marc (1821), M. Velpeau (1829), et nous-même (en 1840), dans la première édition de cet ouvrage. En 1843, M. P. Dubois publia, dans la *Gazette médicale*, un article dans lequel, sans se prononcer d'une manière positive, il fait assez pressentir son opinion. A la même époque à peu près, M. Simonard (de Bruxelles) publia une dissertation dans laquelle, après avoir démontré la moralité de l'opération, il en précise les indications... Enfin, MM. Stoltz, Jacquemier, Chailly, ont adopté les principes des accoucheurs anglais.

Trop d'autorités imposantes se sont prononcées en faveur de l'avortement provoqué pour que nous nous arrêtions à discuter les questions morales, religieuses et médico-légales qu'on a soulevées à propos de cette opération (¹). Comme l'accouchement prématuré, elle a pris aujourd'hui droit de domicile dans la pratique obstétricale, et nous n'avons plus qu'à préciser ses indications et les moyens les plus prompts et les moins douloureux d'arriver au but.

1° Les rétrécissements extrêmes du bassin, ceux qui ne laissent à la femme, parvenue à son terme, que la triste alternative de l'opération césarienne ou de l'embryotomie, constituent l'indication la plus positive de provoquer l'avortement. Si, en effet, comme nous chercherons à le démontrer dans les chapitres suivants, le sacrifice de l'enfant est pleinement justifié, quand on n'a qu'à choisir entre l'hystérotomie et l'embryotomie, à plus forte raison ce sacrifice sera très-rationnel à une époque de la grossesse où les opérations nécessaires à la provocation de l'avortement seront beaucoup moins fâcheuses que celles que nécessiteraient la mutilation et l'extraction d'un fœtus à terme. Pour nous donc, toutes les fois qu'une femme enceinte, seulement de cinq à six mois au plus, offrira moins de 5 centimètres et demi dans le plus petit diamètre du bassin, nous croyons l'accoucheur autorisé à provoquer l'avortement.

(¹) Voyez, pour plus de détails, le rapport de M. Cazeaux à l'Académie de médecine et la discussion dont il a été suivi (*Bulletin de l'Académie* et *Union médicale*, 1852).

2° Les rétrécissements du bassin ne sont pas les seuls cas dans lesquels on a proposé l'avortement. Une foule d'accidents liés à la grossesse, une foule d'états morbides coexistants, et recevant de cette coïncidence une gravité très-compromettante pour la mère, ont paru être, à quelques médecins, des indications aussi rigoureuses que les rétrécissements. Nous ne saurions partager cette manière de voir, au moins dans la plupart des cas. Les préceptes que nous avons posés en traitant de l'*accouchement prématuré* doivent être profondément modifiés quand il s'agit de l'*avortement*. Dans un cas grave, en effet, mais dont l'issue n'est que *probablement* fâcheuse, on peut, après le septième mois, se décider à provoquer l'accouchement : le danger auquel *probablement* la mère est exposée légitime certainement une opération qui laisse à l'enfant de nombreuses chances de vie ; il n'en saurait être de même de l'avortement provoqué, qui tue inévitablement le fœtus. Il ne suffit plus ici que la vie de la mère soit *probablement* compromise, mais il faut qu'il y ait *presque* certitude d'une mort prochaine. A ce titre, les hémorrhagies que rien n'a pu arrêter, les déplacements irréductibles de la matrice, l'hydropisie excessive de l'amnios, les tumeurs des parties molles qui ne sont pas susceptibles d'être déplacées, ponctionnées, incisées ou extirpées, nous paraissent des indications admissibles de l'avortement provoqué. Il en est de même quand il s'agit de vomissements opiniâtres qui menacent prochainement la vie de la femme (voy. page 470). Il faut au contraire s'abstenir quand il s'agit de phénomènes nerveux, de maladies chroniques ou aiguës compliquant la grossesse. Quant à l'éclampsie, elle est rare dans la première moitié de la gestation, et, d'ailleurs, la lenteur avec laquelle agissent les moyens abortifs à une époque peu avancée me paraît une contre-indication formelle. (Voy. p. 825.)

En résumé, les rétrécissements extrêmes du bassin, les tumeurs volumineuses, immobiles et non opérables de l'excavation, l'hydropisie excessive de l'amnios, les déplacements irréductibles de la matrice, les hémorrhagies qui ont résisté à l'emploi des moyens les plus rationnels, les vomissements incoercibles, sont pour nous les seules indications de l'avortement ; si quelques autres en ont admis un plus grand nombre, c'est qu'ils n'ont pas assez nettement distingué l'avortement de l'accouchement prématuré.

La seule contre-indication est le refus formel de la mère ; elle seule, après tout, a droit de décider la question.

Tout en respectant le scrupule dont certains esprits ont été saisis, quand il s'agit d'une femme mal conformée chez laquelle on a déjà provoqué l'avortement, j'avoue qu'il ne m'arrêtera jamais un seul instant dans une nouvelle grossesse. Nous n'avons pas le droit de nous instituer juges de la moralité et des antécédents de la malade qui réclame nos soins. En supposant même que nous ayons affaire à une de ces malheureuses qui, foulant aux pieds les sentiments les plus sacrés, se livrent d'autant plus à leurs passions qu'elles comptent trouver dans l'humanité du chirurgien l'impunité de leur mauvaise conduite, nous ne lui devons pas moins tous nos soins : et pour nous, la seule question à résoudre, à la seconde, à la troisième comme à la première grossesse, est celle-ci : La conformation de cette femme permet-elle d'espérer l'extraction d'un enfant viable ?

Nous n'avons donc qu'à préciser l'époque à laquelle il convient d'opérer, et les procédés les plus avantageux.

Les rétrécissements ou les obstructions du bassin permettent seuls à l'accoucheur de choisir le moment le plus favorable, et la seule précaution à prendre alors est d'attendre une époque où la grossesse est bien certaine, c'est-à-dire à peu près entre le quatrième et le cinquième mois. Dans tous les autres cas, il est obligé d'agir au moment où la gravité des accidents ne lui permet plus aucun espoir.

Procédés opératoires. — Tous les procédés décrits à propos de l'accouchement prématuré peuvent être employés ; mais, dans la première moitié de la grossesse la matrice étant peu contractile, peu excitable, on s'adressera de préférence aux agents les plus actifs. Le tamponnement suivant le procédé de Schœller ou de Braun serait souvent insuffisant ; l'éponge préparée, quoique plus active, n'agit souvent qu'avec une lenteur désespérante ; il en est de même des douches de Kiwisch. Les deux méthodes qui nous paraissent les plus favorables sont : le décollement des membranes et la ponction de l'œuf.

Décollement des membranes. — On l'opère habituellement avec une sonde métallique, que l'on promène sur une étendue aussi longue que possible. Cette opération, bien simple en apparence, présente quelquefois d'assez graves difficultés ; elle a échoué entre les mains les plus habiles.

Nous avons provoqué trois fois l'avortement avec le dilatateur intra-utérin : une fois pour des vomissements incoercibles, deux fois pour un rétrécissement extrême du bassin. Dans le premier cas, l'avortement était terminé en quelques heures et la malade guérit. Dans un second cas (rétrécissement du bassin), l'avortement fut complet en moins de quarante-huit heures. Ce qui donne plus de valeur à ce fait, c'est qu'il a été recueilli chez une femme pour laquelle le professeur P. Dubois avait eu beaucoup de peine, dans une grossesse précédente, à provoquer l'avortement : un grand nombre de douches avaient été administrées sans résultat, plusieurs applications d'éponge préparée avaient été inutiles, et l'expulsion de l'œuf n'avait pu être obtenue que par l'introduction dans l'utérus de bougies volumineuses.

Dans le troisième cas d'avortement provoqué par le dilatateur intra-utérin, le succès fut moins complet et moins rapide. Il s'agissait d'une femme atteinte d'ostéomalacie. Au cinquième mois de la grossesse le dilatateur fut appliqué sans difficultés et sans douleur pour la patiente. Cinq jours après, le col était effacé en grande partie et entr'ouvert, mais l'instrument était encore retenu dans la matrice. Pour activer le travail j'appliquai le dilatateur de Barnes et bientôt après l'avortement eu lieu.

Dans les trois observations les femmes se rétablirent sans accidents. Le dilatateur intra-utérin a donné dans ces trois circonstances des résultats assez satisfaisants pour qu'on soit autorisé à l'employer de nouveau.

Ponction de l'œuf. — Dans l'accouchement prématuré la ponction de l'œuf, malgré la certitude de son action, a le grand inconvénient de compromettre la vie de l'enfant, c'est pour cette raison qu'elle est à peu près abandonnée. Mais dans l'avortement, le fœtus n'étant pas viable, la perforation des membranes est un moyen précieux. Le seul reproche qu'on puisse lui faire, c'est la difficulté qu'on éprouve à atteindre sûrement l'œuf. On opère d'ailleurs comme dans l'accouchement prématuré.

Quel que soit le moyen employé, on devra s'attendre à une assez grande lenteur dans l'expulsion de l'œuf ; on le comprend facilement, puisque l'avortement spontané lui-même ne se termine en général que fort lentement.

CHAPITRE VIII.

DE LA SYMPHYSÉOTOMIE.

Le relâchement des symphyses pelviennes et l'écartement des surfaces articulaires qui souvent en résulte pendant la grossesse, sont un fait connu depuis si longtemps qu'on est étonné qu'il n'ait pas fait naître plus tôt l'idée de l'opération dont nous avons à nous occuper. Il faut avouer pourtant qu'en parcourant les annales de la science, on trouve çà et là quelques réflexions et même quelques faits bien dignes de fixer l'attention. C'est ainsi que Séverin Pineau, traitant du relâchement des ligaments du bassin, reproduit le texte de Galien, et semble pressentir l'opération de Sigault, puisqu'il dit en parlant des articulations pelviennes : *Non tantum dilatari, sed etiam secari tuto possunt.* On trouve, dans un ouvrage publié en 1655 par un médecin français nommé Delacourvée, que, appelé auprès d'une femme enceinte, et morte dans les derniers jours de sa grossesse, il divisa la symphyse pubienne avec un rasoir pour avoir plus facilement l'enfant. En 1766, Plenk, dans une circonstance à peu près semblable, fit d'abord la section césarienne ; mais, n'ayant pu extraire la tête fortement engagée dans l'excavation, il pratiqua la synchondrotomie, et en obtint, dit-il, un succès prompt et facile. Mais, au lieu de le conduire à la pratique de cette opération sur la femme vivante, ce premier essai l'en éloigna davantage.

En réalité, ce n'est que vers la fin du siècle dernier (1768) que Sigault, alors encore étudiant en médecine, en fit la proposition à l'Académie de chirurgie. Repoussé comme un fou par la docte assemblée, le jeune Sigault ne se déconcerta pas, et défendit son invention dans une thèse qu'il soutint à Angers en 1773, c'est-à-dire cinq ans après la lecture de son premier mémoire. Enfin, en 1777, il pratiqua la première opération, assisté d'Alphonse Leroy, qui s'en était déclaré le zélé partisan. La mère et l'enfant furent sauvés, et, à dater de ce premier succès, Sigault, qui avait été presque honni par l'Académie, fut comblé d'honneurs et regardé comme un des bienfaiteurs de l'humanité. La Faculté de médecine de Paris crut devoir célébrer cette grande découverte en frappant une médaille en l'honneur de son auteur. Si ce premier succès lui assurait de nombreux partisans, il lui suscita des adversaires nouveaux et acharnés : le monde médical se divisa en *symphysiens* et en *césariens*, deux sectes enthousiastes, et qui devaient finir, une fois la première ardeur calmée, par se fondre dans une commune opinion ; c'est aussi ce qui arriva dès qu'on se fut aperçu que, de part et d'autre, on avait le tort d'être exagéré. Depuis cette époque, l'opération césarienne et la symphyséotomie furent regardées comme deux opérations utiles, applicables dans certains cas particuliers, et, loin de vouloir exclure l'une par l'autre, on s'appliqua seulement à préciser les conditions qui réclament leur emploi. Il eût été plus sage de commencer par là.

§ 1. — Résultats de la symphyséotomie.

L'opportunité de la section de la symphyse pubienne étant momentanément admise, voyons les avantages qu'on peut en retirer. Il résulte des meilleurs travaux publiés sur cette matière, qu'on ne doit pas espérer pouvoir obtenir plus de 9 à 13 millimètres dans l'étendue du diamètre antéro-postérieur, du détroit supérieur et de l'excavation. Après la section du cartilage interpubien, les os pubis s'écartent spontanément de 1 centimètre à 2 centimètres et demi. Cet écartement est le résultat de la rétraction des fibres ligamenteuses connues sous le nom de ligaments sacro-iliaques postérieurs. Pendant qu'il s'opère, l'os coxal doit être considéré comme un levier du premier genre, dont le bras intérieur est très-long et coudé vers sa partie moyenne ; le centre du mouvement ou le point d'appui se trouve à la partie postérieure de la surface articulaire du sacrum. Pendant cet écartement, les ligaments qui se trouvent placés à la partie antérieure de l'articulation sacro-iliaque sont tendus, tiraillés, et déchirés même quand il a été porté très-loin. On conçoit assez que le degré de leur résistance influe beaucoup sur le degré de l'écartement. Enfin, si l'accoucheur, saisissant les crêtes iliaques, tend à les tirer en dehors, il peut augmenter beaucoup l'intervalle qui existe déjà entre les pubis. Mais il serait imprudent de trop insister sur cet écartement artificiel ; car il serait difficile de la porter au delà de 5 centimètres, sans déchirer les ligaments sacro-iliaques intérieurs et sans s'exposer à des inflammations consécutives très-graves pour la mère. Chaque centimètre d'écartement entre les pubis augmente à peu près de 2 millimètres l'étendue du diamètre antéro-postérieur ; puisque cet écartement peut être porté à 5 centimètres, c'est donc 10 millimètres ajoutés au diamètre sacro-pubien. De plus, la bosse pariétale antérieure, s'engageant dans le vide que laissent entre eux les pubis, diminue d'autant le diamètre bipariétal ; et l'on a calculé que cet engagement pouvait être de 4 à 6 millimètres, ce qui permettait en somme de compter sur une augmentation de 14 à 16 millimètres dans l'étendue du diamètre sacro-pubien.

Le diamètre sacro-pubien n'est pas le seul dont l'étendue augmente par la symphyséotomie ; les diamètres obliques, mais surtout les diamètres transverses, sont singulièrement agrandis. Il résulte, en effet, des expériences de Desgranges, que l'augmentation du diamètre transversal est presque de la moitié de l'écartement obtenu, dans toute la hauteur de l'excavation, et que l'agrandissement transversal de l'arcade des pubis est à peu près égal à cet écartement : de telle sorte que l'opération, qui semblait devoir être seulement applicable aux cas où le rétrécissement portait sur l'intervalle sacro-pubien, donne surtout des résultats avantageux lorsque les diamètres transverses de l'excavation ou du détroit inférieur sont rétrécis.

§ 2. — Indications.

Les résultats obtenus sur le cadavre portent naturellement à penser que la symphyséotomie est surtout praticable dans les cas où 10 à 15 millimètres ajoutés

aux diamètres rétrécis suffiraient pour permettre l'accouchement spontané, ou ‹
moins l'extraction du fœtus à l'aide du forceps. C'est aussi la conséquence qu'
ont tiré la plupart des accoucheurs depuis Sigault, et les limites de cette opérati
avaient été fixées entre 6 centimètres et demi et 8 centimètres et demi. Mais
symphyséotomie est aujourd'hui rarement pratiquée, et le sera plus rareme
encore dans l'avenir, lorsque tous les accoucheurs auront apprécié les avantag
de l'accouchement prématuré artificiel.

Les circonstances qui se prêtent le mieux à l'opération de Sigault sont au
les plus favorables à l'accouchement provoqué ; et les résultats fournis par l'e
périence, seul juge impartial en pareille matière, ont déjà prononcé en faveur
cette dernière opération. Toutes les fois qu'une femme, dont le bassin n'offrira q
6 centimètres et demi à 8 centimètres dans son plus petit diamètre, sera soumi
à l'observation pendant les deux derniers mois de sa grossesse, l'accoucheur dev.
provoquer l'accouchement avant terme, surtout lorsque, dans un premier acco
chement, la mutilation du fœtus aura été jugée nécessaire. D'un autre côté, no
avons établi (page 679) que toutes les fois qu'on peut penser que, d'après la dur
antérieure du travail, les tentatives d'extraction qui ont été pratiquées sans succè
la vie du fœtus est plus ou moins compromise, on doit se comporter comme
l'enfant était mort, de sorte qu'en définitive la symphyséotomie ne pourra êt
proposée qu'autant que, le bassin offrant 6 centimètres et demi au moins ‹
8 centimètres au plus, l'accoucheur constatera la difformité avant la rupture d
membranes. Apprécions donc cette dernière indication.

En admettant même qu'il ne valût pas mieux sacrifier la vie de l'enfant qu
de pratiquer une opération qui compromet si souvent la vie et toujours la san
de la mère, est-il possible de se soumettre, dans la pratique, à la rigueur d
principes théoriques ? Les faits dans lesquels un semblable degré de rétréciss
ment a permis l'expulsion spontanée du fœtus se présentent alors tout naturell
ment à la pensée. Sans doute les exceptions sont rares, mais enfin elles peuve
se reproduire. N'est-il pas prudent, en conséquence, avant d'effrayer la femm
de constater l'impuissance des efforts utérins ? Cette expectation n'est-elle p
nécessaire pour la convaincre de la nécessité de l'opération ? Ne faudra-t-il pas,
plus souvent, laisser à la malade plusieurs heures pour céder aux instances de
famille? Les parents eux-mêmes y consentiront-ils avant que le temps leur a
appris que l'accouchement naturel est impossible ? N'exigeront-ils pas qu'ava
d'en venir à un remède extrême, on essaye tous les autres moyens ? L'accouche
pourra-t-il se refuser à tenter une application du forceps, qui, plusieurs fois, ‹
pareille circonstance, a été couronnée de succès ? Pourrait-il s'y refuser surto
s'il avait vu, comme nous, un fœtus expulsé à terme et vivant, à travers ι
bassin dont le diamètre antéro-postérieur n'offrait que 7 centimètres et demi
Ces incertitudes, ces hésitations, ces retards obligés, auxquels peut se soustrai
dans un hôpital un homme ferme et résolu, sont inévitables dans la pratiq
civile, où l'on a à lutter contre les craintes des familles, la résistance de la malad
et souvent contre la crainte que nous inspire la jalousie de certains confrère
Cependant le temps s'écoule, le travail marche, les membranes sont rompues,

déjà depuis longtemps l'opération a perdu de ses chances favorables. La lenteur du travail tient *peut-être* plus à la faiblesse des contractions qu'à la disproportion des diamètres de la tête et du bassin. Quelques efforts artificiels, joints à ceux de le nature, parviendront *peut-être* à accomplir son œuvre ; d'espérance en espérence, de peut-être en peut-être, on arrive à cette période du travail où l'on commence à douter de la viabilité du fœtus, et dès que ce doute se présente à l'esprit, peut-on encore songer à la symphyséotomie ?

Les rétrécissements du bassin ne sont pas les seuls cas dans lesquels la symphyséotomie ait été proposé. Les tumeurs développées dans l'excavation, un volume excessif de la tête fœtale, la rétroversion de l'utérus survenue dans la première moitié de la grossesse, ont encore été considérés comme pouvant motiver l'opération. Ainsi elle fut pratiquée par Duret pour remédier à l'obstacle qu'une exostose, grosse comme une noix et développée sur la première vertèbre, opposait à l'engagement de la tête. On trouve dans le *Journal de Casper* l'observation suivante publiée par le docteur Damman : « Une femme était en travail depuis trois jours : malgré la bonne conformation du bassin, la tête était tellement volumineuse, qu'elle ne put s'engager dans l'excavation, et que, fortement emboîtée dans le détroit supérieur, elle rendit impossible l'application du forceps. Bien que la durée passée du travail dût naturellement faire naître de l'incertitude sur l'état du fœtus, M. Damman pratiqua la symphyséotomie ; il fut assez heureux pour sauver la mère, mais il n'eut qu'un enfant mort. »

Les réflexions que nous venons de présenter sur la symphyséotomie pratiquée dans les cas de bassin vicié s'appliquent complétement aux tumeurs développées dans l'excavation, et aux cas où le volume excessif de la tête serait le seul obstacle à la terminaison spontanée du travail.

L'expérience n'a pas encore prononcé sur l'utilité ou les inconvénients de l'opération pratiquée dans le but de faciliter la réduction et le redressement de l'utérus rétroversé.

En cherchant à apprécier les indications de cette opération, nous sommes loin, comme on le voit, de pouvoir nous en tenir aux règles posées par ses partisans. Loin d'être précises et rigoureuses comme ils pensaient, ces règles ne présentent au praticien que vague et incertitude. Si, oubliant pour un instant les discussions théoriques, nous envisageons la question à son point de vue pratique, nous arrivons à peu près forcément à cette conclusion, que la symphyséotomie n'est plus praticable dans l'état actuel de la science.

Indépendamment, en effet, des difficultés que l'on a quand on veut préciser ces indications, il ne faut pas croire que l'opération soit aussi innocente qu'ont bien voulu le dire Sigault et Alphonse Leroy ; et pour comprendre la sévérité de nos conclusions, il suffit de se rappeler les nombreux accidents auxquels donne lieu la symphyséotomie : accidents si graves que, d'après Baudelocque, sur quarante et une femmes opérées, quatorze succombèrent et treize enfants seulement naquirent vivants. Je ne parle pas ici des infirmités nombreuses qui empoisonnèrent l'existence de la plupart des malade qui survécurent à l'opération.

Manuel opératoire. — L'opération est des plus simples. La femme, placée dans

la même position que pour l'application du forceps, est convenablement maintenue par des aides ; on vide la vessie, on laisse la sonde dans l'urèthre, et l'on s'en
sert pour ranger le méat urinaire du côté droit, afin de le mettre à l'abri de l'instrument tranchant. L'opérateur, pressant sur la peau qui recouvre le pubis,
reconnaît le lieu précis où se trouve la symphyse. Un aide tire la peau de manière
à la remonter en haut le plus possible. Le chirurgien fait une première incision,
qui doit commencer à 1 centimètre au-dessus de la symphyse et se prolonger
jusqu'au-dessus du clitoris et un peu à gauche. Cette incision, qui doit comprendre
toutes les parties molles, doit tomber sur le milieu de l'articulation. On incise
ensuite le ligament interpubien avec ménagement, afin d'éviter la lésion de la
vessie, et quand il est presque complétement divisé, on redouble de précautions.
Cette section, une fois opérée, est promptement suivie de l'écartement des pubis.
On confie le reste de l'accouchement à la nature, si les forces de la femme sont
suffisantes et les contractions assez énergique ; dans le cas contraire, on applique
le forceps, ou l'on termine par la version pelvienne et des tractions sur les membres inférieurs. Après la délivrance, on nettoie la femme, on lie les vaisseaux quand
il y en a eu quelques-uns de divisés ; puis on rapproche les pubis, et l'on réunit
la plaie extérieure par des bandelettes agglutinatives, de la charpie, des compresses, et un bandage de corps recouvre le tout. Pendant les jours qui suivent,
on combattra avec soin les accidents qui pourront se manifester. Dans les cas les
plus heureux, ce n'est guère qu'après trois ou quatre mois que la consolidation
de la symphyse a été complète. On a vu des femmes chez lesquelles on ne l'a
jamais obtenue, et qui cependant ont fini par pouvoir marcher. Il se forme alors,
dit Alphonse Leroy, un tissu cellulo-fibreux qui, remplissant le vide de la symphyse, conserve à l'articulation toute sa solidité.

Ce procédé est encore le plus généralement suivi ; plusieurs modifications ont
été proposées ; la plupart ont pour but d'éviter plus sûrement la lésion de l'urèthre. Elle n'ont pas une grande importance.

Attribuant au contact de l'air sur les lèvres de la plaie et les surfaces articulaires les accidents qui résultaient de la symphyséotomie, M. Imbert (de Lyon) a
proposé de diviser le cartilage interpubien sans intéresser la peau. C'est un procédé assez facile, mais qui nous paraît ne prévenir que la plus petite partie des
accidents consécutifs à l'opération. C'est bien moins en effet dans l'inflammation
de la symphyse pubienne, que dans les désordres causés par l'écartement des symphyses sacro-iliaques, qu'il faut voir la cause des dangers nombreux auxquels la
femme est exposée après l'opération.

Ce que je viens de dire s'applique complétement à la pubiotomie que le professeur Stolz conseille aussi de pratiquer par la méthode sous-cutanée. Après l'opinion que j'ai formulée sur l'opération en elle-même, je crois inutile d'insister sur
la valeur des divers procédés opératoires ; je crois devoir cependant faire connaître
celui du professeur de Strasbourg. Bien que l'expérience n'ait pas encore prononcé, il me paraît offrir en effet des chances plus favorables.

Il consiste à diviser un des pubis près de la symphyse au moyen de la scie à
chaînette et sans faire d'incision à la peau. Pour cela on pratique une petite bou-

tonnière au mont de Vénus, préalablement rasé, au point correspondant à la
crête pubienne, à droite ou à gauche de la symphyse. Par cette boutonnière on
introduit une aiguille longue et légèrement recourbée, à laquelle est fixée la scie à
chaînette. On glisse l'aiguille le long de la face postérieure des pubis, en rasant
l'os, et l'on fait sortir la pointe à côté du clitoris, entre un des corps caverneux et
la branche descendante du pubis, à laquelle il est uni. L'aiguille a entraîné la
scie; on adapte la poignée, on tend légèrement la scie entre les deux mains, et,
la saisissant par les deux extrémités, quelques mouvements de va-et-vient suffisent pour diviser le pubis. Les deux portions séparées par la scie s'écartent aussitôt, et cet écartement peut être augmenté presque à volonté, ou s'opérer par la
pression de la tête ou du tronc du fœtus. Le pubis divisé, une des poignées
est ôtée, l'instrument retiré, et il reste une petite boutonnière qui se cicatrise
facilement.

Je le répète, l'expérience n'a pas encore prononcé sur les modifications proposées par MM. Imbert et Stoltz.

CHAPITRE IX.

DE L'OPÉRATION CÉSARIENNE.

L'opération césarienne, ou hystérotomie, est une opération qui consiste dans
une incision pratiquée aux parois abdominales et à celles de l'utérus pour
extraire le fœtus.

Avant d'être pratiqué sur la femme vivante, l'hystérotomie était depuis longtemps conseillée dans le cas où une femme enceinte mourait sans être délivrée.
Sans vouloir faire intervenir l'antiquité avec ses merveilles, et les poëtes avec
leurs mystères, il est facile de recourir à des sources dignes de foi. Ainsi, Valère
Maxime parle de la naissance posthume du philosophe Gorgias, et on lit dans
Pline que la vie des deux hommes célèbres, Scipion l'Africain et Manlius, fut
sauvée grâce à la loi de Numa, qui défendait d'inhumer une femme morte dans
l'état de grossesse sans lui avoir ouvert le ventre. Cette loi sage et si prudente a
été acceptée par le christianisme, et l'on sait que de nos jours encore elle est en
grande vigueur dans l'Église romaine.

On ne sait pas précisément à quelle époque l'opération césarienne fut pratiquée sur la femme vivante. Mansfeld (de Brunswick) a fait de grands efforts
pour en trouver des traces indubitables dans le *Talmud*. Mais cette opinion a été
complétement réfutée par un compatriote de cet écrivain. Le premier cas bien
authentique, suivant M. C. Lage, est raconté par Nicolas de Falcon et date de
1491. J. Nufer la pratiqua en 1500, et son observation nous a été transmise par
Gaspard Bauhin. Enfin, en 1581, F. Rousset publia, dans un livre devenu célèbre, un grand nombre de cas, qui tous avaient été couronnés par le succès.

La monographie de Rousset enhardit tellement les chirurgiens que la section césarienne fut faite souvent sans indication, et sa popularité devint telle un moment, qu'un contemporain, le dominicain Scipion Mérunia, disait qu'elle était aussi répandue en France que la saignée en Italie. Cependant la réaction ne tarda pas à se faire. Guillemeau, Paré, Viard, et quelques autres chirurgiens illustres ayant échoué, Marchant, à l'aide de ces revers et de trois virulentes attaques, souleva ses compatriotes contre Rousset, et c'eût été fait de la section césarienne, si Gaspard Bauhin ne fût venu à son secours avec de nouveaux faits en sa faveur.

Cette question, si intéressante et si délicate de l'hystérotomie, fut encore agitée pendant tout le XVIIe siècle, et, comme par le passé, on exagéra outre mesure ses avantages et ses inconvénients. En sorte que, vu cette absence de sévérité et de justice dans l'examen des faits, on arriva jusqu'au siècle suivant sans avoir une idée précise de l'opération, et du sort qui devait lui être réservé. En 1749, Simon lut sur ce sujet un travail remarquable à l'Académie royale de chirurgie; mais la part de la critique y est trop petite, et celle de la crédulité trop grande. Depuis le mémoire de Simon, la plupart des travaux qui ont été faits sur l'opération césarienne ont eu pour but de discuter les indications; mais aucun, si ce n'est les diatribes passionnées et scandaleuses de Sacombe, n'a eu pour but de démontrer l'impossibilité du succès. Si les cas heureux ne sont pas aussi nombreux qu'on l'avait pensé, du moins en est-il un certain nombre qu'on peut à bon droit regarder comme incontestables. De nos jours, le champ de l'opération césarienne, comme celui des autres opérations obstétricales, a été diminué; mais on ne doit y voir qu'un résultat des progrès et de l'esprit éminemment pratique de notre époque.

Cette opération peut se pratiquer sur la femme vivante, lorsque les voies par lesquelles le fœtus doit être expulsé sont tellement étroites ou obstruées, que l'accouchement est impossible par l'application du forceps ou la symphyséotomie, et que la mutilation du fœtus elle-même ne permettrait son extraction qu'en exposant la femme aux plus grands dangers : elle peut se pratiquer sur la femme qui vient de mourir pendant les derniers mois de sa grossesse, dans le but unique de sauver l'enfant.

§ 1. — Opération césarienne sur la femme vivante.

Pratiquée sur la femme vivante, la section césarienne est une des plus graves opérations de la chirurgie. Les trois quarts des malheureuses qui y ont été soumises ont succombé. Ces résultats, qui seraient probablement plus lugubres encore si l'on avait mis autant d'empressement à publier tous les insuccès qu'on a mis de zèle à répéter partout les cas heureux, doivent vraiment effrayer tout chirurgien qui propose une semblable opération.

Lorsque le bassin a au plus 6 centimètres et demi dans son plus petit diamètre, presque tous les accoucheurs admettent que l'accouchement par les voies naturelles est impossible, et qu'il n'y a plus qu'à choisir entre l'opération césarienne et la mutilation du fœtus ; nous avons cependant dit (page 650) que M. Depaul citait deux observations où l'accouchement d'un enfant vivant avait été possible, malgré un rétrécissement de 5 centimètres et demi.

Admettons donc que le bassin ait environ 54 millimètres (2 pouces) : en supposant la vie du fœtus parfaitement et sûrement intacte (car avec la moindre incertitude sur ce point la question n'est plus douteuse), deux moyen s'offrent au praticien dans ce cas difficile, l'embryotomie ou la section césarienne. La plupart des accoucheurs français, M. Paul Dubois lui-même, se prononcent pour cette dernière. L'opération césarienne, dit-il, est la seule ressource, et il convient d'y recourir (thèse, p. 71). Nous n'ignorons pas combien est grave la question que nous abordons en ce moment, et il nous faut une conviction forte et énergique pour la résoudre autrement que ne l'ont fait jusqu'à présent tous les auteurs français. Nous sommes enhardi surtout par l'assentiment presque unanime des praticiens anglais, qui pensent que toutes les fois que l'embryotomie peut rendre l'accouchement possible, le fœtus doit être sacrifié. Il y a longtemps déjà que, dans la première édition de notre ouvrage, nous exprimions hautement le vœu de voir les principes de nos voisins se répandre de plus en plus en France. Et quant à nous, disions-nous, notre vote sera contre l'opération césarienne dans tous les cas où elle n'est pas indispensable au salut de la mère. Nous n'hésitons pas à répéter aujourd'hui cette profession de foi. On ne peut pas se le dissimuler, en effet, l'opération césarienne est le plus souvent mortelle pour la mère, même en admettant comme complétement exactes les statistiques les plus favorables. Ainsi, en mettant de côté les résultats fournis par les chirurgiens de la Grande-Bretagne, qu'on accuse de ne pas pratiquer l'opération au moment opportun, et en supposant qu'on ait mis autant d'empressement à tracer les insuccès que les cas heureux, on arrive, par l'examen impartial des faits, à cette triste conclusion que presque les quatre cinquièmes (suivant Kayser, le chiffre de la mortalité est de 0,79) des mères ont succombé. Mais au moins cette affreuse opération assure-t-elle la vie de l'enfant ? Peut-on, en compensation de tant de souffrances, avoir la conviction de pouvoir offrir à la mère autre chose qu'un cadavre ? Malheureusement il n'en est rien, et les partisans de la section césarienne sont obligés d'avouer qu'ils ne sont pas toujours assez heureux pour extraire un enfant bien vivant, même alors que l'opération est pratiquée au moment d'élection. J'admets un instant que, pratiquée peu de temps après la rupture des membranes, l'opération permettra toujours de sauver les enfants ; il n'y aurait pas, à mon avis, compensation des chances si défavorables qu'on fait courir à la mère. Vous m'accordez que plus de la moitié des femmes succombent, mais pouvez-vous au moins me répondre que plus de la moitié des enfants que vous sauvez par la gastrotomie vivront assez longtemps pour faire oublier les pleurs versés sur leur berceau ? Eh bien ! lisez les tables publiées jusqu'à présent sur la moyenne de la vie humaine (¹), et dites-moi si sur 100 enfants naissants, 50 atteignent leur

______

(¹) Il résulte des recherches de M. Villermé qu'en France il est mort à un an les 20/100

trentième année. Ce n'est donc pas le résultat immédiat de la gastrotomie qu'il
faut faire valoir, mais les conséquences éloignées. Ce qu'il y a de certain, c'est
que vous sacrifiez immédiatement plus de la moitié des femmes; et ce qui est bien
prouvé par l'expérience des siècles, c'est qu'en supposant tous les enfants vivants
au moment de leur naissance, vous n'en verrez pas la moitié atteindre l'âge auquel a succombé leur mère. Au ne considérer que la question des chiffres, l'avantage serait donc à l'embryotomie. Mais la vie si faible, si incertaine d'un enfant
qui ne tient au monde que par sa mère, qui n'a encore ni sentiment, ni affections, ni crainte, ni espérances, peut-elle être comparée à celle d'une jeune
femme que mille liens sociaux et religieux attachent à tous ceux qui l'entourent?
La survivance de ce pauvre enfant pourra-t-elle combler le vide que laisse la mort
de sa mère? Enfin la société peut-elle espérer recevoir jamais d'un enfant naissant les services qu'elle était en droit d'attendre de la mère adulte? L'intérêt de
la famille, l'intérêt de la société, se réunissent donc pour militer en faveur de la
mère. En politique, dit Ramsbotham, si ce n'est en morale, nous sommes pleinement justifiés de préférer le fort au faible, l'homme sain à l'homme malade, et
par conséquent la mère de famille à l'enfant qui n'est pas encore né, toutes les fois
que nous sommes dans la cruelle nécessité de sacrifier l'un ou l'autre. Enfin, il me
reste un dernier argument à faire valoir en faveur de la thèse que je soutiens : le
plus ancien de tous les principes de morale, la base de toute justice médicale, c'est
qu'il faut traiter les malades comme nous nous traiterions nous-mêmes ou nos
parents les plus chers : eh bien! quel est le médecin qui, forcé de choisir en
pareil cas entre la vie de sa femme et celle de l'enfant qu'elle porte dans son sein
hésiterait à autoriser le sacrifice de ce dernier?

Concluons de ce que nous venons de dire, qu'il faut pratiquer l'embryotomie et non l'opération césarienne, toutes les fois que le bassin est assez large pour
permettre l'introduction du céphalotribe. Malgré l'autorité de M. P. Dubois, nous
pensons donc qu'on doit avoir recours au céphalotribe, non-seulement dans les
bassins de 54 millimètres, mais encore dans les bassins de 5 centimètres seulement.
Au-dessous de 5 centimètres, l'extraction d'un fœtus mutilé est tellement difficile,
longue et pénible, qu'en tuant nécessairement le fœtus on expose la mère à des
dangers très-grands. A ce degré on peut donc hésiter entre l'opération césarienne
et l'embryotomie. Hâtons-nous cependant d'ajouter que pour M. Pajot, la céphalotripsie est préférable à l'opération césarienne, non-seulement dans un bassin de
5 centimètres, mais encore dans un bassin de 27 millimètres (voy. *Embryotomie*).
Ce n'est qu'au-dessous de 27 millimètres que ce professeur se déciderait à pratiquer
l'hystérotomie.

des individus dans les départements riches, les 22/100 dans les départements pauvres; à
quatre ans les 31/100 dans les départements riches; les 33/100 dans les départements
pauvres; à dix ans les 38/100 dans les premiers et les 42/100 dans les seconds; à vingt
ans, enfin, un peu plus dans les départements riches, et les 47/100, c'est-à-dire très-près
de la moitié, dans les départements pauvres. Et pourtant dans cette statistique ne sont pas
compris les enfants abandonnés, parmis lesquels, quel que soit le zèle de la charité publique, il en périt à Paris jusqu'à 60 sur 100 dans le cours de la première année.
   Les recherches de M. Benoiston de Châteauneuf viennent confirmer celles de M. Villermé,

Cette exclusion rigoureuse nous paraît motivée par les faits dont nous avons été témoin et par les résultats statistiques des opérations faites dans les grandes villes et surtout dans les grands hôpitaux. L'immense majorité des malades y ont succombé. Mais nous devons répéter pourtant que depuis un certain nombre d'années des faits assez nombreux ont été publiés par des médecins très-honorables, habitant la campagne ou de petites localités, et que l'ensemble de ces faits donne à l'opération une gravité beaucoup moins grande que celle qui résulte de la pratique des grandes villes. Il faut évidemment en tenir compte, et la préférence que nous accordons à l'embryotomie ne serait plus aussi facilement justifiable, s'il s'agissait de femmes placées en dehors des grands centres de population. Si en effet il est vrai, et nous le pensons puisque nos confrères l'affirment, que dans les campagnes les 3/4 et même les 4/5 des femmes soumises à l'opération césarienne ont guéri, nous n'hésitons pas, tout en maintenant notre première conclusion comme parfaitement acceptable dans la pratique des grandes villes, à donner la préférence à l'opération césarienne dans la pratique rurale.

Les insuccès presque constants qu'a l'opération dans les grandes villes comme Paris et Londres, rapprochés des cas heureux qu'on observe dans les petites localités, ont suggéré à quelques médecins l'idée de fonder une maison de santé à la campagne ou au moins d'envoyer en province les malades qu'on croirait devoir soumettre à l'opération césarienne. M. Guisard, qui vient de publier trois nouveaux faits heureux, insiste surtout sur cette précaution. Cette idée serait difficilement réalisable dans beaucoup de cas ; je pense cependant qu'elle mérite d'être prise en considération, et d'être soumise à l'administration supérieure. Ce que nous disions tout à l'heure de la différence des résultats offerts par les opérations pratiquées en ville ou à la campagne est de nature à impressionner vivement les esprits les plus prévenus contre la proposition de M. Guisard. Tous les hommes qui ont longtemps observé les maladies des femmes en couches sont convaincus que la plupart résultent de la réunion d'un grand nombre d'accouchées dans le même lieu, et cela est surtout vrai pour celles dont l'accouchement a été difficile et a nécessité une opération sanglante. Multiplier les maisons d'accouchement, isoler autant que possible les nouvelles accouchées, les éloigner surtout des grandes villes, me paraît être le plus sûr moyen de leur assurer une prompte convalescence.

Il ne faudrait pas croire pourtant qu'en envoyant à quelques lieues de Paris les femmes mal conformées, qui viennent réclamer nos soins à la fin de la grossesse, on aurait placé ces femmes de la ville dans des conditions aussi favorables que celles où se trouvent les femmes qui ont toujours habité la campagne. La gravité de l'opération est certainement subordonnée à la localité dans laquelle elle est pratiquée, mais elle l'est aussi à l'état de santé de l'opéré : or, sous ce rapport, on sait qu'il existe une très-grande différence entre les femmes des villes et celles qui ont toujours vécu à la campagne. Pour bien faire donc, ce serait plusieurs mois avant le terme de la grossesse qu'il faudrait placer ces malheureuses dans de meilleures conditions hygiéniques.

La nécessité de l'opération bien constatée, se présentent plusieurs questions dont la solution est importante. Quel est le moment du travail le plus favorable pour la pratiquer? La durée passée du travail a-t-elle sur le résultat une influence réelle? Vaut-il mieux opérer avant ou après la rupture des membranes? L'examen des faits peut seul nous permettre de répondre à toutes ces questions.

A. *Durée totale du travail.* — Le temps de la durée du travail a été noté dans 164 cas : 62 femmes guérirent, 102 moururent. Pour apprécier relativement à la mère l'influence de la durée du travail, nous diviserons ces 164 cas en trois catégories, suivant que l'opération a été pratiquée quand le travail avait :

<pre>
24 heures de durée......   20 cas heureux....   40 insuccès.
De 24 à 72 heures......   34   —   41   —
Plus de 72 heures.......   8   —   21   —
</pre>

De ce relevé, que nous empruntons à l'excellent travail de Kayser, nous pouvons conclure qu'au delà de soixante-douze heures seulement, la durée du travail paraît avoir une influence fâcheuse, mais qu'auparavant elle ne modifie en rien le résultat.

Il n'en est pas de même pour les enfants. Sur ce même chiffre de 164, 158 fois le sort des enfants a été indiqué : 57 sont morts, 101 ont survécu, et en reproduisant la division précédente, nous aurons :

<pre>
24 heures de durée.....   42 cas heureux....   16 insuccès.
De 24 à 72 heures.......   48   —   24   —
Plus de 72 heures.......   11   —   17   —
</pre>

D'où il suit que plus le travail se prolonge, moins on a de chances d'avoir un enfant vivant.

B. *Rupture des membranes.* — Le temps écoulé après la rupture des membranes a été noté dans 112 cas. Nous les rangerons encore en trois catégories, suivant que l'opération a été pratiquée :

<pre>
1° Avant, ou 6 heures après la rupture des membranes.. 39 cas. 20 succès. 19 insuccès.
2° De 7 à 24 heures après la rupture............... 35 — 14 — 21
3° Plus de 24 heures après la rupture............. 38 — 13 — 25
</pre>

D'où l'on peut conclure que, pour les mères, l'opération est d'autant plus fâcheuse qu'il s'est écoulé plus de temps depuis la rupture des membranes.

106 fois seulement le sort des enfants est connu ; en admettant pour ces 106 cas la même classification, nous aurons :

<pre>
1° Avant, ou 6 heures après la rupture......   37 cas. 34 heureux.   3 morts.
2° De 7 à 24 heures après la rupture........   32 — 25   —   7
3° Plus de 24 heures après la rupture......   37 — 19   —   18
</pre>

C. Inutile d'ajouter que, relativement aux enfants surtout, le pronostic est plus grave, quand, avant d'en venir à la section césarienne, on a fait des tentatives d'extraction artificielle.

Il est facile de conclure des faits que nous venons de rappeler que le moment le plus favorable à l'opération est celui qui précède ou qui suit de très-près la rupture des membranes.

Lorsqu'on a pu donner des soins à la femme pendant les derniers jours de sa grossesse, il est bon de la préparer par un régime convenable, des bains répétés, et, suivant le cas, par quelques émissions sanguines, etc. Lorsque le travail est commencé, on doit procéder à l'opération dès que la dilatation du col est assez avancée pour permettre l'issue facile des lochies. Il faut bien se garder de rompre les membranes, comme on l'avait conseillé, dans la crainte de voir les eaux s'épancher dans le péritoine ; car cette effusion du liquide peut être facilement évitée, et la distension de l'utérus est une circonstance favorable au retrait de l'organe après l'opération. Quelques instants avant de la pratiquer, on vide la vessie et le rectum. Deux bistouris, l'un convexe, l'autre à lame étroite et boutonnée, des pinces, des fils à ligature, de l'eau froide et de l'eau tiède, du vinaigre, des éponges, des aiguilles munies de fil, des tuyaux de plume, des bandelettes de diachylon, de la charpie, des compresses, un bandage de corps, constituent l'appareil nécessaire.

La malade, placée sur un lit un peu élevé, est maintenue par des aides. Un des plus intelligents est chargé de ramener et de fixer avec les deux mains la matrice sur la ligne médiane ; un autre appuie une main sur le fond de l'utérus, afin de repousser en haut les intestins qui pourraient se trouver situés entre la paroi utérine et la paroi abdominale. Le chirurgien pratique alors sur la ligne médiane une première incision qui s'étend depuis un peu au-dessous de l'ombilic jusqu'à 3 à 5 centimètres au-dessus des pubis, et qui comprend la peau et le tissu graisseux sous-cutané : cette incision doit avoir au moins 13 à 16 centimètres de longueur ; et, dans le cas où la petite stature de la femme ne permettrait pas, en la limitant aux points que nous venons d'indiquer, de lui donner cette étendue, on la prolongerait un peu au-dessus et à gauche de l'ombilic. L'opérateur divise ensuite, couche par couche, les plans aponévrotiques de la ligne blanche, et arrive sur le péritoine, auquel il fait d'abord une petite ouverture ; à travers cette ouverture il dirige sur la face palmaire de l'index gauche un bistouri boutonné, avec lequel il agrandit l'incision. Le tissu de l'utérus est ensuite incisé avec précaution, couche par couche, jusqu'à ce qu'on découvre la surface des membranes ou du placenta ; on ouvre l'œuf par une simple ponction, puis on glisse le bistouri boutonné dans cette ouverture, et l'on agrandit l'incision de manière à lui donner 13 à 16 centimètres, et plutôt vers l'angle supérieur de la plaie extérieure que vers l'angle inférieur. Au moment où l'accoucheur rompt les membranes, l'aide qui est chargé d'écarter les bords de la plaie a le soin de bien maintenir les parois abdominales et utérines en contact. On opère ensuite l'extraction du fœtus, en le saisissant par l'extrémité qui se présente la première. Immédiatement après, l'utérus revient sur lui-même, opère le décollement du placenta qu'il pousse vers la plaie. On l'extrait alors, et avec lui la totalité des membranes, que l'on a eu le soin de réunir, par la torsion, en un seul cordon. S'il s'est épanché du sang dans la cavité utérine, on l'enlève, et l'on s'assure en même temps qu'aucun corps étranger ne bouche le col.

La plaie de l'utérus ne demande d'autre précaution que d'être bien nettoyée. Quant à celle des parois abdominales, on en réunit les bords à l'aide de deux ou trois points de suture enchevillée, en ayant l'attention de laisser, vers la partie inférieure, un espace libre pour l'écoulement des fluides qui s'échappent de l'abdomen ; entre chaque point de suture on place des bandelettes de diachylon, par-dessus lesquelles on applique encore le bandage unissant ; quelques chirurgiens modernes n'emploient aucune suture et se servent exclusivement, pour réunir la plaie, de bandages unissants. Ainsi M. Lebleu (de Dunkerque) place d'abord sous la malade, et au niveau des vertèbres lombaires et les dernières dorsales, deux bandages de corps étroits, à extrémités digitées, puis au-dessous d'eux, deux bandes de diachylon de 10 centimètres de largeur, mais assez longues pour s'entrecroiser au devant de la plaie, et coupées chacune en trois divisions, dont les trois quarts de leur étendue à partir de leurs extrémités. Après l'opération, les deux extrémités des bandes de diachylon sont appliquées d'abord sur la peau, puis, en s'approchant de la plaie, sur deux fortes compresses graduées, situées latéralement : on les entrecroise au niveau de l'incision en laissant seulement un petit espace libre en bas. De la charpie, des compresses et les deux bandages de corps complètent l'appareil. Cette modification dans le pansement me paraît assez heureuse. On couvre la plaie de gâteaux de charpie enduits de cérat, de compresses carrées, et l'on maintient le tout par un bandage de corps modérément serré.

L'opération ainsi pratiquée a l'inconvénient de laisser l'utérus béant dans la cavité péritonéale ; de là, l'écoulement probable du sang et des lochies qui tombent dans le péritoine, et l'inflammation consécutive de cette séreuse produit souvent la mort. Depuis longtemps déjà on a essayé d'obvier à ces accidents en pratiquant la suture de l'utérus ; mais l'épaisseur des parois de cet organe s'oppose à ce qu'on puisse recourber les bords de la plaie pour adosser la séreuse à elle-même ; on est donc obligé de faire une suture par simple rapprochement des deux lèvres de la plaie utérine. Ces tentatives n'ont pas été heureuses et la suture utérine a été à peu près abandonnée.

Récemment, le docteur Lestocquoy (d'Arras) a modifié le manuel opératoire d'une façon très-ingénieuse. Ce chirurgien a pratiqué une suture utéro-pariétale en adossant la séreuse utérine à la séreuse qui tapisse la paroi abdominale antérieure. Voici comment il procède : l'opération est commencée dans les conditions ordinaires ; on incise la paroi abdominale, puis la paroi utérine sans ouvrir les membranes de l'œuf. A ce moment on place des points de suture, séparés les uns des autres, en faisant passer l'aiguille au travers de toute l'épaisseur de la paroi utérine et de la paroi abdominale qui la recouvre. Quand le fil est lié, le péritoine utérin se trouve fortement appliqué contre le péritoine pariétal. Cinq ou six points de suture de chaque côté sont nécessaires pour que l'affrontement soit complet.

La suture faite, on ouvre l'œuf et l'on retire le fœtus. La suture précédemment placée a pour avantage immédiat d'empêcher la sortie des intestins et l'épanchement du sang dans le péritoine. L'œil plonge directement dans la cavité utérine ; la plaie est laissée béante, recouverte seulement par un pansement fait à plat, et à chaque visite on peut lever l'appareil et retirer les caillots qui pourrraient se putréfier.

La tentative de M. Lestocquoy a été couronnée de succès et sa malade a guéri après avoir eu des hémorrhagies graves. A mon avis, c'est là un progrès réel dans le manuel opératoire de l'opération césarienne. Cependant on peut reprocher à la suture utéro-pariétale de fixer la matrice à la paroi abdominale et de s'opposer à la rétraction, d'exposer par conséquent la malade à des hémorrhagies; malgré tout, les avantages me paraissent supérieurs aux inconvénients.

J'ai pratiqué deux fois l'opération césarienne : la première fois, j'avais fait la suture utérine, la seconde fois, j'eus recours à la suture utéro-pariétale. Les deux malades moururent de gangrène utérine; la péritonite était au contraire peu étendue. Reste à savoir si la suture, en diminuant les cas de péritonite, ne favorisera pas l'apparition de la gangrène. Quoi qu'il en soit, les revers de l'opération césarienne sont tels que toutes les innovations dans cette opération doivent être suivies avec un grand intérêt.

Je suis donc disposé à employer de nouveau, le cas échéant, la suture utéro-pariétale, bien qu'elle ait amené, sous ma main, quelques complications dans l'exécution de l'opération. En pratiquant, en effet, mes incisions dans le cas dont j'ai parlé plus haut, je tombai en plein sur l'insertion placentaire. Des flots de sang s'écoulèrent, le placenta se décolla presque complétement, et, quand j'eus placé deux points de suture seulement je pensai que je devais extraire le fœtus dont la vie devait se trouver compromise par le décollement du placenta; il était heureusement vivant, mais il avait déjà souffert et l'on fut obligé de lui donner quelques soins pour le ranimer. Je ne pus donc achever la suture utéro-pariétale qu'après l'extraction de l'enfant, et, à ce moment, je fus gêné par la sortie de l'intestin, et je ne pus pas empêcher tout écoulement de sang dans le péritoine. Heureusement l'insertion n'a pas lieu habituellement sur la paroi utérine antérieure, et, dans la plupart des cas, on n'aura pas à lutter contre les difficultés qu'elle fait naître alors, quand on veut pratiquer la suture utéro-pariétale.

Les traitement consécutif consiste à combattre les accidents imflammatoires et autres qui peuvent se manifester.

Parmi les moyens les plus propres à prévenir ces accidents inflammatoires, le docteur Metz (d'Aix-la-Chapelle) signale avec beaucoup d'insistance l'action du froid. Immédiatement après que l'accouchée est reportée dans son lit, on applique sur le ventre des compresses d'eaux froide, auxquelles, au bout de quelques heures, on fait succéder la glace renfermée dans des vessies; en même temps on donne des lavements d'eau froide, et l'on fait avaler de petits morceaux de glace concassée.

La malade, dit M. Metz, sent elle-même un bien-être qui résulte de l'action du froid. Cette sensation est un guide sûr pour juger du moment jusqu'auquel il est importum de l'employer. En effet, le froid finit par occasionner du malaise, et si l'on en prolongeait l'usage, il pourrait en résulter une réaction peu favorable. Si les lavements froids ou la glace par la bouche occasionnaient de la diarrhée, il faudrait les interrompre et les remplacer par les lavements amylacés et opiacés. Si, au contraire, les lavements ne suffisent pas pour produire de bonne heure des selles, il faudrait donner du calomel ou de l'huile de ricin.

Le froid n'a jamais paru contrarier l'accomplissement régulier des fonctions puerpérales.

M. Metz raconte huit observations qui lui sont propres. Une seule femme succomba. Cinq autres, appartenant, deux au docteur Vossen, une au docteur Kesselkaul, deux autres aux docteurs Kilian et Gentz, constatent aussi un résultat favorable. C'est donc douze succès sur treize opérations.

Pour nous, nous sommes très-disposé à adopter le conseil donné par M. Metz, car deux fois nous avons vu des dames nouvellement accouchées appliquer malgré nous, sur le ventre et les seins, des compresses froides sans aucun inconvénient. Nous ne sommes donc nullement effrayé par les désordres qu'à priori, peut faire craindre l'application prolongée du froid; mais nous avouons ne pas pouvoir considérer les résultats obtenus par M. Metz comme aussi rassurants qu'il les croit être. Très-probablement, l'avenir lui ménage de cruels mécomptes. Toutefois, nous avons été impressionné par le mémoire du médecin d'Aix-la-Chapelle, et nous n'avons pas hésité à recommander un moyen qui lui a donné de pareils résultats, bien convaincu d'ailleurs qu'il n'offre aucun inconvénient sérieux.

Plusieurs modifications ont été proposées dans les procédés opératoires. Nous ne croyons pas utile de les mentionner tous, car les succès qu'on leur attribue sont dus, à notre avis, bien plus aux conditions spéciales dans lesquelles ces opérations ont été faites, qu'aux modifications plus ou moins ingénieuses proposées par les auteurs.

Il en est une pourtant qui, au moins par les espérances que dès l'abord elle avait fait concevoir, mérite d'être mentionnée : c'est celle qui consiste à pratiquer l'opération sans intéresser le péritoine ; pour cela on fait une section immédiatement au-dessus du ligament de Fallope et l'on repousse le péritoine en haut comme dans la ligature de l'artère iliaque externe ; le vagin est ensuite incisé par cette plaie. En évitant l'incision de la séreuse on prévient sûrement les épanchements de sang et de matières sanieuses ou purulentes dans sa cavité, et l'on soustrait ainsi la malade à la cause la plus active de mort. Malheureusement cet avantage est largement compensé par les difficultés de l'opération, par le nombre de vaisseaux qui sont lésés, et par les inflammations dont peut être la cause le décollement étendu du péritoine ; aussi cette méthode est-elle aujourd'hui complétement abandonnée.

Opération césarienne vaginale. — On donne ce nom aux incisions que l'on pratique quelquefois sur le col ou sur la partie de l'utérus qui fait saillie dans le vagin. Nous avons décrit cette opération à la page 706 ; nous n'y reviendrons pas ici.

§ 2. — Opération césarienne post mortem.

Toutes les fois qu'un médecin est appelé auprès d'une femme enceinte qui vient d'expirer, il doit, après avoir constaté avec le plus grand soin la mort réelle, pratiquer l'opération césarienne. La mort du fœtus ne précède pas toujours celle de la mère, et l'on a plusieurs fois conservé la vie à des enfants extraits plus de dix minutes, un quart d'heure, une demi-heure même après le dernier soupir de la femme.

M. Villeneuve (de Marseille), dans un mémoire publié en 1862, a rassemblé un certain nombre de faits où la survie de l'enfant avait été réellement constatée. C'est ainsi que quatre enfants ont dû la vie à l'opération pratiquée immédiatement après la mort de la femme. Cinq autres ont été extraits vivants après avoir séjourné dans l'utérus, de dix à trente minutes après la mort de la mère. Après une demi-heure, les succès deviennent très-rares : deux cas après deux heures; un, après deux heures et demie; un, après trois heures ; un, après quatre heures et demie. Bien que l'opération soit le plus souvent inutile lorsqu'un temps plus long s'est écoulé, il faut encore la pratiquer, car quelques faits, dont je ne garantis pas l'authenticité, semblent prouver que la vie du fœtus a pu se maintenir intacte pendant dix, quinze et même vingt-quatre heures.

L'opération césarienne ayant pour but de sauver la vie de l'enfant, il est inutile de l'entreprendre avant sa viabilité, c'est-à-dire, avant la fin du sixième mois; l'opération qu'on pratiquerait avant ce terme n'aurait pour résultat que de satisfaire l'intérêt religieux. On devra se hâter le plus possible, parce que quelques minutes suffisent en général pour que la mort de l'enfant soit consommée. Souvent même le fœtus succombe avant sa mère ou en même temps qu'elle, et l'opérateur, après de vives émotions, est presque toujours déçu dans son espérance. Aussi, M. Depaul pense qu'on doit pratiquer l'auscultation et rechercher les battements du cœur fœtal avant de se décider à faire la section césarienne; si le cœur bat, il faut opérer au plus vite; si l'auscultation est négative, il faut, dit ce professeur, s'abstenir de faire une opération inutile. En suivant ces conseils, on ne pratiquerait, il est vrai, l'opération césarienne *post mortem* que dans des conditions très-favorables, mais on perd un temps précieux en recherches un peu longues ; l'enfant peut d'ailleurs être vivant sans que les battements du cœur soient perçus ; on s'expose donc à s'abstenir sans être absolument certain de la mort du fœtus. Mieux vaut donc prendre une décision plus rapide, au risque de n'extraire qu'un petit cadavre de la cavité utérine.

Je ferai cependant une exception pour les cas où le médecin aurait été appelé au moment de l'agonie de la femme, et aurait constaté tout d'abord l'intégrité des battements du cœur fœtal et leur disparition quelques minutes plus tard. Ici, en effet, on aurait réellement assisté à la mort de l'enfant à l'aide du stéthoscope ; je crois donc qu'on devrait s'abstenir.

Avant d'opérer, le médecin doit s'assurer par tous les moyens possibles que la mort de la femme est bien réelle; quelques faits ont, en effet, montré que la mort pouvait n'être qu'apparente. Dans tous les cas, c'est donc un devoir de faire l'incision des parois abdominales et utérines avec les mêmes précautions que pendant la vie, et de vider préalablement la vessie. Un aide doit aussi appliquer ses mains sur les parois abdominales pour refouler les intestins en arrière et empêcher leur sortie; sans cette précaution l'opération serait presque, à coup sûr, retardée par l'embarras qu'ils causeraient au chirurgien.

Accouchement forcé post mortem. — Si la femme succombe seulement pendant le travail, il faut s'assurer immédiatement de l'état des organes génitaux ; car, quoique le travail fût commencé depuis peu de temps, ces parties, offrant après la mort beaucoup moins de résistance, ont quelquefois permis d'extraire le fœtus par la version ou l'application du forceps. Cette dernière opération serait même rigoureusement indiquée si la tête du fœtus était déjà plongée dans l'excavation. L'opération césarienne rendrait alors, en effet, son extraction excessivement difficile, si ce n'est pas complétement impossible ; plusieurs faits ont prouvé l'impuissance des tractions pratiquées sur le tronc du fœtus à travers l'incision abdominale.

Dans ces dernières années, quelques observations ont même démontré qu'on pouvait, sur une femme enceinte, morte avant tout travail, provoquer l'accouchement forcé, dilater le col, introduire la main dans l'utérus, faire la version et extraire l'enfant par les voies génitales. Après la mort, en effet, les fibres musculaires se relâchent, et ce qui aurait été impossible sur la femme vivante devient praticable sur le cadavre ; mais, à moins de circonstances exceptionnelles, on ne peut réussir qu'en employant beaucoup de force et de temps. M. Duparcque a pris, chez nous, l'initiative de cette opération qui a trouvé quelques partisans, surtout en Italie et en Belgique.

Malgré les avantages incontestables que présente ce mode de délivrance, dit M. Perrin, relativement à la femme, et quoiqu'il soit exempt des inconvénients attachés à l'opération césarienne, on ne saurait mettre en parallèle les deux modes de délivrance relativement au but principal : sauver l'enfant dont la vie est compromise et qui va s'éteindre dans le sein de sa mère. L'opération césarienne a, sans contredit, une prééminence considérable par la facilité, la promptitude de son exécution et parce qu'elle respecte l'enfant auquel elle ne porte pas la plus légère atteinte ; tandis que dans l'accouchement forcé, les manœuvres pour préparer les voies font perdre un temps précieux, et les violences exercées sur l'enfant par la version ou la compression et traction par le forceps, peuvent ou le tuer ou éteindre l'étincelle de la vie qui l'anime encore (Perrin, rapport publié en 1864).

CHAPITRE X.

DE L'EMBRYOTOMIE.

On a donné ce nom à une opération par laquelle on divise les parties du fœtus pour les extraire les unes après les autres, lorsqu'il est impossible de l'extraire autrement. Elle consiste tantôt dans de simples ponctions ou incisions pratiquées sur la tête, la poitrine ou l'abdomen, pour en diminuer le volume ; tantôt elle a pour but de diviser le corps en plusieurs parties.

Nous avons déjà vu comment, lorsqu'une quantité considérable d'eau est accumulée dans la tête, la poitrine ou le ventre, on parvient facilement à évacuer le liquide qui augmente leur volume par une simple ponction faite avec un bistouri étroit, ou mieux encore un trocart : nous n'y reviendrons pas. (Voyez *Hydrocéphalie*.)

Toutes les fois qu'il existe un obstacle insurmontable à l'expulsion spontanée du fœtus, et que l'application du forceps est incapable d'en opérer l'extraction, il faut, si le fœtus est mort, où si l'on a des raisons suffisantes pour croire à sa viabilité détruite par la longueur forcée du travail, avoir recours à l'embryotomie. Cette opération se pratique en Angleterre bien plus souvent qu'en France ; car, à moins de nécessité absolue, la plupart des accoucheurs anglais, proscrivant l'opération césarienne et la symphyséotomie, n'hésitent pas à mutiler l'enfant, alors même qu'il est encore vivant. On a vu, dans les chapitres précédents, que nous admettons complétement cette dernière opinion.

L'embryotomie n'est pas une conquête nouvelle de l'obstétrique, on trouve, en effet, dans Hippocrate, plusieurs passages qui s'y rapportent, mais chaque jour elle se perfectionne et se rapproche davantage des opérations les mieux réglées de la chirurgie. L'embryotomie se pratique de plusieurs manières, suivant les cas :

tantôt on perfore seulement le crâne, c'est à cette perforation que nous donnerons spécialement le nom de *crâniotomie*; tantôt on écrase la tête avec un céphalotribe et l'opération prend le nom de *céphalotripsie*; tantôt, enfin, on pratique la section du cou ou du tronc. Nous décrirons donc successivement, dans trois articles séparés: 1° la crâniotomie; 2° la céphalotripsie; 3° l'embryotomie par section du cou ou du tronc.

ARTICLE PREMIER.

DE LA CRANIOTOMIE.

On a souvent désigné sous le nom de *crâniotomie* toutes les opérations d'embryotomie pratiquées sur la tête de l'enfant, de quelque nature qu'elles fussent; nous croyons qu'il vaut mieux réserver ce mot pour indiquer uniquement la perforation du crâne, et c'est avec ce sens restreint que nous nous en servirons.

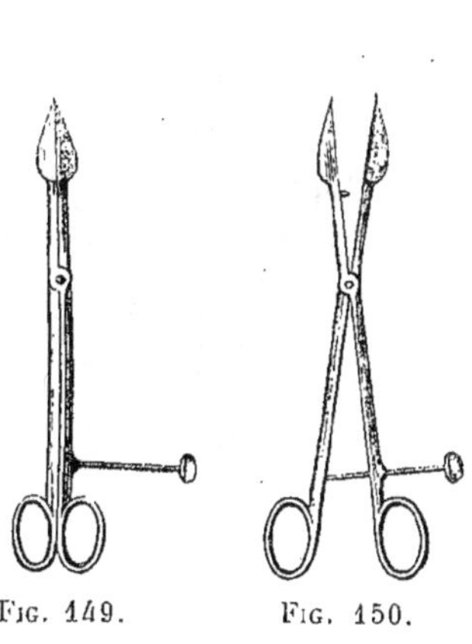

Fig. 149.   Fig. 150.

Fig. 149. Ciseaux de Smellie fermés.
Fig. 150. Ciseaux de Smellie ouverts.

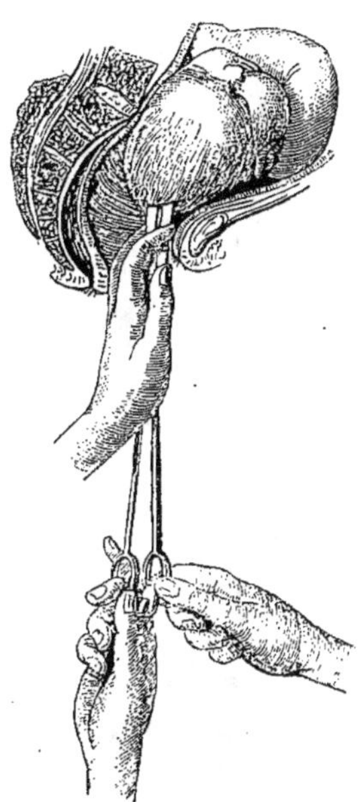

Fig. 151.

Les instruments destinés à perforer le crâne sont nombreux, nous ne décrirons que les plus utiles ou les plus répandus; nous mentionnerons cependant, en premier lieu, le bistouri simple, qui se trouve entre les mains de tous les chirurgiens, en faisant remarquer qu'il n'est guère applicable que lorsque la tête est basse et que les fontanelles et les sutures sont facilement accessibles; sa pointe se casserait presque infailliblement s'il fallait le faire pénétrer à travers les os, et son maniement serait difficile au détroit supérieur. On peut, il est vrai, remplacer le bistouri par un couteau ordinaire, mais c'est encore là un instrument très-imparfait; tout le monde sait avec quelle acrimonie Sacombe a accusé Baudelocque d'en avoir fait usage. La pointe acérée que cache l'une des branches du forceps convient mieux; à défaut d'instrument spécial, son emploi donne des résultats satisfaisants.

68

Mauriceau se servait tantôt d'un couteau en forme de serpette avec lequel il incisait la tête pour en faire écouler la substance cérébrale, tantôt d'un perce-crâne, en forme de fer de pique, qui a servi de premier modèle à nos meilleurs perforateurs.

Le terebellum de Dugès est une sorte de vis conique, à sinuosité profonde, dont les pas sont tranchants, à l'exception du plus large qui est émoussé pour protéger les parties de la femme ; au dire de son inventeur, cet instrument peut servir de perforateur et de tire-tête.

L'instrument dont on se servait le plus habituellement est celui connu sous le nom de *ciseaux de Smellie*, qui, très-solides, tranchants par leur bord externe, et terminés par une pointe très-acérée, sont très-propres à pénétrer facilement à travers les divers points de la boîte osseuse. La disposition des bords tranchants permet d'agrandir aisément l'ouverture qui résulte de leur introduction.

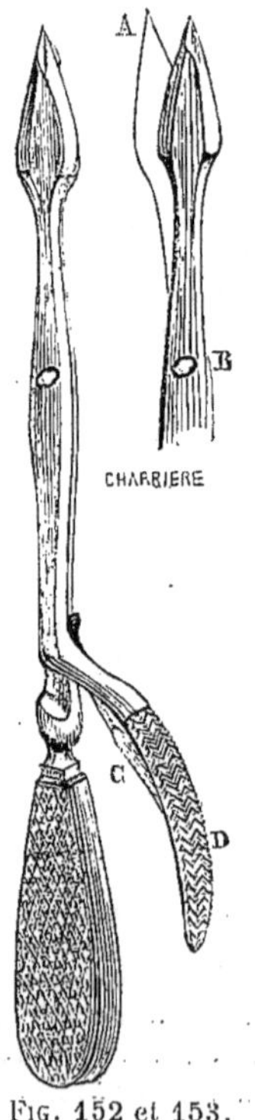

Fig. 152 et 153.

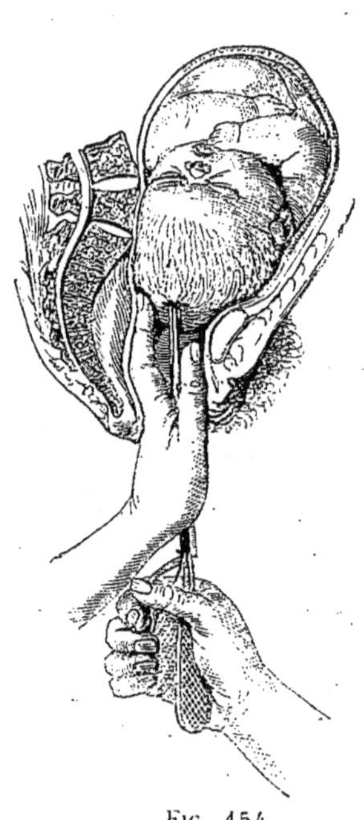

Fig. 154.

Fig. 152. Céphalotome fermé.
Fig. 153. Céphalotome ouvert.
Fig. 154. Céphalotome incisant la boîte crânienne.

Dans ces derniers temps, M. Hippolyte Blot vient de faire construire par M. Charrière un perforateur qui me paraît destiné à remplacer avantageusement les *ciseaux de Smellie*, dont on s'est généralement servi jusqu'à présent. Il en offre, en effet, tous les avantages sans en présenter les inconvénients.

Ce crâniotome se compose de deux lames se recouvrant l'une l'autre de telle façon que, l'instrument étant fermé, le bord mousse d'une lame déborde d'un millimètre le bord tranchant de l'autre, et réciproquement (fig. 152).

Chaque face libre porte à son extrémité A une arête qui donne à la pointe de l'instrument une forme quadrangulaire (ces arêtes sont empruntées à une tige perce-crâne de M. Marchand, de Charenton); un clou placé sur la face interne de la branche à bascule D s'engage dans une échancrure de la branche opposée, et limite la course dans un sens, tandis que le ressort C la limite dans le sens contraire.

Les deux branches sont articulées à tenon; on les écarte quand on a pénétré dans le crâne.

Avant de retirer le crâniotome, on le laisse se fermer de lui-même, et alors son extraction des parties génitales n'offre plus aucun danger pour la muqueuse vaginale ni pour les doigts de l'opérateur.

Les principaux avantages du crâniotome de M. Hippolyte Blot peuvent se résumer ainsi :

1° Solidité et simplicité très-grandes ;

2° Introduction et extraction complétement inoffensives, ce qui met l'instrument à la portée des moins expérimentés ;

3° Possibilité d'agir *par pression* et avec *une seule main*, l'autre restant libre pour guider l'instrument, le maintenir en place et savoir ce qu'il devient pendant toute la durée de l'opération ;

4° Possibilité de perforer les os en faisant moins d'efforts, d'où moins de chances de glissement ;

5° Démontage et nettoyage faciles ;

6° Enfin, simplicité de fabrication, et par suite, prix moins élevé que celui des ciseaux de Smellie munis de leur couvercle.

En Allemagne, on se sert habituellement d'un perce-crâne construit sur le modèle d'un trépan dont la couronne est cachée dans une canule qui lui sert de gaîne. Le perforateur de Kilian est un bon spécimen de ces trépans. L'instrument est porté sur la tête du fœtus, où on le maintient solidement pendant qu'on fait jouer le trépan qui traverse le cuir chevelu et la boîte crânienne, en enlevant une plaque arrondie. La plaie qui en résulte a l'avantage d'être régulière, circulaire, sans esquilles qui puissent blesser le vagin, largement béante pour l'écoulement de la matière cérébrale, mais le mécanisme de l'instrument est compliqué et son application assez difficile.

De tous les perforateurs, celui que nous préférons est celui de M. Blot; c'est celui que nous aurons principalement en vue, en décrivant le manuel opératoire de la perforation du crâne. La femme étant placée dans une position convenable, l'opérateur introduit l'index et le médius de la main gauche dans le vagin, les porte profondément au travers de l'orifice utérin, jusque sur la tête de l'enfant, où il les fixe aussi solidement que possible; la main droite saisit alors l'instrument par le manche, en fait glisser la pointe sur les doigts de la main gauche qui la guident jusque sur la tête (fig. 154). On a donné le conseil de chercher une suture, ou mieux encore une fontanelle qui se laisserait plus facilement perforer qu'une table de tissu osseux ; mais dans la plupart des cas, il est trop difficile de se conformer à ce précepte. En revanche, il faut avoir le plus grand soin de faire porter l'instrument directement sur la tête de l'enfant et de ne pas perforer le pourtour de l'orifice. Le cuir chevelu se laisse facilement traverser, il faut être cependant prévenu que son épaisseur est quelquefois considérable, quand on agit au niveau d'une bosse œdémateuse. Dès que la pointe du perforateur rencontre les os du crâne, on lui imprime quelques mouvements de rotation sur son axe, en appuyant fortement sur le manche, et bientôt la sensation d'une résistance vaincue avertit l'opérateur que les os du crâne ont été traversés.

La crâniotomie est quelquefois rendue difficile par la mobilité de la tête, qui fuit au-devant de l'instrument; on chargera donc un aide de déprimer fortement la région hypogastrique avec ses mains pour fixer la tête du fœtus sur le détroit supérieur. Il faut savoir aussi que l'instrument peut glisser sur le crâne dans un faux mouvement et blesser les parties maternelles; pour éviter ce glissement, on dirigera, autant que possible, le perforateur suivant l'axe du détroit supérieur, perpendiculairement à la partie de la tête que l'on veut perforer, plutôt trop en avant que trop en arrière; le manche est solidement tenu de la main droite, pendant que la pointe est soutenue par les deux doigts de la main gauche qui ne lui permettent ni de s'écarter à droite ou à gauche, ni de glisser entre le cuir chevelu et les os du crâne. Il faudrait opérer avec une bien singulière et bien coupable négligence, pour prendre l'angle sacro-vertébral pour le sommet et y implanter le perforateur; sans prévoir une pareille erreur, on se trouvera bien de pratiquer la perforation dans un point assez rapproché du pubis, car lorsqu'on porte l'instrument trop en arrière, la pointe arrive obliquement sur les os du crâne et glisse plus facilement.

Quand la pointe du perforateur est dans l'intérieur du crâne, on y fait hardiment pénétrer tout le fer de lance, après quoi on presse sur la bascule pour écarter les deux lames l'une de l'autre, on leur imprime des mouvements dans tous les sens pour broyer le cerveau dans toutes ses parties; cette manœuvre facilite la sortie de la matière cérébrale, et en déterminant instantanément la mort du fœtus, épargne à l'accoucheur le navrant spectacle d'un enfant mutilé qui respire encore en naissant.

Pour retirer l'instrument, on laisse les deux lames se rapprocher l'une de l'autre, le fer de lance se trouve bientôt engagé dans son ouverture d'entrée; si l'on juge qu'il y a avantage à agrandir cette ouverture, on appuie à ce moment sur la bascule et le tranchant débride largement le crâne et le cuir chevelu, mais nous devons dire que ce temps de l'opération est rarement nécessaire, que presque toujours nous retirons l'instrument sans élargir son ouverture d'entrée. — L'instrument est à peine retiré que du sang et de la matière cérébrale s'écoulent au dehors.

La perforation du crâne est plus difficile quand il s'agit d'une présentation de la face, on suivra cependant ici les mêmes règles que dans le cas précédent; mais il faut craindre d'engager le perforateur dans les os de la face, où il pourrait se perdre sans arriver à la boîte crânienne. Quand on le peut, il faut pratiquer la perforation sur le front ou enfoncer la pointe de l'instrument dans l'orbite, qui le guide sûrement; si la partie inférieure de la face était seule accessible et la bouche ouverte, on pourrait encore traverser la voûte palatine et pénétrer dans le crâne en arrière des fosses nasales, comme je l'ai vu faire par le professeur P. Dubois.— Enfin, dans les présentations du siége, quand le tronc est dégagé, que la tête est arrêtée par un rétrécissement du bassin, la perforation peut être indiquée; pour la pratiquer on dirige habituellement le perforateur sur l'occiput ou sur l'un des pariétaux.

La crâniotomie a, sur presque toutes les autres opérations, le privilége d'être praticable alors que la dilatation de l'orifice est encore incomplète; pour qu'on puisse l'entreprendre, il suffit en effet que l'orifice soit assez large pour laisser passer le perforateur; dans de semblables conditions l'application du forceps ou du céphalotribe serait encore impossible; cet avantage est précieux, car tout le monde sait que la dilatation de l'orifice est souvent très-lente dans les vices de conformation du bassin.

Comme opération isolée, la crâniotomie a d'incontestables avantages : elle amène l'écoulement de la matière cérébrale ; le crâne qui se vide sous l'influence des contractions utérines subit une diminution de volume, s'aplatit et franchit quelquefois le point rétréci sans qu'on soit obligé d'intervenir de nouveau. Pour faciliter ce résultat, on peut, la perforation faite, pousser dans le crâne une injection d'eau qui entraîne en sortant la plus grande partie de la substance cérébrale. Cette dernière pratique, fort usitée autrefois, l'est beaucoup moins aujourd'hui, par la raison que nous avons à notre disposition des moyens mécaniques puissants pour écraser la tête quand cela est jugé nécessaire.

La crâniotomie est une opération extrêmement utile : employée seule, elle remplit toutes les indications dans un certain nombre de cas, quand on sait attendre que la tête se vide et se moule sur la forme du rétrécissement ; mais souvent aussi la crâniotomie est insuffisante par elle-même, car la réduction de volume de l'extrémité céphalique ne porte guère que sur la voûte du crâne, tandis que la base, mieux ossifiée et plus épaisse, conserve ses dimensions. Ajoutons encore que l'expulsion du fœtus ne peut être obtenue que si les contractions utérines sont puissantes et après un temps fort long. On se voit donc souvent obligé d'extraire la tête ; c'est dans ce but que les crochets, les tire-têtes et les pinces à os avaient été imaginés.

De tous ces instruments, le plus dangereux était le crochet aigu qu'on a abandonné avec raison. Ce crochet était tantôt implanté sur les parties extérieures du crâne, tantôt guidé à l'intérieur au travers l'ouverture faite par le perforateur ; on en dirigeait la pointe sur la partie ou l'on voulait la faire pénétrer, en se rapprochant, autant que possible, de la base du crâne ; l'occipital, les apophyses mastoïdes, le sphénoïde, le rocher, donnaient à l'instrument un point d'appui assez solide. Après s'être assuré de la solidité de la prise, des tractions devaient être faites dans la direction de l'axe du bassin ; malgré toutes les précautions possibles, malgré l'habileté de l'opérateur, les crochets glissaient souvent et produisaient de graves lésions sur les organes maternels ; il faut donc aujourd'hui complétement les proscrire.

Les tire-têtes et les pinces à os sont remplacés avec avantage par le céphalotribe ; la crâniotomie faite, on a donc, dans le plus grand nombre des cas, recours à la céphalotripsie, si la dilatation est assez grande pour qu'on puisse tenter cette opération.

ARTICLE II.

DE LA CÉPHALOTRIPSIE.

La *céphalotripsie*, qu'on appelle encore *cephalothalsie*, est une opération qui consiste à broyer la tête du fœtus pour en rendre l'extraction possible. Malgré quelques passages épars çà et là, qui attestent que depuis longtemps on songeait à broyer la tête du fœtus, cette opération est de date récente ; elle n'était, d'ailleurs, guère réalisable que depuis l'invention du forceps : en donnant plus de force aux cuillers de cet instrument, en serrant violemment les manches, on arrive à réduire le volume de la tête du fœtus, même à l'écraser en partie ; c'est ainsi qu'agissent les forceps de Coutouly, Assalini, Delpech, Lauverjat ; néanmoins le forceps, alors même qu'on en rapproche les manches à l'aide d'une vis, ne pouvait encore être qu'un instrument fort imparfait de broiement.

Il fallait un instrument spécial ; ce fut A. Baudelocque, neveu du célèbre accoucheur de ce nom, qui eut le mérite de l'inventer. Il décrivit son céphalotribe en

1829, et l'employa peu après avec succès sur une femme dont le bassin mesurait 7 centimètres et demi dans son diamètre antéro-postérieur.

Malgré quelques réclamations rivales, M. A. Baudelocque n'en a pas moins le mérite de son invention. L'instrument se compose, comme on le sait, de deux branches très-longues dont les cuillers n'ont pas de fenêtre, et sont bien moins courbées que celles du forceps ordinaire, et qui, lorsqu'elles sont rapprochées, peuvent traverser un diamètre de 5 centimètres. Les deux branches s'articulent par leur partie moyenne; et quand elles sont articulées, on peut serrer à volonté les cuillers au moyen d'une vis de rappel placée à l'extrémité des manches et mise en jeu par un levier puissant.

Tel qu'il est construit, le céphalotribe de M. Baudelocque est sans doute un instrument utile, mais j'ai déjà prouvé (*Revue médicale*, mai 1843) qu'il présente plusieurs inconvénients qui rendent son application difficile et souvent même dangereuse. Ainsi : 1° il rend la saisie de la tête difficile, parce que, instrument droit, il ne peut s'accommoder à la courbure du bassin; 2° il expose au glisse-

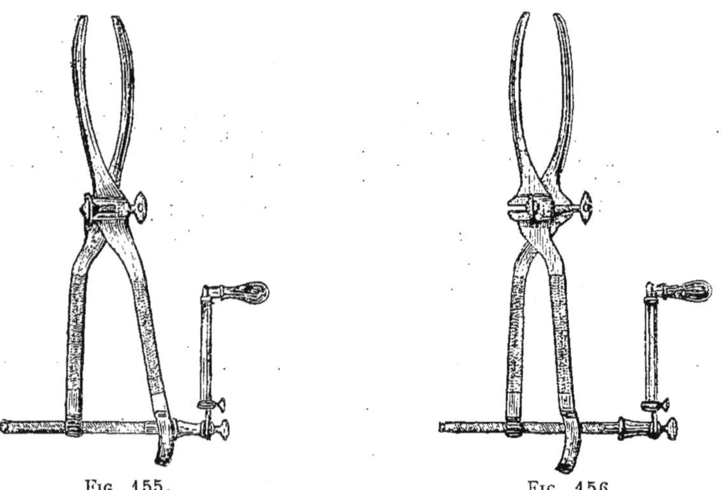

FIG. 155.   FIG. 156.

En comparant ces deux figures, on peut se faire une idée de l'écartement que donne aux cuillers l'action de la vis régulatrice.

ment de la tête et à tous les accidents qui peuvent en résulter, parce que les cuillers, étant à peu près planes, s'écartent à la manière des lames d'une paire de ciseaux, et n'emboîtent pas la tête comme le font les cuillers concaves du forceps ordinaire; 3° enfin il rend très-souvent les tractions infructueuses, alors même que la tête est bien saisie, parce que, vu l'absence de courbure des bords, il tire forcément dans la direction opposée à celle qu'affecte le plus souvent l'axe du détroit supérieur.

Ces difficultés et ces dangers étant réels, il m'a semblé convenable de chercher à les prévenir; et quoique bien convaincu que l'insuccès des opérations tient bien plus souvent à l'opérateur qu'à l'instrument, j'ai cru utile cependant de modifier le forceps céphalotribe généralement employé. J'ai donc fait construire par M. Charrière un instrument qui me semble parer aux divers inconvénients que j'ai signalés. Il diffère de ceux fabriqués jusqu'ici par deux particularités importantes.

Nous avons dit que le défaut de courbure sur les bords rendait difficile la saisie de la tête, placée, à cause même du rétrécissement et de son élévation, sur un plan beaucoup plus antérieur que dans les bassins bien conformés : nous avons en conséquence, donné à notre forceps une courbure un peu plus considérable que celle que présente le forceps de Levret ; et il ne fallait pas, nous l'avouons franchement, un grand effort d'imagination ; car nous n'avons fait pour le céphalotribe que ce que Smellie et Levret avaient depuis longtemps fait pour le forceps de Chamberlen. Ainsi se trouve remplie l'indication d'accommoder la forme de l'instrument à la courbe à concavité antérieure qu'offre le canal qu'il doit parcourir dans toute sa longueur (fig. 157).

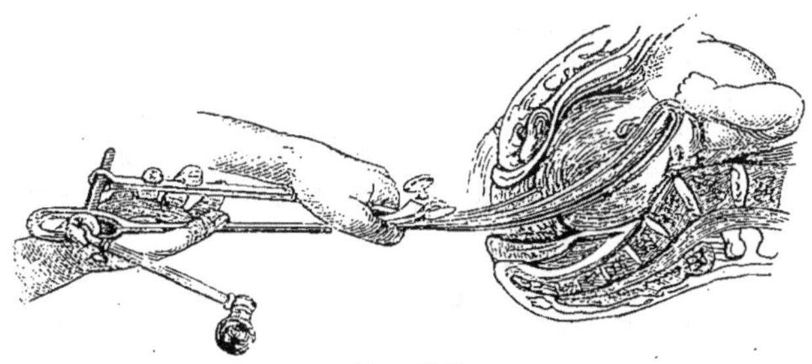

Fig. 157.

Le glissement de la tête pendant les tractions tient surtout, comme nous l'avons démontré, à ce que les cuillers étant à peu près planes sur leur face interne, la tête ne se trouve pas emboîtée comme dans le forceps ordinaire, et à ce que les cuillers s'écartant à la manière des lames de ciseaux, leur plus grand écartement se trouve à leur extrémité. Ici la difficulté était un peu plus grande, car on ne pouvait excaver la face interne des cuillers sans augmenter beaucoup le diamètre transversal de leur partie moyenne, et, par conséquent, sans rendre l'instrument inapplicable dans une foule de cas où celui de M. Baudelocque peut être employé avec succès. Après avoir mûrement réfléchi, voici la seconde et la plus importante modification que nous proposons : Notre forceps, dont les dimensions en longueur et en largeur sont en définitive les mêmes que pour celui de M. Baudelocque, présente seulement au niveau de l'articulation une entablure beaucoup plus large. Cet élargissement donné à la partie articulaire permet des mouvements latéraux qui sont commandés par une vis régulatrice qu'on fait agir à volonté, et dont l'extrémité, appuyant sur le pivot, peut donner à la base des cuillers un écartement beaucoup plus considérable qu'à leur extrémité. On comprend sans peine que la tête, saisie par l'instrument, ne peut fuir pendant les tractions et s'échapper par l'extrémité des branches, puisque cette extrémité offre un écartement beaucoup moins considérable que leur partie moyenne et surtout leur base. En un mot, le céphalotribe employé jusqu'à présent offre, lorsqu'il est seulement à demi ouvert, un cône dont la base est à son extrémité et le sommet à l'articulation. Le nôtre offre, au contraire, dans les mêmes conditions, un cône dont la base répond à la partie articulaire, et le sommet à l'extrémité des branches.

La manivelle placée à l'extrémité du céphalotribe de Beaudelocque était puissante, mais elle était disgracieuse ; elle demandait, d'ailleurs, un temps assez considérable pour être serrée et desserrée, et venait quelquefois heurter contre les jambes de l'opérée, aussi on a cherché à la remplacer. Dans le céphalotribe de M. Chailly, cette manivelle a été remplacée par une courroie qui s'enroule autour d'une tige métallique qui tourne sur son axe. Le céphalotribe de M. Chailly présente, en outre, une courbure des bords assez prononcée pour qu'elle puisse bien s'accommoder à l'axe du bassin. Afin d'éviter le glissement de l'instrument, l'extrémité des cuillers y est recourbée, de manière que l'une rentre dans l'autre ; les parties comprimées se trouvent ainsi saisies de telle sorte qu'elles ne peuvent échapper.

Le céphalotribe de M. le professeur Depaul présente à l'extrémité des cuillers deux crochets, légèrement saillants à la face interne, qui rendent tout glissement difficile, en s'implantant dans la tête quand l'instrument est serré. La manivelle destinée à rapprocher les cuillers y est remplacée par une chaîne articulée à la Vaucanson, disposée transversalement d'un manche à l'autre, que l'on met en mouvement à l'aide d'une clef à pignon. Un cliquet maintient les branches rapprochées. Le manuel opératoire est facile : on applique le céphalotribe, puis on fait passer la chaîne dans l'ouverture pratiquée à l'extrémité des deux manches, enfin on place la clef, que l'on fait tourner jusqu'à ce que les cuillers soient suffisamment rapprochées ; après quoi on procède à l'extraction. Si l'on veut désarticuler, il suffit de soulever le cliquet, et aussitôt la chaîne redevient libre et peut être enlevée très-rapidement.

M. H. Blot a fait construire un céphalotribe dont les branches sont rapprochées par une vis mobile que l'on fixe à volonté sur l'extrémité du manche gauche pour la pousser ensuite jusqu'à ce qu'elle soit entrée dans une bifurcation que présente le manche droit. Un écrou descend sur la vis et permet de rapprocher les branches à volonté. Cette vis a, sur la manivelle primitive, l'avantage de se mouvoir dans un petit espace, de s'enlever avec rapidité quand on veut désarticuler l'instrument ; il suffit, pour cela, d'abaisser la vis et de la faire sortir de la bifurcation dans laquelle elle est reçue à l'extrémité de la branche droite.

Dans le céphalotribe de Locarelli, le rapprochement des branches se fait à l'aide d'une vis qui traverse avec liberté une ouverture placée à l'extrémité de la branche droite, pour entrer ensuite dans un écrou brisé à charnière, placée à l'extrémité de la branche gauche. Quand on veut désarticuler l'instrument, on ouvre la charnière de l'écrou brisé et la vis est instantanément dégagée. Ce mécanisme permet mieux que tout autre de rapprocher ou de séparer très-rapidement les deux branches. La branche droite du céphalotribe de Locarelli est, en outre, très-peu courbée pour pouvoir s'appliquer derrière le pubis, pendant que l'autre branche s'applique en arrière ; la tête du fœtus est ainsi comprimée d'avant en arrière, dans le sens du diamètre antéro-postérieur qui est presque toujours rétréci.

En Allemagne, les céphalotribes les plus répandus sont ceux de Hüter, Scanzoni et Braun, qui se font principalement remarquer par un système particulier de compression qui consiste en une vis sans fin, parallèle à l'instrument, placée entre les deux branches du céphalotribe. Un anneau métallique embrasse les deux manches, comme on le voit sur certaines pinces employées par quelques artisans. La vis fait mouvoir cet anneau qui, en se rapprochant ou en s'éloignant, serre ou écarte les deux manches à volonté.

Nous n'avons pas à discuter ici chacun des cas dans lesquels la céphalotripsie est applicable, soit que l'obstacle dépende de la mère, soit qu'il dépende de l'enfant ; mais nous devons rechercher quelles sont les conséquences de l'application du céphalotribe sur la tête du fœtus. Comme agent de compression et d'écrasement, le céphalotribe a une puissance considérable : il est incontestable que la tête est broyée avec une très-grande facilité, quelle que soit la direction suivant laquelle elle est saisie ; mais pendant qu'elle s'aplatit dans un sens, les diamètres autres que celui sur lequel les cuillers ont été appliquées s'allongent d'une manière sensible, et c'est là un fait digne d'attirer l'attention. D'après les expériences d'Hersent, qui a fait un mémoire fort intéressant sur ce sujet, tous les diamètres autres que le diamètre saisi s'allongent de 11 millimètres en moyenne, quand le céphalotribe est appliqué sans qu'on ait préalablement pratiqué la crâniotomie. Dans une seconde série d'expériences. Hersent n'appliqua le céphalotribe qu'après avoir perforé le crâne, et il observa encore l'augmentation de tous les diamètres autres que le diamètre saisi, mais dans ces derniers cas, l'augmentation, au lieu d'être de 11 millimètres, n'atteignait plus en moyenne que 2 à 4 millimètres. Nous ne perdrons pas ces expériences de vue, quand il s'agira de décider s'il y a avantage ou désavantage à pratiquer préalablement la crâniotomie, quand on veut appliquer le céphalotribe.

L'écrasement de la voûte du crâne ne suffirait pas dans bon nombre de rétrécissements prononcés du bassin, et au milieu des objections faites contre la céphalotripsie, on s'est demandé si, dans cette opération, la base du crâne était réellement broyée. On comprend que les résultats doivent varier suivant la manière dont la tête aura été saisie, mais nous pouvons assurer que souvent la base du crâne est bien réellement broyée ; cet écrasement n'est pas douteux sur deux têtes sur lesquelles nous avons pratiqué cette opération, et qui font aujourd'hui partie du musée obstétrical que M. le professeur Depaul a fondé à l'hôpital des Cliniques. Nous ajouterons même qu'il nous est arrivé plus d'une fois de broyer non-seulement la base du crâne, mais encore les premières vertèbres cervicales.

La compression et l'écrasement de la tête, quoique considérables, ont des limites qu'il est utile de bien connaître, avant d'entreprendre une céphalotripsie. Chacun sait, en effet, que les vices de conformation du bassin, par l'obstacle absolu qu'ils apportent à l'explusion du fœtus, fournissent l'indication la plus positive, la plus fréquente, de la céphalotripsie ; mais ce qu'il faut savoir non moins bien, c'est qu'au-dessous d'un certain degré, ces rétrécissements créent des difficultés pour l'opération et la rendent même impossible. Les considérations qui précèdent sont d'autant plus opportunes qu'on s'est généralement exagéré les avantages et l'innocuité du forceps céphalotribe, en admettant avec l'inventeur qu'il est toujours d'un emploi sûr et facile, pourvu que le diamètre sacro-pubien soit au-dessus de 42 millimètres. Hersent, d'un autre côté, avait conclu, d'après ses expériences cadavériques, que la limite extrême était de 63 millimètres, que dans un rétrécissement plus considérable, la céphalotripsie ne pouvait plus être faite avec succès, à moins que le fœtus ne fût très-peu développé. La clinique a démontré que ce jugement était erroné. La plupart des accoucheurs s'accordent à penser que si le fœtus n'est pas trop volumineux, on peut réussir dans un bassin qui n'aurait que 5 centimètres dans son diamètre antéro-postérieur ; mais il ne faut pas se dissimuler que dans un bassin aussi rétréci le maniement du céphalotribe est fort pénible, que l'opération est longue et difficile, qu'elle fait courir de grands dangers à l'opérée. Faut-il donc déclarer qu'au-dessous de 5 centimètres la céphalotripsie est tellement grave que l'opération césarienne est préférable ? M. le professeur Pajot a protesté contre cette opinion ; sans se laisser arrêter par les difficultés, il déclare dans un mémoire publié dans les *Archives générales de médecine*, que pour lui la céphalotripsie est applicable non-seulement dans un bassin de 5 centimètres, mais encore dans un bassin de 27 millimètres ; il ne reconnaît d'autre limite que celle à laquelle le céphalotribe ne peut pas être introduit.

Mais nous devons ajouter qu'un pareil résultat serait impossible si l'on voulait extraire la tête entre les mors du céphalotribe, aussi M. Pajot, après avoir broyé le crâne, désarticule l'instrument et en retire séparément les branches sans faire aucune traction ; il laisse à l'utérus le soin de mouler la tête broyée par le rétrécissement et de l'expulser,

M. Jacquemier avait déjà envisagé ce côté de la question, quand il écrivait : « La pince céphalotribe a un champ d'action moins étendu comme agent d'extraction que comme agent de compression. Dans un assez grand nombre de cas, où elle peut encore écraser la tête, il lui est impossible de l'entraîner à travers le rétrécissement. Mais, dans ce dernier cas, elle peut rendre de grands services et atteindre ou concourir puissamment à atteindre le but qu'on se propose. Car, lorsqu'on a retiré l'instrument, la tête est réellement souple, malléable, entièrement réductible dans tous les sens, état essentiellement différent de celui qu'elle présente lorsqu'elle est entre les mors de l'instrument fermé, ce à quoi on n'a pas fait assez attention. En l'abandonnant aux efforts d'expulsion, elle peut encore franchir l'obstacle après s'être moulée sur la forme du bassin, s'être étendue dans le sens où il conserve quelque largeur et s'être réduite dans le sens où il offre peu d'espace. »

Le céphalotribe peut être appliqué d'emblée sur la tête, sans être précédé de la perforation. La tête s'écrase alors et la matière cérébrale comprimée s'échappe de la boîte crânienne, sous le cuir chevelu demeuré intact, ou s'écoule au dehors, quand celui-ci se déchire ; d'autres fois, le cerveau se fait jour par les orbites, les narines ou la bouche. Baudelocque croyait que ce mode d'évacuation était suffisant, il voyait même dans l'intégrité du cuir chevelu un des avantages de sa méthode. Ce que nous avons dit des expériences d'Hersent montre que la réduction du volume de la tête est plus complète quand on perfore le crâne avant de le broyer : aussi presque toujours aujourd'hui on a recours à la crâniotomie avant d'appliquer le céphalotribe : cette dernière pratique est certainement préférable à l'autre ; nous n'hésitons pas à la recommander. On lui a reproché, il est vrai, de favoriser la sortie d'esquilles dont la pointe peut déchirer les parties maternelles ; mais la production de ces esquilles n'est-elle pas aussi menaçante, quand le crâne est broyé sans avoir été perforé ? Nous avons déjà vu un grand nombre de céphalotripsies, nous avons pu remarquer combien cet inconvénient est rare ; on s'en est beaucoup trop préoccupé, et l'argument tiré des esquilles nous paraît bien plus puissant en théorie qu'en clinique. D'ailleurs, la plaie faite par le perforateur se trouve presque toujours entre les cuillers du céphalotribe qui protégent le vagin, dont elles maintiennent les parois écartées, et si l'on constatait la saillie de pointes osseuses, rien ne serait plus simple que de les enlever, soit avec la main, soit avec de fortes pinces, avant de tenter aucun effort d'extraction.

A moins de conditions spéciales, on perforera donc le crâne : après quoi on pratiquera la céphalotripsie, qui réclame les mêmes conditions et les mêmes préparatifs qu'une application de forceps au détroit supérieur. Les règles qui doivent guider le chirurgien dans l'introduction du céphalotribe sont exactement celles que nous avons décrites pour le forceps : l'instrument sera donc chauffé, graissé, et chaque branche tenue et introduite comme une branche de forceps pour être placée sur les côtés du détroit supérieur, sans qu'on ait à se préoccuper de la direction suivant laquelle la tête sera saisie. Mais il faut s'attendre à rencontrer dans cette application des difficultés qui tiennent à la mauvaise conformation du bassin ; les cuillers dévient facilement, se retournent quelquefois la face concave en dehors ; ce n'est souvent qu'après de longs tâtonnements qu'on parvient à les placer régulièrement. On ne doit jamais procéder avec violence ; car l'instrument est pesant, son extrémité assez étroite quoique arrondie, l'utérus serait donc facilement déchiré dans un mouvement un peu brusque. La première branche s'applique, en général, assez bien, on a plus de peine à trouver la voie de la seconde ; on se voit quelquefois obligé de retirer la première branche pour intervertir l'ordre d'introduction. Quand la tête appuie fortement sur le détroit supérieur, il faut chercher une place restée libre pour y faire glisser l'extrémité de l'instrument ; le plus souvent la tête est mobile et fuit au devant des cuillers qui ne réussissent pas à la saisir, si l'on n'a pas la précaution de faire immobiliser, maintenir la tête par un aide, qui appuie ses mains sur l'hypogastre. D'autres fois, la rétraction de l'utérus qui s'applique fortement sur la tête crée un autre genre d'obstacle. Pour surmonter toutes ces difficultés, le mieux est d'introduire aussi profondément que possible la main qui sert de guide à la cuiller ; pour éviter à la femme des souffrances inutiles, on pourra faire glisser la seconde branche sur la même main. C'était là la pratique d'Hatin, elle est recommandée par M. Chailly, nous la croyons utile, dans quelques cas, bien que nous ne voulions pas en faire une règle ordinaire.

Il faut avant tout chercher à saisir solidement la tête, à en écraser la base si cela est possible ; c'est dans ce but qu'il faut introduire le céphalotribe très-profondément, sans quoi on ne saisit qu'une partie de la tête et l'écrasement est incomplet. Presque tous les auteurs recommandent aussi de pousser fortement les manches du céphalotribe en arrière, du côté du périnée, pour que les cuillers puissent se porter en avant, car on sait que, lorsque le bassin est vicié, l'angle sacro-vertébral fait une saillie qui repousse la tête vers le pubis sur lequel elle appuie ; il me semble qu'il ne faut pas exagérer ce précepte, je crois même avoir remarqué que lorsqu'il avait été très-rigoureusement suivi, la voûte du crâne seule avait été écrasée. Je m'explique cet insuccès en pensant que dans la plupart des cas de rétrécissements prolongés le fœtus doit être souvent pelotonné, de telle sorte que la voûte du crâne répond à la paroi abdominale antérieure, pendant que la base et le cou regardent en arrière, du côté de l'angle sacro-vertébral ; aussi, dans une céphalotripsie, après avoir introduit très-profondément les cuillers, je les laisse assez volontiers près du promontoire, et j'ai souvent réussi du premier coup à broyer la base du crâne et les premières vertèbres cervicales ; mais il serait irrationnel de poser des principes absolus, car les rapports du fœtus avec le pourtour du bassin ne sont pas toujours les mêmes.

L'articulation du céphalotribe se fait comme celle du forceps ; elle présente les mêmes difficultés. On procède ensuite au broiement en mettant en mouvement la manivelle, la chaîne, la courroie ou la vis destinée à rapprocher les manches ; ce temps de l'opération doit être exécuté avec lenteur, graduellement, afin d'obtenir l'écoulement de la substance cérébrale, de laisser le cuir chevelu intact, d'éviter par suite la formation d'esquilles au travers d'une rupture accidentelle des parties molles. L'opérateur est averti que l'excérébration est aussi complète que possible, que la tête a été bien saisie, en voyant la substance cérébrale s'écouler au dehors avec abondance. Le rapprochement des manches lui indique aussi le degré d'aplatissement du crâne, souvent il entend et mieux encore il sent avec la main des craquements qui annoncent l'écrasement des os. Le broiement est rendu difficile par la mobilité de la tête qui remonte en fuyant au-dessus de l'instrument, ou qui s'échappe en avant ou en arrière des cuillers. Le glissement de la tête est malheureusement assez facile à cause du peu de largeur des branches du céphalotribe et de la petite courbure qu'elles présentent sur le plat ; aussi M. Chailly a-t-il recommandé, la perforation faite, de procéder à l'excérébration par une application du forceps qui s'adapte mieux que le céphalotribe à la forme arrondie de la tête ; ce dernier instrument n'est ensuite appliqué que sur une tête déjà aplatie ; mais cette pratique a l'inconvénient de multiplier les manœuvres opératoires.

Quoi qu'il en soit, quand la tête a été saisie, il faut serrer le céphalotribe autant qu'on le peut, avant de procéder à l'extraction ; quand la tête glisse, on en est averti par la facilité extrême avec laquelle on peut rapprocher les manches ou retirer le céphalotribe, et il ne reste plus qu'à faire une seconde tentative d'application, en donnant une nouvelle direction aux cuillers.

La tête étant écrasée, ce que l'on reconnaîtra au rapprochement des manches qui doivent presque se toucher, on constatera avec soin quel est l'état des parties, et si par hasard des esquilles s'étaient fait jour, il faudrait les enlever. On s'assure ensuite par quelques tractions que la tête a été solidement saisie, après quoi l'on procède à l'extraction en faisant des tractions modérées, mais il faut se rappeler à ce moment que si la tête est aplatie entre les deux cuillers, ses autres diamètres sont allongés; comme le céphalotribe est presque toujours appliqué aux deux extrémités du diamètre transverse, l'allongement se fait d'avant en arrière, du pubis à l'angle sacro-vertébral, et il est presque impossible de faire descendre la tête dans le bassin sans avoir changé ses rapports. Pour cela, on imprime doucement au céphalotribe un mouvement de rotation assez étendu, pour que le diamètre allongé de la tête vienne correspondre au diamètre oblique du bassin ; mieux vaut même exagérer encore ce mouvement jusqu'à ce que le céphalotribe ait exécuté un quart de rotation sur son axe, car dans cette nouvelle situation, la tête répond par sa partie aplatie au diamètre sacro-pubien qui est presque toujours étroit, et par son diamètre allongé au diamètre transverse qui est, en général, assez large pour se laisser traverser sans obstacle.

Dans la plupart des cas, des tractions modérées suffisent et la tête descend bientôt dans l'excavation ; on doit alors faire tourner de nouveau la tête pour ramener son grand diamètre dans le sens antéro-postérieur, et les deux cuillers du céphalotribe sortent en rapport avec les deux branches ischio-pubiennes; en cas de difficultés, quelques tâtonnements indiqueraient bientôt quelle direction plus favorable on devrait leur donner.

Si la tête est bien solidement saisie, son volume diminue pendant les tractions, elle se moule en quelque sorte sur la forme du rétrécissement ; malheureusement, l'application du céphalotribe est souvent imparfaite, ou le rétrécissement considérable, et malgré toutes les précautions, le céphalotribe lâche prise et glisse sur la tête. Il faut aussitôt interrompre les tractions, car en les continuant on s'exposerait à déchirer le cuir chevelu ; on se résignera à desserrer l'instrument et à le retirer après l'avoir désarticulé. En pareil cas, on peut sans doute abandonner l'expulsion du fœtus aux contractions utérines, mais nous croyons qu'il vaut mieux, séance tenante, tenter une seconde et même une troisième application pour bien broyer la tête. On réintroduira donc le céphalotribe, avec les précautions déjà décrites; il faut redoubler de soin, introduire très-profondément la main qui doit guider les cuillers, car l'extrémité des branches heurte souvent contre les inégalités de la tête ou les plis du cuir chevelu, inégalités et plis qui ont été produits par le premier broiement. On s'efforcera aussi de saisir la tête dans un nouveau sens pour l'écraser, pour ainsi dire, dans toutes les directions; malheureusement, l'instrument a une grande tendance à s'engager dans le sillon qu'il a tracé une première fois, c'est là une des plus grandes difficultés contre lesquelles on ait à lutter. Ces broiements successifs, suivis de tractions, constituent la méthode ordinaire de la céphalotripsie, celle que nous avons vue employer presque constamment par notre maître, le professeur P. Dubois, celle à laquelle M. Chailly donne la préférence et qu'il décrit dans son livre.

Des tractions modérées, quoique soutenues, nous paraissent exemptes de danger ; la contusion des parties n'est à craindre que lorsque la tête est chassée par des contractions utérines énergiques; quant aux esquilles, leur production est rare, en tout cas elles auront été enlevées. La méthode des applications et des tractions successives nous paraît bonne, c'est à elle que nous donnons la préférence.

Mais que faut-il faire quand la tête n'est pas extraite après plusieurs applications ?

Nous croyons qu'il serait imprudent de répéter ces tentatives plus de trois ou quatre fois ; si l'on échoue, il faut laisser à la femme le temps de se reposer pendant quelques heures, savoir renouveler les séances de céphalotripsie, autant de fois qu'il le faut, sans les prolonger outre mesure. Pendant les heures de repos laissées à la femme, l'utérus se contracte, la tête s'adapte à l'ouverture du bassin, et à la séance suivante on réussit souvent mieux qu'on ne l'aurait fait quelques heures auparavant. C'était là une conduite dans laquelle M. Dubois excellait, et en quelque sorte le secret de ses nombreux succès. Sous ce point de vue, la céphalotripsie est comparable à la lithotritie, les séances espacées y sont moins dangereuses que des tentatives trop prolongées.

La céphalotripsie, telle que je viens de la décrire, est pratiquée chaque jour par tout le monde ; M. Pajot déclare qu'elle est bonne, qu'elle rend des services incontestables dans les rétrécissements moyens, mais, dit ce professeur, dans les rétrécissements extrêmes, ceux qui commencent à 6 centimètres et demi, et finissent à 27 millimètres, la céphalotripsie est, d'un avis unanime, une opération excessivement dangereuse, assez même pour qu'on ait pu dire, non sans quelque raison, qu'elle compromettait la vie de la femme, tout autant que l'opération césarienne, et cela sans la compensation offerte par cette dernière, la conservation possible et parfois probable de la vie fœtale. Au-dessous de 6 centimètres et demi, M. Pajot regarde les tractions comme dangereuses, il veut que la céphalotripsie soit répétée sans qu'on tente aucune traction. Comme dans les rétrécissements extrêmes, il est impossible d'extraire le fœtus sans le mutiler, la perforation sera donc faite aussitôt qu'on le pourra, pour favoriser la dilatation de l'orifice, et le céphalotribe sera appliqué dès que cet orifice sera assez dilaté pour permettre le passage de l'instrument. Voici, d'ailleurs, comment M. Pajot décrit lui-même sa méthode :

« Le premier broiement étant fait, avec toutes les précautions nécessaires, et la tête ayant été bien saisie, je tente, en y mettant beaucoup de prudence, un mouvement de rotation avec l'instrument, mouvement destiné à placer les dimensions diminuées de la tête dans le sens rétréci du bassin ; je tâtonne avec douceur pour exécuter le mouvement, soit à droite, soit à gauche, selon que j'y trouve plus de facilité, et si des deux côtés j'observe quelque résistance, je m'abstiens complétement de la rotation. J'y insistais davantage autrefois ; l'expérience m'a appris que la matrice parvient à peu près toujours, et quelquefois en peu de temps, à mouler la nouvelle forme donnée à la tête par le broiement sur la forme du canal, en imprimant à cette tête la rotation trouvée difficile avec l'instrument ; la contraction, agissant en effet sur la totalité du fœtus, parvient à la faire tourner plus sûrement et avec moins de danger que ne le ferait le céphalotribe. La tête écrasée, autant qu'elle peut l'être, je desserre l'instrument, le désarticule, et je le retire doucement SANS AVOIR EXERCÉ AUCUNE TRACTION, et je procède immédiatement à un deuxième, et selon le cas à un troisième broiement SANS TRACTION AUCUNE, puis je fais remettre la femme dans son lit, en lui prescrivant du bouillon coupé pour toute tisane. Selon l'état du pouls de la malade, selon son aspect général, selon le calme ou l'agitation qu'elle présente, selon la faiblesse ou l'énergie des contractions utérines, je répète ainsi toutes les DEUX, TROIS ou QUATRE HEURES, les broiements multiples, au nombre de deux ou trois pour chaque séance, et dans les cas où j'ai été appelé suffisamment à temps, je n'ai point encore dépassé QUATRE séances, UNE ou DEUX m'ont parfois suffi. La tête ainsi broyée un grand nombre de fois, le tronc présente ordinairement des difficultés qu'un ou deux broiements suffisent à vaincre en général. Telle est la méthode à laquelle j'ai donné le nom de CÉPHALOTRIPSIE RÉPÉTÉE SANS TRACTIONS. »

Quelle que soit la méthode suivie, quand la tête a franchi la vulve, il suffit ordinairement de faire quelques tractions sur elle pour dégager le tronc, mais celui-ci résiste quelquefois, la tête écrasée offre d'ailleurs une prise peu solide, et il devient souvent utile de placer un lacs sur le cou de l'enfant, de chercher à dégager les bras au dehors, tant pour diminuer le volume des épaules que pour servir de moyen de traction. Quand toutes ces manœuvres sont insuffisantes, on introduit de nouveau le céphalotribe pour broyer le thorax, et il est rare qu'une ou deux applications n'amènent pas le résultat désiré.

La résistance du tronc apporte donc rarement un empêchement absolu à l'extraction du fœtus, mais quoi qu'on fasse, il n'est pas toujours possible d'extraire la tête ; quelques femmes succombent sans avoir été accouchées ; d'autres fois, l'accouchement n'a pu être terminé que par la version pelvienne. Ces derniers faits sont assurément dignes de méditation ; ils ont été récemment commentés par un de mes amis, le docteur Bertin, dans sa thèse inaugurale, à laquelle je ne suis pas tout à fait étranger. M. Bertin pense qu'il ne faut faire avec le céphalotribe que des tractions médiocres ; si la tête ne descend pas dans l'excavation, il propose d'aller chercher les pieds et de terminer l'accouchement par la version pelvienne. Dans ces circonstances, la version offre en effet de véritables avantages, qui ont été résumés de la façon suivante, dans la thèse que j'ai déjà citée : une fois la tête broyée, ce qui est possible par une ou deux applications, si les branches de l'instrument ont été placées convenablement et surtout poussées assez haut, on évitera les dangers qui résultent de l'introduction trop fréquente d'un instrument de fer dans des organes congestionnés et souvent dans un état voisin de l'inflammation. On n'a pas à craindre les désordres qui peuvent être causés par la contusion des parties molles, pressées entre le canal osseux sous-jacent et les débris du crâne, malgré les téguments qui les recouvrent. On a, pour extraire le fœtus, un point d'appui solide sur les membres abdominaux ; on peut donc le diriger plus facilement à travers le bassin rétréci, faire correspondre ses grands diamètres aux grands diamètres maternels. Les tractions peuvent, en outre, être très-énergiques sans inconvénient, car les parties de la mère ne sont pressées que par les parties molles du fœtus. La tête n'étant plus serrée par les branches de l'instrument pourra se mouler facilement sur le canal qu'elle aura à traverser par l'imbrication des fragments osseux les uns sur les autres, et si les bras se relèvent, ils trouveront de la place sur les côtés d'une tête aplatie et convertie en une poche mobile et souple.

Je crois, avec le docteur Bertin, que la version pelvienne, employée après la céphalotripsie, est destinée à rendre de grands services ; malheureusement, elle ne peut être indiquée que dans des cas exceptionnels ; elle serait impraticable au travers d'un rétrécissement qui aurait moins de 5 centimètres (voy. VERSION), et quand le bassin laisse aisément passer la main, celle-ci peut encore être arrêtée par une rétraction spasmodique de l'utérus.

Tout ce que nous avons dit de la céphalotripsie, dans les présentations du sommet, est applicable aux présentations de la face, nous ferons remarquer seulement que si la crâniotomie paraît difficile à pratiquer sûrement, on appliquera le céphalotribe sans avoir fait de perforation préalable. Quant à la céphalotripsie, après la sortie du tronc, nous avons déjà vu que la présentation de la base du crâne n'exclut pas la perforation ; nous n'avons guère besoin d'insister sur le précepte de passer les cuillers au-dessous du tronc, comme dans une application de forceps ; on ne pourrait songer à les introduire en avant, que si l'occiput était dirigé en arrière, le menton en rapport avec la symphyse des pubis. Quant aux cas dans lesquels la tête est retenue après l'arrachement du tronc, nous en parlerons dans l'article suivant (voyez p. 1091), nous n'avons rien à ajouter ici de particulier ; les règles ordinaires de céphalotripsie guideront suffisamment l'opérateur, seulement il devient plus que la jamais nécessaire de fixer la tête, en déprimant la paroi abdominale.

La céphalotripsie a soulevé de nombreuses objections autour d'elle : indépendamment des difficultés qui compliquent cette opération et que nous avons signalées précédemment, on lui reproche d'exiger souvent un temps fort long, des manœuvres nombreuses, de causer ainsi l'épuisement des femmes, de les exposer à des inflammations de la plus haute gravité, de produire quelquefois des violences traumatiques mortelles ; on peut encore ajouter que parmi les femmes qui guérissent, quelques-unes ont présenté des fistules vésico-vaginales. Que répondre à cela, si ce n'est que personne ne conteste la gravité de la céphalotripsie? d'ailleurs, comment faire mieux ? Telle qu'elle est, la céphalotripsie donne de nombreux et incontestables succès ; Henning, l'un de ses derniers détracteurs, a publié lui-même une statistique qui montre mieux que tout raisonnement quels services elle peut rendre : sur 200 femmes opérées, 161 guérirent et 39 succombèrent.

Le docteur Williams Jones, de son côté, a consigné, dans son excellente thèse, les résultats suivants recueillis par lui à l'hôpital des Cliniques de Paris pendant les années 1857, 1858 et 1859 :

Dans les rétrécissements au-dessus de $0^m,095$ pour troiscas de céphalotripsie, une femme succomba.

Dans les rétrécissements de $0^m,095$ à $0^m,080$, sept fois la céphalotripsie fut pratiquée, une seule femme succomba.

Dans les rétrécissements de $0^m,080$ à $0^m,065$, six fois la céphalotripsie fut employée et les six femmes furent sauvées.

Dans les rétrécissements au-dessous de $0^m,065$, huit fois la céphalotripsie fut pratiquée et cinq femmes succombèrent, trois seulement fut sauvées.

On arrive ainsi à un total de 24 opérations, pour lesquelles on compte 7 cas de mort et 17 succès. Il est impossible de méconnaître la gravité de la céphalotripsie dans les rétrécissements au-dessous de $0^m,065$, puisque sur 8 opérations on compte 5 cas de mort; tandis qu'au-dessus de $0^m,065$ pour 16 opérations on trouve 14 succès.

Du crânioclaste. — La céphalotripsie, malgré ses incontestables avantages, a été, jusqu'ici, assez mal accueillie en Angleterre, sans qu'on puisse raisonnablement expliquer une pareille répulsion dans un pays où la crâ-niotomie compte tant de partisans. A côté d'inconvénients réels, précédemment signalés, on y reproche au céphalo-tribe son volume considérable, et son introduction dans les parties génitales y est tournée en ridicule. C'est là un pauvre argument; aussi nous espérons que cette défaveur disparaîtra bientôt, nous croyons même en voir un indice dans l'instrument imaginé et décrit par Simpson sous le nom de *crânioclaste* (fig. 158).

Le crânioclaste, beaucoup plus petit que le céphalotribe, est destiné, comme lui, à broyer les os du crâne ; comme lui, il se compose de deux branches qui se croisent au niveau de l'articulation ; mais les cuillers y sont à peu près droites au lieu d'être courbées : l'une d'elles, que nous appellerons la cuiller mâle, est pleine et fort épaisse, tandis que l'autre, branche femelle, est percée d'une fenêtre allongée dont l'ou-verture reçoit la cuiller mâle quand l'instrument est fermé. Des manches de bois donnent une prise solide à la main de l'opérateur.

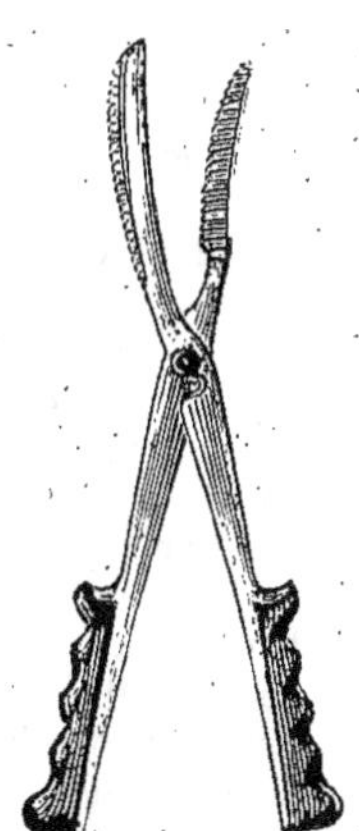

FIG. 158.

Quoique plus parfait, le crânioclaste ressemble aux pinces à os comme celles de Mesnard, Stein, Boer et Davis. Pour son application, on pro-cède de la manière suivante : la crâniotomie étant faite, on place la branche femelle entre la tête et le bassin, et l'on engage la branche mâle dans la perforation pour la pousser jusque dans l'intérieur du crâne ; après avoir articulé, on exerce sur les manches une pression assez forte pour broyer la partie saisie et disjoindre les os par quelques mouvements de torsion ; des applications successives, faites sur différents points du pourtour du crâne, sont presque toujours nécessaires. Pour l'extraction, tantôt on se contente de tractions directes, tantôt on imprime au crânioclaste quelques tours sur son axe, pour enrouler sur les cuillers les parois de la tête, rendue molle et flexible par l'écrasement.

Voici comment Simpson résume les avantages de son instrument : les os du crâne sur lesquels s'applique le crânioclaste deviendraient tout à fait souples, de sorte que les contractions utérines suffiraient souvent pour déterminer l'expulsion de la tête. Pendant l'opération, aucun fragment osseux capable de blesser les parties génitales ne ferait saillie au dehors du cuir chevelu, qui resterait intact et protégerait complétement les parties génitales. La tête fœtale subirait une diminution telle, qu'elle offrirait moins d'obstacle pour l'extraction que le tronc et les épaules. Le broiement des os du crâne laisserait toujours au crânioclaste un point d'appui suffisant pour empêcher tout glissement pendant l'extraction.

Malheureusement, les expériences faites sur le cadavre et les opérations tentées sur le vivant par des opérateurs autres que Simpson n'ont pas donné des résultats aussi satisfaisants. D'abord, l'application de l'instrument est difficile parce qu'il manque de courbure pelvienne; son peu de longueur fait qu'on est obligé d'articuler dans le vagin, pour peu que la tête soit élevée, or l'articulation faite dans ces conditions est loin d'être facile. Le broiement est, en outre, très-incomplet; les os, quoique brisés dans leur continuité, sont rarement séparés de leur connexion avec les os voisins, ils forment avec eux une charpente encore résistante ; par contre, on a vu des esquilles traverser le cuir chevelu. Nous n'irons pas plus loin dans cette critique, nous en avons assez dit pour montrer que tout l'avantage doit rester au céphalotribe comme instrument de broiement, qu'il laisse le crânioclaste bien loin derrière lui; mais nous devons ajouter que ce dernier nous a paru réellement prendre sur les parois du crâne un point d'appui solide ; c'est là une qualité qu'il ne faut pas dédaigner quand il s'agit d'extraire une tête qui vient d'être broyée. Dans une opération de céphalotripsie, rendue difficile par l'étroitesse extrême du bassin, après avoir broyé la tête dans tous les sens, nous étions arrêté par la difficulté de l'extraction, et plusieurs fois déjà le céphalotribe avait lâché prise. Fallait-il attendre l'expulsion spontanée? Avant de prendre forcément ce parti, une application du crânioclaste fut tentée et à la première tentative la tête fut amenée au dehors.

Du forceps-scie. — Van Huevel, après avoir expérimenté le céphalotribe, lui reproche d'allonger tous les diamètres de la tête autre que celui qui a été saisi entre les cuillers ; il en conclut que l'engagement sera très-difficile si la tête est au-dessus du détroit supérieur, et que, si elle est enclavée dans le bassin, le même allongement aura pour effet de contusionner les parties molles de l'excavation. Il nie qu'il soit toujours possible de faire décrire à l'instrument un mouvement de rotation pour amener le diamètre allongé dans le diamètre du bassin resté normal, et fait remarquer que le broiement n'est jamais possible d'avant en arrière, c'est-à-dire dans la direction du diamètre pelvien le plus communément rétréci. Nous nous sommes déjà expliqué sur la valeur de ces objections; quoi qu'il en soit, elles ont conduit van Huevel à l'invention d'un instrument, le forceps-scie, qui peut soutenir la comparaison avec le céphalotribe, quoique différent dans son mode d'action. Avec ce nouvel instrument, on divise la tête de bas en haut entre les cuillers d'un forceps, de manière à pouvoir en retirer séparément les morceaux sans aucune violence ; ceux-ci se détacheraient à la moindre traction et n'occasionneraient ni blessure ni contusion des organes génitaux.

Le forceps-scie se compose : 1° d'un forceps ordinaire dont chaque branche porte à l'intérieur deux tubes aplatis en sens opposé et soudés l'un à l'autre côté contre face, de manière que leur coupe horizontale représente un ⊢ renversé. Ils sont courbés de dehors en dedans comme le forceps lui-même, mais ils suivent, sans en sortir, un plan qui irait en ligne droite de bas en haut. L'interne, placé de champ, selon la longueur de la cuiller, sert de coulisse à une lame d'acier conductrice de la scie ; l'externe, étendu en travers, loge le prolongement de la chaînette. Ils communiquent ensemble par une large fente qui divise dans toute leur longueur les parois interne et externe du premier, et le côté interne seulement du second. Le forceps est articulé par entablement à mi-fer avec un clou mobile ; sur la base de celui-ci pivote un support percé d'un trou dans lequel s'engage l'extrémité d'une clef à cannelures.

2° D'une chaîne à pendule, dentée en scie, vers le milieu de sa longueur, dans l'étendue de 24 centimètres et demi, et munie de manches transversaux dont l'un peut être décroché. Cette chaînette passe par l'ouverture supérieure de deux lames d'acier flexibles en haut, plus épaisses et dentelées en bas, lesquelles en pénétrant dans les tubes internes conduisent la chaîne entre les cuillers du forceps.

3° D'une longue clef à cannelures et à collet, comme celle du brise-pierre de Heurteloup, entrant dans le trou du support sur la base du clou articulaire, et s'engrenant avec les dents des lames conductrices. L'extrémité du manche est fendue et sert à tourner le clou du forceps, ainsi qu'à retirer séparément, avec l'une des deux pointes, les lames de leurs coulisses.

En laissant de côté les détails techniques, on peut dire que l'instrument de van Huevel se compose d'un forceps dont chaque branche présente à sa face interne une gouttière qui court d'un bout à l'autre, et de deux lames d'acier qui portent l'une et l'autre, à leur extrémité, un chas traversé par une longue scie à chaîne (disposition en tout semblable à celle d'un fil armé d'une aiguille à chacune de ses extrémités). Le forceps étant appliqué, on pousse dans les deux gouttières les deux lames qui entraînent la scie à chaîne, et celle-ci va s'appliquer sur la tête, qu'elle embrasse d'abord, et sur les côtés de laquelle elle monte à mesure qu'on fait pénétrer plus profondément les lames métalliques. On fait mouvoir ces lames au moyen d'une clef qui s'engrène dans les dents qu'elles présentent. Pour diviser la tête, on saisit les manches de la scie, qui pendent en dehors, et on lui imprime un mouvement de va-et-vient.

Voici d'ailleurs comment van Huevel décrit le manuel opératoire : Pour en venir à l'application de cet instrument, il faut que la femme se trouve dans l'impossibilité d'accoucher, soit naturellement, soit à l'aide du levier, du forceps ou de la version, que le col de la matrice soit dilaté et les membranes rompues. Avant d'opérer, on dispose un lit de sangle muni d'une paillasse et d'un matelas plié en double ; des traversins, des oreillers, des alèzes, des couvertures, complètent la garniture du lit. La femme s'y couche sur le dos, les fesses descendant jusqu'au bord du matelas : les jambes, ainsi que les cuisses, sont fléchies et écartées. A droite et à gauche, deux aides tiennent les genoux dans l'abduction. Le forceps est légèrement chauffé et graissé à l'intérieur.

Supposons la tête se présentant la première, n'importe dans quelle position. L'opérateur, devant la femme, insinue d'abord du côté gauche du bassin la branche mâle, en la portant le plus profondément possible dans l'utérus : un aide la soutient pendant que l'autre branche est introduite du côté droit. Le forceps articulé, on fait quelques tractions pour s'assurer si la tête est bien saisie. Le chirurgien confie à un aide placé à sa droite le manche de l'instrument, qu'il entoure d'une ligature : alors, plongeant dans l'huile l'extrémité des lames conductrices munies de la scie, il les fait pénétrer l'une et l'autre dans leurs coulisses respectives, jusque contre la tête du fœtus ; il passe ensuite la clef sous la cuisse gauche de la femme, et engage le bout cannelé dans l'ouverture du support ; l'aide en saisit le manche de la main droite et fait tourner lentement la clef sur son axe, pendant que l'opérateur met la scie en mouvement. Une attention à prendre, c'est que la chaînette ne soit pas contournée, et que les tractions se fassent, autant que possible, dans la direction des coulisses. La rotation de la clef doit s'exécuter avec lenteur, sinon la scie, pressant trop fort contre les os du crâne, serait arrêtée dans sa marche. Que cela arrive, l'aide détourne légèrement la clef et continue ensuite la même manœuvre jusqu'à la fin de l'opération.

Le section terminée, on ôte la clef, et l'on décroche le manche de la chaînette pour la retirer : on retire également les lames conductrices, et enfin les branches de l'instrument lui-même après leur désarticulation.

A ce temps de l'opération, si la femme n'est pas épuisée, que des douleurs expulsives se déclarent, on laisse agir la nature, en s'assurant par le toucher de la disposition des segments. Une partie du cerveau s'échappe, les bords des os sciés chevauchent l'un sur l'autre ; les deux morceaux du crâne, surtout le postérieur, s'aplatissent à cause des sutures flexibles qui les traversent, et, finalement, le fœtus est expulsé. Quand, au contraire, les forces de la femme sont abattues, on saisit avec une pince à faux germe ou une tenette la portion séparée de la tête, et l'on en fait l'extraction. Si, parce que les cuillers n'auraient pas été portées assez avant dans le bassin, la division n'était pas complète jusqu'au haut, il faudrait imprimer à la tenette des mouvements de torsion, de va-et-vient, afin de rompre les adhérences. Du moment que le segment sera détaché, il sortira sans peine, et dès lors le reste passera facilement.

Cependant, si l'on rencontrait encore quelque difficulté pour l'extraction des morceaux, rien n'empêcherait de faire une section différente de la première, en donnant aux forceps une autre direction. Le crâne, déjà divisé en travers, se laissera déprimer sans obstacle, et ne pourra pas s'opposer à l'application diagonale des branches. Après cette seconde opération, la boîte osseuse sera partagée en quatre parties inégales faciles à être comprimées en tous sens, et à être entraînées sans efforts.

Il n'est d'ailleurs pas toujours nécessaire de désarticuler l'instrument pour le retirer : la section du crâne étant opérée, il suffit de faire quelques tractions sur le forceps, et souvent un segment de la tête complétement détaché sort facilement ; parfois aussi toute la tête est entraînée. Quand la résistance est plus grande, on désarticule comme nous l'avons dit.

Le forceps-scie, très-souvent employé en Belgique, a été peu essayé en France, encore a-t-il échoué entre des mains habiles. Cependant le docteur Verrier s'est fait son défenseur dans sa thèse inaugurale ; après avoir mentionné vingt-neuf observations de van Huevel, pour lesquelles on compte vingt-trois succès, M. Verrier rapporte quinze observations empruntées aux docteurs Simon, Marinus et Wasseige. Sur quinze cas, on trouve onze succès complets, deux morts par des lésions antérieures à l'entrée des malades à l'hôpital, et deux morts par péritonite due à la longueur du travail. Ces faits, on le voit, démontrent que le forceps-scie est un bon instrument, qu'il peut être comparé au céphalotribe ; mais ils ne prouvent pas qu'il vaut mieux. Pour continuer le parallèle entre les deux instruments, on peut ajouter que le forceps-scie, comme le céphalotribe, demande un certain champ d'action ; ses cuillers présentent, dans leur partie la plus large, 4 centimètres, et les opérateurs qui ont l'habitude de le manier n'osent pas le conseiller au-dessous de 4 centimètres et demi.

Ce qu'on reproche surtout au forceps-scie, c'est son prix élevé, son mécanisme compliqué, les détails nombreux auxquels il faut veiller pendant l'opération. Le mouvement de la scie à chaîne n'y est pas facile, on peut être arrêté par son enclavement ou sa rupture. Une autre objection sérieuse, c'est que l'on a besoin d'un aide exercé ; les mouvements imprimés aux lames conductrices doivent être parfaitement d'accord avec ceux de la chaîne, les deux opérateurs doivent manœuvrer à l'unisson. Enfin, le plus grand reproche qui s'adresse au forceps-scie, c'est qu'il est insuffisant comme moyen d'extraction, qu'on est souvent obligé d'employer les pinces à os malgré tous les défauts qu'elles présentent. Néanmoins, il est à regretter que le maniement de cet instrument ne soit pas mieux connu en France, où le défaut d'expérience ne nous permet pas d'apprécier ses avantages ou ses inconvénients à leur juste valeur. (Extrait du *Traité d'accouchements* de Lenoir, Sée et Tarnier.)

De la céphalotripsie par trépanation de la base du crâne. — Tous les anatomistes savent que le sphénoïde est la véritable clef de voûte de la base du crâne. Guidé par ces notions, M. Guyon, chirurgien des hôpitaux, a pensé que la destruction de cet os amènerait l'affaissement du crâne du fœtus, et il a imaginé une méthode propre à détruire le sphénoïde.

Son instrument se compose d'un long tire-fond, sorte de tire-bouchon, et de deux trépans dont les couronnes sont d'inégale largeur. Les deux trépans sont creusés dans toute leur longueur par un canal central, dans lequel on peut engager ou retirer à volonté le tire-fond dont le manche est assez long pour qu'il puisse dépasser la couronne du trépan dans lequel il est introduit.

Voici comment l'opérateur procède : Le tire-fond est appliqué sur la voûte du crâne, comme les ciseaux de Smellie, et en lui imprimant quelques mouvements de rotation, la pointe pénètre dans les os où elle prend un point d'appui assez solide. Sur ce tire-fond dont la tige pend à l'extérieur, on engage le trépan le plus volumineux qui glisse sur lui comme une gaîne sur une lame, et la couronne de l'instrument est conduite ainsi sur le cuir chevelu où elle est maintenue en place par le tire-fond. On imprime au trépan quelques tours, et quand toute l'épaisseur des tissus est entamée, l'instrument (tire-fond et trépan) tombe en entraînant une large rondelle enlevée au cuir chevelu et aux os sous-jacents.

Le tire-fond est alors dégagé du grand trépan.

Cela fait, l'opérateur introduit la main droite entière dans le vagin, et fait pénétrer l'indicateur dans l'ouverture faite au crâne. Ce doigt broie sans peine la pulpe cérébrale et doit explorer l'intérieur du crâne jusqu'à ce qu'il reconnaisse les apophyses clinoïdes. Ce point de repère trouvé, l'indicateur ne s'en écarte plus et reste en place. On saisit alors le tire-fond avec la main gauche et on le fait pénétrer à côté de la main droite, jusqu'à ce que son extrémité arrive à son tour sur les apophyses clinoïdes où il est guidé par l'indicateur droit. Quelques tours imprimés à l'instrument font pénétrer son extrémité dans le corps du sphénoïde où il doit s'implanter solidement. A ce moment on peut retirer la main droite et l'on fait glisser sur la tige du tire-fond le petit trépan qui est conduit par elle sur le sphénoïde. Quelques tours font pénétrer la couronne dans l'os, et dès que celui-ci est traversé on peut arracher le tire-fond et le trépan qui entraînent avec eux une rondelle osseuse.

Le crâne, privé de son soutien central, a une grande tendance à s'affaisser, et pour terminer l'opération, M. Guyon introduit un forceps à cuillers étroites dont les manches sont maintenus rapprochés par une crémaillère. Le crâne ainsi serré s'écrase et la tête est extraite facilement.

J'ai vu M. Guyon opérer une fois, et il a, je crois, réuni depuis cette époque six observations dans lesquelles l'opération a été menée à bien. Cette méthode serait de plus favorablement accueillie à l'étranger.

Considérée en elle-même, l'opération de M. Guyon est bonne, mais elle nécessite une certaine habileté et une habitude qu'on ne peut acquérir qu'en opérant sur le cadavre. Il faut en effet, que le doigt soit bien habitué au toucher intra-crânien pour guider avec sûreté les instruments sur la base du crâne. Ces difficultés dans le manuel opératoire ne doivent pas faire reculer les chirurgiens, si cette nouvelle méthode vaut mieux que la céphalotripsie classique. Là est la question. De nouvelles et nombreuses observations sont nécessaires pour servir de base à un jugement définitif, mais jusqu'à plus ample informé, je doute que l'instrument de M. Guyon fasse mieux que le céphalotribe. A mérite égal, je préférerais encore ce dernier dont le mécanisme est plus simple, connu de tout le monde, puisqu'il s'applique comme le forceps.

Je reprendrai bientôt cette question dans un travail spécial consacré à l'embryotomie.

De la transforation du crâne.—Avant M. Guyon, en 1860, M. Hubert (de Louvain) imaginait aussi un instrument propre à attaquer la base du crâne et lui donnait le nom de *transforateur*. Cet instrument se compose : 1° d'un terebellum, sorte de tire-fond, dont l'extrémité est renflée en forme d'olive armée d'un pas de vis ; 2° d'une cuiller étroite dont le bec est percé d'un trou destiné à recevoir la pointe du terebellum. Le manche de cette cuiller est creusé d'autre part pour recevoir la tige du terebellum, et les deux pièces réunies s'agencent de telle sorte que la pointe du terebellum vient se loger dans le trou fait au bec de la cuiller ; l'instrument ainsi articulé ne peut pas blesser les parties maternelles.

Quand on veut appliquer le transforateur, on garnit d'abord la pointe du terebellum avec une boule de cire vierge ; cela fait, on introduit les cinq doigts de la main gauche dans le vagin, où ils doivent pénétrer jusqu'à ce que la racine du pouce soit au niveau de la vulve ; à ce moment on place l'olive du terebellum dans le creux palmaire pour qu'elle pénètre dans le bassin avant les éminences thénar et hypothénar.

On dirige ensuite le poinçon sur le point du crâne que l'on veut attaquer ; quelques mouvements de rotation l'y font bientôt pénétrer. Pour faciliter cette manœuvre, il faut empoigner largement la tête avec la main introduite dans l'excavation, pendant qu'un aide soutient d'une main le fond de l'utérus et appuie de l'autre sur l'hypogastre, pour bien fixer le crâne sur le détroit supérieur (Hubert).

Le terebellum introduit dans le crâne sert à explorer cette boîte osseuse à sa surface interne jusqu'à ce qu'on ait reconnu la gouttière basilaire ou le corps du sphénoïde dans lesquels on l'implante de quelques millimètres ; au cas contraire, il est laissé libre dans la boîte crânienne. Les recherches précédentes sont rendues plus faciles quand on sait d'avance de quel côté est dirigée la face.

Le poinçon placé comme nous l'avons dit, on saisit alors la cuiller de la main droite, et on la guide sur la main gauche qui est restée dans le vagin, en l'introduisant comme une cuiller de forceps, du côté où se trouve la face ou l'une des tempes. Terebellum et cuiller protectrice sont articulés.

Cela fait, *on pousse*, en ligne droite et avec une certaine force, le terebellum contre la paroi du crâne, pendant que de l'autre main on tire, aussi en ligne droite, sur la branche protectrice pour bien l'appliquer sur la tête. Il ne reste alors qu'à imprimer des mouvements de rotation au perforateur pour qu'un premier trou soit pratiqué. Mais il ne suffit pas que la pointe traverse l'os, il faut aussi que la partie renflée de la poire le traverse pour élargir l'ouverture.

Le premier trou étant ainsi pratiqué, on ramène par des mouvements, en sens inverse des premiers, la poire du terebellum dans la cavité crânienne. Sans désarticuler l'instrument, il faut alors changer son point d'application sur la tête et l'on perfore le crâne de nouveau. Le nombre des perforations ainsi faites sera d'autant plus considérable que le rétrécissement est plus étroit.

Au dernier trou pratiqué, on assujettit les deux branches de l'instrument au moyen d'une vis latérale et l'on s'en sert comme d'une pince pour extraire la tête. D'autres fois, il sera préférable d'attendre l'expulsion spontanée du fœtus (Hubert).

Sur vingt femmes ainsi opérées, M. Hubert compte dix-sept femmes guéries ; aussi il préfère son instrument au forceps-scie et au céphalotribe. Ces résultats sont importants et les accoucheurs de tous les pays, avant de juger définitivement la transforation, devront suivre M. Hubert sur le terrain de l'expérimentation et de l'observation ; néanmoins je crois qu'il sera difficile de faire avec le transforateur des perforations aussi nombreuses que cela peut être nécessaire.

ARTICLE III.

SECTION DU COU ET DU TRONC.

Nous ne décrirons pas la décollation après la sortie du tronc, car lorsqu'on se trouve dans la nécessité de la pratiquer volontairement, la procédé à suivre est des plus simples, qu'on l'opère avec un bistouri ou des ciseaux.

Ce n'est pas le seul cas dans lequel la tête, séparée du tronc, reste dans l'utérus ; nous verrons plus bas qu'il en est ainsi dans certaines présentations du tronc. Enfin, il peut arriver que cette détroncation soit le résultat de l'impéritie ou de l'ignorance. Dans tous les cas, il faut extraire la tête. Cette extraction est très-pénible quand le bassin est mal conformé. La tête se présente alors par sa base, et cette circonstance rend sa perforation difficile. Aussi a-t-on conseillé de chercher d'abord à faire tourner la tête de manière à amener au détroit supérieur une partie de la voûte du crâne : ce déplacement doit être pratiqué toutes les fois qu'il est possible. La mobilité de la tête, mobilité très-grande alors, facilite singulièrement le glissement de la pointe du perforateur, et expose beaucoup les parties de la mère à être déchirées par l'instrument. Le meilleur moyen de prévenir cet accident est de faire placer le deux mains d'un aide sur la région hypogastrique et de faire ainsi une pression suffisante pour fixer la tête.

Tout n'est pas fini après la perforation du crâne, et le céphalotribe devient souvent nécessaire quand le rétrécissement est considérable. Mais la mobilité de la tête fait qu'elle fuit devant l'instrument, ne peut être saisie que très-imparfaitement, et glisse dès les premières tractions. La difficulté de saisir la tête ne tient pas toujours seulement à sa mobilité. Lorsque l'inclinaison du détroit supérieur est trop grande, la tête, située au-dessus des pubis, ne peut être atteinte par l'instrument, que son défaut de courbure dirige nécessairement en arrière. C'est à cette circonstance que je crois devoir attribuer l'inutilité des tentatives faites un jour à la Maternité par M. Paul Dubois. Ce professeur, fatigué par plusieurs heures de manœuvres infructueuses, eut la bonté de me permettre d'intervenir. J'introduisis la main droite, je saisis la mâchoire inférieure, et je tirai sur elle, mais inutilement : la base du crâne venait s'arrêter contre la symphyse. Je m'aperçus que l'insuccès de mes tractions tenait à ce qu'elles étaient forcément dirigées en bas et en avant. Je demandai alors un crochet mousse, je le substituai à mon doigt placé sur la mâchoire inférieure, et repoussant le manche de l'instrument en arrière, de manière à tirer en bas et en arrière, je fus assez heureux pour amener promptement la tête dans l'excavation ; elle fut ensuite facilement extraite.

L'instrument que j'ai imaginé, et que je viens de décrire, aurait certainement prévenu la plupart des difficultés que nous avons rencontrées dans ce cas.

La section du cou ou du tronc est ordinairement pratiquée dans l'intérieur même des voies génitales ; cette opération est quelquefois le seul moyen dont l'accoucheur dispose pour terminer l'accouchement dans les présentations du tronc. Dans cette présentation, en effet, la version n'est pas toujours possible : quand les membranes sont rompues depuis longtemps, les eaux complétement écoulées, et que l'épaule se présente fort engagée dans l'excavation, la rétraction violente de l'utérus peut rendre impossibles l'introduction de la main et l'évolution du fœtus. Si alors l'enfant est vivant, il n'y a qu'à espérer l'évolution spontanée ; mais aussitôt qu'il est mort, il faut se hâter de soustraire la femme aux conséquences fâcheuses d'un travail trop long.

Couper le bras alors est une opération complétement inutile. La présence de ce membre ne gêne en rien la manœuvre, et il sera très-utile au contraire en favorisant les tractions. C'est sur le tronc du fœtus qu'il faut agir, et, parmi les procédés proposés, celui de Celse et celui du docteur Lee me semblent seuls applicables. C'est à la décollation que Celse avait recours en pareil cas. J'ai vu plusieurs fois employer cette méthode par M. Dubois. Il agit de la manière suivante : Il s'assure d'abord du lieu qu'occupe le cou de l'enfant ; puis une main (la gauche quand la tête est à droite, la droite quand elle est à gauche) est

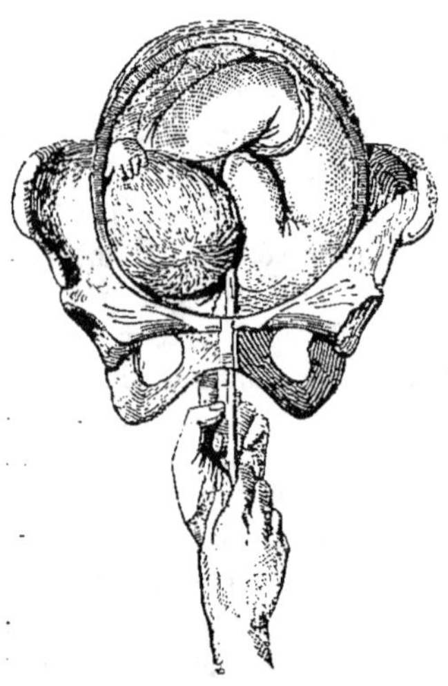

FIG. 159.

introduite tout entière dans l'utérus, et l'indicateur, s'appliquant en forme de crochet sur la région cervicale, s'efforce de la tirer en bas pour la rendre plus facilement accessible : lorsque le doigt ne suffit pas, on peut se servir avec avantage d'un crochet mousse avec lequel on s'efforce de remplir le même office (fig. 159) ; l'autre main saisit de très-longs ciseaux modérément courbés sur leur plat, à lames épaisses et bien tranchantes, et les fait glisser sur la face palmaire de la main introduite jusque sur le cou de l'enfant. Là on écarte légèrement les lames, on cherche à engager une petite partie du cou entre elles, et, par de petites incisions répétées, on divise successivement toute l'épaisseur du cou. Quand la décollation est achevée, on tire sur le bras qui pend ordinairement alors dans le vagin, on extrait le tronc assez facilement, et l'on va à la recherche de la tête, comme nous l'avons dit plus haut.

Ce procédé n'est pas toujours praticable. Au moins n'avons-nous pu parvenir à opérer cette section du cou chez une femme auprès de laquelle nous fûmes appelé par notre ami le docteur Léveillé. La tête et le cou étaient tellement élevés, l'utérus tellement rétracté, qu'il nous fut impossible de porter la main et les ciseaux assez haut pour embrasser convenablement le cou ; après plusieurs tentatives infructueuses, nous allions pratiquer l'opération conseillée par le docteur Lee, lorsque nous eûmes la pensée de tenter encore la version pelvienne. La main droite ne put jamais parvenir jusqu'aux pieds, mais elle arriva jusque sur le siége. L'indicateur, courbé en crochet, fut alors introduit dans l'anus, les autres doigts embrassèrent fortement les fesses, et pendant que cette main tirait fortement sur le siége, quelques doigts de l'autre main repoussaient en haut et à droite le côté du fœtus déjà fortement engagé dans l'excavation. En agissant ainsi pendant cinq ou six minutes, nous fûmes assez heureux pour amener l'extrémité pelvienne dans l'excavation, et terminer le travail heureusement pour la mère. Les suites de couches ont été très-heureuses.

La décollation seule remplit toutes les indications, quand, dans une présentation du tronc, la version est impossible ; mais on lui reproche les difficultés de son manuel opératoire ; différents instruments ont cependant été imaginés dans le but de la simplifier : on peut se servir d'un petit couteau, en forme de serpe, monté sur une tige solide et longue, ou d'un instrument particulier recommandé par M. A. Baudelocque. Ramsbotham père avait aussi inventé une espèce de crochet mousse dont la concavité cachait une lame tranchante, qui, après l'application de l'instrument sur le cou, se détachait pour le couper, à la façon d'une guillotine.

C'est encore pour le même objet que van der Ecken a proposé d'embrasser le cou de l'enfant avec une scie à chaîne. J'ai, à mon tour, fait fabriquer par M. Charrière un crochet mousse construit sur le modèle d'une sonde de Belloc ; le crochet étant appliqué, le ressort doit passer derrière le cou et venir faire saillie à la vulve, pour y recevoir un fil qui embrassera l'enfant dans son anse quand le ressort et le crochet auront été retirés. Je me proposais de me servir de ce fil pour entraîner la chaîne d'un écraseur linéaire qui devait séparer le fœtus en deux tronçons. Toute la difficulté serait de faire passer le ressort derrière le cou de l'enfant ; mais je suis bien convaincu qu'on échouerait souvent, et je crois que ce procédé d'embryotomie ne sera applicable qu'à quelques cas particuliers. M. le professeur Pajot a aussi imaginé un crochet mousse canaliculé, garni à son extrémité d'une balle de plomb attachée à une ficelle de fouet qui parcourt toute la longueur du crochet. Le crochet étant placé, la ficelle est lâchée, et la pesanteur doit entraîner la balle de plomb, qui arrive dans le vagin après avoir passé derrière le fœtus. Pour couper le fœtus, M. Pajot saisit les deux chefs de la ficelle et leur imprime un mouvement rapide de va-et-vient. Le fil agit comme une scie, et bientôt le fœtus est transversalement coupé. Un spéculum de bois dans lequel le fil s'engage protége les parois du vagin. C'est là, on l'avouera, un mode fort curieux de faire une pareille section ; cependant sa réalité ne peut être niée ; elle s'appuie sur de nombreuses expériences cadavériques dont M. Pajot a rendu témoins ses élèves. Là n'est pas la difficulté ; mais je doute fort que la balle puisse se frayer passage plus facilement que le ressort dont je parlais tout à l'heure.

De tous ces instruments, celui de M. Jacquemier nous paraît le plus parfait, surtout le plus applicable. Il se compose d'un crochet mousse monté sur un manche de bois. Ce crochet est entouré, dans toute sa longueur, d'une gaîne qui le recouvre. Crochet et manche sont creusés d'une gouttière dans laquelle glisse une série de lames articulées que l'on met en mouvement en baissant et en repoussant alternativement le petit manche sur lequel elles sont fixées par une tige qui mesure toute la longueur du crochet. Voici comment M. Jacquemier opère : le crochet muni de sa gaîne, étant conduit sur le cou, il introduit dans la gouttière les lames, qu'il pousse avec leur manche jusqu'à ce qu'elles viennent faire saillie dans la concavité du crochet. Un mouvement de va-et-vient imprimé au petit manche produit bientôt la section de toutes les parties molles jusqu'à la colonne vertébrale. A ce moment, l'opérateur retire les lames tranchantes et les remplace par une scie articulée de même grandeur. Celle-ci divise les os sans difficultés, puis on la retire avant d'achever la section des parties molles avec les lames tranchantes, qu'on introduit une seconde fois. Cet instrument et son maniement présentent, on le voit, quelques complications, mais il donne de bons résultats sur le cadavre ; il est sans doute appelé à rendre de bons services dans la pratique. (Voyez la figure de cet instrument dans l'atlas de Lenoir, Sée et Tarnier.)

La méthode du docteur Lee consiste à séparer le bras du corps, mais surtout à inciser largement le thorax et l'abdomen. Puis, fixant le crochet mousse sur le bassin ou la partie inférieure de l'épine, il exerce un degré de traction suffisant pour amener l'enfant en double, et opère ainsi l'extraction du fœtus par un mécanisme à peu près semblable à celui de l'évolution spontanée. Peut-être vaudrait-il mieux, à l'exemple de Davis, partager le tronc en deux parties, que l'on extrait ensuite séparément (¹). Ce procédé ne doit être employé que lorsque la section du col a été complétement impossible.

Dans un cas où la version n'avait pu être pratiquée, M. Pamart employa un procédé à peu près semblable à celui du docteur Lee, seulement il ne fit pas préalablement l'amputation du bras, ce qui lui semble, avec raison, un préliminaire tout à fait inutile. Se servant du crochet mousse qui termine la branche du forceps, il le fit pénétrer au delà des fausses côtes, et le retournant vivement, de manière que son extrémité correspondît aux téguments du fœtus, il le fit pénétrer à travers les parois abdominales, au défaut des côtes, de telle manière qu'en le retirant il vînt s'accrocher au bord inférieur de la paroi thoracique.

A l'aide de tractions pratiquées sur la branche du forceps, il parvint à imprimer au tronc du fœtus un mouvement semblable à celui qu'il exécute dans l'évolution spontanée. La tête et l'épaule remontèrent peu à peu, l'extrémité pelvienne se rapprocha de la vulve, et finit par y être entraînée.

Ce procédé assez simple, comme on le voit, est certainement préférable à celui du docteur Lee, et, dans bien des cas, pourrait être substitué à la décollation du fœtus.

(¹) M. Payen (d'Aix) s'attribue à tort l'idée de ce procédé. Il a mis en pratique la manœuvre de Davis dans un cas où le tronc était fortement engagé dans l'excavation (*Gazette médicale*, 1840, p. 521).

HUITIÈME PARTIE

DE L'HYGIÈNE DES ENFANTS DEPUIS LA NAISSANCE JUSQU'A L'ÉPOQUE DU SEVRAGE.

Nous avons exposé avec détail les soins que l'accoucheur devait donner à l'enfant immédiatement après sa naissance ; mais pour compléter l'étude des questions auxquelles nécessairement il doit répondre, nous avons à traiter de l'éducation physique des enfants. Les longs développements dans lesquels nous sommes entré ayant donné à cet ouvrage une étendue très-considérable, nous sommes obligé de restreindre beaucoup ce que nous nous proposions de dire concernant les précautions hygiéniques relatives à la première enfance. La vieille et classique division de Hallé pourrait ici trouver une application utile ; et si l'espace nous le permettait, nous traiterions successivement des *ingesta*, des *applicata*, des *percepta*, etc., etc. Forcé de rétrécir notre cadre, nous parlerons avec quelques détails de tout ce qui se rattache à l'alimentation, et nous émettrons seulement quelques propositions générales sur les autres parties de l'hygiène de la première enfance.

Bien qu'on donne généralement le nom de vie indépendante à celle du nouveau-né, l'accouchement ne fait pas cesser complétement les liens physiologiques qui l'unissaient à sa mère. Il ne perd pas brusquement l'habitude de puiser les matériaux de sa nutrition dans l'organisme maternel, et alors que sont interrompus ses rapports avec l'utérus, la nature a déjà préparé un autre organe dans lequel sera désormais élaboré le liquide qui doit servir à l'alimentation de l'enfant. Ce liquide est le lait. La fonction par laquelle il est sécrété est nommée *lactation*, et le mode suivant lequel il est pris par le nouveau-né constitue l'*allaitement*.

CHAPITRE PREMIER

DE LA LACTATION.

Ainsi que nous l'avons dit en étudiant les phénomènes de la grossesse, les mamelles prennent dès le premier mois un développement considérable. La vie active dont ces glandes deviennent le siége s'accompagne bientôt de la sécrétion d'un liquide séro-lactescent qui devient plus abondant à mesure qu'on se rapproche davantage du terme de la gestation. Ce liquide visqueux jaunâtre porte le nom de *colostrum*. Il présente, sous le microscope, des globules liés entre eux par une matière visqueuse et beaucoup plus petits que les globules ordinaires du lait. On y remarque bien un certain nombre de globules laiteux, mais ils sont irréguliers. On y rencontre en même temps des corps particuliers (corpuscules granuleux), qui sont plus ou moins régulièrement globuleux, jaunâtres, et ont de 0,04 à 0,05 de millimètre.

Suivant M. Donné, il existe un rapport à peu près constant entre la composition de ce liquide sécrété pendant la grossesse et celle que présentera le lait après l'accouchement ; en d'autres termes, l'examen du *colostrum* et de ses principaux caractères permet de penser ce que seront l'abondance et les qualités du lait. Sous ce rapport, M. Donné divise les femmes en trois catégories : 1° Si la sécrétion du *colostrum* est si peu abondante, que la pression la mieux faite puisse à peine en obtenir une goutte, s'il ne contient que très-peu de globules laiteux, petits, mal formés, et un très-petit nombre de corps granuleux, le lait sera presque à coup sûr en petite quantité, pauvre et insuffisant pour la nourriture de l'enfant. 2° Si les femmes sécrètent un colostrum abondant, mais fluide, aqueux, coulant facilement, semblable à de l'eau légèrement gommée, ne présentant pas de stries de matière jaune épaisse et visqueuse, pauvre en globules laiteux et en corps granuleux, les femmes pourront avoir une plus ou moins grande quantité de lait, mais il sera pauvre, aqueux et très-peu substantiel. 3° Enfin, lorsque le colostrum s'obtient facilement et avec abondance, lorsqu'il contient une matière jaune plus ou moins foncée, plus ou moins épaisse, tranchant par sa consistance et sa couleur avec le reste du liquide ; lorsque le microscope le démontre riche en globules laiteux, bien fournis, d'une bonne grosseur, et contenant une plus ou moins grande quantité de corps granuleux, on a presque la certitude que la femme aura un lait riche et abondant.

Cet examen sera surtout utile vers le huitième mois... Il est bon de savoir que quelques causes accidentelles, telles que le froid ou une impression morale, pourront contrarier momentanément le résultat de l'expérience (Donné).

Dans les premiers jours qui suivent l'accouchement, et jusqu'après la fièvre de lait, le liquide fourni par les mamelles présente les qualités du colostrum, seulement il est plus abondant que pendant la grossesse. A cette époque de la fièvre de lait, les globules laiteux commencent à offrir un contour plus nettement arrondi, deviennent plus réguliers. Quelques histologistes prétendent que les corps granuleux disparaissent vers le neuvième jour ; M. Godez dit les avoir souvent rencontrés après le quinzième jour, même après le vingtième, mais seulement chez de médiocres nourrices. En général, ils deviennent d'autant plus rares, qu'on s'éloigne plus de la fièvre de lait, et ils disparaissent d'autant plus vite, ou, en d'autres termes, le lait est d'autant plus vite constitué, que sa qualité est meilleure et que la femme se trouve dans les conditions les plus satisfaisantes : quand on les observe encore après la première quinzaine, cela annonce une assez mauvaise nourrice.

En général, après la fièvre de lait, le produit de la sécrétion mammaire tend de plus en plus à prendre les caractères d'un lait véritable. Celui-ci est un liquide d'un blanc opaque, d'une saveur douce, sucrée et très-agréable. Il est, de tous

les liquides de l'économie, celui qui se rapproche le plus du sang, et comme lui
il se sépare, par le repos, en deux parties : l'une solide, l'autre fluide. La partie
solide et en suspension est formée par des globules gras ou butyreux; la seconde
tient en dissolution une matière animale spéciale, azotée, coagulable (caséum),
du sucre de lait, des sels, et un peu de matière jaune.

Ces différentes parties, dit M. Donné, mêlées ensemble, ne se distinguent pas
à l'œil nu; mais si l'on étend une goutte de lait sur une lame de verre, et qu'on
l'examine au moyen d'un microscope grossissant deux cents fois les objets, on
apercevra une multitude de grains arrondis, transparents, brillants comme de
petites perles, nageant dans un liquide limpide. Ces petites boules, qui ont un
peu moins d'un centième de millimètre de diamètre, sont les globules du lait et
sont formées de matières grasses ou butyreuses. Dans un lait pur et sans mélange,
on n'aperçoit aucune autre matière que ces petits globules : cette pureté du lait
est un indice certain de sa bonne qualité.

Le nombre des globules n'est pas toujours le même, et leur abondance plus ou
moins considérable représente assez exactement la richesse ou la pauvreté du
lait : c'est-à-dire que plus un lait renferme de ces globules, plus il est riche et
substantiel, le caséum et le sucre étant eux-mêmes en proportion de la quantité
des globules laiteux qui représentent la matière grasse ou bytureuse.

Non-seulement la richesse du lait varie chez les individus différents, mais elle
offre encore chez la même femme des variations nombreuses, qui tiennent au
moment où la traite a été opérée, à l'état de santé ou de maladie, et aux conditions hygiéniques dans lesquelles elle se trouve. Nous aurons, plus tard, à
nous occuper de ces variations, quand nous chercherons à apprécier les caractères à l'aide desquels on peut juger qu'une femme est ou n'est pas bonne
nourrice.

La sécrétion laiteuse est, ainsi que nous l'avons dit, intimement liée à la fonction de la génération; cependant il ne faut pas croire qu'elle ne puisse s'établir
que chez les femmes enceintes ou récemment accouchées. Une excitation très-
souvent répétée sur le mamelon a plusieurs fois suffi pour déterminer la sécrétion
mammaire. Ainsi Belloc raconte qu'une servante, obligée de coucher dans la
chambre d'un enfant récemment sevré, et impatientée par les cris de l'enfant,
eut la pensée de lui présenter le sein. Au bout de très-peu de temps, elle eut
assez de lait pour le satisfaire. Mistriss B..., dit George Simple, mère de neuf
enfants, dont le plus jeune avait treize ans, avait perdu depuis un an sa belle-fille,
morte quatre jours après son accouchement. Après sa mort, elle se chargea du
nouveau-né, qui était maigre et chétif. Celui-ci était si grognon et si difficile,
qu'après plusieurs nuits passées sans sommeil elle lui permit de prendre son sein.
Au bout de trente à trente-six heures, mistriss B... sentit avec étonnement son
sein devenir douloureux, augmenter de volume, et aussitôt après la sécrétion laiteuse s'établit avec la même abondance qu'après ses couches ordinaires. Un an
après, l'enfant tetait encore ce même sein qui, plus de vingt ans auparavant,
avait allaité son père. Baudelocque cite une petite fille de huit ans qui offrit la
même particularité; et M. Audebert raconte le fait suivant :

Angéline Chauffaille, âgée de soixante-deux ans, et qui n'avait pas eu d'enfants depuis vingt-sept ans, se chargea du soin d'allaiter artificiellement sa petite-fille, et, pour l'amuser, lui présentait de temps à autre le bout du sein. Quelle ne fut pas sa surprise, quand tout à coup ses deux seins se gorgèrent d'un lait qui parut bon, sain et nourrissant! Elle continua à la nourrir pendant un an. Après deux mois de sevrage, la sécrétion laiteuse n'avait pas encore complétement cessé. A cette époque, sa fille devint mère de nouveau, vit son lait se tarir, et la grand'mère put encore allaiter ce second enfant. (Audebert, *Gaz. méd.*, p. 250, 1841.)

La *durée de la lactation* est excessivement variable, même chez les femmes qui ne nourrissent pas. Chez quelques-unes elle dure plusieurs mois, quoi que l'on fasse pour la faire cesser. Je vais accoucher, pour la troisième fois, une jeune dame qui, après ses deux premières couches, a eu du lait assez abondamment pendant trois mois, quoique ses règles fussent revenues après six semaines. Chez les nourrices, la sécrétion laiteuse se continue quelquefois pendant un temps assez long pour qu'elles puissent nourrir deux et trois enfants de suite. Une dame fort digne de foi, dit Desormaux, m'a assuré avoir connu une femme qui nourrit cinq enfants consécutivement, ce qui entraîna une lactation de sept ans au moins... J'ai retrouvé dans mes notes le fait suivant, dont malheureusement je n'ai pu découvrir l'origine : Une femme, pendant les quarante-sept années qui suivirent la naissance de son premier enfant, eut une sécrétion de lait tellement abondante, qu'elle put nourrir six enfants lui appartenant, et huit étrangers. Elle fut toujours régulièrement menstruée pendant l'allaitement, et à quatre-vingt et un ans les seins donnaient encore une petite quantité de lait. D'un autre côté, on voit assez souvent la sécrétion du lait s'établir d'abord avec abondance, puis diminuer et se tarir sans qu'il soit possible d'en découvrir la cause. Entre ces deux extrêmes, on peut observer bien des degrés; mais, en moyenne, la durée de la lactation chez la femme est de douze à dix-huit mois.

La *quantité de lait* est encore plus variable que la durée de la sécrétion, même en ne tenant aucun compte des influences hygiéniques et morales qui ont sur elle une action incontestable. Telle femme, bien portante du reste, peut à peine fournir la quantité nécessaire pour nourrir un seul enfant; telle autre peut en allaiter plusieurs à la fois. On a vu, dit Haller, des femmes fournir dans un jour une livre et demie, même deux, trois et jusqu'à quatre pintes de lait; on en a vu une en donner trois livres de plus qu'il n'en fallait à son enfant. Malheureusement il est difficile de pouvoir dire à l'avance quelle sera la quantité plus ou moins grande du lait. Les résultats obtenus par M. Donné peuvent bien faire porter un diagnostic probable, mais sont loin de donner une certitude. Alors même que la lactation est bien établie, chez une nourrice par exemple, il est fort difficile de dire quelle est son abondance. L'âge de la nourrice, le volume et la forme des mamelles sont sans doute des conditions importantes, mais encore insuffisantes. En général, les nourrices trop jeunes, au-dessous de dix-huit à vingt ans, ou trop âgées, comme après quarante ans, donnent du lait en moindre quantité. Chez certaines femmes enfin, il semble que la sécrétion laiteuse devient plus abondante à mesure qu'elles ont eu un plus grand nombre d'enfants, et chez elles le lait est beaucoup plus abondant après le second ou le troisième accouchement qu'après le premier. Les femmes d'un tempérament lymphatique ont aussi moins de lait que les autres.

La nature et la quantité des aliments influent-elles sur la quantité du lait? Bien que le fait ne soit pas démontré dans l'espèce humaine, il est trop bien établi chez les femelles des animaux supérieurs pour qu'il n'en soit pas de même chez la femme. J'ai pour ma part connu une nourrice dont le lait était sensiblement plus abondant quand elle avait mangé plusieurs fois de la purée de lentilles.

Il est une foule de circonstances qui peuvent sensiblement modifier les qualités du lait, et dont nous devons nous occuper avec soin.

A. La *santé de la nourrice* est de la plus haute importance. L'analyse chimique démontre, en effet, que dans les maladies, quelle que soit leur nature, la proportion des matériaux solides augmente en même temps que diminue la proportion d'eau. D'après les analyses de MM. Becquerel et Vernois, le fait serait plus marqué dans les maladies chroniques que dans les maladies aiguës fébriles. Or, suivant la remarque judicieuse de M. Bouchut, cette augmentation du chiffre des principes solides du lait constitue une altération fâcheuse, d'où résultent pour l'enfant de fréquentes indigestions et des entérites consécutives. Chez les femmes affectées de maladies chroniques, chez les phthisiques par exemple, on peut constater de profondes altérations dans les globules du lait. Tout le monde sait que lorsqu'une affection aiguë se manifeste chez une femme récemment accouchée, le gonflement des seins est à peu près nul pendant que dure la maladie, et, même après la guérison, la sécrétion laiteuse ne s'établit quelquefois que très-imparfaitement. Pendant le cours de la lactation, une affection légère et de courte durée paraît avoir peu d'influence; mais il n'en est pas de même quand elle est plus grave et se prolonge : la sécrétion se tarit quelquefois, et alors même qu'elle continue sans offrir d'altération appréciable à nos moyens d'investigation, l'état de l'enfant, qu'on voit assez rapidement maigrir, s'étioler, et avoir de mauvaises digestions, indique une altération du lait tout aussi sûrement que le meilleur réactif chimique. Une inflammation, une irritation vive dans un organe important, un flux considérable, la diminuent ou la font cesser. Les maladies du sein, les engorgements inflammatoires, les phlegmons et les abcès glandulaires doivent surtout fixer l'attention, non-seulement parce qu'ils diminuent considérablement la sécrétion de l'organe malade, mais surtout parce qu'ils communiquent au lait des propriétés dangereuses. Il suffit, en effet, d'un simple engorgement pour que les corps granuleux se reforment, et que le lait redevienne visqueux; et si un abcès vient à se former soit dans le tissu glandulaire, soit dans les vaisseaux galactophores, avant même que l'exploration de la mamelle ait fait reconnaître le pus réuni en foyer, le microscope vient en démontrer la présence, en offrant à l'œil les globules caractéristiques de ce liquide, avec leur aspect pointillé, leur opacité, et la propriété de se dissoudre complétement dans les alcalis et de résister à l'action de l'éther.

B. Les *affections morales*, telles que la frayeur, la colère, les chagrins, etc., ont incontestablement sur la quantité et les qualités du lait une influence très-grande. J'ai souvent été étonné, après avoir choisi des nourrices dont le lait était très-abondant, de voir avec quelle promptitude la sécrétion laiteuse se tarit peu de jours après avoir abandonné leur enfant pour prendre un nourrisson étranger; et plusieurs, que j'avais renvoyées uniquement parce qu'elles n'avaient plus de lait, revenaient quelques jours après et offraient des conditions excellentes. Nul doute que le chagrin d'être éloignées du pays, séparées de tous ceux qui leur sont chers, et surtout de voir partir leur enfant, ne soit la cause de cette suppression momentanée... On voit assez souvent une émotion vive causer l'engorgement des mamelles ou leur affaissement subit. L'insomnie des enfants, les coliques et la diarrhée, parfois même des convulsions, sont la conséquence d'une violente colère de la mère. Une nourrice, entrée à l'hôpital Cochin, était très-irascible et eut bientôt de vives discussions avec sa voisine. S'étant emportée un jour plus qu'à l'ordinaire, son enfant éprouva le lendemain de violentes convulsions. Elle sortit de l'hôpital, puis y rentra quelques mois après. Des scènes pareilles se renouvelèrent encore, et furent suivies chez le nourrisson des mêmes accidents. Cette femme avait déjà perdu ses deux premiers enfants de convulsions.

C. *Influence des fonctions génitales — 1° Menstruation.* — La plupart des femmes cessent de voir leurs règles pendant tout le temps qu'elles nourrissent. Chez d'autres, la menstruation ne reparaît qu'après quatre, cinq ou six mois; chez quelques-unes, enfin, l'écoulement menstruel se présente avec la régularité et l'abondance ordinaires. Or, les opinions sont très-partagées relativement à l'influence que les règles peuvent exercer sur la sécrétion laiteuse. Cette diversité d'opinions tient certainement à ce que cette influence est très-variable suivant les individus. Nulle dans quelques cas, elle est peu marquée ou très-prononcée dans quelques autres. Quand on veut chercher à l'apprécier, c'est du reste bien moins dans l'examen microscopique ou chimique du lait que dans l'état de santé de l'enfant qu'il faut puiser ces renseignements. En se fondant, en effet, sur les résultats de leurs analyses, quelques auteurs se sont manifestement trompés en avançant que la survenance des règles était toujours indifférente. Il y a certaines modifications du lait qui échappent à l'examen le plus minutieux, et qui se révèlent pourtant par l'altération qu'elles produisent dans la santé de l'enfant. Ce qui se passe chez les animaux à l'époque du rut, dont le lait est alors bien différent de ce qu'il est à toute autre époque, devait faire pressentir ce qui arrive chez les femmes, dont les époques menstruelles offrent la plus grande analogie avec celles du rut. Voici ce que l'expérience apprend des nourrices qui ont leurs règles : quelques-unes souffrent de ces déperditions utérines, qui, jointes à celles des mamelles, les jettent dans un état de faiblesse et de marasme; quelques autres voient leur lait diminuer en quantité, devenir plus séreux, et leur enfant maigrir, bien que leur santé générale ne paraisse pas sensiblement affectée... Dans ces deux circonstances, les plus rares de toutes, il est vrai, la mère doit cesser de nourrir. Chez certaines femmes, la sécrétion laiteuse ne paraît altérée, et la nutrition de l'enfant ne paraît en souffrir que pendant la durée de l'écoulement menstruel; on peut alors suppléer momentanément à l'insuffisance du lait en faisant prendre à l'enfant un peu de lait de vache coupé. Enfin, chez le plus grand nombre, la santé des enfants n'est nullement troublée pendant ou après la période menstruelle.

Certaines substances dont la surabondance dans le sang est nécessaire à la nutrition de l'enfant, le phosphate de chaux par exemple, sont éliminées en grande partie par les menstrues, et il n'est peut-être pas déraisonnable d'établir quelque relation de causalité entre le rachitisme des enfants et l'existence régulière des menstrues pendant la plus grande partie de l'allaitement.

Un fait observé par M. Godey semble prouver que, contrairement à ce qu'on observe le plus souvent, la menstruation peut réveiller la sécrétion mammaire. Une femme âgée de trente-deux ans, était entrée à l'hôpital de Lourcine pour y être traitée d'une hémorrhagie utérine. A l'âge de vingt-cinq ans, elle nourrissait son quatrième enfant, lorsqu'elle prit un autre nourrisson qu'elle allaitait en même temps. Ses occupations l'obligèrent bientôt à cesser ce double allaitement. La sécrétion du lait s'arrêta sans aucun trouble fonctionnel. Un mois plus tard les règles reparurent, et avec elles un léger gonflement des seins, qui laissèrent échapper une petite quantité de lait. A chaque époque suivante, la sécrétion lactée reparaissait avec plus d'abondance, et devint telle au bout de quelques mois, que la distension douloureuse des mamelles la força à se faire teter par une femme et à user des ventouses pour aider au dégorgement. Chaque retour mensuel a toujours été accompagné depuis ce temps d'une sécrétion de lait, mais beaucoup moins considérable, laquelle a coïncidé d'une manière remarquable avec les hémorrhagies utérines dont elle avait été traitée dix-huit mois auparavant, et pour lesquelles elle était entrée à Lourcine tout dernièrement.

2° La *grossesse* survenant pendant l'allaitement est presque toujours une circonstance fâcheuse. Il est rare, en effet, qu'après quelques mois la quantité de lait ne soit de beaucoup diminuée, ou qu'au moins il n'ait perdu une grande partie de ses propriétés nutritives. Le dépérissement de l'enfant en est presque toujours la conséquence : pour ma part je n'ai pas encore vu une seule femme dont l'enfant n'eût à en souffrir. J'ai été consulté plusieurs fois par de jeunes mères dont les enfants, placés en nourrice à quelques lieues de Paris, maigrissaient sensiblement, et toujours il m'a été possible de constater ou de faire avouer qu'une grossesse était la cause de l'affaissement des seins. Je n'hésite donc pas à considérer une grossesse comme incompatible avec un bon allaitement. On cite, il est vrai, des femmes qui n'ont cessé de nourrir pendant toute la durée d'une nouvelle grossesse, comme celle dont parle van Swieten, qui, même pendant les premières douleurs de l'enfantement, présentait encore le sein à un enfant d'un an ; mais ces faits sont tellement exceptionnels qu'ils ne sauraient infirmer la règle générale que nous avons posée ; et d'ailleurs on ne dit pas si les femmes qui, en agissant ainsi, ont fait cependant de beaux nourrissons, se contentaient de leur donner le sein et n'y ajoutaient pas du lait de vache et souvent des soupes ou bouillies.

3° Les *rapports sexuels* me semblent par eux-mêmes peu dangereux, à moins qu'ils ne soient renouvelés trop fréquemment ou avec trop d'ardeur, car alors ils pourraient agir comme toute affection morale un peu vive. Ils peuvent sans doute être l'origine d'une grossesse qu'on doit surtout éviter ; et c'est pour cela qu'on les interdit aux nourrices mercenaires. La chose est beaucoup plus difficile pour les mères qui allaitent elles-mêmes leurs enfants. Car, d'une part, il est certaines constitutions qui pourraient souffrir d'une privation complète, et d'autre part, il est certaines exigences conjugales qu'il est impossible de ne pas satisfaire. Une grande prudence et une grande réserve doivent donc seulement être imposées.

D. *Influence de certaines substances alimentaires ou médicamenteuses.* — Une foule d'observations journalières montrent que l'odeur, la saveur et même la couleur de certaines substances peuvent se communiquer au lait; il en est ainsi de l'ail, de la rave, des navets, de la saveur amère de l'absinthe, de la coloration spéciale de la garance et du safran. La thérapeutique a depuis longtemps déjà mis à profit cette particularité qu'ont certaines substances de communiquer au lait une partie de leurs propriétés. Ainsi, Haller guérissait certaines coliques des enfants en faisant prendre à la nourrice les fruits de l'*Anisum pimpinella*. Certains purgatifs, comme la rhubarbe et la gratiole, administrés à la mère, purgent aussi l'enfant. L'iodure de potassium, le proto-iodure de mercure, pris par celle-là, guérissent en même temps celui-ci de la syphilis congénitale ou acquise.

Un nouveau-né, dit M. Godey, refusa pendant trois jours de prendre le sein, et trois fois on se servit de la pompe aspirante pour le dégorger. Enfin il se décida à teter, et immédiatement après il vomit la plus grande partie du lait ingéré. Le même fait se renouvela plusieurs jours de suite. Pendant la nuit, il prenait le sein d'une autre nourrice accouchée depuis un mois, et ne vomissait pas. Le lait de la mère était très-abondant, mais très-séreux ; au microscope, il offrit des corpuscules granuleux assez nombreux, des globules laiteux très-petits. L'acide azotique y détermina, après quelques minutes, une coloration rose-lilas que conservaient sous le microscope les masses de caséum coagulé. Cette femme avait été soumise pendant son accouchement aux inhalations d'éther : n'est-il pas possible que ce liquide si pénétrant ait influencé la sécrétion mammaire de manière à produire le dégoût et les régurgitations observés chez l'enfant? De nouvelles observations peuvent seules répondre à cette question.

CHAPITRE II.

DE L'ALLAITEMENT DES ENFANTS.

Il résulte évidemment de ce que nous avons dit qu'au moment de l'accouchement, tout est merveilleusement disposé pour que la mère puisse allaiter son enfant; mais toutes ne sont pas également aptes à remplir ce dernier devoir : aussi distingue-t-on plusieurs espèces d'allaitement, distinctions basées sur l'origine et le mode d'administration du lait qui est destiné au nouveau-né. L'allaitement, en effet, peut se pratiquer de plusieurs manières. Le plus souvent c'est la mère qui fournit à l'enfant sa première nourriture, et la sécrétion laiteuse est chez elle assez abondante pour suffire à tous ses besoins. D'autres fois les mères, ne pouvant seules pourvoir à l'alimentation du nourrisson, ont besoin de suppléer à l'insuffisance de leur lait en y ajoutant une nourriture étrangère. Quelquefois la mère ne pouvant elle-même nourrir son enfant, celui-ci est confié à une autre nourrice. Il est des cas, enfin, où, malgré l'impossibilité où elle est de nourrir, la mère ne peut se procurer une nourrice étrangère ou un animal, et l'on est obligé de suppléer complétement à l'allaitement.

L'ordre que nous suivrons dans l'exposition des divers modes d'allaitement est basé sur les différentes variétés que nous venons d'indiquer, et nous aurons successivement à traiter : 1° de l'allaitement maternel ; 2° de l'allaitement mixte ; 3° de l'allaitement par les nourrices ; 4° de l'allaitement par les femelles d'animaux, et 5° de l'allaitement artificiel.

ARTICLE PREMIER.

L'ALLAITEMENT MATERNEL.

Le lait de la mère est certainement la nourriture qui convient le mieux à l'enfant, c'est celle que la nature lui a destinée. Aussi, toutes les fois que la femme jouit d'une bonne santé, lorsque aucune maladie grave n'a diminué ses forces, quand il n'existe aucun antécédent de famille dont on puisse redouter l'influence héréditaire, tous les intérêts se réunissent pour l'engager à céder au vœu de la nature. Quant à la vigueur de la constitution, aux qualités du lait, au développement des mamelles, il ne faut pas, à l'égard des mères, se montrer aussi sévère qu'on doit l'être envers les nourrices. Si l'on ne devait, en effet, accorder la faculté de nourrir qu'aux femmes douées d'une force et d'une santé aussi robustes que celles qu'on cherche dans les nourrices mercenaires, il faudrait à peu près renoncer à voir la plupart des femmes du monde allaiter leurs enfants. Nous en voyons souvent dont le lait est peu abondant et de médiocre qualité faire de leurs enfants de très-beaux élèves, et, chose singulière, si ces mêmes femmes viennent à prendre un nourrisson, celui-ci dépérit faute d'une alimentation suffisante.

Sans admettre que l'allaitement préserve les femmes récemment accouchées d'une foule de maladies auxquelles elles sont exposées quand elles ne nourrissent pas, tout en reconnaissant qu'il les expose d'une manière toute spéciale aux fissures du mamelon, aux engorgements et aux abcès du sein, je le crois si utile à l'enfant que je le conseille toutes les fois qu'il n'y a pas une contre-indication formelle, telle qu'une constitution éminemment lymphatique, l'existence d'une affection dartreuse, ou une prédisposition héréditaire ou autre à la phthisie pulmonaire.

Lorsqu'une femme enceinte a le projet de nourrir son enfant, le médecin est le plus souvent consulté sur son aptitude et sur les qualités futures de son lait. Cette question est le plus souvent fort difficile à résoudre. Cependant, en tenant compte de l'état de la constitution, des modifications subies par les mamelles, de l'abondance et des qualités du liquide séro-lactescent qu'elles fournissent (voy. *Lactation*), on pourra, dans la majorité des cas, porter un pronostic assez probable.

Quelquefois les prévisions du médecin semblent être mises en défaut pendant les premières semaines qui suivent l'accouchement. Telles femmes, après avoir commencé à nourrir, malgré l'avis de leur accoucheur, se croient d'excellentes nourrices et se rient de nos craintes en voyant l'abondance de leur lait pendant les premiers temps qui suivent l'accouchement; mais, ainsi que le fait remarquer M. Donné, cette abondance au début n'est pas toujours une garantie pour l'avenir; les femmes les moins bien partagées produisent souvent du lait en assez grande quantité dans les premiers temps, et le lait est toujours assez riche pour un enfant nouveau-né. Tout semble d'abord bien aller, et ce n'est qu'après six semaines ou deux mois qu'on s'aperçoit de la diminution du lait, du dépérissement de l'enfant, ou de l'altération survenue dans la santé de la mère.

§ 1. — **Précautions à prendre chez les femmes qui veulent nourrir.**

Parmi les précautions préliminaires à prendre, la plupart sont relatives à la conformation du mamelon. Les variétés qu'il présente peuvent, en effet, indiquer l'emploi de quelques moyens préparatoires, et même, dans quelques cas, constituer une contre-indication formelle à l'allaitement. Ainsi, certaines femmes ont le mamelon très-court, c'est à peine s'il se trouve au niveau de la mamelle; chez quelques autres, l'endroit où il se trouve présente une dépression au lieu d'une saillie; enfin, il en est quelques-unes dont le mamelon était, même avant la grossesse, excessivement sensible, et, pendant les temps froids, devenait le siége de gerçures et de crevasses. Lorsqu'il y a absence complète de la saillie formée par le mamelon, lorsque surtout une dépression existe là où normalement il se rencontre, l'allaitement présentera plus tard de si grandes difficultés pour l'enfant, et pourra devenir la cause de tant de souffrances pour la mère, que je conseille d'y renoncer. Jusqu'à présent, en effet, les moyens employés dans le but de former, de façonner le mamelon, sont quelquefois efficaces, lorsque le mamelon est seulement trop court; mais rarement ils le rendent assez saillant quand il n'existe pas du tout, et souvent ils deviennent la cause d'accidents assez sérieux. Ainsi, on a conseillé :

1° La titillation du mamelon souvent répétée pendant les deux derniers mois de la grossesse; mais elle irrite, devient souvent douloureuse, et l'on est obligé d'y renoncer.

2° L'application des bouts de sein. Elle consiste à poser sur la mamelle une plaque de bois tournée et concave, au centre de laquelle se trouve une petite excavation où peut se loger le bout du sein. La femme applique cette plaque quand elle est habillée, et sert le gousset de son corset, de manière que la plaque appuie fortement. La compression exercée, excepté sur le mamelon, le fait fortement saillir, et, lorsque les femmes ont porté la plaque pendant deux ou trois mois, le mamelon a acquis une longueur d'un centimètre. Lorsque l'application du bout de sein paraît insuffisante, on adapte à son extrémité une pompe, qui, à chaque coup de piston, exerce des tractions sur l'extrémité du mamelon, et le fait proéminer. Mais, pendant les mouvements qu'on lui imprime, la peau du mamelon frotte incessamment contre les parois du bout de sein, et les frottements trop souvent répétés peuvent en causer l'inflammation. Nous en dirons autant de ces espèces de fioles dont le corps offre une ouverture étroite qu'on applique sur le mamelon, et d'où se détache un tube allongé et courbé, à l'aide duquel la femme elle-même peut exercer quelques aspirations sur le mamelon.

3º La succion directe et souvent renouvelée est certainement le meilleur moyen. On peut en confier le soin au mari, à une femme de chambre intelligente. A défaut d'une personne assez complaisante, on peut se servir d'un chien nouveau-né de grosse espèce auquel on enveloppe les pattes. La succion est le procédé le plus avantageux, car la gouttière formée par la langue maintient au mamelon sa longueur, et ne lui permet pas les mouvements d'oscillation que lui imprime la pompe. En outre, le mamelon, humecté par la salive, devient plus souple et plus facile à allonger. Après cette succion, dit Gardien, on bassine le mamelon avec du vin tiède pour raffermir l'épiderme. On enferme les bouts dans des étuis faits avec de la cire vierge ou du caoutchouc, pour les maintenir allongés et les garantir des frottements. Pour les bouts de sein faits de cire, on prend un tablette de cire, que l'on met quelque temps dans de l'eau chaude pour la ramollir; on l'enfonce ensuite dans son centre avec le doigt ou avec un dé à coudre, de manière que la dépression ait assez de profondeur pour loger le mamelon.

Quant à la sensibilité excessive du bout du sein qu'on observe chez quelques femmes qui n'ont pas encore été mères, elle nécessite aussi l'emploi des moyens propres à durcir, à tanner un peu la peau du mamelon. On y parvient assez facilement en faisant faire, pendant plusieurs mois, des lotions avec de l'eau alcoolisée ou des liqueurs astringentes.

A l'aide de ces précautions, prises avec réserve, on parvient souvent à rendre possible et même facile un allaitement qui, sans elles, aurait été peut-être impossible, mais dont au moins les débuts auraient été très-pénibles.

§ 2. — Règles à suivre pendant l'allaitement.

Tout étant convenablement disposé, la mère va nourrir son enfant. Or, pour exposer avec ordre les préceptes pratiques qui doivent diriger l'allaitement, il est utile de distinguer dans son cours plusieurs époques principales, qui, caractérisées par des phénomènes particuliers du côté de la mère et du côté de l'enfant, deviennent la source d'indications spéciales. Nous diviserons l'allaitement en trois périodes : la première finira avec la fièvre de lait, la seconde s'étendra jusqu'au terme de six mois, la troisième jusqu'au sevrage.

Première période. — La première période comprend un temps de très-courte durée qui sert, pour ainsi dire, de transition entre la nutrition intra-utérine, où l'enfant puisait dans l'organisme maternel les éléments nutritifs tout élaborés, et l'allaitement proprement dit, durant lequel il reçoit bien encore de la mère une nourriture spéciale, mais qui, avant d'être assimilée, a besoin de subir une certaine élaboration dans son tube intestinal. Les phénomènes qui signalent cette période sont, en effet, préparatoires de part et d'autre : du côté de la mère, dont le lait perd peu à peu les caractères du colostrum pour revêtir ceux d'un liquide plus nutritif; du côté de l'enfant, qui s'habitue peu à peu à la nouvelle fonction, y devient de plus en plus habile, et trouve dans le liquide qui lui est fourni par la mère les éléments purgatifs qui débarrassent le canal intestinal, et le préparent ainsi à digérer des aliments plus substantiels.

Comme nous l'avons déjà dit, au moment de l'accouchement ou peu après, le colostrum sécrété par les mamelles est assez abondant pour suffire aux besoins de l'enfant. On pourrait donc, à la rigueur, le présenter immédiatement au sein. Dans beaucoup de cas cela peut se faire sans inconvénient. Les efforts de succion auxquels il se livre suffisent généralement, chez les primipares, pour déterminer ou augmenter la sécrétion laiteuse. Toutefois la mère, dont souvent les forces sont épuisées par les douleurs de l'enfantement, éprouve, après plusieurs nuits d'insomnie, un tel besoin de repos et de calme, qu'il y aurait cruauté à la forcer, sans nécessité, à allaiter tout de suite son enfant. Aussi est-on dans l'habitude de la laisser reposer pendant sept à huit heures, et ce n'est qu'après ce temps qu'on lui présente son enfant. Mais ce dernier ne pourrait, sans inconvénient, rester aussi longtemps sans nourriture, et, une heure après sa naissance, il est utile de lui faire prendre quelques cuillerées à café d'eau sucrée tiède. La même précaution est renouvelée toutes les heures au plus tôt et toutes les trois heures au plus tard, jusqu'au moment où la mère pourra, sans inconvénient, lui donner à teter. En agissant ainsi, on a encore l'avantage de débarrasser la bouche et l'arrière-gorge des mucosités dont elles sont souvent obstruées. Si pendant plusieurs jours une circonstance quelconque rendait l'allaitement maternel impossible, il faudrait y suppléer en ajoutant à l'eau sucrée un quart environ de lait de vache.

Quelques personnes ont pensé qu'on pouvait, avec avantage, retarder de vingt-quatre, trente-six et même quarante-huit heures, le moment de présenter l'enfant au sein de sa mère ; quelques auteurs veulent même que la fièvre de lait soit passée. Il y a dans cette façon d'agir plusieurs graves inconvénients. Ainsi, l'enfant est privé pendant tout ce temps d'un liquide dont les qualités nutritives sont parfaitement appropriées à l'état du tube intestinal, dont les propriétés laxatives dispensent d'avoir recours aux purgatifs, si souvent nécessaires à l'expulsion du méconium chez les enfants qui ont une nourriture artificielle. D'un autre côté, la succion exercée par l'enfant facilite la montée du lait, prévient le gonflement immodéré des seins et les douleurs qui en sont si souvent les conséquences, façonne pour ainsi dire le mamelon dont la saisie est pour l'enfant beaucoup plus difficile lorsque es seins sont tendus et tuméfiés, et rend presque nulle la fièvre de lait. Tout à la fois dans l'intérêt de la mère et de l'enfant, nous croyons convenable de ne pas donner à teter immédiatement après la délivrance, mais de ne pas attendre plus de dix à douze heures.

Avant de présenter le sein pour la première fois à l'enfant, il est important de lotionner le mamelon avec de l'eau tiède, de détacher les concrétions de matière sébacée qui peuvent être accumulées au fond des sillons où viennent s'ouvrir les conduits lactifères. Ces lotions ont aussi pour résultat de l'humecter, d'en augmenter la souplesse, et de le rendre moins désagréable à l'enfant.

Il faut, les premiers jours, mettre le mamelon dans la bouche de l'enfant, car, agissant d'une manière instinctive et aveugle, exerçant des succions sur tout ce qu'on lui présente, il pourrait le chercher longtemps sans succès. La plupart des enfants s'acquittent assez bien de ces premiers essais; mais il n'en est pas toujours ainsi : indépendamment, en effet, des difficultés qui tiennent à la forme et au volume de la mamelle et du mamelon, difficultés dont nous parlerons plus tard, il en est qui dépendent de la manière dont le sein lui est présenté : ainsi, la face étant appliquée contre le sein, le nez de l'enfant est, si l'on n'y prend garde, bouché, en même temps que la bouche est obstruée par le mamelon, et l'enfant, ne pouvant pas respirer, se retire du sein : il faut donc avoir le soin de tenir toujours libre l'ouverture des narines. D'autres fois le mamelon, au lieu d'être embrassé par la face supérieure de la langue, dans la concavité de laquelle il doit être reçu, est placé au-dessous de la pointe de cet organe, sur le plancher de la cavité buccale, et la succion devient impossible. Levret a signalé une disposition remarquable de la langue, qui est comme recourbée en gouttière et collée au palais : il faut alors l'en détacher avec une spatule. Les mouvements de la langue sont quelquefois gênés par la brièveté du frein de la langue, ou filet, qui empêche ses mouvements et sa projection en avant ; il faut alors le couper (¹).

Parmi les circonstances qui peuvent encore rendre l'allaitement difficile ou impossible, il faut noter certaines tumeurs sublinguales, le bec-de-lièvre avec

(¹) Le frein de la langue est quelquefois, mais beaucoup plus rarement que ne le paraissent penser quelques accoucheurs qui le coupent chez la plupart des nouveau-nés, trop long d'avant en arrière, en même temps qu'il est trop court de bas en haut. La pointe de la langue, arrêtée alors contre la paroi inférieure de la bouche, reste dans les divers mouvements derrière le rebord alvéolaire, et s'étend avec peine entre les lèvres. Lorsque l'enfant crie avec force, on voit que la langue est bridée en bas et en avant par une cloison transparente qui l'empêche de se relever et de se porter en avant.

L'opération qu'il faut pratiquer alors est des plus simples. La tête de l'enfant étant maintenue légèrement renversée en arrière, un aide lui pince le nez pour le forcer à ouvrir la bouche. On se sert de la sonde cannelée. On dirige le filet dans la rainure de la plaque de cette sonde, puis, relevant fortement la langue, le chirurgien, dont la main droite est armée de ciseaux mousses, divise le frein d'un seul coup, en ayant soin de diriger la pointe de l'instrument en bas et le plus loin possible de la langue.

Les accidents qui peuvent survenir sont : 1° le renversement de la langue dans le pharynx, observé trois fois par J. L. Petit, et qui étoufferait l'enfant si l'on ne ramenait promptement avec le doigt l'organe à sa position normale; 2° l'hémorrhagie, quand on a lésé les veines ranines. Il importe d'autant plus de la reconnaître et de la réprimer, que les mouvements de succion ou de déglutition continuels entretiennent l'écoulement. On y remédie soit en portant un caustique liquide au fond de la plaie, soit en touchant le vaisseau lésé avec un stylet chauffé à blanc, soit à l'aide du bandage de J. L. Petit. C'est une fourche de bois longue de 3 centimètres, garnie de linge, prenant son point d'appui contre la face interne de la symphyse maxillaire, et embrassant de l'autre le sommet de la plaie. Elle est maintenue par une petite bande passée en travers dans la bouche, ramenée, puis croisée au-dessous de la mâchoire, et relevée au-dessus des oreilles pour être fixée au bonnet de l'enfant.

division de la voûte palatine et du voile du palais, l'hémiplégie faciale qui résulte souvent de l'application du forceps. Ce dernier accident guérissant en général assez promptement, l'allaitement artificiel ne sera que temporaire ; les tumeurs sublinguales devront être incisées ou extirpées le plus tôt possible. Quant à la division de la voûte palatine et du voile du palais, elle rend presque toujours impossible l'allaitement maternel par une nourrice.

Il est des enfants qui, soit par faiblesse congénitale, soit par paresse ou défaut d'activité, semblent ne pas vouloir se donner la peine de teter. Il faut, après leur avoir mis le mamelon très-avant dans la bouche, dire à la mère de lui imprimer quelques mouvements, afin de chatouiller la langue et de solliciter son action. On pourrait, dans le même but, presser un peu le bout du sein pour en faire jaillir quelques gouttes, ou mieux, cela étant difficile chez les primipares, exprimer un linge imbibé d'eau sur la base du mamelon, qui conduit cette liqueur entre les lèvres appliquées sur son extrémité.

Malgré toutes ces tentatives, certains enfants paraissent ne vouloir exercer aucun effort de succion, ne manifestent par leurs cris aucun besoin et dorment presque continuellement. Ce sommeil se prolonge quelquefois outre mesure. Les mères se réjouissent de ce repos de l'enfant qui leur permet de jouir elles-mêmes du calme dont elles ont tant besoin, et elles se gardent de le troubler en le présentant au sein. Mais lorsque l'enfant se réveille au bout d'un temps plus ou moins long, ou bien lorsque, préoccupés de la durée considérable de ce sommeil, les parents veulent le réveiller, l'enfant, privé trop longtemps de nourriture, a perdu toute son énergie, ne pousse que quelques cris affaiblis et ne peut plus teter. Il faut s'empresser aussitôt de le réveiller par toute espèce d'excitation. On le déshabillera, on le placera devant un feu très-vif, on le frictionnera vivement avec des flanelles sèches ou imbibées d'eau-de-vie camphrée, on insistera pour lui faire prendre le mamelon, et si l'on ne réussit pas, il faudra immédiatement recourir à une nourrice dont le lait coule facilement, et qui lui en fera tomber peu à peu quelques cuillerées dans la bouche. Il est rare qu'on ne parvienne pas ainsi à ranimer ces pauvres enfants ; mais on est souvent obligé, avant de les rendre à leur mère, de leur conserver pendant quelques jours la nourrice étrangère, dont le lait coulant facilement ne nécessite de leur part presque aucun effort de succion. L'accident que nous venons de signaler est loin d'être rare, et, pour ma part, j'ai observé plusieurs enfants qui m'ont donné les plus vives inquiétudes. Aussi faut-il toujours recommander à la mère de ne pas rester plus de deux ou trois heures sans donner à boire ou à teter à son enfant, et de le réveiller, quoi qu'il en coûte.

La première fois qu'il tette, l'enfant se fatigue assez promptement, ce qui s'explique et par sa faiblesse, et par les efforts qu'il est obligé de faire. Aussi le premier et le second jour il n'exerce guère que quatre, puis six, puis huit succions régulières et non interrompues ; et il s'arrête pour recommencer après quelques instants. L'intervalle qui sépare chaque reprise est en général plus long à mesure qu'il se fatigue davantage, soit parce qu'il est plus faible, soit parce que déjà il tette depuis un peu de temps. Parfois même il s'endort au sein après quelques efforts, et l'on est obligé de le réveiller en le frappant légèrement sur les joues, sur les fesses ou sur les pieds. Les enfants peuvent rester ainsi une demi-heure et plus au sein, tellement sont éloignées les succions.

Or, cette lenteur de l'allaitement peut devenir très-pénible pour la mère. En général, en France, les femmes s'asseoient dans leur lit pour donner à teter, et quand elles sont obligées de garder longtemps cette position, elles sont souvent très-fatiguées. C'est précisément pour leur éviter cette fatigue que je désire populariser dans notre pays un usage que j'ai vu adopter avec le plus grand succès par quelques Américaines. Pour donner à teter elles se couchent sur le côté correspondant au sein qu'elles veulent donner, et, plaçant l'enfant le long de leur poitrine, elles laissent tomber le mamelon dans sa bouche. Elles peuvent garder longtemps cette position sans en éprouver aucune fatigue.

Durant ces premiers jours, il est très-important de surveiller attentivement l'enfant pendant qu'il est au sein, pour s'assurer s'il tette réellement et avale du lait. Soit, en effet, parce que le lait arrive trop difficilement, soit parce que l'enfant ne veut pas ou ne peut pas faire les efforts nécessaires, on le voit bien exercer avec ses joues certains mouvements qui simulent la succion, et cependant il n'avale pas. On porte alors un doigt sur le larynx, et les mouvements que cet organe exécute pendant la déglutition peuvent seuls prouver que celle-ci s'accomplit. On entend, en outre, assez souvent une espèce de bruissement produit par le liquide, qui de la bouche passe dans l'œsophage.

Lorsque l'enfant a teté dès le premier jour, il est rare qu'au moment de la fièvre de lait le mouvement fébrile soit très-prononcé. Le plus souvent aussi, grâce aux nombreux dégorgements opérés par l'enfant, les seins sont peu distendus et peu douloureux. Toutefois l'abondance du lait est à ce moment si considérable chez certaines femmes, que la distension des seins est extrême, et que l'allaitement devient momentanément plus pénible pour la mère et plus difficile pour l'enfant. Plus pénible pour la mère, car les efforts de succion deviennent douloureux, et le gonflement énorme de la glande, qui s'étend jusqu'au creux axillaire, rend pénible l'action de rapprocher le bras du tronc, ce qui est nécessaire pour tenir convenablement le nourrisson ; plus difficile pour l'enfant, car il trouve dans cette distension extrême une difficulté nouvelle pour saisir le mamelon. Lorsque la mamelle est gonflée, en effet, celui-ci s'efface ou s'enfonce de manière à ne pouvoir être saisi par les lèvres de l'enfant. Il est souvent nécessaire alors de dégorger les seins à l'aide des pompes-ventouses. En extrayant une certaine quantité de lait, on fait cesser la douleur produite par le gonflement, et l'on rend au mamelon sa longueur normale.

Durant les premiers jours il faut, l'enfant tetant très-peu à la fois, lui donner le sein à des intervalles très-rapprochés. Cependant il est déjà convenable de l'habituer à une certaine régularité dans les heures des repas. Les enfants se trouvent, en effet, toujours mal d'une alimentation irrégulière, qui tantôt met trop de distance entre les repas, et tantôt charge coup sur coup leur estomac d'une nouvelle quantité de lait, sans leur laisser le temps de digérer celui qu'ils viennent de prendre. Sans vouloir mettre une rigueur mathématique, l'enfant nouveau-né doit teter environ toutes les deux heures au moins et toutes les trois heures au plus. Quand il est faible ou né avant terme, et qu'il ne prend chaque fois qu'une très-petite quantité de liquide, les distances pourraient être raccourcies. Quant à la quantité de lait qu'il faut laisser prendre chaque fois à l'enfant, je crois qu'à moins de circonstances exceptionnelles il faut le laisser seul juge en pareille matière. Ce qui convient à l'un serait, en effet, insuffisant pour l'autre ; et d'ailleurs les enfants ayant le privilége de rejeter le trop-plein de leur estomac, il n'y a pas grand inconvénient à ce qu'ils en prennent un peu plus que ce qui leur est absolument nécessaire.

Deuxième période. — Après la fièvre de lait, les seins ont acquis toute leur activité fonctionnelle, et là commence en réalité l'allaitement. Bien qu'en général on n'ait plus à lutter contre les difficultés que nous avons mentionnées dans la période précédente, il est cependant quelques préceptes qui trouvent encore une appréciation utile.

Le premier soin, avant de donner à teter à l'enfant, est de s'assurer qu'il a réellement besoin de teter, car jamais il ne faut lui présenter le sein dans le but unique d'apaiser ses cris, comme le font, hélas ! la plupart des jeunes mères. Il ne faut pas croire, en effet, que le cri soit toujours l'expression d'une souffrance ou d'un besoin réel. L'enfant crie comme nous parlons : bien souvent c'est seulement un acte par lequel il signale son existence individuelle, et durant les premiers temps il lui est tellement habituel qu'il paraît parfois y trouver une certaine jouissance. Il est, en effet, des enfants qui crient sans qu'on puisse en reconnaître la cause, et, malgré leur agitation continuelle et souvent leurs longues insomnies, on ne les voit pas dépérir. Les nourrices les désignent vulgairement par l'épithète assez méritée d'enfants méchants.

Pour trouver dans les cris de l'enfant l'expression du besoin de teter, il faut tenir compte des autres signes qui les accompagnent et du moment auquel il a pris son dernier repas. Le cri de la faim s'accompagne, en général, d'une agitation assez vive des membres supérieurs ; l'enfant tourne la tête à droite et à gauche, ouvre la bouche comme pour chercher le sein de sa nourrice : il saisit avidement le bout du doigt, ou un corps quelconque souple et arrondi qu'on place entre ses lèvres, et exerce immédiatement sur lui des efforts répétés de succion.

Lorsque le moment est venu, il faut chaque fois, avant de présenter le sein, humecter un peu le mamelon soit avec un peu de lait, soit avec de la salive. Puis la mère tenant l'enfant dans ses bras, et appuyant sa tête sur un d'eux, place le mamelon dans la bouche, en ayant soin de presser légèrement l'aréole, de manière à faire jaillir un peu de lait, comme pour avertir l'enfant qu'il peut teter avec fruit. Ces précautions ne sont guère utiles que pendant les premières semaines, car, un peu plus tard, il se jette sur le sein et le saisit avec tant de force, qu'il détermine d'assez vives douleurs. Dans quelques cas même, loin de l'exciter, il faut modérer son ardeur et lui retirer le mamelon de temps en temps, comme lorsque, n'ayant pas teté depuis plusieurs heures, il avale d'une manière précipitée et gloutonne.

La mère doit, dans le même repas, offrir successivement les deux seins : elle en opère ainsi le dégorgement, et laisse reposer les mamelons en leur faisant partager les efforts de succion qui souvent les irritent et les enflamment. Enfin, elle habitue ainsi de bonne heure l'enfant à teter des deux côtés. Si, ce qui arrive assez souvent, l'enfant paraissait affectionner un côté plus que l'autre et ne vouloir teter que d'un côté, il faudrait lui présenter d'abord le sein qui paraît le moins lui convenir. La faim lui fera surmonter sa répugnance, et, après quelques hésitations, il prendra le sein qu'il aurait refusé si on l'avait présenté le dernier.

Il est bon d'observer attentivement l'enfant pendant qu'il prend son repas, au moins pendant les premières semaines ; on s'assurera s'il tette réellement ou s'il simule la succion, en constatant les mouvements qu'exécute le larynx pendant la déglutition, et en écoutant l'espèce de bruissement dont nous avons parlé. On pourra plus sûrement juger de la quantité de lait qu'il prend en remarquant la durée du temps pendant lequel il se repose, tout en gardant le mamelon dans sa bouche. Fréquemment il s'endort après avoir pris le sein : la chaleur que lui communique sa mère en le tenant dans ses bras, l'espèce de jouissance qu'il trouve à conserver le mamelon dans la bouche, et, quand il tette déjà depuis un peu de temps, la réplétion de l'estomac, tout concourt à favoriser le sommeil.

Aussitôt qu'on s'aperçoit que l'enfant s'est endormi, il faut le réveiller immédiatement, et le faire teter de nouveau, si l'on croit qu'il n'a pas pris une alimentation suffisante ; mais s'il est au sein depuis assez longtemps, et qu'on l'ait vu teter suffisamment, il faut immédiatement le retirer pour le placer dans son berceau... L'enfant contracte très-rapidement, en effet, l'habitude de s'endormir et de dormir le mamelon dans la bouche, et bientôt il n'est plus possible de l'endormir autrement. On comprend combien cela peut devenir fatigant pour la mère, surtout pendant la nuit.

Il est fort difficile de déterminer la quantité de lait qu'on doit laisser prendre à chaque repas, et quelle doit être la durée de celui-ci. Cela varie évidemment suivant l'abondance du lait, la facilité avec laquelle il coule, et la durée des repas que prend l'enfant. Ainsi que nous l'avons dit, il n'y a aucun inconvénient à le laisser se satisfaire, sauf les indications spéciales que peut offrir l'état maladif.

L'allaitement doit devenir moins fréquent à mesure que l'enfant avance en âge. Après les deux ou trois premières semaines, c'est assez pour lui de teter toutes les trois heures, et si le lait de la nourrice est de bonne qualité, on pourra même, vers trois ou quatre mois, éloigner davantage les heures des repas; toutefois, cette distribution subit quelques modifications, dans le jour ou la nuit. Dès le commencement on devra augmenter pendant la nuit les intervalles des repas, de manière à ne donner que trois fois à teter de dix heures du soir à cinq ou six heures du matin ; au bout d'un mois on pourra même supprimer le repas intermédiaire. Si l'enfant, encore faible et tetant peu à la fois, paraît avoir besoin de teter plus souvent, on pourra y suppléer en lui donnant une ou deux fois du lait de vache coupé.

Cette fixation des heures des repas n'a rien d'absolu ; et si, dans les premiers jours, nous avons recommandé d'interrompre le sommeil pour donner à teter, il ne faudrait pas agir ainsi à un âge plus avancé. L'enfant de deux à trois mois se réveillera toujours spontanément quand le besoin se fera sentir, et l'on n'a plus à craindre les accidents que nous avons signalés : on pourra donc le laisser dormir sans danger ; mais du reste on doit se conformer à ces préceptes, car, en laissant entre les repas un intervalle convenable, on donne au nourrisson une alimentation suffisante, on lui laisse le temps de digérer ce qu'il ingère, on lui évite ces régurgitations acides, ces indigestions de lait caillé, qui annoncent toujours une mauvaise digestion, enfin on a l'avantage de prévenir cet énorme embonpoint, ces joues bouffies, cette couleur mate de la peau, qui est quelquefois l'indice d'une constitution débile.

Cette conduite a les plus heureux résultats, surtout chez les femmes du monde, pour qui le sommeil, et un sommeil calme, profond et suffisamment prolongé, est encore plus nécessaire à la réparation des forces que la nourriture elle-même. La plupart des femmes nerveuses des grandes villes doivent, sous peine d'être obligées de sevrer bientôt, avoir au moins six à sept heures de bon sommeil non interrompu ; puis, après avoir, vers les cinq heures du matin, allaité leur enfant, elles pourront prendre encore deux ou trois heures de sommeil si cela est nécessaire. On se tromperait fort, dit M. Donné, si l'on pensait que les enfants souffrent de ce régime. Quand il est observé dès le commencement, ils s'habituent quelquefois sans aucun autre inconvénient à dormir aussi longtemps que leur mère, et, dans tous les cas, ils ne souffrent nullement du lait de vache qui leur est administré. Ils s'habituent ainsi de cette façon à prendre le biberon, et si une circonstance quelconque oblige plus tard la mère à suspendre momentanément l'allaitement, on éprouvera beaucoup moins de difficultés à leur faire accepter l'allaitement artificiel, pour lequel les enfants qui n'ont jamais pris que le sein témoignent une répugnance parfois insurmontable.

Le sommeil est si nécessaire aux femmes qui nourrissent, que non-seulement elles ne doivent pas donner à teter, mais encore toutes les fois que la chose pourra se faire, il faudra tenir l'enfant éloigné de sa mère pendant la nuit. Après avoir choisi une bonne intelligente et dévouée, il faut donc lui confier le soin de surveiller l'enfant, de lui donner à boire pendant la nuit, et de l'apporter à la mère seulement aux heures convenues.

Troisième période. — Si la première période avait pour but de disposer l'enfant à accepter une nourriture spéciale, élémentaire, on se propose dans celle-ci de l'éloigner peu à peu du sein de la mère, de l'accoutumer à se nourrir de toute espèce d'aliments, de rendre en un mot son existence tout à fait indépendante : aussi est-ce à déterminer l'époque à laquelle on peut ajouter au lait de la mère quelques aliments étrangers, et celle à laquelle on peut le sevrer complétement, que se réduit l'intervention du médecin.

Les médecins sont loin d'être d'accord sur l'époque à laquelle il convient de donner à l'enfant une nourriture autre que le lait de la mère. — « Les nourrices de la campagne, dit Desormeaux, sont en général dans l'habitude de donner, dès les premiers huit jours, à leurs enfants, de la bouillie faite avec de la belle farine de froment et du lait de vache. Elles sont persuadées que cet aliment calme les coliques, auxquelles les enfants nouveau-nés sont sujets. Soit qu'il produise réellement cet effet, soit que la digestion, devenue plus pénible, jette l'enfant dans une sorte d'engourdissement, on remarque que souvent après en avoir pris il est plus tranquille ; en même temps il se fait un changement favorable dans la couleur et la consistance des excréments ; d'un autre côté, lorsque les enfants ne prennent que le lait de leur mère, pourvu que celui-ci soit assez riche et assez abondant, ils ne sont pas plus sujets aux coliques venteuses. De tout cela je crois pouvoir conclure que la première méthode, suivie avec prudence, est sans inconvénients dans la plupart des cas ; qu'elle a peut-être quelques avantages dans certains autres. Cependant je suis persuadé que la seconde est la meilleure et la plus sûre, surtout pour les enfants faibles. » Cette conclusion de Desormeaux ne me paraît pas assez précise, et si je l'ai transcrite ici, c'est pour combattre l'influence qu'elle pourrait avoir, en encourageant certains préjugés malheureusement trop répandus. Les bouillies, les soupes, etc., que dans certains cas on donne aux enfants, quelquefois immédiatement après leur naissance, sont au moins toujours inutiles et souvent dangereuses. Sans doute il est des enfants forts et robustes qui les avalent sans inconvénient. Mais se seraient-ils moins bien portés s'ils n'avaient pris que le sein de leur mère? C'est ce que je conteste. Ce que j'affirme sans hésitation, c'est qu'il est un grand nombre d'enfants pour qui un pareil régime serait dangereux.

Autant que possible, quand la mère est bonne nourrice, c'est-à-dire lorsqu'elle n'est nullement fatiguée par l'allaitement, et que son lait conserve son abondance et ses bonnes qualités, son sein doit suffire à l'enfant pendant les premiers six mois, sauf les additions que nous avons indiquées pour la nuit. Nous verrons plus tard, à propos de l'allaitement mixte, quelles sont les raisons qui peuvent modifier cette règle, à laquelle je me soumettrai sans exception quand il s'agit d'une nourrice mercenaire. Desormeaux pense que dans les grandes villes, où en général l'air est moins pur, moins vif, moins stimulant que dans les campagnes, il faut donner plus tôt à l'enfant une nourriture qui puisse suppléer à ce qui manque aux qualités de l'air. Il en est de même, ajoute-t-il, pour les enfants qui sont élevés dans les lieux bas et humides, pour ceux qui sont d'un tempérament lymphatique ou nés de parents faibles. Je ne peux encore sur ce point être de l'avis du célèbre accoucheur. Sans doute quand la mauvaise constitution des enfants tient à la faiblesse de la mère, ou aux mauvaises qualités de son lait, il faut y suppléer non par des bouillies, mais par du lait de vache; mais je ne peux croire que l'habitation dans les villes, dans les lieux bas et humides, soit une raison pour donner plus tôt à l'enfant une alimentation étrangère. Les enfants placés dans de mauvaises conditions hygiéniques offrent une susceptibilité intestinale que ne présentent pas, en général, les enfants robustes des campagnes, dont les facultés digestives sont beaucoup plus développées. Donner à un enfant faible et délicat des aliments difficiles à digérer, c'est exiger de son intestin un travail au-dessus de ses forces, et l'on n'obtiendra qu'une élaboration incomplète, et par conséquent une assimilation insuffisante; trop heureux s'il n'en résulte pas une entérique chronique avec la diarrhée et l'amaigrissement qui en sont la conséquence habituelle.

Nature des aliments. — On choisit de préférence les substances féculentes : la farine de froment, de riz, la fécule de pomme de terre, l'arrow-root, associés avec le lait, de manière à constituer une bouillie plus ou moins consistante qu'il faut faire cuire à un degré suffisant; la farine de froment que l'on fait légèrement sécher au four, en évitant de la torréfier, de la roussir, car elle perdrait alors une partie de ses éléments nutritifs, est généralement préférée. Cette farine, contenant beaucoup de gluten, est très-nourrissante. On pourra, du reste, varier suivant le goût et l'état de l'enfant. Ainsi on préférera la crème de riz, si l'enfant est un peu relâché, la fécule de pomme de terre comme aliment rafraîchissant, l'arrow-root comme aliment léger. La panade que l'on prépare avec la mie de pain de froment bien cuite, séchée au four, puis réduite en farine grossière, constitue une alimentation excellente. On fait bouillir pendant plusieurs heures avec une quantité d'eau suffisante, et l'on passe ensuite au tamis de soie ou de crin.

Quant à la quantité de ces bouillies, elle sera d'abord, chaque matin, environ de cinq à six cuillerées à bouche. Bientôt on pourra en donner deux par jour; bientôt on ajoutera aux fécules la semoule claire et bien cuite, le vermicelle, et l'on arrivera vers sept à huit mois aux bouillons de poulet, puis aux bouillons gras, avec lesquels on fera de petits potages. Un peu plus tard l'enfant pourra prendre un jaune d'œuf cuit à la coque, en ayant soin de ne pas lui donner le blanc, et enfin on lui fera sucer un morceau de volaille, ou mieux un os de volaille, un morceau de croûte de pain qu'il mâchonne, et n'avale qu'après l'avoir suffisamment imbibé de salive.

L'eau rougie, légèrement sucrée, que M. Donné recommande dès l'âge de six mois, me paraît devoir être réservée pour un âge un peu plus avancé, et nécessiter, durant son emploi, une grande surveillance.

A mesure que l'enfant s'habitue aux aliments, il recherche le sein avec moins d'avidité, bien qu'il conserve toujours pour lui une prédilection bien marquée. La mère pourra donc, sans inconvénient, le lui présenter beaucoup moins souvent. Vers le septième ou le huitième mois, elle ne lui donnera à teter que quatre ou cinq fois par jour; puis, plus tard, deux ou trois fois, en cessant complétement d'allaiter la nuit.

Cette diminution progressive habitue peu à peu l'enfant à se passer du sein de sa mère, développe son goût pour les aliments étrangers, et, d'un autre côté, diminue l'abondance de la sécrétion laiteuse, de manière à rendre le sevrage beaucoup plus facile pour l'enfant et moins pénible pour la mère.

ARTICLE II.

DU SEVRAGE.

A quel âge doit-on sevrer l'enfant? — L'époque naturelle du sevrage est celle où la première dentition est achevée ; car c'est seulement alors que l'enfant possède les organes nécessaires à la mastication et à l'insalivation des aliments. Mais cette première dentition n'est souvent complète que vers deux ans à deux ans et demi, et il est fort rare qu'on attende aussi longtemps pour priver complétement l'enfant du sein de sa mère. Il y aurait même, à ce retard, d'assez graves inconvénients et pour la mère et pour l'enfant : il est évident que la mère finirait par être fatiguée de cette longue nourriture, et probablement son lait perdrait à la longue ses bonnes qualités ; de plus, il arrive un âge où les enfants eux-mêmes paraissent avoir besoin d'une nourriture plus substantielle : quelques-uns, en effet, conservent de la pâleur, une certaine bouffissure du visage, une faiblesse générale tout le temps pendant lequel on continue l'allaitement, et reprennent un teint rosé, un regard vif et enjoué, des chairs fermes, aussitôt qu'ils se sont habitués à un régime plus succulent.

Lorsqu'on a eu la précaution d'habituer l'enfant à prendre autre chose que du lait dès l'âge de six à sept mois, on n'éprouve que peu de difficultés à le sevrer complétement, et l'on peut, sans inconvénient, cesser l'allaitement aussitôt que la dentition est un peu avancée. Mais je crois très-important de tenir compte de la rapidité et de la facilité plus ou moins grande avec lesquelles s'opère l'évolution des dents. En général, ce n'est guère que lorsque l'enfant a huit à dix dents qu'on doit songer à le sevrer, par conséquent vers l'âge de douze à seize mois ; mais si l'éruption dentaire était en retard, ou si elle s'accompagnait de douleurs vives, de malaises, de quelques-unes des affections qui souvent signalent la seconde année de la vie, il y aurait avantage, tout en donnant à l'enfant d'autres aliments, de lui conserver le sein, et de lui présenter au moins deux ou trois fois par jour.

C'est, en effet, une ressource immense pendant les douleurs d'une dentition laborieuse. L'enfant, qui refuse alors toute espèce d'aliments, ne veut souvent prendre que le sein de sa mère, et l'on aurait les plus grandes difficultés à l'alimenter, si ce sevrage avait été précipité..... Il y a donc de très-grands avantages à lui conserver un mode d'alimentation qui est tout à la fois pour lui une nourriture et un adoucissement aux maux qu'il éprouve. Dans les cas de dentition tardive ou laborieuse, il y a prudence à prolonger l'allaitement jusqu'à dix-huit ou vingt mois.

Fixer absolument l'époque du sevrage, dit M. Trousseau, c'est absurde, et voici pourquoi : le sevrage doit toujours être subordonné à la dentition de l'enfant. En effet, l'époque de la première dentition, du moment où apparaissent les premières incisives jusqu'à l'époque des dernières molaires, est un temps périlleux pour l'enfant. Il est soumis à une foule d'accidents du côté du ventre, de la poitrine et de la tête, surtout du côté du ventre. Or, comme les troubles dits de la digestion se manifestent le plus ordinairement, il importe d'avoir une alimentation pour laquelle l'enfant soit apte, qui ne puisse ni aggraver son état, ni occasionner une autre maladie. Mais la dentition dure trois ans : faudra-t-il continuer l'allaitement jusque-là, et imposer à une femme débile la nécessité de nourrir? Non, pas absolument, et voici les règles qui vont nous guider; elles sont très-faciles à retenir.

La dentition se fait par groupes. De quelle manière sortent les dents? Il y a plusieurs séries, que voici : dans la première, apparaissent les deux incisives inférieures médianes; dans la seconde, les quatre incisives supérieures; dans la troisième, les quatre premières molaires, et les deux incisives inférieures latérales ordinairement après; dans la quatrième, les quatre canines; et enfin, dans la cinquième, les quatre dernières molaires. Voilà les dents caduques.

Voyons de quelle façon les groupes sortent.

1° Les premières incisives sortent de un à quinze jours d'intervalle, mais ordinairement le même jour; et, lorsque ces deux premières ne sortent pas en deux ou trois jours, c'est une dentition irrégulière. Après cela l'enfant se repose, et c'est un fait immense pour les applications thérapeutiques. Il se repose de trois à six mois. Les deux premières dents sortent ordinairement du septième au huitième mois, et l'enfant a ensuite pour six semaines de tranquillité.

2° Les quatre incisives supérieures mettent un mois à sortir. Ce sont d'abord les médianes, puis les latérales qui apparaissent, et cela du dixième au douzième mois.

3° Du douzième au quinzième mois sortent celles de la troisième série; puis l'enfant se repose pendant quatre ou cinq mois, et durant tout cet espace de temps il n'y a pas d'évolutions dentaires.

4° Du dix-huitième au vingt-deuxième mois surgissent les quatre canines, dont l'évolution dure trois mois, et il y a ensuite un très-long repos.

5° Enfin arrivent les quatre dernières molaires.

Il est utile de connaître que les dents sortent par groupes. En effet, pendant la durée d'une évolution dentaire, l'enfant est malade. Il a de la fièvre, de la toux; mais, après l'éruption, il se rétablit avec une rapidité merveilleuse. Il en est ainsi pendant tout le temps de la dentition. Or, quand doit-on sevrer? Évidemment c'est dans l'intervalle d'une évolution à une autre, et à peu près sept à huit jours après une évolution dentaire, lorsque les organes seront en repos : on peut alors profiter de quelques mois pour changer l'alimentation de l'enfant et l'accoutumer à une nourriture supplémentaire.

Après laquelle de toutes ces évolutions est-il le plus opportun de sevrer? C'est après l'évolution des canines, parce qu'elle est la plus périlleuse; celles-ci sortent une à une et sont les seules qui soient épaulées. Les autres ne rencontrent pas d'obstacle : les canines seules sont embarrassées par les dents voisines qu'elles sont obligées d'écarter, et cela amène des accidents plus graves.

Lorsqu'on est décidé à sevrer l'enfant, qui déjà mange depuis longtemps, il vaut mieux, en général, le faire brusquement et tout à coup, que de diminuer peu à peu l'allaitement; en continuant ainsi quelque temps à donner à l'enfant une ou deux fois à teter dans les vingt-quatre heures, le lait s'altère et peut être nuisible ;... il est seulement bon de commencer à le sevrer de nuit, et sans y attacher une grande importance, je crois plus convenable de le sevrer en été ou au printemps qu'en hiver.

Autant que possible, il faut que la mère confie son enfant à une autre personne, qui sera chargée de le faire boire et de lui donner tous les soins convenables. Tant qu'ils sentent leur mère auprès d'eux, certains enfants se refusent à prendre aucune autre nourriture, et il est difficile que le cœur d'une mère résiste fermement aux larmes et aux sollicitations d'un enfant qui demande le sein avec instance. S'il est impossible que la mère se sépare de son enfant, il faut qu'elle cherche à le dégoûter en plaçant sur le mamelon quelque substance d'une saveur et d'une odeur désagréables, telle, par exemple, que de l'aloès ou de la moutarde. Cette dernière me réussit presque constamment, et la plupart des enfants qui l'ont goûtée ou seulement sentie repoussent avec dégoût le sein de la mère, quand on le leur présente de nouveau.

ARTICLE III.

DU RÉGIME DES MÈRES QUI ALLAITENT.

Quelques mots seulement sur les précautions que doit prendre une jeune femme qui veut nourrir son enfant. Une bonne nourriture est une condition essentielle pour une femme qui doit supporter les fatigues de l'allaitement : sans doute les aliments gras, succulents, les bouillons de bœuf, les viandes blanches et noires rôties ou grillées, doivent former, en grande partie, les principaux repas ; mais il ne faut pas exclure de leur régime les végétaux, le lait, le chocolat, les bouillies préparées avec les différentes fécules. Elles doivent éviter les ragoûts fortement épicés, l'abus du sel, du poivre, du vinaigre et des autres assaisonnements de haut goût et indigestes..... La boisson habituelle doit être de l'eau rougie ; le vin pur, les liqueurs alcooliques, le café, seront toujours pris avec une grande discrétion, et mieux vaudrait s'en abstenir complétement.

Quant au nombre des repas, ils sont en général réglés par les habitudes de la femme. Toutefois il est bon qu'ils ne soient pas séparés par un trop long intervalle, et ne soient pas assez copieux pour en rendre la digestion difficile.

Nous avons dit combien il est utile qu'une mère ait un sommeil suffisamment réparateur. Nous n'y revenons que pour insister encore sur l'importance de ce précepte, dont l'exécution peut seule permettre l'allaitement au plus grand nombre des femmes de nos grandes villes.

La mère qui nourrit doit respirer un air pur, éviter l'humidité, l'impression du froid et prendre un exercice convenable. Les bains tièdes, que quelques personnes proscrivent, me semblent devoir être très-utiles, quand ils sont peu prolongés et seulement à titre de soin de propreté.

L'habitation de la campagne est certainement une des meilleures conditions hygiéniques pour elle et pour son enfant, qui souvent trouvera dans l'insolation fréquente et une bonne aération ce qui peut manquer au lait de sa mère.

On doit préserver avec soin, surtout dans les commencements, les mamelles du contact de l'air, et éviter de donner à teter dans un jardin froid et humide. J'ai vu plusieurs dames qui ont eu un engorgement phlegmoneux des seins pour avoir oublié cette précaution. Il faut que la poitrine soit constamment couverte d'un linge doux, plié en plusieurs doubles, qu'on changera aussitôt qu'il sera humide. Lorsque les mamelles sont très-développées, il est important de les soutenir à l'aide de corset dont les goussets soient assez larges, car le poids seul des seins suffit quelquefois pour les rendre douloureux et en produire l'engorgement.

Le lait est tellement abondant chez quelques individus, que lorsque l'enfant tette d'un côté, ce liquide s'échappe de l'autre avec abondance. Pour empêcher que les linges ne soient trop mouillés, certaines dames ont la précaution d'engager le mamelon dans le goulot d'une fiole largement aplatie, dans laquelle s'écoule le lait qui en jaillit.

Enfin, on ne saurait trop recommander aux femmes qui nourrissent d'éloigner de leur esprit les affections tristes et les émotions morales un peu vives; nous avons déjà longuement insisté sur l'influence qu'elles peuvent avoir. « On peut dire d'une manière générale, dit M. Donné, que ce qui manque le plus souvent aux jeunes femmes, c'est le calme et le sang-froid. » C'est une condition tellement essentielle, que je tiens grand compte, en discutant la question de l'allaitement maternel, de l'état nerveux de la mère, et lorsqu'elle est par trop impressionnable, j'aime mieux confier l'enfant à une nourrice étrangère. Une mère qui se met en émoi au moindre cri de son enfant, qui ne peut, sans être toute bouleversée, le voir souffrir ou être de mauvaise humeur, est sans contredit une mauvaise nourrice. Il est bien rare d'élever un enfant sans qu'il soit affecté de quelques dérangements dans sa santé, et parfois de quelque maladie grave. C'est précisément dans ces moments qu'il a besoin d'avoir un lait parfaitement pur. Or, il ne le trouvera pas dans le sein de la mère, si celle-ci ne sait ou ne peut pas maîtriser ses émotions.

ARTICLE IV.

DES OBSTACLES A L'ALLAITEMENT MATERNEL ET DES ACCIDENTS QUI PEUVENT
EN TROUBLER LE COURS.

§ 1. — Obstacles à l'allaitement.

Nous avons déjà parlé des vices de conformation du mamelon auxquels on peut quelquefois remédier en s'y prenant longtemps à l'avance. Il en est, comme l'absence du bout de sein et son imperforation complète, qui doivent faire renoncer à la pensée de nourrir; mais ceux qu'on parvient à corriger quand on s'en occupe de bonne heure, rendent quelquefois l'allaitement impossible si on les reconnaît seulement après la naissance de l'enfant et au moment de lui donner le sein : telle est la brièveté considérable du mamelon.

Cette brièveté du mamelon peut n'être que relative, c'est-à-dire qu'assez long pour un enfant fort qui aurait l'habitude de teter, il est trop court pour le nouveau-né qui ne veut pas ou ne peut pas se donner la peine de le prendre. C'est alors surtout qu'il sera utile, avant de présenter le sein à l'enfant, de rendre le mamelon un peu plus saillant en le titillant entre plusieurs doigts, en le soumettant à l'action d'une pompe-ventouse, en le faisant teter par un petit chien, une grande personne, ou mieux par un enfant âgé de six semaines à deux mois. Ce dernier doit être préféré, quand on pourra supposer que la faiblesse ou la mauvaise volonté du nouveau-né ajoute encore aux difficultés qui résultent de la brièveté du mamelon. En faisant venir une autre nourrice avec son enfant, celui-ci, fort et vigoureux, parviendra à prendre le sein de la nouvelle accouchée et à former les mamelons; et, d'un autre côté, le nouveau-né trouvant dans les seins de la nourrice un allaitement plus facile, y puisera les forces qui lui manquent, se familiarisera avec l'action de teter, et après quelques jours la mère pourra reprendre son enfant et lui offrir des seins convenablement conformés. Il faut avoir l'attention de ne pas choisir un enfant trop âgé, car déjà il connaît sa nourrice, il ne voudra pas prendre le sein d'une autre femme.

Enfin, on peut trouver une dernière ressource dans l'emploi de bouts de sein artificiels, inventés et perfectionnés dans ces derniers temps. Celui que M. Charrière fabrique en ivoire ramolli ou en caoutchouc me semble préférable à tous les autres.

§ 2. — Des érosions et excoriations, des gerçures, fissures et crevasses du mamelon.

Ces diverses affections, qui siégent sur le mamelon ou à sa base, ont entre elles la plus grande analogie, et ne diffèrent guère que par leur étendue, et surtout leur situation.

L'*excoriation*, dont l'*érosion* est le premier degré, est une petite plaie superficielle de la peau, dans laquelle l'épiderme enlevé a laissé le derme à nu.

Lorsqu'elle s'étend en largeur et en profondeur de manière à détruire une partie superficielle du derme, elle constitue une *ulcération*.

Elle n'affecte pas un siége spécial, et le mamelon peut être excorié dans la totalité de son étendue, ou seulement dans un ou plusieurs points. Sa surface est d'un rouge vif, grenue, souvent boursouflée; tantôt habituellement humide, tantôt se recouvrant de croûtes minces. On y aperçoit quelquefois une légère exsudation sanguine quand l'enfant vient de teter.

La *gerçure* résulte d'un desséchement avec enlèvement incomplet de l'épiderme, dont les lames desséchées prennent l'aspect de petites écailles.

La *fissure* est une ulcération allongée et ordinairement plus profonde que la simple excoriation. Elle se développe au fond des sillons dont elle affecte la direction; le plus souvent, et c'est alors qu'elle est la plus douloureuse, elle occupe la rainure qui sépare la base du mamelon du reste de la peau.

Les *crevasses* sont une exagération de fissures qui en sont presque toujours le point de départ. Elles diffèrent de ces dernières en ce que la peau voisine est fendillée, tuméfiée, d'une sensibilité extrême.

L'inflammation de la peau du mamelon est la cause la plus ordinaire des érosions, des excoriations et des ulcérations qui lui succèdent ; mais dans quelques cas, suivant M. Deluze (thèse inaugurale), le mécanisme de leur formation est le suivant :

L'enfant saisit le mamelon qu'il place dans une gouttière formée par sa langue et le palais, de sorte que, lorsqu'il exerce la succion, tous ses efforts aboutissent à l'extrémité du mamelon vers lequel les fluides affluent ; celui-ci, ne reposant sur rien, se crève : aussi, après la succion, on voit une petite strie sanguine en cet endroit. Dans quelques cas, la succion détermine seulement un soulèvement de l'épiderme, une ampoule, un suçon, au-dessous duquel on voit une petite ecchymose : soit sous l'influence d'une succion nouvelle, soit spontanément, l'épiderme soulevé se dessèche ou tombe, et l'excoriation est produite.

Lorsque l'excoriation s'étend, elle se glisse dans les rainures du mamelon et y produit des fissures.

La simple excoriation est beaucoup plus fréquente que la fissure d'emblée ou par rupture. Ainsi, sur dix-sept cas observés à la Clinique par M. Deluze, il n'a vu que quatre cas de fissures d'emblée.

L'exposition au froid du mamelon, encore humide et chaud, que l'enfant vient de quitter, me paraît la cause la plus ordinaire des gerçures ; et enfin les fissures et les crevasses peuvent sans doute tenir primitivement à une inflammation ou à l'impression du froid, puisqu'elles succèdent souvent aux ulcérations et aux gerçures ; mais, en outre, elles peuvent être le résultat mécanique des tractions violentes que pendant la succion l'enfant exerce sur le mamelon.

Il suffit quelquefois que l'enfant prenne le mamelon deux ou trois fois pour les voir paraître. La succion détermine d'abord une vive douleur, suivie d'une cuisson très-vive. En examinant superficiellement le sein, on n'y voit rien ; mais si l'on tire doucement sur le mamelon afin d'élargir les sillons qui le traversent, on aperçoit au fond de l'un ou de plusieurs d'entre eux une légère rougeur avec un suintement séreux. La fissure n'est pas encore formée, mais elle apparaîtra avant peu : à la suite d'une des succions suivantes, la fissure s'établit, et désormais chaque succion tend à l'augmenter davantage, et par conséquent à en faire une véritable crevasse, qui se recouvre promptement d'une croûte, au-dessous de laquelle on trouve assez souvent une petite quantité de sang extravasé.

Quelle que soit leur généalogie, ces accidents arrivent en général dans les premiers jours de la lactation. A cette époque, la sensibilité normale dont jouit le mamelon n'est pas encore émoussée, et la peau qui le recouvre n'a pas encore eu le temps de s'habituer aux pressions et aux tractions qu'elle doit supporter. Cependant, quoiqu'il soit rare d'observer ces ulcères ou crevasses après le dixième jour, je les ai vues survenir à une époque plus avancée de l'allaitement ; elles m'ont semblé tenir alors à une morsure de l'enfant et quelquefois à une inflammation aphtheuse, ou au muguet dont celui-ci était affecté.

Ces petits accidents se manifestent plus spécialement chez les femmes qui nourrissent pour la première fois : les femmes à peau fine, très-irritables, dont le mamelon était très-sensible même avant la grossesse ; celles dont les bouts sont mal formés, ou qui attendent plusieurs jours pour donner le sein afin que la montée du lait ait lieu, ce qui oblige l'enfant à embrasser plus fortement le mamelon avec ses lèvres, et à exercer de plus grands efforts pour attirer le lait, y sont aussi plus exposées.

Les excoriations et les ulcérations peu étendues sont, en général, assez facilement supportées par les femmes. Il n'en est pas de même des fissures et des crevasses, qui déterminent en général des douleurs très-vives. L'intensité de la douleur varie du reste suivant le siége de la crevasse. Celles qui m'ont paru les plus douloureuses ont leur siége à la base du mamelon. En se rappelant les sensations pénibles que déterminent les fissures qu'en hiver on a sur le sillon médian de la lèvre inférieure, on concevra facilement les effets de celles du sein. Chaque effort de succion tend évidemment à écarter les lèvres du petit ulcère. Malgré tout son désir d'allaiter son enfant, la femme voit arriver en tremblant le moment de lui donner le sein, et instinctivement elle se recule à mesure que son enfant se rapproche. Au moment où il saisit le mamelon, elle pousse en général un cri et continue à gémir pendant quelques minutes. Ordinairement la sensation est moins vive après ces quelques instants, mais elle se renouvelle avec une affreuse angoisse chaque fois que l'enfant, après s'être reposé, recommence à teter, et surtout lorsque, après avoir abandonné le mamelon, il le saisit avec avidité. Les douleurs sont parfois si intolérables, qu'on voit ces malheureuses mordre leur drap ou leur couverture pour ne pas crier ; d'autres se tordre et même avoir quelques mouvements convulsifs.

Pour peu que la crevasse soit profonde, et la succion un peu forte, il s'écoule des lèvres de la plaie une certaine quantité de sang. Celui-ci se mêle au lait et est avalé. S'il y a des vomissements, on le retrouve dans les matières vomies, sinon il est expulsé par les selles, et l'on en voit des traces sur les langes de l'enfant. Le médecin ne doit pas oublier cette circonstance ; car il est souvent consulté par les parents, qui, tout effrayés, lui demandent la cause de ce vomissement ou de ces garderobes sanguinolentes. Presque toujours, on en trouve l'explication dans les fissures du mamelon, dont jusqu'alors peut-être la femme ne s'est pas plainte ; mais s'il négligeait de faire cet examen, le médecin pourrait soupçonner une hémorrhagie intestinale, et entretenir dans la famille des craintes sans fondement.

L'irritation dont les crevasses sont le siége se propage très-souvent à la peau du mamelon, de là à celle de l'aréole, ou au tissu cellulaire qui la double, puis plus profondément à la glande elle-même ou au tissu interlobulaire : de là, les abcès aréolaires, phlegmoneux ou glandulaires dont elles sont la cause première. D'un autre côté, les douleurs sont parfois si atroces, que la mère recule autant que possible le moment de faire teter le sein malade, et facilite ainsi son engorgement, puis l'abcès qui en est la conséquence. Ajoutez enfin que le séjour trop prolongé du lait dans les canaux galactophores fait subir à ce liquide des modifications fâcheuses, et lui donne les caractères du colostrum.

Les souffrances que déterminent ces ulcérations du mamelon, les accidents graves dont ils sont souvent le point de départ, font assez comprendre qu'on a dû s'occuper des moyens de les prévenir et de les faire cesser le plus tôt possible, une fois qu'ils se sont manifestés.

Les difficultés de l'allaitement tenant à la brièveté et à la mauvaise conformation du mamelon étant le plus souvent la cause de ces accidents, les moyens que nous avons déjà indiqués sont évidemment les meilleurs prophylactiques. La finesse de la peau et l'excessive sensibilité du mamelon seront combattues avec avantage par les lotions astringentes répétées souvent pendant les derniers mois de la grossesse. Sans avoir une très-grande confiance aux pommades, pour raffermir le mamelon, M. Dubois a fait quelques essais dans ce but. Il faut faire, un mois avant l'accouchement, des frictions avec la graisse suivante : tannin, 4 grammes; axonge, 30 grammes; ou avec un mélange composé de parties égales d'huile d'amandes douces, de beurre de cacao et de tannin. J'aime mieux les lotions astringentes : elles n'ont pas, comme la plupart des graisses, l'inconvénient de tacher le linge, de se rancir et parfois d'irriter certaines peaux très-délicates.

Quand la femme commence à donner à teter, je suis convaincu, avec M. Trousseau, que le meilleur moyen prophylactique, c'est de faire laver le mamelon avec une éponge fine aussitôt que l'enfant quitte le sein. Sa salive est acide, et pour peu qu'il reste de caséum, cela suffit pour amener des excoriations. Ces lotions seront faites avec avantage avec une eau légèrement astringente. Mais il faut les faire avec promptitude, afin de laisser le sein exposé à l'air le moins de temps possible, et recouvrir immédiatement le mamelon avec un petit capuchon de plomb percé d'un trou à son extrémité, afin de le protéger contre le contact de l'air froid et le frottement des vêtements.

On ne saurait trop insister sur l'emploi des moyens prophylactiques, car malheureusement les moyens curatifs proposés jusqu'à présent laissent beaucoup à désirer. Ils sont pourtant bien nombreux, et je ne connais pas de maladie contre laquelle on ait proposé plus de pommades, de solutions, etc.; mais ici comme toujours, en thérapeutique, abondance veut dire disette : on cherche beaucoup moins quand on a un moyen infaillible.

Pour s'expliquer la vogue dont quelques-uns de ces moyens ont joui, il suffit de savoir que fort heureusement, dans un grand nombre de cas, ces fissures ou excoriations guérissent d'elles-mêmes. Peu à peu la pauvre mère s'habitue aux douleurs; elle continue à donner à teter, et quand les crevasses ne sont pas très-profondes, quand surtout elles ne siégent pas à la base du mamelon, elles se cicatrisent spontanément.

La cessation de l'allaitement est le remède par excellence, mais il faut avouer qu'il est désespérant pour certaines mères qui tiennent essentiellement à nourrir. Passons donc en revue les principaux topiques qui ont été employés avec quelque succès.

Suivant M. Trousseau, quand surviennent des excoriations ou des crevasses autour du mamelon, on commence à lotionner avec de l'eau tiède, puis avec une légère solution d'azotate d'argent. Si ces moyens ne suffisent pas, on se sert d'une solution de sulfate de cuivre ou de zinc; et enfin, quand la maladie persiste, on a recours à la pommade au précipité blanc :

Précipité blanc.............................. 20 centigrammes
Axonge...................................... 10 à 15 grammes.

J'ai employé cette pommade avec quelque succès à la Clinique. Elle nécessite la précaution de bien essuyer le sein avant de faire teter l'enfant, et de remettre de la pommade aussitôt après. Bien que je n'aie vu aucun inconvénient qu'on puisse attribuer à l'absorption de la pommade mercurielle, on peut craindre cependant que, malgré les précautions de bien essuyer le sein, la santé du nouveau-né puisse en être altérée.

M. Dubois paraît avoir essayé inutilement le beurre de cacao, le nitrate d'argent, le collodion et la créosote. Le premier n'agit guère que comme tous les corps gras, en soustrayant la plaie au contact de l'air, et dès lors beaucoup trop lentement. Le collodion, qui promettait de soustraire la surface malade à la bouche du nouveau-né, de prévenir le tiraillement des lèvres de la plaie, tout en permettant de continuer l'allaitement, a échoué. La salive de l'enfant a détaché peu à peu les plaques solidifiées de cette substance; et il y a eu même des cas assez nombreux où la perspiration cutanée seule en a amené la chute. La *créosote* est d'une application très-douloureuse pour la mère, et exhale une odeur si repoussante, que l'enfant refusait de prendre le sein.

Quant à la cautérisation avec le nitrate d'argent, elle réussit quelquefois lorsque le crayon très-pointu a été porté dans la partie la plus profonde de l'ulcère; mais presque toujours c'est à la condition qu'après la cautérisation on suspendra l'allaitement. D'abord cette condition n'est pas exécutable lorsque les deux seins sont malades : elle expose singulièrement, quand il est possible de s'y soumettre, à l'engorgement du sein; je suis même très-disposé à penser, d'après les faits soumis à mon observation, que la cautérisation peut par elle-même devenir le point de départ d'une inflammation phlegmoneuse de la mamelle. J'ajouterai enfin que, si l'allaitement est repris trop vite après la cicatrisation de l'ulcère, celui-ci se rouvre dès les premières succions. C'est donc, en somme, un moyen inutile quand on continue l'allaitement, incertain et souvent dangereux quand on l'interrompt.

Dans ma pratique j'ai employé, et, je dois le dire, souvent avec avantage, une solution dont je ne connais pas la composition, mais qu'on appelle *eau de madame Delacour*, et qui se vend rue Tiquetonne. On fait avec cette eau des lotions dès que l'enfant a teté, et l'on coiffe le mamelon avec une espèce de chapeau de plomb. Peut-être est-ce à cette dernière précaution que cette eau doit une partie de ses succès.

M. Startin, médecin de Londres, a vanté récemment la glycérine ou principe doux des huiles, substance qui se produit en très-grande abondance dans la saponification des graisses, et en particulier dans la préparation des bougies stéariques. La glycérine ne se vaporise pas à la température ordinaire, elle absorbe au

contraire l'humidité de l'air ; enfin, elle est soluble dans l'eau en toute proportion, de manière qu'on peut facilement l'enlever de la partie sur laquelle on
l'applique.

Voici les formules de M. Startin, contre les excoriations et crevasses :

Gomme adragant pure.........................	8 à 15 grammes.
Eau de chaux...............................	120 —
Eau distillée de rose........................	100 —
Glycérine purifiée...........................	30 —

M. s. a. pour faire une gelée molle qu'on peut employer en onctions ou embrocations.

Contre les fissures du mamelon :

Biborate de soude...........................	2 à 4 grammes.
Glycérine purifiée...........................	15 —
Eau distillée de rose........................	225 —

M. s. a. pour lotions sur les parties malades.

Tous ces moyens seront singulièrement aidés par l'usage de bouts de sein artificiels, auxquels il faudra recourir toutes les fois que l'enfant voudra s'en servir :
certains enfants en effet témoignent pour eux une grande répugnance. Pour la
vaincre, il est bon, avant de l'appliquer sur le mamelon, de le remplir de lait
chaud, de manière que dès les premières succions le lait arrive facilement dans
la bouche. L'enfant s'y habitue alors facilement, car, tout en vidant le bout de
sein, il fait le vide, et attire doucement le lait de la mère. Si l'on parvient à le
faire accepter par l'enfant, le mamelon artificiel suffira presque toujours seul
quand les fissures et les excoriations siégeront sur la portion libre du mamelon,
et surtout quand la direction des fissures sera parallèle à la longueur ; malheureusement il n'en sera plus de même quand les crevasses seront transversales, et
surtout placées à la base. Le bout de sein, en effet, protége le mamelon contre
l'application directe des lèvres et de la langue de l'enfant, mais il ne saurait prévenir, dans ce dernier cas, l'écartement des lèvres de la plaie.

Si, malgré toutes ces précautions, l'allaitement est tellement douloureux, que la
mère, instinctivement, laisse longtemps l'organe en repos, et qu'on puisse en
redouter l'engorgement, il faut se servir des pompes destinées à en extraire artificiellement le lait. La pompe de M. Tier, dite *tetterelle*, me semble devoir être
préférée à toutes les autres ; car son action est très-peu douloureuse pour la mère,
et, grâce au réservoir inférieur, on peut utiliser et faire boire à l'enfant le lait
dont on débarrasse la mère... M. le docteur Lampérière (de Versailles) a présenté
à l'Académie des sciences un nouvel instrument destiné au même usage. N'ayant
pas vu manœuvrer cet instrument, je n'ai pu apprécier les nombreux avantages
que lui attribue son inventeur.

Indépendamment de ces lésions toutes locales, il est quelques autres accidents
qui, modifiant d'une manière nuisible les qualités du lait, ou altérant la santé
générale de la femme, peuvent obliger à suspendre l'allaitement.

§ 2. — Des accidents qui peuvent troubler l'allaitement.

Lorsque, peu de temps après être accouchée, la femme est prise d'une affec‑
tion aiguë plus ou moins vive, la sécrétion laiteuse est, en général, suspendue, de
manière à offrir à l'enfant une alimentation complétement insuffisante. Il en est
de même chez quelques autres qui, malgré une bonne santé apparente, ne voient
les seins se tuméfier et le lait apparaître que vers le cinquième ou le sixième jour,
sans que rien puisse expliquer ce retard. Enfin, il est quelques femmes dont les
forces sont tellement épuisées à la suite d'un travail trop prolongé, qu'il est in‑
dispensable de leur laisser deux ou trois jours de repos complet. Dans ces diffé‑
rentes circonstances, il faut suppléer au colostrum par un peu d'eau sucrée,
mélangée d'un quart de lait, et, si le rétablissement de la mère se faisait attendre
au delà de trois à quatre jours, il faudrait provisoirement confier l'enfant à une
nourrice étrangère, ce qui vaut certainement mieux que d'avoir recours à l'allai‑
tement artificiel.

Lorsque les débuts de l'allaitement ont été faciles et réguliers, il peut encore
se manifester un peu plus tard des circonstances fâcheuses, qui toutes ont pour
résultat d'altérer la quantité et la qualité du lait.

A. *Altérations dans la quantité.* — Le lait peut être altéré dans sa quantité de
deux manières : celle-ci peut être insuffisante ou nulle, ou bien la sécrétion aug‑
mente bien au delà des besoins de l'enfant. Le premier état a été désigné sous le
nom d'*agalactie* ; le second, sous celui de *galactorrhée.*

L'agalactie. — Il est des femmes chez qui la nature semble avoir laissé son
œuvre incomplète, et qui, propres à devenir mères, sont dans l'impossibilité de
nourrir leur enfant, parce qu'elles n'ont que peu ou pas du tout de lait. Cette
agalactie peut être totale ou partielle : totale, quand la sécrétion laiteuse manque
absolument ; partielle, quand elle est seulement insuffisante pour fournir aux
besoins de l'enfant. Dans les deux cas, elle peut être primitive ou accidentelle :
primitive, quand, après l'accouchement, les mamelles ne sont le siége d'aucun
travail fluxionnaire, ou que la sécrétion laiteuse établie est trop peu abondante
pour fournir aux besoins de l'enfant ; secondaire, lorsque le lait, d'abord abon‑
dant, diminue considérablement ou même cesse complétement d'être sécrété.

Les causes de l'agalactie primitive sont fort difficiles à apprécier. Le dévelop‑
pement incomplet de la glande mammaire, son atrophie, les maladies diverses
dont elle peut être affectée, peuvent certainement être invoqués dans certains
cas ; mais il en est d'autres où, à moins d'attribuer l'agalactie à un défaut d'éner‑
gie vitale, due probablement, comme le pense M. Trousseau, au développement
incomplet des vaisseaux qui alimentent cette glande, il est fort difficile de l'expli‑
quer. Quant à l'agalactie accidentelle, nous avons déjà étudié, en parlant de la
lactation, les circonstances qui peuvent la produire.

L'agalactie totale est en général assez facile à constater ; mais quand les nour‑
rices ont intérêt à dissimuler, il faut encore y prêter une certaine attention pour
reconnaître l'agalactie incomplète. Le premier et le meilleur signe est l'amaigris‑

sement de l'enfant, ou au moins son arrêt de développement. En examinant les seins de la mère, on les trouvera flasques et mous, alors même que l'enfant n'aura pas teté depuis longtemps. L'enfant est continuellement affamé; le sein ne calme pas ses cris; il abandonne à chaque instant le mamelon, et quelquefois même il le repousse avec colère comme furieux de n'y avoir rien trouvé; enfin, si après l'avoir laissé longtemps teter on lui présente de l'eau sucrée et du lait, il se jette sur le biberon avec avidité.

Lorsque l'agalactie tient à une cause organique, il faut renoncer à l'espoir de revoir la sécrétion laiteuse se rétablir, et il faut se résoudre à l'allaitement mixte, ou à prendre une nourrice. Mais quand elle est accidentelle et résulte surtout d'une émotion morale vive, d'une indisposition légère, ou d'un mouvement fébrile passager, il faut se contenter de nourrir artificiellement l'enfant pendant quelques jours; et, après avoir éloigné la cause, exciter la glande mammaire en faisant souvent teter l'enfant.

Je n'ai que très-peu de confiance aux médicaments et aux aliments auxquels, pendant si longtemps, on a prêté la propriété d'augmenter le lait. Toutefois l'autorité du nom de Desormeaux plaide en faveur de l'anis, du fenouil et des lentilles, qu'il dit avoir augmenté la quantité de lait chez quelques-unes de ses clientes.

La *galactorrhée*, ou sécrétion trop abondante du lait, présente deux variétés fort importantes à distinguer. Dans l'une, le lait a conservé toutes ses qualités : c'est une hypersécrétion simple, qui diminue ordinairement d'elle-même après un certain temps, et qui est seulement incommode pour la mère et pour son enfant. L'abondance et la rapidité du jet ne lui laissent pas le temps d'avaler, et il est à chaque instant menacé de suffocation; d'autre part, le lait s'échappe souvent des deux côtés pendant que l'enfant tette, et la mère en est inondée. Quelquefois encore les seins sont tellement gonflés, qu'ils deviennent douloureux; la mère est alors obligée de se traire elle-même ou de se faire tirer du lait avec la pompe-ventouse.

Dans l'autre variété de galactorrhée, le lait est clair, séreux, visiblement altéré, et s'écoule d'une manière passive et presque continuellement du mamelon. Cette dernière variété est la seule grave. La pauvreté du lait est bientôt nuisible à l'enfant; mais c'est surtout la mère qui a à souffrir de cette espèce de *diabète mammaire*. Pour peu que cet état se prolonge, la faiblesse générale, le défaut d'appétit, malgré le sentiment presque continuel de prendre de la nourriture, un sentiment d'ardeur à l'estomac et à l'arrière-bouche, des douleurs et des tiraillements dans la poitrine et dans le dos, en sont bientôt la conséquence. Un peu plus tard se manifestent les signes de phthisie des nourrices, comme l'appelait Morton, et ces malheureuses, faibles et amaigries, sont fatalement conduites par la fièvre hectique à une mort prompte.

Le sevrage est le seul moyen de prévenir cette terminaison funeste. La sécrétion laiteuse se tarit presque aussitôt après. Il ne s'agit plus que de rétablir les forces épuisées de la mère par l'administration des ferrugineux, une nourriture convenable et le séjour à la campagne.

Altération générale de la santé de la mère. — Enfin, il est des femmes, bien portantes au début de l'allaitement, dont les forces diminuent rapidement au bout de quelque mois. Elles maigrissent de plus en plus, perdent l'appétit et peuvent éprouver tous les accidents consécutifs à la galactorrhée. Dans quelques cas, cette altération de la santé paraît diminuer les bonnes qualités et l'abondance du lait ; mais j'ai vu d'autres cas dans lesquels l'affaiblissement progressif de la mère inspirait de justes inquiétudes, bien que leur enfant continuât à se bien porter et à profiter, comme si elles ne fournissaient à leur enfant une bonne nourriture qu'en s'épuisant elles-mêmes : c'est même là une raison qu'elles objectent pour ne pas sevrer. Je suis très-bonne nourrice, disent-elles, puisque mon enfant se porte bien. Quoi qu'il en soit de la santé de l'enfant, lorsque celle de la mère paraît compromise par la continuation de l'allaitement, il importe de sevrer promptement, sous peine de voir se manifester les signes graves de la consomption.

B. *Altération dans les qualités du lait.* — C'est M. Donné qui a le plus particulièrement fixé l'attention sur les modifications que pouvaient subir les éléments nutritifs du lait et l'influence défavorable que pouvaient avoir sur la santé de l'enfant la pauvreté ou la richesse de ce liquide, ou son altération par quelques principes délétères. Je lui emprunterai les détails qu'on va lire.

Influence fâcheuse d'un lait pauvre. — Un lait pauvre en globules ou en crème est un lait aqueux qui, ne contenant pas en quantité convenable les éléments nutritifs, ne constitue pas une nourriture suffisante au développement de l'enfant : c'est une des causes les plus fréquentes du mauvais succès de l'allaitement, cause qui échappe d'autant plus facilement à l'observation, qu'elle se rencontre très-souvent avec une abondance notable et des qualités physiques de lait très-convenables. Cette coïncidence est beaucoup plus fâcheuse que lorsque la pauvreté du lait accompagne sa rareté ; car, non-seulement alors l'alimentation est incomplète, mais encore un lait abondant et pauvre fatigue les organes en les gorgeant d'une grande quantité de liquide.

L'*influence de l'excès de richesse du lait* est beaucoup plus surprenante ; car, au premier abord, il semble qu'un lait très-riche ne peut avoir que des avantages. Il n'en est pas toujours ainsi pourtant, et certains enfants très-délicats sont incommodés par une nourriture trop substantielle. Des vomissements fréquents, de la diarrhée, l'apparition de ces croûtes dites *laiteuses* et auxquelles on a donné le nom de *gourme,* en sont souvent la conséquence.

L'examen microscopique ou l'emploi du lactoscope peuvent seuls nous éclairer sur la richesse et la pauvreté du lait, et nous faire reconnaître la véritable cause d'une foule d'accidents ou d'états morbides du nouveau-né, qui sans eux resteraient inexplicables. Le nombre, la grosseur, la régularité des globules serviront dans les deux cas à établir le diagnostic.

La pauvreté du lait, à moins d'être seulement momentanée, nécessite impérieusement soit l'addition d'une certaine quantité de lait de vache, soit un changement de nourrice.

Quant à sa richesse excessive, on peut y remédier soit en rendant moins substantiel le régime alimentaire de la nourrice, soit en donnant de temps en temps un peu d'eau sucrée à l'enfant après chaque repas. M. Donné, mettant à profit les expériences de M. Péligot, a conseillé quelques modifications dans l'allaitement qui me paraissent devoir être très-avantageuses.

Il résulte des analyses de M. Péligot que, plus le lait séjourne dans les mamelles, plus il s'éclaircit et devient aqueux. Il a établi que si l'on partage en trois parties le produit d'une même traite, c'est-à-dire tout le lait que donne en une fois une vache ou une ânesse, le premier lait, qui certainement est le plus anciennement sécrété, est le plus aqueux et le plus pauvre, le second le plus riche, et le troisième le plus substantiel de tous. C'est aussi ce qu'on avait constaté chez les femmes dont le lait est beaucoup plus aqueux avant qu'après avoir donné à teter. Il est facile de tirer de ces faits, aujourd'hui incontestables, une conséquence pratique de la plus haute importance. Quand, en effet, un enfant paraîtra souffrir de la richesse du lait de sa mère, il suffira d'éloigner les repas de l'enfant, de laisser entre eux un plus long intervalle, et de ne pas le laisser teter trop longtemps, chaque fois, pour obtenir un lait plus léger et moins riche en principes nutritifs ; car, d'une part, on affaiblira le lait en le laissant séjourner plus longtemps, et l'on donnera à l'enfant le temps de mieux digérer chaque repas.

Altération du lait par les éléments du colostrum. — Les éléments du colostrum, qui habituellement disparaissent peu de jours après la fièvre de lait, persistent chez quelques femmes d'une manière indéterminée, et ils se voient en grand nombre au bout d'un mois, six semaines, et même de plusieurs mois, de sorte que le lait n'arrive jamais à un état de pureté parfaite. Cette altération, que le microscope seul permet d'apprécier, est souvent un fait morbide ou résulte tout au moins d'un certain vice dans la sécrétion. En effet, on la voit se produire sous l'influence des maladies générales ou locales qui affectent les nourrices. Ainsi, qu'elles soient prises de fièvre et affectées d'un engorgement de la glande mammaire, et aussitôt apparaissent dans le lait des corps granuleux caractéristiques.

L'influence de cette altération sur l'enfant est facile à constater ; elle produit tous les effets d'une mauvaise alimentation. « Jamais, dit M. Donné, je ne l'ai rencontrée sans trouver en même temps des enfants chétifs, malingres, et affectés d'une diarrhée plus ou moins habituelle. » Le changement de nourrice est alors impérieusement indiqué, à moins que l'altération ne soit liée à une affection passagère.

Altération du lait par le pus. — Les engorgements du sein, soit spontanés, soit consécutifs aux gerçures et aux excoriations du mamelon, sont excessivement fréquents chez les femmes qui nourrissent, et ont une grande tendance à se terminer par suppuration. Ces abcès, dont l'histoire appartient à la pathologie de la femme, ne nous occuperont qu'au point de vue des altérations qu'ils peuvent faire subir au lait. Sous ce rapport, il est très-important de distinguer, de tous les autres, les abcès parenchymateux qui ont leur siége dans le tissu même de la glande, et ceux qui, commençant par un véritable engorgement laiteux, ou *poil*, ont pris naissance dans un conduit galactophore, dont les parois, enflammées et distendues en une espèce de kyste, sécrètent du pus. Ce sont les seuls, en effet, qui puissent permettre au pus de se mélanger au lait. Quant aux abcès phlegmoneux superficiels ou sous-mammaires, et qui ne se font pas jour dans les canaux propres du lait, ils n'altèrent nullement ce fluide par le mélange du produit qu'ils sécrètent, et ils n'agissent sur sa composition que par la réaction qu'un état morbide de ce genre exerce sur l'organe voisin.

Lorsque l'abcès glandulaire est apparent, on doit soupçonner le mélange du pus, et faire cesser l'allaitement ; mais, ainsi que le fait remarquer M. Donné, il arrive assez souvent que la suppuration existe dans quelques-uns des points profonds de la glande sans qu'il y ait aucun signe extérieur de la collection purulente. La lenteur avec laquelle se fait le travail de suppuration explique assez cette marche insidieuse. Aussi, si la mamelle a d'abord été le siége d'un engorgement, avec douleurs lancinantes et profondes, il faut se tenir sur ses gardes et soumettre le lait à l'examen microscopique. S'il n'est pas possible de faire cet examen, qui seul peut lever toutes les incertitudes, la prudence conseille de cesser l'allaitement ; car il paraît incontestable que ce fait peut être nuisible au nourrisson. Si le dégorgement du sein est jugé nécessaire, on peut l'opérer avec les pompes *ad hoc*.

<h2 style="text-align:center">ARTICLE V.</h2>

<h3 style="text-align:center">DE L'ALLAITEMENT MIXTE.</h3>

Ainsi que nous l'avons fait pressentir dans les pages précédentes, il est un grand nombre de femmes qui ne peuvent suffire seules à l'allaitement de leur enfant. Les unes, en effet, présentent du côté de leur constitution et de leur santé, du côté de la conformation des seins, tout ce qui est désirable ; mais chez elles la lactation est en défaut, soit par la qualité, le lait étant assez abondant, mais trop peu substantiel ; soit, ce qui est plus commun, par la quantité, le lait étant de bonne nature. Les autres, au contraire, ont de très-bon lait, mais leur constitution faible et délicate fait craindre qu'un allaitement trop abondant et trop longtemps prolongé ne compromette leur santé future. Enfin, il en est qui, au milieu des conditions en apparence les plus favorables, voient leur lait diminuer et même disparaître très-rapidement. Pour suppléer à cette insuffisance, on est obligé de donner à l'enfant une autre nourriture que celle qu'il puise dans le sein maternel. Ce mélange constitue précisément ce qu'on appelle l'*allaitement mixte*. Il est bien entendu que je ne range pas sous cette dénomination l'allaitement dans lequel, pour laisser à la mère le temps de prendre un sommeil convenable, on éloigne l'enfant pendant la nuit, et on lui donne à boire une fois ou deux du lait coupé.

Les indications qui se présentent quand le lait de la mère est insuffisant varient suivant les causes de cette insuffisance ; elles varient aussi suivant une foule de conditions étrangères, il est vrai, à la question purement médicale, mais dont il est impossible de ne pas tenir compte dans la pratique.

Il est des femmes qui n'ont pas un très-grand désir d'allaiter, qui, effrayées par les sacrifices que ce devoir leur impose, par les fatigues qui en sont inséparables, ne consentent à nourrir leur enfant que sur les instances de leur mari ou de leur famille, quelquefois même par une espèce de respect humain, et qui ne demandent pas mieux que d'avoir un prétexte pour y renoncer. Avec un peu de tact et d'habitude, le médecin parvient à savoir au juste à quoi s'en tenir. Dans ces conditions, il ne faut pas hésiter, et pour peu que la position de la famille permette de prendre une nourrice, il faut engager la femme à renoncer à la pensée de nourrir.

Mais il est des femmes, au contraire, qui poussent l'amour maternel jusqu'à la jalousie, et qui ne peuvent s'habituer à l'idée que leur enfant sera nourri par une autre femme. Elles sont bien décidées à courir toutes les chances avant de le confier à une nourrice mercenaire. Certes, un pareil sentiment est trop louable pour que le médecin n'en tienne aucun compte. D'ailleurs, les avantages que le nouveau-né trouve dans les soins attentifs et si affectueux que lui prodigue sa mère sont une compensation à l'imperfection de son lait. Et je ne vois, dans la plupart des cas, aucun inconvénient à essayer de l'allaitement mixte, à la condition pourtant de surveiller très-attentivement la santé de l'enfant, et de recourir à une autre nourrice dès qu'on apercevra qu'il paraît en souffrir.

Il en sera de même pour les jeunes mères dont la position de fortune ne leur permet pas de prendre une nourrice chez elles. Les enfants éloignés de la maison paternelle courent trop de chances défavorables, et il est si rare de rencontrer des femmes qui, en dehors de toute surveillance, s'acquittent consciencieusement de l'immense devoir qu'elles ont accepté, que je n'hésite pas à préférer l'allaitement mixte à l'éloignement de l'enfant.

Il est encore quelques autres circonstances qui peuvent réclamer ce dernier mode d'allaitement. Ainsi, quand une femme est accouchée de deux enfants, il est bien rare qu'elle ne soit obligée d'aider par l'allaitement artificiel à l'insuffisance de la sécrétion lactée. Il en est de même encore lorsque la mère ne peut donner à teter que d'un côté ; car, bien qu'un sein puisse suffire à la rigueur, la coopération des deux est le plus souvent nécessaire.

Pendant les premiers jours qui suivent la naissance, l'enfant a besoin de si peu de nourriture, qu'il en trouvera toujours assez dans le sein de sa mère, et en dehors des cas où une circonstance quelconque s'opposerait à l'allaitement, il serait inutile de lui donner autre chose. Ce premier lait possède d'ailleurs des qualités très-utiles, et qui pourraient être contrariées par les bouillies ou le lait d'un autre animal. Toutefois, lorsqu'on s'est décidé à l'allaitement mixte, il faut le commencer le plus tôt possible, car autrement l'enfant, habitué au sein, prendrait très-difficilement une autre nourriture. Dans la plupart de ces cas encore, quoique le lait soit dans les premières semaines assez abondant, il ne tarderait pas à devenir insuffisant, si l'on attendait trop longtemps... Le lait de vache ou celui de chèvre, donnés avec les précautions que nous indiquerons plus bas en traitant de l'allaitement artificiel, seront certainement les aliments qui conviendront le mieux à l'enfant, et ce sont les seuls que nous conseillons pendant les trois ou quatre premiers mois.

Si l'enfant est dans un état satisfaisant, les bouillies, les panades, etc., dont nous nous sommes occupé à propos du sevrage, pourront être administrées un peu plus tôt que dans l'allaitement maternel pur. L'enfant, habitué déjà depuis longtemps à une alimentation un peu plus substantielle que celle qu'il puise uniquement dans le sein maternel, pourra commencer vers le quatrième ou le cinquième mois à prendre quelques potages féculents. On le préparera ainsi au sevrage anticipé qu'on sera probablement obligé de lui faire subir vers le dixième ou le onzième mois.

L'allaitement mixte ainsi entendu, et continué jusqu'à l'âge de dix mois ou un an, est certainement préférable à l'allaitement purement artificiel. J'avoue même que, lorsque les mères sont obligées d'éloigner leurs enfants pour les confier à une nourrice étrangère, le défaut de toute surveillance des parents expose à tant d'inconvénients, que je préfère encore l'allaitement mixte à l'allaitement par une nourrice plus ou moins éloignée de la famille. La mère ne pourrait-elle donner à teter que deux ou trois fois par jour dans les vingt-quatre heures, que je lui conseillerais de garder son enfant auprès d'elle.

Ce que nous venons de dire s'applique aux femmes dont la sécrétion laiteuse, peu abondante, il est vrai, se continue pourtant avec régularité pendant une année à peu près. Mais il en est [chez lesquelles le lait, très-abondant pendant les premiers mois, cesse tout à coup d'être sécrété ; d'autres chez lesquelles la sécrétion mammaire continue, mais dont la santé est si gravement affectée par les fatigues de l'allaitement, qu'elles doivent absolument cesser de nourrir.

Dans l'un et l'autre cas, on n'a plus qu'à choisir entre un sevrage anticipé et la continuation de l'allaitement par une nourrice ; il ne peut plus être question d'une alimentation mixte. Je commence par déclarer que toutes les fois que la santé générale ou les antécédents de la femme me font craindre que l'allaitement ne pourra être continué au delà de deux à trois mois, je l'engage à ne pas entreprendre une tâche au-dessus de ses forces. On lui épargne ainsi un des plus cruels chagrins qu'une femme puisse ressentir, celui de confier à une autre l'enfant qu'elle a nourri pendant plusieurs mois. Mais, soit qu'on n'ait pas suivi nos conseils, soit qu'un accident oblige tout à coup à cesser l'allaitement maternel, doit-on nourrir l'enfant au biberon, ou faut-il prendre une nourrice? Je pense, comme Desormeaux, que la nourriture artificielle a des chances de succès beaucoup plus grandes chez l'enfant qui a teté pendant quelques mois, que chez le nouveau-né ; mais l'expérience m'a si souvent démontré les difficultés et les inconvénients graves de l'allaitement artificiel dans nos grandes villes, que je préfère beaucoup une nourrice, même pour un enfant de quatre à cinq mois. Je fais tous mes efforts pour vaincre les répugnances des mères à cet endroit, et, à moins que la mère et l'enfant ne puissent habiter la campagne, je persiste dans mon opinion.

Si pourtant l'enfant est fort et vigoureux, s'il est né de parents robustes, si un accident seul force à suspendre l'allaitement maternel, et que l'on trouve une résistance très-grande, on peut essayer d'élever l'enfant au biberon, mais à la condition pourtant de surveiller attentivement les fonctions digestives, et revenir à une nourrice aussitôt que des digestions mauvaises en feront sentir la nécessité.

Avant de terminer ce que nous avons à dire de l'allaitement mixte, nous devons insister sur la nécessité de suppléer à l'insuffisance du lait de la mère par un aliment qui s'en rapproche le plus par ses qualités. Encore une fois, le lait de vache coupé ou pur, suivant l'âge de l'enfant, le lait de chèvre, nous semblent de beaucoup préférables pendant les quatre premiers mois. Les bouillies, les pâtes, les panades données prématurément, peuvent réussir dans certaines conditions exceptionnelles ; mais ces succès, qu'on nous objecte constamment, ne peuvent nous faire oublier les tristes résultats qu'elles ont sur certaines constitutions un peu faibles, et sur beaucoup d'enfants des grandes villes. Encore une fois les enfants de la campagne, nés de parents plus robustes, constamment exposés à une aération et à une insolation vivifiantes, puisent dans les bonnes conditions hygiéniques au milieu desquelles ils vivent une force de digestion qui leur permet de s'assimiler avec profit une nourriture qui serait indigeste pour un autre.

ARTICLE VI.

DE L'ALLAITEMENT PAR LES NOURRICES.

Il est des femmes qui ne peuvent pas, d'autres qui ne veulent pas nourrir leur enfant. Or celui-ci ne doit souffrir que le moins possible de cette impuissance ou de cette mauvaise volonté, et le meilleur moyen de suppléer au lait de la mère est certainement de prendre une nourrice.

§ 1. — Du choix d'une nourrice.

Le médecin est le plus ordinairement, et devrait être toujours chargé de choisir la nourrice. Or, ce choix est un des actes les plus délicats et les plus compromettants de la pratique médicale, car il nécessite, pour être fait consciencieusement, des précautions, un examen qui, disons-le franchement, ne sont pas possibles dans la majorité des cas. Choisir, en effet, consciencieusement une nourrice, c'est pouvoir garantir à la famille l'abondance et les bonnes qualités de son lait, l'excellence de sa constitution, et surtout pouvoir assurer qu'elle n'est pas et *n'a jamais été* affectée d'une maladie transmissible au nouveau-né. Or, il faut le dire, si l'inspection bien faite du lait peut nous donner une idée assez exacte de sa composition, si l'examen des principaux organes thoraciques et abdominaux, l'exploration de la bouche, des dents, des ganglions cervicaux et même inguinaux, peuvent nous convaincre de la bonne santé ; si le développement des muscles des membres et du tronc, la couleur de la peau, peuvent nous faire apprécier la force et la vigueur de la constitution, c'est à peu près tout ce que nous pouvons faire. Exiger d'une nourrice qu'elle se soumette à un examen complet des parties génitales, à l'introduction du spéculum, indispensable pour porter un diagnostic rigoureux, c'est presque certainement s'exposer à un refus. Peut-être l'obtiendrait-on de certaines femmes éhontées, ou de malheureuses à qui la faim ne permettrait de rien refuser ; mais je suis convaincu qu'on échouerait avec ces bonnes et honnêtes nourrices de la campagne, dont la vie simple est étrangère au dévergondage des villes. L'autorité seule pourrait exiger cet examen, en le confiant exclusivement à un médecin qui serait chargé de les examiner toutes. Ces pauvres femmes n'auraient au moins à subir alors qu'une simple visite. Mais qu'on n'oublie pas qu'à Paris, en particulier, une femme, avant d'être agréée par un médecin, est présentée souvent en dix familles différentes. Il faudrait donc qu'elle subît dix fois cet examen. Il est évident que cela n'est pas possible, et que si cela était, j'accorderais difficilement ma confiance à la femme qui s'y serait soumise : car, si j'avais quelques garanties de sa pureté physique, j'aurais certes quelques doutes sur ses qualités morales. Et puis, d'ailleurs, cet examen sera-t-il toujours tellement concluant qu'on puisse d'une manière absolue rassurer les familles ? Sans doute, dans la plupart des cas, on pourra certifier qu'il n'existe *actuellement* aucun symptôme de syphilis ; mais le présent garantira-t-il le passé ? Les symptômes locaux disparaissent, ne reste-t-il pas l'infection générale, qui tôt ou tard pourra révéler son existence ? L'examen, comme on le voit, fût-il toujours possible, pourrait parfois laisser échapper la trace d'une syphilis récente, et n'apprendrait rien ou peu de chose sur les antécédents. Je pense donc, avec M. Donné, que cet examen serait utile, et je serais assez disposé à éveiller la sollicitude de l'autorité sur la création d'une inspection médicale des nourrices ; mais, dans l'état actuel des choses, je crois impossible d'exiger individuellement cet examen complet.

Après avoir examiné la poitrine, après avoir constaté l'absence des cicatrices scrofuleuses, l'état sain des ganglions cervicaux, et, si cela est possible, des ganglions inguinaux, le développement convenable du système musculaire pour apprécier la vigueur de la constitution, le médecin s'occupera d'une manière toute spéciale du lait et de ses organes sécréteurs. J'avoue n'attacher qu'une importance très-secondaire à la couleur des cheveux et à l'intégrité plus ou moins parfaite des dents ; car les blondes sont aussi bonnes nourrices que les brunes, et il est certaines contrées où les dents s'altèrent de très-bonne heure, sans que la santé des habitants soit moins bonne pour cela. Il n'est pas nécessaire non plus que la nourrice ait le même âge, la même taille et le même tempérament que la mère de l'enfant qu'on va lui confier. Sans tenir beaucoup à l'agrément et à la beauté des formes extérieures, il est convenable que la femme n'ait rien de repoussant, et surtout plaise physiquement à la jeune mère. Celle-ci doit pendant un an ou dix-huit mois, vivre presque continuellement avec la nourrice de son enfant, et il est assez important pour elle de ne pas être constamment en rapport avec un visage par trop désagréable : il faut donc que sa figure ne lui déplaise pas. Il faut tenir compte des renseignements qu'on pourra avoir sur son intelligence, son caractère, ses manières habituelles. Une nourrice d'une humeur douce, facile, enjouée, et qui sait amuser un enfant, devra, toutes choses étant égales d'ailleurs, être préférée. Inutile de dire qu'il ne faudrait pas introduire dans une famille une femme dont la probité et la moralité seraient suspectes ;

malheureusement nous sommes, le plus souvent, obligés de nous fier au hasard sur ce point (1).

L'âge des nourrices n'est pas indifférent. Je crois qu'il est préférable de les choisir entre vingt et trente ans ; et je pense qu'il faut les refuser au delà de trente-cinq ans. En général, les femmes déjà mères de plusieurs enfants, et par conséquent familiarisées avec les soins qu'ils réclament, sont acceptées plus volontiers que les primipares. Pour une mère sans expérience, mieux vaut, en effet, avoir une nourrice expérimentée, qui a l'habitude de manier et de soigner les enfants. On peut, en outre, en s'adressant aux familles dans lesquelles elles ont déjà nourri, avoir plus sûrement des renseignements sur leur caractère, sur leur probité, sur l'abondance et les bonnes qualités de leur lait pendant un premier allaitement, ce qui peut, jusqu'à un certain point, être une garantie pour l'avenir. Enfin, elles sont impressionnées beaucoup moins que les primipares par l'éloignement de leur enfant, et beaucoup moins exposées à perdre subitement leur lait. Les multipares ont donc d'incontestables avantages, mais elles ont aussi quelques inconvénients : elles ont pris des habitudes auxquelles elles renoncent bien difficilement ; il est beaucoup plus difficile de les façonner au régime que vous voulez leur imposer ; enfin, pour peu qu'elles ne trouvent pas dans leur nouvelle position les avantages pécuniaires, les douceurs, les attentions que certains parents exagèrent, elles se livrent à des comparaisons qui font naître des regrets, excitent leur mécontentement et multiplient leurs exigences.

La femme qui se propose pour nourrice peut être encore enceinte, ou accouchée déjà depuis un certain laps de temps.

Si elle est encore enceinte, il est important de s'assurer tout d'abord qu'elle doit accoucher deux mois au moins avant la mère de l'enfant. Ce n'est guère que deux mois après l'accouchement, en effet, que les organes sont revenus à leur état normal, et que la femme est complétement rétablie ; ce n'est qu'à cette époque qu'on devra lui confier un nouveau nourrisson. Plus tôt, le nouveau-né aurait un lait plus approprié à ses facultés digestives ; mais une femme est exposée à tant d'accidents pendant les premières six semaines qui suivent ses couches, qu'on ne peut répondre de l'avenir.

Il est beaucoup plus difficile, pendant la grossesse, de juger des qualités futures de la nourrice, et, quel que soit le résultat d'un premier examen, il faut s'exprimer avec une grande discrétion.

(1) Il vaut mieux en général ne pas arrêter, au moins d'une manière définitive, les nourrices longtemps à l'avance. Je crois prudent de réserver un examen au moment même où l'on aura besoin d'elles : il est une foule de cas, en effet, où, malgré les plus belles apparences, la lactation est en défaut. A plus forte raison, les parents ont-ils tort de retenir une femme enceinte sans consulter leur médecin, parce qu'elle a déjà nourri chez une de leurs connaissances, et qu'ils ont sur elle de très-bons renseignements. Tant de circonstances peuvent modifier la lactation chez une femme, tant d'accidents peuvent survenir après l'accouchement et porter une grave atteinte à une santé fort bonne jusqu'alors, que j'engage tous mes clients à ne traiter que provisoirement avec leurs nourrices, à ne faire qu'une promesse conditionnelle et toujours subordonnée à l'avis ultérieur du médecin. L'oubli de cette restriction a été pour bien des familles la cause de nombreux désagréments.

Nous avons déjà énuméré les renseignements utiles que le médecin pouvait puiser dans l'examen du colostrum sécrété pendant les derniers mois de la grossesse; nous n'y reviendrons pas : c'est à peu près là le seul élément important dans la question qui nous occupe. Quant à la forme et au volume des seins, ils n'ont qu'une valeur très-secondaire.

Le volume considérable des seins est loin d'être une garantie de l'abondance future de la sécrétion laiteuse; car, le plus souvent, la masse totale est en grande partie constituée par de la graisse. Il n'en est pas toujours de même du volume de la glande, que l'on peut souvent distinguer des couches épaisses qui l'environnent. Il est important, en effet, qu'elle ne soit pas trop petite. Mais, pour peu qu'elle ait un volume à peu près normal, la quantité de lait pourra être suffisante; elle sera même abondante si les veines de la mamelle sont très-prononcées.

Les gens qui achètent une vache, dit M. Trousseau, savent qu'on ne doit pas juger de sa valeur lactifère par le volume des pis ou de la mamelle. Ainsi, la vache dont les pis cubent quatre litres peut fournir dix litres de lait; il y aura donc six litres de plus que le volume apparent, ce qui prouve que le lait se sécrète pendant l'acte de la succion ou de la traite. Il en est de même dans l'espèce humaine. La grosseur de la mamelle n'indique donc pas absolument une bonne qualité lactifère.

M. Trousseau croit puiser dans les phénomènes dont, chez certaines femmes, les mamelles sont le siége à chaque époque menstruelle, un renseignement très-utile. Lorsque, dit-il, une femme éprouve à chaque époque un flux vigoureux du côté des seins, lorsqu'ils se durcissent, sont douloureux, et que les lobules de la glande deviennent plus prononcés et forment des bosselures, la femme doit être une bonne nourrice.... Je n'ai pas été à même de vérifier l'exactitude de cette conclusion.

Lorsque la femme est accouchée et nourrice depuis un certain temps, c'est sur l'abondance et les qualités du lait que le médecin doit surtout fixer son attention. Je ne reviendrai pas sur les moyens propres à faire reconnaître la richesse ou la pauvreté du lait, sa pureté ou son altération par quelques éléments hétérogènes. Je ferai seulement une remarque : avoir constaté, en plaçant quelques gouttes de lait dans une cuiller, qu'il est opaque, bien homogène, bien lié, d'une consistance médiocre, sans odeur ni saveur particulières, ne dispense pas de recourir au microscope toutes les fois qu'on le peut. Lui seul peut faire apprécier le nombre, la régularité, la grosseur des globules, et par conséquent faire juger de la quantité de crème ou de la partie butyreuse qui est constituée par ces globules. Malheureusement peu de médecins ont cet instrument à leur disposition et savent s'en servir, bien moins encore ont l'habitude des analyses chimiques. Pour faciliter cet examen, on pourra, dans les cas ordinaires et à défaut de procédés plus parfaits, apprécier la richesse du lait en mesurant l'épaisseur de la couche de crème : à cet effet, on pourra se servir des petits tubes-éprouvettes gradués de M. Donné, ou mieux encore du lactoscope du même auteur, dont l'emploi n'exige que quelques minutes.

Il est important de ne pas oublier les différences signalées par M. Péligot dans le lait, suivant qu'il a séjourné plus ou moins longtemps dans les mamelles (voyez page 1130). Si une femme se présente avec les seins très-distendus, il faut, pour se faire une idée exacte de la densité de son lait, faire d'abord teter son enfant pendant un certain temps ; car le premier lait est beaucoup plus clair et plus séreux que celui qui est sécrété peu de temps avant d'être extrait.

Enfin, le meilleur moyen de juger de la quantité de lait, c'est d'examiner l'état physique de l'enfant de la nourrice ; s'assurer, autant que possible, qu'il ne prend pas d'autre nourriture ; le voir teter un certain nombre de fois, et constater si son appétit paraît satisfait, bien que les seins conservent encore une certaine fermeté. On peut encore, à l'exemple de M. Natalis Guillot, fait peser l'enfant avant et après la mise au sein : la différence de poids indique la quantité de lait avalée. Chaque tetée doit retirer 80 à 150 ou 200 grammes de lait ; mais, au-dessous de 80 grammes, la quantité est insuffisante pour les besoins de la nutrition. C'est le meilleur moyen de contrôle.

L'absence complète d'engorgement glandulaire doit faire supposer que le lait n'est mélangé d'aucun globule purulent ; mais si l'état du sein laisse quelques doutes dans l'esprit, l'examen microscopique peut seul décider la question. Cet instrument est encore nécessaire pour constater la présence d'éléments du colostrum à une époque où ils doivent avoir complétement disparu.

Enfin, l'âge du lait doit être pris en grande considération : obligé de laisser au moins deux mois à la nourrice pour se remettre des fatigues de l'accouchement, l'accoucheur ne peut donner à l'enfant un lait très-jeune, et tel que pourrait le lui fournir sa mère ; mais, au moins, convient-il de ne pas lui donner un lait de plus de huit à dix mois. A cette époque, en effet, il ne serait plus approprié aux besoins de l'enfant, et, comme la plupart des femmes ne peuvent guère nourrir que dix-huit à vingt mois, il serait à craindre de voir la sécrétion laiteuse se tarir avant l'époque naturelle du sevrage. Un lait de deux à six mois est donc celui qu'on doit préférer.

Les nourrices qui, après avoir allaité pendant un an ou quinze mois, veulent encore prendre un autre nourrisson, disent qu'un nouveau-né renouvelle le lait. C'est une assertion dont il faut laisser la responsabilité aux bonnes femmes.

La plupart des préceptes que nous avons posés pour l'allaitement naturel sont parfaitement applicables à l'allaitement par les nourrices. Toutefois il est quelques particularités que nous devons signaler.

§ 2. — De la manière de régler l'allaitement pour les nourrices.

A quelle époque la nourrice doit-elle donner le sein au nouveau-né ? — La nourrice, accouchée depuis trois ou quatre mois, ne saurait, pendant les premiers jours, donner à l'enfant nouveau-né une alimentation aussi convenable que celle qu'il aurait puisée dans le sein maternel. Le colostrum que sécrètent les mamelles d'une femme récemment accouchée, n'est pas seulement un aliment, mais constitue aussi un véritable laxatif qui facilite singulièrement l'expulsion du méconium. Peu chargé d'abord de principes nutritifs, ce colostrum convient parfaitement aux facultés digestives du nouveau-né, et charger son estomac d'une nourriture plus substantielle, c'est l'exposer à une élaboration incomplète et à toutes ses mauvaises conséquences. Frappés de ces inconvénients, quelques praticiens conseillent à la mère de commencer à allaiter son enfant pendant les premiers jours, et de ne le confier à la nourrice que lorsqu'il ne sera plus apte à digérer son lait. Du reste, disent-ils, ce n'est pas seulement dans l'intérêt de l'enfant, mais encore dans l'intérêt de la mère, que celle-ci doit lui présenter le sein ; car la sécrétion laiteuse est, pour ainsi dire, un émonctoire naturel, très-propre, par l'espèce de dérivation qu'il produit, à diminuer la tendance aux inflammations diverses auxquelles la femme en couches est si souvent exposée.

Je ne puis adopter cette manière de voir. En ne considérant que les intérêts de l'enfant, nul doute que la sérosité lactescente fournie par les mamelles dans les premiers jours ne soit la nourriture la mieux appropriée à ses besoins, et que, sous ce rapport, le lait d'une nourrice de trois ou quatre mois n'offre des conditions moins favorables ; mais nous verrons avec quelle facilité on peut, par une espèce d'allaitement mixte, remédier à la densité trop considérable d'un lait de plusieurs mois, et la pratique de tous les jours démontre qu'à l'aide de ces précautions la santé de l'enfant n'est nullement compromise. Or un allaitement commencé, et interrompu subitement au bout de quatre ou cinq jours, est loin d'être sans danger et sans inconvénients pour la mère. C'est ordinairement, en effet, durant les premiers jours que les femmes ont le plus à souffrir de l'allaitement. C'est alors que les gerçures et les crevasses du mamelon, les engorgements laiteux, ou poil, les inflammations et les abcès de la mamelle se développent. Qu'une femme qui a la ferme intention d'allaiter brave tous ces dangers, cela se conçoit, car elle trouve dans l'accomplissement du plus doux devoir une large compensation à ses douleurs ; mais qu'une pauvre femme qui ne peut pas nourrir s'y expose sans nécessité, je ne le comprends plus, à moins qu'on ne veuille sciemment rendre plus pénible encore le sacrifice qu'elle s'impose en confiant son enfant à une femme étrangère. Il ne faut pas d'ailleurs, à l'exemple de quelques médecins, croire que l'allaitement garantit les femmes des maladies puerpérales. Dans nos hôpitaux, nous avons eu trop souvent l'occasion de constater que la fièvre puerpérale, par exemple, sévit avec une égale intensité sur les femmes qui nourrissent et sur celles qui ne nourrissent pas.

Dans la pratique civile, où tous les soins les plus minutieux sont donnés à l'enfant, je ne vois que très-peu d'avantages pour lui et beaucoup d'inconvénients pour la mère à commencer un allaitement qu'on n'a pas l'intention de continuer. Il n'en est pas tout à fait de même dans les grands établissements destinés aux femmes en couches. Quelle que soit la sollicitude de l'administration, elle n'a pu placer encore, dans nos hospices, un assez grand nombre de nourrices pour suffire aux besoins de tous les enfants. A peine si, à la clinique de la Faculté, par exemple, il y a cinq ou six nourrices pour subvenir aux besoins d'une vingtaine d'enfants, et le nombre des infirmières n'étant pas assez grand pour donner à ces petits malheureux les soins les plus nécessaires, un grand nombre meurent, il faut le dire, de froid et de faim. Ici donc le médecin a parfaitement raison d'imposer l'obligation de nourrir son enfant jusqu'au moment où il pourra avoir une nourrice.

Pendant les vingt-quatre premières heures qui suivent sa naissance, l'enfant, pour suppléer autant que possible au colostrum de la mère, boira seulement de l'eau sucrée ou miellée, et si l'expulsion du méconium paraissait difficile, on administrerait quelques cuillerées à café de sirop de chicorée composé. Après vingt ou vingt-quatre heures, il a généralement rendu une grande partie de son méconium, et l'on pourra présenter le sein. Seulement, pendant les cinq ou six premiers jours, et si l'enfant est faible, un peu plus tard, le lait de la nourrice ne composera pas uniquement sa nourriture : ainsi, pendant les trois ou quatre premiers jours, on donnera alternativement à l'enfant de l'eau sucrée et du lait de sa nourrice ; à partir du cinquième ou du sixième, on le laissera teter peu de temps, et aussitôt après on lui fera prendre quelques cuillerées à café d'eau sucrée ; enfin, vers le dixième jour, le sein seul lui sera présenté.

Il est rare que le nouveau-né prenne une assez grande quantité de lait pour dégorger les seins de la nourrice ; aussi est-il prudent que celle-ci garde pendant quelques jours son enfant auprès d'elle, afin de ne pas être fatiguée par la distension excessive des seins. Il faut alors lui recommander de donner toujours le premier lait à son nourrisson. Si elle s'est séparée de son enfant, elle devra chercher à diminuer la sécrétion laiteuse par un régime alimentaire très-modéré, l'usage d'une boisson délayante ; et si, malgré ces précautions, les seins devenaient douloureux, il faudrait extraire son lait à l'aide d'une pompe-ventouse.

Les ménagements dont la mère a besoin ne sont plus nécessaires à une nourrice, femme robuste, habituée à la fatigue, et il faut qu'elle donne à teter la nuit. Du reste, les préceptes relatifs à la régularisation des repas sont applicables ici comme dans l'allaitement maternel.

Quelques nourrices ont l'habitude de faire coucher l'enfant dans leur lit. Il faut s'y opposer d'une manière absolue, car il peut en résulter des accidents terribles. Plusieurs fois ces malheureuses femmes n'ont trouvé en se réveillant qu'un cadavre : elles avaient étouffé leur enfant pendant leur sommeil. Le meilleur moyen de s'assurer que l'enfant sera remis dans son berceau après avoir teté, c'est de donner à la nourrice un lit tellement étroit, qu'il lui soit à peu près impossible de dormir avec son nourrisson à côté d'elle.

§ 3. — Du régime des nourrices.

Le régime des nourrices doit être modéré mais substantiel. Il ne faut pas pourtant exagérer cette dernière qualité, et, dans le but d'augmenter la quantité de leur lait, leur donner une nourriture trop succulente et trop riche en principes azotés. Sans doute il faut qu'elles mangent une certaine quantité de viande, mais il y aurait inconvénient à les en nourrir exclusivement. Habituées dès leur enfance à prendre beaucoup de légumes, elles ne supporteraient pas longtemps et sans inconvénient une nourriture seulement animale.

Habituées à vivre à la campagne, les nourrices souffrent assez souvent d'être enfermées dans nos appartements. Familiarisées avec une vie active, l'oisiveté vient encore aggraver leur état. Il faut donc, dès les premiers jours, chercher à les occuper à quelques petits soins de ménage, et même, alors que l'enfant ne peut pas sortir, leur faire faire quelques promenades à pied.

Pendant la durée de l'allaitement, la nourrice peut perdre son lait ou être affectée d'une maladie aiguë, d'un accident qui diminue ou altère la sécrétion. La plupart des familles sont très-péniblement affectées de l'idée de changer de nourrice. Il importe alors de les rassurer en leur affirmant que ce changement n'a pas les graves inconvénients qui lui sont généralement attribués. Pourvu que le lait donné à l'enfant soit de bonne qualité, assez abondant et d'un âge convenable, celui-ci n'aura nullement à en souffrir. Tout consiste donc à choisir un lait aussi bon, si ce n'est meilleur, que celui que l'on quitte. A ces conditions, le changement est si indifférent, que lorsqu'une nourrice a un caractère par trop désagréable ; qu'elle est, suivant l'expression consacrée, trop difficile à vivre, ou bien qu'elle ne donne pas à l'enfant les soins convenables, je n'hésite pas, quelles que soient d'ailleurs les qualités de son lait, à conseiller un changement.

La seule précaution à prendre, c'est, une fois la résolution arrêtée, de n'en prévenir la nourrice qu'au moment même où l'on est en mesure de la remplacer.

La seule difficulté, c'est de décider l'enfant à prendre le sein d'une autre nourrice. Quand déjà il a atteint six à huit mois, il témoigne souvent une grande répugnance. Il faut alors le laisser un peu de temps sans teter, et profiter de la nuit ou se placer dans un lieu obscur pour lui présenter le sein la première fois.

ARTICLE VII.

DE L'ALLAITEMENT PAR UNE FEMELLE D'ANIMAL.

L'allaitement par les femelles d'animaux sert, pour ainsi dire, de transition entre l'allaitement par les nourrices et l'allaitement artificiel. Très-usité dans quelques pays, il est rarement employé à Paris et dans la plus grande partie des départements. Il n'est guère conseillé chez nous que lorsque l'enfant, sevré déjà depuis longtemps, devient tout à coup malade et a besoin d'une alimentation exclusivement composée de lait, et dans certaines circonstances spéciales où il est nécessaire d'administrer à l'enfant un lait médicamenteux. En faisant avaler en effet aux animaux divers remèdes, tels que le mercure, l'iode et le fer, on imprime à leur lait la plupart des propriétés de ces substances. On serait dès lors blâmable de faire subir, dans ce but, à une nourrice saine un traitement qui pourrait très-bien ne pas être innocent pour elle.

Les femelles mammifères dont on fait usage sont les chèvres, les brebis, les ânesses, les vaches ; mais c'est la chèvre que l'on emploie le plus souvent. La grosseur et la forme de ses trayons, que la bouche de l'enfant peut saisir parfaitement, l'abondance et les qualités de son lait, la douceur de cet animal, la facilité avec laquelle on la dresse à présenter sa mamelle à l'enfant; l'attachement qu'elle est susceptible de contracter pour lui, motivent assez cette préférence. On choisit parmi les espèces qui n'ont point de cornes, qui ont les poils longs, touffus et blancs, parce qu'elles ont l'odeur hircine moins prononcée. On doit préférer une chèvre qui a été nourrice plusieurs fois, qui est jeune et qui a mis bas récemment.

Ce mode d'allaitement, dit Desormeaux, nécessite dans le commencement beaucoup de soin et d'attention pour présenter la mamelle au nouveau-né. La pétulance et l'impatience de l'animal exposeraient, en effet, à de nombreux accidents; mais au bout d'un certain temps, la chèvre vient d'elle-même offrir sa mamelle à l'enfant. Celui-ci doit être couché dans un berceau peu élevé et posé sur le sol.

Lorsqu'on veut donner au lait des animaux des propriétés médicamenteuses, on leur fait absorber à l'intérieur, ou par la peau, les principes actifs de ces médicaments. Ainsi, on fait sur la peau des chèvres des frictions avec l'onguent mercuriel, pour donner au lait des propriétés antisyphilitiques.

ARTICLE VIII.

DE L'ALLAITEMENT ARTIFICIEL.

Je ne dirai que très-peu de chose de l'allaitement artificiel, car, de l'aveu de tous, c'est le plus mauvais de tous les modes proposés pour nourrir un enfant. Dans les grandes villes où il est difficile de se procurer un bon lait, et où la mauvaise santé des vaches rend à peu près inutiles toutes les précautions prises à cet effet, la plupart des malheureux enfants qu'on soumet à ce régime succombent avant la fin de la première année. A la campagne, il faut le dire, l'allaitement artificiel est loin d'offrir des chances aussi défavorables. Là, en effet, il est possible d'être à peu près sûr de la santé de l'animal, de la nourriture qu'il prend et des bonnes qualités de son lait. D'ailleurs, les excellentes conditions atmosphériques au milieu desquelles se trouve l'enfant compensent, jusqu'à un certain point, ce qu'il y a d'imparfait dans son alimentation. Bien que le lait de femme soit toujours préférable à tout autre, l'allaitement artificiel, que je proscris sans restriction dans les grandes villes, est donc tolérable à la campagne, à la condition cependant qu'il sera dirigé avec intelligence.

Le lait de vache est celui qu'on emploie le plus généralement, mais son administration nécessite quelques précautions. Comme il est trop riche pour un enfant qui vient de naître, il faut en atténuer les qualités nutritives en le coupant avec de l'eau pure, une décoction d'orge, de mie de pain, de gruau, ou de riz légèrement sucrée. L'eau pure me paraît préférable dans la plupart des cas. La proportion du mélange doit nécessairement varier suivant l'âge et les forces digestives de l'enfant. Pendant la première semaine, le lait de vache ordinaire doit être coupé avec les trois quarts d'eau, pendant les premiers mois avec moitié ; puis, à moins que les digestions ne soient difficiles, avec un quart seulement jusqu'au sixième mois, époque à laquelle on peut le donner pur.

Desormeaux conseille, chez les enfants faibles, de couper le lait de vache avec de l'eau de poulet ou un liquide chargé de substances animales. J'en ai vu, dit-il, dont l'estomac s'accommodait beaucoup mieux de légères décoctions de viandes que de lait, et une foule de faits pratiques m'ont démontré que les substances ingérées irritent bien moins par leur nature azotée que par leur résistance à la digestion. Ce régime qui, passé le sixième mois, me paraît convenable, ne doit être administré qu'avec beaucoup de réserve pendant les premiers mois.

Il est bon de sucrer légèrement les boissons des enfants. Bien que le sucre n'ait pas les propriétés échauffantes que lui prêtent les bonnes femmes, il faut en user avec modération, car il ne se digère pas toujours facilement. J'ai vu, dit Desormeaux, des enfants faibles qui rendaient sans leur avoir fait subir aucune élaboration, l'eau sucrée et les solutions amylacées et gommeuses qu'on leur donnait à boire.

Les boissons doivent être un peu plus que tièdes. Quand le lait sera employé sans mélange, on lui donnera au bain-marie la température qu'il a eue en sortant des mamelles ; si, au contraire, il doit être coupé, le liquide qu'on y mêlera sera chauffé seul. Dans aucun cas le lait n'aura bouilli, car l'ébullition le prive d'une partie de son arome, et de l'air qui en facilite la digestion.

Le mélange du lait avec une des substances indiquées plus haut fermente et s'altère avec la plus grande facilité, surtout en été, ou en hiver dans les appartements chauds. Il faut donc ne le préparer qu'au moment de le donner à l'enfant.

Nous avons dit qu'à la suite de l'allaitement mixte, l'enfant, dont l'intestin est depuis longtemps familiarisé avec une nourriture plus substantielle que le lait de la mère, pouvait prendre un peu plus tôt des bouillies et des aliments solides. Il en est de même après l'allaitement artificiel. Nous n'avons pas à revenir sur les précautions indiquées à l'article *Sevrage*.

On a beaucoup varié les instruments dont on se sert pour faire boire les enfants. La cuiller et la timbale, à l'aide desquelles on leur verse le lait dans la bouche, exposent à quelques inconvénients, et, à moins qu'ils ne soient dans l'impossibilité d'exercer aucun effort de succion, je leur préfère le biberon. Celui-ci se rapproche davantage des conditions de l'allaitement naturel. Il en est un qu'on peut facilement se procurer partout, et qui par cela même mérite d'être mentionné. Il consiste en une fiole de la contenance de 120 grammes, ou une de ces petites bouteilles aplaties dont les marchands de vin se servent pour porter leurs échantillons ; on introduit dans le goulot une éponge taillée exprès et qui le dépasse de 2 à 3 centimètres, et l'on coiffe le tout d'un morceau de mousseline que l'on fixe au moyen d'un fil. Le fil doit en outre servir à serrer modérément l'éponge à sa sortie du goulot de la bouteille pour ralentir l'écoulement du liquide. On doit avoir soin de tenir constamment l'éponge, l'étoffe et le fil dans de l'eau fraîche et propre, et avant de s'en servir, il faut y faire passer et en exprimer un peu de lait pour chasser l'eau froide, et la remplacer par un lait tiède.

Cependant ce biberon présente, malgré toutes les précautions, quelques petits inconvénients auxquels un assez grand nombre d'industriels ont cherché à remédier. Le biberon de M. Charrière me paraît devoir être recommandé d'une manière toute spéciale.

Je ne saurais trop, en finissant ce chapitre, recommander aux médecins un petit ouvrage du docteur Donné, qui, sous le titre modeste de *Conseils aux mères*, leur donnera une foule de renseignements utiles sur l'éducation des enfants.

CHAPITRE III

CONSIDÉRATIONS GÉNÉRALES SUR CERTAINS POINTS RELATIFS A L'HYGIÈNE DES ENFANTS.

1º *Des vêtements.* — Les vêtements de l'enfant nouveau-né doivent être assez larges pour ne pas gêner ses mouvements. Le maillot dont on se sert encore généralement, et qu'on serrait beaucoup trop autrefois, peut être conservé, mais à une condition, c'est qu'il laissera une certaine liberté aux membres de l'enfant. Dans les premières semaines, j'avoue même qu'il me semble avoir quelques avantages sur ce qu'on appelle l'habillement à l'anglaise, en ce qu'il garantit mieux les enfants du froid extérieur, surtout quand ils sont mouillés par les urines, et qu'il offre aussi plus de facilité aux personnes chargées de les prendre et de les porter. Je crois donc convenable d'emmailloter les enfants, mais seulement de laisser le maillot assez lâche pour que les membres inférieurs surtout puissent exercer certains mouvements.

Après la chute du cordon ombilical, on doit appliquer sur le nombril une compresse pliée en plusieurs doubles et large comme une pièce de cinq francs, et la maintenir avec une bande circulaire modérément serrée. C'est un moyen de prévenir le frottement et l'irritation consécutive de la cicatrice ombilicale, et peut-être aussi la formation d'une hernie.

Il faut, autant que possible, ne pas se servir d'épingles dans l'habillement de l'enfant ; elles peuvent se détacher et le piquer, et des accidents graves, tels que les convulsions et la mort, peuvent en être les conséquences.

Il est important aussi d'écarter de la mâchoire inférieure le cordon ou le ruban du petit bonnet qui passe sous le menton. Le bonnet, en effet, peut se déranger et le cou se trouver fortement serré. Pour éviter cela, on assujettit le ruban avec une petite bandelette que l'on fixe au devant de la poitrine.

A deux ou trois mois, on doit supprimer le maillot et le remplacer par de longues robes. A partir de ce moment, le vêtement varie suivant la mode et le caprice des parents, et pourvu que l'enfant soit à l'abri du froid et convenablement à l'aise, c'est tout ce qui importe au médecin.

2° *Des lotions, bains et soins de propreté.* — Une extrême propreté est indispensable à la santé des enfants, et l'on ne saurait trop veiller à ce que les nourrices ne les laissent pas croupir dans leur urine ou leurs matières fécales; elles doivent les changer aussitôt qu'ils se sont salis. Il faut alors les laver avec de l'eau tiède, et ne pas se contenter seulement de les essuyer comme font beaucoup de nourrices. A la promenade, il est difficile de faire autrement, mais il faut réparer cette omission aussitôt qu'ils sont rentrés. Dans quelques pays, ces lotions se font à l'eau froide ; je crois que cela peut avoir des inconvénients dans la première année de la vie, et je n'en suis partisan qu'après dix-huit mois à deux ans.

J'ai l'habitude de faire baigner les enfants tous les deux jours; seulement, quand ils paraissent un peu plus fatigués et amollis le jour du bain, je n'en donne que deux par semaine, et me contente chaque matin d'une simple immersion ou de lotion à grande eau. La température du bain doit être de 25 à 30 degrés centigrades. Sa durée est d'autant plus courte, que l'enfant en paraît plus fatigué; mais, en général, elle ne doit pas dépasser cinq minutes dans le premier mois, et rarement dix minutes dans les mois suivants. Lorsque les enfants sont agités la nuit, dorment peu ou dorment mal, on se trouve bien de leur faire prendre un bain le soir avant de se coucher. Quand l'agitation et l'insomnie sont extrêmes, j'ai employé avec avantage un bain préparé avec une décoction de feuilles de laitue.

Quand l'enfant a pris un bain, il est important, surtout en hiver ou par un temps froid et humide, de ne le faire sortir que plusieurs heures après.

Quelques personnes craignent de laver la tête de l'enfant. Les lotions sont pourtant très-utiles pour enlever la crasse qui s'y forme, et prévenir la formation des croûtes à l'apparition desquelles quelques personnes applaudissent. Quand elles se sont formées, il ne faut pas les respecter, et après avoir frotté légèrement la tête avec un linge chaud, on les enlève avec une brosse douce. Si cela ne suffit pas, on peut le soir graisser la tête avec un corps gras, et le lendemain on les enlève avec facilité.

3° *Aération, promenades.* — L'enfant, après sa naissance, doit être placé dans une chambre vaste et bien aérée, et dont la température est, pendant les premiers huit jours surtout, à un degré assez élevé. Si l'enfant est faible, s'il est né avant terme, il est important en hiver de l'environner de boules d'eau chaude : une à ses pieds, une autre de chaque côté. Le berceau doit être disposé de façon que les pieds de l'enfant soient tournés vers le côté opposé à celui où sont les croisées, de manière que ses yeux ne soient pas péniblement impressionnés par une lumière trop vive. Il m'a semblé que l'oubli de cette précaution favorisait le développement de l'ophthalmie purulente.

En hiver surtout, on ne doit pas faire sortir les enfants avant le quinzième jour. Durant les grandes chaleurs de l'été, on peut être un peu moins sévère, en supposant, bien entendu, qu'ils soient forts et bien portants. Mais, après leur première sortie, ils doivent tous les jours faire une promenade de plusieurs heures, et, quand ils ont trois mois, rester en été une grande partie de la journée exposés en plein air; en hiver, en automne et au printemps, au moins trois ou quatre heures. L'air et le soleil sont presque aussi nécessaires qu'une bonne nourriture, et il est parfaitement inutile de consulter baromètre et thermomètre pour savoir s'il convient de faire sortir un enfant. Dans les plus mauvais jours, on trouve toujours une heure favorable; il faut en profiter : seulement, par le froid et la gelée, la promenade sera plus courte. Il ne faut pas craindre de troubler leur sommeil en les faisant sortir, car ils ne dorment jamais mieux qu'à la promenade.

Dans ces dernières années, quelques médecins philanthropes, à la tête desquels je me plais à placer mon collègue et ami M. Loir, ont vivement insisté pour que la constatation des naissances se fasse à domicile, et que l'on ne soit pas obligé, dans les trois jours, de transporter en toute saison un pauvre nouveau-né à la mairie. Dans la plupart des provinces, cette prescription de la loi est tombée en désuétude; mais à Paris, on l'observe encore avec quelque rigueur, à moins que l'accoucheur ne certifie la mauvaise santé de l'enfant et l'impossibilité de le transporter. Je suis heureux de joindre ma voix à celles de mes collègues pour solliciter de l'autorité une modification aux lois existantes (1). La même pensée d'humanité me porte à exprimer le vœu que les familles catholiques fassent ondoyer l'enfant à domicile, ou au moins que la cérémonie du baptême soit remise à une époque éloignée de la naissance. La mère et l'enfant trouveraient à cela d'incontestables avantages.

4° *Du sommeil*. — Durant les premiers jours les enfants ne font que teter et dormir. Pendant le sommeil ils doivent être couchés sur le côté, mais tantôt sur l'un, tantôt sur l'autre, afin d'éviter les mauvaises habitudes. Dans les premiers temps ils s'endorment presque toujours en tetant, de sorte qu'il est presque toujours impossible de les mettre tout éveillés dans leur berceau; mais, un peu plus tard, il faut se garder de les endormir sur les bras ou sur les genoux. Quand, en effet, on leur a donné cette habitude, ils deviennent d'une exigence extrême, et chaque fois qu'ils se réveillent pendant la nuit, ils ne consentent à se rendormir que dans les bras de leur nourrice, où ils veulent absolument être tant qu'ils sont éveillés. Il faut placer l'enfant tout éveillé dans son berceau et qu'il y attende le sommeil. Quand on leur a laissé prendre de mauvaises habitudes sous ce rapport, il est très-difficile de les leur faire perdre; il faut une grande fermeté et se résoudre à les entendre crier longtemps; mais avec du courage et de la persévérance, et en éloignant momentanément la nourrice dont la faiblesse lui est connue, on finit par obtenir une réforme complète. Il en est de même de l'habitude qu'ont certaines nourrices de bercer leur enfant.

La plupart des enfants à la mamelle dorment, pendant le jour, jusqu'à l'âge de

(1) Un arrêté du préfet de la Seine, en date du 29 décembre 1868, a donné une entière satisfaction à ces vœux. Depuis le 1er janvier 1869, la constatation des naissances à domicile est instituée dans Paris, et confiée, dans chaque arrondissement, aux *médecins de l'état civil*.

vingt mois à deux ans. Leur sommeil, presque continuel pendant les premiers jours, devient moins long et moins fréquent à mesure qu'ils avancent en âge, mais il est rare qu'ils n'aient pas au moins deux ou trois heures de sommeil par jour pendant cette première période de la vie. Ce repos est donc nécessaire, mais il ne faut pas s'obliger à éviter le moindre bruit autour d'eux dans la crainte de les réveiller : ils s'habituent très-facilement à dormir au milieu du mouvement et du bruit, et certains enfants n'ont le *sommeil léger*, suivant l'expression des mères, que parce qu'ils ont toujours dormi dans la solitude et le silence. S'il est bon de ne pas être trop scrupuleux à cet endroit, il ne faut pas non plus les éveiller trop brusquement et comme en sursaut, au risque de les effrayer.

5° *Exercice.* — Tout l'exercice des nouveau-nés consiste à mouvoir un peu leurs bras et leurs jambes, auxquels, avons-nous dit, il faut laisser une certaine liberté. Un peu plus tard, on leur imprime soi-même quelques mouvements en les tenant dans les bras, et en les portant dans différents sens ; vers cinq ou six mois, on les exerce à se soutenir sur leurs pieds ; vers dix mois ou un an, on les étend sur un tapis ou une couverture, et on les abandonne à eux-mêmes pour essayer leurs forces : ils commenceront par se traîner, puis marcher à quatre pattes, et, s'appuyant bientôt sur quelques meubles, ils se redresseront et feront quelques pas. En général, je ne crois pas convenable d'exciter trop tôt les enfants à marcher en les soutenant avec des ceintures de lisière, chariots, etc. ; il faut toujours attendre les premiers essais de la spontanéité de la nature.

FIN.

TABLE DES MATIÈRES

PREMIÈRE PARTIE.

DES ORGANES DE LA FEMME QUI CONCOURENT A LA GÉNÉRATION.

TROISIÈME PARTIE.

DE L'ACCOUCHEMENT.

QUATRIÈME PARTIE.

PATHOLOGIE DE LA GROSSESSE.

CINQUIÈME PARTIE.

DYSTOCIE.

SIXIÈME PARTIE.

THÉRAPEUTIQUE.

SEPTIÈME PARTIE.

DES OPÉRATIONS OBSTÉTRICALES.

HUITIÈME PARTIE.

HYGIÈNE DES ENFANTS DEPUIS LA NAISSANCE JUSQU'A L'ÉPOQUE DU SEVRAGE.

FIN DE LA TABLE DES MATIÈRES.

Paris. — Imprimerie de E. MARTINET, rue Mignon, 2.

9 782019 650803